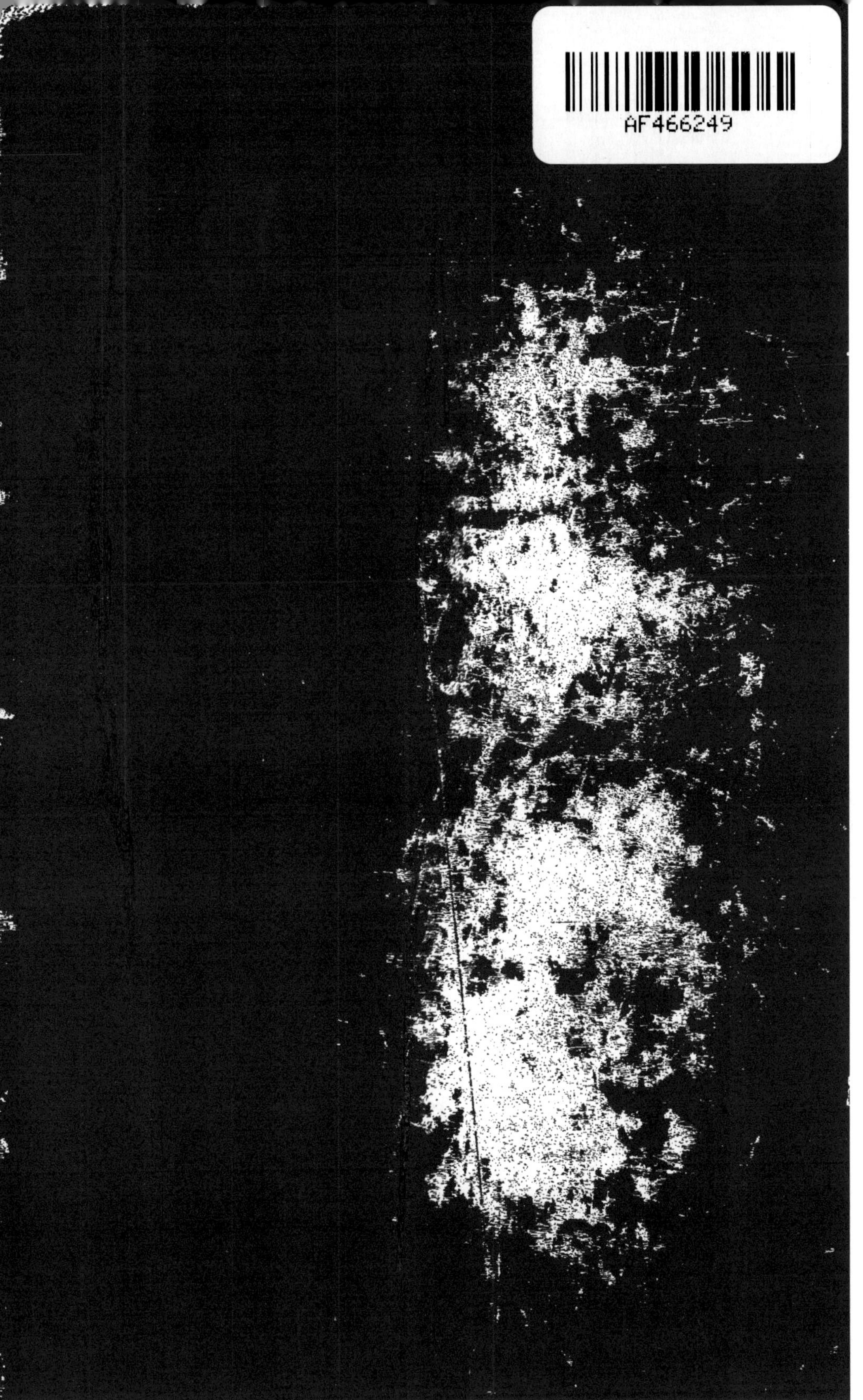

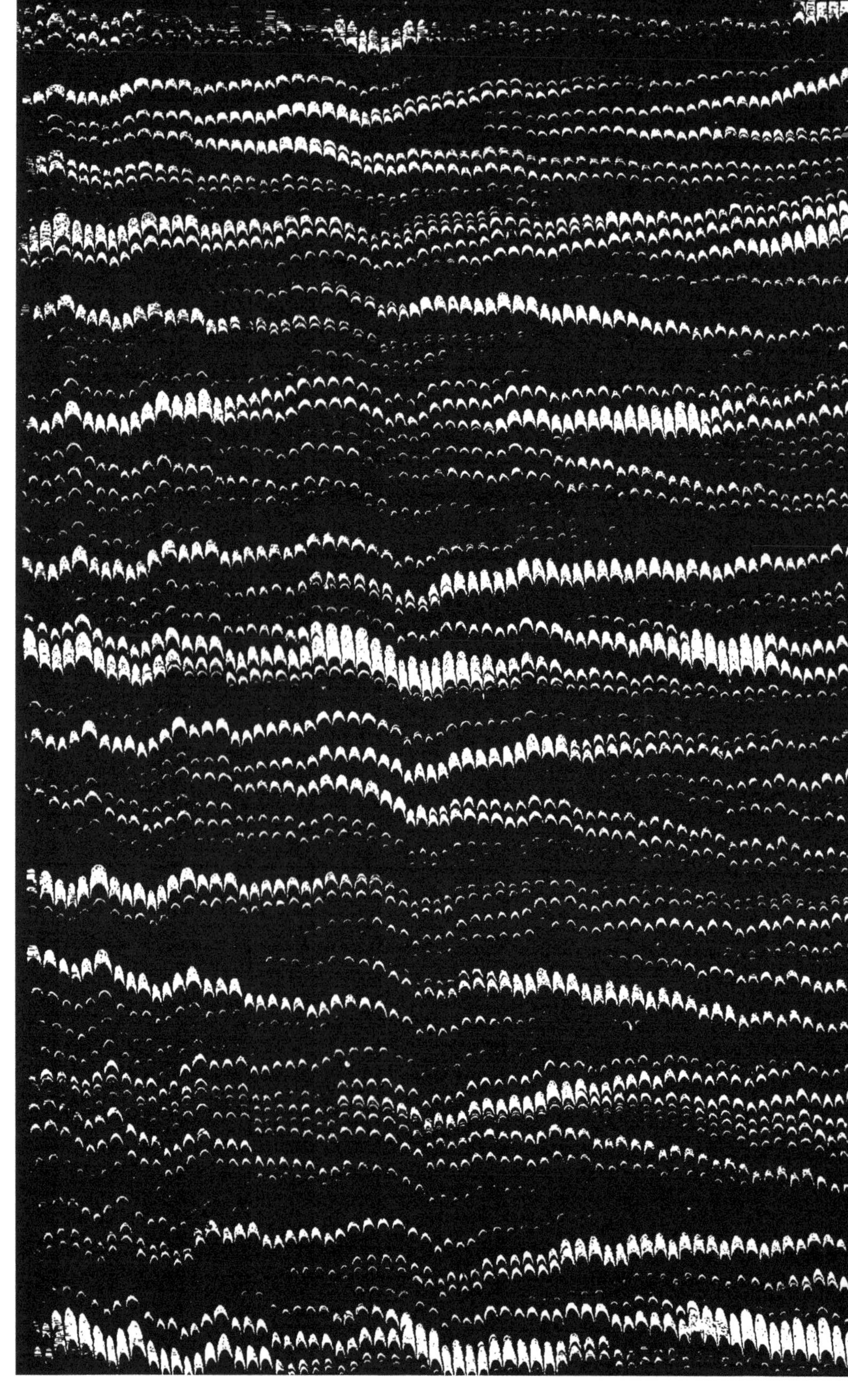

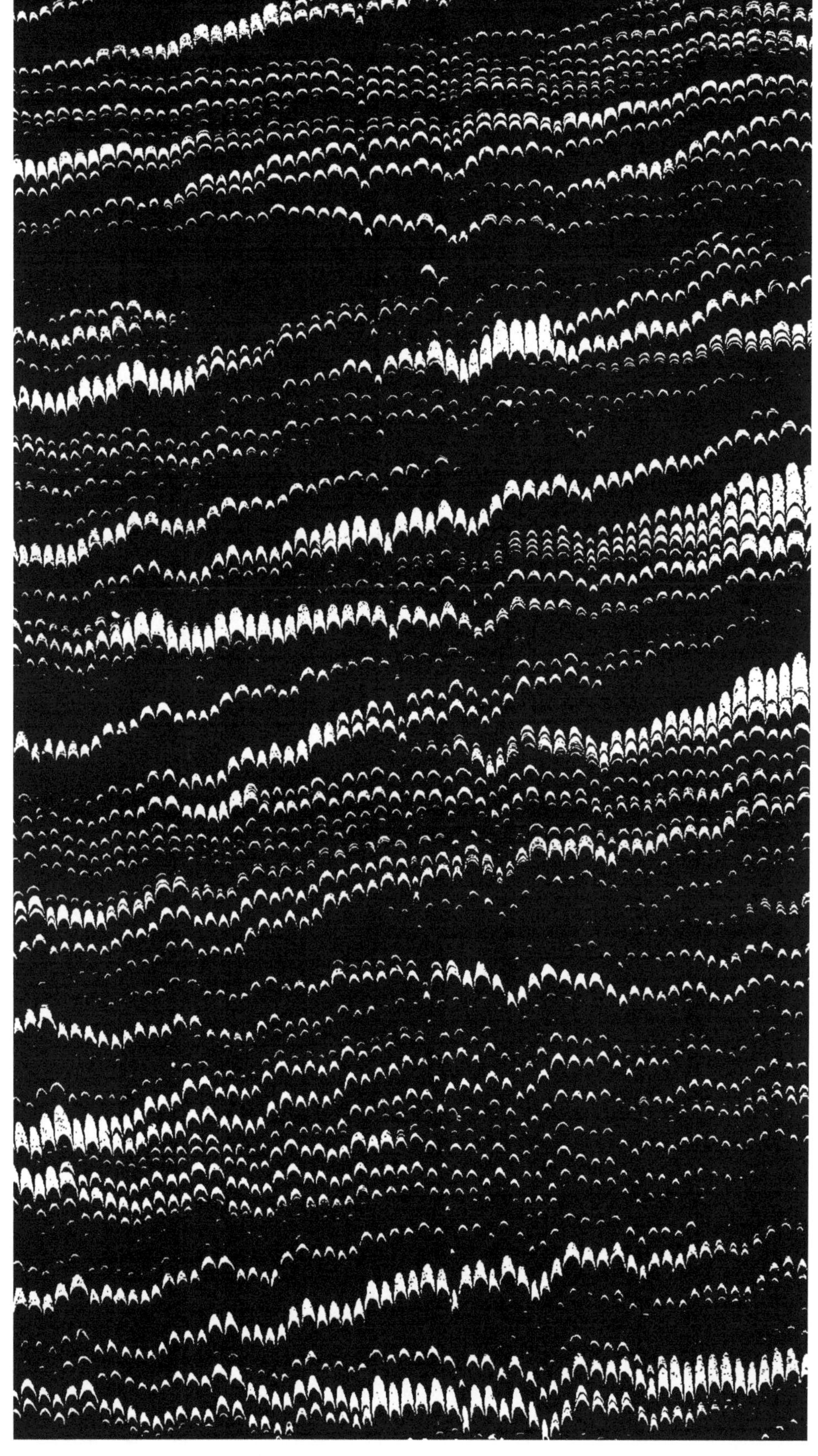

TRAITÉ

D'ANATOMIE HUMAINE

TRAVAUX DU MÊME AUTEUR

De l'action topique de l'hydrate de chloral sur la muqueuse de l'estomac; Mémoire in-8° de 60 pages, Bordeaux, 1875, avec une planche en chromolithographie.

Recherches expérimentales sur le M'Boundou du Gabon; in-8° de 60 pages, Paris, 1878, avec 13 gravures sur bois.

De la symétrie dans les affections de la peau, étude physiologique et clinique sur la solidarité des régions homologues et des organes pairs; Thèse inaugurale, in-4° de 500 pages, Paris, 1876.

Couronné (médaille d'argent) par la Faculté de médecine de Paris.

Vaisseaux et nerfs des tissus conjonctif, fibreux, séreux et osseux; Thèse présentée pour le concours d'agrégation (*Section d'Anatomie et de Physiologie*); Paris, 1880, in-4° de 250 pages, avec 4 planches en lithographie.

De l'action du chloral dans le traitement de l'éclampsie puerpérale; in-4° de 200 pages, Paris, 1877, avec une planche en chromolithographie.

Mémoire couronné par l'Académie de médecine de Paris.

Mémoires sur la portion brachiale du nerf musculo-cutané; in-4° de 60 pages, tirage à part des *Mémoires de l'Académie de médecine de Paris*, 1884.

Contribution à l'anatomie des races nègres : dissection d'un Boschiman; in-4° de 48 pages, tirage à part des *Nouvelles Archives du Muséum d'histoire naturelle* de Paris, 1884, avec 3 planches en lithographie.

Le long fléchisseur propre du pouce chez l'homme et chez les singes; tirage à part du *Bull. de la Soc. Zoologique de France*, 1883, avec une planche en chromolithographie.

Les anomalies musculaires chez l'homme expliquées par l'anatomie comparée, leur importance en anthropologie; un volume in-8° de 858 pages, Paris, 1884.

Ouvrage couronné par la Société d'Anthropologie de Paris (Prix Broca, 1883), par l'Institut de France (Prix Montyon, 1885) et par la Faculté de médecine de Paris (Prix Chateauvillars, 1885).

Qu'est-ce que l'homme pour un anatomiste; leçon d'ouverture du cours d'Anatomie à la Faculté de médecine de Lyon, tirage à part de la *Revue scientifique*, 1887.

L'apophyse sus-épitrochléenne chez l'homme; vingt-deux observations nouvelles, tirage à part du *Journ. internat. d'Anatomie et de Physiologie*, 1889, gr. in-8° de 60 pages, avec deux planches en chromolithographie.

Myologie des Fuégiens; in-4° de 50 pages, tirage à part de la *Mission du Cap Horn* (en collaboration avec le Dr Hyades).

Recherches anthropologiques sur le squelette quaternaire de Chancelade (Dordogne); tirage à part du *Bull. de la Soc. d'Anthropologie de Lyon*, 1889, gr. in-8° de 122 pages, avec quatorze planches, dont quatre en photogravure.

Anatomie appliquée à la médecine opératoire : les anomalies musculaires considérées au point de vue de la ligature des artères; in-4° de 60 pages, avec douze planches en chromolithographie, Paris, 1892.

Anatomie de l'utérus pendant la grossesse et l'accouchement : section vertico-médiane d'un sujet congelé au sixième mois de la gestation, grand in-folio de 24 pages, avec six planches en chromolithographie, grandeur nature, Paris, 1892 (en collaboration avec M. Blanc).

ÉVREUX, IMPRIMERIE DE CHARLES HÉRISSEY

TRAITÉ D'ANATOMIE HUMAINE

PAR

L. TESTUT
Professeur d'anatomie à la Faculté de médecine de Lyon.

Quatrième édition, revue, corrigée et augmentée

TOME PREMIER

OSTÉOLOGIE — ARTHROLOGIE — MYOLOGIE

AVEC 774 FIGURES DANS LE TEXTE
DESSINÉES PAR G. DEVY
DONT 468 TIRÉES EN PLUSIEURS COULEURS

PARIS
OCTAVE DOIN, ÉDITEUR
8, PLACE DE L'ODÉON, 8

1899

PRÉFACE

DE LA QUATRIÈME ÉDITION

En publiant aujourd'hui ce nouveau traité d'anatomie humaine, j'ai voulu mettre entre les mains de nos élèves un ouvrage élémentaire qui, sans dépasser les limites des programmes universitaires, résumât d'une façon aussi complète que possible l'état actuel de la science.

On entend dire trop souvent chez nous que l'anatomie de l'homme est faite et qu'il n'y a plus, dans son domaine, rien à découvrir ou même à modifier.

Rien n'est moins exact.

Pour émettre une pareille assertion, il faut ignorer les publications périodiques, pourtant nombreuses, consacrées aux sciences anatomiques, le *Journal de l'Anatomie* de Mathias Duval, le *Journal of Anatomy and Physiology*, le *Morphologische Jahrbuch* de Gegenbaur, les *Archiv für Anatomie* de His, l'*Internationale Monatsschrift für Anatomie und Physiologie*, l'*Anatomischer Anzeiger*, le *Monitore zoologico italiano*, etc., qui nous apportent pour ainsi dire chaque jour une foule de mémoires aussi instructifs que variés, et, avec eux, la démonstration de cette vérité : que l'anatomie humaine, analogue en cela aux autres parties des sciences naturelles, évolue toujours, marquant chacune de ses étapes par de nouveaux progrès.

Sans doute, il est bien rare aujourd'hui de rencontrer, au point de vue descriptif, des organes nouveaux ou même des dispositions nouvelles dans un champ qui a été si profondément défriché par ces travailleurs, aussi actifs qu'éminents, qui s'appellent Vésale, Douglas, Albinus, Vicq-d'Azyr, Soemmering, etc. Mais il ne suffit pas, pour avoir d'un organe une notion complète, de s'en tenir aux simples résultats que fournit une dissection. Il ne suffit pas de connaître son nom, sa situation, sa configuration extérieure ou intérieure, ses rapports plus ou moins intimes avec les organes voisins. Il faut encore l'interpréter, c'est-à-dire établir sa signification en morphologie générale, et représenter par une formule le pourquoi et le comment de son existence. Or, il faut bien le reconnaître, si les travaux accomplis dans cette direction sont déjà nombreux, plus nombreux encore sont ceux qu'il reste à accomplir.

Ces renseignements complémentaires, seules, l'anatomie comparée et l'embryologie peuvent nous les fournir : la première, en déroulant à nos yeux les transformations lentes et successives qu'ont subies les organes, en passant d'une espèce à l'autre dans la série zoologique (*développement phylogénique* ou *phylogénie*) ; la seconde, en nous montrant, sur un sujet isolé, les différents stades que parcourent rapidement ces mêmes organes depuis leur différenciation jusqu'à leur développement adulte (*développement ontogénique* ou *ontogénie*). Et, fait important, une observation attentive nous démontre que ces deux séries de transformations graduelles que présente un organe, suivi d'une part dans l'ensemble du monde animal, d'autre part dans son développement embryonnaire, sont, dans la plupart des cas, comparables et absolument concordantes ; je veux dire que les divers stades du développement de l'individu, stades essentiellement transitoires et rapides puisqu'il sont parcourus en quelques mois chez l'homme, se trouvent fixés à l'état définitif chez les animaux. L'organogénie humaine, écrivait Serres, il y a plus de cinquante ans (1842), est une anatomie comparée transitoire comme à son tour l'anatomie comparée est l'état fixe et permanent de l'organogénie humaine, formule que l'on modernise aujourd'hui en disant, avec Hæckel, que l'ontogénie est une répétition rapide, une récapitulation de la phylogénie. Les mots seuls sont changés, l'idée est la même.

De tous les résultats obtenus par l'application de l'ontogénie et de la phylogénie aux études d'anatomie descriptive, l'un des plus importants a été, sans conteste, de réduire à sa juste valeur la téléologie ou théorie des causes finales, en vertu de laquelle chaque organisme et, dans chaque organisme, chaque organe aurait été façonné *en vue d'un but à atteindre*, et à substituer à cette hypothèse toute gratuite cette conception, à la fois plus simple et plus vraie, que *la fonction fait l'organe*. L'organe, en effet, est morphologiquement subordonné à sa fonction : il se transforme toutes les fois que celle-ci se modifie. La fonction se perfectionne-t-elle? L'organe se perfectionne à son tour pour s'adapter à elle. Vient-elle, au contraire, sous des influences quelconques, à perdre de son importance et même à disparaître entièrement? L'organe, toujours subordonné, toujours docile, subit du même coup une transformation régressive et finit, lui aussi, par disparaître.

Il est à remarquer, toutefois, que cette disparition n'est jamais brusque. Elle s'accomplit au contraire graduellement, lentement, et l'on voit de nombreux organes, bien que dépourvus actuellement de fonction, se transmettre quand même de générations en générations avec des caractères anatomiques d'ordre régressif, qui en font des organes atrophiés, des organes morts. Ainsi s'expliquent les formations dites *rudimentaires*, qui se trouvent disséminées en si grand nombre sur les différents systèmes du corps humain. Ce ne sont plus aujourd'hui que de simples témoins de dispositions ancestrales que nous sommes en train de perdre ; et si quelque chose a lieu de nous étonner, c'est de voir des anatomistes, pourtant éminents, chercher péniblement à découvrir pour certains organes rudimentaires un rôle quelconque, oubliant qu'ils sont rudimentaires précisément parce que depuis longtemps ils ont cessé d'en avoir.

L'ontogénie et la phylogénie viennent encore à notre aide pour l'interprétation scientifique des anomalies, que l'on rencontre, à la fois si fréquentes et si variées, dans tous les systèmes organiques, depuis le système squelettique jusqu'à l'appareil uro-génital. On a considéré longtemps ces formes aberrantes comme de simples jeux de la nature (*lusus naturæ*) ou comme des productions d'ordre pathologique indignes d'occuper les loisirs des morphologistes. Nous savons aujourd'hui, grâce aux sciences précitées, qu'un certain nombre d'entre elles relèvent d'un arrêt de développement et représentent des dispositions embryonnaires, qui ont persisté chez l'adulte. Quant aux autres, elles sont bel et bien des organes typiques, apparaissant chez l'homme d'une façon accidentelle, mais existant normalement chez les animaux. Elles sont, en d'autres termes, la reproduction, plus ou moins complète mais toujours significative, d'un type qui est constant dans la série zoologique. On voit du même coup les conséquences importantes qui découlent de pareils faits au point de vue de l'origine animale de l'homme, je veux dire des liens, aujourd'hui indéniables pour tout esprit indépendant, qui nous rattachent à l'animalité.

L'embryologie et l'anatomie comparée deviennent ainsi, comme l'a nettement établi GEGENBAUR avec sa grande autorité, les bases de l'anatomie humaine, et on ne saurait trop les consulter toutes les fois qu'il s'agit de déterminer la signification anatomique d'un organe ou d'un appareil. Complétant l'œuvre du scalpel, elles jettent sur l'étude de nos organes un jour tout nouveau et élèvent l'anthropotomie à la hauteur d'une véritable science.

C'est tout pénétré de ces idées que j'ai écrit cet ouvrage.

Mais je veux tout de suite avertir le lecteur que j'ai toujours évité avec le plus grand soin de m'attarder aux spéculations, quelque captivantes qu'elles soient, de l'anatomie philosophique. Je me suis préoccupé avant tout de l'anatomie utile, ne perdant jamais de vue que nos Facultés de médecine sont des écoles professionnelles et que le premier des devoirs, pour un professeur d'anatomie, est de donner à ses élèves les notions descriptives qui leur seront indispensables au laboratoire de médecine opératoire ou dans les salles de clinique. J'ai donc décrit, suivant les méthodes habituelles, les diverses parties constituantes du corps humain, en groupant, pour chacune d'elles, tous les détails classiques que comporte leur étude.

Toutefois, je n'ai jamais négligé, le cas échéant, de m'élever au-dessus de la description pure et simple des dispositions anatomiques, pour donner à ces dispositions anatomiques la signification qui leur appartient. — C'est ainsi, pour citer quelques exemples, que le ligament rond de l'articulation coxo-fémorale ne sera pour nous que le reliquat du tendon d'un muscle qui a disparu chez l'homme, mais qui existe encore chez quelques vertébrés et qui est probablement l'homologue de notre pectiné. — De même, le muscle pyramidal de l'abdomen, dont on a fait un muscle tenseur de la ligne blanche (comme si, à un moment quelconque, notre ligne blanche avait besoin d'être tendue !), ne sera que le représentant atrophié d'un muscle des marsupiaux. — La bandelette fibreuse épitrochléo-olécranienne, que certains anatomistes n'hésitent pas à regarder comme un appareil de protection jeté sur le nerf cubital par une nature sage et prévoyante, descendra au rang plus modeste d'un organe rudimentaire : elle n'est autre chose, en effet, que le reliquat fibreux d'un muscle épitrochléo-cubital, muscle que l'on rencontre chez tous les animaux dont le coude possède des mouvements de latéralité. — La double insertion du jambier antérieur sur le premier cunéiforme et sur le premier métatarsien, en apparence bizarre, nous sera nettement expliquée par la myologie simienne, laquelle nous montrera chez les singes, au lieu et place de notre jambier antérieur, deux muscles distincts, s'insérant, l'un sur le premier métatarsien, l'autre sur le premier cunéiforme. Ces deux muscles, en passant du singe à l'homme, se sont soudés en un corps musculaire unique, mais il reste encore, de leur duplicité originelle, la duplicité de ses insertions inférieures, etc., etc... — De pareilles interprétations ne tiennent pas plus de place, dans un livre classique, que celles qu'elles remplacent. D'autre part, elles ont le double avantage de rendre l'anatomie intéressante et d'être conformes à l'enseignement des faits.

Du reste, pour ne pas augmenter outre mesure les dimensions de cet ouvrage et aussi pour séparer nettement les parties essentielles de celles qui ont pour l'élève une importance moindre, j'ai adopté dans l'impression deux ordres de caractères. Les parties imprimées en gros texte, prises à part, forment un tout complet : l'élève qui débute pourra s'en contenter ; il y trouvera toutes les notions répondant à nos programmes universitaires et exigées dans les examens. J'ai réservé le petit texte pour les développements complémentaires se rapportant à l'anatomie comparée, à l'anatomie anormale, à l'anthropologie. J'utiliserai encore le petit texte pour donner des indications bibliographiques importantes et aussi pour analyser, toujours d'une façon aussi succincte que possible, des travaux intéressants, mais récemment parus et non encore classiques. J'ai pensé que le lecteur me saurait gré de lui indiquer ainsi, chemin faisant, la source où il pourrait, le cas échéant et pour une question donnée, puiser des développements plus étendus.

Le présent traité comprend onze livres répartis en quatre volumes : le tome premier renferme l'*ostéologie*, l'*arthrologie* et la *myologie* ; le tome second comprend : l'*angéiologie* et le *système nerveux central ;* dans le tome troisième se trouvent le *système nerveux périphérique* et les *organes des sens* ; dans le tome quatrième, enfin, nous étudierons l'*appareil de la digestion*, l'*appareil de la respiration et de la phonation*, l'*appareil uro-génital* et l'*embryologie*.

Ainsi conçu, cet ouvrage renferme à la fois l'anatomie descriptive, l'anatomie microscopique et l'embryologie. Les questions de structure et de développement, autrefois si négligées, occupent aujourd'hui dans les programmes de l'enseignement le rang qui leur appartient. Elles sont même enseignées, dans la plupart de nos centres universitaires, par des professeurs spéciaux, distinction qui me paraît pleinement justifiée par leur importance et par l'agrandissement toujours croissant de leur domaine. J'ai tenu à leur réserver, dans mon traité, une place digne d'elles et, à ce sujet, je veux tout de suite adresser mes remerciements à mon collègue et ami M. VIALLETON, qui a bien voulu, avec la compétence toute spéciale que chacun lui reconnaît, rédiger le livre XI, consacré à l'embryologie.

L'illustration du texte, si importante aujourd'hui pour tous les traités didactiques, a été l'objet de toute ma sollicitude. Grâce aux libéralités de l'éditeur, j'ai pu intercaler dans mes quatre volumes plus de deux mille figures, dont le plus grand nombre ont été tirées à deux, trois ou quatre couleurs. Toutes ces figures, la plupart originales, ont été dessinées par M. DEVY avec une habileté à laquelle je suis heureux de rendre hommage et avec un soin dont je le remercie. Tous mes remerciements, en même temps, à mon habile graveur, M. BOULENAZ, et à mon imprimeur, M. HÉRISSEY.

De son côté, mon éditeur et ami, M. DOIN, n'a rien négligé, comme le reconnaîtra avec moi le lecteur, pour assurer à cette publication une exécution matérielle irréprochable. A lui aussi, je transmets l'expression de toute ma gratitude.

Ce livre, ainsi que je l'ai dit plus haut, a été spécialement écrit pour les élèves : c'est à eux que je le dédie. Je serais heureux et amplement dédommagé de tous les efforts qu'il m'a coûtés, si je pouvais leur inspirer quelque goût pour cette anatomie humaine, malheureusement un peu délaissée de nos jours, qui n'est pas seulement une science utile, mais encore une science aimable quand on la comprend bien.

L. TESTUT.

Lyon, le 1er juillet 1898.

TRAITÉ
D'ANATOMIE HUMAINE

LIVRE PREMIER
OSTÉOLOGIE

ANATOMIE GÉNÉRALE

Les os dont s'occupe l'ostéologie (de ὀστέον, *os* et λόγος, *discours*) sont des organes blanchâtres, durs et résistants, dont l'ensemble constitue le squelette. Situés au milieu des parties molles, ils leur servent de soutien et parfois même se creusent de cavités pour les recevoir et les protéger contre les atteintes extérieures ; ils s'unissent les uns aux autres pour former les articulations ; ils servent enfin de leviers aux masses musculaires qui s'insèrent à leur surface, devenant ainsi l'une des parties essentielles, la partie passive, de l'appareil locomoteur.

Tous les animaux, on le sait, ne possèdent pas de squelette. L'apparition d'une charpente osseuse au sein de l'organisme est, en sciences naturelles, un fait de haute importance. C'est sur lui, en effet, que repose la division primaire du monde zoologique en deux grands groupes : les animaux vertébrés et les animaux sans vertèbres ou invertébrés.

L'ostéologie est, sans conteste, la base de l'anatomie soit descriptive, soit topographique. Aussi devons-nous, à la première page de cet ouvrage, d'accord en cela avec tous les anatomistes, recommander instamment aux élèves d'apporter le plus grand soin à l'étude des os et de ne passer à l'étude des parties molles que lorsqu'ils posséderont tous les détails, et ils sont nombreux, qui caractérisent la morphologie du squelette.

Dans le domaine de l'anatomie philosophique, l'étude des os n'est pas moins importante. Le système osseux est peut-être celui qui reflète avec le plus de netteté les caractères de classe, de genre, d'espèce, les caractères sériaires en un mot, comme si chaque fonction et pour ainsi dire chaque acte physiologique imprimait sur le squelette des traces plus ou moins profondes de sa manière d'être. C'est ainsi que nous pouvons, jusqu'à un certain point, à la seule inspection d'un squelette quelconque, dire quels étaient ses muscles, quel était son système nerveux, quels étaient les caractères de ses appareils digestif et respiratoire. N'est-ce pas le cas de rappeler ici que c'est à l'aide de simples ossements fossiles que Cuvier et les continuateurs de son œuvre ont fait revivre des faunes nombreuses, qui sont aujourd'hui éteintes et dont nous ne possédons parfois que de simples débris ?

§ I. — Idée générale du squelette

On distingue deux espèces de squelettes : le *squelette naturel* et le *squelette artificiel*. Le squelette naturel est celui dont les différentes pièces restent unies par leurs ligaments. On appelle squelette artificiel celui où ces mêmes pièces sont maintenues en présence par des liens étrangers à l'organisme, des fils métalliques le plus souvent. Ce dernier est assurément le plus commode pour l'étude analytique des os, en ce qu'il permet de voir les surfaces articulaires. C'est celui que devra utiliser l'élève, sans préjudice d'un deuxième squelette dit *désarticulé*, c'est-à-dire d'un squelette dont toutes les pièces sont entièrement isolées les unes des autres.

1° Constitution du squelette. — Le squelette humain se compose essentiellement d'une longue colonne, la *colonne vertébrale*, placée verticalement sur la ligne médiane et constituée par une série d'éléments superposés et similaires, les *vertèbres*. Cette colonne se renfle à son extrémité supérieure pour former le *crâne* ; son extrémité inférieure, au contraire, s'atténue et s'effile pour former le *sacrum* et le *coccyx*, rudiment de la queue des animaux.

A la partie antérieure et inférieure du crâne s'applique un massif osseux fort complexe, la *face*, auquel on peut rattacher l'*os hyoïde*, à titre d'annexe.

De la partie moyenne de la colonne précitée se détachent latéralement une série régulière d'arcs osseux, les *côtes*. Ces arcs, au nombre de vingt-quatre, douze de chaque côté, se dirigent en avant pour venir, sur la ligne médiane, s'articuler avec une nouvelle colonne, la *colonne sternébrale* ou *sternum*. Les côtes, de concert avec les deux colonnes vertébrale et sternébrale, circonscrivent une vaste enceinte découpée à jour, le *thorax*.

La partie supérieure du thorax est entourée par deux os, la clavicule et le scapulum : ils forment à eux deux ce qu'on est convenu d'appeler la *ceinture thoracique*. A cette ceinture se trouvent appendus latéralement une série de leviers qui s'articulent les uns aux autres et dont l'ensemble constitue le *membre supérieur* ou *thoracique*.

De même, de la partie inférieure de la colonne vertébrale nous voyons s'échapper, sous forme de larges ailes, deux pièces osseuses, remarquables à la fois par leur solidité et leurs dimensions, les *os coxaux*. Articulés l'un avec l'autre sur la ligne médiane antérieure, les os coxaux s'unissent en arrière avec le sacrum et le coccyx et circonscrivent ainsi, avec ces deux derniers os, une nouvelle enceinte, le *bassin*. L'ensemble des os coxaux constitue la *ceinture pelvienne*, sur les côtés de laquelle s'implantent les *membres inférieurs* ou *pelviens*.

On considère avec raison les ceintures thoracique et pelvienne comme n'étant que les premiers segments des membres. D'autre part, l'anatomie philosophique a démontré depuis longtemps que les côtes et le sternum ne sont que de simples éléments vertébraux ; et pendant longtemps encore les anatomistes, après Gœthe et Oken, ont rattaché au type de la vertèbre les différentes pièces osseuses qui entrent dans la constitution du crâne et de la face. Si cette dernière assertion pouvait être maintenue dans toute sa rigueur (nous verrons malheureusement qu'il n'en est pas ainsi !), nous arriverions à cette définition bien simple du squelette humain : le squelette n'est autre chose qu'une série de vertèbres superposées, portant latéralement deux paires d'appendices ou membres.

2° **Nombre des os.** — Le squelette d'un sujet adulte, âgé de trente à trente-cinq ans par exemple, nous présente 208 os, savoir :

	Côté gauche.	Ligne médiane.	Côté droit.	Total
Colonne vertébrale	»	24	»	**24**
Sacrum	»	1	»	**1**
Coccyx	»	1	»	**1**
Crâne	2	4	2	**8**
Face	6	2	6	**14**
Os hyoïde	»	1	»	**1**
Osselets de l'ouïe	4	»	4	**8**
Côtes	12	»	12	**24**
Sternum	»	1	»	**1**
Membre supérieur	32	»	32	**64**
Membre inférieur	31	»	31	**62**
TOTAL	87	34	87	**208**

Dans ce nombre ne sont pas compris les os surnuméraires du crâne ou *os wormiens* (voy. chap. III, p. 145), ni les petits *os sésamoïdes* du pied et de la main (voy. chap. IV, p. 347).

Le nombre des pièces du squelette, qui est de 208 chez l'adulte, peut diminuer et diminue même chez le vieillard, par suite de la soudure de deux os voisins. Par contre, ce nombre est plus considérable dans le jeune âge que dans l'âge adulte, parce qu'un certain nombre d'os sont primitivement constitués par plusieurs pièces distinctes : tel est le frontal, qui se compose primitivement de deux moitiés symétriques ; tel est encore l'os coxal, qui comprend primitivement trois os distincts, l'ilion, le pubis et l'ischion, etc.

3° **Longueur proportionnelle des différentes pièces du squelette entre elles; reconstitution de la taille.** — Il est démontré par l'observation que lorsqu'un sujet grandit, chacun de ses os grandit aussi dans certaines proportions. De là l'existence de rapports naturels entre la longueur de chacune des pièces du squelette et ce qu'on pourrait appeler la *longueur totale du corps* ou *taille*. L'état de ces rapports permet d'établir avec le plus de précision possible les proportions du corps. Elle permet aussi, à l'aide d'une opération arithmétique des plus simples, de résoudre le problème suivant, que l'on rencontre à chaque pas, soit en anthropologie, soit en médecine légale : *étant donné quelques os ou même un seul os des membres, l'humérus par exemple, d'un sujet inconnu, déterminer la taille de ce dernier*.

A cet effet, on a dressé des tableaux où se trouvent indiquées, comparativement à la taille, la longueur des différentes parties du squelette et celle des os les plus importants des membres supérieur et inférieur, tableaux qui, on le conçoit, permettent de reconstituer rapidement la taille d'après la longueur des os. On s'est servi successivement en France des tableaux d'ORFILA, de TOPINARD, de ROLLET (*Thèse de Lyon*, 1888). Dans un récent mémoire, MANOUVRIER (*Mémoire sur la détermination de la taille d'après les grands os des membres*, Mém. de la Soc. d'Anthropologie, Paris, 1892) a repris l'étude des mensurations effectuées à Lyon par ROLLET, comme étant celles qui offraient les meilleures garanties d'exactitude, et il a donné le tableau suivant, après avoir éliminé les causes d'erreur qui rendaient incorrects les tableaux antérieurs :

PÉRONÉ	TIBIA	FÉMUR	TAILLE	HUMÉRUS	RADIUS	CUBITUS
			1° Hommes.			
318	319	392	**1530**	295	213	227
323	324	398	**1552**	298	216	231
328	330	404	**1571**	302	219	235
333	335	410	**1590**	306	222	239
338	340	416	**1605**	309	225	243
344	*346*	*422*	*1625*	*313*	*229*	*246*
349	351	428	**1634**	316	232	249
353	357	434	**1644**	320	236	253
358	362	440	**1654**	324	239	257
363	*368*	*446*	*1666*	*328*	*243*	*260*
368	373	453	**1677**	332	246	263
373	378	460	**1686**	336	249	266
378	383	467	**1697**	340	252	270
383	*389*	*475*	*1716*	*344*	*225*	*273*
388	394	482	**1730**	348	258	276
393	400	490	**1754**	352	261	280
398	405	497	**1767**	356	264	283
403	410	504	**1785**	360	267	287
408	415	512	**1812**	364	270	290
413	420	519	**1830**	368	273	293
			Coefficients moyens ultimes pour tous les os d'une longueur inférieure aux chiffres les plus faibles de ce tableau :			
× 4.82	4.88	3.92	x	5.25	7.11	6.66
			Coefficients moyens ultimes pour tous les os d'une longueur supérieure aux chiffres les plus forts de ce tableau :			
× 4.37	4.32	3.53	x	4.93	6.70	6.26
			2° Femmes.			
283	284	363	**1400**	263	193	203
288	289	368	**1420**	266	195	206
293	294	373	**1440**	270	197	209
298	299	378	**1455**	273	199	212
303	304	383	**1470**	276	201	215
307	*309*	*388*	*1488*	*279*	*203*	*217*
311	314	393	**1497**	282	205	219
316	319	398	**1513**	285	207	222
320	324	403	**1528**	289	209	225
325	*329*	*408*	*1543*	*292*	*211*	*228*
330	334	415	**1556**	297	214	231
336	340	422	**1568**	302	218	235
341	346	429	**1582**	307	222	239
346	*352*	*436*	*1595*	*313*	*226*	*243*
351	358	443	**1612**	318	230	247
356	364	450	**1630**	324	234	251
361	370	457	**1650**	329	238	255
366	376	464	**1670**	334	242	258
371	382	471	**1692**	339	246	261
376	388	478	**1715**	344	250	264
			Coefficients moyens pour les longueurs d'os inférieures aux chiffres les plus faibles de ce tableau :			
× 4.88	4.85	3.87	x	5.41	7.44	7.00
			Coefficients moyens pour les longueurs d'os supérieures aux chiffres les plus forts de ce tableau :			
× 4.52	4.42	3.58	x	4.98	7.00	6.49

Dans ce tableau, tous les chiffres occupant une même ligne horizontale se correspondent mutuellement. La détermination de la taille avec un os des membres, sera donc des plus faciles : il suffira de chercher dans la colonne de cet os le chiffre qui représente sa longueur et de lire ensuite dans la colonne du milieu la taille correspondante. Ainsi à un fémur de 519 millimètres (hommes) correspond en moyenne une taille de $1^{m},830$. A ce même fémur correspond un humérus de 368 millimètres, un cubitus de 293 millimètres, etc.

Si la longueur de l'os donné est intermédiaire entre deux des longueurs inscrites au tableau, on devra prendre la taille également intermédiaire entre les deux tailles correspondantes. Ainsi à un tibia masculin de 343 millimètres (intermédiaire entre les chiffres 340 et 346) correspond une taille de $1^{m},615$ (intermédiaire aux chiffres $1^{m},605$ et $1^{m},625$).

Enfin, si la longueur de l'os mesuré dépasse les limites du tableau, on obtiendra la taille en multipliant cette longueur par l'un des coefficients inscrits au bas des tableaux. Ainsi la taille correspondante à un tibia masculin de 310 millimètres sera de $310 \times 4,80 = 1^{m},488$. De même, un humérus de 375 millimètres correspondra à une taille de $375 \times 4,93 = 1^{m},848$.

Il est indispensable, pour arriver à des résultats précis, de mesurer les os conformément au procédé opératoire qui a été indiqué par Broca et suivi par Rollet : on devra se servir de la planchette ostéométrique de Broca et prendre la longueur maximum (en projection) des différents os. Pour le tibia, toutefois, il ne sera pas tenu compte de l'épine de cet os. Pour le fémur, il sera mesuré en position oblique, c'est-à-dire les deux condyles étant appuyés contre le montant vertical de la planchette.

La taille obtenue par le procédé que nous venons d'indiquer correspond à la taille cadavérique. Il faudra en retrancher 2 centimètres si on veut avoir la taille telle qu'on la mesure sur le vivant.

Dans le tableau ci-dessus, les tailles sont exprimées en millimètres, parce que ce sont des moyennes. Mais cela ne veut pas dire qu'on puisse reconstituer la taille jusqu'aux millimètres, alors que sa mesure directe par un opérateur exercé n'est obtenue qu'à 1 centimètre près et comporte des variations plus étendues encore.

Il est très important de connaître la proportion des chances d'erreur et des chances de succès qui existent dans la détermination de la taille, même par le procédé le plus correct. Voici à cet égard les résultats probables indiqués par Manouvrier pour 50 essais, en utilisant soit le fémur soit l'humérus, sur des individus isolés. Les autres grands os donnent des résultats à peine inférieurs et l'association de plusieurs os ne donne pas des résultats beaucoup plus précis.

Sur 50 cas, nombre des erreurs de :

CENTIMÈTRES :	0 et 1	2 et 3	4 et 5	6 et 7	8 et 9	10 et 11
CAS. . .	17	17	9	5	1	1

Il est à remarquer qu'en opérant sur des groupes, même faibles, on obtient généralement une taille moyenne exacte ou à peu près, parce que les erreurs en plus ou en moins se font alors mutuellement équilibre.

D'autre part, si au lieu d'opérer sur des sujets français pris çà et là, on opère sur des individus d'une race déterminée, d'une race préhistorique par exemple, les chances d'erreur seront accrues d'autant plus qu'il s'agira de races plus différentes des nôtres quant aux proportions du corps.

Il y a, en général, un léger avantage à déterminer la taille d'après la longueur de quatre os : le fémur, l'humérus, un seul os de l'avant-bras et un seul os de la jambe. On prend alors la moyenne des quatre tailles ainsi obtenues. S'il s'agit des nègres, il y aura moins de chance d'erreur en employant avec le fémur et l'humérus un seul os, soit de la jambe, soit de l'avant-bras (MANOUVRIER).

4° Direction des os. — Les os nous offrent à considérer une direction absolue et une direction relative :

a. *Direction absolue.* — La direction absolue d'un os est celle que cet os présente en lui-même, je veux dire lorsqu'il est considéré isolément et dans n'importe quelle situation. A ce point de vue, nous avons des os rectilignes, comme le péroné ; des os incurvés en arc, comme les côtes ; des os contournés en *S* italique, comme la clavicule ; des os tordus sur leur axe, comme l'humérus, etc., etc.

b. *Direction relative.* — La direction relative d'un os est celle qu'il présente lorsqu'il est en place sur un sujet en position debout. Dans cette nouvelle condition, l'os est, suivant le cas, vertical, horizontal, oblique :

La direction verticale et la direction horizontale n'ont pas besoin d'une longue définition : tout os est vertical quand il est dirigé parallèlement au plan vertical ; de même, tout os est horizontal quand il est parallèle au plan homonyme.

Quant à la direction oblique, elle présente les plus grandes variétés et pour bien la définir, il faut la considérer par rapport aux six plans suivants : 1° le *plan médian* ou *sagittal*, plan vertical et antéro-postérieur passant par la ligne médiane ou, si l'on veut, par la suture sagittale ; 2° le *plan latéral*, plan vertical et antéro-postérieur, parallèle au précédent par conséquent, tangent au côté gauche ou au côté droit du sujet ; 3° le *plan antérieur*, plan vertical et transversal, passant par la face antérieure du sujet ; 4° le *plan postérieur*, également vertical et transversal, passant par sa face postérieure ; 5° le *plan supérieur*, horizontal, tangent à la partie la plus élevée de la tête ; 6° le *plan inférieur*, horizontal comme le précédent, passant par la plante des pieds. Ainsi, pour donner un exemple, prenons le radius : son extrémité inférieure étant plus éloignée du plan médian que son extrémité supérieure, nous dirons que cet os se dirige obliquement du plan supérieur vers le plan inférieur et du plan médian vers le plan latéral, ou, plus simplement, qu'il est oblique de haut en bas et de dedans en dehors. Considérons maintenant les côtes qui ont une direction encore plus compliquée : leur extrémité antérieure étant à la fois plus rapprochée du plan antérieur et du plan inférieur que leur extrémité postérieure, nous définirons leur direction en disant qu'elles sont obliques de dedans en dehors, d'arrière en avant et de haut en bas.

Dans l'énumération des différents plans sur lesquels s'incline un os donné, il est indifférent de prendre pour point de départ l'une ou l'autre de ces deux extrémités ; ainsi au lieu de dire que le fémur est oblique de haut en bas et de dehors en dedans, on peut tout aussi bien dire, en partant de son extrémité inférieure, qu'il est oblique de bas en haut et de dedans en dehors. Mais il est indispensable, l'énumération une fois commencée, de procéder toujours dans le même sens, je veux dire de partir toujours de la même extrémité pour se rendre à l'extrémité opposée.

§ II. — CONFORMATION EXTÉRIEURE DES OS

La configuration extérieure des os est fort irrégulière et par cela même très difficile à définir. Aussi les anciens anatomistes, en quête de noms pour désigner les différentes pièces du squelette, ont-ils multiplié à ce sujet les comparaisons, voyant dans l'un telle ou telle forme géométrique (*cuboïde, pyramidal*), dans l'autre la forme d'une barque (*scaphoïde*) ; comparant celui-ci à un pois (*pisiforme*), celui-là à un coin (*sphénoïde, cunéiformes*), tels autres à une écaille, à un marteau, à une enclume, à un étrier, etc., etc. La surface des os, tout aussi irrégulière que leur forme, nous présente un grand nombre d'*éminences*, de *cavités* et de *trous*.

1° Forme générale. — Envisagés au point de vue de leur configuration générale, les os se divisent en trois grands groupes, dont les noms seuls équivalent à des définitions : les os longs, les os larges, les os courts.

a. *Os longs.* — Les os longs sont ceux dans lesquels l'une des trois dimensions, la longueur, l'emporte sur les deux autres ; ils occupent les membres. Chacun d'eux se divise en un corps et deux extrémités. — Le *corps*, encore appelé *diaphyse*, est le plus souvent prismatique et triangulaire, quelquefois irrégulièrement cylindrique. — Les *extrémités* ou *épiphyses*, généralement plus volumineuses que le corps, nous présentent une ou plusieurs surfaces lisses pour s'articuler avec les os voisins et, autour de ces surfaces articulaires, des éminences ou des cavités rugueuses pour l'insertion des ligaments ou des muscles.

b. *Os larges ou os plats.* — Les os larges ou os plats sont ceux dans lesquels deux dimensions, la longueur et la largeur, l'emportent sur la troisième et sont à peu près égales entre elles. Ils se disposent autour des cavités qu'ils contribuent à former (crâne, bassin). Ils nous présentent d'ordinaire deux faces, l'une concave, l'autre convexe, et un nombre de bords qui est toujours en rapport avec leur configuration particulière : le frontal en a trois, le pariétal et l'occipital en ont quatre, etc., etc. De ces bords, les uns sont destinés à s'unir avec les os voisins et présentent, à cet effet, des surfaces appropriées au genre même de l'articulation ; d'autres, donnant attache à des muscles, s'épaississent et se hérissent de rugosités pour faciliter cette insertion.

c. *Os courts.* — Les os courts ont leurs trois dimensions, longueur, largeur, épaisseur, sensiblement égales. Nous les rencontrons dans la colonne vertébrale, au carpe et au tarse, dans toutes les régions en général où une grande solidité se trouve jointe à des mouvements très variés, mais peu étendus. Les os courts ont tous une forme plus ou moins cubique : ils nous présentent, par suite, un grand nombre de facettes, destinées les unes à des articulations, les autres à des insertions, soit ligamenteuses, soit musculaires.

2° Régions ou éléments descriptifs des os. — Les os, quelle que soit leur forme, nous présentent toujours, soit des faces, soit des bords, soit des extrémités : c'est là ce qu'on pourrait appeler les régions ou les éléments descriptifs des os. Chacune de ces régions est ordinairement désignée par l'un des adjectifs interne, externe, antérieur, postérieur, supérieur, inférieur, d'après son orientation, je veux dire suivant qu'elle regarde le plan médian, le plan latéral, le plan antérieur, le plan postérieur, etc., du sujet en position verticale. Ainsi l'humérus nous présente deux extrémités, dont l'une est supérieure et l'autre inférieure, plus trois faces, que l'on distingue en postérieure, interne et externe. De même, la clavicule nous offre à considérer deux extrémités, l'une interne, l'autre externe, et deux faces, que l'on distingue en supérieure et inférieure.

On trouve assez fréquemment dans les descriptions modernes, pour désigner les régions osseuses, les mots de *proximal* et de *distal*. Ces deux mots, qui tendent à s'introduire de plus en plus dans la nomenclature anatomique, s'appliquent toujours à deux régions opposées d'une même pièce osseuse : la région proximale, qu'il s'agisse d'une extrémité, d'un bord ou d'une face, est celle qui se rapproche le plus du plan médian ; la région distale, celle qui s'en trouve le plus éloignée. Ainsi les côtes ont deux extrémités : une extrémité postérieure ou proximale ; une extrémité antérieure ou distale.

Quand il s'agit des os des membres, le mot de proximal s'applique à la partie qui regarde la racine du membre ; le mot de distal à la partie opposée, c'est-à-dire à celle qui est tournée du côté de l'extrémité libre. Ainsi, pour le fémur, l'extrémité supérieure est l'extrémité proximale ; l'extrémité inférieure constitue l'extrémité distale. De même, pour les métatarsiens, l'extrémité proximale est celle qui répond aux os du tarse ; l'extrémité distale, celle qui s'articule avec les phalanges.

3° Eminences des os ou apophyses. — On désigne sous ce nom toutes les parties, quelle que soit leur forme, qui font saillie à la surface des os. Elles se divisent en articulaires et non articulaires :

a. *Eminences articulaires.* — Les éminences articulaires répondent aux articulations, comme leur nom l'indique. Elles diffèrent considérablement, comme nous le verrons plus tard (voy. *Arthrologie*), suivant qu'elles appartiennent à des articulations mobiles ou à des articulations immobiles.

b. *Eminences non articulaires.* — Les éminences non articulaires se distinguent, d'après leur forme, en *bosses, protubérances* ou *tubérosités, éminences mamillaires, épines, lignes, crêtes*, etc., dénominations suffisamment expressives par elles-mêmes pour ne pas avoir besoin de définition. Ces éminences sont généralement rugueuses et sont destinées, pour la plupart, à donner attache, soit à des ligaments, soit à des muscles.

C'est pour ainsi dire une loi, en morphologie générale, que les saillies d'insertion présentent un développement proportionnel aux organes qui viennent s'y implanter : aussi voyons-nous les éminences non articulaires plus développées chez les sujets vigoureux que chez les sujets d'une faible musculature, plus marquées chez l'homme que chez la femme, plus marquées encore chez l'ouvrier, qui demande à ses muscles un travail incessant et pénible, que chez l'homme de bureau, condamné par ses occupations à une vie sédentaire.

Quant aux dénominations qui ont été données aux éminences osseuses, elles sont tout aussi nombreuses que fantaisistes ou même bizarres (*apophyses coracoïde, coronoïde, unciforme*), et nous devons reconnaître, avec Cruveilhier, que nulle part peut-être le vice du langage anatomique n'a été poussé plus loin. Mais, quelque fantaisiste qu'elle soit, nous devons subir une pareille nomenclature. Elle est consacrée par un usage plusieurs fois séculaire et survivra sans doute à toutes les tentatives que l'on pourra faire pour lui substituer des dénominations plus scientifiques.

4° Cavités des os. — Les cavités des os se divisent, comme les éminences, en deux groupes distincts, les cavités articulaires et les cavités non articulaires :

a. *Cavités articulaires.* — Les cavités articulaires s'opposent aux éminences de même nom et se façonnent d'ordinaire pour leur correspondre exactement sur tous les points. Nous verrons plus tard, en étudiant les articulations, que ces cavités sont très variables dans leur forme, leur étendue, leur degré d'excavation, etc.

b. *Cavités non articulaires.* — Les cavités non articulaires ont une morphologie tout aussi variable, et nous n'insisterons pas à cet égard, devant étudier plus tard chacune d'elles avec les os auxquels elles appartiennent. Si nous les considérons seulement au point de vue de leur usage, nous pouvons les diviser en trois ordres et admettre des cavités d'insertion, des cavité des réception et des cavités d'agrandissement.

Les *cavités d'insertion* donnent attache, soit à des ligaments, soit à des muscles. La cavité digitale du grand trochanter nous fournit l'un des meilleurs exemples.

Parmi les *cavités de réception,* les unes livrent passage à des tendons, à des artères, à des nerfs et affectent alors la forme de *gouttières* ou de *sillons* plus ou moins profonds et plus ou moins prolongés. D'autres servent à loger des organes plus volumineux, tels que le cervelet, les différents lobes du cerveau, le globe de l'œil ; on les désigne d'ordinaire sous le nom de *fosses* (fosse occipitale, fosse frontale, fosse orbitaire). Il est à remarquer que l'os, ainsi creusé ou excavé, se moule exactement dans la plupart des cas sur l'organe qu'il reçoit : on dirait que cet organe trace et imprime lui-même sa forme sur la surface osseuse, d'où le nom de *cavités d'impression* que l'on donne parfois aux cavités de réception.

Nous désignons, enfin, sous le nom de *cavités d'agrandissement* toutes ces cavités, plus ou moins anfractueuses, qui, sous le nom de *sinus* (sinus maxillaires, sinus frontaux) ou de *cellules* (cellules ethmoïdales), se disséminent autour des fosses nasales et communiquent avec ces dernières par des ouvertures plus ou moins étroites. La caisse du tympan possède, elle aussi, des cavités d'agrandissement, les cavités mastoïdiennes.

5° Trous et canaux des os. — Les trous ou canaux qui s'ouvrent à la surface des os sont de deux ordres : les uns, canaux de transmission, livrent passage à des vaisseaux et à des nerfs qui ne font que traverser les os sans s'y arrêter ; les autres, canaux nourriciers, laissent pour la plupart passer les vaisseaux qui apportent aux os leurs principes nutritifs.

a. *Trous et canaux de transmission.* — Les trous et canaux de transmission sont considérables, comme le trou occipital qui loge le bulbe rachidien, le canal carotidien que parcourt la carotide interne ; ou bien, ils sont tout petits, comme le trou petit rond que traverse l'artère méningée moyenne, le canal de Jacobson qui livre passage au filet nerveux de même nom. Plusieurs trous et canaux prennent, en raison de leur forme, les noms d'*hiatus* (hiatus de Fallope), de *fente* (fente sphénoïdale), de *fissure* ou *scissure* (scissure de Glaser). Nous trouverons encore à la base du crâne des *trous déchirés,* ainsi appelés parce que leur contour est taillé d'une façon fort irrégulière.

b. *Trous et conduits nourriciers.* — Les trous ou conduits nourriciers se divisent en quatre ordres, d'après leurs dimensions. — Les *trous du premier ordre,* les plus considérables de tous, appartiennent exclusivement à la diaphyse des os longs et à quelques os larges. Ils sont presque toujours obliques et livrent passage à l'*artère nourricière* qu'accompagne parfois un filet nerveux. — Les *trous du second ordre* se rencontrent sur les épiphyses des os longs, sur les bords des os larges et sur les faces non articulaires des os courts. Leur nombre est considérable : Bichat en a compté 50 sur le calcanéum, 20 sur le corps d'une vertèbre dorsale, 140 sur l'extrémité inférieure du fémur. Ils livrent surtout passage à des veines. — Les *trous du troisième ordre,* enfin, beaucoup plus petits que les précédents, s'observent indistinctement sur toute la surface de l'os que revêt le périoste. On en compte, en moyenne, de 40 à 50 par millimètre carré. Ils sont les points de départ d'un système de canaux que nous étudierons plus loin, à propos de la structure de l'os, sous le nom de canaux de Havers. — Les *trous du quatrième ordre* sont à la fois beaucoup plus petits et beaucoup plus nombreux que ceux de troisième ordre. Ils représentent les orifices extérieurs de canalicules osseux, qui vont s'ouvrir d'autre part dans les ostéoplastes.

De ces différents conduits nourriciers des os, ceux du premier ordre sont les plus intéressants à connaître, au point de vue de l'anatomie descriptive tout au moins, et, quoique nous devions les retrouver plus tard un à un sur les différents os auxquels ils appartiennent, nous croyons qu'il ne sera pas inutile de grouper ici dans un tableau synoptique les principaux d'entre eux, en indiquant pour chacun sa situation et sa direction :

NOMS DES OS	SITUATION DU TROU NOURRICIER	DIRECTION DU TROU NOURRICIER
Clavicule . . .	Face inférieure, près du bord postérieur (souvent double, souvent absent).	Oblique en dehors.
Omoplate . . .	3 trous. a. dans la fosse sus-épineuse . . b. dans la fosse sous-épineuse. . c. dans la fosse sous-scapulaire .	Oblique en bas. Oblique en haut. Dirigé en arrière.
Humérus. . . .	Face interne, un peu au-dessous de sa partie moyenne.	Oblique de haut en bas.
Cubitus	Face antérieure, à la réunion du tiers supérieur avec le tiers moyen.	Oblique de bas en haut.
Radius	Id. un peu plus bas que le précédent.	Oblique de bas en haut.
Os coxal . . .	3 trous. a. dans la fosse iliaque interne. . b. dans la fosse iliaque externe. . c. un peu en avant de l'échancrure sciatique.	Obl. en bas et en arrière. Obl. en bas et en arrière. Obl. en haut et en arrière.
Fémur.	Ligne âpre, vers le milieu de sa longueur.	Oblique de bas en haut.
Péroné	Face postérieure, dans son tiers moyen.	Oblique de haut en bas.
Tibia	Face postérieure, à la réunion de son tiers supérieur avec son tiers moyen.	Oblique de haut en bas.

On voit par ce tableau que les conduits nourriciers présentent, suivant les os, des positions différentes. C'est ainsi qu'on les rencontre : pour l'humérus et pour le fémur, à la partie moyenne de l'épiphyse ou un peu au-dessous ; pour le cubitus, le radius, le tibia et le péroné, à l'union du tiers supérieur avec le tiers moyen, ou même dans le tiers supérieur. Mêmes variations en ce qui concerne leur direction : obliques de haut en bas sur l'humérus et les deux os de la jambe, ils sont, au contraire, obliques de bas en haut sur le fémur et les deux os de l'avant-bras. En termes plus simples, ***ils se dirigent vers le coude et fuient le genou.***

Aucun fait morphologique n'est le produit du hasard et toutes les divergences que nous venons de signaler, au sujet des conduits nourriciers des os, doivent trouver leur explication dans quelque loi de l'ostéogénèse. Mais cette loi, malgré les intéressantes recherches de Schwalbe (*Zeitschr. f. Anat. u. Entwickl.*, 1876), nous paraît être encore à trouver. Je ferai ici cette simple remarque : c'est que, dans l'attitude primitive que présente le fœtus dans l'utérus maternel, ces divergences disparaissent, tous les conduits nourriciers des os longs sans exception se dirigeant alors de haut en bas. Là peut-être est le nœud de la question.

§ III. — Conformation intérieure des os

Vus en coupe et à l'état frais, les os présentent une teinte, tantôt rougeâtre, tantôt jaunâtre ou grisâtre, due à la présence dans leur épaisseur d'une substance molle et diversement colorée (voy. plus loin), appelée *moelle*. Cette substance est renfermée dans des cavités de grandeurs fort diverses, que circonscrivent des lames d'une substance dure, la *substance osseuse* ou *tissu osseux* proprement dit.

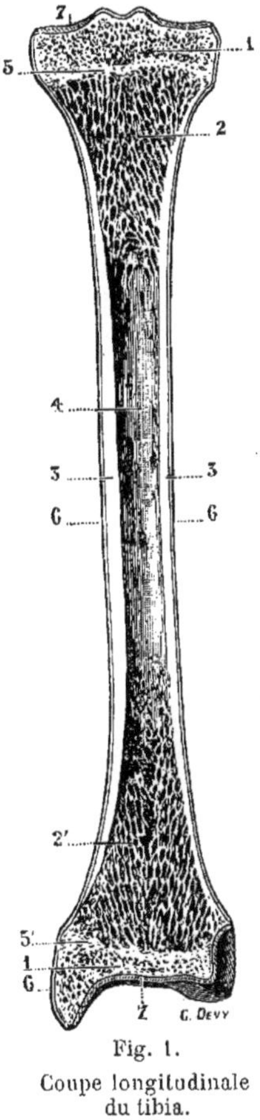

1° Différentes variétés du tissu osseux. — La substance osseuse proprement dite est une substance de coloration blanchâtre, de consistance ligneuse, se présentant, suivant les points où on l'examine, sous trois aspects différents et formant ainsi trois variétés : le tissu compacte, le tissu spongieux et le tissu réticulaire. — Le *tissu compacte* (fig. 1,3) est constitué par des lamelles osseuses immédiatement appliquées les unes contre les autres sans cavités intermédiaires. — Le *tissu spongieux* (fig. 1,1) est formé, lui aussi, par des lamelles, mais par des lamelles orientées en sens différents, n'entrant en contact que sur certains points et, de ce fait, ménageant entre elles un système de petites cavités où s'amasse la moelle. A cet état d'organisation le tissu osseux est creusé intérieurement comme l'est une éponge, d'où son nom de tissu spongieux. — Le *tissu réticulaire* (fig. 1,2), enfin, n'est qu'une variété du tissu spongieux, un tissu spongieux dans lequel les cloisons osseuses sont plus espacées et les cavités intermédiaires plus grandes.

Ces trois variétés d'aspect que nous présente le tissu osseux, tissu compacte, tissu spongieux et tissu aréolaire, résultent tout simplement d'une disposition architecturale différente de la substance osseuse. La structure intime du tissu, comme nous le verrons dans le paragraphe suivant, est partout la même.

Voyons maintenant comment s'agencent les différentes variétés du tissu osseux dans chacun des trois groupes d'os, les os longs, les os larges et les os courts.

Fig. 1.

Coupe longitudinale du tibia.

1, épiphyse (tissu spongieux). — 2, diaphyse (tissu réticulaire). — 3, diaphyse (tissu compacte). — 4, canal médullaire. — 5, vestige de la soudure de l'épiphyse avec la diaphyse. — 6, périoste. — 7, coupe du cartilage d'encroûtement.

2° Conformation intérieure des os longs. — Les os longs, nous le savons déjà, se composent chacun d'une partie moyenne, le *corps* ou *diaphyse*, et de deux extrémités plus ou moins renflées, les *épiphyses*. Pour prendre une notion exacte du mode de constitution de chacun de ces segments de l'os, il suffit de pratiquer sur celui-ci une coupe longitudinale passant par son axe (fig. 1).

a. *Épiphyses.* — Les épiphyses, tout d'abord, nous apparaissent comme formées presque exclusivement par du tissu spongieux. Ce n'est qu'à la périphérie, je veux dire dans la partie qui confine à la surface extérieure de l'os, que le tissu spongieux épiphysaire est doublé par une mince couche de tissu compacte. Cette coque périphérique de tissu compacte fait défaut naturellement au niveau du point où l'épiphyse se réunit à la diaphyse. Elle fait défaut aussi, au niveau de son extrémité libre, sur tous les points où se trouve du cartilage articulaire.

b. *Diaphyse.* — La diaphyse est essentiellement constituée par du tissu compacte. Mais ce tissu compacte n'occupe que la périphérie de l'os. A son centre se trouve creusée une cavité longitudinale (fig. 1,4), qui s'étend ordinairement jusqu'aux épiphyses et parfois même empiète sur elles : c'est le *canal médullaire,* ainsi appelé parce qu'il loge la moelle osseuse.

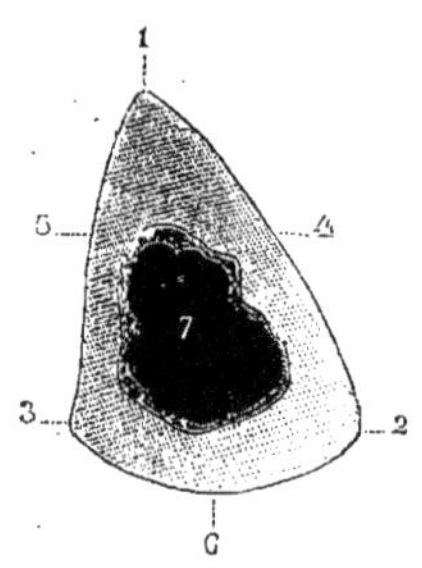

Fig. 2.

Coupe transversale du tibia à sa partie moyenne.

1, bord antérieur — 2, bord interne. — 3, bord externe. — 4, face interne. — 5, face externe. — 6, face postérieure. — 7, canal médullaire.

Il est à remarquer que le canal médullaire a une forme cylindroïde et que sa coupe transversale est plus ou moins circulaire. Il en résulte que la conformation du canal ne reproduit nullement celle de l'os, lequel est le plus souvent prismatique triangulaire. Il en résulte aussi, comme corollaire, que l'épaisseur de sa paroi (fig. 2) est plus grande au niveau des bords de l'os qu'au niveau de ses faces.

A l'une et à l'autre de ses extrémités, le canal médullaire nous présente ordinairement un système de minces lamelles qui vont d'une paroi à l'autre en s'entre-croisant sous les angles divers et en circonscrivant entre elles de larges aréoles : c'est le tissu aréolaire du canal. Du côté du centre de l'os, ce tissu aréolaire se raréfie de plus en plus et finit par disparaître. Du côté opposé, au contraire, les travées se multiplient en même temps que les aréoles deviennent plus étroites et c'est par des gradations insensibles que le tissu aréolaire se continue avec le tissu spongieux de l'épiphyse. Rappelons en passant que c'est au canal médullaire qu'aboutissent les conduits nourriciers de l'os, dont il a été question plus haut.

3° Conformation intérieure des os larges. — Les os larges ou os plats se composent essentiellement de deux lames de tissu compacte, occupant les deux faces opposées de l'os et emprisonnant entre elles une couche plus ou moins épaisse de tissu spongieux. Au niveau des bords de l'os, les deux lames de tissu compacte se fusionnent réciproquement l'une avec l'autre, de telle sorte que le tissu spongieux se trouve enveloppé sur tout son pourtour par une coque ininterrompue de tissu compacte. Pour les os plats de la boîte cranienne, les deux lames de tissu compacte prennent le nom de *tables* (table interne et table externe) ; le tissu spongieux, compris entre les deux lames, prend celui de *diploé.*

Le tissu spongieux des os plats présente généralement son maximum d'épaisseur au voisinage des bords. De là, il s'atténue graduellement en allant vers le centre et parfois même disparaît complètement. Dans ce dernier cas, les deux tables de tissu compacte se fusionnent, à la partie centrale de l'os, en une lame unique qui, sur certains os, est mince et transparente : telle est la disposition que l'on rencontre au centre du scapulum et à la partie moyenne de la fosse iliaque.

Sur certains points du tissu spongieux des os plats se voient de larges canaux, à contours irréguliers et plus ou moins sinueux, qui vont constamment s'ouvrir sur l'une ou l'autre de ses deux faces : ce sont des *canaux veineux*, comblés à l'état frais par des veines de mêmes dimensions, qui ramènent au torrent circulatoire général le sang veineux de l'os. Ces canaux veineux présentent leur maximum de développement dans les os du crâne. Leur paroi, formée par une mince lame de tissu compacte, est comme criblée de petits orifices, à travers lesquels passent les veines et veinules tributaires du canal veineux principal.

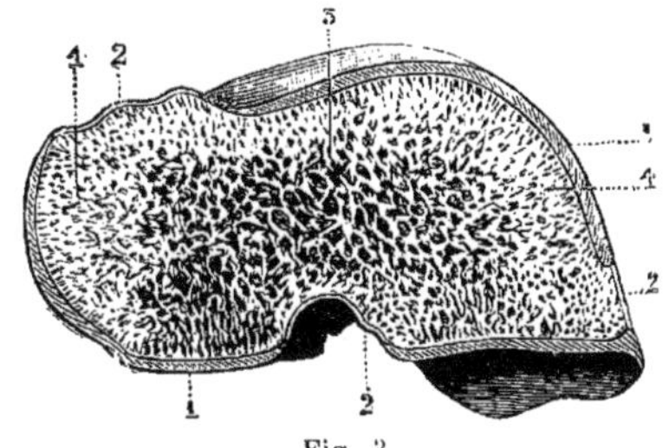

Fig. 3.
Coupe d'un os court (astragale).
1, cartilage articulaire. — 2, périoste. — 3, tissu spongieux et ses aréoles.

4° Conformation intérieure des os courts. — Les os courts présentent, dans leur conformation intérieure, la plus grande analogie avec les épiphyses des os longs. Comme ces derniers, ils se composent d'une masse centrale de tissu spongieux, enveloppée sur tout son pourtour, les surfaces articulaires exceptées, par une mince coque de tissu compacte.

Les os courts comme les os plats possèdent des canaux veineux souvent très développés. Les corps vertébraux nous offrent un exemple très net de cette disposition.

A première vue, les travées osseuses qui constituent la portion spongieuse des os courts paraissent être irrégulières et disposées sans ordre aucun. Mais, à un examen plus attentif et sur des coupes heureuses, on constate qu'il n'en est rien, que ces travées, au contraire, se disposent suivant un type particulier qui est constant pour le même os. C'est ainsi que dans l'astragale (fig. 4) nous voyons les travées osseuses se partager en deux groupes, les unes se dirigeant obliquement en bas et en avant, les autres se portant obliquement en bas et en arrière. De même, dans le calcanéum, nous voyons les fibres antérieures se porter obliquement en bas et en avant, les fibres postérieures se porter obliquement en bas et en arrière, etc. Une telle systématisation des travées osseuses dans les os courts, sur laquelle MEYER et WOLF ont depuis longtemps déjà appelé l'attention, est en rapport avec le rôle spécial qui est dévolu à ces os dans la locomotion, et on peut établir en principe que les travées osseuses suivent toujours la même direction que les forces qu'elles

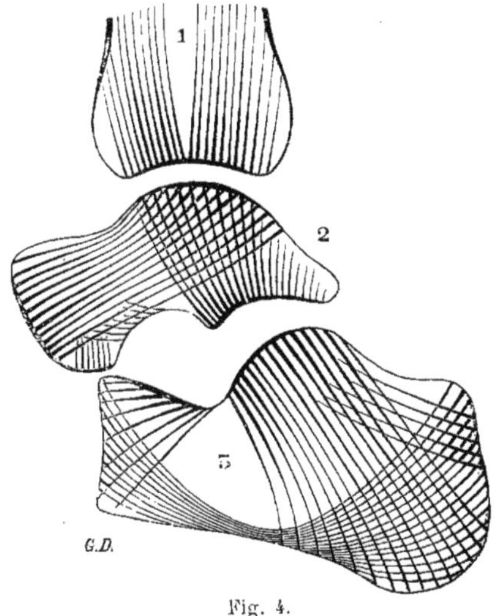

Fig. 4.
Coupe schématique représentant à la fois la direction des travées du tissu spongieux et les directions des forces composantes dans certains os en contact (d'après MEYER).
1, extrémité inférieure du tibia. — 2, astragale. — 3, calcanéum.

ont à supporter. Leur résistance en est ainsi considérablement accrue. Nous aurons à revenir plus tard sur cette question à propos des os du pied.

§ IV. — Composition chimique des os

Au point de vue chimique, le tissu osseux proprement dit se compose de deux substances, l'une organique, l'autre inorganique. En chiffres ronds, la substance organique entre dans l'os dans la proportion de 30 p. 100; la substance inorganique, dans la proportion de 70 p. 100.

1° Substance organique. — La substance organique de l'os a reçu de Robin et Verdeil le nom d'*osséine*. Pour l'isoler, il suffit de soumettre un os à l'action d'un acide dilué, l'acide chlorhydrique par exemple, lequel jouit de la propriété de dissoudre la substance minérale, tout en respectant l'osséine. L'os ainsi macéré conserve sa forme et son volume, mais il est devenu mou, flexible, d'une consistance qui rappelle celle du cartilage. Il est exclusivement formé par de l'osséine.

L'osséine est une matière albuminoïde, incolore, amorphe, renfermant 50 p. 100 de carbone, 7 d'hydrogène, 18 d'azote, 0,7 de soufre. Par l'ébullition, elle se transforme en gélatine, mais en une gélatine un peu spéciale, différant par certains caractères de la gélatine ordinaire.

Outre l'osséine, on rencontre encore dans les analyses d'os faites à l'état frais une petite quantité d'*élastine*, fournie par les fibres de Sharpey, et, aussi, un peu de *nucléine* et d'*albumine*, provenant des cellules osseuses et des vaisseaux et nerfs que renferme le tissu osseux.

2° Substance inorganique. — La substance inorganique ou minérale s'obtient en calcinant les os. La calcination s'attaque à l'osséine, qui disparaît peu à peu en répandant une odeur de corne brûlée. La masse qui reste et qui renferme la substance inorganique est comme poreuse, extrêmement légère, très friable, donnant au broiement une poudre blanchâtre ou grisâtre, que l'on désigne quelquefois sous le nom de *farine d'os*. Cette substance renferme des sels à base de chaux, de soude, de magnésie, dont la proportion centésimale nous est indiquée par le tableau suivant :

Phosphate de chaux	83,89 à 85,90
Phosphate de magnésie	1,04 à 1,84
Carbonate de chaux	9,06 à 11,00
Fluorure de calcium	3,20 à 0,60

La composition chimique du tissu osseux varie, en dehors de toute influence pathologique, suivant la nature de l'os examiné et surtout suivant les âges. C'est ainsi : 1° que le tissu compacte est plus riche en substance inorganique que la substance spongieuse et, par conséquent, que la proportion de substance inorganique contenue dans le tissu osseux est plus considérable dans les os longs (dont la diaphyse est tout entière constituée par du tissu compacte) que dans les os courts (où la substance compacte est relativement beaucoup moins abondante); 2° que la substance organique est à son maximum dans le jeune âge, qu'elle diminue ensuite graduellement de l'enfant à l'adulte et de celui-ci au vieillard; 3° que la substance inorganique varie en sens inverse, c'est-à-dire est à son maximum chez le vieillard; 4° que le carbonate de chaux est, chez les jeunes sujets, en quantité moindre que chez les sujets âgés. Malgré ces conclusions, qui reposent sur des données précises, un grand nombre d'auteurs, après RECKLINGHAUSEN, NÉLATON, SAPPEY, etc., persistent à croire que le tissu osseux est un composé chimique parfaitement défini et invariable; et, pour eux, les faits précités trouveraient leur explication dans des variations qualitatives ou quantitatives, non pas du tissu osseux proprement dit, lequel serait toujours le même, mais des parties molles qui leur sont incorporées et qui, elles, n'ont rien de constant.

§ V. — STRUCTURE DES OS

Envisagés au point de vue de leur constitution histologique, les os sont formés par un tissu spécial et de structure très complexe, provenant, par une série de transformations que nous étudierons plus loin, du tissu conjonctif embryonnaire. Nous n'aurons en vue, dans cet exposé, que l'os adulte, je veux dire l'os ayant achevé son accroissement, et nous l'examinerons successivement : 1° *à l'état sec,* c'est-à-dire sur des os macérés; 2° *à l'état frais,* c'est-à-dire sur des os possédant encore toutes leurs parties molles. Nous décrirons, dans une troisième et dernière division, les ***vaisseaux et nerfs des os.***

A. — OS A L'ÉTAT SEC

Si nous portons sous le microscope une mince lame osseuse provenant de la diaphyse d'un os long, le tibia par exemple (fig. 7 et 12), nous constatons tout d'abord que la lame en question est constituée par une substance d'aspect homogène ou finement granuleuse, que l'on désigne sous le nom de *substance fondamentale.* Nous constatons ensuite la présence, dans cette substance fondamentale, des trois éléments suivants : 1° une série plus ou moins nombreuse d'orifices arrondis ou ovalaires; ce sont les coupes optiques de canaux longitudinaux, appelés ***canaux de Havers;*** 2° un semis de petits corpuscules lenticulaires, représentant autant de cavités microscopiques qui ont reçu le nom de ***corpuscules osseux*** ou ***ostéoplastes;*** 3° tout autour de ces ostéoplastes, et partant de leur cavité, un système de canaux extrêmement fins, appelés ***canalicules osseux.*** Nous allons décrire séparément ces divers éléments constitutifs du tissu osseux, et nous commencerons par les canaux de Havers, dont la connaissance est absolument indispensable pour bien comprendre la disposition de la substance fondamentale.

1° Canaux de Havers. — Les canaux de Havers (fig. 5,1), ainsi appelés du nom de l'anatomiste anglais qui les a découverts en 1734, sont des conduits cylindroïdes, à trajet plus ou moins rectiligne, creusés dans la substance fondamentale du tissu osseux. Leur diamètre varie généralement de 30 μ à 300 μ. Les plus petits descendent parfois jusqu'à 2 μ. Au cours de leur trajet, les canaux de Havers s'unissent les uns aux autres par des anastomoses transversales ou obliques, de telle sorte que leur ensemble constitue, pour une même pièce osseuse, un seul et même réseau à mailles allongées, rectangulaires ou trapézoïdales. Le diamètre de ces mailles oscille d'ordinaire entre 150 μ et 300 μ.

Les canaux de Havers se rencontrent sur toutes les pièces du squelette, sauf sur quelques lames osseuses extrêmement minces, telles que la lame papyracée de l'ethmoïde et les parties les plus délicates de l'unguis et du palatin. Leur disposition, du reste, varie suivant l'espèce d'os que l'on considère. — *Dans les os longs,* dans leur diaphyse tout au moins (car au niveau des épiphyses on observe les obliquités les plus diverses), la plus grande partie des canaux de Havers sont longitudinaux, c'est-à-dire disposés parallèlement à l'axe même de l'os. — *Dans les os larges,* ils cheminent, pour la plupart, parallèlement aux deux faces de l'os. On les voit généralement, comme sur le pariétal et l'écaille temporale, partir d'un point central et, de là, rayonner vers les bords. — *Dans les os courts,* la disposition est moins typique et, partant, d'une systématisation plus difficile à établir. Mais elle n'est pas, pour cela, essentiellement irrégulière, comme le disent certains auteurs. Suivant la remarque de KÖLLIKER, dans les os du carpe et du tarse, la direction prédominante des canaux de Havers est celle qui est parallèle à l'axe du membre ; dans les vertèbres, au niveau du corps vertébral principalement, c'est la direction verticale qui est la plus commune.

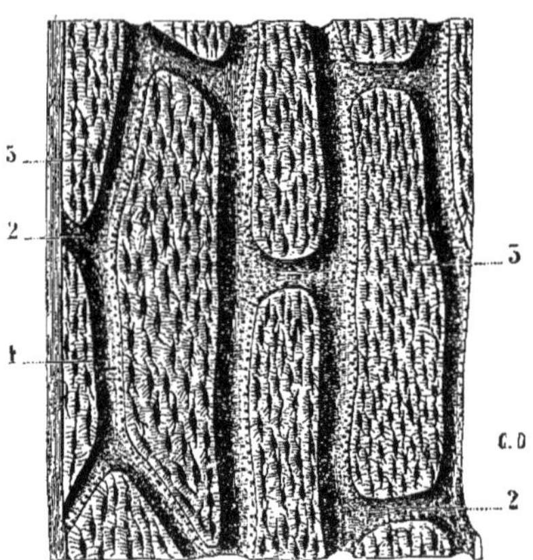

Fig. 5.

Canaux de Havers, vus sur une coupe longitudinale d'un os long.

1, un canal de Havers, coupé en long. — 2, 2, anastomoses unissant l'un à l'autre deux canaux voisins. — 3, 3, lamelles osseuses et ostéoplastes.

Quelle que soit leur orientation, les canaux de Havers ont tous le même mode d'origine ou de terminaison : les plus superficiels s'ouvrent à la surface extérieure de l'os par de tout petits orifices, taillés le plus souvent en bec de flûte, dont l'ensemble constitue les *orifices de troisième ordre,* ci-dessus décrits (p. 9); les canaux profonds aboutissent, tantôt (quand il s'agit du tissu spongieux) aux aréoles de ce tissu spongieux, tantôt (quand il s'agit de la diaphyse des os longs) au canal médullaire creusé au centre de cette diaphyse; enfin, un certain nombre d'entre eux, ceux qui avoisinent le conduit nourricier, s'ouvrent directement dans ce conduit. Sur les points de la surface osseuse où s'étale du cartilage articulaire, sur les points aussi où s'attachent les tendons et les ligaments, les canaux de Havers ne s'ouvrent pas à l'extérieur : ils se terminent en plein tissu osseux par une sorte de cul-de sac, ou bien se recourbent en anse pour venir, après un trajet récurrent, se continuer avec l'un des canaux du voisinage.

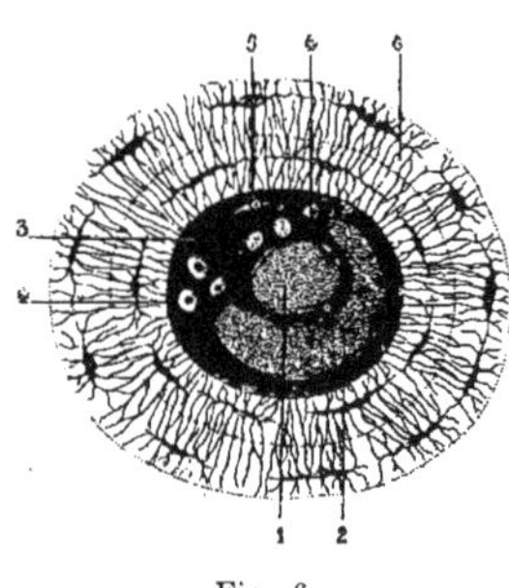

Fig. 6.

Schéma montrant, sur une coupe transversale, un canal de Havers de gros calibre.

1, vaisseau sanguin. — 2, gaine lymphatique. — 3, deux filets nerveux coupés en travers. — 4, médullocelles. — 5, une cellule du tissu conjonctif. — 6, lamelles osseuses du système haversien, avec leurs ostéoplastes.

Les canaux de Havers, disons-le tout de suite, renferment les vaisseaux et les nerfs des os, avec ou sans éléments de la moelle osseuse (fig. 6). Ils sont le reliquat, chez l'adulte, de cavités qui sont primitivement beaucoup plus spacieuses et qui se rétrécissent graduellement au fur et à mesure que l'os s'achemine vers le terme de son développement.

Canaux de Volkmann. — Les canaux de Havers sont circonscrits sur tout leur pourtour, comme nous le verrons tout à l'heure, par un système de lamelles osseuses, ayant chacune la forme d'un tube et régulièrement emboîtées les unes dans les autres (fig. 7,5). Outre ces canaux nettement caractérisés, on en rencontre d'autres qui ne sont nullement entourés de lamelles concentriques et qui traversent sous les angles les plus divers les différentes lamelles qui se trouvent sur leur passage : ce sont les *canaux perforants* de VOLKMANN ou, tout simplement, les *canaux de Volkmann* (fig. 7,9 et fig. 9,10). Ces canaux, qui caractérisent le tissu osseux formé aux dépens du périoste, se rencontrent de préférence dans les couches superficielles des os. Comme les canaux de Havers, les canaux de Volkmann renferment des vaisseaux. Ils sont reliés les uns aux autres par des anastomoses transversales ou obliques et, d'autre part, ils communiquent çà et là, au cours de leur trajet, avec les canaux de Havers.

2° Substance fondamentale, lamelles osseuses. — La substance fondamentale de l'os, avons-nous dit plus haut, se présente à l'œil sous forme d'une substance amorphe et légèrement granuleuse, rappelant assez exactement la substance fondamentale du tissu cartilagineux. Elle diffère cependant de cette dernière en ce que, au lieu d'être partout homogène, elle forme de minces lamelles, les *lamelles osseuses*, dont le mode de groupement est différent pour les os longs, pour les os courts et pour les os plats :

a. *Mode d'agencement des lamelles dans les os longs.* — Le mode d'agencement des lamelles osseuses dans les os longs nous apparaît très nettement sur des coupes de la diaphyse pratiquées perpendiculairement à l'axe de l'os. Si nous examinons l'une de ces coupes (fig. 7,1), nous voyons tout d'abord que la partie superficielle de la diaphyse est constituée par une série plus ou moins nombreuse de lamelles circulaires, faisant tout le tour de l'os et régulièrement emboîtées les unes dans les autres comme le sont les diverses couches d'un tronc d'arbre. C'est le *système des lamelles périphériques*, encore appelé *système fondamental externe* (fig. 7,7).

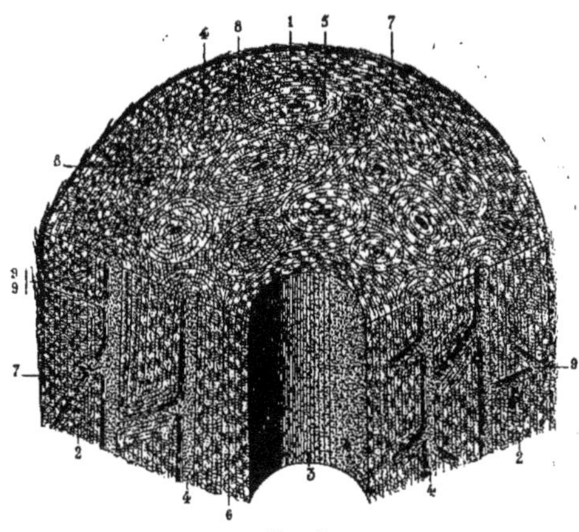

Fig. 7.

Coupe transversale et coupes longitudinales de la diaphyse d'un os long, pour montrer le mode de groupement des lamelles osseuses (schématique).

1, coupe transversale. — 2, 2, coupes longitudinales. — 3, canal médullaire. — 4, 4, canaux de Havers. — 5, système de Havers. — 6, système fondamental interne. — 7, système fondamental externe. — 8, 8, systèmes intermédiaires. — 9, 9, deux canaux de Volkmann.

Une disposition à peu près semblable se voit tout autour du canal médullaire. Là aussi, la diaphyse se trouve délimitée, du côté de la moelle, par des lamelles circulaires et de différents rayons, immédiatement adossées les unes aux autres concentriquement à l'axe de l'os. Ce deuxième groupe de lamelles constitue le *système périmédullaire* ou *système fondamental interne* (fig. 7,6).

Entre les deux systèmes précédents, le système fondamental externe ou périosseux et le système fondamental interne ou périmédullaire, les lamelles osseuses se disposent, toujours en groupes concentriques, tout autour des canaux de Havers. Chaque canal de Havers se trouve ainsi circonscrit par un nombre plus ou moins considérable de lamelles osseuses (en moyenne de 3 à 20), régulièrement emboîtées les unes dans les autres, les unes entourantes, les autres entourées, chacune d'elles décrivant un cercle complet. Ces lamelles, qui, par leur ensemble, forment les parois des canaux de Havers, ont reçu le nom de *systèmes de Havers* ou *systèmes haversiens* (fig. 7,5).

En raison même de leur forme cylindroïde, les divers systèmes haversiens ne prennent contact avec les systèmes voisins que par certains points de leur surface extérieure. Entre eux, comme entre des cylindres adossés, se trouvent naturellement des intervalles, affectant suivant les cas la forme d'un triangle ou celle d'un polygone plus ou moins compliqué. Ces intervalles, comme nous le montre la figure 7 (8), sont comblés par un quatrième système de lamelles que l'on désigne sous le nom, très explicite du reste, de *lamelles intermédiaires*. Leur ensemble forme le *système des lamelles intermédiaires* ou, plus simplement, les *systèmes intermédiaires*. Les lamelles intermédiaires, quoique complètement distinctes des lamelles des autres systèmes, n'en affectent pas moins, elles aussi, une disposition tubuleuse et concentrique. Il est à remarquer, cependant, qu'elles ne représentent pas des cercles complets, mais seulement des portions de cercle. Les systèmes intermédiaires (nous en donnerons la démonstration plus tard en étudiant l'ossification) sont des reliquats d'anciens systèmes de Havers qui, au cours du développement de l'os, ont été remaniés et partiellement détruits.

Au total, les lamelles osseuses, envisagées dans la diaphyse des os longs, se répartissent en quatre systèmes, morphologiquement très différents : tout d'abord, les deux systèmes fondamentaux externe et interne et, entre les deux, les systèmes haversiens et les systèmes intermédiaires.

Dans les épiphyses, qui, comme on le sait, sont presque exclusivement constituées par du tissu spongieux, les lamelles osseuses présentent la même disposition que dans les os courts. Nous allons voir quelle est cette disposition.

b. *Mode d'agencement des lamelles dans les os courts.* — Dans les os courts, l'écorce de l'os, formée par du tissu compacte, nous présente encore, comme la partie toute superficielle de la diaphyse des os longs, un certain nombre de lamelles régulièrement stratifiées et disposées parallèlement aux surfaces osseuses. En dedans d'elles, se voient des systèmes de Havers cheminant exactement dans la même direction.

Quant à la partie centrale de l'os, elle se compose de tissu spongieux et, à ce titre, elle nous présente des myriades de trabécules, circonscrivant des aréoles de forme et de grandeur fort diverses.

Ces trabécules osseuses ont une constitution anatomique qui varie suivant leur épaisseur. Si elles sont extrêmement minces et dépourvues de vaisseaux, elles sont formées par un seul système de lamelles, lamelles qui sont disposées concentriquement et parallèlement aux aréoles qu'elles délimitent ; ces lamelles, avons-nous besoin de le dire, répondent ici au système périmédullaire de la diaphyse des os longs. Au contraire, si les trabécules sont épaisses et parcourues par des vaisseaux, elles nous présentent, outre le système précédent de lamelles périmédullaires ou marginales, un certain nombre de systèmes haversiens, qui, ici comme ailleurs, sont constitués par des tubes osseux régulièrement emboîtés les uns dans les autres.

c. *Mode d'agencement des lamelles dans les os plats.* — Dans les os plats, les lamelles osseuses se disposent exactement suivant le même type que dans les os courts. C'est ainsi que nous trouvons : 1° dans la coque périphérique de tissu compacte, des systèmes de lamelles disposées parallèlement aux deux faces opposées de la pièce osseuse ; 2° dans les trabécules de la substance spongieuse, des lamelles ordonnées par rapport aux aréoles qu'elles délimitent, avec ou sans systèmes de Havers.

d. *Différences d'aspect des lamelles osseuses : lamelles homogènes et lamelles striées.* — Si l'on examine à un grossissement de 400 à 500 diamètres une mince coupe transversale de la diaphyse d'un os long montée dans le baume de Canada (le baume de Canada, en remplissant les corpuscules et les canalicules osseux, a, de ce fait, le grand avantage de les rendre à peu près invisibles et de faciliter ainsi l'étude spéciale des lamelles), on constate (fig. 8,A) que chaque système lamellaire se compose en réalité de deux ordres de lamelles, très différentes d'aspect et alternant régulièrement : les unes, brillantes et homogènes ; les autres, obscures et striées perpendiculairement à leurs surfaces. Les premières constituent les *lamelles homogènes ;* les secondes, les *lamelles striées.* Il convient d'ajouter que cette disposition s'observe également sur les coupes longitudinales de l'os (fig. 8,B), avec cette variante cependant que les lamelles qui sont homogènes sur la coupe transversale deviennent les lamelles striées de la coupe longitudinale, et vice versa.

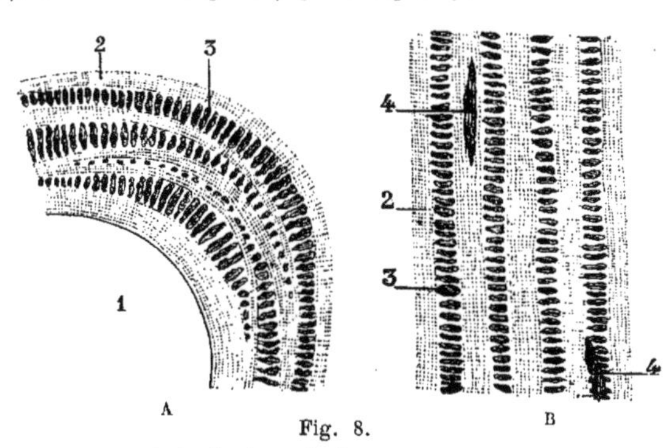

Fig. 8.

Deux coupes de la diaphyse du fémur montées dans le baume de Canada pour montrer les lamelles striées et les lamelles homogènes : A, coupe transversale ; B, coupe longitudinale (d'après Ranvier).

1, canal de Havers. — 2, 2, lamelles homogènes. — 3, 3, lamelles striées. — 4, 4, deux ostéoplastes, dont les canalicules, par suite de leur réplétion par le baume de Canada, sont invisibles.

Comme nous le montre nettement la figure 8, l'aspect strié qui caractérise ces dernières « est dû à de petits ponts à bords sinueux, formés d'une matière semblable à celles des lamelles homogènes et ayant les mêmes propriétés optiques ; ces ponts interrompent la lamelle striée en réunissant les deux lamelles homogènes voisines » (Ranvier).

De ce double aspect sous lequel se présentent les lamelles osseuses, quelques histologistes ont tiré cette conclusion que la substance fondamentale de l'os se composait essentiellement de fibrilles et que ces fibrilles se groupaient en faisceaux, lesquels, d'une lamelle à l'autre, étaient réciproquement perpendiculaires : coupés en long, ces faisceaux apparaissaient à l'examen microscopique sous la forme de champs clairs ; coupés en travers, ils produisaient au contraire des champs plus ou moins sombres. Ainsi entendu, le tissu osseux, avec ses faisceaux fibrillaires régulièrement entre-croisés, ressemblerait assez bien à une étoffe tissée. Mais une pareille conception, qui a été défendue autrefois par Sharpey et plus récemment par Ebner, est encore tout hypothétique.

e. *Fibres de Sharpey.* — La substance fondamentale du tissu osseux nous présente, sur certains points, des faisceaux de fibres, larges de 2 μ à 30 μ, qui cheminent au travers des lamelles, en s'anastomosant fréquemment entre elles et en formant parfois un élégant réseau. Sharpey, qui le premier a signalé ces fibres en 1856, dans la 6ᵉ édition du *Quain's Anatomy*, les avait vues naître du périoste et s'enfoncer, comme en les perforant, dans les lamelles osseuses sous-périostiques : il leur avait donné, pour cette raison, le nom de *fibres perforantes*. On les désigne généralement aujourd'hui sous le nom de *fibres de Sharpey*. Ce sont les *fibres arciformes* de RANVIER.

Les fibres de Sharpey, comme nous le verrons à propos de l'ossification ne sont que des faisceaux du tissu conjonctif, émanant de la couche profonde du périoste,

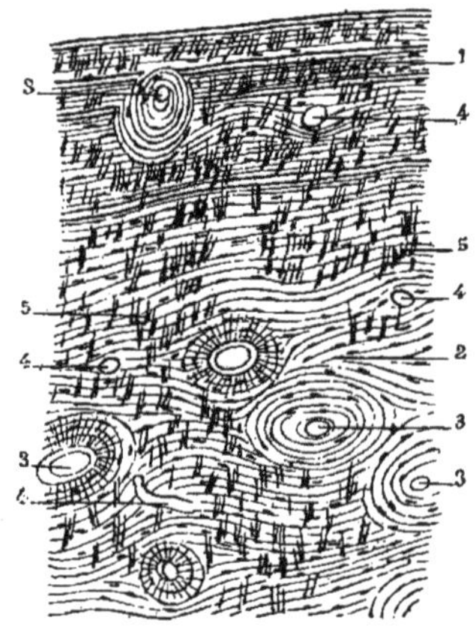

Fig. 9.

Coupe transversale du fémur d'un adulte (d'après KÖLLIKER).

1, lamelles fondamentales externes, avec des zones claires particulières. — 2, lamelles moyennes. — 3, 3, 3, canaux de Havers, avec leurs lamelles concentriques (systèmes haversiens). — 4, 4, 4, canaux de Volkmann, différant des précédents en ce qu'ils ne sont pas entourés de lamelles concentriques. — 5, 5, fibres de Sharpey.

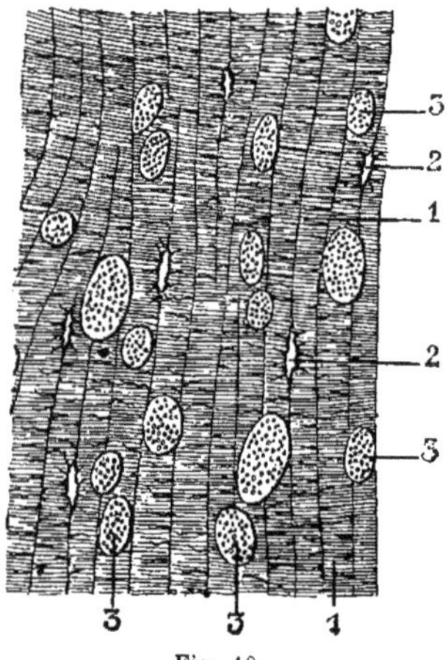

Fig. 10.

Portion d'une coupe d'humérus décalcifié (d'après KÖLLIKER).

1, lamelles fondamentales externes, striées en travers. — 2, 2, ostéoplastes. — 3, 3, 3, faisceaux de fibres de Sharpey, coupés perpendiculairement à leur longueur : comme on le voit, ils forment, sur la coupe, des champs arrondis ou ovalaires dont le grand axe est dirigé dans le sens de la lamelle.

qui se sont peu à peu infiltrés de sels calcaires. Aussi ne les trouve-t-on que dans les lamelles osseuses qui se rattachent génétiquement à l'ossification périostique ou endo-conjonctive, c'est-à-dire dans le système fondamental externe et dans certains groupes de lamelles intermédiaires. Elles font complètement défaut dans le système fondamental interne et dans les systèmes haversiens de l'adulte, qui, provenant de l'ossification endochondrale, n'ont aucune relation génétique avec le périoste. Les fibres perforantes de SHARPEY se rencontrent avec une abondance toute particulière dans les os larges de la voûte cranienne et certains os de la face, lesquels, comme nous le verrons ultérieurement, s'ossifient, sans cartilage préexistant, aux dépens d'une ébauche conjonctive.

Les fibres de Sharpey, très variables dans leurs dimensions, mesurent de 2 μ à 30 μ de largeur. Leur direction dans l'os n'est pas moins variable : les unes sont transversales, les autres longitudinales ou obliques. Vues en longueur, sur des coupes parallèles à leur direction (fig. 11,3), elles se présentent sous l'aspect de faisceaux tantôt rectilignes, tantôt plus ou moins flexueux. Vues en coupe transversale, elles apparaissent, comme nous le montre nettement la figure 10 (3), sous la forme de champs arrondis ou elliptiques, irrégulièrement disséminés au milieu des lamelles.

Histologiquement, les faisceaux perforants de SHARPEY se composent, comme la couche profonde du périoste dont elles émanent, de fibres conjonctives et de fibres élastiques. Les fibres élastiques, que caractérisent leur ténuité et leur direction onduleuse, sont en grande partie mélangées aux faisceaux de fibres conjonctives; les autres, comme dans la figure 11 (4), suivent un trajet indépendant. Les auteurs ne sont pas d'accord sur l'état de calcification des fibres de Sharpey : il est vraisemblable que les unes sont entièrement infiltrées de sels calcaires, tandis que les autres, calcifiées seulement dans leurs couches superficielles, conservent dans leurs couches profondes tous les caractères histologiques qui leur sont propres.

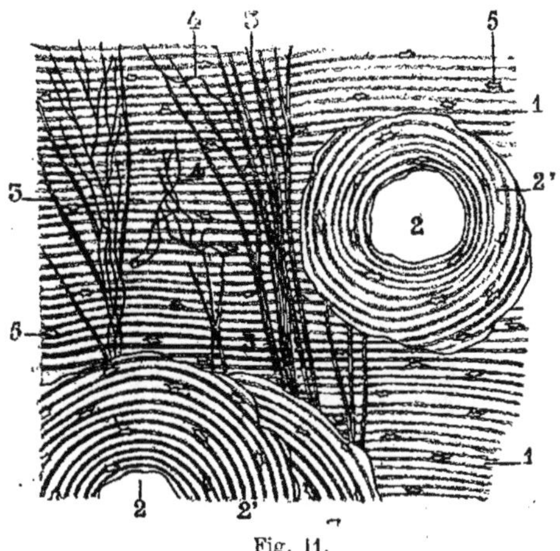

Fig. 11.

Coupe transversale d'un tibia humain montrant des fibres de Sharpey (d'après Schäfer).

1, 1, lamelles du système fondamental externe. — 2, canaux de Havers, avec 2', leurs lamelles concentriques. — 3, fibres de Sharpey de nature conjonctive. — 4, fibres élastiques. — 5, 5, ostéoplastes.

3° **Corpuscules osseux ou ostéoplastes.** — Découverts par Purkinje en 1834 et bien étudiés onze ans plus tard (1845) par Todd et Bowmann, les corpuscules osseux ou ostéoplastes (de ὀστέον, *os* et πλάστης, *formateur*) sont des cavités microscopiques creusées dans la substance fondamentale du tissu osseux. Vus sur des coupes minces et à la lumière transmise, ils apparaissent en noir, parce qu'ils sont remplis d'air qui réfléchit totalement la lumière. Cette coloration noire des ostéoplastes, tranchant nettement sur le fond blanchâtre de la préparation osseuse, permet à l'observateur d'en étudier avec la plus grande facilité la forme, les dimensions et le mode d'agencement :

a. *Forme*. — Les ostéoplastes ont la forme d'un ovoïde aplati, autrement dit d'une amande ou d'une lentille. De là l'aspect allongé et ellipsoïde qu'ils ont sur les coupes, soit longitudinales (fig. 5), soit transversales (fig. 12), etc.

b. *Nombre*. — Leur nombre est extrêmement considérable. D'après Harting, on en compterait de 709 à 1,220 par millimètre carré, soit 915 en moyenne.

c. *Dimensions*. — Les ostéoplastes mesurent en moyenne 20 à 30 μ de longueur, sur 10 μ de largeur et 7 μ d'épaisseur. Leur contour est irrégulier, sinueux, hérissé de nombreux piquants, disposition que nous expliqueront tout à l'heure les canalicules qui en partent.

d. *Mode d'agencement*. — En ce qui concerne leur situation et leur mode d'agencement, les ostéoplastes sont placés pour la plupart dans l'épaisseur des lamelles osseuses; un petit nombre seulement se voit dans leur intervalle. Mais, qu'ils soient intralamellaires ou interlamellaires, ils présentent toujours la même orientation : ils sont aplatis dans le sens de la lamelle à laquelle ils appartiennent et ils se disposent d'une façon telle que leur grand axe soit parallèle au plan d'enroulement de cette même lamelle. Il résulte, on le conçoit, d'une pareille disposition que, vus sur des coupes transversales (fig. 12), les ostéoplastes forment des rangées circulaires et concentriques dont le centre est, suivant le système lamellaire examiné, soit le canal de Havers (pour les systèmes de Havers), soit l'axe même de l'os (pour les deux systèmes fondamentaux interne et externe). Vus sur des coupes longitudinales (fig. 5), ils sont ordonnés en séries linéaires, dont la direction est constamment parallèle à celle des canaux de Havers correspondants.

4° Canalicules osseux. — Les ostéoplates donnent naissance, sur tout leur pourtour, à des prolongements canaliculés, dont l'ensemble constitue, pour chaque cavité osseuse, une sorte de chevelu que l'on voit également bien sur les coupes transversales et sur les coupes longitudinales. Ces prolongements, que l'on désigne sous le nom de *canalicules osseux*, sont extrêmement fins : ils mesurent à peine 1 ou 2 μ de diamètre. Si nous les suivons à partir de leur origine sur la paroi de l'ostéoplaste, nous les voyons rayonner dans toutes les directions en présentant pour la plupart un trajet irrégulièrement flexueux, se bifurquer ou même se ramifier et, finalement, s'anastomoser par inosculation, soit avec des canalicules du même ostéoplaste, soit avec les canalicules des ostéoplastes voisins. Ce fusionnement réciproque des canalicules osseux est un des traits les plus caractéristiques de leur nature : leur ensemble forme ainsi un vaste réseau dont les ostéoplastes peuvent être considérés comme les confluents.

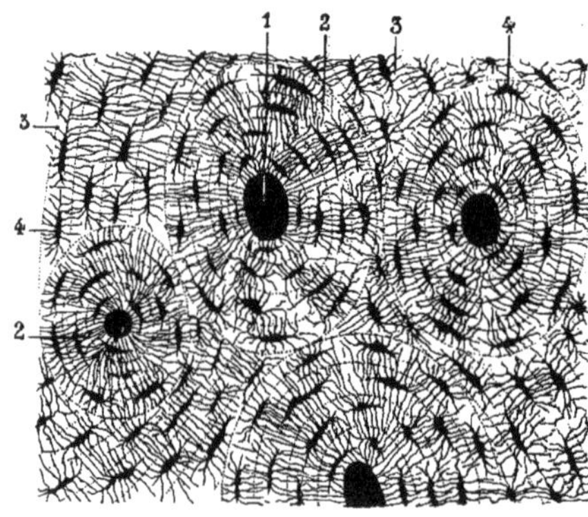

Fig. 12.

Coupe transversale de la diaphyse d'un os long.

1, canaux de Havers. — 2, 2, systèmes de Havers — 3,3, systèmes intermédiaires. — 4, 4, ostéoplastes avec leurs canalicules osseux.

Dans les systèmes lamellaires périphériques, les canalicules les plus externes viennent s'ouvrir à la surface extérieure de l'os, où ils constituent les orifices de quatrième ordre (p. 9). De même, dans les systèmes périmédullaires, nous voyons les canalicules les plus internes (fig. 7) aboutir à la cavité médullaire : au canal central de la moelle pour la diaphyse des os longs, aux aréoles du tissu spongieux pour les os plats et les os courts.

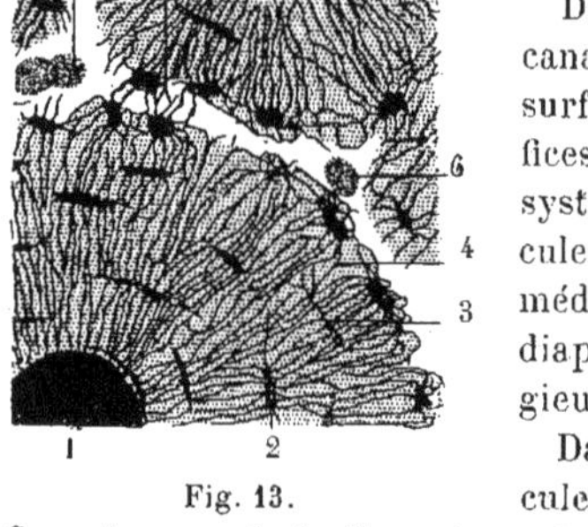

Fig. 13.

Coupe transversale du fémur de l'homme, pour montrer la disposition des canalicules osseux (d'après Ranvier).

1. canal de Havers. — 2, 3. ostéoplastes. — 4, canalicules récurrents. — 5, anastomoses entre canalicules d'un système haversien et canalicules d'un système haversien voisin. — 6 faisceaux de fibres de Sharpey, coupés en travers.

Dans les systèmes haversiens (fig. 13), les canalicules osseux, vus sur une coupe transversale de l'os, suivent pour la plupart une direction perpendiculaire aux faces des lamelles, autrement dit cheminent en sens radiaire, les uns (les internes) se portant en dedans vers le canal de Havers, les autres (les externes) se dirigeant en dehors vers la surface extérieure du système. Pour la lamelle la plus interne d'un système haversien quelconque, les canalicules internes s'ouvrent, après un trajet naturellement très court, dans le canal de Havers lui-même. Pour la lamelle la plus externe, les canalicules externes des ostéoplastes contenus dans cette lame se portent vers la périphéric du système et, là, présentent une disposition spéciale (fig. 13) qui a été bien mise en lumière par Ranvier : quelques-uns d'entre eux (mais quelques-uns seulement) se prolongent au delà du système haversien et s'anastomosent alors avec les canalicules de l'un des systèmes voisins, que ce système soit un nouveau système haversien, un système fondamental ou un système intermédiaire; les autres (et c'est le plus grand nombre), arrivés au voisinage de la surface extérieure du système, se coudent sur eux-mêmes et, suivant alors un trajet récurrent (*canalicules récurrents* de Ranvier), viennent s'aboucher dans un canalicule provenant, soit du même ostéoplaste, soit d'un autre ostéoplaste, mais, dans ce dernier cas, d'un ostéoplaste appartenant au même système haversien.

Cette dernière disposition, qui, je le répète, est à peu près générale, nous montre que le réseau canaliculaire des systèmes de Havers est un réseau relativement indépendant et l'on peut en conclure, avec Ranvier, que chaque système haversien, avec son canal central, ses lamelles concentriques, ses ostéoplastes et ses canalicules, représente à lui tout seul un os élémentaire, mais un os complet. Du reste, chez certains vertébrés inférieurs, notamment chez les batraciens, les os longs, comme le fémur ne sont pour ainsi dire constitués que par un seul système de Havers.

B. — Os a l'état frais

L'os à l'état frais présente exactement la même structure générale que l'os à l'état sec. Mais les cavités diverses que nous avons décrites dans sa substance fondamentale n'existent plus ou, plutôt, elles sont comblées par différentes parties molles dont l'étude complétera celle qui précède. Ces parties molles, surajoutées à l'os frais, sont : 1° pour les ostéoplastes et les canalicules osseux, les *cellules osseuses* et leurs prolongements ; 2° pour le canal central des os longs et pour les aréoles du tissu spongieux, la *moelle osseuse* ; 3° pour les canaux de Havers, les *vaisseaux de l'os*. Outre ces éléments, qui sont situés dans son épaisseur, l'os possède à sa surface extérieure une enveloppe fibreuse, appelée *périoste*. Enfin, sur certains points de cette surface extérieure, au niveau des articulations, les os nous présente un *revêtement cartilagineux* ou *fibro-cartilagineux*. Nous renverrons à l'arthrologie l'étude de ce revêtement cartilagineux et nous décrirons ici successivement : 1° les *cellules osseuses* ; 2° la *moelle osseuse* ; 3° le *périoste*.

1° *Cellules osseuses.*

Les cellules osseuses sont situées dans les ostéoplastes et les remplissent entièrement : elles présentent donc, se moulant exactement sur elles, la même forme et les mêmes dimensions que les cavités qui les contiennent. Elles se composent, comme toutes les cellules, d'une masse protoplasmique, renfermant à son centre ou au voisinage de l'une de ses extrémités un gros noyau ovalaire.

Le corps cellulaire ou protoplasma (fig. 14) émet sur tout son pourtour des prolongements pleins qui, s'échappant de l'ostéoplaste, s'engagent dans les canalicules osseux. Comme ces derniers, ils rayonnent dans toutes les directions, se bifurquent, se ramifient et, finalement, se fusionnent avec les prolongements protoplasmiques similaires, soit de la même cellule osseuse, soit des cellules osseuses voisines. L'existence de ce réseau protoplasmique, remplissant les prolongements canaliculés des ostéoplastes, a été longtemps controversé, mais elle est aujourd'hui, après les recherches déjà anciennes de CHEVASSU et de TOURNEUX (1881) et les recherches plus récentes de ZACHARIADÈS et de VIVANTE, presque universellement admise.

La cellule osseuse n'a pas de membrane d'enveloppe. On peut bien, en faisant agir sur l'os des acides concentrés, isoler des coques calcifiées, qui rappellent exactement par leur forme et par leurs dimensions les cellules osseuses et que l'on considérait autrefois (VIRCHOW) comme les enveloppes de ces dernières. Mais ces coques calcifiées ont une signification toute différente : elles ne sont autre chose que la mince couche de substance fondamentale qui circonscrit l'ostéoplaste et qui, plus résistante là que partout ailleurs, n'a pas été détruite par le réactif. Elles appartiennent réellement à la substance fondamentale de l'os et n'ont, avec les cellules osseuses, d'autres rapports que ceux qui existent d'ordinaire entre le contenant et le contenu. Les cellules osseuses et les coques calcifiées, prétendues *membranes cellulaires* de VIRCHOW, sont deux formations absolument distinctes comme origine et comme valeur morphologique.

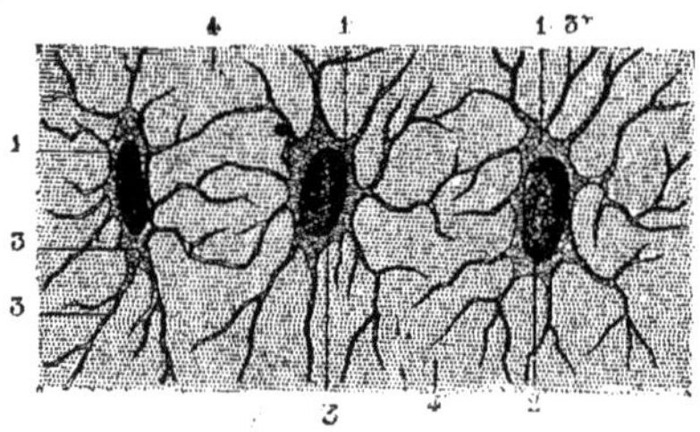

Fig. 14.

Trois cellules osseuses, vues en place, dans leurs ostéoplastes (schématique).

1, 1, trois cellules osseuses, dans leurs ostéoplastes. — 2, noyau. — 3, protoplasma, avec 3', ses prolongements, remplissant les canalicules osseux. — 4, substance fondamentale.

2° *Moelle osseuse.*

La moelle osseuse est une substance molle, d'une consistance pulpeuse, que l'on rencontre dans toutes les cavités du tissu osseux : le canal central des os longs, les aréoles du tissu spongieux, voire même certains canaux de Havers. Elle a pour fonctions multiples : 1° d'alléger les pièces squelettiques, en prenant la place du tissu osseux, dont le poids spécifique est beaucoup plus considérable que le sien ; 2° de présider, pendant tout le temps que dure l'ossification, à la formation du tissu osseux ; 3° de fournir, concurremment avec certains autres organes, les éléments figurés du sang et de prendre ainsi une part importante à l'hématopoïèse.

1° Différentes variétés de moelle osseuse. — La moelle osseuse revêt des aspects différents suivant les points et les conditions où on l'examine et, à cet effet, on doit distinguer la moelle rouge, la moelle jaune et la moelle gélatineuse. Ces variétés d'aspect, disons-le tout de suite, sont dues, non pas à une structure essentiellement différente de la moelle, mais bien à une répartition différente de ses éléments constituants.

a. *Moelle rouge.* — La moelle rouge a pour caractère, comme son nom l'indique, une coloration rouge très prononcée. Elle occupe toutes les cavités des os du fœtus, d'où le nom de *moelle fœtale* que leur donnent encore la plupart des anatomistes. Chez l'adulte, on la rencontre dans les aréoles de certains os à structure spongieuse, tels que les corps vertébraux, les os de la base du crâne, les côtes, le sternum, etc.

b. *Moelle jaune.* — La moelle jaune ou *moelle graisseuse* remplit la presque totalité des cavités osseuses de l'adulte : c'est elle, notamment, qui comble le canal diaphysaire des os longs. La moelle jaune est la moelle de l'adulte, comme la moelle rouge est la moelle du fœtus.

c. *Moelle gélatineuse.* — La moelle gélatineuse, enfin, est ainsi appelée (Robin) en raison de sa demi-transparence et de sa consistance analogue à celle de la gélatine. Elle occupe, chez l'adulte, les aréoles des os larges qui entrent dans la constitution du crâne et de la face. Chez quelques animaux, notamment chez les rongeurs, on la rencontre dans presque toutes les pièces osseuses du squelette.

2° Structure générale de la moelle osseuse. — Envisagée à un point de vue très général, la moelle osseuse est essentiellement constituée par un stroma conjonctif, dans les mailles duquel se disposent de nombreux éléments cellulaires caractéristiques.

A. Stroma conjonctif, ostéoblastes. — Le stroma conjonctif de la moelle osseuse consiste en un fin reticulum de fibrilles conjonctives, dont les travées, toujours très délicates, servent de soutien aux vaisseaux et aux différents éléments cellulaires. Les fibres élastiques y font complètement défaut.

Aux fibrilles conjonctives s'ajoutent en plus ou moins grand nombre des cellules du tissu conjonctif (*cellules fixes* de certains auteurs) affectant, tantôt la forme de cellules plates, tantôt et le plus souvent la forme de cellules arrondies ou ovalaires à contours souvent anguleux. Ces dernières cellules sont du type embryonnaire et c'est à elles que Gegenbaur, en 1864, a donné le nom d'*ostéoblastes* (de ὀστέον, *os* et βλαστός, *germe*). Nous verrons plus loin, en effet, le rôle important qui leur est dévolu dans la production du tissu osseux.

Somme toute, le stroma de la moelle osseuse est un tissu conjonctif muqueux, ou tissu conjonctif resté à l'état embryonnaire. Très rare ou même complètement absent dans les aréoles du tissu spongieux, il est plus abondant dans la moelle qui occupe le canal diaphysaire des os longs. Il se condense parfois à la périphérie de cette dernière, en lui formant comme une sorte d'enveloppe, que certains histologistes, bien à tort, ont cru cru pouvoir considérer comme un *périoste interne* ou *endoste*. Cette portion périphérique du stroma conjonctif de la moelle ne se différencie jamais, en effet, en une véritable membrane, comparable au périoste.

B. Éléments cellulaires de la moelle osseuse. — Outre les cellules fixes et les ostéoblastes, que nous venons de signaler et qui appartiennent manifestement au stroma conjonctif, la moelle osseuse nous présente encore les éléments cellulaires suivants : 1° des cellules adipeuses ; 2° des médullocelles ; 3° des cellules à noyaux bourgeonnants ; 4° des myéloplaxes ; 4° des cellules rouges.

a. *Cellules adipeuses.* — Les cellules adipeuses sont surtout abondantes dans la moelle jaune ; mais elles n'en existent pas moins, quoique infiniment plus rares, dans la moelle rouge. Ces cellules ne constituent nullement, pour la moelle osseuse, des éléments spéciaux. Elles présentent ici exactement les mêmes caractères et la même valeur morphologique que dans les autres régions du corps : ce sont de simples cellules conjonctives, dont le protoplasma a été envahi par la graisse. Outre cette graisse emprisonnée dans les cellules adipeuses, la moelle renfermerait encore, d'après Kölliker, des granulations graisseuses à l'état libre.

b. ***Médullocelles.*** — Les médullocelles, signalées pour la première fois par Robin en 1849, sont des cellules sphériques, à contours très nets, mais de dimensions et d'aspect fort variables. Elles mesurent, en moyenne, de 12 à 15 μ de diamètre. Leur protoplasma, tantôt clair et homogène, tantôt finement granuleux, possède à son centre un noyau volumineux, avec ou sans nucléole. Ce noyau, qui n'est pas visible sur la cellule vivante, mais qui apparaît très nettement après la mort de l'élément et sous l'action de certains réactifs (acide acétique dilué, alcool au tiers), nous présente, à son tour, des variations fort nombreuses : il est, suivant les cas (fig. 15), arrondi, allongé, en bissac, incurvé en **U**. On rencontre enfin des cellules qui, au lieu d'un noyau, en possèdent deux, trois ou même un plus grand nombre (*médullocelles polynucléées*). Contrairement à l'opinion de CH. ROBIN, qui faisait de ses médullocelles des éléments spéciaux à la moelle osseuse, on admet généralement aujourd'hui que ces éléments anatomiques ne sont autre chose que des cellules migratrices du tissu conjonctif, autrement dit des leucocytes ou cellules de la lymphe. Tout comme les leucocytes, les médullocelles, observées à l'état vivant et dans les conditions spéciales qui permettent de constater les mouvements du protoplasma, jouissent d'une grande activité amiboïde, changent de forme, se déplacent, émettent sur leur pourtour des prolongements ou pseudopodes, englobent dans leur masse, pour les digérer ou les rejeter ensuite au dehors, les particules solides placées à leur portée, etc.

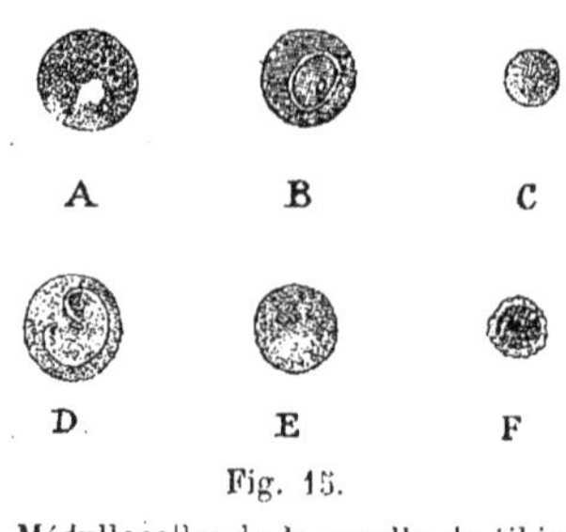

Fig. 15.

Médullocelles de la moelle du tibia de cobaye (d'après RANVIER).

A, B, C, cellules examinées dans du sérum du sang ; D, E, F, cellules examinées après l'action de l'alcool au tiers.

c. *Cellules à noyau bourgeonnant.* — Les cellules à noyau bourgeonnant, bien décrites par BIZZOZERO en 1869, présentent les plus grandes analogies avec les médullocelles. Mais elles en diffèrent par les deux points suivants : elles sont, tout d'abord, plus volumineuses et, puis, elles n'ont plus de mouvements amiboïdes. Le corps cellulaire est granuleux, les granulations se disposant régulièrement en couches concentriques ou bien se disséminant sans ordre au sein de la masse protoplasmique. Il renferme à son centre (fig. 16), soit un seul noyau irrégulièrement bosselé et comme chargé de bourgeons, soit des noyaux multiples et, dans ce dernier cas, les noyaux sont complètement indépendants ou bien sont encore « reliés entre eux par des filaments formés d'une substance semblable à celle qui constitue leur masse » (RANVIER).

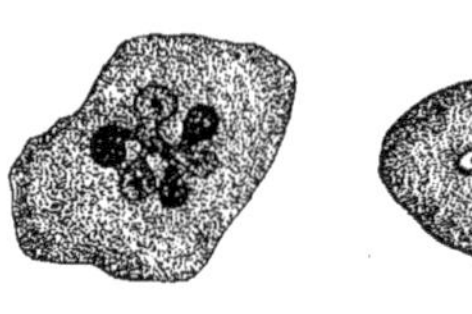

Fig. 16.

Cellule à noyaux bourgeonnants.

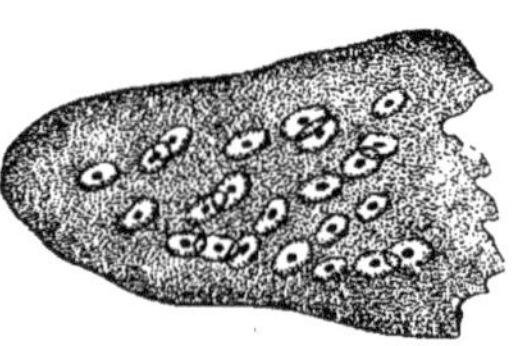

Fig. 17.

Cellule à noyaux multiples ou myéloplaxe.

d. *Myéloplaxes.* — CH. ROBIN a décrit sous ce nom (de μυελὸς, *moelle*, et πλὰξ, *plaque*) de larges plaques protoplasmiques, finement et uniformément granuleuses, renfermant un nombre plus ou moins considérable de noyaux (fig. 17). Ce sont encore des éléments cellulaires, les *cellules à noyaux multiples* de JOHN MÜLLER, les *cellules géantes* de certains histologistes allemands.

Les myéloplaxes affectent, pour la plupart, une forme polygonale, à contours irréguliers, avec ou sans prolongements : elles mesurent en moyenne de 30 à 60 μ ; mais il en existe de bien plus volumineuses. Quant aux noyaux, ils sont ovalaires (9 μ sur 5 μ en moyenne), brillants et chacun d'eux possède deux ou trois nucléoles, quelquefois plus. Ces noyaux ne sont pas moins variables dans leur disposition que dans leur volume : tantôt ils se trouvent réunis au centre même de la plaque ; tantôt, au contraire, ils sont épars et disséminés sans ordre dans toute l'étendue de la masse protoplasmique. D'autre part, ils se disposent sur des plans différents, et il n'est pas rare de les voir, sur la préparation que l'on a sous les yeux (fig. 17), se superposer plus ou moins par leurs extrémités ou par leurs bords. Envisagées au point de vue de leur mode de répartition, les myéloplaxes se voient un peu partout dans la moelle osseuse. Elles sont répandues plus abondamment dans les aréoles du tissu spongieux que dans le canal médullaire des os longs et, dans ce dernier, elles se rencontrent de préférence dans les couches périphériques de la moelle, tout contre la paroi du canal osseux qui la contient.

Nous verrons plus loin, à propos de l'ossification (p. 52), que les myéloplaxes sont, suivant toutes probabilités, les agents de ce travail de destruction et de résorption que l'on rencontre à chaque instant dans l'édification d'une pièce osseuse. De là le nom d'*ostéoclastes* ou d'*ostoclastes* (de ὀστέον, *os* et κλάειν, *briser*), qui a été donné à ces éléments par Kölliker, dénomination qui est devenue classique.

d. *Cellules rouges.* — Neumann, en 1890, et Bizzozero, également en 1890, ont signalé l'existence, dans la moelle osseuse, d'un certain nombre d'éléments

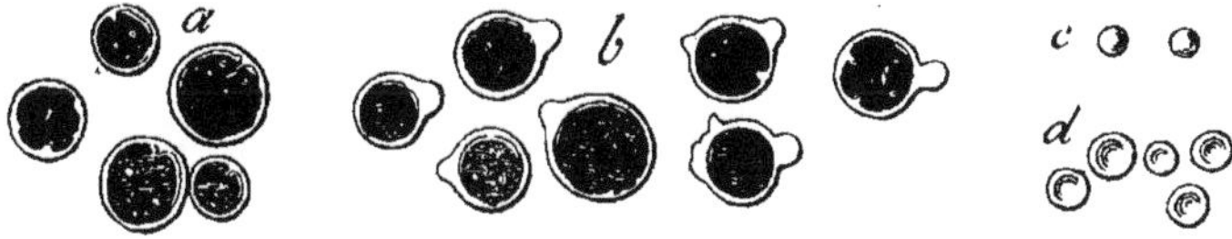

Fig. 18.

Cellules rouges ou hémoglobiques de la moelle des os, chez le chevreau (d'après Malassez).

a, cellules rouges sans bourgeons globuligènes ; *b*, cellules rouges bourgeonnantes ; *c*, globules rouges sphériques ; *d*, globules rouges discoïdes normaux.

cellulaires dont le protoplasma est coloré en rouge : on les désigne sous le nom de *cellules rouges* de Neumann et Bizzozero, ou, tout simplement, de *cellules rouges*. Ce sont des cellules sphériques (fig. 18), assez analogues par leur forme et leurs dimensions aux médullocelles, présentant à leur centre un noyau volumineux qui occupe à lui tout seul la plus grande partie du corps cellulaire et qui, suivant les cas, est franchement unique ou en train de se diviser. Quant à la masse protoplasmique elle-même, elle est « homogène, analogue au stroma des globules rouges de la grenouille et chargée comme lui d'hémoglobine, que l'eau dissout et que chassent la plupart des réactifs ou des agents physiques, comme s'il s'agissait véritablement d'un globule rouge ou noyau » (Renaut). Ce protoplasma, du reste, nous présente assez souvent à sa surface extérieure des espèces de bourgeons, sessiles ou plus ou moins pédiculés, qui ont tous les caractères histochimiques des jeunes globules rouges du sang.

C'est que les cellules rouges de la moelle osseuse, comme l'avait déjà soutenu Neumann, sont des éléments producteurs de globules rouges. On n'est pas encore nettement fixé sur le processus intime en vertu duquel la cellule médullaire se transforme en globule rouge (voy., à ce sujet, les *Traités d'histologie*), mais le fait lui-même n'est guère plus contesté aujourd'hui par personne. Voilà pourquoi les cellules rouges de la moelle ont été désignées par Malassez sous le nom très significatif de *cellules globuligènes* et par Löwit sous celui d'*érythroblastes* (de ἐρυθρός, *rouge, globule rouge* et βλαστός, *germe*).

Nous avons dit plus haut qu'à la moelle osseuse était dévolu, de même qu'à quelques autres organes, l'importante fonction de former les éléments figurés du sang et notamment les hématies (fonction hématopoïétique) : les cellules rouges sont les agents essentiels de cette fonction.

Malgré leur diversité d'aspect et de dimensions, les éléments cellulaires de la moelle osseuse sont bien moins différents morphologiquement qu'on pourrait le croire au premier abord, quand on se contente de les étudier chez l'adulte et dans leur forme typique. Lorsqu'on les suit, en effet, au cours de leur genèse, on les voit nettement dériver les uns des autres et, du reste, même chez l'adulte, les formes typiques (je veux dire celles qui sont le mieux caractérisées) sont toujours reliées les unes aux autres par des formes intermédiaires.

C'est ainsi que la cellule rouge ou érythroblaste n'est autre chose qu'une médullocelle dont le protoplasma est devenu plus homogène et s'est coloré en rouge par suite de la production, dans sa masse, d'une certaine quantité d'hémoglobine. La cellule adipeuse, de son côté, n'est ici comme ailleurs, nous l'avons déjà dit plus haut, qu'une cellule conjonctive fixe (ou peut-être aussi une cellule migratrice) dont le protoplasma s'est peu à peu surchargé de graisse.

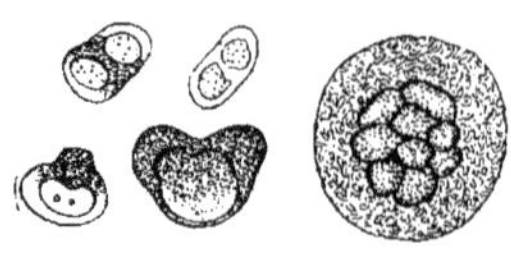

Fig. 19.

Éléments cellulaires de la moelle osseuse d'un jeune lapin (d'après POUCHET et TOURNEUX).

Formes de passage des médullocelles aux myéloplaxes.

A son tour, la myéloplaxe dérive nettement d'une médullocelle ou leucocyte : c'est une médulocelle qui a perdu ses mouvements amiboïdes, dont le protoplasma s'est considérablement étendu, dont le noyau, par suite de divisions successives, a donné naissance à des noyaux multiples, etc., Du reste, la cellule à noyaux bourgeonnants constitue nettement un élément de transition entre la médulocelle (forme primordiale) et la myéloplaxe (forme dérivée). VAN DER STRICHT a pu suivre dans toutes ses phases la transformation d'un leucocyte en une cellule à noyau bourgeonnant et, d'autre part, on rencontre entre cette cellule à noyau bourgeonnant et la vraie myéloplaxe toute la série des formes intermédiaires.

Les éléments, dits spéciaux, de la moelle osseuse ne sont donc en définitive que des dérivés, soit des cellules fixes, soit des cellules migratrices du tissu conjonctif embryonnaire. Et, si l'on veut bien se rappeler que, dans le tissu conjonctif, cellules fixes et cellules migratrices sont des éléments morphologiquement équivalents (les premiers étant susceptibles de se mobiliser et de devenir des leucocytes, les seconds pouvant au contraire rétrograder et se fixer en cellules conjonctives ordinaires), on en conclura que tous les éléments cellulaires de la moelle, quelle que soit leur valeur anatomique ou fonctionnelle à l'état adulte, ont leur origine commune dans la cellule conjonctive embryonnaire : ce sont des cellules conjonctives transformées.

3° Structure spéciale à chaque variété de moelle osseuse. — Toute la moelle osseuse, quelle que soit le point du squelette où on l'examine, nous présente la structure générale que nous venons de décrire. Elle possède partout les mêmes éléments histologiques et, si elle varie dans ses caractères extérieurs, cette variation dépend uniquement d'une proportion différente dans la répartition de ces éléments. La moelle rouge, très pauvre en fibrilles conjonctives, est extrêmement riche en vaisseaux et en médullocelles colorées par l'hémoglobine. La moelle jaune, à son tour, doit la coloration qui la caractérise à sa richesse en cellules adipeuses, qui représentent parfois jusqu'aux huit dixièmes de sa masse. Quant à la moelle gélatineuse, elle est caractérisée histologiquement par la rareté des cellules adipeuses, par le développement relativement considérable de sa trame conjonctive et surtout par sa richesse en matière amorphe. La parenté histologique est telle entre les trois variétés de moelle osseuse qu'on les voit, dans certaines conditions déterminées, dériver manifestement l'une de l'autre. C'est ainsi que la moelle rouge, qui est la moelle du fœtus, se transforme peu à peu en moelle jaune, qui est la moelle du sujet arrivé à son complet développement. D'un autre côté, nous voyons cette moelle jaune, au cours d'une longue maladie, perdre petit à petit ses éléments adipeux (qui ici comme ailleurs sont pour la nutrition de véritables matériaux de réserve) et revêtir alors tous les caractères de la moelle gélatineuse. Enfin la moelle jaune et la moelle gélatineuse peuvent l'une et l'autre, sous l'influence d'une inflammation locale, faire retour à l'état fœtal et redevenir moelle rouge.

4° Composition chimique de la moelle osseuse. — La composition chimique de la moelle osseuse nous est indiquée par les deux analyses suivantes, que j'emprunte à GOSSELIN et REGNAULD.

	Moelle graisseuse.	Moelle gélatineuse.
Eau	14,829 p. 100	76,095 p. 100
Graisse	81,200 —	1,892 —
Sels	0,062 —	1,196 —
Matières albuminoïdes et vaisseaux	3,902 —	20,812 —

5° Vaisseaux et nerfs de la moelle osseuse. — Les *vaisseaux sanguins* de la moelle des os proviennent, en partie de l'artère nourricière, en partie des artères périostiques (voy. plus bas). Les artères, après des divisions et des subdivisions successives, aboutissent, ici comme ailleurs, à un réseau capillaire. Les vaisseaux qui entrent dans la constitution de ce réseau présentent tout d'abord la forme et le calibre des capillaires ordinaires; puis, après un court trajet, peu après s'être séparés des artérioles, ils se dilatent et se renflent par places, de façon à former des canaux essentiellement irréguliers, à trajet sinueux, à parois plus ou moins bosselées. Ces vaisseaux, ainsi dilatés, ont été pris à tort pour des veines : ils appartiennent bel et bien, par leur structure, au groupe des capillaires vrais. Pour rappeler et concilier les deux opinions, on les désigne ordinairement sous le nom de *capillaires veineux :* ce sont des capillaires intermédiaires entre les capillaires ordinaires et les premières veinules. Ils mesurent en moyenne 100 μ de diamètre et forment dans leur ensemble un riche réseau dont les mailles ont de 200 à 300 μ. Histologiquement, les capillaires sanguins de la moelle osseuse, tant les capillaires veineux que les capillaires ordinaires, sont constitués par une simple couche de cellules endothéliales, rappelant assez bien par leur forme et leur disposition celles, configurées en feuille de chêne, qui revêtent intérieurement les vaisseaux lymphatiques. Ce revêtement endothélial, considéré par les uns comme continu, présenteraient pour d'autres (VAN DER STRICHT) des solutions de continuité, à travers lesquelles les éléments figurés du sang pourraient se répandre dans la moelle et, vice versa, un certain nombre des éléments cellulaires de la moelle pourraient pénétrer dans les capillaires sanguins.

On n'a pas encore rencontré dans la moelle osseuse de *vaisseaux lymphatiques* vrais. La lymphe y circule suivant une modalité qui ne nous est pas encore connue.

Les *nerfs* de la moelle des os, signalés depuis longtemps déjà par GROS et par KÖLLIKER, ont été étudiés à nouveau, en 1880, par REMY et VARIOT. Ils proviennent, pour la plupart, du troncule nerveux qui s'engage dans le trou nourricier en même temps que l'artère nourricière ; les autres, beaucoup moins nombreux, tirent leur origine du réseau périostique. Arrivés à la moelle, les rameaux nerveux suivent généralement la direction des vaisseaux sanguins et, comme ces derniers, se divisent et se subdivisent en filets de plus en plus ténus : un capillaire de 20 μ n'en possède qu'un seul ; un vaisseau de 40 μ en a deux, suivant isolément autour de lui un trajet plus ou moins spiroïde ; les vaisseaux plus volumineux en possèdent un plus grand nombre. Chacun d'eux renferme deux ordres de fibres : des fibres à myéline, mesurant 5 à 7 μ et des fibres de Remak, mesurant 2 à 3 μ seulement. Leur mode de terminaison n'est pas encore nettement élucidé.

3° *Périoste.*

Le périoste (de περὶ, *autour* et ὀστέον, *os*) est une membrane fibreuse jetée à la manière d'une enveloppe sur les différentes pièces du squelette. Durant la période d'ossification, le périoste prend une large part, comme nous le verrons plus loin, à l'édification des pièces osseuses. Puis, quand ces pièces osseuses ont atteint leur complet développement, il leur fournit leurs vaisseaux et leur apporte les matériaux nécessaires à leur nutrition : le périoste devient ainsi la *membrane nourricière* des os.

1° Caractères physiques. — Le périoste a une coloration blanchâtre, avec une légère nuance jaune chez les sujets qui jouissent d'un certain embonpoint. Son épaisseur, fort variable, est généralement proportionnelle aux dimensions de l'os : c'est ainsi qu'elle est moins considérable sur les os courts que sur les os larges, moins considérable aussi sur les os larges que sur les os longs des membres. Sur ces derniers, le périoste est plus mince au niveau de la diaphyse (1 millimètre environ) qu'au niveau des épiphyses (de 1 à 3 millimètres). Le périoste le plus épais est celui qui revêt, sur sa face exocranienne, l'apophyse basilaire de l'occipital ; le plus mince, celui qui tapisse intérieurement les cavités des os de la face.

2° Disposition générale et rapports. — Envisagé dans sa disposition générale, le périoste est une membrane continue, enveloppant dans presque toute son étendue la surface extérieure des os. Je dis dans *presque toute son étendue*, car il fait défaut au niveau des tendons et des ligaments, les faisceaux conjonctifs de ces tendons et ligaments s'insérant directement sur l'os et pénétrant même en partie dans leur épaisseur sous forme de fibres de Sharpey. Le périoste manque encore sur les parties que revêt le cartilage articulaire : en atteignant ce cartilage articulaire, il se confond avec la capsule fibreuse de l'articulation et, par l'intermédiaire de cette dernière, il se continue avec le périoste qui recouvre l'os ou les os voisins. Le périoste, au point de vue de ses rapports, nous offre à considérer deux surfaces, l'une externe, l'autre interne :

a. ***Surface externe.*** — Par sa surface externe, le périoste répond aux organes les plus divers : aux muscles, à leurs tendons, aux vaisseaux artériels et veineux, à des glandes (la glande sous-maxillaire, par exemple, qui est en contact avec le périoste de la face interne du maxillaire), aux muqueuses, etc. Une couche de tissu cellulaire, ici plus ou moins lâche, là au contraire extrêmement serrée, sépare la membrane périostale de ces différentes formations. Au niveau de certaines muqueuses, cette couche celluleuse intermédiaire est tellement serrée qu'elle est pour ainsi dire absente, auquel cas périoste et muqueuse sont intimement unis l'un à l'autre de façon à ne former pour ainsi dire qu'une seule membrane, une *fibro-muqueuse*. Telle est la disposition que l'on rencontre dans les fosses nasales, sur la voûte palatine, dans la caisse du tympan, etc.

b. ***Surface interne.*** — La surface interne du périoste repose immédiatement sur l'os, auquel elle adhère d'une façon plus ou moins intime. D'ordinaire, cette adhérence est d'autant plus prononcée que la surface osseuse est plus inégale : c'est ainsi que l'enlèvement ou décollement du périoste est plus facile sur les os plats que sur les os courts, plus facile aussi sur la diaphyse des os larges que sur leurs épiphyses. L'adhérence du périoste à l'os sous-jacent est due en partie aux vaisseaux, toujours extrêmement nombreux, qui du périoste vont à l'os. Mais elle est due aussi et surtout à la présence de ces faisceaux conjonctifs, signalés plus haut (p. 19), qui, sous le nom de fibres de Sharpey, s'échappent de la partie profonde de la membrane fibreuse périostale pour pénétrer plus ou moins profondément dans la substance osseuse. Il convient d'ajouter que cette adhérence du périoste varie avec l'âge, étant généralement d'autant plus grande que le sujet est plus âgé.

3° Structure. — Histologiquement, le périoste se compose de deux couches superposées, l'une externe, l'autre interne :

a. *Couche externe*. — La couche externe ou superficielle est formée par des faisceaux conjonctifs, lesquels pour la plupart se disposent parallèlement les uns aux autres et affectent sur les os longs une direction longitudinale. A ces fibres conjonctives se mêlent toujours un certain nombre de fibres élastiques plus ou moins anastomosées et des cellules plates du tissu conjonctif. On y rencontre aussi, dans certains cas, quelques cellules adipeuses.

b. *Couche interne*. — La couche interne ou profonde présente exactement les mêmes éléments que la précédente : fibres du tissu conjonctif, cellules conjonc-

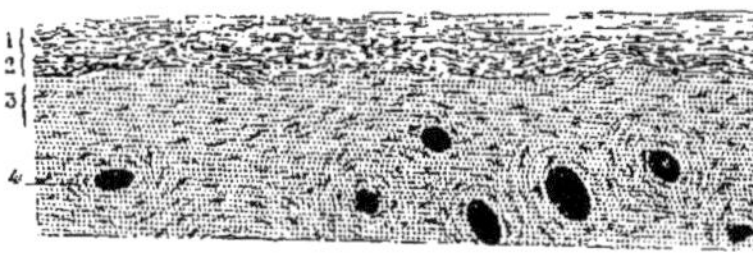

Fig. 20.

Périoste, vu en coupe transversale sur la diaphyse d'un os long complètement développé (schématique).

1, couche externe du périoste. — 2, sa couche interne. — 3, lamelles osseuses du système fondamental externe. — 4, systèmes haversiens.

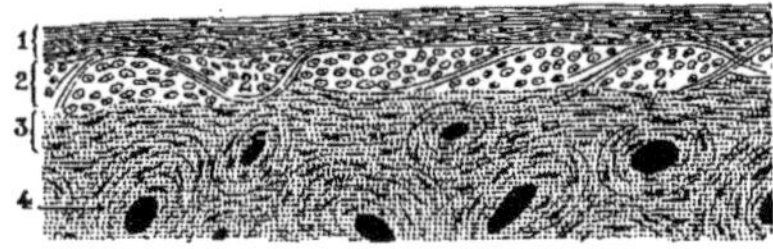

Fig. 21.

Périoste, vu en coupe transversale sur la diaphyse d'un os long en voie de développement (schématique).

1, couche externe du périoste. — 2, sa couche interne, avec 2', couche ostéogène. — 3, système fondamental externe en voie de formation. — 4, systèmes haversiens.

tives, réticulum élastique. Mais les cellules conjonctives y sont un peu plus nombreuses que dans la couche externe. De son côté, le réticulum élastique est à mailles plus serrées, formé par des fibres à la fois plus fines et plus nombreuses. Les fibres conjonctives, elles aussi, sont beaucoup plus minces et, d'autre part, sont moins régulières dans leur disposition : le plus grand nombre d'entre elles affectent encore une direction longitudinale ; mais on en rencontre aussi qui sont transversales, obliques, plus ou moins arciformes. Ce sont ces dernières, disons-le en passant, qui, en pénétrant dans l'os, constituent les fibres de Sharpey (*fibres arciformes* de Ranvier).

Dans le jeune âge, alors que le système squelettique est en pleine évolution, la couche profonde du périoste nous présente, entre elle et l'os, une série plus ou moins nombreuse de cellules jeunes ou *ostéoblastes* (p. 25), auxquelles incombe l'importante fonction d'élaborer, suivant un processus que nous décrirons plus loin, les couches les plus superficielles de l'os sous-jacent. L'ensemble de ces cellules, avec leur fin réticulum conjonctif, constitue la *couche ostéogène* d'Ollier ou encore (en raison de l'analogie histologique et fonctionnelle qui existe entre les cellules de cette couche ostéogène et celles de la moelle embryonnaire) la *moelle sous-périostique*.

La couche ostéogène ou moelle sous-périostique, très développée chez le fœtus et le nouveau-né, très nette encore chez l'enfant et l'adolescent, tant que l'os s'accroît en largeur, disparaît quand elle n'a plus aucun rôle à jouer, je veux dire quand l'os a achevé sa croissance. On n'en trouve plus aucune trace chez l'adulte où le périoste, dans les conditions normales tout au moins, est inapte à produire du tissu osseux : c'est un périoste stérile et il restera tel désormais.

4° Vaisseaux et nerfs du périoste. — Le périoste nous présente une vascularisation très riche, disposition anatomique qui est en rapport avec ses fonctions de membrane nourricière de l'os. — Les *artères*, extrêmement nombreuses, proviennent des branches artérielles du voisinage. Elles pénètrent dans le périoste par les différents points de sa surface extérieure et se ramifient dans son épaisseur, de préférence dans sa couche externe, pour former un réseau à mailles très serrées et de forme polygonale. C'est de ce réseau que se détachent les innombrables rameaux et ramuscules destinés à l'os (voir plus bas, *Vaisseaux et nerfs des os*). — Les *veines* du périoste sont encore plus multipliées que les artères ; elles sont aussi plus volumineuses. Deux vaisseaux veineux accompagnent d'ordinaire les principaux rameaux artériels ; mais, après trois ou quatre divisions, artères et veines marchent indépendantes (Sappey). — Les *lymphatiques* (fig. 22,1) ont été décrits en 1877 par Budge. Ils forment un réseau à larges mailles, composé de plusieurs couches et s'enchevêtrant irrégulièrement avec les mailles du réseau sanguin. Les coupes transversales du périoste démontrent que les vaisseaux lymphatiques sont surtout abondants dans la couche externe de la membrane fibreuse : on en rencontre beaucoup moins dans la couche interne. Du côté de l'os, les lymphatiques du périoste entrent en relation avec les gaines périvasculaires des canaux de Havers. Du côté opposé, Budge a pu les suivre dans des troncs collecteurs cheminant à la surface extérieure du périoste. — Les *nerfs* du périoste sont encore assez mal connus, mais leur existence n'est pas douteuse et tous les anatomistes insistent même sur le nombre considérable des filets nerveux qui pénètrent dans cette membrane. De ces filets nerveux, les uns sont primitivement indépendants ; d'autres, qui accompagnent d'abord les artères, s'en séparent bientôt pour former dans les couches superficielles du périoste, là où se trouvent de préférence les vaisseaux sanguins et lymphatiques, un réseau à mailles irrégulières. Des innombrables ramuscules qui partent de ce réseau, le plus grand nombre s'accolent aux artérioles pour pénétrer avec elles dans l'épaisseur de l'os ; les autres restent certainement dans le périoste, mais leur mode de terminaison n'est pas encore élucidé.

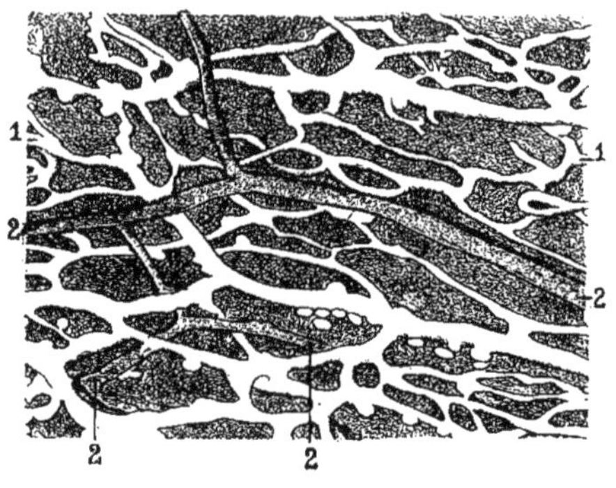

Fig. 22.
Réseau lymphatique de la couche superficielle du périoste (d'après Budge).
1, 1, 1, vaisseaux lymphatiques. — 2, 2, vaisseaux veineux (*en bleu*).

C. — Vaisseaux et nerfs des os

1° Artères. — Les os reçoivent de nombreuses artères. Leur origine et leur mode de distribution varient légèrement suivant qu'on les considère dans les os longs, dans les os larges ou dans les os courts.

A. Artères des os longs. — Les artères qui se distribuent aux os longs (fig. 23) se distinguent en artères nourricières, artères périostales diaphysaires et artères périostales épiphysaires :

a. *Artère nourricière.* — L'artère nourricière (fig. 23,3), de beaucoup la plus volumineuse de toutes, s'engage dans le trou nourricier de l'os, le parcourt obliquement dans toute sa longueur, arrive à la moelle et, là, se partage en deux branches divergentes : l'une ascendante ou proximale, l'autre descendante ou distale. — Il est à remarquer que ces deux branches sont inégales en volume et que la principale est toujours celle qui continue la direction du trou nourricier, lequel, on s'en souvient est fortement oblique : c'est ainsi qu'elle est descendante pour l'humérus, ascendante pour le fémur, etc. La situation de la branche de bifurcation principale est commandée par l'obliquité même du trou nourricier et nous indiquerons cette situation par la proposition suivante, qui n'est que la reproduction de celle déjà formulée précédemment à propos de la direction des trous nourriciers des os longs : pour les trois os longs du membre supérieur, la branche de bifurcation principale de l'artère nourricière se dirige vers le coude ; pour les trois os longs du membre inférieur, elle fuit le genou. — Au cours de leur trajet, les deux divisions de la nourricière fournissent deux ordres de rameaux : 1° des rameaux internes ou médullaires, qui se terminent dans la moelle suivant une modalité que nous avons déjà indiquée plus haut (voy. *Vaisseaux de la moelle*, p. 29); 2° des rameaux externes ou osseux, qui, fuyant la moelle, pénètrent dans la paroi osseuse du canal médullaire et se distribuent à la portion de la diaphyse qui entoure ce canal. Ces derniers rameaux cheminent dans les canaux de Havers et s'anastomosent largement, dans toute la hauteur de la diaphyse, avec les ramifications artérielles venues du périoste. — Enfin, les deux branches de bifurcation de la nourricière, arrivées au bout de leur course, je veux dire chacune à son épiphyse respective, s'anastomosent de la même façon avec le réseau artériel que cette épiphyse reçoit du périoste.

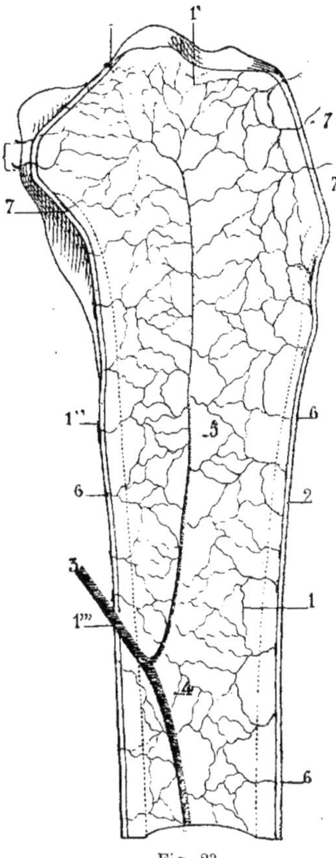

Fig. 23.

Schéma représentant, sur une coupe sagittale du tibia, la circulation artérielle des os longs.

1, tibia avec : 1' son extrémité supérieure ; 1'' sa face postérieure ; 1''' son trou nourricier. — 2, périoste. — 3, artère nourricière, avec : 4, sa branche descendante. — 5, sa branche ascendante. — 6, artères périostales diaphysaires. — 7, 7', artères périostales épiphysaires.

b. *Artères périostales de la diaphyse.* — Les artères périostales destinées à la diaphyse (fig. 23,6) naissent, comme leur nom l'indique, du réseau périostique. Ces artères, à la fois très déliées et extrêmement nombreuses, pénètrent dans la diaphyse à travers les trous de troisième ordre (p. 9) et cheminent alors à l'état de simples capillaires dans les canaux de Havers. Nous avons déjà dit tout à l'heure qu'elles s'anastomosent, au voisinage du canal médullaire, avec les ramifications externes de l'artère nourricière.

c. *Artères périostales des épiphyses.* — Les artères des épiphyses (fig. 23,7 et 7') proviennent elles aussi, en partie du moins, de la lame périostale qui revêt ces épiphyses. Mais, outre ces artérioles, qui naissent réellement du réseau périostique et s'engagent, comme les précédentes, dans les orifices de troisième ordre, on rencontre constamment un certain nombre d'artères, beaucoup plus volumineuses, qui ne font que traverser le périoste et, sans s'y ramifier, pénètrent dans l'épiphyse par les trous de second ordre (p. 9). Les unes et les autres s'épuisent, dans l'épiphyse, en partie dans les travées osseuses qui circonscrivent les aréoles, en partie dans la moelle qui remplit ces aréoles. Le réseau artériel de l'épiphyse communique largement chez l'adulte (il n'en est pas de même chez le jeune sujet tant que persiste le cartilage de conjugaison), d'une part avec le réseau du canal médullaire, d'autre part avec le réseau des périostales diaphysaires. Les trois réseaux que nous présentent les os longs, réseau de la moelle, réseau des épiphyses et réseau de la diaphyse, s'anastomosent donc entre eux et, de ce fait, sont réciproquement solidaires : c'est là, on le conçoit, une disposition heureuse qui assure la nutrition de l'os dans le cas où une ou plusieurs branches de l'un quelconque de ces trois réseaux viendraient à s'oblitérer.

B. Artères des os larges. — Les os larges, tels que l'omoplate, l'os coxal, les os de la boîte cranienne, ne possèdent généralement que deux ordres d'artères : les unes superficielles ou périostales, qui naissent du réseau du périoste et, pénétrant dans les trous de troisième ordre, se distribuent principalement à la coque périphérique de tissu compacte ; les autres profondes, véritables artères nourricières, qui traversent les trous nourriciers de l'os pour gagner le tissu spongieux et s'y terminer, après des divisions successives, en partie dans les travées osseuses, en partie dans la moelle que renferment les aréoles. Ici encore les deux réseaux superficiel et profond sont solidarisés par de nombreuses anastomoses.

C. Artères des os courts. — Enfin, dans les os courts, nous ne trouvons plus qu'un seul ordre d'artères. Ce sont des rameaux, très variables en nombre, mais toujours extrêmement fins, qui se détachent de la face profonde du périoste et disparaissent dans les nombreux orifices que présentent les faces non articulaires de l'os. Ils se distribuent à la fois à la masse centrale de tissu spongieux et à la coque périphérique de tissu compacte.

Si nous en exceptons les artères nourricières et quelques artères périostales, qui possèdent leurs trois tuniques, tous les vaisseaux du tissu osseux sont des capillaires, réduits par conséquent à leur couche endothéliale. Ces capillaires, situés dans les canaux de Havers, forment naturellement des réseaux d'une configuration absolument identique à celle que présente l'ensemble des canaux de Havers. Dans les os longs, les mailles de ce réseau sont allongées, parallèles à la direction de l'os ; les anastomoses sont transversales ou plus ou moins obliques. Dans les os plats et dans la coque périphérique des os courts, les mailles vasculaires sont généralement parallèles à la surface de l'os. En ce qui concerne les rapports des vaisseaux avec la paroi du canal de Havers qui les contiennent, ces rapports varient beaucoup suivant l'âge du sujet. Chez les jeunes sujets, où le tissu osseux est en voie de développement, le vaisseau est séparé de la paroi osseuse par un intervalle plus ou moins considérable qui est comblé par de la moelle embryonnaire. Chez l'adulte, au contraire, quand l'ossification est achevée, les deux parois vasculaire et osseuse sont, pour ainsi dire, en contact, et il n'existe entre l'une et l'autre aucune substance interposée, si ce n'est un ou deux filets nerveux, une gaine lymphatique complète ou incomplète, et parfois aussi, et de loin en loin, de rares éléments cellulaires. Sappey a encore rencontré, dans certains cas et chez le vieillard, des cellules adipeuses, du reste très clairsemées.

2° Veines. — Les veines des os, comme les artères, doivent être examinées séparément dans les os longs, dans les os larges et dans les os courts :

A. Veines des os longs. — On a cru pendant longtemps que dans les os longs, comme dans bien d'autres organes, les veines suivaient le trajet des artères. Les recherches de Sappey ont démontré qu'une pareille assertion était inexacte : les canaux veineux suivent un trajet indépendant et ce n'est qu'incidemment qu'ils s'accolent aux artères. Abstraction faite des deux veinules qui accompagnent généralement l'artère nourricière, la presque totalité des veines des os, quelle que soit leur origine, se dirigent vers les épiphyses et débouchent au dehors par les orifices, à la fois si nombreux et si larges (orifices du deuxième ordre, p. 9), dont celles-ci sont criblées à leur pourtour. Ces veines sont d'un calibre remarquable, bien supérieur, pour un os donné, à celui des artères correspondantes.

B. Veines des os larges. — La circulation veineuse, dans les os larges, est encore indépendante de la circulation artérielle. La plupart des veinules intra-osseuses aboutissent à des canaux collecteurs (*canaux veineux des os*), qui suivent dans le tissu spongieux un trajet plus ou moins sinueux (voy. p. 13). Comme le fait remarquer Sappey, les parois de ces canaux sont coupées de distance en distance par des étranglements circulaires, des cloisons partielles, des irrégularités multiples qui semblent parfois être autant de valvules. Les canaux veineux s'échappent de l'os par l'une ou l'autre de ses deux faces et se jettent ensuite dans une veine voisine.

C. Veines des os courts. — Dans les os courts, la disposition des veines rappelle exactement celle qu'on observe dans les épiphyses des os longs. Elles sont généralement très développées et nous rappellerons à ce sujet que, dans certains os, tels que les corps vertébraux, ils forment un système de canaux (voy. Angéiologie), qui contrastent par leurs grandes dimensions avec la petitesse relative des os qui les contiennent.

3° **Lymphatiques**. — Le mode de circulation de la lymphe dans le tissu osseux est une question encore à l'étude. Il paraît acquis que les canaux lymphatiques vrais n'existent, ni dans le tissu compacte, ni dans le tissu spongieux. Par contre, Strelzoff (1873), Rauber (1876), Schwalbe (1876) et Budge (1877), ont signalé l'existence, dans les canaux de Havers, de gaines périvasculaires avec revêtement endothélial plus ou moins continu, qui, ici, comme sur les autres points où on les rencontre, doivent être considérées comme des voies lymphatiques. Ces gaines, du reste, sont complètes ou incomplètes, je veux dire qu'elles entourent complètement le vaisseau à la manière d'un manchon, ou bien ne répondent qu'à une partie de son pourtour. Budge, en poussant des injections colorantes dans le périoste, a réussi, dans certaines expériences heureuses, à colorer à la fois les vaisseaux lymphatiques de la membrane nourricière, les gaines périvasculaires, les canalicules osseux et même les cellules osseuses.

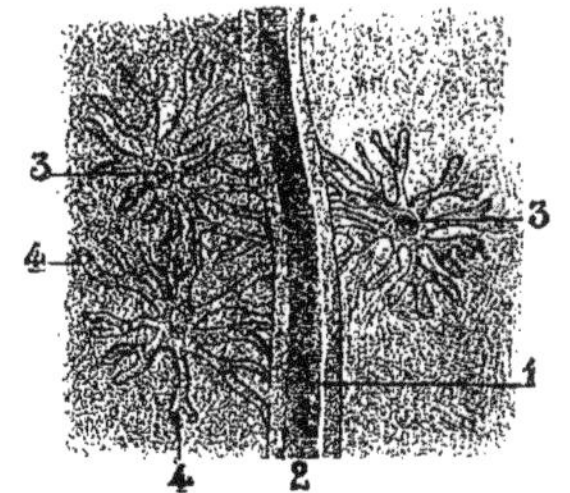

Fig. 24.
Schéma représentant, d'après Budge, les voies lymphatiques du tissu osseux.

1, canal de Havers, avec 2, son capillaire central. — 3, 3, ostéoplastes avec leurs cellules osseuses. — 4, voies lymphatiques des canalicules osseux.

4° **Nerfs**. — Le premier, en 1846, Gros, chez le bœuf et chez le cheval, a décrit des filets nerveux qui se dirigent vers le trou nourricier du fémur et s'y engagent avec l'artère nourricière. Ces nerfs osseux ont été décrits à nouveau par

Kölliker dans ses *Éléments d'Histologie humaine* (trad. franç., 1868) et plus récemment par Remy et Variot dans le *Journal de l'Anatomie* de 1880.

Mais, outre ces nerfs qui s'engagent dans le trou nourricier et se distribuent plus spécialement à la moelle (voy. *Nerfs de la moelle*, p. 29), Kölliker décrit encore pour les os longs deux autres groupes de filets nerveux : les uns, remarquables par leur ténuité, se détachent du périoste épiphysaire et s'introduisent dans la substance spongieuse de l'épiphyse en s'accolant aux vaisseaux ; les autres, plus grêles encore, pénètrent, toujours en suivant les vaisseaux, dans la substance compacte de la diaphyse et « s'y distribuent indubitablement, ajoute Kölliker, quoiqu'il ne lui soit jamais arrivé de les rencontrer dans la partie centrale de cette substance ».

En ce qui concerne les os plats et les os courts, Kölliker a vu de nombreux filets nerveux pénétrer dans l'os coxal, l'omoplate, le sternum, les os plats du crâne, les corps vertébraux, l'astragale, le calcanéum, le scaphoïde, etc.

Tous les os, quels que soient leur forme et leur volume, possèdent donc des nerfs ; mais le trajet intra-osseux de ces nerfs n'est pas encore nettement élucidé (nous avons vu plus haut que quelques filets nerveux s'accolaient aux capillaires contenus dans les canaux de Havers) et leur mode de terminaison nous est, pour l'instant, complètement inconnu. L'examen histologique des filets nerveux qui se rendent aux os nous révèle l'existence, dans chacun de ces filets, mais en proportions variables, de deux ordres de fibres, les unes à myéline, les autres sans myéline ou fibres de Remak. Il nous paraît rationnel d'admettre (mais ce n'est encore là qu'une simple hypothèse) : 1° que les premières sont des fibres cérébro-spinales, en rapport avec la sensibilité de l'os (*fibres sensitives*) ; 2° que les secondes sont des fibres sympathiques, destinées aux vaisseaux (*fibres vaso-motrices*).

§ VII. — Développement des os : ossification

L'ossification est le processus par lequel les os naissent et se développent, je veux dire acquièrent peu à peu la structure, la forme et les dimensions qui les caractérisent chez l'adulte. Nous décrirons tout d'abord l'*ossification en général*, autrement dit la production du tissu osseux sur un point quelconque du système squelettique primitif. Puis, lorsque ce processus nous sera connu dans son essence, nous l'étudierons à l'œuvre sur des points déterminés, édifiant lentement, mais suivant des règles fixes, les différentes pièces osseuses qui constituent le squelette de l'adulte : ce sera l'*ossification spéciale*. Nous indiquerons enfin, sous la rubrique *lois de l'ossification*, l'ordre dans lequel apparaissent les points d'ossification sur les différents segments du squelette.

A. — Ossification en général

Le tissu osseux apparaît et se développe, suivant les cas : 1° dans le cartilage ; 2° à la face profonde du périoste ; 3° dans le tissu conjonctif. De là trois modalités, *ossification enchondrale* ou *endochondrique* (Gegenbaur), *ossification périostique*, *ossification endoconjonctive*, qu'il convient d'examiner séparément.

1° Ossification enchondrale ou endochondrique. — La production du tissu osseux dans une pièce squelettique primitivement cartilagineuse (*ébauche cartila-*

gineuse) ne se fait pas simultanément sur toute l'étendue de cette pièce. Mais elle débute sur un ou plusieurs points qui, d'abord très limités, s'étendent ensuite progressivement de façon à envahir finalement la pièce tout entière : ces points sont dits *points d'ossification*. D'autre part, au niveau de chacun de ces points d'ossification, le tissu osseux ne se montre pas d'emblée, mais à la suite d'une série de modifications histochimiques, que nous allons tout d'abord décrire dans l'ordre même de leur apparition. Ces modifications successives, que subit le cartilage hyalin pour passer à l'état osseux, peuvent être ramenées à quatre, savoir : 1° le stade d'accroissement des cellules cartilagineuses ; 2° le stade de calcification ; 3° le stade de vascularisation ; 4° le stade d'ossification.

a. *Stade d'accroissement des cellules cartilagineuses.* — Sur le point où va se faire la première production de tissu osseux, les cellules cartilagineuses (fig. 25,1), comme pour préluder à cette néoformation, s'hypertrophient : leur protoplasma s'élargit, devient plus clair, prend peu à peu un aspect hyalin ; quant au noyau, il augmente lui aussi de volume et prend l'aspect d'une grosse vésicule renfermant à son centre un ou deux nucléoles. Les capsules cartilagineuses s'agrandissent naturellement, en même temps que s'accroissent les cellules qu'elles contiennent. Il en résulte, cet accroissement se faisant aux dépens de la substance fondamentale ambiante, que les capsules sont maintenant plus rapprochées les unes des autres, ou, ce qui revient au même, que les cloisons de substance fondamentale qui les séparent (*cloisons intercapsulaires*) sont beaucoup plus minces. Ces modifications nutritives que nous présente le cartilage sont à leur maximum au centre même du futur point d'ossification. De là, elles vont en s'atténuant au fur et à mesure qu'elles s'éloignent de ce centre et c'est par des gradations insensibles que nous passons du cartilage ainsi modifié au cartilage encore normal.

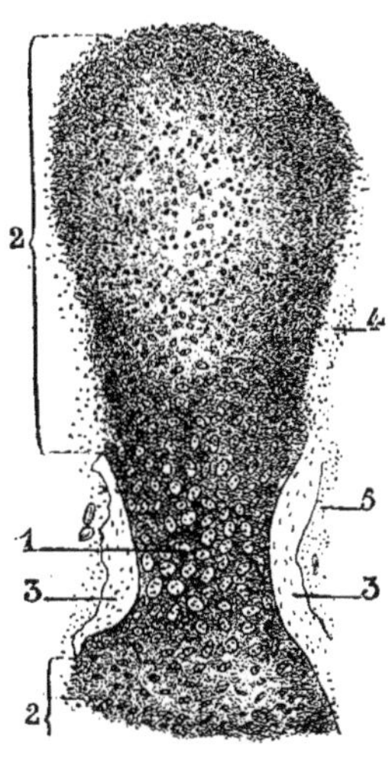

Fig. 25.

Coupe longitudinale de la première phalange du gros orteil d'un embryon de quatre mois (d'après Stöhr).

1, point d'ossification, représenté à ce stade par des capsules cartilagineuses hypertrophiées et une substance fondamentale calcifiée. — 2, 2, cartilage hyalin. — 3, 3, os périostique. — 4, périchondre. — 5, périoste.

b. *Stade de calcification.* — Dans un deuxième stade, de fines granulations de sels calcaires se déposent dans les cloisons, singulièrement amincies, qui séparent les capsules cartilagineuses. Ces granulations calcaires, dont quelques-unes atteignent 2 ou 3 μ, apparaissent tout d'abord sur le pourtour des capsules, je veux dire sur la portion de la cloison intercapsulaire qui avoisine la capsule ; puis, de proche en proche, elles gagnent toute l'épaisseur de la cloison. Ainsi amincies et calcifiées, les cloisons intercapsulaires représentent dans leur ensemble une sorte de réseau (cette disposition se voit très nettement sur les coupes), dans les mailles duquel sont les capsules cartilagineuses. La portion de l'ébauche cartilagineuse, une fois envahie par les sels calcaires, prend le nom de *zone calcifiée*.

En même temps que la substance fondamentale du cartilage se calcifie, les cellules cartilagineuses voisines de la zone calcifiée subissent elles-mêmes des transformations importantes, et ces transformations sont toutes différentes suivant que l'on considère les cellules incluses dans la zone calcifiée ou celles qui sont placées en dehors de cette zone. Les premières (fig. 26 et 27,3), celles qui sont emprisonnées dans la zone calcifiée, reviennent sur elles-mêmes, se flétrissent, se désagrègent, se hérissent de pointes irrégulières et dégénèrent parfois en de simples amas granuleux. Les secondes, au contraire (fig. 26 et 27,2), celles qui sont placées tout autour de la zone calcifiée, s'hypertrophient et se multiplient activement, formant dans chaque capsule un groupe plus ou moins considérable de cellules-filles. Fait remarquable, les capsules cartilagineuses, en s'agrandissant, se sont toutes allongées dans le sens d'une perpendiculaire abaissée sur la surface de la zone calcifiée et, dans leur intérieur, les cellules-filles, aplaties dans le même sens, se placent méthodiquement les unes au-dessus des autres comme des pièces de monnaie disposées en piles. Ces rangées régulières de cellules cartilagineuses ont, comme les capsules qui les contiennent, une direction perpendiculaire à la surface de la zone calcifiée : par conséquent, dans la diaphyse des os longs, elles sont longitudinales, parallèles entre elles et séparées les unes des autres par des cloisons de substance fondamentale ayant exactement la même direction. Cette portion du cartilage embryonnaire, où les cellules cartilagineuses se trouvent ainsi ordonnées en séries, a reçu de Ranvier le nom de *cartilage sérié :* c'est la *zone de cartilage sérié.*

Le point d'ossification est maintenant constitué et il est facile, sur une coupe de l'ébauche cartilagineuse (fig. 25,1), de constater son existence et, en même temps, de prendre une notion exacte de sa forme et de ses dimensions. Il se distingue nettement, en effet, d'une part par sa consistance, qui est celle d'une masse calcaire, d'autre part par sa coloration gris jaunâtre, tranchant sur l'aspect hyalin et la teinte légèrement bleuâtre du cartilage sérié ambiant.

c. *Stade de vascularisation.* — Le cartilage fœtal, on le sait, est entièrement dépourvu de vaisseaux. Mais aussitôt que les grains calcaires ont envahi le point d'ossification, le périchondre (devenu périoste) émet des bourgeons vasculaires, qui pénètrent dans la substance cartilagineuse en se dirigeant vers la zone calcifiée. Arrivés à cette zone, chacun des vaisseaux (que nous appellerons désormais *vaisseaux ossificateurs,* parce que ce sont eux qui vont apporter les éléments nécessaires à la production du tissu osseux), chacun des vaisseaux ossificateurs, dis-je, pénètre, en érodant sa paroi, dans la première capsule qui s'offre à lui. Il la remplit, puis ouvre de même la suivante, puis la suivante encore, et ainsi de suite (fig. 26 et 27). En pénétrant ainsi dans les capsules, le vaisseau ossificateur y rencontre des cellules cartilagineuses, mais des cellules cartilagineuses qui, comme nous l'avons dit plus haut, sont déjà flétries et plus ou moins désagrégées. Il les fait disparaître en les résorbant. On a cru, pendant longtemps, avec Müller et Ranvier, qu'un certain nombre de cellules cartilagineuses persistaient pour jouer plus tard un rôle actif dans l'élaboration du tissu osseux. Mais cette opinion est rejetée aujourd'hui par la grande majorité des histologistes. En aucun cas, les cellules cartilagineuses ne se transforment en cellules aptes à produire de l'os.

Il est à remarquer que, dans cette marche essentiellement envahissante et destructive, les vaisseaux ossificateurs marchent tout droit devant eux. Chacun d'eux, s'attaquant à une série de capsules, détruit successivement devant lui les cloisons transversales qui, dans cette série, séparent les capsules les unes des autres (*cloisons intercapsulaires*), respectant, au contraire, sur ses flancs, les cloisons longitudinales qui séparent la série en question des séries voisines (*cloisons inter-sériaires*). Il en résulte, on le conçoit, que les séries longitudinales formées par les capsules cartilagineuses sont remplacées bientôt, par le fait même de la destruction successive des cloisons transversales qui les séparent au niveau de leurs extrémités, par de longs couloirs longitudinaux et parallèles, séparés les uns des autres par des travées de chondrine calcifiée, comme eux longitudinales et parallèles (fig. 26 et 27, 6). Ces travées, qui ne sont autres que nos cloisons intersériaires de tout à l'heure, ont reçu le nom (nous verrons bientôt pourquoi) de *travées directrices*. Elles sont ordinairement festonnées en creux, mais toujours irrégulièrement découpées et comme déchiquetées.

Mais ce n'est pas tout : en quittant le périoste pour se rendre au futur point d'ossification, les vaisseaux ossificateurs entraînent avec eux les éléments cellulaires

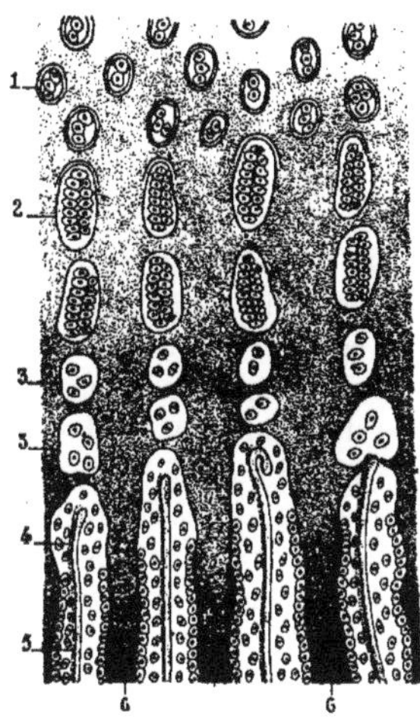

Fig. 26.

Développement du tissu osseux : stade de vascularisation (schématique).

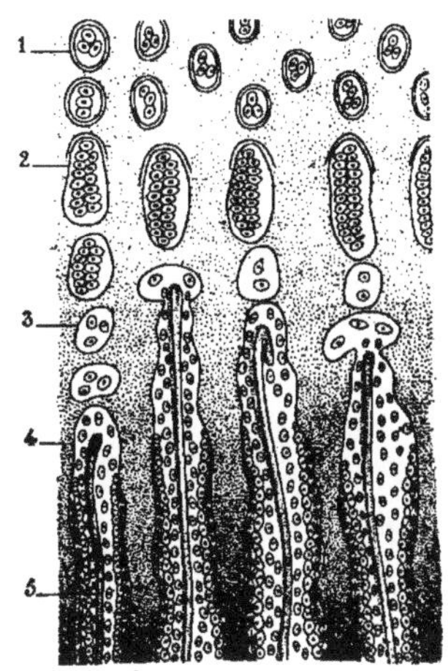

Fig. 27.

Développement du tissu osseux : stade d'ossification (schématique).

1, cartilage hyalin. — 2, chondroplastes allongés, renfermant des cellules cartilagineuses disposées en séries (cartilage sérié). — 3, chondroplastes renfermant des cellules cartilagineuses atrophiées, — 4, cavités médullaires primitives. — 5, vaisseaux ossificateurs. — 6, 6 travées directrices. — 7, formation des premières lamelles osseuses.

qui, sous le nom de *couche ostéogène* ou de *moelle sous-périostale* (voy. p. 31) doublent intérieurement l'enveloppe conjonctive de l'os. Ces éléments cellulaires se multiplient activement au fur et à mesure que progressent les vaisseaux, dont ils sont comme les satellites. Ils pénétrèrent à leur suite dans les capsules cartilagineuses éventrées et comblent entièrement, plus ou moins tassées les unes contre les autres, tout l'espace compris entre les vaisseaux et les parois de la cavité qui les contiennent. Le tissu mou, formé à la fois par ces cellules jeunes de provenance périostique et par les vaisseaux qu'elles accompagnent, n'est autre chose que de la moelle foetale ou moelle formative et, de ce fait, les longs couloirs, ci-dessus décrits, dans lesquels elle se loge, acquièrent la signification de véritables cavités médullaires : ce sont les *cavités médullaires primitives* (fig. 26 et 27, 4). On comprend ainsi pourquoi certains histologistes, Renaut notamment, ont donné le nom de *stade de médullisation* au stade que nous venons de décrire.

d. *Stade d'ossification*. — Il résulte de l'exposé qui précède que la partie du point d'ossification qui a été envahie par les vaisseaux est constituée maintenant par un système de cavités anfractueuses, allongées parallèlement les unes aux autres, unies entre elles de loin en loin par des anastomoses transversales et remplies de moelle fœtale. Une coupe transversale de l'ébauche (fig. 29,A, suivant *aa* de la fig. 30) nous montre nettement quelle est la disposition de ces cavités médullaires primitives : tout d'abord, elles sont essentiellement irrégulières par leur forme et par leurs dimensions ; elles sont, ensuite, séparées les unes des autres par de minces travées de substance fondamentale calcifiée ; enfin, chacune d'elles renferme à son centre un capillaire plus ou moins dilaté et entouré de cellules médullaires. Ces cellules médullaires, d'abord indifférentes, se différencient bientôt en *ostéoblastes* (voy. p. 25) ou *cellules aptes à former de l'os*. Ce sont elles, en effet, qui vont maintenant élaborer le tissu osseux et voici de quelle façon.

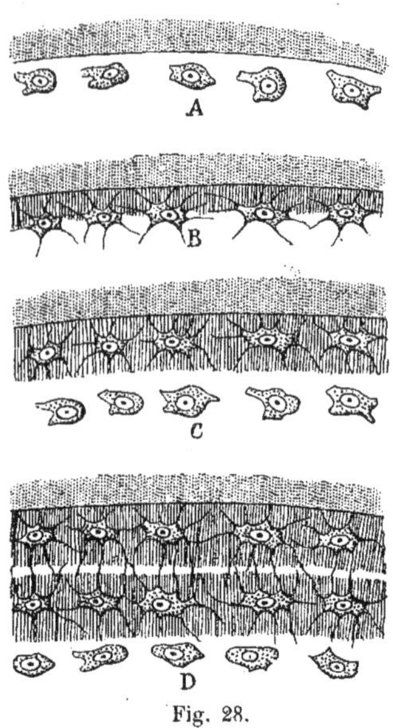

Fig. 28.

Schéma représentant le mode de production des lamelles osseuses par les ostéoblastes.

A, cinq ostéoblastes disposés en rangées le long d'une travée directrice. — B, ces cinq ostéoblastes ont produit de la substance fondamentale sur leur face externe — C, ces ostéoblastes, ayant produit également de la substance fondamentale sur leur face interne, sont maintenant complètement emprisonnés ; la lamelle osseuse est achevée ; sur la face interne de cette lamelle se disposent en rangées de nouveaux ostéoblastes qui, par le même processus, formeront une deuxième lamelle osseuse. — D, la deuxième lamelle osseuse est achevée et sur sa face interne se voient de nouveaux ostéoblastes, destinés à former une troisième lamelle osseuse.

Les ostéoblastes, que nous venons de voir irrégulièrement disséminés tout autour du capillaire ossificateur, se disposent bientôt en une rangée régulière contre la paroi de la cavité médullaire primitive et revêtent cette paroi comme le ferait un épithélium à une seule couche (fig. 28,A et 29,B). Il est à remarquer qu'elles sont allongées transversalement et que, quoique très rapprochées les unes des autres, elles sont néanmoins séparées par un certain intervalle. Ainsi disposés, les ostéoblastes élaborent sur tout leur pourtour une substance dure et de coloration blanchâtre qui n'est autre que de la substance osseuse fondamentale, c'est-à-dire de l'osséine combinée chimiquement avec des sels calcaires. Cette substance se dépose tout d'abord sur la face externe ou distale des ostéoblastes (fig. 28,B), puis sur leur face interne ou proximale (fig. 28,C), de telle sorte que nos ostéoblastes finissent par être entièrement englobés dans la masse calcaire qu'ils ont élaborée. Eh bien, l'ostéoblaste qui s'est ainsi emprisonné lui-même est maintenant une *cellule osseuse* (p. 23) et à son tour la cavité qui la contient, cavité qui est creusée dans la substance fondamentale et qui se moule exactement sur elle, n'est autre chose qu'un *ostéoplaste* (p. 21). On conçoit très bien, à la simple inspection de la figure 29 (B), que lorsque la rangée cellulaire précitée sera tout entière englobée dans la substance osseuse, elle formera une sorte de tube ou cylindre creux, immédiatement appliquée par sa face extérieure contre la paroi de la cavité médullaire correspondante : c'est une vraie *lamelle osseuse*, telle que nous l'avons décrite plus haut (p. 17) à propos de la structure de l'os. Une nouvelle rangée d'ostéoblastes viendra alors s'appliquer, comme tout à l'heure, sur la surface intérieure de cette première lamelle (28,C et 29,C) et, comme tout à l'heure encore, elle s'emprisonnera dans une substance calcaire élaborée par elle (fig. 28, D) : il en résultera la formation d'une deuxième lamelle, immédiatement incluse dans la précédente. Une troisième et une quatrième rangée d'ostéoblastes donneront lieu successivement à la formation d'une troisième et d'une quatrième lamelle et ainsi de suite, jusqu'au moment où la dernière lamelle formée ne sera plus séparée du capillaire ossificateur que par un étroit intervalle ou même arrivera à son contact (fig. 29, D). Il est à peine besoin de faire remarquer (car le lecteur aura certainement fait cette remarque de lui-même) que ces différentes lamelles, toutes concentriques et régulièrement emboîtées les unes dans les autres, constituent dans leur ensemble un *système de Havers*. Ainsi se forment, par une apposition successive de lamelles osseuses, concentriques et

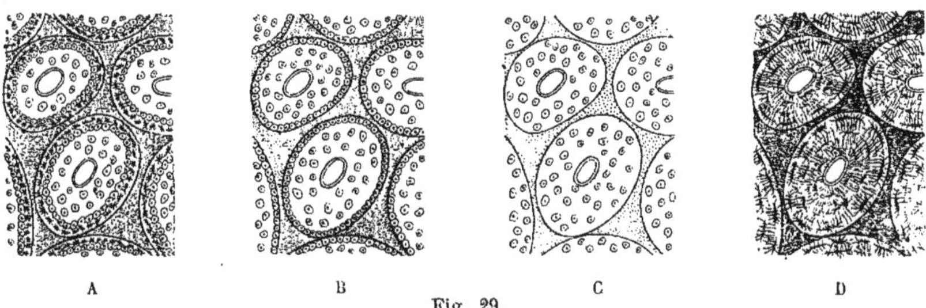

Fig. 29.

Schéma de l'ossification enchondrale vue sur des coupes transversales : les quatre coupes A, B, C et D sont faites suivant les axes *a*, *b*, *c* et *d* de la figure 30.

En A, les cavités médullaires primitives nous présentent un vaisseau central (vaisseau ossificateur) et des cellules médullaires (futurs ostéoblastes) irrégulièrement disséminées. — En B, on voit les ostéoblastes se disposer en rangée régulière contre la paroi de la cavité médullaire pour former la première lamelle osseuse. — En C, la première lamelle osseuse est terminée et, sur sa face interne, se dispose une nouvelle rangée d'ostéoblastes pour former la deuxième lamelle osseuse, exactement concentrique à la précédente. — En D, de nouvelles lamelles se sont développées, toujours concentriques à celles qui les ont précédées, et ont fini par combler presque entièrement la cavité médullaire ; cette cavité médullaire n'est plus représentée maintenant que par un petit canal central dans lequel chemine le vaisseau ; cet ensemble constitue un système de Havers.

de rayons graduellement décroissants, tous les systèmes haversiens. Comme on le voit, les lamelles constitutives des systèmes haversiens se disposent toujours parallèlement aux travées de chondrine calcifiées dont il a été question plus haut et à plusieurs reprises ; elles suivent exactement la même *direction* et nous comprenons maintenant pourquoi on a donné à ces travées le nom de *travées directrices*.

Un processus analogue transforme de la même façon toutes les cavités médullaires primitives, de telle sorte que, lorsque ce processus a terminé son œuvre, l'os, vu en coupe transversale (fig. 29, D), nous rappelle exactement, sauf quelques variantes de détails que nous indiquerons dans la suite, la figure 12 représentant une coupe transversale d'os adulte.

On a cru pendant longtemps que, dans l'ossification enchondrale, le tissu osseux était le résultat d'une transformation sur place du cartilage préexistant, opinion que l'on formulait en disant que l'ossification était *métaplastique* (de μετὰ, *après*, et πλάσσειν, *former*). L'exposé qui précède nous démontre, au contraire, que le cartilage est entièrement détruit et que le tissu osseux provient, non pas de ses éléments, mais de jeunes cellules conjonctives qui ont suivi les vaisseaux ossificateurs. L'os ainsi produit est donc une formation indépendante du cartilage qui l'a précédé et auquel il se substitue. C'est une formation entièrement nouvelle et l'ossification n'est pas métaplastique, mais *néoplastique* (de νεός, *nouveau*, et πλάσσειν, *former*).

Nous venons, dans les lignes qui précèdent, d'assister pour ainsi dire à la genèse successive des différents éléments qui entrent dans la constitution du tissu osseux. Il ne nous reste plus qu'à indiquer maintenant comment se forment les canalicules osseux et quelle est l'origine de la substance osseuse elle-même.

Le mode de genèse des canalicules osseux est une question encore à l'étude et nous nous trouvons, à ce sujet, en face d'opinions absolument contradictoires. D'après Ranvier, la substance osseuse élaborée par les ostéoblastes présente dès le début des stries perpendiculaires à sa surface (fig. 28, B), et ces stries représenteraient les canalicules primitifs dans lesquels s'engageraient plus tard les prolongements protoplasmiques de la cellule osseuse. Pour d'autres histologistes, la substance fondamentale de l'os serait primitivement compacte et homogène, et ce n'est que postérieurement à sa formation que les prolongements protoplasmiques des cellules osseuses s'y creuseraient peu à peu, au fur et à mesure de leur extension, les fins canalicules qui les contiennent chez l'adulte. Enfin, pour Gegenbaur, dont l'opinion sur ce point est celle qui est le plus généralement acceptée, l'ostéoblaste, avant de devenir cellule osseuse, émettrait sur tout son pourtour des prolongements plus ou moins ramifiés, et ce n'est que ultérieurement que la substance osseuse, en se déposant tout autour de ces prolongements et en se moulant exactement sur eux, formerait ce réseau canaliculé qui constitue le réseau canaliculé de l'os adulte.

En ce qui concerne la formation de la substance osseuse elle-même, Waldeyer, il y a déjà plus de trente ans (1865), avait émis l'opinion que cette substance n'était autre chose que la partie toute périphérique des ostéoplastes, laquelle s'était entièrement transformée au point de vue histochimique. Mais cette théorie de la *formation endoplasmique* de la substance osseuse est aujourd'hui abandonnée. On admet généralement que la substance osseuse, quoique se produisant sous l'influence spécifique de l'ostéoblaste (future cellule osseuse) se dépose réellement en dehors d'elle : c'est donc une *formation intercellulaire* et non, comme le voulait Waldeyer, une *formation intra-cellulaire*. Il convient d'ajouter que la substance intercellulaire en question présente des réactions différentes suivant le moment où on l'examine : à son apparition, elle se colore vivement par le carmin ; puis, quand elle a entièrement comblé les intervalles qui séparent les uns des autres les ostéoblastes, elle ne se colore plus du tout. De ce double fait, Retterer (*Journ. de l'Anat.*, 1884) a tiré cette conclusion que la substance osseuse ne se forme pas d'emblée, mais traverse deux phases successives : une première phase (celle où elle se colore par le carmin), dans laquelle elle serait dépourvue de sels calcaires et ne serait, en réalité, qu'une sorte de *substance préosseuse ;* une deuxième phase (celle où elle ne se colore plus), dans laquelle elle aurait pris ses sels calcaires et présenterait alors tous les caractères de la *substance osseuse définitive*.

e. *Modifications nutritives du cartilage hyalin tout autour du processus ossificateur.* — Pendant que s'accomplissent dans le point d'ossification lui-même les phénomènes que nous venons de décrire, il se produit tout autour de lui des modifications nutritives qu'il importe de bien connaître, si l'on veut, plus tard, se rendre un compte exact du mode d'accroissement des os. Ces modifications nutritives, du reste, ne sont pour ainsi dire que la répétition de celles, déjà indiquées (p. 37), qui ont préludé à la formation du tissu osseux. — La zone calcifiée, tout d'abord, s'étend progressivement par suite du dépôt, dans les couches de cartilage qui l'entourent, de nouvelles granulations calcaires. Grâce à cette extension continue, la zone calcifiée, quoique continuellement entamée par les vaisseaux ossificateurs, ne se laisse jamais déborder par eux ; elle gagne du côté périphérique ce qu'elle perd du côté central. — D'autre part, à la limite périphérique des cellules cartilagineuses sériées, d'autres cellules cartilagineuses, jusque-là inactives, entrent en scène, s'accroissent, se multiplient et, elles aussi, s'empilent dans leurs chondroplastes en séries régulières, qui continuent exactement les séries précédentes. La zone de cartilage sérié se comporte donc exactement comme la zone calcifiée : elle s'allonge à son extrémité périphérique au fur et à mesure qu'elle est détruite et résorbée à son extrémité centrale ; elle aussi, elle gagne d'un côté ce qu'elle perd de l'autre.

Il en résulte que, si l'on pratique une coupe à travers un point d'ossification (fig. 30), on trouve constamment, en allant de la périphérie au centre, les six zones, suivantes : 1° tout d'abord, du *cartilage normal*, avec les caractères histologiques qui lui sont propres ; 2° puis, la *zone de cartilage sériée*, avec ses séries longitudinales de cellules cartilagineuses, empilées dans leurs chondroplastes comme des pièces de monnaie ; 3° plus loin, la *zone de cartilage calcifié* avec sa substance fondamentale envahie par les sels calcaires ; 4° plus loin encore, une *zone*, dite *ostéoïde* ou *ossiforme*, caractérisée par de longs couloirs, remplis de moelle embryonnaire et séparés les uns des autres par de minces cloisons de chondrine calcifiée auxquelles on a donné le nom de *travées directrices*; cette zone ostéoïde est encore complètement dépourvue de tissu osseux ; 5° au delà de la zone ostéoïde, la *zone d'ossification*, dans laquelle nous voyons apparaître pour la première fois le vrai tissu osseux, se déposant sous forme de lamelles le long des travées directrices ; 6° enfin, la *zone de tissu osseux*, dans laquelle le tissu osseux, pour ainsi dire achevé, a comblé de ses lamelles concentriques (systèmes haversiens primitifs) les longs couloirs qui n'étaient que rétrécis dans la zone précédente. Cette zone de tissu osseux achevé occupe toute la partie centrale du point d'ossification. Si nous allions plus loin dans l'examen de notre coupe, nous retrouverions successivement, au delà de l'os achevé, toutes les couches que nous avons trouvées en deçà, mais naturellement en sens inverse : nous rencontrerions tout d'abord la zone d'ossification et, en dernier lieu, la zone de cartilage sérié, qui nous ramènerait au cartilage normal.

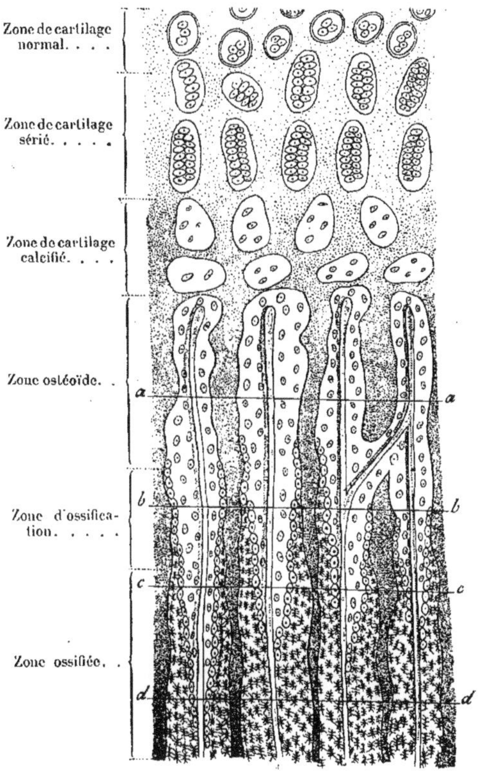

Fig. 30.

Figure schématique représentant, sur une coupe longitudinale, les différents stades de l'ossification enchondrale.

a, b, c, d, axes suivant lesquels sont faites les quatre coupes A, B, C, D, de la figure précédente.

Comme on le voit, les vaisseaux ossificateurs, quelle que soit la rapidité de leur marche envahissante, rencontrent toujours devant eux des zones de cartilage toutes préparées à disparaître pour être remplacées ensuite par du tissu osseux. Ce travail incessant de destruction et d'édification ne s'arrêtera naturellement que lorsque la pièce cartilagineuse sera tout entière transformée en os (voy. plus loin).

Nous voilà bien fixés maintenant sur l'ossification enchondrale. Voyons les deux en os autres variétés d'ossification, et, d'abord, l'ossification périostique.

2° Ossification périostique. — L'ossification périostique, que l'on appelle encore *ossification périchondrale* par opposition à l'ossification enchondrale, est la production de tissu osseux à la face profonde du périoste. Les expériences déjà anciennes de DUHAMEL, de HUNTER et de FLOURENS, celles plus récentes de SÉDILLOT et d'Ollier (voy. les *Traités de Physiologie*) démontrent nettement que le périoste est apte à produire de l'os. C'est même là sa principale fonction durant la longue période où se développe le système squelettique.

Chez l'embryon, alors que ce système squelettique est encore cartilageux, le périchondre (qui deviendra périoste dès que la première parcelle osseuse se sera déposée au-dessous de lui), le périchondre, dis-je, nous présente à sa face profonde des amas de jeunes cellules, séparées les unes des autres par des faisceaux conjonctifs diversement entre-croisés (fig. 31). Faisceaux conjonctifs et cellules intermédiaires constituent dans leur ensemble la *moelle fœtale* ou *couche ostéogène* du périoste. C'est, en effet, aux dépens de ces éléments embryonnaires que se produit le tissu osseux sous-périostique, et voici de quelle façon :

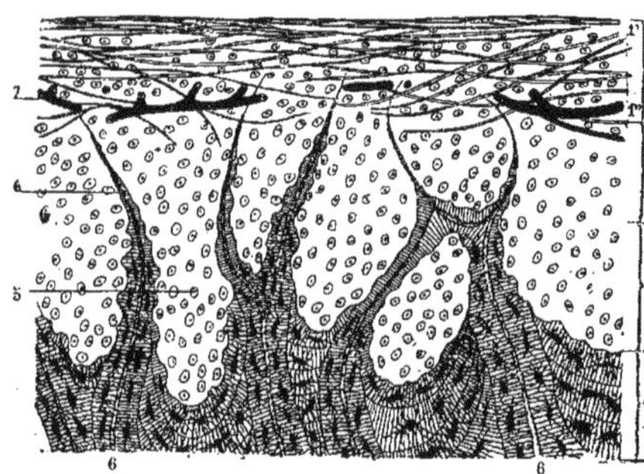

Fig. 31.

Coupe transversale d'un os pour montrer l'ossification périostique (schématique, imité de Mathias Duval).

1, périoste, avec : 1', sa couche superficielle ; 1'', sa couche profonde ou couche ostéogène. — 2, zone de calcification des travées conjonctives. — 3, zone d'ossification. — 4, zone de tissu osseux. — 5, 5, cavités médullaires primitives. — 6, 6, fibres de Sharpey. — 7, vaisseaux.

Tout d'abord, les faisceaux conjonctifs précités se calcifient, tout comme s'est calcifiée, dans l'ossification enchondrale, la substance fondamentale du cartilage hyalin : ils forment alors des travées rigides et entre-croisées, circonscrivant entre el les des cavités ou aréoles dont chacune a la signification d'une *cavité médullaire primitive* (fig. 31,6). Quant aux cellules médullaires qui remplissent ces aréoles, elles se différencient en ostéoblastes, lesquels se comportent exactement comme les ostéoblastes de l'ossification enchondrale : ils se disposent en rangées régulières contre la face interne des travées calcifiées, s'entourent peu à peu de substance osseuse et forment alors une véritable lamelle osseuse ; en dedans d'elle, se forment successivement de nouvelles lamelles jusqu'à ce que la cavité médullaire primitive (qui se rétrécit ainsi graduellement au fur et à mesure que s'accroît le nombre des lamelles) soit à peu près comblée et ne soit plus représentée que par un canal extrêmement étroit où chemine un vaisseau capillaire.

Ces lamelles osseuses, concentriques et régulièrement emboîtées les unes dans les autres, constituent dans leur ensemble de véritables systèmes de Havers et, comme on le voit, le développement des systèmes haversiens sous-périostiques présente la plus grande analogie avec celui des systèmes haversiens de l'ossification enchondrale. Ici encore les ostéoblastes sont les agents essentiels de l'ostéogénèse et ils produisent le tissu osseux suivant un processus qui est exactement le même. Nous avons même, pour compléter l'analogie, de véritables travées directrices (fig. 31,6), avec cette variante toutefois qu'elles sont constituées ici par des faisceaux conjonctifs calcifiés, tandis que, dans l'ossification enchondrale, elles sont représentées par la substance fondamentale du cartilage hyalin également calcifiée.

Nous ferons remarquer, en terminant, que les faisceaux conjonctifs calcifiés de l'ossification périostique ne sont nullement détruits par le processus ossificateur et que ces faisceaux, une fois englobés dans le tissu osseux, constituent les fibres de Sharpey (p. 19).

3° Ossification endo-conjonctive. — La production de tissu osseux au sein d'une formation conjonctive, que l'on observe dans certains os du crâne et de la face (nous y reviendrons plus loin), rappelle assez exactement celle qui a pour siège la couche ostéogène du périoste. Au point où devra apparaître le point d'ossification et dans l'intervalle des faisceaux conjonctifs, s'amassent des cellules jeunes qui, ici comme dans le périoste, proviennent par voie de prolifération des cellules fixes du tissu conjoncif et ont la même signification que les cellules de la moelle embryonnaire. Bientôt après, les travées conjonctives qui circonscrivent ces cellules se calcifient. Puis, les cellules médullaires, se différenciant en ostéoblastes, se disposent en rangées régulières le long de ces travées et produisent une première lamelle, en dedans de laquelle se déposeront successivement, et toujours par le même processus, des lamelles secondaires. Ici, comme tout à l'heure, les lamelles osseuses, superposées et plus ou moins régulièrement emboîtées, formeront des systèmes de Havers et les faisceaux conjonctifs calcifiés deviendront des fibres de Sharpey.

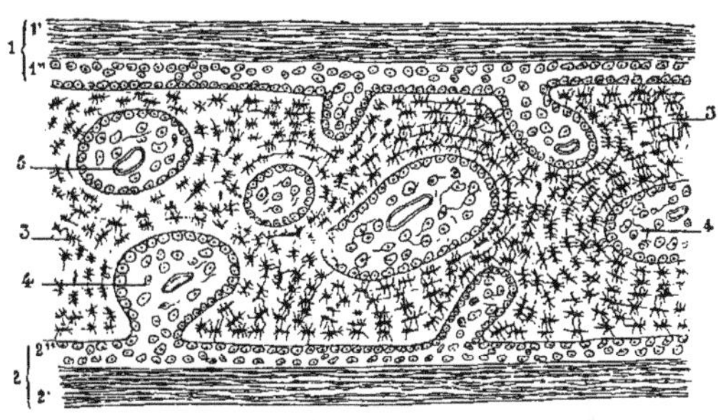

Fig. 32.
Coupe transversale d'un os plat de la voûte du crâne en voie d'ossification (schématique).

1, périoste externe, avec : 1' sa couche fibreuse ; 1'' sa couche ostéogène. — 2, périoste interne avec : 2', sa couche fibreuse ; 2'' sa couche ostéogène. — 3, 3, travées osseuses. — 4, 4, espaces médullaires (futurs canaux de Havers), dont les parois sont revêtues d'ostéoblastes. — 5, vaisseaux.

B. — Ossification spéciale : édification des différentes pièces osseuses

Envisagés au point de vue de leur ossification, les os peuvent être divisés en deux groupes : 1° ceux qui sont précédés d'une ébauche cartilagineuse ; 2° ceux qui sont précédés d'une ébauche non cartilagineuse.

1° Os précédés d'une ébauche cartilagineuse. — Les os qui se développent au sein d'une ébauche cartilagineuse sont de beaucoup les plus nombreux. A ce groupe appartiennent tous les os des membres et tous ceux de la colonne vertébrale, etc. L'ébauche cartilagineuse, qui, malgré ses dimensions fort réduites, a à peu de chose près la même forme que l'os qui en dérive (fig. 33, A), se compose essentiellement d'une masse de cartilage hyalin entourée par une enveloppe conjonctive ou *périchondre* (de περί, *autour*, et χόνδρος, *cartilage*). Cette pièce cartilagineuse s'ossifie à la fois aux dépens de son périchondre et aux dépens de son cartilage, autrement dit par ossification périostique et par ossification enchondrale. Nous allons voir quelle est la part qui revient, dans l'édification de l'os, à chacune de ces deux variétés d'ossification. Dans notre exposé, nous prendrons comme type un os long, le tibia par exemple. Quand l'ossification des os longs nous sera ainsi connue, il nous suffira de quelques mots pour indiquer les particularités que présentent celle des os plats et des os courts.

a. *Formation de la diaphyse, point osseux primitif.* — La première apparition du tissu osseux dans l'ébauche d'un os long se fait au-dessous du périchondre, qui, de ce fait, change de nom et devient périoste. Le périoste élabore dans sa couche profonde, sur un point qui répond à la partie moyenne de la pièce cartilagineuse, une mince couche de tissu osseux, que l'on désigne sous le nom de *croûte osseuse périchondrale* ou simplement d'*os périostique* (fig. 33, B, 1). Cet

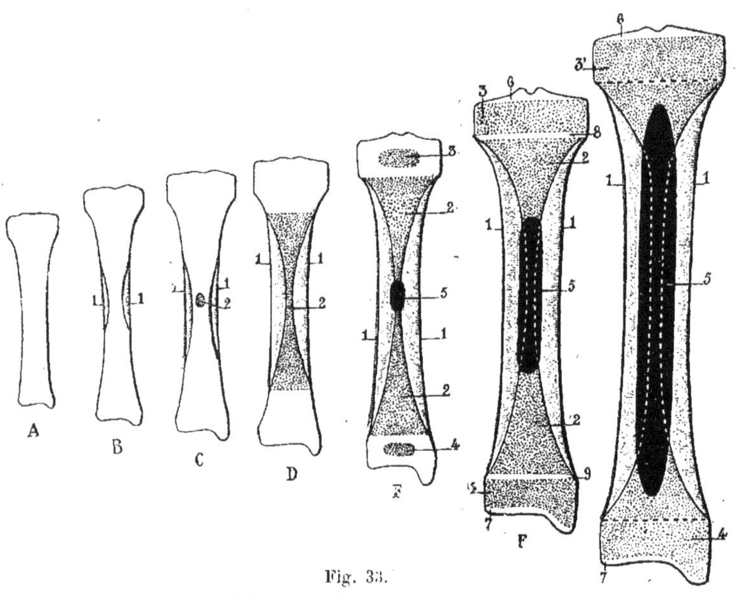

Fig. 33.

Schéma des différents stades de l'édification d'un os long.

A, ébauche cartilagineuse. — B, apparition, tout autour de la partie moyenne de la diaphyse, d'une lamelle osseuse (1, 1) disposée en anneau et provenant de l'ossification périostique (*croûte osseuse périchondrale*). — C, apparition au centre même de la diaphyse, en plein cartilage embryonnaire, du point d'ossification primitif (2), lequel, en se développant, constitue l'*os enchondral*. — D, l'os périostique (1,1) et l'os enchondral (2) se sont développés de façon à occuper presque toute la hauteur de la diaphyse ; l'os enchondral a la forme d'un sablier. — E, l'os périostique (1, 1) et l'os enchondral (2), continuant à se développer, occupent maintenant toute la diaphyse ; aux deux extrémités de l'os se sont développés les deux points d'ossification secondaires ou épiphysaires (3 et 4) ; au centre même de la diaphyse, un travail de résorption a creusé une petite cavité (5), rudiment du canal médullaire. — F, les deux points épiphysaires se sont agrandis dans tous les sens et ont atteint la surface extérieure de l'os ; du cartilage primitif, il ne reste plus maintenant que les cartilages articulaires (6 et 7) et deux lamelles fort minces (8 et 9) qui, à chaque extrémité de la pièce squelettique, unissent l'os épiphysaire à l'os diaphysaire (*cartilage de conjugaison*) ; de son côté, le canal médullaire s'est agrandi à la fois en hauteur et en largeur aux dépens de l'os enchondral et de l'os périostique. — G, par suite des progrès de l'ossification, les cartilages de conjugaison ont disparu et la diaphyse (1, 1) s'est soudée, en haut et en bas, aux deux épiphyses (3' et 4') ; la ligne de soudure est indiquée par une ligne ponctuée ; les cartilages articulaires (6 et 7) persistent ; quant au canal médullaire, il s'est encore agrandi en hauteur et en largeur ; il s'étend maintenant jusqu'aux épiphyses ; on voit très nettement, en examinant comparativement les trois figures E, F, G, que ce canal, qui apparaît primitivement dans l'os enchondral, s'agrandit par érosion successive de cet os enchondral et aussi de l'os périostique dont les anciennes limites, du côté de l'axe de l'os, sont indiquées (sur les figures F et G) par deux lignes ponctuées.

os périostique affecte la forme d'une virole ou d'un manchon, entourant sur tout son pourtour la partie moyenne de la diaphyse de l'os futur.

Au même instant ou peu de temps après, au centre même du cartilage et en regard du manchon périostique, apparaît un point osseux (nous savons comment p. 37), le *point osseux primitif*, lequel aboutira bientôt à la formation d'une deuxième pièce osseuse, celle-ci développée en plein cartilage ; c'est l'*os enchondral* (fig. 33, C, 2). Cet os enchondral, s'accroissant dans tous les sens, se rapproche peu à peu de l'os périostique et finit par l'atteindre. Puis, os périostique et os enchondral, s'allongeant simultanément en haut et en bas, arrivent l'un et l'autre jusqu'au voisinage des épiphyses. A ce stade évolutif (fig. 33, D), l'os périostique (1) est toujours disposé en forme de manchon, mais il est à remarquer qu'il est beaucoup plus épais à sa partie moyenne, là où il prend naissance, qu'à ses deux extrémités : cela tient à ce fait que, le périoste élaborant continuellement du tissu osseux à sa face profonde, ce tissu osseux aura naturellement une épaisseur d'autant plus grande que la partie de l'os où on l'examinera sera de formation plus ancienne. L'os enchondral au contraire (2), large à ses deux extrémités, étroit à sa partie moyenne, ressemble assez bien à un sablier, autrement dit à deux cônes unis par leur sommet. En conséquence la constitution anatomique de la diaphyse, envisagée dans son ensemble, peut être schématisée comme suit (fig. 33, D) : un sablier figurant l'os enchondral, placé debout dans un cylindre fibreux qui représenterait le périoste ; l'espace compris entre les deux répond à l'os périostique (RANVIER). — L'os enchondral et l'os périostique sont primitivement constitués l'un et l'autre par du tissu spongieux et ce n'est que plus tard que ce tissu spongieux sera remplacé par du tissu compacte.

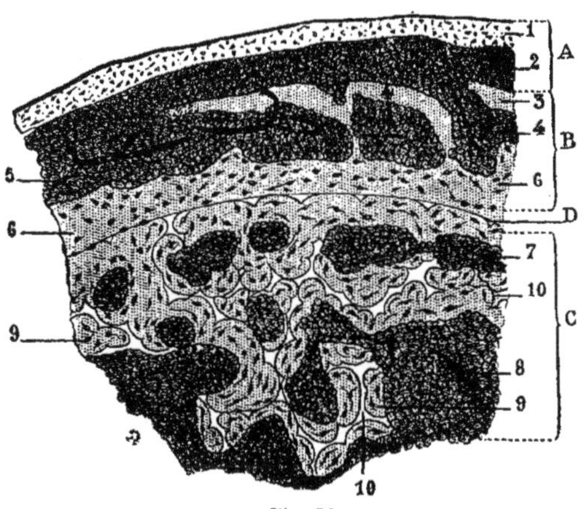

Fig. 34.
Coupe transversale du radius d'un embryon de chien (imité de RANVIER).

A, périoste, avec : 1, sa couche externe ; 2, sa couche interne ou ostéogène (*moelle sous-périostale* de certains auteurs). — B, Formation de l'os périostique, avec : 3, travées osseuses en voie de formation ; 4, cavités médullaires primitives ; 5, vaisseaux ; 6, tissu osseux. — C, Formation de l'os enchondral, avec : 7, cavités médullaires primitives ; 8, vaisseaux ; 9, tissu osseux ; 10, travées directrices. — D, limite respective de l'os périostique (B) et de l'os enchondral (C).

b. *Formation des épiphyses, points osseux secondaires.* — Jusqu'ici, les extrémités ou épiphyses de notre os long sont pour ainsi dire restées indifférentes aux transformations de la diaphyse et ont conservé tous leurs caractères de cartilage hyalin. Au moment de la naissance ou même plus tard, bien longtemps par conséquent après l'apparition, dans la diaphyse, du point osseux primitif (ce point se montre, pour le fémur, vers le commencement du deuxième mois), se développent au centre de chacune des épiphyses deux nouveaux points osseux (fig. 33, E, 3 et 4), que l'on désigne, en raison même de leur apparition tardive, sous le nom de *points osseux secondaires*. On les appelle encore, en raison de leur situation, *points épiphysaires*.

Les points osseux épiphysaires, évoluant exactement comme le point diaphysaire, produisent du tissu osseux qui se substitue peu à peu au cartilage ambiant : c'est l'*os épiphysaire*.

Cet os épiphysaire, s'étendant dans tous les sens, se rapproche à la fois, d'une part de la surface extérieure de la pièce squelettique, d'autre part de l'os diaphysaire. Lorsqu'il est arrivé, par suite de cet accroissement continu, à la partie périphérique de l'os, il a atteint aussi la partie correspondante de l'os diaphysaire. Toutefois, il n'est pas en contact immédiat avec lui : entre l'os épiphysaire et l'os diaphysaire se trouve encore une bande de cartilage qui, à cause même de sa situation (il sert de trait d'union entre les deux pièces osseuses) est appelé *cartilage de conjugaison* ou *cartilage conjugal* (fig. 33, F, 8 et 9).

c. *Cartilage de conjugaison, accroissement de l'os en longueur.* — Le cartilage de conjugaison (fig. 35,1), se trouvant en rapport sur l'une et l'autre de ses faces avec une masse de tissu osseux en voie d'accroissement, est continuellement entamé, d'une part par l'os diaphysaire, qui envahit sa face proximale (par rapport au centre de l'os), d'autre part par l'os épiphysaire, qui envahit de même sa face distale. Et, pourtant, notre cartilage conjugal, malgré cette érosion continue et toujours progressive, ne disparaît pas. C'est que, au fur et à mesure que ses faces sont envahies par le tissu osseux, sa partie moyenne est le siège d'une prolifération active qui compense les pertes faites ; autrement dit, il se développe

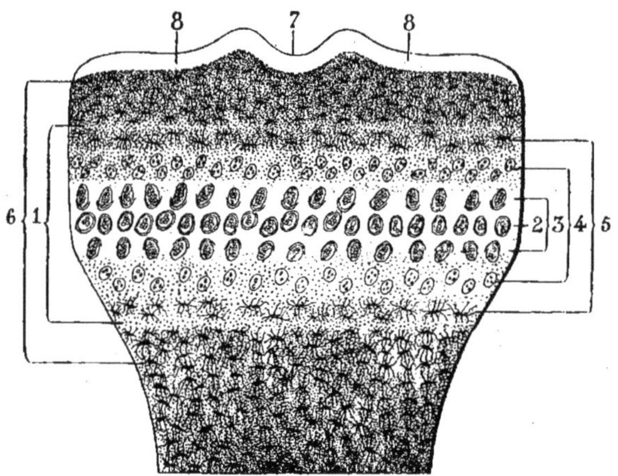

Fig. 35.
Coupe longitudinale d'un os long (tibia), pour montrer le cartilage de conjugaison et les différentes zones qui se répètent sur ses deux faces (schématique).

1, cartilage de conjugaison, avec : 2, cartilage hyalin. — 3, cartilage sérié. — 4, cartilage calcifié. — 5, zone d'ossification. — 6, tissu osseux achevé. — 7, extrémité supérieure de l'os. — 8, cartilage articulaire.

continuellement d'une quantité égale à celle que lui enlève l'ossification, ce qui nous donne l'explication de sa persistance.

L'os diaphysaire s'accroît donc continuellement en longueur aux dépens du cartilage de conjugaison. Les deux épiphyses, elles aussi, augmentent de longueur aux dépens de ce même cartilage de conjugaison. L'os entier totalise naturellement l'allongement individuel de chacun de ses trois segments, et l'on a pu dire avec raison que cet accroissement en longueur d'un os long est la conséquence de l'accroissement continuel de la partie moyenne de ses deux cartilages de conjugaison. Depuis longtemps déjà, la physiologie expérimentale, entre les mains de Duhamel, de Hunter, de Flourens, d'Ollier, a confirmé cette manière de voir. Si, sur un tibia en voie d'accroissement (fig. 36), nous implantons quatre pointes métalliques, une dans chaque épiphyse, les deux autres aux extrémités de la diaphyse, et si quelque temps après nous sacrifions l'animal, nous constatons : 1° que l'os, depuis l'opération, s'est accru en longueur ; 2° que l'intervalle compris entre les deux pointes implantées dans la diaphyse, est resté invariable ; 3° qu'au contraire, la distance qui sépare chacune des deux pointes diaphysaires de la pointe épiphysaire correspondante a sensiblement augmenté. Que conclure de cette expérience, si ce n'est que, dans l'accroissement longitudinal des os longs, cet accroissement se fait non pas dans la diaphyse, mais aux extrémités de celle-ci dans la zone occupée par le cartilage de conjugaison. Du reste, OLLIER nous a donné de ce fait une démonstration directe : en enlevant sur un os long l'un de ses deux cartilages conjugaux, il voit l'accroissement s'arrêter sur l'extrémité correspondante (celle qui n'a plus de cartilage conjugal), tandis que sur l'extrémité opposée (celle qui a encore son cartilage) cet accroissement continue.

La fonction essentiellement active qui est dévolue au cartilage de conjugaison persiste jusqu'au jour où l'os a atteint les dimensions qu'il doit avoir. A ce moment, le cartilage conjugal cesse de se développer à sa partie moyenne et, comme il n'en est pas moins continuellement envahi, sur l'une et l'autre de ses faces, par les deux os diaphysaire et épiphysaire, il finit par disparaître. Les deux pièces osseuses sont alors en contact immédiat et se soudent réciproquement l'une à l'autre (fig. 33, G). Ce fait de la réunion de l'os épiphysaire avec l'extrémité correspondante de la diaphyse est connu, en ostéogénie, sous le nom de ***soudure des épiphyses***. La soudure des épiphyses, qui se produit chez l'homme entre seize à vingt-cinq ans, marque pour l'os long le terme de son développement. Il ne présentera plus désormais aucune sorte d'allongement.

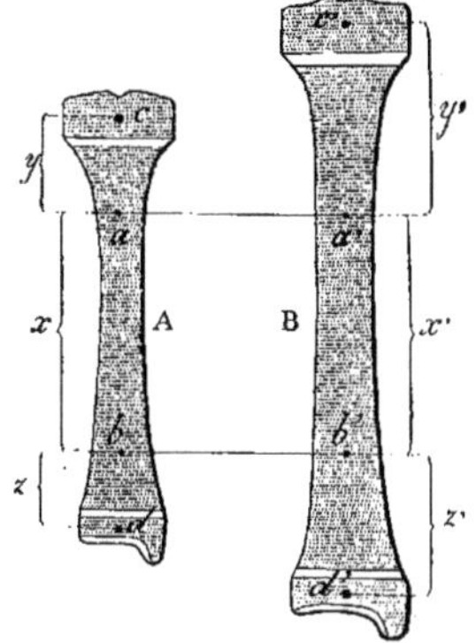

Fig. 36.
Schéma montrant le mode d'accroissement de l'os en longueur.

A et B, tibias à des âges différents. — Sur le tibia A on a enfoncé quatre pointes, deux (a et b) aux extrémités de la diaphyse, les deux autres c et d, au niveau des épiphyses. Les accolades x, y, z mesurent les distances respectives des pointes correspondantes. — Sur la figure B, représentant le même tibia à un âge plus avancé, on constate que l'os a augmenté en longueur, mais on constate aussi que, tandis que la distance x (devenue x') est restée stationnaire, les deux distances y et z (devenues y' et z'), ont augmenté. L'accroissement en longueur de l'os se fait donc, non pas dans la diaphyse, mais aux extrémités de celle-ci, dans la zone occupée par le cartilage de conjugaison.

La soudure des épiphyses une fois effectuée, il ne reste plus de l'ébauche cartilagineuse que deux minces lamelles qui s'étalent, l'une sur l'extrémité proximale, l'autre sur l'extrémité distale de l'os. Ce cartilage persistant a reçu le nom de ***cartilage articulaire*** : il répond, en effet, exactement aux articulations de l'os avec les os voisins.

d. *Accroissement de l'os en épaisseur, formation du système fondamental externe.* — Pendant que l'os s'accroît en longueur, il s'accroît aussi en épaisseur. Cet accroissement en épaisseur est dû à ce fait que le périoste, toujours en activité, produit continuellement à sa face profonde de nouvelles couches de tissu osseux qui, en s'ajoutant aux couches précédemment formées, augmentent d'autant le diamètre transversal de l'os. L'accroissement en épaisseur est donc d'origine périostique, tandis que l'accroissement en longueur se rattache à l'ossification enchondrale. Quand l'os est près d'arriver à son complet développement, l'activité formative du périoste, comme celle du cartilage de conjugaison, s'atténue. La couche ostéogène, constituée jusqu'ici par des amas de cellules médullaires plus ou moins tassées dans les aréoles du tissu conjonctif, perd peu à peu ses éléments cellulaires. Elle ne nous présentera plus bientôt qu'une seule couche de cellules disposées régulièrement entre le périoste et l'os. Comme conséquence de ces modifications survenues dans la structure de sa couche profonde, le périoste n'élaborera plus désormais de tissu spongieux ; il formera des lamelles de tissu compacte qui, disposées circulairement tout autour de l'os, envelopperont ce dernier comme dans un manchon. Ces lamelles de tissu compacte (fig. 7, 7), dernières productions du périoste, sont plus ou moins nombreuses, mais elles sont toujours régulièrement emboîtées les unes dans les autres et ce sont elles, il est à peine besoin de le faire remarquer, qui constitue le *système fondamental externe* de l'os achevé. Il convient d'ajouter que ce système lamellaire d'origine périostique se produit au niveau des épiphyses tout aussi bien qu'au niveau de la diaphyse. Nous indiquerons tout à l'heure comment se forme le système fondamental interne ou périmédullaire.

Nous venons de voir que l'accroissement des os longs est le résultat de l'apposition incessante de nouvelles couches osseuses aux couches déjà formées, soit sur les deux faces du cartilage conjugal (ce qui nous explique l'allongement de l'os), soit au-dessous du périoste (ce qui nous explique son accroissement en épaisseur. Outre ce mode d'accroissement dit *par apposition*, certains auteurs, notamment H. Mayer, J. Wolff, C. Ruge, ont encore admis un *accroissement interstitiel*, c'est-à-dire un accroissement de l'os par augmentation volumétrique de ses lamelles. En faveur de l'accroissement interstitiel, Ruge a fait valoir cet argument que la distance moyenne qui sépare les ostéoplastes va en augmentant au fur et à mesure que le sujet avance en âge : si cette distance augmente, c'est que la substance fondamentale du tissu osseux qui la comble augmente dans les mêmes proportions, et c'est justement là l'accroissement interstitiel. Mais le fait énoncé par Ruge n'est qu'en partie exact et, de ce fait, les conclusions qu'il en tire sont passibles d'objections sérieuses : si, comme distance séparant les ostéoblastes, nous prenons la ligne droite qui va du bord de l'un au bord correspondant de l'autre, cette distance augmente avec l'âge, cela est parfaitement exact ; d'autre part, si on mesure cette distance, non plus de bord à bord, mais de centre à centre, on constate qu'elle reste invariable. Les ostéoplastes ne s'écartent donc pas les uns des autres au cours du développement ; mais, tout en restant à la même place, ils diminuent de volume, et voici comment. Les cellules osseuses qui, comme on le sait, remplissent entièrement les ostéoplastes, continuent à élaborer tout autour d'elles de nouvelles couches de substance fondamentale, lesquelles, en s'appliquant contre les parois des ostéoplastes, diminuent d'autant la capacité de ces derniers, mais accroissent d'autant la masse de substance fondamentale qui les sépare. Cette substance osseuse fondamentale, envisagée dans une lamelle quelconque, s'accroît donc progressivement, mais elle ne s'accroît qu'au pourtour des ostéoplastes et aux dépens de ces ostéoplastes : ce qu'elle gagne en volume, les ostéoplastes le perdent ; au total, le volume de la lamelle elle-même ne varie pas.

c. *Remaniement intérieur de l'os, formation du canal médullaire et du système fondamental interne.* — L'os primordial, abstraction faite du système fondamental externe, qui ne se forme qu'en dernier lieu, ne renferme que du tissu

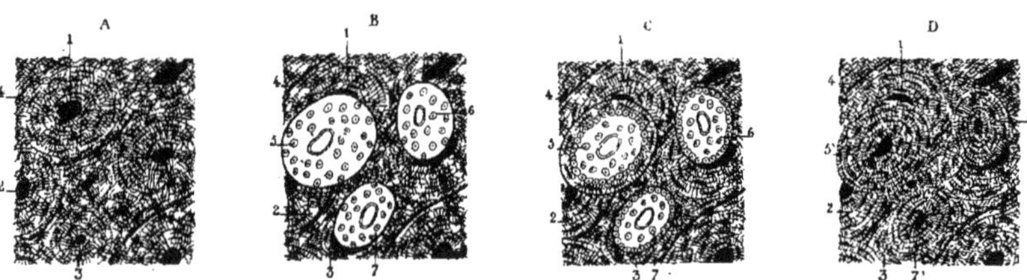

Fig. 37.

Schémas montrant les remaniements dont le tissu osseux est le siège au cours de son développement.

A, coupe transversale d'un os formé par du tissu compacte : 1, 2, 3, systèmes haversiens primitifs ; 4, 4, fibres de Sharpey, avec lamelles d'origine périostique. — B, la même : un travail de résorption a creusé au milieu des systèmes haversiens primitifs trois cavités 5, 6, 7, remplies par de la moelle embryonnaire. — C, la même : dans les trois cavités médullaires 5, 6, 7, des ostéoblastes se disposent en rangée le long des parois pour former une première lamelle osseuse : cette première lamelle est entièrement formée dans la cavité médullaire 5, et, dans cette même cavité une nouvelle rangée d'ostéoblastes se disposent à former une deuxième lamelle. — D, la même : les trois cavités médullaires sont maintenant comblées par des lamelles tubuleuses, régulièrement emboîtées les unes dans les autres, dont l'ensemble constitue trois systèmes haversiens secondaires (5', 6' et 7') ; de ce fait, les trois systèmes haversiens primitifs marqués 1, 2, 3 sont descendus au rang de simples systèmes intermédiaires. L'examen de cette préparation nous apprend encore qu'il existe, dans l'os achevé, deux ordres de lamelles intermédiaires, les unes provenant de l'ossification périostique, les autres provenant de l'ossification enchondrale : les premières (4, 4) renferment des fibres de Sharpey ; les secondes (1, 2, 3) en sont dépourvues.

spongieux, lequel, sans solution de continuité aucune, remplit tout l'espace circonscrit par le périoste. Et pourtant, si nous examinons l'os complètement achevé (fig. 1,3), nous constatons que sa diaphyse est tout entière constituée par du tissu compacte et, d'autre part, nous présente à sa partie centrale et dans la plus grande partie de sa hauteur une large cavité appelée *cavité médullaire*.

Cette double disposition, que ne présente pas l'os fœtal et qui caractérise l'os adulte est le résultat de remaniements successifs que subit la pièce squelettique au cours de son développement.

La formation du tissu compacte tout d'abord provient de ce fait que des systèmes de Havers se forment peu à peu dans les alvéoles du tissu spongieux et les comblent presque entièrement par l'apposition successive de leurs lamelles concentriques. Mais ces systèmes de Havers (*systèmes primordiaux*), quoique régulièrement édifiés, ne sont pas toujours définitifs. Un certain nombre d'entre eux, par un processus qui n'est pas encore bien connu, sont détruits ou résorbés, en totalité ou en partie, laissant à leur lieu et place des espaces plus ou moins étendus et remplis de moelle fœtale (fig. 37, B). Puis, contre les parois de ces espaces se déposent successivement de nouvelles lamelles osseuses qui, comme précédemment, s'emboîtent les unes dans les autres et forment ainsi des *systèmes de Havers de seconde génération* (fig. 37, C et D). Ces nouveaux systèmes haversiens peuvent, à leur tour, être détruits en totalité ou en partie et être remplacés par d'autres, *de troisième* ou *de quatrième génération*, lesquels cette fois seront définitifs.

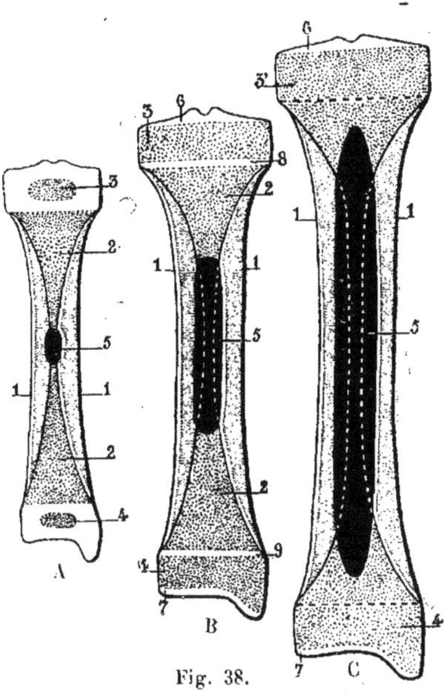

Fig. 38.

Développement du canal médullaire des os longs (schématique).

En A, apparition, au centre de la diaphyse, d'une petite cavité, rudiment du canal médullaire. — En B, ce canal s'est agrandi à la fois en longueur et en largeur. — En C, il s'est encore agrandi et s'étend maintenant jusqu'aux épiphyses.

(Pour les autres détails, se reporter à la légende de la figure 33, p. 46.)

Les *systèmes haversiens définitifs* (ceux que l'on rencontre chez l'adulte), présentent entre eux les mêmes rapports que ceux qu'ils remplacent : en contact immédiat sur certains points, ils sont séparés, sur d'autres, par des espaces triangulaires ou polygonaux que comblent les lamelles des systèmes intermédiaires (p. 18). Or, nous voyons tout de suite combien sont morphologiquement différentes ces lamelles intermédiaires : les unes sont les restes de l'os primordial, je veux dire de l'os non remanié, lequel os (si nous l'examinons sur une coupe pratiquée au niveau de la diaphyse) pourra provenir soit du cartilage, soit du périoste ; les autres sont des vestiges de systèmes haversiens partiellement détruits par la résorption. Il est à peine besoin de faire remarquer que les lamelles intermédiaires provenant de l'ossification périostique renfermeront des fibres de Sharpey, tandis que celles qui se rattachent génétiquement aux systèmes haversiens d'origine enchondrale ne présenteront aucune trace de ces fibres.

Le mode de formation du canal central, destiné à la moelle, est encore le résultat d'une résorption du tissu osseux déjà formé, mais s'exerçant cette fois sur un champ beaucoup plus étendu. Cette résorption s'attaque aux travées du tissu spongieux qui occupe la partie moyenne de la diaphyse et, en les détruisant, creuse au centre de l'os une vaste cavité que remplit la moelle osseuse : dans le sens de la longueur, le processus destructeur s'étend peu à peu jusqu'aux épiphyses ; dans le sens de la largeur, il fait disparaître tout d'abord (fig. 38) l'os enchondral, puis il s'attaque à l'os périostique qu'il érode d'une quantité plus ou moins grande. Lorsque le creusement du canal médullaire est terminé (ce qui arrive en général quand l'os cesse de s'accroître), les ostéoblastes de la moelle déposent successivement contre les parois de ce canal une série plus ou moins considérable de lamelles circulaires et régulièrement emboîtées les unes dans les autres : ces lamelles, dans leur ensemble, constituent le ***système fondamental interne*** (fig. 7,6).

Ainsi remanié, l'os, avec sa diaphyse en tissu compacte, ses épiphyses en tissu spongieux, son canal médullaire central, ses parties articulaires encore revêtues de cartilage hyalin (que l'ossification a jusqu'ici respecté et respectera toujours, voy. ARTHROLOGIE) est l'***os achevé***, l'***os de l'adulte***, celui que nous prendrons comme type dans nos descriptions.

Comme on le voit, les os longs, depuis le début de leur ossification jusqu'à leur complet développement, sont l'objet de remaniements à peu près incessants : ce sont des résorptions plus ou moins étendues, suivies ou non d'édifications nouvelles, ayant toujours pour résultat, sinon pour but, de donner à chaque pièce squelettique la forme et les dimensions qui les caractérisent chez l'adulte (*résorption modelante* de HUNTER). On n'est pas encore nettement fixé sur la nature intime de cette résorption modelante, je veux dire sur le mécanisme suivant lequel s'effectue la destruction, partielle ou totale, de parties osseuses déjà formées. L'opinion la plus accréditée est qu'elle a pour agents ces grosses cellules de la moelle que ROBIN a appelées *myéloplaxes* (p. 26) et auxquelles KÖLLIKER a donné le nom, très significatif du reste, d'*ostéoclastes* ou *ostoclastes* (de ὀστεόν, *os* et χλάειν, *briser*).

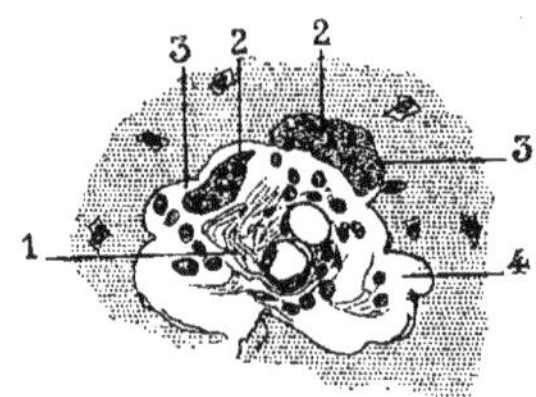

Fig. 38 *bis*.

Ostéoclastes et lacunes de Howship vues sur une coupe transversale d'humérus de chat (d'après STÖHR).

1, un canal de Havers renfermant deux vaisseaux et des cellules de la moelle osseuse. — 2, 2, deux ostéoclastes, érodant l'os. — 3, 3, lacunes de Howship occupées par leurs ostéoclastes. — 4, une lacune vide.

Les ostéoclastes (fig. 38 *bis*,2) se voient constamment, en effet, à la surface des lamelles osseuses en voie de résorption et ils y sont d'autant plus nombreux que la résorption est plus intense. D'ordinaire, ils se trouvent logés dans des espèces de fossettes, arrondies ou à contours irréguliers, paraissant comme taillées à l'emporte-pièce : ce sont les *lacunes de Howship* (fig. 38 *bis*,3). Ces lacunes, sous l'action érodante des ostéoclastes, se creusent de plus en plus, se rapprochent graduellement des lacunes voisines, les atteignent et, finalement, s'unissent à elles : une lacune relativement considérable est alors formée, résultant de la fusion d'un certain nombre de lacunes plus petites et primitivement isolées. Ainsi s'expliquent, par une destruction systématique et continue de la substance osseuse, toutes les cavités, grandes ou petites, que produit dans la pièce squelettique en voie de développement la résorption modelante de HUNTER.

Quant au mode d'action des ostéoclastes, les avis sont encore partagés. Pour les uns, leur action serait purement mécanique. Pour d'autres, et c'est là l'opinion qui me paraît la plus rationnelle, ils agiraient chimiquement en dissolvant la substance osseuse, qui serait ensuite résorbée par les vaisseaux.

f. *Particularités de développement des os plats et des os courts.* — Dans les os courts, ainsi que dans les os plats précédés d'une ébauche cartilagineuse (tels que l'omoplate et l'os coxal), l'ossification n'est jamais périostique au début, comme cela se voit pour la diaphyse des os longs. Le point osseux primitif apparaît au centre même de l'ébauche cartilagineuse et, de là, s'étend en rayonnant vers la périphérie. L'accroissement de la pièce osseuse s'explique ici, comme pour les os longs, par le développement incessant du cartilage, qui gagne dans sa partie périphérique ce qu'il perd dans sa partie centrale du fait de l'envahissement du tissu osseux. Finalement, quand l'os a atteint ses dimensions normales, je veux dire celles qu'il doit avoir chez l'adulte, le cartilage cesse de s'étendre et le périoste intervient alors pour déposer à sa périphérie une mince coque de tissu compacte. L'os est alors achevé. Comme on le voit, l'édification des os courts et des os plats rappelle exactement, dans ce qu'elle a d'essentiel, celle des épiphyses des os longs. Ici encore une mince couche du cartilage primitif persiste au niveau des surfaces articulaires, cartilage hyalin sur certaines articulations, fibro-cartilage sur d'autres.

2° Os précédés d'une ébauche non cartilagineuse. — Les pièces squelettiques qui ne sont pas précédées de cartilage se rencontrent à l'extrémité céphalique du corps. Ce sont : 1° au crâne, le frontal, le pariétal, l'écaille temporale, la moitié supérieure de l'écaille occipitale ; 2° à la face, les os propres du nez, les unguis, les os malaires, les maxillaires supérieurs, le vomer, les palatins, l'aile interne de l'apophyse ptérygoïde. Tous ces os se développent aux dépens d'une membrane conjonctive (*os de membrane*) qui, elle-même, dérive du mésenchyme embryonnaire. Nous avons déjà vu plus haut (p. 45) par quel processus se forme le tissu osseux dans cette ébauche conjonctive : les faisceaux conjonctifs diversement entrecroisés se calcifient (ce sont eux qui constitueront les fibres de Sharpey, si abondantes dans les os de la voûte du crâne) ; puis, le long de ces faisceaux calcifiés, jouant ici le rôle de véritables travées directrices, se disposent des rangées d'ostéoblastes, lesquels élaborent autour d'eux de la substance osseuse. Le réseau simplement calcifié de tout à l'heure est maintenant remplacé par un véritable réseau de tissu osseux, dont les alvéoles, arrondis ou allongés, mais toujours fort irréguliers dans leur forme et dans leurs dimensions, sont comblés par de la moelle formative.

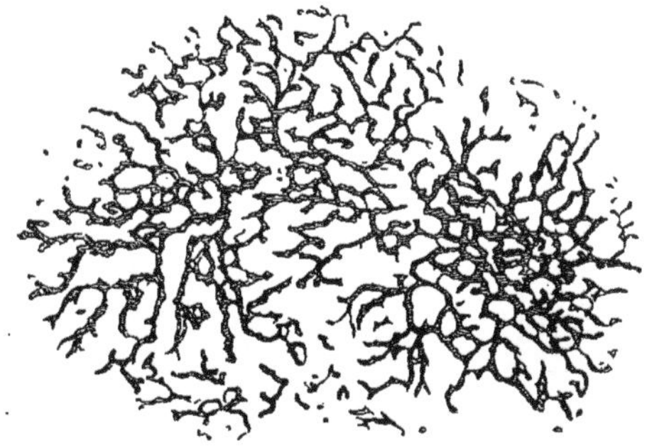

Fig. 39.
Pariétal d'un fœtus âgé de quatorze semaines, pour montrer le réseau formé par des trabécules osseuses (d'après Kölliker).

Cette production de tissu osseux débute généralement à la partie centrale de l'ébauche. De là, elle s'étend en rayonnant vers les bords sous forme d'aiguilles osseuses, qui, s'allongeant sans cesse, agrandissent d'autant l'étendue en surface de la plaque osseuse primitive.

Mais l'os ne s'accroît pas seulement en longueur et en largeur. Il s'accroît aussi en épaisseur et voici comment : la lame conjonctive qui le revêt en dehors et la lame conjonctive qui le revêt en dedans se différencient en périoste et déposent l'une et l'autre à leur face profonde, entre elles et l'os primitivement formé, une couche plus ou moins importante, mais continue, d'os périostique (fig. 32). C'est à ce double dépôt osseux, dépôt interne et dépôt externe, qu'est dû l'accroissement en épaisseur de l'os.

Les os de membrane, tant dans leurs couches périphériques que dans leur couche moyenne, sont primitivement constitués par du tissu spongieux. Ce tissu spongieux est soumis plus tard à des remaniements nombreux, qui auront pour résultat de donner à la pièce osseuse la structure toute spéciale qui la caractérise chez l'adulte. Dans la partie moyenne de l'os, la résorption de certaines travées osseuses crée ces cavités de grandeurs si variables qui constituent le *diploé*. Dans les couches périphériques, au contraire, les ostéoblastes déposent contre la paroi des alvéoles des séries de lamelles concentriques qui constituent des systèmes de Havers. Grâce à ces productions osseuses nouvelles, les deux couches périphériques de l'os, l'externe et l'interne, se transforment en tissu compacte et ce sont elles qui, dans l'os achevé, prennent le nom de *table externe* et de *table interne*.

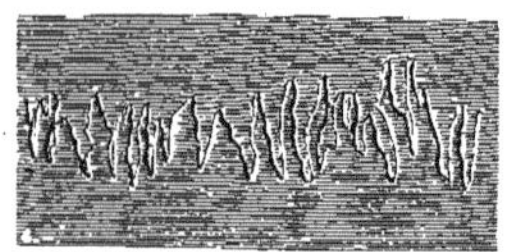

Fig. 40.
Exemple de suture dentée.

Nous ajouterons que les aiguilles osseuses, dont il a été question plus haut et qui sont si nettes sur le pariétal, une fois arrivées à la limite de l'os, entrent en contact avec les aiguilles similaires des os voisins. Les aiguilles de l'un et les aiguilles de l'autre, se développant en sens inverse, se pénètrent réciproquement et, finalement, forment ces bords si irréguliers et si typiques (fig. 40) qui caractérisent les articulations dites *sutures dentées*.

C. — Lois de l'ossification

Les différents segments du squelette s'ossifient suivant des modalités fort diverses. Ces modalités varient pour ainsi dire avec chacun d'eux et, de ce fait, se prêtent mal à des formules générales.

Fig. 41.
Ossification du tibia (*schématique*).

1, point primitif pour le corps — 2, point complémentaire pour l'extrémité supérieure. — 3, point épiphysaire inférieur. — 4, point complémentaire pour la tubérosité antérieure. — 5, ligne de soudure pour l'épiphyse supérieure. — 6, ligne de soudure pour l'épiphyse inférieure.

1° Os se développant par un seul point d'ossification. — Tout d'abord certains os se développent par un seul point d'ossification, qui apparaît à son centre et qui, de là, rayonne vers la périphérie. De ce nombre sont les sésamoïdes et la plupart des os courts qui constituent le carpe et le tarse. De ce nombre encore sont, parmi les os plats, les deux pariétaux.

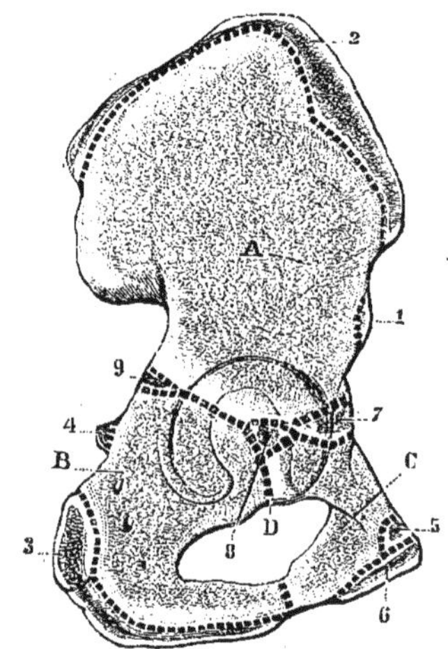

Fig. 41 *bis*.
Ossification de l'os coxal (*schématique*).

A, B, C, parties formées par les points primitifs. — D, étoile cotyloïdienne.

1, point pour l'épine iliaque antéro-inférieure. — 2, point pour la crête iliaque. — 3, point pour la tubérosité ischiatique. — 4, point pour l'épine sciatique. — 5, point pour l'épine du pubis. — 6, point pour l'angle du pubis. — 7, os cotyloïdien ou acétabulaire. — 8, point central. — 9, point postérieur.

2° Os se développant par des points d'ossification multiples. — D'autres, et c'est le plus grand nombre, se développent par des points d'ossification multiples et, dans ce cas, il est rare que, pour une pièce osseuse déterminée, tous les points osseux aient la même valeur. A ce sujet, il y a lieu de distinguer deux ordres de points osseux : les uns ont pour caractères d'apparaître de bonne heure, de se montrer au centre de l'os et de former la plus grande partie de celui-ci, ce sont les *points primitifs* ou *points principaux*;

les autres apparaissent plus tard, se montrant, non pas au centre comme les précédents, mais à la périphérie, sur les bords pour les os plats, sur les extrémités pour les os longs, ce sont les *points secondaires* ou *complémentaires* (fig. 41, 2 et 3). Sur les os longs qui, comme nous l'avons vu, se composent d'un corps ou diaphyse et de deux extrémités ou épiphyses, les points osseux primitifs et secondaires sont encore désignés sous les noms, très significatifs du reste, de *points diaphysaires* et *points épiphysaires*.

Considérés dans leur évolution respective sur un même os, les points principaux et complémentaires aux dépens desquels se développe cet os, rayonnent dans tous les sens et envahissent peu à peu la substance de l'os primitif. Ils se rapprochent ainsi les uns des autres, arrivent au contact et finalement, comme nous l'avons vu, se soudent entre eux pour ne plus former alors qu'une seule pièce osseuse : c'est l'os arrivé à son complet développement, l'os de l'adulte.

3° Lois de Serres. — Dans un travail déjà ancien, puisqu'il date de 1819, Serres a cru pouvoir dégager de l'étude analytique de l'ostéogénie les trois lois suivantes, qu'il désigne sous les noms de loi de symétrie, loi des éminences et loi des cavités.

D'après la *loi de symétrie*, tout os médian est primitivement double, c'est-à-dire composé de deux moitiés latérales qui se rapprochent peu à peu au cours du développement et finissent par se confondre sur la ligne médiane. Cela est vrai pour le frontal, pour le maxillaire inférieur, pour le sphénoïde, pour l'ethmoïde et d'autres encore. Mais la colonne vertébrale, pour sa partie antérieure tout au moins, fait exception à cette règle. Nous verrons plus tard, en effet, que les corps vertébraux ne possèdent chacun qu'un seul point primitif, placé à son centre et sur la ligne médiane.

D'après la *loi des éminences*, toute saillie osseuse se développerait aux dépens d'un point d'ossification particulier. C'est ainsi que nous verrons des points d'ossification spéciaux former le grand et le petit trochanter, le trochin et le trochiter, l'acromion, l'apophyse coracoïde, etc. Des faits nombreux paraissent donc confirmer cette deuxième loi. Mais, comme la première, elle présente aussi de nombreuses exceptions et, pour n'en citer que quelques-unes, nous rappellerons l'apophyse mastoïde, l'apophyse coronoïde du cubitus, la protubérance occipitale externe, les apophyses zygomatiques, les apophyses articulaires des vertèbres qui, malgré leurs grandes dimensions, ne sont jamais, quel que soit le stade évolutif auquel on les considère, que de simples dépendances de la pièce squelettique qui les supporte.

D'après la *loi des cavités*, toute cavité serait formée par la réunion de plusieurs pièces osseuses, deux au moins. Il en serait de même des trous : chacun d'eux résulterait de la conjugaison de deux ou plusieurs os. Ici encore des faits fort nombreux déposent en faveur de cette loi : tels sont la cavité glénoïde, la cavité cotyloïde, la fosse ptérygoïde, le trou vertébral, le trou occipital, le trou optique, etc., à la constitution desquels concourent toujours des pièces multiples. Mais nous avons aussi, comme précédemment, à enregistrer quelques exceptions : le canal dentaire inférieur et le conduit auditif interne, pour n'en citer que deux, se trouvent creusés dans une seule et même pièce osseuse et il en est de même de tous les conduits nourriciers.

Les formules ostéogéniques énoncées par Serres nous présentent, comme on le voit, avec de nombreux faits confirmatifs, un grand nombre de faits contradictoires et, par conséquent, n'ont pas ce caractère de généralité qui fait les lois en sciences naturelles.

4° Quelques formules générales relatives au mode d'évolution des points épiphysaires des os longs. — En ce qui concerne le mode d'ossification spécial qui préside à la formation de chaque os, nous ne saurions formuler ici aucune règle générale, tant l'ossification est différente, non seulement pour chacun des trois groupes (os longs, os plats et os courts), mais, dans chaque groupe, pour chaque pièce osseuse. Nous traiterons cette question isolément dans les chapitres qui suivent. A propos de chaque os, nous résumerons en petit texte, sous la rubrique *développement*, tout ce qui a trait à son ossification. Autrement dit, nous indiquerons brièvement le nombre des points osseux, primitifs ou complémentaires, aux dépens desquels il se développe, le siège et l'ordre d'apparition de ces points osseux, leur mode d'évolution réciproque et enfin l'époque à laquelle s'effectue leur soudure. Nous nous contenterons ici de rappeler quelques formules générales relatives au mode d'évolution des points épiphysaires des os longs :

a. *Formule de Bérard.* — C'est d'abord la formule énoncée par Bérard au sujet de la soudure des points épiphysaires dans les os des membres. Elle peut se résumer comme suit : *dans les os diépiphysaires, celle des deux épiphyses vers laquelle se dirige le conduit nourricier de l'os est justement celle qui se soude la première.* Cette formule est exacte. Ainsi, pour le membre supérieur, où les conduits nourriciers de l'humérus, du radius et du cubitus se dirigent vers le coude, c'est, pour chacun de ces trois os, l'épiphyse qui avoisine le coude qui se soude la première à la diaphyse. De même, pour le membre inférieur, où les conduits nourriciers du fémur, du tibia et du péroné fuient le genou, c'est l'extrémité supérieure du fémur et l'extrémité inférieure du tibia et du péroné qui, les premières, se soudent à la diaphyse. Bérard a encore établi que, *pour les os monoépiphysaires, l'extrémité vers laquelle se dirige le conduit nourricier est justement celle qui se développe aux dépens du point d'ossification du corps sans apparition de point complémentaire.* Cette formule est parfaitement applicable aux métacarpiens, aux métatarsiens, aux phalanges et même à la clavicule.

b. *Formule de Sappey.* — La formule précitée de Bérard au sujet de l'ordre de soudure des épiphyses dans les os longs diépiphysaires ne s'applique malheureusement pas à l'ordre d'apparition des points osseux dans les épiphyses. Sur ce point, Sappey a cru pouvoir admettre comme formule générale que *les points épiphysaires sont d'autant plus précoces qu'ils sont destinés à acquérir un volume plus considérable;* en d'autres termes, que dans les os qui ont deux épiphyses celle-là s'ossifie la première qui est la plus volumineuse. Une pareille formule est assez exacte pour les os longs des membres. Mais elle présente au moins une exception : l'extrémité supérieure du cubitus, en effet, quoique étant beaucoup plus volumineuse que l'extrémité inférieure, ne commence à s'ossifier que quelque temps après cette dernière.

c. *Formule de Picqué.* — Picqué, en 1892, a fait remarquer que *dans les os longs monoépiphysaires le point d'ossification complémentaire apparaît sur celle des deux extrémités qui est la plus mobile.* A l'appui de cette assertion, il rappelle le mode d'ossification des côtes, de la clavicule, des phalanges, du premier métacarpien et du premier métatarsien. Tous ces os, en effet, n'ont qu'un seul point épiphysaire, et ce point correspond, comme nous le verrons plus tard, à l'extrémité interne des côtes, à l'extrémité interne de la clavicule, à l'extrémité supérieure des phalanges, à l'extrémité supérieure du premier métacarpien et du premier métatarsien, extrémités qui, pour chacun de ces os, sont plus mobiles que les extrémités opposées.

d. *Formule d'A. Julien.* — La même année, ALEXIS JULIEN, considérant lui aussi le côté fonctionnel des extrémités articulaires des os longs, nous a donné, quant à l'ordre d'apparition des points épiphysaires, une formule beaucoup plus générale que celle énoncée par PICQUÉ et que je résume dans la proposition suivante : *dans les os longs, le premier point épiphysaire pour les os qui en ont deux, le point épiphysaire pour les os qui n'en ont qu'un, apparaît toujours sur celle des deux extrémités qui est la plus importante au point de vue fonctionnel.* Cette formule est exacte pour tous les os longs du corps humain. Reste à savoir si, chez les animaux où la valeur fonctionnelle des membres est parfois si différente de celle que nous observons chez l'homme, l'ordre d'apparition des points épiphysaires subit, dans tel ou tel cas déterminé, les modifications qu'exigerait la loi précitée.

§ VIII. — DIVISION DU SQUELETTE

Considérant maintenant le squelette à un point de vue purement descriptif, nous le diviserons en quatre parties, que nous étudierons dans l'ordre suivant :

1° La *colonne vertébrale ;*
2° Le *thorax ;*
3° La *tête ;*
4° Les *membres.*

A consulter au sujet de l'anatomie générale de l'os, parmi les travaux récents : MALASSEZ, *Sur l'origine et la formation des globules rouges dans la moelle des os*, Arch. de Physiol., 1882 ; — POMMER, *Ueber die Ostoklastentheorie*, Virchow's, Arch., 1883 ; — WOLFF, *Ueber das Wachsthum des Unterkiefers, u. Beitr. zu d. experim. Untersuch. über das Knochenwachstum*, Arch. f. Anat., 1884 ; — LILIENBERG, *Beiträge zur Histol. des Knochengewebes*, Mém. de l'Acad. des Sc. de Saint-Pétersbourg, 1885 ; — EGGER, *Experimentelle Beiträge zur Lehre von interstitiellen Knochenwachsthum*, Virchow's Arch., 1885 ; — EBNER, *Sind die Fibrillen der Knochengewebes verkalkt oder nicht*, Arch. g. mikr. Anat., 1887 ; — TAFANI, *Le tissu des os, ses fibres perforantes de Sharpey*, Arch. ital. de Biologie, 1887 ; — DENYS, *Sur la structure de la moelle des os et la genèse du sang chez les oiseaux*, La Cellule, 1888 ; — SCHAFFER, *Die Verknöcherung des Unterkiefers u. die Metaplasifrage*, Arch. f. mikr. Anat., 1888 ; — KÖLLIKER, *Der feinere Bau des Knochengewebes*, Zeitsch. f. wiss. Zool., 1886 et 1887 ; — LESER, *Ueber histolog. Vorgänge an der Ossifications Grenze mit besonderer Berücksichtigung des Verhaltens der Knorpelzellen*, Arch. f. mikr. Anat., 1888 ; — RETZIUS, *Zur Kenntniss der endochondralen Vernöcherung*, Verh. d. biol. Vereins in Stockholm, 1888-89 ; — DEMARBAIX, *Division et dégénérescence des cellules géantes de la moelle*, La Cellule, 1889 ; — PETRONI, *Istologia della polpa del midollo osseo rosso*, Anat. Anz., 1889 ; — VAN DER STRICHT, *Recherches sur la structure fondamentale du tissu osseux*, Arch. de Biologie, 1889 ; — ZACHARIADES, *Recherches sur la structure de l'os normal*, C. R. Soc. de Biologie, 1889 ; — TORNIER *Das Knochenmark*, Dissert. Breslau, 1890 ; — NEUMANN, *Ueber die Entwick. rother Blutkörperchen in neugebildetem Knochemark*, Virchow's Arch., Bd. 119, 1890 ; — BIZZOZERRO, *Neue Untersuchungen ueber d. Bau d. Knochenmarkes bei den Vogeln*, Arch. f. mikr. Anat.. 1890 ; — FARGERLUND, *On the development of ossification-points during the first year of life*, London med. Recorder, 1890 ; — HOWEL *Observations upon the occurrence, structure and function of the giant-cells of the marrow*, Journ. of Morphology, 1890 ; — CORRADI, *Dei principali nuclei di ossificazione che possono rinvenirsi all'epoca della nascita*, l'Anomalo, 1891 ; — JAHN, *Beitr. zur Kenntniss der histol. Vorgänge bei Wachstumsbehinderung der Röhrenknochen durch Verletzungen d. Intermediärknorpels*, Morphol. Arb., 1891 ; — ENDERLEN, *Fasern im Knochenmark*, Anat. Anz., 1891 ; — BIZZOZERO, *Nouvelles Recherches sur la structure de la moelle des os chez les oiseaux*, Arch. ital. de Biol., t. XIV, 1891 ; — MATSCHINSKY, *Ueber das normale Wachstum der Röhrenknochen beim Menschen*, Th. Saint-Petersbourg, 1891, et Arch. f. mikr. Anat., 1892 ; — PICQUÉ, *Formule de l'ossification des phalanges, des métacarpiens, de la clavicule et des côtes*, C. R. Soc. de Biol., 1892 ; — JULIEN, *Loi de l'apparition du premier point épiphysaire des os longs*, C. R. Acad. des

Sc., 1892; — Benedikt, *Zur Lehre vom Knochenwachstum*, C. für die medicin. Wiss., 1892; — Vivante, *Contributo allo studio della fina anatomia del tessuto osseo normale*, Intern. Monatsschr. f. Anat., 1892; Heidenhain, *Ueber die Riesenzellen des Knochenmarkes u. ihre Centralkorper*, Sitz. d. Phys. méd. Ges. Wurzburg, 1892; — Freiberg, *Experim. Untersuch. über die Regeneration der Blutkörperchen in Knochenmark*, Dissert. Dorpat, 1892; — Solger, *Zur Kenntniss der Röhrenknochen*, Zool. Anz., 1893; — von Recklienghausen, *Normale u. pathol. Architekturen der Knochen*, Deutsch. medicin. Woch., 1893; — Muir, *On the structure of the Bone-Marrow in Relation to Blood-Formation*, Journ. of Anat., vol. XXVIII, 1893; — Petrarroja, *Sulla struttura del tessuto osseo*, Atti della R. Accad. dei Lincei, 1895; — Chabrié, *Sur les phénomènes chimiques de l'ossification*, C. R. Soc. de Biol., 1894, et C. R. Acad. des Sc., 1895; — Matschinsky, *Studien ueber die Structur des Knochengewebes*, Arch. f. mikr., 1895: — Borri, *La dimensione della ossa lunghe degli arti del feto nell'ultimo trimestre nella vita endo-uterina, considerata in rapporti con la lunghezza totale del corpo*, Lo Sperimentale, 1895; — Arnold, *Zur Morphologie u. Biologie der Zellen des Knochenmarkes*, Arch. f. path. Anat., 1895; — Schulz, *Das elastische Gewebe des Periosts u. der Knochen*, Anat. Hefte, 1895; — Wilmart, *De l'incidence des grands canaux nourriciers à la surface des os longs et des os courts*, La Clinique, 1896.

CHAPITRE PREMIER

COLONNE VERTÉBRALE

La colonne vertébrale, que l'on désigne encore sous le nom de colonne rachidienne ou tout simplement de rachis, est une longue tige osseuse située sur la ligne médiane et à la partie postérieure du tronc, servant de gaine protectrice à la moelle épinière et de point d'appui au plus grand nombre des viscères.

Cette colonne correspond successivement, en allant de haut en bas : 1° au cou ; 2° au dos ; 3° aux lombes ; 4° au bassin. De là, sa division classique, mais purement artificielle, en quatre portions : la *portion cervicale*, la *portion dorsale*, la *portion lombaire*, la *portion pelvienne* ou *sacro-coccygienne*.

La colonne vertébrale est essentiellement constituée par une série d'éléments osseux, discoïdes et régulièrement superposés, que l'on appelle des *vertèbres*. Les vertèbres sont, chez l'homme, au nombre de trente-trois ou trente-quatre, ainsi réparties : sept pour la portion cervicale (*vertèbres cervicales*) ; douze pour la portion dorsale (*vertèbres dorsales*) ; cinq pour la portion lombaire (*vertèbres lombaires*) ; neuf ou dix pour la portion pelvienne (*vertèbres sacrées* et *vertèbres coccygiennes*).

Les vertèbres cervicales restent libres et indépendantes. Il en est de même des vertèbres dorsales et lombaires. Quant aux vertèbres sacro-coccygiennes, elles sont considérablement modifiées dans leur forme extérieure et, perdant même leur individualité, elles se soudent plus ou moins entre elles, de manière à constituer deux os qui méritent une description spéciale, le *sacrum* et le *coccyx*.

Nous étudierons successivement dans trois articles distincts :

1° *Les vertèbres cervicales*, *dorsales* et *lombaires ;*

2° *Les vertèbres sacrées* et *coccygiennes* ;

3° *La colonne vertébrale considérée dans son ensemble.*

ARTICLE PREMIER

VERTÈBRES CERVICALES, DORSALES ET LOMBAIRES

(VRAIES VERTÈBRES de quelques auteurs)

Conformées sur le même type, les vertèbres, quelle que soit la région à laquelle elles appartiennent, présentent des *caractères généraux*, qui permettent toujours de les reconnaître entre les différentes pièces du squelette. En outre, dans chacune des trois régions cervicale, dorsale et lombaire, les vertèbres possèdent des *carac-*

tères particuliers, qui permettent de les distinguer des vertèbres des régions voisines. Enfin, dans chaque région, il est quelques vertèbres qui, quoique réductibles au type commun, revêtent des caractères spéciaux, que l'on peut appeler *caractères individuels.*

§ I. — Caractères communs a toutes les vertèbres

Toute vertèbre présente essentiellement : 1° une masse compacte, formant sa partie antérieure et appelée *corps vertébral;* 2° un trou ou plutôt un canal, placé immédiatement en arrière du corps, le *trou* ou *canal vertébral;* 3° un prolongement médian, l'*apophyse épineuse,* placé en arrière du trou; 4° deux prolongements latéraux à direction transversale, les *apophyses transverses;* 5° quatre autres prolongements, deux de chaque côté, à direction plus ou moins verticale, les *apophyses articulaires;* 6° deux portions élargies ou *lames,* étendues des apophyses épineuses aux apophyses articulaires; 7° enfin, deux portions amincies ou *pédicules,* réunissant le corps vertébral à tout ou partie de la masse apophysaire.

1° Corps de la vertèbre. — Le corps est la partie la plus volumineuse de la vertèbre, celle qui concourt à donner à la colonne vertébrale sa solidité et sa résistance. Il affecte la forme d'un cylindre et, par conséquent, nous offre à considérer

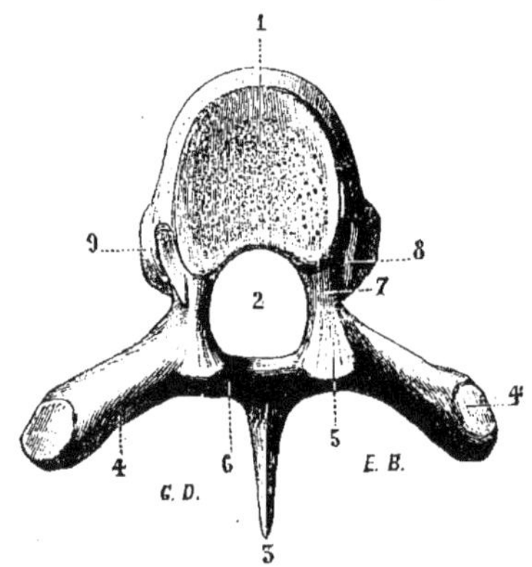

Fig. 42.

Vertèbre dorsale, vue supérieure.

1, corps. — 2, trou. — 3, apophyse épineuse. — 4, 4', apophyses transverses. avec leur facette articulaire pour la tubérosité de la côte correspondante. — 5, apophyses articulaires supérieures. — 6, lame. — 7, pédicule. — 8, demi-facette articulaire supérieure pour la tête des côtes. — 9, saillie latérale, déterminée par la demi-facette articulaire inférieure.

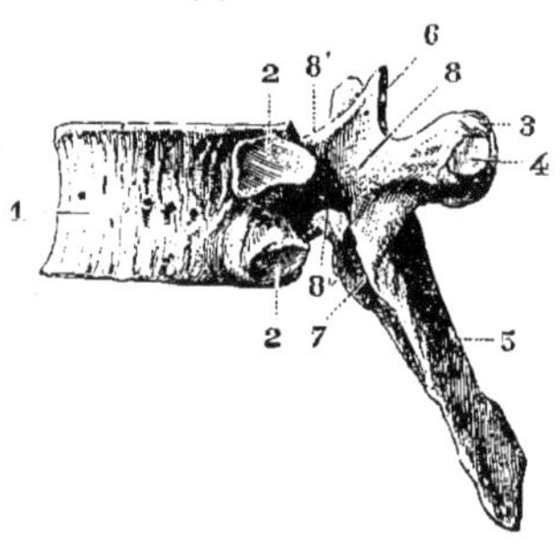

Fig. 43.

Vertèbre dorsale, vue latérale gauche.

1, corps. — 2, 2, demi-facettes articulaires supérieure et inférieure, pour la tête des côtes. — 3, apophyse transverse. — 4, facette articulaire pour la tubérosité des côtes. — 5, apophyse épineuse. — 6, apophyse articulaire supérieure. — 7, apophyse articulaire inférieure. — 8, pédicule, avec 8', son échancrure supérieure et 8", son échancrure inférieure.

deux bases ou faces et une circonférence. — Les *deux faces* sont horizontales et se distinguent en *face supérieure* et en *face inférieure.* L'une et l'autre présentent à leur centre une surface criblée de petits trous, que circonscrit une zone annulaire légèrement en sailie et formée de tissu compacte. — La *circonférence,* excavée dans le sens vertical en avant et sur les côtés, présente ainsi une gouttière horizontale, dirigée d'un côté à l'autre. En arrière, elle est plane ou même excavée dans le sens transversal, pour constituer la paroi antérieure du trou vertébral. On y remarque à sa partie moyenne une série d'orifices, très variables en nombre et en dimensions : ils sont destinés à livrer passage aux canaux veineux, qui amènent dans les veines longitudinales du rachis le sang veineux du corps de la vertèbre.

2° **Trou vertébral**. — Compris entre la face postérieure du corps vertébral et l'apophyse épineuse, le trou vertébral affecte la configuration d'un triangle, que ses angles plus ou moins arrondis tendent à ramener à la forme circulaire. Les trous vertébraux, en se superposant, constituent dans leur ensemble un long canal, le *canal rachidien*, dans lequel se logent la moelle épinière et ses annexes.

3° **Apophyse épineuse**. — Placée sur la ligne médiane comme le corps, l'apophyse épineuse se dirige directement en arrière sous la forme d'une longue épine, d'où le nom qui lui a été donné. On lui distingue : 1° une *base*, qui la rattache à la vertèbre ; 2° un *sommet*, parfois légèrement dévié de la ligne médiane, qui vient se mettre en rapport avec la peau ; 3° deux *faces latérales*, l'une droite, l'autre gauche, en rapport avec les muscles spinaux ; 4° un *bord supérieur*, plus ou moins tranchant ; 5° un *bord inférieur*, généralement plus épais que le précédent et aussi beaucoup plus court.

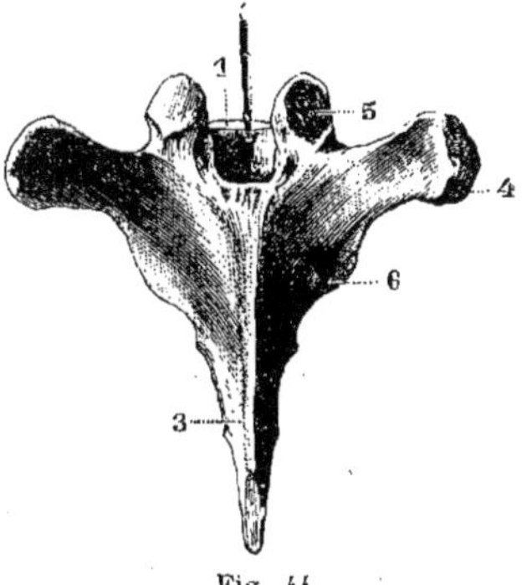

Fig. 44.
Vertèbre dorsale, vue postérieure.

1, corps. — 2, trou. — 3, apophyse épineuse. — 4, apophyse transverse. — 5, apophyse articulaire supérieure. — 6, lame.

4° **Apophyses transverses**. — Au nombre de deux, l'une gauche et l'autre droite, les apophyses transverses se dirigent transversalement en dehors, comme leur nom l'indique. Comme les apophyses épineuses, chaque apophyse transverse possède : 1° une *base*, qui la soude à la vertèbre ; 2° un *sommet*, qui est libre ; 3° deux *faces*, l'une antérieure et l'autre postérieure ; 4° deux *bords*, l'un supérieur et l'autre inférieur.

5° **Apophyses articulaires**. — Les apophyses articulaires, ainsi appelées parce qu'elles servent à l'articulation des vertèbres entre elles, sont au nombre de quatre : deux *supérieures* ou *ascendantes* et deux *inférieures* ou *descendantes*. Placées symétriquement de chaque côté du trou vertébral, les unes et les autres débordent, soit en haut, soit en bas, le niveau de l'arc osseux qui limite cet orifice. Les apophyses articulaires supérieures s'articulent avec les apophyses articulaires inférieures de la vertèbre qui est au-dessus ; et, vice versa, les apophyses articulaires inférieures s'articulent avec les apophyses articulaires supérieures de la vertèbre qui est placée immédiatement au-dessous.

6° **Lames vertébrales**. — Les lames vertébrales sont au nombre de deux, l'une droite, l'autre gauche. Aplaties et quadrilatères, elles constituent la plus grande partie de la paroi postéro-latérale du trou rachidien. En raison de sa configuration, on distingue à chaque lame : une *face antérieure*, qui regarde la moelle ; une *face postérieure*, que recouvrent les muscles spinaux ; deux *bords*, l'un supérieur, l'autre inférieur ; une *extrémité interne*, qui se confond avec la base de l'apophyse épineuse ; une *extrémité externe*, enfin, qui se soude soit avec l'apophyse transverse, soit avec les apophyses articulaires. Au point de vue de leur direction, les lames vertébrales ne sont pas verticales, mais légèrement obliques en bas et en arrière. Il résulte, on le conçoit, d'une pareille disposition : 1° que, pour chaque trou rachidien, la circonférence inférieure est plus grande que la circonférence supérieure; 2° que, sur le squelette monté, chaque lame vertébrale déborde en arrière, par son bord inférieur, la lame vertébrale qui est immédiatement au-dessous et qui appartient à la vertèbre suivante.

7° **Pédicules**. — On désigne, sous ce nom, les deux portions osseuses minces et étroites qui, de chaque côté, réunissent la base de l'apophyse transverse et les deux apophyses articulaires correspondantes à la partie postérieure et latérale du corps vertébral. Les pédicules limitent ainsi, sur les côtés, le trou de la vertèbre. — Il est à remarquer que leurs deux bords ne sont pas rectilignes, mais décrivent deux courbes qui se regardent par leur convexité : relativement large à ses deux extrémités, chaque pédicule présente donc son minimum de hauteur à sa partie moyenne et possède ainsi deux *échancrures*, l'une supérieure, l'autre inférieure. — Ces échancrures correspondent exactement aux échancrures similaires des vertèbres voisines. Elles circonscrivent ainsi, sur les côtés de la colonne vertébrale, une série régulière d'orifices, qui donnent entrée dans le canal rachidien et portent pour cette raison le nom de *trous de conjugaison*. — Les trous de conjugaison sont au nombre de deux (l'un droit, l'autre gauche) pour chaque espace intervertébral, et l'on peut définir chacun d'eux : l'orifice compris entre l'échancrure supérieure d'une vertèbre quelconque et l'échancrure inférieure de la vertèbre qui se trouve immédiatement au-dessus.

§ II. — Caractères propres aux vertèbres de chaque région

Une vertèbre cervicale présente des caractères propres qui la séparent très nettement d'une vertèbre dorsale ; une vertèbre lombaire diffère, de même, de l'une et de l'autre. Or, ce n'est pas seulement dans l'aspect général de la vertèbre qu'existent ces caractères différentiels. Nous les trouvons aussi dans chacune de ses parties constituantes, de telle façon qu'il est toujours possible, une de ces parties étant donnée, de reconnaître la région de la colonne vertébrale à laquelle elle appartient. La solution d'un pareil problème est le plus souvent facile ; la description suivante nous en fournit les éléments :

1° **Vertèbres cervicales** (fig. 45 et 46). — a. *Corps vertébral*. — Le corps vertébral, dans la vertèbre cervicale, est allongé dans le sens transversal : son diamètre frontal est presque double de son diamètre antéro-postérieur ou sagittal. La gouttière horizontale, que nous avons décrite plus haut sur la circonférence, est effacée et remplacée même en avant, sur la ligne médiane, par une saillie verticale souvent très prononcée. Ce qui caractérise tout particulièrement le corps d'une vertèbre cervicale, c'est : 1° la présence, sur les deux extrémités latérales de sa face supérieure, de deux petites saillies à direction verticale, que l'on désigne sous le nom de *crochets* ou d'*apophyses semi-lunaires* ; 2° la présence, sur les deux extrémités latérales de la face inférieure, de deux échancrures, symétriquement placées, qui répondent, sur le squelette monté, aux apophyses semi-lunaires de la vertèbre située au-dessous. Nous reviendrons, en arthrologie, sur le mode d'union tout particulier de ces deux éléments osseux.

b. *Trou vertébral*. — Le trou vertébral est considérable et affecte une forme triangulaire. La base de ce triangle, correspondant au corps de la vertèbre, est beaucoup plus étendue que sa hauteur, laquelle est naturellement représentée par une ligne horizontale menée de l'apophyse épineuse sur le milieu de cette base.

Cette hauteur varie, du reste, selon que l'on regarde le trou par sa face supérieure ou par sa face inférieure : elle est plus considérable dans ce dernier cas.

c. *Apophyse épineuse.* — L'apophyse épineuse est courte et peu inclinée. Son bord inférieur se creuse en une gouttière profonde et son sommet se bifurque de manière à former deux tubercules : ce sont des apophyses *bituberculeuses.*

d. *Apophyses transverses.* — Les apophyses transverses s'implantent sur les côtés du corps vertébral. — Leur base est percée d'un trou, le *trou transversaire,*

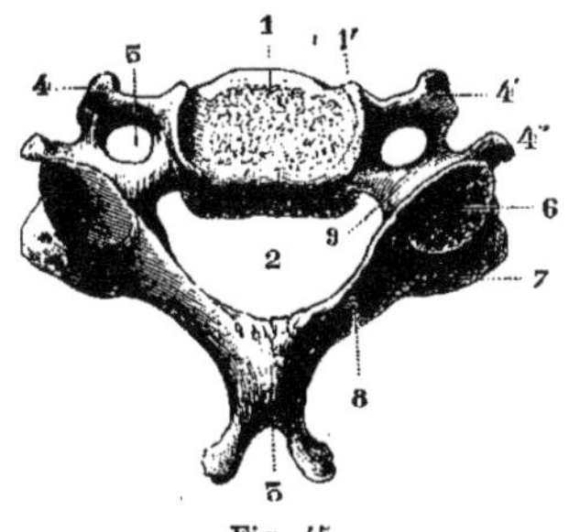

Fig. 45.

Vertèbre cervicale, vue d'en haut.

1, corps (face supérieure), avec 1', apophyses semi-lunaires. — 2, trou vertébral. — 3, apophyse épineuse. — 4, apophyses transverses, avec : 4', leur tubercule antérieur ; 4'', leur tubercule postérieur. — 5, trou transversaire, situé à la base de ces apophyses. — 6. apophyses articulaires supérieures. — 7. apophyses articulaires inférieures. — 8. lame. — 9, pédicule.

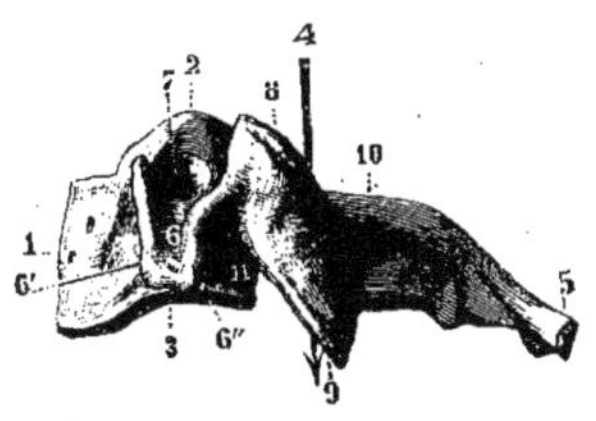

Fig. 46.

Vertèbre cervicale, vue latérale.

1, corps. — 2, crochet de la face supérieure. — 3, échancrure latérale de la face inférieure. — 4, trou vertébral. — 5, apophyse épineuse. — 6, apophyse transverse et sa gouttière, avec : 6', tubercule antérieur ; 6'', tubercule postérieur. — 7, trou transversaire. — 8, apophyse articulaire supérieure. — 9, apophyse articulaire inférieure. — 10, lame. — 11, échancrure inférieure.

destiné à livrer passage à l'artère vertébrale. — Leur sommet se termine par deux saillies ou tubercules, généralement très distincts, que l'on désigne, d'après leur situation, sous les noms de *tubercule antérieur* et de *tubercule postérieur.* — Leur face supérieure, enfin, présente une gouttière transversale, la *gouttière transversaire,* où se loge le nerf rachidien à sa sortie du trou de conjugaison.

e. *Apophyses articulaires.* — Des quatre apophyses articulaires, les deux supérieures ont une facette qui regarde en arrière et en haut ; les facettes des apophyses inférieures, au contraire, regardent en avant et en bas. Du reste, de chaque côté, les deux apophyses articulaires sont exactement placées l'une au-dessus de l'autre, constituant pour ainsi dire, en arrière des apophyses transverses, une espèce de colonnette osseuse, aux deux extrémités de laquelle s'étalent les surfaces articulaires.

f. *Lames.* — Les lames sont régulièrement quadrilatères ; mais leur largeur l'emporte de beaucoup sur leur hauteur. Elles se dirigent obliquement en bas et en arrière et sur le squelette monté, s'imbriquent les unes les autres comme les tuiles d'un toit.

g. *Pédicules.* — Les pédicules, situés en arrière des apophyses transverses, s'implantent sur le corps vertébral, en un point qui est un peu moins distant de sa face supérieure que de sa face inférieure. En conséquence, les deux échancrures ne sont pas exactement égales : l'inférieure est un peu plus profonde que la supérieure.

2° Vertèbres dorsales (fig. 47 et 48). — a. *Corps vertébral.* — Le corps vertébral, dans les vertèbres dorsales, présente un diamètre transverse et un diamètre antéro-postérieur, qui sont sensiblement égaux ; la gouttière horizontale de la circonférence est très développée ; la face postérieure, en rapport avec le trou rachidien, est fortement excavée. Mais un caractère différentiel de premier ordre nous est fourni par la présence, sur les côtés du corps et dans le voisinage de l'extrémité antérieure du pédicule, de deux *demi-facettes articulaires,* l'une supérieure, l'autre inférieure (fig. 48, 2 et 2), destinées à recevoir la tête des côtes. Ces deux demi-facettes, disons-le en passant, se rapprochent d'autant plus du pédicule qu'elles appartiennent à des vertèbres plus éloignées de la région cervicale.

b. *Trou rachidien.* — Le trou rachidien est relativement petit et affecte une disposition irrégulièrement circulaire.

c. *Apophyses épineuses.* — L'apophyse épineuse s'incline fortement en arrière, comme pour se rapprocher de la verticale. Elle est très longue, prismatique triangulaire et, de plus, elle n'est pas bifurquée à son sommet, comme l'apophyse épineuse de la vertèbre cervicale.

d. *Apophyses transverses.* — Les apophyses transverses se détachent en arrière du pédicule. Elles présentent un sommet plus ou moins arrondi et, sur la face antérieure de ce sommet, une petite *facette articulaire* (fig. 47,4), destinée à s'articuler avec la tubérosité de la côte correspondante.

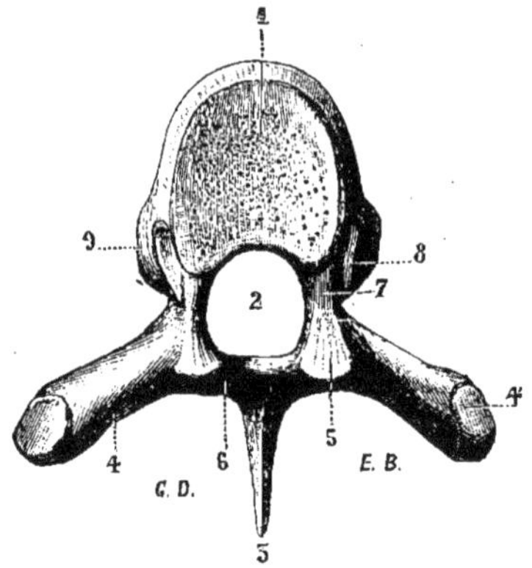

Fig. 47.

Vertèbre dorsale, vue d'en haut.

1, corps. — 2, trou. — 3, apophyse épineuse. — 4, 4, apophyses transverses, avec leur facette articulaire pour la tubérosité de la côte correspondante. — 5, apophyses articulaires supérieures. — 6, lame. — 7, pédicule. — 8, demi-facette articulaire supérieure pour la tête des côtes. — 9, saillie latérale, déterminée par la demi-facette articulaire inférieure.

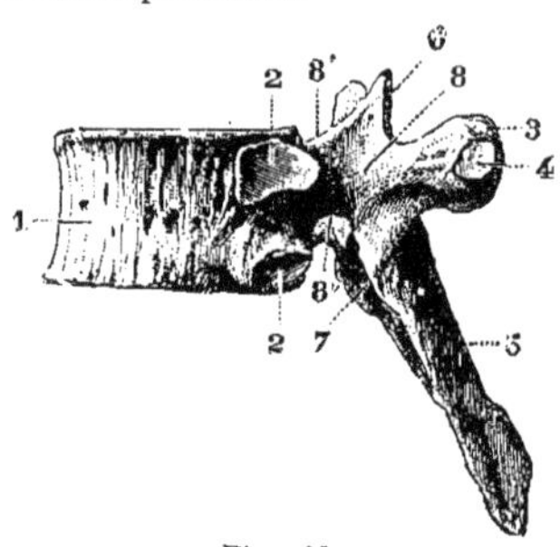

Fig. 48.

Vertèbre dorsale, vue latéralement

1, corps. — 2, 2, demi-facettes articulaires supérieure et inférieure pour la tête des côtes. — 3, apophyse transverse. — 4, facette articulaire pour la tubérosité des côtes. — 5, apophyse épineuse. — 6, apophyse articulaire supérieure. — 7, apophyse articulaire inférieure. — 8, pédicule, avec 8', son échancrure supérieure et 8'', son échancrure inférieure.

e. *Apophyses articulaires* — Les apophyses articulaires supérieures se dressent verticalement au-dessus de la base des apophyses transverses ; leurs facettes regardent en arrière et un peu en dehors ; entre les deux existe une forte échancrure, de forme triangulaire, dont le sommet plus ou moins arrondi correspond à l'origine de l'apophyse épineuse. Quant aux apophyses articulaires inférieures, elles n'existent pour ainsi dire pas, réduites qu'elles sont à de simples facettes articulaires, situées sur la face antérieure des lames ; ces dernières facettes sont à peine saillantes et regardent en avant et un peu en dedans.

f. *Lames.* — Les lames sont quadrilatères : leur diamètre transverse (largeur) et leur diamètre vertical (hauteur) sont à peu près égaux.

g. *Pédicules.* — Les pédicules réunissent ici le corps vertébral à la masse osseuse d'où s'échappent en divergeant les apophyses transverses et les apophyses articulaires — Ils sont échancrés sur leurs deux bords, mais l'*échancrure infé-*

rieure est de beaucoup plus profonde que l'*échancrure supérieure*, laquelle est à peine marquée sur les dernières vertèbres de la région. — Les *trous de conjugaison* de la colonne dorsale se trouvent ainsi formés, dans la plus grande partie de leur étendue, aux dépens du pédicule de la vertèbre qui est au-dessus. Nous ajouterons que les facettes articulaires costales, que nous avons signalées plus haut sur le corps vertébral, se prolongent, en arrière, jusque sur la face externe du pédicule.

3° **Vertèbres lombaires** (fig. 49 et 50). — a. *Corps vertébral.* — Le corps des vertèbres lombaires est très volumineux. Son diamètre transverse l'emporte ici, comme à la région cervicale, sur le diamètre antéro-postérieur ; mais les crochets latéraux, caractéristiques de la vertèbre cervicale, font ici totalement défaut. La gouttière horizontale, très marquée sur les côtés du corps, se trouve le plus souvent effacée sur sa face antérieure.

b. *Trou rachidien.* — Le trou rachidien revêt la forme d'un triangle. Il en est de même à la région cervicale, comme nous l'avons déjà vu ; mais, tandis qu'à la région cervicale le côté antérieur ou base du triangle l'emporte de beaucoup sur les côtés latéraux, le triangle, à la région lombaire, se rapproche beaucoup du triangle équilatéral.

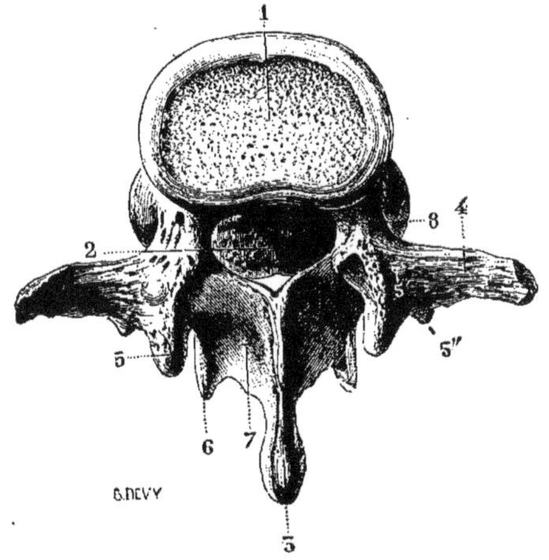

Fig. 49.
Vertèbre lombaire, vue d'en haut.

1, corps. — 2, trou. — 3, apophyse épineuse. — 4, apophyse transverse ou costiforme. — 5, apophyses articulaires supérieures avec : 5', tubercule mamillaire ; 5'', tubercule accessoire. — 6, apophyses articulaires inférieures. — 7, lame. — 8, pédicule.

c. *Apophyse épineuse.* — L'apophyse épineuse se relève et devient horizontale. Elle est relativement très développée. Affectant la forme d'un quadrilatère, elle présente deux faces latérales très larges et un bord postérieur beaucoup plus large en bas qu'en haut.

d. *Apophyses transverses.* — Les apophyses transverses, qu'il serait plus rationnel d'appeler *appendices costiformes* (ces éléments osseux étant à la région lombaire les homologues des côtes thoraciques) se trouvent au contraire considérablement atrophiées. Ces apophyses se détachent de la partie moyenne du pédicule ; elles sont très minces et plutôt effilées que renflées à leur sommet..

e. *Apophyses articulaires.* — Les apophyses articulaires, placées en arrière des apophyses transverses, affectent une direction verticale. — Les deux supérieures se trouvent séparées l'une de l'autre par un espace plus considérale que celui qui existe entre les deux inférieures. — Quant aux facettes articulaires elles-mêmes, elles affectent : 1° sur les apophyses supérieures, la forme de gouttières verticales regardant en arrière et en dedans ; 2° sur les apophyses inférieures, la forme de saillies verticales, représentant des proportions d'un corps cylindroïde et regardant en avant et en dehors. — Notons enfin, sur la partie postéro-externe des apophyses articulaires supérieures, l'existence d'un tubercule, souvent très développé : c'est le *tubercule mamillaire*. Sa signification morphologique ne me paraît pas encore nettement élucidée. — Sous le nom de *tubercule accessoire*, GEGENBAUR décrit une autre saillie, située à la partie postérieure de la racine des appendices costiformes, en dehors par conséquent des apophyses articulaires supérieures. Ce tubercule accessoire, qui est homologue à l'apophyse transverse des vertèbres dorsales (GEGENBAUR), n'est pas constant et, quand il existe, il diminue d'importance au fur et à mesure qu'on se rapproche du sacrum : sur les cinquième et quatrième vertèbres lombaires, il n'est bien souvent représenté que par de simples rugosités.

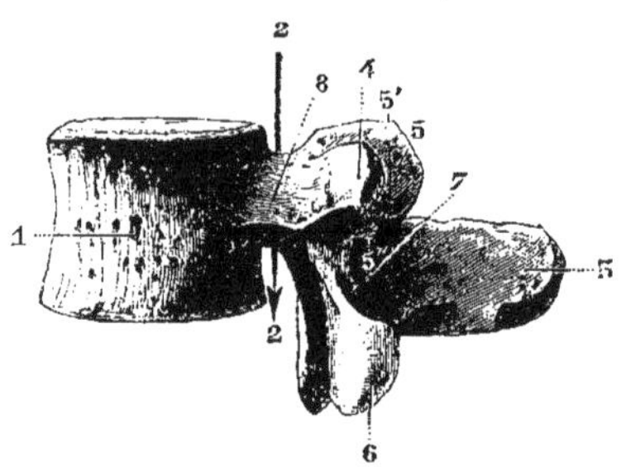

Fig. 50.
Vertèbre lombaire, vue latérale.

1, corps. — 2, trou. — 3, apophyse épineuse. — 4, apophyse transverse. — 5, apophyse articulaire supérieure. — 5', tubercule mamillaire. — 5'', tubercule accessoire. — 6, apophyse articulaire inférieure. — 7, lame. — 8, pédicule.

f. *Lames*. — Les lames sont quadrilatères, comme pour les vertèbres dorsales. Mais ici le diamètre vertical est de beaucoup plus étendu que le diamètre transverse : en d'autres termes, elles sont plus hautes que larges. Elles sont nettement limitées en dehors par une crête verticale et mousse qui réunit, de chaque côté, l'apophyse articulaire supérieure à l'apophyse articulaire inférieure.

g. *Pédicule*. — Le pédicule, remarquable par son épaisseur, présente une direction antéro-postérieure. Les échancrures sont encore ici, comme sur les vertèbres dorsales, fort inégales en profondeur : les supérieures sont à peine marquées ; les inférieures, trois ou quatre fois plus considérables que les supérieures.

4° **Résumé**. — On le voit maintenant, chacune des parties constituantes de la vertèbre porte en elle des caractères *propres* ou *différentiels*, qui permettront toujours à l'anatomiste tant soit peu exercé de résoudre le problème suivant : *une seule des parties constituantes d'une vertèbre étant donnée, déterminer la région à laquelle cette vertèbre appartient*. Ces caractères différentiels se trouvent résumés dans le tableau synoptique suivant :

1° *Corps vertébral.*	Facettes articulaires pour les côtes		**V. dorsales.**
	Pas de facettes	Crochets latéraux sur la face supérieure.	**V. cervicales.**
		Pas de crochets latéraux	**V. lombaires.**
2° *Trou vertébral* .	Arrondi		**V. dorsales.**
	Triangulaire .	Les trois côtés égaux	**V. lombaires.**
		Le côté antérieur beaucoup plus grand que les deux autres	**V. cervicales.**
3° *Ap. épineuse* . .	A sommet bifurqué (*ap. bituberculeuse*)		**V. cervicales.**
	A sommet non bifurqué.	Fortement oblique	**V. dorsales.**
		Horizontale	**V. lombaires.**
4° *Ap. transverse* .	Percée d'un trou à la base		**V. cervicales.**
	Sans trou à la base. .	Facette articulaire	**V. dorsales.**
		Pas de facette articulaire	**V. lombaires.**
5° *Ap. articulaires supérieures.*	Facettes planes, regardant en haut et en arrière		**V. cervicales.**
	Facettes planes, regardant surtout en arrière		**V. dorsales.**
	Facettes cylindroïdes, regardant en dehors et en arrière		**V. lombaires.**
6° *Ap. articulaires inférieures.*	Facettes planes, regardant en bas et en avant		**V. cervicales.**
	Facettes planes, regardant surtout en avant		**V. dorsales.**
	Facettes cylindroïdes, regardant en dehors et en avant		**V. lombaires.**

7° *Lames*	Quadrilatères, les diamètres étant égaux		**V. dorsales.**
	Quadrilatères, les diamètres étant inégaux.	Plus larges que hautes	**V. cervicales.**
		Plus hautes que larges	**V. lombaires.**
8° *Pédicules*	Facettes articulaires pour les côtes		**V. dorsales.**
	Pas de facettes.	Échancrures supérieures aussi marquées que les inférieures	**V. cervicales.**
		Échancrures supérieures à peine marquées	**V. lombaires.**

Dans la pratique ordinaire, la pièce osseuse étant entière, l'absence ou la présence de deux éléments anatomiques seulement, le ***trou de la base des apophyses transverses*** et les ***demi-facettes articulaires***, suffiront pour rendre à la fois rapide et facile la détermination d'une vertèbre quelconque. En effet, prenons en main la vertèbre et jetons immédiatement les yeux sur l'apophyse transverse : ou sa base est percée d'un trou, ou elle ne l'est pas ; dans le premier cas, nous avons affaire à une vertèbre cervicale ; dans le second, nous avons affaire soit à une vertèbre dorsale, soit à une vertèbre lombaire. Considérons alors les côtés du corps vertébral : ou il existe des facettes articulaires, ou il n'en existe pas ; dans le premier cas, c'est une vertèbre dorsale ; c'est une vertèbre lombaire dans le second.

1° *Apophyse transverse percée d'un trou*		**V. cervicales.**
2° *Apophyse transverse sans trou.*	*a.* Facettes articulaires sur le *corps*	**V. dorsales**
	b. Pas de facettes articulaires sur le *corps*	**V. lombaires.**

§ III. — CARACTÈRES PROPRES A CERTAINS VERTÈBRES

Dans chacune des trois régions de la colonne vertébrale, il est quelques vertèbres qui présentent des caractères individuels suffisamment tranchés pour qu'il soit possible de les distinguer, non seulement des vertèbres des régions voisines, mais encore des vertèbres de la même région. Ce sont : 1° à la région cervicale, la ***première***, la ***deuxième***, la ***sixième*** et la ***septième*** ; 2° à la région dorsale, la ***première***, la ***dixième***, la ***onzième*** et la ***douzième*** ; 3° à la région lombaire, la ***cinquième***. Ces vertèbres, on le voit, sont toujours situées vers les extrémités de la région à laquelle elles appartiennent ; ce sont des vertèbres de transition.

1° Première vertèbre cervicale ou atlas. — L'atlas ou première vertèbre cervicale (fig. 51 et 52) est essentiellement constitué par deux ***masses latérales***, réunies l'une à l'autre, en avant et en arrière, par deux lames arciformes, qui constituent l'***arc antérieur*** et l'***arc postérieur*** ; de plus, ces masses latérales portent sur leur face externe deux prolongements horizontaux, les ***apophyses transverses***. Les deux arcs et les masses latérales circonscrivent le ***trou rachidien***.

a. *Masses latérales.* — Les masses latérales de l'atlas se rapprochent plus ou moins d'un segment de cylindre placé verticalement. — La ***face supérieure*** présente une facette articulaire, plus rapprochée de sa congénère en avant qu'en arrière et assez régulièrement excavée dans tous les sens pour mériter le nom de ***cavité glénoïde de l'atlas***, sous lequel on la désigne quelquefois. Son pourtour est ellipsoïde ; son grand axe, oblique en avant et en dedans, est deux fois plus étendu que son axe transversal. Sa forme a été comparée à celle d'une semelle ou d'une empreinte de pas, dont le talon correspondrait à sa partie postérieure. Elle présente souvent, à l'union de son tiers postérieur avec ses deux tiers antérieurs, un étranglement plus ou moins accusé. Il n'est même pas rare de rencontrer à ce niveau un véritable sillon, qui divise la facette articulaire en deux portions distinctes. Les cavités glénoïdes de l'atlas s'articulent avec les condyles de l'occipital. — Sur la *face inférieure* des masses latérales existent deux autres facettes, destinées à s'articuler avec les apophyses articulaires supérieures de l'axis. Celles-là sont planes ou très légèrement concaves et regardent l'une et l'autre en bas et en dedans. — La *face externe* des masses latérales donne naissance aux apophyses transverses. — Leur *face antérieure* se confond avec l'extrémité de l'arc antérieur. — Leur *face postérieure* se continue de même avec l'extrémité de l'arc postérieur. — Quant à la *face interne*, elle est fortement rugueuse et donne insertion à un ligament puissant, le *ligament transverse*, que nous étudierons plus tard à propos des articulations. L'insertion du ligament transverse est marquée sur l'os par un tubercule plus ou moins accusé, situé au-dessous et en dedans de la moitié antérieure de la cavité glénoïde. En arrière de ce tubercule se voient un ou plusieurs trous vasculaires.

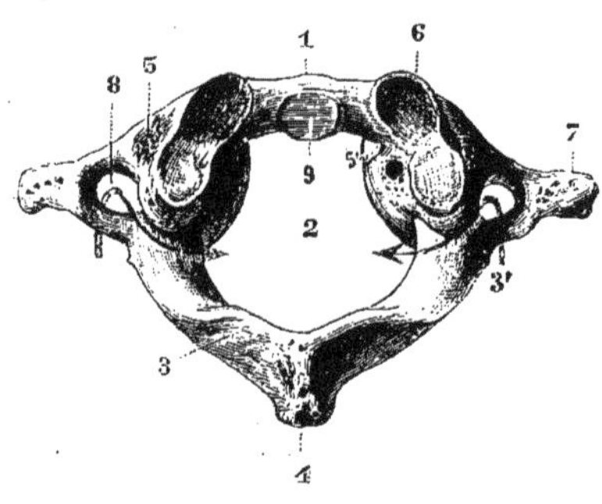

Fig. 51.
Atlas, vu d'en haut.

1, arc antérieur. — 2, trou. — 3, arc postérieur, avec 3', gouttière pour l'artère vertébrale. — 4, tubercule postérieur. — 5, masses latérales, avec 5', tubercule d'insertion pour le ligament transverse. — 6, facette articulaire supérieure (cavité glénoïde). — 7, apophyse transverse. — 8, trou pour l'artère vertébrale (la flèche indique le trajet de l'artère). — 9, facette articulaire pour l'apophyse odontoïde,

b. *Arc antérieur*. — Aplati d'avant en arrière et affectant une direction à peu près transversale, l'arc antérieur présente sur la ligne médiane : 1° en avant, une saillie mamelonnée, le *tubercule antérieur de l'atlas ;* 2° en arrière, une facette articulaire concave, ovalaire à grand axe transversal, destinée à s'articuler avec l'apophyse odontoïde de la deuxième vertèbre cervicale ou axis.

c. *Arc postérieur*. — L'arc postérieur décrit une courbe à concavité dirigée en avant. Il présente, comme l'arc antérieur, sur la ligne médiane et en arrière, une saillie mamelonnée, le *tubercule postérieur de l'atlas*. Au moment où il va se réunir avec la face postérieure des masses latérales, l'arc postérieur de l'atlas présente sur sa face supérieure une gouttière transversale, qu'une languette osseuse placée au-dessus transforme quelquefois en un orifice complet. C'est dans cette gouttière, transformée ou non en orifice, que passent l'artère vertébrale et le premier nerf cervical. Cette gouttière se continue du reste, en contournant la masse latérale (fig. 51), jusqu'au trou dont est percée la base de l'apophyse transverse.

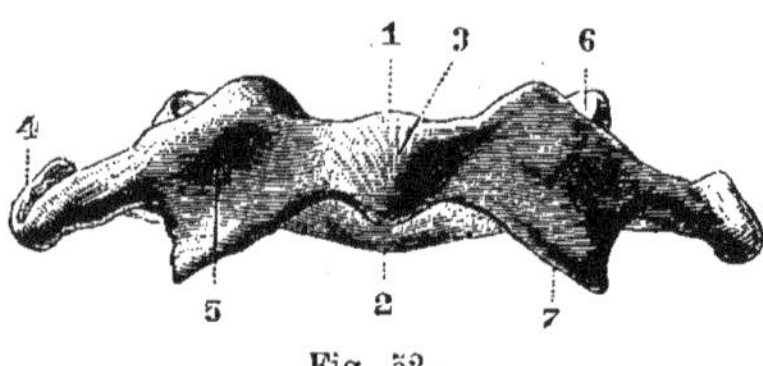

Fig. 52.
Atlas, vue antérieure.

1, arc antérieur. — 2, arc postérieur. — 3, tubercule antérieur. — 4, apophyse transverse. — 5, masses latérales. — 6, facettes articulaires supérieures (cavités glénoïdes). — 7, apophyses articulaires inférieures.

d. *Apophyses transverses*. — Destinées à servir de surfaces d'implantation à des muscles puissants, les apophyses transverses de l'atlas sont relativement plus développées que celles des vertèbres suivantes. Elles se distinguent de ces dernières, en ce que leur sommet n'est pas bifurqué et qu'il n'existe pas de gouttière sur leur face supérieure. Le trou que l'on remarque à la base, trou transversaire, est très considérable et plutôt ovalaire qu'arrondi.

e. *Trou rachidien.* — Le trou rachidien se compose de deux portions : 1° une portion antérieure, quadrangulaire ; 2° une portion postérieure, affectant la forme d'une moitié d'ellipse dont le grand axe serait dirigé transversalement. Ces deux portions sont séparées réellement, sur le sujet revêtu de ses parties molles, par le ligament transverse. La première est occupée par l'apophyse odontoïde de l'axis ; dans la seconde se logent la moelle et ses enveloppes. Cette dernière portion seule, disons-le en passant, correspond au trou rachidien des autres vertèbres.

f. *Homologie de l'atlas avec les autres vertèbres.* — Le mode de constitution anatomique de l'atlas semble s'écarter du type vertébral, tel que nous l'avons décrit plus haut. L'écart n'est qu'apparent : il est facile de rétablir les homologies et de retrouver dans l'atlas toutes les parties constituantes d'une vertèbre-type.

Le *corps* est représenté par l'apophyse odontoïde, qui s'est soudée à la vertèbre suivante, l'axis. Nous ajouterons que cette apophyse représente, à elle seule, le corps tout entier de l'atlas ; l'arc antérieur et son tubercule, que l'on considère à tort comme faisant partie du corps, ne sont que des prolongements en forme de fer à cheval des masses latérales.

Le *trou vertébral* existe, et il en est de même des *apophyses transverses.*

L'*apophyse épineuse,* très réduite, est représentée par le tubercule postérieur de l'atlas ; les *apophyses articulaires supérieures,* par les cavités glénoïdes ; les *apophyses articulaires inférieures,* par les facettes planes que nous avons rencontrées sur la surface inférieure des masses latérales ; les *lames,* par l'arc postérieur ; les *pédicules,* par la portion de cet arc où se trouve creusée la gouttière de l'artère vertébrale, laquelle est manifestement l'homologue de l'*échancrure supérieure* du pédicule des vertèbres suivantes. Quant à l'*échancrure inférieure,* elle est peu marquée ou même n'existe pas du tout : l'espace qui sépare, sur les côtés de la colonne cervicale, l'arc postérieur de l'atlas des lames de l'axis est suffisamment grand pour livrer passage au deuxième nerf cervical et aux vaisseaux qui l'accompagnent. Un trou de conjugaison eût été superflu ; c'est pour cela qu'il n'existe pas et que font également défaut les échancrures qui auraient dû le constituer.

Connexions. — L'atlas s'articule avec deux os : en haut avec l'occipital ; en bas avec la vertèbre suivante, l'axis.

Insertions musculaires. — Onze muscles s'insèrent sur l'atlas. Nous résumons ces insertions dans les deux figures 53 et 54 et dans le tableau synoptique qui les suit. Dans ce tableau, comme dans les tableaux analogues que nous dresserons ultérieurement au sujet des insertions musculaires sur les différentes pièces du squelette, les chiffres placés en regard de chaque muscle, soit à gauche, soit à droite, se rapportent aux chiffres des figures correspondantes. Cette manière de faire nous dispensera d'accompagner nos figures d'insertions musculaires d'une légende détaillée.

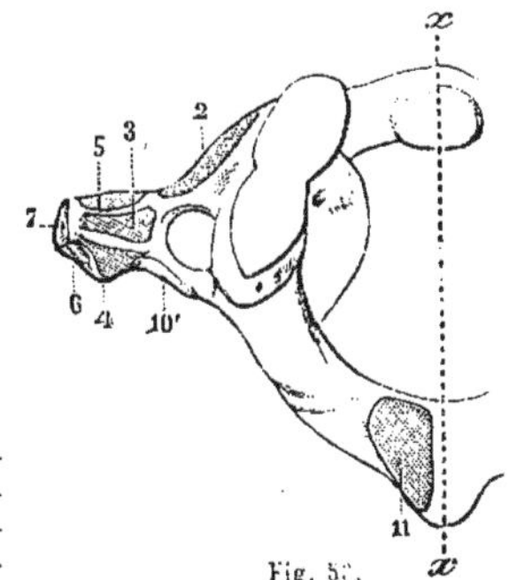

Fig. 53.
Atlas, vu d'en haut avec les insertions musculaires.

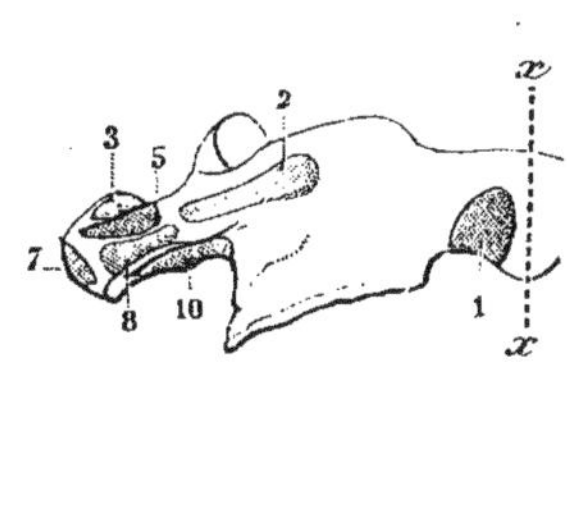

Fig. 54.
Atlas, vue antérieure avec les insertions musculaires.

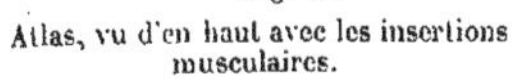

(Pour la signification des chiffres, se reporter au tableau ci-dessous, p. 70.)

a. *Tubercule et arc antérieurs.*	1. Long du cou. 2. Petit droit antérieur de la tête.
b. *Apophyses transverses.*	2. Petit droit antérieur de la tête. 3. Petit oblique (oblique supérieur) de la tête. 4. Grand oblique (oblique inférieur) de la tête. 5. Droit latéral de la tête. 6. Splénius du cou. 7. Angulaire de l'omoplate. 8. Scalène postérieur (inconstant). 9. Transversaire du cou (inconstant). 10, 10'. Intertransversaires antérieur et postérieur du cou.
c. *Tubercule postérieur.*	11. Petit droit postérieur de la tête.

Développement. — (Voy. plus loin, p. 87.)

Variétés. — (Voy. plus loin, p. 92.)

2° Deuxième vertèbre cervicale ou axis. — La deuxième vertèbre cervicale ou axis (fig. 55, 56 et 57) s'écarte bien moins que la précédente du type vertébral en général, de la vertèbre cervicale en particulier.

a. *Corps de l'axis, apophyse odontoïde.* — Ce qui caractérise essentiellement l'axis, c'est la présence, sur la face supérieure de son corps, d'une saillie verticale, à laquelle on a donné le nom d'*apophyse odontoïde* ou *dent de l'axis* (fig. 55, 9). C'est une espèce de pivot cylindroïde autour duquel tourne l'atlas, entraînant la tête dans ses mouvements de rotation ; il mesure de 12 à 16 millimètres de hauteur. On lui considère, en allant de bas en haut : 1° une portion élargie ou *base,* qui l'unit au corps de l'axis ; 2° une portion *rétrécie* ou *col,* assez peu marquée ; 3° un *corps,* correspondant à sa partie moyenne ; 4° un *sommet,* plus ou moins rugueux, sur lequel viennent s'attacher plusieurs ligaments provenant de l'occipital. Enfin, les deux faces antérieure et postérieure de l'apophyse odontoïde nous présentent chacune une facette articulaire : la *facette antérieure,* de forme ovalaire, un peu plus haute que large, légèrement convexe dans le sens transversal, répond à l'arc antérieur de l'atlas ; la *facette postérieure,* configurée comme la précédente, mais un peu moins étendue, glisse, à l'état frais, sur le ligament transverse. Au point de vue de l'anatomie philosophique, l'apophyse odontoïde, ainsi que nous l'avons dit plus haut, doit être considérée comme représentant le corps de l'atlas. Elle se développe exactement comme un corps vertébral et il n'est pas rare de rencontrer à sa base, entre elle et le corps de l'axis, les vestiges d'un disque intervertébral.

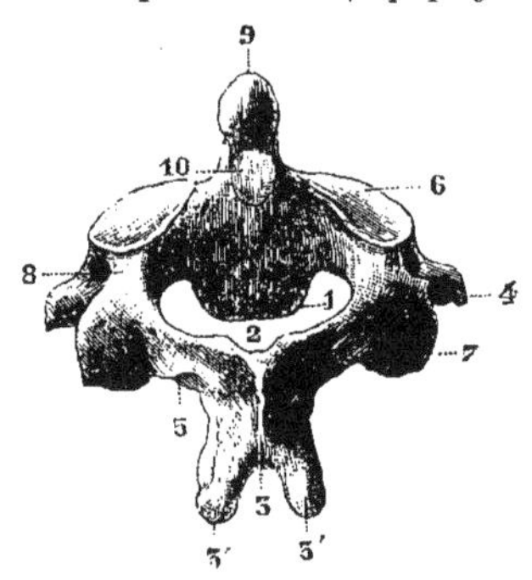

Fig. 55.

Axis, vue postérieure.

1, corps. — 2, trou. — 3, apophyse épineuse, avec 3', 3', ses deux tubercules. — 4, apophyse transverse. — 5, lame. — 6, apophyse articulaire supérieure. — 7, apophyse articulaire inférieure. — 8, trou transversaire pour l'artère vertébrale. — 9, apophyse odontoïde. — 10, sa facette articulaire postérieure pour le ligament transverse.

La face inférieure du corps de l'axis est fortement concave dans le sens antéro-postérieur. Elle se termine, en avant, en constituant une lamelle que renforce la saillie médiane de la face antérieure et qui descend de plusieurs millimètres au-devant du corps de la vertèbre suivante.

b. *Trou rachidien.* — Le trou rachidien de l'axis, moins considérable que celui de l'atlas, mais plus considérable que celui des vertèbres placées au-dessous, a la forme d'un cœur de carte à jouer.

c. *Apophyse épineuse.* — L'apophyse épineuse, remarquable par ses dimensions transversales, présente sur chacune de ses faces une dépression profonde et rugueuse, destinée à donner insertion au muscle grand oblique de la tête. Elle est, du reste, excavée à sa face inférieure et bifurquée à son sommet.

d. *Apophyses transverses et apophyses articulaires.* — Les apophyses transverses sont très courtes et leur sommet n'est pas bifurqué. Elles séparent, de chaque côté, les *apophyses articulaires supérieures* des *apophyses articulaires*

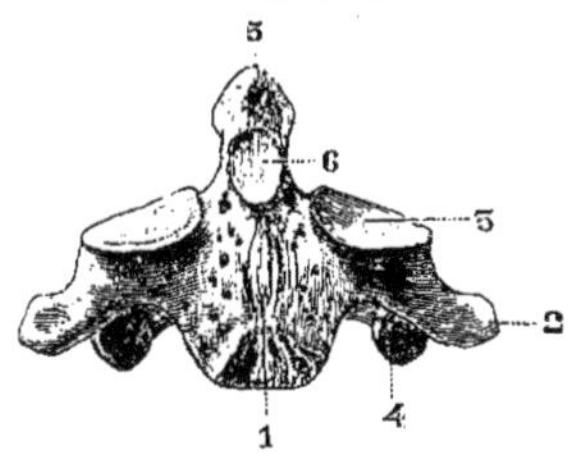

Fig. 56.
Axis, vue antérieure.

1, corps. — 2, apophyse transverse. — 3, facette articulaire supérieure. — 4, facette articulaire inférieure. — 5, apophyse odontoïde. — 6, facette articulaire, placée à la face antérieure de cette apophyse, pour l'arc antérieur de l'atlas.

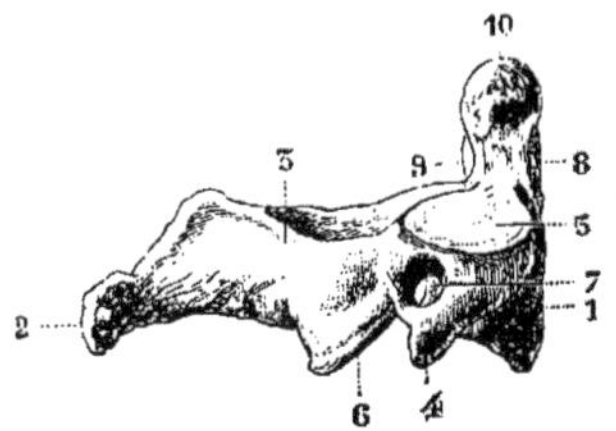

Fig. 57.
Axis, vue latérale droite.

1, corps. — 2, apophyse épineuse. — 3, lame. — 4, apophyse transverse. — 5, apophyse articulaire supérieure. — 6, apophyse articulaire inférieure. — 7, trou pour l'artère vertébrale. — 10, apophyse odontoïde, avec 8 et 9, ses deux facettes articulaires.

inférieures. Les premières s'étalent en dehors de l'apophyse odontoïde, dont elles ne sont séparées que par un intervalle de quelques millimètres ; elles sont à peu près planes et regardent en haut et en dehors. Quant aux apophyses articulaires inférieures, elles sont placées au-dessous et en arrière des apophyses transverses et présentent tous les caractères de celles des vertèbres cervicales en général.

e. *Lames.* — Les lames de l'axis ne présentent aucun caractère spécial.

f. *Pédicules.* — Les pédicules se confondent avec ces dernières et, si les *échancrures inférieures* sont assez marquées, il n'existe le plus souvent aucune trace des *échancrures supérieures.*

Connexions. — L'axis s'articule : d'une part avec la vertèbre qui le précède, l'atlas ; d'autre part, avec la vertèbre qui le suit, la troisième cervicale.

Insertions musculaires. — L'axis donne insertion à onze muscles. Comme pour l'atlas, nous

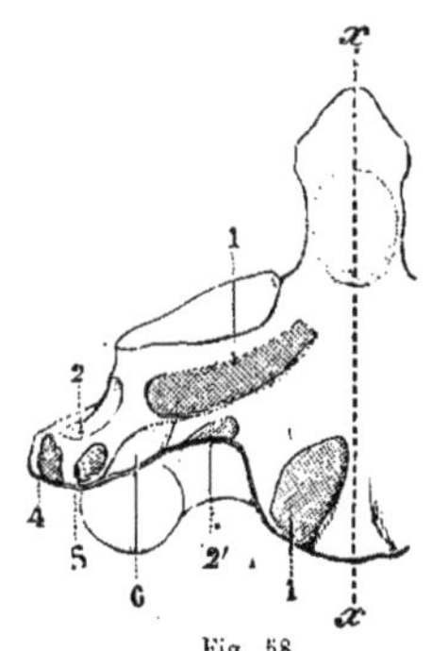

Fig. 58.
Axis, vue antérieure avec les insertions musculaires.

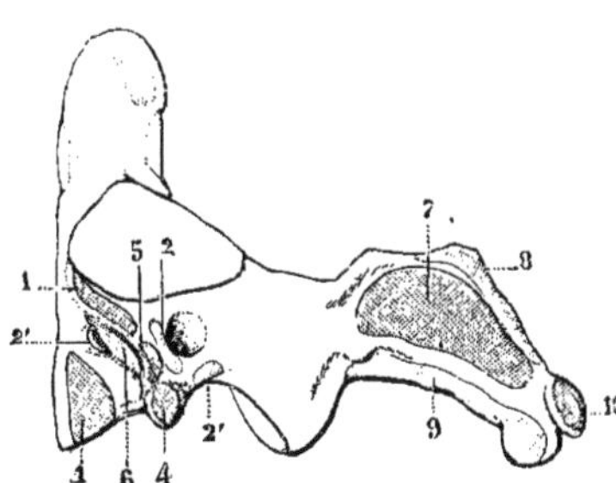

Fig. 59.
Axis, vue latérale avec les insertions musculaires.

(Pour la signification des chiffres, se reporter au tableau ci-après, p. 72.)

résumons ces insertions musculaires dans les deux figures 58 et 59 et dans le tableau synoptique situé ci-après.

a. *Corps*	1. Long du cou.
b. *Apophyses transverses.*	1. Long du cou. 2,2'. Intertransversaires du cou (1re et 2e paires). 3. Transversaire du cou (inconstant). 4. Splénius du cou. 5. Scalène postérieur. 6. Angulaire.
c. *Apophyses épineuses.* . .	7. Grand oblique ou oblique inférieur de la tête. 8. Grand droit postérieur de la tête. 9. Transversaire épineux. 10. Interépineux du cou (1re paire).

Développement. — (Voy. plus loin, p. 88.)

Variétés. — (Voy. plus loin, p. 92.)

3° **Sixième vertèbre cervicale**. — Cette vertèbre, quoi qu'en disent certains auteurs, n'offre aucune particularité bien sensible qui, sur un rachis non articulé, permette de la distinguer des trois vertèbres situées au-dessus. Peut-être, en y regardant de près, trouve-t-on, sur son apophyse transverse, le tubercule antérieur un peu plus développé, la gouttière un peu plus large, mais ces différences, on en conviendra, sont loin d'être nettes. Par contre, sur le squelette monté ou simplement sur une colonne articulée, le tubercule en question paraît plus saillant ; il constitue même, en médecine opératoire, un excellent point de repère pour lier l'artère carotide primitive. Aussi l'a-t-on appelé ***tubercule carotidien*** ou ***tubercule*** de Chassaignac, du nom du chirurgien qui, le premier, attira sur lui l'attention. En réalité, le développement tout particulier qu'il présente est dû à deux causes extrinsèques : la première, c'est qu'au-dessous de la sixième vertèbre cervicale le rachis s'infléchit et se porte notablement en arrière ; la seconde, c'est que l'apophyse transverse de la septième (que cette inflexion de la colonne place en retrait par rapport à la sixième) est, par surcroît, dénuée de tubercule antérieur, et que son sommet s'efface sur le passage de l'artère vertébrale.

4° **Septième vertèbre cervicale ou proéminente**. — Intermédiaire à la région cervicale et à la région dorsale, la septième cervicale (fig. 60) nous présente des caractères mixtes, rappelant encore les vertèbres qui la précèdent et se rapprochant déjà des vertèbres qui la suivent. On la reconnaîtra toujours à son apophyse épineuse et à ses apophyses transverses :

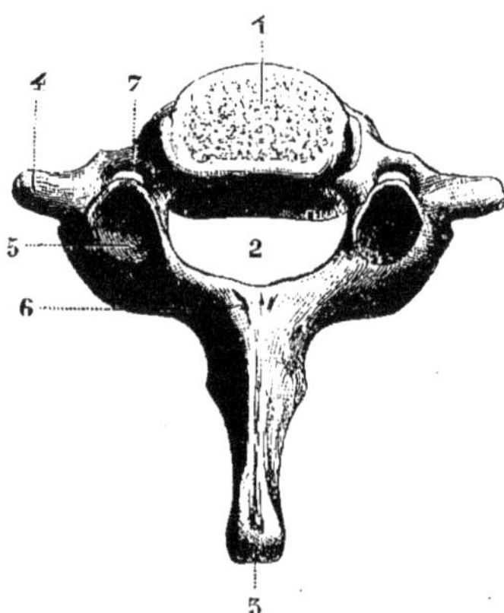

Fig. 60.

Septième vertèbre cervicale ou proéminente, vue d'en haut.

1, corps. — 2, trou. — 3, apophyse épineuse. — 4, apophyse transverse. — 5, apophyse articulaire supérieure. — 6, lame. — 7, trou transversaire.

a. *Apophyse épineuse*. — L'apophyse épineuse est avant tout remarquable par sa longueur, d'où le nom de ***vertèbre proéminente*** qui a été donné à la septième cervicale. Du reste, elle est unituberculeuse comme celles des vertèbres dorsales et, comme elles, fortement inclinée en bas et en arrière.

b. *Apophyses transverses*. — Les apophyses transverses de la vertèbre proéminente ne présentent pas non plus de bifurcation à leur sommet. Leur face supérieure est creusée en gouttière et leur base percée d'un trou, bien que l'artère vertébrale ne la traverse jamais. Ce trou est, du reste, plus petit que les trous similaires des vertèbres supérieures ; il n'est pas rare de le voir remplacé par deux orifices, plus petits encore que celui qu'on rencontre ordinairement.

Notons enfin, à propos de la proéminence, que l'on rencontre parfois sur la partie inférieure du corps vertébral, une toute petite facette articulaire, destinée à s'articuler avec la première côte.

5° Première vertèbre dorsale. — La première dorsale (fig. 61) est encore une vertèbre de transition : elle rappelle les vertèbres cervicales par ses apophyses articulaires, par son pédicule et avant tout par son corps, dont la face supérieure présente les deux crochets latéraux caractéristiques des vertèbres cervicales. Par tous les autres éléments, au contraire, elle se rapproche des vertèbres dorsales. On la reconnaîtra aisément à la présence, sur chaque face latérale du corps : 1° en haut, d'une *facette entière* pour la première côte (fig. 61,3) ; 2° en bas, d'un *quart de facette* seulement pour la deuxième côte (fig. 61,4), laquelle s'articule presque en totalité avec la vertèbre située au-dessous.

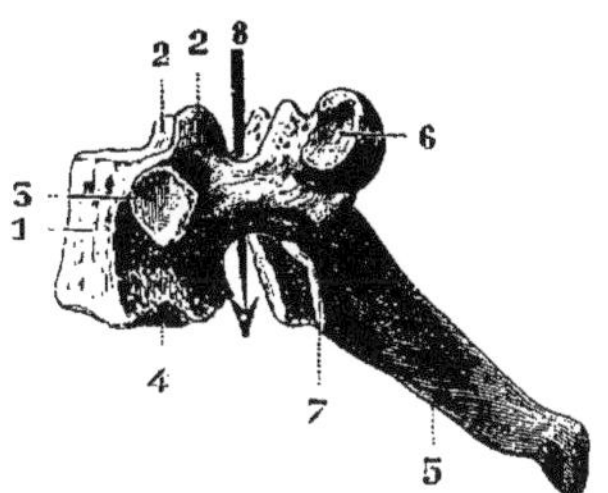

Fig. 61.

Première vertèbre dorsale, vue latérale.

1, corps. — 2, 2, ses crochets latéraux. — 3, facette articulaire supérieure pour la tête de la première côte. — 4, demi-facette articulaire inférieure pour la deuxième côte. — 5, apophyse épineuse. — 6, apophyse articulaire supérieure. — 7, apophyse articulaire inférieure.

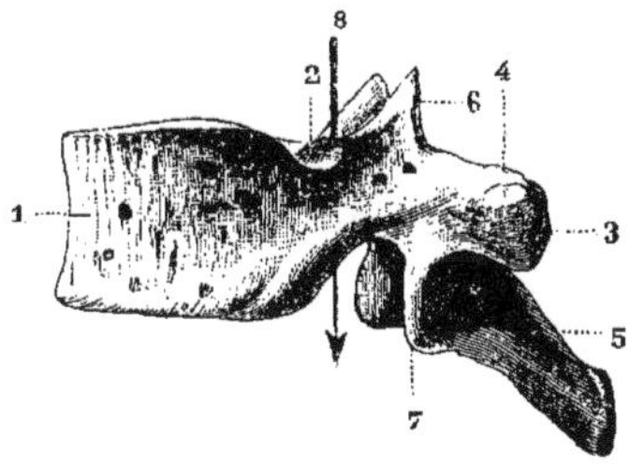

Fig. 62.

Dixième vertèbre dorsale, vue latérale.

1, corps. — 2, demi-facette articulaire supérieure pour la tête de la dixième côte. — 3, apophyse transverse, avec 4, sa facette articulaire pour la tubérosité de la côte. — 5, apophyse épineuse. — 6. apophyse articulaire supérieure. — 7, apophyse articulaire inférieure.

6° Dixième vertèbre dorsale. — La dixième dorsale (fig. 62) se distingue des autres vertèbres de la même région en ce qu'elle ne présente qu'une seule demi-facette, située à la partie supérieure du corps et destinée à la dixième côte. La demi-facette inférieure fait défaut, la onzième côte s'articulant exclusivement avec la onzième vertèbre dorsale.

7° Onzième et douzième vertèbres dorsales. — Ces deux vertèbres (fig. 63 et 64) se rapprochent déjà par leur aspect extérieur des vertèbres lombaires. Elles sont essentiellement caractérisées : 1° par l'absence de facettes articulaires sur les apophyses transverses ; 2° par la présence d'une facette unique sur les côtés du corps, pour la onzième et la douzième côte. Les deux côtes inférieures ou côtes flottantes, en effet, s'articulent exclusivement avec les corps vertébraux, et chacune d'elles ne contracte des rapports de contiguïté qu'avec une seule vertèbre, celle qui lui correspond numériquement.

D'autre part, on distinguera facilement la douzième vertèbre dorsale de la onzième, en ce que les apophyses articulaires inférieures de cette vertèbre, identiques en cela avec les apophyses articulaires inférieures des vertèbres lombaires, sont convexes et regardent en dehors, celles des vertèbres dorsales étant planes et regardant en avant.

La douzième vertèbre dorsale pourra encore se reconnaître à l'aspect de son apophyse transverse. Cette apophyse, en effet, nous apparaît considérablement modifiée dans ses dimensions et dans sa constitution anatomique. Au lieu de former, à la partie externe de la vertèbre, cette longue saillie horizontale qui caractérise les vertèbres précédentes, elle est comme atrophiée et, en réalité, se trouve réduite à une sorte de tubercule plus ou moins saillant. D'autre part, elle nous présente à sa partie postérieure et externe deux petites saillies, qui ont exactement la

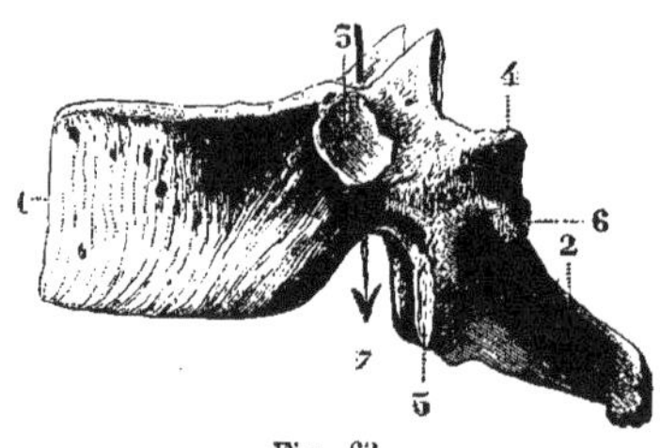

Fig. 63.
Onzième vertèbre dorsale, vue latérale.

1, corps. — 2, apophyse épineuse. — 3, facette articulaire pour la onzième côte. — 4, tubercule mamillaire. — 5, facette articulaire inférieure. — 6, apophyse transverse.

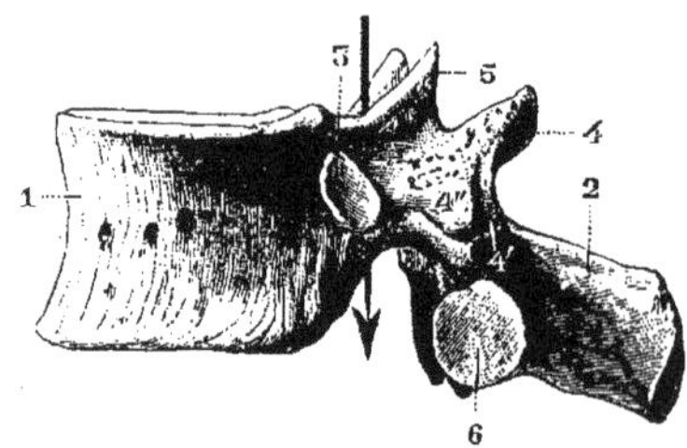

Fig. 64.
Douzième vertèbre dorsale, vue latérale.

1, corps. — 2, apophyse épineuse. — 3, facette articulaire pour la tête de la douzième côte. — 4, apophyse transverse. — 5, apophyse articulaire supérieure. — 6, apophyse articulaire inférieure.

même valeur que les deux tubercules mamillaire et accessoire que nous avons déjà décrits plus haut (p. 65) sur les vertèbres lombaires. Nous ajouterons, en terminant, que, sur certains sujets, l'atrophie de l'apophyse transverse est déjà très accusée sur la onzième vertèbre dorsale, auquel cas le caractère distinctif que nous venons de signaler est peu important ou même nul.

8° Cinquième vertèbre lombaire. — La face inférieure du *corps vertébral*, perdant tout parallélisme avec la face supérieure, qui est horizontale, est fortement oblique d'arrière en avant et de haut en bas ; la hauteur du corps vertébral est donc beaucoup plus considérable en avant qu'en arrière. De plus, les *apophyses articulaires inférieures* sont redevenues planes et se trouvent plus écartées l'une de l'autre que les apophyses articulaires inférieures des vertèbres situées au-dessus.

ARTICLE II

VERTÈBRES SACRÉES ET COCCYGIENNES

(FAUSSES VERTÈBRES de quelques auteurs)

Les vertèbres de la région sacro-coccygienne, au nombre de neuf ou de dix suivant les sujets, se soudent plus ou moins entre elles, dans l'âge adulte, de façon à former deux os seulement : les cinq premières forment le *sacrum ;* les quatre ou cinq dernières constituent le *coccyx*.

§ I. — Sacrum

Le sacrum, chez l'adulte, est un os impair, médian, symétrique, situé à la partie postérieure du bassin, entre les deux os iliaques, au-dessous de la colonne lombaire à laquelle elle fait suite, au-dessus du coccyx qui le continue. Considéré en place, cet os est loin d'être vertical : il se dirige obliquement de haut en bas et d'avant en arrière, formant ainsi avec la dernière vertèbre lombaire un angle saillant en avant, connu sous le nom d'*angle sacro-vertébral* ou *promontoire*. D'autre part, l'axe du sacrum, au lieu d'être rectiligne, décrit une courbe très prononcée, dont la concavité regarde en bas et en avant. Aplati d'avant en arrière, beaucoup plus volumineux en haut qu'en bas, le sacrum revêt la forme d'une pyramide quadrangulaire et nous présente par conséquent : 1° une base ; 2° un sommet ; 3° quatre faces, que l'on distingue d'après leur orientation en face antérieure, face postérieure et faces latérales.

1° **Face antérieure**. — La face antérieure (fig. 65) du sacrum est concave à la fois dans le sens vertical et dans le sens transversal : elle nous offre ainsi une

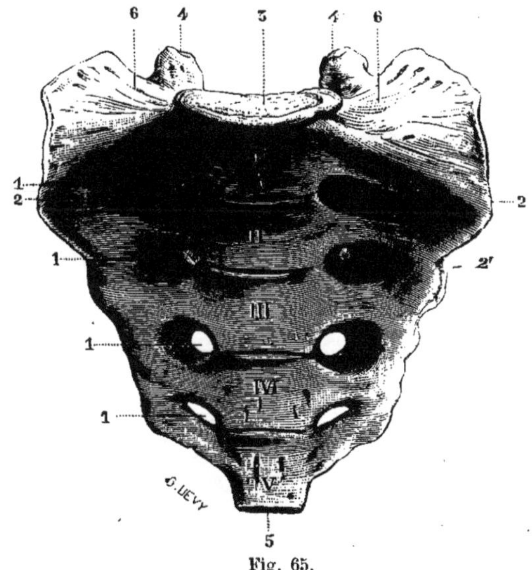

Fig. 65.

Sacrum, face antérieure.

I, II, III, IV, V, les cinq vertèbres sacrées. — 1, 1, trous sacrés antérieurs. — 2, 2, faces latérales du sacrum. — 3, facette articulaire de la base du sacrum. — 4, apophyses articulaires supérieures de la première vertèbre sacrée. — 5, sommet du sacrum, avec sa facette articulaire pour le coccyx. — 6, ailerons du sacrum.

double courbure et nous ferons remarquer, à ce sujet, que la courbure transversale est plus accusée au niveau de la moitié supérieure de l'os, tandis que la courbure verticale est plus prononcée, au contraire, dans la moitié inférieure.

La face antérieure du sacrum nous présente sur la ligne médiane une colonne osseuse, constituée par la superposition des corps des cinq vertèbres sacrées : elle est segmentée, à des intervalles réguliers, par des lignes transversales, indices de la soudure de ces différentes vertèbres.

Ces lignes, généralement saillantes, sont au nombre de quatre. Elles sont d'autant plus visibles que le sujet est plus jeune. A l'extrémité de chacune d'elles, se voit un trou elliptique, que l'on désigne sous le nom de *trou sacré antérieur*. On en compte naturellement quatre de chaque côté.

Placés sur deux lignes presque verticales et distantes l'une de l'autre de 3 centimètres en moyenne, les trous sacrés antérieurs sont continués en dehors par des gouttières transversales qui logent les branches antérieures des nerfs sacrés. Chacun de ces trous est séparé de son voisin, supérieur ou inférieur, par une cloison transversale, plus ou moins large et plus ou moins saillante, sur laquelle viennent s'insérer les faisceaux d'origine du muscle pyramidal.

Le développement respectif des cinq pièces sacrées n'est pas le même pour toutes. Chez la femme, où le sacrum acquiert, à cause des accouchements, une importance toute particulière, la première pièce mesure environ 35 millimètres de hauteur. La seconde, un peu moins élevée, ne dépasse guère 25 millimètres. Chacune des trois autres mesure à peine 2 centimètres. Il en résulte que la deuxième des lignes transversales, indiquées ci-dessus, correspond sensiblement au milieu de l'os.

2° Face postérieure. — Fortement convexe dans le sens vertical et hérissée d'aspérités dans toute son étendue, la face postérieure du sacrum (fig. 66) nous

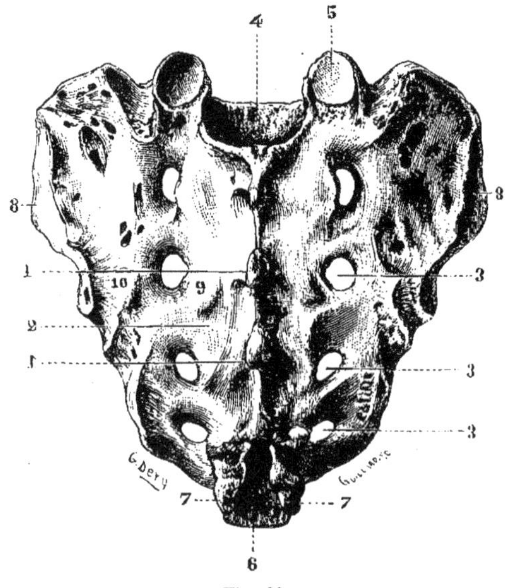

Fig. 66.

Sacrum, face postérieure.

1, 1, apophyses épineuses des vertèbres sacrées soudées entre elles (crête sacrée). — 2, gouttières sacrées. — 3, 3, trous sacrés postérieurs. — 4, orifice supérieur du canal sacré. — 5, apophyses articulaires supérieures de la première vertèbre sacrée. — 6, sommet du sacrum, avec sa facette articulaire pour le coccyx. — 7, cornes du sacrum. — 8, 8, facettes auriculaires.

présente d'abord sur la ligne médiane une crête saillante, qui continue la ligne des apophyses épineuses de la colonne lombaire : c'est la *crête sacrée*. Cette crête se termine, ordinairement à la hauteur du troisième trou sacré, assez souvent au niveau du quatrième, par deux branches divergentes, qui circonscrivent la portion inférieure du *canal sacré*.

De chaque côté de la crête sacrée et en allant de dedans en dehors, nous rencontrons successivement : 1° une gouttière longitudinale, la *gouttière sacrée*, continuant exactement, au niveau du sacrum, la direction des gouttières vertébrales de la région lombaire ; 2° une première série de tubercules plus ou moins marqués, au nombre de cinq, les *tubercules sacrés postéro-interne ;* 3° une série de trous, ovalaires plutôt qu'arrondis, au nombre de quatre, les *trous sacrés postérieurs*, livrant passage aux branches postérieures des nerfs sacrés ; 4° une nouvelle série de tubercules, les *tubercules sacrés postéro-externes*, placés immédiatement en dehors des trous précités.

Les trous sacrés postérieurs sont toujours plus petits que les trous sacrés antérieurs correspondants. Comme ces derniers, ils s'étagent régulièrement suivant deux lignes verticales, à peu près parallèles, offrant cependant une légère tendance à converger en bas. L'intervalle qui sépare ces deux lignes est sensiblement plus grand que celui qui existe entre les trous sacrés antérieurs.

3° **Faces latérales**. — Les faces latérales du sacrum (fig. 67), larges en haut où elles méritent véritablement le nom de faces, s'amincissent en descendant et finissent par dégénérer en de simples bords. — On y remarque, en haut et en avant, une large surface articulaire (fig. 67,5), que l'on a comparée, au point de vue de sa configuration, au pavillon d'une oreille, d'où le nom de *facette auriculaire du sacrum* qui lui a été donné. Elle affecte la forme d'un croissant ou d'une équerre à concavité dirigée en arrière et s'articule avec une facette analogue, placée sur la partie postérieure de l'os iliaque. Elle ne dépasse pas, en bas, le niveau de la deuxième pièce sacrée. — En arrière de la facette auriculaire et dans la concavité que décrit son rebord postérieur, se trouve une dépression circulaire, la *fosse criblée du sacrum*, au fond de laquelle s'ouvrent de nombreux trous destinés à laisser passer des vaisseaux. La fosse criblée est limitée en bas par une surface plane et rugueuse, où viennent s'insérer des ligaments. — En avant et en bas, la facette auriculaire est assez souvent limitée par un sillon plus ou moins marqué, qui occupe en réalité la face antérieure de l'os : c'est le *sillon préauriculaire du sacrum*, analogue au sillon homonyme de l'iléon (voy. *Os coxal*). Comme ce dernier, le sillon préauriculaire du sacrum sert, d'après Zaaijer, à l'insertion du ligament sacro-iliaque antérieur.

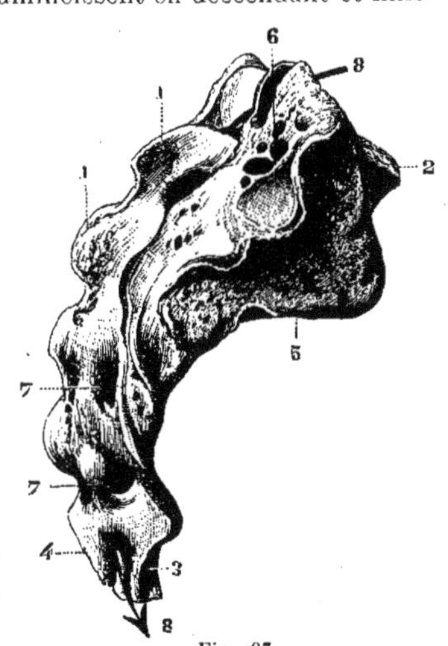

Fig. 67.

Sacrum, face latérale droite.

1, 1, apophyses épineuses des vertèbres sacrées (crête sacrée). — 2, base du sacrum. — 3, son sommet. — 4, cornes du sacrum. — 5, facette auriculaire. — 6, fosse criblée. — 7, trous sacrés postérieurs. — 8, 8, flèche parcourant le canal sacré.

4° **Base**. — La base du sacrum, à l'état statique, regarde en avant et un peu en haut. Au point de vue de sa configuration, elle rappelle de tous points la face supérieure d'une vertèbre lombaire. Nous y remarquons, en effet (fig. 68) :

a. *Sur la ligne médiane* et en allant d'avant en arrière : 1° une facette articulaire plane, ovalaire ou réniforme, à grand diamètre transversal, qui n'est autre que la face supérieure du corps de la première vertèbre sacrée ; 2° en arrière de cette facette, une ouverture triangulaire, qui est l'orifice supérieur du canal sacré ; 3° enfin, le commencement ou extrémité supérieure de la crête sacrée.

b. *De chaque côté de la ligne médiane :* 1° une surface triangulaire à base externe, qui s'incline en avant pour former une partie du grand bassin ; on la désigne sous le nom d'*aileron du sacrum ;* 2° deux saillies verticales ou *apophyses articulaires du sacrum*, dont les facettes, légèrement concaves dans le sens transversal, regardent en arrière et en dedans ; elles s'articulent avec les apophyses articulaires inférieures de la dernière vertèbre lombaire ; 3° enfin, deux échancrures placées en avant de ces dernières, les *échancrures du sacrum*, qui contribuent à former, de concert avec les échancrures inférieures de la dernière lombaire, le vingt-cinquième trou de conjugaison.

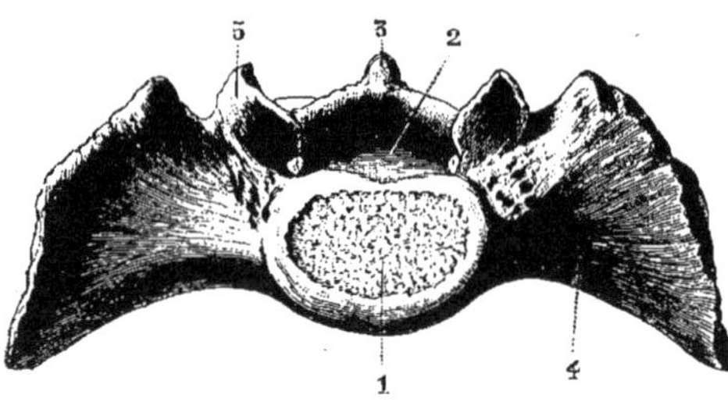

Fig. 68.
Sacrum, vu d'en haut.

1, facette articulaire supérieure pour la cinquième vertèbre lombaire (corps de la vertèbre). — 2, orifice supérieur du canal sacré. — 3, crête sacrée. — 4, ailerons du sacrum. — 5, apophyses articulaires.

5° Sommet. — Le sommet du sacrum est constitué en avant par une facette elliptique, à grand diamètre transversal, qui s'articule avec la base du coccyx. En arrière de cette facette se voit l'orifice inférieur ou orifice terminal du canal sacré. Cet orifice en forme de **V** renversé (**Λ**) est limité latéralement par deux petites saillies descendantes, plus ou moins marquées suivant les sujets : ce sont les *cornes du sacrum*, destinées à s'unir à deux saillies similaires provenant du coccyx ou cornes du coccyx.

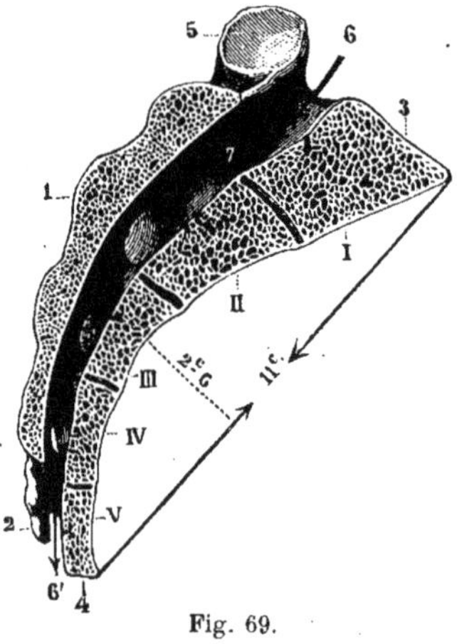

6° Canal sacré. — Le sacrum est parcouru dans toute sa hauteur par un canal, le *canal sacré* (fig. 69). — Ce canal est placé immédiatement en avant de la crête sacrée et fait suite, en haut, au canal rachidien de la colonne lombaire. Triangulaire à son extrémité supérieure, il s'aplatit bientôt d'avant en arrière et finalement se transforme en une simple gouttière. — De chaque côté du canal sacré, partent quatre conduits transversaux, simples à leur origine, mais se bifurquant presque immédiatement, pour aboutir à la fois aux trous sacrés antérieurs et aux trous sacrés postérieurs. — Dans le canal lui-même, chacun de ces conduits, véritable *trou de conjugaison*, est séparé du conduit voisin par une colonnette osseuse à direction antéro-postérieure, qui rappelle les *pédicules* des vraies vertèbres. — Dans le canal sacré se trouvent logés le cul-de-sac terminal de la dure-mère rachidienne, le filum terminale de la moelle et les nerfs qui constituent la queue de cheval. Ces nerfs s'engagent dans les canaux latéraux ci-dessus décrits et s'y bifurquent, comme nous le verrons plus tard, chacun en deux branches : une branche antérieure qui se dirige vers le trou sacré antérieur correspondant, et une branche postérieure qui s'échappe par le trou sacré postérieur.

Fig. 69.
Coupe sagittale du sacrum pour montrer le canal sacré.

I, II, III, IV, V, les cinq pièces sacrées.
1, crête sacrée. — 2, cornes du sacrum. — 3, base. — 4, sommet. — 5, facettes articulaires. — 6, 6', canal sacré.

7° Signification morphologique. — L'os sacrum, avons-nous dit plus haut, est le produit de la soudure de cinq vertèbres. Nous devons en conséquence retrouver dans sa constitution les divers éléments osseux d'une vertèbre, sinon à l'état parfait, du moins à l'état de vestige. — Nous avons déjà vu, dans la description précédente, le *corps*, les *pédicules* et le *trou rachidien*. — Nous avons vu aussi les *échancrures*, réunies en *canaux de conjugaison*. — Les *apophyses épineuses* des vertèbres sacrées, nous les retrouvons dans la crête sacrée. — Les *lames* constituent les gouttières sacrées. — Les *apophyses articulaires* ne sont autre chose que la série verticale des tubercules sacrés postéro-internes. — Quant aux *apophyses transverses*, elles se présentent à nous sous la forme de cette deuxième série verticale de tubercules. que nous avons appelés tubercules sacrés postéro-externes.

Connexions. — Le sacrum s'articule avec quatre os : en haut, avec la cinquième vertèbre lombaire; en bas, avec le coccyx; latéralement, à droite et à gauche, avec les deux os coxaux.

Développement. — (Voy. plus loin, p. 88.)

Insertions musculaires. — (Voy. plus loin, *Coccyx*, p. 80.)

Variétés. — (Voy. plus loin p. 92.)

A consulter au sujet du sacrum, Bacarisse, *Du sacrum suivant les sexes et les races*, Th. Paris, 1873. — Paterson, *The human sacrum*, Transact. of the roy. Dublin Society, 1893.

§ II. — Coccyx (fig. 70 et 71).

Le coccyx, rudiment chez l'homme de la queue des mammifères, est situé immédiatement au-dessous du sacrum, dont il continue la direction. Quatre ou cinq vertèbres, considérablement atrophiées et le plus souvent soudées entre elles (fig. 70 et 71), constituent ce dernier segment de la colonne vertébrale. Comme tous les éléments vertébraux, le coccyx est un os impair, médian et symétrique. Fortement aplati d'avant en arrière, beaucoup plus large en haut qu'en bas, il revêt dans son ensemble la forme d'un triangle et nous présente, par conséquent : une base, un sommet, deux faces et deux bords.

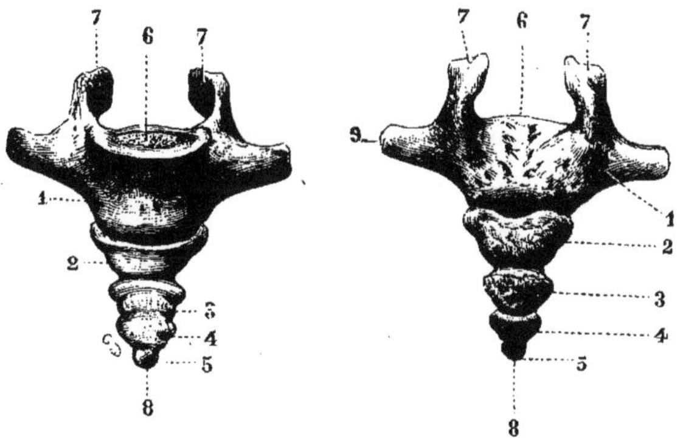

Fig. 70. Coccyx, face antérieure.

Fig. 71. Coccyx, face postérieure.

1, 2, 3, 4 et 5, première, deuxième, troisième, quatrième et cinquième pièces du coccyx (vertèbres coccygiennes). — 6, base du coccyx, avec sa facette articulaire pour le sacrum. — 7, 7, cornes du coccyx. — 8, sommet du coccyx.

1° Faces. — La face antérieure (fig. 70) est concave ; la face postérieure (fig. 71) est convexe. L'une et l'autre nous présentent des lignes transversales, vestiges de la soudure des vertèbres coccygiennes.

2° Base. — La base, située en haut comme pour le sacrum, nous présente tout d'abord, sur la ligne médiane, une petite facette elliptique à grand diamètre transversal, destinée à s'articuler avec une facette similaire que nous avons déjà décrite sur le sommet du sacrum. — En arrière de cette facette, à droite et à gauche de la ligne médiane, se dressent deux colonnettes à direction verticale : ce sont les *cornes du coccyx,* répondant, dans l'articulation sacro-coccygienne, aux cornes du sacrum. — Enfin, de chaque côté des cornes du coccyx, la base de l'os s'étale en dehors, de façon à former deux prolongements transversaux que nous désignerons sous le nom d'*angles latéraux du coccyx.* Le sommet de cet angle établit la limite respective entre la base de l'os et ses bords latéraux. Son bord supérieur, concave, forme avec la partie tout inférieure du bord correspondant du sacrum une large échancrure qui, à l'état frais, est convertie en trou par un ligament : ce trou, situé sur la même ligne que les trous sacrés antérieurs, acquiert la même signification que ces derniers. Il livre passage au cinquième nerf sacré.

3° Sommet. — Il est formé par un petit tubercule osseux (fig. 70,8), qui tantôt se trouve sur la ligne médiane, tantôt se dévie latéralement, soit à droite, soit à gauche.

4° Bords. — Obliques et plus ou moins sinueux, les bords du coccyx donnent insertion au grand ligament sacro-sciatique et à la plupart des faisceaux d'origine du muscle ischio-coccygien.

5° Signification morphologique. — Comme le sacrum, le coccyx n'est que le produit de la soudure de plusieurs vertèbres, dites coccygiennes ; mais ces vertèbres sont profondément modifiées et presque méconnaissables. Le sacrum nous a offert encore tous les éléments osseux d'une vertèbre-type ; ici, la vertèbre est pour ainsi dire réduite à son *corps.* Seule, la première vertèbre coccygienne nous présente deux autres éléments : les *apophyses transverses,* qui sont représentées par les angles latéraux et les *apophyses articulaires supérieures,* lesquelles ont perdu leur nom dans la terminologie classique, pour prendre celui de cornes du coccyx.

Connexions. — Le coccyx, portion terminale de la colonne vertébrale, ne s'articule qu'avec un seul os, le sacrum. Il est en outre uni à l'os coxal par des ligaments.

Insertions musculaires sur le sacrum et le coccyx. — Le sacrum donne insertion à huit

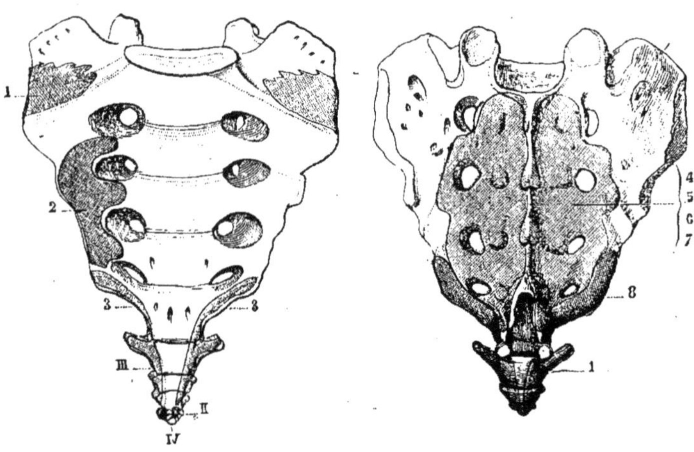

Fig. 72.
Sacro-coccyx, vue antérieure avec insertions musculaires.

Fig. 73.
Sacro-coccyx, vue postérieure avec insertions musculaires.

(Pour la signification des chiffres, se reporter au tableau ci-contre, p. 81.)

muscles : un sur sa base ; un sur sa face antérieure ; un sur son sommet ; les cinq autres sur sa face postérieure. Le coccyx, de son côté, donne attache à quatre muscles. Nous résumons ces diverses insertions dans les deux figures 72 et 73 et dans le tableau synoptique suivant. Dans ce tableau, les chiffres placés en regard de chaque muscle se rapportent aux deux figures précitées :

A. Sacrum. .	a. *Base*	1. Iliaque.
	b. *Face antérieure*	2. Pyramidal.
	c. *Tubercules latéraux et sommet*.	3. Ischio-coccygien.
	d. *Face postérieure*.	4. Grand dorsal. 5. Long dorsal. 6. Sacro-lombaire. 7. Transversaire épineux. 8. Grand fessier.
B. Coccyx . .	a. *Face postérieure*	I. Grand fessier.
	b. *Bords* (*lèvre antérieure*)	II. Releveur anal, III. Ischio-coccygien.
	c. *Sommet*.	IV. Sphincter anal.

Développement. — (Voy. plus loin, p. 88.)

Variétés. — (Voy. plus loin, p. 92.)

ARTICLE III

COLONNE VERTÉBRALE CONSIDÉRÉE DANS SON ENSEMBLE

SON DÉVELOPPEMENT, SES ANOMALIES

Envisagée dans son ensemble, la colonne vertébrale nous offre à considérer ses *dimensions*, sa *direction*, sa *configuration*, son *développement*, ses *anomalies*.

§ 1. — Dimensions

1° Longueur ou hauteur. — Chez un homme adulte et de taille moyenne., la hauteur de la colonne vertébrale, mesurée du point le plus élevé de l'atlas au sommet du coccyx, est de 73 à 75 centimètres, qui se répartissent de la façon suivante : pour la portion cervicale, 13 ou 14 ; pour la portion dorsale, 27 à 29 ; pour la portion lombaire, 17 ou 18 ; pour la portion sacro-coccygienne, 12 à 15.

Les dimensions longitudinales de la colonne vertébrale, relativement très considérables chez l'enfant naissant, augmentent encore jusqu'à l'âge de vingt-cinq ans. Elles restent stationnaires chez l'adulte et diminuent ensuite chez le vieillard, par suite de l'affaissement des disques intervertébraux, entraînant comme conséquence une exagération des courbures antéro-postérieures.

2° Largeur ou diamètre transverse. — La colonne vertébrale présente son maximum de largeur au niveau de la base du sacrum, où elle mesure de 10 à 12 centimètres. Au-dessous et au-dessus de ce point, le diamètre transverse diminue graduellement : au-dessous, il descend jusqu'à zéro (sommet du coccyx) ; au-dessus, il mesure successivement 7 ou 8 centimètres sur la dernière lombaire, 6 ou 7 centimètres sur la première lombaire, 5 à 9 centimètres sur la dernière dorsale, 6 ou 7 centimètres sur la première dorsale, 5 ou 6 centimètres sur l'axis. L'atlas, s'élargissant considérablement pour supporter la tête, atteint jusqu'à 8 centimètres.

3° Épaisseur ou diamètre antéro-postérieur. — Le diamètre antéro-postérieur de la colonne vertébrale varie surtout avec le degré de projection postérieure des apophyses épineuses. Mesurant 4 centimètres à la région cervicale, il atteint 6 centimètres à la région dorsale et 7 centimètres au niveau du sacrum ou de la dernière lombaire. Au-dessous du sacrum, il diminue rapidement par suite de l'atténuation et de la disparition graduelles des apophyses épineuses et du canal vertébral.

§ II. — Direction

La colonne vertébrale n'est pas rectiligne ; elle présente, chez tous les mammifères, une série d'inflexions ou courbures antéro-postérieures, fort variables pour chacun d'eux dans leur degré et dans leur nombre. Chez l'homme, il existe quatre courbures (fig. 75) : la première correspond à la région cervicale et est convexe en avant ; la deuxième correspond à la région dorsale et présente sa convexité dirigée en arrière ; la troisième, convexe en avant comme la courbure cervicale, occupe la région lombaire ; la quatrième, enfin, correspond à la région sacro-coccygienne et dirige sa convexité en arrière.

Les courbures de la colonne vertébrale varient beaucoup dans leurs dimensions suivant les individus et suivant les âges. Elles doivent également varier suivant les sexes : la courbure lombaire, notamment, est plus développée chez la femme que chez l'homme, non seulement à l'état adulte, mais même dans l'enfance. Charpy, qui a mis ce fait en évidence par des mensurations précises, l'attribue avec raison à l'influence des circonstances qui sont spéciales au sexe féminin : « en première ligne, dit-il, se place la grossesse qui oblige la colonne dorsale à se reporter en arrière et impose aux muscles lombaires extenseurs et incurvateurs un effort proportionnel au poids surajouté du côté de la flexion. Et ce n'est pas seulement pendant quelques mois que cet effort se manifeste ; souvent, toute la vie, persiste un affaiblissement de la paroi abdominale qui laisse prédominer les muscles redresseurs antagonistes. Il est naturel de croire que c'est l'attitude de la grossesse qui, poursuivie dans une série incalculable de générations, a fini par créer un type héréditaire et originel, indiqué vaguement dès le premier âge, nettement accusé à la puberté et recevant tout son développement par les fonctions maternelles de la gestation et du port de l'enfant allaité. »

Les diverses inflexions que présente la colonne vertébrale ont pour effet d'augmenter sa résistance, en vertu de ce principe de physique que, de deux colonnes élastiques égales d'ailleurs, celle qui présente des courbures alternatives, oppose plus de résistance aux pressions verticales que celle qui est rectiligne : la résistance de cette dernière étant de 1, la résistance de la colonne courbe est égale au nombre de ses courbures élevé au carré plus un ($= C^2 + 1$). Si ce principe était applicable dans toute sa rigueur à la colonne vertébrale des mammifères, la résistance de cette colonne chez l'homme, serait plus que décuplée par la présence de ses quatre courbures. Sa résistance, en effet, serait représentée par la formule : $4^2 + 1 = 17$.

Indépendamment des courbures antéro-postérieures que nous venons de décrire, Bichat avait signalé sur le côté gauche de la colonne dorsale une *courbure latérale*, dont la concavité regarderait à gauche et dont il expliquait ingénieusement l'existence par l'habitude que nous avons de nous servir de préférence de la main droite, le corps s'inclinant naturellement à gauche toutes les fois que nous faisons un effort quelconque avec cette main. Il est généralement admis aujourd'hui que cette courbure latérale de Bichat n'est qu'une simple gouttière ou empreinte artérielle, déterminée sur les 3e, 4e, 5e et 6e vertèbres dorsales par la première portion de l'aorte descendante. Une pareille interprétation est si bien fondée que, dans les cas de transposition des viscères chez des individus non gauchers, la crosse aortique se dirigeant à droite, c'est sur le côté droit de la colonne dorsale qu'on rencontre la prétendue courbure de BICHAT (fait de CRUVEILHIER, fait de GÉRY, fait de BEAUNIS). J'ai observé tout récemment plusieurs faits de cette nature; la gouttière aortique était très marquée sur le côté droit de la colonne vertébrale.

§ III. — CONFIGURATION EXTÉRIEURE ET INTÉRIEURE

Il suffit d'un simple coup d'œil jeté sur la colonne vertébrale (fig. 74 et 76), pour constater que cette longue tige osseuse est constituée, au point de vue morphologique, par deux pyramides, qui seraient réunies par leur base au niveau de l'articulation sacro-lombaire. — L'une de ces pyramides ou pyramide supérieure commence à la dernière lombaire et se termine à l'atlas. Elle est fort longue et comprend les trois premières régions cervicale, dorsale et lombaire de la colonne vertébrale. — L'autre ou pyramide inférieure s'étale surtout dans le sens transversal et s'étend de la base du sacrum au sommet du coccyx. Elle est, comme on le voit, beaucoup plus courte que la précédente.

La colonne vertébrale, étant essentiellement constituée par la superposition d'une série d'éléments osseux similaires, les vertèbres, présente comme ces dernières une configuration qui est fort irrégulière sans doute, mais dont les détails se déduisent facilement des descriptions qui précèdent. Nous lui considérerons quatre faces et un canal central :

1° Face antérieure. — Vue par sa face antérieure (fig. 74), la colonne vertébrale s'offre à nous sous la forme d'une tige cylindrique, que constitue l'ensemble des corps vertébraux. Dans les trois premières régions, région cervicale, région dorsale et région lombaire, les corps vertébraux sont séparés, comme nous le verrons plus tard en étudiant leurs divers modes d'union, par la série alternante des disques fibreux intervertébraux (voy. ARTHROLOGIE). Dans la région sacro-coccygienne, où les vertèbres sont soudées entre elles, ces disques sont remplacés par de simples crêtes osseuses à direction transversale.

2° Face postérieure. — Vue par sa face postérieure (fig. 76), la colonne vertébrale nous présente, sur la ligne médiane tout d'abord, la série régulière des apophyses épineuses, formant par leur ensemble ce qu'on appelle la *crête épinière*. Nous avons déjà dit que quelques-unes de ces apophyses, s'écartant de l'alignement général, peuvent se dévier, soit à gauche, soit à droite ; c'est surtout à la région dorsale que l'on observe cette disposition. Sur le sacrum, les apophyses épineuses sont soudées entre elles, comme les autres éléments de la vertèbre sacrée : elles constituent la *crête sacrée*.

De chaque côté de la crête épinière et parallèlement à elle, s'étendent deux gouttières profondes, les *gouttières vertébrales*, que limitent en dehors les extrémités régulièrement superposées des apophyses transverses. Ces gouttières sont formées, en dedans : 1° par les faces latérales des apophyses épineuses ; 2° en dehors, par les apophyses articulaires et la face postérieure des apophyses transverses ; 3° dans leur partie moyenne, par les lames vértébrales imbriquées de haut en bas à la manière des tuiles d'un toit.

Par suite de l'écartement que nous avons noté, sur les vertèbres lombaires, entre l'appendice costiforme (*improprement appelé apophyse transverse*) et le tubercule mamillaire, il existe dans la région lombaire une nouvelle gouttière, qui longe

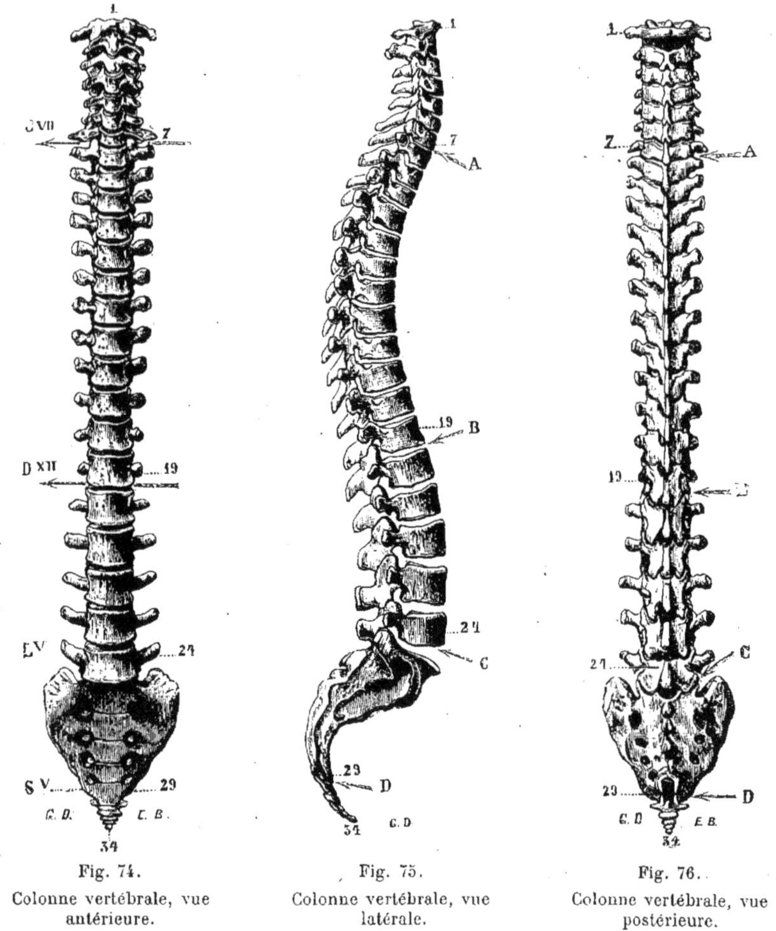

Fig. 74.
Colonne vertébrale, vue antérieure.

Fig. 75.
Colonne vertébrale, vue latérale.

Fig. 76.
Colonne vertébrale, vue postérieure.

Les flèches rouges indiquent la séparation des différentes régions de la colonne (voir fig. 54) ; les chiffres 1, 7, 19, 24, 29, indiquent le numéro d'ordre de la vertèbre en regard de laquelle ils sont situés, en allant de haut en bas.

la précédente en dehors et qui se trouve comprise entre la série des tubercules mamillaires et la série des apophyses costiformes. La série des apophyses articulaires sépare à ce niveau les deux gouttières.

3° Faces latérales. — Vue par ses faces latérales (fig. 75), la colonne vertébrale nous présente successivement : 1° les sommets des apophyses transverses, portant sur leur partie antérieure, mais à la région dorsale seulement, les facettes articulaires destinées à la tubérosité des côtes ; 2° la face latérale des corps vertébraux, portant sur leur partie la plus reculée, à la région dorsale, la série des facettes et des demi-facettes correspondant à la tête des côtes ; 3° la série des pédicules ;

4° enfin, entre ces derniers, la série des trous de conjugaison, par où s'établissent les relations entre le canal vertébral et les régions situées en dehors de ce canal.

Ces trous de conjugaison augmentent de grandeur en se rapprochant du sacrum. Leurs dimensions sont en rapport moins avec le volume des nerfs qu'avec le calibre des grosses veines qui les traversent.

Nous avons déjà fait remarquer plus haut que des trous de conjugaison existaient sur le sacrum tout comme sur les autres portions de la colonne vertébrale, mais qu'ils différaient de leurs homologues placés plus haut en ce qu'ils s'ouvraient à l'extérieur par deux orifices distincts, l'un à la face antérieure du sacrum (*trou sacré antérieur*), l'autre à sa face postérieure (*trou sacré postérieur*).

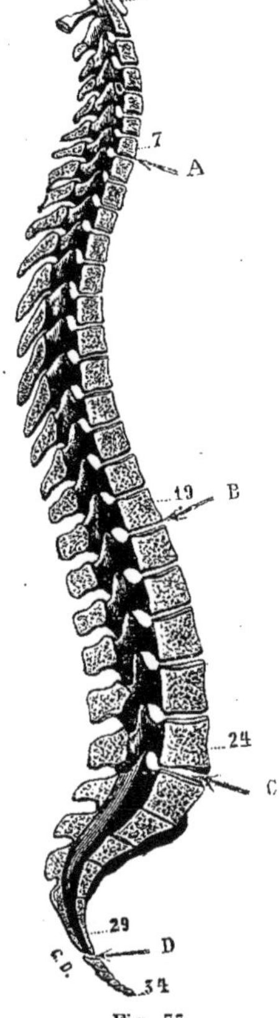

Fig. 77.
Coupe médiane antéro-postérieure de la colonne vertébrale.
A, limite des régions cervicale et dorsale. — B, limite des régions dorsale et lombaire. — C, limite des régions lombaire et sacrée. — D, limite des régions sacrée et coccygienne.

4° Canal vertébral. — Le canal vertébral, constitué par l'ensemble des trous vertébraux, s'étend dans toute la hauteur de la colonne vertébrale et en suit régulièrement toutes les inflexions. Il se termine en bas par une simple gouttière ouverte en arrière, que limitent latéralement les cornes du sacrum et du coccyx. Il se continue en haut, au-dessus de l'atlas, avec la grande cavité cranienne.

En traversant ainsi les différentes régions de la colonne vertébrale, ce canal, destiné à loger la moelle épinière et ses enveloppes, varie de forme et de dimensions. — Sa forme se déduit naturellement de la forme des trous vertébraux, telle que nous l'avons décrite plus haut : il est prismatique triangulaire à la région cervicale, cylindrique à la région dorsale et, de nouveau, prismatique triangulaire dans les deux autres régions. — Quant à ses dimensions, elles sont en rapport, non pas avec le volume du segment de la moelle qu'il est destiné à protéger, mais bien avec le degré de mobilité de la région où on le considère : c'est ainsi que chez l'homme, le canal vertébral, très considérable au cou et aux lombes, où la colonne vertébrale est très mobile, se rétrécit à la région dorsale, où les vertèbres sont à peu près immobiles et descend à des dimensions moindres encore à la région pelvienne, où les vertèbres sacrées sont frappées d'une immobilité absolue. L'anatomie comparée (Earle, *Physiol. Trans.*, 1822) confirme de tous points ces conclusions empruntées à l'anatomie humaine.

§ IV. — Développement

Envisagée au point de vue de son évolution, la colonne vertébrale comprend : 1° le développement des vertèbres en général ; 2° le développement de quelques vertèbres en particulier ; 3° le développement de la colonne en général.

1° Développement des vertèbres en général. — Chaque vertèbre se développe individuellement par trois points d'ossification primitifs, auxquels viennent s'ajouter plus tard un certain nombre de points complémentaires :

a. *Points primitifs.* — Des trois points primitifs, l'un, ***point médian*** (fig. 78,1), double suivant SERRES, apparaît au milieu du corps vertébral, un peu en arrière

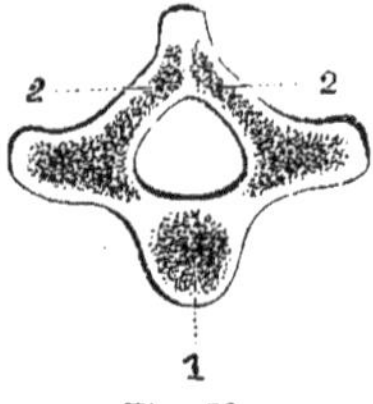

Fig. 78.

Vertèbre de fœtus, au moment où commence l'ossification de la pièce cartilagineuse.

1, point médian pour le corps (*centrum*). — 2, 2, points latéraux (*arcs neuraux*).

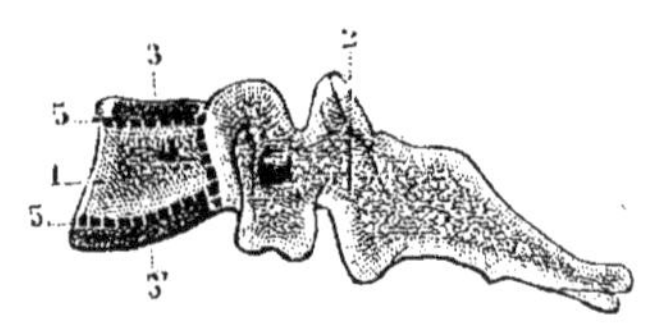

Fig. 79.

Ossification d'une vertèbre cervicale. (*schématique*).

1, point primitif médian. — 2, point primitif latéral gauche. — 3, 3', disques épiphysaires supérieur et inférieur. — 4, ligne de soudure des points primitif médian et latéral. — 5, 5', ligne de soudure des disques épiphysaires avec le corps.

de la corde dorsale; les deux autres, ***points latéraux*** (fig. 78,2 et 2), répondent aux apophyses articulaires et produisent, en rayonnant un peu dans tous les sens, les portions postéro-latérales de la vertèbre.

b. *Points complémentaires.* — Les points complémentaires sont d'ordinaire au nombre de cinq : un pour le sommet de l'apophyse épineuse (fig. 80 et 81,4); un

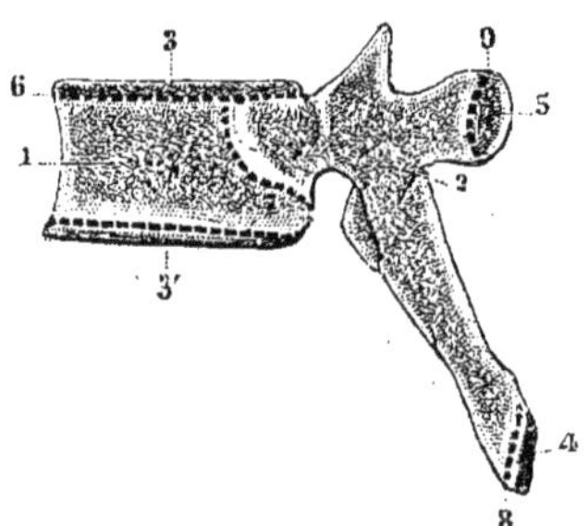

Fig. 80.

Ossification d'une vertèbre dorsale (*schématique*).

1, point primitif médian. — 2, point primitif latéral gauche. — 3, 3', disques épiphysaires supérieur et inférieur. — 4, point complémentaire pour l'apophyse épineuse. — 5, point complémentaire pour l'apophyse transverse gauche. — 6, ligne de soudure des disques épiphysaires avec le corps. — 7, ligne de soudure du corps avec les masses latérales. — 8, ligne de soudure de l'épiphyse épineuse. — 9, ligne de soudure de l'épiphyse de l'apophyse transverse avec celle-ci.

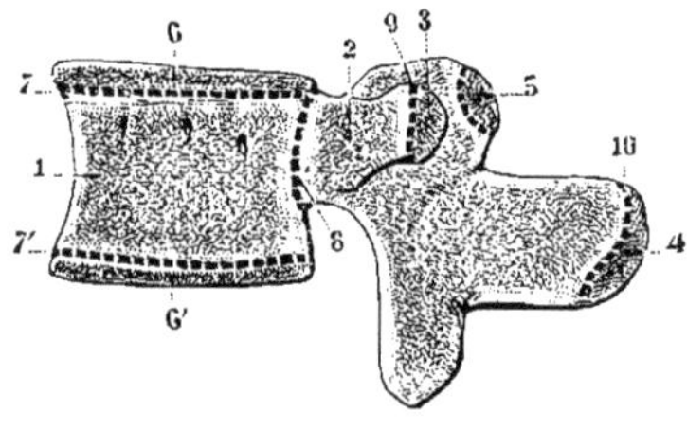

Fig. 81.

Ossification d'une vertèbre lombaire.

1, point primitif pour le corps, — 2, points pour les masses latérales et l'arc postérieur. — 3, point secondaire pour l'apophyse transverse. — 4, point secondaire pour le sommet de l'épine. — 5, point complémentaire pour le tubercule mamillaire. — 6, 6', disques épiphysaires du corps. — 7, 7', ligne de soudure du point primitif du corps avec les disques épiphysaires. — 8, ligne de soudure de l'arc postérieur avec le corps. — 9, ligne de soudure de l'épiphyse de l'apophyse transverse. — 10, ligne de soudure de l'épiphyse de l'apophyse épineuse.

pour le sommet de chaque apophyse transverse (fig. 80,5 et 81,3); deux pour le corps (fig. 80,3 et 3'). Ces deux derniers revêtent la forme de lamelles discoïdes fort minces (***disques épiphysaires***), occupant l'une la face supérieure du corps, l'autre la face inférieure. — Indépendamment de ces cinq points, on observe, à la région lombaire, deux nouveaux points complémentaires pour les tubercules mamillaires (fig. 81, 5). — Par contre, à la région cervicale, les points complémentaires se réduisent à deux : les disques épiphysaires du corps. Il n'existe de point complémentaire, ni pour l'épine, ni pour l'apophyse transverse, sauf cependant pour la septième cervicale, qui présente dans son mode de développement une disposition spéciale que nous indiquerons plus loin.

c. *Leur ordre d'apparition.* — Considérés au point de vue de leur ordre d'apparition, les points primitifs se montrent dans le cartilage vers la fin du deuxième mois de la vie intra-utérine. Les points complémentaires ne font leur apparition que bien plus tard, de quatorze à seize ans.

d. *Leur soudure.* — La soudure de ces différents points s'effectue comme suit : les deux points primitifs latéraux s'unissent tout d'abord l'un à l'autre vers l'âge de deux ans et ferment en arrière l'anneau vertébral; ce n'est que trois ou quatre ans plus tard qu'ils s'unissent au corps. Quant à la soudure des divers points complémentaires, elle s'opère à dix-huit ans pour les points épiphysaires des apophyses transverses, de dix-neuf à vingt ans pour les points épiphysaires des apophyses épineuses, de vingt à vingt-cinq ans pour les lamelles épiphysaires des corps vertébraux.

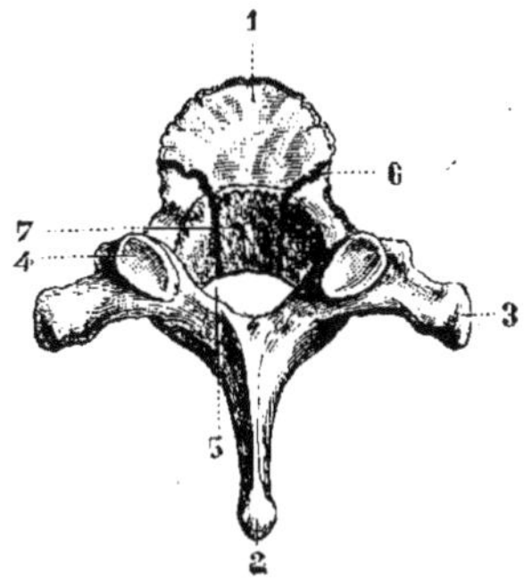

Fig. 82.
Vertèbre dorsale d'un enfant de 2 ans, dont le corps n'est pas encore soudé avec le reste de l'os d'après (QUAIN).

1, corps. — 2, apophyse épineuse. — 3, apophyse transverse. — 4, apophyse articulaire supérieure. — 5, trou vertébral — 6, 6, soudure du corps avec les masses latérales. — 7, trous vasculaires.

2° Développement de quelques vertèbres en particulier. — Sur les vingt-six pièces squelettiques que comprend la colonne vertébrale de l'adulte, il en est cinq qui présentent dans leur évolution quelques particularités. Ce sont l'atlas, l'axis, la septième cervicale, le sacrum et le coccyx :

A. ATLAS. — L'atlas (fig. 83 et 84) se développe par deux *points primitifs,* qui apparaissent dans l'arc postérieur et correspondent exactement aux deux points primitifs latéraux des vertèbres ordinaires. Le point primitif médian n'existe pas, ou plutôt il forme l'apophyse odontoïde, véritable corps de l'atlas, qui se soude ici à la vertèbre sous-jacente, l'axis. L'atlas est complété en avant par un *point d'ossification complémentaire,* souvent double, qui se montre dans la première année chez l'enfant et donne naissance à l'arc antérieur.

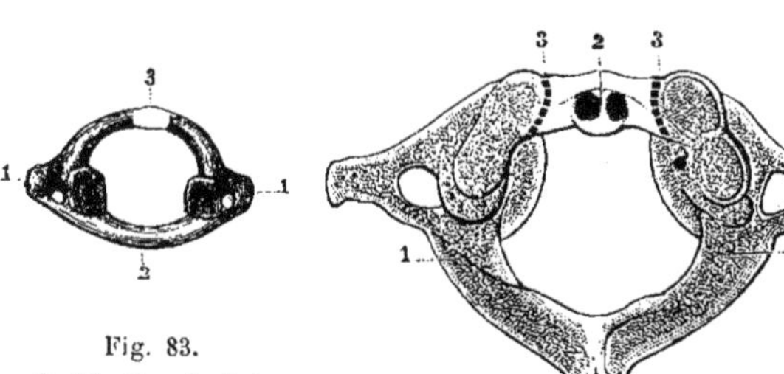

Fig. 83.
Ossification de l'atlas, fœtus de 7 mois (d'après RAMBAUD et RENAULT).

1, 1, parties latérales, réunies en avant et en arrière par les cartilages 2 et 3.

Fig. 84.
Ossification de l'atlas (*schématique*).

1, 1, points latéraux pour l'arc postérieur et les masses latérales. — 2, 2, point complémentaire double pour l'arc antérieur. — 3, 3, ligne de soudure des arcs latéraux avec l'arc antérieur.

Les trois pièces osseuses dont se compose primitivement l'atlas sont réunies, d'ordinaire, vers la cinquième ou la sixième année.

B. Axis. — L'axis nous présente tout d'abord, comme les vertèbres ordinaires deux points latéraux pour les lames et les apophyses, un point médian pour le corp proprement dit; ce dernier est quelquefois double. Il pos sède, en outre, deux points latéraux pour l'apophyse odon toïde, qui doit être considérée, je le répète, comme repré sentant le corps de l'atlas. L'apophyse odontoïde ne s soude au corps de l'axis que dans le courant de la troi sième année, quelquefois beaucoup plus tard.

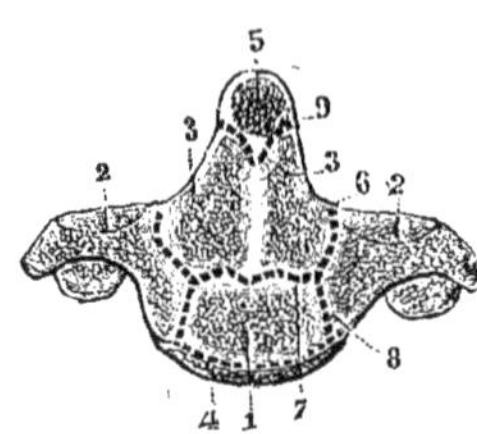

Fig. 85.

Ossification de l'axis (*schématique*).

1, point primitif médian pour le corps. — 2, points primitifs latérales pour les masses latéraux et l'arc postérieur. — 3, points primitifs pour l'apophyse odontoïde (corps de l'atlas). — 4, point épiphysaire inférieur du corps. — 5, point épiphysaire pour l'apophyse odontoïde. — 6, ligne de soudure des masses latérales avec l'apophyse odontoïde. — 7, ligne de soudure de l'apophyse odontoïde avec le corps. — 9, ligne de soudure du sommet de l'apophyse odontoïde.

Indépendamment des cinq points précédents (*points pri mitifs*), Sappey décrit deux *points complémentaires*, l'u pour la face inférieure du corps, l'autre pour l'apophys odontoïde. Ce dernier apparaît, de quatre à cinq ans, su le sommet de l'apophyse odontoïde, jusque-là bifide, et l complète en se soudant promptement à elle. Ces deux point complémentaires acquièrent toute la signification des dis ques épiphysaires des vertèbres ordinaires.

Voyez, au sujet du développement de l'atlas et de l'axis : Froriep *Arch. f. Anat. u. Entwick.*, 1883; Macalister, *Développement and varietie of the second cervical vertebra*. Journ. of Anat. and Physiol., 1894 vol. XXVIII.

C. Septième cervicale. — La septième cervicale, outr son point complémentaire pour l'apophyse épineuse, nou présente constamment un point supplémentaire, situé à l base et à la partie antérieure de son apophyse transverse. Il apparaît dans le sixième mois de la vie fœtale et se soude d'ordinaire à la masse de l'apophyse transverse dans le courant de la sixième année. Ce point (fig. 86,4) correspond à la série de ceux aux dépens desquels se développent les côtes, et mérite, pour cette raison, le nom de *point costal*. C'est lui qui, en se développant outre mesure et en conservant son indépendance, constitue la *septième côte cervicale*. La sixième vertèbre cervicale possède fréquemment un point costal analogue. Il en serait de même, d'après Hyrtl, de la cinquième et de la quatrième.

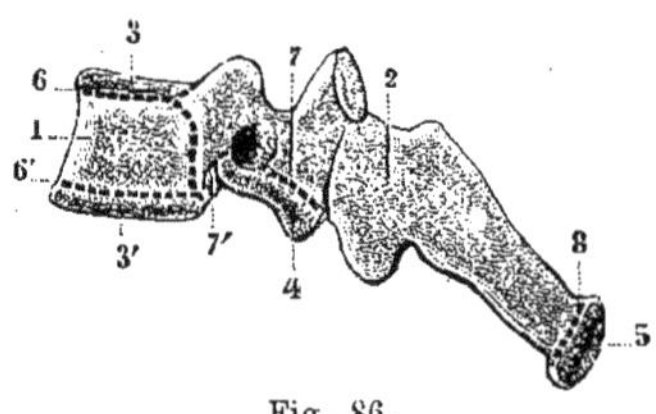

Fig. 86.

Ossification de la 7e cervicale (*schématique*).

1, point primitif médian. — 2, point primitif latéral gauche. — 3, 3', disques épiphysaires. — 4, point costal (rudiment de côte). — 5, point épineux. — 6, 6', ligne de soudure des disques avec le corps. — 7, 7', ligne de soudure du point costal avec la base et la partie antérieure de l'apophyse transverse. — 8, ligne de soudure du point épineux avec l'apophyse épineuse.

D. Sacrum. — Le développement du sacrum paraît au premier abord fort complexe, cet os ne comprenant pas moins de trente-cinq à quarante points d'ossification. Il se réduit, pourtant, à une grande simplicité quand on examine séparément : 1° le développement individuel de chacune des pièces du sacrum; 2° la soudure de ces différentes pièces entre elles (voy. fig. 87).

a. *Développement individuel de chacune des pièces du sacrum.* — Ainsi que nous l'avons dit plus haut, chacune des pièces constitutives du sacrum a la signification et la valeur d'une vertèbre. Chacune d'elles possède, en conséquence, les trois points primitifs que nous avons décrits aux vertèbres ordinaires : un *point médian* ou *central* pour le corps, deux *points latéraux* ou *neuraux* pour la masse apophysaire. Ces points primitifs apparaissent dans le cartilage, le premier vers le quatrième mois de la vie fœtale, les deux autres du quatrième au sixième mois. On observe, en outre, mais sur les trois premières vertèbres seulement, à la partie antérieure des apophyses transverses, deux autres points, l'un droit, l'autre gauche, que nous devons, avec Gegenbaur, considérer comme des côtes sacrées rudimentaires (*points costaux* du sacrum) : ils apparaissent du cinquième au septième mois.

A ces cinq points d'ossification, dits *points primitifs*, s'ajoutent, pour chaque vertèbre sacrée, trois *points complémentaires :* un pour la surface supérieure du corps, un pour la surface inférieure, un troisième pour le sommet de l'apophyse épineuse. Les deux premiers se montrent chez l'enfant, de la dixième à la douzième année; le point épiphysaire de l'apophyse épineuse n'apparaît guère que de quinze à dix-huit ans.

Le mode de soudure des différents points osseux qui constituent la vertèbre

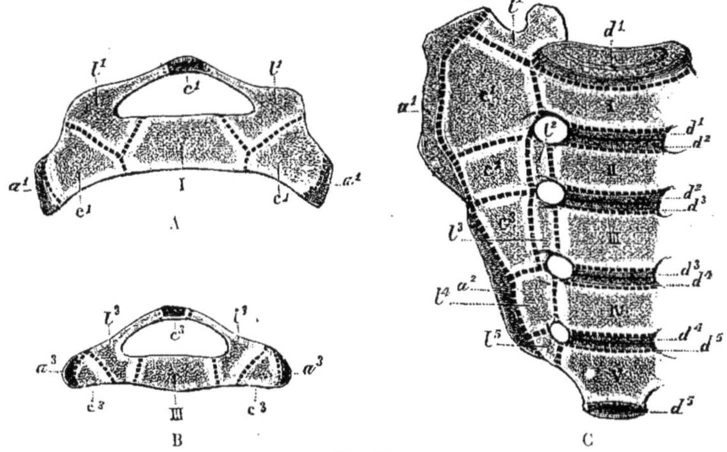

Fig. 87.

Ossification du sacrum.

A. Coupe horizontale du sacrum pratiquée au niveau de la première pièce de cet os (en partie d'après Gegenbaur).

I, point primitif pour le corps. — l^1, l^1, points primitifs latéraux. — c^1, c^1, points primitifs pour les pièces costales. — a^1, a^1, points épiphysaires pour l'auricule. — e^1, point secondaire pour l'épine.

B. Coupe horizontale passant par la troisième pièce du sacrum.

III, point primitif pour le corps. — l^3, l^3, points primitifs latéraux. — c^3, c^3, points primitifs pour les pièces costales. — a^3, a^3, points épiphysaires pour les bords de l'os. — e^3, point secondaire pour l'épine.

C. — Face antérieure du sacrum.

I, II, III, IV, V, points primitifs du corps des cinq pièces sacrées. — l^1, l^2, l^3, l^4, l^5, points latéraux des cinq segments du sacrum. — c^1, c^2, c^3, c^4, c^5, points des pièces costales des cinq segments du sacrum. — a^1, épiphyse de l'auricule. — a^2, épiphyse du bord droit — d^1, d^1,.... d^3, d^4, plaques épiphysaires supérieures et inférieures des corps des vertèbres sacrées.

sacrée rappelle exactement ce qui se passe pour les autres vertèbres. On voit tout d'abord les deux points latéraux s'unir entre eux sur la ligne médiane et fermer en arrière le canal sacré. Puis, les points costaux se réunissent à la masse épiphysaire pour former avec elle une pièce unique. Cette pièce, enfin, se soude au corps et complète ainsi la vertèbre.

b. *Soudure réciproque des différentes pièces du sacrum.* — Ainsi constituées individuellement, les vertèbres sacrées conservent leur indépendance réciproque jusqu'à l'âge de quinze ans. Mais, à cette époque, elles se rapprochent, entrent en contact immédiat et finissent par se souder : aux cinq vertèbres sacrées a succédé une pièce unique, le sacrum. Cette soudure marche de bas en haut, c'est-à-dire de la cinquième vertèbre vers la première, et s'effectue, pour deux vertèbres contiguës, dans l'ordre suivant : les lames d'abord, puis les apophyses épineuses et enfin le corps.

La soudure des vertèbres sacrées est complète d'ordinaire de vingt-cinq à trente ans. Mais déjà, de dix-huit à vingt ans, se sont développées quatre nouvelles pièces, deux de chaque côté. Ces pièces, que nous appellerons *pièces marginales*, occupent la région des facettes auriculaires et complètent latéralement le sacrum (fig. 64, C, a^1 et a^2).

d. *Résumé*. — Au total, le sacrum se développe par 40 points d'ossification, que nous résumerons dans le tableau suivant :

	Points primitifs.	Points complémentaires.	Total
1re vertèbre sacrée.	5	3	8
2e — —	5	3	8
3e — —	5	3	8
4e — —	3	3	6
5e — —	3	3	6
Plus, pour les côtés du sacrum	»	4	4
Total.	21	19	40

E. Coccyx. — Chaque pièce coccygienne, représentant le corps d'une vertèbre, se développe, comme le corps d'une vertèbre ordinaire, par un point d'ossification primitif, auquel viennent se joindre plus tard deux points complémentaires. Au total, le coccyx possède quinze points d'ossification, cinq primitifs et dix complémentaires, plus deux points pour les cornes.

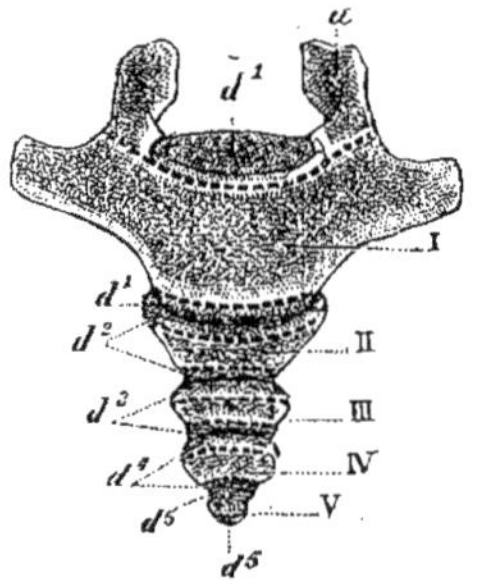

Fig. 88.
Ossification du coccyx.

I, II, III, IV, V, points primitifs du corps des cinq vertèbres coccygiennes.

a, point secondaire pour les cornes du coccyx. — d^1, d^1, plaques épiphysaires supérieure et inférieure de la première vertèbre coccygienne. — d^2d^2, d^3d^3, d^4d^4, d^5d^5, plaques épiphysaires des quatre dernières vertèbres coccygiennes.

Les points primitifs des différentes pièces coccygiennes apparaissent de quatre à cinq ans pour la première, de six à neuf ans pour les deuxième, troisième et quatrième, de neuf à dix ans pour la cinquième.

La soudure des cinq pièces coccygiennes entre elles s'effectue de bas en haut, comme pour le sacrum, mais elle commence plus tôt. La cinquième est déjà soudée à la quatrième, à l'âge de douze à quatorze ans. Les deux premières se soudent en dernier lieu et conservent parfois leur indépendance jusqu'à vingt ou vingt-cinq ans. Enfin, il n'est pas rare de voir, chez le vieillard, le coccyx se réunir au sacrum pour constituer une pièce unique, le *sacro-coccyx*.

Voyez, au sujet du développement de la colonne vertébrale, Rosenberg, *Ueber die Entwick. des Wibersäule*, Morph. Jahrb., 1876 : — Holl, *Sitzungsb. d. K. Akad. der Wissensch.*, 1872 ; — Planteau, Th. d'agrég., Paris, 1883 ; — Moser, *Ueber das Wachstum der menschl. Wirbelsäule* Th. Strasbourg, 1889 ; — Posth, *Rech. sur le développement du sacrum*, Bull. soc. anat., 1897.

3° Développement de la colonne vertébrale en général. — Vers la fin du deuxième mois de la vie intra-utérine, la colonne vertébrale représente les trois quarts environ de la longueur totale du corps. Cette proportion se modifie peu à peu, au fur et à mesure que se développent les membres inférieurs. C'est ainsi que, au cinquième mois, la longueur du rachis ne présente plus que les trois cinquièmes de la longueur totale du fœtus; elle n'en représente plus que les deux cinquièmes à la naissance et chez l'adulte.

L'ossification vertébrale, telle que nous l'avons décrite, n'envahit pas simultanément et parallèlement toutes les pièces dont se compose la colonne. — En ce qui concerne les lames et la masse apophysaire, elle débute par la région cervicale et progresse ensuite régulièrement de haut en bas jusqu'au coccyx. Pour les corps, l'ossification apparaît tout d'abord dans la région dorsale et puis, de cette région comme d'un centre, elle rayonne vers les deux extrémités. — Du reste, le travail d'ossification progresse ici avec une extrême lenteur; il ne prend fin d'ordinaire que de la vingt-cinquième à la trentième année. Ce n'est donc qu'à cette époque que la colonne vertébrale a atteint son complet développement, son état adulte. — Chez le vieillard, on voit les corps vertébraux s'affaisser, la colonne s'incurver en avant, des vertèbres perdre peu à peu de leur mobilité et acquérir ainsi de la tendance à se souder entre elles. Le coccyx s'unit fréquemment au sacrum, celui-ci à la cinquième lombaire. Ce travail de soudure peut, dans certains cas, envahir successivement de nouvelles vertèbres et, finalement, transformer la colonne tout entière en une pièce unique.

Les courbures de la colonne vertébrale ne sont pas *primitives*, mais *acquises*. Pendant la première période de la vie intra-utérine, en effet, la colonne est sensiblement rectiligne ou plutôt décrit dans son ensemble une légère courbe, concave en avant. Au cinquième mois, commence à s'accuser l'angle sacro-vertébral, établissant la limite respective des deux régions lombaire et coccygienne. Mais, même à la naissance, il n'existe aucune trace (Cunnigham), des inflexions qui caractérisent la région cervicale et la région lombaire. Ces inflexions ne se dessinent que plus tard : la première dans les troisième, quatrième ou cinquième mois qui suivent la naissance; la seconde de trois à cinq ans. Cette dernière se modifie graduellement pendant longtemps encore et ne se consolide guère que de la douzième à la vingtième année. Cunningham, à la suite d'expériences fort ingénieuses, qu'il a entreprises sur des sujets congelés et sciés dans différentes attitudes, croit devoir rattacher la production de la courbure cervicale au relèvement de la tête, attitude de l'enfant à partir du deuxième ou troisième mois. Il explique, de même, la production de la courbure lombaire par le redressement des membres inférieurs, redressement qui s'opère chez l'enfant vers la deuxième année, lorsque celui-ci commence à marcher.

Contrairement à l'assertion de la plupart des naturalistes, Cunningham a démontré que les courbures caractéristiques de la colonne vertébrale, la courbure lombaire notamment, se retrouvent chez les singes anthropoïdes, avec quelques variantes portant, soit sur le degré, soit sur les limites verticales de ces courbures. Je renvoie à son mémoire pour les détails. Mais je veux rappeler ici que des variations nombreuses, soit ethniques, soit individuelles, s'observent également chez l'homme et que, ici comme sur d'autres points, la nature vient combler les distances qui existent entre l'homme et les anthropoïdes. C'est ainsi qu'on rencontre des sujets où la courbure lombaire est très faible, d'autres où elle n'existe pas du tout. Turner a même signalé, dans quelques races inférieures (*Hawaïs, Australiens, Boschimans*), des sujets où la courbure lombaire est *renversée*, c'est-à-dire concave en avant.

Voyez, au sujet des courbures de la colonne vertébrale : Bouland, *Recherches anatomiques sur les courbures du rachis chez l'homme et les animaux*, Journal de l'Anatomie et de la Physiologie, 1872; — Charpy, *De la courbure lombaire et de l'inclinaison du bassin*, ibid., 1885; — Cunningham, *The lumbar curve in man and apes*, Dublin, 1886 ; — Turner, *The lumbar curve in several races of man*, Edimbourg, 1886 : — Cunningham, *The proportion of bone and cartilage in the lumbar section of the vertebral column of the apes and several races of man*, Journ. of Anat. and Physiol., 1889 ; — Buscalioni, *La curva dorsale nella colonna vertebrale dell' uomo e degli animali*, Arch. di Ortopedia, 1891 ; — Ballantyne, *The spinal column in the Infant*, Edimb. med. Journ., 1892.

§ V. — Anomalies

Les anomalies dont la colonne vertébrale peut être le siège portent sur la forme des vertèbres ou bien sur leur nombre. De là la division toute naturelle de ces anomalies en deux groupes : *anomalies de forme* ou *morphologiques* et *anomalies de nombre* ou *numériques*.

1° Anomalies morphologiques. — Les apophyses épineuses peuvent se dévier plus ou moins à gauche ou à droite ; ces déviations s'observent plus spécialement à la région dorsale. — A la région lombaire, on a vu (Soemmering) les sommets des apophyses épineuses entrer en contact et même s'articuler entre eux. — Sur ces mêmes vertèbres lombaires, on observe assez fréquemment, mais à un état de développement fort variable, des apophyses dites *styloïdes*, telles qu'on les rencontre normalement chez un grand nombre de quaprupèdes. A la région cervicale, le trou situé à la base des apophyses transverses peut être double sur une ou plusieurs vertèbres, d'un seul côté ou des deux côtés.

Indépendamment de ces anomalies qui frappent d'ordinaire plusieurs vertèbres et que l'on pourrait appeler générales, il en est d'autres qui sont particulières à certaines vertèbres :

A. Atlas. — Sa facette articulaire supérieure, plus ou moins étendue, plus ou moins oblique, plus ou moins excavée, se divise parfois, comme nous l'avons déjà dit, en deux facettes secondaires, l'une antérieure, l'autre postérieure. Cette disposition correspond à une division similaire de la surface articulaire du condyle de l'occipital. — L'arc postérieur peut manquer ou être considérablement réduit par l'absence de développement de sa partie moyenne. — L'arc antérieur se trouve également réduit sur certains sujets, mais par un mécanisme tout différent, par le développement exagéré des surfaces articulaires, qui s'étendent dans ce cas jusqu'au voisinage de la ligne médiane. — W. Allen, auquel nous devons une excellente étude des variations de l'atlas, a vu le bord supérieur de l'arc postérieur s'articuler en partie avec le rebord postérieur du trou occipital. — L'apophyse transverse peut être bifide à son sommet. Je l'ai vue (Allen et Sergi rapportent des faits analogues) s'articuler avec l'apophyse jugulaire de l'occipital, anormalement développée. — Le trou de l'artère vertébrale est parfois transformé en une simple échancrure, sa partie antérieure faisant défaut. Par contre, on voit quelquefois (j'en ai observé un grand nombre de cas) une ou deux languettes osseuses réunir la partie postérieure de la cavité glénoïde de l'atlas à son arc postérieur et constituer ainsi un ou deux anneaux supplémentaires pour le passage de l'artère vertébrale et du premier nerf cervical. — Voy., au sujet de l'atlas, Zoja, *Intorno all' Atlante*, Memor. dell. R. Istit. Lombardo, 1881 ; Macalister, *Notes on the development and variations of the atlas*, Journ. of Anat. and Physiol., 1893.

B. Axis, os odontoïdien. — Le sommet de la dent peut s'articuler, comme nous le verrons plus loin, avec le rebord antérieur du trou occipital. Mais l'anomalie la plus intéressante que nous présente l'axis est l'isolement de son apophyse odontoïde en un *os odontoïdien*. Giacomini, Romiti et d'Ajutolo ont observé chacun un cas de cet isolement. Dans le cas de Giacomini (Turin, 1886), l'os odontoïdien, complètement libre, s'unissait à l'axis par une articulation vraie du genre des diarthroses. Dans le cas de Romiti (Sienne, 1886), il était soudé à l'arc antérieur de l'atlas, qui avait ainsi retrouvé son corps. Sur le sujet observé par d'Ajutolo, il était relié à l'axis par un cartilage en forme de coin. La présence d'un os odontoïdien est une disposition qui est normale chez certains reptiles, chez les crocodiliens par exemple. — A consulter, au sujet de l'axis, Macalister, *Development and varieties of the second cervical vertebra*, Journ. of Anat. and Physiol., 1894.

C. Septième cervicale. — Le trou de son apophyse transverse peut manquer d'un seul côté ou des deux côtés à la fois.

D. Sacrum. — Il n'est pas très rare de rencontrer des sacrums constitués par six vertèbres et présentant par conséquent cinq trous sacrés antérieurs et cinq trous sacrés postérieurs. Cette anomalie provient le plus souvent de ce que la cinquième vertèbre lombaire s'est soudée complètement ou incomplètement avec la première vertèbre sacrée ; le promontoire, dans ce cas, se trouve reporté jusqu'à l'union de la quatrième et de la cinquième vertèbre lombaire. D'autres fois, malgré l'adjonction d'une sixième pièce au sacrum, la colonne lombaire n'en possède pas moins cinq vertèbres. — Dans un ordre de faits tout à fait inverse, le sacrum peut perdre une de ses pièces, et, dans ce cas, il ne présente naturellement que trois paires de trous antérieurs et trois paires de trous postérieurs. Avec cette anomalie, la colonne lombaire peut avoir six vertèbres ou bien conserver sa constitution normale. — Outre les faits précités, relevant d'une augmentation ou d'une réduction numérique de ses pièces constituantes, le sacrum ne présente que peu de variétés. Je signalerai seulement : 1° l'absence plus ou moins étendue des lames, déterminant une ouverture plus ou moins considérable du canal sacré ; 2° les dimensions fort variables des trous sacrés, soit antérieurs, soit postérieurs ; 3° l'aspect tout particulier de la première pièce du sacrum, qui se comporte d'un côté comme une vertèbre sacrée, de l'autre côté comme une vertèbre lombaire. — (Au sujet des variations sexuelles et ethniques du sacrum, voyez BACARISSE, *Thèse de Paris*, 1873.)

E. COCCYX. — Le coccyx se compose habituellement de 4 ou 5 vertèbres rudimentaires; mais ce chiffre 5 peut être dépassé dans certains cas. — Nous savons, en effet, depuis les intéressantes recherches de ROSENBERG (*Morph. Jahrb.*, 1876) que neuf fois sur douze, dans les trois quarts des cas par conséquent, le coccyx comprend primitivement six vertèbres, et, tout récemment, FOL (*C. R. Acad. des Sc.*, 1885) et PHISALIX (*ibid.*, 1887) ont compté sur des jeunes embryons humains quatre ou cinq vertèbres éphémères, soit un total de trente-huit vertèbres. — La persistance de ces dispositions embryonnaires crée chez l'enfant et chez l'adulte un coccyx plus long qu'il ne l'est d'ordinaire, un véritable appendice caudal, dont nous possédons aujourd'hui de nombreux exemples. Si nous devons, avec la plupart des anthropologistes, reléguer dans le domaine de la légende les récits merveilleux des voyageurs qui nous parlent de *races à queue*, nous devons aussi accepter avec la plus grande confiance les observations autrement précises de MONOD, de VIRCHOW, de GERLACH, de BRAUN, de CORRE, de ZABOROWSKI, etc., qui nous décrivent en termes précis des *hommes à queue*, après les avoir vus et soigneusement étudiés par eux-mêmes. On trouvera l'analyse de ces différentes observations dans un intéressant mémoire de BLANCHARD (*l'Atavisme chez l'homme*), publié dans la *Revue d'Anthropologie* de 1885. — Voyez, au sujet du coccyx chez l'homme : STEINBACH, *Die Zahl der Caudalwirbel beim Menschen*, Th. Berlin, 1889 ; — SCHÆFFER, *Beitrag zur Ætiologie der Schwanzbildungen beim Menschen*, Arch. f. Anthropologie, 1891 ; — BIANCHI, *Sull' interpretazione morfologica della prima vertebra coccigea nell' uomo*, Atti della R. Accad. d. fisiocritici in Siena, 1895.

2° **Anomalies numériques.** — Les anomalies de nombre de la colonne vertébrale sont relativement fréquentes et les variétés auxquelles elles donnent lieu sont fort nombreuses. Elles se divisent, dans le langage ordinaire, en *anomalies par excès* et *anomalies par défaut*, dénominations qui n'ont pas besoin d'être définies.

Les unes et les autres peuvent, en outre, être *compensées* ou *non compensées :* les anomalies compensées ou avec compensation (TOPINARD) sont celles dans lesquelles, une région possédant une vertèbre en plus, il manque une vertèbre dans l'une des régions voisines ; dans les anomalies non compensées ou sans compensation, au contraire, on rencontre dans une région quelconque une vertèbre de plus ou une vertèbre de moins, les autres régions conservant leur nombre habituel de vertèbres. Dans le premier cas, on le conçoit, le nombre total des pièces du rachis reste le même, malgré l'anomalie ; dans le second, il est nécessairement augmenté ou diminué, selon que l'on a affaire à une anomalie par excès ou à une anomalie par défaut.

Ce serait dépasser les limites d'un livre classique que de signaler, même sommairement, les différentes observations d'anomalies numériques des vertèbres qui ont été publiées jusqu'ici. Nous renvoyons pour cela aux mémoires spéciaux et nous nous contenterons, pour l'instant, de formuler quelques considérations générales sur la signification et le mode de genèse de ces anomalies.

Nous poserons d'abord en principes les quatre points suivants :

1° Doivent être considérées comme vertèbres dorsales toutes les vertèbres qui portent des côtes non soudées ;

2° Sont vertèbres cervicales toutes les vertèbres comprises entre la première dorsale et l'occipital ;

3° Sont vertèbres lombaires toutes les vertèbres qui sont situées au-dessous de la dernière dorsale et qui ne présentent avec l'os coxal aucune connexion articulaire ;

4° Toutes les autres vertèbres appartiennent au sacrum et au coccyx.

La colonne vertébrale de l'homme a donc pour formule à l'état normal :

$$7\,c + 12\,d + 5\,l + 5\,s + 4 \text{ ou } 5\,c = 33 \text{ ou } 34.$$

Sur ce nombre de 33 ou 34 vertèbres représentant le chiffre total des pièces vertébrales, 24 sont situées, à l'état normal, au-dessus du sacrum et portent le nom de *vertèbres présacrées*.

Ceci posé, étudions les circonstances anatomiques qui peuvent modifier la formule ci-dessus énoncée. — La plus commune, sinon la plus importante, est un trouble quelconque apporté au développement des éléments costaux dans l'une ou l'autre des régions cervicale, dorsale ou lombaire et amenant comme conséquence, soit l'apparition d'une côte supplémentaire, soit la disparition d'une côte normale. C'est ainsi que l'apparition d'une côte sur l'apophyse transverse de la septième cervicale, disposition qui est loin d'être rare, augmente d'une unité le chiffre des vertèbres dorsales, tout en diminuant d'une unité aussi celui des vertèbres cervicales. Le chiffre total des vertèbres présacrées reste le même : $6\,c + 13\,d + 5\,l = 24$. De même le développement d'une côte indépendante sur l'apophyse transverse de la première lombaire nous fournit le type suivant : $7\,c + 13\,d + 4\,l = 24$. — Dans un troisième ordre de faits, la soudure et par suite la disparition de la douzième côte nous conduit à ce nouveau type : $7\,c + 11\,d + 6\,l = 24$. — On pourrait raisonner de même pour les vertèbres lombaires, sacrées et coccygiennes : ces quelques exemples suffisent pour nous démontrer les relations intimes qui existent entre les anomalies numériques des côtes et les anomalies numériques des vertèbres, celles-ci étant la conséquence de celles-là.

Mais si une pareille interprétation convient à la plupart des faits, il faut reconnaître qu'elle ne saurait convenir à tous, à ceux-ci notamment :

Premier fait : la colonne cervicale était normale, nous comptons treize vertèbres dorsales portant chacune une côte libre, plus cinq vertèbres lombaires ($7\ c + 13\ d + 5\ l = 25$ présacrées). J'ai rencontré jusqu'ici cinq cas de cette nature, dont l'un sur un microcéphale.

Deuxième fait : la région cervicale et la région dorsale étant entièrement normales, nous rencontrons six vertèbres lombaires ($7\ c + 12\ d + 6\ l = 25$ présacrées).

Troisième fait : les régions cervicale et dorsale possédant encore leur constitution normale, nous ne rencontrons que quatre vertèbres lombaires au lieu de cinq ($7\ c + 12\ d + 4\ l = 23$ présacrées).

Les trois ordres d'anomalies *non compensées* ne peuvent s'expliquer, comme tout à l'heure, par une modification préalable survenue dans le nombre des côtes. Il existe, en réalité, dans le chiffre total des vertèbres présacrées une unité en plus (*anomalie par excès*) ou une unité en moins (*anomalie par défaut*) : il faut donc chercher ailleurs une explication.

A cet égard, trois opinions ont été émises :

1° La première, qui n'en est pas une et qui appartient à Meckel, rattache les anomalies par excès à une suractivité formative dans le développement du rachis, les anomalies par défaut à une faiblesse formative. N'est-ce pas ici le cas de rappeler le vieil adage : *obscurum per obscurius* ?

2° La deuxième opinion, soutenue par le professeur Taruffi, nous fait remonter encore à la période embryonnaire et suppose une segmentation *originellement* anormale de la colonne membraneuse : celle-ci présenterait une augmentation numérique de ses segments chez les sujets qui devront avoir plus tard des vertèbres en plus, une diminution des ces mêmes segments dans le cas contraire.

3° La troisième opinion, nettement et longuement formulée par Regalia en 1880, repose tout entière sur ce fait embryologique mis en lumière par Rosenberg, à savoir : que *le bassin dans le cours de son développement ontogénique n'est nullement fixe, mais remonte lentement le long de la colonne vertébrale, en prenant successivement contact avec des vertèbres de plus en plus élevées.* C'est ainsi que, chez l'embryon humain, les os coxaux sont unis d'abord avec les vertèbres 26e, 27e, 28e, puis avec les vertèbres 25e, 26e et 27e : ils sont remontés jusqu'à la vertèbre 25e et ont perdu tout rapport avec la 28e. On conçoit facilement les modifications que doit apporter ce mouvement ascensionnel du bassin dans la constitution anatomique du sacrum et de la colonne lombaire : le sacrum, en effet, s'incorpore des éléments nouveaux au fur et à mesure qu'il s'élève ; la colonne lombaire, par contre, se voit successivement dépouillée de ses éléments propres aux dépens du sacrum.

Mais, avec ce mouvement d'ascension du bassin, nos anomalies numériques non compensées s'expliquent maintenant d'une façon tout aussi simple que précise. Le bassin s'arrête le plus habituellement à la 25e vertèbre. Mais supposons qu'il dépasse ce point et qu'il remonte jusqu'à la 24e : il y aura une vertèbre lombaire en moins ($7\ c + 12\ d + 4\ l = 23$) ; ou bien, si la 12e côte ne se développe pas, une vertèbre en moins dans la région dorsale ($7\ c + 11\ d + 5\ l = 23$). Supposons au contraire, que le bassin, au lieu de remonter jusqu'à la 25e vertèbre, s'arrête en chemin et se fixe définitivement à la 26e : il y aura une vertèbre lombaire en plus ($7\ c + 12 d + 6\ l = 25$) ; ou bien, si la côte en rapport avec la première lombaire se développe, une vertèbre dorsale en plus ($7 c + 13\ d + 5 l = 25$), etc., etc.

J'adopte pleinement, en ce qui me concerne, la théorie de Regalia, non pas seulement parce qu'elle est ingénieuse et nous rend nettement compte des faits, mais aussi et surtout parce qu'elle repose sur un fait embryologique qui me paraît précis. Est-ce à dire qu'il faille rejeter l'idée d'une modification originelle apportée par une cause quelconque dans le nombre des segments de la colonne membraneuse ? Je ne le crois pas : après les recherches si nettes et si instructives de Fol et de Phisalix, la possibilité d'une augmentation ou d'une diminution des segments vertébraux primitifs me paraît indéniable. Du reste, il faut bien le reconnaître, les deux théories explicatives que nous venons de résumer sommairement sont loin de s'exclure. Que la colonne vertébrale possède primitivement 33, 34 ou 35 segments, le mouvement ascensionnel du bassin ne s'effectuera pas moins, soit normalement, soit d'une façon anormale, et conservera par suite toute sa valeur morphogénique.

A consulter, au sujet des anomalies numériques de la colonne vertébrale : Calori, *Sopra due casi di varieta numeriche delle vertebre*, etc., Memorie della Accademia delle Scienze, Bologna, 1877 ;— Legge. *Die alcune anomalie d'ossificazione dei corpi vertebrali e loro significato morfologico*, Camerino, 1885 ; — D'Ajutolo, *Contribuzione allo studio delle varieta numeriche delle vertebre*, Thèse, Bologne, 1888 ; — Tenchini, *Sur les variétés numériques vertébro-costales chez l'homme*, Arch. de biol. italiennes, t. XII, 1889 ; — Du même, *Anomalie numeriche costo-vertebrali, rinvenute in* 31 *scheletri di criminali essaminati*, etc., Arch. de Psichiatria, 1889 ; — Birmingham, *Variability in the level of attachment of the lower limb to vertebral axis*, Journ. of Anat. and Physiol., 1891 ; — Baur, *On intercalation of vertebræ*, Journ. of Morphol., 1891 ; — Launay, *Deux anomalies de la colonne vertébrale*, Bull. Soc. anat., 1893 ; — Tenchini, *Di una nuova maniera di compenso nelle anomalie numeriche vertebrali dell' uomo*, Arch. p. l'Antrop., 1894 ; — Staderini, *Ricerche statistiche sulla frequenza delle varieta numeriche delle vertebre nell'uomo e considerazioni sulla loro genesi*, Monit. zoolog. ital., et Arch. ital. de Biol., 1894 ; — Regalia, *Sulla causa generale delle anomalie numeriche del rachide*, Arch. per l'Antrop., 1894, et Monit. zool. ital., 1895.

CHAPITRE II

STERNUM ET COTES, THORAX

Considérée à un point de vue général, la vertèbre, telle que nous venons de la définir, ne s'arrête pas latéralement au sommet de ses apophyses transverses. Elle est prolongée de chaque côté par deux arcs osseux, appelés *côtes*, lesquels, décrivant une courbe à concavité interne, se dirigent vers la ligne médiane antérieure, et, là, s'implantent de nouveau sur les parties latérales d'une deuxième colonne osseuse, le *sternum*, que nous pouvons considérer, avec Meckel, comme une colonne vertébrale antérieure (*colonne sternébrale* de l'anatomie comparée).

Ces éléments osseux complémentaires des vertèbres, *sternum* et *côtes*, existent théoriquement dans toute la hauteur de la colonne vertébrale. Mais ils ne sont bien développés, chez l'homme, qu'à la région moyenne de cette colonne, où ils constituent, avec les vertèbres dorsales, une large enceinte destinée à loger l'appareil cardio-pulmonaire, le *thorax*.

Nous décrirons séparément :

1° Le *sternum ;*
2° Les *côtes ;*
3° Le *thorax*.

ARTICLE I

STERNUM

Impair, médian et symétrique, le sternum (de στέρνον, poitrine) est un os plat situé à la partie antérieure du thorax, en dedans des deux clavicules et des sept premières côtes, qui viennent prendre point d'appui sur ses bords. Envisagé dans la série zoologique, il coexiste toujours avec l'épaule et le poumon ; autrement dit, tous les vertébrés qui possèdent un sternum possèdent aussi une épaule et un poumon. Sans épaules ni poumons, pas de sternum (A. Julien). Il est à remarquer toutefois que la réciproque n'est pas vraie et que certains vertébrés pulmonés et pourvus d'une épaule manquent de sternum.

1° Disposition générale. — Le sternum, que les anciens anatomistes comparaient à une épée de gladiateur, est primitivement constitué par une série de pièces, tout à fait indépendantes, qui se superposent les unes aux autres comme les vertèbres et que l'on désigne, depuis de Blainville, sous le nom de *sternèbres*. Mais les différentes pièces sternales se soudent plus ou moins entre elles dans le cours du développement, de telle sorte que, chez l'adulte, le sternum ne présente plus que trois segments qui sont, en allant de haut en bas : 1° un segment supérieur, que l'on désigne indistinctement sous les noms de *poignée, manche, manubrium, presternum ;* 2° un segment moyen, qui constitue le *corps* ou *mésosternum ;* 3° un segment inférieur, le moins important des trois, c'est la *pointe* ou *xiphisternum,* plus connu sous le nom d'*appendice xiphoïde* ou *ensiforme.*

Ainsi constitué, le sternum n'est pas vertical, mais obliquement dirigé de haut en bas et d'arrière en avant (fig. 91). Son axe, prolongé en haut, rencontrerait la colonne vertébrale au niveau de la troisième ou de la quatrième cervicale. Une ligne horizontale tangente à son extrémité supérieure coupe le rachis au niveau de la deuxième vertèbre dorsale. Une deuxième ligne horizontale, menée par la pointe de l'appendice xiphoïde, aboutit en arrière au disque intervertébral qui sépare la dixième dorsale de la onzième.

2° Dimensions. — Le sternum présente de 15 à 20 centimètres de hauteur. — Sa largeur maxima correspond à son extrémité supérieure ; elle est de 5 ou 6 centimètres. — Quant à son épaisseur, elle mesure de 10 à 12 millimètres à cette même extrémité supérieure, diminue ensuite graduellement jusqu'à l'articulation de la première pièce avec la seconde, augmente de nouveau pour atteindre vers l'extrémité inférieure du mésosternum 8 à 10 millimètres, et se réduit enfin à 2 ou 3 millimètres au niveau de l'appendice xiphoïde. — Le sternum de la femme est généralement moins large et plus long que celui de l'homme ; il est également moins oblique et se rapproche beaucoup de la verticale.

3° Forme et région. — Allongé de bas en haut et aplati d'avant en arrière, le sternum nous présente les régions suivantes : 1° deux faces, l'une antérieure, l'autre postérieure ; 2° deux bords latéraux ; 3° deux extrémités, que l'on distingue en une extrémité supérieure ou base et une extrémité inférieure ou sommet.

a. *Face antérieure.* — La face antérieure (fig. 89), à peu près plane transversalement (elle est pourtant légèrement bombée au niveau de la poignée), est plus ou moins convexe dans le sens vertical. Elle se trouve directement en rapport avec la peau, tout au moins sur la ligne médiane ; car, sur les côtés, elle en est séparée par les faisceaux sternaux du grand pectoral. On y remarque une série de lignes transversales, parallèles entre elles et se rendant d'un bord de l'os à l'autre. Ces lignes, dont le relief sur un sternum d'adulte s'atténue graduellement en allant de haut en bas, sont des vestiges de la soudure des différentes pièces qui entrent dans la constitution primitive du sternum.

Sur certains sujets, la poignée du sternum forme avec la pièce moyenne un angle saillant en avant : c'est l'*angle de Louis,* dont on a voulu faire un signe pathognomonique de la phtisie pulmonaire, mais qui paraît être le résultat de la pression atmosphérique (Braune).

A la partie inférieure de cette face, immédiatement au-dessus de l'appendice xiphoïde, existe une dépression, la *fossette sus-xiphoïdienne* (fig. 89,6), appréciable à la vue et au toucher, même sur le sujet recouvert de ses parties molles.

b. *Face postérieure.* — La face postérieure (fig. 90), plus ou moins concave, se met en rapport avec les viscères thoraciques. Elle présente, elle aussi, une série de lignes transversales, analogues à celles de la face antérieure, mais beaucoup moins accusées. Elles ont, du reste, la même signification.

c. *Extrémité supérieure.* — L'extrémité supérieure ou base nous offre, tout d'abord, une échancrure médiane que l'on désigne vulgairement sous le nom de *fourchette du sternum* (*échancrure trachéale* de certains auteurs). De chaque côté de cette échancrure se trouvent deux facettes articulaires, allongées transversalement, qui regardent obliquement en haut, en dehors et un peu en arrière. Ces deux facettes, concaves dans le sens transversal, légèrement convexes dans le sens antéro-postérieur, sont destinées à s'articuler avec les clavicules : ce sont les *facettes claviculaires du sternum.*

d. *Extrémité inférieure.* — L'extrémité inférieure ou sommet est constituée par l'*appendice xiphoïde.* Presque toujours cartilagineux, il présente dans ses dimen-

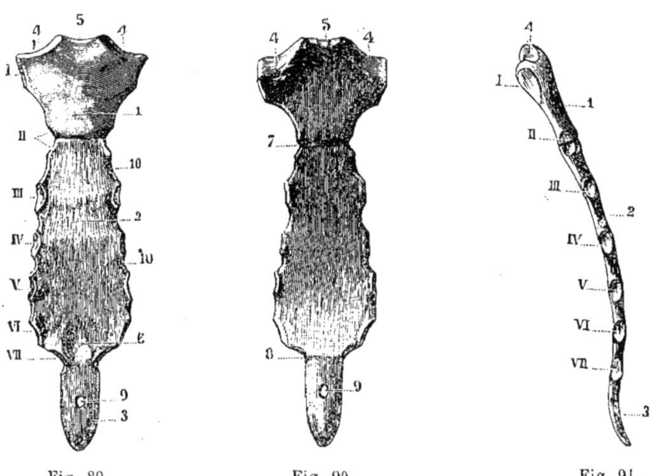

Fig. 89. Sternum, face antérieure. Fig. 90. Sternum, face postérieure. Fig. 91. Sternum, vu par son bord droit.

1, poignée du sternum, — 2, corps. — 3, appendice xiphoïde. — 4, 4, facettes claviculaires. — 5, fourchette sternale. — 6, fossette sus-xiphoïdienne. — 7, ligne de conjugaison de la poignée et du corps. — 8, ligne de conjugaison du corps et de l'appendice. — 9, trou sternal ou xiphoïdien. — 10, échancrures non articulaires ou intercostales.
I, II, III, IV, V, VI, VII, échancrures articulaires ou costales ; entre elles se voient les échancrures intercostales.

sions verticales les variations les plus diverses. Sa configuration est également très variable : on a vu l'appendice xiphoïde triangulaire, ovalaire, rectangulaire, bifide, etc., on l'a vu se recourber soit en arrière, soit en avant ; ou bien, abandonnant la ligne médiane, se diriger, soit à gauche, soit à droite. La dernière pièce du sternum peut, enfin, être percée d'un trou, le *trou sternal* ou *xiphoïdien* (fig. 90, 9), à travers lequel le tissu cellulaire sous-cutané se continue librement avec le tissu cellulaire du médiastin.

e. *Bords latéraux.* — Les bords du sternum se distinguent en bord droit et bord gauche. Sinueux et contournés en S italique (fig. 89 et 90), ils nous présentent dans toute leur hauteur des échancrures, dont le nombre total est de vingt-six, treize de chaque côté. Ces échancrures sont de deux ordres, articulaires et non articulaires. — Les *échancrures articulaires,* au nombre de sept, sont, comme leur nom l'indique, de véritables facettes articulaires, destinées à loger l'extrémité interne des sept premiers cartilages costaux : ce sont les *échancrures costales.* Elles se trouvent situées aux extrémités des lignes de soudure transversales que j'ai mentionnées ci-dessus. — Les *échancrures non articulaires,* au nombre de six, correspondent aux espaces intercostaux : ce sont les *échancrures intercostales* Elles alternent régulièrement avec les échancrures costales et se trouvent situées, en conséquence, chacune entre deux lignes de soudure, sur le côté de la sternèbre correspondante.

Connexions. — Le sternum s'articule de chaque côté, d'une part avec la clavicule, d'autre part avec les sept premiers cartilages costaux.

Insertions musculaires. — Le sternum donne insertion à huit muscles, dont trois prennent leur origine sur la poignée, quatre sur le corps, un sur les bords de l'appendice. Nous résumons ces insertions dans le tableau suivant (voy. fig. 92 et 93) :

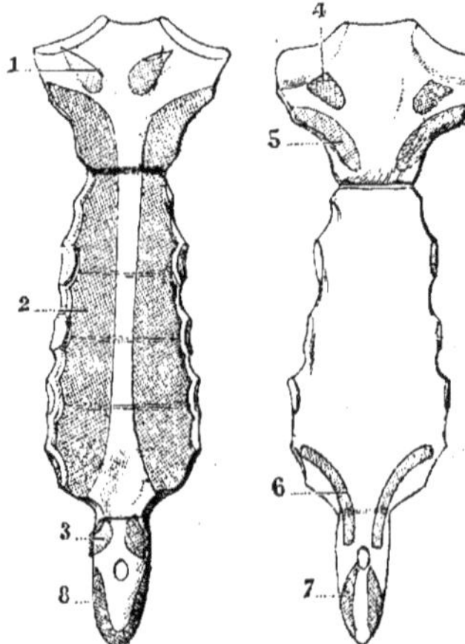

Fig. 92. Sternum, vue antérieure, avec insertions musculaires.

Fig. 93. Sternum, vue postérieure, avec insertions musculaires

(Pour la légende, voir le tableau ci-contre.)

a. *Face antérieure* . . .	1. Sterno-cléido-mastoïdien. 2. Grand pectoral. 3. Grand droit de l'abdomen.
b. *Face postérieure* . .	4. Sterno-cléido-hyoïdien. 5. Sterno-thyroïdien. 6. Triangulaire du sternum. 7. Diaphragme.
c. *Appendice xiphoïde* .	8. Aponévrose du transverse.

Développement. — Le sternum se compose primitivement de deux moitiés symétriques, situées de chaque côté de la ligne médiane et affectant l'une et l'autre la forme d'une bandelette cartilagineuse, sur le bord externe de laquelle s'implantent les sept premières côtes. Ces deux moitiés sternales ou *hémisternums* sont séparées par un intervalle, qui correspond à la ligne médiane antérieure et qui, en persistant chez l'adulte, donne naissance à cette anomalie connue sous le nom de *fissure sternale* (voy. plus bas). Les deux hémisternums se rapprochent peu à peu l'un de l'autre, entrent en contact et finissent par s'unir. De cette union résulte une lame unique, impaire et médiane : c'est le *sternum cartilagineux*.

L'ossification du cartilage sternal ne commence guère qu'au 5e ou au 6e mois de la vie fœtale. Cette ossification présente des variations individuelles aussi nombreuses qu'étendues et il est bien difficile de dégager de toutes ces variations une formule générale. Il convient d'étudier séparément la poignée, le corps et l'appendice xiphoïde :

a. La *poignée* se développe le plus souvent par un seul point d'ossification, qui apparaît sur la ligne médiane vers la fin du 5e mois ou le commencement du 6e. Il est arrondi ou oblong transversalement et progresse avec une grande lenteur : à la naissance, il n'a encore envahi que la moitié du cartilage. Outre ce centre d'ossification, *centre principal*, Rambaud et Renault ont signalé l'existence de deux *points accessoires* ou épiphysaires, répondant aux deux facettes claviculaires. Ces deux derniers points, destinés à modeler les facettes articulaires précitées, se soudent à la poignée proprement dite vers l'âge de vingt-cinq ou vingt-huit ans.

b. Le *corps* se développe théoriquement par huit points d'ossification, disposés par paires en regard des espaces intercostaux. — Nous devrions donc rencontrer quatre groupes, comprenant chacun deux noyaux osseux, situés sur une même ligne horizontale de chaque côté de la ligne médiane. Mais l'existence de ces huit points est fort rare. Le plus souvent, pour un ou deux espaces intercostaux, les deux noyaux théoriques sont remplacés par un noyau unique situé sur la ligne médiane elle-même. — Quoi qu'il en soit du nombre des points d'ossification destinés au corps, ces points se développent de haut en bas : les plus élevés se montrent du 7e au 8e mois de la vie fœtale; les inférieurs n'apparaissent qu'après la naissance, du 8e au 10e mois. — L'évolution ultérieure de ces divers points est la suivante : les deux points latéraux d'un même groupe se soudent d'abord entre eux sur la ligne médiane (*conjugaison latérale* de Cruveilhier). Quand cette soudure latérale est effectuée pour les quatre groupes, le corps du sternum se compose en réalité, de quatre pièces homologues, superposées dans le sens vertical : ce sont les *sternèbres primitives*, correspondant chacune à un espace intercostal. — Plus tard, ces pièces osseuses, abandonnant elles-mêmes leur indépendance, se soudent entre elles (*conjugaison verticale*). Nous ferons remarquer à ce sujet, que ce travail de soudure s'effectue de bas en haut, dans un ordre inverse par conséquent à celui qui préside à leur ossification. La pièce inférieure s'unit à la troisième, vers la deuxième ou la troisième année. Ce n'est guère que de vingt à vingt-cinq ans que la première pièce s'unit aux pièces suivantes.

c. L'*appendice xiphoïde* ne nous présente, d'ordinaire, qu'un seul point d'ossification ; il occupe la base de l'appendice et apparaît dans le cartilage à l'âge de trois ou quatre ans, quelquefois bien plus tard, à dix, douze et même dix-huit ans.

Chez l'adulte, le sternum, ainsi que nous l'avons dit plus haut, n'est plus constitué que par trois pièces, que les progrès de l'âge vont encore réduire. De cinquante à soixante ans, l'appendice xiphoïde se soude au corps et, dans l'extrême vieillesse, de soixante-cinq à soixante-quinze ans, la poignée elle-même finit par perdre son indépendance. Il est à remarquer, toutefois, que la *soudure complète* du corps et de la poignée est fort rare : il résulte, en effet, d'une statistique de GRAY, qu'elle ne se rencontre que quatre ou cinq fois sur 70 sujets âgés de plus de soixante ans, soit une proportion de 6 ou 7 p. 100.

Dans les différents ordres de Primates, placés au-dessous de l'homme, les différentes sternèbres qui constituent le *mésosternum* se soudent moins profondément que chez nous. C'est ainsi que nous en trouvons encore trois chez l'orang et le chimpanzé, trois ou quatre chez le gorille, six chez le magot; seul, le sternum du gibbon est conformé d'après le type humain et ne présente qu'une seule pièce (BROCA). La multiplicité des pièces constituantes du sternum, chez l'homme, acquiert donc toute la valeur d'un caractère simien.

(Au sujet du développement du sternum, voyez RUGE, *Morph. Jahrb.*, t. VI.)

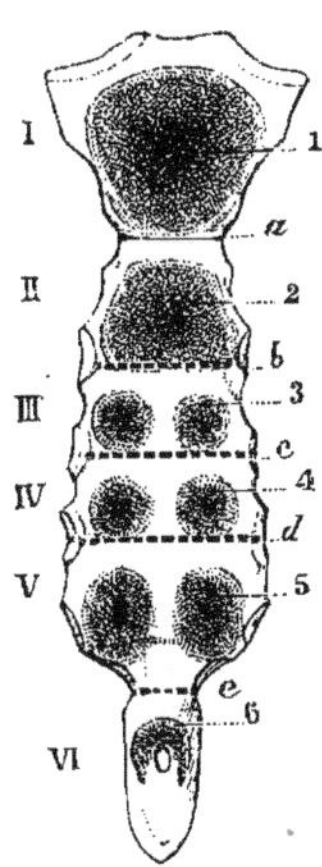

Fig. 91.

Ossification du sternum (*schématique*).

I, poignée du sternum. — II, III, IV, V, les quatre pièces du corps. — VI, appendice xiphoïde.

a, *b*, *c*, *d*, *e*, lignes de soudure des différentes pièces du sternum entre elles.

1, point osseux de la première pièce. — 2, noyau unique, résultant de la fusion des deux noyaux théoriques. — 3, 4, 5, doubles noyaux pour chacune des troisième, quatrième, et cinquième pièces. — 6. noyau pour l'appendice xiphoïde.

Variétés. — Les différentes formes anormales du sternum sont le résultat d'un arrêt de développement. Les deux moitiés du sternum ne se fusionnent qu'incomplètement sur la ligne médiane : de là, la production, entre les deux, d'un vide respecté par l'ossification et désigné en tératologie, suivant ses dimensions, sous les noms de *hiatus* ou de *fissure*. La fissure est dite simple quand elle se limite à l'os et que les parties molles qui la recouvrent sont normalement développées ; elle est compliquée de hernie du cœur ou ectopie cardiaque, quand l'arrêt de développement a frappé en même temps les téguments. Dans le premier cas, le cœur bat sous la peau, entre les deux moitiés du sternum; dans le second, le cœur, revêtu ou non de son péricarde, est entièrement à découvert. Si la fissure simple n'est pas incompatible avec la vie, la fissure compliquée d'ectopie cardiaque entraîne rapidement la mort. Il n'est pas inutile de faire remarquer que cette indépendance complète ou incomplète des deux moitiés latérales du sternum, anormale chez l'homme, se rencontre normalement dans quelques espèces animales, notamment chez le cachalot (FLOWER). Le cochon présente, lui aussi, pendant fort longtemps une suture médiane et, chez l'orang-outang, chaque segment transversal du mésosternum est formé de deux pièces homologues qui restent indépendantes jusqu'à l'âge où l'animal a atteint la moitié de sa taille (FLOWER).

Un degré moins avancé de l'anomalie précédente est la réunion, sur la ligne médiane, de deux ou plusieurs pièces homologues par des synchondroses verticales.

La longueur de l'appendice xiphoïde est fort variable. On l'a vu manquer entièrement, et il résulte d'une observation de DESAULT (GAVARD, *Traité d'ostéologie*, 1805) que le xiphisternum peut descendre jusqu'à l'ombilic. ŒHL et, après lui RUGE, ont signalé sur l'appendice xiphoïde des restes de l'extrémité antérieure des 8e et 9e côtes, lesquelles ont perdu aujourd'hui, chez l'homme, toutes espèces de relation avec le sternum.

On rencontre parfois, sur l'angle supérieur du manubrium, un petit prolongement osseux, fusionné ou articulé avec lui : il représente le vestige de l'extrémité sternale d'une côte rudimentaire, qui est, selon le cas, ou la première thoracique, ou bien la dernière cervicale. Cet élément costal du sternum est constitué parfois par un simple noyau cartilagineux. Nous ajouterons que, d'après LEBOUCQ, le manubrium sternal renfermerait constamment, à l'état embryonnaire, l'extrémité antérieure de la septième côte cervicale.

Os suprasternaux. — Ce sont deux petites masses osseuses plus ou moins arrondies que l'on rencontre quelquefois sur le bord supérieur du sternum, de chaque côté de la fourchette, à laquelle elles sont reliées, soit par une lame cartilagineuse, soit par le ligament interarticulaire. Les os suprasternaux ont été décrits pour la première fois par BRESCHET (*Recherches sur différentes pièces du squelette des animaux vertébrés encore peu connues*, 1838), qui les considéra à tort comme des rudiments de côtes cervicales. LUSCHKA (*Denkschr. d. k. Acad. zu Wien*, Bd. XVI) ne voit dans les os suprasternaux que des débris de l'épisternum des vertébrés inférieurs. GEGENBAUR (*Jen. Zeitschr.*, Bd. I), spécifiant encore dans ce travail de recherches homologiques, les rattache, non pas à la partie latérale de l'épisternum, laquelle serait représentée chez l'homme par le fibro-cartilage de l'articulation sterno-claviculaire, mais bien à sa partie interne ou médiane.

(Au sujet de la morphologie du sternum, consultez : DWIGHT, *Sternum as an index of sex, height and age*, Journ. of Anat. and Physiol., 1890, vol. XXIV, p. 527 et 536; — KRAUSE (W.), *Ueber das weibliche Sternum*, Intern. Monatsschr., 1897; — MAYET, *Rech. sur l'ossification du sternum chez les sujets normaux et chez les rachitiques*, Bull. de la Soc. anat. de Paris, 1895; — Balducci, *Contributao alla morfoliogia dello sterno nei mammiferi*, Firenze, 1895; — Anthony, *Du sternum et de ses connexions avec le membre thoracique*, etc. Th. de Lyon, 1898.

ARTICLE II

COTES ET CARTILAGES COSTAUX

Les côtes sont des os plats, qui se détachent de chaque côté de la colonne vertébrale et se dirigent, comme autant d'arcades, vers le sternum. Elles sont au nombre de vingt-quatre, douze pour le côté gauche et douze pour le côté droit. On les désigne sous le nom de *première, deuxième, troisième côtes*, etc., en allant de haut en bas.

Les sept premières arrivent jusqu'au sternum et se terminent sur cet os : on les appelle, de ce fait, *côtes sternales* ou *vraies côtes*. Les cinq dernières n'atteignent pas le sternum : ce sont les *côtes asternales* ou *fausses côtes*. Les fausses côtes se subdivisent elles-mêmes en deux groupes secondaires : les huitième, neuvième et dixième, s'articulant par leur extrémité antérieure sur l'un des cartilages situés au-dessus, constituent les *fausses côtes proprement dites ;* les onzième et douzième côtes, qui restent libres et indépendantes dans toute leur étendue, sont appelées *côtes flottantes*. Ces divisions classiques, consacrées par l'usage, n'ont absolument aucune importance.

En morphologie générale, chacun des arcs costaux qui relient la colonne dorsale au sternum se compose essentiellement de deux portions : 1° une portion postérieure ou osseuse, dépendant de la colonne vertébrale, c'est la *côte osseuse*, la *côte proprement dite* ou *côte vertébrale ;* 2° une portion antérieure ou cartilagineuse, dépendant du système sternal, c'est la *côte cartilagineuse*, le *cartilage costal* ou *côte sternébrale*.

Nous étudierons séparément chacune de ces deux portions :

§ I. — Côtes osseuses ou côtes vertébrales

Les côtes osseuses (côtes vertébrales ou côtes proprement dites) s'étendent chacune depuis la colonne vertébrale jusqu'au cartilage costal qui lui fait suite. Conformées sur le même type, elles nous présentent tout d'abord des caractères généraux, qui conviennent à chacune d'elles quel que soit le rang qu'elle occupe dans la série. Outre ces caractères communs, un certain nombre d'entre elles possèdent des caractères qui leur appartiennent en propre.

1° Caractères généraux des côtes. — Les côtes ne sont pas horizontales : elles s'implantent obliquement sur la colonne vertébrale, de façon à former avec cette tige osseuse un angle aigu à ouverture inférieure. Cet angle est d'autant plus aigu qu'il se rapporte à une côte placée plus bas dans la série.

En quittant les corps vertébraux sur lesquels elles prennent naissance, les côtes se portent d'abord en dehors pour gagner l'extrémité externe des apophyses transverses. — Puis, elles continuent leur trajet de dedans en dehors, en décrivant une courbe à convavité dirigée en avant. — Un peu en dehors de l'apophyse transverse, elles se coudent brusquement pour se porter en avant, en formant, au niveau de ce changement de direction ce qu'on appelle l'*angle postérieur* des côtes. Cet angle postérieur se traduit nettement sur la face externe sous la forme d'une arête légèrement oblique en bas et en dehors. — A quelque distance du point où elles se continuent avec les cartilages costaux, les côtes changent de nouveau de direction pour se porter de dehors en dedans, mais ce dernier changement est moins brusque et l'angle qui en résulte, *angle antérieur* de la côte, est à peine sensible.

En résumé, les côtes décrivent dans leur trajet postéro-antérieur une longue courbe dont la concavité regarde en dedans. Avec Sappey, nous désignerons cette première incurvation de la côte sous le nom de *courbure d'enroulement* (*courbure sur le plat* de quelques auteurs). Il est une autre courbe dont il est facile de se rendre compte par l'expérience suivante. Placez une côte sur un plan horizontal ;

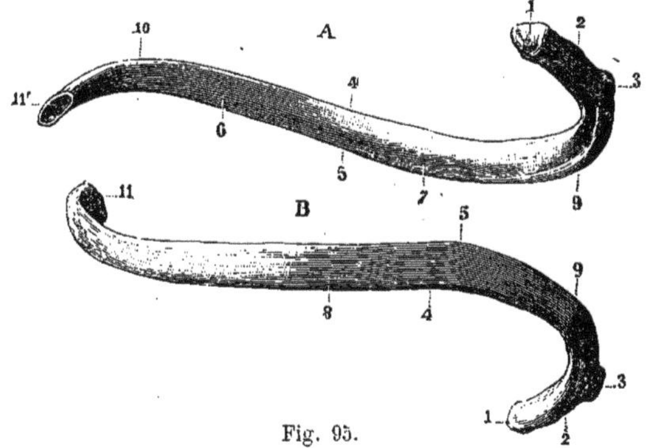

Fig. 95.

Cinquième côte droite, vue : A, par sa face interne ; B, par sa face externe.

(1/3 de grandeur naturelle.)

1, tête de la côte avec sa double facette articulaire. — 2, son col. — 3, sa tubérosité. — 4, bord supérieur. — 5, bord inférieur. — 6, face interne. — 7, gouttière costale. — 8, face externe. — 9, angle postérieur. — 10, angle antérieur. — 11, extrémité antérieure, avec 11', sa cupule, s'articulant avec le cartilage costal.

vous la verrez ne toucher ce plan que par deux points seulement, sa partie moyenne et l'une ou l'autre de ses extrémités. On dirait qu'elle a subi un mouvement de torsion en vertu duquel son extrémité postérieure aurait été portée en haut et en dehors, son extrémité antérieure en bas et en dedans. Il convient de donner à cette deuxième incurvation le nom de *courbure de torsion* (*courbure sur les bords* de certains auteurs).

La longueur des côtes varie beaucoup suivant les sujets. Sur le même sujet, elle augmente de la première à la septième et diminue ensuite graduellement de la septième à la douzième.

Envisagée à un point de vue purement descriptif, toute côte présente à l'étude un corps et deux extrémités (fig. 95, A et B) :

A. Corps ou partie moyenne. — Fortement aplati dans le sens transversal, le corps de la côte nous offre à considérer : 1° une *face externe*, convexe, sur laquelle se dessinent les deux angles ci-dessus mentionnés, l'angle antérieur et l'angle postérieur ; 2° une *face interne*, concave, en rapport avec les plèvres ; 3° un *bord supérieur*, mousse, sur lequel viennent se terminer les deux muscles intercostaux ; 4° un *bord inférieur*, enfin, sur lequel se voit une gouttière, la *gouttière costale*.

Cette gouttière, creusée à la fois aux dépens du bord inférieur et de la face interne de la côte, est assurément la partie la plus importante du corps. Elle commence un peu en arrière de l'angle de la côte et se termine à la réunion du tiers antérieur avec les deux tiers postérieurs de l'os.

La gouttière costale donne attache par ses deux lèvres aux deux muscles intercostaux. Elle loge, en outre, trois organes à trajet parallèle et superposés qui sont. en allant de haut en bas : la veine intercostale, l'artère intercostale et le nerf intercostal.

B. Extrémité postérieure. — L'extrémité postérieure de la côte est constituée par toute la portion de l'arc costal qui est placée en avant de l'apophyse transverse. On lui distingue (fig. 96) une tête, un col et une tubérosité :

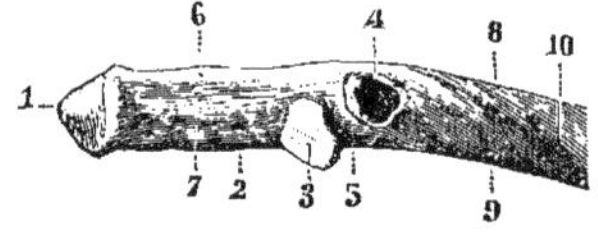

Fig. 96.

Extrémité postérieure de la cinquième côte.

(2/3 de grandeur naturelle.)

1, tête, avec sa double facette articulaire. — 2, col de la côte. — 3, facette articulaire de la tubérosité pour l'apophyse transverse. — 4, saillie rugueuse de la tubérosité pour le ligament costo-transversaire postérieur. — 5, gouttière séparant la facette de la saillie. — 6, rugosités où s'insère le ligament costo-transversaire supérieur. — rugosités pour l'insertion du ligament costo-transversaire inférieur. — 8, bord supérieur de la côte. — 9, bord inférieur. — 10, angle postérieur.

a. *Tête.* — La tête, destinée à s'articuler avec les corps vertébraux, présente à cet effet deux petites facettes articulaires, qui s'inclinent l'une vers l'autre, en se dirigeant en dedans. Elles forment ainsi, par leur ensemble, un angle dièdre saillant, dont le sommet, plus ou moins rugueux, correspond au disque intervertébral et donne insertion à un ligament (voy. Arthrologie).

b. *Tubérosité.* — La tubérosité, placée en regard de l'extrémité externe de l'apophyse transverse correspondante, s'articule avec cette apophyse. Elle nous offre, à cet effet, une facette articulaire, surmontée d'une saillie rugueuse sur laquelle vient s'insérer le ligament costo-transversaire postérieur. Une gouttière assez profonde, oblique en bas et en dehors (fig. 96,5), sépare souvent la facette antéro-interne de la saillie postéro-externe.

c. *Col.* — Le col est la portion de la côte intermédiaire à la tête et à la tubérosité. Nous y rencontrons : 1° sur sa face postérieure, des rugosités où viennent s'insérer des faisceaux fibreux qui s'attachent, d'autre part, à l'apophyse transverse ; 2° sur son bord supérieur, une crête longitudinale destinée à l'insertion inférieure du ligament costo-transversaire supérieur.

C. Extrémité antérieure. — L'extrémité antérieure de la côte, légèrement renflée, nous présente une facette elliptique, plus ou moins concave, où vient se loger le cartilage costal correspondant.

2° Caractères propres à certaines côtes. — Parmi les douze côtes, quatre présentent des caractères particuliers, qui permettent de les reconnaître entre toutes les autres. Ce sont la première, la seconde, la onzième et la douzième :

A. Première côte. — Les caractères distinctifs de la première côte (fig. 97, C^1) se rencontrent à la fois sur son corps, sur son extrémité antérieure et sur son extrémité postérieure :

a. *Corps.* — Le corps est orienté de telle façon que l'une de ses faces regarde en haut, l'autre en bas ; il résulte d'une pareille disposition que, de ses deux bords, l'un est externe, l'autre interne. — La face supérieure de la première côte est à peu près plane. On y remarque à sa partie moyenne (fig. 97) deux gouttières transversales : la gouttière postérieure (7) livre passage à l'artère sous-clavière ; la gouttière antérieure (8) loge la veine de même nom. — Entre les deux et en un point voisin du bord interne, s'élève une petite saillie rugueuse : c'est le *tubercule de Lisfranc*, sur lequel vient s'insérer le muscle scalène antérieur. — Du reste, il n'existe sur cette côte, ni angle, ni gouttière, ni trace de la torsion que nous avons signalée plus haut.

b. *Extrémité antérieure*. — L'extrémité antérieure de la première côte nous présente sur sa face supérieure une surface rugueuse, destinée à l'insertion du ligament costo-claviculaire. On trouve parfois, en dedans de cette empreinte ligamenteuse, une petite facette articulaire correspondant à la clavicule.

c. *Extrémité postérieure*. — L'extrémité postérieure, très développée, forme avec le corps un angle droit ou presque droit. Elle est caractérisée : 1° par une tête

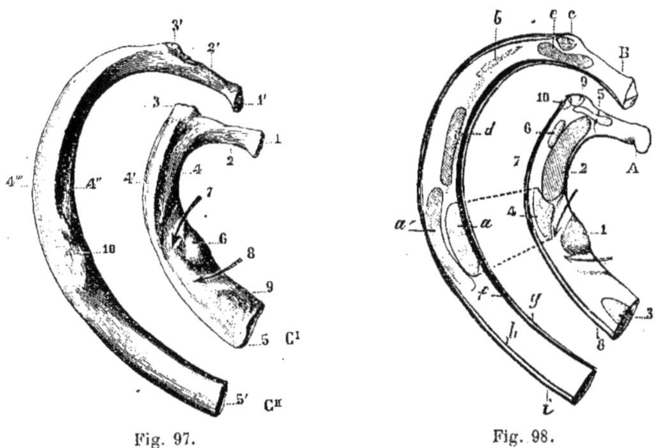

Fig. 97. Fig. 98.

Fig. 97. — Première et seconde côtes droites, vue d'en haut.

CI, première côte. — CII, deuxième côte. — 1, 1', tête de la côte. — 2, 2', col. — 3, 3', tubérosité. — 4, 4', bord interne. — 4'', 4''', bord externe. — 5, 5', extrémité antérieure. — 6, tubercule de Lisfranc pour le scalène antérieur — 7, gouttière de l'artère sous-clavière. — 8, gouttière de la veine sous-clavière. — 9, rugosités pour le ligament costo claviculaire. — 10, tubercule pour le faisceau inférieur de la première digitation du grand dentelé.

Fig. 98. — Les mêmes avec insertions musculaires.

(Pour la légende, voy. plus bas, *Insertions musculaires*.)

arrondie et portant une facette articulaire unique ; 2° par un *col*, très mince et aplati dans le sens vertical ; 3° par une *tubérosité*, enfin, fortement saillante et située sur le bord externe, plutôt que sur la face supérieure de la côte.

B. Deuxième côte. — Ses deux faces (fig. 97, CII) sont obliques, servant ainsi d'intermédiaire entre la première côte, dont les faces sont horizontales, et les côtes suivantes qui ont les leurs dirigées verticalement. Comme la précédente, la deuxième côte ne présente pas de torsion et se trouve dépourvue de gouttière costale. Mais ce qui la caractérise avant tout, c'est la présence sur sa face supéro-externe, un peu en arrière de sa partie moyenne, d'une surface rugueuse et plus ou moins saillante (fig. 97, 10), destinée à l'insertion d'un des faisceaux du muscle grand dentelé.

Insertions musculaires sur les première et deuxième côtes. — La première côte donne insertion à dix muscles; la deuxième côte, à neuf. Le tableau suivant résume ces diverses insertions, qui sont indiquées du reste sur la figure 98 :

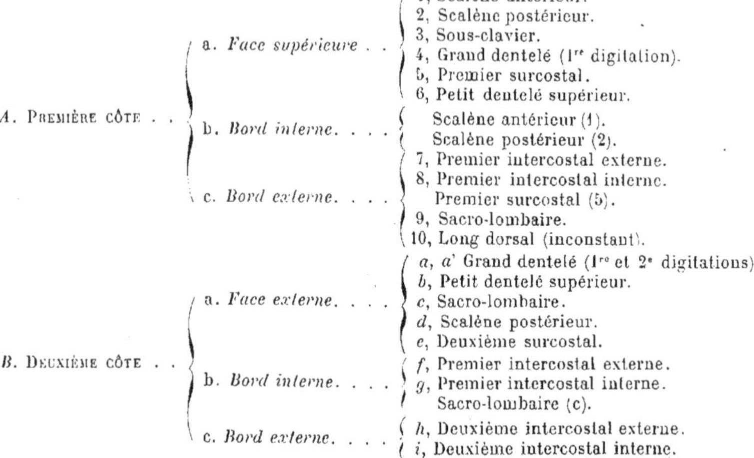

A. Première côte	a. *Face supérieure*	1, Scalène antérieur. 2, Scalène postérieur. 3, Sous-clavier. 4, Grand dentelé (1re digitation). 5, Premier surcostal. 6, Petit dentelé supérieur.
	b. *Bord interne*	Scalène antérieur (1). Scalène postérieur (2).
	c. *Bord externe*	7, Premier intercostal externe. 8, Premier intercostal interne. Premier surcostal (5). 9, Sacro-lombaire. 10, Long dorsal (inconstant).
B. Deuxième côte	a. *Face externe*	*a*, *a'* Grand dentelé (1re et 2e digitations). *b*, Petit dentelé supérieur. *c*, Sacro-lombaire. *d*, Scalène postérieur. *e*, Deuxième surcostal.
	b. *Bord interne*	*f*, Premier intercostal externe. *g*, Premier intercostal interne. Sacro-lombaire (c).
	c. *Bord externe*	*h*, Deuxième intercostal externe. *i*, Deuxième intercostal interne.

C. Onzième et douzième côtes. — Chacune de ces deux côtes s'articule avec une seule vertèbre et avec le corps seulement de cette vertèbre. En conséquence, leur tête ne possède qu'une seule facette articulaire au lieu de deux. De plus, la tubérosité, dont l'apparition est intimement liée à l'existence de l'articulation costo-transversaire, fait entièrement défaut. Ces deux côtes sont, du reste, presque rectilignes et ne présentent aucune trace de torsion.

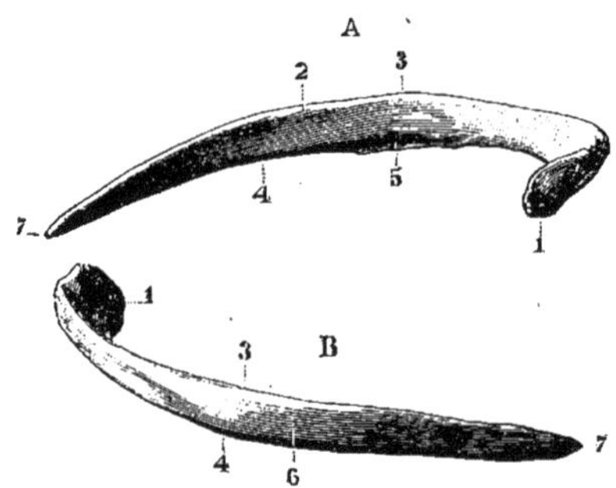

Fig. 99.
La douzième côte, vue : A, par sa face interne ; B, par sa face externe.
(1/3 de grandeur naturelle.)
1, tête de la côte. — 2, sa face interne. — 3, son bord supérieur. — 4, son bord inférieur. — 5, gouttière costale. — 6, face externe. — 7, extrémité antérieure.

La douzième se distingue de la onzième par sa longueur qui est beaucoup moindre et aussi par l'absence d'angle postérieur. La gouttière costale manque assez souvent sur la douzième côte.

3° Structure des côtes. — Bien que conformées comme les os longs, les côtes présentent la structure des os plats : dépourvues de canal médullaire, elles sont essentiellement formées de deux lames de tissu compacte, réunies par leurs bords et interceptant entre elles du tissu spongieux.

§ II. — Cartilages costaux ou côtes sternébrales

Les cartilages costaux, que l'on désigne en anatomie comparée sous le nom de ***côtes sternébrales***, sont au nombre de vingt-quatre, douze de chaque côté : on les désigne, comme les côtes, sous les dénominations numériques de ***premier***, ***deuxième***, ***troisième***, etc., en procédant de haut en bas. Les sept premiers prolongent les côtes jusqu'au sternum. Chacun des trois suivants (les huitième, neuvième et dixième), n'atteignant pas le sternum, s'insère sur le cartilage situé immédiatement au-dessus. Quant aux deux derniers, ils se perdent au milieu des muscles larges de l'abdomen.

1° Caractères généraux des cartilages costaux. — Les cartilages costaux présentent une configuration analogue à celle des côtes, qu'ils continuent. — Comme à ces dernières, on leur considère une *face antérieure* ou *externe*, une *face postérieure* ou *interne*, un *bord supérieur* et un *bord inférieur*, chacune de ces régions faisant suite aux régions homonymes des arcs costaux. — De leurs deux extrémités, l'*externe*, saillante, se continue avec la cupule elliptique que nous avons déjà décrite sur l'extrémité antérieure de la côte ; l'*interne*, également saillante, affecte la forme d'un angle dièdre, lequel vient se loger dans les échancrures costales que présentent les bords latéraux du sternum.

Les caractères morphologiques qui précèdent conviennent principalement aux sept premiers cartilages costaux. Les cinq derniers, qui ne contractent avec le sternum aucune connexion, s'écartent naturellement des précédents par quelques caractères spéciaux que nous devons faire connaître.

2° Caractères particuliers des cartilages costaux. — Les différents cartilages costaux diffèrent tout d'abord les uns des autres par leur longueur. Voici, d'après Sappey, les dimensions que l'on observe dans la plupart des cas : le cartilage de la première côte offre une étendue de 2 centimètres ; ceux de la seconde et de la troisième, une longueur de 2 à 3 centimètres. Les cartilages suivants s'allongent de plus en plus jusqu'au septième, qui mesure de 12 à 14 centimètres. Le huitième se réduit à 10 centimètres ; le neuvième à 7, le dixième à 4, le onzième à 2 ; le dernier ne présente que 6 à 8 millimètres.

Ces cartilages diffèrent encore par leur direction et par quelques détails relatifs à leur forme et à leurs connexions. — C'est ainsi que le premier se dirige obliquement en bas et en dedans, de façon à former avec le sternum un angle obtus ouvert en bas ; son extrémité sternale, au lieu de constituer un angle dièdre saillant, est arrondie et presque plane. — Le second et le troisième sont horizontaux. — Les troisième, quatrième, cinquième, sixième et septième se dirigent obliquement en haut et en dedans, de façon à former avec le bord du sternum un angle aigu ouvert en bas ; ces trois derniers (le 5e, le 6e et le 7e), s'amincissent en se rapprochant du sternum, et, comme ils s'articulent souvent entre eux, ils présentent le long de leurs bords de petites facettes articulaires que ne possèdent point les cartilages placés au-dessus. — Les huitième, neuvième et dixième s'amincissent encore à leur extrémité interne et présentent, eux aussi, des facettes horizontales destinées à s'articuler avec les cartilages voisins. — Enfin les onzième et douzième sont grêles, pointus, vermiformes, et, comme ils sont flottants, ils ne possèdent aucune facette articulaire.

3° Structure des cartilages costaux. — Au point de vue de leur structure, les cartilages costaux sont essentiellement constitués par du tissu cartilagineux. Ils sont entourés d'une enveloppe ou périchondre, qui se continue d'une part avec le périoste du sternum, d'autre part avec le périoste des côtes.

Développement. — Les côtes se développent chacune par quatre points d'ossification, un primitif et trois complémentaires. — Le *point primitif*, très précoce, apparaît du 40e au 50e jour de la vie fœtale et progresse avec une telle rapidité, qu'il envahit pour ainsi dire d'emblée tout le cartilage costal. — Les trois *points complémentaires* ou *épiphysaires* sont destinés, l'un à la partie saillante de la tubérosité, le second à la facette articulaire de cette même tubérosité, le troisième à la facette articulaire de la tête. Ces points complémentaires ne font leur apparition que fort tard, de huit à quatorze ans d'après SCHWEGEL, de seize à vingt ans d'après CRUVEILHIER, et se soudent au reste de l'os entre seize et vingt-cinq ans.

Anomalies. — Les variations anatomiques que présentent les côtes peuvent porter : 1° sur leur configuration extérieure; 2° sur leur développement; 3° sur leur nombre.

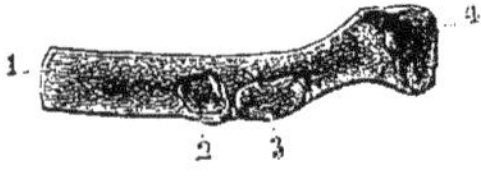

Fig. 100.

Tête et tubérosité d'une côte pour montrer son développement (d'après RAMBAUD et RENAULT).

1, point primitif. — 2, point complémentaire pour la partie saillante de la tubérosité. — 3, point complémentaire pour la facette articulaire de cette tubérosité. — 4, point complémentaire pour la facette articulaire de la tête.

1° VARIATIONS DE FORME. — Les côtes, s'exagérant dans le sens vertical, présentent parfois une largeur double de celle qu'elles ont ordinairement. — Les extrémités des côtes conservant leurs connexions normales, leur longueur totale peut diminuer; une telle disposition entraîne, comme conséquence, une atténuation proportionnelle de la cavité thoracique et tout particulièrement une diminution de son diamètre transverse (*rectitude des côtes, poitrines rétrécies*). Cette anomalie peut s'exagérer encore, au point que la courbure des côtes ait sa convexité dirigée en dedans. — On rencontre quelquefois, à la partie postérieure des côtes, dans le voisinage de la tubérosité, des prolongements ou apophyses qui se dirigent vers la côte voisine. Ces apophyses surnuméraires, très variables dans leur développement, atteignent ou n'atteignent pas la côte voisine. Deux côtes peuvent ainsi s'unir soit par une seule apophyse, soit par deux apophyses marchant à la rencontre l'une de l'autre. MECKEL, qui a même vu un os distinct entre les deux apophyses, fait remarquer l'analogie qui existe entre de pareilles dispositions anormales et l'organisation de quelques vertébrés inférieurs (*oiseaux, chéloniens*). — Le développement d'apophyses surnuméraires peut finalement aboutir à la soudure partielle des deux côtes. — Des prolongements semblables à ceux que nous venons de décrire pour les côtes peuvent se montrer sur les cartilages sternaux et les unir de la même façon.

2° VARIATIONS PORTANT SUR LE DÉVELOPPEMENT. — Les cartilages costaux, qui normalement prennent insertion sur le sternum, peuvent ne pas atteindre cet os (ex. : septième côte); et, vice versa, des cartilages costaux qui s'arrêtent, à l'état normal, sur les cartilages placés au-dessus, peuvent se prolonger jusqu'au sternum (ex. : huitième côte). Le nombre des fausses côtes augmente dans le premier cas; il diminue dans le second. — MECKEL signale des côtes coupées dans le milieu de leur longueur par un cartilage non ossifié, disposition qui rappelle celle des oiseaux.

3° VARIATIONS DE NOMBRE. — Le nombre des côtes peut être diminué (*anomalie par défaut*) ou augmenté (*anomalie par excès*). L'écart porte le plus souvent sur une seule, de telle sorte que les chiffres observés sont généralement 11 ou 13. Du reste, l'anomalie peut être symétrique ou unilatérale.

a. *Anomalies par défaut.* — Dans les cas de diminution du nombre des côtes, c'est toujours la douzième qui manque : se comportant, dans le cours du développement comme une côte lombaire, elle s'est soudée avec la douzième vertèbre dorsale, perdant ainsi son individualité pour descendre au rang de simple apophyse costiforme.

Les faits sont loin d'être rares où l'on voit la première côte, restant à l'état rudimentaire, ne s'unir au sternum qu'à l'aide d'un simple ligament ou même perdre tout contact avec ce dernier os. Mais je ne sache pas qu'on ait jamais observé sa disparition complète. Dans le cas où cette première côte rudimentaire n'est plus en connexion avec le sternum, elle reste flottante au milieu des parties molles du cou, ou bien se soude à la deuxième côte, qui devient ainsi bifurquée à sa partie postérieure (*côte bicipitale, côte en Y*). Les côtes bicipitales se rencontrent normalement (VAN BENEDEN) chez quelques cétacés.

Une variété de la rudimentation de la première côte est la disparition de sa partie moyenne ou, si l'on veut, sa division en deux tronçons, l'un postérieur ou vertébral, l'autre antérieur ou sternal. Un trousseau ligamenteux unit l'un à l'autre ces deux tronçons. LEBOUCQ, dans un cas, a rencontré entre les deux tronçons de la côte rudimentaire, une véritable articulation. J'ai observé récemment un cas analogue.

b. *Anomalies par excès.* — Dans les cas d'augmentation du nombre des côtes, la côte surnuméraire peut précéder la première ou suivre la douzième. L'anomalie s'explique suffisamment par ce fait que la septième côte cervicale ou la première côte lombaire a conservé, chez l'adulte, son indépendance embryonnaire et s'est développée, plus que d'habitude, pour s'élever au rang des véritables côtes. Du reste, leur degré de développement est fort variable : la première côte lombaire ressemble beaucoup à la douzième côte; quant à la septième côte cervicale, qui devient ainsi la première de la série, elle n'est bien souvent qu'une simple lamelle osseuse à extrémité externe libre, tenant alors le milieu entre la véritable première côte et une apophyse transverse; mais quelquefois aussi (fait d'ALBRECHT) elle présente toutes les allures d'une côte, venant s'insérer en avant, à l'aide d'un ligament ou d'un cartilage, jusque sur le sternum. Une autre variété, aussi rare qu'intéressante, de la septième côte cervicale, est celle où la côte en question n'est représentée qu'à ses deux extrémités. Elle se compose alors, comme la première côte rudimentaire dont il a été question plus haut, de deux tronçons, l'un rachidien, l'autre sternal; et, dans ce cas, les deux tronçons sont libres, ou bien réunis l'un à l'autre par un trousseau ligamenteux.

CRUVEILHIER a vu sur un sujet les apophyses transverses de la deuxième, de la troisième, de la quatrième lombaire constituer de petites côtes surnuméraires, et nous trouvons, dans une observation d'EBSTEIN (*Schmidt's Jahrbücher*, 1869, p. 138), la mention d'une côte surnuméraire, se rattachant à la quatrième vertèbre lombaire.

c. *Côtes bifurquées et côtes perforées.* — Il n'est pas très rare de voir les côtes se bifurquer en avant et former ainsi deux branches, l'une supérieure, l'autre inférieure, aboutissant soit à un même cartilage, soit à deux cartilages indépendants : ce sont les *côtes bifurquées*. — D'autre part, la bifurcation peut porter exclusivement sur le cartilage, la portion osseuse restant indivise. — Il arrive parfois qu'après s'être bifurquée, la côte se reconstitue par la soudure ultérieure de ses deux branches de bifurcation : il en résulte alors la formation d'un orifice ovalaire, qui a fait donner à la côte le nom de *côte perforée*. Cet orifice peut exister, suivant les cas, sur la portion osseuse, sur la portion cartilagineuse, entre l'une et l'autre de ces deux portions constitutives de la côte. Du reste, cet orifice anormal est fermé soit par un simple ligament fibreux, soit par de véritables faisceaux musculaires dépendant des muscles intercostaux.

Voyez, au sujet des arcs costaux : ANDERSON, *Ribs in Mammalia*, Intern. Monatsschr. f. Anat. u. Physiol., 1888; — HATSCHEK, *Die Rippen der Wirbelthiere*, Verh. der anat. Ges., Berlin, 1889; — DOLLO, *Sur la morphologie des côtes*, Bull. scient. de la France et de la Belgique, 1892; — BAUR, *Ueber Rippen und ähnliche Gebilde und deren Nomenclatur*, Anat. Anzeiger, Bd. IX, 1893 ; — HELM, *Einseitige rudimentäre Entwick. der ersten Rippe*, Anat. Anz., 1895.

Voyez encore au sujet des anomalies des côtes et tout particulièrement au sujet de la septième côte cervicale, parmi les travaux récents : TURNER, *Cervical ribs and the socalled bicipital ribs in man*, Journ. of mal., 1883; — NEUBURGER, *Ueber Halsrippen*, Hessert, Würzburg, 1887 ; — LEBOUCQ, *De quelques anomalies des côtes chez l'homme*, Ann. de la Soc. de méd. de Gand, 1885; — DU MÊME, *Rech. sur les variations anatomiques de la première côte chez l'homme*, Gand, 1895; — WALLACE, *On cervical ribs, with example in living subject*, Edimb. med. Journ., 1892; — BRODIER, *Sept. côte cervicale surnuméraire*, Bull. Soc. anat., 1892 ; — KRONKE, *Ueber die Siebente Halsrippe*, Diss. Kiel, 1894; — PILLING, *Ueber die siebente Halsrippe der Menschen*, Diss., Rostock, 1894. — Voyez aussi, *Anomalie des Vertèbres*, p. 93.

ARTICLE III

THORAX EN GÉNÉRAL

Le thorax, appelé encore cage thoracique, est une cavité, à la fois osseuse et cartilagineuse, où se trouvent logés les poumons et le cœur. Elle est constituée d'arrière en avant par les douze vertèbres dorsales, par les douze côtes, par leurs cartilages costaux et par le sternum. Plus simplement et plus scientifiquement, le thorax peut être défini : l'espace compris entre les douze arcs viscéraux de la colonne dorsale, régulièrement superposés dans le sens vertical. — Ainsi entendue, la cage thoracique, que l'on a comparée indistinctement, soit à un cylindre, soit à un tronc de cône à base inférieure, mesure en hauteur : en avant, 12 centimètres ; en arrière, 27 centimètres ; sur les côtés, de 32 à 34 centimètres. — A un point de vue purement descriptif, elle présente à l'étude une *surface extérieure*, une *surface intérieure*, une *base* et un *sommet*.

1° Surface extérieure du thorax. — La surface extérieure du thorax, considérée sur le squelette, se divise en quatre régions ou faces : une face antérieure, une face postérieure et deux faces latérales.

a. *Face antérieure.* — La face antérieure ou sternale (fig. 101) a pour limites naturelles une ligne oblique en bas et en dehors, passant par l'angle antérieur des côtes. Elle est considérablement plus large en bas qu'en haut et représente un plan incliné de haut en bas et d'arrière en avant. Nous y rencontrons successivement, en allant de dedans en dehors : 1° la face antérieure du sternum ; 2° les articulations chondro-sternales, au nombre de sept, formées par l'union des sept premiers cartilages costaux avec le bord correspondant du sternum ; 3° les cartilages costaux ; 4° les articulations de ces cartilages avec les côtes ; 5° l'extrémité anté-

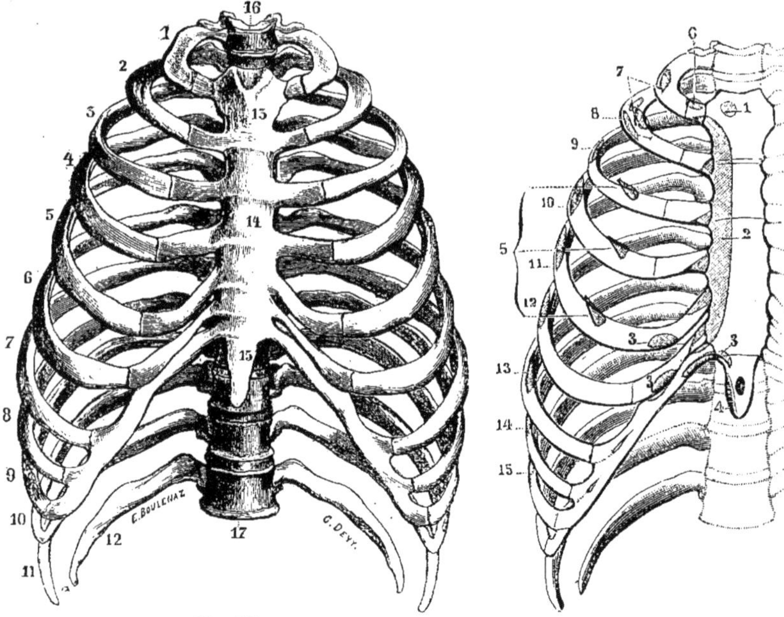

Fig. 101.

Thorax, vu par sa face antérieure.

1, 2, 3, 4, 5, 6 et 7, première, deuxième, troisième, quatrième, cinquième, sixième et septième côtes (*côtes sternales*), avec leurs cartilages costaux. — 8, 9, 10, 11 et 12, huitième, neuvième, dixième, onzième et douzième côtes (*côtes asternales*, les deux dernières 11 et 12, *côtes flottantes*), avec leurs cartilages costaux. — 13, poignée du sternum. — 14, corps de cet os. — 15, appendice xiphoïde. — 16, première vertèbre dorsale, articulée avec la première côte. — 17, douzième vertèbre dorsale, articulée avec la douzième côte.

Fig. 102.

Le même, avec insertions musculaires.

1, sterno-cléido-mastoïdien. — 2, grand pectoral. — 3, grand droit de l'abdomen. — 4, transverse. — 5, petit pectoral. — 6, sous-clavier. — 7, digitation supérieure du grand dentelé. — 8, 9, 10, 11, 12, 13, 14, 15, deuxième et neuvième digitations du même muscle.

(Pour les insertions musculaires de la première et de la deuxième côte, voir p. 103 la figure spéciale à ces deux os.)

rieure des espaces intercostaux et l'extrémité antérieure des côtes, jusqu'à l'angle antérieur de ces dernières qui constitue la limite latérale de la région.

b. *Face postérieure*. — La face postérieure ou dorsale (fig. 103) est limitée, de même, par deux lignes passant par l'angle postérieur des côtes. Ces deux lignes sont fortement obliques en bas et en dehors : nous avons vu, en effet, que cet angle postérieur des côtes était d'autant plus éloigné de la colonne vertébrale qu'on le considérait sur une côte plus inférieure. La face postérieure du thorax est formée, sur la ligne médiane, par la série des apophyses épineuses des vertèbres dorsales. De chaque côté de la ligne médiane, elle nous présente successivement en allant de dedans en dehors : 1° les gouttières vertébrales ; 2° la série des apophyses transverses des vertèbres dorsales ; 3° les articulations du sommet de ces apophyses avec la tubérosité des côtes ; 4° l'extrémité postérieure des espaces intercostaux et la face externe des côtes, jusqu'au niveau de leur angle postérieur qui, comme nous l'avons dit, est la limite latérale de cette région.

c. *Faces latérales*. — Les faces latérales, au nombre de deux, l'une droite, l'autre gauche, occupent tout l'espace compris entre les deux faces précédentes (fig. 104). Convexes à la fois dans le sens vertical et dans le sens transversal, elles sont constituées par les douze côtes et par les onze espaces intercostaux, qu'elles interceptent entre elles. — Les arcs costaux, loin d'être horizontaux, s'inclinent tous de haut en bas et d'arrière en avant, formant ainsi avec la colonne vertébrale un angle aigu à sinus inférieur. Il convient d'ajouter que cette obliquité est d'autant plus accentuée qu'on se rapproche davantage de la base du thorax. — Quant aux espaces intercostaux, ils s'inclinent naturellement dans le même sens que les côtes; en outre, ils sont toujours plus larges en avant qu'en arrière. Comparés entre eux, ces espaces sont loin d'être uniformes : le premier et le deuxième sont les plus courts, mais ils sont aussi les plus larges; leur largeur diminue du troisième au septième; les quatre derniers, au contraire, augmentent de haut en bas. Il en résulte que les espaces les plus étroits sont situés à la partie moyenne du thorax.

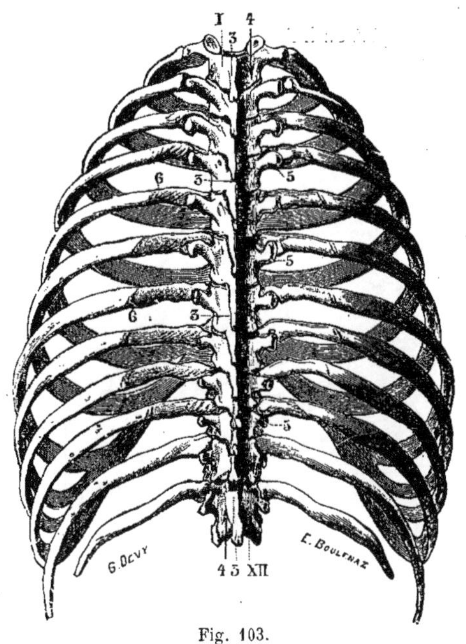

Fig. 103.

Thorax, vu par sa face postérieure.

I, première vertèbre dorsale. — XII, douzième vertèbre dorsale. — 3, 3, apophyses épineuses des vertèbres dorsales. — 4, 4, gouttières vertébrales. — 5, 5, apophyses transverses, s'articulant par leur sommet avec l'extrémité postérieure des côtes. — 6, 6, angles postérieurs des côtes, s'éloignant d'autant plus de la colonne vertébrale que la côte est plus inférieure.

2° Surface intérieure du thorax. — Vue intérieurement, la cage thoracique se montre sous un aspect qui diffère considérablement de la configuration extérieure de cette même cavité. Au lieu d'être concave sur tous ses points, comme semblerait le faire pressentir la forme cylindrique que nous lui avons attribuée plus haut, elle présente en arrière une forte saillie, formée par la colonne vertébrale, qui semble vouloir se projeter à la rencontre du sternum. La colonne dorsale cloisonne ainsi, dans sa partie postérieure, la cavité thoracique et la divise en deux cavités secondaires et latérales. Chacune de ces cavités loge le poumon correspondant. La cloison qui les sépare, incomplète sur le squelette, est complétée, sur le sujet revêtu de ses parties molles, par toute une série d'organes qui se placent entre la colonne vertébrale et le sternum et dont l'ensemble constitue les ***médiastins***. Du reste, la surface intérieure du thorax comprend, comme sa surface extérieure, quatre régions ou faces : une face antérieure, une face postérieure et deux faces latérales.

a. *Face antérieure.* — La face antérieure, concave, nous présente exactement les mêmes limites et les mêmes éléments anatomiques que la surface extérieure; il est tout à fait inutile d'y revenir.

b. *Face postérieure.* — La face postérieure nous montre : 1° sur la ligne médiane, la colonne dorsale, plus large en bas qu'en haut ; 2° de chaque côté de cette colonne, deux gouttières verticales, destinées à loger le bord postérieur des poumons et appelées pour cette raison *gouttières pulmonaires*. La profondeur considérable de ces gouttières est essentiellement propre à l'homme : elle est une conséquence de son adaptation à l'attitude bipède.

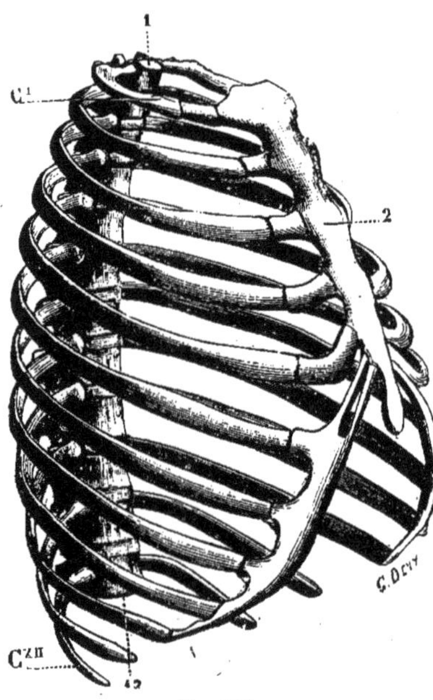

Fig. 104.

Thorax, vu par sa face latérale.

1, première vertèbre dorsale. — 2, sternum. — 12. douzième vertèbre dorsale. — C^I, première côte. — C^XII, douzième côte.

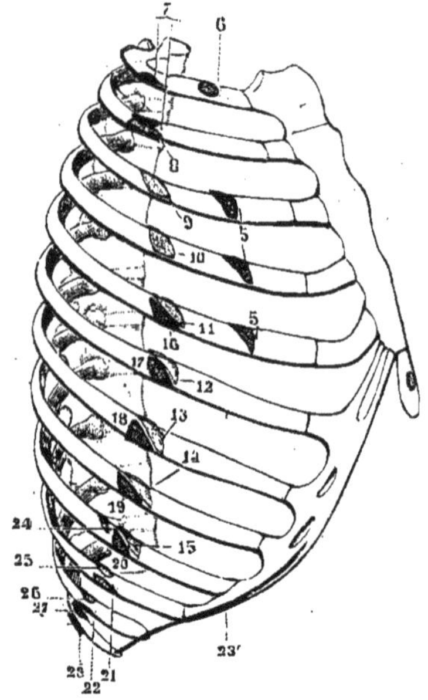

Fig. 105.

Le même, avec insertions musculaires.

De 1 à 15, comme sur la figure 102.— 16, 17, 18, 19, 20, 21, 22, 23, digitations du grand oblique. — 23', petit oblique. — 24, 25, 26, 27, digitations du grand dorsal.

c. *Faces latérales*. — Les faces latérales, formées comme sur la surface extérieure par les côtes et par les espaces intercostaux, sont concaves et fortement inclinées de haut en bas et de dedans en dehors.

3° **Sommet du thorax**. — Le sommet ou circonférence supérieure du thorax (fig. 106) est constitué, en avant par la fourchette sternale, en arrière par le corps de la première vertèbre dorsale, sur les côtés par le bord interne de la première côte. Il représente un orifice elliptique à grand diamètre transversal, à travers lequel passent tous les organes qui du cou descendent dans le thorax ou, vice versa, remontent du thorax vers le cou. Le plan de cet orifice n'est pas exactement horizontal ; il est légèrement incliné de haut en bas et d'arrière en avant, de telle sorte qu'une ligne horizontale, menée par la fourchette sternale, rencontrerait en arrière, non pas la première vertèbre dorsale, mais la seconde. Le diamètre antéro-postérieur du sommet du thorax mesure 5 centimètres en moyenne ; son diamètre transversal varie de 10 à 12 centimètres.

4° **Base du thorax**. — La base ou circonférence inférieure du thorax, beaucoup plus large que la précédente, est formée, en arrière par le bord inférieur du corps de la douzième vertèbre dorsale, en avant par la base de l'appendice xiphoïde, sur les côtés par les cartilages costaux des six dernières côtes, remontant obliquement de bas en haut, de la douzième côte vers le sternum. Son diamètre antéro-postérieur mesure en moyenne 12 centimètres ; son diamètre transverse, 26 centi-

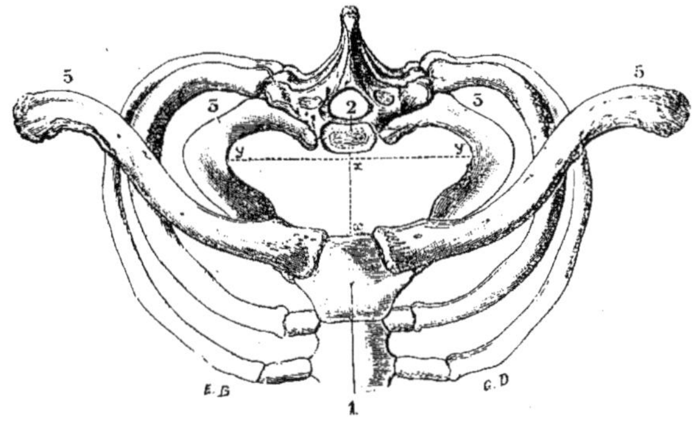

Fig. 106.

Thorax, vu d'en haut.

1, poignée du sternum. — 2, corps de la première vertèbre dorsale. — 3, 3, premières côtes. — 5, 5, clavicules. — *xx*, diamètre antéro-postérieur de l'ouverture supérieure du thorax. — *yy*, diamètre transverse de la même ouverture.

mètres. Le plan de la base du thorax est fortement incliné de haut en bas et d'avant en arrière. Il sépare la cavité thoracique de la cavité abdominale et est occupé, sur le cadavre, par une cloison musculo-aponévrotique que nous étudierons en myologie, le diaphragme.

Ainsi constituée, la circonférence inférieure du thorax nous présente trois échancrures : deux échancrures postérieures, l'une droite, l'autre gauche, formées par la douzième côte tombant obliquement sur la colonne vertébrale ; une échancrure antérieure et médiane, constituée par la double série des cartilages costaux, remontant obliquement vers l'appendice xiphoïde. La largeur de cette dernière échancrure, très variable suivant les âges, les sexes et aussi suivant les sujets, est mesurée par un angle, l'*angle xiphoïdien*, dont le sommet répond à la base de l'appendice xiphoïde et dont les côtés ne sont autres que les côtés de l'échancrure elle-même. Charpy (*Revue d'Anthropologie*, 1884), qui a judicieusement étudié l'angle xiphoïdien sur près de 200 sujets de tout âge et de toutes conditions, est arrivé à conclure : 1° que cet angle mesure, en moyenne, 70° chez l'homme, 75° chez la femme ; 2° qu'il est plus large chez les singes anthropoïdes que chez l'homme, plus large aussi chez le fœtus et chez l'enfant que chez l'adulte ; 3° qu'il est, enfin, considérablement modifié par les influences pathologiques, agrandi par exemple par l'emphysème, rétréci au contraire par la phtisie et par l'usage du corset.

5° **Développement général du thorax**. — Considérée dans son évolution générale, la cage thoracique subit aux différents âges de la vie des modifications morphologiques importantes et doit être examinée successivement chez le fœtus, chez l'enfant naissant, chez l'adulte et chez le vieillard :

a. *Chez le fœtus*, le thorax, singulièrement développé dans le sens antéro-postérieur, se projette en avant, comme chez les quadrupèdes. Sa base est très large relativement à son sommet et ses gouttières postéro-latérales, souvent si profondes chez l'adulte, sont à peine marquées ou même complètement absentes. Il est à peine besoin de faire remarquer que ces dispositions anatomiques s'adaptent merveilleusement au développement des viscères que la cage thoracique est destinée à abriter. C'est ainsi : 1° que la prédominance du diamètre antéro-postérieur se rattache au développement considérable du cœur et du thymus, qui occupent la ligne médiane; 2° que la faiblesse relative des dimensions transversales est la conséquence du développement, bien faible encore, des organes respiratoires ; 3° que l'élargissement de la base, enfin, s'explique nettement par le volume relativement énorme des viscères abdominaux, du foie notamment, qui viennent s'y loger. Le squelette est, ici comme ailleurs, un élément docile que la fonction façonne à sa guise. Ce qui se passe à la naissance nous en fournit une nouvelle preuve.

b. *Chez l'enfant naissant*, le bloc pulmonaire, jusque-là simple organe d'attente, entre brusquement en scène. Rapidement aussi il acquiert un volume double et même triple de celui qu'il possédait auparavant, et, comme conséquence, refoule dans tous les sens les parois de la cage thoracique. Celle-ci, toujours docile, s'amplifie de toutes parts, principalement dans son diamètre transversal. En même temps, les angles des côtes se dessinent, les gouttières postéro-latérales se creusent, les côtes voient grandir la flèche de leur courbure, et le thorax, dans son ensemble, revêt peu à peu la forme arrondie qui le caractérise chez l'adulte.

c. *A l'âge de la puberté*, la cavité thoracique s'accroît encore, au fur et à mesure que la fonction respiratoire prend de l'importance. Cet accroissement se poursuit d'ordinaire jusqu'à l'âge de vingt à vingt-cinq ans chez la femme, de trente à trente-cinq ans chez l'homme.

d. *Chez le vieillard*, les différentes pièces dont se compose primitivement le sternum sont soudées entre elles ; les cartilages costaux s'ossifient à leur tour ; les articulations, tant postérieures qu'antérieures, des arcs costaux perdent peu à peu de leur élasticité et de leur mobilité. Le thorax tout entier tend à se transformer en une pièce unique. On sait que, dans l'extrême vieillesse, la respiration s'effectue presque exclusivement à l'aide du diaphragme.

Insertions musculaires. — Voy., à ce sujet, les figures 98 (p. 103), 102 (p. 108) et 105 (p. 110).

Indice thoracique. — Le *diamètre antéro-postérieur externe* du thorax est représenté par une ligne horizontale partant de la base de l'appendice xiphoïde et aboutissant, en arrière, au point correspondant de la colonne vertébrale. — Le *diamètre transverse* est représenté par une ligne transversale, située dans le même plan et coupant la septième côte à sa partie moyenne. — L'*indice thoracique de largeur*, celui qu'on considère d'habitude, n'est autre que le rapport centésimal du second de ces diamètres au premier, d'où :

$$\text{Indice} = \frac{\text{Diamètre transverse} \times 100}{\text{Diamètre antéro-postérieur}}$$

Cet indice, chez l'adulte, mesure en moyenne 127 sur le squelette, 140 sur le sujet revêtu de ses parties molles (Weisgerber, *Th. inaugurale*, Paris, 1879). D'après ce dernier observateur, l'indice thoracique de la femme est généralement inférieur à celui de l'homme. Relativement faible chez le fœtus où il est inférieur ou égal à 100, il augmente progressivement dès la naissance jusque vers trente ans, reste stationnaire à l'âge adulte et diminue dans la vieillesse.

Examiné dans la série des mammifères, l'indice thoracique est de 112 chez les anthropoïdes, de 86 chez les pithéciens, de 98 chez les cébiens, de 86 chez les lémuriens, de 103 chez les chéiroptères, de 118 chez les insectivores, de 76 chez les carnassiers, de 56 chez les ruminants, de 116 chez les monotrèmes. Les plus forts indices appartiennent aux animaux claviculés, d'où nous devons conclure, comme l'a fait du reste Weisgerber, à une corrélation étroite entre l'existence de la clavicule et l'élargissement de la poitrine.

Déformations par le corset, thorax en entonnoir. — L'usage d'un corset trop serré détermine, dans la morphologie générale du thorax, des modifications plus ou moins profondes, mais qui nous paraissent indéniables. Sous l'influence de la constriction à peu près permanente qu'exerce le corset sur le thorax inférieur, les cinq ou six dernières côtes sont refoulées en dedans, du côté de la ligne médiane. Il en résulte, tout d'abord, que le diamètre transversal du thorax diminue progressivement de la 8ᵉ ou de la 9ᵉ côte jusqu'à la 12ᵉ et que le thorax, dans son ensemble, revêt la forme, non plus d'un cône, mais d'un baril. Il en résulte aussi que l'angle xiphoïdien, qui, comme nous l'avons vu, est de 75° chez la femme, diminue d'une façon plus ou moins considérable et peut même disparaître complètement. Cruveilhier, en effet, a vu, chez une vieille femme, dont le thorax en baril attestait l'habitude d'un corset très serré, le cartilage de la 7ᵉ côte gauche arriver au contact du cartilage homonyme du côté opposé.

Cette atténuation progressive du thorax, à partir de la 8ᵉ ou de la 9ᵉ côte, d'où résulte la déformation en baril, n'est pas une disposition constante. Dans bien des cas, comme le font remarquer Hourman et Dechambre (*Arch. génér. de médecine*, 1835), le resserrement maximum du thorax répond, non pas à sa circonférence inférieure, mais à trois ou quatre travers de doigt au-dessus. Il existe à ce niveau un sillon de constriction transversal, au-dessous duquel les dernières côtes, au lieu de rentrer dans la cavité abdominale, sont au contraire déjetées en dehors, et viennent former une forte saillie sous les parties molles. Dans ces cas, le thorax, dans son ensemble, pourrait être comparé (Hourman et Dechambre) « à ces vases antiques à pied élargi et séparé du reste par un col plus ou moins rétréci ».

Le resserrement du thorax inférieur par le corset entraîne naturellement, comme conséquence, un déplacement des viscères thoraciques et abdominaux. — Du côté du thorax, les poumons et le cœur sont refoulés en haut ; le diaphragme se plisse sur lui-même et, comme les côtes sur lesquelles il s'insère sont à peu près immobiles, il n'agit plus que faiblement sur la respiration qui s'effectue alors suivant le type costo-supérieur. — Du côté de l'abdomen, le foie et la rate sont refoulés en dedans, vers la ligne médiane ; de plus, comme la région qu'ils occupent est devenue insuffisante pour les contenir, ils se déplacent en bas, demandant à la partie inférieure de l'abdomen l'espace qui leur manque. Le foie présente d'ordinaire, sur sa surface convexe, un sillon de constriction, transversal ou oblique, qui répond au point le plus rétréci du thorax et qui le divise en deux parties : une partie supérieure, qui se tasse au-dessous du diaphragme ; une partie inférieure, qui flotte librement dans l'abdomen inférieur et que l'on voit descendre parfois jusqu'au-dessous des crêtes iliaques. Le rein droit, entraîné par le foie, s'abaisse lui aussi le long de la colonne vertébrale. Quant à l'estomac, pris entre le foie et la rate qui sont refoulés l'un vers l'autre, il émigre lui aussi vers l'abdomen inférieur ; dans ce déplacement, le cardia restant à peu près fixe, le pylore s'abaisse et se rapproche de la ligne médiane, entraînant à sa suite le duodénum et refoulant devant lui le côlon transverse. L'estomac affecte alors une direction plus ou moins verticale et c'est le petit cul-de-sac qui, occupant la partie la plus déclive, a à supporter le principal poids des aliments. Aussi n'est-il pas rare de voir cette région se dilater progressivement et finir par former une véritable poche, la *poche sous-pylorique*, laquelle descend parfois jusqu'au bassin et même plus bas.

La malformation, connue sous le nom de *poitrine en entonnoir* (*Trichterbrust* des anatomistes allemands) est caractérisée par une dépression infundibuliforme située à la partie médiane et antérieure du thorax, un peu au-dessus de l'appendice xiphoïde. Cette dépression résulte d'une incurvation spéciale de la partie inférieure du sternum, qui décrit un arc de cercle à convexité postérieure, entraînant naturellement en arrière les cartilages costaux qui s'insèrent sur elle. La poitrine en entonnoir, signalée en Allemagne par Eggel, par Flesch, par Ebstein et par Klemperer, en Suisse par Eichhorst, a été décrite en France, en 1891, par Ramadier et Sérieux (*Bull. de la Soc. d'Anthropologie de Paris*, IVᵉ série, t. II, p. 318) qui, aux faits déjà connus, ont ajouté cinq observations personnelles. Ces derniers auteurs rejettent formellement l'influence du rachitisme dans la production du thorax en entonnoir et, comme ils n'ont rencontré cette malformation que sur les aliénés, ils la considèrent comme un stigmate physique de dégénérescence. Une pareille interprétation me paraît tout aussi prématurée que les conclusions de même nature qui ont été formulées à propos des anomalies des autres organes, du pavillon de l'oreille, par exemple. Capitan et Variot, en effet, ont observé la poitrine en entonnoir sur des sujets sains d'esprit. Je l'ai rencontré moi-même sur trois sujets (deux hommes et une femme) qui provenaient des salles de l'Hôtel-Dieu de Lyon et qui bien certainement n'étaient pas des aliénés. D'autre part, deux médecins militaires, Servier et Aubert, nous apprennent qu'ils ont observé plusieurs fois la malformation en question sur les jeunes gens examinés lors des opérations du recrutement.

CHAPITRE III

DE LA TÊTE OSSEUSE

Située au-dessus de la colonne vertébrale et supportée par l'atlas, la tête est la partie la plus élevée du squelette. Elle en est aussi la partie la plus importante et la plus complexe.

Elle se divise en deux portions distinctes : l'une ayant la forme d'une boîte osseuse et renfermant l'encéphale, c'est le *crâne :* l'autre, destinée à loger la plupart des organes des sens et à supporter les organes de la mastication, c'est la *face*.

Nous décrirons successivement et dans six articles distincts :

1° Les *os du crâne* ;
2° Le *crâne en général ;*
3° Les *os de la face ;*
4° La *face en général* ;
5° Un certain nombre de *régions communes au crâne et à la face ;*
6° Le *crâne au point de vue anthropologique*.

ARTICLE I

OS DU CRANE

Le *crâne* (de κράνος, casque) est une boîte osseuse destinée à loger et à protéger la partie la plus noble de l'axe nerveux central, l'encéphale ; de là, le nom de *domicile du cerveau* que lui avait donné KERKRING. La boîte cranienne emprunte, on le conçoit, à ses rapports avec l'encéphale une importance toute particulière. Il n'est certainement pas une autre portion du squelette qui intéresse à un plus haut degré à la fois l'anatomiste, le physiologiste, l'anthropologiste et le clinicien.

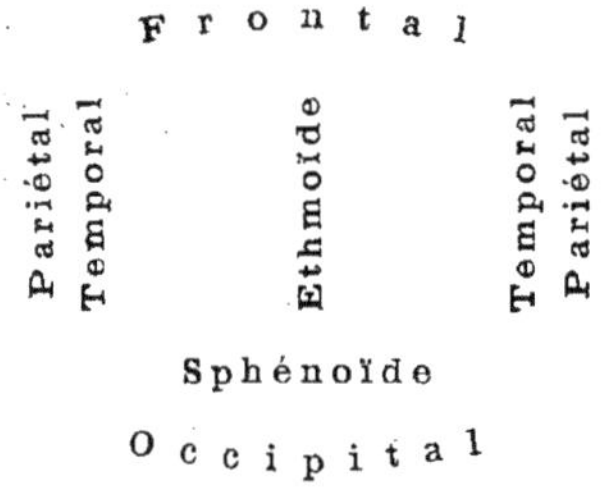

Frontal
Pariétal Temporal Ethmoïde Temporal Pariétal
Sphénoïde
Occipital

DIAGRAMME DES OS DU CRANE

Le crâne est essentiellement constitué par huit pièces osseuses.

De ces huit os, quatre sont impairs et médians. Ce sont, en procédant d'avant en arrière : le *frontal*, l'*ethmoïde*, le *sphénoïde* et l'*occipital*. Quatre sont pairs; ce sont : les deux *pariétaux* et les deux *temporaux*.

Il existe en outre, dans bien des cas, entre les os précités, des osselets surnuméraires, plus ou moins nombreux et plus ou moins développés, appelés *os wormiens*.

Les diverses pièces osseuses qui entrent dans la constitution de la boîte cranienne appartiennent au groupe des os plats. Elles sont formées par deux lames de tissu compacte, connues sous les noms de *table externe* et de *table interne* et comprenant entre elles une couche, fort variable en épaisseur, de tissu spongieux qu'on appelle le *diploé*. — La *table externe* est généralement lisse et régulièrement convexe; ce n'est qu'à la base du crâne qu'elle présente des anfractuosités et des saillies plus ou moins rugueuses, en rapport avec les organes (*vaisseaux et nerfs*) qui la traversent et ceux (*muscles et ligaments*) qui viennent prendre sur elle l'une de leurs insertions. — La *table interne* est d'ordinaire un peu plus mince que la table externe. — Appliquée contre l'encéphale, elle se moule, à la manière d'une cire molle, sur les irrégularités des hémisphères; nous y rencontrons en conséquence de nombreux sillons ou *impressions digitales*, correspondant aux circonvolutions et aussi toute une série de saillies, dites *éminences mamillaires*, en rapport avec les anfractuosités. Comme on le conçoit, ces saillies et ces dépressions détruisent toute espèce de parallélisme entre la table interne et la table externe, de telle sorte que la surface extérieure du crâne ne peut reproduire en aucune façon les détails des plis cérébraux. Ce fait, à défaut d'autres, suffirait à ruiner la célèbre théorie phrénologique de Gall.

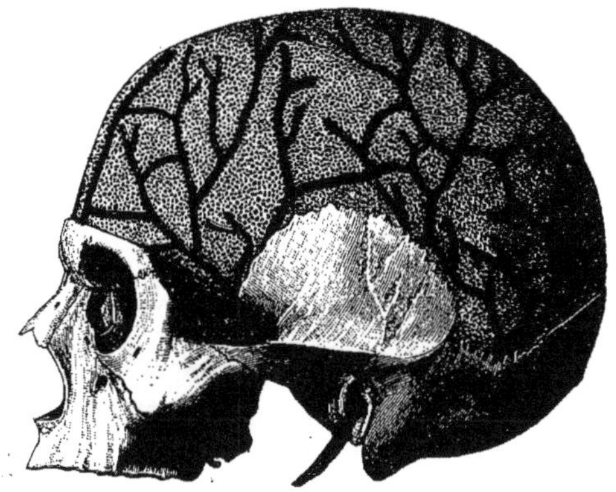

Fig. 107.
Vue latérale du crâne.
(La table externe des os de la calotte a été enlevée, pour laisser voir le diploé et ses canaux veineux.)

De même que les circonvolutions cérébrales, les artères et les gros canaux veineux qui cheminent entre l'encéphale et la surface intérieure du crâne impriment sur la table interne la trace de leur passage. De là, l'existence de *gouttières vasculaires*, artérielles et veineuses, qu'il sera toujours facile, d'après leur aspect et leur situation, de distinguer des *impressions digitales*, déterminées sur cette même table interne par les circonvolutions.

Les os du crâne, enfin, présentent des *trous* fort nombreux et fort variables dans leurs dimensions : les uns traversent l'os de part en part, établissant ainsi une communication entre la cavité cranienne et l'extérieur; les autres s'arrêtent dans le diploé et s'ouvrent alors soit sur la table externe, soit sur la table interne, autrement dit à l'intérieur du crâne ou à l'extérieur. Tous ces orifices sont destinés à livrer passage à des nerfs et à des vaisseaux.

§ I. — Frontal ou coronal

Le frontal ou coronal est un os impair, médian et symétrique, occupant la partie la plus antérieure du crâne. Les anciens anatomistes l'ont comparé longtemps à une coquille ; il représente, suivant la remarque fort juste de Cruveilhier, un segment considérable de sphère creuse. Cet os est situé en avant des pariétaux et du sphénoïde, avec lesquels il s'articule pour clore en avant la cavité cranienne. Il s'articule aussi, en bas, avec l'ethmoïde, les os propres du nez, les malaires, les unguis et les maxillaires supérieurs. Grâce à ces dernières connexions, il constitue une partie importante du squelette de la face et entre notamment, pour une bonne part, dans la formation des deux cavités orbitaire et nasale. Le frontal, en raison de sa configuration, nous présente trois faces : l'une, la *face antérieure*, répond aux téguments, dont elle est séparée, cependant, par le muscle frontal et l'aponévrose épicranienne ; la deuxième, la *face postérieure*, est en rapport avec les lobes antérieurs du cerveau ; la troisième, la *face inférieure*, répond à l'orbite, dont elle forme la paroi supérieure. Ces trois faces du frontal sont nettement délimitées par trois bords. Nous décrirons séparément chacun de ces éléments :

1° Face antérieure ou cutanée. — La face antérieure (fig. 108), convexe et lisse dans toute son étendue, présente chez les jeunes sujets une suture médiane qui disparaît chez l'adulte, c'est la *suture médio-frontale* ou *métopique*. Toujours sur la ligne médiane et immédiatement au-dessus de la racine du nez, existe une légère proéminence, la *bosse frontale moyenne* ou *glabelle*.

Sur les côtés, nous rencontrons deux saillies arrondies situées au-dessous d'une surface lisse ; ce sont les *bosses frontales latérales*, généralement plus marquées

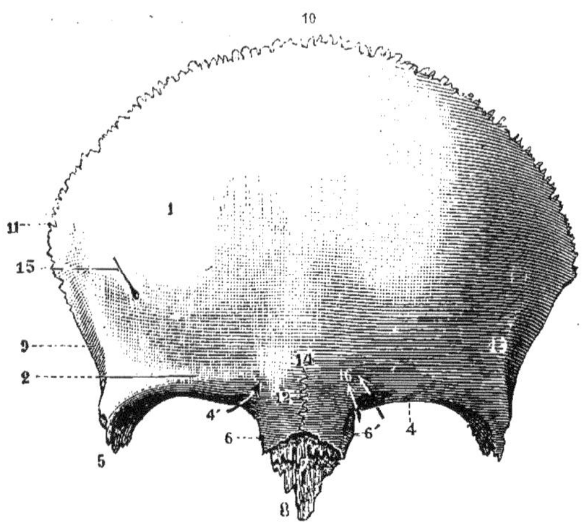

Fig. 108.

Frontal, vu par sa face antérieure.

1, bosses frontales latérales. — 2, arcades sourcilières. — 4, arcades orbitaires, avec 4', échancrure sus-orbitaire, transformée à gauche en un trou sus-orbitaire. — 5, apophyses orbitaires externes. — 6, 6', apophyses orbitaires internes. — 7, échancrure nasale. — 8, épine nasale. — 9, facette temporale du frontal. — 10, 11, bord supérieur. — 12, vestiges de la suture métopique. — 13, crête latérale du frontal. — 14, bosse frontale moyenne ou glabelle. — 15, gouttière vasculaire, non constante. — 16, échancrure frontale.

chez la femme que chez l'homme, beaucoup plus marquées aussi chez le fœtus et chez l'enfant que chez l'adolescent et chez l'adulte. — Sur leur côté externe, et leur servant parfois de limite, se trouve assez fréquemment (de 20 à 25 p. 100) une gouttière vasculaire plus ou moins profonde, obliquement dirigée de bas en haut et de dedans en dehors : elle livre passage à une artériole, qui provient, suivant les cas, de la temporale superficielle ou de la sus-orbitaire. — Au-dessous des bosses frontales latérales, se dressent les *arcades sourcilières*, saillies transversales et arquées, qui répondent aux sourcils. Leur développement correspond assez bien à celui des sinus frontaux (voy. plus loin).

Enfin, sur la partie la plus externe et la plus inférieure de cette face, se voit une petite surface triangulaire, séparée du reste de la face antérieure par une crête toujours très marquée, la *crête latérale du frontal*, laquelle crête se continue en arrière avec une ligne semblable du pariétal et circonscrit en ce point la fosse temporale. Nous désignerons cette petite surface triangulaire sous le nom de *facette temporale du frontal*.

2° Face inférieure ou orbitaire. — La face inférieure du frontal (fig. 109) nous présente d'abord, en son milieu, une large échancrure rectangulaire, à grand axe antéro-postérieur : c'est l'*échancrure ethmoïdale*, ainsi appelée parce qu'elle loge la partie supérieure de l'ethmoïde. En avant de cette échancrure, s'avance à la manière d'un éperon une longue apophyse, appelée *épine nasale du frontal* (fig. 108,8). Rugueuse en avant pour s'articuler avec les os propres du nez, cette épine présente en arrière deux petites gouttières, séparées l'une de l'autre par une crête verticale : la crête s'articule avec la lame perpendiculaire de l'ethmoïde, tandis que les deux gouttières font partie de la voûte des fosses nasales.

Sur les bords de l'échancrure ethmoïdale, se trouvent les deux orifices larges et irréguliers des sinus frontaux et, en arrière de ces orifices, plusieurs demi-cellules qui, sur le crâne articulé, sont complétées par celles de l'ethmoïde. On y remarque, en outre, deux petites gouttières transversales, l'une antérieure (11), l'autre postérieure (12), qui, en se réunissant avec des gouttières semblables situées sur la face supérieure de l'ethmoïde constituent deux canaux allant de l'orbite à la cavité crânienne : ce sont les deux *conduits ethmoïdaux* ou *conduits orbitaires internes*. Ils livrent passage à des vaisseaux et à des nerfs.

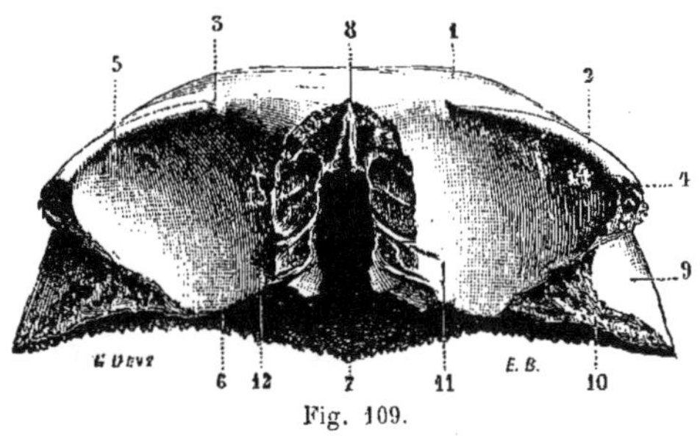

Fig. 109.
Frontal, vu par sa face inférieure.

1, arcades sourcilières. — 2, arcades orbitaires. — 3, échancrure sus-orbitaire — 4, apophyses orbitaires externes. — 5, fosses orbitaires. — 6, bord postérieur. — 7, bord supérieur — 8, échancrure nasale, avec l'épine nasale. — 9, facette temporale du frontal. — 10, surface triangulaire, s'articulant avec le sphénoïde. — 11, 12, gouttières transversales destinées à former les conduits orbitaires internes. — 13, fossette trochléaire. — 14, fossette lacrymale.

De chaque côté de l'échancrure ethmoïdale, la face inférieure du frontal est formée par deux surfaces triangulaires, concaves et lisses, appelées *fosses orbitaires*. Nous y remarquons : 1° en avant et en dehors, une fossette, la *fossette lacrymale*, où se loge la portion principale de la glande de ce nom ; 2° en avant et en dedans, une toute petite dépression souvent peu visible, la *fossette trochléaire*, qui donne attache à la poulie fibro-cartilagineuse sur laquelle se réfléchit le tendon du grand oblique.

3° Face postérieure ou cérébrale. — Concave et tournée en arrière dans ses trois quarts supérieurs, convexe et dirigée en haut dans son quart inférieur, la face postérieure du frontal (fig. 110) nous présente sur la ligne médiane et en allant de haut en bas : 1° une *gouttière* verticale, répondant au sinus longitudinal supérieur ; 2° une crête, la *crête frontale*, qui fait suite à la gouttière précédente et donne attache à la faux du cerveau ; 3° au-dessous de cette crête, un trou, le *trou borgne*, remplacé quelquefois par une simple échancrure que complète l'ethmoïde ; ce trou, qui livre passage à un prolongement fibreux de la faux du cerveau et quelquefois à une petite veine, se trouve souvent oblitéré sur le crâne des vieillards ; 4° en arrière du trou borgne, l'échancrure ethmoïdale, déjà étudiée sur la face précédente.

De chaque côté de la ligne médiane, on rencontre sur la face postérieure du frontal : 1° en haut, deux excavations plus ou moins distinctes, ce sont les *fosses frontales* (1), correspondant aux bosses de même nom ; 2° en bas et en arrière, deux surfaces convexes, les *bosses orbitaires* (3), parsemées de dépressions (*impressions digitales*) et de saillies (*éminences mamillaires*), en rapport avec les circonvolutions et les anfractuosités du lobe antérieur du cerveau.

4° **Bords**. — En raison de leur situation, les trois bords du frontal méritent les noms de bord antérieur, bord supérieur et bord postérieur :

a. *Bord antérieur*. — Le bord antérieur ou orbito-nasal (fig. 109) sépare la face antérieure du frontal de sa face inférieure. Il présente, en son milieu, une surface extrêmement irrégulière (8), connue sous le nom d'*échancrure nasale*. Cette échancrure, qui sert de base d'implantation à l'épine nasale déjà décrite, s'articule en outre, par sa partie moyenne avec les os propres du nez, par ses parties latérales avec l'apophyse montante du maxillaire supérieur.

De chaque côté de l'échancrure nasale, se voient les *arcades orbitaires*, mousses en dedans, minces et tranchantes en dehors, décrivant chacune une courbe régu-

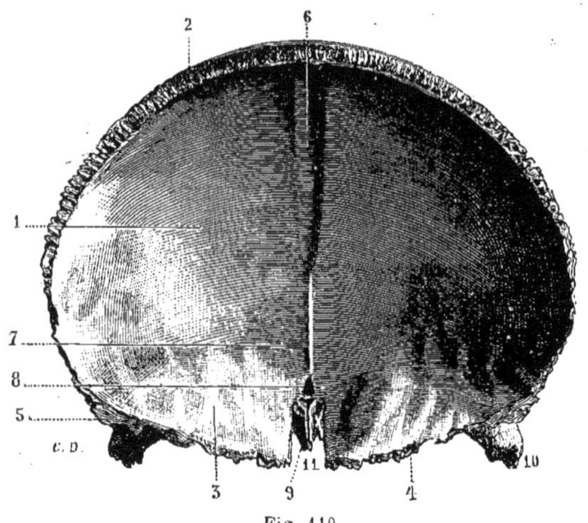

Fig. 110.

Frontal, vu par sa face postérieure.

1, fosses frontales. — 2. bord supérieur. — 3. bosses orbitaires — 4, bord postérieur. — 5, surface rugueuse pour le sphénoïde. — 6, gouttière répondant au sinus longitudinal supérieur. — 7. crête frontale. — 8, trou borgne. — 9, épine nasale. — 10, apophyses orbitaires externes. — 11, échancrure ethmoïdale.

lière à concavité inférieure. Elles sont interrompues vers leur tiers interne par une échancrure, souvent convertie en trou : c'est l'*échancrure* ou *trou sus-orbitaire* (fig. 108,4'), par lequel passe le nerf frontal externe ou sus-orbitaire. Au fond de cette échancrure ou de ce trou, on aperçoit fréquemment un ou plusieurs petits orifices vasculaires, qui viennent se perdre dans le tissu spongieux du diploé et qui sont traversés, à l'état frais, par de petites veines.

Chacune des arcades orbitaires se termine, à ses deux extrémités, par deux apophyses dirigées en bas : ce sont les apophyses orbitaires interne et externe. L'*apophyse orbitaire interne*, large et mince, s'articule avec le bord supérieur de l'unguis et l'apophyse montante du maxillaire supérieur. L'*apophyse orbitaire externe*, beaucoup plus épaisse et plus résistante, s'unit à l'angle supérieur de l'os malaire. Par leur saillie souvent considérable, les arcades orbitaires constituent pour les globes oculaires un appareil de protection parfois très efficace. C'est grâce à elles (Pozzi) qu'un coup de poing *poche* un œil au lieu de le crever.

Un peu en dedans du trou ou de l'échancrure sus-orbitaire, C. Krause (1833) a signalé l'existence d'une seconde échancrure, susceptible elle-même de se transformer en trou et destinée à livrer passage au nerf frontal interne et aux vaisseaux qui l'accompagnent : c'est l'*échancrure frontale* ou *trou frontal*, de nouveau étudié par W. Krause (1857) et par Lotze (1876). Sur

104 crânes de provenances diverses (soit 208 arcades orbitaires), ce dernier observateur a rencontré l'échancrure sus-orbitaire 105 fois, le trou sus-orbitaire 103 fois, l'échancrure frontale 207 fois, le trou frontal une fois seulement.

b. *Bord supérieur.* — Le bord supérieur ou pariétal (fig. 110,2) affecte une forme demi-circulaire. Il est fortement dentelé et s'articule avec le bord antérieur des pariétaux. Il est taillé en biseau, en haut aux dépens de la table interne, en bas aux dépens de la table externe.

c. *Bord postérieur.* — Le bord postérieur ou sphénoïdal (fig. 110,4), dirigé en arrière, est rectiligne, mince et tranchant. Interrompu à sa partie moyenne par l'échancrure ethmoïdale, il s'articule, sur tous ses autres points, avec les petites ailes du sphénoïde.

A l'union du bord postérieur avec le bord supérieur existe une petite facette triangulaire, fortement rugueuse, à laquelle aboutit encore le bord antérieur du frontal. Cette facette (fig. 109,10), où se rencontrent, comme on le voit, les trois bords du frontal, répond, sur le crâne articulé, à une facette similaire, que nous étudierons plus loin à propos de la grande aile du sphénoïde.

5° Conformation intérieure, sinus frontaux. — Le frontal, relativement très épais et très résistant dans sa portion verticale et dans son apophyse orbitaire externe, est au contraire très mince et très fragile dans sa portion horizontale ou voûte orbitaire. Là, les deux lames de tissu compacte qui entrent dans la constitution de tous les os du crâne sont pour ainsi dire directement adossées, sans interposition de tissu spongieux.

Au-dessus et sur les côtés de l'échancrure nasale, le frontal est creusé de deux cavités, plus ou moins développées suivant les sujets et suivant les âges : ce sont les *sinus frontaux*. Séparés l'un de l'autre par une cloison médiane, souvent déjetée à droite ou à gauche et parfois même incomplète, les deux sinus frontaux s'ouvrent dans l'infundibulum de l'ethmoïde (voy. cet os) et, par son intermédiaire, dans le méat moyen des fosses nasales (voy. t. III, *Fosses nasales*). Ils constituent ainsi de simples diverticulums de ces dernières cavités et, à ce titre, sont tapissés, à l'état frais, par un prolongement de la muqueuse pituitaire.

Connexions. — Le frontal s'articule avec douze os : 1° les deux pariétaux; 2° l'ethmoïde; 3° le sphénoïde; 4° les deux malaires ; 5° les deux maxillaires supérieurs ; 6° les deux os propres du nez ; 7° les deux unguis. De ces douze os, les quatre premiers appartiennent au crâne ; les dix autres sont des os de la face.

Insertions musculaires. — Le frontal donne insertion à dix muscles, cinq de chaque côté (fig. 111). — *Sur la bosse frontale moyenne*, le frontal (1), cette insertion n'est pas constante. — *Sur l'apophyse orbitaire interne*, le sourcilier (2), l'orbiculaire des paupières (3), l'élévateur superficiel de l'aile du nez et de la lèvre supérieure (4), cette dernière insertion n'est pas constante. — *Sur la facette temporale*, le temporal ou crotaphyte.

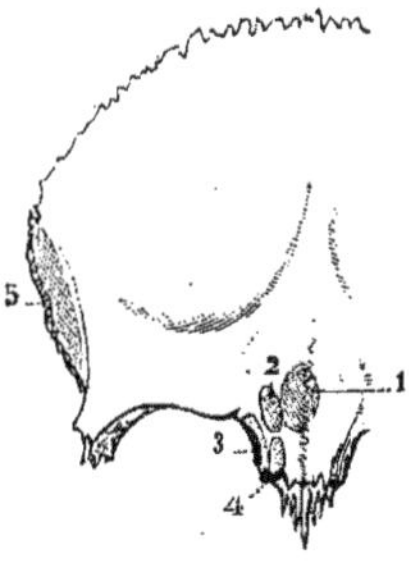

Fig. 111.
Le frontal, vue antérieure, avec les insertions musculaires.
(Pour la valeur des chiffres, voir le texte ci-contre, *Insertions musculaires*.)

Développement. — Le frontal se développe par *deux points d'ossification primitifs*, l'un pour la moitié gauche, l'autre pour la moitié droite (fig. 112). Ils apparaissent du 40e au 50e jour sur les arcades orbitaires et rayonnent de là, en haut vers la portion verticale du frontal, en arrière vers sa portion orbitaire.

Indépendamment de ces points primitifs, Rambaud et Renault ont démontré l'existence de *six autres points d'ossification secondaires*, trois de chaque côté, qui apparaissent un peu plus tard, l'un pour l'épine nasale, le deuxième au niveau de cette portion de l'os qui s'articule avec la grande aile du sphénoïde, le troisième enfin un peu au-dessous du point qu'occupera plus tard la poulie de réflexion du grand oblique.

Ces différents centres d'ossification, encore distincts au quatrième mois de la vie intra-utérine

(Serres), sont généralement réunis au septième. A la naissance, le frontal est encore largement divisé en deux moitiés symétriques par une suture médiane, la *suture métopique*, qui s'efface elle-même peu à peu ; elle est à peine apparente à ses deux extrémités dès la dixième année et, dans la grande majorité des cas, a totalement disparu du crâne de l'adulte.

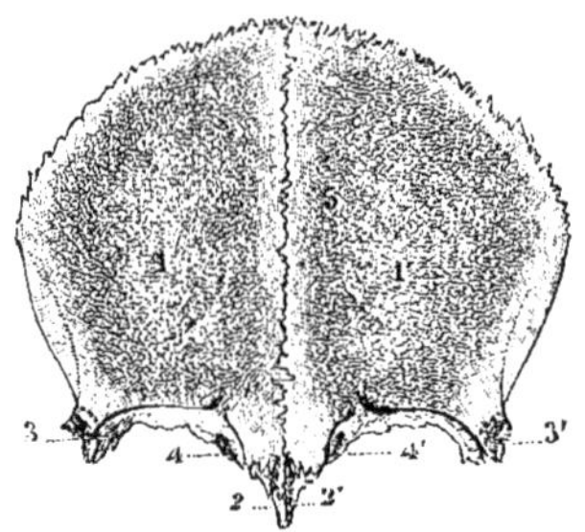

Fig. 112.

Développement du frontal (*schématique*).

1, 1', points primitifs. — 2, 2', points complémentaires pour l'épine. — 3, 3', points complémentaires pour les apophyses orbitaires externes. — 4, 4'. points complémentaires pour la face interne de l'orbite au-dessous de la poulie du grand oblique. — 5, suture métopique.

Les sinus frontaux se développent toujours après la naissance : ils sont formés par l'extension dans la partie correspondante du frontal des cellules ethmoïdales antérieures. Cet envahissement du frontal par les cellules ethmoïdales commence de la quatrième à la sixième année et progresse ensuite lentement de bas en haut et de dedans en dehors. A l'âge de huit ans, les sinus frontaux ne mesurent encore que 6 ou 7 millimètres de hauteur. Ce n'est que beaucoup plus tard, de la quinzième à la vingtième année, qu'ils acquièrent tout leur développement par le refoulement en avant de la lame antérieure de l'os.

Variétés. — Parmi les variétés anatomiques du frontal, nous signalerons tout d'abord la persistance, partielle ou totale, de la suture métopique (*métopisme*). Cette disposition, qui s'observerait environ 1 fois sur 7 dans nos races européennes (Broca), a été rencontrée avec une proportion de 8 p. 100 chez les Allemands par Welcker (*Ueber Wachstum u. Bau d. menschl. Schädels*, 1862), avec une proportion de 7,5 p. 100 chez les Bavarois par Ranke (*Beitr. zur Anthropologie und Urgesch. Bayerns*, 1878), avec une proportion de 6,4 p. 100 chez les Russes par W. Gruber. — Simon (*Arch. f. path. Anatomie*, 1873), étudiant à ce point de vue spécial des crânes de sujets ayant présenté des troubles intellectuels, a noté la persistance de la suture métopique dans une proportion de 9,4 p. 100. — D'après Calmettes (*Th. Paris*, 1878), le métopisme est une anomalie relativement fréquente dans les races supérieures, principalement dans les races brachycéphales (Auvergnats). Il est beaucoup plus rare dans les races inférieures (1 p. 100 chez les Australiens et 8 p. 100 dans les races blanches, d'après Anoutchine) ; mais encore ici, il est plus fréquent lorsque ces races sont brachycéphales (Mincopies). Les races quaternaires n'en présentent que de rares exemples.

Un tubercule osseux destiné à la poulie de réflexion du grand oblique (*spina trochlearis*) se rencontre, surtout du côté droit, avec une proportion de 13 p. 100 d'après Merckel. — Holden a vu une artériole passer par le trou borgne.

Quant aux sinus frontaux, il n'est rien de plus variable que leur développement : il n'est pas extrêmement rare de les voir envahir une bonne partie des voûtes orbitaires ; Ruysch les a vus s'étendre jusque dans les pariétaux, disposition qu'on rencontre normalement chez quelques animaux (éléphant). — Par contre, ils peuvent faire défaut, comme l'a observé le professeur Hyrtl, disposition qui rappelle le frontal des singes. — La cloison séparative des sinus frontaux peut être double ou même triple : il existe alors, suivant les cas, trois ou quatre sinus plus ou moins indépendants.

§ II. — Ethmoïde

L'ethmoïde (de ἠθμός, *crible*, parce qu'une de ses parties constituantes est *criblée* de trous) est un os impair, médian, symétrique, situé en avant du sphénoïde, dans l'échancrure ethmoïdale du frontal. Il fait ainsi partie de la base du crâne et prend, en outre, une large part à la constitution des orbites et des fosses nasales. Considéré à un point de vue purement descriptif, cet os, en apparence fort complexe, se compose essentiellement de trois portions, savoir : 1° une *lame verticale* et médiane ; 2° une *lame horizontale*, qui coupe perpendiculairement la première en un point voisin de son extrémité supérieure ; 3° deux *masses latérales*, cubiques, suspendues, de chaque côté de la ligne médiane, à la face inférieure de la lame horizontale. Ces trois portions constitutives de l'ethmoïde se voient très nettement sur une coupe vertico-transversale de l'os (fig. 113). Nous les étudierons séparément.

1° Lame verticale. — La lame verticale (fig. 113,1), comme nous venons de le dire, est divisée par la lame horizontale en deux portions : l'une qui est au-dessus et l'autre qui est au-dessous.

a. *Portion supérieure.* — La portion qui se trouve au-dessus revêt la forme d'une apophyse verticale et triangulaire, que l'on a comparée à une crête de coq : c'est l'*apophyse crista galli* (fig. 113,1 et fig. 115,1). — Sa *base* repose sur la lame horizontale et se confond avec elle. — Son *sommet*, ordinairement arrondi et mousse, donne attache à la faux du cerveau. — Son *bord postérieur*, mince, rectiligne, obliquement dirigé de haut en bas et d'avant en arrière, répond à la grande scissure interhémisphérique du cerveau. — Son *bord antérieur*, plus épais, presque vertical, s'articule avec le frontal et complète souvent le trou borgne que nous avons décrit sur ce dernier os. L'apophyse crista galli, à la fois très épaisse et très résistante, forme un véritable arc-boutant qui soutient la paroi postérieure des sinus frontaux.

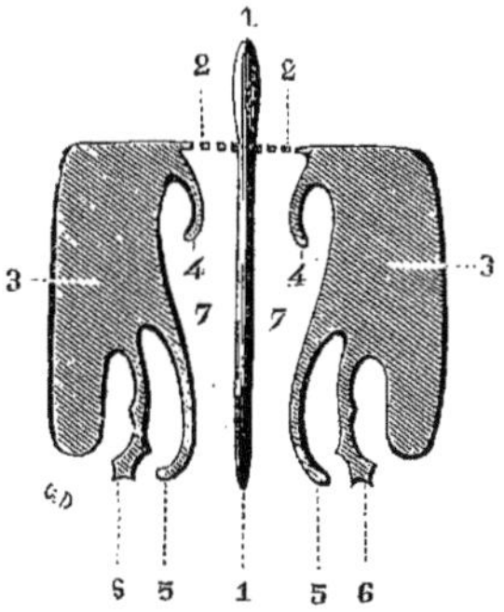

Fig. 113.

Figure schématique représentant une coupe verticale et transversale de l'ethmoïde.

1, 1, portion verticale (lame perpendiculaire et apophyse crista galli). — 2, 2, portion horizontale (lame criblée). — 3, 3, masses latérales. — 4, 4, cornets supérieurs. — 5, 5, cornets moyens. — 6, 6, apophyses unciformes. — 7, 7, fosses nasales.

b. *Portion inférieure.* — La portion de la lame verticale qui se trouve au-dessous de la lame horizontale constitue ce qu'on appelle la *lame perpendiculaire de l'ethmoïde*. Articulée en bas avec le vomer, elle s'articule encore : en arrière, avec la crête verticale du sphénoïde ; en avant, avec l'épine nasale du frontal, les os propres du nez et les cartilages de la cloison. Elle sépare l'une de l'autre les deux fosses nasales et présente sur ses deux faces une série de petites gouttières, souvent peu marquées, où se logent des vaisseaux et des nerfs destinés à la muqueuse olfactive.

2° **Lame horizontale**. — La lame horizontale de l'ethmoïde (fig. 113, 2 et fig. 116, 2'), de forme quadrilatère, plus allongée d'avant en arrière que dans le sens transversal, s'étend horizontalement, comme son nom l'indique, d'une masse latérale à l'autre. L'apophyse crista galli, qui se confond avec elle par sa base, la divise en deux moitiés latérales, l'une droite, l'autre gauche. Ces deux moitiés, fortement excavées dans le sens transversal, revêtent l'aspect des deux gouttières antéro-postérieures : ce sont les *gouttières olfactives*, ainsi appelées parce qu'elles servent de réceptacle, dans leurs trois quarts antérieurs, aux bulbes olfactifs.

Au niveau des deux gouttières précitées, la lame horizontale est percée de trous fort nombreux, d'où le nom de *lame criblée de l'ethmoïde*, sous lequel la désignent encore la plupart des auteurs. Ces trous sont au nombre de 25 à 30 pour chaque gouttière. On admet généralement qu'ils se disposent en trois rangées : une rangée externe et une rangée interne, formées par des trous relativement volumineux ; une rangée moyenne, comprenant des trous beaucoup plus petits. Une pareille disposition, que l'on rencontre dans la plupart des classiques, se rencontre aussi sur le sujet ; mais elle est bien loin d'être constante. J'ajoute même que, dans la grande majorité des cas, les trous en question occupent sur la lame criblée une situation fort irrégulière. En les observant à la loupe, on peut constater (Sappey) que les grands et les moyens représentent pour la plupart de simples fossettes, dont le fond est criblé de pertuis et que chacun d'eux, par conséquent, constitue à son tour un crible secondaire. Il en est quelques-uns, enfin, qui représentent de véritables canaux, dont les parois sont elles-mêmes criblées de trous plus petits. Nous ajouterons, en ce qui concerne les trous olfactifs, qu'ils sont toujours moins nombreux sur le quart postérieur des gouttières, qui n'entre pas en rapport avec le bulbe, et répond seulement à la bandelette olfactive. La zone bulbaire et la zone rétro-bulbaire des gouttières sont séparées l'une de l'autre par un léger relief à concavité antérieure qui est augmenté, à l'état frais, par un revêtement dure-mérien (Trolard).

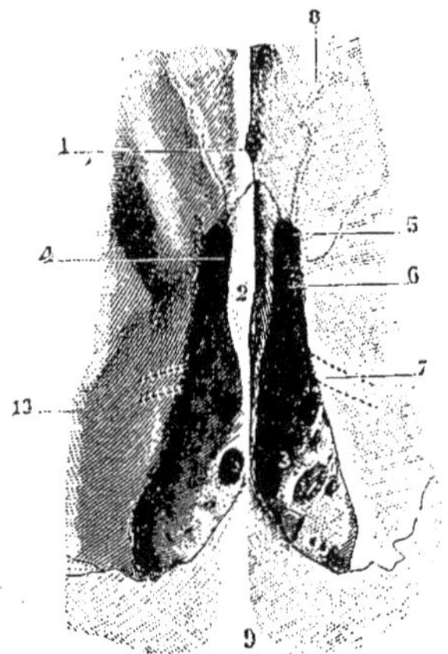

Fig. 114.
Lame criblée de l'ethmoïde, vue par sa surface endocranienne.

1, trou borgne. — 2, apophyse crista galli. — 3, lame criblée. — 4, fente ethmoïdale. — 5, trou ethmoïdal antérieur. — 6, gouttière ethmoïdale. — 7, tracé pointillé du conduit orbitaire interne antérieur. — 8, sillon de l'artère méningée antérieure. — 9, sphénoïde. — 10, bosses orbitaires du frontal.

Les trous que nous venons de décrire livrent passage aux divisions du nerf olfactif (*trous olfactifs* de quelques auteurs), aux ramifications des artères ethmoïdales et à de minces prolongements de la dure-mère. Les deux qui occupent l'extrémité antérieure de la série ont, toutefois, une attribution différente et, de ce fait, méritent une mention spéciale. Ces deux trous se distinguent en interne et externe.—L'interne (fig. 114,4), immédiatement appliqué contre la partie antérieure de l'apophyse crista galli, revêt la forme d'une fente fort étroite à direction antéro-postérieure : c'est la *fente ethmoïdale*. Il est comblé, comme l'a démontré Trolard, par un prolongement de la dure-mère, lequel prolongement se confond, au-dessous du trou, avec la pituitaire. — L'externe (fig. 114,5), que nous désignerons sous le nom de *trou ethmoïdal antérieur*, est situé en dehors du précédent. Arrondi ou ovalaire, il livre passage au nerf nasal interne (*filet ethmoïdal du rameau nasal de la branche ophthalmique*) et à l'artère qui l'accompagne. Ce dernier trou est presque toujours (29 fois sur 33 sujets d'après Stieda) relié au conduit orbitaire interne antérieur par un petit sillon oblique, le *sillon ethmoïdal* (fig. 114,6), où se logent l'artère et le nerf précités.

3° **Masses latérales.** — Aux bords latéraux de la lame criblée sont suspendues les masses latérales (fig. 113,3). Chacune d'elles est située en dehors de la ligne médiane, entre la fosse nasale, qui est en dedans, et l'orbite, qui est en dehors. Du reste, elle affecte la forme d'un cube aplati dans le sens transversal et nous présente en conséquence six faces, que l'on distingue en externe, interne, supérieure, inférieure, antérieure et postérieure :

a. *Face externe.*— La face externe (fig. 115), plane et lisse, fait partie de l'orbite et porte le nom de *lame papyracée* ou d'*os planum* de l'ethmoïde. Elle s'articule en haut avec le frontal, en bas avec le maxillaire supérieur, en avant avec l'os unguis, en arrière avec le sphénoïde et le palatin. Chez la plupart des carnivores et même chez quelques primates (Pozzi), l'ethmoïde ne participe pas à la formation de l'orbite, il est tout entier compris entre le frontal et les palatins unis ensemble, en sorte que l'os planum n'existe pas.

b. *Face interne.* — La face interne constitue la plus grande partie de la paroi externe des fosses nasales. De cette face se détachent deux lames fort minces, qui se portent ensuite en bas et en dedans, en s'enroulant plus ou moins sur elles-mêmes (fig. 118 et 119) : on les désigne sous le nom de *cornets*. De ces deux lames, l'une est supérieure, c'est le *cornet supérieur* ou *cornet de Morgagni ;* l'autre est inférieure, c'est le *cornet moyen*. Le cornet supérieur est beaucoup plus petit que le cornet moyen ; de plus, il n'occupe que la partie postérieure de la face interne de l'ethmoïde, de telle sorte que, pour bien le voir, il faut examiner l'os par sa face postérieure (fig. 119,2). En avant de lui, se trouve une surface plane, creusée de sillons pour le passage des nerfs olfactifs et des vaisseaux qui les accompagnent.

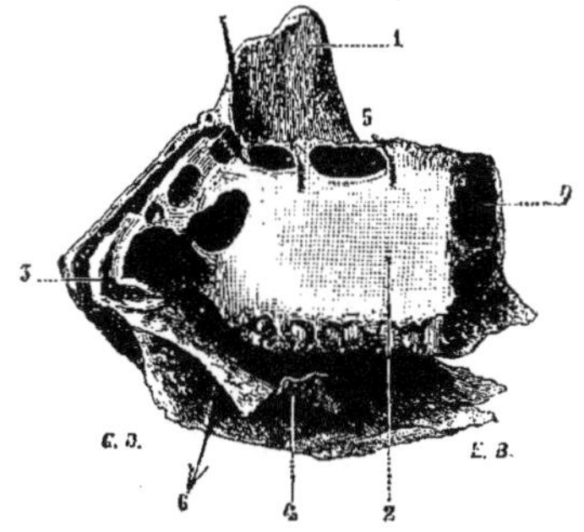

Fig. 115.

Ethmoïde, vu par sa face latérale gauche.

1, apophyse crista galli. — 2, face externe (*os planum*) des masses latérales. — 3, face antérieure des masses latérales. — 4, apophyse unciforme. — 5, gouttière des conduits orbitaires internes. — 6, flèche parcourant de haut en bas l'infundibulum. — 7, cellules ethmoïdales postérieures.

Chacun des deux cornets précités intercepte, entre sa face externe ou concave et la face de l'ethmoïde dont il s'est détaché, un espace qui porte le nom de *méat :* entre le cornet supérieur et la face interne de l'ethmoïde existe le *méat supérieur ;* entre le cornet moyen et cette même face de l'ethmoïde se trouve le *méat moyen*.

A la partie supérieure du méat supérieur, se voient une ou plusieurs ouvertures qui communiquent avec le groupe des cellules ethmoïdales postérieures. Dans le méat moyen viennent s'ouvrir, de même, les cellules ethmoïdales antérieures et les sinus frontaux : les sinus frontaux débouchent à la partie antérieure et supérieure du méat moyen par l'intermédiaire de l'infundibulum, que nous allons décrire dans un instant, en étudiant la face supérieure des masses latérales. Quant aux cellules ethmoïdales antérieures, elles aboutissent à un orifice spécial qui est placé un peu en arrière de l'orifice de l'infundibulum.

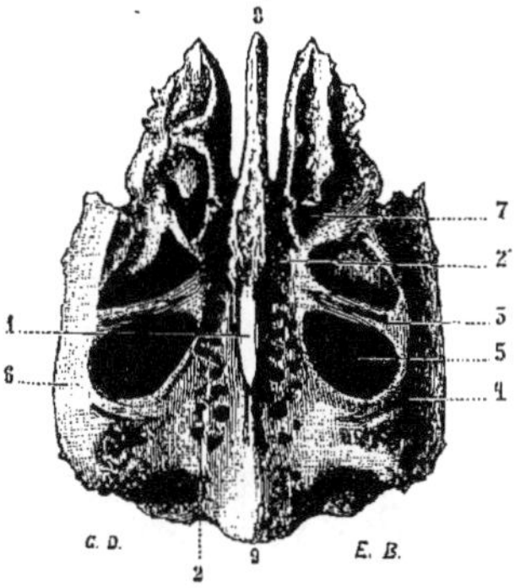

c. *Face supérieure.* — Située à peu près sur le même niveau que la lame criblée et en dehors d'elle, la face supérieure des masses latérales (fig. 116), nous présente, dans toute son étendue, des demi-cellules fort irrégulières, que complètent, sur le crâne articulé, les demi-cellules correspondantes du frontal. Nous y voyons, en outre, deux *gouttières transversales*, qui, en se réunissant avec deux gouttières analogues placées de chaque côté de l'échancrure ethmoïdale du frontal, constituent deux canaux, que nous avons déjà signalés (p. 100), en étudiant ce dernier os : ce sont les deux *conduits ethmoïdaux* ou *conduits orbitaires internes*, que l'on distingue en antérieur et postérieur.

Fig. 116.

Ethmoïde, vu d'en haut.

1, apophyse crista galli. — 2, lame criblée, avec 2', fente ethmoïdale. — 3, 4, gouttières transversales, qui s'unissent avec des gouttières correspondantes du frontal pour former les conduits orbitaires internes. — 5, cellules ethmoïdales. — 6, os planum. — 7, infundibulum. — 8, bord antérieur et 9, bord postérieur de la lame perpendiculaire.

Parmi les cellules que nous présente cette face, il en est une qui est constante par sa forme et sa situation : elle est placée tout à fait à la partie antérieure de l'os (fig. 116,7), de chaque côté de l'apophyse crista galli, dont elle reste séparée cependant par une portion de la lame criblée. Fort large à son ouverture supérieure, elle se rétrécit au fur et à mesure qu'elle descend : elle affecte ainsi la forme d'un entonnoir, d'où le nom d'*infundibulum* qui lui a été donné. L'infundibulum, sur le crâne articulé, est coiffé en haut par l'ouverture du sinus frontal ; il s'ouvre en bas dans le méat moyen par un orifice arrondi ou ovalaire, auquel fait suite une gouttière obliquement dirigée en bas et en arrière, la *gouttière de l'infundibulum* (voy. ORGANES DES SENS).

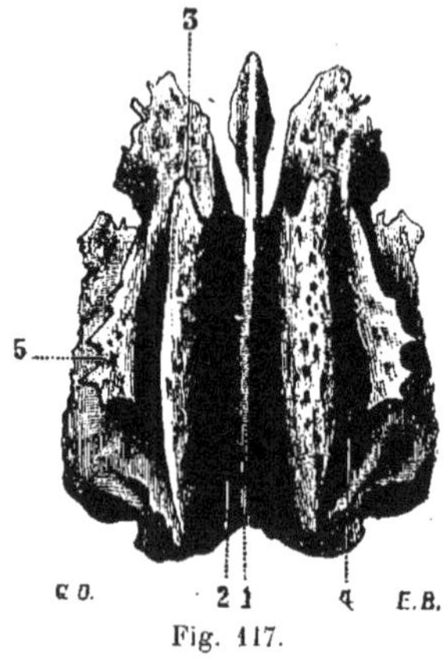

Fig. 117.

Ethmoïde, vu d'en bas.

1, lame perpendiculaire de l'ethmoïde. — 2, gouttières latérales, présentant dans le fond les trous de la lame criblée. — 3, cornet moyen. — 4, méat moyen. — 5, apophyse unciforme.

d. *Face inférieure.* — La face inférieure (fig. 117) nous présente successivement, en allant de dedans en dehors : 1° le bord inférieur du cornet moyen ; 2° le méat moyen ; 3° une surface rugueuse, appartenant plus spécialement aux masses latérales, qui s'articule avec le maxillaire supérieur. On remarque, enfin, sur cette face une lamelle osseuse, fort mince (fig. 117,5), qui se détache de la partie antérieure du méat moyen et, de là, se porte d'avant en arrière, en longeant le méat : c'est l'*apophyse unciforme* dont l'extrémité inférieure, plus ou moins recourbée en dehors, descend jusqu'au cornet inférieur et s'articule avec l'apophyse ethmoïdale de ce dernier. L'apophyse unciforme croise en diagonale l'ouverture du sinus maxillaire et la rétrécit naturellement de toute sa largeur (voy. t. II, *Fosses nasales*).

e. *Face antérieure.* — La face antérieure (fig. 118) présente des cavités ou demi-

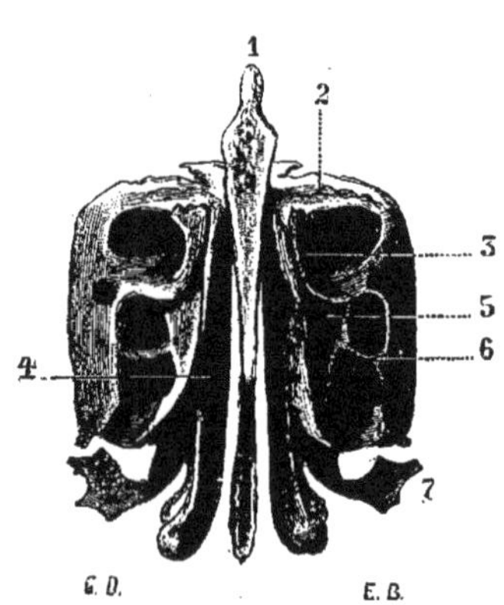

Fig. 118.

Ethmoïde, vu par sa face antérieure.

1, apophyse crista galli. — 2, face supérieure des masses latérales. — 3, 5, 6, leur face postérieure, avec les orifices des cellules ethmoïdales. — 4, leur face interne, faisant partie des fosses nasales. — 7, apophyse unciforme.

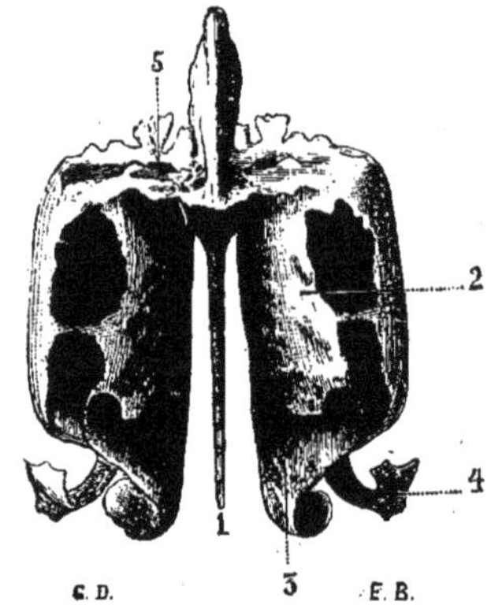

Fig. 119.

Ethmoïde, vu par sa face postérieure.

1, lame perpendiculaire. — 2, cornet supérieur, au-dessous duquel se voit le méat supérieur. — 3, cornet moyen, au-dessous duquel est creusé le méat moyen. — 4, apophyse unciforme. — 5, surface articulaire rugueuse pour s'articuler avec le sphénoïde.

cellules, qui sont complétées en avant par l'os unguis. L'apophyse unciforme, ci-dessus décrite, se détache du point où cette face rencontre la face précédente.

f. *Face postérieure.* — La face postérieure (fig. 119), de forme quadrilatère, inégale, rugueuse par place, s'articule à la fois avec le corps du sphénoïde et avec l'apophyse orbitaire du palatin. Ici encore, nous rencontrons une ou deux demi-cellules, qui, sur le crâne articulé, sont complétées par les cellules correspondantes de l'ethmoïde.

4° Conformation intérieure, cellules ethmoïdales. — L'ethmoïde est presque entièrement formé de tissu compacte. A peine trouve-t-on des traces de tissu spongieux dans l'apophyse crista galli, à la partie supérieure et à la partie inférieure de la lame perpendiculaire.

Le tissu osseux revêt dans l'ethmoïde, et tout particulièrement dans ses masses latérales, la forme de lames et de lamelles à la fois très minces et très fragiles, se réunissant les unes aux autres de la façon la plus irrégulière et circonscrivant ainsi un système de cavités plus ou moins anfractueuses, connues sous le nom de *cellules ethmoïdales*. De ces cellules, les unes, cellules ethmoïdales proprement dites, sont formées exclusivement par l'ethmoïde : elles occupent les parties centrales de l'os. Les autres, disposées à la périphérie des masses latérales, sont constituées à la fois par l'ethmoïde et par les os qui s'articulent avec lui, le frontal, le maxillaire supérieur, le sphénoïde et le palatin : de là des *cellules ethmoïdo-maxillaires*, des *cellules ethmoïdo-frontales*, des *cellules ethmoïdo-palatines*, etc.

Les cellules ethmoïdales, malgré l'irrégularité de leur forme et de leur disposition, forment deux groupes parfaitement distincts l'un de l'autre, un *groupe antérieur* et un *groupe postérieur :* le groupe antérieur s'ouvre, un peu en arrière de l'infundibulum, dans le méat moyen des fosses nasales ; le groupe postérieur s'ouvre dans le méat supérieur. Nous voyons donc que, comme le sinus frontal, les cellules ethmoïdales ne sont, elles aussi, que de simples diverticulums des fosses nasales. Du reste, elles sont tapissées à l'état frais par un prolongement de la muqueuse pituitaire.

Connexions. — L'ethmoïde s'articule avec onze os : en haut, avec le frontal ; en arrière avec le sphénoïde ; en arrière et en bas, avec les palatins ; en avant, avec les os propres du nez ; en dehors, avec les maxillaires supérieurs et les unguis ; enfin, en bas, sur la ligne médiane, avec le vomer. De ces onze os, les deux premiers appartiennent au crâne ; tous les autres sont des os de la face.

Développement. — L'ethmoïde se développe par quatre centres d'ossification : *deux latéraux*, pour les masses latérales ; *deux médians*, pour les autres portions (fig. 120).

a. *Centres d'ossification latéraux.* — Les premiers apparaissent, vers le quatrième mois de la vie intra-utérine, dans les masses latérales sous forme de trabécules verticales ou obliques, qui, en se réunissant un peu plus tard, constitueront les cellules ethmoïdales et les cornets. Ces dernières pièces sont complètement ossifiées à la naissance. A ce moment, les deux masses latérales se trouvent unies l'une à l'autre par une lame fibreuse (fig. 120, A, 2'), qui passe, à la manière d'un capuchon, au-dessus de l'apophyse crista galli, encore cartilagineuse.

b. *Centres d'ossification médians.* — Les centres d'ossification médians ne se montrent qu'après la naissance, vers la fin de la première année. — On observe à cette époque, à la base de l'apophyse crista galli et de chaque côté de la ligne médiane, une série de granules osseux (cinq de chaque côté), ayant chacun un demi-millimètre de diamètre environ. C'est par l'extension graduelle de ces divers points d'ossification que se forment successivement l'apophyse crista galli, la lame criblée et la lame perpendiculaire, qui s'ossifie

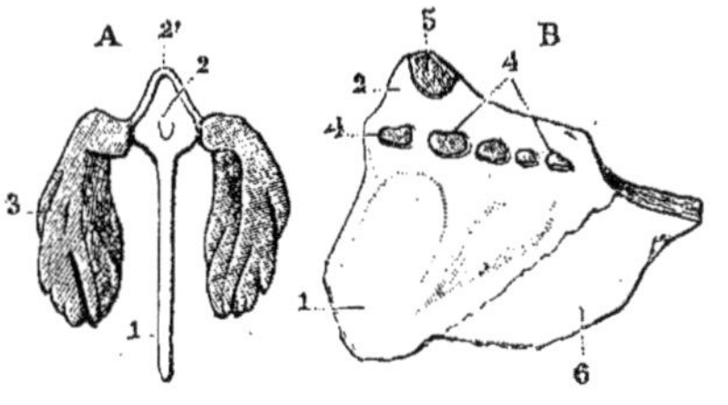

Fig. 120.

Ossification de l'ethmoïde (imité de RAMBAUD et RENAULT).

A, l'ethmoïde vu de face. — B, lame perpendiculaire et apophyse crista galli, vues du côté gauche (la masse latérale gauche a été réséquée).

1, lame perpendiculaire cartilagineuse. — 2, apophyse crista galli cartilagineuse. — 2', lame fibreuse, recouvrant l'apophyse crista galli et rattachant la masse latérale droite à la gauche. — 3, masses latérales ossifiées. — 4, 4', les cinq points primitifs de la base de l'apophyse crista galli. — 5, point complémentaire pour le sommet de cette apophyse. — 6, vomer non ossifié.

ainsi de haut en bas. Nous devons noter, cependant, l'apparition de deux points complémentaires, l'un pour le sommet de l'apophyse crista galli, l'autre pour le bord externe de la fente ethmoïdale.

L'ossification de l'ethmoïde est généralement complète dans la cinquième ou sixième année. A vingt-cinq ans, la lame perpendiculaire est articulée, mais non soudée avec le bord correspondant du vomer. Cette soudure, qui est constante dans la vieillesse, s'effectue de quarante à quarante-cinq ans.

Variétés. — Le bord antérieur de l'apophyse crista galli présente fréquemment deux petites ailes (*processus alares* de HYRTL), qui se dirigent vers les fossettes creusées à la partie inférieure de la crête frontale et contribuent ainsi à former le trou borgne. — L'inclinaison latérale de l'apophyse crista galli n'est pas rare; une pareille déviation peut diminuer, on le conçoit, l'une des gouttières ethmoïdales au profit de l'autre. — De l'angle antéro-inférieur de l'os planum se détache souvent une petite lamelle recourbée en forme de crochet : c'est la *petite apophyse unciforme de l'ethmoïde*, bien décrite par M. J. WEBER et destinée à s'articuler avec l'unguis. — Deux ou trois fois sur cent (MEYER, *Arch. f. physiol. Heilkunde*, 1849, p. 235), l'angle antérieur et supérieur de la lame perpendiculaire est réuni aux os propres du nez par une lamelle osseuse surnuméraire (*ossa internasalia*). — On a vu l'os planum divisé en deux parties, une postérieure plus grande, une antérieure plus petite; cette dernière correspond (W. KRAUSE) à l'os lacrymal postérieur des mammifères. — On rencontre parfois, au-dessus du cornet supérieur (regarder l'os par sa face postérieure si on veut bien le constater), un petit cornet surnuméraire ou *cornet de Santorini*, que VOLTOLINI a pu voir même sur le vivant (*Die Rhinoscopie und Pharyngoscopie*, 1879, p. 70). Le cornet de Santorini, qui porte à trois le nombre des cornets ethmoïdaux et à quatre le nombre total des cornets des fosses nasales, existe normalement chez un grand nombre de mammifères (W. KRAUSE), ainsi que chez les nègres (HYRTL).

§ III. — SPHÉNOÏDE

Ainsi nommé du mot grec σφήν qui signifie *coin* (parce qu'il est enclavé à la manière d'un coin au milieu des os du crâne), le sphénoïde est un os impair, médian, symétrique, occupant la partie antérieure et moyenne de la base de cette boîte osseuse. Il est situé entre l'ethmoïde et le frontal, qui sont en avant, et l'occipital, qui est en arrière. SŒMMERING et, après lui, MECKEL l'ont réuni dans leur description à l'occipital sous le nom d'*os basilaire* ou *os sphéno-occipital*. Cette conception, justifiée en apparence par la soudure précoce des deux os, est en opposition formelle avec nos connaissances actuelles sur la constitution générale du crâne, l'occipital et le sphénoïde appartenant l'un et l'autre à des vertèbres craniennes différentes.

Le sphénoïde nous apparaît, au premier abord, sous la forme d'un os très complexe. Il est facile, pourtant, de le simplifier par une division méthodique. — Mettons-le en position et considérons-le par son plan postérieur : nous constatons tout d'abord la présence, sur sa face supérieure, de deux lames triangulaires, qui s'en écartent en se dirigeant en dehors : ce sont les *petites ailes du sphénoïde*. — De chaque côté, nous voyons, s'écartant également de l'os, deux autres prolongements en forme de demi-lune et beaucoup plus considérables que les précédents : ce sont les *grandes ailes du sphénoïde*. — Enfin, à la partie inférieure de l'os, nous rencontrons encore deux prolongements dirigés cette fois verticalement de haut en bas : ce sont les *apophyses ptérygoïdes*. — Ceci posé, enlevons par un trait de scie ou seulement par la pensée ces six prolongements : il nous restera la masse centrale de l'os, espèce de cube un peu allongé dans le sens antéro-postérieur : c'est le *corps du sphénoïde*.

Au total, le sphénoïde se compose essentiellement : 1° d'un *corps*, ayant une forme cuboïde ; 2° de deux *petites ailes*, annexées à la face supérieure du corps ; 3° de deux *grandes ailes*, annexées à ses faces latérales ; 4° de deux *apophyses ptérygoïdes*, annexées à sa face inférieure.

Nous décrirons séparément chacun de ces éléments, en commençant par le corps de l'os :

1° Corps. — Le corps du sphénoïde affecte, avons-nous dit, une forme cuboïde. Il nous présente par conséquent six faces, que l'on distingue, d'après leur situation, en supérieure, inférieure, antérieure, postérieure et latérales :

a. *Face supérieure.* — La face supérieure (fig. 122) nous présente, en allant d'avant en arrière : 1° une surface quadrilatère, creusée, de chaque côté de la ligne médiane, de deux gouttières antéro-postérieures peu profondes : ce sont les *gouttières olfactives,* lesquelles se continuent en avant avec les *gouttières ethmoïdales ;* 2° une gouttière transversale, la *gouttière optique,* qui aboutit par ses extrémités aux trous optiques ; 3° une excavation profonde, la *fosse pituitaire* ou *selle turcique,* ainsi appelée parce qu'on l'a comparée à une selle de cavalier (*ephippium*) ; la selle turcique loge le corps pituitaire.

En avant, la selle turcique est limitée par une saillie mamelonnée, le *tubercule pituitaire,* qui la sépare de la gouttière optique. En arrière, elle est fermée par une lamelle osseuse, qui, en raison de sa forme, a reçu le nom de *lame quadrilatère du sphénoïde.* Cette lame osseuse, qui la sépare de l'occipital, nous présente sur ses deux bords latéraux deux petites échancrures, l'une supérieure pour le passage du nerf moteur oculaire commun, l'autre inférieure pour le passage du nerf moteur oculaire externe.

La selle turcique est, en outre, limitée à ses quatre angles par quatre saillies (fig. 122), connues sous le nom d'*apophyses clinoïdes* (de κλίνη, lit et εἶδος, forme). — Les deux *antérieures* font partie des petites ailes et sont placées en arrière des trous optiques. — Les deux *postérieures* ne sont autre chose que les angles libres de la lame quadrilatère ci-dessus indiquée. — Enfin, de chaque côté de la selle turcique, entre l'apophyse clinoïde antérieure et l'apophyse clinoïde postérieure, existe quelquefois une saillie intermédiaire : c'est l'apophyse *clinoïde moyenne,* réduite le plus souvent à un simple tubercule, mais pouvant, dans certains cas, s'élever jusqu'aux apophyses clinoïdes, soit antérieures, soit postérieures.

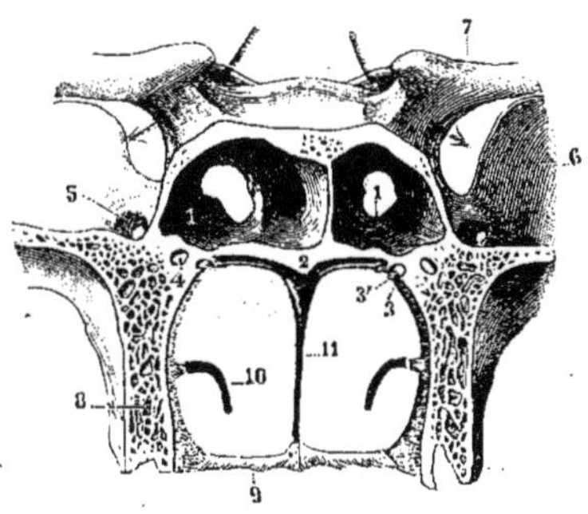

Fig. 121.

Coupe frontale du sphénoïde passant par la selle turcique, pour montrer les connexions de ce dernier os avec le palatin et le vomer (*demi-schématique*).

1, sinus sphénoïdaux. — 2, crête inférieure du sphénoïde reçue dans la gouttière supérieure du vomer. — 3, apophyse sphénoïdale du palatin fermant en bas et en dedans le canal ptérygo-palatin. — 4, trou vidien. — 5, trou grand rond. — 6, grande aile du sphénoïde. — 7, petite aile. — 8, apophyse ptérygoïde. — 9. portion horizontale du palatin (*en rouge*). — 10, cornet inférieur (*en bleu*). — 11, vomer (*en bleu*).

b. *Face inférieure.* — La face inférieure (fig. 126) nous présente tout d'abord une crête médiane, la *crête inférieure du sphénoïde,* qui est reçue dans la gouttière du vomer. — Cette crête forme en avant, en se réunissant avec la crête de la face antérieure, une saillie en forme d'éperon : c'est le *bec* ou *rostrum du sphénoïde* (fig. 124,4). — De chaque côté de cette crête médiane, se trouve un premier sillon où vient se loger le bord aminci de la base du vomer. — Plus en dehors et tout près des apophyses ptérygoïdes, existe un deuxième sillon, que la juxtaposition de l'apophyse sphénoïdale du palatin (fig. 121,3) transforme en un conduit, le *conduit ptérygo-*

palatin, pour le passage de l'artère ptérygo-palatine et du nerf pharyngien de Bock.

c. *Face antérieure*. — La face antérieure du corps du sphénoïde (fig. 124) répond,

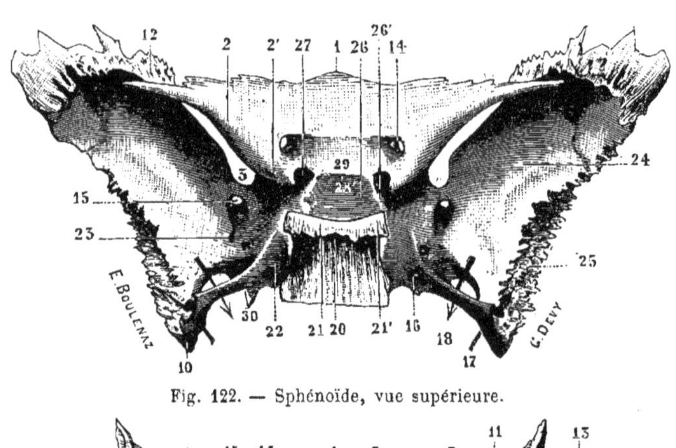

Fig. 122. — Sphénoïde, vue supérieure.

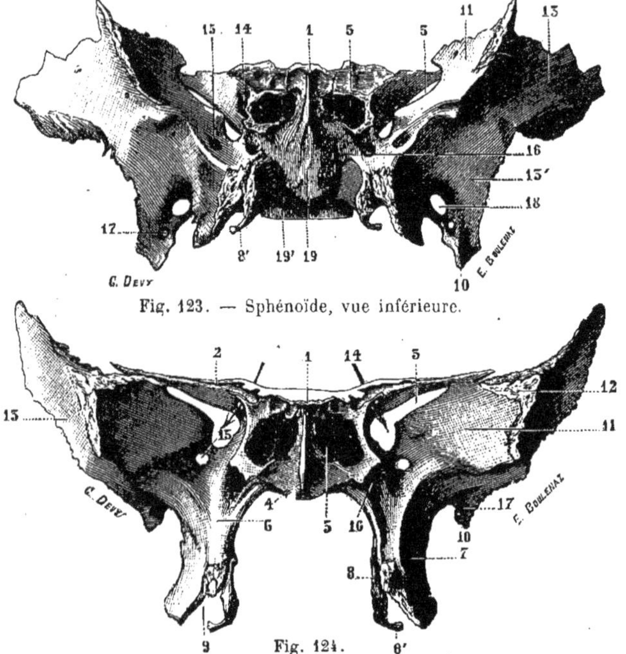

Fig. 123. — Sphénoïde, vue inférieure.

Fig. 124.

Sphénoïde, vue antérieure.

1, corps, lamelle horizontale s'articulant avec l'ethmoïde. — 2, petites ailes, avec 2', apophyses clinoïdes antérieures. — 3, fente sphénoïdale. — 4, bec ou rostrum. — 5, sinus sphénoïdal. — 6, apophyse ptérygoïde, avec : 7, son aile externe ; 7', la fosse ptérygoïde ; 8, son aile interne, se terminant par un crochet 8'. — 9, intervalle compris entre les deux ailes et comblé par le palatin. — 10, épine du sphénoïde. — 11, face interne des grandes ailes. — 12, surface rugueuse, s'articulant avec le frontal. — 13, face externe des grandes ailes. — 14, trou optique. — 15, trou grand rond. — 16, canal vidien. — 17, trou petit rond. — 18, trou ovale. — 19, crête inférieure, avec 19', gouttière ptérygo-palatine. — 20, lame quadrilatère, au-dessous de laquelle se voit (fig. 125) le trait de scie qui sépare le sphénoïde de l'occipital. — 21, bord supérieur de la lame quadrilatère, avec 21', apophyse clinoïde postérieure. — 22, gouttière caverneuse. — 23, gouttière précédant le trou grand rond. — 24, face interne des grandes ailes. — 25, bord externe des grandes ailes. — 26, selle turcique, avec 26', apophyse clinoïde moyenne. — 27, extrémité supérieure de la gouttière caverneuse. — 28, tubercule pituitaire. — 29, gouttière optique. — 30, lingula de Meckel.

sur le crâne articulé, à la partie postérieure de l'ethmoïde. Nous y voyons, sur la ligne médiane et en allant du haut en bas : une lamelle horizontale, mince et quadrilatère, destinée à s'articuler avec la lame criblée de l'ethmoïde ; au-dessous d'elle, une crête verticale, également rugueuse, articulée avec le bord postérieur de la lame perpendiculaire de ce dernier os. Cette crête, *crête antérieure du sphénoïde,* s'unit en bas avec la crête de la face inférieure pour former le *bec.*

Sur les côtés de la crête médiane, nous rencontrons successivement en allant de dedans en dehors : 1° une gouttière verticale qui, sur un crâne non désarticulé, forme la partie postérieure de la voûte des fosses nasales ; 2° un orifice à contours fort irréguliers, représentant l'entrée des *sinus sphénoïdaux ;* 3° enfin, une surface rugueuse, destinée à s'articuler avec les masses latérales de l'ethmoïde.

d. *Face postérieure.* — La face postérieure (fig. 125) présente une surface quadrilatère rugueuse, destinée à s'articuler avec l'occipital. Elle se soude de très bonne

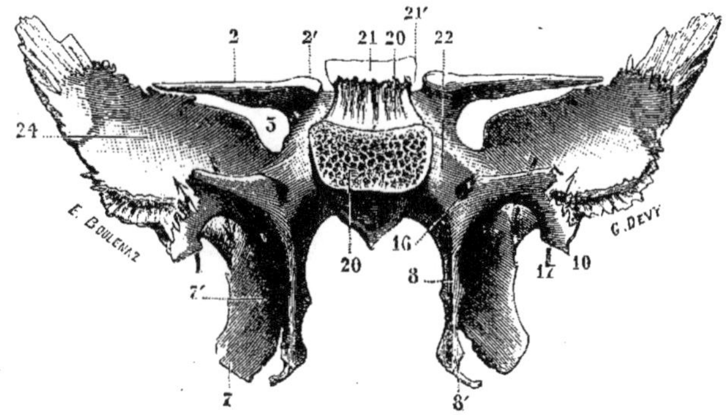

Fig. 125.

Sphénoïde, vue postérieure.

2, petites ailes, avec 2', apophyses clinoïdes antérieures. — 3, fente sphénoïdale. — 7, aile externe de l'apophyse ptérygoïde, avec 7', la fosse ptérygoïde. — 8, son aile interne, se terminant par un crochet 8'. — 10, épine du sphénoïde. — 16, canal vidien. — 17, trou petit rond. — 20, lame quadrilatère, au-dessous de laquelle se voit le trait de scie qui sépare le sphénoïde de l'occipital. — 21, bord supérieur de la lame quadrilatère, avec 21', apophyse clinoïde postérieure. — 22, gouttière caverneuse. — 24, face interne des grandes ailes.

heure avec ce dernier os, de telle sorte que, sur la plupart des os préparés pour l'étude, cette face est formée artificiellement par un trait de scie.

e. *Faces latérales.* — Les faces latérales du corps du sphénoïde servent de surface d'implantation aux grandes ailes, qui les masquent presque en totalité. De chaque côté, elles sont séparées de la selle turcique par une gouttière toujours très marquée, la *gouttière caverneuse* (fig. 122,22). Cette gouttière, qui fait suite au canal carotidien, du rocher est d'abord ascendante. Puis, s'infléchissant en avant, elle suit quelque temps une direction horizontale et se redresse de nouveau à son extrémité antérieure pour gagner le côté interne de l'apophyse clinoïde antérieure. La gouttière caverneuse décrit donc successivement deux courbes, qui regardent en sens opposé et, de ce fait, revêt dans son ensemble la forme d'un *S* italique. Elle loge, à l'état frais, le sinus caverneux, l'artère carotide interne et un certain nombre de nerfs destinés à l'orbite.

2° Petites ailes ou apophyses d'Ingrassias. — Annexées à la face supérieure du corps du sphénoïde, les petites ailes, encore appelées *apophyses d'Ingrassias,* affectent la forme d'un triangle à la base dirigée en dedans. — Leur *face supérieure,* plane et unie, correspond aux lobes antérieurs du cerveau. — La *face inférieure* fait partie de la voûte orbitaire. — Le *bord antérieur*, finement dentelé, taillé en biseau aux dépens de la face inférieure, s'articule avec le bord postérieur du frontal et de la lame criblée de l'ethmoïde. — Le *bord postérieur*, légèrement concave et tranchant en dehors, est mousse en dedans, où il se termine par une saillie anguleuse que nous avons déjà vue, l'*apophyse clinoïde antérieure*. — Le *sommet* des petites ailes s'effile en une pointe très aiguë, connue sous le nom d'*apophyse ensiforme* ou *xiphoïde*. — La *base*, soudée au corps du sphénoïde, est percée d'un trou, le *trou optique* ou *canal optique*, lequel livre passage au nerf optique et à l'artère ophthalmique. En arrière de ce trou et immédiatement en dedans de l'apophyse clinoïde antérieure, existe une échancrure pour le passage de la carotide interne; un petit pont osseux, jeté entre l'apophyse

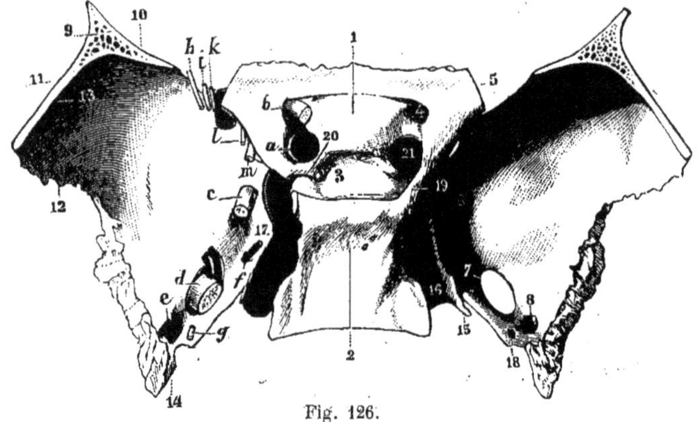

Fig. 126.

Sphénoïde, coupe horizontale des grandes ailes, pour bien montrer la situation respective de leurs faces et de leurs bords.

1, corps. — 2, lame quadrilatère. — 3, selle turcique. — 4, trou optique. — 5, coupe des petites ailes. — 6, trou grand rond. — 7, trou ovale. — 8, trou petit rond ou sphéno-épineux. — 9, surface de section des grandes ailes, avec : 10, leur face interne ou orbitaire ; 11, leur face externe ou temporale ; 12, leur bord externe ; 13, leur face postérieure ou cérébrale. — 14, épine du sphénoïde. — 15, lingula de Meckel. — 16, gouttière caverneuse. — 17, trou de Vésale. — 18, canal innominé d'Arnold. — 19, pont osseux reliant les apophyses clinoïdes antérieure et postérieure. — 20, autre pont osseux reliant l'apophyse clinoïde moyenne à l'apophyse clinoïde antérieure et limitant en arrière et en dehors un orifice qui livre passage à la carotide interne. — 21, orifice incomplet pour la même artère.

a, artère carotide interne. — *b*, artère ophthalmique et nerf optique. — *c*, nerf maxillaire supérieur. — *d*, nerf maxillaire inférieur et vaisseaux petits méningés. — *e*, vaisseaux méningés moyens. — *f*, veine émissaire du trou de Vésale. — *g*, nerf petit pétreux superficiel. — *h*, nerf lacrymal. — *i*, nerf frontal. — *k*, nerf pathétique. — *l*, veine ophthalmique. — *m*, nerf moteur oculaire externe. — *n*, nerf moteur oculaire commun.

clinoïde antérieure et la moyenne, transforme quelquefois cette échancrure en un orifice complet (fig. 126,20).

3° Grandes ailes. — Les grandes ailes se détachent, comme nous l'avons dit plus haut, de la face latérale du corps du sphénoïde. Leur coupe horizontale, pratiquée au niveau de la réunion du tiers supérieur avec le tiers moyen, affecte la forme d'une étoile à trois rayons (fig. 126). Aussi décrirons-nous à chacune des grandes ailes trois faces et trois bords :

A. Faces. — Les trois faces se distinguent, d'après leur orientation, en postérieure, antérieure et externe.

a. *Face postérieure*. — La face postérieure ou cérébrale est fortement concave et présente des impressions digitales et des éminences mamillaires, en rapport avec les irrégularités du lobe sphénoïdal du cerveau.

b. *Face antérieure.* — La face antérieure ou orbitaire, quadrilatère et assez régulièrement plane, fait partie de la paroi externe de l'orbite.

c. *Face externe.* — La face externe, convexe de haut en bas, mais concave d'avant en arrière, est divisée par une crête antéro-postérieure, la *crête sphéno-temporale,* en deux portions : l'une, supérieure, qui appartient à la fosse temporale et qui donne insertion au muscle temporal ; l'autre, inférieure, qui appartient à la fosse zygomatique et sur laquelle vient s'insérer le faisceau supérieur du muscle ptérygoïdien externe.

B. Bords. — Le nom des faces commande le nom des bords. Les trois bords de la grande aile du sphénoïde se distingue en antérieur, externe et interne :

a. *Bord antérieur.* — Le bord antérieur (fig. 127), fort mince et très irrégulièrement dentelé, s'articule avec l'os malaire ; il est vertical.

b. *Bord externe.* — Le bord externe (fig. 127) est concave et taillé en biseau, en arrière aux dépens de la table interne, en avant aux dépens de la table externe ; il s'articule avec la portion écailleuse du temporal.

c. *Bord interne.* — Le bord interne (fig. 126) est fortement convexe. Mince et tranchant à sa partie antérieure, il se soude au corps du sphénoïde par sa partie moyenne et s'épaissit à sa partie postérieure, laquelle s'articule avec le bord antérieur du rocher. Le long de ce bord, et en allant d'avant en arrière, nous rencontrons quatre orifices importants, savoir : 1° la *fente sphénoïdale* (3), comprise entre ce bord et la face inférieure des petites ailes ; large en dedans, étroite en dehors, elle livre passage aux nerfs de la troisième et de la quatrième paire, à la branche ophthalmique du trijumeau, à la sixième paire, à la veine ophthalmique, à une artériole, branche de la méningée moyenne, qui, lorsqu'elle ne suit pas cette voie, se creuse dans le voisinage un petit orifice particulier ; 2° un trou circulaire, le *trou grand rond* (16), par lequel passe le nerf maxillaire supérieur ou deuxième branche du trijumeau ; 3° un trou ovalaire, beaucoup plus grand que le précédent, le *trou ovale* (18), qui laisse passer le nerf maxillaire inférieur ou troisième branche du trijumeau, accompagné de l'artère petite méningée ; 4° un quatrième trou situé en arrière et un peu en dehors du trou ovale, le *trou petit rond* ou *spléno-épineux* (17), par lequel l'artère méningée moyenne pénètre dans le crâne. On trouve quelquefois, un peu en dedans du trou petit rond, un tout petit orifice, le *canaliculus innominatus* d'Arnold (fig. 126,18), pour le petit nerf pétreux superficiel, branche du facial. De même, en dedans et un peu en avant du trou ovale, existe assez fréquemment un petit orifice qui s'ouvre d'autre part à la base du crâne : c'est le *trou de Vésale* (fig. 126,17) ; il livre passage à une veine émissaire qui fait communiquer la circulation intra-cranienne avec le plexus veineux ptérygoïdien.

Les quatre orifices que nous venons de signaler se disposent à la suite les uns des autres suivant une ligne courbe dont la concavité est dirigée en dehors. Le trou grand rond n'est séparé de la fente sphénoïdale que par un espace de 1 à 3 millimètres. Le trou ovale est placé à 1 centimètre environ en arrière du trou grand rond. Une distance de 3 ou 4 millimètres sépare le trou petit rond du trou ovale.

Le bord interne et le bord externe des grandes ailes du sphénoïde se rencontrent à l'une et à l'autre de leurs deux extrémités. — En arrière, ils se terminent en formant une apophyse descendante généralement très développée : c'est l'*épine du sphénoïde* (fig. 126,14), à laquelle viennent s'attacher le ligament sphéno-maxillaire et le muscle du marteau. — En avant, leur point de jonction est marqué par une surface rugueuse de forme triangulaire (fig. 124,12), à laquelle aboutit encore le bord antérieur de la grande aile et qui s'articule avec une surface semblable que nous avons déjà vue sur le frontal (p. 119), à la rencontre des trois bords de ce dernier os.

4° **Apophyses ptérygoïdes.** — Les apophyses ptérygoïdes (de πτέρυξ, *aile* et εἶδος, *forme*) sont deux colonnettes osseuses, dirigées verticalement de haut en bas et se détachant à la fois, par leur base, de la face inférieure du corps du sphénoïde et du bord interne de ses grandes ailes (fig. 124, 125 et 127). Leur sommet, bifurqué, est formé par les deux lames osseuses que l'on désigne sous le nom d'*aile interne* et d'*aile externe* (fig. 125,7 et 8) ; la première, la plus étroite des deux, se termine par un *crochet*, qui se dirige en arrière et en dehors et sur lequel glisse le tendon du muscle péri-staphylin externe ; l'aile externe, plus étalée et plus large, s'incline légèrement en dehors. Entre les deux ailes existe un espace libre, de forme triangulaire, que vient combler, sur le crâne articulé, l'*apophyse pyramidale* du palatin (voy. *Palatin*).

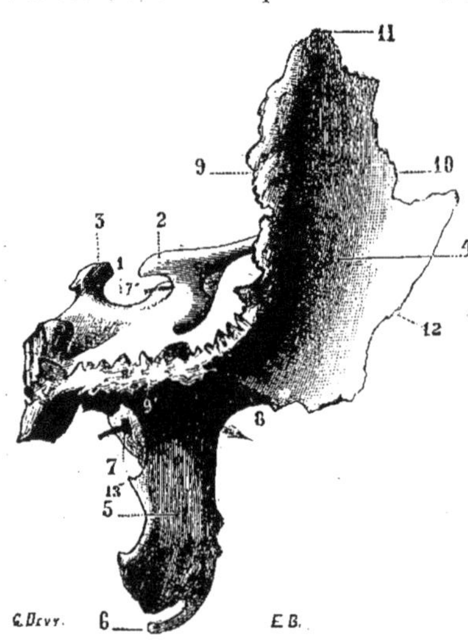

Fig. 127.
Sphénoïde, vue latérale.

1, selle turcique. — 2, apophyse clinoïde antérieure. — 3, apophyse clinoïde postérieure. — 4, face externe des grandes ailes. — 5, apophyse ptérigoïde, avec 6, le crochet de son aile interne. — 7, canal vidien. — 7' trou optique. — 8, crête sphéno-temporale, séparant la fosse temporale de la fosse zygomatique. — 9, bord externe des grandes ailes. — 10, partie supérieure de leur bord interne. — 11, surface rugueuse s'articulant avec le frontal. — 12, bord antérieur. — 13, épine de Civinini.

L'apophyse ptérygoïde nous présente quatre faces, que l'on distingue, d'après leur situation, en interne, externe, antérieure et postérieure. — La *face interne*, étroite et plane, contribue à former la paroi externe des fosses nasales. — La *face externe*, large et recouverte d'aspérités, constitue la paroi interne de la fosse zygomatique et donne insertion au faisceau inférieur du muscle ptérygoïdien externe. — La *face antérieure*, lisse à sa partie supérieure où elle fait partie de la fosse ptérygo-maxillaire, est fortement rugueuse à sa partie inférieure pour s'articuler avec le palatin. — La *face postérieure*, la plus importante de toutes, est creusée d'une excavation profonde, la *fosse ptérygoïde*, dans laquelle vient s'insérer le muscle ptérygoïdien interne. A la partie supérieure et interne de cette fosse, se trouve une petite dépression ovalaire : c'est la *fossette scaphoïde*, destinée à l'insertion supérieure du muscle péristaphylin externe. Immédiatement au-dessous de la fossette scaphoïde, se voit, sur la plupart des sujets, une petite lamelle osseuse en forme d'épine, dont la base fait corps avec l'aile interne de l'apophyse ptérygoïde, et dont le sommet se dirige en arrière. Le bord supérieur de cette lamelle osseuse délimite une échancrure demi-circulaire, dans laquelle se loge la trompe d'Eustache (*tuba*) et que nous appellerons, pour cette raison, l'*échancrure tubaire du sphénoïde*. En face de l'épine tubaire, mais en dehors d'elle, sur l'aile externe de l'apophyse ptérygoïde, se trouve une épine analogue : c'est l'*épine de Civinini*, très visible sur la figure 127,13 ; elle donne attache à une lame fibreuse, le *ligament ptérygo-*

épineux de CIVININI, qui vient s'insérer d'autre part sur l'épine du sphénoïde.

Il nous reste à signaler un dernier détail, c'est que la base de l'apophyse ptérygoïde est traversée d'arrière en avant par un canal rectiligne et à peu près horizontal : c'est le *canal vidien* (fig. 125,16), lequel livre passage au nerf vidien et à l'artère vidienne.

5° Conformation intérieure, sinus sphénoïdaux. — Comme l'ethmoïde, le sphénoïde est presque entièrement constitué par du tissu compacte. On trouve, cependant, des traces de tissu spongieux à la partie postérieure du corps, à la base des apophyses ptérygoïdes, sur les portions les plus épaisses des grandes ailes et sur le bord postérieur des petites.

Les *sinus sphénoïdaux* au nombre de deux, l'un droit, l'autre gauche, sont deux vastes cavités creusées dans le corps du sphénoïde, au-dessous de la selle turcique et de la gouttière optique (fig. 124,5). Une cloison médiane, le plus souvent déjetée à droite ou à gauche, les sépare l'un de l'autre et les rend ainsi indépendants. Il n'est pas rare de voir d'autres cloisons plus minces surgir des parois des sinus et les subdiviser ainsi en des cavités secondaires (*cellules sphénoïdales*) plus ou moins nombreuses, mais toujours irrégulières. Les sinus sphénoïdaux viennent s'ouvrir dans le méat supérieur des fosses nasales (voy. t. II, *Sens de l'olfaction*). Comme les sinus frontaux, avec lesquels ils présentent la plus grande analogie, ils sont tapissés à l'état frais par un prolongement de la muqueuse nasale.

Dans le jeune âge, l'orifice d'entrée des sinus sphénoïdaux se trouve rétréci par une lamelle osseuse fort mince, de forme triangulaire, qui se détache du bord inférieur de cet orifice. A l'état d'isolement, cette lame osseuse est connue sous le nom de *cornet de Bertin*. Elle se soude vers la deuxième année avec le corps du sphénoïde, exceptionnellement avec l'ethmoïde ou le palatin.

Connexions. — Le sphénoïde s'articule tout d'abord avec tous les os du crâne : en avant, avec l'ethmoïde et le frontal ; en arrière, avec l'occipital ; de chaque côté, avec les pariétaux et les temporaux. Il entre ensuite en connexion avec cinq os de la face, savoir : en avant et en dehors, avec les deux malaires ; en bas, avec les deux palatins et avec le vomer.

Insertions musculaires. — Sur le sphénoïde viennent s'insérer vingt-deux muscles, onze de chaque côté (fig. 128, A, B et C). — *Sur les grandes ailes :* le temporal (1) et le ptérygoïdien

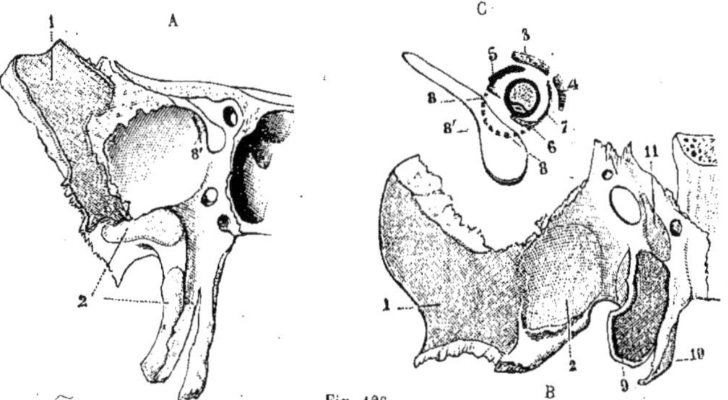

Fig. 128.

Insertions musculaires sur le sphénoïde : A, l'os, vue antérieure ; B, l'os, vue inférieure ; C, pourtour du trou optique et de la fente sphénoïdale.

(Pour la signification des chiffres, voir le texte ci-dessous relatif aux insertions musculaires.)

externe (2). — *Sur les petites ailes :* le releveur de la paupière supérieure (3), le grand oblique (4), le droit supérieur (5), le droit inférieur (6), le droit interne (7), le droit externe (8), ces trois derniers par l'intermédiaire du tendon de Zinn. Le droit externe, dans bien des cas, s'insère également par quelques faisceaux (8') sur le bord externe de la fente sphénoïdale (voy. t. II, *Muscles de l'orbite*). — Sur les *apophyses ptérygoïdes*, le ptérygoïdien interne (9), de nouveau le ptérygoïdien externe (2), le constricteur supérieur du pharynx (10) et le péristaphylin externe ou sphéno-staphylin (11).

Développement. — Depuis le troisième mois, époque où le sphénoïde commence à s'ossifier, jusqu'au septième, les différents points d'ossification aux dépens desquels se forme cet os se montrent successivement et se rassemblent en deux groupes distincts, de façon à constituer en réalité deux pièces osseuses : une pièce antérieure ou *sphénoïde antérieur*, formé par la portion antérieure du corps et les petites ailes; une pièce postérieure ou *sphénoïde postérieur*, comprenant à la fois la portion postérieure du corps, les grandes ailes et les apophyses ptérygoïdes. Ces différents points d'ossification sont au nombre de quatorze (Sappey) : quatre pour le sphénoïde antérieur, huit pour le sphénoïde postérieur et deux pour les cornets de Bertin.

a. *Sphénoïde antérieur*. — Le sphénoïde antérieur présente deux points d'ossification pour la partie antérieure du corps du sphénoïde et deux pour les petites ailes. De chaque côté de la ligne médiane, le point d'ossification destiné au corps se réunit à celui de la petite aile corres-

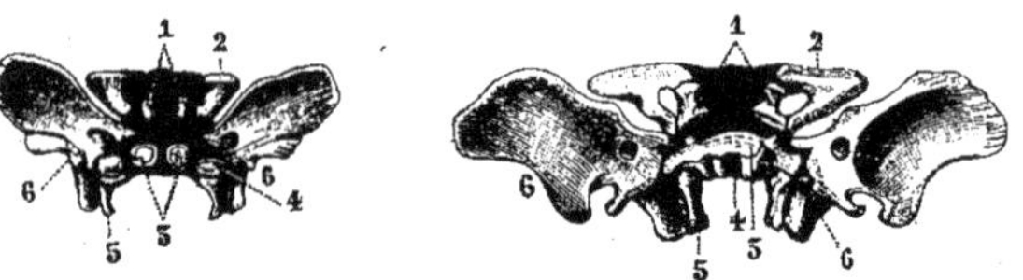

Fig. 129.

Développement du sphénoïde (d'après Sappey).

A. — *Sphénoïde d'un fœtus de trois mois et demi à quatre mois* : 1, points d'ossification qui produiront le corps du sphénoïde antérieur. — 2. petites ailes. — 3, points d'ossification internes ou moyens du corps du sphénoïde postérieur. — 4, points latéraux de ce corps. — 5, ailes internes des apophyses ptérygoïdes. — 6, ailes externes et grandes ailes.

B. — *Sphénoïde d'un fœtus de huit mois* : 1, les deux points du corps du sphénoïde antérieur, encore très écartés l'un de l'autre, mais déjà contigus aux petites ailes. — 2, 2, petites ailes formant les trous optiques avec les points précédents. — 3, les quatre points du corps du sphénoïde postérieur : ces points sont réunis en avant, mais ils présentent encore en arrière, en 4, des traces de leur indépendance primitive. — 5, ailes internes des apophyses ptérygoïdes, non encore soudées. — 6, 6, ailes externes et grandes ailes.

pondante, avant de se fusionner avec le point homologue du côté opposé. Les deux trous optiques appartiennent au sphénoïde antérieur.

b. *Sphénoïde postérieur*. — Les huit points osseux du sphénoïde postérieur se décomposent ainsi : *deux* pour les grandes ailes et la portion externe des apophyses ptérygoïdes (ils apparaissent à deux mois et demi); *deux* pour la portion interne des apophyses ptérygoïdes; *deux* pour la partie postérieure du corps (ils se réunissent entre eux au commencement du quatrième mois) ; *deux* pour la partie latérale du corps, correspondant à la région des gouttières caverneuses (ils se soudent aux précédents vers la fin du quatrième mois).

Le canal vidien résulte de la conjugaison des trois points osseux suivants : les points osseux des grandes ailes, les points osseux de la partie interne des apophyses ptérygoïdes, les points latéraux du corps.

Le sphénoïde antérieur et le sphénoïde postérieur restent distincts jusqu'au septième mois de la vie fœtale. A partir de cette époque, ils se fusionnent par les portions latérales du corps d'abord et, plus tard seulement, par la portion moyenne du corps. A la naissance, les deux sphénoïdes se trouvent encore séparés à leur face inférieure par une portion cartilagineuse non ossifiée (Sappey, Gegenbaur). Ce n'est que quelques années plus tard que l'ossification est complète.

c. *Cornets de Bertin*. — Rien de plus obscur que l'origine des *cornets de Bertin*. Pour Sappey, les deux points osseux qui donnent naissance aux sinus sphénoïdaux apparaissent du sixième au huitième mois qui suit la naissance. Ils affectent primitivement la forme de deux petites lamelles, situées de chaque côté du bec du sphénoïde, qui se replient bientôt et forment, vers la troisième ou la quatrième année, une espèce de cône (*cornet de Bertin*), lequel se soude au reste de l'os de la douzième à la quinzième année. Contrairement à l'opinion précédente, Kölliker, embrassant sur ce point les idées de Dursy, rattache les cornets de Bertin aux masses latérales de l'ethmoïde. D'après ce dernier anatomiste, ces cornets sont déjà visibles chez des embryons de 8 centimètres et sont bien constitués chez ceux de 20 centimètres.

Variétés. — L'apophyse clinoïde antérieure peut se réunir avec l'apophyse clinoïde postérieure; de même, l'apophyse clinoïde moyenne peut se fusionner, soit avec l'apophyse clinoïde antérieure, soit avec la postérieure, soit à la fois avec l'une et l'autre. De telles dispositions ont pour résultat la formation, sur le côté de la selle turcique, d'un ou de plusieurs orifices surnuméraires (fig. 126,19 et 20). — La gouttière caverneuse est limitée en dehors, dans sa moitié postérieure, par une languette osseuse (*lingula* de Meckel), qui est souvent très développée et qui répond à l'espace compris entre le trou grand rond et le trou ovale (fig. 103,15). Cette languette, bien décrite par Caldani (*Opusc. anat.*, Padoue, 1803), constitue parfois une petite pièce osseuse tout à fait distincte, engagée dans la dure-mère contre la carotide interne. — De chaque côté de la crête ethmoïdale du sphénoïde, en haut et en avant du corps de l'os, existent quelquefois deux petits prolongements latéraux ou *alæ minimæ* de Luschka (*Zeitsch. für wissensch. Zoologie*, 1856, p. 123), disposition constante, d'après Hyrtl, dans les différentes espèces du genre chien. Les *alæ minimæ* peuvent être indépendantes (W. Krause). — Les sinus sphénoïdaux sont très variables dans leur étendue et dans leur configuration; ils sont le plus souvent inégaux et, dans ce cas, c'est tantôt le gauche, tantôt le droit qui est le plus grand. On a vu les sinus s'étendre en avant jusque dans les petites ailes, et en arrière jusque dans la portion basilaire de l'occipital (Soemmering). On les a vus, chez l'adulte, constitués par une masse de petites cavités ou cellules. Enfin, ils peuvent communiquer avec la cavité cranienne par un orifice qui vient s'ouvrir dans la selle turcique. — On rencontre quelquefois, chez les nouveau-nés, un canal qui part de la selle turcique pour aboutir au pharynx : c'est le *canal cranio-pharyngien*, bien décrit par Landzert (*Petersburger medicinische Zeitschrift*, 1868, t. XIV, p. 133) et renfermant, avec quelques vaisseaux, un prolongement de la dure-mère. Romiti (Sienne, 1888) a observé ce canal sur une petite fille de cinq ans. Maggi (*Arch. per l'Antr.*, 1891) l'a rencontré 19 fois sur 64 anthropoïdes examinés. — Indépendamment de ce canal craniopharyngien médian, Sternberg (*Arch. f. Anat. u. Physiol.*, 1890) a décrit chez le nouveau-né deux canaux *cranio-pharyngiens latéraux*, qui se trouvent au niveau de l'insertion de la grande aile sur les faces latérales du corps. Ces deux canaux, qui persistent parfois chez l'adulte à des degrés divers, représenteraient, d'après Sternberg, le vestige d'une fontanelle membraneuse du crâne primordial cartilagineux. — On aperçoit quelquefois, sur la face orbitaire des grandes ailes, un trou (Albinus, tab. I, X; tab. V, fig. 7), par lequel pénètre dans l'orbite une branche de l'artère méningée, moyenne, accompagnée d'une veine. — Sur la face inférieure de la grande aile du sphénoïde, on observe assez souvent un petit sillon qui se dirige obliquement en avant et en dehors : c'est le *sulcus crotaphiticus*. Ce sillon est recouvert, à l'état frais, par un pont ligamenteux qui peut s'ossifier : il en résulte la formation d'un trou osseux, le *foramen crotaphitico-buccinatorium* de Hyrtl, à travers lequel passe la branche motrice du nerf maxillaire inférieur ou nerf crotaphitico-buccinateur. — On rencontre assez fréquemment (60 à 70 p. 100), un peu au-dessous du trou ovale, une bandelette fibreuse qui prend naissance en avant sur le bord postérieur de l'aile externe de l'apophyse ptérygoïde et qui, de là, vient s'insérer sur l'épine du sphénoïde : c'est le *ligament ptérygo-épineux* de Civinini. Cette bandelette fibreuse s'ossifie parfois (3 p. 100) chez l'adulte : il en résulte la formation d'un trou osseux, le *trou ptérygo-épineux*, quelquefois double, à travers lequel passent ordinairement les vaisseaux et nerfs ptérygoïdiens internes. Mais les rapports du trou ptérygo-épineux avec les diverses branches du nerf maxillaire inférieur sont excessivement variables. C'est ainsi que, sur 104 cas réunis par la Société anatomique anglaise, les deux nerfs lingual et dentaire inférieur passaient 92 fois sur le côté externe du ligament ptérygo-épineux et 12 fois sur son côté interne (voy. à ce sujet Valenti, *Monit. Zool.*, 1891; von Brunn, *Anat. Anzeiger*, 1891; Grosse, *ibid.*, 1893). — Sur le côté externe de la base de cette même aile externe, existe quelquefois un canal destiné à laisser passer l'artère maxillaire interne; cette disposition a son homologue chez le lapin (W. Krause, *Anatomie des Kaninchens*, 1868, p. 48). — Le trou optique peut être double : Soemmering, Theile, Dubreuil et plus récemment Zoja (*Bollet. scientifico* de 1886) en ont rapporté des exemples. D'après ce dernier anatomiste, l'un des trous, le plus grand, est occupé par le nerf optique ; l'autre, le plus petit, livre passage à l'artère ophthalmique ou à l'une de ses branches.

§ IV. — Occipital

L'occipital (fig. 131 et 132) est un os impair, médian, symétrique, occupant la partie postérieure, inférieure et moyenne du crâne. Il repose sur la première pièce de la colonne vertébrale, l'atlas, et représente morphologiquement, comme nous le verrons plus tard, la première des vertèbres craniennes. Envisagé dans son ensemble, l'occipital, concave en haut et en avant, convexe en bas et en arrière, affecte une forme assez irrégulièrement losangique et, de ce fait, nous offre à considérer deux faces, quatre bords et quatre angles.

1° Face postéro-inférieure, convexe ou exocranienne. — Sur la face postéro-inférieure (fig. 131), nous voyons tout d'abord un vaste orifice, appelé *trou occipital*. Cet orifice, de forme ovalaire à grand diamètre antéro-postérieur, mesure en moyenne 35 millimètres de longueur sur 30 millimètres de largeur. Il fait communiquer la cavité cranienne avec le canal vertébral et livre passage, à l'état frais, à la moelle et à ses enveloppes, ainsi qu'aux deux nerfs spinaux, aux racines ascendantes de l'hypoglosse et aux deux artères vertébrales. Le trou occipital se trouve, chez l'homme, sur un plan à peu près horizontal, disposition essentiellement caractéristique de la station bipède. (Au sujet des angles occipitaux de DAUBENTON et de BROCA, mesurant le degré d'inclinaison du trou occipital, voy. plus loin p. 242.) Nous examinerons successivement la face exocranienne de l'occipital : 1° en avant du trou occipital ; 2° en arrière de ce trou ; 3° sur les côtés.

a. *En avant du trou occipital.* — En avant du trou occipital, nous rencontrons une surface quadrilatère, plus longue que large, obliquement dirigée de bas en haut et d'arrière en avant : c'est la *surface basilaire de l'occipital*. Cette surface nous présente sur la ligne médiane, en son milieu ou à l'union de ses deux cinquièmes postérieurs avec ses trois cinquièmes antérieurs, une saillie de 1 ou 2 millimètres de hauteur, sur laquelle vient prendre attache l'aponévrose du pharynx : on lui donne, pour cette raison, le nom de *tubercule pharyngien* (fig. 130).

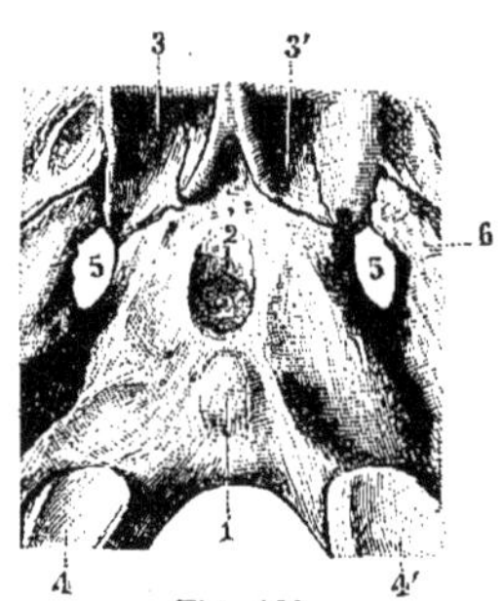

Fig. 130.

Face inférieure de l'apophyse basilaire d'un crâne des cavernes de Madagascar (collection du muséum).

1, tubercule pharyngien. — 2, fossette naviculaire, avec 2', fossette pharyngienne. — 3, 3', orifices postérieurs des fosses nasales ou choanes. — 4, 4', condyles de l'occipital. — 5, 5, trous déchirés antérieurs. — 6, rocher.

La partie de la surface basilaire, qui est placée en arrière et sur les côtés du tubercule pharyngien, est fort inégale. Elle donne insertion, à droite et à gauche de la ligne médiane, aux deux muscles grand droit antérieur et petit droit antérieur de la tête (voy. fig. 132,10 et 11).

La partie de la surface basilaire qui se trouve située en avant de ce même tubercule répond à la voûte du pharynx. Elle nous présente ordinairement (dans les 2/3 des cas environ) une légère dépression médiane (fig. 130,2), allongée dans le sens antéro-postérieur, à laquelle POELCHEN a donné le nom de *fossette naviculaire*. Au fond de la fossette naviculaire se voit quelquefois une deuxième fossette beaucoup plus petite, arrondie ou ovalaire, à bords nettement circonscrits, connue sous le nom de *fossette pharyngienne* (2') : elle répond, à l'état frais, à la poche pharyngienne de LUSCHKA. Nous aurons à y revenir plus tard à propos du pharynx.

b. *En arrière du trou occipital.* — En arrière du trou occipital s'étale la portion à la fois la plus large et la plus mince de l'os : c'est la *portion écailleuse* ou, tout simplement, l'*écaille de l'occipital*. Nous y remarquons, en son milieu, une saillie rugueuse, la *protubérance occipitale externe*, plus ou moins développée suivant les sujets et donnant insertion au ligament cervical postérieur et à plusieurs muscles.

Au-dessus de la protubérance, l'occipital est lisse et répond aux téguments, dont il est séparé cependant, sur les côtés par les muscles occipitaux, sur la ligne médiane par l'aponévrose épicranienne.

Au-dessous, au contraire, il est fortement accidenté pour des insertions musculaires. Les principaux détails qu'on y rencontre sont les suivants. — Tout d'abord, la *crête occipitale externe*, saillie linéaire située sur la ligne médiane et allant de la protubérance occipitale externe au trou occipital. — De chaque côté de cette crête s'échappent deux lignes courbes, à concavité antérieure, qui se dirigent transversalement de la ligne médiane vers le bord antérieur de l'os. On les distingue sous les noms de *ligne courbe occipitale supérieure* et *ligne courbe occipitale inférieure* : la première prend naissance sur la protubérance occipitale elle-même et donne insertion au muscle occipital, au trapèze, au sterno-cléido-mastoïdien et au splénius de la tête ; la seconde se sépare de la crête en un point qui est situé à peu près à égale distance de la protubérance occipitale et du trou occipital et, de là, se dirige vers l'apophyse jugulaire. — Entre les deux lignes courbes, se trouvent des rugosités pour l'insertion du grand complexus et de l'oblique supérieur de la tête. — Sur la ligne courbe inférieure et au-dessous d'elle, existent également des rugosités pour l'insertion des muscles grand droit et petit droit postérieurs de la tête (voy. fig. 133).

c. *Sur les côtés du trou occipital.* — De chaque côté du trou occipital, enfin, nous voyons deux éminences articulaires, de forme elliptique, obliquement dirigées d'arrière en avant et de dehors en dedans : ce sont les *condyles de l'occipital.* — Leur face inférieure, convexe et parfaitement lisse, s'articule avec les cavités glénoïdes de l'atlas. Elle est souvent rétrécie et comme étranglée à l'union de son tiers antérieur avec ses deux tiers postérieurs, disposition que nous avons déjà signalée sur la facette correspondante de l'atlas. — Leur face interne présente une empreinte rugueuse pour l'insertion des ligaments ondotoïdiens latéraux. — Leur face externe est séparée du bord de l'os par une surface rugueuse, la *surface jugulaire,* sur laquelle vient s'attacher le muscle droit latéral de la tête.

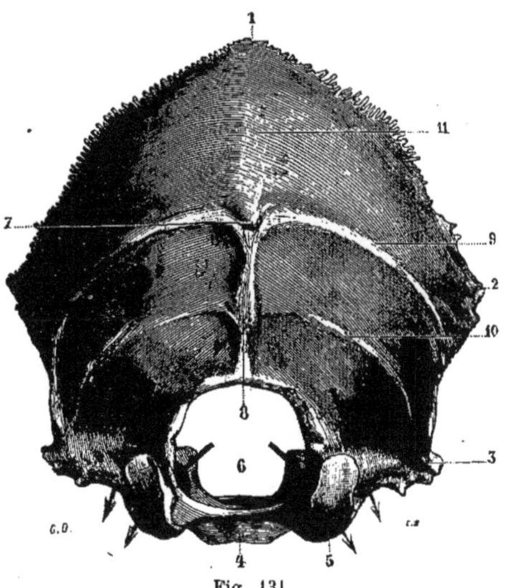

Fig. 131.

Occipital, face postéro-inférieure ou convexe.

1, angle supérieur. — 2, angles latéraux. — 3, apophyses jugulaires. — 4, apophyse basilaire. — 5, condyles. — 6, trou occipital. — 7, protubérance occipitale externe (*inion*). — 8, crête occipitale externe. — 9, lignes courbes supérieures. — 10, lignes courbes inférieures. — 11, écaille de l'occipital. — (Des flèches rouges sont passées dans les trous condyliens postérieurs et antérieurs.)

En arrière et en avant de chaque condyle, se trouvent deux dépressions, désignées sous les noms de *fossette condylienne antérieure* et de *fossette condylienne postérieure.* — La fossette condylienne postérieure est souvent percée d'un trou, le *trou condylien postérieur,* par où passe une veine, et quelquefois aussi une artériole, branche de la méningée postérieure. — La fossette condylienne antérieure présente également un trou, celui-ci constant : c'est le *trou condylien antérieur,* pour le passage du nerf grand hypoglosse, qu'accompagne parfois une artériole provenant de la méningée postérieure.

2° Face antéro-supérieure, concave ou endocranienne. — Cette face (fig. 132) qui est en rapport avec la masse encéphalique et qu'on appelle pour cette raison face endocranienne, nous présente de nouveau le trou occipital, sur la description duquel il est inutile de revenir. Comme nous l'avons fait pour la face exocranienne, nous examinerons successivement notre face endocranienne, en avant, en arrière et sur les côtés du trou occipital :

a. *En avant du trou occipital.* — En avant du trou occipital, se trouve une gouttière inclinée en bas et en arrière : c'est la *gouttière basilaire,* dans laquelle se logent la protubérance annulaire et une partie du bulbe rachidien. On distingue assez souvent dans cette gouttière une dépression ovalaire qui reçoit la partie renflée de la protubérance et, au-dessous, une crête plus ou moins accusée qui répond au sillon bulbo-protubérantiel. Les parties latérales de la gouttière basilaire sont creusées d'une petite rigole, qui concourt à loger le sinus pétreux inférieur.

b. *En arrière du trou occipital.* — En arrière du trou occipital, nous observons quatre dépressions, que l'on désigne sous le nom de *fosses occipitales;* on les distingue en inférieures et supérieures. — Les deux inférieures ou *fosses cérébelleuses* sont en rapport avec les hémisphères du cervelet. — Les deux supérieures ou *fosses cérébrales* répondent à l'extrémité postérieure des lobes cérébraux et, de ce fait, nous présentent des éminences mamillaires et des impressions digitales.

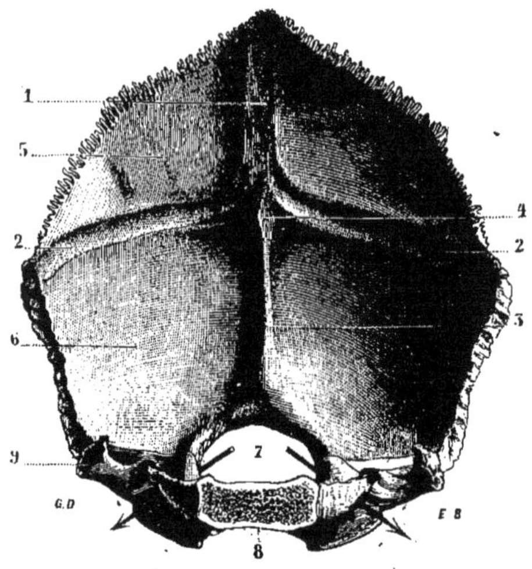

Fig. 132.

Occipital, face antéro-supérieure ou concave.

1, gouttière longitudinale. — 2, gouttières latérales. — 3, crête occipitale interne. — 4, protubérance occipitale interne. — 5, fosses occipitales supérieures ou cérébrales. — 6, fosses occipitales inférieures ou cérébelleuses. — 7, trou occipital. — 8, apophyse basilaire, avec le trait de scie qui l'a séparée du sphénoïde. — 9, apophyse jugulaire. — (Des flèches rouges sont passées dans les trous condyliens antérieurs.)

Les limites séparatives de ces différentes fosses sont très nettement marquées par des crêtes ou saillies, dont le point de réunion, situé sur la ligne médiane, constitue la *protubérance occipitale interne*. Elle est placée en regard de la protubérance occipitale externe que nous avons déjà décrite sur la face précédente.

Les deux fosses cérébelleuses sont séparées l'une de l'autre par une crête médiane, la *crête occipitale interne,* qui s'étend de la protubérance occipitale au trou occipital. Elle est plus accusée que son homologue de la face externe et donne attache à la faux du cervelet. Inférieurement, elle se divise en deux branches, arrondies et mousses, qui se perdent insensiblement sur le pourtour du trou occipital. — A leur tour, les deux fosses cérébrales sont séparées l'une de l'autre par une gouttière médiane, qui fait suite à la gouttière sagittale et loge la terminaison du sinus longitudinal supérieur. — Enfin, chaque fosse cérébrale est séparée de la fosse cérébelleuse du même côté par une gouttière transversale, qui n'est qu'une branche de bifurcation de la gouttière précédente. Cette gouttière transversale, qui loge la première portion du sinus latéral, est presque toujours plus grande du côté droit que du côté gauche, comme l'ont remarqué depuis longtemps Morgagni et Hunauld.

c. *Sur les côtés du trou occipital.* — Sur les côtés du trou occipital, se trouve d'abord le *trou condylien antérieur* et, en arrière de lui, le *trou condylien postérieur,* deux trous que nous avons déjà signalés sur la face inférieure de l'os. Le trou condylien postérieur est situé généralement en un point qui est également distant du trou occipital et du bord de l'os. Il n'est pourtant pas très rare de le rencontrer dans le voisinage de l'échancrure jugulaire.

3° **Bords.** — Les bords de l'occipital (fig. 131 et 132) sont au nombre de quatre comme dans un losange : deux supérieurs ou pariétaux, deux inférieurs ou temporaux.

a. *Bords pariétaux.* — Les bords pariétaux, sensiblement rectilignes, sont hérissés de très longues dentelures, qui s'engrènent avec les dentelures homologues du bord postérieur du pariétal, pour former la suture lambdoïde. La direction rectiligne de ces bords est parfois interrompue par la présence d'os wormiens.

b. *Bords temporaux.* —Les bords temporaux sont divisés en deux parties à peu près égales par une forte saillie, qu'il est toujours facile de reconnaître : c'est l'*apophyse jugulaire,* laquelle limite en avant la gouttière latérale et présente en dehors une facette rugueuse, destinée à s'articuler avec une facette semblable de la portion pierreuse du temporal. — La portion du bord inférieur, qui est située en arrière de l'apophyse jugulaire, est faiblement dentelée et s'articule avec la portion mastoïdienne du temporal. — La portion qui est en avant présente tout d'abord une échancrure à bord lisse, l'*échancrure jugulaire :* elle est souvent subdivisée elle-même en deux parties par une petite épine et contribue, sur le crâne articulé, à former le trou déchiré postérieur. A la suite de cette échancrure se trouve une surface rugueuse, de forme triangulaire, destinée à s'articuler avec le sommet du rocher.

4° **Angles**. — Les angles de l'occipital (fig. 131 et 132) sont également au nombre de quatre. Ils se distinguent, d'après leur situation, en supérieur, inférieur, latéraux :

a. *Angle supérieur.* — L'angle supérieur, aigu et fortement dentelé, vient se loger dans l'angle rentrant que forment en arrière les deux pariétaux. Il est parfois remplacé par un os wormien.

b. *Angle inférieur.* — L'angle inférieur, très épais et tronqué, s'articule avec le corps du sphénoïde. Nous avons déjà dit plus haut, à propos de ce dernier os, que le sphénoïde et l'occipital se soudaient à ce niveau de très bonne heure et ne pouvaient être séparés, chez l'adulte, que par un trait de scie.

c. *Angles latéraux.* — Les angles latéraux, obtus et dentelés, regardent en dehors et correspondent, sur le crâne, au point de réunion du pariétal et du temporal.

5° **Conformation intérieure**. — L'occipital, comme tous les os du crâne, est formé par deux lames de tissu compacte, emprisonnant entre elles une couche plus ou moins épaisse de tissu spongieux. Cette dernière couche fait à peu près défaut au niveau des fosses occipitales et principalement au niveau des fosses inférieures ou cérébelleuses ; de là, la minceur et parfois même la transparence que présente l'os dans cette région. Par contre, le tissu spongieux forme : 1° une couche relativement épaisse au niveau des bords ; 2° entre les deux protubérances ; 3° sur les condyles ; 4° sur le pourtour du trou occipital ; 5° sur l'apophyse basilaire.

Dans cette dernière région, on observe même, chez quelques sujets, de véritables cavités, *sinus* ou *cellules basilaires,* qui communiquent avec les sinus sphénoïdaux et sont tapissées, à l'état frais, par un prolongement de la muqueuse pituitaire.

Connexions. — L'occipital s'articule avec six os : en avant, avec le sphénoïde ; en haut, avec les deux pariétaux ; sur les côtés, avec les deux temporaux ; en bas, avec l'atlas.

Insertions musculaires. — L'occipital donne insertion à douze muscles. Ces insertions musculaires se trouvent résumées dans la figure 133 et dans le tableau qui lui est juxtaposé.

a. *Ecaille*	1, Occipito-frontal. 2, Trapèze. 3, Sterno-cléido-mastoïdien (faisceaux sterno- et cléido-occipitaux). 4, Splénius capitis. 5, Grand complexus. 6, Petit droit postérieur. 7, Grand droit postérieur. 8, Oblique supérieur ou petit oblique.
b. *Apophyse jugulaire.*	9, Droit latéral.
c. *Apophyse basilaire* .	10, Petit droit antérieur. 11, Grand droit antérieur. 12, Constricteur supérieur du pharynx (par l'aponévrose du pharynx).

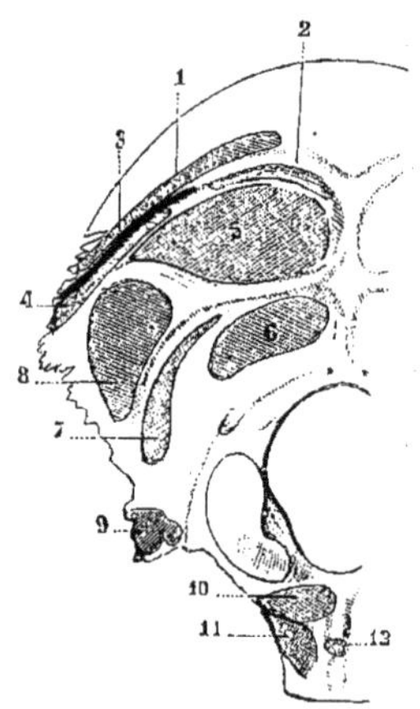

Fig. 133.

L'occipital, vu par sa face exocranienne, avec les insertions musculaires.

(Pour la signification des chiffres, se reporter au tableau ci-contre.)

Développement. — L'occipital se développe par cinq points d'ossification principaux, qui apparaissent vers la fin du second mois et le commencement du troisième : un pour l'apophyse basilaire, un pour chacune des régions condyliennes; deux pour la portion écailleuse (fig. 134). De ces deux derniers points, l'un, *point inférieur de l'écaille*, répond à la partie cérébelleuse de l'écaille occipitale et se développe, comme le point basilaire et les points condyliens, dans le cartilage ; l'autre, *point supérieur de l'écaille*, correspond à la partie cérébrale de l'os et apparaît, en dehors de toute formation cartilagineuse, dans la couche membraneuse qui forme la partie convexe du crâne primordial (voy. Kölliker, *Mikr. Anat.*, II, p. 374, et *Zeitschr. f. Wiss. Zool.*, Reichert, *Muller's Archiv.*, 1849, p. 432, et 1852, p. 258). Chacun de ces deux points serait primitivement double (Kölliker, Broca).

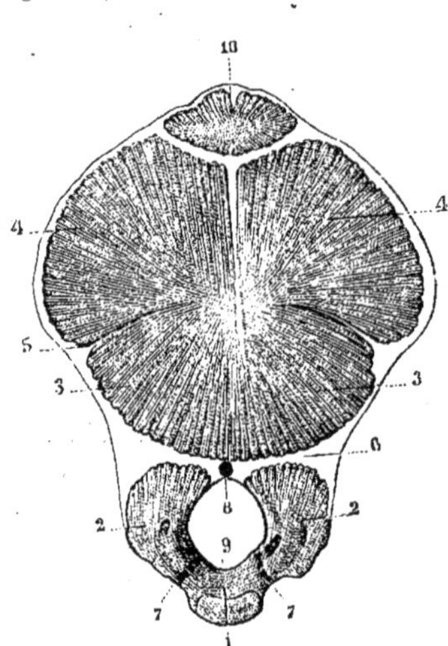

Fig. 134.

Ossification de l'occipital.

1, point basilaire. — 2, 2, points condyliens. — 3, 3, le point double inférieur de l'écaille. — 4, 4, le point double supérieur de l'écaille. — 5, fissure transversale séparant primitivement les points inférieur et supérieur. — 6, charnière obstétricale. — 7, ligne de réunion des points basilaire et condyliens. — 8, osselet de Kerkring. — 9, trou occipital. — 10, os épactal.

Voici dans quel ordre se fait la réunion de ces divers centres d'ossification. Le point supérieur de l'écaille se fusionne de bonne heure avec le point inférieur. Cette fusion ne se fait, tout d'abord, que sur la ligne médiane; de chaque côté, existe une fissure transversale que l'on retrouve encore chez le nouveau-né. L'écaille temporale se soude avec les portions condyliennes dans le cours de la deuxième année seulement. Jusqu'à cet âge, il existe entre l'écaille et les masses condyliennes une bande cartilagineuse « qui permet à la portion écailleuse de l'occipital d'exécuter, sur la portion basilaire, des mouvements d'avant en arrière, et d'arrière en avant, de véritables mouvements de flexion et d'extension ». Ce mouvement de bascule se produit particulièrement dans les accouchements avec présentation du sommet. La bande cartilagineuse en question est connue en obstétrique sous le nom de *charnière obstétricale* ou *charnière de Budin*. La réunion de la portion basilaire avec la portion condylienne ne s'effectue que plus tard, au cours de la troisième ou de la quatrième année.

Indépendamment des *centres principaux* que nous venons de décrire, on observe des *points d'ossification secondaires*, fort variables en nombre et en importance, dont le plus intéressant est certainement celui qui a été signalé par Kerkring sur le rebord postérieur du trou occipital, entre l'os condylien du côté gauche, et l'os condylien du côté droit (fig. 134,8). Hartmann a pu décrire ainsi huit points osseux pour l'écaille occipitale seulement. Kölliker (*Embryologie*, p. 465) ne s'explique ce nombre que par des « anomalies dans le travail d'ossification ». Pour lui, l'*osselet de Kerkring* lui-même serait loin d'être constant.

Dans deux mémoires publiés récemment, HAGEN (*Bull. mens. de l'Acad. des sciences de Berlin*, 1879) et ANOUTCHINE (*Bull. de la Soc. d'Anthropologie de Moscou*, 1880) ont multiplié, comme l'avait fait HARTMANN, les points d'ossification de l'écaille occipitale. Enfin, dans un travail plus récent encore, HANNOVER, de Copenhague (*le Cartilage primordial et son ossification dans le crâne humain avant la naissance*, 1881), arrive à des conclusions qui diffèrent fort peu de celles de KÖLLIKER. Pour lui, en effet, l'écaille occipitale se développerait par deux points d'ossification seulement, correspondant le premier à la portion cartilagineuse, le second à la portion non cartilagineuse ou membraneuse. De telles divergences appellent de nouvelles recherches, dans lesquelles il faudra tenir compte, un peu plus que ne l'ont fait certains observateurs, des variations individuelles.

Variétés. — La surface inférieure ou articulaire du condyle est quelquefois partagée en deux facettes indépendantes, l'une antérieure, l'autre postérieure. HYRTL pense que la facette antérieure s'est développée aux dépens du point d'ossification de l'apophyse basilaire. — Sur le pourtour du trou condylien antérieur, on rencontre fréquemment un ou plusieurs petits conduits accessoires pour le passage de quelques veinules. — Le trou condylien postérieur fait souvent défaut (38 p. 100 d'un seul côté, 21 p. 100 des deux côtés, W. KRAUSE). — Quelquefois on rencontre dans la région de la crête occipitale externe un ou deux trous, par lesquels passent des vaisseaux sanguins (SOEMMERING). — Sur le milieu du bord antérieur du trou occipital, existe parfois une petite facette articulaire pour l'extrémité supérieure de l'apophyse odontoïde, disposition qui est normale (HYRTL) chez quelques mammifères. Cette facette surmonte parfois un prolongement plus ou moins considérable : c'est le *troisième condyle de l'occipital*, dont ROMITI (1881), LEGGE (1883), TAFANI (1885), SERGI (1886), etc., nous ont rapporté plusieurs exemples. — Une autre anomalie qui est fort intéressante au point de vue de son homologie avec une disposition qui est typique chez quelques mammifères, est la présence, sur la ligne médiane et un peu en avant du trou occipital, d'un tubercule incrusté de cartilage, correspondant à une facette articulaire concave, que l'on rencontre dans ces cas sur l'arc antérieur de l'atlas (voy. FRIEDLOWSKY, *Wiener Akadem. Sitzungsb.*, vol. 60). — La *fossette pharyngienne* que nous avons signalée plus haut au cours de notre description sur la face inférieure de l'apophyse basilaire se rencontrerait chez l'homme avec une proportion de 1 pour 100, d'après ROMITI. D'après les recherches récentes d'ESCAT, elle serait extrêmement fréquente dans la race nègre, moins fréquente dans la race jaune, moins fréquente encore dans la race blanche. Elle est normale chez quelques animaux, notamment chez le phoque. Son apparition chez l'homme paraît résulter, d'après ROMITI, soit de la persistance partielle du sillon longitudinal qui occupe chez le fœtus la face inférieure de l'apophyse basilaire, soit de l'existence d'un diverticule pharyngien anormal situé en arrière de la poche de Rathke. — Le professeur HYRTL a décrit le premier (*Wiener Med. Wochenschrift*, 1860), dans la région de l'apophyse jugulaire, une apophyse creuse, communiquant avec les cellules mastoïdiennes du temporal (*apophyse pneumatique* de HYRTL). — ZOJA (*Boll. scientifico*, 1889) a rencontré sur quatre sujets, au niveau de la protubérance occipitale interne, une dépression plus ou moins profonde, qui répondait au pressoir d'Hérophile ou torcular et à laquelle il a donné le nom de *fossette torculaire*. — On rencontre quelquefois sur les bords de l'écaille, au niveau ou au-dessus de la ligne courbe occipitale supérieure, des sillons horizontaux, se rapprochant plus ou moins de la ligne médiane et constitués par de vraies fissures, indices de la multiplicité des centres d'ossification. A un degré plus avancé, ces fissures donnent lieu à l'anomalie suivante.

Os épactal. — On donne ce nom à une formation osseuse indépendante, occupant la partie supérieure de l'occipital, qu'il sépare des pariétaux. Il est l'homologue chez l'homme de l'*os interpariétal*, que l'on rencontre normalement chez un grand nombre d'animaux. A l'état de développement parfait, l'os épactal ou interpariétal (ces deux termes sont pour moi synonymes) affecte la forme d'un triangle dont le sommet, dirigé en haut, répond à l'extrémité postérieure de la suture sagittale et dont la base est représentée par une suture transversale, qui, passant à un ou deux centimètres au-dessus de la protubérance occipitale externe, viendrait aboutir de chaque côté à la limite inférieure de la suture lambdoïde. On voit par cette description sommaire que l'épactal n'est autre chose que la portion la plus élevée de l'écaille occipitale non soudée au reste de l'os. Mais il s'en faut de beaucoup que l'os épactal soit toujours aussi simple : il présente des variations de forme et d'étendue souvent très considérables; il peut, en outre, être formé par deux ou même trois pièces distinctes (voyez à ce sujet l'intéressant mémoire de JACQUART, *De la valeur de l'os épactal*, in Journ. de l'Anatomie, t. II, 1865). — TCHUDY et RIVERO, dans leurs *Antiquités péruviennes* publiées en 1853, avaient signalé comme constante, du moins chez les enfants, l'existence de l'os épactal dans les races primitives du Pérou : de là, la dénomination d'*os Incæ*, d'*os des Incas*, qui fut donné à l'épactal. Les recherches ultérieures de BROCA (*Bull. Soc. Anthrop.*, 2e série, t. X, p. 133) et de TOPINARD (*l'Anthropologie*, 2e édit., p. 110) ont montré tout ce qu'il y avait de fantaisiste dans l'affirmation de TCHUDY et RIVERO. — Dans les races allemandes, l'os épactal se rencontrerait 2 ou 3 fois sur 100 d'après WELCKER, 8 fois sur 100 chez les Bavarois d'après RANKE.

Apophyse paramastoïdienne. — L'apophyse jugulaire, si réduite chez l'homme, est représentée chez quelques mammifères, notamment chez le porc et chez les herbivores, par une saillie volumineuse qui se projette en avant en forme d'épine. Elle paraît suppléer chez eux à l'absence de l'apophyse mastoïde, d'où le nom d'apophyse paramastoïdienne sous lequel on la désigne. Mais, chez l'homme même, l'apophyse jugulaire peut présenter un développement insolite, assez prononcé parfois pour la mettre en contact avec l'apophyse transverse de l'atlas. C'est assurément là une disposition homologue de la formation paramastoïdienne, signalée plus haut. Je l'ai vue dans un cas atteindre 22 millimètres de longueur et s'articuler avec l'apophyse transverse de l'atlas, à l'aide d'une facette ovalaire à grand axe transversal qui mesurait 10 millimètres de largeur sur 8 millimètres de hauteur.

Os basiotique. — ALBRECHT (*Mémoire sur le basiotique*, Bruxelles, 1883) a donné ce nom à une pièce osseuse, plus ou moins indépendante, qu'il a observée sur des points anormaux, entre le corps du sphénoïde et l'occipital. Il a montré en même temps que cette pièce osseuse, impaire et médiane, appartient à la portion basilaire de l'occipital et que ce que nous décrivons sous le nom d'apophyse basilaire est constitué en réalité par la réunion de deux os ayant chacun la signification d'un corps vertébral. Le basiotique n'est autre que le plus antérieur de ces deux os. Sans avoir d'os basiotique distinct, l'apophyse basilaire de l'occipital nous présente assez fréquemment des échancrures ou même des fissures latérales, qui sont certainement les vestiges de sa division primitive en pièces multiples.

Fossette vermienne. — La crête occipitale interne, en descendant de la protubérance vers le trou occipital, se divise parfois en deux crêtes latérales, interceptant entre elles une dépression médiane plus ou moins profonde : c'est la *fossette cérébelleuse moyenne* (VERGA) ou *fossette vermienne* (ALBRECHT), ainsi appelée parce qu'elle loge le lobe moyen du cervelet ou vermis. Elle a été surtout étudiée en Italie par VERGA, par LOMBROSO, par ROMITI, etc. MANOUVRIER, en France, l'a constatée assez fréquemment sur des crânes, parfaitement normaux d'ailleurs, dans la collection du musée Broca. C'est là bien certainement une anomalie réversive : la fossette vermienne existe en effet normalement chez la plupart des mammifères et notamment chez tous les singes, à l'exception des trois anthropoïdes qui se rapprochent le plus de l'homme, le chimpanzé, le gorille et l'orang.

§ V. — PARIÉTAL

Le pariétal, ainsi appelé de (*paries*, paroi) parce qu'il forme la plus grande partie des parois du crâne, est un os pair situé au-dessus du temporal, en arrière du frontal, en avant de l'occipital. Il a une forme assez régulièrement quadrilatère et présente par conséquent : deux faces, que l'on distingue en externe et interne, quatre bords et quatre angles.

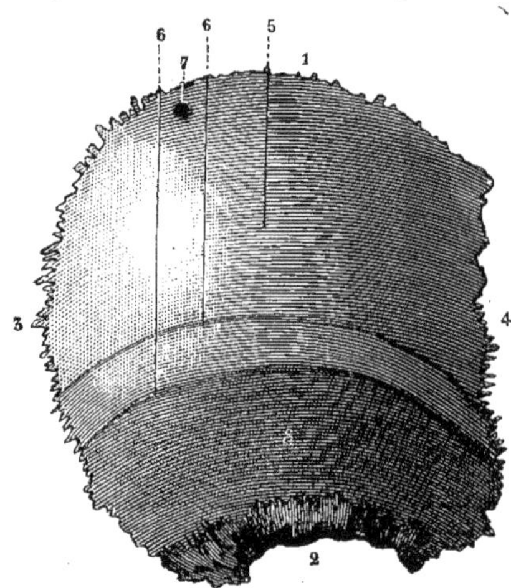

Fig. 135.
Pariétal, face externe ou convexe.

1, bord supérieur. — 2, bord inférieur. — 3, bord postérieur. — 4, bord antérieur. — 5, bosse pariétale. — 6, 6, la double ligne temporale. — 7, trou pariétal.

(La teinte rose indique la partie de l'os (8) sur laquelle le muscle temporal prend ses insertions.)

1° Face externe ou exocranienne. — La face externe (fig. 135), fortement convexe, nous présente à son centre une saillie arrondie, la *bosse pariétale*, beaucoup plus marquée chez l'enfant que chez l'adulte. — Au-dessous d'elle, se voient deux lignes courbes, demi-circulaires et à peu près concentriques, dont la concavité regarde en bas et en avant. Ce sont les deux *lignes temporales* : l'inférieure donne insertion au muscle temporal ; la supérieure donne attache à l'aponévrose de ce muscle. — La portion de l'os qui est située au-dessus des lignes temporales est régulièrement arrondie et lisse ; elle répond à l'aponévrose épicranienne. — La portion qui est située au-dessous fait partie de la fosse temporale (voy. cette région, p. 169). Elle répond, à l'état frais, au muscle temporal.

2° Face interne ou endocranienne. — La face interne du pariétal (fig. 136) est fortement concave. — Nous y voyons tout d'abord à son centre une dépression, la *fosse pariétale*, correspondant à la bosse de même nom. — Nous y rencontrons ensuite tout un système de gouttières ramifiées, qu'on a comparées aux nervures d'une *feuille de figuier*. La gouttière principale, le tronc pour ainsi dire qui fournit presque toutes les autres, part de l'angle antéro-inférieur du pariétal et, de là, se dirige obliquement en haut et en arrière ; elle est parfois transformée, à son origine, en un canal complet. Un peu en arrière de cette gouttière principale, s'en trouvent d'ordinaire une ou deux autres, qui partent non plus de l'angle, mais du bord inférieur de l'os. Dans ces gouttières rameuses du pariétal cheminent les ramifications de l'artère et des veines méningées moyennes.

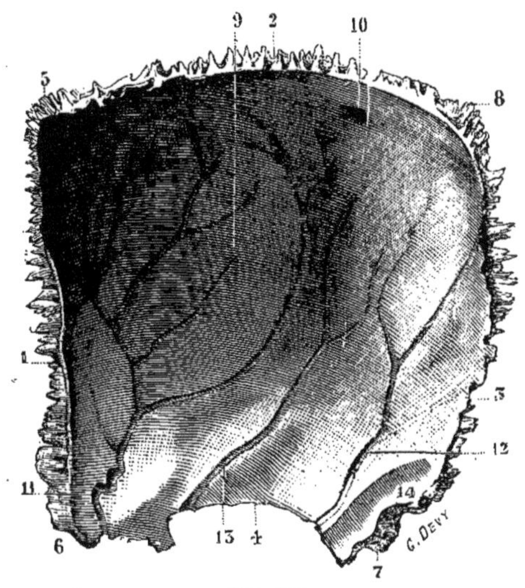

Fig. 136.

Pariétal, face interne ou concave.

1, bord antérieur. — 2, bord supérieur. — 3, bord postérieur. — 4, bord inférieur. — 5, angle antéro-supérieur. — 6, angle antéro-inférieur. — 7, angle postéro-inférieur. — 8, angle postéro-supérieur. — 9, fosse pariétale. — 10, trou pariétal. — 11, 12, 13, gouttières vasculaires. — 14, gouttière du sinus latéral.

Moulée sur le cerveau, la face interne du pariétal est parsemée d'impressions digitales et d'éminences mamillaires, correspondant exactement aux circonvolutions et aux anfractuosités cérébrales. Elle nous présente, enfin dans le voisinage du bord supérieur, une série de dépressions ou fossettes irrégulières, particulièrement accusées chez le vieillard : elles sont en rapport avec de petites masses granuleuses, qui se développent sur les méninges et que nous étudierons plus tard sous le nom de *corpuscules de Pacchioni* (voy. *Méninges*). Ces fossettes occupent presque toujours l'extrémité d'une des gouttières vasculaires dont il a été question plus haut.

3° Bords. — Les quatre bords du pariétal se distinguent en supérieur, inférieur, antérieur et postérieur. Ils sont tous plus ou moins rectilignes, à l'exception du bord inférieur qui est concave.

a. *Bord supérieur*. — Le bord supérieur, très épais et fortement dentelé, s'articule avec le bord correspondant du pariétal opposé pour former la suture sagittale. Il est creusé, du côté de la face interne, d'une demi-gouttière qui, en se réunissant avec la demi-gouttière du côté opposé, constitue une gouttière complète : c'est la *gouttière longitudinale*, où chemine le sinus longitudinal supérieur. Près du bord supérieur du pariétal ou quelquefois même sur ce bord, à 2 ou 3 centimètres en avant de l'angle postéro-supérieur, existe d'ordinaire un petit trou, le *trou pariétal*, dans lequel s'engage la *veine émissaire de Santorini*. — Sur la portion du bord supérieur qui répond à ce trou, les dents osseuses s'atténuent considérablement ou même disparaissent d'une façon complète : à ce niveau (fig. 151,5), la suture sagittale est naturellement fort simple : nous verrons plus loin (p. 237) qu'on donne à cette région du crâne le nom d'*obélion*.

b. *Bord inférieur*. — Le bord inférieur, mince et tranchant, fortement taillé en biseau aux dépens de la table externe, s'articule avec la portion écailleuse du temporal.

c. *Bord antérieur*. — Le bord antérieur, finement dentelé, s'articule avec le frontal. Il est, lui aussi, taillé en biseau, aux dépens de la table externe dans ses deux tiers supérieurs, aux dépens de la table interne dans son tiers inférieur.

d. *Bord postérieur*. — Le bord postérieur, armé de longues dentelures, s'articule avec l'occipital pour former la suture lambdoïde.

4° **Angles**. — Les angles du pariétal sont au nombre de quatre, deux antérieurs et deux postérieurs :

a. *Angle antéro-supérieur*. — L'angle antéro-supérieur est droit. Il s'articule en avant avec le frontal, en dedans avec le pariétal du côté opposé.

b. *Angle antéro-inférieur*. — L'angle antéro-inférieur, mince, aigu, allongé, s'articule avec la grande aile du sphénoïde. C'est sur la surface interne de cet angle qu'est creusée la gouttière, déjà décrite, de l'artère méningée moyenne, d'où la recommandation, écrite dans tous les traités de médecine opératoire, de ne jamais pratiquer sur ce point l'opération du trépan.

c. *Angle postéro-supérieur*. — L'angle postéro-supérieur, légèrement obtus, s'articule à la fois avec l'occipital et avec le pariétal du côté opposé.

d. *Angle postéro-inférieur*. — L'angle postéro-inférieur, légèrement tronqué ou même échancré, se loge dans l'angle rentrant que forme la portion mastoïdienne du temporal avec la portion écailleuse du même os. Il est creusé, du côté de la face endocranienne, d'une portion de gouttière, généralement très visible, qui contribue à former la gouttière latérale.

5° **Conformation inférieure**. — La constitution anatomique du pariétal rappelle beaucoup celle du frontal. Le diploé, relativement assez abondant à la partie supérieure de l'os, est beaucoup plus rare à sa partie inférieure. Il n'y forme pas une nappe continue, mais, comme le remarque Sappey, de simples îlots irréguliers, dans l'intervalle desquels les deux tables externe et interne se confondent.

Connexions. — Le pariétal s'articule avec cinq os du crâne : en avant, avec le frontal ; en arrière, avec l'occipital ; en haut, sur la ligne médiane, avec le pariétal du côté oppposé ; en bas, avec le temporal et le sphénoïde.

Insertions musculaires. — Le pariétal donne insertion à un seul muscle : le muscle temporal. Cette insertion est située sur la face exocranienne de l'os, immédiatement au-dessous de la ligne courbe inférieure (voy. fig. 135,8).

Développement. — Comme l'écaille temporale et la partie supérieure de l'occipital, le pariétal se développe aux dépens du crâne membraneux, sans préexistence du cartilage. Il provient d'un seul point d'ossification, qui apparaît, vers le 45e jour de la vie intra-utérine, dans le point où sera plus tard la bosse pariétale. De ce centre d'ossification partent des travées osseuses rayonnantes, qui se prolongent en tous sens, en formant deux couches : l'une profonde, qui deviendra la table interne de l'os ; l'autre superficielle, qui deviendra la table externe. Il résulte d'un tel mode de développement, que le pariétal affecte pendant longtemps une forme irrégulièrement circulaire et se trouve ainsi séparé des os voisins par de larges espaces membraneux, qui constituent ce que l'on appelle les *fontanelles*. Ce n'est que plus tard que le pariétal, envahissant ces espaces, les comble peu à peu et acquiert sa configuration définitive, qui est celle d'un quadrilatère.

Variétés. — 1° On a vu le pariétal constitué par deux pièces osseuses superposées et séparées l'une de l'autre par une suture antéro-postérieure sensiblement parallèle à la suture sagittale (*suture sous-sagittale* de Pozzi). — (Voyez à ce sujet Gruber. *Arch. f. path. Anatomie*, 1870.)

2° Lorsqu'on examine un crâne au 5e mois de la vie fœtale, on s'aperçoit que, tandis que les deux pariétaux sont à peu près en contact dans la plus grande partie de leur étendue, il existe un point correspondant à la ligne de jonction des deux trous pariétaux, où les deux os sont encore séparés par un espace dont l'étendue, soit en longueur, soit en largeur, atteint plusieurs centimètres. Que cet espace persiste après la naissance et l'on aura, en avant de la fontanelle postérieure, une deuxième fontanelle plus petite, *fontanelle sagittale*, signalée depuis longtemps par Gerdy (*Thèse inaug.*, Paris, 1837) et par Barkow (*Comparative Morphology*), mais particulièrement bien étudiée, à une époque plus récente, par Hamy (*Journal de Robin*, 1870-71), par Broca (*Bull. de la Soc. d'Anthrop.*, 1875) et par Augier (*Thèse inaug.*, Paris, 1875). La fontanelle sagittale siège à 2 centimètres en avant du lambda, sur la suture des deux pariétaux. Elle peut être unilatérale, affectant alors la forme d'un petit triangle ; ou bien elle empiète à la fois sur l'un et l'autre des pariétaux, d'une façon symétrique et, dans ce cas, elle revêt une forme losangique. Les dimensions de la fontanelle sagittale varient de 1 à 30 millimètres. On la rencontrerait, d'après Broca, une fois sur quatre, sur les enfants nouveau-nés.

3° Le travail d'ossification tendant à combler la fontanelle sagittale par ses bords, il arrive un moment où cette lacune interpariétale n'est plus représentée que par une scissure transversale, qui peut persister chez l'adulte. Ainsi se trouve constituée une anomalie nouvelle, l'*incisure pariétale*.

4° Les dimensions du trou pariétal varient d'ordinaire d'un tiers de millimètre à un millimètre A la suite d'un trouble de l'ossification, on le voit atteindre de 4 à 5 millimètres et même davantage, 3 centimètres (Larrey), la largeur du doigt (Humphry). — Quant au nombre des trous pariétaux, il est tout aussi variable : il n'en existe souvent qu'un seul, et, dans ce cas, le trou pariétal unique peut se trouver soit sur la ligne médiane, soit en dehors de cette ligne, à gauche ou à droite. Il peut y en avoir trois, deux d'un côté et un seul du côté opposé. Il peut, enfin, en exister quatre, deux de chaque côté. Il semblerait résulter des observations de Broca que les trous pariétaux, quel qu'en soit le nombre, ne sont que de simples vestiges d'une scissure horizontale, l'*incisure pariétale* signalée ci-dessus, qui se serait fermée sur tous les autres points.

5° Au sujet de la double ligne temporale, voyez Schwegl, *Zeitschrift f. rat. Med.*, 1861, t. XI, p. 392; Hyrtl, *Denkschrift d. Wiener Akad.*, vol. XXXII; Jhering, *Arch. f. Anat. und Physiol.*, 1875.

§ VI. — Temporal

Le temporal, ainsi appelé parce qu'il est situé à la région de la tempe, est un os pair, occupant, de chaque côté de la boîte crânienne, tout l'espace qui se trouve compris entre l'occipital, le pariétal et le sphénoïde. Il renferme les organes essentiels de l'audition et acquiert, de ce fait, une importance toute particulière.

Morphologiquement, le temporal diffère suivant les âges et ses modifications sont telles qu'avant d'entreprendre la description de l'os adulte, nous croyons devoir indiquer sommairement quelle est la constitution anatomique de l'os fœtal et quelles sont les transformations évolutives que présente ultérieurement cet os fœtal pour arriver à son complet développement. Cette excursion préalable sur le terrain embryologique nous paraît ici indispensable : elle nous fixera nettement, d'abord, sur certains détails que nous rencontrerons plus tard au cours de notre description : elle permettra ensuite à l'élève de rectifier de lui-même certaines inexactitudes, peu graves du reste, de la terminologie classique. Cette terminologie nous est imposée par un long usage et il y aurait, à la changer, beaucoup plus d'inconvénients que d'avantages.

Si nous prenons en mains le temporal d'un fœtus de 7 ou 8 mois, nous constatons tout d'abord qu'il est constitué par trois pièces osseuses parfaitement distinctes : la portion écailleuse, la portion pierreuse et la portion tympanique. — La *portion écailleuse* ou *écaille* (fig. 137,2) occupe la partie antérieure et supérieure de l'os. Elle revêt la forme d'une lamelle osseuse aplatie et fort mince, à contour irrégulièrement circulaire. — La *portion pierreuse, portion pétreuse* ou *rocher* (fig. 137,3), ainsi appelée en raison de sa dureté toute particulière, est située en arrière et en dedans de la précédente. Elle ressemble assez bien, dans son ensemble, à une pyramide quadrangulaire dont l'axe se dirigerait obliquement de dehors en dedans et d'arrière en avant. Son sommet, tronqué, regarde en avant et en dedans. Quant à sa base, elle fait partie de la surface extérieure du crâne et vient se placer immédiatement en arrière de la portion écailleuse. — La *portion tympanique* (fig. 137,1), située sur le côté externe de la portion pétreuse et au-dessous de l'écaille, revêt la forme d'un cercle incomplet, je veux dire d'un cercle dont on aurait enlevé le cinquième supérieur environ : de là le nom de *cercle tympanal* que lui donnent encore la plupart des anatomistes. On lui distingue, en raison de sa forme et de son orientation, une partie moyenne ou inférieure, une partie antérieure, une partie postérieure et, enfin, deux extrémités ou cornes, l'une postérieure, l'autre antérieure. Nous ajouterons qu'il présente sur sa surface interne un

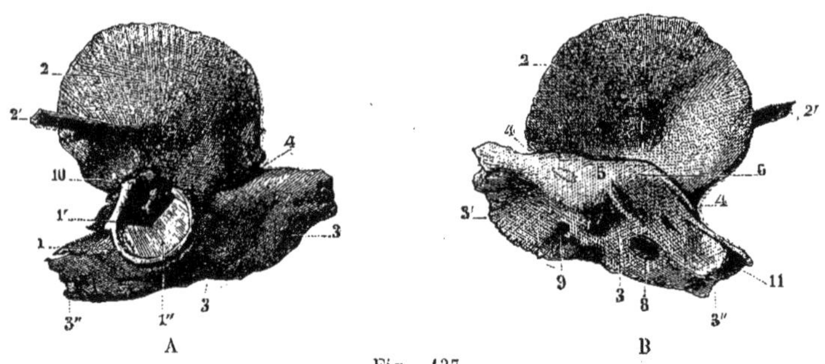

Fig. 137.

Le temporal du nouveau-né : A, vu par sa face exocranienne ; B, vu par sa face endocranienne.

1, cercle tympanal, avec 1', sa branche antérieure : 1'', la membrane du tympan, en partie réséquée pour laisser voir la caisse. — 2, écaille (*en bleu*), avec 2', l'apophyse zygomatique. — 3, portion pétreuse (*en rose*), avec : 3', sa région mastoïdienne ; 3'', son sommet. — 4, fissure pétro-squameuse. — 5, tegmen tympani. — 6, saillie du canal demi-circulaire supérieur ou eminentia arcuata. — 7, fossa subarcuata. — 8, conduit auditif interne. — 9, aqueduc du vestibule. — 10, ligne de soudure de la corne antérieure du cercle tympanal avec l'écaille. — 11, orifice interne du canal carotidien.

sillon, comme lui circulaire : c'est le *sulcus tympanicus*, dans lequel vient s'attacher la membrane du tympan (fig. 141,5).

Si, maintenant, nous considérons ces trois pièces osseuses dans leurs rapports réciproques, nous voyons : 1° que l'écaille prend contact avec la portion pierreuse suivant une ligne oblique, qui est visible à la fois sur la face endocranienne et sur la face exocranienne de l'os et que l'on désigne sous le nom de scissure *pétro-écailleuse* ou *pétro-squameuse* (fig. 137,4) ; 2° que l'os tympanal s'unit par ses deux cornes avec la partie inférieure de l'écaille ; 3° que ce même os tympanal, dans tout le reste de son étendue (partie antérieure, partie moyenne et partie postérieure), répond à la portion pierreuse et s'unit à elle suivant une ligne, fort irrégulière mais encore très visible, qui prend naturellement le nom de *scissure pétro-tympanique* ou *tympano-pétreuse*.

Plus tard, au cours du développement, l'écaille et le rocher se soudent entre eux et, de ce fait, la scissure pétro-écailleuse disparaît, ne laissant après elle que quelques vestiges sur lesquels nous aurons à revenir plus tard. — En même temps la base de la portion pétreuse, se développant d'une façon toute particulière, s'étend à la fois, en haut, en bas et en arrière. En acquérant de l'importance, elle acquiert aussi une certaine individualité : elle devient la *portion mastoïdienne* du temporal. — Mais la pièce osseuse qui subit les transformations les plus profondes, c'est le cercle tympanal. Tout en conservant sa forme demi-circulaire, il se développe à la fois en dedans et en dehors : en dedans, il rencontre immédiatement la partie correspondante du rocher et se soude à lui, en faisant disparaître la scissure pétro-tympanique ; en dehors, ne rencontrant aucun obstacle, il s'étend librement dans une longueur de 15 ou 16 millimètres, de telle sorte que, lorsqu'il a atteint son complet développement, il a la forme, non plus d'un cercle incomplet, mais d'un cylindre creux incomplet, autrement dit d'une gouttière demi-circulaire à concavité dirigée en haut (fig. 138,8). Cette gouttière, comme on le verra plus tard, forme les trois parois antérieure, inférieure et postérieure du conduit auditif externe, la quatrième paroi ou paroi supérieure étant constituée par la portion écailleuse. Nous ferons remarquer encore que les extrémités ou cornes du cercle tympanal, s'étant développées en dehors comme les autres portions de la pièce osseuse, sont maintenant devenues des bords. Du reste, leurs connexions sont restées les mêmes et si on jette les yeux sur un temporal d'adulte (fig. 139), on constate nettement : d'une part, la ligne de soudure du bord antérieur à la partie inférieure de l'écaille ; d'autre part, la ligne de soudure du bord postérieur à la partie antérieure de l'apophyse mastoïde qui, à ce niveau, est réellement formée par un prolongement de l'écaille.

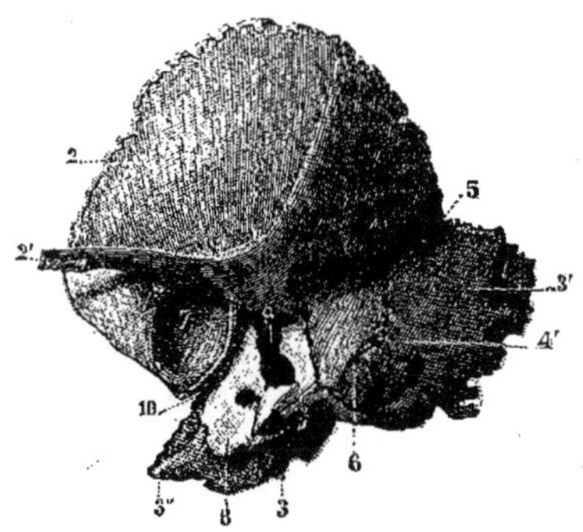

Fig. 138.

Temporal d'un enfant de trois ans, vu par sa face exocranienne (d'après Rambaud et Renault).

1, 2, écaille (*en bleu*), avec 2', l'apophyse zygomatique. — 3, portion pétreuse (*en rose*), avec : 3', région mastoïdienne ; 3'', son sommet. — 4, suture pétro-squameuse. — 5, échancrure pariétale. — 6, future apophyse mastoïde. — 7, cavité glénoïde. — 8, portion tympanique. — 9, conduit auditif externe. — 10, scissure de Glaser.

L'ossification du crâne une fois terminée, le temporal forme un tout absolument indivis et il faut avoir suivi pas à pas les transformations que nous venons de résumer pour retrouver dans sa masse les trois pièces primitives. Il convient, cependant, pour la commodité de l'étude, de diviser le temporal de l'adulte en trois portions, savoir : 1° une portion située en avant, la *portion squameuse* ou *écailleuse* ou tout simplement l'*écaille ;* 2° une portion située en arrière, la *portion mastoïdienne ;* 3° une portion interne, située entre les deux précédentes et se portant obliquement vers les parties profondes, la *portion pierreuse* ou *rocher*.

Une pareille division, disons-le tout de suite, est purement artificielle et, d'autre part, ne répond nullement à celle adoptée plus haut pour l'os fœtal. Sauf l'écaille, qui conserve à peu près ses mêmes limites, les deux autres portions n'existeront plus pour nous, du moins avec leur acception primitive. C'est ainsi que la portion pierreuse sera dédoublée : sa partie externe constituera la portion mastoïdienne ; sa partie interne ou pyramidale, seule, conservera le nom de rocher. Quant à la portion tympanique, qui a entièrement perdu son individualité et que l'on a tort, selon moi, de décrire à part, il n'en sera pas plus question, comme os distinct, que dans les traités de médecine ou de chirurgie : il sera incorporé au rocher. La correspondance des trois portions du temporal adulte avec les trois pièces de l'os fœtal se trouve résumée dans le tableau suivant :

CHEZ L'ADULTE :	CHEZ LE FOETUS :
Portion écailleuse ou *écaille*	*Portion écailleuse* ou *écaille*.
Portion mastoïdienne.	*Partie externe de la portion pétreuse.*
Portion pierreuse ou *rocher*.	{ *Partie interne de la portion pétreuse.* *Portion tympanique.*

Ceci étant compris, nous décrirons successivement chacune des trois portions du temporal en suivant l'ordre dans lequel nous les avons énumérées plus haut :

1° Portion squameuse ou écailleuse. — La portion squameuse du temporal, aplatie et mince, irrégulièrement circulaire, convexe d'un côté, concave de l'autre, ressemble assez bien à une valve de certaines coquilles, analogie qui lui a valu son nom (de *squama*, écaille). Nous lui considérerons deux faces, l'une externe, l'autre interne, et une circonférence :

a. *Face externe ou exocranienne.* — La face externe, convexe et lisse (fig. 139), fait partie de la fosse temporale. On y observe quelques sillons vasculaires, ordinairement peu profonds. De ces sillons, il en est un, verticalement ascendant, qui occupe le quart postérieur de l'écaille et qui est à peu près constant (je l'ai observé 92 fois sur 100) : il livre passage à l'artère temporale profonde postérieure, branche de la temporale superficielle,

De la partie inférieure de cette face se détache une puissante apophyse qui, ensuite, se porte horizontalement en avant, du côté de la face : c'est l'*apophyse zygomatique,* ainsi appelé du mot grec ζεύγνυμι, *je joins,* parce qu'elle sert de trait d'union entre la face et le crâne. On la désigne encore, plus simplement, sous le nom de *zygoma.*

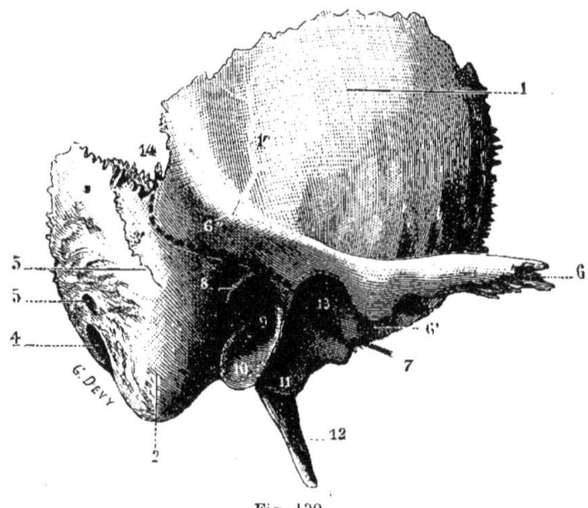

Fig. 139.

Temporal droit, vu par la partie externe de sa face exocranienne.

(La ligne rouge indique la séparation, toute conventionnelle du reste, des trois portions de l'os.)

1, portion écailleuse, avec 1', gouttière de l'artère temporale profonde postérieure. — 2, apophyse mastoïde. — 3, portion mastoïdienne, avec 3', vestiges de la suture squamo-mastoïdienne. — 4, extrémité postérieure de la rainure digastrique. — 5, trou ou canal mastoïdien. — 6, apophyse zygomatique, avec 6', sa racine transverse et 6'', sa racine longitudinale. — 7, scissure, de Glaser. — 8, spina supra meatum. — 9, conduit auditif externe. — 10, os tympanal. — 11, apophyse vaginale. — 12, apophyse styloïde. — 13, cavité glénoïde. — 14, incisure du temporal.

L'apophyse zygomatique a une longueur moyenne de 2 centimètres 1/2 à 3 centimètres ; sa hauteur, mesurée à la partie moyenne, est de 4 à 6 millimètres. Aplatie de haut en bas à son origine, elle est, dans tout le reste de son étendue, aplatie transversalement. Elle nous présente, en conséquence, deux faces, deux bords et deux extrémités. — La *face externe,* convexe, est recouverte par la peau, qui glisse sur elle avec la plus grande facilité. — La *face interne,* concave, répond au muscle temporal. — Le *bord supérieur,* mince et tranchant, donne attache à l'aponévrose temporale. — Le *bord inférieur,* beaucoup plus épais, légèrement concave dans le sens antéro-postérieur, donne insertion au muscle masséter. — L'*extrémité antérieure* ou *sommet,* fortement dentelé et taillé en biseau aux dépens du bord inférieur, s'articule avec le biseau correspondant de l'os malaire. — L'*extrémité postérieure* ou *base* fait corps avec la partie la plus épaisse de l'écaille. Vue d'en haut, elle nous présente une gouttière antéro-postérieure, toujours très marquée, dans laquelle se logent les faisceaux les plus reculés du muscle temporal : à la partie interne de cette gouttière se voient plusieurs orifices vasculaires, très souvent remplacés chez le fœtus par un orifice unique et plus volumineux, orifice exocranien d'un canal oblique qui va s'ouvrir, d'autre part, sur la face endocranienne de l'os. Vue par sa partie inférieure, l'apophyse zygomatique se divise en deux branches, qui s'écartent l'une de l'autre sous un angle de 85° environ et qui constituent ce qu'on appelle les *racines de l'arcade zygomatique*. De ces deux racines, l'une, dite *racine transverse*, se dirige de dehors en dedans, comme son nom l'indique : convexe et arrondie dans le sens antéro-postérieur, légèrement concave au contraire dans le sens transversal, elle est revêtue de cartilage et, de ce fait, devient l'un des éléments squelettiques importants de l'articulation temporo-maxillaire ; on lui donne encore, en raison de sa forme et de son rôle, le nom de *condyle du temporal*. L'autre racine, dite *racine longitudinale*, continue la direction antéro-postérieure de l'apophyse zygomatique et se subdivise elle-même, presque immédiatement après son origine, en deux branches secondaires, toutes les deux très accusées : 1° une branche ascendante, qui se dirige obliquement en haut et en arrière et qui vient se confondre, sur le crâne articulé, avec la ligne temporale inférieure du pariétal ; 2° une branche descendante, qui se porte obliquement en arrière et en bas et qui se termine, après un trajet de 8 à 10 millimètres, sur la paroi antérieure du conduit auditif externe.

Au point de jonction des deux racines du zygoma se dresse une saillie mamelonnée, le *tubercule zygomatique*, sur lequel s'attache le ligament latéral externe de l'articulation temporo-maxillaire. — L'espace angulaire formé par l'écartement réciproque des deux racines est occupé par une excavation profonde, de forme ovoïde à grand axe transversal, à fond lisse et uni : c'est la *cavité glénoïde du temporal*, destinée à s'articuler avec le condyle du maxillaire inférieur. Cette cavité glénoïde est limitée à sa partie postérieure par une fente, comme elle dirigée transversalement, que l'on désigne ordinairement sous le nom de *scissure de Glaser* (fig. 139,7); elle sert de limite séparative entre la portion écailleuse et la portion pétreuse et nous la décrirons plus en détail (p. 157) lorsque nous étudierons cette dernière portion. — Enfin, en avant de la racine transverse du zygoma, s'étale une petite surface plane, triangulaire chez certains sujets, quadrangulaire chez d'autres (fig. 146,16). Nous la désignerons sous le nom de *facette sous-temporale* de l'écaille : elle se continue, sur le crâne articulé, avec une surface de même direction qui appartient à la grande aile du sphénoïde.

b. *Face interne ou endocranienne*. — La face interne de l'écaille (fig. 140,1), concave, répond à l'encéphale. Elle nous présente, un peu partout, de nombreuses irrégularités, en rapport avec les circonvolutions et les anfractuosités du cerveau. Elle est parcourue, en outre, par un certain nombre de sillons vasculaires, plus ou moins ramifiés, dans lesquels cheminent les branches de l'artère méningée moyenne. De ces sillons, le plus important prend naissance à la partie antéro-inférieure de l'écaille et, de là, se porte obliquement en arrière et en haut, en décrivant une courbe dont la concavité, dirigée en arrière, regarde la base du rocher.

c. *Circonférence*. — La circonférence de l'écaille temporale, parfaitement isolée et indépendante dans ses trois quarts antéro-supérieurs, se confond, dans le reste de son étendue, avec les autres régions de l'os. Il convient donc de la diviser en deux portions, une portion libre et une portion adhérente :

La *portion libre* représente assez bien les trois quarts d'une circonférence. Elle commence, en avant, à la partie antérieure de la scissure de Glaser et se termine, en arrière, en formant avec la portion mastoïdienne une échancrure anguleuse à laquelle on a donné le nom d'*incisure pariétale* (fig. 139,14). Mince et tranchante, très irrégulière et comme hérissée de dents ou d'épines, la portion libre de la circonférence de l'écaille est fortement taillée en biseau, aux dépens de la table externe dans sa partie antérieure, aux dépens de la table interne dans sa partie supérieure. Elle s'articule avec deux os : en avant, avec la grande aile du sphénoïde ; en haut et en arrière, avec le bord inférieur du pariétal.

La *portion adhérente* de l'écaille est intimement soudée, à sa partie postérieure, avec la portion mastoïdienne de l'os, à sa partie antérieure avec le rocher. — La ligne de séparation de l'écaille et de la portion mastoïdienne, encore très visible chez le nouveau-né, a complètement disparu sur la plupart des crânes d'adultes. Sur quelques sujets, elle est encore marquée, même chez le vieillard, par une sorte de suture fort irrégulière et plus ou moins interrompue, qui prend naissance à l'incisure pariétale, descend sur la surface externe de l'apophyse mastoïde et se termine au sommet de cette apophyse ou dans son voisinage : c'est la *suture squamo-mastoïdienne* (fig. 139,3'). — La ligne de soudure de l'écaille avec le rocher est nettement marquée, sur la face exocranienne de l'os, par la scissure de Glaser, dont il a été question plus haut. Sur la face endocranienne, elle est indiquée dans la plupart des cas par une ligne irrégulière et sinueuse, qui part de l'incisure pariétale et qui, de là, se dirige vers l'extrémité antérieure de la scissure de Glaser, en décrivant une légère courbe à concavité postérieure. Il est même assez fréquent de rencontrer, au lieu d'une simple ligne, une véritable fente, d'une longueur variable, connue sous le nom de *fissure pétro-squameuse* (fig. 142,2).

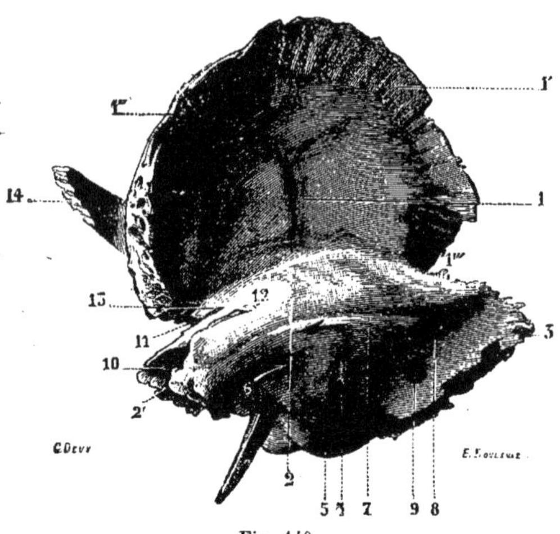

Fig. 140.
Temporal droit, vu d'en haut.

1. écaille temporale, avec : 1' et 1'', sa circonférence ; 1''', incisure pariétale. — 2, rocher, dont le sommet est en 2'. — 3, portion mastoïdienne. — 4, aqueduc du vestibule. — 5, apophyse mastoïde. — 5', apophyse styloïde. — 6, conduit auditif interne. — 7, bord supérieur du rocher, avec sa gouttière (gouttière pétreuse supérieure). — 8, gouttière latérale. — 9, canal mastoïdien. — 10, orifice interne du canal carotidien. — 11, conduit osseux de la trompe d'Eustache. — 12, 13, hiatus de Fallope et son accessoire.

2° Portion mastoïdienne. — Située en arrière de l'écaille et du conduit auditif externe, la portion mastoïdienne du temporal est formée, comme nous l'avons dit plus haut, par la partie la plus externe du rocher fœtal. Elle est comme l'écaille, aplatie de dehors en dedans et nous présente, de même, une face externe, une face interne et une circonférence :

a. *Face externe ou exocranienne.* — La face externe, plane plutôt que convexe, fortement rugueuse, se termine inférieurement par une saillie volumineuse de forme conique : c'est l'*apophyse mastoïde* (de μαστός, mamelle, et εἶδος, forme). Cette apophyse, très variable suivant les sujets, est ordinairement un peu plus développée chez l'homme que chez la femme, — Sa *face externe*, plus ou moins convexe, donne insertion à la plupart des muscles rotateurs de la tête : le sterno-cléido-mastoïdien, le splénius, les petit complexus (fig. 147). — Sa *face interne* nous présente à sa partie supérieure une rainure large et profonde, dirigée d'arrière en avant : c'est la *rainure digastrique*, dans laquelle vient s'insérer le muscle de même nom. Cette rainure digastrique, circonscrite en dehors par l'apophyse mastoïde elle-même, est limitée en dedans par un rebord osseux, de 7 ou 8 millimètres de largeur, sur lequel se voit ordinairement un sillon vasculaire, le *sillon de l'artère occipitale* (fig. 146,21).

Un peu au-dessus de l'apophyse mastoïde et au voisinage du bord postérieur de l'os, se trouve un orifice arrondi ou légèrement ovalaire : c'est l'orifice externe d'un canal oblique, le *canal mastoïdien* (fig. 139,5), qui s'ouvre d'autre part sur la face endocranienne. Il livre passage à une artère mastoïdienne, branche de l'occipitale, et à une veine anastomotique, qui aboutit, en haut au sinus latéral, en bas à la jugulaire postérieure.

Nous rappellerons enfin, pour en finir avec la face externe de la portion mastoïdienne du temporal, qu'elle présente assez souvent les vestiges, plus ou moins nets et plus ou moins étendus, de la suture pétro-squameuse dont il a été question plus haut. Quand ils existent, les vestiges de cette suture sont toujours situés (fig. 139,3') sur le trajet d'une ligne légèrement courbe et à concavité antérieure, qui descend de l'incisure pariétale vers le sommet de l'apophyse mastoïde.

b. *Face interne ou endocranienne.* — La face interne, concave, regarde la cavité cranienne, qu'elle concourt à délimiter. Elle est creusée à sa partie antérieure, tout contre le rocher, d'une gouttière verticale, large et bien accusée, destinée à loger la deuxième portion ou portion descendante du sinus latéral. C'est sur la lèvre postérieure de cette gouttière, quelquefois à sa partie moyenne, que se voit l'orifice interne du canal mastoïdien (fig. 140,9), que nous avons signalé plus haut sur la face externe. En arrière de la gouttière du sinus latéral, la face interne de la portion mastoïdienne est représentée par une surface concave, plus haute que large, laquelle est en rapport avec le cervelet.

c. *Circonférence.* — La circonférence de la portion mastoïdienne, libre à sa partie supérieure et postérieure, se confond, sur le reste de son pourtour, d'une part avec l'écaille, d'autre part avec le rocher, dont la portion mastoïdienne, nous ne devons pas l'oublier, n'est qu'une dépendance. La partie libre est très épaisse et fortement rugueuse sans être dentelée. Elle est taillée en biseau, en haut aux dépens de la table externe, en arrière aux dépens de la table interne. Sa partie supérieure s'articule avec le pariétal. Sa partie postérieure avec l'occipital.

3° **Portion pierreuse ou rocher**. — Le rocher est bien certainement la portion la plus complexe du temporal, en raison des importantes cavités qu'il renferme et des nombreux canaux qui le traversent. Avant d'en entreprendre la description, nous rappellerons une fois encore que, chez l'adulte, ce mot de rocher a une acception toute différente de celle qu'il a chez le fœtus ou le nouveau-né : il comprendra, comme nous l'avons déjà dit au début de ce paragraphe, la partie interne ou pyramidale du rocher fœtal, à laquelle est venue se souder, pour désormais faire corps avec elle, la portion tympanique tout entière. Ainsi entendu, le rocher peut être comparé à une pyramide quadrangulaire (fig. 141), dont la base, dirigée en dehors, vient s'interposer en partie entre les deux portions précédemment décrites et dont l'axe se porte obliquement de dehors en dedans et d'arrière en avant. Nous devons en conséquence lui considérer, comme à toute pyramide quadrangulaire : 1° une base ; 2° un sommet ; 3° quatre faces ; 4° quatre bords. Nous étudierons successivement chacune de ces régions et décrirons ensuite, sous une forme synthétique, les principaux canaux qui sont creusés dans le rocher. Dans cette description, destinée surtout aux débutants, nous laisserons de côté, de propos délibéré, les osselets de l'ouïe, les parois osseuses de la caisse du tympan, les cavités labyrinthiques et une foule de détails qui trouveront mieux leur place dans le tome III, aux articles consacrés à l'oreille moyenne et à l'oreille interne.

A. Base. — La base de la pyramide pétreuse se confond en grande partie, en avant avec l'écaille, en haut et en arrière avec la portion mastoïdienne. Seule, sa partie inférieure arrive à la surface extérieure du crâne, où elle occupe l'espace compris entre l'apophyse mastoïde et la racine longitudinale du zygoma (fig. 139). Elle nous présente là un large orifice, l'*orifice du conduit auditif externe,* dont la description sera donnée plus loin (voy. t. III, Organes des Sens). Nous nous contenterons d'indiquer ici : 1° qu'il est ovalaire, à un grand axe obliquement dirigé de haut en bas et d'avant en arrière ; 2° qu'il est constitué, comme le conduit qui lui fait suite, à sa partie supérieure par la portion écailleuse, sur le reste de son pourtour (en arrière, en bas et en avant) par la portion tympanique ; 3° que toute la partie de cet orifice qui dérive de l'os tympanal est couverte d'aspérités destinées à l'insertion du fibro-cartilage du conduit auditif externe. Immédiatement au-dessus de la partie postérieure et supérieure de l'orifice du conduit auditif externe, dans l'angle formé par la racine longitudinale du zygoma et le bord anté-

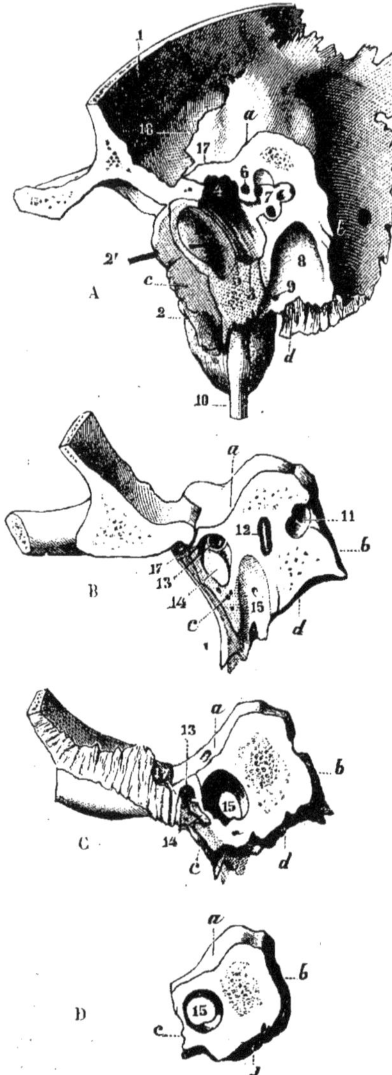

Fig. 141. — Coupes transversales du rocher, passant : A, immédiatement en avant de l'apophyse styloïde ; B, par le tiers externe de l'orifice inférieur du canal carotidien ; C, à 5 millimètres en dedans de l'orifice inférieur du canal carotidien ; D, à 4 millimètres en dedans de la précédente, à 12 millimètres en dehors du sommet.

(La partie teintée en rose représente l'os tympanal.)

a, face antéro-supérieure du rocher. — *b*, face postéro-supérieure. — *c*, face antéro-inférieure. — *d*, face postéro-inférieure. — 1, écaille. — 2, portion tympanique ; 2', conduit auditif externe. — 3, caisse du tympan, avec 3', la fenêtre ovale. — 4, entrée des cellules mastoïdiennes. — 5, sulcus tympanicus. — 6, aqueduc de Fallope. — 7, vestibule. — 8, fosse jugulaire. — 9, orifice pour le rameau auriculaire de pneumogastrique. — 10. apophyse styloïde. — 11, conduit auditif interne — 12, limaçon. — 13, conduit du muscle du marteau. — 14, portion osseuse de la trompe d'Eustache. — 15, canal carotidien. — 16, canal carotico-tympanique. — 17, tegmen tympani. — 18, fissure pétro-squameuse.

rieur de l'apophyse mastoïde, se voit une petite lamelle osseuse, mince et tranchante, surmontée d'une fossette plus ou moins profonde : cette lamelle (*spina supra meatum*) des anatomistes allemands, fig. 139,8) me paraît appartenir, comme la région osseuse sur laquelle elle est implantée, à la portion écailleuse du temporal.

B. Sommet. — Le sommet du rocher répond, sur le crâne articulé, à l'angle rentrant que forment en s'unissant l'un à l'autre le corps du sphénoïde et sa grande aile. Fortement tronqué, il nous présente à sa partie antéro-inférieure l'orifice interne d'un long canal, le *canal carotidien* (fig. 142,10), qui loge la carotide interne et dont l'autre orifice, l'orifice externe ou exocranien, se trouve situé sur la face inférieure de l'os. Nous le retrouverons tout à l'heure.

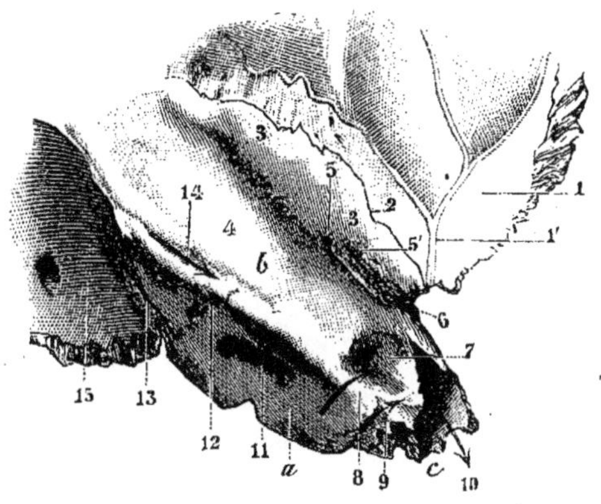

Fig. 142.

Le rocher vu d'en haut par son sommet (côté gauche.)

1, écaille, avec 1', gouttière de l'artère méningée moyenne. — 2, fissure pétro-squameuse. — 3, tegmen tympani. — 4, eminentia arcuata. — 5, hiatus de Fallope, avec 5', son accessoire et leurs gouttières. — 6, orifice de la trompe. — 7, fossette du ganglion de Gasser. — 8, gouttière du trijumeau. — 9, gouttière du nerf moteur oculaire externe et du sinus pétreux inférieur. — 10, orifice interne du canal carotidien. — 11, conduit auditif interne. — 12, vestiges de la fossa subarcuata. — 13, orifice de l'aqueduc du vestibule. — 14, gouttière du sinus pétreux supérieur. — 15, portion verticale de la gouttière latérale. — *a*, face postéro-interne du rocher. — *b*, sa face supéro-externe. — *c*, son sommet.

C. Faces. — Les quatre faces de la pyramide pétreuse se distinguent, d'après leur orientation (fig. 141), en antéro-supérieure, postéro-supérieure, antéro-inférieure et postéro-inférieure. Les deux premières font partie de la surface interne du crâne, elle sont endocraniennes ; les deux autres appartiennent à la surface extérieure, elles sont exocraniennes.

a. *Face antéro-supérieure.* — La face antéro-supérieure (fig. 140), comme son nom l'indique, regarde en avant et en haut, mais surtout en haut. Elle répond au cerveau, d'où le nom de face cérébrale que lui donnent encore certains auteurs. — Nous y voyons tout d'abord, à sa partie interne, une excavation ou fossette dans laquelle repose le ganglion de Gasser, *fossette du ganglion de Gasser*. Cette fossette, de forme ovalaire à grand axe transversal, est ordinairement précédée, sur son côté supérieur, par une dépression moins large et moins profonde, par une sorte de gouttière qui répond au tronc même du nerf trijumeau (voy. ce nerf). — Sur sa partie externe ou plutôt à l'union de son tiers externe avec son tiers moyen, au voisinage du bord supérieur de l'os, se voit un relief, très marqué surtout chez les jeunes sujets : c'est l'*eminentia arcuata*, déterminée par la saillie du canal demi-circulaire supérieur. — En avant de cette éminence, la face antéro-supérieure du rocher est représentée, comme nous le montre nettement la figure 141, A, par une lame fort mince qui forme la voûte de la caisse du tympan et qui, pour cette raison, porte le nom de *tegmen tympani*. C'est par ce tegmen tympani que le rocher prend contact avec l'écaille pour constituer chez le nouveau-né la fissure pétro-squameuse, dont il a été question plus haut et qui, chez l'adulte, laisse toujours quelques traces. — Enfin, entre l'*eminentia arcuata* et la fossette du ganglion de Gasser, à la partie moyenne de l'os par conséquent, nous rencontrons un orifice, toujours très visible, qui suivant les cas est arrondi, ovalaire ou en forme de fente : c'est l'*hiatus de Fallope*, lequel communique en arrière avec l'aqueduc de même nom. En avant de cet orifice, existent le plus souvent un ou deux autres trous, beaucoup plus petits, que nous désignerons sous le nom d'*hiatus accessoires*. De l'hiatus de Fallope et des hiatus accessoires partent deux gouttières parallèles, qui se dirigent obliquement en avant, en dedans et un peu en bas. L'hiatus de Fallope, ses trous accessoires et les deux gouttières qui leur font suite, livrent passage à quatre filets nerveux, savoir : 1° au grand nerf pétreux superficiel et au petit nerf pétreux superficiel, deux rameaux moteurs qui proviennent du nerf facial ; 2° au grand nerf pétreux profond et au petit nerf pétreux profond, deux rameaux sensitifs qui émanent du nerf de Jacobson (voy. NÉVROLOGIE).

b. *Face postéro-supérieure*. — La face postéro-supérieure (fig. 140) regarde presque directement en arrière : sur elle reposent le cervelet et une partie de l'isthme de l'encéphale. Si nous la parcourons de dedans en dehors, nous constatons tout d'abord, à l'union de son tiers interne avec son tiers moyen, l'existence d'un large orifice à contour arrondi ou plutôt ovalaire : c'est le *trou auditif interne*. Le canal qui lui fait suite, *conduit auditif interne*, livre passage aux trois nerfs, facial, auditif et intermédiaire de Wrisberg. Il mesure environ 1 centimètre de longueur et se termine par quatre fossettes, que séparent deux crêtes plus ou moins saillantes et disposées en forme de croix (fig. 143). De ces quatre fossettes, deux sont supérieures et deux inférieures : la fossette supérieure et antérieure possède un orifice unique et relativement considérable qui n'est autre que l'orifice supérieur de l'aqueduc de Fallope (voy. plus loin, p. 159), orifice dans lequel s'engagent le nerf facial et l'intermédiaire de Wrisberg. Les trois autres fossettes présentent chacune des orifices multiples, par lesquels passent les branches terminales du nerf auditif pour se rendre aux parties molles de l'oreille interne. Nous les décrirons en détail à propos de l'oreille (voy. ORGANES DES SENS).

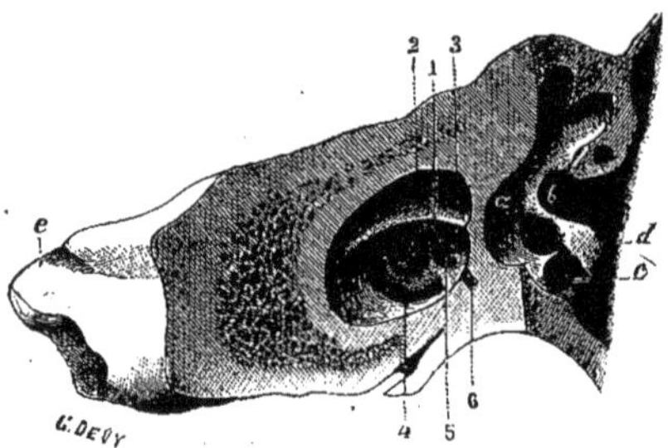

Fig. 143.

Conduit auditif interne, coupé perpendiculairement à son axe pour montrer les orifices qui se trouvent au fond de ce conduit (segment antérieur de la coupe).

a, vestibule. — *b*, fenêtre ovale. — *c*, fenêtre ronde. — *d*, caisse du tympan. — *e*, sommet du rocher. — 1, crête falciforme du conduit auditif interne. — 2, fossette antéro-supérieure ou faciale. — 3, fossette postéro-supérieure ou vestibulaire supérieure, avec ses orifices pour la branche supérieure du nerf vestibulaire. — 4, fossette antéro-inférieure ou cochléenne avec le crible spiroïde de la columelle. — 5, fossette postéro-inférieure ou vestibulaire inférieure, avec ses orifices livrant passage au nerf sacculaire. — 6, foramen singulare de Morgagni, pour le nerf ampullaire inférieur.

A 5 ou 6 millimètres en arrière et au-dessus du trou auditif interne, tout près du bord supérieur de l'os, se voit une fente étroite, entourée le plus souvent par des parties irrégulières et plus ou moins rugueuses : c'est le reste d'une excavation profonde, la *fossa subarcuata*, qui existe sur le temporal du nouveau-né (fig. 142,12) et qui, chez lui, livre passage à un prolongement de la dure-mère et à un certain nombre de vaisseaux. La fossa subarcuata s'atténue peu à peu au fur et à mesure que le sujet avance en âge et n'est plus représentée chez l'adulte que par la fente minuscule signalée ci-dessus.

Plus en arrière, à 1 centimètre environ du trou auditif interne, la face postéro-supérieure du rocher nous présente une deuxième fente, beaucoup plus longue que la précédente, mais encore fort étroite, obliquement dirigée de haut en bas et de dehors en dedans : c'est l'orifice postérieur d'un canal, comme lui fort étroit, connu sous le nom d'*aqueduc du vestibule*. Il livre passage, ainsi que nous le verrons plus tard (voy. *Oreille*), à un prolongement tubulaire du labyrinthe membraneux, le canal endolymphatique, ainsi qu'à une artériole et à une veinule destinées au vestibule de l'oreille interne.

c. *Face postéro-inférieure*. — La face postéro-inférieure (fig. 144) est tout entière en rapport avec la surface extérieure de la base du crâne : c'est de toutes les faces du rocher, sinon la plus étendue, du moins la plus complexe et la plus riche en détails. Nous la diviserons en trois zones, une zone externe, une zone moyenne et une zone interne :

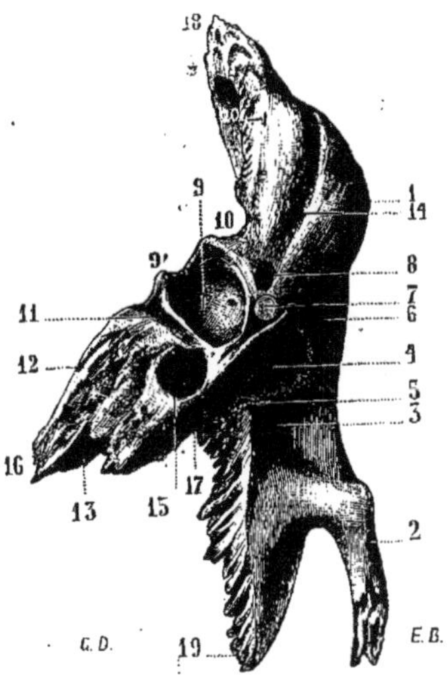

Fig. 144.

Temporal droit, vue inférieure.

1, apophyse mastoïde. — 2, apophyse zygomatique. — 3, cavité glénoïde. — 4, paroi antérieure du conduit auditif externe. — 5, scissure de Glaser. — 6, conduit auditif externe. — 7, apophyse styloïde, sciée à sa base. — 8, trou stylo-mastoïdien. — 9, fosse jugulaire, avec 9', épine jugulaire. — 10, gouttière latérale. — 11, fossette pétreuse, du fond de laquelle part l'aqueduc du limaçon. — 12, gouttière pétreuse inférieure. — 13, orifice supérieur du canal carotidien. — 14, rainure digastrique. — 15, orifice inférieur du canal carotidien. — 16, sommet du rocher. — 17, les deux canaux du bord interne du rocher (trompe d'Eustache et conduit du muscle du marteau). — 18, portion mastoïdienne du temporal. — 19, portion écailleuse. — 20, sillon de l'artère occipitale.

La *zone externe*, fort étroite, nous présente d'abord à sa partie antérieure une longue apophyse en forme d'aiguilles qui se dirige obliquement en bas et en avant : c'est l'*apophyse styloïde*, d'où se détache le bouquet de Riolan, c'est-à-dire, le ligament stylo-maxillaire, le ligament stylo-hyoïdien et les trois muscles stylo-hyoïdien, stylo-pharyngien et stylo-glosse. Disons en passant que l'apophyse styloïde, quoique intimement soudée au temporal chez l'adulte, n'appartient nullement à cet os ; elle fait partie de l'appareil hyoïdien et nous la retrouverons plus tard lorsque nous étudierons l'os hyoïde. — En arrière et un peu en dehors de l'apophyse styloïde, entre elle et l'apophyse mastoïde, se trouve une fossette peu profonde et, dans cette fossette, un trou, le *trou stylo-mastoïdien* (8). Ce trou est l'orifice inférieur de l'aqueduc de Fallope et, comme ce dernier, livre passage à l'artère stylo-mastoïdienne et au nerf facial. Avant d'aller plus loin, regardons ce trou en face et constatons, sur sa paroi antérieure et à 3 ou 4 millimètres de profondeur, l'existence d'un petit canal secondaire à trajet ascendant : c'est le canal dans lequel s'engage la corde du tympan (voy. Névrologie). — Immédiatement en arrière du trou stylo-mastoïdien, s'étale une facette rugueuse, la *facette jugulaire du temporal*, destinée à s'articuler avec une facette correspondante de l'occipital.

La *zone moyenne*, située en dedans de la précédente, est occupée dans toute son étendue par une excavation profonde, régulièrement évidée et entièrement lisse : c'est la *fosse jugulaire* (9), dont la cavité, très variable suivant les individus, loge l'extrémité supérieure renflée de la veine jugulaire interne ou golfe de la veine jugulaire. Sur la paroi externe de cette fosse jugulaire, se voit un petit trou dans lequel s'engage le rameau auriculaire du pneumogastrique ou rameau de la fosse jugulaire de Cruveilhier (fig. 145,21).

La *zone interne* est, à elle seule, aussi étendue que les deux autres réunies. Elle nous présente tout d'abord, à sa partie antéro-externe, un orifice elliptique à grand axe transversal, mesurant en moyenne 8 millimètres sur 6 : c'est l'orifice externe ou inférieur du canal carotidien (15), dont l'orifice interne ou supérieur (13) a été déjà décrit sur le sommet du rocher. — Dans le reste de son étendue, la zone interne est formée par une surface rugueuse sur laquelle vient s'insérer le muscle péristaphylin interne. — L'orifice inférieur du canal carotidien et la fosse jugulaire sont séparés l'un de l'autre par une crête osseuse, ordinairement très mince, parfois plus ou moins tranchante. Sur le sommet de cette crête ou sur son versant externe, existe un petit trou ; c'est l'*orifice inférieur du canal tympanique* ou *canal de Jacobson* (fig. 145,11'), qui s'ouvre d'autre part dans la caisse du tympan et qui livre passage au nerf de Jacobson, branche du glosso-pharyngien. Une petite gouttière à direction antéro-postérieure relie le trou précité à la fossette pétreuse que nous allons voir tout à l'heure sur le bord postérieur du rocher.

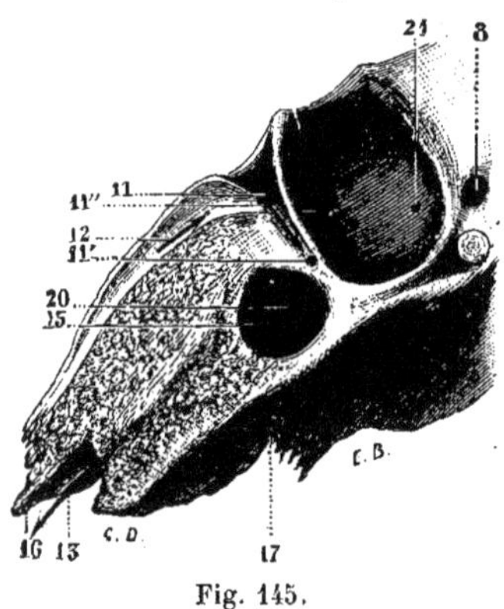

Fig. 145.

Face inférieure du rocher, pour rendre plus visibles certains détails de la figure précédente.

Se reporter, pour les chiffres 1 à 11, à la légende de la figure 144. En outre : 11', orifice inférieur du canal de Jacobson. — 11'', gouttière, quelquefois convertie en canal, conduisant de l'aqueduc du limaçon au canal de Jacobson. — 20, conduit carotido-tympanique, — 21, conduit du rameau de la fosse jugulaire.

d. *Face antéro-inférieure*. — La face antéro-inférieure (fig. 146) appartient, comme la précédente, à la surface extérieure de la base du crâne. Dans ses deux tiers externes, elle est représentée par une surface concave, lisse et unie, que l'on rattache ordinairement à la cavité glénoïde du temporal (voy. Arthrologie). Cette surface appartient à une lame osseuse fort mince, presque transparente, quelquefois même percée d'un trou, qui forme la paroi antérieure du conduit auditif externe et qui, embryologiquement est une partie de l'os tympanal. — Dans son tiers interne, notre face antéro-inférieure est constituée par le rocher : elle revêt à ce niveau l'aspect d'une petite surface triangulaire, souvent creusée en gouttière à sa partie inférieure. Elle répond, en haut au muscle du marteau, en bas à la portion cartilagineuse de la trompe d'Eustache. — Au point de réunion des deux surfaces précitées, la surface pétreuse et la surface tympanique, se voient les orifices externes de deux canaux superposés dans le sens vertical ; nous nous contenterons de les signaler ici ; nous les retrouverons dans un instant à propos du bord antérieur de l'os.

D. Bords. — Les quatre bords du rocher séparent les faces que nous venons de décrire. On les distingue en supérieur, inférieur, postérieur et antérieur :

a. *Bord supérieur*. — Le bord supérieur, le plus long des trois, se dirige obliquement, comme le rocher lui-même, de dehors en dedans et d'arrière en avant. — Il est parcouru, dans la plus grande partie de son étendue, par une gouttière peu profonde dans laquelle chemine le sinus pétreux supérieur et qui, pour cette raison, est appelée *gouttière pétreuse supérieure* (fig. 140,7). Il n'est pas rare d'y rencontrer un ou plusieurs orifices pour des veines qui viennent s'ouvrir dans le sinus. A son extremité externe, le bord supérieur du rocher s'amincit et forme une sorte de crête tranchante qui surplombe la gouttière du sinus latéral. — A son extrémité interne, il nous présente assez souvent deux gouttières à direction antéro-postérieure (fig. 142 : l'une externe (3), plus large, pour le trijumeau ; l'autre interne (9), beaucoup plus étroite, pour le nerf moteur oculaire externe. — C'est le bord supérieur du rocher qui, sur la base du crâne, sépare l'étage postérieur de l'étage moyen. Sur lui, vient s'attacher la tente du cervelet.

b. *Bord inférieur.* — Le bord inférieur (fig. 146), toujours très marqué, est formé par une crête tranchante qui porte le nom de *crête pétreuse* (15). — Cette crête commence, en dehors, à la partie antérieure de l'apophyse mastoïde et, de là, se dirige en avant et en dedans. A 1 centimètre environ de son origine, elle passe au-devant de l'apophyse styloïde et lui forme une demi-gaine, que l'on désigne sous le nom d'*apophyse vaginale* (13'). Plus loin, elle forme successivement la paroi antérieure de la fosse jugulaire et du canal carotidien et disparaît ensuite dans le quart interne de l'os : sur ce point, qui répond à la trompe d'Eustache, les deux faces antéro-supérieure et antéro-inférieure du rocher ne sont plus séparées que par un bord mince, assez souvent peu marqué.

c. *Bord postérieur.* — Le bord postérieur (fig. 144) nous présente successivement, en allant de dedans en dehors : 1° une gouttière obliquement ascendante, la *gouttière pétreuse inférieure* (12), qui répond au sinus de même nom ; 2° une petite excavation en forme de pyramide triangulaire, la *fossette pétreuse* (11), qui renferme à l'état frais le ganglion d'Andersch (voy. *Glosso-pharyngien*) ; du fond de cette fossette part un petit conduit, l'*aqueduc du limaçon*, où s'engagent une artériole et une veinule qui aboutissent au limaçon de l'oreille interne ; 3° à l'angle externe de la fosse pétreuse, une petite apophyse en forme d'épine (9'), l'*épine jugulaire du temporal* (*processus infra-jugularis* de Henle), qui, sur le crâne articulé, répond à une épine analogue située sur le bord inférieur de l'occipital ; 4° en dehors de l'épine jugulaire, une lamelle mince et tranchante, qui limite en arrière la fosse jugulaire et dont le bord libre nous présente le plus souvent une échancrure, l'*échancrure jugulaire du temporal ;* 5° enfin, la *facette jugulaire* et la *gouttière pétreuse latérale* (10), que nous avons déjà mentionnées ci-dessus, la première à propos de la face postéro-inférieure du rocher, la seconde à propos de la portion mastoïdienne.

Envisagé au point de vue de ses connexions, le bord postérieur du rocher répond au bord inférieur de l'occipital. Il s'articule avec ce dernier os par ses parties interne et externe. Sa partie moyenne, celle qui correspond à la fossette pétreuse et à l'échancrure jugulaire, ne prend pas contact avec l'occipital ; elle en reste séparée par un intervalle irrégulier qui, sur le crâne articulé, prend le nom de *trou déchiré postérieur* (voy. *Crâne en général*, p. 168.)

d. *Bord antérieur.* — Le bord antérieur du rocher, libre dans sa moitié interne, s'articule à ce niveau avec la grande aile du sphénoïde, en ménageant un nouvel orifice à contours fort irréguliers, le *trou déchiré antérieur* (voy. *Crâne en général*).

Dans sa moitié externe, au contraire, il s'unit intimement à la portion écailleuse. La ligne d'union de ces deux pièces osseuses, plus ou moins effacée sur la surface endocranienne de l'os, est marquée sur la surface exocranienne par la scissure de Glaser, que nous avons déjà rencontrée plusieurs fois au cours de notre description, et sur laquelle nous nous arrêterons un instant. — Cette scissure, dans sa partie externe, est toujours simple (fig. 146). Elle est formée en avant par la portion écailleuse, en arrière par cette portion de la face antéro-inférieure du rocher qui dérive du cercle tympanal : elle mérite donc le nom de *scissure tympano-écailleuse.* — Dans sa partie interne, la scissure est plus complexe. Il vient, en effet, s'interposer à ce niveau, entre les deux pièces osseuses précitées, une troisième pièce osseuse ayant la forme d'une lame très mince (fig. 146,7) : c'est le bord libre du tegmen tympani, lequel, on le sait, est une dépendance du rocher. Quoique très mince, le bord libre du tegmen tympani sépare l'une de l'autre l'écaille et l'os tympanal et prend lui-même contact avec ces deux portions osseuses. Il existe donc sur ce point, non pas une scissure unique comme tout à l'heure, mais deux scissures distinctes, l'une antérieure ou *pétro-squameuse* (10); l'autre postérieure ou *pétro-tympanique* (9). Nous devons ajouter que certains auteurs, Gegenbaur entre autres, réservent le nom de scissure de Glaser pour cette dernière scissure.

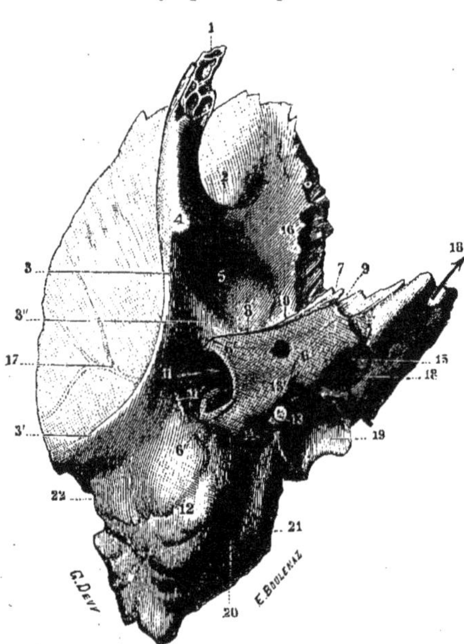

Fig. 146

La cavité glénoïde du temporal et ses parties avoisinantes.

1, apophyse zygomatique. — 2, sa racine transverse ou condyle du temporal. — 3, sa racine longitudinale, avec : 3', sa branche ascendante ; 3'', sa branche descendante. — 4, tubercule zygomatique. — 5, cavité glénoïde. — 6, portion tympanique de l'os, avec : 6', la ligne de soudure de son bord antérieur avec l'écaille ; 6'' la ligne de soudure de son bord postérieur avec l'apophyse mastoïde. — 7, bord libre du tegmen tympani. — 8, scissure tympano-squameuse. — 9, scissure pétro-tympanique ou scissure de Glaser proprement dite. — 10, scissure pétro-squameuse. — 11, conduit auditif externe. — 11', spina supra meatum. — 12, apophyse mastoïde. — 13, apophyse styloïde, avec 13', son apophyse vaginale. — 14, trou stylo-mastoïdien. — 15, crête pétreuse. — 16, facette sous-temporale. — 17, gouttière vasculaire pour la temporale profonde postérieure. — 18, canal carotidien, 18', son orifice antéro-supérieur. — 19, fosse jugulaire. — 20, gouttière digastrique. — 21, sillon de l'artère occipitale. — 22, échancrure pariétale.

La portion libre du bord antérieur du rocher d'une part et, d'autre part, la partie la plus interne de l'écaille temporale délimitent entre elles un angle rentrant, de 70° environ, dans lequel vient se loger l'extrémité postérieure de la grande aile du sphénoïde. En regardant de face le sommet de cet angle, on aperçoit nettement deux canaux osseux superposés comme les canons d'un fusil double. Embryologiquement, ces deux canaux sont constitués en dedans et en haut par la portion pétreuse, en dehors par la portion tympanique (fig. 141, C, 13 et 14). Ils aboutissent l'un et l'autre à la caisse du tympan et nous les retrouverons plus tard quand nous étudierons l'oreille moyenne (voy. *Organes des sens*). Nous nous contenterons d'indiquer ici que le canal supérieur livre passage au muscle du marteau et que le canal inférieur n'est autre que la portion osseuse de la trompe d'Eustache.

E. Canaux creusés dans le rocher. — La portion pierreuse du temporal est creusée d'un grand nombre de canaux vasculaires et nerveux, dont la connaissance est absolument nécessaire pour aborder avec fruit l'étude des nerfs et des vaisseaux. Voici, sommairement résumée, la description des quatre conduits principaux :

a. *Canal carotidien, livrant passage à l'artère carotide interne.* — Il commence à la face inférieure du rocher, où nous avons décrit son orifice inférieur, et se termine au sommet du même os, où nous avons vu son orifice supérieur. Ce canal, d'abord ascendant, se coude à angle droit après un parcours de 7 à 10 millimètres, devient ainsi horizontal et conserve cette direction jusqu'à sa terminaison ; la longueur de sa portion horizontale est de 18 à 22 millimètres. Le canal carotidien mesure donc en moyenne, de son orifice d'entrée à son orifice de sortie, de 28 à 32 millimètres. Son diamètre varie de 5 à 7 millimètres.

b. *Conduit carotico-tympanique.* — Sur la paroi externe de la portion ascendante du canal carotidien, à 5 ou 6 millimètres au-dessus de l'orifice inférieur de ce canal, se voit un petit trou circulaire (fig. 141, B, 15), souvent double : c'est l'orifice inférieur d'un petit conduit, le conduit carotico-tympanique, qui aboutit d'autre part à la partie antéro-inférieure de la caisse du tympan. Il livre passage à une artériole, branche de la carotide interne, et à un petit filet nerveux, le filet carotico-tympanique, qui relie le nerf de Jacobson au plexus carotidien.

c. *Canal ou aqueduc de Fallope livrant passage au nerf facial.* — Il commence dans le fond du conduit auditif interne, au niveau de la fossette antérieure et supérieure que nous avons déjà décrite, et se termine au trou stylo-mastoïdien qui nous est également connu. Le canal de Fallope, en fuyant le conduit auditif interne, se porte d'abord en avant, perpendiculairement à l'axe du rocher, vers l'hiatus de Fallope ; puis, se coudant brusquement, il se dirige en dehors parallèlement à l'axe du rocher ; enfin, se coudant de nouveau, il se porte en bas en suivant un trajet vertical. Au total, l'aqueduc de Fallope présente deux coudes, lesquels se divisent en trois portions : une *première portion,* horizontale et antéro-postérieure, longue de 3 à 5 millimètres ; une *deuxième portion,* horizontale et transversale, mesurant une longueur de 12 à 15 millimètres ; une *troisième portion,* verticalement descendante, présentant également de 10 à 12 millimètres de longueur. Sur l'aqueduc de Fallope viennent se brancher plusieurs conduits secondaires, que nous étudierons plus tard en décrivant le nerf facial.

d. *Canal de Jacobson ou canal tympanique livrant passage au nerf de Jacobson.* — Considérez, sur la face inférieure du rocher, la crête osseuse qui sépare la fosse jugulaire de l'orifice inférieur du canal carotidien (fig. 145) : sur le sommet de cette crête ou en un point qui est peu distant de ce sommet, le plus souvent alors sur le versant externe ou jugulaire, existe un petit trou circulaire (11') : c'est l'orifice inférieur d'un étroit canal, que nous désignerons sous le nom de *canal de Jacobson.* Une gouttière antéro-postérieure (11") le réunit presque toujours à l'aqueduc du limaçon. Ce canal se porte ensuite verticalement en haut et un peu en dehors et s'ouvre à la partie inférieure de la caisse du tympan, pour se continuer en une gouttière qui est creusée sur le promontoire. Il mesure en moyenne de 6 à 8 millimètres de longueur.

4° Conformation intérieure. — L'écaille temporale, analogue en cela à la grande aile du sphénoïde, est formée par deux lames de tissu compacte, interceptant entre elles, mais par places seulement, une couche fort mince de tissu spongieux. — Le tissu spongieux est beaucoup plus abondant dans la portion mastoïdienne. Mais ce qui caractérise avant tout cette portion du temporal, c'est l'existence dans son épaisseur de nombreuses cavités, les *cavités mastoïdiennes,* qui communiquent toutes ou presque toutes avec la caisse du tympan, et ne sont par conséquent que de simples dépendances de cette dernière cavité. Nous les décrirons plus tard à propos de l'oreille moyenne (voir t. III, ORGANES DES SENS). — Quant au rocher, il est presque exclusivement formé de tissu compacte et présente une dureté toute particulière, à laquelle il est redevable de son nom. Le rocher est creusé, lui aussi, de nombreuses cavités, *conduit auditif externe, caisse du tympan, vestibule, canaux* *demi-circulaires, limaçon,* destinées à loger les parties les plus intéressantes et les plus délicates du sens de l'ouïe. Nous renvoyons encore la description détaillée de ces différentes cavités à l'article *Oreille* (voy. t. III, Organes des sens).

Connexions. — Le temporal s'articule avec cinq os : 1° en haut, avec le pariétal ; 2° en arrière, avec l'occipital ; 3° en avant et en dedans, avec le sphénoïde ; 4° en avant et en dehors, avec le malaire ; 5° en bas, avec le maxillaire inférieur ou mandibule. Enfin, par l'apophyse styloïde, il entre en relation avec l'arc hyoïdien.

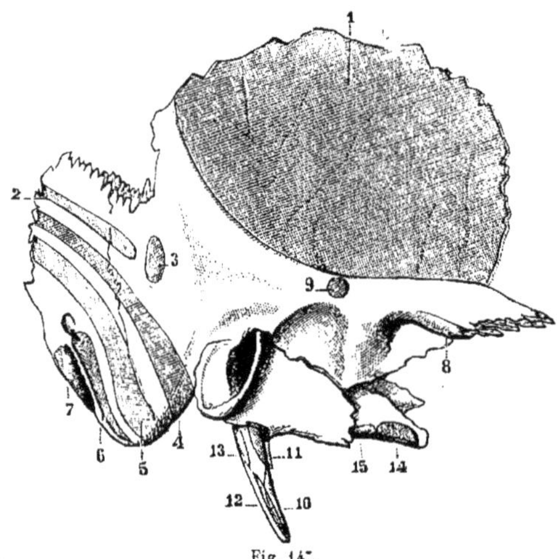

Fig. 147.
Le temporal, vu par sa face exocranienne, avec les insertions musculaires.
(Pour la signification des chiffres, se reporter à l'alinéa ci-contre, relatif aux différentes insertions musculaires du temporal.)

Insertions musculaires. — Quinze muscles, non compris ceux de l'oreille moyenne, prennent insertion sur le temporal. Nous envisagerons ces insertions musculaires sur l'écaille, sur l'apophyse mastoïde, sur l'apophyse zygomatique, sur l'apophyse styloïde et sur le rocher (fig. 147).

a. *Sur l'écaille* s'insère un seul muscle, le crotaphyte ou temporal (1).

b. *Sur l'apophyse mastoïde* s'insèrent six muscles : l'occipital (2), l'auriculaire postérieur (3), le sterno-cléido-mastoïdien (4), le splénius capitis (5), le petit complexus (6), et le digastrique (7).

c. *Sur l'apophyse zygomatique,* deux muscles seulement : le masséter (8) et, sur certains sujets, un faisceau de l'auriculaire antérieur (9).

d. *Sur l'apophyse styloïde* s'insèrent quatre muscles : le stylo-glosse (10), le stylo-hyoïdien (11), parfois un stylo-hyoïdien profond (12), le stylo-pharyngien (13).

e. *Sur le rocher,* le péristaphylin interne (14), et parfois le pétro-pharyngien d'Albinus (15).

Développement. — Le temporal se développe par quatre centres d'ossification, comprenant chacun plusieurs points secondaires : un centre pour l'écaille, un pour le rocher, un pour le cercle tympanal, un pour l'apophyse styloïde. Les trois derniers de ces centres apparaissent en plein cartilage : le premier, destiné à l'écaille, se développe directement, sans cartilage préexistant, dans la trame embryonnaire.

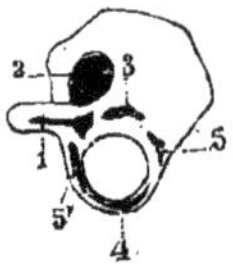

Fig. 148.
Ossification de l'écaille et du cercle tympanal, embryon de 45 jours (d'après Rambaud et Renault).

1, point zygomatique. — 2, point squameux. — 3, point épitympanique. — 4, point moyen ou inférieur du cercle tympanal, avec 5, 5', point postérieur et point antérieur.

1° L'*écaille* commence à s'ossifier au troisième mois de la vie fœtale. Elle se développe par trois points d'ossification distincts, qui sont situés (fig. 148) : le premier ou *point zygomatique* (1), à la base de l'apophyse zygomatique ; le deuxième ou *point squameux* (2), sur la partie squameuse proprement dite, un peu au-dessus du précédent ; le troisième ou *point épitympanique* (3), un peu au-dessus du cercle tympanal.

2° Le *rocher* commence à s'ossifier vers le quatrième mois de la vie intra-utérine. Il se développe par de nombreux points d'ossification, en tout vingt-six, d'après Rambaud et Renault, dont dix-sept primitifs et neuf complémentaires. — Des *dix-sept points primitifs,* deux sont destinés au limaçon, six aux canaux demi-circulaires, neuf aux osselets de l'ouïe. — Les *neuf points complémentaires* se répartissent de la façon suivante : trois pour le limaçon, trois pour les canaux demi-circulaires, un pour le toit de la caisse, un pour son plancher, un pour l'apophyse mastoïde. — La portion mastoïdienne du temporal, comme l'a depuis longtemps démontré Béclard, est une dépendance du rocher et ne possède qu'exceptionnellement un ou deux points qui lui appartiennent en propre.

3° Le *cercle tympanal* s'ossifie dès le cinquième mois par trois points distincts : un point médian ou inférieur, un point antérieur et un point postérieur. Ces trois points se soudent entre eux très rapidement, de façon à former un cercle osseux interrompu seulement à sa partie supérieure. Nous avons déjà indiqué au début de notre description (p. 146) les transformations successives que subit le cercle tympanal, pour arriver à former cette gouttière osseuse qui constitue la plus grande partie du conduit auditif externe. Nous n'y reviendrons pas ici.

4° L'*apophyse styloïde* se développe aux dépens d'une partie du deuxième arc branchial cartilagineux. Son ossification est bien tardive comparativement aux trois pièces précédentes : ses points d'ossification ne se montrent, en effet, que vers la huitième année (Rambaud et Renault). On en compte ordinairement deux : l'un au niveau de la base, l'autre à sa partie moyenne. Il en existe quelquefois un troisième au niveau de la pointe.

La soudure des trois pièces essentielles du temporal, l'écaille, la portion pétreuse et la portion tympanique, commence dans le dernier mois de la vie fœtale. A la naissance, cette soudure est déjà très avancée. Elle s'achève dans la première année ou dans la première moitié de la seconde. Quant à l'apophyse styloïde, elle ne se soude au temporal que vers la douzième année.

Les cavités mastoïdiennes n'existent pas chez le nouveau-né. Ce n'est que vers la fin de la première année qu'elles apparaissent, par résorption graduelle de la couche de tissu osseux qui sépare à leur niveau la table externe de la table interne. Ces cavités, analogues en cela aux sinus frontaux, s'accroissent avec l'âge et présentent leur maximum de développement chez les vieillards.

Variétés. — Les variations morphologiques du temporal sont fort nombreuses et nous devons nous borner à signaler les principales. — On a vu la portion écailleuse divisée en deux portions distinctes par une suture transversale (Hyrtl). — Dans certains cas, l'écaille temporale envoie un prolongement antérieur qui s'articule avec le frontal, interceptant ainsi toute espèce de contact entre le pariétal et la grande aile du sphénoïde. Cette disposition a été étudiée chez les sujets russes par Gruber (*Mém. de l'Acad. imp. des Sc. de St-Pétersbourg*, 1874), qui l'a constatée 1,50 0/0. Calori (*Sull' anom. sutura fra la porz. squam. del temp. e l'oss. front.*, 1874) a rencontré la même fréquence chez les sujets italiens. Ranke (*Beitr. z. Anthropologie und Urgeschichte Bayerns*), sur des crânes français et bavarois, est arrivé à la proportion de 1,70 0/0. On peut admettre avec Stieda (*Archiv für Anthrop.*, 1878, S. 119) que cette anomalie se rencontre en moyenne 1 fois sur 100. — Il est relativement plus fréquent de rencontrer, entre le frontal et l'écaille temporale, un os wormien. — On peut observer sous la racine de l'apophyse zygomatique un trou (*foramen jugulare spurium* de Luschka), par lequel passe une veine émissaire, faisant communiquer la circulation des sinus intra-craniens avec la veine jugulaire externe. — Le long de la suture pétro-occipitale, il peut exister, un peu en dedans du trou déchiré postérieur, un canal anormal, à travers lequel passe le sinus pétreux inférieur. — Sur la face antérieure du rocher, la ligne de séparation primitive de l'écaille et du rocher peut persister dans toute son étendue sous la forme d'une fente sinueuse, la *fissure pétro-squameuse* : de ce fait, la mince lame du rocher qui avoisine cette fissure (*tegmen tympani*) est plus ou moins indépendante. — Voltolini (cité par Hyrtl) a décrit, sous le nom de *canalis petroso-mastoïdeus*, un petit conduit qui met en communication la cavité cranienne avec les cavités mastoïdiennes et dans lequel vient s'enfoncer un prolongement de la dure-mère. — (Voy. encore pour les variations des cavités mastoïdiennes : Hyrtl, *C. R. des sciences de l'Ac. imp. de Vienne*, 1858, et Zoja, *Sull' apofisi mastoidea*, Milano, 1864.)

§ VII. — Os wormiens

Les os wormiens sont de petits os surnuméraires que l'on rencontre accidentellement entre les divers os du crâne. Ils sont ainsi appelés du nom d'un médecin danois Olaus Wormius ou Worm, qui les a décrits au commencement du XVIIe siècle (1611). Toutefois, il serait inexact d'attribuer leur découverte à Worm. Bien avant lui, Gonthier d'Andernach, médecin de François Ier et l'un des maîtres de Vésale, avait donné une bonne description de ces productions osseuses, connues d'ailleurs dès la plus haute antiquité. On sait qu'elles tenaient une place importante dans la pharmacopée des médecins grecs, qui les employaient contre les affections cérébrales, l'épilepsie, etc.

Avec Pozzi nous distinguerons les os wormiens en deux groupes : les *faux os wormiens* et les *os wormiens vrais*. — Les premiers résultent d'une anomalie de développement d'un os normal. Ce sont, en d'autres termes, des centres d'ossification, qui, au lieu de se souder à l'os dont ils dépendent, sont restés indépendants. Tels sont le dédoublement du pariétal, le dédoublement de l'écaille temporale, l'os épactal. — Les os wormiens vrais dérivent, au contraire, d'un ou de plusieurs points d'ossification surajoutés : ils comprennent par conséquent toutes les pièces osseuses surnuméraires, développées le long de la partie marginale des os du crâne.

Du reste, on rencontre les os wormiens, soit au niveau des sutures, soit au niveau des fontanelles, d'où leur subdivision toute naturelle en *wormiens suturaux* et *wormiens fontanellaires*.

1° **Os wormiens suturaux**. — Parmi les premiers, il convient de signaler : 1° l'*os sagittal*, développé entre les deux pariétaux, en tout autre point que celui où siège anormalement la fontanelle sagittale (voy. *Pariétal*, p. 144) ; 2° les wormiens développés dans les sutures occipito-pariétale, fronto-pariétale, pariéto-sphénoïdale, pétro-occipitale (pour les wormiens développés dans ces deux dernières sutures, voy. Gruber, *Beitr. zur Anat. der Schadelbasis*, Saint-Pétersbourg, 1869). Exceptionnellement (un fait de Th. Simon, *Virchow's Archiv.*, 1873, deux faits de Chambellan, *Th. inaug.*, Paris, 1883), on rencontre un os wormien dans la suture médio-frontale ou métopique.

2° **Os wormiens fontanellaires**. — Les wormiens fontanellaires peuvent se rencontrer au niveau de presque toutes les fontanelles, normales ou anormales, de la boîte cranienne. Il convient, pour ne pas compliquer inutilement la terminologie, de leur donner le nom de la fontanelle où ils se trouvent logés. C'est ainsi que nous avons : 1° l'*os wormien fontanellaire bregmatique*, observé pour la première fois par Bertin, généralement très volumineux ; 2° l'*os wormien fontanellaire lambdatique*, développé dans la fontanelle médiane postérieure et souvent confondu avec les os wormiens suturaux qui l'accompagnent ; 3° l'*os wormien fontanellaire astérique*, situé dans la fontanelle latérale postérieure, au point de réunion de l'occipital, du pariétal et du temporal (*astérion* des anthropologistes) ; 4° l'*os wormien fontanellaire ptérique*, situé dans la fontanelle latérale antérieure, au point de rencontre du pariétal et de la grande aile du sphénoïde (*ptérion* des anthropologistes) ; 5° l'*os wormien fontanellaire orbitaire* (extrêmement rare), situé dans la fontanelle orbitaire (Pozzi), au point de jonction du frontal, de l'os planum et de la petite aile du sphénoïde.

Quant aux fontanelles anormales, elles peuvent, elles aussi, être comblées par des os surnuméraires. La fontanelle sagittale, par exemple, possède parfois (2 fois sur 198 crânes de Parisiens, d'après Chambellan) un os wormien, qu'il convient d'appeler *os wormien obélique* (du mot *obélion* des anthropologistes), pour le distinguer de l'os wormien sagittal, qui n'est qu'un wormien sutural. La fontanelle naso-frontale ou glabellaire (du mot *glabelle* des anthropologistes) peut présenter également un os wormien, *os wormien glabellaire ;* Pozzi en a signalé un exemple frappant sur le crâne n° 485 du musée de Caen.

Tout récemment Manouvrier (*Bull. Soc. d'Anthrop.*, 1886) a décrit sous le nom d'*os insulés*, un nouveau groupe d'os wormiens qui se développent, loin des sutures et des fontanelles, au milieu même d'un os normal. Il ne les a observés jusqu'ici que sur le frontal, le temporal et le sphénoïde, et sur la table interne seulement, d'où le nom d'*os wormiens endocraniens* sous lequel il les désigne encore. Ces osselets paraissent, du reste, être assez fréquents : sur 58 crânes parisiens, qu'il a examinés à ce sujet, Manouvrier a constaté leur présence sur 15. Hyrtl a observé, lui aussi, un os insulé sur le pariétal, au voisinage de la suture pariéto-écailleuse.

Quel que soit le groupe auquel ils appartiennent, les os wormiens sont très variables dans leurs dimensions, dans leur forme et aussi dans leur épaisseur. Ils sont formés le plus souvent aux dépens de toute l'épaisseur du crâne ; mais ils peuvent aussi être formés seulement aux dépens de la table externe (*exocraniens*), plus rarement aux dépens de l'interne (*endocraniens*). J'ai eu l'occasion, tout récemment, de rencontrer toute une série d'os wormiens se rattachant à cette dernière variété, sur les fosses occipitales d'un jeune enfant hydrocéphale.

Contrairement à l'opinion de Béclard, enseignant que les os wormiens n'apparaissent que cinq ou six mois après la naissance, il est démontré aujourd'hui, par l'existence bien constatée de ces os surnuméraires, sur des crânes de fœtus (Chambellan), que leur développement peut se faire dès la vie intra-utérine. Ils proviennent de centres d'ossification spéciaux, lesquels ne se sont pas soudés avec les centres d'ossification normaux dont l'évolution produit les os du crâne.

Il résulte d'une série considérable d'observations prises par Chambellan sur des crânes d'Incas, de Parisiens, d'Auvergnats, de Néo-Calédoniens, de Nègres, que, dans ces diverses races, le nombre d'os wormiens présenté par le côté droit est toujours supérieur au nombre offert par le côté gauche (1.439 du côté droit, pour 1.185 observés du côté gauche). Le même observateur a cru pouvoir établir (*loc. cit.*, p. 71) que les os wormiens sont « d'autant plus nombreux que la capacité cranienne est plus considérable », conclusion déjà formulée par Hyrtl, et, d'autre part, que les « brachycéphales ont plus d'os wormiens que les dolichocéphales ».

ARTICLE II

DU CRANE EN GÉNÉRAL

Envisageant, dans le présent article, la boîte cranienne comme une seule pièce, nous décrirons successivement sa *surface intérieure* et sa *surface extérieure*, en nous arrêtant principalement sur les points qui n'ont pu être signalés à propos de chaque os en particulier ; nous aurons continuellement en vue, dans cette nouvelle description, un crâne d'adulte. Nous étudierons ensuite, dans un paragraphe consacré au *développement*, les modifications graduelles que subit le crâne humain en parcourant les diverses phases de son évolution anatomique. Nous examinerons, enfin, dans un dernier paragraphe, la *théorie vertébrale du crâne*.

§ I. — Configuration intérieure du crane

Au point de vue de sa configuration intérieure, la boîte cranienne se divise en deux régions : la *voûte* et la *base*. Les limites respectives de ces deux régions sont fournies par un plan transversal qui passerait, en avant par la bosse frontale moyenne, en arrière par la protubérance occipitale externe. Ce plan, le sujet étant debout, se dirige d'avant en arrière et de haut en bas. Il forme avec le plan horizontal un angle aigu de 22 à 25 degrés.

1° Région de la voûte. — La voûte cranienne est constituée : en avant par le frontal, dans sa partie moyenne par les deux pariétaux, en arrière par la partie la plus élevée de l'écaille occipitale.

a. *Sur la ligne médiane,* elle nous présente successivement, en allant d'avant en arrière : 1° une partie de la *crête frontale,* sur laquelle vient s'insérer la faux du cerveau ; 2° une gouttière fort longue, la *gouttière longitudinale,* qui, en suivant la suture médio-frontale et la suture sagittale, nous conduit jusqu'à la protubérance occipitale interne, limite postérieure de notre région.

b. *Sur les côtés de la ligne médiane* et en procédant toujours d'avant en arrière, nous rencontrons successivement : la fosse frontale, la suture fronto-pariétale, la fosse pariétale, la suture pariéto-occipitale et la fosse cérébrale de l'occipital. Rappelons encore la présence, sur chaque côté de la suture sagittale : 1° du trou pariétal ; 2° des dépressions, fort variables en nombre et en étendue, que déterminent sur la surface osseuse les corpuscules de Pacchioni. Il est à remarquer que ces dépressions sont presque toujours situées à l'extrémité d'un rameau artériel de la dure-mère. De plus, il y a concordance presque constante entre la profondeur du sillon de cette artère et le degré d'amincissement du crâne dû aux corpuscules de Pacchioni. Le plus souvent, les dépressions en question se rencontrent au voisinage de l'angle bregmatique, formé par la réunion des sutures sagittale et médio-frontale, à une distance moyenne de 25 millimètres de cette dernière suture et à 15 millimètres de la suture bi-pariétale. Presque toujours aussi, elles se développent des deux côtés et sont alors symétriquement placées. Lorsqu'elles n'existent que d'un seul côté, on les rencontre ordinairement à gauche, où, d'ailleurs, elles sont en général plus profondes. Plus rarement, on ne les observe que du côté droit.

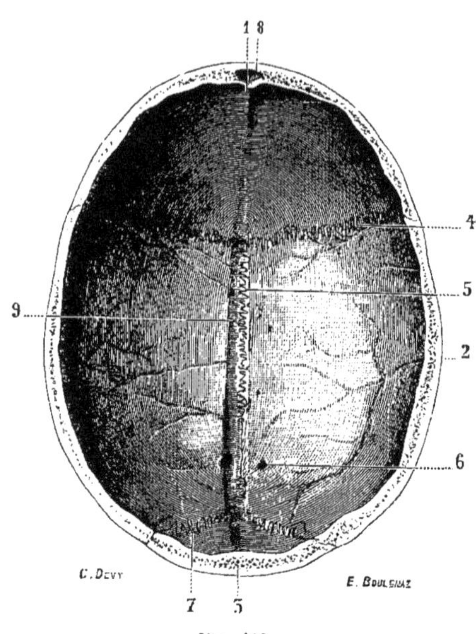

Fig. 149.
Voûte du crâne, surface intérieure ou endocranienne.

1, frontal. — 2, pariétal. — 3, occipital. — 4, suture fronto-pariétale. — 5, suture bi-pariétale ou sagittale. — 6, trou pariétal. — 7, suture pariéto-occipitale. — 8, sinus frontal. — 9, gouttière longitudinale.

2° Région de la base. — La base du crâne, relativement très élevée en avant, devient de plus en plus profonde en arrière, formant ainsi un plan incliné extrêmement inégal. Pour la commodité de la description, on la divise en trois zones ou étages : un étage antérieur, un étage moyen, un étage postérieur.

A. Étage antérieur. — Limité en avant par le plan conventionnel qui sépare la voûte du crâne de sa base, il est nettement limité en arrière, sur la ligne médiane, par la gouttière optique et, sur les côtés, par le bord postérieur des petites ailes du sphénoïde. Il est constitué : 1° sur la ligne médiane, par la face postérieure du frontal, la lame criblée de l'ethmoïde, une partie de la face supérieure du corps du sphénoïde ; 2° sur les côtés, par les bosses orbitaires et les petites ailes du sphénoïde.

Cet étage nous présente :

a. *Sur la ligne médiane* et en allant d'avant en arrière : 1° la portion inférieure de la *crête frontale ;* 2° le *trou borgne ;* 3° l'*apophyse crista galli ;* 4° une *crête,* à peine saillante, qui continue en arrière cette dernière apophyse ; 5° la *gouttière optique,* dirigée transversalement et aboutissant, à droite et à gauche, au *trou optique.* Cette gouttière, au surplus, n'existe pas dans la grande majorité des cas : c'est une convexité qu'on rencontre le plus habituellement derrière la crête qui réunit les deux trous optiques.

b. *Sur les côtés :* 1° *les gouttières olfactives,* où reposent les nerfs et les bulbes olfactifs, avec les *trous olfactifs,* la *fente ethmoïdale,* le *trou ethmoïdal,* tous orifices qui nous sont déjà connus (voy. *Ethmoïde,* p. 122); 2° le *sillon ethmoïdal,* qui relie le trou de même nom au conduit orbitaire interne antérieur ; 3° la *suture fronto-ethmoïdale ;* 4° les *bosses orbitaires,* avec leurs éminences mamillaires et leurs impressions digitales, s'articulant en arrière avec les petites ailes du sphénoïde pour former la *suture fronto-sphénoïdale.* — Le long de la suture fronto-ethmoïdale, nous constatons l'existence de deux trous : ce sont les orifices internes de deux canaux qui s'ouvrent d'autre part sur la paroi interne de l'orbite, les *conduits ethmoïdaux* ou *conduits orbitaires internes.* On les distingue en antérieur et postérieur. Le conduit orbitaire interne antérieur laisse passer l'artère ethmoïdale antérieure et un filet nerveux sensitif (filet ethmoïdal du rameau nasal de la branche ophthalmique de Willis). Le conduit orbitaire interne postérieur livre passage à l'artère ethmoïdale postérieure et à un petit filet nerveux décrit par Luschka.

B. Étage moyen. — La limite antérieure de l'étage moyen n'est autre que la limite postérieure de l'étage précédent. Sa limite postérieure est constituée, sur la ligne médiane par le bord supérieur de la lame quadrilatère du sphénoïde, sur les côtés par les bords latéraux de cette même lame quadrilatère et par le bord supérieur du rocher. Latéralement, l'étage moyen a pour limites le plan conventionnel, ci-dessus indiqué, qui sépare la voûte de la base.

A la formation de cet étage concourent : le corps du sphénoïde, la grande aile du même os, l'écaille temporale et la face antérieure du rocher. Nous y apercevons dans toute son étendue la suture qui unit la grande aile du sphénoïde, d'une part à l'écaille du temporal, d'autre part au bord antérieur du rocher.

L'étage moyen nous présente successivement :

a. *Sur la ligne médiane :* la *selle turcique* ou *fosse pituitaire,* laquelle se trouve limitée : 1° en avant, par la *gouttière optique* et par les deux *trous optiques ;* 2° en arrière, par le bord supérieur de la *lame quadrilatère* du sphénoïde ; 3° sur les côtés, par la *gouttière caverneuse,* où se trouvent logés le sinus caverneux et l'artère carotide interne ; 4° à ses quatre angles, enfin, par les quatre *apophyses clinoïdes,* les deux antérieures et les deux postérieures. Nous avons déjà dit que, dans la selle turcique, vient se loger le corps pituitaire ou hypophyse (voy. *Cerveau*).

b. *Sur les côtés :* deux excavations profondes, les *fosses sphéno-temporales.* Ces excavations, riches en impressions digitales et en éminences mamillaires, nous montrent tout d'abord la *dépression de Gasser,* qui est creusée sur la partie la plus interne de la face antérieure du rocher et dans laquelle vient se loger le ganglion de même nom du nerf trijumeau. Elles nous offrent ensuite à considérer neuf orifices, dont la connaissance est des plus importantes. Ce sont, en allant d'avant en arrière : 1° la *fente sphénoïdale,* qui fait communiquer le crâne avec l'orbite et qui livre passage au nerf moteur oculaire commun, au nerf moteur oculaire externe, au nerf pathétique, au nerf ophthalmique ou à ses trois branches terminales (nerf frontal, nerf lacrymal, nerf nasal), à la veine ophthalmique, à quelques rameaux de l'artère méningée moyenne ; sur le côté externe de la fente sphénoïdale existe quelquefois un petit tubercule osseux, qui sert d'implantation à l'anneau de Zinn (voy. t. III, *Muscles de l'œil*) ; d'autre part, le bord inférieur de la fente nous présente aussi, dans bien des cas, une petite épine où le muscle droit externe vient prendre une insertion supplémentaire ; 2° le *trou grand rond,* qui aboutit dans la fosse ptérygo-maxillaire et qui laisse passer le nerf maxillaire supérieur ; 3° le *trou ovale,* qui livre passage au nerf maxillaire inférieur et à l'artère petite méningée ; 4° le *canal innominé d'Arnold* (ce canal n'est pas constant), traversé par le petit nerf pétreux superficiel et le petit nerf pétreux profond, fusionnés en un seul et même rameau qui constitue l'une des racines du ganglion otique ; 5° le *trou petit*

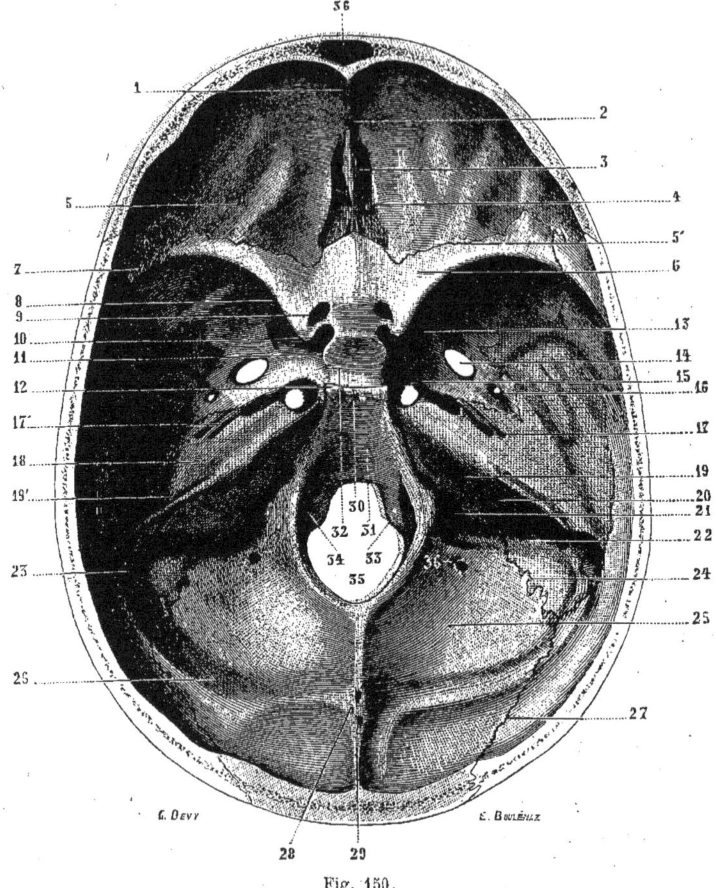

Fig. 150.

Base du crâne, surface intérieure ou endocranienne.

1, crête frontale. — 2, trou borgne. — 3, apophyse crista galli. — 4, suture fronto-ethmoïdale. — 5, bosses orbitaires. — 5', suture sphéno-frontale. — 6, petite aile du sphénoïde. — 7, suture sphéno-pariétale. — 8, bord postérieur de la petite aile du sphénoïde. — 9, trou optique. — 10, 11, 12, apophyses clinoïdes antérieure, moyenne et postérieure. — 13, trou grand rond et sa gouttière. — 14, trou ovale (en avant et en dedans, on voit le petit trou de Vésale). — 15, trou déchiré antérieur. — 16, trou petit rond (en dedans de lui s'ouvre le canal innominé d'Arnold). — 17, hiatus de Fallope et son accessoire. — 18, rocher. — 19, conduit auditif interne. — 20, aqueduc du vestibule. — 21, trou déchiré postérieur. — 22, gouttière latérale. — 23, trou mastoïdien. — 24, suture pétro-occipitale. — 25, fosse cérébelleuse. — 26, partie horizontale de la gouttière latérale. — 27, suture occipito-pariétale. — 28, protubérance occipitale interne. — 29, crête occipitale interne. — 30, lame quadrilatère du sphénoïde. — 31, gouttière basilaire. — 32, selle turcique. — 33, condyle de l'occipital. — 34, trou condylien antérieur. — 35, trou occipital — 36, trou condylien postérieur.

rond, traversé par l'artère méningée moyenne ; constatons, en passant, que c'est de ce trou que part le canal vasculaire, qui ira plus loin former sur le pariétal des ramifications de la *feuille de figuier* (p. 143); 6° le *trou de Vésale* (inconstant), livrant passage, quand il existe, à une veine émissaire ; 7° l'*hiatus de*

Fallope et les orifices accessoires qui l'accompagnent, ouverts sur la face antérieure du rocher, traversés par les deux nerfs pétreux superficiels provenant du facial et par les deux nerfs pétreux profonds émanant du nerf de Jacobson, qui n'est lui-même qu'une branche de nerf glosso-pharyngien ; ici encore, notons en passant les deux gouttières obliques qui font suite à ces orifices et dans lesquelles cheminent de dehors en dedans les filets nerveux que nous venons d'indiquer ; 8° le *trou déchiré antérieur*, situé un peu en dedans du trou ovale, entre le rocher et le bord interne de la grande aile du sphénoïde ; il est fermé, à l'état frais, par une lamelle fibro-cartilagineuse que traverse le nerf vidien ; 9° l'*orifice interne du canal carotidien*, enfin, ouvert au sommet du rocher et amenant la carotide interne dans la gouttière caverneuse.

C. Étage postérieur. — L'étage postérieur, limité en arrière et sur les côtés par le plan conventionnel qui sépare la base du crâne de la voûte, est limité en avant par le bord supérieur de la lame quadrilatère du sphénoïde et par le bord supérieur du rocher. Il se trouve donc constitué par le versant postérieur de la lame quadrilatère du sphénoïde, la face postérieure du rocher et toute la face interne de l'occipital, à l'exception des fosses cérébrales qui appartiennent à la voûte. Malgré son étendue, il ne nous offre qu'une seule suture, la *suture temporo-occipitale*, formée, comme son nom l'indique, par la juxtaposition du temporal et du bord antérieur de l'occipital. Il n'existe pas, chez l'adulte, de suture apparente entre le corps du sphénoïde et l'apophyse basilaire.

L'étage postérieur nous présente :

a. *Sur la ligne médiane*, en allant d'avant en arrière : 1° la *gouttière basilaire*, où reposent la protubérance annulaire et le tronc basilaire, artère impaire et médiane formée par la réunion des deux artères vertébrales; 2° le *trou occipital*, par lequel passent le bulbe et ses enveloppes, les artères vertébrales, les artères spinales, le nerf spinal qui, provenant du bulbe, pénètre dans le crâne et ressort de cette cavité par le trou déchiré postérieur, enfin les racines ascendantes du nerf grand hypoglosse ; 3° la *crête occipitale interne*, qui sépare l'une de l'autre les deux fosses cérébelleuses et sur laquelle vient s'insérer la faux du cervelet ; 4° la *protubérance occipitale interne*, qui forme l'extrême limite de la région : c'est là que se réunissent la faux du cerveau, la faux du cervelet, la tente du cervelet ; là aussi, que convergent plusieurs sinus veineux pour former ce qu'on est convenu d'appeler le *pressoir d'Hérophile* (voy., en Angéiologie, *Sinus de la dure-mère*).

b. *Sur les côtés :* les *fosses cérébelleuses*, où reposent les hémisphères cérébelleux, plus une série de trous et de gouttières vasculaires, savoir : 1° la *gouttière pétreuse supérieure*, qui suit le bord supérieur du rocher et qui loge le sinus veineux de même nom ; 2° le *conduit auditif interne*, déjà décrit sur la face postérieure du rocher, qui livre passage à trois nerfs, le nerf auditif, le nerf facial, le nerf intermédiaire de Wrisberg ; 3° l'*aqueduc du vestibule*, fente très étroite située un peu en dehors du trou précédent, qui livre passage à une petite artère et au sac endolymphatique (voy. *Oreille*) ; 4° le *trou condylien antérieur*, situé sur le pourtour du trou occipital, un peu en avant de son diamètre transverse, qui laisse passer le nerf grand hypoglosse ; 5° le *trou condylien postérieur*, non constant, à travers lequel passe une veine anastomotique ; 6° la *gouttière latérale*, qui circonscrit la plus grande partie des fosses cérébelleuses et dans laquelle se loge le sinus veineux latéral ; prenant naissance à la protubérance occipitale interne, cette gouttière se porte d'abord horizontalement en dehors jusqu'à la portion mastoïdienne du temporal ; s'incurvant alors presque à angle droit, elle se dirige obliquement en bas et en dedans, parcourant dans cette deuxième partie de son trajet la face interne de la portion mastoïdienne du temporal, et, finalement, la partie la plus externe de la suture pétro-occipitale ; 6° le *trou mastoïdien,* éminemment variable par sa situation, mais aboutissant toujours à la deuxième portion de la gouttière latérale ; il laisse passer une veine, tributaire du sinus latéral ; 7° la *gout-*

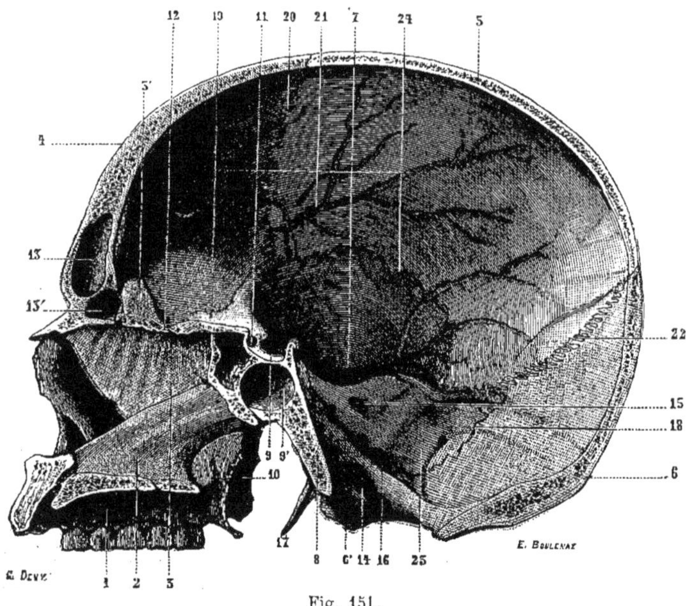

Fig. 151.

Coupe médio-verticale de la tête osseuse ; moitié droite, vue par sa face intérieure ou endocranienne.

1, voûte palatine. — 2, vomer. — 3, lame perpendiculaire de l'ethmoïde, avec 3', crista galli. — 4, frontal. — 5, pariétal. — 6, occipital, avec 6', son condyle. — 7, temporal. — 8, apophyse basilaire. — 9, selle turcique. — 9', sinus sphénoïdal. — 10, fosse ptérigoïde. — 11, trou optique. — 12, lame criblée de l'ethmoïde. — 13, 13', sinus frontal. — 14, trou condylien antérieur. — 15, conduit auditif interne. — 16, trou déchiré postérieur. — 17, apophyse styloïde. — 18, suture occipito-temporale. — 19, suture sphéno-frontale. — 20, suture fronto-pariétale. — 21, gouttières vasculaires. — 22, suture pariéto-occipitale. — 23, gouttière latérale. — 24, suture temporo-pariétale.

tière pétreuse inférieure, creusée sur la partie la plus interne de la suture pétro-occipitale et logeant le sinus pétreux inférieur ; 8° le *trou déchiré postérieur,* large ouverture ménagée entre le bord antérieur de l'occipital et le bord postérieur du rocher, réunissant les deux gouttières latérale et pétreuse inférieure, qui, à ce niveau, se dirigent l'une vers l'autre ; son contour est très irrégulier, d'où son nom de trou déchiré, que lui donnent tous les anatomistes ; deux petites apophyses osseuses, détachées la première du rebord pétreux, la seconde du rebord occipital, et se dirigeant l'une vers l'autre, ont pour effet de diviser le trou déchiré postérieur en deux portions : une *portion interne* ou *antérieure,* destinée au nerf glosso-pharyngien ; une *portion externe* ou *postérieure,* où passent, plus ou moins accolés ensemble, le nerf pneumogastrique, le nerf spinal et la veine jugulaire interne, qui n'est, comme nous le verrons plus tard, que la continuation du sinus latéral.

Des observations nombreuses tendent à établir que le trou déchiré postérieur, de même que la gouttière latérale qui y aboutit, est plus large du côté droit que du côté gauche. D'après

RÜDINGER (*Monatsschrift für Ohrenheilkunde*, 1875), cette disposition se rencontre 65 à 69 fois p. 100; 24 à 27 fois p. 100, c'est la disposition contraire qu'on observe; et, enfin, 4 à 11 fois p. 100, les deux orifices sont sensiblement égaux à droite et à gauche. Le plus grand écart, qui ait été constaté par cet anatomiste entre les dimensions de l'un et de l'autre trou déchiré postérieur, atteint 16 millimètres. Voici quelles seraient, d'après HERBERG (*V. Walther und Ammon's Journal*, 1845, t. IV, p. 372), les dimensions moyennes du trou déchiré postérieur : du côté droit, le diamètre transversal est de 14 à 15 millimètres, le diamètre antéro-postérieur de 8 à 9 millimètres; du côté gauche, le diamètre transversal atteint 14 à 17 millimètres, le diamètre antéro-postérieur 7 millimètres seulement. Il existe assez généralement un rapport direct entre les dimensions du trou déchiré postérieur et celles de la fosse jugulaire, qui est creusée, comme on le sait, à la face inférieure du rocher (voy. sur ce point d'anatomie et sur ses conséquences présumées en pathologie, DWIGHT, *Archiv f. Augen- und Ohrenheilk.*, Bd. V, 1876, et W. KRAUSE, *Zeitschr. f. rationnelle Medicin*, 1857, Bd. 11, S. 77).

§ II. — CONFIGURATION EXTÉRIEURE DU CRANE

Envisagé dans sa configuration extérieure, le crâne nous présente encore une *voûte* et une *base*. Mais la voûte et la base de la surface extérieure diffèrent des régions homonymes de la surface intérieure, par l'adjonction sur les côtés du crâne d'une troisième région, la *région temporale*.

1° Région de la voûte. — La voûte s'étend, dans le sens antéro-postérieur, de la bosse frontale moyenne à la protubérance occipitale externe; latéralement, elle est exactement limitée par la ligne temporale supérieure. Sa description est des plus simples :

a. *Sur la ligne médiane*, elle nous présente d'abord la suture *médio-frontale*, qui disparaît chez l'adulte; puis, la suture *bi-pariétale* ou *sagittale*, avec le trou pariétal, toujours placé dans le voisinage de cette suture; enfin, la partie la plus élevée de l'écaille occipitale.

b. *Sur les côtés*, nous constatons l'existence de trois saillies, plus ou moins marquées suivant les sujets, qui sont, en allant d'avant en arrière : la *bosse frontale*, la *bosse pariétale* et la *bosse occipitale*. Entre ces trois saillies, nous trouvons deux sutures : la première, *suture fronto-pariétale* ou *coronale*, réunit le frontal au bord antérieur du pariétal; la seconde, *suture occipito-pariétale* ou *lambdoïde* (en forme de lambda grec), réunit le bord postérieur du pariétal au bord antérieur de l'occipital.

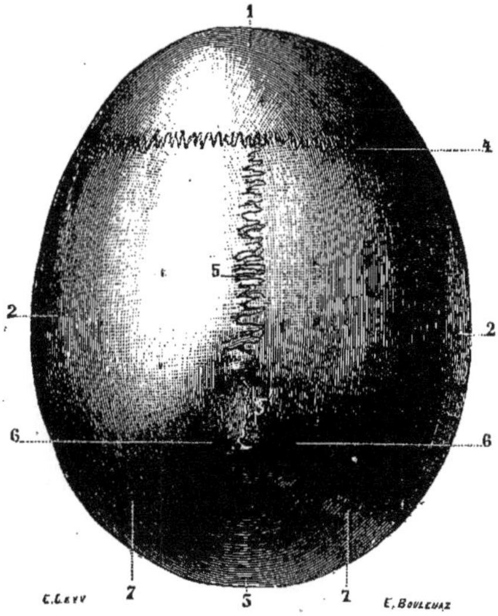

Fig. 152.

Voûte du crâne, vue par sa surface extérieure ou exocranienne.

1, frontal. — 2, 2, pariétaux. — 3, occipital. — 4, suture fronto-pariétale. — 5, suture sagittale, avec 5', obélion. — 6, 6, trous pariétaux. — 7, 7, suture lambdoïde ou pariéto-occipitale.

La voûte du crâne est recouverte, à l'état frais, par le muscle occipito-frontal : elle est assez régulièrement lisse dans toute son étendue.

2° Région latérale ou région temporale. — La région temporale (fig. 153), que l'on désigne à tort sous le nom de fosse temporale (sa partie antéro-inférieure seule pouvant justifier une pareille dénomination), est limitée en haut et en arrière par une ligne courbe, généralement très visible, qui commence en avant au niveau de l'apophyse orbitaire externe (*crête latérale du frontal*) et aboutit en arrière à la fontanelle postéro-latérale, l'*astérion* des anthropologistes, sur le point où se rencontrent à la fois le temporal, le pariétal et l'occipital ; on peut donner à cette ligne courbe le nom de *ligne temporale*. Simple dans presque toute la portion qui correspond à l'os frontal, elle émet en bas, un peu avant d'aborder le pariétal, une branche de bifurcation, qui lui est concentrique, tout en se rattachant à un rayon plus court, et qui vient se terminer, en arrière, sur la branche

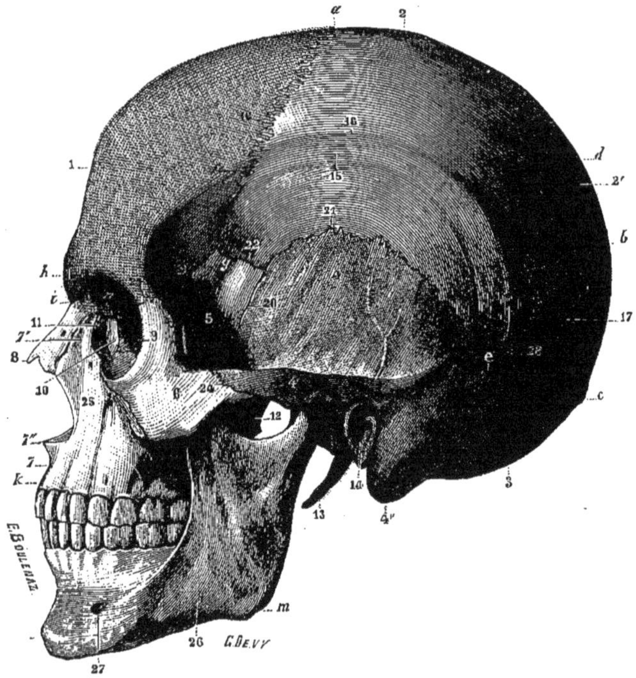

Fig. 153.

Tête osseuse, vue par sa face latérale gauche.

1, frontal. — 2, pariétal, avec 2', trou pariétal. — 3, occipital. — 4, temporal, avec : 4' son apophyse zygomatique ; 4'', son apophyse mastoïde. — 5, grande aile du sphénoïde. — 6, os malaire. — 7, maxillaire supérieur, avec : 7', sa branche montante ; 7'', épine nasale antérieure. — 8, nasal. — 9, ethmoïde. — 10, unguis. — 11, gouttière lacrymale. — 12, apophyse ptérygoïde. — 13, 13', apophyses styloïdes. — 14, conduit auditif externe. — 15, 16, les deux lignes courbes temporales. — 17. suture pariéto-occipitale ou lambdoïde. — 18, suture fronto-pariétale. — 19, suture fronto-sphénoïdale. — 20, suture temporo-sphénoïdale. — 21, suture temporo-pariétale. — 22, suture pariéto-sphénoïdale. — 23, suture fronto-malaire. — 24, suture zygomato-malaire ou jugale. — 25, trou sous-orbitaire. — 26, maxillaire inférieur ou mandibule. — 27, trou mentonnier. — 28, os wormien.

a, bregma. — *b*, lambda. — *c*, inion. — *d*, obélion. — *f*, stéphanion. — *g*, ptérion. — *h*, glabelle. — *i*, nasion. — *k*, point alvéolaire. — *l*, point mentonnier. — *m*, gonion. — *n*, dacryon.

ascendante de la racine longitudinale de l'apophyse zygomatique. Il existe donc deux lignes temporales, l'une supérieure, l'autre inférieure, confondues tout d'abord jusqu'au voisinage de la suture coronale, où l'inférieure prend naissance, et s'écartant ensuite de plus en plus au fur et à mesure qu'elles se rapprochent de l'apophyse mastoïde. La ligne temporale supérieure, comme nous l'avons déjà dit à propos du pariétal, donne insertion à l'aponévrose temporale ; sur la ligne temporale inférieure vient s'attacher le muscle temporal.

En bas et en avant, la région temporale nous présente une large ouverture, de forme ovalaire à grand axe antéro-postérieur, qui la met en communication directe avec la fosse zygomatique. Cette ouverture se trouve circonscrite : en dedans, par une crête antéro-postérieure fort irrégulière, la *crête sphéno-temporale ;* en dehors, par l'apophyse zygomatique du temporal et par l'os malaire ; en avant, par la face interne de l'os malaire ; en arrière, enfin, par la racine transverse de l'apophyse zygomatique.

La région temporale est constituée par le pariétal, le frontal, le temporal et la grande aile du sphénoïde. Elle nous présente les différentes sutures qui unissent ces os entre eux ; et, en outre, les deux sutures qui relient l'os malaire, d'une part à l'apophyse orbitaire externe du frontal, d'autre part à l'apophyse zygomatique de l'écaille temporale.

Nous ne voyons nullement la nécessité de rattacher à la région temporale, comme le font certains auteurs, l'apophyse mastoïde et le conduit auditif externe, qui nous paraissent devoir trouver une place plus naturelle dans la région de la base du crâne.

3° **Région de la base.** — Limitée en avant par la bosse frontale moyenne, en arrière par la protubérance occipitale externe, la base du crâne est circonscrite de chaque côté de la ligne médiane par une longue ligne courbe, qui rencontrerait successivement en allant d'avant en arrière : l'*apophyse orbitaire externe* du frontal, le *tubercule zygomatique* et l'*apophyse mastoïde,* ces deux dernières saillies appartenant au temporal. Sur cette ligne courbe, et comme la constituant en partie, on reconnaîtra facilement : 1° les *arcades orbitaires,* présentant pour le passage du nerf sus-orbitaire tantôt un canal, tantôt une simple échancrure (*canal* ou *échancrure sus-orbitaire*) ; 2° le bord antérieur de la *grande aile du sphénoïde ;* 3° la *crête sphéno-temporale,* qui lui fait suite ; 4° la *racine longitudinale* de l'apophyse zygomatique ; 5° enfin, la *ligne courbe occipitale supérieure,* qui nous conduit jusqu'à la protubérance occipitale externe.

L'aire de la base du crâne, aussi irrégulière qu'étendue, comporte heureusement des divisions méthodiques qui en facilitent l'étude. Tirons tout d'abord une ligne transversale d'un tubercule zygomatique à l'autre (*ligne bi-zygomatique*). Faisons passer de même sur les deux apophyses mastoïdes une deuxième ligne transversale parallèle à la première (*ligne bi-mastoïdienne*). Ces deux lignes, toutes conventionnelles du reste (fig. 154, ZZ, MM), nous permettent de diviser la base du crâne en trois portions ou zones, savoir : 1° une *portion antérieure* ou *zone faciale,* située en avant de la ligne bi-zygomatique ; 2° une *portion moyenne* ou *zone jugulaire,* comprise entre la ligne bi-zygomatique et la ligne bi-mastoïdienne ; 3° une *portion postérieure* ou *zone occipitale,* comprenant toute cette région de la base qui se trouve située en arrière de la ligne bi-mastoïdienne.

Examinons maintenant chacune de ces trois zones :

A. Zone faciale. — Dans la constitution de la zone faciale entrent le sphénoïde, l'ethmoïde et le frontal.

a. *Sur la ligne médiane,* cette zone nous présente successivement en allant d'avant en arrière : 1° l'*épine nasale du frontal ;* 2° la *lame perpendiculaire de l'ethmoïde ;* 3° la *crête sphénoïdale inférieure,* à laquelle vient se fixer le vomer.

b. *Sur les côtés de la ligne médiane,* nous rencontrons tout d'abord la voûte des fosses nasales, gouttière longue et étroite, formée par la *lame criblée de l'ethmoïde* en avant et par le corps du sphénoïde en arrière. En dehors de cette gouttière, la zone faciale nous présente la face inférieure des *masses latérales de l'ethmoïde* et, enfin, la moitié supérieure de l'*orbite*, la moitié inférieure de cette

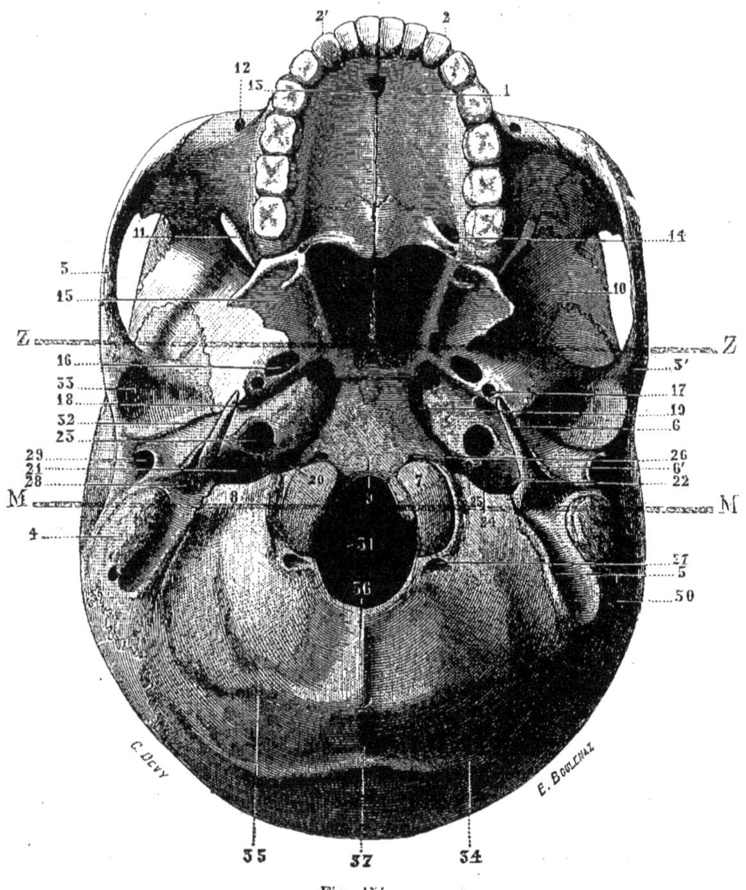

Fig. 154.

Base du crâne, vue par sa surface inférieure ou exocranienne.

ZZ, ligne bi-zygomatique. — MM, ligne bi-mastoïdienne.

1, voûte palatine. — 2, 2', dents. — 3, arcade zygomatique, avec 3', tubercule zygomatique. — 4, apophyse mastoïde. — 5, rainure digastrique. — 6, apophyse styloïde, avec 6', son apophyse vaginale. — 7, condyle de l'occipital. — 8, apophyse jugulaire. — 9, apophyse basilaire. — 10, sphénoïde. — 11, fente sphéno-maxillaire. — 12, trou sous-orbitaire. — 13, conduit palatin antérieur. — 14, conduit palatin postérieur et ses accessoires. — 15, apophyse ptérygoïde. — 16, trou ovale. — 17, trou petit rond. — 18, canal osseux de la trompe d'Eustache. — 19, trou déchiré antérieur. — 20, trou déchiré postérieur. — 21, fosse jugulaire. — 22, orifice pour le nerf jugulaire d'Arnold. — 23, orifice inférieur du canal carotidien. — 24, conduit de Jacobson. — 25, aqueduc du limaçon. — 26, trou condylien antérieur. — 27, trou condylien postérieur. — 28, trou stylo-mastoïdien. — 29, conduit auditif externe. — 30, trou mastoïdien. — 31, trou occipital. — 32, scissure de Glaser. — 33, cavité glénoïde du temporal. — 34, ligne courbe occipitale supérieure. — 35, ligne courbe occipitale inférieure. — 36, crête occipitale externe. — 37, protubérance occipitale externe.

cavité étant constituée par les os de la face. Remarquons encore, en arrière de l'orbite et en dehors de l'apophyse ptérygoïde, une surface horizontale rugueuse nettement séparée de la région latérale du crâne par la crête temporale du sphénoïde : c'est la surface *sphéno-zygomatique* de la grande aile du sphénoïde, sur laquelle viennent s'insérer les faisceaux supérieurs du muscle ptérygoïdien externe.

Sur la zone faciale de la base du crâne viennent s'ouvrir les trous et canaux suivants : les *trous olfactifs*, la *fente ethmoïdale*, le *trou ethmoïdal*, les deux

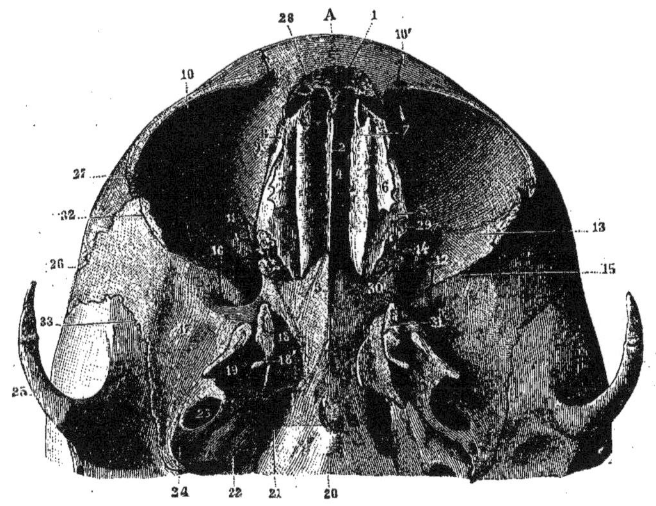

Fig. 155.

Zone faciale de la base du crâne, vue par sa surface inférieure ou exocranienne.

(Tous les os appartenant à la face ont été désarticulés et enlevés.)

A, frontal (*en bleu*). — B, ethmoïde. — C, sphénoïde (*en rose*). — D, temporal.

1, épine nasale du frontal. — 2, lame perpendiculaire de l'ethmoïde. — 3, crête sphénoïdale inférieure. — 4, lame criblée de l'ethmoïde et ses divers orifices. — 5, masses latérales de l'ethmoïde. — 6, apophyse unciforme. — 7, cornet moyen. — 8, os planum. — 9, conduit orbitaire interne antérieur. — 10, voûte orbitaire. — 10', trou sus-orbitaire. — 11, canal optique. — 12, fente sphénoïdale. — 13, face orbitaire des grandes ailes du sphénoïde. — 14, apophyse d'Ingrassias. — 15, bord postéro-externe de la fente sphéno-maxillaire. — 16, trou grand rond. — 17, surface sphéno-zygomatique de la grande aile du sphénoïde. — 18, aile interne de l'apophyse ptérygoïde, avec 18', son crochet. — 19, aile externe de la même apophyse et fosse ptérygoïde. — 20, apophyse basilaire (os sphéno-occipital), avec sa fossette naviculaire et le tubercule pharyngien. — 21, trou déchiré antérieur. — 22, rocher. — 23, trou ovale. — 24, trou sphéno-épineux ou petit rond. — 25, apophyse zygomatique du temporal. — 26, ptérion. — 27, apophyse orbitaire externe du frontal et surface articulaire pour l'angle supérieur de l'os malaire. — 28, surface articulaire pour les os propres du nez et l'apophyse montante du maxillaire supérieur. — 29, surface articulaire pour l'apophyse orbitaire du palatin. — 30, surface articulaire pour l'apophyse sphénoïdale du même os (l'espace compris entre ces deux surfaces fait partie du trou sphéno-palatin). — 41, rugosités de l'apophyse ptérygoïde, s'articulant avec l'apophyse pyramidale du palatin. — 32, bord de la grande aile du sphénoïde, s'articulant avec le bord libre de l'apophyse orbitaire de l'os malaire. — 33, suture sphéno-temporale. — 33, corps du sphénoïde.

canaux ethmoïdaux ou *conduits orbitaires internes*, le *trou optique*, la *fente sphénoïdale* et l'*orifice du sinus sphénoïdal*.

B. Zone jugulaire. — La zone moyenne ou jugulaire est constituée :

a. *Sur la ligne médiane*, par la *surface basilaire* de l'occipital, où viennent s'insérer les muscles grand droit antérieur et petit droit antérieur de la tête, et sur laquelle nous remarquons, outre les rugosités destinées à l'insertion de ces muscles, le *tubercule pharyngien* et la *fossette naviculaire* de Poelchen (voy. *Occipital*, p. 136);

b. *Sur les côtés*, par deux quadrilatères parfaitement réguliers, où semblent s'être donné rendez-vous presque tous les orifices qui mettent en communication les diverses régions du cou avec la cavité cranienne.

Chacun de ces quadrilatères présente à ses quatre angles quatre saillies osseuses importantes et qui nous sont déjà connues : le *tubercule zygomatique,* l'*apophyse ptérygoïde,* le *condyle de l'occipital* et l'*apophyse mastoïde.* Il se trouve ainsi circonscrit par quatre lignes droites, réunissant deux à deux ces différentes saillies angulaires. Il est constitué, du reste : en avant et en dehors, par l'écaille du temporal et la grande aile du sphénoïde ; en arrière et en dedans, par la portion précondylienne de l'occipital ; à sa partie moyenne, par la face inférieure du rocher.

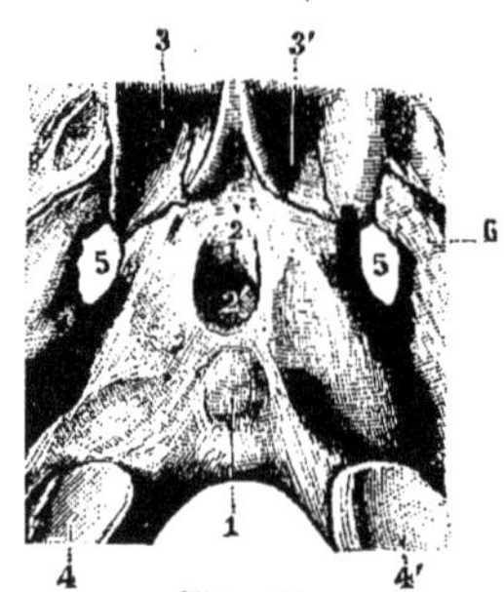

Fig. 156.

Face inférieure de l'apophyse basilaire d'un crâne des cavernes de Madagascar (collection du muséum).

1, tubercule pharyngien. — 2, fossette naviculaire, avec 2', fossette pharyngienne. — 3, 3', orifices postérieurs des fosses nasales ou choanes. — 4, 4', condyles de l'occipital. — 5, 5, trous déchirés antérieurs. — 6, rocher.

De plus, une série linéaire de crêtes et de saillies, étendues de l'apophyse mastoïde à l'apophyse ptérygoïde, divise notre quadrilatère en deux triangles sensiblement égaux en surface : un *triangle antéro-externe* et un *triangle postéro-interne.* — Cette ligne de saillies se trouve constituée, en allant de l'apophyse mastoïde à l'apophyse ptérygoïde : par l'*apophyse styloïde,* par son *apophyse vaginale* qui la déborde à la fois en dedans et en dehors, par l'*épine du sphénoïde* et enfin, par une *lamelle osseuse* plus ou moins développée qui, partant de cette dernière apophyse, longe le bord interne de la grande aile du sphénoïde et aboutit finalement à l'aile externe de l'apophyse ptérygoïde. — Le triangle antéro-externe nous présente : 1° le *conduit auditif externe;* 2° la *cavité glénoïde* du temporal, que circonscrit en avant la racine transverse de l'apophyse zygomatique et qui se trouve divisée en deux portions bien distinctes par la *scissure de Glaser;* 3° le *trou petit rond;* 4° le *trou ovale.* — Le triangle postéro-interne nous présente, à son tour : 1° le *trou stylo-mastoïdien;* 2° le *trou déchiré postérieur* et la *fosse jugulaire,* qui lui fait suite en dehors et un peu en avant ; 3° l'orifice inférieur du *canal carotidien;* 4° entre ce dernier orifice et la fosse jugulaire, sur le sommet d'une crête qui les sépare, l'orifice inférieur du *conduit de Jacobson ;* 5° sur le bord postérieur du rocher, l'*aqueduc du limaçon ;* 6° sur le bord antérieur du même os, l'orifice exocranien de la trompe d'Eustache et celui du conduit du muscle interne du marteau ; 7° en avant du condyle de l'occipital, la *fossette condylienne antérieure,* au fond de laquelle vient s'ouvrir le *trou condylien antérieur;* 8° au sommet du rocher, le *trou déchiré antérieur;* 9° en avant de ce dernier, sur la base de l'apophyse ptérygoïde, l'orifice postérieur du *canal vidien,* plus ou moins masqué par le sommet du rocher, lequel vient s'ouvrir d'autre part dans la fosse ptérygo-maxillaire ; 10° entre le trou déchiré antérieur et l'orifice inférieur du canal carotidien, une surface quadrilatère rugueuse, où viennent s'insérer le muscle péristaphylin interne et le muscle interne du marteau.

C. Zone occipitale. — La zone postérieure ou occipitale est entièrement constituée par l'occipital et par la portion mastoïdienne du temporal. Sa limite antérieure, la *ligne bi-mastoïdienne,* nous présente d'abord sur son trajet, et de chaque côté de la ligne médiane, trois saillies importantes qui sont en allant de dedans en dehors : 1° le *condyle de l'occipital,* avec sa surface articulaire fortement allongée et oblique en avant et en dedans ; il est limité en arrière par la *fossette condylienne postérieure,* au fond de laquelle on aperçoit le plus souvent un trou, le *trou condylien postérieur,* livrant passage à la veine; 2° l'*apophyse jugulaire,* avec sa surface rugueuse pour l'insertion du muscle droit latéral du cou; 3° l'*apophyse mastoïde,* enfin, portant sur son côté interne la *rainure digastrique,* où prend naissance le muscle de même nom.

Sur la ligne médiane, la zone occipitale nous offre le *trou occipital* et la *protubérance occipitale externe,* réunis l'un à l'autre par une crête généralement bien marquée, la *crête occipitale externe.* — Des deux extrémités et aussi de la partie

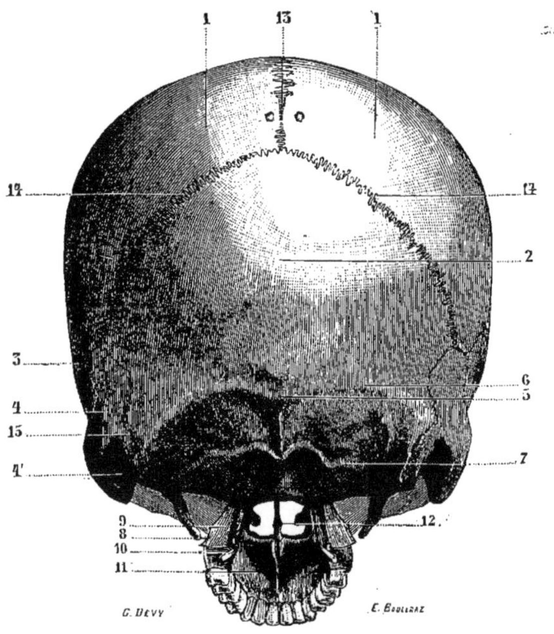

Fig. 157.

Tête osseuse, vue postéro-inférieure.

1, 1, pariétaux. — 2, occipital. — 3, temporal, avec : 4, sa portion mastoïdienne; 4', sa rainure digastrique. — 5, protubérance occipitale externe (*inion*). — 6, ligne courbe occipitale supérieure. — 7, ligne courbe occipitale inférieure. — 8, apophyse styloïde. — 9, apophyse ptérygoïde, avec 10, le crochet de son aile interne. — 11, voûte palatine. — 12, vomer. — 13, suture sagittale. — 14, suture lambdoïde ou pariéto-occipitale. — 15, suture occipito-mastoïdienne.

moyenne de la crête partent trois lignes courbes concentriques qui se dirigent toutes les trois en dehors et en avant : la première de ces lignes commence à la protubérance occipitale externe et aboutit à l'apophyse mastoïde, c'est la *ligne courbe occipitale supérieure;* la seconde part de la portion moyenne de la crête occipitale et se termine sur le côté externe de l'apophyse jugulaire, c'est la *ligne courbe occipitale inférieure;* quant à la troisième, celle qui part de l'extrémité antérieure de la crête occipitale, elle n'est autre que le rebord postérieur du trou occipital. — Les deux lignes courbes occipitales et les surfaces rugueuses qu'elles circonscrivent donnent insertion à une foule de muscles, que nous décrirons plus tard en étudiant la nuque et dont les insertions se trouvent représentées dans la figure 158 (p. 178).

Nous croyons devoir résumer ici, dans les deux tableaux synoptiques suivants : 1° Les différents orifices et canaux qui sont situés à la base du crâne, en plaçant en regard de chacun d'eux les organes qui les traversent ; 2° les muscles qui s'insèrent à la base du crâne, en indiquant pour chacun d'eux leur point d'insertion.

1° TABLEAU SYNOPTIQUE

INDIQUANT LES TROUS ET CANAUX DE LA BASE DU CRANE AVEC LES ORGANES QUI LES TRAVERSENT

A. — Orifices visibles à la fois sur la surface extérieure et la surface intérieure.

1° *Trou pariétal*	Une veine pariétale (*v. émissaire de Santorini*) :
2° *Trou orbitaire interne antérieur* . . .	Nerf nasal interne ; Artère ethmoïdale antérieure :
3° *Trou orbitaire interne postérieur* . . .	Nerf ethmoïdal de Luschka ; Artère ethmoïdale postérieure.
4° *Fente ethmoïdale*.	Un prolongement de la dure-mère ; Quelques artérioles.
5° *Trou ethmoïdal*	Nerf nasal interne ; Un ram. de l'art. ethmoïdale antérieure.
6° *Trous antérieurs de la lame criblée*. .	Rameaux du nerf olfactif ; Quelques artérioles.
7° *Trous postérieurs de la lame criblée* .	Quelques artérioles ; Prolongements de la dure-mère.
8° *Fente sphénoïdale*	Nerfs nasal, lacrymal, frontal ; Nerf moteur oculaire commun : Nerf moteur oculaire externe : Nerf pathétique ; Veine ophthalmique ; Racine sympathique du ganglion ophthalmique.
9° *Trou grand rond*	Nerf maxillaire supérieur.
10° *Trou ovale*.	Nerf maxillaire inférieur ; Artère petite méningée ; Veine du trou ovale.
11° *Trou de Vésale*.	Une petite veine.
12° *Trou petit rond*	Artère et veines méningées moyennes.
13° *Canal innominé*	Petit nerf pétreux superficiel.
14° *Trou déchiré antérieur*.	Nerf vidien ; Une artériole méningée.
15° *Canal carotidien*	Artère carotide interne ; Plexus veineux entourant cette artère ; Plexus carotidien du grand sympathique.
16° *Trou occipital*.	Bulbe rachidien et ses enveloppes ; Artères vertébrales et spinales ; Nerfs spinaux ; Racines ascendantes de l'hypoglosse.
17° *Trou condylien antérieur*.	Nerf grand hypoglosse ; Une artériole méningée ; Une veine condylienne antérieure.
18° *Trou condylien postérieur*	Une veine condylienne postérieure.
19° *Trou déchiré postérieur*	Nerfs glosso-pharyngien, pneumogastrique et spinal ; Sinus pétreux inférieur ; Veine jugulaire interne ; Une artériole méningée.
20° *Trou mastoïdien*.	Veine mastoïdienne.

B. — Orifices visibles seulement sur la surface intérieure.

1° *Trou borgne*	Prolongement de la dure-mère.
2° *Hiatus de Fallope et trous accessoires.*	Grand et petit nerfs pétreux superficiels; Grand et petit nerfs pétreux profonds; Branche de l'artère méningée moyenne.
3° *Conduit auditif interne*	Nerfs facial et auditif; Nerf intermédiaire de Wrisberg; Une branche de la vertébrale.
4° *Aqueduc du vestibule.*	Canal endolymphatique; Une artériole et une veinule.

C. — Orifices visibles seulement sur la surface extérieure.

1° *Trou sus-orbitaire*	Nerf, artère et veine sus-orbitaires.
2° *Conduit ptérygo-palatin*	Nerf ptérygo-palatin ou pharyngien de Bock; Artère et veine ptérygo-palatines.
3° *Canal vidien.*	Nerf vidien; Artère et veine vidiennes.
4° *Scissure de Glaser*	Artère tympanique.
5° *Trou stylo-mastoïdien*	Nerf facial; Artère et veine stylo-mastoïdiennes.
6° *Conduit de la corde du tympan*	Corde du tympan.
7° *Canal de Jacobson.*	Nerf de Jacobson.
8° *Conduit auditif externe*	Colonne d'air.
9° *Conduit de la trompe d'Eustache.*	Colonne d'air.
10° *Conduit du muscle interne du marteau.*	Muscle interne du marteau.
11° *Aqueduc du limaçon.*	Une artériole et une veinule.
12° *Petit trou sur la paroi externe de la fosse jugulaire.*	Filet auriculaire du pneumogastrique.

2° TABLEAU SYNOPTIQUE

INDIQUANT LES MUSCLES QUI S'INSÈRENT SUR LA BASE DU CRANE

A. — Zone postérieure ou occipitale.

1° *Occipital*	Os occipital : lèvre supérieure de la ligne courbe supérieure, dans ses deux tiers externes.
2° *Auriculaire postérieur*	Base de l'apophyse mastoïde.
3° *Auriculaire antérieur*	Base de l'apophyse zygomatique.
4° *Trapèze*	Os occipital : protubérance occipitale externe, tiers interne de la ligne courbe supérieure.
5° *Sterno-cléido-mastoïdien*	Apophyse mastoïde et tiers externe de la ligne courbe supérieure de l'occipital.
6° *Splénius*	Lèvre inférieure de la ligne courbe occipitale supérieure dans son tiers externe et face externe de l'apophyse mastoïde.
7° *Grand complexus*	Rugosités comprises entre les deux lignes courbes de l'occipital.
8° *Petit complexus*	Bord postérieur de l'apophyse mastoïde.
9° *Grand droit postérieur de la tête.*	Rugosités situées au-dessous de la ligne courbe inférieure de l'occipital.
10° *Petit droit postérieur de la tête*	Rugosités situées au-dessous de la ligne courbe inférieure de l'occipital, en dedans du précédent.
11° *Petit oblique.*	Moitié externe de la ligne courbe inférieure de l'occipital.
12° *Digastrique*	Rainure digastrique du temporal.

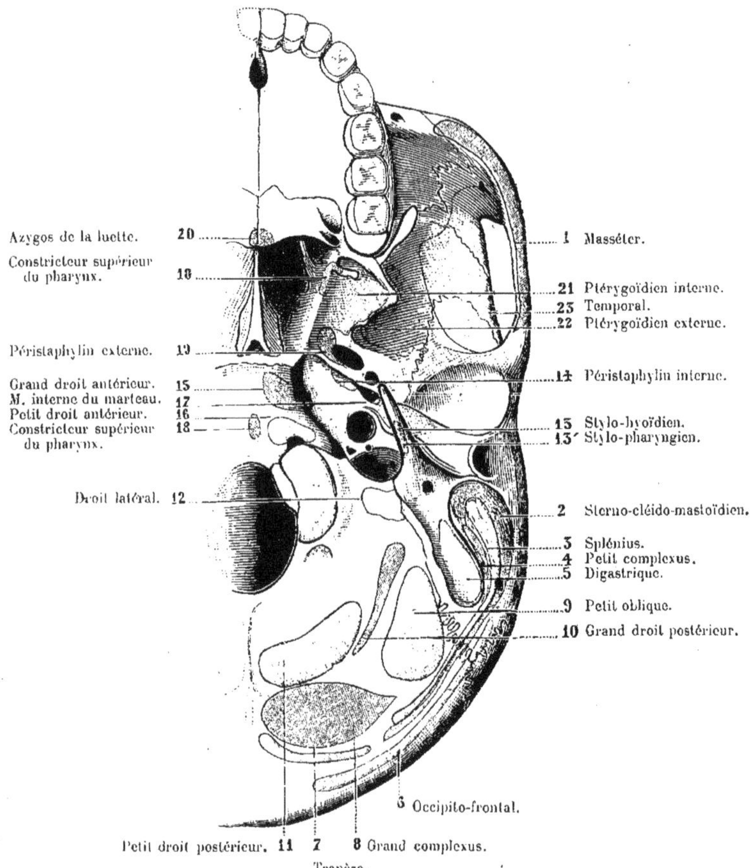

Fig. 158.
La base du crâne, avec les insertions musculaires.

B. — Zone moyenne ou jugulaire.

1° *Grand droit antérieur de la tête* . . .	Face inférieure de l'apophyse basilaire de l'occipital, de chaque côté de la fossette naviculaire de Pœlchen.
2° *Petit droit antérieur de la tête*. . . .	Face inférieure de l'apophyse basilaire de l'occipital, en arrière du précédent, de chaque côté du tubercule pharyngien.
3° *Droit latéral de la tête*	Face inférieure de l'apophyse jugulaire, en arrière du trou déchiré postérieur.
4° *Ptérygoïdien externe*.	Face externe de l'apophyse ptérygoïde et partie de la grande aile du sphénoïde qui lui fait suite.
5° *Ptérygoïdien interne*.	Fosse ptérygoïde.
6° *Péristaphylin externe*	Fossette naviculaire ou scaphoïdienne.
7° *Péristaphylin interne*	Face inférieure du rocher, près de son sommet.
8° *Muscle du marteau*.	Face inférieure du rocher, à côté du précédent.

9° *Constricteur supérieur du pharynx.* .	Tiers inférieur du bord postérieur de l'aile interne de l'apophyse ptérygoïde, crochet qui la termine et tubercule pharyngien de l'occipital.

C. — Zone antérieure ou faciale.

1° *Droits de l'œil*	Face inférieure et base des petites ailes du sphénoïde.
2° *Grand oblique de l'œil*	Face inférieure des petites ailes du sphénoïde.
3° *Releveur de la paupière supérieure* . .	Face inférieure des petites ailes du sphénoïde.
4° *Orbiculaire des paupières (tendon direct)*	Apophyse orbitaire interne du frontal (en partie seulement).
5° *Sourcilier*	Partie interne de l'arcade sourcilière.

§ III. — Développement général du crane

Le crâne est primitivement membraneux, c'est-à-dire constitué dans toute son étendue par des cellules embryonnaires, au sein desquelles cheminent quelques vaisseaux. Mais bientôt (le quatrième jour chez le poulet, le quinzième chez le lapin, au deuxième mois chez le l'homme), survient une première et importante différenciation. La moitié inférieure, en effet, est rapidement envahie par la chondrine et se transforme en cartilage, tandis que la moitié supérieure persiste à l'état de simple membrane. La première de ces parties ou *crâne cartilagineux* (*plaque basilaire* de Kölliker) forme la base de la boîte osseuse, c'est-à-dire l'ethmoïde, le sphénoïde, les portions inférieures du temporal et de l'occipital. La seconde ou *crâne membraneux* constituera la voûte, c'est-à-dire le frontal, les pariétaux, l'écaille du temporal et une partie de l'écaille occipitale.

Le développement respectif de la base et de la voûte du crâne se poursuit donc suivant les deux modes particuliers de l'ossification : au sein du tissu cartilagineux pour la base, au sein du tissu fibreux pour la voûte.

1° Développement de la base. — Le développement de la base ne présente rien de bien spécial (voir plus loin, *Théorie vertébrale du crâne*). Un certain nombre de points d'ossification, déjà énumérés à propos de chaque os, apparaissent dans le bloc cartilagineux primitif ; ils s'étendent ensuite par leur circonférence et finissent par se rejoindre ou même par se fusionner. A la naissance, la lame criblée et l'apophyse crista galli de l'ethmoïde, la lame quadrilatère du sphénoïde sont encore à l'état cartilagineux. Les autres parties, déjà transformées en tissu osseux, ne sont cependant pas entièrement réunies. L'ossification poursuit son œuvre et le développement de la base ne se complète guère que vers l'âge de six ou sept ans.

2° Développement de la voûte. — Le développement de la voûte est plus complexe. Pour en faciliter l'étude, nous examinerons successivement : 1° le crâne de l'enfant ; 2° le crâne de l'adulte ; 3° le crâne du vieillard.

A. Crane de l'enfant (période fontanellaire). — Les nombreux points d'ossification, primitifs ou complémentaires, qui se disséminent dans le crâne membraneux pour présider à la formation de chacun des os de la voûte et que nous avons déjà étudiés en détail, procèdent, dans leur extension, du centre à la circonférence. Il résulte d'un pareil mode d'accroissement que les angles des diverses pièces craniennes qui sont les points les plus éloignés du centre, sont les derniers envahis par la substance osseuse. L'ossification n'étant pas encore terminée au moment de la naissance, les régions vers lesquelles convergent ces angles persistent à l'état de membrane fibreuse : ces espaces membraneux, non encore ossifiés, ont reçu le nom de *fontanelles*. La connaissance de leur situation et de leur forme est importante surtout pour l'accoucheur, qui peut, grâce à elles, acquérir des notions précises sur la position du fœtus, encore enfermé dans les parties maternelles.

Normalement, les fontanelles sont au nombre de six : deux médianes et quatre latérales, deux de chaque côté (fig 159 et 160). — Les *fontanelles médianes se*

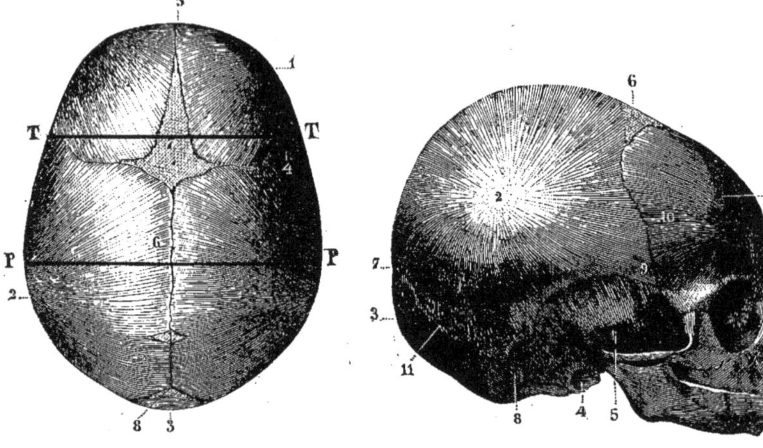

Fig. 159.

Tête de fœtus à terme, vue d'en haut.

1, 1, frontal. — 2, 2. pariétal. — 3, occipital. — 4, suture fronto-pariétale. — 5, suture métopique. — 6, suture sagittale. — 7, fontanelle antérieure ou bregmatique. — 8, fontanelle postérieure ou lambdatique. — PP, diamètre bi-pariétal. — TT, diamètre bi-temporal.

Fig. 160.

Tête de fœtus, vue par sa face latérale droite.

1, frontal. — 2, pariétal. — 3, occipital. — 4, cercle tympanal. — 5, temporal. — 6, fontanelle antérieure ou bregmatique. — 7, fontanelle postérieure ou lambdatique. — 8, fontanelle postéro-latérale ou astérique. — 9, fontanelle antéro-latérale ou ptérique.

distinguent en antérieure et postérieure. La *fontanelle antérieure*, de beaucoup la plus grande, se trouve à l'union du frontal et des deux pariétaux, au point connu en craniologie sous le nom de *bregma*. Pour ces deux raisons, on l'appelle encore *grande fontanelle*, *fontanelle bregmatique*. Elle affecte la forme d'un losange à bords curvilignes et rentrants. Chez le nouveau-né, le grand axe du losange, dirigé d'arrière en avant, est de 4 à 5 centimètres ; le petit axe ou axe transversal mesure de 2 centimètres et demi à 4 centimètres. La *fontanelle postérieure*, encore appelée *petite fontanelle* ou *fontanelle lambdatique*, est située au point de convergence des deux pariétaux et de l'occipital. C'est un petit espace de forme triangulaire, qui est généralement oblitéré au moment de la naissance. — Les *fontanelles latérales*, moins importantes que les précédentes, sont : l'une *antérieure* (fig. 160, 9), située au point de concours du frontal, du pariétal, du temporal et de la grande aile du sphénoïde (*ptérion* des craniologistes) ; l'autre *postérieure* (fig. 160, 8), située entre le pariétal, l'occipital et la portion mastoïdienne du temporal (*astérion* des craniologistes). Avec Pozzi, nous désignerons ces deux fontanelles sous les dénominations, à la fois plus brèves et plus expressives, de *fontanelle ptérique* et de *fontanelle astérique*.

La membrane qui comble les espaces fontanellaires est composée de trois couches : une *couche externe,* qui se continue avec le périoste des os voisins ; une *couche moyenne,* adjacente au tissu osseux déjà formé et destinée à s'ossifier de proche en reproche ; une *couche interne,* formée par la dure-mère.

Après la naissance, l'ossification continue à se faire aux dépens de la couche moyenne. Les angles osseux s'avancent graduellement à la rencontre les uns des autres, diminuant ainsi progressivement l'aire des fontanelles. La grande fontanelle, qui est la dernière à disparaître, est entièrement fermée d'ordinaire vers l'âge de deux à trois ans et, du même coup, la période fontanellaire est terminée.

Outre les fontanelles sus-indiquées, on rencontre quelquefois sur le crâne du nouveau-né d'autres espaces membraneux non encore oblitérés. Ces *fontanelles anormales* ou *surnuméraires* sont :

1° La *fontanelle sagittale* ou *fontanelle de Gerdy,* située entre les deux pariétaux, au point où la suture sagittale cesse d'être dentelée pour devenir à peu près rectiligne (*obélion* des craniologistes) ; c'est un petit losange dont l'axe transversal s'étend d'un trou pariétal à l'autre.

2° La *fontanelle naso-frontale* ou *glabellaire,* fréquente chez les hydrocéphales ; elle est limitée : en haut, par les angles internes et inférieurs des deux moitiés du frontal ; en bas, par les os propres du nez ;

3° La *fontanelle cérébelleuse,* signalée pour la première fois par Hamy (*Bull. Soc. d'Anthrop.*, 1867), qui occupe la partie moyenne de la base de l'écaille occipitale, immédiatement en arrière du trou occipital ; elle est due à l'absence d'un point d'ossification complémentaire situé à ce niveau et que nous avons déjà signalé (p. 140) sous le nom d'*osselet de Kerkring.*

B. Crane de l'adulte (période ostéo-suturale). — Quand tous les os de la voûte sont arrivés au contact par suite de la disparition des fontanelles, les aiguilles osseuses qui forment leur circonférence s'entre-croisent et se pénètrent réciproquement. Il en résulte un entrelacement tout à fait semblable à celui que l'on obtiendrait en faisant pénétrer chacun des doigts d'une main dans les espaces interdigitaux de l'autre. Les aiguilles osseuses en question peuvent même émettre par leurs faces latérales des dentelures de second ordre, qui s'engrènent de même avec des dentelures similaires. La pénétration est simple dans les premières années de la vie ; elle est double vers l'âge de quinze ans ; plus tard, elle peut devenir triple.

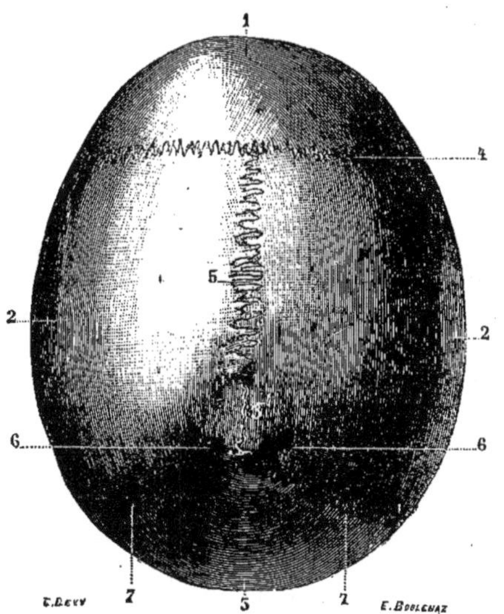

Fig. 161.

Voûte du crâne, surface extérieure ou exocranienne.

1, frontal. — 2, 2, pariétaux. — 3, occipital. — 4, suture fronto-pariétale. — 5, suture sagittale. — 6, 6, trous pariétaux. — 7, 7, suture lambdoïde ou pariéto-occipitale.

Ces lignes sinueuses et dentelées, suivant lesquelles les os de la voûte s'unissent entre eux, constituent les *sutures.* On trouve sur la voûte du crâne les sutures suivantes : 1° la *suture sagittale,* entre les deux pariétaux ; 2° la *suture métopique* ou *médio-frontale,* entre les deux moitiés du frontal ; 3° la *suture coronale* ou *fronto-pariétale,* située entre le frontal et les deux pariétaux, dans une direction perpendiculaire aux deux précédentes ; 4° la *suture lambdoïde,* entre l'écaille de l'occipital et le bord postérieur des deux pariétaux, en forme de Λ grec ou de V renversé (Λ) ; 5° enfin, sur la région latérale, et en allant d'arrière en avant : la *suture pariéto-mastoïdienne*, la *suture écailleuse* ou *temporo-pariétale*, et, tout à fait en avant, les diverses sutures qui constituent l'H du *ptérion* et à laquelle concourent quatre os, le frontal, le pariétal, l'écaille du temporal et la grande aile du sphénoïde.

Les sutures jouent, dans le développement du crâne chez l'adulte, un rôle considérable. Entre les deux lèvres de chacune d'elles se trouve une couche fibreuse, la *membrane suturale*, qui représente les vestiges de la couche moyenne des fontanelles. Tant que cette membrane persiste, l'os continue à croître en surface. Elle est par conséquent aux os du crâne ce que le cartilage de conjugaison est aux os longs des membres. Mais il arrive un moment où l'ossification envahit la membrane suturale, comme elle a envahi la couche moyenne des fontanelles. Les diverses pièces de la voûte sont dès lors soudées entre elles et le crâne ne peut plus augmenter de capacité. C'est à cette disposition que l'on donne le nom de *synostose*.

Il existe une synostose physiologique et une synostose pathologique. — La *synostose physiologique* débute vers l'âge de quarante-cinq ans. Gratiolet a prétendu qu'elle marche d'arrière en avant dans les races supérieures et d'avant en arrière dans les races inférieures. Les lobes antérieurs du cerveau auraient ainsi une plus longue période d'accroissement chez les premières. Mais cette loi de Gratiolet n'a pas été confirmée par les recherches ultérieures de Pommerol (*Bull. Soc. d'Anthrop.*, 1874 et 1875) et de Sauvages (*Rech. sur l'état sénile du crâne*, Th. Paris, 1876). D'après ces derniers auteurs, l'oblitération des sutures commence par la région de la suture sagittale appelée obélion et s'étend ensuite à peu près symétriquement dans tous les sens. Toutefois, il faut tenir compte des nombreuses variations individuelles. — La *synostose pathologique* est caractérisée par l'oblitération prématurée des sutures. La conséquence est facile à prévoir : le crâne sera dans l'impossibilité de s'accroître et l'encéphale subira de ce fait un arrêt de développement. Cette synostose prématurée peut être totale ou partielle. Dans le cas de synostose totale, le crâne se trouve réduit dans toutes ses dimensions à la fois : il en résulte une *microcéphalie*. Si la synostose précoce est partielle, c'est-à-dire frappe seulement une ou plusieurs sutures, la région du crâne correspondant à ces sutures sera seule arrêtée dans son développement ; les autres régions continueront à croître et il en résultera des déformations de la boîte cranienne qui deviendra le plus souvent asymétrique. Suivant que telle ou telle suture sera atteinte, la déformation cranienne affectera telle ou telle variété, *scaphocéphalie*, *trigonocéphalie*, *plagiocéphalie*, etc. (voy. pour plus de détails les *Traités d'Anthropologie*).

L'accroissement de la boîte cranienne peut-il se faire autrement que par le jeu des sutures ? Il résulte des expériences du Gudden (*Recherches expérimentales sur la croissance du crâne*, trad. Forel, Paris, 1876) que les os du crâne peuvent encore s'étendre en surface par un *accroissement interstitiel*. Quant à l'accroissement en épaisseur, il s'effectue aux dépens de la couche celluleuse sous-périostique et de la surface adhérente de la dure-mère.

C. Crane du vieillard (état sénile). — L'état sénile du crâne est caractérisé : 1° par l'oblitération de toutes les sutures ; 2° par des troubles trophiques qui altèrent la constitution même du tissu osseux.

L'*oblitération des sutures* est le dernier terme de la synostose physiologique décrite plus haut. Nous avons vu qu'elle débutait environ vers l'âge de quarante-cinq ans. Sauf de rares exceptions, la synostose est complète vers l'âge de soixante-quinze à quatre-vingts ans.

Les *troubles trophiques* consistent essentiellement dans l'amincissement du diploé et l'atrophie de la lame externe. L'épaisseur du crâne se trouve ainsi considérablement réduite ; et, comme ces phénomènes se produisent par places isolées, il en résulte des dépressions ou godets de la convexité de la voûte. Cette déformation s'observe principalement sur la région de la bosse pariétale ; elle est ordinairement symétrique. A côté de ces phénomènes d'ordre atrophique, on constate souvent la présence de dépôts osseux irréguliers sur la surface endocranienne, notamment au niveau du frontal. En somme, il survient chez le vieillard une perversion de l'activité nutritive qui se traduit par des phénomènes inverses : d'une part, par l'atrophie et, de l'autre, par une hyperplasie irrégulière du tissu osseux.

§ IV. — Vertèbre-type

1° Éléments constitutifs d'une vertèbre. — En anatomie philosophique et envisagée dans son sens le plus large, la vertèbre n'est pas cet os court que nous avons décrit plus haut comme l'élément constitutif de la colonne vertébrale et que nous avons vu se réduire à un corps ou *centrum* et à une série d'apophyses circonscrivant en arrière du centrum un orifice, le *trou vertébral* ou *neural*, destiné à loger la moelle. Ce n'est là qu'une vertèbre incomplète ou, si l'on veut, qu'une portion de la vertèbre-type. Celle-ci se complète en avant par l'apparition d'un nouvel orifice, qui est destiné à loger les organes des trois grands appareils digestif, respiratoire et circulatoire et auquel, pour cette raison, on donne le nom de *trou viscéral* ou *trou hæmal* (de αἷμα, sang) de la vertèbre.

La vertèbre, à l'état parfait, se compose donc de trois parties essentielles :

1° Un *corps* ou *centrum ;*

2° Un premier arc, situé en arrière du centrum, c'est l'*arc neural*, circonscrivant un orifice, l'*orifice neural ;*

3° Un deuxième arc, situé en avant du centrum, c'est l'*arc hæmal*, circonscrivant un orifice, l'*orifice hæmal*.

Quant au mode de constitution de ces deux arcs, l'arc postérieur nous est déjà connu : il est formé par les deux lames vertébrales (*neurapophyses* d'Owen) qui, implantées en avant sur le centrum, se réunissent en arrière sur la ligne médiane, en laissant échapper au point de leur coalescence un prolongement plus ou moins développé, l'apophyse épineuse ou *neurépine*. Les neurapophyses présentent le plus souvent des apophyses secondaires, destinées à les relier aux éléments similaires des vertèbres voisines : ce sont les apophyses articulaires ou *zygapophyses*. — L'arc antérieur, beaucoup plus compliqué, comprend une série de segments articulés les uns à la suite des autres. Nous trouvons tout d'abord, sur les côtés du centrum, deux prolongements à direction transversale, les apophyses transverses ou *diapophyses*. Aux diapophyses font suite les côtes, qui prennent dans la nomenclature d'Owen le nom de *pleurapophyses*. Les côtes, à leur tour, viennent s'implanter sur une pièce impaire ou médiane, plus ou moins saillante en avant, le sternum ou *hæmépine*. L'arc antérieur, on le voit, abstraction faite de la multiplicité de ses segments, répète exactement la disposition et la forme de l'arc postérieur.

Avant d'aller plus loin, nous devons signaler, dans la région de l'arc antérieur, la présence de deux éléments supplémentaires. Ce sont : 1° les *parapophyses*, indépendantes chez quelques poissons, qui s'implantent sur les côtés du centrum, un peu en avant des diapophyses, d'où le nom d'apophyses transverses antérieures qui leur a été donné ; 2° les *hypapophyses*, prolongements impairs et médians, qui se

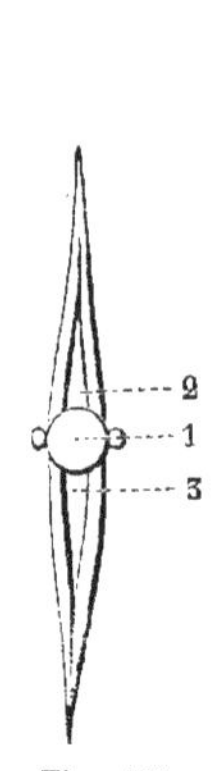

Fig. 162.
Vertèbre caudale de poisson.

1, centrum ou corps. — 2, arc neural pour la moelle. — 3, arc hæmal pour les viscères.

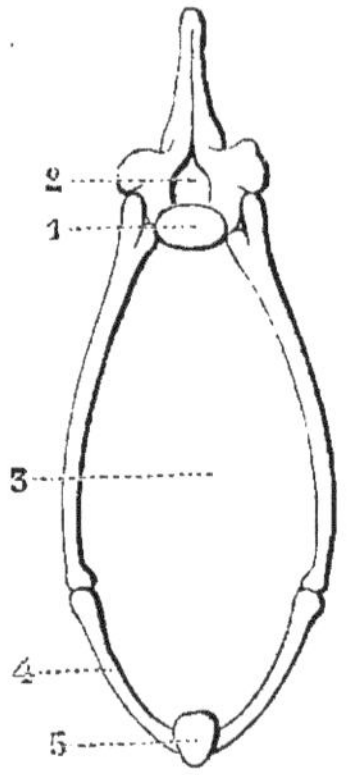

Fig. 163.
Vertèbre thoracique de mammifère.

1, 2, 3, comme dans la figure 162. — 4, cartilage sternal ou sternébral. — 5, une pièce du sternum ou sternèbre.

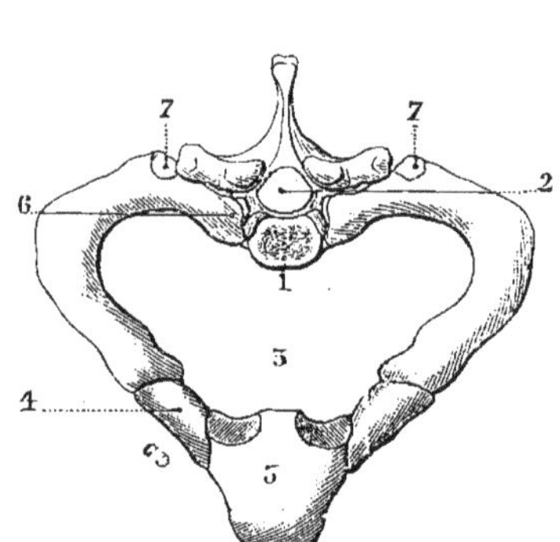

Fig. 164.
Vertèbre thoracique de l'homme.

1, 2, 3, 4, 5, comme dans les figures 162 et 163. — 6, articulation de la côte avec les corps vertébraux. — 7, articulation de la côte avec l'apophyse transverse.

détachent de la face antérieure du centrum pour se diriger en avant, à la manière d'une épine ; la vertèbre lombaire du lièvre nous en offre un exemple très net.

2° Leurs variations. — Ainsi entendue, la vertèbre-type est une simple expression anatomique, qui ne se trouve réalisée nulle part dans la nature. Il n'est aucun animal, en effet, qui la possède à l'état de perfection absolue. Si nous parcourons, à cet égard, les nombreux degrés de l'échelle zoologique, nous voyons la vertèbre se modifier sans cesse, perdre ici un de ses éléments, là un autre, présenter enfin, soit dans son ensemble, soit dans ses détails, une longue série de modalités dont la description précédente n'est que la synthèse.

Pour nous en tenir à l'anatomie humaine, nous voyons les vertèbres varier avec les différentes régions de la colonne dans des proportions souvent fort étendues. L'arc neural et la neurépine qui s'en échappe sont bien développés dans toutes les régions, la région coccygienne exceptée. Mais il n'en est pas de même de l'arc hæmal : celui-ci n'existe pour ainsi dire à l'état parfait qu'à la partie supérieure du thorax, où nous rencontrons sept cercles complets constitués, pour chacun d'eux, par la face antérieure du centrum, deux apophyses transverses, deux côtes, deux cartilages costaux et une pièce sternale. Partout ailleurs, l'arc hæmal est incomplet ou même tellement réduit, qu'il faut toutes les ressources de l'embryologie ou de l'anatomie comparative pour nous permettre d'en reconnaître les divers éléments.

Déjà, à la partie inférieure du thorax, l'élément sternal a disparu et les côtes deviennent plus ou moins libres au milieu des parties molles.

A la région lombaire, les côtes elles-mêmes ont disparu en tant que pièces indépendantes. Les apophyses transverses qui les représentent et qui seraient bien mieux dénommées *apophyses costiformes*, sont soudées au centrum ; quant aux apophyses transverses proprement dites, elles sont représentées par ces tubercules accessoires, que nous avons décrits sur la partie postérieure de la racine des appendices costiformes, un peu en dehors des apophyses articulaires supérieures. Du sternum, il n'en reste d'autre trace que la ligne blanche abdominale, à laquelle viennent aboutir, comme homologues des cartilages costaux, les insertions aponévrotiques du muscle grand droit.

A la région sacrée, pas de sternum et pas de côtes apparentes : l'embryologie nous démontre qu'il faut chercher les éléments de ces dernières dans les parties antéro-latérales du sacrum, où l'on voit encore, à la période fœtale trois ou quatre points d'ossification spéciaux, correspondant exactement à la série des points d'ossification des côtes. Les apophyses transverses des vertèbres sacrées sont visibles encore à la face postérieure de l'os, où elles affectent la forme de simples tubercules placés en dehors des trous sacrés.

A la région coccygienne, la vertèbre se trouve réduite à son corps ; encore ce corps est-il le plus souvent très rudimentaire. L'arc neural a disparu sans laisser le moindre vestige. Il en est de même de l'arc hæmal, du moins chez l'homme ; car chez les poissons, chaque pièce coccygienne possède en avant du centrum un anneau complet (os en V de l'anatomie ichthyologique), véritable arc hæmal destiné à protéger l'artère caudale.

Si nous remontons maintenant au-dessus du thorax, nous voyons l'arc hæmal tout aussi réduit à la région cervicale qu'à la région lombaire. Ici encore la côte, extrêmement réduite, s'est fusionnée avec l'apophyse transverse correspondante : elle est représentée, sur cette apophyse, par le tubercule antérieur et la portion d'os qui lui correspond en avant de la gouttière où chemine le nerf rachidien (*lame costale de l'apophyse transverse*). Quant au sternum, il a, lui aussi, en grande partie disparu. Nous ne voyons, en effet, comme éléments homologues de la formation sternale qu'un tout petit os, le corps de l'os hyoïde, et les deux raphés médians sus-hyoïdien et sous-hyoïdien. En revanche, la région cervicale nous offre un élément nouveau que nous chercherions vainement dans quelque autre région de la colonne : c'est le trou de l'artère vertébrale, que l'on peut appeler, en raison de sa situation, le *trou transversaire*. On admet généralement que ce trou est compris entre l'élément osseux qui constitue l'apophyse transverse proprement dite (*lame transversaire*) et celui qui représente la côte (*lame costale*).

3° Lois de ces variations. — Toutes ces transformations de la vertèbre sont soumises à une grande loi, celle de l'adaptation de l'organe à la fonction qu'il est appelé à remplir. — En arrière de la colonne formée par les corps vertébraux un organe délicat, la moelle, descend sans interruption de la première vertèbre cervivale à la dernière vertèbre sacrée (disposition fœtale) ; sans interruption aussi, l'anneau neural se développe autour d'elle, depuis l'atlas jusqu'à l'extrémité inférieure du sacrum. La moelle, à aucune période de son évolution, n'est en rapport avec le coccyx : l'arc neural ne s'y montre jamais. — Il en est de même en ce qui concerne l'arc hæmal : en avant de la colonne vertébrale, il est une région, importante entre toutes, où se trouvent réunis l'appareil essentiel de la fonction respiratoire, les poumons, et l'organe central de la circulation, le cœur. A ce niveau, l'arc hæmal apparaît avec tous ses éléments et forme à ces organes une sorte de cuirasse protectrice, qui commence au centrum, contourne d'un côté à l'autre la ligne médiane antérieure et vient se terminer à son point de départ, en formant un anneau complet. Au-dessus comme au-dessous de la région cardio-pulmonaire, nous ne rencontrons aucun organe aussi important, aucun organe qui ait besoin d'une protection aussi immédiate ; du reste, la présence d'un système d'arcs costaux articulés avec un sternum eût été grandement préjudiciable au libre jeu des colonnes cervicale et lombaire : pour cette double raison, ces éléments squelettiques, qui eussent été à la fois inutiles ou nuisibles, ne s'y montrent qu'à un état profondément rudimentaire.

Un argument d'un autre ordre peut être invoqué en faveur de cette subordination de l'organe à la fonction, c'est que, dans les cas où la moelle ne se développe pas ou bien subit un simple arrêt dans son développement, comme dans le spina bifida, l'anneau neural, lui aussi, ne se montre pas ou tout au moins reste incomplet. Ne dirait-on pas que la nature se refuse à façonner un organe que n'attend aucune fonction ?

Examinons maintenant la transformation que subit la vertèbre-type dans le segment le plus élevé de la colonne vertébrale, le crâne.

§ V. — Théorie vertébrale du crane

L'encéphale n'étant que la continuation de la moelle épinière, il était tout naturel de penser que la cavité cranienne, qui l'abrite, n'est pareillement que la continuation de la colonne vertébrale. Et cependant, jusqu'à la fin du siècle dernier, nous ne trouvons à ce sujet, dans la littérature anatomique, que quelques allégations très vagues et toujours incidentes.

Le 4 mai 1790, Gœthe, dans une lettre qu'il écrivait de Venise à Mme de Harder, formule en termes très précis l'analogie qui existe entre le crâne et le rachis. Malheureusement, l'illustre naturaliste attendit dix-sept ans pour faire connaître son opinion au monde scientifique, laissant à L. Oken le temps de le devancer et de recueillir à son profit tout l'honneur d'une pareille découverte.

C'est, en effet, en 1807 que Oken prend possession de sa chaire de professeur à l'Université d'Iéna et établit, dans une leçon restée célèbre, le fait de la constitution vertébrale du crâne. « Comme je descendais, dit-il, de l'Henstein, par l'ancienne route du côté du sud, je vis à mes pieds un superbe crâne de biche ; le ramasser, le retourner, le considérer me suffit ; l'idée que c'était une colonne vertébrale me traversa l'esprit comme un coup de foudre et, depuis cette époque, le crâne n'est plus pour moi qu'une colonne vertébrale. » Oken distingua tout d'abord trois vertèbres dans la constitution de la boîte cranienne : 1° une vertèbre postérieure ou occipitale, constituée par l'occipital ; 2° une vertèbre moyenne ou spbéno-pariétale, formée par la partie postérieure du sphénoïde et par le pariétal (Oken fait abstraction du temporal, comme ne faisant pas partie du crâne) ; 3° une vertèbre antérieure ou sphéno-frontale, comprenant la partie antérieure du sphénoïde et le frontal. Plus tard, il en ajouta une quatrième, la vertèbre ethmoïdo-nasale, qui a été également admise depuis par de Blainville et par Richard Owen.

1° Vertèbres craniennes. — Avant de faire connaître le mode de constitution de ces différentes vertèbres, il nous paraît indispensable de rappeler que le sphénoïde, qui constitue une pièce unique sur le crâne adulte, se compose en réalité de deux pièces distinctes : une pièce antérieure ou *sphénoïde antérieur*, comprenant la partie antérieure du corps et les petites ailes ou apophyses d'Ingrassias ; une pièce postérieure ou *sphénoïde postérieur*, formée par la partie postérieure du corps et les grandes ailes. Les deux sphénoïdes, dont l'indépendance est complète et permanente chez la plupart des mammifères, sont encore distincts chez l'homme au septième mois de la vie fœtale.

Ce point étant bien établi, nous résumons dans le tableau suivant la constitution anatomique des quatre vertèbres céphaliques, en indiquant pour chacune d'elles ses différents éléments constitutifs :

ÉLÉMENTS de la VERTÈBRE	I VERTÈBRE OCCIPITALE	II VERTÈBRE SPHÉNO-PARIÉTALE	III VERTÈBRE SPHÉNO-FRONTALE	IV VERTÈBRE NASALE
1° *Corps*	Apophyse basilaire.	Corps du sphénoïde postérieur.	Corps du sphénoïde antérieur.	Lame perpendiculaire de l'ethmoïde et vomer.
2° *Trou*	Trou occipital.	Intervalle que circonscrivent les trois os constitutifs de cette vertèbre.	Échancrure ethmoïdale.	*Absent.*
3° *Lames*	Écaille occipitale.	Grandes ailes du sphénoïde, temporaux et pariétaux.	Petites ailes du sphénoïde et frontal.	Lames criblées de l'ethmoïde (?)
4° *Apophyses épineuses*	Crête et protubérance occipitale externe.	*Manque* (suture bipariétale).	*Manque* (suture métopique).	*Manque.* (suture-médio-nasale ?)
5° *Apophyses articulaires inférieures* .	Condyles.	Bord postérieur de cette vertèbre.	Bord postérieur de cette vertèbre.	*Absentes.*
6° *Apophyses articulaires supérieures.*	Les quatre bords de l'occipital.	Bord antérieur de cette vertèbre.	Pourtour de l'échancrure ethmoïdale.	*Absentes.*
7° *Apophyses transverses*	Apophyses jugulaires	Apophyses mastoïdes.	Apophyses orbitaires externes (?)	Masses latérales de l'ethmoïde (?)

De même que la vertèbre ordinaire se complète, ainsi que nous l'avons dit plus haut, par un arc antérieur ou arc hæmal, de même la vertèbre cranienne se complète sur sa face ventrale par une série d'éléments squelettiques qui se développent au sein des arcs branchiaux. — C'est ainsi que la vertèbre occipitale a pour arc hæmal le corps et les grandes cornes de l'os hyoïde, rattachés autrefois à l'occipital par une portion latérale aujourd'hui disparue. — L'arc hæmal de la vertèbre sphéno-pariétale n'est autre que la chaîne hyoïdienne (voy. *Os hyoïde*) qui, sous les noms divers de *stylhyal*, de *cératohyal*, d'*apohyal*, descend de la base du crâne jusqu'au corps de l'os hyoïde. — La vertèbre sphéno-frontale se rattache à l'os mandibulaire ou maxillaire inférieur par l'enclume, l'os carré des oiseaux et le cartilage de Meckel, qui prennent naissance dans le deuxième arc branchial. — Nous voyons enfin se rattacher à la vertèbre ethmoïdo-nasale, à titre d'arc hæmal, le massif osseux de la mâchoire supérieure dont les éléments se développent dans le premier arc branchial.

Il est jusqu'aux trous de conjugaison qui viennent témoigner encore en faveur de l'analogie, déjà si considérable, qui existe entre le crâne et la colonne vertébrale. Il suffit, en effet, de jeter un simple coup d'œil sur la base du crâne, pour constater que le trou déchiré postérieur et la fente sphénoïdale ne sont que des *trous de conjugaison*, trous de conjugaison principaux, auxquels viennent s'ajouter, comme on l'observe du reste sur le rachis de nombreux mammifères, plusieurs *trous de conjugaison accessoires*, tels que le trou grand rond et le trou ovale, qui livrent passage, eux aussi, à des paires de nerfs craniens.

Telle est, réduite à sa plus simple expression, la théorie vertébrale du crâne, telle que l'ont exposée longtemps les adeptes d'Oken et de Gœthe. Elle est en apparence fort simple et parfaitement justifiée par ce que nous voyons sur un crâne d'adulte. Mais cela ne suffit pas pour élever une théorie, qui n'est en somme qu'une hypothèse, à la hauteur d'une vérité démontrée. Et, de fait, les recherches relativement récentes entreprises sur l'évolution du crâne sont peu favorables à la théorie en question.

2° Objections. — Des objections d'une grande valeur ont été formulées contre elle par des anatomistes éminents, Huxley, Gegenbaur, Hæckel. Ces objections peuvent être ramenées à quatre :

a. *Première objection.* — L'assimilation des segments craniens précités à la vertèbre ordinaire est inexacte parce qu'elle ne tient aucun compte du mode d'évolution, pourtant si différent, de la voûte et de la base du crâne : la base provenant d'une ossification dans le cartilage et faisant partie de l'*endosquelette;* la voûte provenant d'une ossification membraneuse et appartenant, par conséquent, à l'*exosquelette* ou *squelette dermique.* Nous savons que la vraie vertèbre, à quelque région qu'elle appartienne, s'ossifie tout entière en plein cartilage, et, tout entière aussi, fait partie de l'endosquelette.

b. *Deuxième objection.* — La corde dorsale ou notocorde est, comme on sait, l'axe primitif autour duquel apparaissent et se développent les vertèbres. La vertèbre est donc caractérisée par la présence de la notocorde à son centre, d'où la formule suivante : *pas de notocorde, pas de vertèbres.* Or, la corde dorsale poursuivie de la région cervicale jusqu'à sa terminaison supérieure, traverse successivement le corps de l'axis, l'apophyse odontoïde ou corps de l'atlas, l'apophyse basilaire de l'occipital ou basi-occipital, le corps du sphénoïde postérieur ou basipostsphénoïde et s'arrête au niveau de la selle turcique, où elle se termine par un léger renflement en massue. Si donc nous pouvons jusqu'à un certain point considérer comme des éléments vertébraux toute la portion du crâne qui est située en arrière de la selle turcique, nous ne pouvons, sous peine de négliger un fait qui est essentiel dans l'espèce, rattacher de même à la vertèbre la portion qui se projette en avant de la selle turcique, c'est-à-dire le sphénoïde antérieur, le frontal, l'ethmoïde, etc.

c. *Troisième objection.* — Un phénomène constant dans l'évolution de la colonne vertébrale membraneuse est l'apparition, sur les côtés de la corde dorsale, de lignes transversales, fractionnant le tissu embryonnaire en une série de petites masses cubiques superposées et connues en embryologie sous le nom de *protovertèbres.* Or, nous n'observons rien d'analogue dans le développement du crâne. Le tissu embryonnaire qui constitue le crâne membraneux forme un tout continu. Aucun embryologiste n'a pu y surprendre encore la moindre trace de segmentation : *le crâne ne possède pas de protovertèbres.*

d. *Quatrième objection.* — De même, à la phase suivante (période cartilagineuse), nous voyons la colonne vertébrale cartilagineuse se segmenter autour de la notocorde en autant de petites masses qu'il y aura plus tard de vertèbres. Au crâne, au contraire, le cartilage se montre d'une seule coulée et reste ainsi à l'état de plaque unique et complètement indivise (*plaque basilaire*), jusqu'à ce qu'apparaissent les points d'ossification qui façonnent alors, mais alors seulement, des pièces distinctes. Si ces pièces sont réellement comparables aux pièces de la colonne vertébrale, il y a tout lieu de s'étonner de l'apparition si tardive de cette analogie : nous savons en effet que deux organes, homologues mais différents, sont d'autant plus semblables qu'ils sont plus jeunes, d'autant plus différenciés qu'on s'éloigne davantage de leur origine embryonnaire, Or, ce serait tout le contraire en ce qui concerne le crâne et le rachis !

3° Réponses. — Ces objections, on en conviendra, sont fort sérieuses et semblent ruiner à fond la théorie vertébrale du crâne. Il n'en est rien cependant : un certain nombre de faits, mis en lumière par les recherches de Kölliker, viennent en atténuer la portée.

Relativement à l'absence des protovertèbres craniennes, Kölliker rappelle les observations de Götte, qui a découvert sur le crâne de la larve du *bombinator* quatre protovertèbres distinctes (segments de Götte) et les recherches de Balfour, qui a reconnu sur les embryons des plagiostomes une série de segments analogues à des protovertèbres. Il a observé lui-même, chez le poulet, des traces de segmentation dans la région céphalique postérieure.

Pour ce qui est de l'absence de segmentation sur le crâne cartilagineux, Kölliker répond avec raison qu'il existe des poissons (*chimères*, *raies*) dont le rachis ne présente aucune trace de segmentation sur des longueurs parfois considérables et, pourtant, n'en est pas moins un composé de vertèbres.

Le savant professeur de Wurzbourg rappelle enfin, en faveur de la théorie de Gœthe, deux faits d'une grande importance. — Le *premier fait* consiste en l'apparition d'un certain nombre de renflements qui ont été observés par lui et par Mihalkowicz sur la portion céphalique de la notocorde, renflements qui répondent, dans le rachis, aux intervalles compris entre deux vertèbres voisines et qui, dans le crâne, représentent par analogie un commencement de métamérisation. — Le *deuxième fait* est l'existence, à la base du crâne, de deux ou trois disques intervertébraux, visibles seulement pendant la vie fœtale, qui se trouvent situés, le premier entre l'apophyse odontoïde et l'apophyse basilaire, le second entre cette apophyse basilaire et le corps du sphénoïde postérieur, le troisième entre le corps du sphénoïde postérieur et celui du sphénoïde antérieur. Ces disques fibreux répondent, suivant la règle, aux renflements précités de la corde dorsale.

4° Conclusions. — Que conclure de ces faits ? Que la vérité n'est pas dans les extrêmes et qu'il faut considérer, comme également inexactes, la théorie qui rejette toute analogie entre le crâne et la colonne vertébrale et la théorie inverse qui ne voit dans la boîte cranienne qu'une série de vertèbres, en tout analogues aux vertèbres ordinaires et modifiées par suite de leur adaptation à un rôle nouveau. Il faut ici, comme sur bien d'autres points controversés, savoir faire de l'éclectisme. J'attache, pour ma part, une grande valeur à la corde dorsale et je divise, à cet égard, la boîte cranienne en deux portions : une portion postérieure, renfermant encore la corde, *portion cordale ;* une deuxième portion, dépourvue de corde, *portion acordale* ou *précordale*. La portion cordale, en dépit des objections formulées ci-dessus, est manifestement constituée par une série de vertèbres, que l'on peut évaluer à deux ou plutôt à trois, depuis qu'Albrecht a découvert dans l'apophyse basilaire l'existence de deux pièces osseuses, ayant chacune la valeur d'un centrum (voy. *Occipital*, p. 142). Ces trois vertèbres ont pour corps ou centrum : la première, la partie postérieure de l'apophyse basilaire ou *basi-occipital ;* la seconde, la partie antérieure de cette même apophyse basilaire ou *os basiotique* d'Albrecht ; la troisième, le corps du sphénoïde postérieur ou *basi-postsphénoïde*. Quant à la portion précordale du crâne, il convient pour l'instant (des recherches ultérieures pourront modifier cette opinion) de ne pas y chercher des équivalents de vertèbres et de l'interpréter, avec MIHALKOWICZ et KÖLLIKER, comme le « produit d'une prolifération du segment le plus antérieur du rudiment cranien primitif ». Elle provient, du reste, du même blastème que la portion cordale et se comporte de la même façon que cette dernière dans son rôle d'organe protecteur des centres encéphaliques.

BIBLIOGRAPHIE RÉCENTE (1887-97) DES OS DU CRANE CHEZ L'HOMME

SERGI, *Prebasioccipitale o basiotico*, Boll. della R. Accad. di Roma, 1886 ; — BIANCHI, *Sul modo die formazione del terzo condilo e sui processi basilari dell' osso occipitale nell' uomo*, Arch. per l'Antropologia, 1887 ; — VON NOORDEN, *Beitrag zur Anat. der knorpeligen Schædelbasis menschlicher Embryonem*, Arch. f. Anat. u. Phys., 1887 ; — ZOJA, *Sopra una notevole fossetta anomala all' endinion*, Bollet. scient., 1887.

BAUR, *On the Morphology of the vertebrale skull*, Journ. of Morphology, 1889 ; — BIANCHI, *Sul modo di svilupparsi dell' osso wormiano epipterico nell' uomo*, Lo Sperimentale, 1889 ; — DU MÊME, *Contributo allo studio delle ossa preinterparietali nel cranio umano*, Boll. della R. Accad. med. di Roma, 1889 ; — BIMAR, *Trois cas d'anomalie de l'apophyse jugulaire de l'occipital*, Gaz. hebd. des Sc. méd. de Montpellier, 1889 ; — CANTONZE, *L'osso bregmatico*, Atti della Soc. ital. delle scienze, 1889 ; — CHIARUGI, *Nuove osservazioni sulle osse interparietali e preinterparietali*, Siena, 1889 ; — MARIMO e GAMBARA, *Contribuzione allo studio delle anomalie del pterion nell cranio umano*, Arch. per l'Antropologia, 1889 ; — OSTROUMOFF, *Regio occipitalis, ein morphologische Studie*, Kasan, 1889 ; — ROMITI, *Fossetta faringea dell' osso occipitale nell' uomo*, Atti Soc. toscana, Pise, 1889.

AYERS, *Contribution to the morphology of the vertebrale head*, Zool. Anzeiger, 1890 ; — BIANCHI, *Ancora sull' osso sfenotico nell' uomo*, Soc. tosc. di Sc. naturali, 1890 ; — DOHRN, *Bemerk. über den neuesten Versuch einen Lœsung des Wirbeltierkopf-Problems*, Anat. Anzeiger, 1890 ; — DWIGHT, *The closure of the cranial sutures as a sign of age*, Boston med. Journal, 1890 ; — FICALBI, *Considerazioni riassuntive sulle ossa accessorie del cranio dei mammiferi e dell' uomo*, Monit. zool., 1890 ; — LEGGE, *Il foramen jugulare spurium ed il canalis temporalis nel cranio di un uomo adulto*, Boll. delle Sc. med. di Bologna, 1890 ; — LUCY, *Des anomalies de l'occipital expliquées par l'anatomie comparée et le développement*, Thèse, Lyon, 1890 ; — MORSELLI, *Sulla fossetta vermiana nei primati*, Arch. di psychiatra, 1890 ; — DU MÊME, *Anomalie dell' osso occipitale negli alienati*, Rivista sperimentale di Freniatria, 1890 ; — STERNBERG, *Ein bisher nicht beschriebener Kanal in Keilbein des Menschen und mancher Säugelhiere*, Arch. f. Anat. u. Physiol., 1890.

BIANCHI e MARIMO, *Sur quelques anomalies craniennes des aliénés*, Arch. ital. de Biologie, 1891 ; — DU MÊME, *Sullo sviluppo della squama occipitale*, etc., Monit. zool. ital., 1891 ; — VON BRUNN, *Das Foramen pterygo-spinosum und der Porus crotaphitico-buccinatorius*, Anat. Anzeiger, 1891 ; — MAGGI, *Il canale cranio-pharyngeo negli antropoidi*, Arch. per l'Antrop., 1891 ; — MINGAZZINI, *Sul processus basilaris ossis occipitis*, Anat. Anzeiger, 1891 ; — MONTAZ, *Des sinus frontaux et de leur trépanation*, Grenoble, 1891 ; — PENTA, *Sul significato onto e filogenico del processo frontale*. Boll. d. R. Accad. med.-chir. di Napoli 1891 ; — PLATT, *Further contribution to the Morphology of the vertebrale Head*, Anat. Anzeiger, 1891 ; — ROSSI, *Alcune osservazioni di basiotico o prebasiotico*, Arch. per l'Antropologia, 1891 ; — DU MÊME, *Il canale cranio-faringeo e la fossetta faringea*, Monit. Zool. ital., 1891 ; — STAURENGHI, *Dell' inesistanza di ossa pre- e post-frontali nel cranio umano e dei mammiferi*, Milano, 1891 ; — STIEDA, *Ueber den knochernen Gaumen*, Anat. Gesellsch., Session de 1891 ; — DU MÊME, *Der Gaumenwulst (torus palatinus)*, Intern. Beiträge zur wissensch. Medecin, 1891 ; — DU MÊME, *Ueber den Sulcus ethmoidalis der lamina cribrosa des Siebbeines*, Anat. Anzeiger, 1891 ; — VON WICHERT, *Ueber den Canalis ethmoidalis*, Th. Konigsberg, 1891 ; — ZIMMERMANN, *Ueber die Metamerie des Wirbeltierkopfes*, Anat. Gesellsch., Session de 1891.

ARCHE, *Su alcune rare anomalie dell'osso occipitale dell'uomo*, Arch. di Psichiatria, 1892 ; — BIANCHI, *I seni frontali e le arcuate sopraccigliari*, etc., Arch. p. l'Antrop., 1892 ; — CALORI, *Su varie particolarità osteolog. della base del cranio*, Mém. de R. Accad. de Bologna, 1892 ; — KÖRNER, *Unters. über einige topogr. Verhältnisse am Schläfenbein*, Zeitschr. f. Ohrenh. 1892 ; — LOMBROSO, *Fossa occipitala mediana delle razze umane*, Torino, 1892 ; — PANICHI, *Ricerche di craniologia sessuale*, Arch. p. l'Antrop., 1892 ; — RAGGI. *Anomalie dei processi clinoidei*, Arch. de Psich., 1892 et 1893 ; — ROSSI, *Sui rapporti tra cervellato ed osso occipitale alla nascità*, Lo Sperimentale, 1892, e Arch. per l'Antrop., 1893 ; — STIEDA, *Die Anomalien der menschl. Hinterhauptschuppe*, in Anat Hefte, 1892 ; — ZUCKERKANDL, *Die Siebbeinmuscheln*, Anat. Anzeiger, 1892.

BIANCHI, *Sul nodulo kerkringiano e sua relazione con la fossetta occipitale mediana*, Monit. zool. ital., 1893 ; — DU MÊME, *Sopra alcune varietà del cranio osservati in feti umami ed in altri mammiferi*, ibid., 1893 ; — CALORI, *Sopra alcuni notabili dell'ossa sfenoide e della porzione basilare dell'osso occipitale*, Mem. della R. Accad. di Bologna, 1893 ; — DU MÊME, *Sopra due processi nasali anormali dell'osso frontale nell'uomo*, ibid., 1893 ; — HOLL, *Ueber das Foramen cæcum des Schädels*. Ann. Wien. Akad., math. nat. Cl., 1893 ; — KALENSCHER. *Ueber den sogen*, *dritten Gelenkhöcher u. die accessor Höcker des Hinterhauptbeins*, Th. Königsberg, 1893; — WALDEYER, *Ueber Form und Rassenverschiedenheiten der Flügelforsätze des Keilbeins*, Akad. d. Wiss. zur Berlin, 1893; — WINKLER, *Zur Anatomie der unteren Wand des Sinus frontalis*, A. Laryng. u. Rhin. 1893.

ZAAIJER, *Die Persistenz de Synchondrosis condylo-squamosa am Hinterhauptbeins des menschen u. d. Säugethiere*, Anat. Anzeiger, 1894; — ESCAT, *Evolution et transformations anatomiques de la cavité naso-pharyngienne*, Th. Paris, 1894; — CARRUCCI, *Sul modo di formazione del terzo condilo occipitale nell'uomo*, etc. Arch. ital. de Biol. 1894, t. XXIII; — JESCHKE, *Ueber d. Sulcus præcontyloideus des Hinterhauptbeins*, Diss. Königsberg, 1894; — LANDER, *Ueber die Impressio trigemini der Felsenbein pyramide des menschl. Schädels*, Anat. Anz., Bd. IX, 1894; — PITZORNO, *Il foro lacero posteriore e le asimmetrie del cranio umano*, Atti d. Soc. rom. di Antrop. 1894; — HOLLANDER, *Ein Beitr. zur Anat. der Scheitelbeim des menschen*, Dissert. Königsberg, 1894; — FALCONE, *Breve contributo allo studio delle ossa interparietali e preinterparïetali*, Giorn. dell. Assoc. napol. d. med., 1893-94; — CORAINI, *Due decine di casi di osso fronto-parietale o bregmatico*, Bull. d. R. Accad. di Roma, 1894; — PENTA, *Sul significato ontofilogenetico del processo frontale nel uomo*, Ann. dei Nevrologia, 1894; — BIANCHI E MARIMO, *Anomalie dell'osso lacrimale nei normali, nei pazzi e nei delinquenti*, Atti d. Accad. di fisiocritici di Siena, 1894; — ZUCKERKANDL, *Fossæ prænasales*, Anthrop. Ges. in Wien, 1894; — LEVY, *Ueb. die Verbiegungen der Nasenscheidewand*, Dissert. Strassburg, 1894; — LITTAUR, *Das Antrum Highmori*, etc. Dissert. Berlin, 1894; — STIEDA, *Die Gefässfurchen am knöchernen Gaumen des Menschen*, Anat. Anz., 1894, Bd. IX; — CALORI, *Sulla compositione dei condili occipitali*, etc., Mem. della R. Accad. de Bologna, 1894.

CHIARUGI, *Il terzo condilo e i processi basilari del cranio umano*, Monit. zool. ital., 1895; — GURRIERI e MASETTI, *Influenza del sesso e dell' età sul peso del cranio e della mandibola*, Rev. Sper. di Freniatria, 1895; — CHIARUGI, *Il terzo condilo e i processi basilari del cranio umano*, Monit. zool. ital. 1895; — LACHI, *Sul. cosi detto condilo mediano occipitale*, Boll. d. R. Accad. di Genova, 1895; — LÖWENSTEIN, *Ueber das Foramen jugulare spurium u. den Canalis temporalis am Schädel des Menschen u. einiger Affen*, Diss. Königsberg, 1895; — LUCAS, *On an undescribed Groove on the inner side of the sphenoid, formed by the Chorda-tympani nerve*, Journ. of Anat. and Physiol., 1895, vol. XXIX; — FURST, *Einige Bemerk. über die spina supra meatum*, Nord. med. Ark., 1895; — ZUCKERKANDL, *Beitr. z. Anat. d. Schläfenbeines*, Monatsschr. f. Ohrenheiik, 1895; — OTTOLENGHI, *La sutura etmoido-lacrimale*, Ann. di Psichiatria, 1895; — BIANCHI, *Sulla sutura etmoido-lacrimale*, etc., R. Accad. di fisiocritici di Sience, 1895; — DU MÊME, *Anomala divisione dell'os planum dell'etmoïde*, Ibid., 1895; — RANGLARET, *Etude sur l'anat. et la path. des cellules ethmoïdales*. Th. Paris, 1896.

MAGGI, *Centres d'ossification et principales variétés morphologiques des interpariétaux chez l'homme*, Arch. ital. de Biol., 1896; — REGNAULT, *Forme excavée de la fosse temporale*, Bull. Soc. Anat., 1896; — GRUBER, *Bemerk. üb. d. Canalis caroticus mit Bezug auf prakt. Ohrenheilkunde*, Monatsschr. f. Ohrenheilk., 1897; — STAURENGHI, *Appunti di osteotogia sulla fossa anteriore della base del cranio dell'uomo a dei mammiferi*, Boll. Soc. med.-chir., Pavia, 1897.

ARTICLE III

OS DE LA FACE

Situé à la partie inférieure et antérieure du crâne, le massif osseux dont l'ensemble constitue la face se divise en deux portions appelées mâchoires : la mâchoire supérieure et la mâchoire inférieure.

Un seul os constitue, chez l'homme, la mâchoire inférieure : c'est le ***maxillaire inférieur***, qu'on désigne encore quelquefois sous le nom de ***mandibule***.

La mâchoire supérieure, beaucoup plus complexe, se compose de treize os, qui se groupent autour de l'un d'eux, le maxillaire supérieur, comme autour d'un centre commun (fig. 165). De ces treize os, un seul est impair, c'est le ***vomer***; les autres sont pairs et disposés symétriquement de chaque côté de la ligne médiane. Ce sont : le ***maxillaire supé-***

Nasal **Nasal**

Unguis **Maxillaire supérieur** **Vomer** **Maxillaire supérieur** **Unguis**

Os malaire **Os malaire**

Palatin **Palatin**

Maxillaire inférieur

DIAGRAMME DES OS DE LA FACE

rieur, l'*os malaire*, l'*unguis*, le *cornet inférieur*, l'*os propre du nez* et, enfin, le *palatin*.

Au total, quatorze os constituent la face, douze pairs et deux impairs.

§ I. — Maxillaire supérieur

Le maxillaire supérieur, le plus important de tous les os de la mâchoire supérieure, est un os pair, situé à la partie centrale de la face. Il fournit aux dents

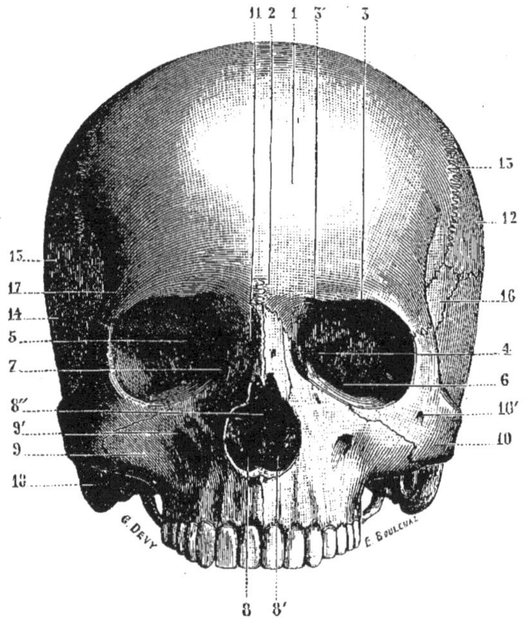

Fig. 165.

Tête osseuse, vue de face.

1, frontal. — 2, bosse nasale (glabelle). — 3, arcade orbitaire. — 4, trou optique. — 5, fente sphénoïdale. — 6, fente sphéno-maxillaire. — 7, gouttière lacrymale. — 8, 8', fosses nasales. — 8'', vomer. — 9, maxillaire supérieur, avec 9', trou sous-orbitaire. — 10, os malaire, avec 10', trou malaire. — 11, os nasal. — 12, pariétal. — 13, suture fronto-pariétale. — 14, temporal. — 15, suture pariéto-temporale. — 16, grande aile du sphénoïde. — 17, apophyse orbitaire externe. — 18, apophyse mastoïde.

supérieures leurs surfaces d'implantation et entre dans la constitution des principales régions et cavités de la face, voûte palatine, fosses nasales, cavités orbitaires fosses zygomatiques, fosses ptérygo-maxillaire. Envisagé à un point de vue purement descriptif, le maxillaire supérieur, assez régulièrement quadrilatère et légèrement aplati de dedans en dehors, présente à l'étude deux faces, l'une interne, l'autre externe, quatre bords et quatre angles. Il est, en outre, creusé d'une cavité profonde qui occupe presque toute sa masse et qui diminue beaucoup son poids, sans affaiblir d'une façon considérable sa résistance : c'est le *sinus maxillaire*.

1° Face interne. — Ce qui frappe tout d'abord, en considérant cette face (fig. 166 et 167), c'est la présence, à la réunion des deux tiers supérieurs avec le tiers inférieur, d'une large apophyse, qui se porte horizontalement en dedans à la rencontre de l'apophyse similaire du côté opposé : c'est l'*apophyse palatine*. — Sa face *supérieure*, plane et lisse, fait partie du plancher des fosses nasales. — Sa *face inférieure*, fortement rugueuse et criblée de petits orifices vasculaires, entre pour une grande part dans la constitution de la voûte palatine. — Par son *bord externe*, elle se confond avec le maxillaire. — Son *bord interne*, libre, plus épais en avant qu'en arrière, fortement rugueux dans toute son étendue, s'articule sur la ligne médiane avec l'apophyse palatine du côté opposé. Il se prolonge en avant sous la forme d'une demi-épine qui, en se réunissant avec celle du côté opposé, forme l'*épine nasale antérieure* ou *inférieure*. — Son *bord antérieur*,

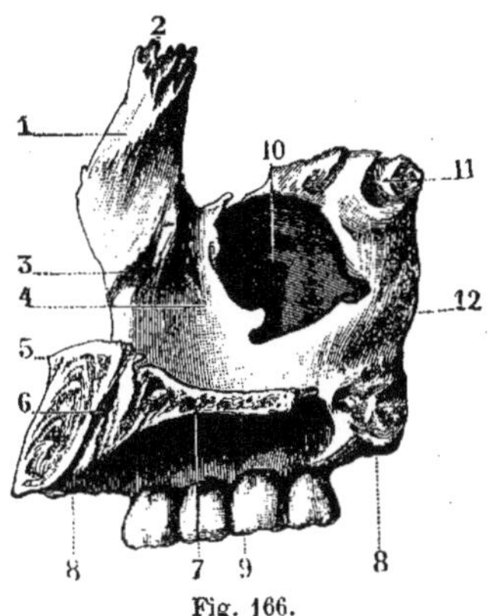

Fig. 166.

Maxillaire supérieur, vu par sa face interne.

1, apophyse montante. — 2, extrémité supérieure de cette apophyse. — 3, crête transversale correspondant au cornet inférieur. — 4, gouttière verticale, contribuant à former le canal nasal. — 5, épine nasale antérieure. — 6, conduit palatin antérieur. — 7, apophyse palatine, nous montrant son bord interne. — 8, 8, bord inférieur ou alvéolaire. — 9, dents. — 10, sinus maxillaire. — 11, facette rugueuse pour le palatin. — 12, bord postérieur ou tubérosité du maxillaire.

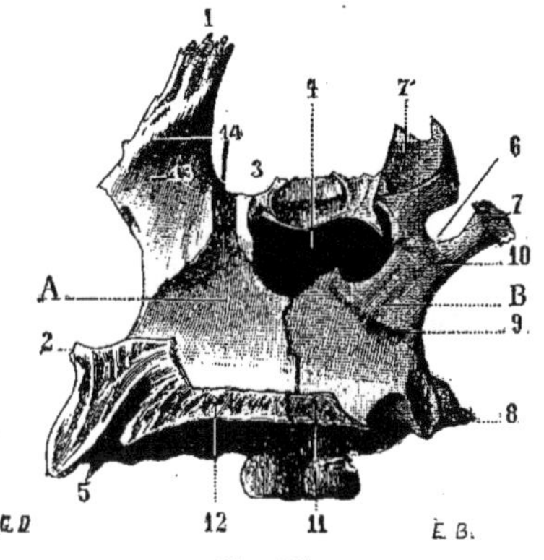

Fig. 167.

Face interne du maxillaire supérieur et du palatin, montrant les relations de ces deux os.

A, maxillaire supérieur. — B, palatin. — 1, sommet de l'apophyse montante. — 2, épine nasale antérieure. — 3, gouttière pour le canal nasal. — 4, sinus maxillaire. — 5, conduit palatin antérieur. — 6, échancrure palatine, avec : 7, apophyse sphénoïdale ; 7', apophyse orbitaire. — 8, apophyse pyramidale. — 9, crête pour le cornet inférieur. — 10, crête pour le cornet moyen. — 11, portion horizontale du palatin. — 12, apophyse palatine du maxillaire. — 13, atrium. — 14, crête rugueuse, s'articulant avec les masses latérales de l'ethmoïde.

tranchant, concave en haut et en dedans, se confond avec le bord antérieur du maxillaire et contribue à former l'orifice antérieur des fosses nasales. — Son *bord postérieur*, fort mince et rugueux, s'articule avec le bord antérieur de la portion horizontale de l'os palatin. — L'apophyse palatine présente enfin, sur son bord interne et un peu en arrière de l'épine nasale, un canal vertical dégénérant en bas en une simple gouttière : c'est le *conduit palatin antérieur*, dans lequel passent le nerf sphéno-palatin interne et une branche artérielle de la sphéno-palatine.

L'apophyse palatine, que nous venons de décrire, divise la face interne du maxillaire en deux portions fort inégales (fig. 166) : l'un qui est au-dessus ; l'autre qui est au-dessous.

a. *La portion située au-dessous d'elle* fait partie de la voûte palatine ; elle présente de nombreuses aspérités et, à l'état frais, se trouve directement en rapport avec la muqueuse buccale.

b. *La portion située au-dessus* est beaucoup plus étendue et aussi plus intéressante. En la parcourant d'arrière en avant, nous y rencontrons successivement :

1° une série de *rugosités*, disposées parallèlement au bord postérieur de l'os et servant à l'articulation du maxillaire avec la portion verticale de l'os palatin ; 2° l'*orifice du sinus maxillaire*, fort irrégulier dans son contour, mais ayant généralement son grand axe obliquement dirigé en haut et en avant ; cet orifice, qui admet facilement sur un maxillaire isolé le passage du doigt, se trouve considérablement réduit, sur une tête non désarticulée, par l'application sur son pourtour des quatre os suivants : en haut, les masses latérales de l'ethmoïde ; en bas, le cornet inférieur ; en avant, l'os unguis ; en arrière, la portion verticale du palatin ; 3° une gouttière profonde, *gouttière nasale*, dirigée un peu obliquement en bas et en arrière et beaucoup plus large en bas qu'en haut (fig. 166, 4) ; 4° enfin, la face interne d'une longue apophyse, l'*apophyse montante du maxillaire supérieur*, qui appartient en réalité à l'angle antéro-supérieur de l'os. Remarquons, sur la face interne de cette apophyse et au niveau de sa base, une crête antéro-postérieure qui s'articule avec le cornet inférieur (fig. 166, 3). Au-dessus de cette crête s'en trouve une seconde, un peu moins marquée (elle est réduite parfois à une simple facette rugueuse), qui s'articule avec la partie antérieure des masses latérales de l'ethmoïde (fig. 167, 14). Entre ces deux crêtes s'étale une surface quadrilatère, parsemée de fines ramifications : on la désigne sous le nom d'*atrium* (fig. 167, 13). Elle se continue en arrière, avec la paroi externe du méat moyen.

2° Face externe. — En allant d'avant en arrière, la face externe du maxillaire supérieur (fig. 168) nous présente tout d'abord, un peu au-dessus des deux incisives, une dépression verticale, dont la profondeur varie beaucoup suivant les sujets : c'est la *fossette myrtiforme*, où s'insère le muscle de même nom. Cette fossette est limitée en arrière par une saillie, généralement très marquée, qui correspond à la racine de la dent canine et qu'on appelle *bosse canine*. Il n'est pas rare de voir la fossette myrtiforme subdivisée en deux fossettes secondaires par une petite crête qui répond à l'incisive latérale.

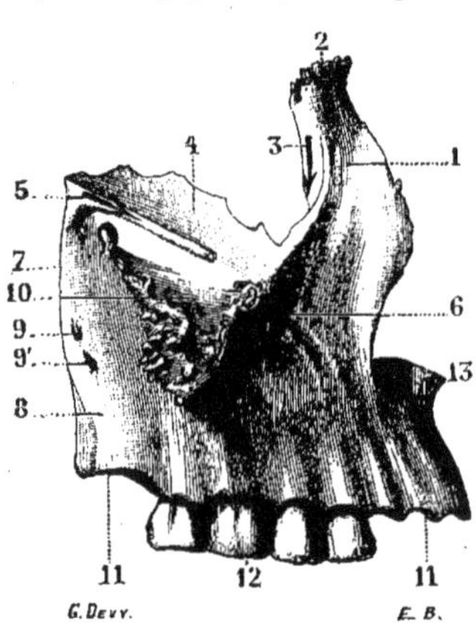

Fig. 168.

Maxillaire supérieur, vu par sa face externe.

1, apophyse montante. — 2, extrémité supérieure de cette apophyse. — 3, gouttière creusée sur sa face externe (gouttière lacrymale). — 4, face orbitaire. — 5, gouttière sous-orbitaire. — 6, trou sous-orbitaire. — 7, 8, bord postérieur ou tubérosité du maxillaire. — 9, 9', trous dentaires postérieurs. — 10, sommet de l'apophyse pyramidale pour l'os malaire. — 11, 11, bord inférieur ou alvéolaire. — 12, dents. — 13, épine nasale antérieure.

Au delà de la bosse canine, la face externe du maxillaire est tout entière occupée par une forte saillie transversale, affectant la forme d'une pyramide à base triangulaire et appelée, pour cette raison, *apophyse pyramidale* du maxillaire supérieur.

a. La *base* de cette apophyse, dirigée en dedans, se confond avec l'os.

b. Son *sommet*, tronqué, est constitué par une surface triangulaire et rugueuse, destinée à s'articuler avec l'os malaire : il porte, pour cette raison, le nom de *surface* ou d'*apophyse malaire*.

c. Les trois faces de l'apophyse pyramidale se distinguent en supérieure, antérieure et postérieure. — La *face supérieure* ou *orbitaire*, plane et régulièrement lisse, fait partie du plancher de l'orbite. Elle présente une gouttière antéro-postérieure, la *gouttière sous-orbitaire,* qui se transforme en avant en un canal complet, le *canal sous-orbitaire.* — La *face antérieure* nous présente un large orifice, le *trou sous-orbitaire,* où vient se terminer le canal précédent; ce trou est continué à la face antérieure de l'os, par une gouttière peu profonde, obliquement dirigée en bas et en dedans. Au-dessous du trou sous-orbitaire et de la gouttière qui lui fait suite, se trouve une dépression, la *fosse canine,* où le muscle canin prend naissance. De la portion antérieure du canal sous-orbitaire part un petit conduit, qui se porte en bas vers les alvéoles dentaires en suivant constamment l'épaisseur de la paroi osseuse : c'est le *canal dentaire antérieur.* Comme son nom l'indique, il loge le nerf dentaire antérieur, branche collatérale du nerf sous-orbitaire. — La *face postérieure,* légèrement convexe, fait partie de la fosse zygomatique. On y remarque quelques gouttières verticales et plusieurs petits orifices : ce sont les *trous dentaires postérieurs* (fig. 168, 9 et 9'), que traversent les nerfs dentaires postérieurs et les rameaux de l'artère alvéolaire.

d. Des trois bords de l'apophyse pyramidale, le *bord inférieur,* concave et mousse, se dirige verticalement en bas, vers la première grosse molaire. — Le *bord antérieur* constitue la portion inférieure et interne du rebord orbitaire ; c'est au-dessous de ce bord que passe le canal sous-orbitaire, et, dans ce canal, le nerf et les vaisseaux sous-orbitaires. — Le *bord postérieur* enfin, arrondi et mousse, répond à la grande aile du sphénoïde, dont il reste séparé cependant par une fente qui longe l'angle inférieur et externe de l'orbite, c'est la fente *sphéno-maxillaire.*

3° **Bords.** — Les bords du maxillaire supérieur sont, avons-nous dit, au nombre de quatre : ils se distinguent, d'après leur situation, en antérieur, postérieur, supérieur et inférieur :

a. *Bord antérieur.* — Le bord antérieur nous présente, en allant de bas en haut : 1° la partie antérieure de l'apophyse palatine, avec la *demi-épine nasale antérieure* ci-dessus décrite ; 2° une forte échancrure, l'*échancrure nasale,* à bords tranchants ; 3° enfin, le *bord antérieur* de l'apophyse montante.

b. *Bord postérieur.* — Le bord postérieur, arrondi et fort épais, a reçu de quelques anatomistes le nom de *tubérosité du maxillaire.* Lisse dans sa moitié supérieure, où il constitue la paroi antérieure de la fosse ptérygo-maxillaire, il est, dans sa moitié inférieure, recouvert d'aspérités pour s'articuler avec le palatin. On rencontre parfois, à ce niveau, une gouttière verticale qui, en se réunissant avec une gouttière semblable creusée sur le palatin, forme un canal complet, le *conduit palatin postérieur.*

c. *Bord supérieur.* — Le bord supérieur, mince et irrégulier, se dirige d'avant en arrière. Il limite en dedans, sur une tête non désarticulée, la paroi inférieure de l'orbite et s'articule avec trois os qui sont, en allant d'avant en arrière : l'unguis, l'os planum de l'ethmoïde, l'apophyse orbitaire du palatin. Il n'est pas rare de rencontrer le long de ce bord une ou plusieurs demi-cellules, à parois ordinairement fort minces, que complètent d'autre part les demi-cellules correspondantes de l'ethmoïde ou du palatin.

d. *Bord inférieur.* — Le bord inférieur, qu'on désigne aussi sous le nom de *bord alvéolaire,* est creusé de cavités ou alvéoles, où sont implantées les racines des dents. Simples en avant, ces alvéoles se subdivisent, au niveau des grosses molaires, en deux, trois ou quatre fossettes secondaires, correspondant exactement à la division des racines de ces mêmes molaires (voy. *Dents*). Chaque alvéole ou chacune de ses fossettes secondaires nous présente à son sommet un petit pertuis, où pénètrent les filets vasculaires et nerveux destinés aux racines des dents.

4° Angles. — Des quatre angles du maxillaire supérieur, l'angle antéro-supérieur présente seul quelque intérêt : il sert en effet de base à une longue apophyse, à direction verticale, que nous avons déjà rencontrée plusieurs fois au cours de notre description, c'est l'*apophyse montante du maxillaire supérieur*. — Le *sommet* de cette apophyse s'épaissit et se hérisse de dentelures, pour s'articuler avec l'apophyse orbitaire interne du frontal. — Sa *face interne* fait partie de la paroi externe des fosses nasales. — Sur sa *face externe* vient s'insérer l'extrémité supérieure du muscle releveur commun de l'aile du nez et de la lèvre supérieure. — Son *bord antérieur*, rugueux, s'articule avec les os propres du nez. — Quant à son *bord postérieur*, il limite en dedans le pourtour de l'orbite. Mince en haut, il s'élargit en bas et se creuse d'une gouttière qui se continue, à son extrémité inférieure, avec la gouttière nasale. Des deux lèvres de cette gouttière, l'antérieure se confond avec le bord supérieur de l'apophyse pyramidale, la postérieure s'articule avec l'unguis.

5° Conformation intérieure, sinus maxillaire. — La partie antérieure de l'apophyse palatine, la base de l'apophyse montante et le bord alvéolaire contiennent une petite masse de tissu spongieux. Toutes les autres portions de l'os sont constituées par du tissu compacte.

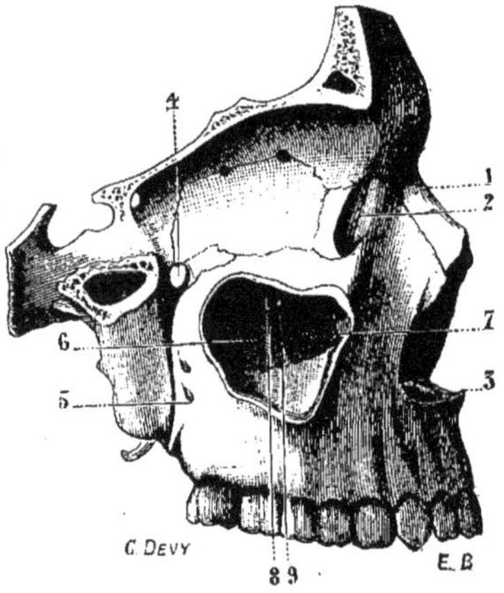

Sinus maxillaire. — Le sinus maxillaire ou *antre d'Highmore*, creusé dans l'épaisseur de l'apophyse pyramidale, correspond exactement par sa configuration et son étendue avec la forme et le développement de cette apophyse. Comme elle, il présente une base qui répond à son orifice d'entrée, un sommet qui confine à l'apophyse malaire, et, de plus, trois faces et trois bords qui correspondent exactement aux faces et aux bords de l'apophyse pyramidale. Les parois du sinus sont fort minces, parfois même transparentes. De leur face interne se détachent assez souvent des cloisons, plus ou moins développées suivant les sujets, qui peuvent circonscrire des cavités secondaires. GRUBER a vu plusieurs fois le sinus maxillaire divisé en deux cavités distinctes. Les racines des dents soulèvent fréquemment la paroi inférieure du sinus; dans certains cas même, elles traversent cette paroi et sont à nu dans la cavité.

Fig. 169.

Face, vue latérale, montrant le sinus maxillaire et la face interne de l'orbite.

1, os propre du nez. — 2, gouttière lacrymo-nasale. — 3, épine nasale antérieure. — 4, trou sphéno-palatin. — 5, trous dentaires postérieurs. — 6, portion du palatin, rétrécissant l'orifice d'entrée du sinus maxillaire. — 7, apophyse auriculaire du cornet inférieur, recouverte à l'état frais par la muqueuse du sinus. — 8, partie postérieure de l'entrée du sinus, également recouverte par la muqueuse. — 9, apophyse unciforme de l'ethmoïde.

Connexions. — Le maxillaire supérieur s'articule avec huit os, dont deux appartiennent au crâne et six à la face. Ce sont : 1° le frontal ; 2° l'ethmoïde ; 3° le maxillaire supérieur du côté opposé ; 4° l'os malaire ; 5° l'unguis ; 6° l'os propre du nez ; 7° le vomer ; 8° le cornet inférieur. Dans certains cas rares, il s'articule encore, au niveau du bord inféro-externe de l'orbite, avec la grande aile du sphénoïde.

Insertions musculaires. — Dix muscles appartenant pour la plupart (tous sauf un) aux muscles de la face prennent l'insertion sur le maxillaire supérieur. Ce sont (fig. 170) : 1° *sur la face orbitaire*, le petit oblique de l'œil (10); 2° *sur la face externe et sur l'apophyse montante*, l'orbiculaire des paupières (1), l'élévateur commun de l'aile du nez et de la lèvre supérieure (2), l'élévateur propre de la lèvre supérieure (3), le masséter (4), le buccinateur (5), le canin (6), le transverse du nez (7), le myrtiforme (8), le dilatateur des narines (9).

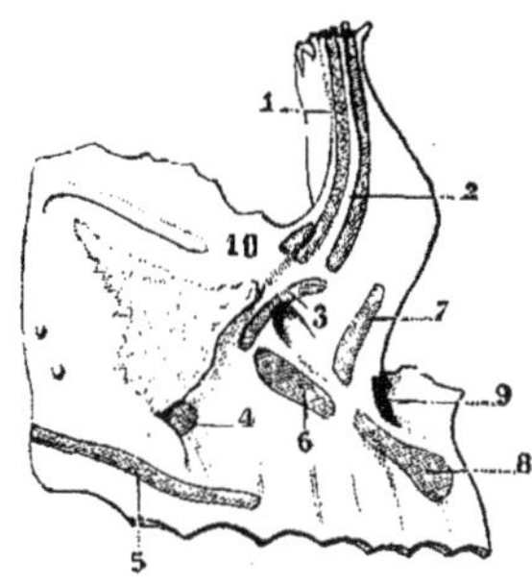

Fig. 170.
Maxillaire supérieur avec les insertions musculaires.
(Pour la signification des chiffres, se reporter au texte ci-contre.)

Développement. — On admet généralement (Béclard, Sappey, Kölliker) que le maxillaire supérieur se développe par cinq points d'ossification. Ces cinq points ne sont pas précédés de cartilages : semblables en cela aux centres d'ossification de la voûte du crâne, ils apparaissent dans la trame embryonnaire vers la fin du deuxième mois. — De ces cinq points, l'un externe, *pièce malaire*, est situé en dehors et correspond à toute la portion du maxillaire comprise entre le trou sous-orbitaire et le bord postérieur de l'os. — Le second, *pièce orbito-nasale*, est situé à la partie supérieure du maxillaire et formera la partie interne du plancher de l'orbite, ainsi que le sinus maxillaire. — Le troisième, *pièce nasale*, comprend toute la portion de l'os située entre la dent canine et l'apophyse montante. — Le quatrième, *pièce palatine*, se développe en dedans des points précédents et se porte vers la ligne médiane, en constituant les trois quarts postérieurs de l'apophyse palatine. — Le cinquième forme la *pièce incisive*, la plus intéressante de toutes à cause des importantes discussions qu'elle a soulevées parmi les anatomistes, depuis Vésale jusqu'à nos jours. La pièce incisive se place entre la pièce nasale et la ligne médiane ; sa partie inférieure, cuboïde, logera les deux incisives et constituera le quart antérieur de l'apophyse palatine ; sa partie supérieure, lamelleuse, s'appliquera contre la pièce nasale et formera la portion la plus interne de l'apophyse montante. La limite séparative de la pièce incisive et de la pièce palatine est le canal palatin antérieur ; il n'est pas rare de rencontrer, sur des maxillaires d'adultes et au pourtour de ce canal, des traces souvent très manifestes de la soudure de ces deux pièces.

Le sinus maxillaire est réduit, au début, à une simple dépression ou fossette, la *fossette maxillaire*, située sur la partie interne de la pièce orbito-nasale, et la gouttière alvéolaire se trouve alors immédiatement en contact avec la gouttière sous-orbitaire. Ce n'est que plus tard, quand tous les centres d'ossification se sont réunis, que la fossette maxillaire se prolonge dans l'épaisseur de l'os, écarte de plus en plus la paroi orbitaire du rebord alvéolaire et atteint finalement ces dimensions considérables qui la caractérisent chez l'adulte.

Les diverses pièces osseuses que nous venons de signaler se soudent de très bonne heure, à la fin du sixième mois d'après Rambaud et Renault, de manière à constituer un os unique.

Ces deux derniers observateurs décrivent dans le maxillaire un sixième point d'ossification, le point sous-vomérien, donnant naissance à ce qu'ils appellent la *pièce sous-vomérienne*. Ce petit os (fig. 171,1) affecte la forme d'un coin enfoncé entre la pièce incisive et la pièce palatine. C'est lui qui, en s'interposant entre les deux gouttières palatines droite et gauche, avec son congénère du côté opposé, transforme ces gouttières en un canal, le conduit palatin antérieur.

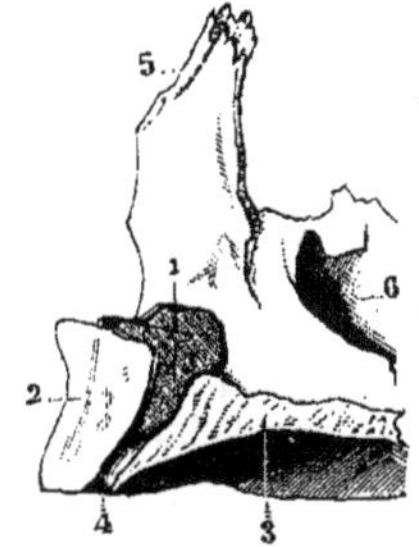

Fig. 171.
Os sous-vomérien droit (d'après Rambaud et Renault).
1, os sous-vomérien (*en bleu*). — 2, pièce incisive. — 3, pièce palatine. — 4, gouttière palatine antérieure. — 5, apophyse montante. — 6, sinus maxillaire.

Variétés. — On rencontre fréquemment, sur des sujets de 15 à 20 ans, des *os sous-vomériens* non soudés et présentant 1 centimètre et demi de hauteur (Rambaud et Renault, *loc. cit.*, p. 157). — Le *trou sous-orbitaire* est très variable par sa situation et sa forme : il s'ouvre le plus souvent à 1 centimètre au-dessous du rebord orbitaire ; mais on peut le rencontrer aussi entre le 4e et le 12e millimètre. Généralement circulaire, il peut affecter une forme ovalaire, à grand diamètre oblique le plus souvent en haut et en avant. Je l'ai vu, plusieurs fois, se présenter sous la forme d'une simple fente. Il peut être multiple : les conduits orbitaires à deux orifices ne sont pas rares ; Gruber (*Mém. de l'Acad. imp. des Sciences de Saint-Pétersbourg*, 1871, p. 430) en a observé jusqu'à cinq. J'ai rencontré sur un sujet, à la place du trou sous-orbitaire, deux petites fentes situées, la première à 3 millimètres au-dessous du rebord orbitaire, la seconde à 11 millimètres au-dessous de ce même rebord. — Gruber a décrit sous le nom de *spina zygomatica externa* une petite saillie qui se détache de la partie postérieure de l'apophyse pyramidale et se dirige ensuite en arrière. Cette apophyse s'unit parfois avec une épine osseuse qui se détache de l'apophyse zygomatique du temporal. Ainsi se trouve formé l'*arcus maxillo-temporalis infra-jugalis* de

Gruber, véritable pont osseux jeté entre le temporal et le maxillaire supérieur. — La portion de l'os maxillaire qui concourt à former le canal lacrymal peut constituer une pièce osseuse distincte : cet os lacrymal antérieur ou accessoire (W. Krause en distingue deux), déjà signalé par Rosenmüller (*Organorum lacrymalium descriptio anatomica*, Leipzig, 1797), a été étudié à nouveau par Rousseau (*Annales des sciences naturelles*, 1829, p. 86) et par Zchwegl (*Zeitschr. f. die ration. Medicin*, 1859, p. 306), aux mémoires desquels nous renvoyons le lecteur qui désirerait sur ce point de plus amples détails. — Il n'est pas rare de rencontrer sur des os maxillaires supérieurs, principalement chez les jeunes sujets, des sutures surnuméraires complètes ou incomplètes, indices des différentes pièces osseuses qui entrent dans la constitution embryonnaire de cet os. La plus importante de ces sutures est sans contredit celle qui isole plus ou moins la *pièce incisive*, plus connue alors sous le nom d'*os intermaxillaire*.

Os intermaxillaire chez l'homme. — L'os intermaxillaire, ainsi appelé parce qu'il est situé entre les deux maxillaires, n'est autre que la pièce incisive ci-dessus décrite, qui a conservé chez l'adulte son indépendance de la vie embryonnaire. Il existe à l'état typique et à toutes les périodes de l'existence, chez beaucoup de mammifères, notamment chez les carnivores et les singes inférieurs. Décrit tout au long chez l'homme par Galien, dont les descriptions anatomiques reposent malheureusement, comme l'a surabondamment démontré Camper (*De l'orang-outang et de quelques autres espèces de singes*, trad. franç., t. I, p. 43, Paris, 1803), sur l'étude du magot, il a été rejeté par Vésale, et, après lui, par tous les anatomistes, qui aveuglés par l'esprit de système, se sont toujours préoccupés avant tout de trouver des différences entre l'homme et les singes. On admet universellement aujourd'hui, depuis les travaux de Nesbitt (*The human Osteology*, Londres, 1736, p. 195), de Vicq-d'Azyr (*Mém. acad. des Sciences*, Paris, 1780, p. 489), de Gœthe (*Principes de philosophie zoologique*, 1832), de Leuckart (*Untersuch. über das Zwischenkieferbein des Menschen und seiner normalen und abnormen Metamorphose*, Stuttgard, 1840), de Hamy (*L'os intermaxillaire de l'homme à l'état normal et pathologique*, Thèse de Paris, 1868), etc., que l'os intermaxillaire se rencontre chez l'homme tout aussi bien que chez les singes et que la seule différence qui existe à cet égard entre l'homme et les singes, c'est que chez ceux-ci l'os intermaxillaire conserve son indépendance jusqu'à l'état adulte, tandis que chez nous il se soude de bonne heure (troisième mois de la vie intra-utérine) avec les pièces voisines du maxillaire supérieur et disparaît ainsi en tant qu'os isolé.

A la naissance, on observe encore, chez la plupart des sujets, des traces évidentes de cette suture intermaxillaire : « très nette à la face palatine, où elle part de l'interstice de la canine et de l'incisive externe, et quelquefois d'un point situé un peu en dehors de cet interstice, elle décrit sur la voûte du palais une courbe flexueuse, à concavité inférieure plus ou moins prononcée, pénètre dans le trou palatin antérieur, dont elle coupe le bord externe à la réunion de son tiers postérieur et de son tiers moyen. Sur le plancher des fosses nasales, elle parcourt d'abord une courbe très courte, à concavité antérieure, qui correspond à celle de la voûte palatine, puis une courbe plus considérable à concavité postérieure, et, en montant sur la branche, une troisième courbe du même rayon que la seconde, mais concave en avant. Elle se dirige alors obliquement en haut et en dedans et disparaît à un demi-centimètre environ du bord nasal de l'apophyse montante. La ligne articulaire coupe cette apophyse à sa base, bien plus près du canal lacrymal que de l'orifice antérieur des fosses nasales ; on la rencontre le plus souvent à la réunion du tiers postérieur et des deux tiers antérieurs de cette base » (Hamy, *loc. cit.*, 37).

Anormalement nous rencontrons chez l'adulte des traces de cette suture ou même l'indépendance complète de l'intermaxillaire (Eudes Delongchamps, *Remarques sur l'os intermaxillaire de l'homme*, 1866). On sait que la difformité connue sous le nom de *bec-de-lièvre* repose sur un défaut de

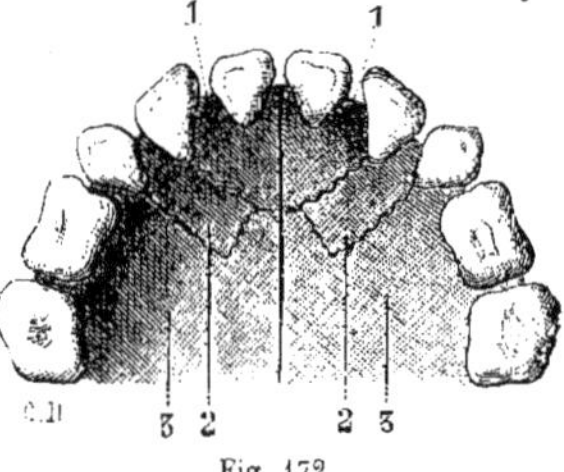

Fig. 172.

Figure schématique, montrant les différentes pièces intermaxillaires chez un jeune enfant (d'après Albrecht).

1, intermaxillaire interne (*endognathion*). — 2, intermaxillaire externe (*mésognathion*). — 3, maxillaire supérieur (*exognathion*).

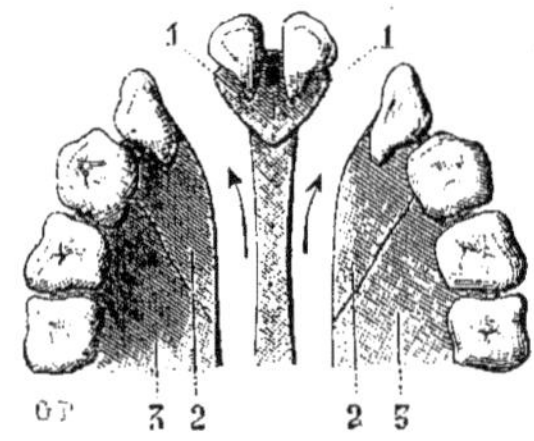

Fig. 173.

Figure schématique, expliquant le bec-de-lièvre double (d'après la théorie d'Albrecht).

1, intermaxillaire interne (*endognathion*). — 2, intermaxillaire externe (*mésognathion*). — 3, maxillaire supérieur (*exognathion*). — Les flèches indiquent les scissures du bec-de-lièvre latéral.

soudure, soit des deux os intermaxillaires entre eux (*bec-de-lièvre médian*), soit d'un os intermaxillaire avec le maxillaire correspondant (*bec-de-lièvre latéral*). L'absence complète des os intermaxillaires (*gueule-de-loup*) a été signalée chez l'homme par Vrolick, Meckel, Leuckart, Bouisson, etc.

Au point de vue anthropologique, Hamy a constaté que, chez les races nègres prognathes, la soudure, et par conséquent la disparition de l'os intermaxillaire, était un peu plus tardive que dans les races blanches orthognathes. Cette soudure se produit plus tardivement encore chez les hydrocéphales et chez les rachitiques.

A une époque plus récente, Albrecht (*Zool. Anzeiger*, Leipzig, 1879, p. 207, et *Soc. d'Anthropologie de Bruxelles*, octobre 1882, p. 73) a admis deux os intermaxillaires de chaque côté, l'un interne, qu'il appelle *endognathion* (de γνάθος, mâchoire), l'autre externe, qu'il désigne sous le nom de *mésognathion ;* le reste du maxillaire supérieur devient pour lui l'*exognathion*. La figure ci-dessus (fig. 172) indique nettement la situation respective de ces diverses pièces osseuses. Appliquant ensuite ces données à l'anatomie pathologique, Albrecht modifie comme suit les notions classiques relatives au bec-de-lièvre : dans le bec-de-lièvre latéral, la fente anormale est située, non pas entre l'os intermaxillaire et le maxillaire supérieur, mais bien entre l'os intermaxillaire interne et l'os intermaxillaire externe, dans la suture *endomésognathique ;* dans le bec-de-lièvre bilatéral, le bourgeon médian (*Bürzel*) est formé par les deux os intermaxillaires internes réunis sur la ligne médiane (fig. 173). — (Voyez à ce sujet Kölliker, *Ueber das Os intermaxillare des Menschen*, etc., Halle, 1882, et l'intéressant mémoire de A. Broca, *Sur le siège exact de la fissure alvéolaire dans le bec-de-lièvre complexe de la lèvre supérieure*, in Bull. Soc. anatomique, Paris, 1887).

Cette théorie de la duplicité originelle de l'os intermaxillaire me paraît en parfait accord avec le fait, signalé depuis déjà longtemps par Leuckart (*loc. cit.*) sur une dizaine de crânes, de la duplicité de la suture intermaxillaire, disposition que j'ai observée moi-même sur plusieurs maxillaires d'adultes. De chaque côté du conduit palatin antérieur, considéré par son extrémité buccale, on voit partir la suture normale qui réunit l'os intermaxillaire au maxillaire supérieur proprement dit. Puis, à quelques millimètres plus loin, on voit cette suture se diviser en deux branches : l'une, externe, qui se porte vers le côté interne de la dent canine ; l'autre, interne, qui se dirige vers l'espace compris entre la première incisive et la seconde. Exagérons cette disposition, complétons par la pensée cette double suture, et nous aurons, parfaitement réalisés, les deux os intermaxillaires, l'*endognathion* et le *mésognathion* d'Albrecht.

Tout récemment E. Gilis (*Bull. Soc. anat.*, 1888, et *Gaz. hebd. des Sc. méd. de Montpellier*, 1889) a rencontré, sur un fœtus de six mois, les deux os intermaxillaires divisés de chaque côté en deux pièces parfaitement distinctes.

§ II. — Os malaire

L'os malaire, qu'on appelle encore os zygomatique, os jugal ou os de la pommette, est situé à la partie la plus externe de la face, dont il constitue la limite latérale. C'est un solide arc-boutant jeté entre le maxillaire supérieur et les trois os du crâne qui entrent dans la constitution de la fosse temporale : le frontal, la grande aile du sphénoïde et l'écaille du temporal. Envisagé dans sa configuration générale, il affecte la forme d'un quadrilatère, et, de ce fait, nous offre à considérer deux faces, quatre bords et quatre angles :

1° Faces. — Des deux faces, l'une, externe, est en rapport avec les téguments ; l'autre, interne, regarde la fosse temporale :

a. *Face externe.* — La face externe, lisse et convexe, donne insertion aux deux muscles zygomatiques. Le muscle orbiculaire des paupières recouvre sa moitié supérieure, mais sans y prendre aucune attache.

b. *Face interne.* — La face interne, concave, entre à la fois dans la constitution de la fosse temporale et de la fosse zygomatique. Elle donne attache à quelques-uns des faisceaux antérieurs du muscle temporal.

2° Bords. — Les quatre bords de l'os malaire se distinguent en antéro-supérieur, postéro-supérieur, antéro-inférieur et postéro-inférieur :

a. *Bord antéro-supérieur.* — Le bord antéro-supérieur, mousse et régulièrement concave, fait partie du rebord de l'orbite. Il donne naissance à une lamelle osseuse qui s'en sépare presque à angle droit pour se porter en arrière : c'est l'*apophyse orbitaire*, laquelle fait partie de l'orbite par sa face supérieure ou concave et de la fosse temporale par sa face inférieure ou convexe. Le bord libre de l'apophyse orbitaire, finement dentelé, s'articule à la fois avec le maxillaire supérieur et avec la grande aile du sphénoïde. Entre les deux lignes de dentelures destinées à cette double articulation, existe le plus souvent une petite portion, non articulaire bien que tranchante, qui limite en avant la fente sphéno-maxillaire.

b. *Bord postéro-supérieur*. — Le bord postéro-supérieur fait partie du pourtour de la fosse temporale. Il nous présente une portion horizontale et une portion ver-

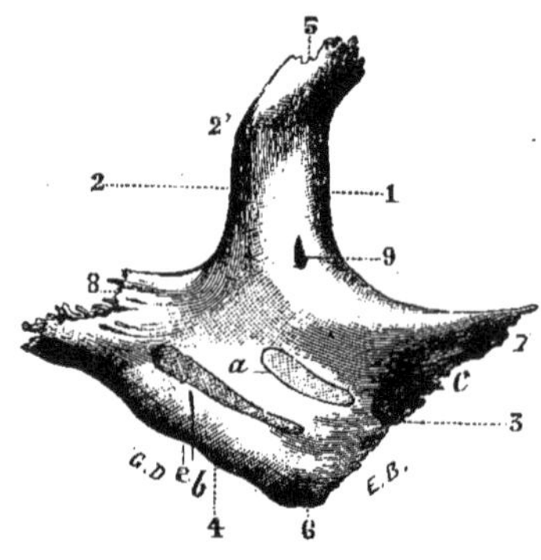

Fig. 174.

Os malaire, face externe.

1, bord antéro-supérieur ou orbitaire. — 2, bord postéro-supérieur ou temporal, avec 2', l'apophyse marginale de l'os malaire. — 3, bord antéro-inférieur. — 4, bord postéro-inférieur. — 5, angle supérieur. — 6, angle inférieur. — 7, angle antérieur. — 8, angle postérieur. — 9, orifice antérieur du conduit malaire, s'ouvrant à la joue.

a, surface d'insertion du petit zygomatique. — *b*, surface d'insertion du grand zygomatique. — *c*, surface d'insertion de l'élévateur propre de la lèvre supérieure. — *e*, attache du masséter.

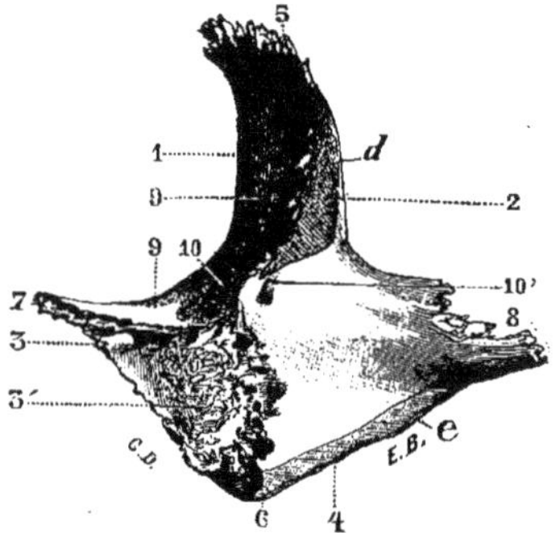

Fig. 175.

Os malaire, face interne.

1, bord antéro-supérieur ou orbitaire. — 2, bord postéro-supérieur ou temporal. — 3, bord antéro-inférieur, avec 3', surface rugueuse pour le maxillaire supérieur. — 4, bord postéro-inférieur. — 5, angle supérieur, pour l'apophyse orbitaire du frontal. — 6, angle inférieur. — 7, angle antérieur. — 8, angle postérieur, pour l'apophyse zygomatique. — 9, 9, facette supérieure ou concave de l'apophyse orbitaire, faisant partie de l'orbite. — 10, 10, conduit malaire.

d, attaches du temporal. — *e*, attaches du masséter.

ticale, se réunissant l'une avec l'autre en formant un angle légèrement obtus. Sur la portion verticale de ce bord et en son milieu, se trouve un prolongement lamellaire, dirigé en arrière du côté de la fosse temporale : c'est l'*apophyse marginale* de l'os malaire (fig. 174, 2').

c. *Bord antéro-inférieur*. — Le bord antéro-inférieur, à peu près rectiligne, dentelé dans toute son étendue, s'articule avec le maxillaire supérieur.

d. *Bord postéro-inférieur*. — Le bord postéro-inférieur, épais, rugueux et mousse, continue la direction de l'arcade zygomatique. Il donne insertion aux faisceaux antérieurs du muscle masséter.

3° **Angles**. — Ils sont au nombre de quatre. — L'*angle supérieur* représente une petite colonne osseuse, dont l'extrémité, dentelée, s'articule avec l'apophyse orbitaire externe du frontal. — L'*angle postérieur*, également dentelé, s'articule avec l'apophyse zygomatique du temporal. — Quant à l'*angle antérieur* et à l'*angle inférieur*, ils se confondent l'un et l'autre avec le bord antéro-inférieur, pour s'articuler ensemble avec l'apophyse malaire du maxillaire supérieur.

4° **Conformation intérieure**. — Presque entièrement constitué par du tissu compacte, l'os malaire ne possède du tissu spongieux, et encore en petite quantité, que sur les points qui présentent la plus grande épaisseur. Cet os est traversé par un conduit, le *conduit malaire*, qui, prenant naissance sur la face supérieure de l'apophyse orbitaire, ne tarde pas à se bifurquer dans l'épaisseur de l'os, à la manière d'un **Y**, pour s'ouvrir à la fois sur la face externe de l'os et sur sa face interne. Ces deux conduits secondaires (fig. 174, 9, et 144, 10'), qui livrent passage à des filets nerveux provenant du rameau orbitaire du maxillaire supérieur, peuvent être appelés, l'un *zygomato-facial* (celui qui va à la face), l'autre *zygomato-temporal* (celui qui s'ouvre dans la fosse temporale). Il n'est pas rare de les voir rester indépendants l'un de l'autre dans toute leur étendue, et dans ce cas, on le conçoit, on observe sur l'apophyse orbitaire deux trous au lieu d'un seul.

Connexions. — Le malaire s'articule avec quatre os : en haut, avec le frontal ; en bas et en avant, avec le maxillaire supérieur ; en arrière, avec le temporal ; en arrière et en dedans, avec la grande aile du sphénoïde.

Insertions musculaires. — Cinq muscles s'insèrent sur l'os malaire, savoir (fig. 174 et 175) : 1° *sur la face externe* de l'os, le petit zygomatique (*a*), le grand zygomatique (*b*), l'élévateur propre de la lèvre supérieure (*c*) ; *sur la face interne*, le temporal (*d*) ; *sur le bord postéro-inférieur*, le masséter (*e*).

Développement. — C'est à tort que la plupart des anatomistes font dériver l'os malaire d'un seul point d'ossification. Quain (*Anatomy*, eighth edition, p. 72) et Kölliker (*Embryologie*, trad. Schneider, p. 488) en admettent deux. Rambaud et Renault en figurent même trois, un pour la portion zygomatique de l'os et deux pour la portion orbitaire. Ces trois points d'ossification, bien visibles vers la fin du second mois, sont totalement soudés au cinquième.

Théoriquement, l'os malaire se compose de trois pièces osseuses, savoir : 1° une pièce antérieure ou *prémalaire ;* 2° une pièce postérieure située en arrière de la précédente, ou *postmalaire ;* 3° une pièce inférieure ou *hypomalaire*, répondant à la partie inférieure de l'os. La figure 176 indique nettement la situation et les rapports respectifs de ces trois pièces squelettiques.

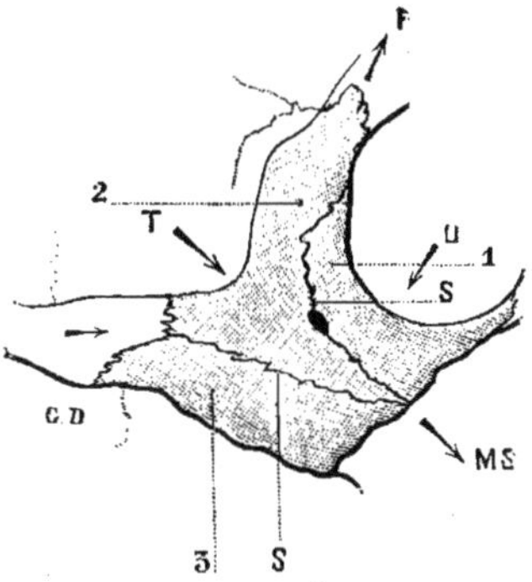

Fig. 176.

Constitution théorique de l'os malaire.

1, prémalaire. — 2, postmalaire. — 3, hypomalaire. — O, orbite. — T, fosse temporale. — F, frontale. — MS, maxillaire supérieur. — SS, suture des pièces malaires.

Variétés. — L'anatomie anormale confirme de tous points cette multiplicité des centres ossificateurs de l'os malaire. On a vu sur certains sujets, en effet, l'os malaire divisé par une suture transversale en deux portions distinctes : une portion supérieure et une portion inférieure (Sandifort, *Observ. anat. path.;* Sœmmering, *Ostéologie*, p. 61 ; Canestrini, *Anal. d. Soc. d. nat. in Modena*, 1867). Cette

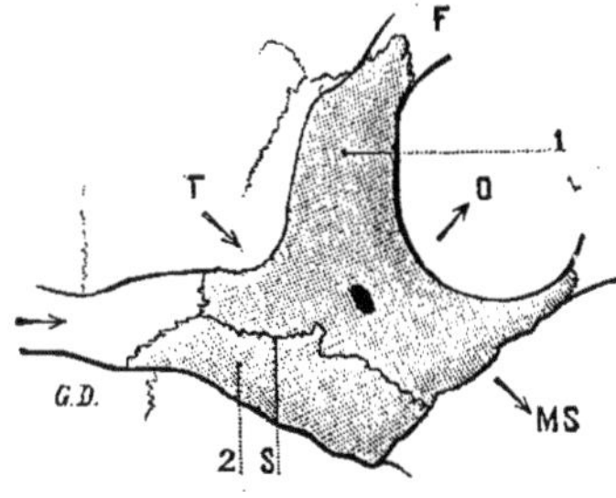

Fig. 177.

Os malaire (*os japonicum*), divisé par suture horizontale.

O, T, F, MS, comme dans la figure précédente. — S, suture horizontale. — 1, première pièce comprenant le prémalaire et le postmalaire. — 2, deuxième pièce (hypomalaire).

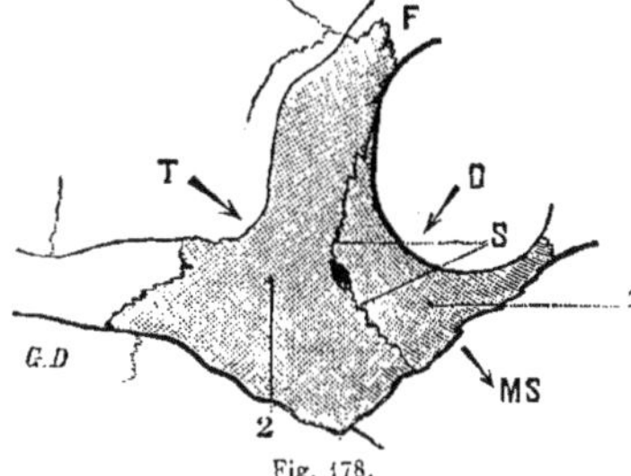

Fig. 178.

Os malaire (*os japonicum*), divisé par suture verticale.

O, T, F, MS, comme dans la figure précédente. — S, suture verticale. — 1, première pièce (prémalaire). — 2, deuxième pièce (postmalaire et hypomalaire réunis).

disposition persiste pendant toute la vie chez certains quadrumanes, comme le fait remarquer Darwin (*la Descendance de l'homme*, p. 37). Sa fréquence, évaluée à 0,35 p. 100 chez les sujets russes (Dœnitz, *Mittheil. der deutschen Gesellsch. f. Natur. und Volkerkunde Ostasiens*, 1874, H. 8, s. 139) atteindrait 7 p. 100 chez les sujets japonais (os japonais) d'après les recherches de Hilgendorf (*Mittheil. der deutschen Gesellsch. für Natur. und Volkerkunde Ostasiens*, 1873, H. I, s. 1). De Lorenzi (*Gazzetta delle cliniche*, Torino, 1871) fait remarquer que la division de l'os malaire se rencontre plus fréquemment dans les crânes prognathes qui n'appartiennent pas à la race aryenne. — Spix a constaté, sur un sujet, trois pièces distinctes dans l'os malaire. (Voyez encore pour la division de l'os malaire : Delorenzi, *Tre nuovi casi d'anomalia dell'oso malare*, Torino, 1872 ; Morselli, *Supra una rara anomalia dell'osso malare*, Modena, 1872 ; Gruber, *Arch. f. path. anat.*, 1879, s. 115.) — Deux cas de développement incomplet des os malaires et des arcades zygomatiques ont été observés tout récemment par Zuckerkandl (*Stricker's med. Jahrbücher*, Heft I, p. 103). — Des os wormiens peuvent se rencontrer (W. Krause) au niveau de l'articulation temporo-malaire, au niveau de la portion antérieure de la fente sphéno-maxillaire. — L'apophyse marginale varie beaucoup en hauteur et en étendue.

Voyez au sujet des variations de l'os malaire : Werfer, *Das Wangenbein des Menschen*, Diss. Tübingen, 1869 ; — Stieda, *Arch. f. Anat. und Phys.*, 1870, p. 112 ; — Calori, *Sulle anomalie dell'osso zygomatico*, etc. Boll. Sc. Med., 1893.

§ III. — Os propres du nez

Situés de chaque côté de la ligne médiane, les deux os propres du nez remplissent l'espace compris entre le frontal et les deux apophyses montantes du maxillaire supérieur. Chacun d'eux a la forme d'une lame quadrilatère, un peu plus large en bas qu'en haut. Il nous présente, en conséquence, deux faces et quatre bords :

1° Faces. — Des deux faces, l'une est antérieure, l'autre postérieure. — La *face antérieure*, convexe dans le sens transversal, légèrement concave dans le sens vertical, est recouverte dans toute son étendue par le muscle pyramidal. — La *face postérieure*, concave dans le sens transversal, fait partie des fosses nasales. Elle présente de nombreux sillons pour des vaisseaux et des nerfs.

2° Bords. — Les quatre bords se distinguent en supérieur, inférieur, externe et interne. — Le *bord supérieur*, fortement dentelé, constitue la partie la plus

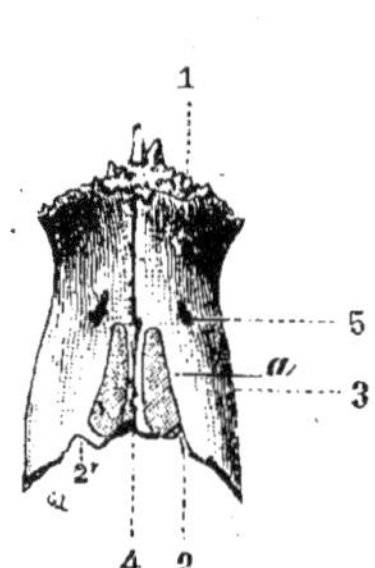

Fig. 179.
Os propres du nez, vus par leur face antérieure.

1, bord supérieur. — 2, bord inférieur, avec 2', échancrure pour le nerf naso-lobaire. — 3, bord externe. — 4, bord interne. — 5, trou vasculaire. — a, surface d'insertion du muscle pyramidal.

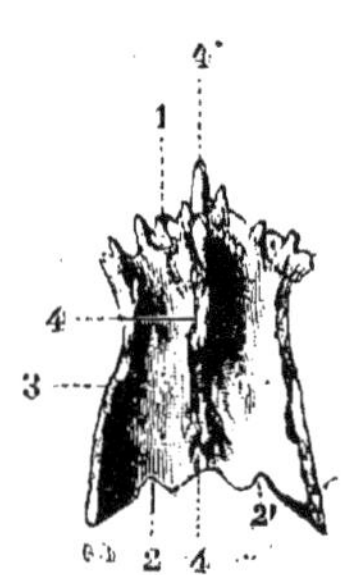

Fig. 180.
Os propres du nez, vus par leur face postérieure.

1, bord supérieur. — 2, bord inférieur, avec 2', échancrure pour le nerf naso-lobaire. — 3, bord externe, s'articulant avec le maxillaire supérieur. — 4, 4, 4, bord interne, articulé avec celui du côté opposé.

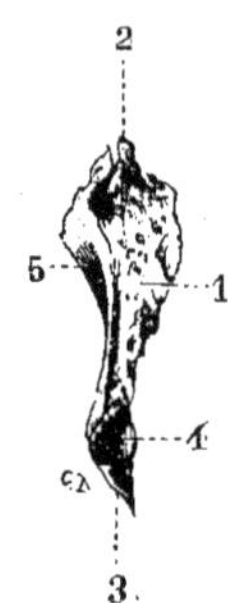

Fig. 181.
Os propre du nez, vu par son bord interne.

1, bord interne, épais et rugueux pour s'articuler avec celui du côté opposé. — 2, bord supérieur. — 3, bord inférieur. — 4, face postérieure, faisant partie des fosses nasales. — 5, face antérieure.

épaisse de l'os. Il s'articule avec le bord antérieur du frontal. — Le *bord inférieur*, un peu plus large, fort mince et très irrégulier, s'unit avec les cartilages latéraux du nez. Il présente ordinairement une petite échancrure (fig. 179,2'), pour le passage du nerf naso-lobaire. — Le *bord externe,* taillé en biseau aux dépens de la table interne de l'os, s'articule avec la branche montante du maxillaire supérieur. — Le *bord interne* enfin, très épais et très rugueux, s'articule avec celui du côté opposé dans la plus grande partie de son étendue. Il s'articule aussi, tout à fait en haut, au voisinage du bord supérieur, avec l'épine nasale du frontal et la lame perpendiculaire de l'ethmoïde.

3° Conformation intérieure. — Les os propres du nez sont presque entièrement constitués par du tissu compacte. Il n'est pas rare de les voir traversés par un canal, qui est presque perpendiculaire à leur surface et qui livre passage à un vaisseau.

Connexions. — Chacun des deux os propres du nez s'articule avec quatre os : 1° en dedans, avec son homonyme du côté opposé ; 2° en dehors, avec la branche montante du maxillaire supérieur ; 3° en haut, avec le frontal et avec l'ethmoïde.

Insertions musculaires. — L'os nasal donne attache à un seul muscle, le pyramidal (fig. 179,*a*). Quelquefois, cependant, l'élévateur commun de l'aile du nez et de la lèvre supérieure s'insère sur lui par quelques-unes de ses fibres.

Développement. — Chacun des os propres du nez se développe par un seul point d'ossification, qui apparaît vers le milieu du troisième mois de la vie intra-utérine.

Variétés. — La région des os propres du nez présente parfois de petits os surnuméraires. J'ai vu, sur deux sujets, une petite pièce osseuse placée entre le frontal et le bord supérieur des os du nez (*os surnuméraire sus-nasal*). Ces petits os peuvent se développer entre les deux os nasaux (*os surnuméraire internasal*), comme l'a observé Hyrtl (Œst. Zeitschrift für pract. Heilkunde, 1861, n° 49), ou même le long du bord inférieur (*os surnuméraire sous-nasal*), comme l'a remarqué Mayer (Arch. f. phys. Heilkunde, 1849, p. 235). — Les deux os propres du nez peuvent se souder sur la ligne médiane en une seule pièce osseuse, disposition qui est normale chez le chimpanzé dès l'âge de deux ans, chez le gorille et les pithéciens plus tôt encore (Topinard, *l'Anthropologie*, p. 36). Cette soudure se produirait relativement très vite chez les Hottentots, d'après Hyrtl. Broca, examinant vingt-sept squelettes d'adultes pris au hasard, a rencontré la fusion des deux os nasaux sur cinq sujets; or ces cinq sujets appartenaient à des races nègres. — Voyez, au sujet des variations des os propres du nez, Romiti, *Di una rarissima varieta delle ossa nasali*, Atti della R. Accad. dei Fisiocritici, Siena, 1883 ; Valenti, *Ossa soprannumerarie del naso*, Monit. zool. ital., 1890 ; Manouvrier, *Mémoire sur les variations des os nasaux dans l'espèce humaine*, Bull. Soc. d'Anthrop., 1893.

§ IV. — Unguis

L'os unguis (fig. 182 et 183), encore appelé os lacrymal, est une petite lamelle osseuse située à la partie antérieure de la face interne de l'orbite, où elle comble l'espace intercepté par le maxillaire supérieur, le frontal et l'ethmoïde. On lui considère deux faces et quatre bords.

1° Faces. — Les deux faces se distinguent, d'après leur orientation, en externe et interne.

a. *Face externe.* — La face externe (fig. 182) nous présente en son milieu une crête verticale, la *crête de l'unguis* ou *crête lacrymale;* elle se termine en bas par une petite apophyse en forme de crochet, qui, en s'articulant avec le maxillaire supérieur, complète en dehors l'orifice supérieur du canal nasal; sur elle, vient s'attacher le tendon réfléchi de l'orbiculaire des paupières.

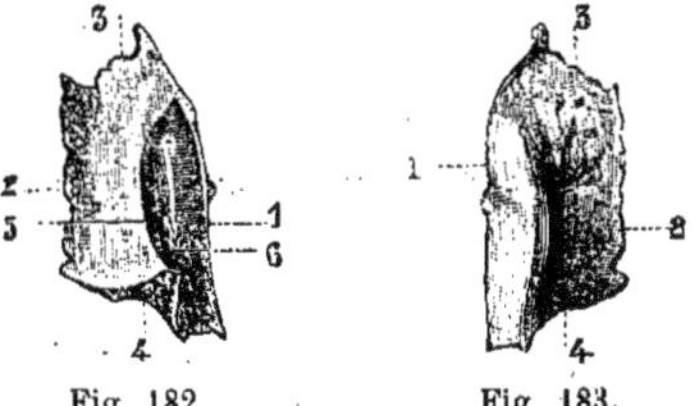

Fig. 182. Unguis, face externe. Fig. 183. Unguis, face interne.

1, bord antérieur. — 2, bord postérieur. — 3, bord supérieur. — 4, bord inférieur. — 5, crête lacrymale. — 6, gouttière lacrymo-nasale.

La crête lacrymale divise la face externe de l'unguis en deux portions, l'une antérieure, l'autre postérieure : la portion postérieure, régulièrement plane, continue la direction de l'os planum de l'ethmoïde ; la portion antérieure, creusée en gouttière, se réunit en avant avec la gouttière que nous avons déjà vue sur le bord postérieur de l'apophyse montante du maxillaire supérieur, pour constituer la *gouttière lacrymo-nasale*, laquelle est occupée par le sac lacrymal (voy. *Orbite*).

b. *Face interne*. — La face interne (fig. 183) présente de nombreuses rugosités et quelques sillons vasculaires. En son milieu se trouve une gouttière verticale correspondant à la crête de la face précédente. La portion de l'os qui est en avant de cette gouttière fait partie de la paroi externe des fosses nasales. La portion qui est en arrière s'applique contre les masses latérales de l'ethmoïde et complète ainsi les cellules osseuses de cette région.

2° Bords. — Les quatre bords de l'unguis sont irréguliers et fort minces. — Le *bord supérieur* s'articule avec l'apophyse orbitaire interne du frontal. — Le *bord inférieur* complète en partie le canal nasal et descend parfois jusqu'à la rencontre du cornet inférieur. — Le *bord postérieur* s'articule avec l'os planum de l'ethmoïde. — Le *bord antérieur* s'unit à l'apophyse montante du maxillaire supérieur.

3° Conformation intérieure. — L'unguis est exclusivement constitué par du tissu compacte.

Connexions. — L'unguis s'articule avec quatre os : 1° en haut, avec l'os frontal ; 2° en arrière, avec l'ethmoïde ; 3° en avant, avec le maxillaire supérieur ; 4° en bas, avec le cornet inférieur.

Insertions musculaires. — Deux muscles seulement s'insèrent sur l'unguis (fig. 184) : 1° sur la crête lacrymale, le tendon réfléchi de l'orbiculaire des paupières (1) ; 2° immédiatement en arrière de cette crête, le muscle de Horner (2).

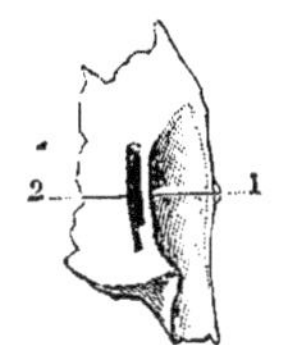

Fig. 184.

Unguis, vue externe, avec les insertions musculaires.

(Pour la signification des chiffres, voir le texte ci-contre.)

Développement. — Il se développe par un seul point d'ossification, qui apparaît d'ordinaire au troisième mois de la vie intra-utérine.

Variétés. — Il est des cas où les os unguis sont très petits ou même font entièrement défaut ; le canal lacrymo-nasal est formé alors en totalité par le maxillaire, auquel peut s'adjoindre, mais plus rarement, l'ethmoïde (Sœmmering). — La crête de l'unguis ou tout simplement son crochet terminal peut également manquer (Sœmmering). — Dans un cas observé par Gruber (*Muller's Archiv.*, 1848), l'os unguis, faisant défaut, était remplacé par une série de lamelles osseuses détachées des os voisins. — Hyrtl a vu l'unguis constitué par deux pièces que réunissait une suture verticale (*loc. cit.*, p. 229). — Il peut exister en avant de l'unguis une pièce surnuméraire, l'*os lacrymal* de Rousseau (*Ann. des Sc. nat.*, 1829) ; mais cette formation surnuméraire appartient au maxillaire supérieur. — L'unguis peut ne présenter aucun rapport de contact avec l'os planum par suite de l'interposition entre ces deux pièces

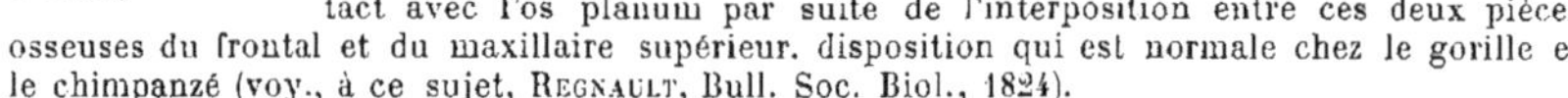

osseuses du frontal et du maxillaire supérieur, disposition qui est normale chez le gorille et le chimpanzé (voy., à ce sujet, Regnault, Bull. Soc. Biol., 1824).

Voyez, au sujet de l'unguis, Gegenbaur, *Ueber das Pars facialis des Lacrymale des Menschen*, Morphol. Jahrb., 1881, t. VII, p. 173 ; — Bianchi, *Sulle varietà dell'oso unguis*, in Gazzetta degli ospedali, 1886.

§ V. — Os palatins

Les os palatins (fig. 185), comme les maxillaires supérieurs qu'ils semblent continuer en arrière, occupent la partie la plus reculée de la face : ils concourent à la formation de la voûte palatine, des fosses nasales, de l'orbite et de la fosse ptérygo-maxillaire. Ils se composent essentiellement de deux portions ou lames qui se soudent à angle droit et dont l'une, la *portion horizontale*, se porte horizontalement en dedans, tandis que l'autre, la *portion verticale*, se dirige verticalement en haut.

1° Portion horizontale. — La portion horizontale (fig. 185,2) a la forme d'un quadrilatère, un peu plus allongé dans le sens transversal que dans le sens antéro-postérieur. — La *face supérieure*, lisse et légèrement concave de dedans en dehors, fait partie du plancher des fosses nasales. — Sa *face inférieure*, un peu irrégulière, constitue la partie la plus reculée de la voûte palatine. — Son *bord externe* se confond avec le bord inférieur de la portion verticale. — Son *bord interne*, rugueux et finement dentelé, se réunit avec le bord homologue du palatin du côté opposé, en ménageant, du côté des fosses nasales, une petite gouttière où vient se loger le vomer. — Le *bord antérieur*, fort mince et rugueux, s'articule avec le bord postérieur de l'apophyse palatine du maxillaire supérieur. — Le *bord postérieur* enfin, mince, tranchant et concave en arrière, limite à ce niveau la fosse nasale correspondante et donne insertion au voile du palais. En se réunissant avec celui du côté opposé sur la ligne médiane, ce bord forme une petite apophyse en forme d'épine qui se dirige en arrière et en haut : c'est l'*épine nasale postérieure* (fig. 186,2) ; elle est souvent peu développée.

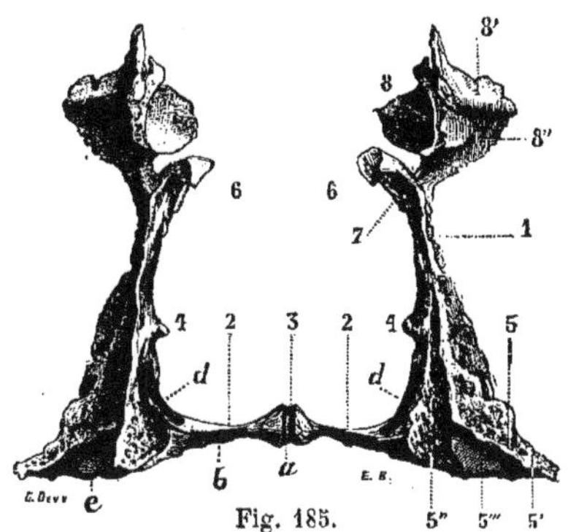

Fig. 185.

Les deux palatins en position normale, vue postérieure.

1, portion verticale. — 2, portion horizontale. — 3, articulation, sur la ligne médiane, des portions horizontales des deux palatins. — 4, 4, crête inférieure de la face interne. — 5, apophyse pyramidale, avec ses trois facettes : deux latérales, rugueuses (5', 5''), pour s'articuler avec les deux ailes de l'apophyse ptérygoïde, et une moyenne concave et lisse (5'''), pour compléter la fosse ptérygoïde. — 6, 6, échancrure palatine. — 7, apophyse sphénoïdale. — 8, apophyse orbitaire, avec : 8' et 8'', deux facettes lisses faisant partie, la première de l'orbite, la seconde de la fosse ptérygo-maxillaire.

a, insertions du palato-staphylin. — *b*, insertions du pharyngo-staphylin. — *d*, insertions du constricteur supérieur du pharynx. — *e*, insertions du ptérygoïdien interne.

2° Portion verticale. — La portion verticale est rectangulaire comme la précédente ; elle nous présente encore, par conséquent, deux faces et quatre bords :

A. Faces. — Les deux faces sont l'une interne, l'autre externe :

a. *Face interne*. — La face interne (fig. 187) fait partie de la paroi externe des fosses nasales. Nous y remarquons deux crêtes antéro-postérieures, dont l'inférieure, un peu plus développée que l'autre, donne attache au bord supérieur du cornet inférieur. La surface plus ou moins régulièrement plane, qui se trouve entre ces deux crêtes, fait partie du méat moyen des fosses nasales. La surface, également plane, qui est située au-dessus de la crête inférieure, fait partie du méat inférieur.

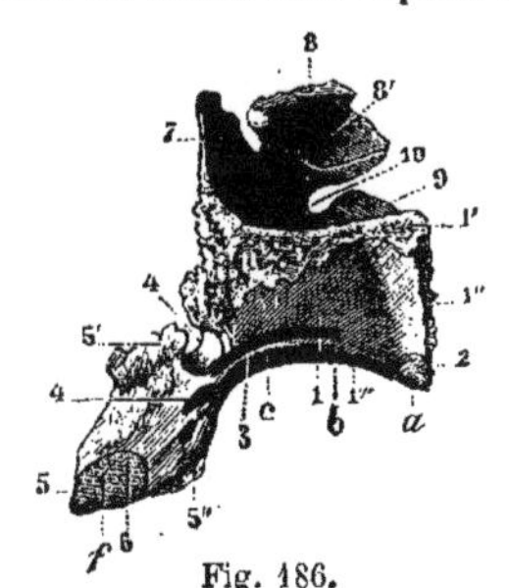

Fig. 186.

Face inférieure du palatin droit.

1, face inférieure de la portion horizontale, avec : 1', son bord antérieur s'articulant avec l'apophyse palatine du maxillaire supérieur ; 1'', son bord interne s'articulant avec le palatin du côté gauche ; 1''', son bord postérieur libre. — 2, épine nasale postérieure. — 3, crête donnant attache au muscle péristaphylin externe. — 4, canal palatin postérieur, avec 4', 4', ses canaux accessoires. — 5, apophyse pyramidale, avec : 5', sa portion rugueuse s'articulant avec l'aile externe de l'apophyse ptérygoïde ; 5'', rugosités s'articulant avec l'aile interne de la même apophyse. — 6, partie lisse, donnant attache au ptérygoïdien externe. — 7, portion verticale du palatin. — 8, apophyse orbitaire, avec 8', sinus palatin. — 9, apophyse sphénoïdale. — 10, échancrure palatine.

a, insertion du palato-staphylin. — *b*, insertions du pharyngo-staphylin. — *c*, insertions du péristaphylin externe. — *f*, insertions du ptérygoïdien externe.

b. *Face externe*. — La face externe (fig. 188) nous présente, en avant et en arrière, deux surfaces rugueuses qui s'appliquent, l'antérieure contre la face interne du maxillaire supérieur, la postérieure contre l'apophyse ptérygoïde. Entre ces deux surfaces rugueuses s'en trouve une troisième, celle-là non articulaire, qui constitue en haut le fond de la fosse ptérygo-maxillaire; en bas, elle forme une gouttière

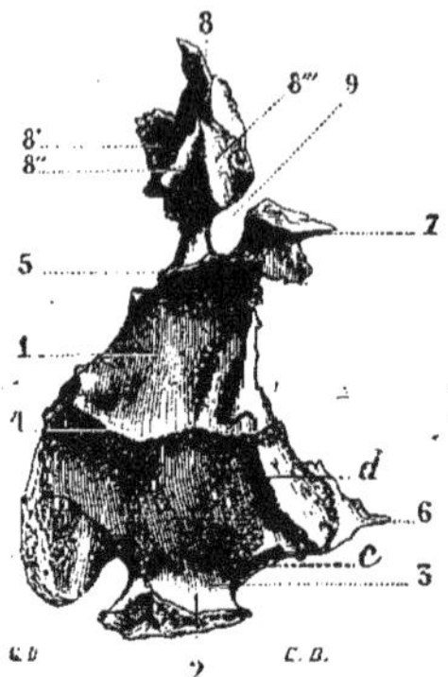

Fig. 187.
Palatin, face interne.

1, portion verticale. — 2, portion horizontale. — 3, angle de réunion de ces deux portions. — 4, crête inférieure, limitant en haut le méat inférieur. — 5, crête supérieure, limitant en bas le méat moyen.— 6, apophyse pyramidale. — 7, apophyse sphénoïdale. — 8, apophyse orbitaire, avec trois facettes rugueuses 8', 8'', 8''', s'articulant : 8', avec le maxillaire supérieur; 8'', avec l'ethmoïde; 8''', avec le sphénoïde. — 9, échancrure palatine. c, insertion du péristaphylin externe. — d, insertion du constricteur supérieur du pharynx.

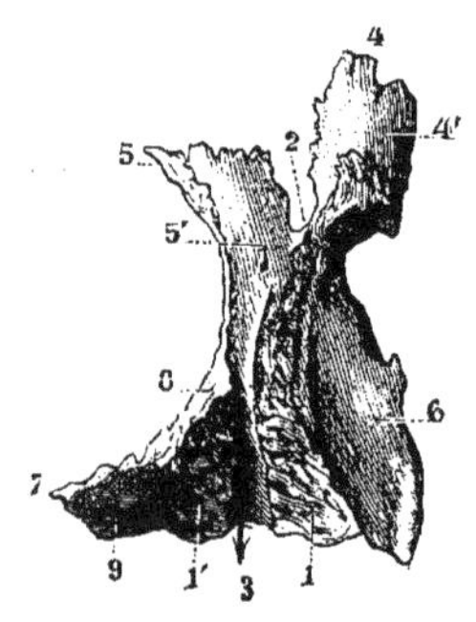

Fig. 188.
Palatin, face externe.

1, 1', rugosités pour le maxillaire supérieur. — 2, échancrure palatine. — 3, gouttière contribuant à former le conduit palatin postérieur. — 4, apophyse orbitaire, avec 4', facette faisant partie de l'orbite. — 5, apophyse sphénoïdale, avec 5', facette lisse, formant le fond de la fosse ptérygo-maxillaire. — 6, surface contribuant à fermer l'orifice du sinus maxillaire. — 7, apophyse pyramidale. — 8, surface rugueuse, s'articulant avec l'aile externe de l'apophyse ptérygoïde. — 9, surface donnant attache au ptérygoïdien externe (*f*).

verticale (plus rarement un canal complet) qui, en se réunissant avec une gouttière semblable située sur la tubérosité du maxillaire, constitue un véritable canal, le *canal palatin postérieur*.

B. Bords. — Les quatre bords de la portion verticale du palatin se distinguent en antérieur, postérieur, inférieur et supérieur :

a. *Bord antérieur*. — Le bord antérieur, fort mince, s'applique contre la face interne du maxillaire. De sa partie moyenne part une languette plus ou moins développée, qui rétrécit l'entrée du sinus maxillaire en recouvrant la partie postérieure de cet orifice.

b. *Bord postérieur*. — Le bord postérieur, également fort mince, s'articule avec la face interne de l'apophyse ptérygoïde.

c. *Bord inférieur*. — Le bord inférieur se confond avec le bord externe de la portion horizontale précédemment décrite. — De l'arête résultant de cette fusion des deux portions du palatin se détache une puissante apophyse, l'*apophyse pyramidale du palatin* (fig. 185,5), qui se dirige en arrière et un peu en dehors, vers l'espace laissé libre par l'écartement des deux ailes de l'apophyse ptérygoïde. Cet espace est du reste comblé par elle. L'apophyse pyramidale nous présente, à sa partie postérieure, trois facettes distinctes : deux facettes latérales, rugueuses, destinées à s'articuler avec les deux ailes de l'apophyse ptérygoïde; une facette moyenne ou intermédiaire, lisse et concave, complétant en bas la fosse ptérygoïdienne. — *En avant* et *en dehors* de l'apophyse pyramidale, se trouve une surface rugueuse, qui s'articule avec la tubérosité du maxillaire supérieur. —

En bas et *en dedans* de cette même apophyse, nous rencontrons un ou deux petits trous : ce sont les orifices inférieurs de deux canaux, dits *canaux palatins accessoires*, qui prennent naissance d'autre part, soit dans le conduit palatin postérieur, soit directement dans la fosse ptérygo-maxillaire.

d. *Bord supérieur*. — Le bord supérieur (fig. 187, 188 et 189) est constitué par deux apophyses lamellaires, séparées l'une de l'autre par une échancrure profonde, l'*échancrure palatine*. Cette échancrure est en rapport avec le corps du sphénoïde qui, en la fermant en haut, la transforme en trou, le trou *sphéno-palatin* (fig. 189,1). L'apophyse qui est en avant de l'échancrure palatine porte le nom d'*apophyse orbitaire*, celle qui se trouve en arrière est l'*apophyse sphénoïdale*. — L'*apophyse orbitaire*, qui est généralement la plus volumineuse des deux, se dirige en haut, en avant et en dehors. Elle présente sur son côté externe deux petites facettes lisses, dont l'une, la supérieure, forme la partie la plus reculée du plancher de l'orbite ; l'autre, l'inférieure, fait partie de la fosse ptérygo-maxillaire. Sur son côté interne, cette même apophyse nous présente trois autres facettes, articulaires cette fois, destinées à s'unir, l'antérieure avec le maxillaire supérieur, l'interne avec la partie postérieure des masses latérales de l'ethmoïde, la postérieure enfin avec le sphénoïde (fig. 187, 8′, 8″, 8‴). Au point de vue de sa constitution anatomique, l'apophyse orbitaire du palatin est souvent creusée d'une ou de plusieurs cavités, *cellules palatines* ou *sinus palatin*, qui s'appliquent, en les complétant, tantôt contre les demi-cellules ethmoïdales correspondantes, tantôt contre le sinus sphénoïdal. — L'*apophyse sphénoïdale* (fig. 187,7), s'incurvant sur la portion verticale qui lui sert de base, se dirige en haut et en dedans. Sa face inférieure ou interne fait partie de la paroi externe des fosses nasales. Sa face supérieure ou externe s'applique contre la base de l'apophyse ptérygoïde et forme, avec cette dernière pièce osseuse, le *conduit ptérygo-palatin*, dans lequel passent le nerf et les vaisseaux de même nom.

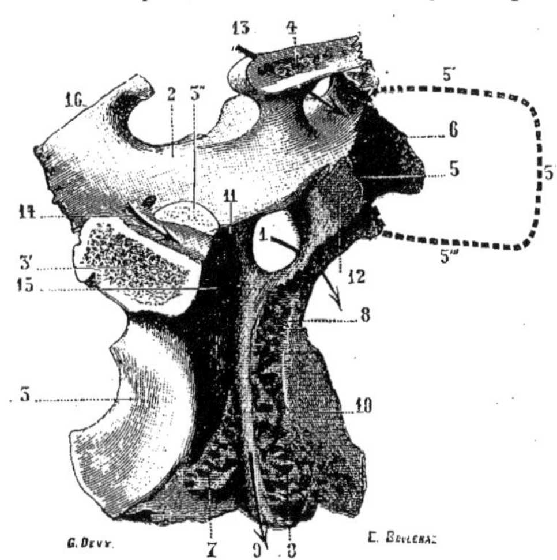

Fig. 189.

Rapports du sphénoïde avec le palatin, pour montrer le mode de formation du trou sphéno-palatin.

(Le palatin est teinté en rouge.)

1, trou sphéno-palatin. — 2, corps du sphénoïde. — 3, apophyse ptérygoïde. — 3′, 3″, section de la grande aile du sphénoïde au niveau du trou grand rond. — 4, section de la petite aile. — 5, 5′, 5″, 5‴, ligne ponctuée indiquant le pourtour de l'os planum de l'ethmoïde. — 6, bec du sphénoïde. — 7, 8, rugosités pour le maxillaire supérieur. — 9, gouttière contribuant à former le conduit palatin postérieur. — 10, portion s'appliquant contre l'orifice du sinus maxillaire. — 11, apophyse sphénoïdale. — 12, apophyse orbitaire. — 13, trou optique. — 14, trou grand rond. — 15, conduit vidien. — 16, lame quadrilatère du sphénoïde.

3° **Conformation intérieure**. — Le palatin est presque entièrement constitué par du tissu compacte ; seule, l'apophyse pyramidale renferme du tissu spongieux.

Connexions. — Le palatin s'articule avec six os : 1° le palatin du côté opposé ; 2° le maxillaire supérieur ; 3° le sphénoïde ; 4° l'ethmoïde ; 5° le cornet inférieur ; 6° le vomer.

Insertions musculaires. — Sur le palatin s'insèrent six muscles, savoir (fig. 185, 186, 187 et 188) : 1° *sur la portion horizontale*, le palato-staphylin ou azygos de la luette (*a*), le pharyngo-staphylin (*b*), le péristaphylin externe (*c*) ; 2° *sur la portion verticale*, le constricteur supérieur du pharynx (*d*), le ptérygoïdien interne (*e*), le ptérygoïdien externe (*f*).

Développement. — Le palatin se développe par deux points d'ossification primitifs, qui apparaissent vers le quarante-cinquième jour (RAMBAUD et RENAULT). De ces deux points, le *postérieur* forme l'apophyse pyramidale et la portion de la lame verticale qui est située en arrière de l'échancrure palatine ; l'*antérieur* forme le reste de l'os, à l'exception des apophyses sphénoïdale et orbitaire. Ces dernières apophyses proviennent de deux centres épiphysaires complémentaires, lesquels apparaissent beaucoup plus tard.

Variétés. — Les anomalies du palatin sont rares. On a signalé : 1° l'absence de l'apophyse pyramidale, suppléée, dans ce cas, par une apophyse similaire détachée du maxillaire supérieur (SŒMMERING) ; 2° l'absence de l'apophyse orbitaire, que remplace alors, soit une apophyse fournie par le maxillaire supérieur, soit une pièce surnuméraire de l'ethmoïde (SŒMMERING) ; 3° la réunion, par une suture anormale, de la portion verticale et de la portion horizontale (HYRTL) ; 4° la non-réunion, sur la ligne médiane, des deux portions horizontales et l'interposition entre elles d'une lamelle osseuse, qui provenait de l'apophyse palatine du maxillaire supérieur et constituait l'épine nasale postérieure (HYRTL). — On trouve quelquefois, et j'en ai un exemple sous les yeux, une languette osseuse étendue de la partie postérieure de l'apophyse orbitaire au bord antérieur de l'apophyse sphénoïdale, et convertissant en trou l'échancrure palatine. Ce trou, formé entièrement aux dépens du palatin, représente le trou sphéno-palatin.

§ VI. — CORNET INFÉRIEUR

Le cornet inférieur (fig. 190 et 191) est un os pair situé à la partie inférieure des fosses nasales. Il affecte la forme d'une lamelle osseuse, qui s'applique par son bord supérieur contre la paroi externe de la fosse nasale, en circonscrivant au-dessous d'elle le méat inférieur. Nous pouvons, en raison de sa forme, considérer à cet os deux faces, deux bords et deux extrémités.

1° Faces. — Les deux faces se distinguent, comme pour les cornets supérieur et moyen, en face externe et face interne :

a. La *face interne* (fig. 190), convexe, regarde la cloison des fosses nasales. Elle présente des rugosités et quelques sillons vasculaires toujours très marqués.

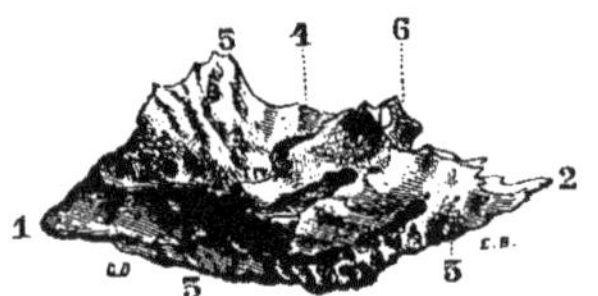

Fig. 190.

Cornet inférieur, face interne ou convexe.

1, extrémité antérieure. — 2, extrémité postérieure. — 3, 3, bord inférieur. — 4, bord supérieur. — 5, apophyse nasale. — 6, apophyse ethmoïdale pour l'apophyse unciforme de l'ethmoïde.

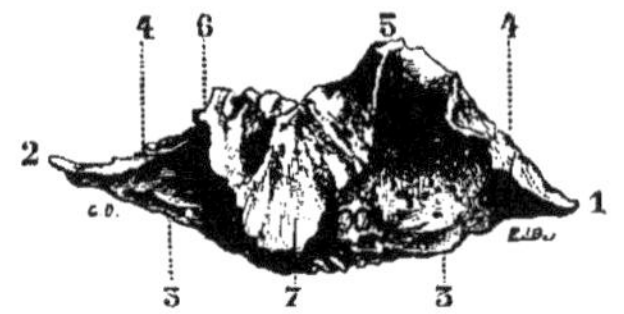

Fig. 191.

Cornet inférieur, face externe ou concave.

1, extrémité antérieure — 2, extrémité postérieure. — 3, 3, bord inférieur. — 4, 4, bord supérieur. — 5, apophyse nasale. — 6, apophyse ethmoïdale. — 7, apophyse auriculaire.

b. La *face externe* (fig. 191), tournée en dehors, est concave et moins rugueuse que la précédente. Elle délimite en dedans le méat inférieur.

2° Bords. — Des deux bords, l'un est inférieur, l'autre supérieur :

a. Le *bord inférieur* est libre dans la fosse nasale ; il est légèrement convexe et plus épais à sa partie moyenne qu'à ses deux extrémités.

b. Le *bord supérieur*, plus mince et fixé à la paroi externe de la fosse nasale, s'applique contre la face interne du maxillaire supérieur et du palatin. Nous rencontrons, le long de ce bord, trois prolongements ou apophyses. Ce sont, en allant d'avant en arrière : 1° l'*apophyse lacrymale* ou *nasale* (fig. 191, 5), petite lamelle quadrilatère et mince, qui complète en bas et en arrière le canal nasal, en s'articulant à la fois avec les deux lèvres de la gouttière nasale et avec l'unguis ; 2° l'*apophyse maxillaire* ou *auriculaire* (fig. 191, 7), beaucoup plus large que la précédente, qui se dirige en bas et s'applique contre la partie inférieure de l'orifice du sinus maxillaire, en rétrécissant d'autant cet orifice ; 3° l'*apophyse ethmoïdale* (fig. 190 et 191, 6), située un peu en arrière de l'apophyse maxillaire ; elle se dirige en haut et en arrière et se continue avec l'apophyse unciforme de l'ethmoïde. La lamelle osseuse qui résulte de la réunion de ces deux apophyses répond à l'ouverture du sinus maxillaire et modifie naturellement cette ouverture dans ses dimensions et dans sa forme (voy. t. III, *Fosses nasales*).

3° **Extrémités**. — Les deux extrémités du cornet inférieur se distinguent en antérieure et postérieure. L'*extrémité antérieure* s'articule avec le maxillaire supérieur, l'*extrémité postérieure* avec le palatin. L'une et l'autre s'appliquent sur les crêtes antéro-postérieures que nous avons déjà signalées en décrivant ces deux os. Les deux extrémités du cornet inférieur sont anguleuses et terminées en pointe : on distinguera toujours la postérieure en ce qu'elle est plus effilée que l'antérieure.

4° **Conformation intérieure**. — Le cornet inférieur est entièrement constitué par du tissu compacte.

Connexions. — Le cornet inférieur s'articule avec quatre os : en haut, avec l'ethmoïde et le maxillaire supérieur; en avant, avec l'unguis; en arrière, avec le palatin.

Développement. — Il se développe par un seul point d'ossification, qui ne se montre que fort tard, dans le quatrième ou cinquième mois qui suit la naissance.

Variétés. — Les cornets inférieurs peuvent se souder entièrement chez l'adulte, soit avec le maxillaire supérieur, soit avec l'ethmoïde. — Ils faisaient entièrement défaut sur un sujet observé par Hyrtl (*Sitzungsb. d. kais. Akad. Wien*, 1859).

§ VII. — Vomer

Le vomer (fig. 192) est un os impair et médian, constituant la partie postérieure de la cloison des fosses nasales. Il revêt la forme d'une lame quadrilatère fort mince et transparente dans presque toute son étendue. Nous pouvons, par conséquent, lui considérer deux faces et quatre bords.

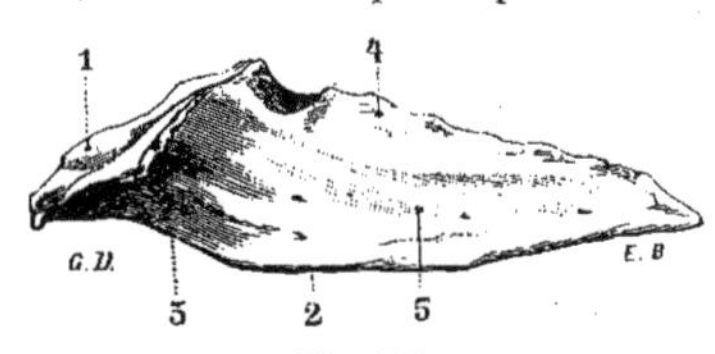

Fig. 192.

Vomer, vu par son côté droit.

1, bord supérieur formant gouttière pour s'articuler avec le sphénoïde. — 2, bord inférieur. — 3, bord postérieur. — 4, bord antérieur. — 5, face latérale droite.

1° **Faces**. — Assez régulièrement planes, les deux faces du vomer sont directement recouvertes par la membrane pituitaire. Elles présentent quelques sillons, plus ou moins marqués suivant les sujets, destinés à loger des vaisseaux et des nerfs. L'un de ces sillons, plus long et ordinairement plus accusé que les autres, se dirige obliquement de haut en bas et d'arrière en avant : il livre passage au nerf naso-palatin interne.

2° **Bords**. — Les quatre bords (fig. 192) se distinguent, d'après leur situation, en antérieur, postérieur, supérieur et inférieur.

a. Le *bord postérieur* (3), mince et et tranchant, mais non articulaire, sépare l'un de l'autre les deux orifices postérieurs des fosses nasales.

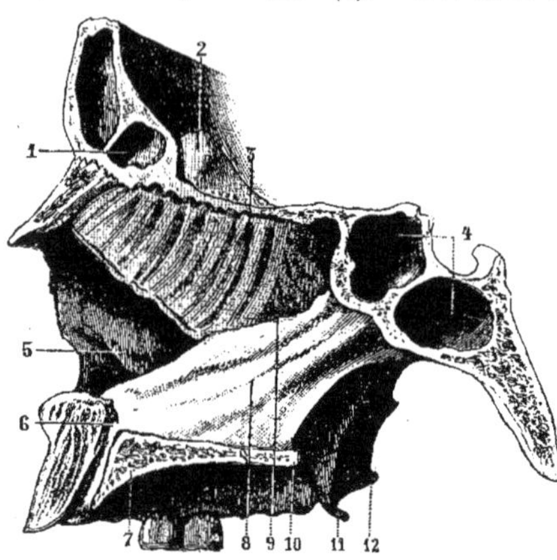

Fig. 193.

Le vomer, vu en place sur une coupe verticale de la face passant un peu à gauche de la ligne médiane.

1, sinus frontal. — 2, apophyse crista galli. — 3, lame perpendiculaire de l'ethmoïde. — 4, sinus sphénoïdal. — 5, cornet inférieur de la fosse nasale droite. — 6, conduit palatin inférieur. — 7, apophyse palatine du maxillaire supérieur. — 8, vomer. — 9, son articulation avec la lame perpendiculaire de l'ethmoïde. — 10, épine nasale postérieure. — 11 et 12, aile interne et aile externe de l'apophyse ptérygoïde.

b. Le *bord inférieur* (2), également fort mince, mais rugueux dans toute son étendue, est reçu dans la rainure que ménagent entre elles, en se réunissant sur la ligne médiane, les deux portions horizontales du palatin et les apophyses palatines du maxillaire supérieur.

c. Le *bord antérieur* (4), oblique en bas et en avant, s'articule en haut avec la lame perpendiculaire de l'ethmoïde et se réunit en bas avec le cartilage de la cloison.

d. Le *bord supérieur* (1), appliqué sur la crête de la face inférieure du corps du sphénoïde, présente à cet effet une gouttière antéro-postérieure, dont les deux lèvres, fortement déjetées en dehors, constituent les *ailes du vomer* (fig. 194, 4). En s'articulant avec le corps du sphénoïde, le bord supérieur du vomer ménage un canal médian et antéro-postérieur, le *conduit sphéno-vomérien,* dans lequel s'engage un rameau artériel destiné au corps du sphénoïde et au cartilage de la cloison. On rencontre, en effet, sur la plupart des vomers, un canal vertical qui, partant de la gouttière supérieure ou *sphéno-vomérienne,* descend dans l'épaisseur de l'os et s'ouvre sur un point quelconque du bord antérieur, là ou vient s'appliquer le cartilage.

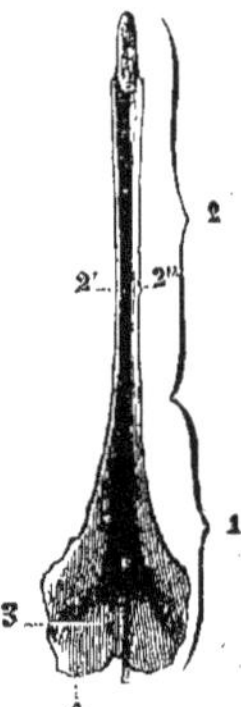

Fig. 194.

Le vomer vu d'en haut.

1, bord supérieur. — 2, bord antérieur, avec 2' et 2'', ses deux lamelles. — 3, gouttière sphéno-vomérienne. — 4, ailes du vomer.

3° **Conformation intérieure.** — Le vomer, chez l'adulte, est formé par une seule lamelle de tissu compacte, résultant de la fusion sur la ligne médiane de deux lamelles osseuses primitives. Ces deux lamelles sont cependant distinctes encore, dans une étendue plus ou moins considérable, à la partie antéro-supérieure de l'os. Souvent même le bord antérieur est formé par deux lamelles osseuses (fig. 194, 2' et 2''), séparées l'une de l'autre par un interstice profond. Cet interstice est comblé, à l'état frais, par un prolongement du cartilage de la cloison.

Connexions. — Le vomer s'articule avec six os (fig. 193) : en haut et en arrière, avec le sphénoïde ; en haut et en avant, avec la lame perpendiculaire de l'ethmoïde ; en bas et en arrière, avec les deux palatins ; en bas et en avant, avec les deux maxillaires supérieurs. Il s'articule encore, à l'état frais, avec le cartilage de la cloison.

Développement. — Le vomer, primitivement double, se développe par deux points d'ossification, situés symétriquement de chaque côté de la ligne médiane et déjà apparents vers le milieu du deuxième mois de la vie intra-utérine. Ils se présentent alors sous la forme de deux petites lamelles, de 3 millimètres de longueur sur 1 millimètre de hauteur, appliquées contre le cartilage vomérien. Ces deux lamelles apparaissent et se développent, non pas aux dépens du cartilage, comme on l'a cru longtemps, mais bien dans la trame conjonctive embryonnaire. Les deux lames originelles du vomer se soudent en bas vers le milieu du troisième mois et représentent alors une espèce de gouttière, ouverte en haut, dans laquelle repose le cartilage vomérien. Les deux bords de la gouttière, progressant dans tous les sens, atteignent à la fois le sphénoïde en haut et l'orifice postérieur des fosses nasales en arrière ; mais, en même temps, la soudure des deux lames latérales a progressé d'une façon parallèle, chassant devant elle le cartilage. Nous avons dit plus haut qu'on rencontre fréquemment encore chez l'adulte, dans le voisinage du bord antérieur du vomer, un écartement de deux lames osseuses entre lesquelles s'insinue un prolongement (*prolongement caudal*) du cartilage de la cloison.

Variétés. — Il n'est pas rare de voir le vomer se déjeter plus ou moins à gauche ou à droite et présenter alors, au lieu de deux surfaces planes, une surface concave et une surface convexe. — La continuité de l'os peut être interrompue par un trou plus ou moins large, qui est bouché pendant la vie par un cartilage (Sœmmering). — L'écartement des deux lames du vomer est parfois assez considérable pour créer entre elles une cavité spacieuse (Sœmmering). Chez certains sauriens, l'indépendance absolue des deux lamelles vomériennes constitue l'état normal. — On rencontre quelquefois, de chaque côté du *conduit sphéno-vomérien médian*, un ou plusieurs *conduits sphéno-vomériens latéraux*, formés à la fois par le corps du sphénoïde et les ailes du vomer. Ces conduits, quand ils existent, livrent passage à des vaisseaux.

§ VIII. — Maxillaire inférieur

Situé à la fois à la partie inférieure et postérieure de la face, le maxillaire inférieur ou mandibule est un os impair, médian et symétrique, constituant à lui tout seul la mâchoire inférieure. Pour la commodité de la description, on le divise généralement en deux parties : une partie moyenne ou corps et deux extrémités latérales ou branches.

1° Corps du maxillaire. — Le corps du maxillaire inférieur a la forme d'un fer à cheval, dont la concavité serait dirigée en arrière. Il nous offre à considérer deux faces, l'une antérieure, l'autre postérieure, et deux bords, l'un supérieur, l'autre inférieur :

a. *Face antérieure.* — La face antérieure (fig. 195) nous présente, à sa partie médiane, une ligne verticale, indice de la soudure des deux moitiés de l'os : c'est la *symphyse mentonnière*. Cette ligne, tantôt saillante, tantôt au contraire excavée en forme de sillon, se termine en bas par une saillie pyramidale, dite *éminence mentonnière*. — De chaque côté de l'éminence mentonnière part une ligne saillante, la *ligne oblique externe du maxillaire*, qui, croisant la face antérieure de l'os à la manière d'une diagonale, vient aboutir au bord antérieur de la branche. Elle donne insertion aux muscles triangulaire des lèvres, carré du menton et peaucier. — Un peu au-dessus d'elle et en un point qui correspond sensiblement

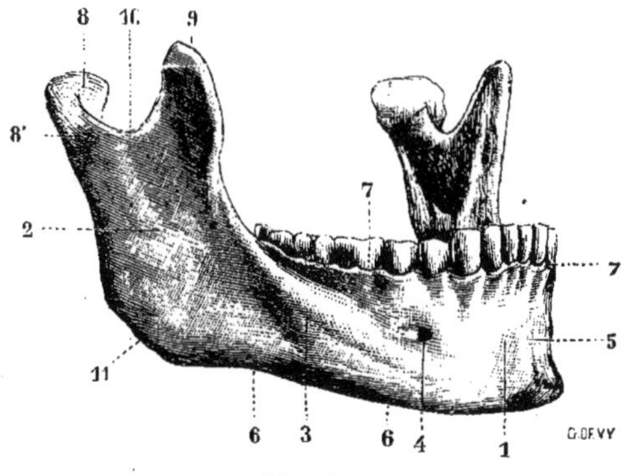

Fig. 195.
Maxillaire supérieur, face externe.

1, corps du maxillaire. — 2, sa branche. — 3, 3, ligne oblique externe. — 4, trou mentonnier. — 5, symphyse mentonnière. — 6, 6, bord inférieur. — 7, 7, bord supérieur ou alvéolaire. — 8, condyle, avec 8', son col. — 9, apophyse coronoïde. — 10, échancrure sigmoïde. — 11, angle de la mâchoire.

à la deuxième prémolaire, se trouve un orifice circulaire, le *trou mentonnier*, par lequel passent le nerf et les vaisseaux mentonniers.

b. *Face postérieure.* — La face postérieure (fig. 196 et 197) du corps du maxillaire nous présente sur la ligne médiane quatre petites saillies désignées sous le nom d'*apophyses géni*. Ces apophyses sont disposées deux à deux et donnent insertion, les deux supérieures aux muscles génio-glosses, les deux inférieures aux muscles génio-hyoïdiens. Comme la face précédente, la face postérieure est parcourue obliquement par une ligne saillante, la *ligne oblique interne* ou *mylo-hyoïdienne*, qui, comme la ligne oblique externe, vient se confondre en arrière avec le bord antérieur de la branche ; cette ligne donne insertion au muscle mylo-hyoïdien. — Au-dessus d'elle, et de chaque côté des apophyses géni, se trouve une petite dépression transversale, la *fossette sublinguale*, destinée, comme son nom l'indique, à loger la glande sublinguale. — Au-dessous d'elle, et en un point qui correspond aux deux ou trois dernières molaires, existe une nouvelle dépression, beaucoup plus prononcée que la précédente : c'est la *fossette sous-maxillaire*, où se loge en partie la glande de même nom.

c. *Bord supérieur.* — Le bord supérieur ou alvéolaire du maxillaire inférieur est creusé de cavités destinées à recevoir les racines des dents. Ces cavités, dites *alvéoles dentaires*, sont en tout semblables, comme disposition générale et comme nombre, aux alvéoles déjà décrits sur le maxillaire supérieur.

d. *Bord inférieur.* — Le bord inférieur, arrondi et mousse, nous présente de chaque côté de la symphyse une dépression ovalaire et fortement rugueuse, la *fossette digastrique*, où vient s'insérer le ventre antérieur du muscle digastrique. Il n'est pas rare de rencontrer sur ce bord, au voisinage de son extrémité postérieure, une gouttière que j'ai vue très marquée sur certains sujets : c'est la *gouttière faciale* du maxillaire, déterminée par le passage de l'artère faciale, au moment où elle quitte la région du cou pour entrer dans la région de la face.

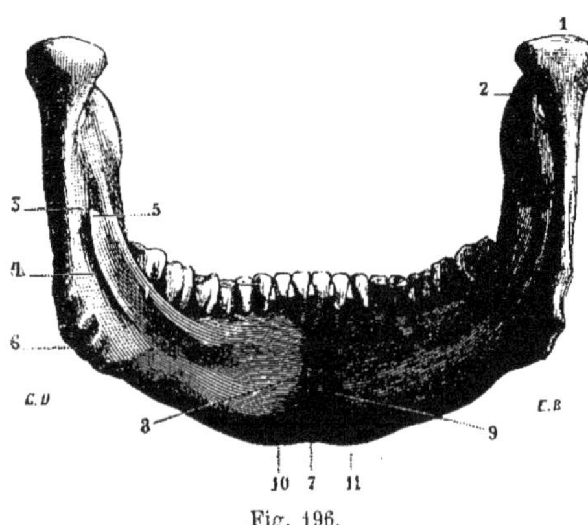

Fig. 196.

Maxillaire supérieur, vu par sa face postérieure.

1, condyle. — 2, apophyse coronoïde. — 3, orifice du canal dentaire. — 4, gouttière mylo-hyoïdienne. — 5, épine de Spix. — 6, angle mandibulaire (*gonion*). — 7, symphyse. — 8 et 9, apophyses géni. — 10 et 11, fossettes digastriques.

2° Branches. — Les branches du maxillaire inférieur sont quadrilatères, plus hautes que larges, obliquement dirigées de bas en haut et d'avant en arrière. Chacune d'elles nous offre à considérer deux faces et quatre bords :

A. Face. — Des deux faces, l'une regarde en dehors (face externe), l'autre en dedans (face interne) :

a. *Face externe.* — La face externe nous présente de fortes lignes rugueuses destinées à l'insertion inférieure du muscle masséter. Ces rugosités sont surtout marquées dans la portion inférieure de cette face.

b. *Face interne.* — La face interne, plus accidentée, nous présente d'abord à son centre un large orifice, *l'orifice supérieur du canal dentaire*, dans lequel s'engagent le nerf et les vaisseaux dentaires inférieurs. — Cet orifice est bordé en avant et en bas par l'*épine de Spix*, espèce de lamelle triangulaire, qui se dirige verticalement en haut et sur laquelle vient s'insérer le ligament sphéno-maxillaire. — De la partie inférieure et postérieure de ce même orifice se détache une gouttière, toujours très nette, qui se dirige ensuite obliquement en bas et en avant vers le corps de l'os : c'est la *gouttière mylo-hyoïdienne*, parcourue, à l'état frais, par le nerf et les vaisseaux mylo-hyoïdiens. — La portion de la face interne qui est située en arrière de la gouttière mylo-hyoïdienne, est parsemée de rugosités pour l'insertion inférieure du muscle ptérygoïdien interne.

B. Bords. — Les quatre bords de la branche montante du maxillaire inférieur se distinguent en antérieur, postérieur, supérieur et inférieur :

a. *Bord antérieur*. — Le bord antérieur, oblique de haut en bas et d'arrière en avant, représente une gouttière dont les deux bords, confondus en haut, s'écartent l'un de l'autre en descendant et se continuent respectivement, au niveau du corps de l'os, avec les deux lignes obliques précédemment décrites.

b. *Bord postérieur*. — Le bord postérieur, également oblique en bas et en avant, légèrement contourné en *S* italique, est arrondi et lisse. Il est en rapport avec la glande parotide, d'où le nom de bord parotidien sous lequel le désignent certains auteurs.

c. *Bord supérieur*. — Le bord supérieur, dirigé d'avant en arrière, est constitué par deux apophyses volumineuses : l'une antérieure, appelée *apophyse coronoïde;* l'autre postérieure, désignée sous le nom de *condyle du maxillaire inférieur*. Ces deux apophyses sont séparées l'une de l'autre par une échancrure profonde, appelée *échancrure sigmoïde*. — Le *condyle du maxillaire inférieur* est une saillie ellipsoïde, aplatie dans le sens antéro-postérieur, dont le grand axe se dirige obliquement de dehors en dedans et d'avant et d'arrière. Sensiblement déjetée en dedans, elle surplombe d'un centimètre environ le plan interne de la branche montante (fig. 196,1) : elle s'articule, comme nous le verrons plus tard (voy. Arthrologie), avec la cavité glénoïde et le condyle du temporal. Le condyle est rattaché à la branche du maxillaire par une portion rétrécie, appelée *col du condyle*. Sur le côté interne du col vient s'attacher en partie le muscle ptérygoïdien externe. — L'*apophyse coronoïde* donne insertion au muscle temporal. Elle affecte la forme d'un triangle dont le sommet, dirigé en haut, est lisse et dont la base fait corps avec la branche du maxillaire. De ses deux bords, l'antérieur se continue avec le bord antérieur de la branche, le postérieur se dirige obliquement vers le col du condyle en formant le versant antérieur de l'échancrure sigmoïde. — L'*échancrure sigmoïde* ou *semi-lunaire* a la forme d'un croissant à concavité dirigée en haut. Elle sépare l'une de l'autre les deux saillies osseuses que nous venons de décrire et, d'autre part, établit une large communication entre la région massétérine située sur la face externe de la branche du maxillaire et la fosse zygomatique située de l'autre côté de la branche. C'est par cette échancrure que passent les nerfs et les vaisseaux massétérins.

d. *Bord inférieur*. — Le bord inférieur de la branche se continue sans ligne de démarcation aucune avec le bord inférieur du corps. — Le point saillant où il rencontre, en arrière, le bord postérieur ou parotidien constitue l'*angle du maxillaire* ou *angle mandibulaire*, point de repère du premier ordre pour la plupart des mensurations que l'on pratique, en anthropologie, sur le maxillaire inférieur. Broca (*Instructions craniologiques*, p. 48) appelle *gonion* le sommet de l'angle.

réservant le terme d'angle mandibulaire pour désigner le degré d'ouverture que mesure cet angle. — L'angle mandibulaire varie beaucoup suivant les âges : très ouvert chez le nouveau-né (fig. 206), où il mesure de 150° à 160°, il s'atténue peu à peu au fur et à mesure que le sujet se développe. Chez l'adulte, il ne mesure plus que 115° à 125. Chez le vieillard (fig. 207), à la suite de la chute des dents, il s'agrandit de nouveau en se rapprochant de ses dimensions primitives : il atteint, en effet, 130 et même 140°. Il varie aussi suivant les races : les recherches de RENARD nous apprennent à ce sujet qu'il est plus grand dans nos races européennes que dans les races nègres; il a trouvé chez les Européens 123°, et, chez les Néo-Calédoniens, 107° seulement.

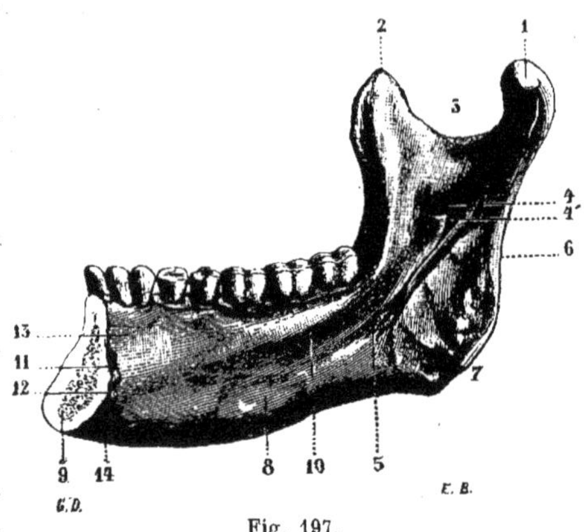

Fig. 197.
Maxillaire inférieur, face interne.

1, condyle. — 2, apophyse coronoïde. — 3, échancrure sigmoïde. — 4, orifice supérieur du canal dentaire, avec 4', épine de Spix. — 5, gouttière mylo-hyoïdienne. — 6, bord postérieur de la branche. — 7, angle de la mâchoire. — 8, fossette sous-maxillaire. — 9, section du maxillaire au niveau de la symphyse. — 10, ligne oblique interne. — 11, apophyse géni supérieure. — 12, apophyse géni inférieure. — 13, fossette sublinguale. — 14, fossette digastrique.

3° Conformation intérieure, canal dentaire inférieur. — Le maxillaire inférieur nous offre la structure générale de tous les os plats : il est constitué par une masse centrale de tissu spongieux, que circonscrit, dans toute son étendue, une enveloppe remarquablement épaisse et très résistante de tissu compacte. Le tissu central lui-même est très dense et ce n'est pour ainsi dire qu'au voisinage du canal dentaire qu'il mérite véritablement le nom de tissu spongieux.

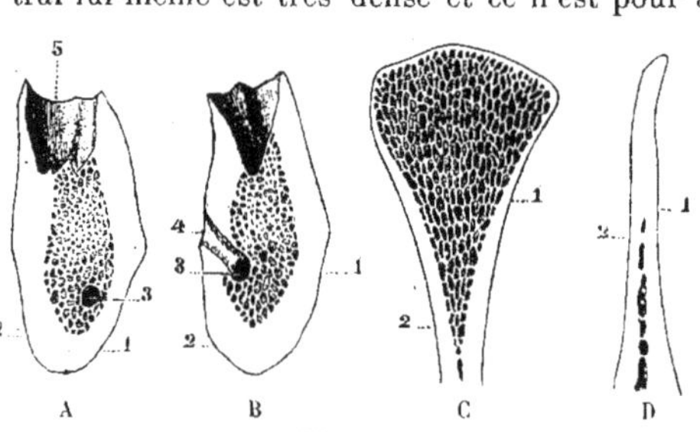

Fig. 198.

Coupes vertico-transversales du maxillaire inférieur (moitié droite, segment postérieur de la coupe), passant : A, en avant de la troisième molaire ; B, en avant de la deuxième prémolaire ; C, par le condyle ; D, par l'apophyse coronoïde.

1, côté interne. — 2, côté externe. — 3, canal dentaire. — 4, canal mentonnier. — 5, alvéole.

Au niveau du condyle, la coque périphérique de tissu compacte devient extrêmement mince. La saillie osseuse est presque entièrement constituée par du tissu spongieux, dont les travées affectent pour la plupart une direction verticale. Cette direction verticale est très nette au niveau du col.

L'apophyse coronoïde diffère du condyle en ce qu'il ne présente qu'une mince couche de tissu spongieux, enveloppé par une couche très épaisse et très dense du tissu compacte.

Chaque moitié du maxillaire inférieur est parcourue dans la plus grande partie de son étendue par un long canal, appelé *canal dentaire inférieur*. Ce canal commence, en haut, sur la face interne de la branche en un point voisin de son centre, immédiatement en arrière de l'épine de Spix. De là, il se dirige obliquement en bas et en avant, se rapproche de l'horizontale en atteignant les racines des dents, et, arrivé à la hauteur de la deuxième prémolaire, se divise en deux branches, l'une externe, l'autre interne : sa branche externe ou *canal mentonnier*, obliquant en haut et en dehors (fig. 198,4), vient s'ouvrir à la surface externe de l'os par le trou mentonnier ci-dessus décrit; sa branche interne ou *canal incisif*, continuant son trajet vers la symphyse, vient se terminer au-dessous des racines des dents incisives. Le canal dentaire inférieur se trouve situé à 8 ou 9 millimètres au-dessus du bord inférieur du maxillaire. Vu en coupe, il revêt l'aspect d'un cercle ou d'un ovale à grande axe vertical (fig. 198,4), placé dans le tissu spongieux de l'os : il mesure, suivant les sujets et suivant les points où on l'examine, 2 ou 3 millimètres de diamètre. De la paroi supérieure partent de nombreux canalicules, à direction ascendante, qui aboutissent d'autre part aux cavités alvéolaires. A l'état frais, le canal dentaire est parcouru par le nerf et les vaisseaux dentaires inférieurs, et les canalicules précités livrent passage aux ramifications collatérales que ce nerf et ces vaisseaux envoient aux racines des dents.

Connexions. — Le maxillaire inférieur s'articule, en haut, avec les deux temporaux. Il est, en outre, en rapport de contact avec les deux maxillaires supérieurs par l'intermédiaire des arcades dentaires.

Insertions musculaires. — Le maxillaire inférieur donne insertion à trente-deux muscles, seize de chaque côté. Nous résumons ces différentes insertions dans les deux figures suivantes (fig. 199 et 200) et dans le tableau qui les suit :

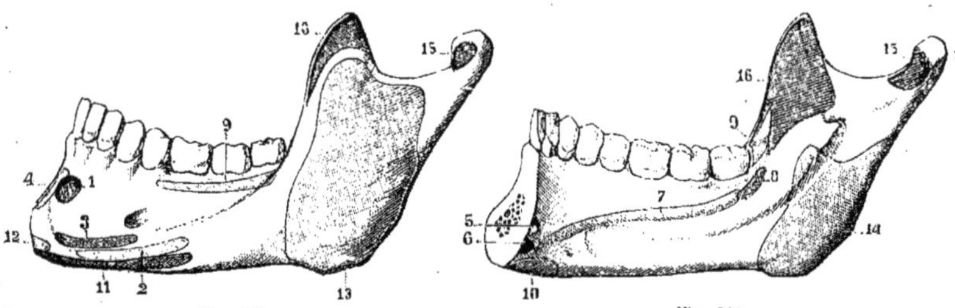

Fig. 199.
Maxillaire inférieur, vue externe, avec les insertions musculaires.

Fig. 200.
Maxillaire inférieur, vue interne, avec les insertions musculaires.

(Pour la signification des chiffres se reporter au tableau ci-dessous.)

I. Corps	a. *Face antérieure*	1. Muscle de la houppe du menton. 2. Triangulaire des lèvres. 3. Carré du menton. 4. Anomalus menti de Theile (inconst.).
	b. *Face postérieure*	5. Génio-glosse. 6. Génio-hyoïdien. 7. Mylo-hyoïdien. 8. Constricteur supérieur du pharynx.
	c. *Bord supérieur*	9. Buccinateur.
	d. *Bord inférieur*	10. Digastrique. 11. Peaucier du cou. 12. Transverse du menton (inconstant).
II. Branches	a. *Face externe*	13. Masséter.
	b. *Face interne*	14. Ptérygoïdien interne.
	c. *Condyle (col)*	15. Ptérygoïdien externe.
	d. *Apophyse coronoïde*	16. Temporal.

Développement. — Le maxillaire inférieur est primitivement double et chacune de ses moitiés se développe d'une façon absolument indépendante ; c'est là un fait admis par tous les anatomistes. D'autre part, chaque demi-maxillaire « se constitue sur la face externe du cartilage de Meckel, vis-à-vis duquel il se comporte essentiellement comme les os de revêtement du crâne vis-à-vis du chondrocrâne primitif ». Kölliker, auquel j'emprunte ces deux dernières lignes, admet cependant, et ses conclusions paraissent confirmées par les recherches récentes de J. Brock, de Masquelin (*Bull. Acad. roy. de Belgique*, 1878) et de Julin (*Arch. de Biol.* de van Beneden, 1880), que le condyle osseux est précédé d'un condyle cartilagineux, et, d'autre part, que la partie interne du cartilage de Meckel s'ossifie et se soude avec le maxillaire inférieur : cet os serait ainsi un os mixte, se développant à la fois, en partie dans la trame conjonctive embryonnaire, en partie dans un cartilage préexistant. Toutefois l'accord n'est pas complet sur ce point, et le mode de développement de la mandibule, celui du condyle en particulier, appelle de nouvelles recherches.

Ceci posé, chaque demi-maxillaire provient, d'après Rambaud et Renault (*loc. cit.*, p. 168), de six points d'ossification, visibles dès le cinquantième jour de la vie intra-utérine, savoir : 1° le *point inférieur* (visible au trentième ou trente-cinquième jour), petite traînée de granulations osseuses situées vers le bord inférieur de l'os ; 2° le *point incisif*, situé de chaque côté de la symphyse, dans la région qu'occuperont plus tard les incisives ; 3° le *point supplémentaire du trou mentonnier*, petite lamelle qui concourt par sa face inférieure à former ce trou mentonnier ; 4° le *point condylien*, qui formera le condyle et la portion sous-jacente de la branche ; 5° le *point coronoïdien*, aux dépens duquel se développeront l'apophyse coronoïde et la portion de la branche qui lui sert de base ; 6° enfin le *point de l'épine de Spix*, situé sur la face postérieure de l'os, depuis l'orifice supérieur du futur canal dentaire jusqu'à la pièce incisive.

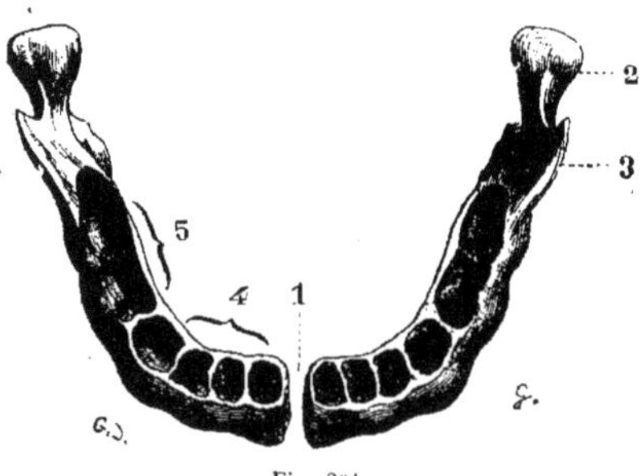

Fig. 201.

Mâchoire inférieure de fœtus à terme, bord alvéolaire.

1, les deux moitiés de l'os non encore soudées. — 2, condyle. — 3, apophyse coronoïde. — 4, alvéoles des incisives, canine et première prémolaire. — 5, alvéole de la première prémolaire et de la première molaire, non encore séparées.

Le canal dentaire, réduit à son origine à une simple gouttière, ne se développera que plus tard, au fur et à mesure que s'élèveront les crêtes alvéolaires, premiers vestiges des parois des alvéoles, au fond desquels s'organiseront les dents.

La soudure médiane des deux moitiés du maxillaire inférieur ne s'effectue qu'après la naissance (vers le deuxième ou le troisième mois) ; puis vient le développement des tubercules géni de chaque côté de la symphyse.

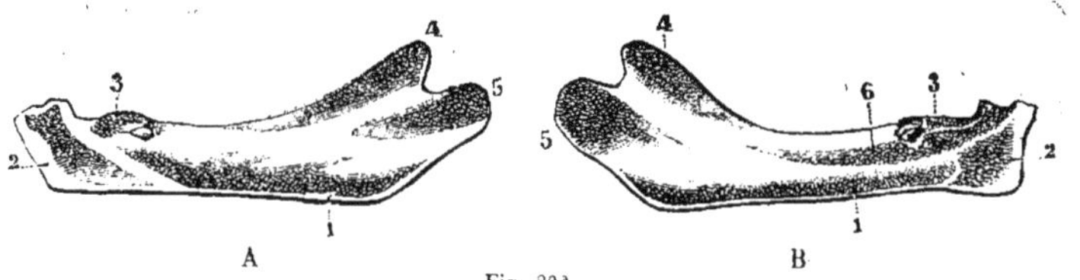

Fig. 202.

Ossification du maxillaire inférieur : A, vue antérieure ; B, vue postérieure (grossi 5 fois, d'après Rambaud et Renault).

1, pièce inférieure. — 2, pièce incisive. — 3, pièce complémentaire du trou mentonnier. — 4, apophyse coronoïde. — 5, condyle. 6, pièce de Spix.

Voyez, au sujet du développement du maxillaire inférieur, Wolff, *Ueber das Wachstum des Unterkiefers*, Arch. f. path. Anat. u. Physiol., 1888.

Variétés. — On observe parfois à l'angle du maxillaire inférieur une apophyse plus ou moins saillante en bas et en dehors : c'est l'*apophyse de l'angle du maxillaire* de Sandifort ou *apophyse lémurienne* d'Albrecht, laquelle existe normalement chez les lémuriens, chez les carnassiers, chez les marsupiaux. — Le trou mentonnier peut être double ; j'ai observé plusieurs fois cette disposition. Le trou surnuméraire est situé à côté du trou normal ou sur un point plus ou moins rapproché de la symphyse. — Bertelli, dans un cas, a vu le trou mentonnier triple. — Situé le plus souvent sous la deuxième molaire, il peut s'ouvrir également sous la première (10 p. 100) ou même sous la troisième (3 p. 100) (W. Gruber, *Arch. f. Anatomie und Physiologie*, 1872, p. 738). — J'ai vu plusieurs fois la gouttière mylo-hyoïdienne transformée en un canal osseux ; dans un cas, je l'ai vue naître, non pas de l'orifice supérieur du canal dentaire, mais du canal dentaire lui-même, à 18 millimètres au-dessous de cet orifice. — Cette gouttière peut être double à son origine (0,2 p. 100 d'après Krause, *loc. cit.*). — Chassaignac (*Bull. Soc. anat.*, 1833, p. 218, et 1835, p. 97) a observé sur deux sujets des osselets surnuméraires, développés de chaque côté de la portion inférieure de la symphyse et les a considérés à tort comme les homologues des os intermaxillaires de la mâchoire supérieure. Ces petits *os symphysiens* ou *os mentonniers*, qui avaient été signalés bien longtemps avant CHASSAIGNAC par MECKEL (*Anatomie*, trad. Jourdan, 1825, t. II, p. 663), ne me paraissent être que de simples os wormiens, développés dans la suture médio-maxillaire. — Le véritable *os incisif* ou *intermaxillaire* de la mâchoire inférieure aurait pourtant été observé par EYSSON (*De ossibus infantum*, p. 49), au dire de MECKEL (*loc. cit.*, p. 663) — BOULARD (*Bull. Soc. anat.*, 1849, p. 282) a signalé, sur un sujet, l'absence de l'un des condyles, en dehors de toute influence pathologique.

Au sujet des variétés du maxillaire inférieur, voyez : RENARD, *Les variations ethniques du maxillaire inférieur*, Thèse de Paris, 1880 ; — BIONDI, *Forma e dimensioni della apophyse coronoïde nella mandibola umana*, Arch. per l'Antropologia, 1890 ; — BERTELLI, *Forami mentonieri nell'uomo ed in altri mammiferi*, Monit. zool. ital., 1892 ; — MIES, *Ueber die Knöchelchen in der Symphyse des Unterkiefers vom neugeborenen Menschen*, Anat. Anzeiger, 1893 ; — MARIANI, *Sul forame sotto-orbitario*, etc., Accad. med.-chir. di Perugia, 1893.

Cartilage de Meckel. — Signalé pour la première fois par MECKEL en 1821, le cartilage qui porte son nom se développe, à la fin du premier mois de la vie intra-utérine, dans la branche maxillaire de l'arc facial. Il se présente alors sous la forme d'une bandelette qui, partant de la région auriculaire, se dirige vers la ligne médiane et se réunit avec celle du côté opposé, formant ainsi, dans la région qu'occupera plus tard le maxillaire inférieur, une espèce de fer à cheval dont les deux extrémités correspondent aux régions auriculaires.

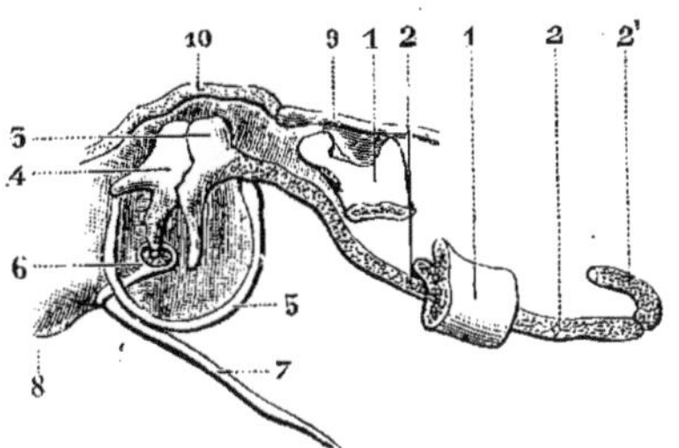

Fig. 203.

Cartilage de Meckel du côté droit.

1, 1, maxillaire inférieur. — 2, cartilage de Meckel (portion mandibulaire). — 2', cartilage de Meckel du côté opposé, coupé à quelques millimètres en dehors de la symphyse. — 3, marteau (portion tympanique du cartilage de Meckel). — 4, enclume. — 5, os tympanal. — 6, étrier. — 7, arc branchial hyoïdien. — 8, portion mastoïdienne du temporal. — 9, apophyse zygomatique. — 10, toit du tympan.

La figure 203 représente le cartilage de MECKEL sur un embryon humain au cinquième mois. Il est facile de prendre une connaissance exacte de sa situation et de ses rapports ; on le voit prendre naissance en haut dans la partie la plus élevée de la cavité tympanique (fente hyomandibulaire), sortir de cette cavité en passant derrière l'extrémité dilatée de la branche antérieure du cercle tympanal, s'engager dans l'angle dièdre que forme le maxillaire avec le muscle mylo-hyoïdien, et finalement atteindre la symphyse mentonnière. Dans ce trajet, le cartilage de Meckel passe en dedans de la parotide et de la carotide externe, en dehors du muscle ptérygoïdien interne. (Voyez une excellente description du cartilage de Meckel par ROBIN et MAGITOT, in *Comptes rendus de la Société de Biologie*, 1862, p. 1, et *Ann. des Sc. nat.*, 1862, p. 213.)

La destinée du cartilage de Meckel nous paraît aujourd'hui bien établie par le travail déjà ancien de REICHERT (*Ueber den Visceralbogen der Wirbelthiere*, Müller's Arch., 1837, p. 178) et par les recherches récentes de MASQUELIN (*Recherches sur le développement du maxillaire inférieur de l'homme*, Bull. Acad. roy. de Belgique, 1878), de KÖLLIKER et de son élève BAUMULLER (*Zeitschr. f. wiss. Zoologie*, t. XXXII, p. 466). L'extrémité externe ou tympanique de ce cartilage forme le marteau et l'enclume. Son extrémité interne s'ossifie et se confond avec la portion symphysienne du maxillaire inférieur. Quant à sa portion moyenne, elle se résorbe peu à peu et finit par disparaître complètement.

ARTICLE IV

DE LA FACE EN GÉNÉRAL

Comme les os du crâne, les os constitutifs de la face se groupent en un ensemble anatomique qu'il convient d'envisager : 1° dans sa *configuration générale ;* 2° dans son *développement*.

§ I. — CONFIGURATION GÉNÉRALE DE LA FACE

La face osseuse est comme suspendue à la partie antérieure de la base du crâne. Nous pouvons la considérer comme un prisme triangulaire dont les deux bases sont latérales et correspondent aux os malaires et dont les trois faces sont, l'une supérieure, l'autre antérieure, la troisième postérieure.

1° Bases ou faces latérales. — Les faces latérales sont essentiellement constituées par la face externe de l'os malaire, la portion postérieure du rebord alvéolaire du maxillaire supérieur et la face externe des branches du maxillaire inférieur. Nous y retrouvons : 1° le *trou malaire ;* 2° l'*échancrure sigmoïde* du maxil-

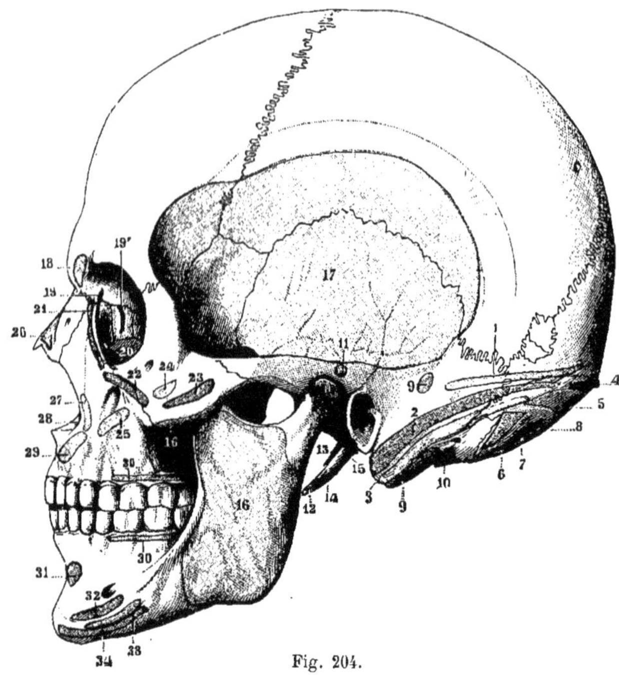

Fig. 204.

La tête, vue par le côté gauche avec les insertions musculaires.

1, occipito-frontal. — 2, sterno-cléido-mastoïdien. — 3, splénius. — 4, trapèze. — 5, grand complexus. — 6, oblique supérieur. — 7, grand droit postérieur. — 8, petit droit postérieur. — 9, petit complexus. — 10, digastrique. — 9, auriculaire postérieur. — 10, temporal. — 11, auriculaire antérieur profond. — 12, stylo-glosse. — 13, stylo-hyoïdien. — 14, stylo-hyoïdien profond (inconstant). — 15, stylo-pharyngien. — 16, masséter. — 17, temporal. — 18, sourcilier. — 19, orbiculaire des paupières, avec 19', son tendon réfléchi et muscle de Horner. — 20, petit oblique de l'œil. — 21, élévateur commun de la lèvre supérieure et de l'aile du nez. — 22, élévateur propre de la lèvre supérieure. — 23, grand zygomatique. — 24, petit zygomatique. — 25, canin. — 26, pyramidal. — 27, transverse du nez. — 28, dilatateur des narines. — 29, myrtiforme. — 30, buccinateur. — 31, muscle de la houppe du menton. — 32, carré du menton. — 33, triangulaire des lèvres. — 34, peaucier du cou.

laire inférieur, que surmonte l'*arcade zygomatique* et que limitent, en avant l'*apophyse coronoïde,* en arrière le *condyle ;* 3° les *trois sutures* qui réunissent l'os malaire, en haut à l'apophyse orbitaire externe du frontal, en arrière à l'apophyse zygomatique du temporal, en avant à l'apophyse malaire du maxillaire supérieur.

2° Face antérieure. — Limitée en haut par une ligne transversale qui passerait par les deux sutures fronto-malaires, cette face a pour limite en bas le bord inférieur du corps du maxillaire inférieur.

a. *Sur la ligne médiane,* elle nous présente, en allant de haut en bas : 1° l'*articulation naso-frontale ;* 2° la *suture médio-nasale ;* 3° l'*orifice antérieur des fosses nasales,* à travers lequel nous apercevons le bord antérieur du vomer ; 4° la *suture bi-maxillaire,* formée par l'union des deux maxillaires supérieurs ; 5° la *symphyse du menton,* qui aboutit en bas à l'*éminence mentonnière*.

b. *De chaque côté de la ligne médiane* et toujours en procédant de haut en bas, nous rencontrons successivement : 1° la face externe de l'os propre du nez, percée souvent d'un trou vasculaire; 2° la face externe de l'apophyse montante du maxillaire supérieur ; 3° la base de l'orbite ; 4° le *trou sous-orbitaire,* simple ou double ; 5° la *fosse canine,* où s'insère le muscle canin ; 6° la *fossette myrtiforme,* située au-dessous de l'orifice antérieur des fosses nasales et séparée de la fosse précédente par la *bosse canine,* saillie longitudinale qui est formée par la racine de la dent canine ; 7° les deux bords alvéolaires, séparés l'un de l'autre par les deux rangées de dents ; 8° enfin, la face antérieure du corps du maxillaire inférieur, avec sa *ligne oblique externe,* qui se dirige en haut et en arrière, et son *trou mentonnier,* qui s'ouvre un peu au-dessus de cette ligne.

3° Face supérieure. — La face supérieure, en rapport avec la base du crâne, s'étend depuis l'articulation naso-frontale, point extrême antérieur, jusqu'à la par-

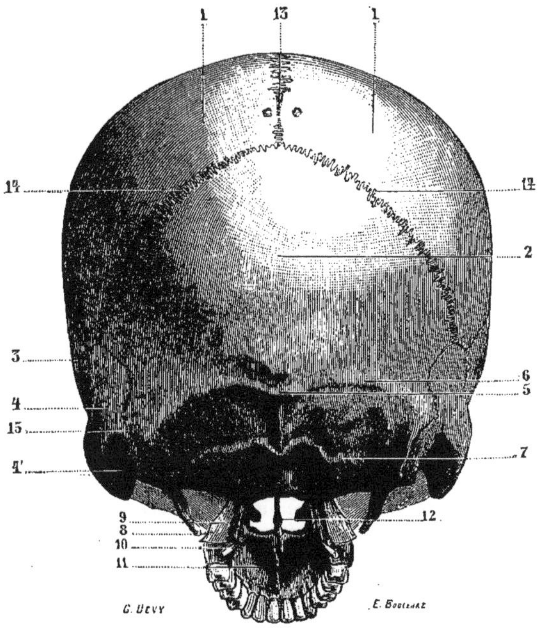

Fig. 205.

Tête osseuse, vue postéro-inférieure.

1, 1, pariétaux. — 2, occipital. — 3, temporal, avec : 4, sa portion mastoïdienne ; 4', la rainure digastrique. — 5, protubérance occipitale externe (*inion*). — 6, ligne courbe occipitale supérieure. — 7, ligne courbe occipitale inférieure. — 8, apophyse styloïde. — 9, apophyse ptérigoïde, avec 10, le crochet de son aile interne. — 11, voûte palatine. — 12, vomer. — 13, suture sagittale. — 14, suture lambdoïde ou pariéto-occipitale. — 15, suture occipito-mastoïdienne.

tie la plus reculée de l'articulation sphéno-vomérienne, point extrême postérieur. Elle ne saurait nous arrêter longtemps, la plupart de ses régions devant être décrites en détail, dans l'article suivant, à propos de l'orbite et des fosses nasales. Qu'il nous suffise de constater ici : 1° qu'elle est formée, *sur la ligne médiane,* par l'articulation du vomer, d'abord avec la lame perpendiculaire de l'ethmoïde et ensuite avec la crête inférieure du sphénoïde ; 2° qu'elle constitue, *sur les côtés*, la partie la plus élevée des fosses nasales en dedans, et, en dehors, le plancher de l'orbite.

4° Face postérieure ou inférieure. — La face postérieure ou inférieure représente une vaste cavité qui se trouve circonscrite : 1° en arrière, par une ligne conventionnelle passant par les deux cavités glénoïdes ; 2° sur le reste de son pourtour, par le bord inférieur du corps du maxillaire et le bord postérieur de sa branche.

Cette vaste région nous présente successivement :

a. *Sur la ligne médiane*, en allant d'arrière en avant : 1° le bord postérieur du vomer ; 2° l'*épine nasale postérieure;* 3° la *suture médio-palatine*, formée en arrière par la réunion des deux portions horizontales des palatins, en avant par la réunion des deux apophyses palatines du maxillaire supérieur ; 4° le *conduit palatin antérieur*, situé un peu en arrière du bord alvéolaire ; 5° la *symphyse mentonnière*, avec ses quatre *apophyses géni*, dont deux supérieures et deux inférieures.

b. *Sur les côtés de la ligne médiane* et en procédant dans le même sens : 1° les *orifices postérieurs des fosses nasales* ou *choanes* (de χόανη, entonnoir), que limitent en dehors les apophyses ptérygoïdes ; 2° chaque moitié de la voûte palatine, que circonscrit en dehors et en avant le bord alvéolaire du maxillaire supérieur ; 3° les deux rangées dentaires ; 4° enfin, la face postérieure du corps du maxillaire inférieur et la face interne de sa branche, avec une foule de détails déjà connus, l'*orifice supérieur du canal dentaire*, l'*épine de Spix*, la *gouttière mylo-hyoïdienne*, la *ligne oblique interne* ou *mylo-hyoïdienne*, la *fossette sous-maxillaire*, la *fossette sublinguale*, la *fossette digastrique*.

5° Conformation intérieure. — Considéré au point de vue de sa conformation intérieure, le massif osseux de la face est creusé d'un grand nombre de cavités où viennent s'abriter des organes importants. Mais, comme ces cavités n'appartiennent que partiellement à la face et qu'à leur constitution concourent aussi, dans une plus ou moins large part, quelques os du crâne, nous en renvoyons la description à l'article suivant.

§ II. — Développement général de la face

La face, comme le crâne, présente dans le cours de son développement de notables différences et doit être envisagée successivement chez le fœtus, chez l'enfant, chez l'adulte et chez le vieillard.

1° État fœtal et infantile. — Chez le fœtus et chez l'enfant, la *zone supérieure* ou *orbitaire* prédomine de beaucoup sur les autres portions par le fait du développement relativement précoce du frontal et de l'orbite. — La *zone moyenne* ou *nasale* est au contraire fort réduite, tellement réduite que le rebord inférieur de la cavité orbitaire repose, pour ainsi dire, sur le bord alvéolaire du maxillaire supérieur. — La *zone inférieure* ou *buccale* se trouve également très réduite par suite du développement encore peu avancé du maxillaire inférieur.

Il résulte de ces dispositions anatomiques : 1° que la face, chez le fœtus, est comme aplatie dans le sens vertical ; 2° qu'elle est, dans son ensemble, fort peu développée relativement à la boîte crânienne.

Si on examine maintenant la face par sa partie postérieure, on est également frappé de l'obliquité que présentent à la fois la branche du maxillaire, l'apophyse ptérygoïde et l'orifice postérieur des fosses nasales. Cette obliquité est en effet très prononcée et se dirige de haut en bas et d'arrière en avant.

2° État adulte. — Plus tard, au fur et à mesure que se développent la fonction respiratoire et le sens de l'odorat, les fosses nasales s'allongent de haut en bas, entraînant les maxillaires supérieurs dans un allongement parallèle. En même temps, les dents apparaissent et grandissent sur les bords alvéolaires, forçant les deux mâchoires à s'écarter l'une de l'autre pour leur faire place, deux conditions qui ont pour résultat, on le conçoit, d'augmenter considérablement les dimensions verticales de la face. Celle-ci s'accroît encore par le fait du creusement du sinus maxillaire et revêt peu à peu la configuration qui la caractérise chez l'adulte. Le sinus maxillaire, se développant principalement vers la partie postérieure, repousse l'apophyse ptérygoïde, qui se redresse et, d'oblique qu'elle était, devient verticale. Il est à remarquer que le développement du sinus modifie peu la région latérale de la face ; car, comme le fait remarquer très judicieusement CRUVEILHIER, si la cavité de ce sinus « tend à augmenter chez l'adulte le relief de la tubérosité maxillaire, d'un autre côté, l'inclusion des germes dentaires dans l'os maxillaire supérieur pendant la vie fœtale compense assez exactement le défaut de saillie produit par l'absence du sinus ».

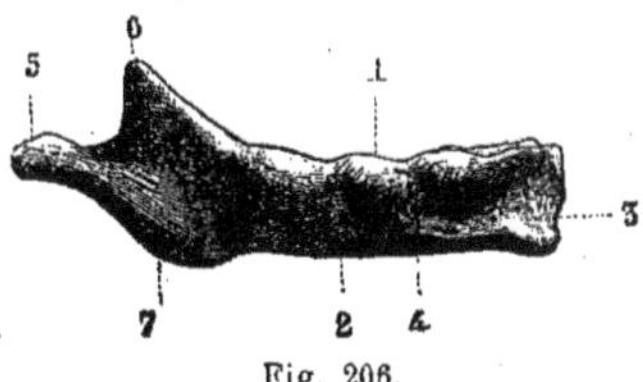

Fig. 206.

Mâchoire inférieure de fœtus à terme, sa moitié droite.

1, bord supérieur ou alvéolaire. — 2, bord inférieur. — 3, symphyse. — 4, trou mentonnier. — 5, condyle. — 6, apophyse coronoïde. — 7, angle de la mâchoire.

On a admis depuis longtemps que les sinus de la face n'avaient d'autres fonctions que d'agrandir, avec les fosses nasales, la surface olfactive et d'emmagasiner une plus grande quantité d'air chargé de particules odorantes. Les sinus devenaient ainsi, pour le sens de l'olfaction, de véritables appareils de perfectionnement. Cette conception, toute théorique, tombe devant ce fait, emprunté à la physiologie, que la muqueuse qui revêt les sinus n'est pas sensible aux odeurs. TILLAUX, dans une intéressante étude qu'il a faite des sinus (*Thèse de Paris*, 1862), a démontré par des faits nombreux que le rôle dévolu aux sinus est un rôle purement mécanique : pour lui, la nature a creusé les os de la face pour la même raison qui lui a fait creuser les os longs des membres, c'est-à-dire pour les rendre plus légers, tout en leur conservant leur volume et l'étendue de leur surface extérieure, et finalement pour assurer l'équilibre de la tête sur la colonne vertébrale.

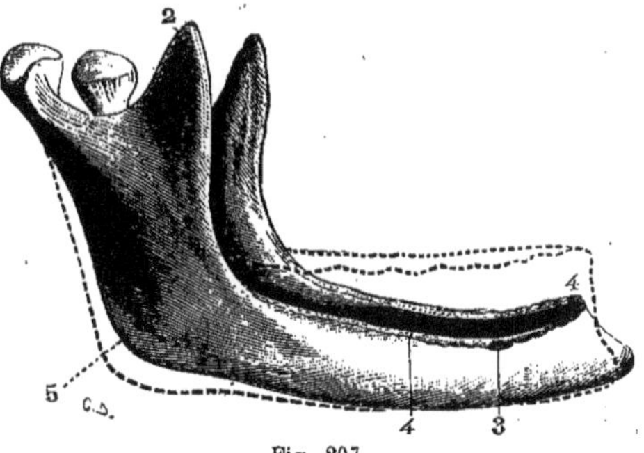

Fig. 207.

Mâchoire inférieure du vieillard.

1, condyle. — 2, apophyse coronoïde. — 3, trou mentonnier. — 4, 4, bord alvéolaire, dégarni et usé. — 5, angle. — (Les lignes en pointillé indiquent le contour de la même mâchoire à l'âge adulte.)

3° État sénile. — Chez le vieillard, la chute des dents, l'affaiblissement et l'usure des bords alvéolaires qui en est la conséquence, diminuent dans une proportion souvent considérable la hauteur de la portion buccale. On voit de nouveau prédominer les dimensions transversales et la face, dans son ensemble, se rapprocher en quelque sorte de sa configuration primitive. Elle en diffère cependant en ce que le menton, qui est fuyant chez le fœtus et chez l'enfant, se porte en avant à la rencontre du nez et que la ligne symphysienne est oblique en bas et en avant, tandis que, chez le fœtus, cette même ligne présente une obliquité de sens contraire.

ARTICLE V

RÉGIONS COMMUNES AU CRANE ET A LA FACE

En s'articulant les unes avec les autres, les quatorze pièces osseuses de la face et celles de la portion antérieure du crâne forment un certain nombre de régions et de cavités dont la description synthétique est absolument indispensable pour aborder avec fruit l'étude des organes qui s'y logent ou qui les traversent. Ce sont :

1° La *région temporale*, qui se confond, comme nous l'avons déjà vu, avec la région latérale de la boîte cranienne et sur laquelle il est inutile de revenir (voy. p. 152);

2° L'*orbite*, les *fosses nasales*, la *fosse ptérygoïde*, la *fosse zygomatique*, la *fosse ptérygo-maxillaire*, la *voûte palatine*, que nous allons maintenant décrire :

§ I. — Cavité orbitaire

Les orbites sont deux cavités, larges et profondes, creusées entre la face et le crâne et destinées à loger les globes oculaires et leurs principales annexes. Situées symétriquement de chaque côté de la ligne médiane, séparées des fosses nasales par les masses latérales de l'ethmoïde et l'unguis, elles affectent, chacune, la forme d'une pyramide quadrangulaire dont l'axe se dirigerait obliquement d'avant en arrière et de dehors en dedans. Cette obliquité est telle que les axes des deux orbites, prolongés du côté de l'occipital, se rencontreraient en arrière et un peu au-dessus du bord supérieur de la lame quadrilatère du sphénoïde, en formant entre eux un angle de 40 à 45°. Il est à remarquer que cette obliquité, très accentuée sur la paroi externe de l'orbite, devient à peu près nulle sur la paroi interne, laquelle est sensiblement parallèle, chez l'homme, au plan médian.

Les dimensions de la cavité orbitaire varient beaucoup suivant les individus et suivant les âges. Wecker, à la suite de nombreuses mensurations pratiquées sur des crânes d'adultes, donne les moyennes suivantes :

Du trou optique au côté interne de la base.	40 à 41 mill.
— au côté externe de la base.	43
— au milieu du rebord supérieur.	43
— au milieu du rebord inférieur	46

Ces chiffres me paraissent un peu faibles. En mesurant un certain nombre de crânes faisant partie des collections du laboratoire, j'ai trouvé que la profondeur de la cavité orbitaire variait de 42 à 50 millimètres.

La largeur de la base de l'orbite est en moyenne de 40 millimètres, sa hauteur de 35 millimètres.

La distance qui sépare les deux orbites, mesurée au niveau de leur base (*intervalle interorbitaire* de Broca) est de 25 millimètres en moyenne.

L'ouverture faciale de l'orbite ne regarde pas directement en avant, mais obliquement en avant et en dehors. Il en résulte que les plans de ces deux ouvertures, en se rencontrant sur la ligne médiane, forment un angle ouvert en arrière. Cet angle est fortement obtus. Il est assez bien représenté par l'*angle naso-malaire* de FLOWER, dont le sommet est à la racine du nez et dont les deux côtés passent immédiatement au-dessus de l'apophyse orbitaire externe : il est de 131° chez les Européens, mais il s'élève à 142 chez les Chinois et à 144 chez les Esquimaux.

Envisagée à un point de vue purement descriptif, la cavité orbitaire nous

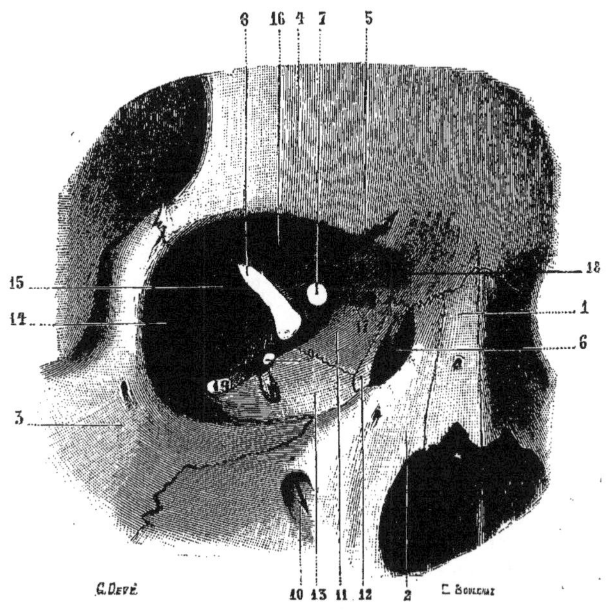

Fig. 208.

L'orbite, vue antérieure.

1, os nasal. — 2, apophyse montante du maxillaire supérieur. — 3, os malaire. — 4. frontal. — 5, trou sus-orbitaire. — 6, gouttière lacrymale. — 7, trou optique. — 8, fente sphénoïdale. — 9, trou grand rond. — 10, canal sous-orbitaire. — 11, os planum de l'ethmoïde. — 12, os unguis. — 13, facette orbitaire du maxillaire supérieur. — 14, facette orbitaire du malaire. — 15, face orbitaire de la grande aile du sphénoïde. — 16, face orbitaire du frontal. — 17, trous orbitaires internes. — 18, insertion de la poulie du grand oblique. — 19, fente sphéno-maxillaire.

présente, en raison même de sa forme qui, comme nous l'avons vu, est celle d'une pyramide quadrangulaire : 1° une *base* répondant à sa partie antérieure ; 2° un *sommet* situé à sa partie postérieure ; 3° quatre *parois* et quatre *bords*.

1° Base. — La base, qu'on désigne encore sous le nom d'ouverture antérieure ou d'ouverture faciale de l'orbite, a la forme d'un quadrilatère aux angles arrondis. Son pourtour, plus connu sous le nom de *rebord orbitaire*, est formé : en haut, par l'arcade orbitaire du frontal et par les deux apophyses orbitaires du même os, l'interne et l'externe ; en dedans et en bas, par l'apophyse montante du maxillaire supérieur ; en dehors et en bas, par le bord antéro-supérieur de l'os malaire.

Le rebord orbitaire nous présente en haut l'*échancrure sus-orbitaire*, convertie très souvent en un véritable trou (voy. *Os frontal*). — En bas, il est de même traversé par le *canal sous-orbitaire* (voy. *Os maxillaire supérieur*). — Enfin, en dedans et en haut, il nous offre la petite *fossette trochléaire,* qui donne insertion à la poulie du grand oblique (fig. 209, 3).

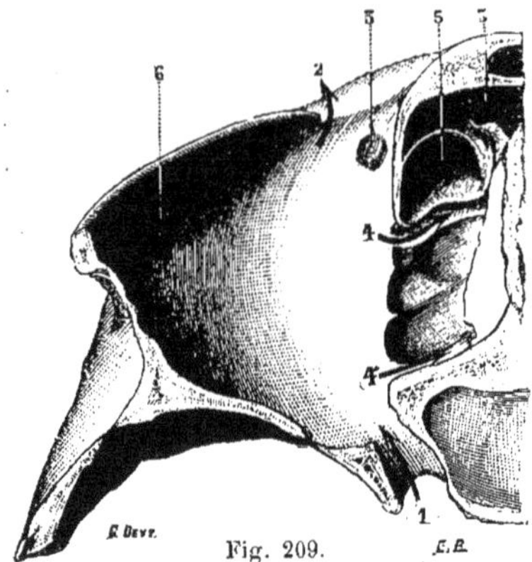

Fig. 209.

Orbite, paroi supérieure ou voûte.

1, trou optique. — 2, échancrure sus-orbitaire. — 3, insertion de la poulie du grand oblique. — 4, conduit orbitaire interne antérieur. — 4', conduit orbitaire interne postérieur. — 5, 5, cellules ethmoïdales. — 6, fossette lacrymale.

2° **Sommet**. — Le sommet de l'orbite correspond à la portion la plus interne et la plus large de la fente sphénoïdale (voy. *Sphénoïde*). Notons sur le bord interne de cette fente un petit tubercule osseux, plus ou moins développé suivant les sujets, sur lequel vient s'insérer l'*anneau de Zinn* (voy. t. III, *Muscles de l'œil*).

3° **Parois ou faces**. — Les parois ou faces sont au nombre de quatre, supérieure, inférieure, externe et interne. Chacune d'elles, on le conçoit, a la forme d'un triangle dont la base est située en avant et le sommet en arrière :

a. *Paroi supérieure*. — La paroi supérieure ou voûte (fig. 209), fortement concave, surtout à sa partie antérieure, est formée d'avant en arrière par la voûte orbitaire du frontal et par la face inférieure de la petite aile du sphénoïde. Nous y remarquons : 1° en arrière, la suture qui réunit ces deux pièces osseuses ; 2° en avant et en dehors, la *fossette lacrymale*, où se loge la glande de même nom. La paroi supérieure de l'orbite répond à l'étage antérieur de la base du crâne et par conséquent aux lobes frontaux. Très épaisse en avant au voisinage du rebord orbitaire, elle est extrêmement mince dans tout le reste de son étendue.

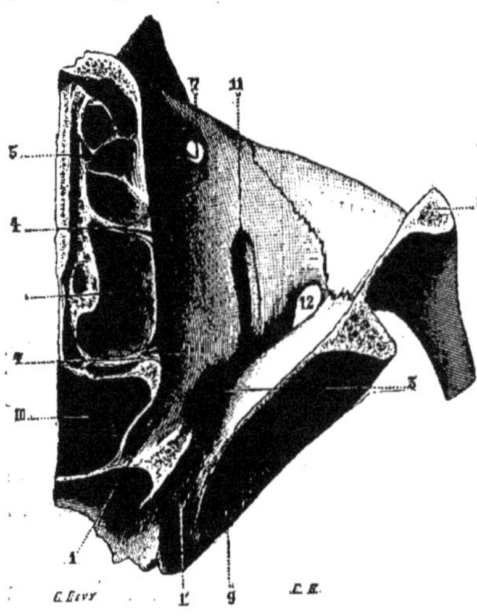

Fig. 210.

Orbite, paroi inférieure ou plancher.

1, trou optique. — 1', extrémité interne de la fente sphénoïdale. — 3, fosse ptérygo-maxillaire. — 4, conduit orbitaire interne antérieur. — 4', conduit orbitaire interne postérieur. — 5, 5, cellules ethmoïdales. — 7, canal nasal. — 8, section de l'os malaire. — 9, trou grand rond. — 10, sinus sphénoïdal. — 11, gouttière sous-orbitaire. — 12, fente sphéno-maxillaire.

b. *Paroi inférieure*. — La paroi inférieure ou plancher (fig. 210), concave comme la précédente, repose sur le sinus maxillaire, dont elle constitue la voûte. Elle est formée : 1° en avant, par la face supérieure de la pyramide du maxillaire supérieur et par la face supérieure de l'apophyse orbitaire de l'os malaire ; 2° tout à fait en arrière, par la petite facette orbitaire du palatin (voy. cet os). Nous y retrouvons, avec les deux sutures qui unissent ces trois os, une gouttière à direction antéro-postérieure, la *gouttière sous-orbitaire*, qui, après un parcours de 2 centimètres en moyenne, se transforme en un canal complet, le *canal sous-orbitaire*.

c. *Paroi externe*. — La paroi externe répond à la fosse temporale. Elle est constituée par la face antérieure de la grande aile du sphénoïde, par l'apophyse orbitaire de l'os malaire et aussi par la partie la plus externe de la voûte orbitaire du frontal. Elle est assez régulièrement plane et ne nous offre à considérer que les trois sutures qui réunissent ensemble ces trois pièces osseuses. C'est sur cette face que se trouve l'orifice postérieur du *conduit malaire* (voy. *Os malaire*).

d. *Paroi interne*. — La paroi interne (fig. 211) est, comme nous l'avons déjà dit, à peu près parallèle au plan médian. Quatre os contribuent à la former. Ce sont, en allant d'arrière en avant : la face externe du corps du sphénoïde, l'os planum de l'ethmoïde, l'unguis, l'apophyse montante du maxillaire supérieur. — Nous voyons tout d'abord sur cette face les trois sutures verticales qui réunissent entre eux ces quatre os. — Nous rencontrons ensuite une gouttière toujours très marquée, la *gouttière lacrymo-nasale*, placée tout à fait à la partie antérieure, immédiatement en arrière de l'apophyse montante du maxillaire supérieur. — Cette gouttière n'est pas exactement verticale, mais légèrement oblique de haut en bas, de dedans en dehors et d'avant en arrière. Elle s'étend, en haut, jusqu'à l'apophyse orbitaire interne, où elle se termine insensiblement. En bas, elle se continue avec le *canal nasal*, que nous décrirons plus loin à propos des fosses nasales. Au point de vue de sa constitution anatomique, la gouttière lacrymo-nasale est formée à la fois par l'apophyse montante du maxillaire et par l'os unguis. Elle est nettement limitée, à sa partie antérieure et à sa partie postérieure, par deux crêtes très saillantes, sur lesquelles viennent s'insérer les deux tendons (*tendon direct* et *tendon réfléchi*) du muscle orbiculaire des paupières. La postérieure donne aussi attache, immédiatement en arrière du tendon réfléchi, au muscle de HORNER.

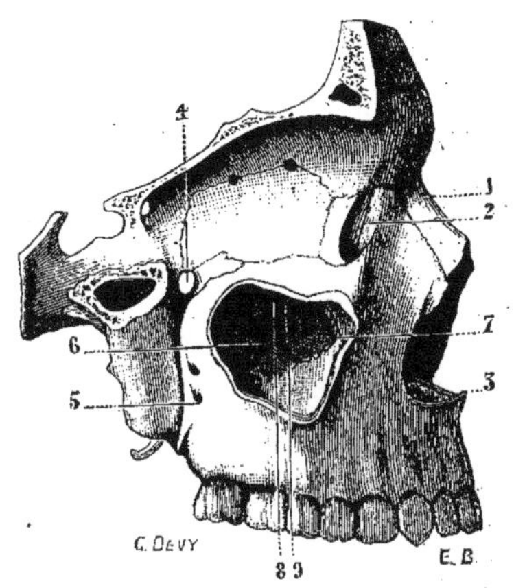

Fig. 211.

Section sagittale de l'orbite, pour montre la paroi interne de cette cavité.

1, os propre du nez. — 2, gouttière lacrymo-nasale. — 3, épine nasale antérieure. — 4, trou sphéno-palatin. — 5, trous dentaires postérieurs. — 6, portion du palatin, rétrécissant l'orifice d'entrée du sinus maxillaire. — 7, apophyse auriculaire du cornet inférieur, recouverte à l'état frais par la muqueuse du sinus. — 8, partie postérieure de l'entrée du sinus, également recouverte par la muqueuse. — 9, apophyse unciforme de l'ethmoïde.

4° **Bords ou angles**. — Les bords de l'orbite sont au nombre de quatre, que nous désignerons, d'après leur situation, sous les noms de supéro-externe, supéro-interne, inféro-externe, inféro-interne :

a. *Bord supéro-externe*. — Le bord supéro-externe se confond en avant avec la fossette lacrymale. Plus loin, il nous présente la suture fronto-sphénoïdale et la terminaison ou *queue* de la fente sphénoïdale, dont la partie interne élargie ou *tête* constitue, comme nous l'avons déjà vu, le sommet de l'orbite.

b. *Bord supéro-interne*. — Le bord supéro-interne nous présente successivement, en allant d'avant en arrière, les diverses sutures de l'os frontal avec l'apophyse montante du maxillaire supérieur, avec l'unguis et avec l'os planum de l'ethmoïde. — Sur cette dernière suture, *suture fronto-ethmoïdale*, nous rencontrons les deux orifices orbitaires des conduits ethmoïdaux ou orbitaires internes, qui communiquent d'autre part avec les gouttières olfactives (voy. *Étage antérieur de la base du crâne*) et qui livrent passage : le postérieur, à l'artère ethmoïdale postérieure et à un petit filet nerveux décrit par LUSCHKA ; l'antérieur, à l'artère ethmoïdale antérieure, ainsi qu'au filet ethmoïdal du nerf nasal. — Enfin, un orifice arrondi, le *trou* ou *canal optique*, termine ce bord en arrière ; nous savons déjà qu'il est traversé par le nerf optique et l'artère ophthalmique.

c. *Bord inféro-interne.* — Le bord inféro-interne répond à un angle fortement obtus. Il est même presque effacé sur certains sujets, et, dans ce cas, l'orbite représente une pyramide plutôt triangulaire que quadrangulaire. Ce bord commence en avant au niveau de l'orifice supérieur du canal nasal et suit à partir de ce point : 1° la suture de l'unguis avec le maxillaire supérieur; 2° la suture de l'os planum de l'ethmoïde toujours avec le maxillaire supérieur; 3° la suture du corps du sphénoïde avec l'apophyse orbitaire du palatin.

d. *Bord inféro-externe.* — Le bord inféro-externe, constitué en avant par la face supérieure concave de l'apophyse orbitaire de l'os malaire, se confond en arrière avec la fente *sphéno-maxillaire*, dont la partie la plus reculée se perd, comme on le sait, dans la fosse ptérygo-maxillaire. Cette fente, très apparente sur le squelette, est fermée à l'état frais par le périoste, lequel passe sans s'interrompre de la paroi externe de l'orbite sur sa paroi inférieure (voy. *Organes des sens*).

5° Communication de l'orbite avec les régions voisines. — L'orbite, on le voit, est loin d'être une cavité close. Abstraction faite de la large ouverture qui constitue sa base et qui la met en relation avec l'extérieur, elle communique avec les régions voisines par des orifices fort nombreux, qui livrent passage à des vaisseaux et à des nerfs. Nous résumons ces relations de la cavité orbitaire avec les régions du voisinage dans le tableau synoptique suivant :

COMMUNICATIONS AVEC :	ORIFICES	ORGANES QUI LES TRAVERSENT
a. LA CAVITÉ CRANIENNE.	1° *Trou optique*	N. optique. N. ophthalmique.
	2° *Fente sphénoïdale*	N. nasal, frontal et lacrymal. Rac. sympath. de g. ophthalmiq. N. mot. ocul. commun. N. mot. ocul. externe. N. pathétique. Veine ophthalmique.
	3° *Conduit ethmoïdal antérieur.*	Art. ethmoïdale antérieure. N. nasal interne.
	4° *Conduit ethmoïdal postérieur.*	A. ethmoïdale postérieure. N. ethmoïdal de LUSCHKA.
b. LES FOSSES NASALES	5° *Canal nasal*	Canal lacrymal.
c. L'EXTÉRIEUR	6° *Échancrure sus-orbitaire*	N. frontal externe ou sus-orbitaire Art. et veine sus-orbitaires.
	7° *Trou sous-orbitaire*	N. sous-orbitaire. Vaisseaux sous-orbitaires.
	8° *Conduit malaire*	N. temporo-malaire.
	9° *Fente sphéno-maxillaire*	Nerf maxillaire supérieur. Rameau orbitaire de ce nerf. Anastomose veineuse.

Indice orbitaire. — On désigne, en anthropologie, sous le nom d'*indice orbitaire*, le rapport centésimal du diamètre vertical de la base de l'orbite à son diamètre transversal :

$$Indice = \frac{\text{Diamètre vertical} \times 100}{\text{Diamètre transverse.}}$$

Chez l'homme, les deux diamètres de l'orbite sont à peu près égaux à la naissance. Mais, à mesure que l'enfant grandit, le diamètre transversal l'emporte sur l'autre, de telle sorte que, chez l'adulte, l'indice orbitaire est toujours au-dessous de 100. BROCA, qui a fait de l'indice orbitaire une étude spéciale (*Recherches sur l'indice orbitaire*, Revue d'Anthropologie, 1875, p. 577), admet de grands indices (*groupe mégasème*, de σῆμα, indice), 89 et au-dessus ; de petits indices (*groupe microsème*), 83 et au-dessous ; des indices moyens ou intermédiaires (*groupe mésosème*), entre 83 et 89.

Sont mégasèmes : les Polynésiens d'Havaï, 95,40 ; les Chinois, 93,8 ; les Mexicains anciens, 93,1 ; les Mexicains modernes, 90,8, etc. — Sont mésosèmes : les Kabyles, 88,9 ; les Corses, 88,6 ; les Savoyards, 88,5 ; les Auvergnats, 86,5 ; les Hottentots, 83,8, et, parmi les races préhistoriques, les Gaulois de la Marne, 87,5, et les peuplades qui ont élevé les dolmens de la Lozère, 83,4. — Sont microsèmes : les Cafres, 81 ; les Néo-Calédoniens, 80,5 ; les Tasmaniens, 79,3 ; les Guanches de Ténériffe, 77, etc. — Exceptionnellement, on a observé 60,9 chez un Tasmanien, 100 chez un Néo-Calédonien, 104 chez une négresse du Sahara et 107 chez un Chinois (TOPINARD). — Chez les anthropoïdes, l'indice orbitaire dépasse toujours 100 ; BROCA a trouvé 118 chez un orang.

Il est à remarquer que, pour une même race, l'orbite de la femme présente un diamètre vertical moins court que celui de l'homme, et, par suite, un indice plus élevé.

Indice céphalo-orbitaire. — A la région de l'orbite se rattache encore, entre autres données anthropométriques, la *capacité orbitaire*, étudiée tout particulièrement par MANTEGAZZA (*Dei caratteri gerarchia del cranio umano*, Florence, 1875). La somme des capacités des deux orbites, comparée à la capacité du crâne, fournit ce qu'on appelle l'*indice céphalo-orbitaire*. Cet indice, étudié par MANTEGAZZA sur 200 crânes de toute provenance, a fourni à l'anthropologiste italien les résultats suivants : la moyenne est de 27,2 et les écarts extrêmes atteignent 22,7 d'une part et 36,5 de l'autre. La capacité de chacune des orbites est à peu près la huitième partie de la capacité du crâne.

§ II. — FOSSES NASALES

Creusées au centre de la face, les fosses nasales sont au nombre de deux, l'une droite, l'autre gauche, placées symétriquement de chaque côté de la ligne médiane et séparées l'une de l'autre par une simple cloison verticale. Leur cavité donne

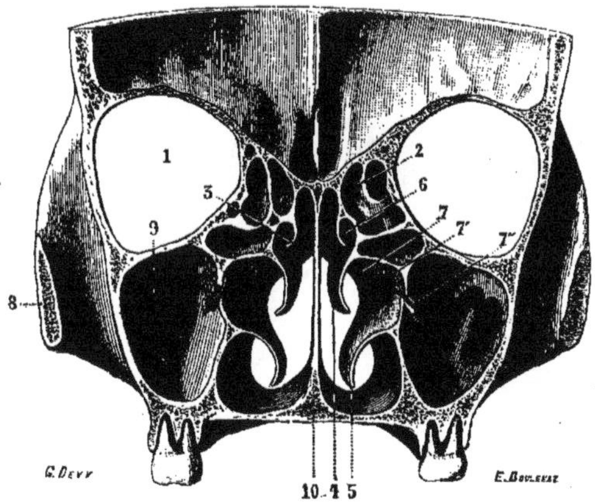

Fig. 212.

Coupe verticale et transversale de l'orbite et des fosses nasales.

1, orbite. — 2, cellules ethmoïdales. — 3, cornet supérieur. — 4, cornet moyen. — 5, cornet inférieur. — 6, méat supérieur. — 7, méat moyen, en communication en 7' avec l'infundibulum et en 7" avec le sinus maxillaire. — 8, coupe de l'arcade zygomatique. — 9, sinus maxillaire. — 10, union du vomer avec les deux apophyses palatines du maxillaire supérieur.

passage à l'air de la respiration, et sur leurs parois vient s'étaler la muqueuse pituitaire, portant elle-même, disséminés dans sa trame, les appareils terminaux de l'olfaction (voy. t. III, *Organes des sens*). Chacune des fosses nasales, prise à part, ressemble à un long couloir fortement aplati dans le sens transversal et un peu plus large en bas qu'en haut. Nous pouvons, en conséquence, lui considérer quatre parois et deux ouvertures.

1° **Paroi inférieure ou plancher**. — La paroi inférieure est un peu inclinée d'avant en arrière. Plane dans le sens antéro-postérieur, légèrement concave dans le sens transversal, elle est constituée, en avant par l'apophyse palatine du maxillaire supérieur, en arrière par la portion horizontale du palatin. Une suture transversale indique la réunion de ces deux pièces osseuses. Nous trouvons, en outre, sur la partie antérieure de cette paroi, le conduit palatin antérieur qui, se portant en dedans à la rencontre de celui du côté opposé, se réunit à lui de manière à constituer un canal unique. Il résulte de cette réunion que les deux conduits palatins antérieurs ont deux orifices en haut et un seul en bas : ils ressemblent, suivant la longueur de la portion commune, soit à un V, soit à un Y.

2° **Paroi supérieure ou voûte**. — La voûte des fosses nasales (fig. 213) représente une gouttière étroite et fortement courbe dont la concavité regarde en bas. En allant d'avant en arrière, nous rencontrons comme parties constituantes de cette gouttière : 1° la face postérieure des os propres du nez ; 2° les parties latérales de l'épine nasale antérieure du frontal ; 3° la face inférieure de la lame criblée de l'ethmoïde ; 4° la face antérieure du corps du sphénoïde ; 5° la face inférieure de ce même corps du sphénoïde, recouverte à ce niveau par les ailes du vomer, d'une part, et, d'autre part, par l'apophyse sphénoïdale du palatin. Constatons, avant de quitter cette paroi, le *conduit ptérygo-palatin*, que forme en grande partie cette dernière apophyse et qui, s'ouvrant en arrière à la partie la plus élevée de la fosse nasale, nous conduit en avant, après un trajet légèrement courbe, dans la fosse ptérygo-maxillaire.

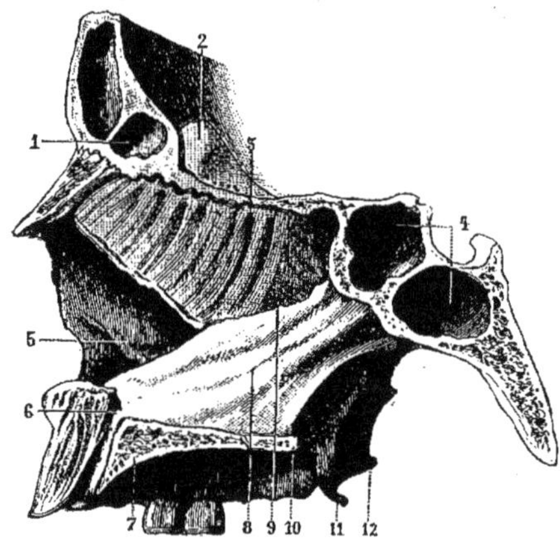

Fig. 213.
Fosses nasales, paroi interne.

1, sinus frontal. — 2, apophyse crista galli. — 3, lame perpendiculaire de l'ethmoïde. — 4, sinus sphénoïdal. — 5, cornet inférieur de la fosse nasale droite. — 6, conduit palatin inférieur. — 7, apophyse palatine du maxillaire supérieur. — 8, vomer. — 9, son articulation avec la lame perpendiculaire de l'ethmoïde. — 10, épine nasale postérieure. — 11 et 12, aile interne et aile externe de l'apophyse ptérygoïde.

3° **Paroi interne**. — La paroi interne (fig. 213) est formée en haut par la lame verticale de l'ethmoïde, en bas par le vomer. En se réunissant l'un à l'autre, les deux os précités ménagent en avant un angle rentrant à large ouverture : cet angle est comblé à l'état frais par un cartilage, *le cartilage de la cloison*, lequel prend ainsi une large part à la formation de la cloison des fosses nasales. La cloison des fosses nasales suit le plan médian ou se déjette plus ou moins à gauche ou à droite : dans le premier cas, elle est régulièrement plane ; dans le second, elle est concave ou convexe, suivant celle des deux fosses nasales où on la considère.

4° **Paroi externe**. — La paroi externe, étendue, comme la précédente, de la voûte au plancher, est inclinée de haut en bas et de dedans en dehors. Six os contribuent à la former, savoir : le maxillaire supérieur, l'unguis, l'ethmoïde, le sphénoïde, la portion verticale du palatin et le cornet inférieur. Fort irrégulière, elle est comme parsemée de dépressions et d'orifices, qui mettent en communication les fosses nasales avec les différents sinus que nous avons déjà décrits sur un grand nombre d'os de la face et du crâne.

Tout d'abord, de cette paroi externe se détachent trois lames osseuses plus ou moins contournées chez l'homme (fig. 212) : ce sont les *cornets*, que l'on distingue en *supérieur*, *moyen* et *inférieur*. — Chacun d'eux présente une face interne ou convexe, une face externe ou concave, un bord supérieur ou adhérent par lequel il se fixe à la paroi, un bord inférieur qui est libre dans la cavité de la fosse nasale. — Des trois cornets, les deux premiers font corps avec l'ethmoïde, dont ils ne sont qu'une dépendance; le troisième est un os isolable et complètement indépendant. — Le cornet supérieur, plus petit que les deux autres, n'occupe que la partie la plus reculée de la fosse nasale. En avant de lui se trouve une surface quadrilatère, parsemée de nombreux sillons nerveux et vasculaires. — Nous avons déjà fait remarquer, à propos de l'ethmoïde, qu'il existait parfois au-dessus du cornet supérieur un petit cornet surnuméraire, connu sous le nom de quatrième cornet ou de cornet de SANTORINI.

En s'avançant dans la fosse nasale, chacun des cornets distrait en dehors de lui une portion de cavité, que l'on désigne sous le nom de *méat*. De même qu'il y a trois cornets, il existe trois méats, lesquels portent le même nom que les cornets en dehors desquels ils sont placés : *méat supérieur*, *méat moyen*, *méat inférieur*, chacun d'eux étant compris entre le cornet homonyme et la paroi externe de la fosse nasale.

Les orifices des divers sinus qui viennent s'ouvrir dans les fosses nasales se répartissent comme suit : 1° un peu en arrière du méat supérieur, dans le voisinage de la voûte, nous trouvons l'orifice du sinus sphénoïdal ; 2° dans le méat supérieur, l'orifice, souvent double, des cellules ethmoïdales postérieures ; 3° dans le méat moyen, l'orifice du sinus maxillaire, considérablement rétréci par tous les os qui l'entourent (voy. *Maxillaire supérieur* et, dans le tome III, le *Sens de l'olfaction*); au-dessus de lui, l'orifice de l'infundibulum de l'ethmoïde (voy. cet os), où débouche le sinus frontal ; enfin, un peu en arrière de l'infundibulum, l'orifice des cellules ethmoïdales antérieures.

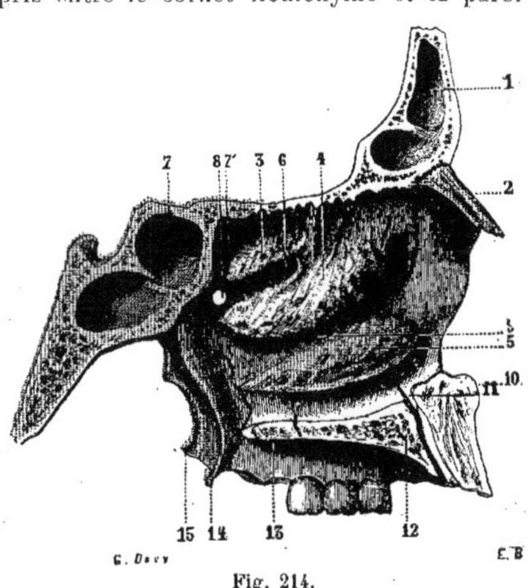

Fig. 214.

Fosses nasales, paroi externe.

1, sinus frontal. — 2, os propres du nez. — 3, cornet supérieur. — 4, cornet moyen. — 5, cornet inférieur. — 6, orifice des cellules ethmoïdales postérieures. — 7, sinus sphénoïdal, avec 7', son orifice dans les fosses nasales. — 8, trou sphéno-palatin. — 9, orifice du sinus maxillaire. — 10, épine nasale antérieure. — 11, conduit palatin antérieur. — 12, apophyse palatine du maxillaire supérieur. — 13, portion horizontale du palatin. — 14, aile interne de l'apophyse ptérygoïde. — 15, aile externe de cette apophyse.

Un orifice et un canal, situés également sur la paroi externe, mettent en communication la fosse nasale avec deux cavités voisines. Ce sont : 1° le *trou sphéno-palatin*, que l'on trouve un peu en arrière du méat supérieur et qui aboutit, d'autre part, à la fosse ptérygo-maxillaire; 2° le *canal nasal*, qui occupe le méat inférieur et fait communiquer ce méat inférieur avec la cavité orbitaire. Nous avons déjà vu, à propos du palatin (p. 207), quel était le mode de constitution du trou sphéno-palatin ; nous n'y reviendrons pas ici et décrirons seulement le canal nasal.

Le *canal nasal* fait suite, en haut, à la gouttière lacrymo-nasale qui occupe, comme on le sait (p. 225), la partie antérieure de la paroi interne de l'orbite. De

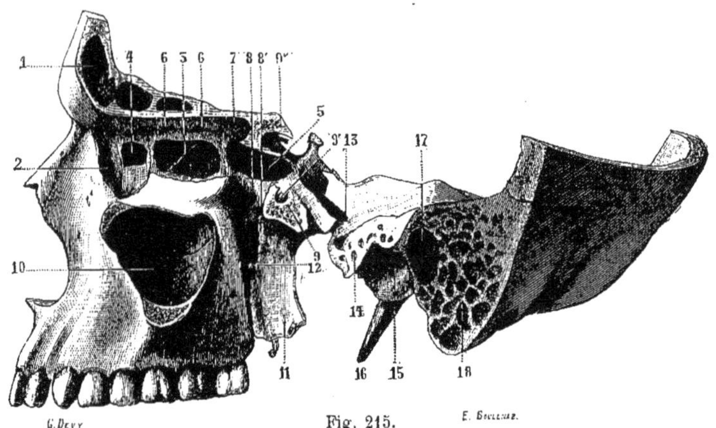

Fig. 215.

Les sinus osseux de la tête.

1, sinus frontal. — 2, canal lacrymal. — 3, cellules ethmoïdales (l'os planum a été enlevé sur une grande partie de son étendue). — 4, infundibulum, vu à travers une fenêtre pratiquée dans l'unguis. — 5, sinus sphénoïdal. — 6, trous orbitaires internes. — 7, trou optique — 8, trou sphéno-palatin. — 8', canal vidien (orifice antérieur). — 9, coupe, oblique en bas et en dehors, des grandes ailes du sphénoïde, pratiquée au niveau du trou grand rond 9'. — 9'', coupe des petites ailes, pratiquée en dehors du trou optique. — 10, sinus maxillaire. — 11, apophyse ptérygoïde. — 12, orifice supérieur du conduit palatin postérieur. — 13, une partie du canal carotidien. — 14, coupe verticale du rocher, faite obliquement. — 15, cavité glénoïde du temporal. — 16, apophyse styloïde. — 17, conduit auditif externe. — 18, cavités mastoïdiennes.

là, il se porte en bas, en arrière et en dedans, en décrivant dans son ensemble une légère courbe, dont la convexité regarde en avant, en bas et un peu en dehors. Il mesure, en moyenne, de 10 à 20 millimètres de longueur. Sa largeur est légèrement variable, suivant les points que l'on considère : dans son tiers supérieur, elle est de 4 millimètres ; plus bas, le canal s'évase graduellement à la manière d'un entonnoir et vient s'ouvrir, par sa portion la plus large, à la partie supérieure et antérieure du méat inférieur. Au point de vue de son mode de constitution, le canal est formé, en dehors par la gouttière nasale du maxillaire supérieur, en dedans par l'unguis et le cornet inférieur qui complètent cette gouttière. Nous aurons naturellement l'occasion de revenir sur ce canal à propos des voies lacrymales (voy. t. III, *Sens de la vue*).

5° Ouverture antérieure. — Sur le squelette et en l'absence du cartilage de la cloison, les deux fosses nasales aboutissent à une ouverture qui leur est commune. Cette ouverture, circonscrite par les deux maxillaires et les deux os propres du nez, est généralement comparée à un cœur de carte à jouer dont la base est dirigée en bas. L'épine nasale antérieure constitue l'échancrure médiane de la base du cœur. L'angle rentrant, formé en haut par le bord inférieur des os propres du nez, en constitue le sommet.

C'est à tort que Alix et Pruner-Bey, reprenant une idée déjà émise par Carus, ont voulu faire de l'épine nasale antérieure une disposition anatomique caractéristique de l'espèce humaine. Dans un intéressant mémoire, publié en 1869 (*Bull. de la Soc. d'Anthropologie*, p. 13), HAMY a démontré en effet que l'épine nasale peut faire défaut, chez nous, sur quelques sujets de races inférieures et que, d'autre part, elle existe à l'état de vestige chez plusieurs anthropoïdes et jusque chez les pithéciens et les cébiens.

6° Ouverture postérieure. — L'ouverture postérieure des fosses nasales revêt la forme d'un quadrilatère aux angles arrondis, plus allongé dans le sens vertical que dans le sens transversal. Elle est formée, à droite et à gauche : en haut, par le corps du sphénoïde, doublé, à sa partie interne, de l'aile du vomer; en bas, par le bord postérieur concave de la portion horizontale du palatin; en dehors, par l'aile interne de l'apophyse ptérygoïde; en dedans, par le bord postérieur du vomer. Le plan de cette ouverture, assez nettement indiqué par la direction du bord postérieur du vomer, est légèrement oblique de haut en bas et d'arrière en avant, direction justement opposée à celle de l'ouverture antérieure. Les recherches craniométriques, entreprises récemment par ESCAT, sont venues établir que l'inclinaison de ce plan suit à peu près les variations de l'angle facial : une inclinaison légère coïncide avec un angle facial très ouvert; une inclinaison forte s'observe, au contraire, sur les sujets qui ont un angle facial relativement faible.

Indice nasal. — On désigne sous le nom d'*indice nasal* le rapport centésimal du diamètre transversal maximum de l'ouverture antérieure des fosses nasales au diamètre vertical de cette même ouverture, mesuré de l'épine nasale antérieure à la suture naso-frontale :

$$\textit{Indice} = \frac{\text{Diamètre transverse} \times 100}{\text{Diamètre vertical}}.$$

Cet indice, très variable suivant les sujets et suivant les races, oscille de 41,9 (*Esquimaux*) à 60,2 (*Boschimans*). Etabli par BROCA en 1872 (*Bull. Soc. d'Anthr.*, p. 25), l'indice nasal est accepté aujourd'hui par la plupart des craniologistes comme un caractère anatomique de première importance pour la classification des races humaines. — A ce sujet, on divise les races comme les individus en trois catégories : races à petits indices ou *leptorhiniens*, possédant un nez mince et étroit; races à grands indices ou *platyrhiniens*, caractérisées par un nez large et plat ; races à indices moyens ou *mésorhiniens*, tenant le milieu entre les deux groupes précédents. Voici, du reste, quels sont les chiffres de la nomenclature de BROCA :

1° Sont *leptorhiniens*, les individus dont l'indice = 47,9 et au-dessous.
2° — *mésorhiniens*, — — = 48 à 52,9.
3° — *platyrhiniens*, — — = 53 et au-dessus.

Or, il résulte des nombreuses observations qui ont été faites jusqu'ici sur ce sujet, que : 1° tous les Européens (dans les moyennes bien entendu) sont leptorhiniens ; 2° tous les groupes des races jaunes, à l'exception des Esquimaux, sont mésorhiniens ; 3° tous les nègres, à l'exception des Néo-Calédoniens, sont platyrhiniens.

Voyez, au sujet des fosses nasales : SEYDEL, Morphol. Jahrbuch, XVII, 1 ; — HOCHSTETTER, Verhandl. d. anatom. Gesellsch., 1891 ; — ZUCKERKANDL, *Norm. u. path. Anatomie der Nasenhöhle und ihre pneumatischen Anhänge*, Wien, 1892 ; — DWIGHT, *Fossa prænasalis*, The americ. Journ. of med. Sc. 1892 ; — MAUCLAIRE, *Consid. anat. et path. sur la cloison des fosses nasales aux différents âges*, Bull. Soc. anat., 1892 ; — ESCAT, *Évolution et transformations anatomiques de la cavité naso-pharyngienne*, Th. Paris, 1894.

§ III. — FOSSE PTÉRYGOÏDE

Située à la face postérieure de l'apophyse ptérygoïde (fig. 216,1), regardant en arrière et un peu en bas, cette région est creusée presque en totalité dans ce prolongement du sphénoïde. A sa partie inférieure, cependant, elle est encore formée par une petite surface triangulaire qui appartient à l'apophyse pyramidale du palatin. Cette surface triangulaire (6) vient s'interposer entre l'aile interne et l'aile externe de l'apophyse ptérygoïde, comblant ainsi tout l'espace circonscrit par l'écartement de ces deux ailes.

La fosse ptérygoïde est allongée dans le sens vertical; sa hauteur est à peu près le double de sa largeur et celle-ci est moindre en haut qu'en bas. Tout à fait à sa partie supérieure et contre l'aile interne de l'apophyse ptérygoïde, elle nous présente une petite dépression secondaire, également allongée dans le sens vertical : c'est la *fossette naviculaire* ou *scaphoïde* (2). L'extrémité inférieure de cette dernière fossette répond à l'aile interne de l'apophyse ptérygoïde. Son extrémité supérieure ou mieux supéro-externe s'effile en une sorte de queue qui vient se perdre insensiblement à la face inférieure de la grande aile du sphénoïde, un peu en dedans du trou ovale.

La fosse ptérygoïde donne insertion au muscle ptérygoïdien interne; dans la fossette naviculaire vient prendre naissance le muscle péristaphylin externe.

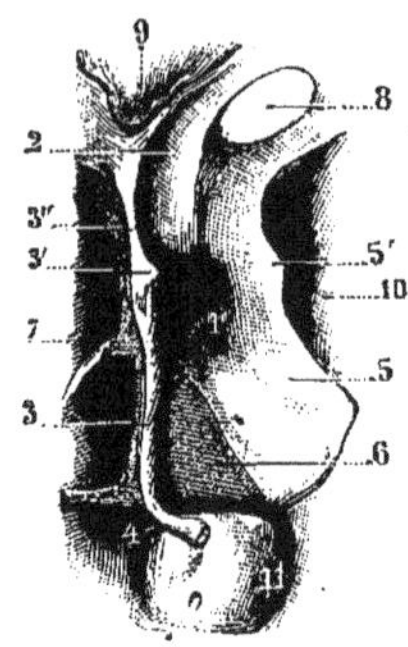

Fig. 216.

Fosse ptérygoïde du côté droit.

1, fosse ptérygoïde. — 2, fossette scaphoïde pour l'insertion du péristaphylin externe. — 3, aile interne, avec : 3', son tubercule tubaire et 3'', l'échancrure tubaire. — 4, crochet de l'aile interne. — 5, aile externe, avec 5', l'épine de Civinini. — 6 (*en rouge*), partie de la fosse ptérygoïde formée par le palatin. — 7, fosse nasale droite. — 8, trou ovale. — 9, sommet du rocher. — 10, fosse ptérygo-maxillaire. — 11, tubérosité du maxillaire supérieur.

§ IV. — Fosse zygomatique

On désigne sous ce nom l'espace, large et mal circonscrit, qui est situé au-dessous de l'arcade zygomatique, entre l'apophyse ptérygoïde et la branche du maxillaire inférieur. La fosse zygomatique est totalement dépourvue de paroi postérieure et de paroi inférieure. Sa paroi supérieure même se trouve réduite à cette surface rugueuse et quadrilatère qui se trouve comprise entre la base de l'apophyse ptérygoïde et de la crête temporale du sphénoïde. En dehors de cette surface, elle communique largement avec la fosse temporale.

Les trois autres parois de la fosse zygomatique existent réellement. C'est ainsi que cette cavité est fermée : 1° *en dehors*, par la face interne de l'os malaire et la face interne de la branche du maxillaire inférieur; 2° *en avant*, par la face postérieure de l'apophyse pyramidale du maxillaire supérieur; 3° *en dedans*, par la face externe de l'apopyse ptérygoïde, en avant de laquelle se trouve une fente qui nous conduit dans la fosse ptérygo-maxillaire. Constatons encore que la fosse zygomatique entre en communication, en haut et en avant, avec la cavité orbitaire par la fente sphéno-maxillaire.

§ V. — Fosse ptérygo-maxillaire

La tubérosité du maxillaire supérieur et la face antérieure de l'apophyse ptérygoïde, à peine séparées en bas par une mince lamelle appartenant au palatin, s'écartent l'une de l'autre en se portant en haut, interceptant ainsi un espace angulaire que ferme en dedans la portion verticale du palatin : c'est à cet espace (fig. 217,1) qu'on donne le nom de *fosse ptérygo-maxillaire.*

1° Mode de configuration. — Ainsi entendue, la fosse ptérygo-maxillaire peut être comparée à une pyramide quadrangulaire, et, de ce fait, nous offre à considérer un sommet, une base et quatre parois :

a. *Sommet.* — Le sommet, dirigé en bas, est formé par la rencontre de l'apophyse ptérygoïde et de la tubérosité du maxillaire : c'est un angle dièdre, très aigu, l'*angle ptérygo-maxillaire*.

b. *Base.* — La base, située en haut, est constituée, à sa partie interne, par la grande aile du sphénoïde, au moment où elle va se souder au corps de l'os. A sa partie externe, elle répond à la partie la plus reculée de la fente sphéno-maxillaire.

c. *Parois.* — Les quatre parois de la fosse ptérygo-maxillaire se distinguent en antérieure, postérieure, interne et externe. — La *paroi antérieure* n'est autre que la

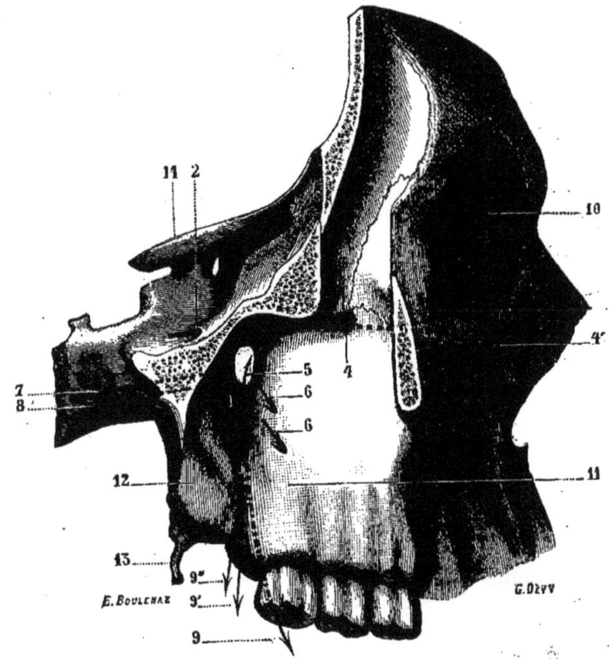

Fig. 217.

Fosse ptérygo-maxillaire (côté droit), avec tous les canaux qui y aboutissent.

1, fosse ptérygo-maxillaire. — 2, trou grand rond. — 3, fente sphéno-maxillaire. — 4, conduit sous-orbitaire, avec 4', son orifice antérieur ou trou sous-orbitaire. — 5, trou sphéno-palatin, s'ouvrant d'autre part dans les fosses nasales. — 6, 6', conduits dentaires postérieurs. — 7, canal vidien. — 8, conduit ptérygo-palatin. — 9, conduit palatin postérieur. — 9', 9'', conduits palatins accessoires. — 10, orbite. — 11, tubérosité du maxillaire. — 12, face externe de l'apophyse ptérygoïde. — 13, crochet de l'aile interne de cette même apophyse. — 14, petites ailes du sphénoïde.

tubérosité du maxillaire supérieur. — La *paroi postérieure* est constituée par la face antérieure de l'apophyse ptérygoïde. — La *paroi interne* est formée par la face externe de la portion verticale du palatin, laquelle, à ce niveau, sépare la fosse ptérygo-maxillaire de la fosse nasale correspondante. — La *paroi externe*, enfin, fait défaut. Elle est remplacée par une ouverture ou fente, plus large en haut qu'en bas, qui met en communication la fosse zygomatique avec la fosse ptérygo-maxillaire et fait, pour ainsi dire, de celle-ci un simple diverticulum de celle-là.

2° **Relations avec les régions voisines**. — La fosse ptérygo-maxillaire sert de réceptacle au *ganglion sphéno-palatin* ou *ganglion de Meckel* (voy. NÉVROLOGIE). Tous les autres organes, vaisseaux ou nerfs, qui s'y trouvent (et ils sont fort nombreux) proviennent d'ailleurs ou bien naissent dans la fosse et en sortent immédiatement pour aller se distribuer à une autre région. C'est dire que la fosse

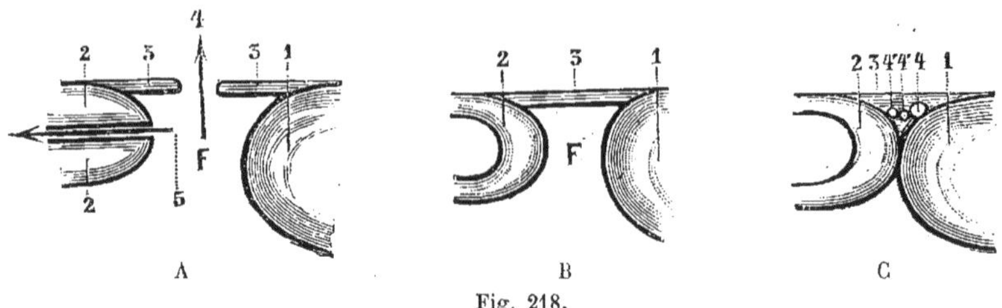

Fig. 218.

Trois schémas, montrant la coupe transversale de la fosse ptérygo-maxillaire pratiquée à différentes hauteurs.

A. — Coupe pratiquée à la hauteur du canal vidien : F, fosse ptérygo-maxillaire. — 1, maxillaire supérieur. — 2, 2, apophyse ptérygoïde. — 3, 3, palatin. — 4, trou sphéno-palatin. — 5, canal vidien.
B. — Coupe pratiquée à la partie moyenne de la fosse : F, fosse ptérygo-maxillaire. — 1, maxillaire. — 2, apophyse ptérygoïde. — 3, palatin.
C. — Coupe pratiquée au-dessous de la fosse, à travers les conduits palatins : 1, maxillaire. — 2, apophyse ptérygoïde. — 3, palatin. — 4, conduit palatin postérieur. — 4', 4'', conduits palatins accessoires.

ptérygo-maxillaire présente un nombre considérable de ***trous, canaux*** et ***fentes*** qui la mettent en relation avec les régions voisines.

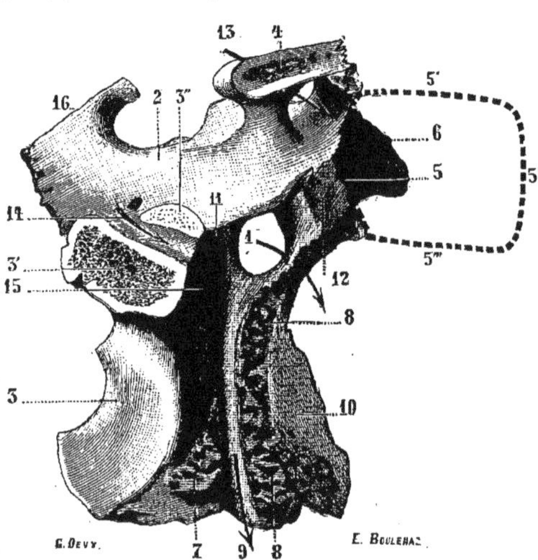

Fig. 219.

La fosse ptérygo-maxillaire, vue après ablation du maxillaire et ouverture du trou grand rond.

1, trou sphéno-palatin. — 2, corps du sphénoïde. — 3, apophyse ptérygoïde. — 3' 3'', section de la grande aile du sphénoïde au niveau du trou grand rond. — 4, section de la petite aile. — 5, 5', 5'', 5''', ligne ponctuée, indiquant le pourtour de l'os planum de l'ethmoïde. — 6, bec du sphénoïde. — 7, 8, rugosités pour le maxillaire supérieur. — 9, gouttière contribuant à former le conduit palatin postérieur. — 10, portion s'appliquant contre l'orifice du sinus maxillaire. — 11, apophyse sphénoïdale. — 12, apophyse orbitaire. — 13, trou optique. — 14, trou grand rond. — 15, conduit vidien. — 16, lame quadrilatère du sphénoïde.

Ce sont (fig. 218 et 219) :

1° Le ***trou grand rond,*** situé à la base de la fosse et s'ouvrant d'autre part dans le crâne; il laisse passer le nerf maxillaire supérieur;

2° La ***fente sphéno-maxillaire,*** située à la rencontre de la base et de la paroi antérieure; elle fait communiquer la fosse ptérygo-maxillaire avec l'orbite et livre passage au nerf maxillaire supérieur et à son rameau orbitaire;

3° Le ***trou sphéno-palatin,*** situé sur la partie la plus élevée de la paroi interne; il est constitué, comme nous l'avons déjà dit, par l'échancrure palatine, sur laquelle vient comme s'asseoir le corps du sphénoïde, en la transformant en trou (fig. 219,1). Le trou sphéno-palatin établit une large communication entre la fosse ptérygo-maxillaire et les fosses nasales; il laisse passer le nerf sphéno-palatin et l'artère sphéno-palatine;

3° Le ***conduit ptérygo-palatin,*** qui, partant de la partie supérieure et postérieure de la fosse ptérygo-maxillaire, vient aboutir à la partie la plus reculée de la voûte des fosses nasales ; il livre passage au nerf ptérygo-palatin ou pharyngien de Bock et à l'artère ptérygo-palatine ;

5° Le *canal vidien*, creusé dans la base de l'apophyse ptérygoïde ; il se porte directement d'avant en arrière et laisse passer le nerf vidien et l'artère vidienne ;

6° Le *canal palatin postérieur*, prenant naissance dans l'angle inférieur de la fosse ptérygo-maxillaire et se dirigeant ensuite verticalement en bas pour venir s'ouvrir aux angles postérieurs de la voûte palatine ; il est formé à la fois par le maxillaire et le palatin et livre passage au nerf palatin antérieur ;

7° Les *canaux palatins accessoires*, généralement au nombre de deux, parallèles au précédent, en arrière duquel ils sont situés ; ils laissent passer, l'un le nerf palatin moyen, l'autre le nerf palatin postérieur ;

8° Les *trous dentaires postérieurs*, au nombre de deux ou trois, creusés en avant de la tubérosité du maxillaire et livrant passage aux nerfs dentaires postérieurs et aux artères dentaires postérieures.

Nous retrouverons plus tard tous ces canaux, en étudiant, en angéiologie et en névrologie, les vaisseaux et nerfs auxquels ils livrent passage. Mais nous ne saurions trop recommander à l'élève de se faire, sur la tête osseuse, une idée exacte de leur situation, de leur direction, de l'os ou des os dans l'épaisseur desquels ils se trouvent creusés, de leur orifice d'entrée et de leur orifice de sortie, etc. Ces notions ostéologiques, on le verra plus tard, faciliteront singulièrement l'étude des vaisseaux et nerfs de la région, notamment celle de l'artère maxillaire interne et du nerf maxillaire supérieur.

§ VI. — Voute palatine

La voûte palatine (fig. 220) a la forme d'un fer à cheval à concavité dirigée en arrière. Elle se trouve constituée de chaque côté : 1° par l'apophyse palatine du maxillaire supérieur ; 2° par la portion de la face interne de cet os qui est située au-dessous de cette apophyse ; 3° par la portion horizontale du palatin ; 4° par la face inférieure de l'apophyse pyramidale du même os. Elle est circonscrite, en avant et sur les côtés, par le rebord alvéolaire des deux maxillaires supérieurs ; en arrière, par une double ligne concave qui appartient tout entière au palatin et qui, partant du bord postérieur du maxillaire, aboutit sur la ligne médiane à l'épine nasale postérieure.

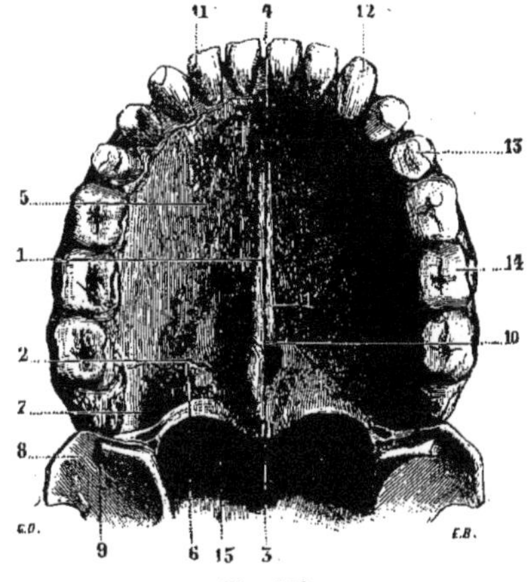

Fig. 220.

Voûte palatine.

1, suture des apophyses palatines des maxillaires supérieurs, avec 1', torus palatinus. — 2, suture de ces mêmes apophyses palatines avec les portions horizontales des palatins. — 3, épine nasale postérieure. — 4, conduit palatin antérieur. — 5, apophyse palatine du maxillaire supérieur. — 6, portion horizontale du palatin. — 7, conduit palatin postérieur et ses accessoires. — 8, aile externe et 9, aile interne de l'apophyse ptérygoïde. — 10, point de rencontre de cinq os, les deux maxillaires, les deux palatins et le vomer. — 11, deuxième incisive. — 12, canine. — 13, deuxième prémolaire. — 14, deuxième molaire. — 15, orifice postérieur des fosses nasales.

La voûte palatine nous présente tout d'abord une *suture en croix*, constituée par la réunion réciproque, sur la ligne médiane et sur les côtés, des deux apophyses palatines du maxillaire supérieur et des deux lames horizontales du palatin. L'extrémité postérieure de la branche médiane de cette croix est marquée par une saillie, plus ou moins accusée suivant le sujet, qui n'est autre que l'épine nasale postérieure dont il a été déjà question plus haut. — Sur l'extrémité antérieure de cette même branche médiane, nous retrouvons l'orifice unique des deux *conduits palatins antérieurs*. SCARPA, depuis longtemps déjà (*Liber secundus annotationum anatomicarum*, p. 73 et seq.), a signalé au fond de la fossette formée par l'orifice unique de ces deux conduits deux petits trous placés sur la ligne médiane, l'un antérieur plus petit, l'autre postérieur un peu plus grand, qui s'ouvriraient, le premier dans la fosse nasale gauche, le second dans la fosse nasale droite (fig. 230, 3 et 4). — Enfin, à la partie postéro-externe de la lame horizontale du palatin, se voient les *conduits palatins postérieurs*, accompagnés d'un ou de deux *conduits palatins accessoires*.

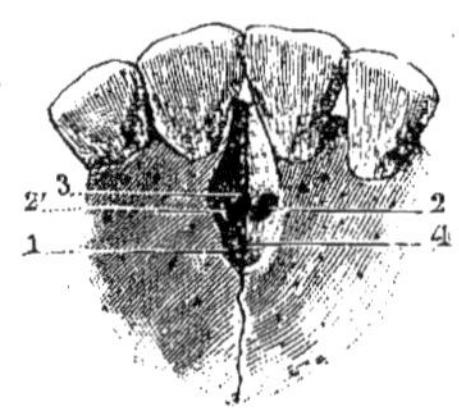

Fig. 221.
Le canal palatin antérieur, vu par son orifice buccal (d'après SCARPA).

1. orifice buccal du canal palatin antérieur. — 2, 2', orifices de ses deux branches secondaires. — 3, orifice du canalicule médian antérieur. — 4, orifice du canalicule médian postérieur.

Nous avons déjà vu plus haut (voy. *Maxillaire supérieur*) qu'il n'était pas rare de rencontrer de chaque côté du conduit palatin antérieur des sutures surnuméraires, indices de la soudure des os incisifs ou intermaxillaires. Nous n'y reviendrons pas ici.

Du reste, la surface de la voûte palatine est fortement rugueuse et présente de nombreux sillons pour le passage des vaisseaux et nerfs de la région. La portion de la voûte qui répond à la suture médiane se soulève parfois en une saillie antéro-postérieure, qui constitue le *bourrelet de la voûte palatine* ou *torus palatinus* (*Gaumenwulst* des anatomistes allemands). Cette saillie osseuse, qui a été bien étudiée dans ces derniers temps par KOPERNICKI, par TARENETZKI et par STIEDA, s'observerait plus particulièrement sur les crânes des Péruviens et des Ainos. En France, elle serait surtout fréquente chez les Auvergnats.

Variétés. — La forme de la voûte palatine, déterminée par celle de l'arcade alvéolaire, se présente sous quatre aspects : elle est *hyperbolique*, quand les deux branches de l'arcade sont divergentes dans tout leur parcours ; *parabolique*, lorsque, divergentes encore, elles le sont un peu moins et finiraient par revenir sur elles-mêmes et se rencontrer, si on les prolongeait à l'infini ; en *upsilon* (U), lorsqu'elles sont parallèles l'une à l'autre ; *elliptique*, enfin, quand elles convergent l'une vers l'autre. « Les deux premières formes, plus nobles, sont communes dans les races blanches ; la troisième et la quatrième sont rares et s'observent spécialement dans les races noires; la forme en upsilon est celle des singes anthropoïdes ; la forme elliptique se voit chez le sajou et le macaque. » (TOPINARD, *l'Anthropologie*, p. 266.)

Le rapport centésimal du diamètre transverse de la voûte palatine au diamètre antéro-postérieur constitue l'*indice palatin* (BROCA), très variable, suivant les espèces et, chez l'homme, suivant les races.

Voyez, au sujet de la voûte palatine, parmi les travaux récents : CHARON, *Contrib. à l'étude des anomalies de la voûte palatine dans leurs rapports avec la dégénérescence*, Paris, 1891 ; — EICHHOLZ, *A racial Variation in the length of the palate process of the maxilla*, Journ. of Anat. and Physiol., 1892 ; — CALORI, *Sull'Anatomia del palato duro*, Mem. R. Accad. Bologna, 1892 ; — GOGGI, *Sull'Anatomia del palato duro*, ibid., 1892 ; — STIEDA, *Der Gaumenwulst*, etc., in Intern. Beiträge zur wiss. Medicin, Berlin, 1891 ; — DU MÊME, *Ueber die versch. Formen der Sogenqueren Gaumennaht*, A. Anthrop., 1893.

ARTICLE VI

LE CRANE AU POINT DE VUE ANTHROPOLOGIQUE

Si le crâne humain (et par ce mot de crâne il faut entendre ici la tête osseuse tout entière) a été étudié de tout temps à un point de vue purement descriptif, comme nous venons de le faire, ce n'est qu'à une époque relativement récente que les anthropologistes ont étudié les crânes comparativement entre eux, non seulement dans la classe des Primates, mais dans toute la série, et se sont efforcés de dégager de ces recherches comparatives des caractères propres et différentiels en rapport avec l'espèce, la race, le sexe, l'âge, etc., etc.

Les premières tentatives faites dans cette voie remontent à Daubenton (1744), Blumenbach (1775), Camper (1791), Prichard (1807). Ces recherches de craniologie comparative ont été reprises et continuées en France par Geoffroy Saint-Hilaire, Cuvier, Foville, Parchappe, Serres, etc. En 1861, Broca leur donna une impulsion toute particulière, et avec lui, on peut le dire, est née une science nouvelle, la *craniométrie*.

A une science nouvelle, il faut naturellement des méthodes nouvelles et des mots nouveaux. C'est encore Broca qui a comblé cette double lacune : il a créé une terminologie aussi simple qu'expressive et doté la craniologie de méthodes d'étude d'une précision inconnue jusqu'alors.

La terminologie de Broca et ses méthodes anthropométriques tendent à s'introduire peu à peu dans le domaine de l'anatomie descriptive. Elles s'y introduiront de plus en plus et nous le souhaitons. Aussi avons-nous cru devoir rappeler ici, d'une façon très sommaire, les principales données de la craniométrie. Les élèves et les médecins devront désormais se familiariser avec ces nouveaux termes scientifiques, sous peine de ne rien comprendre aux nombreux ouvrages ou mémoires d'anthropologie qui se publient aujourd'hui et où ces termes sont répétés à chaque instant.

§ I. — Points craniométriques

Les points craniométriques, appelés encore *points singuliers*, se divisent en deux groupes : 1° ceux qui sont situés sur la ligne médiane et sont impairs ; 2° ceux qui sont latéraux et pairs (voy. fig. 153, p. 170).

A. Points médians et impairs. — Les points craniométriques situés sur la ligne médiane sont au nombre de douze. Ce sont, en allant d'avant en arrière :

1° Le *point mentonnier*, le point le plus inférieur et le plus antérieur du menton osseux ;

2° Le *point alvéolaire*, le point le plus antérieur et le plus déclive du bord alvéolaire supérieur ;

3° Le *point spinal* ou *sous-nasal*, occupant le centre virtuel de l'épine nasale antérieure ;

4° Le *nasion* ou *point nasal*, situé à la racine du nez, sur la suture naso-frontale ;

5° La *glabelle*, renflement situé entre les deux crêtes sourcilières, remplacé quelquefois par un méplat et exceptionnellement par une légère dépression ;

6° L'*ophryon* (de ὀφρύς, sourcil), situé sur le milieu du diamètre frontal inférieur ou diamètre frontal minimum (voy. plus loin) ;

7° Le *bregma* (βρέγμα, de βρέχειν, humecter, à cause de la fontanelle qui s'y trouve chez le fœtus), point de rencontre des trois sutures coronale, sagittale et métopique ;

8° L'*obélion* (de ὀβελός, trait, en latin *sagitta*), à la hauteur des deux trous pariétaux, ou d'un seul si le second manque ;

9° Le *lambda* (de la lettre grecque majuscule Λ), point de rencontre de la suture sagittale avec la suture lambdoïde ;

10° L'*inion* (de ἰνίον, nuque), la base de la protubérance occipitale externe ;

11° L'*opisthion* (de ὄπισθεν, en arrière), le bord postérieur du trou occipital ;

12° Le *basion* (de βάσις, base), le bord antérieur de ce même trou occipital.

B. Points latéraux et pairs. — Les points craniométriques situés sur les côtés de la ligne médiane sont au nombre de seize, huit de chaque côté. Ce sont, en allant dans le même sens que pour les points médians :

1° Le *gonion* (de γωνία, angle), côté externe de l'angle du maxillaire inférieur ;

2° Le *point glénoïdien*, situé au centre de la cavité glénoïde du temporal ;

3° Le *point jugulaire*, situé à la face inférieure du crâne, sur la suture mastoïdo-occipitale, au bord postérieur du sommet de l'apophyse transverse de l'occipital ;

4° Le *point malaire*, répondant au point culminant de la face externe de l'os malaire ;

5° Le *dacryon* (de δάκρυ, larme), le point où la suture verticale lacrymo-maxillaire rencontre, en formant un T, la suture naso-frontale, vers l'angle interne de l'orbite ;

6° Le *stéphanion* (de στεφάνη, couronne, coronal), le point où la suture fronto-pariétale ou coronale croise la crête temporale ;

7° Le *ptérion* (de πτερόν, aile), la région de la fosse temporale où se rencontrent les quatre os suivants : le frontal, le pariétal et le sphénoïde ;

8° L'*astérion* (de ἀστήρ, étoile), le point où se rencontrent l'occipital, le pariétal et la portion mastoïdienne du temporal.

§ II. — Diamètres craniens

Les diamètres craniens se divisent en longitudinaux ou antéro-postérieurs, transversaux et verticaux.

A. Diamètres longitudinaux. — Les diamètres longitudinaux du crâne sont au nombre de deux seulement :

1° Le *diamètre antéro-postérieur iniaque* ou *diamètre iniaque*, allant du point le plus saillant de la glabelle à l'inion ;

2° Le *diamètre antéro-postérieur maximum*, allant du point le plus saillant de la glabelle au point le plus reculé de l'écaille occipitale.

B. Diamètres transversaux. — Les diamètres transversaux du crâne sont au nombre de sept, savoir :

1° Le *diamètre transversal maximum*, la plus grande ligne horizontale et transversale que l'on puisse mener d'un côté à l'autre de la boîte cranienne ;

2° Le *diamètre bi-auriculaire*, d'un conduit auditif à l'autre ;

3° Le *diamètre temporal*, la plus grande largeur mesurée sur la ligne bi-auriculaire ;

4° Le *diamètre stéphanique*, d'un stéphanion à l'autre ;

5° Le *diamètre frontal maximum*, distance minima des deux crêtes temporales du frontal ;

6° Le *diamètre astérique*, d'un astérion à l'autre, largeur maxima de l'occipital ;

7° Le *diamètre bi-pariétal*, du sommet d'une bosse pariétale à l'autre.

C. Diamètre vertical. — Le crâne ne nous présente qu'un seul diamètre vertical, c'est :

Le *diamètre basilo-bregmatique*, qui s'étend du basion au bregma.

Diamètres de la tête fœtale. — Nous croyons devoir indiquer ici, en raison de leur importance en obstétrique, les dimensions que présentent les principaux diamètres craniens chez le fœtus à terme. Ces diamètres se divisent, comme chez l'adulte, en trois groupes : diamètres longitudinaux où antéro-postérieurs, diamètres transversaux et diamètres verticaux (fig. 222).

a. *Diamètres antéro-postérieurs.* — Les diamètres antéro-postérieurs sont au nombre de cinq, savoir : l'*occipito-mentonnier*, qui s'étend de l'angle supérieur de l'occipital au menton et qui mesure 13 centimètres ; 2° l'*occipito-frontal*, qui va de l'angle supérieur de l'occipital à la racine du nez et qui mesure 11 centimètres et demi ; 3° le *sous-occipito-bregmatique*, qui s'étend du bregma ou centre de la fontanelle antérieure au point sous-occipital ou angle de réunion de l'écaille occipitale avec la nuque ; sa longueur est de 10 centimètres ; 4° le *sous-occipito-frontal*, qui va de ce même point sous-occipital à la partie la plus saillante du frontal et qui mesure 11 centimètres ; 5° enfin, le *sus-occipito-mentonnier* ou *maximum* de Budin, qui, partant du menton, vient se terminer sur la suture sagittale en un point variable suivant les sujets ; sa longueur est de 13 centimètres et demi.

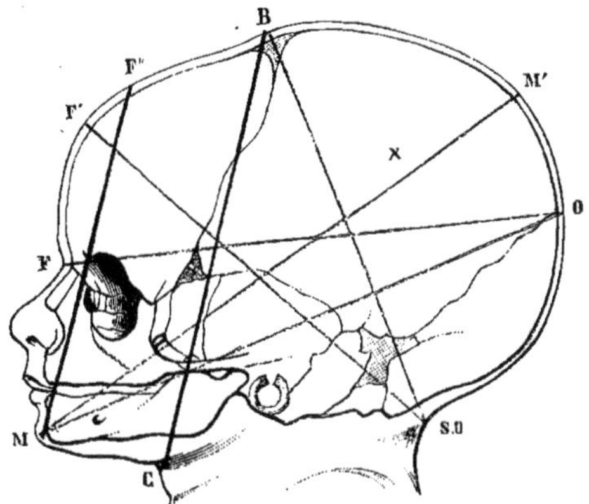

Fig. 222.

Diamètres de la tête fœtale.

OM, occipito-mentonnier. — OF, occipito-frontal. — SOB, sous-occipito-bregmatique. — SOF', sous-occipito-frontal. — MM', sus-occipito-mentonnier ou diamètre maximum de Budin. — CB, cervico-bregmatique. — MF'', fronto-mentonnier.

(Le signe × indique le point où aboutit le diamètre bi-pariétal ; le signe + indique le point où aboutit le diamètre bi-temporal.)

b. *Diamètres transversaux.* — Les diamètres transversaux sont au nombre de deux (fig. 159) : 1° le *bi-pariétal* ou *transverse maximum postérieur*, qui va d'une bosse pariétale à l'autre et qui mesure 9 centimètres et demi ; 2° le *bi-temporal* ou *transverse minimum antérieur*, qui s'étend de la naissance de la suture fronto-pariétale d'un côté au point symétrique du côté opposé ; sa longueur est de 8 centimètres seulement.

c. *Diamètres verticaux.* — Les diamètres verticaux sont également au nombre de deux : 1° le *fronto-mentonnier*, qui s'étend de la pointe du menton à la pointe la plus élevée du front ; 2° le *sous-mento-bregmatique*, encore appelé *cervico-* ou *trachélo-bregmatique*, qui, partant du centre de la fontanelle antérieure ou bregma, vient aboutir au point de jonction du cou avec la région sous-mentonnière. De ces deux diamètres, le premier mesure 8 centimètres, le second 9 centimètres et demi.

§ III. — Courbes craniennes

Les courbes craniennes se mesurent à l'aide d'un simple ruban métrique. On les divise en médianes, transversales et horizontales :

A. Courbes médianes. — Les courbes médianes se développent, comme leur nom l'indique, dans le plan médian. On en compte cinq, savoir :

1° La *courbe sous-cérébrale*, de la racine du nez à l'ophryon ;

2° La *courbe frontale totale*, de la racine du nez au bregma ;

3° La *courbe pariétale* ou *sagittale*, du bregma au lambda ;

4° La *courbe occipitale totale*, du lambda à l'opisthion ;

5° La *courbe occipito-frontale*, de la racine du nez à l'opisthion ; cette dernière courbe est le total des quatre précédentes.

B. Courbes transversales. — Les courbes transversales, situées sur un plan vertico-transversal, sont au nombre de deux. Ce sont :

1° La *courbe sus-auriculaire*, d'un point auriculaire à l'autre en passant par le bregma ;

2° La *courbe transversale totale*, la même, prolongée transversalement sous la base du crâne pour revenir à son point de départ.

C. Courbes horizontales. — Les courbes horizontales se développent sur un plan horizontal. Elles sont au nombre de trois, savoir :

1° La *courbe horizontale totale :* c'est la circonférence maxima du crâne, prise dans un plan qui passe, en avant, immédiatement au-dessus des bosses sourcilières, et, en arrière, sur le point le plus reculé de l'occipital ;

2° La *courbe pré-auriculaire :* la portion de la précédente qui est située en avant de la ligne bi-auriculaire ;

3° La *courbe post-auriculaire :* la portion de la courbe horizontale qui est placée en arrière de la ligne bi-auriculaire. Les deux courbes pré-auriculaire et post-auriculaire, totalisées, donnent naturellement la courbe horizontale totale.

§ IV. — Mensuration de la face

Toutes les mesures que l'on prend sur la face sont des lignes droites. Ces lignes sont situése dans le plan horizontal ou dans le plan vertical. De là, deux ordres de mesures : les unes en largeur, les autres en hauteur.

A. Largeurs (en ligne horizontale). — On prend ordinairement sur le crâne les quatre largeurs suivantes :

1° La *largeur bi-orbitaire externe,* d'une apophyse orbitaire externe à l'autre, les deux pointes du compas-glissière étant placées sur les bords externes de ces apophyses ;

2° La *largeur bi-orbitaire interne,* la même, le compas-glissière étant placé sur les bords internes des apophyses orbitaires ;

3° La *largeur bi-malaire*, d'un point malaire à l'autre ;

4° La *largeur bi-zygomatique*, le plus grand écartement des arcades zygomatiques, mesuré sur leur face externe.

B. Hauteurs (en lignes verticales). — Les hauteurs que l'on prend sur le crâne sont au nombre de deux. Ce sont :

1° La *hauteur totale de la face,* de l'ophryon (milieu du diamètre frontal minimum) au point alvéolaire (sur la ligne médiane) ;

2° La *hauteur spino-alvéolaire*, de l'épine nasale au point alvéolaire.

On prend encore sur la face des mensurations partielles se rapportant à l'orbite, aux fosses nasales, à la voûte palatine. Ces mensurations, qui donnent naissance à autant d'indices spéciaux, ont été déjà indiquées, en partie, dans l'article précédent.

§ V. — Mensuration de la capacité du crane

La mensuration de la capacité du crâne par l'emploi des grains de plomb, qui est généralement adoptée aujourd'hui, est bien certainement une des opérations les plus délicates de l'anthropométrie. Nous n'en voulons pour preuve que les écarts, souvent si considérables, qui existent entre les résultats obtenus pour un même crâne par deux observateurs différents. C'est ici surtout qu'il importe d'avoir une méthode *uniforme* et *uniformément appliquée*. Aussi ne saurions-nous trop recommander aux anthropologistes de suivre scrupuleusement, point par point, la méthode à laquelle s'est arrêté Broca après de longues et patientes recherches. Cette méthode, ils la trouveront exposée avec tous les détails désirables à la page 100 des *Instructions craniologiques* (Paris, 1875). Nous nous contenterons de la résumer ici en un peu de mots.

Le matériel instrumental dont se servait Broca comprend : 1° deux litres environ de plomb de chasse n° 8 ; 2° un entonnoir en fer-blanc destiné à verser le plomb dans la cavité cranienne et dont le goulot est exactement large de 2 centimètres ; 3° un fuseau en bois dur et terminé en pointe mousse, servant à bourrer le plomb au fur et à mesure qu'il tombe dans le crâne ; 4° un litre en étain poinçonné ; 5° une éprouvette en verre, graduée de 5 en 5 centimètres cubes, d'une contenance d'un demi-litre et de 20 à 40 centimètres de hauteur ; 6° un vase cylindrique en fer-blanc pourvu d'une anse et d'une contenance de deux litres.

L'opération elle-même se divise en deux temps : le *jaugeage* et le *cubage*. Le jaugeage consiste à remplir par le trou occipital, de plomb n° 8, la cavité du crâne dont on veut déterminer la capacité ; le cubage, à retirer ce plomb et à le cuber, c'est-à-dire à représenter son volume par des chiffres. La première de ces opérations s'exécute avec l'entonnoir et le fuseau ; pour la seconde, on emploie le double-litre, le litre et l'éprouvette gradués. L'une et l'autre, on ne saurait trop le répéter, demandent l'emploi d'une technique toute spéciale, qu'il faudra suivre religieusement si on veut établir des résultats sérieux et utilisables. L'oubli d'un tout petit détail, insignifiant en apparence, peut se traduire dans les chiffres par un écart de 20, 30, 50 centimètres cubes et même plus.

Pour les crânes fragiles qui seraient susceptibles de se briser par le tassement du plomb, Broca conseille de remplacer ce dernier par la graine de moutarde.

Voici maintenant quelques-uns des résultats obtenus par Broca, relativement à la capacité cranienne :

	HOMMES	FEMMES	DIFFÉRENCES
Parisiens contemporains	1559	1347	222
— du XII° siècle	1531	1320	211
Auvergnats	1598	1445	153
Savoyards	1538	1417	121
Basques français et espagnols	1564	1355	209
Hollandais	1540	1390	140
Chinois et Mongols	1518	1383	135
Nègres d'Afrique	1437	1251	186
Néo-Calédoniens	1460	1330	130
Époque des dolmens (Lozère)	1606	1507	99
— (Grottes de la Marne)	1534	1407	127

Au point de vue de leur volume, les crânes se divisent en cinq groupes, savoir :

1° Crânes	macrocéphales	1950 et au-dessus.
2° —	gros	de 1950 à 1650
3° —	moyens ou ordinaires	de 1660 à 1450
4° —	petits	de 1450 à 1150
5° —	microcéphales	1150 et au-dessous.

Tout récemment, Manouvrier (*De la quantité dans l'encéphale*, Paris, 1885), comparant successivement sur un grand nombre de sujets la capacité cranienne et le poids de l'encéphale, est arrivé à déterminer le rapport moyen qui existe entre ces deux quantités ; d'où il résulte que l'on peut, par une opération arithmétique des plus simples, passer de l'une à l'autre. C'est ainsi que, pour évaluer le poids de l'encéphale d'après la capacité cranienne, il suffit de multiplier cette capacité par 0,87. De même pour obtenir la capacité cranienne, connaissant le poids de l'encéphale, on multiplie ce poids par 1,15. Mais les résultats ainsi obtenus n'ont une précision certaine que si la capacité cranienne a été mesurée d'après le procédé de Broca correctement suivi. Le rapport de la capacité cranienne au poids de l'encéphale trouve en médecine de nombreuses applications : il peut servir notamment à évaluer la perte de poids encéphalique qui se produit sous l'influence de la vieillesse et des maladies.

§ VI. — Angles craniométriques

Les principaux angles craniométriques sont : l'angle occipital, l'angle facial, l'angle sphénoïdal, l'angle pariétal et les angles auriculo-craniens.

1° Angle occipital. — Introduit dans la science par Daubenton, l'angle occipital (fig. 223, AOD) a son sommet sur l'opisthion et est formé par deux plans dont le

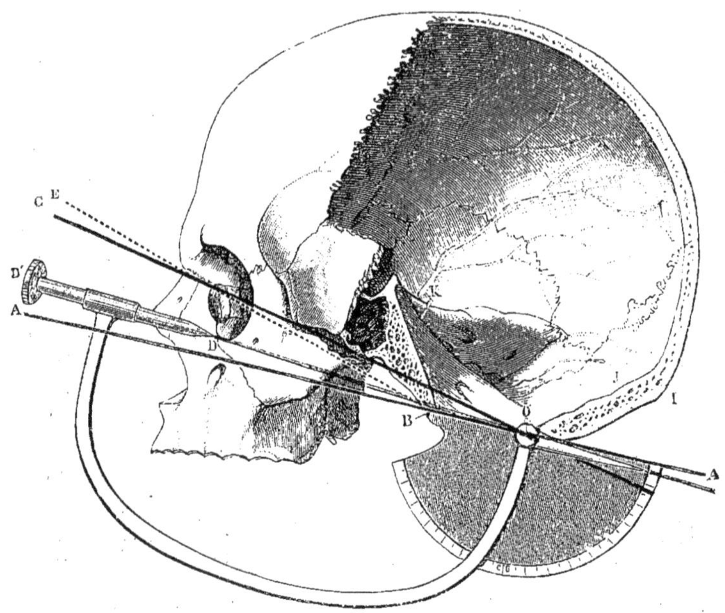

Fig. 223.

Angle occipital.

O, opisthion, caché par le centre du cadran du goniomètre. — B, nasion. — D, bord inférieur de l'orbite ou point déterminant antérieur de la ligne de Daubenton. — N, point nasal. — D'DOD'', ligne de Daubenton. — ABOA', plan du trou occipital prolongé dans les deux sens. — AOD, angle occipital de Daubenton. — AOC, angle occipital de Broca. — ABE, angle basilaire de Broca. — K, gouttière basilaire. — I, inion ou protubérance occipitale externe. — J, protubérance occipitale interne.

premier n'est autre que le plan du trou occipital et dont le second aboutit au rebord inférieur de l'orbite. L'angle de Daubenton étant quelquefois négatif chez l'homme, Broca lui a substitué un nouvel angle occipital (AOC) dont le sommet se trouve également à l'opisthion, et dont le plan supérieur, au lieu de passer par la base de l'orbite, passe beaucoup plus haut, par la racine du nez. Enfin Broca a admis un troisième angle occipital, dit *angle basilaire* (ABB), dont le sommet est situé sur le basion et dont les deux plans sont encore le plan du trou occipital en bas, le plan basio-nasal en haut. Les divers angles occipitaux se mesurent à l'aide du *goniomètre occipital* de Broca, que nous avons représenté sur la figure 223.

Voici maintenant quelques résultats :

	ANGLE OCCIPITAL DE DAUBENTON	ANGLE OCCIPITAL DE BROCA	ANGLE BASILAIRE DE BROCA
Hommes.	de — 1°,5 à + 9°,3	10°,3 à 20°,1	14°,3, à 26°,3
Chimpanzés . . .	26,2	35,5	45,5
Orangs.	31,2	45,2	55,2
Gorilles	32,5	44,6	53,2
Gibbons.	31,5	40,6	51,5
Pithéciens. . . .	de 19,6 à 23,8	33,3 à 35,3	45,6 à 49

Comme on le voit, l'angle occipital, qui indique l'inclinaison du trou occipital et répond assez exactement à l'attitude du sujet, atteint son minimum chez l'homme ; il augmente graduellement dans l'ordre des primates, au fur et à mesure qu'on descend vers les espèces inférieures.

2° Angle facial. — L'angle facial, créé par Camper en 1786, est destiné à nous renseigner sur le développement relatif de la face et du crâne antérieur. Il présente trois variétés bien différentes l'une de l'autre comme on va le voir (fig. 224) : l'angle de Jacquart, l'angle de Cuvier, l'angle de Cloquet.

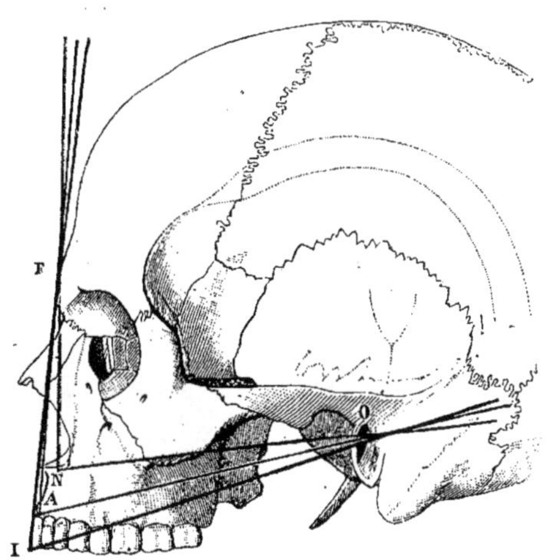

Fig. 224.
Angle facial et ses trois variétés.

F, glabelle. — O, conduit auditif externe. — N, base de l'épine nasale antérieure. — A, bord alvéolaire. — I, bord tranchant des incisives. — Angle FNO, angle de Jacquart. — Angle FAO, angle de Cloquet. — Angle FIO, angle de Cuvier.

L'*angle de Jacquart* (FNO) est formé par l'intersection de deux droites qui se rencontrent à la base de l'épine nasale antérieure (*point spinal* ou *sous-nasal*) et qui passent, l'une (la *ligne faciale*) par la partie la plus saillante de la ligne médiane du front, l'autre (la *ligne auriculo-spinale*) par le milieu de la ligne bi-auriculaire.

L'*angle facial de Cuvier* (FIO) et l'*angle facial de Cloquet* (FAO) sont formés encore par deux lignes, une ligne faciale et une ligne auriculaire, se rencontrant non plus à la base de l'épine nasale antérieure, comme dans l'angle précédent, mais un peu au-dessous : sur le bord alvéolaire pour l'angle de Cloquet ; sur le bord tranchant des incisives, pour l'angle de Cuvier.

L'angle facial se mesure à l'aide d'instruments dits *goniomètres*. Le goniomètre le plus simple et le plus employé aujourd'hui est le *goniomètre médian* de Broca. Il résulte de la constitution même des trois variétés de l'angle facial que l'angle de Jacquart est plus grand que les deux autres, l'angle de Cloquet plus grand que celui de Cuvier, pour les mêmes sujets bien entendu. Voici, du reste, quelques chiffres indiquant, pour les principales races, l'ouverture moyenne de l'angle facial, mesuré successivement par les trois méthodes précitées :

	ANGLE FACIAL DE CUVIER	ANGLE FACIAL DE CLOQUET	ANGLE FACIAL DE JACQUART
Européens	54°	62°	76°5
Races jaunes.	53	59,4	72
Néo-Calédoniens	50	58,9	71,8
Nègres d'Afrique	48	58	70,3

Ces divers angles faciaux expriment assez bien les grandes variations du prognathisme dans des espèces très différenciées sous ce rapport. Mais ils n'expriment que fort mal les variations, même les plus fortes, du prognathisme humain. Comme l'a fait observer, en effet, MANOUVRIER, ces angles varient suivant trois points différents du crâne ou de la face qui, tous les trois, peuvent subir des déplacements indépendants du prognathisme.

3° Angle sphénoïdal. — L'angle sphénoïdal (fig. 225), imaginé et utilisé par WELCKER, a son sommet sur le milieu de la gouttière optique et est formé par deux

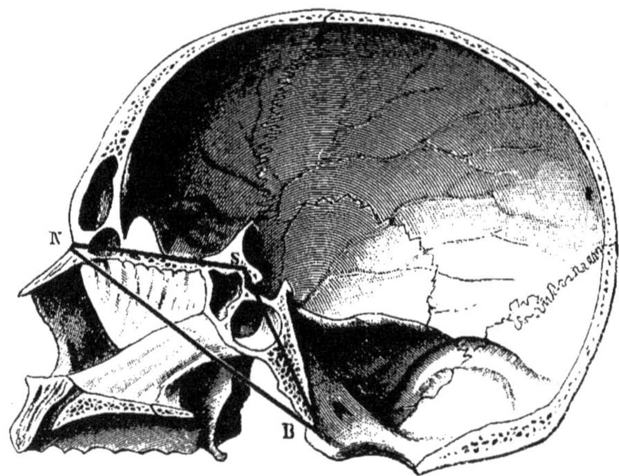

Fig. 225.

Angle sphénoïdal de WELCKER.

N, nasion. — B, basion. — S, milieu de la gouttière optique ou éphippion. — NB, ligne naso-basilaire. NS et BS, les deux lignes droites qui déterminent l'angle sphénoïdal.

lignes aboutissant, l'une au nasion, l'autre au basion. Ces deux lignes répondent assez exactement aux limites qui séparent la face du crâne antérieur. Il s'ensuit que l'angle sphénoïdal de WELCKER indique, d'une façon bien plus nette que ne saurait le faire l'angle facial, le développement respectif de ces deux portions de la tête osseuse. Il mesure en moyenne (TOPINARD) :

Chez les Parisiens.	133°,1
— Nègres d'Afrique	137, 4
— Néo-Calédoniens	130, 4
— Chinois.	126

4° Angles auriculo-craniens. — Les angles auriculo-craniens ou auriculaires (fig. 226) sont situés, comme les précédents, dans le plan médian vertical et antéro-postérieur. Ils ont pour sommet commun le milieu de la ligne bi-auriculaire et pour limite une série de lignes droites ou de rayons, qui partent de ce sommet comme d'un centre et viennent aboutir : la première, au point alvéolaire (*rayon alvéolaire*); la seconde, au nasion (*rayon nasal*); la troisième, au bregma (*rayon bregmatique*); la quatrième, au lambda (*rayon lambdatique*); la cinquième, à l'inion (*rayon iniaque*); la sixième, à l'opisthion (*rayon opisthiaque*).

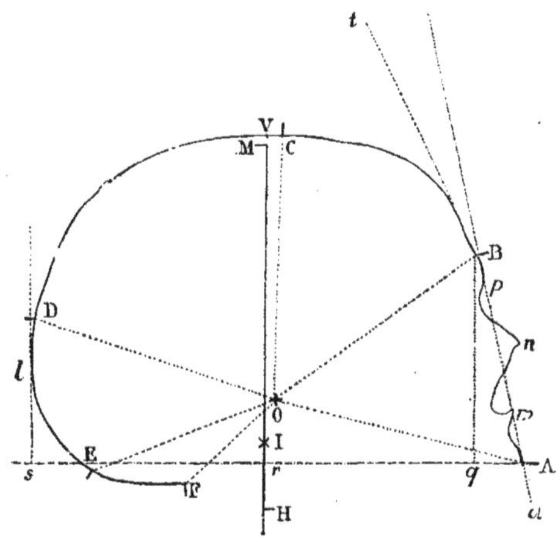

Fig. 226.

Angles auriculo-craniens.

O, point auriculaire ou milieu de la ligne bi-auriculaire. — O A, rayon alvéolaire. — O B, rayon nasal. — O C, rayon bregmatique. — O D, rayon lambdatique. — O E, rayon iniaque. — O F, rayon opisthiaque.

Ces divers rayons interceptent entre eux cinq angles, savoir :

L'*angle facial*	entre les rayons	alvéolaire et nasal ;
— *frontal*	—	nasal et bregmatique ;
— *pariétal*	—	bregmatique et lambdatique ;
— *sus-iniaque* ou *sus-cérébelleux*	—	lambdatique et iniaque ;
— *sous-iniaque* ou *cérébelleux* .	—	iniaque et opisthiaque.

La réunion de ces deux derniers angles constitue l'*angle occipital total*. Les rapports de grandeur qui existent entre ces différents angles sont établis par les chiffres suivants :

	PARISIENS	NÈGRES
Angle facial	51°,5	46°,2
— frontal	56°,4	54°,1
— pariétal	60°,9	66°,2
— occipital ou total	71°,2	72°,2

5° Angle pariétal de Quatrefages. — De chaque côté du crâne existent deux lignes, passant à la fois par les extrémités du diamètre transverse maximum de la face ou bi-zygomatique et par les extrémités du diamètre frontal maximum. Ces deux lignes, prolongées en haut, se rencontrent d'ordinaire au-dessus de la tête : l'angle qu'elles interceptent, à sinus dirigé en bas, constitue l'*angle pariétal* de Quatrefages. Mais ces deux lignes ne se rencontrent pas toujours ; et alors, ou bien elles sont parallèles ou bien elles sont divergentes : dans le premier cas, on dit que l'angle pariétal est égal à 0 ; dans le second, qu'il est négatif.

Sur les crânes qui ont un angle pariétal positif, les arcades zygomatiques sont visibles quand on regarde le crâne d'en haut, par la méthode de la *norma verticalis* de Blumenbach, d'où le nom de *crânes phénozyges,* qui leur est donné dans ce cas. Sur les crânes, au contraire, que caractérise un angle pariétal négatif, ces mêmes arcades sont invisibles dans les mêmes conditions : ce sont des *crânes cryptozyges.*

L'angle pariétal, tel que nous venons de le définir, se mesure à l'aide du *goniomètre pariétal* de Quatrefages. Il oscille, dans les races humaines, de 2° 5 (Auvergnats) à 20° 3 (Néo-Calédoniens).

§ VII. — Forme du crane, indice cranien

Le crâne, avons-nous dit plus haut, a la forme d'un ovoïde dont le diamètre antéro-postérieur l'emporte toujours sur le diamètre transversal. Mais il s'en faut de beaucoup que tous les crânes se ressemblent à ce point de vue. Le degré plus ou moins considérable d'allongement antéro-postérieur de la boîte cranienne nous est indiqué par une nouvelle mesure anthropométrique, l'*indice cranien.*

L'*indice cranien* (*indice céphalique* sur le vivant) peut être défini : le rapport centésimal du diamètre transversal maximum au diamètre antéro-postérieur maximum : Indice $= \frac{\text{D. trans.} \times 100}{\text{D. ant-post.}}$. Dire qu'un crâne a un indice de 78, signifie que le diamètre antéro-postérieur de ce crâne étant 100, son diamètre transverse est 78.

Les variations fort étendues de l'indice cranien ont permis de classer les crânes, et par suite les individus et les races, en cinq groupes, savoir :

Dolichocéphales	Indice = 75 et au-dessous
Sous-dolichocéphales	— = 75,01 à 77,77
Mésaticéphales	— = 77,78 à 80
Sous-brachycéphales	— = 80,01 à 83,33
Brachycéphales.	— = 83,34 et au-dessus.

Pour donner quelques exemples et pour les prendre dans les races blanches, nous rappellerons que les Anglo-Scandinaves, les Francs, les Sardes sont dolichocéphales ; que les Celtes (Auvergnats, Savoyards), les Ligures et les Lapons sont brachycéphales.

Nous arrêtons ici ces notions sommaires sur la craniométrie. Dans un ouvrage destiné avant tout à l'anatomie descriptive, nous avons dû nous contenter de définir simplement certains termes qui, tout en étant de création récente, deviennent de plus en plus usuels dans le langage scientifique. Nous renvoyons le lecteur, pour l'étude plus complète de ces termes et de leur valeur anthropologique, aux mémoires originaux et aux traités suivants publiés en France : Broca, *Instructions craniologiques et craniométriques,* Paris, 1884 ; Topinard, *l'Anthropologie,* Paris, 1877, et *Éléments d'anthropologie générale,* Paris, 1885 ; Manouvrier, *Sur le développement quantitatif comparé de l'encéphale et de diverses parties du squelette;* Hovelacque et Hervé, *Précis d'Anthropologie,* Paris, 1887.

ARTICLE VII

OS HYOIDE ET APPAREIL HYOIDIEN

L'os hyoïde est un os impair, médian, symétrique, transversalement étendu à la partie antérieure du cou, au-dessus du sternum auquel il est rattaché par ses muscles abaisseurs, au-dessous de la langue dont il constitue pour ainsi dire le squelette. Dans la position normale de la tête, sa place exacte répond au sinus de l'angle que forme le plan inférieur de la face en rencontrant le plan antérieur du cou. Il est à peu près parallèle au bord inférieur de la mandibule.

Convexe en avant, concave en arrière, l'os hyoïde affecte la forme d'un **U** majuscule, d'où le nom qui lui a été donné (*hyoïdes, hypsiloïdes* : de la voyelle grecque υ, *upsilon*, et εἶδος, *forme*). Il est essentiellement constitué de cinq parties : une partie médiane, appelée *corps*, et quatre prolongements latéraux, deux de chaque côté, connus sous le nom de *cornes*. On distingue ces dernières en grandes cornes ou cornes thyroïdiennes et en petites cordes ou cornes styloïdiennes. Chez l'enfant et même chez l'adulte, les grandes et les petites cornes sont des pièces indépendantes, articulées seulement avec la pièce médiane ; mais avec les progrès de l'âge, elles perdent peu à peu leur mobilité et finissent même par se souder entièrement avec le corps. Il en résulte la formation d'un os unique, l'os hyoïde, présentant, comme nous l'avons dit plus haut, un *corps*, deux *grandes cornes* et deux *petites cornes*.

1° Corps. — Le corps de l'hyoïde représente un segment d'ellipsoïde dont le grand axe est dirigé transversalement d'un côté à l'autre. On lui considère deux faces, deux bords et deux extrémités :

a. *Faces.* — Des deux faces, l'une est antérieure, l'autre postérieure. — La *face postérieure* est fortement excavée ; elle répond à la membrane thyro-hyoïdienne,

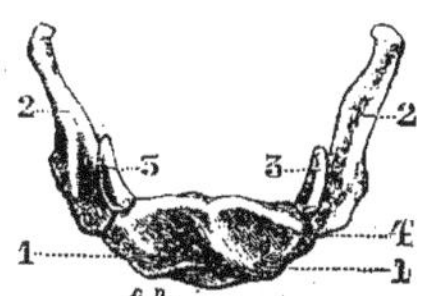

Fig. 227.

Os hyoïde, vu par sa face antérieure.

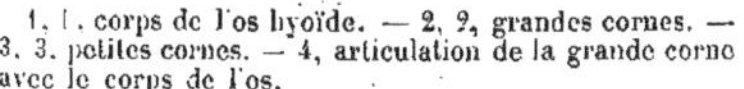
1, 1, corps de l'os hyoïde. — 2, 2, grandes cornes. — 3, 3, petites cornes. — 4, articulation de la grande corne avec le corps de l'os.

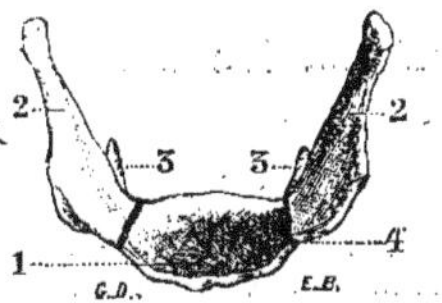

Fig. 228.

Os hyoïde, vu par sa face postérieure.

1, corps de l'os. — 2, 2, grandes cornes. — 3, 3, petites cornes. — 4, articulation de la grande corne avec le corps de l'os.

dont la sépare une bourse séreuse. — La *face antérieure* est, au contraire, fortement convexe. Une crête transversale la divise en deux parties : une partie supérieure, qui regarde en haut et que quelques auteurs ont prise à tort pour le bord supérieur de l'os ; une partie inférieure, qui regarde en avant. Chacune de ces parties se trouve subdivisée à son tour en deux petites facettes latérales par une crête médiane, qui est plus marquée en haut qu'en bas. Les quatre facettes qui résultent de la rencontre de ces deux crêtes donnent insertion à des muscles que nous étudierons plus tard.

b. *Bords.* — Les deux bords de l'os hyoïde se distinguent en supérieur et inférieur. — Le *bord supérieur*, fort mince, donne attache à une lame fibreuse, la membrane hyo-glossienne, qui se perd d'autre part dans la masse musculaire de la langue. — Le *bord inférieur*, également fort mince, répond aux muscles thyro-hyoïdiens qui s'y insèrent.

c. *Extrémités.* — Les deux extrémités du corps de l'os hyoïde sont dirigées en dehors. Elles servent de base d'implantation, à droite et à gauche, aux grandes et aux petites cornes correspondantes.

2° Grandes cornes ou cornes thyroïdiennes. — Les grandes cornes (fig. 227,2) se dirigent horizontalement en dehors et en arrière, en décrivant une courbe à concavité postérieure et interne. Aplaties de haut en bas, elles nous présentent comme région : 1° une *face supérieure,* sur laquelle viennent s'insérer, le muscle hyo-glosse en dedans, le constricteur moyen du pharynx en dehors ; 2° une *face inférieure,* qui donne attache à la membrane thyro-hyoïdienne ; 3° un *bord interne,* concave ; 4° un *bord externe,* convexe ; 5° une *extrémité interne* ou *base,* articulée ou soudée avec le corps de l'os ; 6° enfin, une *extrémité externe* ou *sommet,* renflée ou arrondie, pour l'insertion du ligament thyro-hyoïdien latéral.

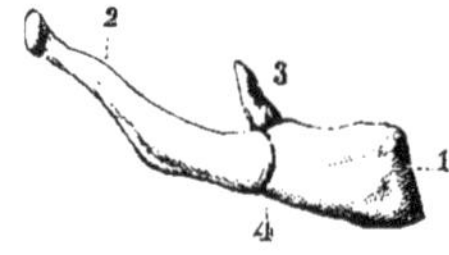

Fig. 229.
Os hyoïde, vu par sa face latérale droite.

1, corps. — 2, grande corne. — 3, petite corne. — 4, articulation de la grande corne avec le corps.

3° Petites cornes ou cornes styloïdiennes. — Les petites cornes (fig. 229, 3), situées en dedans des précédentes, surmontent le bord supérieur de l'os. A la fois allongées et arrondies, elles ressemblent assez bien à deux grains d'orge, dirigés obliquement de bas en haut, de dedans en dehors et d'avant en arrière. On leur considère : 1° un *corps,* sur lequel s'insèrent un certain nombre de muscles (voy. plus bas) ; 2° une *base,* implantée sur le corps de l'os au niveau du point où le corps se continue avec les grandes cornes ; 3° un *sommet,* sur lequel vient se perdre le ligament stylo-hyoïdien.

4° Conformation intérieure. — L'os hyoïde est presque exclusivement composé de tissu compact. Ce n'est que dans les parties les plus épaisses du corps et des grandes cornes que l'on rencontre des traces de tissu spongieux.

Insertions musculaires. — L'os hyoïde donne insertion à treize muscles. Nous résumons ces insertions musculaires dans la figure 230 et dans le tableau suivant :

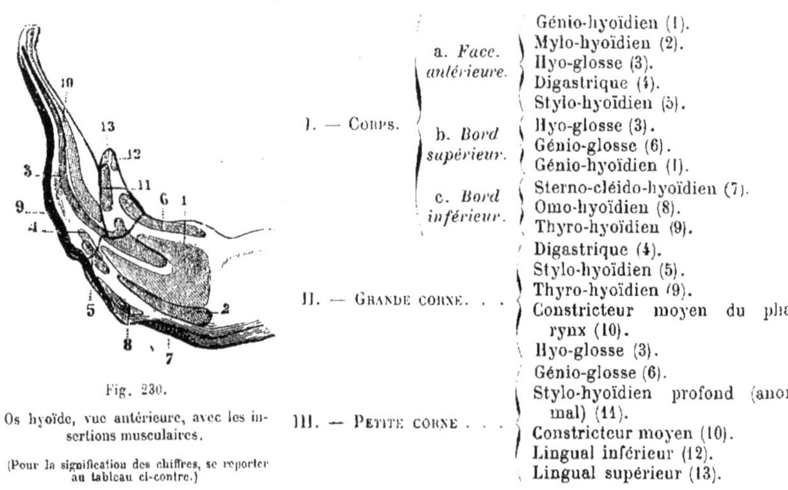

Fig. 230.
Os hyoïde, vue antérieure, avec les insertions musculaires.
(Pour la signification des chiffres, se reporter au tableau ci-contre.)

I. — CORPS.	a. *Face antérieure.*	Génio-hyoïdien (1). Mylo-hyoïdien (2). Hyo-glosse (3). Digastrique (4). Stylo-hyoïdien (5).
	b. *Bord supérieur.*	Hyo-glosse (3). Génio-glosse (6). Génio-hyoïdien (1).
	c. *Bord inférieur.*	Sterno-cléido-hyoïdien (7). Omo-hyoïdien (8). Thyro-hyoïdien (9).
II. — GRANDE CORNE.		Digastrique (4). Stylo-hyoïdien (5). Thyro-hyoïdien (9). Constricteur moyen du pharynx (10). Hyo-glosse (3).
III. — PETITE CORNE.		Génio-glosse (6). Stylo-hyoïdien profond (anormal) (11). Constricteur moyen (10). Lingual inférieur (12). Lingual supérieur (13).

Développement. — L'hyoïde se développe à la fois aux dépens des deuxième et troisième arcs branchiaux. Six points d'ossification contribuent à le former, savoir : 1° deux pour le corps, qui se montrent vers la fin de la vie intra-utérine et qui se soudent de bonne heure sur la ligne médiane pour former un centre unique ; 2° deux points pour les grandes cornes, qui se montrent vers la même époque ; 3° deux points pour les petites cornes, qui apparaissent beaucoup plus tard, vers la fin de l'adolescence.

Appareil hyoïdien. — L'os hyoïde est le seul os qui ne soit pas rattaché au reste du squelette. Cet isolement n'est qu'apparent et dénote, chez l'homme, un appareil profondément dégradé. Chez la plupart des mammifères, la pièce osseuse qui représente notre os hyoïde est reliée à la base du crâne par une double chaîne d'osselets, articulés ou soudés entre eux. Il en résulte la formation d'un appareil en forme de fer à cheval, dont les deux extrémités s'articulent avec les temporaux et dont les parties moyennes flottent librement au milieu des parties molles du cou. C'est l'*appareil hyoïdien* de E. GEOFFROY SAINT-HILAIRE (voy. *Philosophie anatomique des os antérieurs de la poitrine ou de l'hyoïde*, 1818, p. 140). Il se compose de sept pièces osseuses, savoir : une pièce impaire et médiane, pourvue ou non de cornes thyroïdiennes, le *basi-hyal ;* six pièces latérales, trois de chaque côté, articulées en série linéaire et constituant ce qu'on appelle quelquefois les *chaînes hyoïdiennes;* ce sont, en allant de bas en haut, du basi-hyal vers le crâne : l'*apo-hyal*, le *cérato-hyal*, le *stylo-hyal*. Ces différentes parties constituantes de l'appareil hyoïdien se voient très nettement sur le squelette du cheval.

Cet appareil existe aussi chez l'homme, mais il y est considérablement atrophié. Dans les pre-

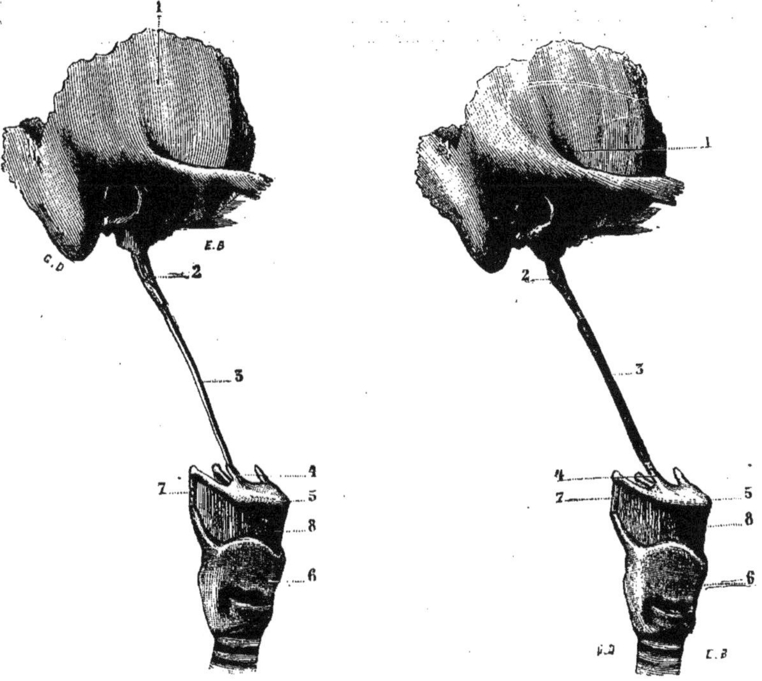

Fig. 231.

Appareil hyoïdien de l'homme, dans les conditions ordinaires.

Fig. 232.

Appareil hyoïdien de l'homme, avec ossification du ligament stylo-hyoïdien.

1, temporal. — 2, apophyse styloïde des traités classiques, résultant de la soudure de deux pièces primitivement distinctes, le *stylo-hya* en haut, le *cérato-hyal* en bas. — 3, ligament stylo-hyoïdien. — 4, petite corne de l'os hyoïde (*apo-hyal*). — 5, corps de l'os hyoïde (*basi-hyal*). — 6, cartilage thyroïde. — 7, ligament thyro-hyoïdien. — 8, membrane thyro-hyoïdienne.

miers mois de la vie intra-utérine (voir RAMBAUD et RENAULT, pl. II, fig. 9), l'os hyoïde est relié au crâne par un cordon cartilagineux non interrompu. Ce n'est que plus tard qu'on le voit se fragmenter et donner naissance à trois petits os qui sont, en allant de bas en haut, l'*apo-hyal*, le *cérato-hyal* et le *stylo-hyal*. L'apo-hyal n'est autre que la petite corne de l'os hyoïde ; le stylo-hyal est l'apophyse styloïde ; quant au cérato-hyal, c'est une petite pièce osseuse, un peu allongée de haut en bas et située au-dessous du stylo-hyal, réunie d'une part à ce dernier par un petit cylindre cartilagineux, reliée d'autre part à l'apo-hyal par un cordon cartilagineux beaucoup plus long. Par suite de modifications nouvelles, ce dernier cordon se transforme en un ligament, le ligament stylo-hyoïdien ; d'autre part, le stylo-hyal se soude au temporal, le cérato-hyal s'unit au stylo-hyal et on a ainsi la disposition de l'adulte, la disposition classique.

Nous voyons, d'après ce court exposé, que l'apophyse styloïde, que l'on décrit toujours avec le temporal, n'appartient pas au crâne, mais à l'appareil hyoïdien et qu'elle résulte de la fusion de deux pièces primitives, le stylo-hyal et le cérato-hyal.

Il n'est pas extrêmement rare de voir le ligament stylo-hyoïdien s'ossifier chez le vieillard et diminuer ainsi la distance qui sépare l'appareil de l'homme de celui des mammifères. Cette ossification, qui n'est le plus souvent que *partielle*, peut aussi être *totale* : l'apophyse styloïde descend, dans ce cas, jusqu'à la petite corne, rendant l'homologie plus complète.

Des faits de cette nature ont été rapportés par SERRES (cité par GEOFFROY SAINT-HILAIRE, *Philos. Anat.*, 1818), par HUSCHKE (*Splanchnologie*, p. 537), par RAMBAUD et RENAULT (*Développement des os*, p. 179), etc., etc. J'en ai observé plusieurs cas moi-même. Une pièce très démonstrative à ce sujet a été déposée par FOLET au musée anatomique de la Faculté de Lille. Nous trouvons de nouveaux faits d'ossification de l'appareil hyoïdien chez l'homme dans des communications faites à la *Société de biologie* par RETTERER (1886) et à la *Société anatomique* par MEUNIER et POIRIER (1887 et 1888).

Voyez encore, au sujet de l'appareil hyoïdien, CH. DEBIERRE, *Bull. de la Soc. Zool. de France*, 1885 ; — NICOLAS, *Revue biologique du Nord de la France*, t. 1, 1888-1889, p. 321-345 ; — PETER, *Beiträge zur norm. und patholog. Anatomie des Zungenbeines*, Thèse de Bâle, 1888.

CHAPITRE IV

DES MEMBRES

Les membres ou extrémités sont de longs appendices annexés au tronc et destinés à l'accomplissement de tous les grands mouvements, plus spécialement à la locomotion et à la préhension. Au nombre de quatre et symétriquement disposés de chaque côté de la ligne médiane, ils se distinguent en *membres supérieurs* ou *thoraciques* et *membres inférieurs* ou *pelviens*.

Considérés dans leur ensemble et dans la série des vertébrés, les membres, jouissant tous de fonctions similaires, sont constitués d'après un type fondamental, qui est absolument le même pour les membres supérieurs et les membres inférieurs. Les uns et les autres se composent essentiellement, comme nous le verrons en détail dans la description qui va suivre, d'une série de segments ou leviers articulés entre eux et très mobiles. Chez l'homme, qui, seul de tous les mammifères, a conquis la station bipède, les membres supérieurs et les membres inférieurs présentent de notables différences, commandées par la différence même du rôle qui leur est dévolu dans la mécanique animale : les premiers présidant à la fonction de préhension, les seconds n'étant plus que de simples organes locomoteurs. Toutefois, ces différences ne sont pas tellement profondes qu'on ne puisse, même par un examen sommaire, retrouver le type fondamental qui a présidé à leur constitution.

Nous étudierons tout d'abord les différentes pièces osseuses qui constituent les membres supérieurs et les membres inférieurs ; nous réunirons dans un article à part tout ce qui se rapporte aux sésamoïdes. Nous comparerons ensuite l'un à l'autre le membre thoracique et le membre pelvien et chercherons à établir, autant que faire se pourra, les homologies de leurs différents segments.

ARTICLE I

MEMBRE SUPÉRIEUR OU THORACIQUE

Le membre supérieur ou membre thoracique est constitué par quatre segments, qui sont, en allant de la racine du membre à son extrémité libre : 1° l'*épaule ;* 2° le *bras ;* 3° l'*avant-bras ;* 4° la *main.*

§ 1. — Os de l'épaule

L'épaule, que l'on désigne encore sous le nom de *ceinture scapulaire,* rattache au thorax le membre supérieur. Deux os la constituent chez l'homme : la *clavicule* en avant, le *scapulum* ou *omoplate* en arrière.

A. — Clavicule

La clavicule est un os long, pair et par conséquent non symétrique, transversalement étendu, à la manière d'un arc-boutant, entre la poignée du sternum et l'omoplate. Contournée à la manière d'un S italique (∽), elle présente deux courbures (fig. 233 et 234) : une courbure interne à concavité dirigée en arrière, une courbure externe à concavité dirigée en avant. D'autre part, elle est aplatie de haut en bas, et, par conséquent, nous offre à étudier deux faces, deux bords et deux extrémités.

1° Faces. — Les deux faces de la clavicule se distinguent, d'après leur orientation, en supérieure et inférieure :

a. *Face supérieure.* — La face supérieure (fig. 233), à peu près plane dans son tiers externe, convexe d'avant en arrière dans ses deux tiers externes, répond à la peau et au muscle peaucier, dont elle est séparée par quelques branches sensitives du plexus cervical superficiel, les nerfs sus-claviculaires. Lisse et unie à la partie moyenne, où elle ne donne insertion à aucun muscle, elle nous présente à sa partie interne et à sa partie externe des empreintes rugueuses ordinairement peu marquées, pour des insertions musculaires : en dedans, pour le faisceau claviculaire du sterno-cléido-mastoïdien ; en dehors, pour le deltoïde et le trapèze (fig. 234).

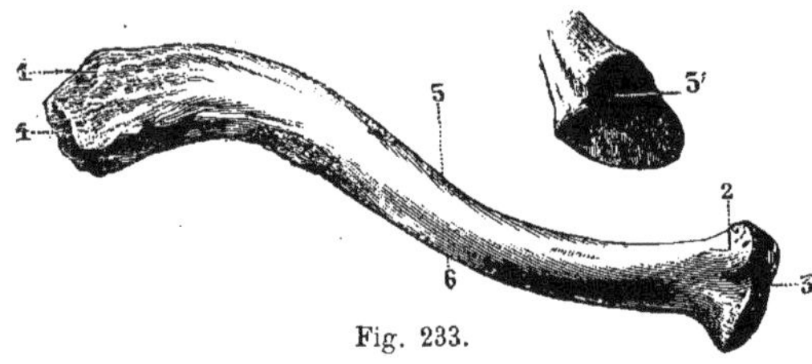

Fig. 233.

Clavicule droite, face supérieure.

1, extrémité externe. — 2, extrémité interne. — 3, facette articulaire pour le sternum. — 3', la même, vue de face. — 4, facette articulaire pour l'acromion. — 5, bord postérieur. — 6, bord antérieur.

b. *Face inférieure.* — La face inférieure (fig. 235) est également convexe, mais plus accidentée. En allant de dedans en dehors, nous y rencontrons : 1° tout près de l'extrémité interne, une surface rugueuse pour l'insertion du ligament costo-claviculaire ; 2° une gouttière longitudinale, de plusieurs centimètres de longueur, quelquefois cependant peu marquée, pour l'insertion du muscle sous-clavier ; 3° en dehors de cette gouttière, une nouvelle surface rugueuse, obliquement dirigée de dedans en dehors et d'arrière en avant, destinée à l'insertion des deux ligaments coraco-claviculaires, le ligament conoïde et le ligament trapézoïde. C'est encore sur cette face, et à peu près à sa partie moyenne, qu'on rencontre le plus souvent le trou nourricier de l'os : il se dirige obliquement du côté de l'extrémité externe.

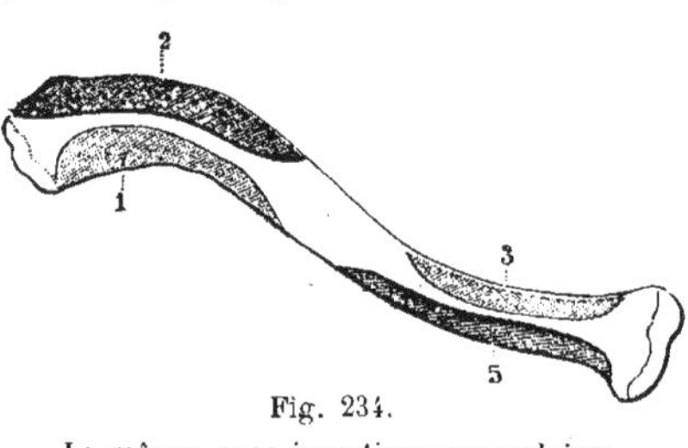

Fig. 234.

La même, avec insertions musculaires.

1, deltoïde. — 2, trapèze. — 3, sterno-cléido-mastoïdien. 5, grand pectoral.

2° Bords. — Les deux bords de la clavicule sont sinueux et présentent naturellement les deux courbures dont nous avons indiqué plus haut la direction. Ils se distinguent en antérieur et postérieur :

a. *Bord antérieur*. — Le bord antérieur est mousse et plus ou moins arrondi. Sur ses deux tiers internes vient s'insérer le muscle grand pectoral. Son tiers externe, généralement plus inégal, souvent même fortement rugueux, donne attache au muscle deltoïde.

b. *Bord postérieur*. — Le bord postérieur, plus mince, donne insertion : en dedans, au faisceau externe ou claviculaire du muscle sterno-cléido-mastoïdien, qui, comme nous l'avons dit plus haut, prolonge ses insertions sur la face supérieure de la clavicule ; en dehors, aux faisceaux antérieurs du muscle trapèze, qui, comme le précédent, empiète sur la face supérieure de l'os. Sa portion moyenne, régulièrement lisse et unie, ne donne insertion à aucun muscle : elle présente des rapports plus ou moins immédiats avec le ventre postérieur de l'omo-hyoïdien, avec les muscles scalènes, avec les vaisseaux sous-claviers et avec le sommet du poumon.

3° **Extrémités**. — Des deux extrémités de la clavicule, l'une est interne, l'autre externe. Toutes les deux sont articulaires.

a. *Extrémité interne*. — L'extrémité interne ou sternale, remarquable par son développement, se termine du côté du sternum par une facette articulaire, dont le contour, très variable suivant les sujets, peut présenter la forme d'un carré, d'un triangle, d'un ovale. Cette facette reste déprimée à son centre et très inégale jusqu'à vingt ou vingt-deux ans ; elle s'aplanit plus tard, en même temps qu'elle prend un aspect plus uni (Sappey). Elle s'articule avec la facette sternale, ci-dessus décrite, à l'aide d'un fibro-cartilage interarticulaire (voy. Arthrologie). Sur la partie postérieure de l'extrémité interne de la clavicule vient s'insérer le faisceau claviculaire du muscle sterno-cléido hyoïdien (fig. 236, 6).

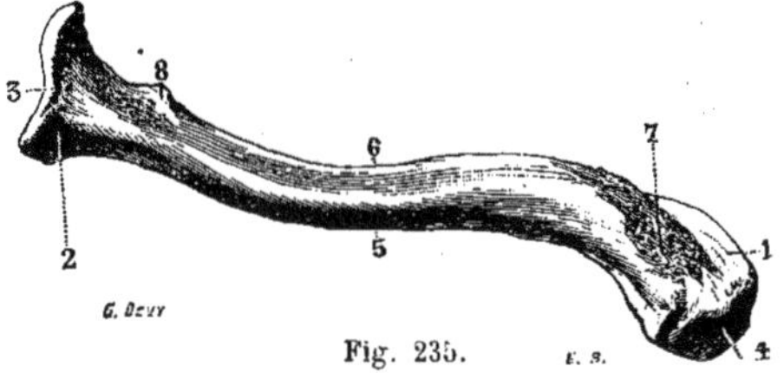

Fig. 235.

Clavicule droite, face inférieure.

1, 2, 3, 4, 5, 6, comme dans la figure 170. — 7, empreinte rugueuse pour les ligaments coraco-claviculaires. — 8, autre empreinte rugueuse pour le ligament costo-claviculaire.

b. *Extrémité externe*. — L'extrémité externe ou acromiale est beaucoup moins volumineuse que la précédente. Fortement aplatie de haut en bas, allongée d'avant en arrière, elle se termine en dehors par une petite facette ovalaire, à grand axe antéro-postérieur, qui s'articule avec l'acromion.

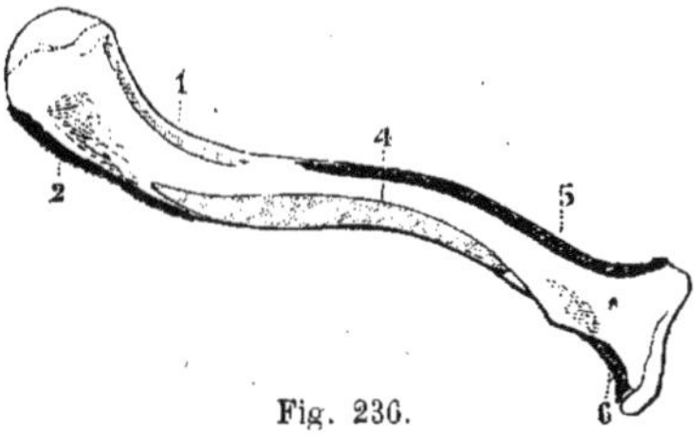

Fig. 236.

La même, avec insertions musculaires.

1, deltoïde. — 2, trapèze. — 4, sous-clavier. — 5, grand pectoral. — 6, sterno-cléido-hyoïdien.

4° **Conformation intérieure**. — La clavicule présente comme tous les os longs un canal médullaire, mais ce canal occupe à peine le tiers moyen de l'os. Ses deux extrémités sont constituées en grande partie par du tissu spongieux.

Connexions. — La clavicule s'articule : 1° en dedans, du côté du thorax, avec le sternum et le premier cartilage costal ; 2° en dehors, du côté de l'épaule, avec l'omoplate.

Insertions musculaires. — La clavicule donne insertion à six muscles. Nous résumons ces différentes insertions dans les figures 234 et 236 et dans le tableau synoptique suivant. Dans ce tableau, les chiffres placés à la droite des muscles se rapportent aux deux figures précitées.

a. *Face supérieure*	Deltoïde (1). Trapèze (2). Faisceau clav. du sterno-cléido-mastoïdien (3).
b. *Face inférieure*	Sous-clavier (4).
c. *Bord antérieur*	Grand pectoral (5). Deltoïde (6).
d. *Bord postérieur*	Trapèze (2). Faisceau clav. du sterno-cléido-mastoïdien (3). Sterno-cléido-hyoïdien (6).

Développement. — La clavicule se développe par deux points d'ossification, un point primitif et un point secondaire :

a. *Point primitif.* — Le point primitif, destiné au corps et à l'extrémité externe, se montre vers la fin de la quatrième semaine : c'est le premier qui apparaît sur le squelette. Il se développe sur le point qui correspond au milieu de la clavicule future, et, de là, rayonne rapidement vers les extrémités. Voici, d'après Rambaud et Renaut, quelle est la longueur de la clavicule aux différents âges :

1° *Vie intra-utérine.*	à deux mois	10 millimètres
	à trois mois	16 —
	à quatre mois	26 —
	à six mois	33 —
	à neuf mois	40 —
2° *Vie extra-utérine.*	à six mois	45 —
	à dix-huit mois	63 —

La clavicule diffère des autres os des membres en ce qu'elle n'est pas précédée d'une ébauche cartilagineuse. Le tissu osseux qui constitue le point primitif précité, naît, en effet, dans un tissu indifférent et se développe tout d'abord aux dépens de ce tissu. Plus tard, à son côté externe et à son côté interne, apparaissent deux petites masses cartilagineuses, qui, en s'allongeant, limitent la longueur de l'os et qui s'ossifient à leur tour.

Ce mode de développement, spécial à la clavicule, nous est nettement expliqué par l'anatomie comparée. Chez un grand nombre de vertébrés inférieurs, notamment chez les poissons, la clavicule est un os exclusivement cutané et tout superficiel. Chez les vertébrés plus élevés, il gagne les régions profondes et entre en relation avec le squelette : alors, à son ébauche dermique vient s'ajouter une ébauche cartilagineuse, qui s'ossifie comme s'ossifient toutes les pièces du squelette cartilagineux. C'est le cas chez l'homme, et chez lui la clavicule est réellement un os mixte, se rattachant aux os de revêtement par son point osseux primitif et au squelette par son ébauche cartilagineuse.

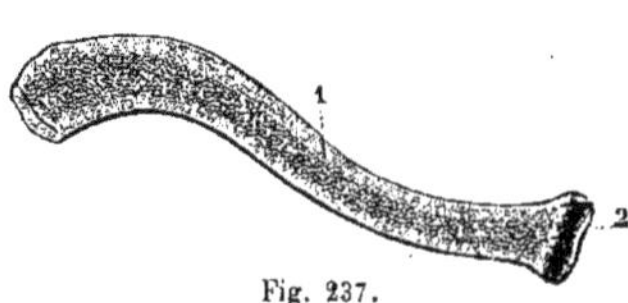

Fig. 237.

Ossification de la clavicule.

1, point primitif. — 2, point épiphysaire ou secondaire, répondant à l'extrémité sternale.

b. *Point secondaire.* — Le point secondaire ou complémentaire ne fait son apparition que vers l'âge de vingt à vingt-deux ans. Il se montre à la partie moyenne de l'extrémité interne de la clavicule. De là, il s'étend en rayonnant vers la périphérie et revêt bientôt la forme d'une mince lamelle qui modèle l'extrémité sternale de l'os et lui donne peu à peu les caractères morphologiques qui la caractérisent chez l'adulte. Il se soude au corps de l'os de dix à quinze mois après son apparition, c'est-à-dire de vingt-deux à vingt-cinq ans.

Variétés. — La clavicule est plus volumineuse, plus massive et plus flexueuse chez l'homme que chez la femme. — Elle est particulièrement développée chez les sujets qui, se livrant aux travaux manuels pénibles, possèdent des muscles pectoraux et deltoïdes très développés. — Pour la même raison, la clavicule droite l'emporte en volume sur la clavicule gauche ; le développement plus considérable de la clavicule gauche indiquerait que le sujet est gaucher. — D'après Krause, on trouve quelquefois (4 p. 100) sur le bord antérieur de cet os, à la réunion du tiers moyen avec le tiers externe, un véritable tubercule osseux destiné à l'insertion du deltoïde. — Il existe parfois sur la face inférieure de la clavicule, au niveau des ligaments conoïde et trapézoïde, une facette articulaire qui répond à une facette similaire placée sur la base de l'apophyse coracoïde. Dans ce cas, la clavicule et l'apophyse coracoïde sont unies l'une à l'autre par une véritable *articulation coraco-claviculaire*. J'ai observé jusqu'ici trois faits de ce genre : le premier sur un microcéphale, le second sur un nègre, le troisième sur une femme d'une quarantaine d'années. — Une autre facette, généralement peu accusée, dite *facette costale*, se voit quelquefois sur la face inférieure de la clavicule à côté du ligament costo-claviculaire. Elle est destinée à s'articuler avec la première côte. — D'après Pasteau (*Recherches sur les proportions* *de la clavicule dans les sexes et dans les races*, Thèse de Paris, 1879), le *rapport de la longueur de la clavicule à celle de l'humérus évaluée à* 100, serait en moyenne de 44,32 chez l'homme, et de 45,04 chez la femme, dans les races blanches. Les mêmes rapports, chez les Nègres, s'élèvent plus haut, à 44,67 et à 46,38.

B. — Omoplate

L'omoplate ou scapulum, pièce principale de la ceinture thoracique, est un os pair, aplati et fort mince, appliqué contre la partie postérieure et supérieure du thorax. En haut, elle s'élève jusqu'au premier espace intercostal ; en bas, son angle inférieur descend le plus souvent jusqu'à la huitième côte ; en dedans, son bord interne est séparé de l'épine dorsale par un intervalle qui mesure en moyenne sept centimètres. Morphologiquement, l'omoplate affecte une forme triangulaire et nous présente, en conséquence, deux faces, l'une antérieure, l'autre postérieure, trois bords et trois angles.

1° Face postérieure. — La face postérieure ou dorsale (fig. 238) est fortement convexe, comme nous le montre nettement une coupe sagittale de l'os. Nous y constatons tout d'abord, à la réunion de son quart supérieur avec ses trois quarts inférieurs, une forte saillie, qui se détache presque à angle droit de la surface de l'omoplate pour se porter obliquement en arrière, en haut et en dehors : c'est l'*épine de l'omoplate*. Elle occupe toute la largeur de l'os, et, tandis qu'elle se confond en dedans avec le bord interne du scapulum, elle se prolonge en dehors en une forte apophyse, connue sous le nom d'*acromion*.

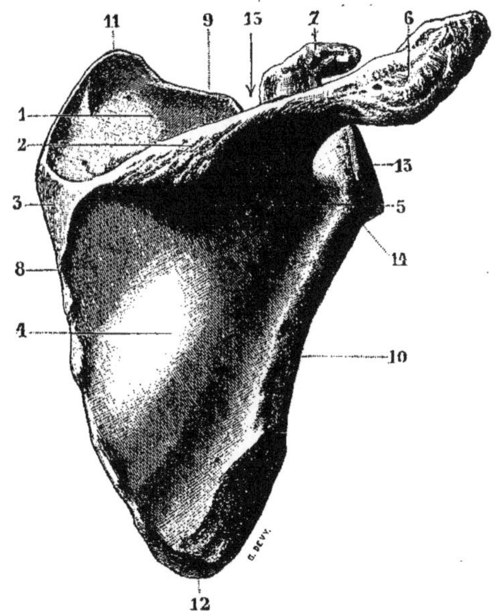

Fig. 238.

Omoplate, vue par sa face postérieure.

1, fosse sus-épineuse. — 2, épine de l'omoplate. — 3, petite surface sur laquelle glisse l'aponévrose d'insertion du trapèze. — 4, fosse sous-épineuse. — 5, trou nourricier. — 6, acromion. — 7, apophyse coracoïde. — 8, bord interne. — 9, bord supérieur. — 10, bord externe ou axillaire. — 11, angle supérieur. — 12, angle inférieur. — 13, cavité glénoïde. — 14, col de l'omoplate. — 15, échancrure coracoïdienne.

Aplatie de haut en bas et de forme triangulaire, l'épine proprement dite nous présente : 1° deux *faces*, l'une supérieure, l'autre inférieure, destinées à des insertions musculaires ; 2° un *bord antérieur*, qui fait corps avec l'os ; 3° un *bord externe*, concave et mousse, qui regarde l'articulation scapulo-humérale ; 4° un *bord postérieur*, enfin, large et rugueux, placé presque immédiatement sous la peau et donnant insertion, sur sa lèvre supérieure au muscle trapèze, sur sa lèvre inférieure au muscle deltoïde ; ce bord postérieur, à son extrémité interne, s'étale en une petite surface triangulaire (fig. 238, 3), qui se confond peu à peu avec le bord spinal de l'os et sur laquelle, à l'état frais, glisse l'aponévrose d'insertion du muscle trapèze.

Quant à l'acromion, il nous offre à considérer : une *face supérieure*, criblée de trous vasculaires, qui est directement en rapport avec la peau ; une *face inférieure*, concave, qui surplombe l'articulation de l'épaule ; un *bord externe*, épais et rugueux, sur lequel viennent s'insérer les faisceaux moyens du deltoïde ; un *bord interne*, plus mince, où s'étale une petite facette ovalaire, à grand axe antéro-postérieur, destiné à s'articuler avec la clavicule ; une *extrémité externe*, enfin, sur laquelle vient s'attacher le ligament acromio-coracoïdien.

L'épine scapulaire, que nous venons de décrire, divise notre face postérieure de l'omoplate en deux parties très inégales : 1° une partie plus petite, qui est située au-dessus, et qui, avec la face supérieure de l'épine, constitue la *fosse sus-épineuse*, destinée au muscle sus-épineux ; 2° une partie plus grande, qui est située au-dessous et qui, avec la face inférieure de cette même épine, constitue la *fosse sous-épineuse*, comblée à l'état frais par le muscle sous-épineux. Cette fosse sous-épineuse est limitée du côté du bord externe ou axillaire par une crête longitudinale, au delà de laquelle s'étale une surface rugueuse, également longitudinale : sur cette surface rugueuse viennent s'insérer, en haut le petit rond, en bas le grand rond. Une petite crête oblique, généralement très marquée, indique nettement la limite séparative des surfaces d'insertion de ces deux muscles.

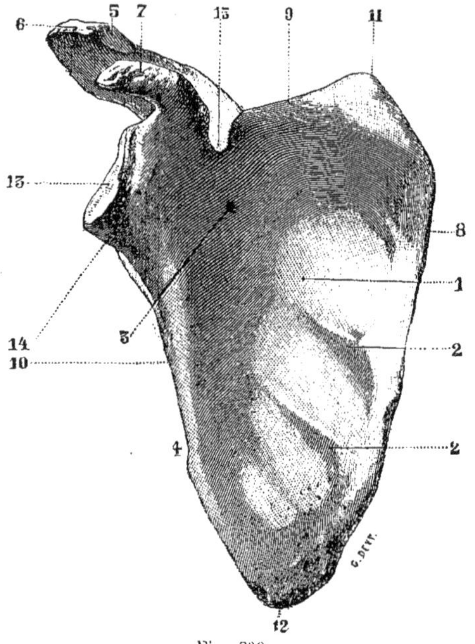

Fig. 239.

Omoplate, vue par sa face antérieure.

1, fosse sous-scapulaire. — 2, 2, crêtes d'insertion du sous-scapulaire. — 3, trou nourricier. — 4, bord externe. — 5, facette articulaire pour la clavicule. — 6, acromion. — 7, apophyse coracoïde. — 8, bord interne. — 9, bord supérieur. — 10, bord externe. — 11, angle supérieur. — 12, angle inférieur. — 13, cavité glénoïde. — 14, col de l'omoplate. — 15, échancrure coracoïdienne.

Les deux fosses sus- et sous-épineuses communiquent largement entre elles, à leur partie externe, grâce à une gouttière verticale, creusée entre le bord externe de l'épine et le rebord postérieur de la cavité glénoïde.

2° Face antérieure. — La face antérieure ou costale (fig. 239) est profondément excavée, d'où le nom de *fosse sous-scapulaire*, sous laquelle on la désigne le plus souvent. Elle répond au muscle sous-scapulaire et nous présente deux ou trois crêtes obliquement ascendantes pour l'insertion de ce muscle.

Le long du bord interne, elle nous offre encore deux surfaces triangulaires, l'une en haut, l'autre en bas, destinées à l'insertion de quelques faisceaux du muscle grand dentelé.

Du côté du bord externe, la face antérieure du scapulum se trouve limitée, comme la face postérieure, par une crête longitudinale, généralement arrondie et mousse, et, au delà de cette crête, par une gouttière qui affecte la même direction et la même étendue. Cette gouttière, qu'on rattache à tort au bord externe du scapulum, donne insertion aux faisceaux externes ou axillaires du muscle sous-scapulaire.

3° **Bords**. — Des trois bords de l'omoplate, l'un regarde en dedans (bord interne), le second en dehors (bord externe), le troisième en haut (bord supérieur) :

a. *Bord interne*. — Le bord interne ou spinal, sensiblement rectiligne dans ses trois quarts inférieurs, s'incurve un peu en dehors à partir du point où il rencontre l'épine. Il est donc constitué par deux portions, faisant l'une avec l'autre un angle plus ou moins obtus. Sur sa lèvre postérieure viennent s'attacher le sus-épineux et le sous-épineux. Sur sa lèvre antérieure s'insère le grand dentelé. Son interstice donne insertion, en haut, au muscle angulaire et, dans le reste de son étendue, au muscle rhomboïde.

b. *Bord supérieur*. — Le bord supérieur ou cervical est mince et tranchant ; il se termine en dehors par une petite échancrure, l'*échancrure coracoïdienne*, qu'un ligament convertit en trou et dans laquelle passe le nerf sous-scapulaire. Le muscle omo-hyoïdien prend naissance sur ce bord, immédiatement en arrière et en dedans de cette échancrure.

c. *Bord externe*. — Le bord externe ou axillaire, que l'on décrit ordinairement comme étant fort épais, se trouve au contraire fort mince, si on lui enlève, pour la rattacher à la région de la fosse sous-scapulaire, la gouttière longitudinale que nous avons signalée plus haut. Ce bord se termine en haut par une petite facette triangulaire rugueuse, la *facette sous-glénoïdienne*, où vient s'insérer la longue portion du triceps branchial.

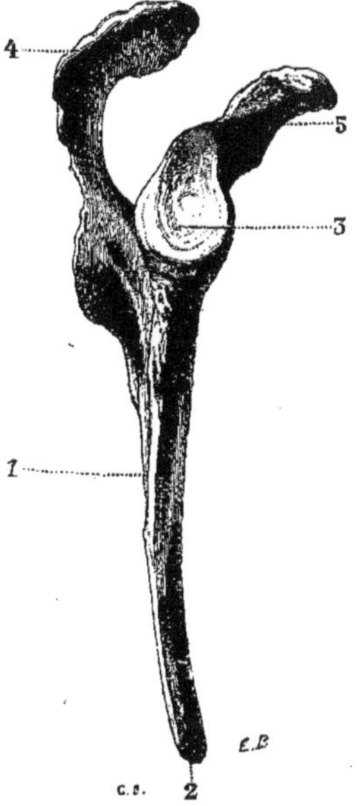

Fig. 240.

Omoplate, vue par son bord externe ou axillaire.

1, bord axillaire. — 2, angle inférieur. — 3, cavité glénoïde. — 4, acromion. — 5, apophyse coracoïde.

4° **Angles**. — Les trois angles de l'omoplate se distinguent, d'après leur situation, en supérieur, inférieur et antérieur :

a. *Angle supérieur*. — L'angle supérieur, formé par la recontre du bord spinal avec le bord cervical, est tantôt droit, tantôt aigu. Sa forme et son développement dépendent du volume du muscle angulaire, qui vient y prendre ses insertions d'origine.

b. *Angle inférieur*. — L'angle inférieur, formé par la rencontre du bord spinal avec le bord axillaire, est arrondi et donne insertion au sous-scapulaire, au grand rond, aux faisceaux inférieurs du grand dentelé, quelquefois même à un faisceau surnuméraire du grand dorsal.

c. *Angle antérieur*. — L'angle antérieur, tronqué, nous présente tout d'abord une large surface articulaire, dite *cavité glénoïde*. Cette cavité a la forme d'un ovale à grand diamètre vertical et à grosse extrémité dirigée en bas : elle regarde obliquement en dehors, en avant et en haut. Faiblement excavée sur le squelette, elle est entourée, à l'état frais, par un bourrelet fibro-cartilagineux qui en augmente la profondeur (voy. ARTHROLOGIE). — La cavité glénoïde est rattachée au corps de l'omoplate par une portion osseuse plus ou moins rétrécie, à laquelle on donne le nom de *col de l'omoplate*. — De l'espace compris entre l'extrémité supérieure de la cavité glénoïde et l'échancrure coracoïdienne se détache une forte apophyse, que les anciens anatomistes ont comparée à un bec de corbeau et appelée, pour cette raison, *apophyse coracoïde* (de κόραξ, corbeau, et εἶδος, forme). Cette apophyse se dirige d'abord en haut et en avant ; puis, changeant brusquement de direction, elle se porte presque horizontalement en dehors. On lui considère : 1° une *base*, très large, faisant corps avec l'os : 2° un *sommet*, mousse et arrondi, où vient s'insérer le tendon commun à la courte portion du biceps et au coraco-brachial ; 3° une *face supérieure*, portant sur sa partie la plus reculée une série de rugosités pour les attaches des ligaments coraco-claviculaires ; 4° une *face inférieure*, regardant l'articulation et criblée de petits trous vasculaires ; 5° un *bord externe*, donnant insertion au ligament acromio-coracoïdien ; 6° un *bord interne*, enfin, où viennent se fixer le tendon du petit pectoral et quelquefois une forte expansion du muscle sous-clavier.

5° Conformation intérieure. — L'omoplate est presque exclusivement formée par du tissu compacte. On trouve cependant du tissu spongieux, mais en quantité fort variable, dans l'angle antérieur, au niveau de l'épine, le long du bord axillaire, et dans les deux apophyses coracoïde et acromiale.

Connexions. — L'omoplate s'articule avec deux os : 1° en haut, au niveau de l'acromion, avec la clavicule ; 2° en dehors, au niveau de la cavité glénoïde, avec l'humérus.

Insertions musculaires. — L'omoplate donne insertion à dix-sept muscles. Ces muscles sont (fig. 205, A et B) :

a. *Sur la face postérieure :* le sus-épineux (1), le sous-épineux (2), le petit rond (3) et le grand rond (4).

b *Sur l'épine et l'acromion :* le trapèze (5) et le deltoïde (6).

c. *Sur la face antérieure :* le sous-scapulaire (7) et le grand dentelé (8).

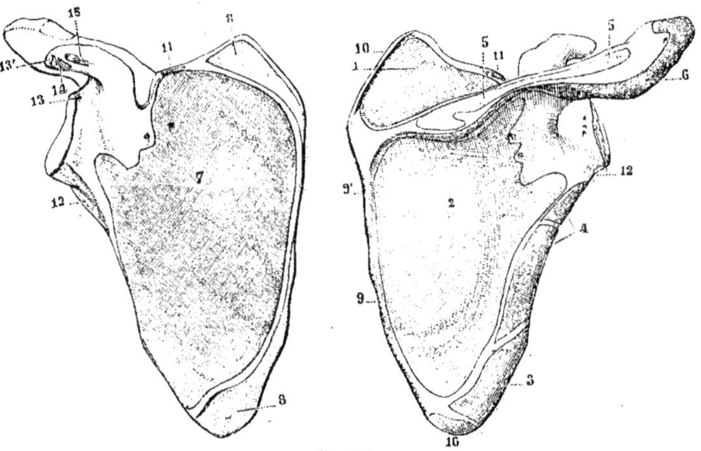

Fig. 241.

L'omoplate avec les insertions musculaires : A, face antérieure ; B, face postérieure.

(Pour la signification des chiffres se reporter aux *Insertions musculaires*.)

d. *Sur le bord spinal :* le grand dentelé (8), le grand et le petit rhomboïde (9 et 9'), l'angulaire (10).

e. *Sur le bord supérieur :* l'omo-hyoïdien (11).

f. *Sur le bord axillaire :* la longue portion du triceps brachial ou long triceps (12).

g. *Sur l'angle externe* : la longue portion du biceps brachial ou long biceps (13).

h. *Sur l'apophyse coracoïde :* la courte portion du biceps brachial ou court biceps (13'), le coraco-brachial (14), le petit pectoral (15) et quelquefois le sous-clavier.

i. *Sur l'angle inférieur :* le rhomboïde (9) et quelquefois le grand dorsal (66).

Développement. — L'omoplate se développe par huit points d'ossification, un point primitif et sept points secondaires :

a. *Point primitif.* — Le point primitif fait son apparition vers la fin du deuxième mois de la grossesse, du quarante-cinquième au soixantième jour. Il se montre au centre de la fosse sous-scapulaire, et de là rayonne vers les bords. Il est constitué au début par deux traînées osseuses, l'une supérieure, l'autre inférieure, séparées l'une de l'autre par une ligne transparente qui, partant du tiers supérieur de la cavité glénoïde, se porte transversalement vers le bord spinal. Aux dépens du point primitif se forment le corps de l'os et la plus grande partie de l'épine.

b. *Points secondaires.* — Les points secondaires, au nombre de sept ou huit, se répartissent de la façon suivante : deux pour l'apophyse coracoïde, un pour l'acromion, deux pour la cavité glénoïde, un pour l'angle inférieur, un pour le bord spinal (voy. fig. 242).

Des deux *points coracoïdiens*, l'un, le principal (2), forme la plus grande partie de l'apophyse coracoïde; le second (3), moins important, répond à la région de la base et recouvre la ligne de soudure de l'apophyse avec le corps de l'os. On rencontre assez souvent un troisième point coracoïdien (3') pour le sommet ou bec de l'apophyse.

Le *point acromial*, constitué primitivement par deux points distincts qui ne tardent pas à se fusionner (fig. 242, 4 et 4'), répond, non pas à l'acromion tout entier, mais à sa moitié externe seulement ; sa moitié interne se développe, comme l'épine de l'omoplate, aux dépens du point primitif.

Les points spécialement destinés à la cavité glénoïde sont au nombre de deux : on les distingue en *point glénoïdien supérieur* et en *plaque glénoïdienne.* — Le *point glénoïdien supérieur* apparaît dans le tiers supérieur de la surface glénoïdienne, immédiatement au-dessous de l'apophyse coracoïde (fig. 242, 5) ; c'est le *point sous-coracoïdien* de Rambaud et Renault. Ce point une fois développé, la future cavité glénoïde est formée par trois portions osseuses distinctes : en bas, dans ses deux tiers inférieurs, par le corps de l'os (fig. 242, 6) résultant de l'ossification du point primitif; en haut, par l'os sous-coracoïdien; en haut et en dedans, mais dans une faible étendue, par l'apophyse coracoïde elle-même. — Avec ces trois pièces osseuses, nettement visibles sur un sujet de dix ou onze ans, la surface glénoïdienne n'est pas encore concave, mais revêt dans son ensemble la forme d'un angle largement ouvert en dehors (Rambaud et Renault). — Bientôt après, la lame cartilagineuse qui recouvre cet angle s'ossifie à son tour; elle forme ainsi une large plaque très mince vers son centre, épaisse de 3 millimètres sur ses bords, rappelant assez bien les lames épiphysaires du corps des vertèbres : c'est à cette plaque épiphysaire (*plaque glénoïdienne*), qui constitue le deuxième point glénoïdien, que la cavité glénoïde est redevable de sa forme concave.

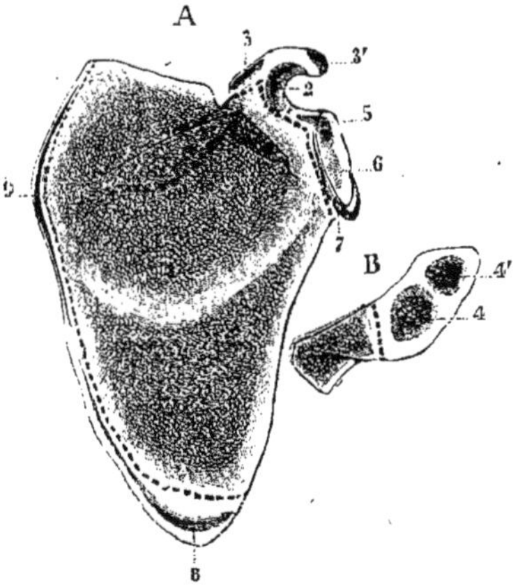

Fig. 242.

Ossification de l'omoplate (*schématique*).

L'acromion et la partie la plus externe de l'épine ont été détachés et reportés à droite de la figure (B).

1, point primitif, formé par deux traînées osseuses. — 2, point coracoïdien principal. — 3, point coracoïdien accessoire de la base ; 3', point coracoïdien accessoire pour le bec. — 4, 4', point acromial double. — 5, point sous-coracoïdien. — 6, point dépendant du corps de l'os. — 7, point glénoïdien lamellaire, formant la plaque glénoïdienne. — 8, point inférieur. — 9, point spinal ou marginal.

Le *point inférieur* (fig. 242, 8) est situé, comme son nom l'indique, au niveau de l'angle inférieur.

Le *point spinal* ou *marginal* (fig. 242, 9) se développe le long du bord interne de l'os ou bord spinal. Il s'étend en bordure depuis l'angle supérieur jusqu'au voisinage de l'angle inférieur.

Le mode d'évolution de ces différents points secondaires, je veux dire l'époque où ils apparaissent et celle où ils se soudent, nous est indiqué par le tableau suivant :

	APPARITION	SOUDURE
1° Point coracoïdien principal	de 15 à 18 mois	de 14 à 16 ans
2° Point coracoïdien accessoire.	de 14 à 15 ans	de 16 à 18 ans
3° Point acromial	de 15 à 16 ans	de 17 à 18 ans
4° Point glénoïdien supérieur ou coracoïdien . .	de 10 à 11 ans	de 16 à 18 ans
5° Plaque glénoïdienne	de 16 à 18 ans	de 19 à 20 ans
6° Point inférieur.	de 17 à 18 ans	de 20 à 24 ans
7° Point marginal	de 18 à 20 ans	de 22 à 25 ans

Variétés. — Le point épiphysaire de l'acromion reste quelquefois séparé de l'épine chez l'adulte (*os acromial*), soit par une lame cartilagineuse, soit par une véritable articulation (voy. Arthrologie, p. 471), comme l'ont constaté depuis déjà longtemps Wagner, Sœmmering, Cruveilhier, Ruge, etc. (voy. à ce sujet Gruber, *Arch. für Anat. und Physiol.*, 1863). — Il en est de même du point épiphysaire de l'apophyse coracoïde (un cas de RENNET, *Journ. of med. Sc.* 1888). — La portion la plus mince de la fosse sous-épineuse peut manquer, et il existe alors, entre les deux faces de l'omoplate, un orifice de communication fermé ou non par une lame cartilagineuse. — Au-dessous de la cavité glénoïde, on rencontre parfois, pour l'insertion de la longue portion du triceps, un véritable tubercule appelé *tubercule sous-glénoïdien;* de même, on a constaté au-dessus de la cavité articulaire, un *tubercule sus-glénoïdien* pour la longue portion du biceps. — La partie inférieure du bord axillaire peut se prolonger en dehors en une apophyse plus ou moins considérable, destinée à donner insertion au grand rond (*épine du grand rond*). — On observe parfois sur la face supérieure de l'apophyse coracoïde, au voisinage de sa base, une petite facette articulaire pour la clavicule (voy. cet os). — Le rapport centésimal de la largeur de l'omoplate à sa hauteur constitue l'*indice de largeur* de cet os. Il a été étudié avec soin par LIVON (*De l'omoplate et de ses indices de largeur dans les races humaines*, Th. Paris, 1879). Il résulte des recherches de cet anatomiste que les races blanches ont l'omoplate plus longue; les nègres, au contraire, l'auraient plus large. De plus, celle du côté droit l'emporterait sur celle du côté gauche chez l'Européen; ce serait le contraire chez les nègres et chez la femme.

§ II. — OS DU BRAS OU HUMÉRUS

Le squelette du bras est constitué par un seul os, l'humérus. Dirigé obliquement de haut en bas et un peu de dehors en dedans, l'humérus (fig. 244 et 246) est un os long, pair et non symétrique, présentant à l'étude, comme tous les os longs, un corps et deux extrémités, l'une supérieure, l'autre inférieure.

1° Corps. — Le corps est à peu près rectiligne; mais il paraît tordu sur son axe, d'où la présence d'une gouttière, improprement appelée ***gouttière de torsion,*** très marquée sur la partie postérieure et externe de l'os. Irrégulièrement cylindrique à sa partie supérieure, il affecte dans sa moitié inférieure la forme d'un prisme triangulaire (fig. 243). On lui considère pour cette raison trois faces et trois bords :

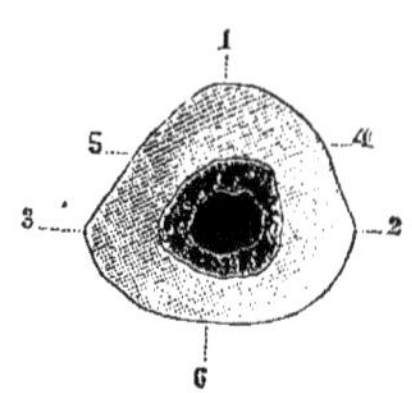

Fig. 243.

Coupe transversale de l'humérus au tiers moyen.

1, bord antérieur. — 2, bord interne. — 3, bord externe. — 4, face interne. — 5, face externe. — 6, face postérieure.

A. FACES. — Les trois faces du corps de l'humérus se distinguent, d'après leur orientation, en externe, interne et postérieure :

a. *Face externe.* — La face externe nous présente, un peu au-dessus de sa portion moyenne, une double crête rugueuse affectant la forme d'un **V** à sommet inférieur : c'est l'***empreinte deltoïdienne***, laquelle donne insertion sur sa lèvre supérieure au muscle deltoïde et, sur sa lèvre inférieure, au muscle brachial antérieur. Au-dessous de cette empreinte, encore appelée en raison de sa forme le **V** *deltoïdien,* la face externe devient lisse et est recouverte, à l'état frais, par les faisceaux externes du brachial antérieur.

b. *Face interne.* — La face interne nous présente généralement à sa partie moyenne, le ***conduit nourricier*** de l'os : il se dirige obliquement de haut en bas, du côté de l'extrémité inférieure par conséquent. — Au-dessus de lui, se voit une surface rugueuse, plus ou moins marquée suivant les sujets, destinée à l'insertion inférieure du muscle coraco-brachial (***empreinte du coraco-brachial***). — Au-dessus de l'empreinte du coraco-brachial, la face interne de l'humérus répond aux tendons du grand dorsal et du grand rond. — Au-dessous de cette même empreinte, elle donne attache aux faisceaux internes du brachial antérieur.

c. *Face postérieure.* — La face postérieure se trouve divisée en deux parties par la gouttière de torsion, signalée plus haut, laquelle se dirige obliquement de bas en haut et de dedans en dehors. — Sur la partie située au-dessus de la gouttière vient s'attacher la portion moyenne du triceps ou muscle vaste externe. Sur la partie située au-dessous s'insère la petite portion du même muscle ou vaste interne. — Entre les deux vastes, dans la gouttière de torsion par conséquent, cheminent l'artère humérale profonde, ses deux veines satellites et le nerf radial.

B. Bords. — Les trois bords de l'humérus, qui constituent les limites respectives des trois faces que nous venons de décrire, se distinguent en antérieur, interne et externe :

a. *Bord antérieur.* — Le bord antérieur, appelé quelquefois *ligne âpre,* rugueux en haut, où il se confond avec la lèvre externe de la coulisse bicipitale (voy. plus loin), devient mousse et arrondi dans sa partie inférieure. Il se bifurque en bas pour englober la cavité coronoïde entre ses deux branches terminales.

b. *Bord interne et bord externe.* — Le bord interne et le bord externe sont d'autant plus marqués qu'on se rapproche davantage de l'extrémité inférieure de l'os. Ils donnent l'un et l'autre insertion aux deux cloisons aponévrotiques qui séparent les muscles antérieurs du bras des muscles postérieurs. Il est à remarquer que le bord externe se trouve interrompu à sa partie moyenne par la gouttière de torsion, qui, de la face postérieure, gagne la face externe.

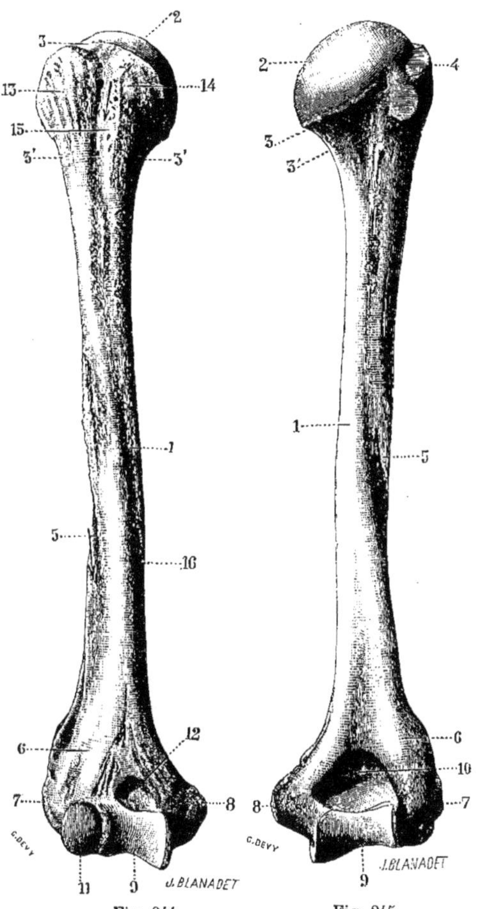

Fig. 244. Fig. 245.

Fig. 244. — Humérus, vue antérieure.

1, corps. — 2, tête. — 3, col anatomique. — 3', 3', col chirurgical. — 4, trochiter. — 5, gouttière de torsion. — 6, extrémité inférieure. — 7, épicondyle. — 8, épitrochlée. — 9, trochlée pour le cubitus. — 10, cavité olécranienne. — 11, condyle ou petite tête pour le radius. — 12, cavité coronoïde. — 13, trochiter. — 14, trochin. — 15, gouttière bicipitale.

Fig. 245. — Humérus, vue postérieure.

1, corps. — 2, tête. — 3, col anatomique. — 3', col chirurgical. — 4, trochiter. — 5, gouttière de torsion. — 6, extrémité inférieure. — 7, épicondyle. — 8, épitrochlée. — 9, trochlée pour le cubitus. — 10, cavité olécranienne.

2° Extrémité supérieure. — L'humérus se termine en haut par une surface articulaire arrondie et lisse, qui, en raison de sa forme, a reçu le nom de *tête de l'humérus :* elle représente environ le tiers d'une sphère. L'observation démontre toutefois qu'elle est un peu aplatie d'avant en arrière, autrement dit que son diamètre vertical est un peu plus considérable que son diamètre antéro-postérieur. La différence entre l'un et l'autre de ces deux diamètres est ordinairement de 3 ou 4 millimètres. Sur l'os en place, la tête humérale regarde en haut, en dedans et un peu en arrière. Son axe forme avec l'axe longitudinal du corps de l'os un angle de 130 à 150°.

La portion rugueuse et plus ou moins rétrécie qui limite le pourtour de la tête humérale a reçu le nom de *col anatomique*. Très appréciable à sa partie antérieure et supérieure, il est peu distinct dans le reste de son étendue.

En dehors de la moitié supérieure du col anatomique se dressent deux saillies, toujours très développées, mais d'un volume inégal. — La plus petite, située en avant, porte le nom de *trochin* et donne insertion au muscle sous-scapulaire. — La plus volumineuse, située en dehors, s'appelle *trochiter*. Elle présente sur sa partie postéro-supérieure trois facettes nettement distinctes (fig. 246, 2, 3 et 4) : une facette supérieure, destinée au tendon du sus-épineux ; une facette moyenne, sur laquelle s'insère le sous-épineux ; une facette inférieure, enfin, où vient s'attacher le petit rond.

Entre le trochin et le trochiter se voit une gouttière à direction verticale, destinée à loger le tendon de la longue portion du biceps : elle est appelée, pour cette raison, *coulisse bicipitale*. Cette gouttière se prolonge, dans une étendue de 6 à 8 centimètres, sur la face interne de l'humérus et se trouve nettement limitée par deux bords ou lèvres, destinées à des insertions musculaires. La *lèvre postérieure* descend du trochin (*crête sous-trochinienne* de quelques auteurs) et donne attache au grand dorsal et au grand rond. La *lèvre antérieure*, qui n'est autre que la portion supérieure du bord antérieur de l'os, descend du trochiter (*crête sous-trochitérienne* de quelques auteurs) : sur elle vient s'insérer le tendon quadrilatère du grand pectoral.

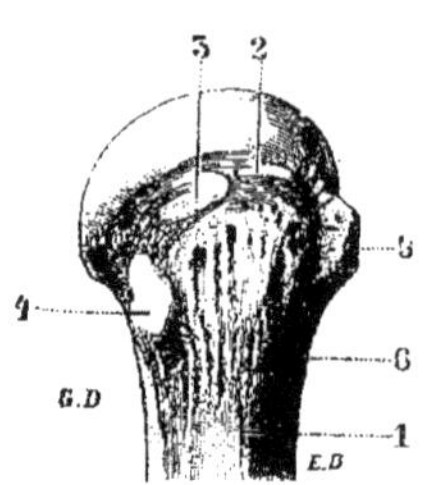

Fig. 246.

Extrémité supérieure de l'humérus, vue externe.

1, col chirurgical. — 2, facette d'insertion du sus-épineux. — 3, facette du sous-épineux. — 4, facette du petit rond. — 5, trochin. — 6, coulisse bicipitale.

On désigne sous le nom de *col chirurgical*, par opposition au col anatomique signalé plus haut, la portion de l'humérus qui unit le corps de l'os à son extrémité supérieure. Il est placé immédiatement au-dessous du trochin et du trochiter.

3° Extrémité inférieure. — L'humérus, à son extrémité inférieure ou antibrachiale, s'aplatit d'avant en arrière, en même temps qu'il s'élargit transversalement : cet élargissement est considérable, et, à ce niveau, le diamètre transversal de l'os est trois ou quatre fois plus considérable que son diamètre antéro-postérieur. De plus, l'extrémité inférieure de l'humérus se recourbe d'arrière en avant, de façon à venir se placer, presque tout entière, en avant du plan transversal passant par l'axe longitudinal du corps de l'os. Destinée à s'articuler avec l'avant-bras, l'extrémité inférieure de l'humérus nous présente une surface articulaire et de chaque côté de cette surface articulaire, deux saillies volumineuses, déterminées par des insertions de muscles et des attaches de ligaments.

a. *Surface articulaire*. — La surface articulaire, tout d'abord, très vaste et très accidentée, répond à la fois au radius et au cubitus. Quoique partout continue à elle-même, cette surface articulaire peut, pour la commodité de la description, être divisée en deux portions : une portion externe et une portion interne, séparées l'une de l'autre par une gouttière.

La portion externe (fig. 244, 11) se présente à nous sous la forme d'une saillie semi-sphérique, un peu aplatie dans le sens transversal, regardant directement en avant : c'est le *condyle* ou *petite tête de l'humérus*. Son diamètre vertical ou antéro-postérieur mesure en moyenne 22 millimètres ; son diamètre transverse, 18 millimètres seulement. Le condyle huméral répond, sur le squelette monté, à la cupule du radius. On rencontre d'ordinaire au-dessus du condyle, sur la face antérieure de l'os, une petite dépression où vient se loger, dans les mouvements de flexion de l'avant-bras sur le bras, le rebord antérieur de la cupule radiale. On peut appeler cette dépression la *fossette condylienne* ou *fossette radiale de l'humérus*.

La portion interne, en rapport avec la grande cavité sigmoïde du cubitus, revêt la forme d'une poulie et, de ce fait, a reçu le nom de *trochlée humérale*. Interrompue seulement à sa partie supérieure, au niveau du point où la surface articulaire se soude au reste de l'os, la trochlée décrit environ les trois quarts ou les quatre cinquièmes d'un cercle. Elle nous présente du reste, comme toutes les poulies, deux bords et une gorge. — Des deux bords, l'interne descend beaucoup plus bas que l'externe. — La gorge, arrondie et mousse, très marquée dans toute son étendue, est orientée dans le sens antéro-postérieur. Toutefois, sa direction n'est pas exactement parallèle au plan médian. En effet, en examinant attentivement cette gorge, on constate qu'elle se dirige obliquement de bas en haut et de dedans en dehors. On constate aussi que cette obliquité est plus prononcée pour la partie postérieure de la gorge que pour la partie antérieure, de telle sorte que si nous prolongeons en haut ces deux parties, nous les voyons se diriger toutes les deux vers le bord

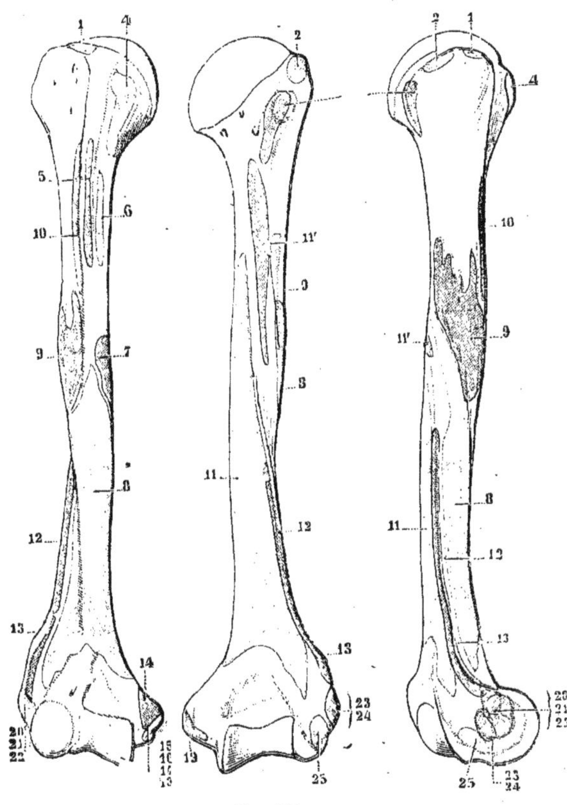

Fig. 247. Humérus, vue antérieure avec les insertions musculaires.

Fig. 248. Humérus, vue postérieure, avec les insertions musculaires.

Fig. 249. Humérus, vu par son côté externe, avec les insertions musculaires.

Pour la signification des chiffres, se reporter au tableau ci-après (p. 265), indiquant les muscles qui prennent insertion sur l'humérus.

externe de l'os et croiser ce bord, la première à la réunion de ses trois quarts supérieurs avec son quart inférieur, la seconde au niveau de son tiers moyen. Il résulte d'une pareille disposition que la gorge de la poulie humérale n'est pas développée suivant un même plan, et, d'autre part, qu'elle décrit autour du diamètre transversal de l'os un trajet manifestement spiroïde. — Nous ajouterons, en ce qui concerne la trochlée, que son versant externe diminue de moitié en passant de la face postérieure de l'os sur sa face antérieure. Comme conséquence, la gorge de la poulie, dans sa moitié antérieure, se trouve beaucoup plus rapprochée du bord externe que du bord interne. — La trochlée humérale est limitée, en arrière et en haut, par une excavation profonde, la *cavité* ou *fossette olécranienne*, où vient se loger, dans les mouvements d'extension de l'avant-bras sur le bras, l'extrémité libre de l'olécrane. De même, en avant, elle est surmontée par une excavation analogue, mais beaucoup plus petite : c'est la *cavité* ou *fossette coronoïdienne*, destinée à recevoir l'apophyse coronoïde du cubitus dans les mouvements de flexion. Les deux fossettes olécranienne et coronoïdienne sont séparées l'une de l'autre par une cloison osseuse fort mince, transparente, quelquefois remplacée à son centre par une lame simple fibreuse.

La trochlée et le condyle de l'humérus sont séparés l'un de l'autre par une gouttière à direction verticale que nous désignerons sous le nom de *gouttière condylo-trochléenne*. Cette gouttière, qui est articulaire au même titre que la trochlée et le condyle, répond, sur le squelette monté, au rebord de la cupule du radius.

b. *Saillies sus-articulaires*. — La surface articulaire que nous venons de décrire est surmontée, de chaque côté de l'extrémité inférieure de l'humérus, de deux saillies ou apophyses, spécialement développées en vue de servir à des insertions ligamenteuses et musculaires. — L'externe, celle qui est située au-dessus du condyle, a reçu le nom d'*épicondyle* (*condyle externe* de quelques auteurs). Elle est l'aboutissant du bord externe du corps de l'os et donne attache au ligament latéral externe de l'articulation du coude, ainsi qu'à six muscles de l'avant-bras, appelés pour cette raison muscles épicondyliens : ce sont le deuxième radial externe, le court supinateur, l'extenseur commun des doigts, l'extenseur propre du petit doigt, le cubital postérieur et l'anconé. — L'interne, située au-dessus et en dedans de la trochlée, est appelée *épitrochlée* (*condyle interne* de quelques auteurs). Aplatie d'avant en arrière et beaucoup plus saillante que l'épicondyle, l'épitrochlée se continue en haut avec le bord interne de l'humérus. Elle donne insertion au ligament latéral interne de l'articulation du coude et aux cinq muscles superficiels de la région antérieure de l'avant-bras, dits muscles épitrochléens : ce sont le rond pronateur, le grand palmaire, le petit palmaire, le cubital antérieur et le fléchisseur superficiel des doigts, auxquels vient se joindre, dans certains cas, un faisceau surnuméraire du fléchisseur profond. L'épitrochlée nous présente parfois, sur sa face postérieure, un tout petit sillon, à direction verticale, pour le passage du nerf cubital.

4° **Conformation intérieure**. — L'humérus est formé par du tissu spongieux à ses deux extrémités, par du tissu compacte dans le reste de son étendue. Son canal médullaire, remarquable par ses dimensions longitudinales, occupe toute la hauteur du corps de l'os. — Son diamètre transversal mesure, en moyenne, 8 millimètres dans le tiers inférieur, 10 millimètres dans le tiers moyen, 12 millimètres dans le tiers supérieur. Le canal s'élargit donc progressivement au fur et à mesure qu'il se rapproche de l'épiphyse supérieure. Par contre, l'étui cylindrique qui l'entoure et le circonscrit diminue peu à peu d'épaisseur, en allant de bas en haut. — A son extrémité supérieure, le canal médullaire de l'humérus est délimité par les premières travées osseuses du bloc spongieux, qui constitue l'épiphyse supérieure. Ces travées représentent des arcades qui, partant de la paroi du canal médullaire, se portent obliquement vers l'axe de l'os et s'y entre-croisent avec les travées similaires du côté opposé. De ces entre-croisements successifs résulte une série d'ogives superposées dont l'ouverture regarde en bas. — A l'extrémité inférieure du canal médullaire nous rencontrons une disposition analogue, avec cette différence que les travées osseuses sont peu épaisses et que les ogives qu'elles forment ont leur ouverture dirigée en haut.

Connexions. — L'humérus s'articule avec trois os : 1° en haut, avec l'omoplate ; 2° en bas, avec les deux os de l'avant-bras, le cubitus et le radius.

Insertions musculaires. — Vingt-cinq muscles, appartenant au tronc, à l'épaule, au bras et à l'avant-bras, s'insèrent sur l'humérus. Ils sont indiqués méthodiquement dans le tableau suivant. Dans ce tableau, les chiffres romains placés entre parenthèses à la suite de chaque muscle se rapportent aux figures 247, 248 et 249 (p. 263).

I. Extrémité supérieure . .	a. *Trochiter*	Sus-épineux (1). Sous-épineux (2). Petit rond (3).
	b. *Trochin*	Sous-scapulaire (4).
II. Corps de l'os	a. *Face interne*	Grand dorsal (5). Grand rond (6). Coraco-brachial (7). Brachial antérieur (8).
	b. *Face externe*	Deltoïde (9). Brachial antérieur (8).
	c. *Face postérieure* . . .	Vaste interne du triceps (11). Vaste externe du triceps (11').
	d. *Bord antérieur*	Grand pectoral (10). Brachial antérieur (8).
	e. *Bord interne*	Brachial antérieur (8). Coraco-brachial (7). Vaste interne (11).
	f. *Bord externe*	Brachial antérieur (8). Vaste interne (11). Vaste externe (11'). Long supinateur (12). Premier radial externe (13).
III. Extrémité inférieure . .	a. *Épitrochlée*	Rond pronateur (14). Grand palmaire (15). Petit palmaire (16). Fléchisseur superficiel (17). Fléchisseur profond (inconstant (18). Cubital antérieur (19).
	b. *Épicondyle*	Deuxième radial externe (20). Extenseur commun des doigts (21). Court supinateur (22). Extenseur propre du 5° doigt (23). Cubital postérieur (24). Anconé (25).

Développement. — L'humérus se développe par huit points d'ossification : un point primitif et sept points secondaires (fig. 211).

a. *Point primitif.* — Le point primitif apparaît, vers le quarante-cinquième jour de la vie intra-utérine, à la partie moyenne de la diaphyse. De là, il s'étend progressivement vers les deux extrémités, qu'il atteint d'ordinaire au moment de la naissance.

b. *Points secondaires.* — Des sept points secondaires, trois sont destinés à l'extrémité supérieure, quatre à l'extrémité inférieure. — Le premier point d'ossification de l'extrémité supérieure se montre au niveau de la tête articulaire (*point céphalique*) du deuxième au quatrième mois après la naissance. Les deux autres points, destinés au trochin (*point trochinien*) et au trochiter (*point trochitérien*) ne font leur apparition que plus tard, au cours de la deuxième ou de la troisième année. — Sur l'extrémité inférieure, un premier point se montre sur le condyle (*point condylien*), vers le commencement de la troisième année. Deux ans plus tard, apparaît un deuxième point pour l'épitrochlée (*point épitrochléen*) ; puis, enfin, vers l'âge de douze ans, les troisième et quatrième points, destinés à la trochlée (*point trochléen*) et à l'épicondyle (*point épicondylien*).

L'évolution ultérieure des divers points épiphysaires, indiqués ci-dessus, se fait de la façon suivante. — Sur l'*extrémité inférieure* de l'os, le point condylien et le point trochléen arrivent au contact au niveau de la gorge de la poulie et se fusionnent. A la pièce unique qui en résulte se soude plus tard le point épicondylien. Comme, à ce moment, le point épitrochléen est encore indépendant, l'épiphyse inférieure est en réalité représentée par deux pièces osseuses : une pièce inférieure, relativement très volumineuse, résultant de la fusion des trois points osseux condylien, trochléen et épicondylien ; une pièce interne, beaucoup plus petite, formée par le point épitrochléen. Il est à remarquer que, dans la grande majorité des cas, la pièce épitrochléenne n'arrive pas au contact de la pièce inférieure, mais en est séparée par un prolongement de la diaphyse, parfaitement représentée dans la figure ci-dessous (fig. 250,12), qui se dirige obliquement en bas et en dedans. Quant à la soudure définitive de ces deux pièces épiphysaires à la diaphyse, elle s'effectue, pour la pièce inférieure, de seize à dix-huit ans, pour l'épitrochlée un ou deux ans plus tard. Toutefois, les faits ne sont pas rares où l'épitrochlée est encore indépendante chez des sujets de vingt-cinq ans. — Sur l'*extrémité supérieure*, les deux points trochitérien et trochinien se soudent ensemble au niveau de la gouttière bicipitale, en même temps que le point trochinien se fusionne par sa partie supérieure avec le point céphalique. Bientôt après, le point trochitérien se soude à son tour avec la tête. Il en résulte la formation d'une seule pièce osseuse, qui coiffe, à la manière d'une calotte, l'extrémité correspondante de la diaphyse. Cette calotte osseuse conserve longtemps encore son indépendance : elle ne se soude, en effet, au corps de l'os qu'à l'âge de vingt-cinq ou vingt-six ans, quelques années après l'épiphyse inférieure.

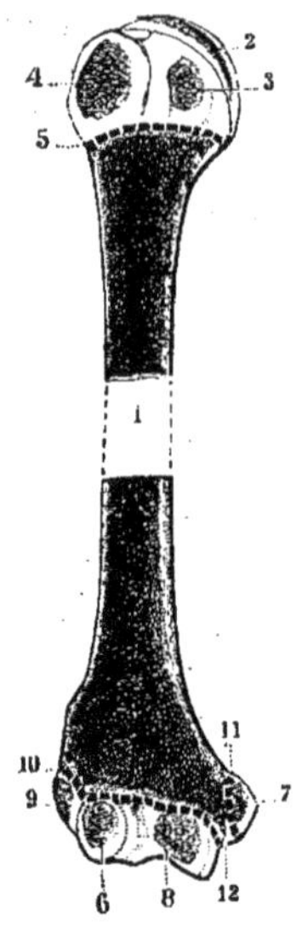

Fig. 250.

Ossification de l'humérus (*schématique*).

1. point primitif pour le corps. — 2, point complémentaire pour la tête. — 3, point complémentaire pour le trochin. — 4, point complémentaire pour le trochiter. — 5, ligne de soudure du corps et de l'extrémité supérieure. — 6, point complémentaire pour le condyle. — 7, point complémentaire pour l'épitrochlée. — 8, point complémentaire pour la trochlée. — 9, point pour l'épicondyle. — 10, ligne de soudure du corps avec l'épiphyse inférieure. — 11, ligne de soudure de l'épitrochlée. — 12, prolongement de la diaphyse, séparant l'épitrochlée de la trochlée.

Variétés. — La situation du trou nourricier de l'os est fort variable : Cruveilhier l'a rencontré sur la face externe et même sur la face postérieure. — Très variables aussi sont les deux lèvres de la coulisse bicipitale, l'antérieure principalement. Le développement de cette dernière se trouve en rapport avec le volume du grand pectoral et du deltoïde, qui viennent s'y attacher; dans deux cas, j'ai rencontré sur elle une véritable apophyse destinée à l'insertion des deux muscles précités.

a. *Torsion de l'humérus.* — Signalée par la plupart des anatomistes, depuis Bertin et Winslow jusqu'aux classiques actuels, la torsion de l'humérus a été surtout étudiée en France par Ch. Martins, qui a fait de ce caractère une donnée de la plus haute importance au point de vue de la comparaison des membres thoraciques et des membres pelviens. La torsion humérale est mesurée par l'angle obtus que forme un premier plan ou plan inférieur, passant par l'axe de l'articulation du coude, avec un deuxième plan ou plan supérieur, suivant la direction de la tête de l'humérus vers la cavité glénoïde (voir, pour la technique, l'important mémoire de Broca, *la Torsion de l'humérus et le tropomètre*, in Revue d'Anthr., 1881, p. 193.) Cet angle, toujours inférieur à deux angles droits, atteint en moyenne 168° chez l'homme.

Lorsqu'il publia son premier mémoire sur ce sujet (1857), Ch. Martins considéra la torsion de l'humérus comme « *virtuelle*, c'est-à-dire ne s'étant jamais opérée, quoique la forme de l'os et la disposition des parties molles fussent telles qu'elles eussent été si cette torsion s'était mécaniquement accomplie ». Des recherches ultérieures de Gegenbaur (1868) sont venues démontrer que cette torsion est vraiment *effective*. Après avoir établi le degré de torsion (168°) chez l'adulte, Gegenbaur, mesurant à l'aide de l'appareil à projection de Lucæ des humérus appartenant à des fœtus, a constaté qu'il n'était plus que de 146° sur de jeunes enfants de trois mois à neuf mois et qu'il se réduisait à 121° sur les fœtus âgés de douze à seize semaines. Il en résulte donc que, du quatrième mois de la vie intra-utérine jusqu'à l'âge adulte, l'humérus se tord *réellement* de 47° environ.

Broca a examiné, à l'aide de son *tropomètre*, plus de 800 humérus appartenant soit à l'homme, soit aux diverses espèces animales. Ces recherches, entièrement confirmatives des faits précédemment énoncés par Martins et par Gegenbaur, ont en outre mis en lumière les faits suivants : 1° la torsion de l'humérus atteint son maximum dans l'espèce humaine ; 2° les nègres sont intermédiaires sous ce rapport, comme sous beaucoup d'autres, entre les races humaines supérieures et les singes anthropoïdes ; 3° il existe une transition insensible entre l'angle de torsion des grands anthropoïdes et celui de l'homme ; la transition est insensible également des singes inférieurs aux mammifères carnassiers : 4° l'angle de torsion est moins grand chez les Européens des époques préhistoriques que chez les Européens modernes ; mais il est encore plus grand chez nos races préhistoriques de la France que chez les races inférieures actuelles ; 5° après les races d'Europe ce sont les races américaines (Péruviens et Californiens) qui paraissent avoir l'humérus le plus tordu. Parmi les races inférieures, ce sont les Négritos et les noirs de l'Hindoustan qui présentent l'angle de torsion le plus élevé, les Mélanésiens et les Australiens qui présentent l'angle le plus faible ; 6° l'humérus gauche est généralement moins tordu que l'humérus du côté droit ; 7° la torsion de l'humérus, enfin, est en moyenne plus prononcée chez la femme que chez l'homme.

b. *Perforation olécranienne.* — La fosse olécranienne et la fosse coronoïdienne sont séparées l'une de l'autre, comme nous l'avons vu plus haut, par une lame osseuse mince et transparente, qui disparaît quelquefois à son centre, ménageant ainsi une libre communication entre les deux fosses en question. Une pareille disposition, connue en anthropologie anatomique sous le nom de *perforation olécranienne*, est relativement rare sur les humérus de notre époque : Broca et Bataillard l'ont observée avec une proportion de 4,12 p. 100 sur des Parisiens du moyen âge ; Hamy et Sauvage avec une proportion de 4,66 p. 100 sur les Parisiens provenant du cimetière des Innocents. — Cette proportion est beaucoup plus élevée pour les races néolithiques, où nous la voyons atteindre 10 p. 100 (Prunières) dans les dolmens de la Lozère, 26 p. 100 (Broca) dans la caverne de l'Homme mort, 31 p. 100 (Wymann) dans les mounds des Etats-Unis.

c. *Apophyse sus-épitrochléenne.* — On donne le nom d'apophyse sus-épitrochléenne (*processus supracondyloideus internus* des anatomistes anglais et allemands) à une petite saillie osseuse (fig. 251,1) qui se développe anormalement, environ une fois sur quatre-vingts sujets, sur la partie inférieure de la face interne de l'humérus. Elle est exactement située à égale distance du bord interne et du bord antérieur de cet os, à 60 millimètres environ au-dessus du point le plus saillant de l'épitrochlée, à 63 millimètres au-dessus de la partie la plus inférieure de la poulie humérale. Longue ordinairement de 6 à 18 millimètres, elle revêt la forme d'une petite pyramide triangulaire, aplatie d'avant en arrière, dont la base fait corps avec l'os et dont le sommet se dirige obliquement en bas, en avant et en dedans. Sur le sujet revêtu de ses parties molles, on voit partir du sommet de cette apophyse une bandelette fibreuse, la *bandelette sus-épitrochléenne*, qui vient se fixer d'autre part sur le bord supérieur de l'épitrochlée, en se confondant plus ou moins, à ce niveau, avec la cloison intermusculaire interne. Il en résulte la formation d'une espèce d'anneau, moitié osseux, moitié fibreux, auquel nous donnerons le nom d'*orifice* ou *anneau sus-épitrochléen*. Cet orifice est l'homologue rudimentaire chez l'homme d'un canal osseux, le *canal huméral*, qui existe constamment et sur le même point chez plusieurs marsupiaux, chez quelques rongeurs, chez un grand nombre de carnassiers, notamment chez les félins (chat, lion). Comme chez ces derniers, il livre passage au nerf médian et presque toujours aussi (92 fois sur 100) à une artère, qui est tantôt l'humérale, tantôt la cubitale (Voy. Angéiologie).

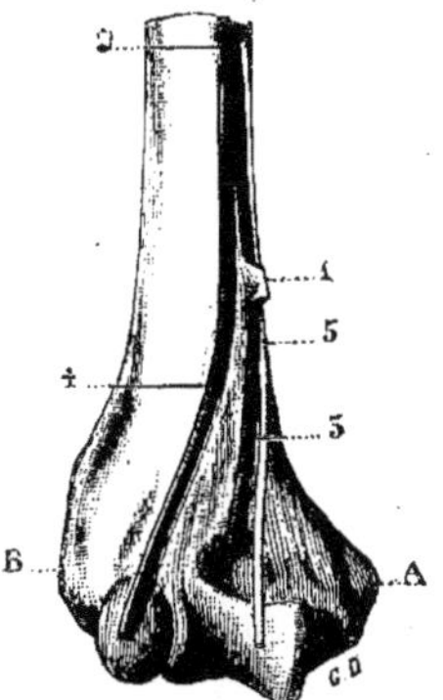

Fig. 251.

Apophyse sus-épitrochléenne de l'humérus droit.

A, épitrochlée. — B, épicondyle. — 1, apophyse sus-épitrochléenne. — 2, artère humérale, avec bifurcation prématurée. — 3, cubitale. — 4, radiale. — 5, nerf médian.

Voyez, au sujet de cette anomalie : L. Testut, *l'Apophyse sus-épitrochléenne chez l'homme, vingt-deux observations nouvelles*, avec 2 pl. en chromo-lith., in Journal intern. d'Anatomie et de Physiologie, 1889 ; Du même, *l'Apophyse sus-épitrochléenne au point de vue chirurgical*, Lyon médical, 1892 ; — Nicolas, *Nouvelles observ. d'apophyse sus-épitrochléenne chez l'homme*, Rev. biol. du Nord de la France, 1890.

§ III. — Os de l'avant-bras

L'avant-bras, troisième segment du membre supérieur, est constitué, chez l'homme, par deux os disposés parallèlement entre eux dans le sens de la longueur du membre, l'un en dedans, l'autre en dehors. De ces deux os, l'interne a reçu le nom de *cubitus*, l'externe celui de *radius*.

Vues en position, ces deux pièces osseuses n'occupent pas exactement le même niveau : le radius déborde le cubitus à sa partie inférieure, tandis qu'il est débordé par lui à son extrémité supérieure. Toute compensation faite, le cubitus est toujours un peu plus long que le radius.

Le cubitus et le radius (fig. 253 et 254), réunis à leurs deux extrémités par des articulations mobiles, sont séparés, à leur partie moyenne, par un espace elliptique, connu sous le nom d'*espace interosseux*. Nous verrons, en Arthrologie, que cet espace est comblé, à l'état frais, par une membrane, dite *membrane interosseuse* (fig. 252, C), qui s'étend transversalement du radius au cubitus et unit ainsi les deux os à leur partie moyenne.

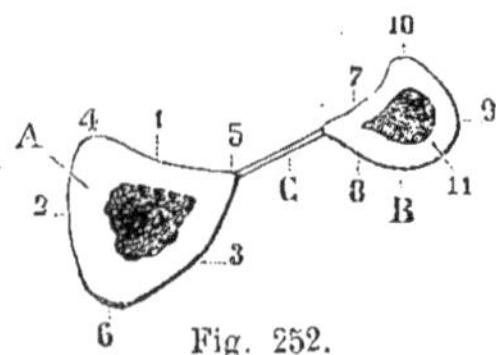

Fig. 252.

Coupe horizontale de l'avant-bras à l'union du tiers supérieur avec le tiers moyen.

A, CUBITUS : 1, face antérieure. — 2, face interne. — 3, face postérieure. — 4, bord interne. — 5, bord externe. — 6, bord postérieur. — B, RADIUS : 7, face antérieure. — 8, face postérieure. — 9, face externe. — 10, bord antérieur. — 11, bord postérieur. — 12, bord interne. — C, LIGAMENT INTEROSSEUX.

A. — CUBITUS

Situé à la partie interne de l'avant-bras, le cubitus (fig. 253 et 254) est un os long, pair et non symétrique, légèrement incliné de bas en haut et de dehors en dedans, formant par conséquent avec l'humérus un angle obtus ouvert en dehors. Sa direction n'est pas entièrement rectiligne. En bas, on le voit se porter en arrière et en dehors et se rapprocher ainsi du radius. En haut, le corps de l'os se recourbe en avant, et, comme l'épiphyse supérieure continue la direction de la portion ainsi recourbée, il en résulte la formation, à ce niveau, d'un angle ouvert en avant. Nous considérons au cubitus, comme à tous les os longs, un corps et deux extrémités, l'une supérieure, l'autre inférieure.

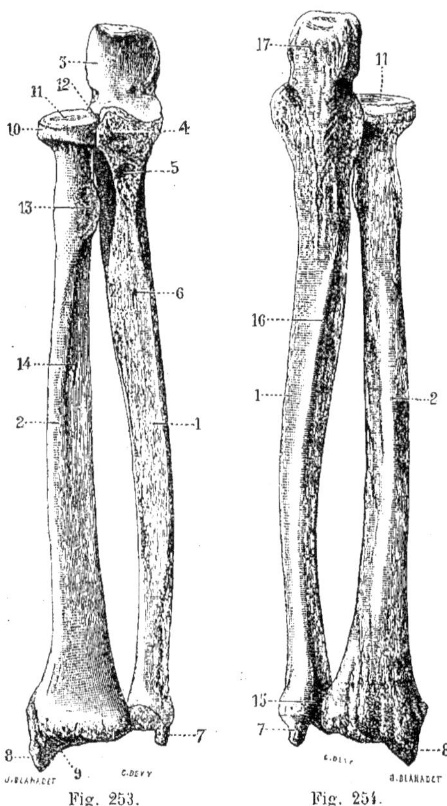

Fig. 253.

Les deux os de l'avant-bras, vue antérieure.

Fig. 254.

Les deux os de l'avant-bras, vue postérieure.

1, cubitus. — 2, radius. — 3, grande cavité sigmoïde du cubitus. — 4, apophyse coronoïde. — 5, rugosité pour l'insertion du brachial antérieur. — 6, trou nourricier du cubitus. — 7, son apophyse styloïde. — 8, apophyse styloïde du radius. — 9, sa facette articulaire pour le carpe. — 10, extrémité supérieure du radius, avec sa facette latérale pour la petite cavité sigmoïde du cubitus. — 11, sa cupule pour le condyle de l'humérus. — 12, articulation radio-cubitale supérieure. — 13, tubérosité bicipitale. — 14, trou nourricier du radius. — 15, tête du cubitus. — 16, bord postérieur du cubitus. — 17, olécrâne.

1° **Corps**. — Son volume, assez considérable en haut, décroît progressivement au fur et à mesure qu'on se rapproche du carpe. Il est prismatique triangulaire et nous présente, en conséquence, trois faces et trois bords :

A. FACES. — Les trois faces se distinguent, comme nous le montre nettement la figure 252, en antérieure, postérieure et interne :

a. *Face antérieure*. — La face

antérieure est fortement excavée en gouttière dans ses trois quarts supérieurs, où vient s'insérer le muscle fléchisseur profond des doigts. Son quart inférieur, aplati ou même légèrement convexe, donne insertion à l'extrémité interne du muscle carré pronateur. On voit sur cette face le trou nourricier de l'os : il se dirige obliquement de bas en haut, vers le coude par conséquent.

b. *Face postérieure.* — La face postérieure, qui serait mieux nommée postéro-externe, nous présente en haut, tout d'abord, une surface triangulaire rugueuse pour l'insertion inférieure du muscle anconé. Au-dessous de la surface de l'anconé, cette face est divisée par une crête longitudinale en deux parties distinctes : une partie interne, légèrement excavée, recouverte par le muscle cubital postérieur, qui n'y prend que rarement des insertions ; une partie externe, fortement rugueuse, coupée par plusieurs crêtes obliques, sur laquelle viennent s'attacher, en haut, quelques faisceaux du court supinateur et, plus bas, les quatre muscles de la région profonde de l'avant-bras, c'est-à-dire le long abducteur du pouce, le court extenseur du pouce, le long extenseur du pouce et l'extenseur propre de l'index.

c. *Face interne.* — La face interne, recouverte en haut par le fléchisseur profond des doigts, qui prend sur elle de larges insertions, devient très superficielle dans sa moitié inférieure, qui n'est recouverte que par l'aponévrose de la peau.

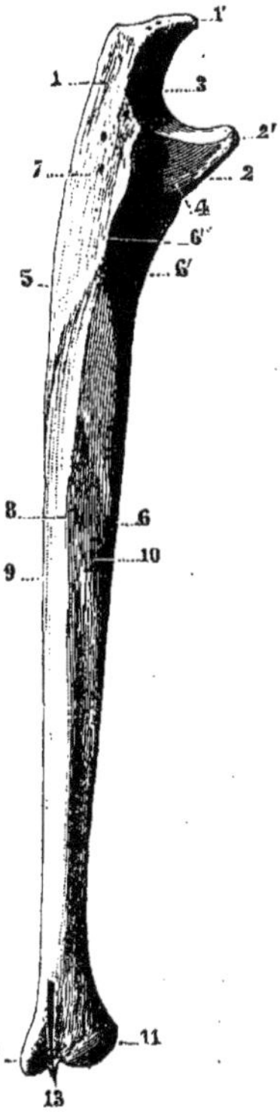

Fig. 255.

Le cubitus, vu par son côté externe.

1, olécrâne, avec 1', son bec. — 2, apophyse coronoïde, avec 2', son bec. — 3, grande cavité sigmoïde. — 4, petite cavité sigmoïde. — 5, bord postérieur. — 6, bord externe, avec ses deux branches de bifurcation, 6' et 6'', limitant la surface d'insertion du muscle court supinateur. — 7, surface triangulaire de l'anconé. — 8, crête longitudinale, divisant en deux parties la face postérieure de l'os : l'une, postéro-interne (9), est recouverte par le muscle cubital postérieur qui y prend quelquefois des insertions ; l'autre, antéro-externe (10) est sillonnée de crêtes obliques qui séparent les territoires d'insertion des muscles long abducteur, long extenseur, court extenseur du pouce et extenseur propre de l'index. — 11, tête du cubitus. — 12, son apophyse styloïde. — 13, gouttière pour le tendon du cubital postérieur.

B. Bords. — Le nom des faces commande celui des bords ; ils sont antérieur, postérieur et externe.

a. *Bord antérieur.* — Le bord antérieur, très marqué dans toute son étendue, donne insertion, en haut au muscle fléchisseur profond des doigts, en bas au muscle carré pronateur.

b. *Bord postérieur.* — Le bord postérieur, contourné en **S** italique, naît en haut par deux branches divergentes qui, toutes les deux, descendent de l'olécrâne. Il se termine en bas, vers le quart inférieur de la diaphyse, d'une façon à peu près insensible. Ce bord donne attache, dans ses quatre cinquièmes supérieurs, au fléchisseur profond des doigts et au cubital antérieur, dans son tiers moyen au muscle cubital postérieur.

c. *Bord externe.* — Le bord externe, mousse en bas, dans le voisinage de l'articulation radio-cubitale inférieure, devient mince et tranchant dans tout le reste de son étendue ; il donne attache au ligament interosseux. Tout à fait en haut, ce bord se bifurque pour se diriger à la fois vers les deux extrémités de la petite cavité sigmoïde. Ses deux branches de bifurcation, en s'écartant l'une de l'autre, circonscrivent une petite région triangulaire, excavée et rugueuse, dans laquelle viennent s'insérer les faisceaux inférieurs du muscle court supinateur.

2° Extrémité supérieure. — Vue par sa face antérieure, l'extrémité supérieure du cubitus nous présente, au premier abord, une large cavité articulaire, en forme de crochet ou de demi-lune (fig. 253, 3) : on la désigne sous le nom de *grande cavité sigmoïde du cubitus*.

Envisagée au point de vue de sa configuration, la grande cavité sigmoïde, destinée à s'articuler avec la trochlée humérale, se trouve divisée en deux parties, une partie externe et une partie interne, par une saillie longitudinale et mousse qui correspond exactement à la gorge de la trochlée. Au point de vue de sa constitution anatomique, elle est formée par deux apophyses volumineuses : l'une postérieure et à direction verticale, l'*olécrâne* ; l'autre antérieure et à direction antéro-postérieure, l'*apophyse coronoïde*. Une ligne transversale, généralement très visible, indique sur la cavité sigmoïde les limites respectives de ces deux apophyses.

L'*olécrâne* (de ὠλένη, coude, et κρανίον, tête) paraît être l'épanouissement du bord postérieur du cubitus, dont il continue la direction. Il affecte la forme d'un prisme à base quadrangulaire et nous présente, en conséquence, comme régions : 1° une *base*, très large, qui fait corps avec l'os ; 2° un *sommet*, plus ou moins recourbé en forme de bec, le *bec de l'olécrâne*, qui vient se loger, dans les mouvements d'extension de l'avant-bras sur le bras, dans la cavité olécranienne de l'humérus ; 3° une *face antérieure*, articulaire, faisant partie de la grande cavité sigmoïde ; 4° une *face postérieure*, tantôt plane, tantôt convexe, hérissée en bas de rugosités pour l'insertion du muscle triceps ; 5° une *face interne* (bord interne de quelques auteurs), où vient s'insérer un faisceau du ligament latéral interne de l'articulation du coude ; 6° une *face externe* (bord externe de quelques auteurs), où viennent s'attacher les faisceaux supérieurs de l'anconé. Les parties latérales de l'olécrâne donnent également insertion à quelques faisceaux des muscles vaste interne et vaste externe.

L'*apophyse coronoïde* (de κορώνη, corneille, et εἶδος, forme) se dirige directement en avant. On lui considère : une large *base*, qui se confond avec le corps de l'os ; 2° un *sommet* plus ou moins aigu, le *bec de l'apophyse coronoïde*, qui, dans les mouvements de flexion de l'avant-bras sur le bras, vient se loger dans la cavité coronoïdienne de l'humérus ; 3° une *face supérieure*, articulaire, faisant partie de la grande cavité sigmoïde ; 4° une *face inférieure*, rugueuse, où vient s'attacher le muscle brachial antérieur ; 5° un *bord interne*, donnant insertion au faisceau antérieur du ligament latéral interne de l'articulation du coude, et quelquefois à un faisceau du fléchisseur superficiel des doigts et du rond pronateur ; 6° un *bord externe*, enfin, où viennent se fixer l'extrémité antérieure du ligament annulaire et le faisceau antérieur du ligament latéral externe de l'articulation du coude. Sur la base de l'apophyse coronoïde, au niveau du point où la face antérieure de cette apophyse se confond avec le bord antérieur du corps de l'os, se trouve souvent un tubercule rugueux, le *tubercule sous-coronoïdien*, destiné à l'insertion de la corde ligamenteuse de Weibrecht (voy. *Articulations de l'avant-bras*).

Enfin, sur le côté externe de l'extrémité supérieure, entre l'apophyse coronoïde et l'olécrâne, s'étale une petite facette articulaire (fig. 255,4), en forme de demi-lune, allongée dans le sens antéro-postérieur : c'est la *petite cavité sigmoïde du cubitus*. La petite cavité sigmoïde, qui se continue, du reste, à sa partie supérieure avec la grande cavité sigmoïde, est destinée à loger le pourtour de la cupule du radius. Au-dessous d'elle, nous retrouvons la petite surface rugueuse, ci-dessus décrite, pour l'insertion du court supinateur.

3° Extrémité inférieure. — Le cubitus se termine en bas par un petit renflement, plus ou moins sphérique, qui porte le nom de *tête du cubitus*. La tête du cubitus est articulaire à sa partie externe, où elle répond à la cavité sigmoïde du radius ; elle est articulaire aussi à sa partie inférieure, laquelle répond au pyramidal sur le squelette, mais s'en trouve séparée, à l'état frais, par un fibro-cartilage interarticulaire (voy. ARTHROLOGIE).

En dedans et un peu en arrière de la tête, existe une apophyse cylindrique à direction verticale, connue sous le nom d'*apophyse styloïde du cubitus*. — Le sommet de cette apophyse donne insertion au ligament latéral interne de l'articulation du poignet. — Sa base est séparée, en dehors, de la tête du cubitus par une petite facette rugueuse où vient s'insérer le sommet du ligament interarticulaire ci-dessus mentionné. — En arrière, l'apophyse styloïde du cubitus se trouve encore séparée de la tête de l'os par une gouttière longitudinale destinée au passage du tendon du muscle cubital postérieur.

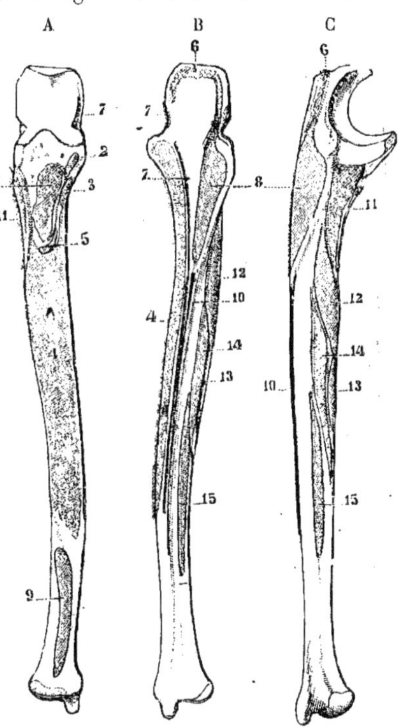

Fig. 256.

Le cubitus, avec les insertions musculaires : A, vue antérieure ; B, vue postérieure ; C, vue latérale externe.

(Pour la signification des chiffres, se reporter au tableau ci-dessous.)

4° Conformation intérieure. — Le corps de l'os est formé par du tissu compacte, les deux extrémités par du tissu spongieux. Le canal médullaire du cubitus s'élève en haut, jusqu'à la base de l'apophyse coronoïde ; en bas, il s'arrête d'ordinaire à l'union des trois quarts supérieurs de l'os avec son quart inférieur. Sa largeur est de 5 ou 6 millimètres.

Connexions. — Le cubitus s'articule avec trois os : 1° en haut, avec l'humérus ; 2° en dehors, avec le radius ; 3° en bas, du côté du carpe, avec le pyramidal, dont il est séparé cependant par un fibro-cartilage.

Insertions musculaires. — Quinze muscles, appartenant aux deux groupes musculaires du bras ou de l'avant-bras, prennent attache sur le cubitus. Nous résumons ces insertions musculaires dans la figure 256 (A, B, C) et dans le tableau qui la suit :

I. — EXTRÉMITÉ SUPÉRIEURE. . . .	a. *Apophyse coronoïde.*	Brachial antérieur (1). Fléchisseur superficiel des doigts (2). Rond pronateur (3). Fléchisseur profond des doigts (4). Long fléchisseur du pouce (inconstant) (5).
	b. *Olécrâne.*	Triceps brachial (6). Cubital antérieur (7). Anconé (8).
II. — CORPS DE L'OS. (*A suivre.*)	a. *Face antérieure* . .	Fléchisseur profond des doigts (4). Carré pronateur (9).
	b. *Face postérieure* . .	Anconé (8). Cubital postérieur (inconstant) (10). Court supinateur (11). Long abducteur du pouce (12).

II. Corps de l'os. (*Suite.*)	b. *Face postérieure* . . (*Suite.*)	Court extenseur du pouce (inconstant) (13). Long extenseur du pouce (14). Extenseur de l'index (15).
	c. *Face interne*. . . .	Fléchisseur profond des doigts (4).
	d. *Bord postérieur* . .	Anconé (8). Cubital postérieur (10). Cubital antérieur (7). Fléchisseur profond des doigts (4).

Développement. — Le cubitus se développe par quatre points d'ossification, un point primitif et trois points complémentaires :

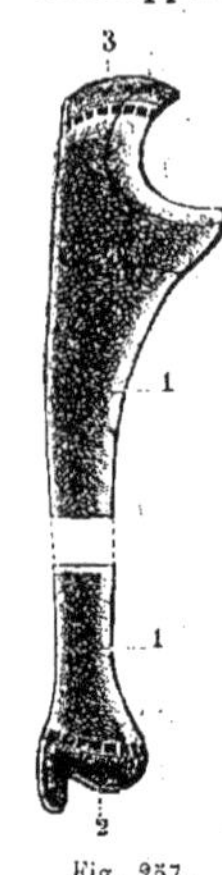

Fig. 257.
Ossification du cubitus.
1, 1, point primitif. — 2, point complémentaire pour l'épiphyse inférieure. — 3, point complémentaire pour la partie supérieure de l'olécrâne.

a. Le *point primitif* apparaît dans la diaphyse au commencement du deuxième mois de la vie intra-utérine. Dès le troisième mois, il est déjà devenu un petit cylindre osseux, qui s'étend rapidement vers les deux extrémités de l'os. C'est aux dépens de ce point d'ossification primitif que se forme, indépendamment du corps de l'os, une bonne partie de ses deux extrémités : l'apophyse coronoïde, les deux tiers inférieurs de l'olécrâne et la moitié supérieure de la tête cubitale. Il est facile de se rendre un compte exact de son développement sur de jeunes enfants de un à six ans, alors que les épiphyses n'ont pas encore été entamées par l'ossification.

b. Des deux *points complémentaires*, l'un appartient à l'épiphyse inférieure, l'autre à l'épiphyse supérieure. — Le premier, *point épiphysaire inférieur*, apparaît vers la sixième ou la neuvième année ; il affecte la forme d'une plaque osseuse aux dépens de laquelle se forment l'apophyse styloïde et le revêtement inférieur de la tête. — Le second, *point épiphysaire supérieur* ou *olécranien*, forme la partie supérieure de l'olécrâne ; il n'apparaît que de quatorze à dix-huit ans. — Sappey a décrit un point spécial pour le bec.

Dès qu'elles sont envahies par l'ossification, les épiphyses se développent rapidement. L'épiphyse supérieure se soude au corps de l'os de seize à vingt ans. La soudure de l'épiphyse inférieure n'a lieu que quelques années plus tard : de vingt à vingt-deux ans chez la femme, de vingt et un à vingt-cinq ans chez l'homme.

Variétés. — Dans un cas observé par Rosenmüller, l'olécrâne était entièrement séparé du cubitus, constituant ainsi à la face postérieure de l'articulation du coude comme une sorte de petite rotule. — Blandin (*Bull. Soc. anat.*, 1827, p. 188) a observé un cubitus qui ne remontait pas jusqu'à l'articulation du coude. — Deville (*ibid.*, 1849, p. 163) a constaté, sur le cadavre d'un vieillard, l'absence d'une grande partie de la diaphyse du cubitus droit.

B. — Radius

Le radius (fig. 253 et 254) est un os long, pair et non symétrique, situé en dehors du cubitus, à la partie externe de l'avant-bras. Tandis que le cubitus, très volumineux en haut, décroît progressivement de son extrémité supérieure à son extrémité inférieure, le radius présente, au contraire, son maximum de développement au niveau de son extrémité carpienne. Il nous offre à considérer, comme tous les os longs, un corps et deux extrémités, l'une supérieure, l'autre inférieure.

1° Corps. — Le corps du radius présente une double courbure : une courbure antérieure, à concavité dirigée en avant, généralement peu marquée ; une courbure interne, à concavité tournée vers le cubitus, bien plus accentuée que la précédente. Comme le cubitus, le radius affecte une forme prismatique triangulaire (fig. 252). On peut, par conséquent, lui décrire trois faces et trois bords.

A. Faces. — Des trois faces du radius, l'une regarde en avant (face antérieure), la seconde en arrière (face postérieure), la troisième en dehors (face externe) :

a. *Face antérieure.* — La face antérieure est à peu près plane, un peu concave cependant à sa partie moyenne. Étroite supérieurement, elle va en s'élargissant au fur et à mesure qu'elle se rapproche de l'extrémité inférieure de l'os. On y remarque le *conduit nourricier du radius,* situé un peu au-dessous de celui du cubitus, mais se dirigeant, comme ce dernier, obliquement en haut, du côté du coude. Cette face donne attache, dans ses deux tiers supérieurs, au muscle long fléchisseur du pouce et, dans son tiers inférieur, au carré pronateur.

b. *Face postérieure.* — La face postérieure est arrondie dans son tiers supérieur, que recouvre le court supinateur, plane ou même légèrement excavée dans le reste de son étendue, où s'attachent les muscles long abducteur et court extenseur du pouce. Assez souvent, les surfaces d'insertion de ces muscles, sont nettement délimitées par deux crêtes obliques en bas et en dehors, qui naissent sur le bord interne de l'os pour aboutir en bas sur le bord postérieur.

c. *Face externe.* — La face externe, convexe et arrondie, empiète un peu supérieurement sur la partie antérieure de l'os : c'est en ce point que s'attache le court supinateur. Sa partie moyenne nous présente une surface rugueuse, destinée à l'insertion du rond pronateur. Sa partie inférieure, lisse, répond aux tendons des muscles radiaux externes.

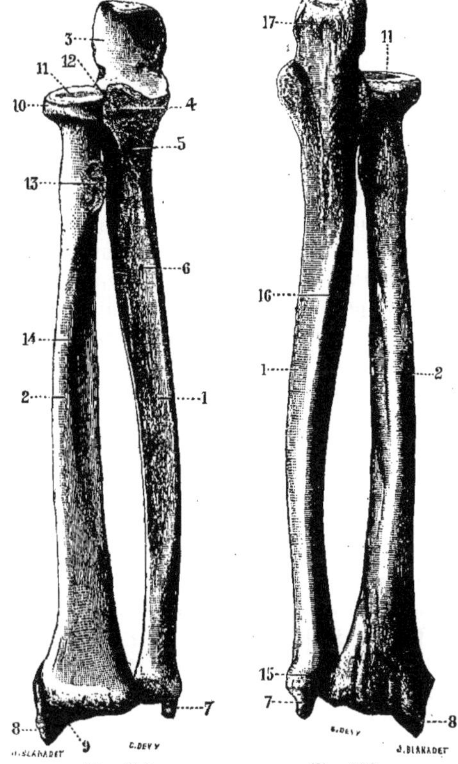

Fig. 258. Les deux os de l'avant-bras, vue antérieure.

Fig. 259. Les deux os de l'avant-bras, vue postérieure.

1. cubitus. — 2, radius. — 3, grande cavité sigmoïde du cubitus. — 4, apophyse coronoïde. — 5, rugosités pour l'insertion du brachial antérieur. — 6, trou nourricier du cubitus. — 7, son apophyse styloïde. — 8, apophyse styloïde du radius. — 9, sa facette articulaire pour le carpe. — 10, extrémité supérieure du radius, avec sa facette latérale pour la petite cavité sigmoïde du cubitus. — 11, sa cupule pour le condyle de l'humérus. — 12, articulation radio-cubitale supérieure. — 13, tubérosité bicipitale. — 14, trou nourricier du radius. — 15, tête du cubitus. — 16, bord postérieur du cubitus. — 17, olécrâne.

B. Bords. — Les trois bords du radius se distinguent, d'après leur situation, en antérieur, postérieur et externe :

a. *Bord antérieur.* — Le bord antérieur part de la tubérosité bicipitale. Il forme d'abord une crête osseuse assez saillante, obliquement dirigée de haut en bas et de dedans en dehors ; mais cette crête s'efface au voisinage du conduit nourricier et se confond alors insensiblement avec la face externe de l'os. Le bord antérieur, on le voit, est en réalité limité à ce que l'on pourrait appeler la *racine inférieure* de la tubérosité bicipitale (voy. plus loin).

b. *Bord postérieur.* — Le bord postérieur est mousse et plus ou moins effacé, surtout à ses extrémités. De ce fait, il établit une démarcation tout à fait idéale entre la face postérieure et la face externe.

c. *Bord interne.* — Le bord interne ne commence qu'à un ou deux travers de doigt au-dessous de la tubérosité bicipitale. Il est mince, tranchant, le plus souvent concave comme le corps de l'os ; il donne attache au ligament interosseux. Dans son cinquième inférieur, il se bifurque de manière à limiter, sur la partie correspondante de l'os, une sorte de petite facette triangulaire à sommet supérieur : cette facette est encroûtée de cartilage au voisinage de sa base, où elle fait partie de l'articulation radio-cubitale inférieure (voy. Arthrologie).

2° Extrémité supérieure. — L'extrémité supérieure nous présente tout d'abord, en allant de haut en bas, une partie volumineuse et arrondie, appelée *tête du radius*.

Aplatie dans le sens vertical, la tête du radius revêt la forme d'un segment de cylindre dont le diamètre mesure de 20 à 22 millimètres et la hauteur de 8 à 10 millimètres. — Sa face inférieure se soude au reste de l'os. — Sa face supérieure, libre, est creusée d'une dépression en forme de cupule : c'est la *cupule* ou *cavité glénoïde du radius*. Elle est un peu plus étendue dans le sens antéro-postérieur que dans le sens transversal et répond, sur le squelette monté, au condyle de l'humérus. — Le pourtour de la tête du radius, assez régulièrement circulaire, est un peu plus haut dans sa moitié interne que dans sa moitié externe. Il nous présente, dans la plus grande partie de son étendue (en avant, en dedans et en arrière), une deuxième facette articulaire, naturellement convexe, qui se continue, au niveau de son bord supérieur, avec la cupule. Très développée à sa partie moyenne, où elle mesure à peu près la même hauteur que la tête elle-même, cette facette se termine en pointe à ses extrémités antérieure et postérieure. Elle répond, sur le squelette monté, à la petite cavité sigmoïde du cubitus.

La tête du radius est supportée par une portion rétrécie, mesurant de 10 à 12 millimètres de hauteur : c'est le *col du radius*. Son axe est un peu oblique de haut en bas et de dehors en dedans, formant ainsi avec le corps de l'os un angle obtus ouvert en dehors.

Immédiatement au-dessous du col, à la partie antéro-interne de l'os, se dresse une saillie ovoïde, à grand axe vertical, sur laquelle vient s'insérer le tendon inférieur du biceps : c'est la *tubérosité bicipitale du radius*. Il n'est pas rare d'observer à son niveau une dépression irrégulière qui, selon les cas, se trouve située à son centre, en avant d'elle ou même au-dessous. — La tubérosité bicipitale est rugueuse dans sa moitié postérieure, où elle donne attache au tendon du biceps, lisse dans sa moitié antérieure, sur laquelle glisse le tendon précité à l'aide d'une petite synoviale. — Comme nous l'avons fait remarquer plus haut la tubérosité bicipitale donne naissance inférieurement à la crête saillante, obliquement dirigée en bas et en dehors, qui devient le bord antérieur du radius : cette crête constitue la *racine inférieure* de la tubérosité. — Supérieurement, une seconde racine, plus ou moins marquée suivant les sujets, se détache de la tubérosité bicipitale pour se porter en haut et en dehors vers la tête de l'os : c'est la *racine supérieure*. Suivant la remarque d'Humphry, ces deux racines fortifient le radius dans les deux directions que prennent les forces qui résultent de la décomposition de celle que développe le biceps dans les grands efforts de supination.

3° Extrémité inférieure. — L'extrémité inférieure ou carpienne constitue la partie la plus volumineuse de l'os. Aplatie d'avant en arrière, elle mesure en chiffres ronds 3 centimètres dans le sens transversal et 2 centimètres dans le sens antéro-postérieur. Elle revêt dans son ensemble la forme d'une pyramide quadrangulaire tronquée et nous présente en conséquence six faces, que l'on distingue, d'après leur situation, en supérieure, inférieure, antérieure, postérieure, interne et postéro-externe :

a. *Face supérieure.* — La face supérieure se confond sans ligne de démarcation bien nette avec le corps de l'os.

b. *Face inférieure.* — La face inférieure, qui constitue la base de la pyramide, est triangulaire à base dirigée en dedans, du côté du cubitus (fig. 258). Elle est articulaire et, à cet effet, nous présente à l'état frais un revêtement de cartilage. Une ligne mousse, à direction antéro-postérieure, la divise en deux facettes : une facette externe (3), triangulaire, articulée avec le scaphoïde ; une facette interne (4), quadrilatère, répondant au semi-lunaire. — Sur le côté externe de cette surface articulaire, se détache une apophyse puissante, à direction verticale : c'est l'*apophyse styloïde du radius*. Elle est placée directement sous la peau et descend un peu plus bas que

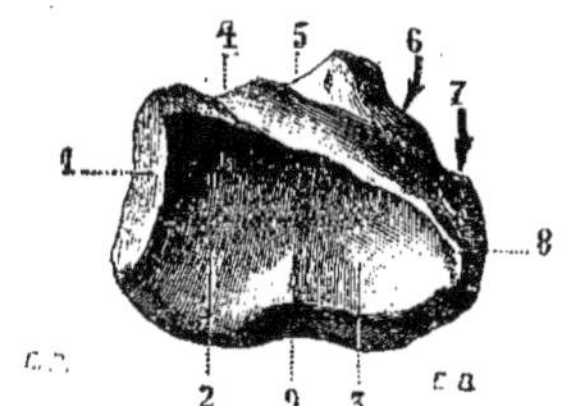

Fig. 258.

Extrémité inférieure du radius, vue par sa face carpienne.

1, petite cavité sigmoïde pour la tête du cubitus. — 2, facette quadrilatère, s'articulant avec le semi-lunaire. — 3, facette triangulaire, s'articulant avec le scaphoïde. — 4, gouttière pour l'extenseur propre de l'index et l'extenseur commun des doigts. — 5, gouttière pour le long extenseur du pouce. — 6, gouttière pour le deuxième radial externe. — 7, gouttière pour le premier radial externe. — 8, apophyse styloïde. — 9, face antérieure de cette extrémité.

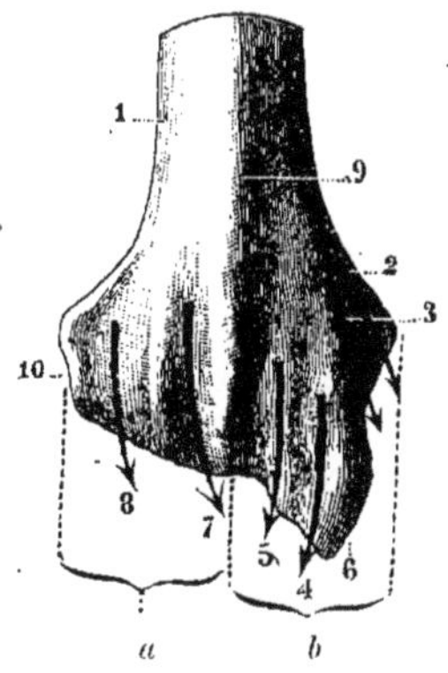

Fig. 259.

Extrémité inférieure du radius, vue par sa face postérieure.

a, face postérieure; *b*, face postéro-externe.

1, corps de l'os. — 2, gouttière pour le long abducteur du pouce. — 3, gouttière pour le court extenseur du pouce. — 4, gouttière pour le premier radial externe. — 5, gouttière pour le deuxième radial externe. — 6, apophyse styloïde. — 7, gouttière pour le long extenseur du pouce. — 8, gouttière pour l'extenseur propre de l'index et l'extenseur commun des doigts. — 9, bord postérieur de l'os. — 10, bord postérieur de la cavité sigmoïde.

l'apophyse styloïde du cubitus, particularité anatomique fort importante pour le diagnostic des fractures de l'extrémité inférieure de l'avant-bras. Le sommet de l'apophyse styloïde du radius donne attache au ligament latéral externe de l'articulation du poignet. Sur sa base s'insère le tendon du long supinateur.

c. *Face antérieure.* — La face antérieure de l'extrémité inférieure du radius, plane dans le sens transversal, concave au contraire dans le sens vertical, répond au muscle carré pronateur, qui prend sur elle un certain nombre de ses insertions.

d. *Face postérieure.* — La face postérieure (fig. 259, *a*), plus étroite que la précédente, est occupée par deux gouttières : une gouttière interne, relativement fort large, mais souvent peu marquée, qui livre passage aux tendons de l'extenseur propre de l'index et de l'extenseur commun des doigts ; une gouttière externe, toute petite, mais très distincte, légèrement oblique en bas et en dehors, qui loge le tendon du muscle long extenseur du pouce.

e. *Face postéro-externe.* — La face postéro-externe (fig. 259, *b*) continue la face externe du corps de l'os : elle regarde, comme son nom l'indique, en arrière et en dehors. Une crête saillante, toujours très marquée, la sépare de la face postérieure. Cette face nous présente, comme la précédente, deux gouttières tendineuses, l'une interne, l'autre externe. — La gouttière interne, fort large, mais peu profonde, est la *gouttière des radiaux*. Elle livre passage, en effet, aux tendons du premier radia externe et du deuxième radial externe. Une petite crête ou saillie médiane la subdivise parfois en deux gouttières plus petites, chacune d'elles logeant le tendon correspondant des deux muscles précités. — La gouttière externe, obliquement dirigée en bas et en dedans, est creusée en partie sur la face externe de l'apophyse styloïde. Elle loge les tendons des muscles long abducteur du pouce et court extenseur du pouce. On y rencontre parfois, comme dans la gouttière des radiaux, une petite crête longitudinale, qui détermine la formation de deux gouttières secondaires. — La profondeur de ces différentes gouttières tendineuses est considérablement accrue, à l'état frais, par la présence de formations fibreuses qui les transforment en de véritables canaux. Nous aurons naturellement à y revenir, à propos des muscles.

f. *Face interne.* — La face interne nous présente à sa partie inférieure une petite facette articulaire, plane dans le sens vertical, fortement concave dans le sens antéro-postérieur : c'est la ***cavité sigmoïde du radius*** (fig. 258, 1), destinée à s'articuler avec la tête du cubitus. Nous aurons l'occasion de revenir sur cette facette en arthrologie. Nous nous contenterons de faire remarquer ici qu'elle est moins étendue que la facette qui lui correspond sur le cubitus et qu'elle donne attache, sur son bord inférieur, au fibro-cartilage triangulaire de l'articulation du poignet.

4° Conformation intérieure. — La diaphyse du radius, formée de tissu compacte, est creusée d'un canal médullaire, plus étroit à sa partie moyenne qu'à ses deux extrémités. Ce canal se prolonge en haut jusqu'au col ; en bas, il s'arrête à l'union des trois quarts supérieurs de l'os avec le quart inférieur. Les deux épiphyses du radius sont constituées par du tissu spongieux.

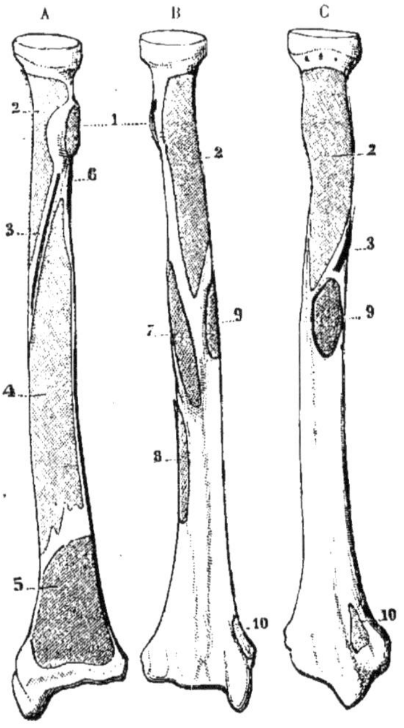

Fig. 260.

Radius, avec les insertions musculaires : A, vue antérieure : B, vue postérieure ; C, vue externe.

(Pour la signification des chiffres, se reporter au tableau ci-contre.)

Connexions. — Le radius s'articule avec quatre os : 1° en haut, avec l'humérus ; 2° en dedans, avec le cubitus ; 3° en bas, du côté du carpe, avec le scaphoïde et le semi-lunaire.

Insertions musculaires. — Le radius donne insertion à dix muscles. Nous résumons ces différentes insertions musculaires dans la figure 260 et dans le tableau synoptique qui l'accompagne. Dans ce tableau, les chiffres placés à la droite des muscles répondent exactement aux chiffres de la figure.

a. *Face antérieure* (A) . .	Biceps brachial (1). Court supinateur (2). Fléchisseur superficiel des doigts (3). Long fléchisseur du pouce (4). Carré pronateur (5). Fléchisseur profond (quelques faisceaux) (6).
b. *Face postérieure* (B) . .	Court supinateur (2). Long abducteur du pouce (7). Court extenseur du pouce (8).
c. *Face externe* (C) . . .	Court supinateur (2). Rond pronateur (9).
d. *Apophyse styloïde* (B) .	Long supinateur (10).

Développement. — Le développement du radius présente la plus grande analogie avec celui du cubitus. Comme ce dernier, il se développe par trois points d'ossification, un point primitif et deux points complémentaires :

a. Le *point primitif* apparaît à la partie moyenne de la diaphyse vers le quarantième jour de la vie intra-utérine, Puis, il envahit rapidement, non seulement le corps de l'os, mais encore une partie de son extrémité supérieure.

b. Des deux *points complémentaires*, l'un est destiné à l'extrémité supérieure, l'autre à l'extrémité inférieure. L'épiphyse inférieure commence à s'ossifier pendant la cinquième année, l'épiphyse supérieure vers la sixième. La soudure de ces deux épiphyses s'effectue d'avant en arrière, la première de vingt à vingt-cinq ans, la seconde quelques années plus tôt, de seize à vingt ans.

Outre les deux points épiphysaires supérieur et inférieur, on décrit encore un troisième point complémentaire destiné à la tubérosité bicipitale du radius. Ce dernier point, *point bicipital* (fig. 261,4) apparaît de quatorze à dix-huit ans sous la forme d'une simple lamelle, qui se soude, peu après son apparition, avec la portion correspondante du corps de l'os.

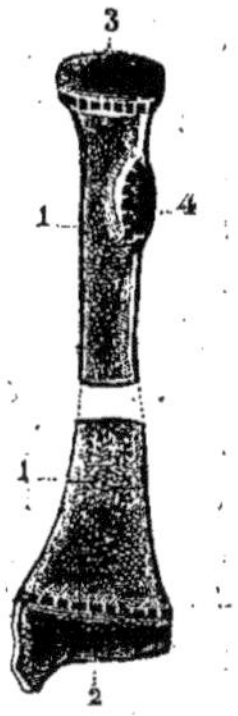

Variétés. — L'absence du radius, partielle ou totale, a été constatée dans certains cas de malformations congénitales où le pouce faisait également défaut (voy. à ce sujet Ch. Davaine, *De l'absence congénitale du radius chez l'homme*, in Bull. Soc. de Biologie, 1850, t. II, p. 39 ; Gruber, Virchow's Arch., 1885 ; Larcher, *Note sur un cas d'absence congénitale du radius*, Etudes physiol. et méd. sur quelques lois de l'organisme, Paris, 1868, p. 221-223).

Fig. 261.
Ossification du radius (*schématique*).

1, point primitif. — 2, point épiphysaire inférieur. — 3, point épiphysaire supérieur. — 4, point complémentaire pour la tubérosité bicipitale.

§ IV. — Os de la main

La main (fig. 262 et 263), quatrième et dernier segment du membre thoracique, est constituée par vingt-sept os, divisés en trois groupes distincts.

Tout d'abord, nous trouvons au-dessous de l'avant-bras une double rangée transversale d'os courts, constituant le *carpe*. — Plus bas, s'échappent comme autant de rayons divergents, cinq colonnettes osseuses dirigées verticalement et formant par leur ensemble le *métacarpe*. — A ces cinq colonnes, enfin, s'ajoutent les cinq *doigts*, comprenant chacun trois pièces osseuses ou phalanges, à l'exception du doigt externe qui n'en possède que deux.

Nous étudierons séparément :

1° Le *carpe ;*
2° Le *métacarpe ;*
3° Les *doigts*.

A. — Carpe

Le carpe (fig. 262, 265 et 268) est constitué par huit petits os, disposés en deux rangées transversales, une rangée supérieure ou antibrachiale et une rangée inférieure ou métacarpienne. — La première comprend quatre os qui sont, en allant de dehors en dedans : le *scaphoïde*, le *semi-lunaire*, le *pyramidal* et le *pisiforme*. — La seconde comprend quatre os également, qui sont, en suivant la même direction : le *trapèze*, le *trapézoïde*, le *grand os* et l'*os crochu*.

Les os du carpe sont tous irrégulièrement cuboïdes et nous présentent par conséquent six faces. De ces six faces, deux, l'antérieure et la postérieure, sont rugueuses et répondent aux parties molles de la région palmaire et de la région dorsale ; on les désigne quelquefois sous les noms de face palmaire et de face dorsale. Les quatre autres, supérieure ou antibrachiale, inférieure ou métacarpienne, externe ou radiale, interne ou cubitale, sont lisses ou encroûtées de cartilage à l'état frais, pour s'articuler avec les os voisins. Il y a exception pourtant pour les os extrêmes de chaque série, qui, ne s'articulant latéralement qu'avec un seul os, possèdent, naturellement, une facette articulaire en moins.

Cette description sommaire est comme le schéma de chacun des os du carpe. Mais les pièces osseuses qui constituent cette région sont loin de se ressembler, et nous devons maintenant indiquer, pour chacune d'elles, les particularités anatomiques qui la caractérisent.

1° Scaphoïde. — C'est l'os le plus volumineux de la première rangée. En raison de sa forme allongée et de la concavité qu'il présente en bas et en dedans, les anciens anatomistes l'ont comparé à une nacelle (σκάφη, barque et εἶδος, forme), d'où le nom sous lequel on le désigne. Des six faces du scaphoïde, trois sont articulaires, les trois autres non articulaires :

a. *Facettes articulaires.* — Les trois faces articulaires sont la supérieure, l'inférieure et l'interne. — La *face supérieure* ou mieux *supéro-externe*, fortement convexe, s'articule avec le radius. — La *surface inférieure*, convexe également, s'articule avec les deux premiers os de la deuxième rangée, le trapèze et le trapézoïde. — La *face interne* est subdivisée en deux facettes secondaires par une petite crête mousse et semi-circulaire : la facette qui est en haut est plane et s'articule avec le semi-lunaire; la facette qui est au-dessous est fortement excavée et correspond à la partie externe de la tête du grand os.

b. *Facettes non articulaires.* — Les trois faces non articulaires sont l'externe, l'antérieure et la postérieure. — La face externe est constituée par un gros tubercule, saillant en avant et en dehors : c'est le *tubercule du scaphoïde*, sur lequel vient s'insérer le ligament latéral externe de l'articulation du poignet. — La *face postérieure* ou *dorsale*, fort étroite, est représentée par une gouttière rugueuse, qui se dirige obliquement en bas et en dehors. — La *face antérieure* ou *palmaire*, étroite à sa partie supérieure, s'élargit considérablement à sa partie inférieure, où elle répond au tubercule scaphoïdien.

Connexions. — Le scaphoïde s'articule avec cinq os : 1° le radius; 2° le semi-lunaire; 3° le grand os; 4° le trapézoïde; 5° le trapèze.

Insertions musculaires. — Un seul muscle s'insère sur le scaphoïde : c'est le court abducteur du pouce (fig. 263,1).

2° Semi-lunaire. — Ainsi appelé parce qu'il a la forme d'un croissant à concavité dirigée en bas, le semi-lunaire nous offre à considérer quatre facettes articulaires pour les os voisins et deux facettes non articulaires.

a. *Facettes articulaires.* — Les quatre facettes articulaires sont : 1° une *facette supérieure*, convexe, pour le radius ; 2° une *facette inférieure*, concave d'avant en arrière (facette semi-lunaire), pour la tête du grand os et l'extrémité supérieure de l'os crochu; 3° une *facette externe*, plane et toute petite, pour le scaphoïde ; 4° une *facette interne*, plane également, mais beaucoup plus grande, pour le pyramidal.

b. *Facettes non articulaires.* — Des deux facettes non articulaires du semi-lunaire, l'*antérieure* est convexe, la *postérieure* est plane. L'une et l'autre sont rugueuses. Aucun muscle ne s'attache sur elles.

Connexions. — Le semi-lunaire, comme le scaphoïde, s'articule avec cinq os : 1° le radius ; 2° le scaphoïde ; 3° le pyramidal ; 4° l'os crochu ; 5° le grand os.

3° Pyramidal. — Le pyramidal affecte la forme d'une pyramide dont la base se dirigerait en haut et en dehors. Comme le précédent, cet os présente quatre facettes articulaires et deux non articulaires :

a. *Facettes articulaires.* — Les facettes articulaires sont : 1° une *facette supérieure*, convexe et irrégulière, répondant, non pas au cubitus, mais au ligament triangulaire de l'articulation radio-cubitale inférieure ; 2° une *facette inférieure*, concave, pour l'os crochu; 3° une *facette externe*, plane, pour le semi-lunaire; 4° une *facette antéro-interne*, arrondie, pour le pisiforme; cette dernière est tantôt plane, tantôt légèrement convexe.

b. *Facettes non articulaires.* — Les deux faces non articulaires du pyramidal se distinguent en antérieure et postérieure. — La *face antérieure* ou *palmaire* est étroite, rugueuse, allongée de haut en bas et de dehors en dedans. — La *face postérieure* ou *dorsale*, fort large au contraire, nous présente à sa partie inférieure et interne une crête transversale, la *crête du pyramidal*, destinée à des insertions ligamenteuses. La crête du pyramidal se termine en dedans par une sorte de tubercule, le *tubercule du pyramidal*, sur lequel vient s'insérer le faisceau postérieur du ligament latéral interne de l'articulation du poignet. Au-dessus et au-dessous de la crête, se voient deux sillons criblés de trous vasculaires.

Connexions. — Le pyramidal s'articule avec quatre os : 1° le cubitus, dont il est séparé cependant par le fibro-cartilage triangulaire de l'articulation du poignet; 2° le pisiforme; 3° le semi-lunaire; 4° l'os crochu.

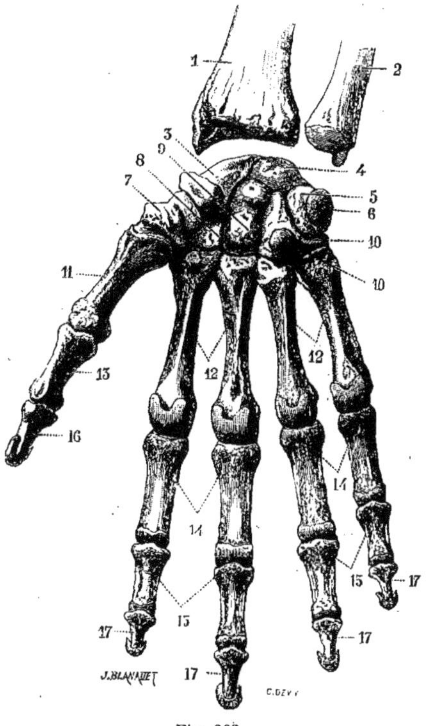

Fig. 262.

Les os de la main, vus par leur face palmaire.

1, radius. — 2, cubitus. — 3, scaphoïde. — 4, semi-lunaire. — 5 pyramidal. — 6, pisiforme. — 7, trapèze. — 8, trapézoïde. — 9, grand os. — 10, os crochu. — 11, premier métacarpien. — 12, 12, les autres métacarpiens. — 13, première phalange du pouce. — 14, 14, premières phalanges des autres doigts. — 15, 15, deuxièmes phalanges. — 16, deuxième phalange du pouce. — 17, troisièmes phalanges des quatre derniers doigts.

4° **Pisiforme**. — Allongé dans le sens vertical, légèrement aplati de dehors en dedans, le pisiforme nous offre à considérer deux extrémités et quatre faces :

a. *Extrémités.* — De ses deux extrémités, l'une est supérieure, l'autre inférieure. — L'*extrémité supérieure*, qui est ordinairement la plus volumineuse des deux, regarde en haut et un peu en dehors. Elle ne dépasse pas le niveau de la facette articulaire, que nous décrirons tout à l'heure sur la face postérieure de l'os. — L'*extrémité inférieure*, au contraire, déborde plus ou moins, sous la forme d'un gros mamelon ou d'une saillie pyramidale, le niveau inférieur de la facette articulaire. Elle donne insertion à des faisceaux ligamenteux qui vont s'attacher d'autre part, en partie sur l'os crochu, en partie sur le cinquième métacarpien.

b. *Faces.* — Les quatre faces du pisiforme, pour la plupart très mal délimitées, se distinguent en postérieure, antérieure, interne et externe. — La *face postérieure*, en relation articulaire avec le pyramidal, nous présente à cet effet une petite facette, arrondie ou ovalaire, plane ou légèrement excavée. — La *face interne*, convexe et plus ou moins rugueuse, donne insertion au ligament latéral interne de l'articulation du poignet. — La *face externe* nous présente dans la grande majorité des cas une gouttière longitudinale, qui, très accusée à la partie supérieure de l'os, s'allonge ensuite graduellement au fur et à mesure qu'elle se rapproche de l'extrémité inférieure. Cette gouttière répond à l'artère cubitale et à la branche profonde du nerf cubital. — La *face antérieure*, convexe, donne attache à deux muscles : en bas, à l'adducteur du petit doigt ; en haut, au cubital antérieur. L'union du pisiforme avec le tendon du cubital antérieur est tellement intime qu'on a longtemps considéré le quatrième os de la première rangée du tarse comme un sésamoïde développé dans l'épaisseur de ce tendon. Cette opinion est aujourd'hui abandonnée. Utilisant les données fournies par l'anatomie comparée, GEGENBAUR a établi que le pisiforme est réellement une pièce squelettique, l'homologue d'un rayon fortement réduit de la nageoire primitive. Les recherches embryologiques de LEBOUCQ (*Arch. de Biologie de* VAN BENEDEN, 1884) ont conduit cet anatomiste aux mêmes conclusions.

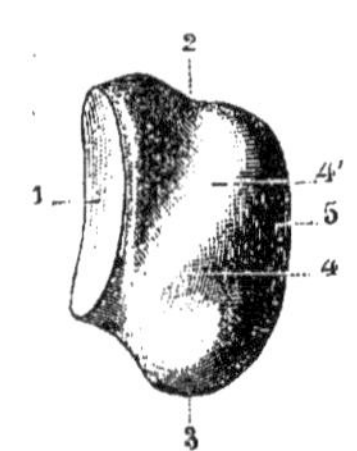

Fig. 263.
Pisiforme droit, vue antéro-externe.

1, facette articulaire. — 2, extrémité supérieure. — 3, extrémité inférieure. — 4, face externe, avec 4', sa gouttière. — 5, face antérieure. — 6, partie correspondante du pyramidal.

Pour mettre le pisiforme en position, celle des deux mains à laquelle il appartient étant connue, il faut : 1° tourner en arrière sa facette articulaire ; 2° tourner en bas celle de ses deux extrémités qui déborde la surface articulaire. La gouttière du nerf cubital occupera ainsi le côté externe. Ce dernier caractère, présence sur le côté externe d'une gouttière qui n'existe pas sur le côté interne, rendra facile à résoudre la question de savoir, un pisiforme étant donné, si c'est un pisiforme droit ou un pisiforme gauche.

Connexions. — Le pisiforme ne s'articule qu'avec un seul os, le pyramidal.

Insertions musculaires. — Deux muscles seulement s'insèrent sur le pisiforme (fig. 226) : le cubital antérieur (6) et l'adducteur du petit doigt (7).

5° Trapèze. — Le trapèze, situé entre le scaphoïde et le premier métacarpien, ne possède, comme os extrême de la rangée, que trois facettes articulaires. Il nous présente, en outre, trois facettes non articulaires.

a. *Facettes articulaires.* — Les trois facettes articulaires sont : 1° une *facette supérieure*, triangulaire et légèrement concave, pour le scaphoïde ; 2° une *facette inférieure*, concave dans le sens transversal, convexe au contraire dans le sens antéro-postérieur (configuration *en selle*), pour l'extrémité supérieure du premier métacarpien ; 3° une *facette interne*, concave en haut pour le trapézoïde, plane en bas pour la partie externe du deuxième métacarpien ; une petite crête mousse, à direction transversale, indique la limite de ces deux facettes secondaires.

b. *Facettes non articulaires.* — Les trois faces non articulaires du trapèze se distinguent en antérieure, postérieure et externe. — La *face antérieure* est relativement étroite, surtout à sa partie interne. Sur sa partie externe, nous rencontrons une gouttière profonde, destinée au passage du tendon du grand palmaire. Cette gouttière est limitée en dehors par une forte apophyse linéaire, qui se dirige obliquement en avant et en dedans, et que l'on peut appeler le *tubercule* ou l'*apophyse du trapèze*. — La *face postérieure* est inégale, rugueuse, criblée de trous. A ses deux extrémités, interne et externe, se voient deux petits tubercules destinés à des insertions ligamenteuses. — La *face externe*, quadrilatère, rugueuse, donne également insertion à des ligaments.

Connexions. — Le trapèze s'articule avec quatre os : 1° le scaphoïde ; 2° le trapézoïde ; 3° le premier métacarpien ; 4° le deuxième métacarpien.

Insertions musculaires. — Trois muscles s'insèrent sur cet os. Ce sont (fig. 264, 266 et 269) :

1° l'opposant du pouce; 2° le court fléchisseur du pouce; 3° le court abducteur du pouce. Dans certains cas, le long abducteur du pouce s'insère aussi sur le trapèze.

6° **Trapézoïde**. — Le trapézoïde se trouve symétriquement enclavé entre quatre os : le scaphoïde en haut, le deuxième métacarpien en bas, le trapèze en dehors, le grand os en dedans.

a. *Facettes articulaires.* — Articulé avec chacun d'eux, il présente, à cet effet : 1° pour le premier, une *facette supérieure,* triangulaire et légèrement concave ; 2° pour le second, une *facette inférieure,* convexe transversalement et fortement allongée d'avant en arrière ; 3° pour le trapèze, une *facette externe,* convexe ; 4° pour le grand os, enfin, une *facette interne,* irrégulièrement plane.

b. *Facettes non articulaires.* — Le trapézoïde, outre les facettes articulaires précitées, nous présente encore deux facettes non articulaires : l'une répondant à la paume de la main, c'est la *face antérieure* ou *palmaire ;* l'autre répondant au dos de la main, c'est la face postérieure ou dorsale. Elles sont l'une et l'autre rugueuses et fort inégales en étendue, la face dorsale l'emportant de beaucoup sur la face palmaire.

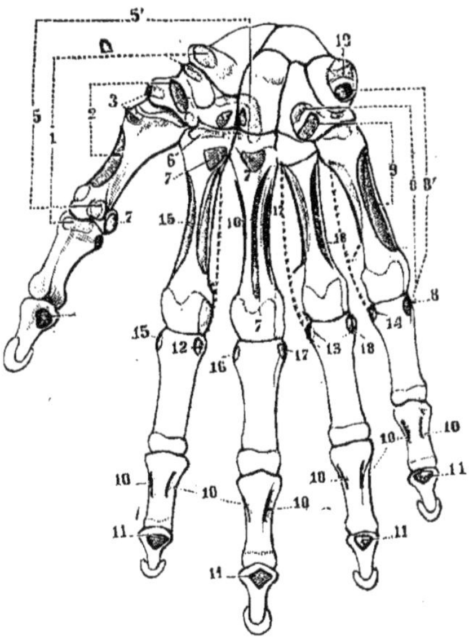

Fig. 264.
Les os de la main, vue antérieure, avec insertions musculaires.

1, court abducteur du pouce. — 2, opposant du pouce. — 3, long abducteur du pouce et faisceau inconstant du court extenseur. — 4, long fléchisseur du pouce. — 5, court fléchisseur du pouce. — 6, grand palmaire. — 7, adducteur du pouce. — 8, court fléchisseur et 8', adducteur du petit doigt. — 9, opposant du petit doigt. — 10, fléchisseur superficiel des doigts. — 11, fléchisseur profond. — 12, premier interosseux palmaire. — 13, deuxième interosseux palmaire. — 14, troisième interosseux palmaire. — 15, premier interosseux dorsal. — 16, deuxième interosseux dorsal. — 17, troisième interosseux dorsal. — 18, quatrième interosseux dorsal. — 19, cubital antérieur. — (Voy., comme complément, la figure 226.)

Connexions. — Le trapézoïde s'articule avec quatre os : 1° en haut, avec le scaphoïde ; 2° en bas, avec le deuxième métacarpien ; 3° en dehors, avec le trapèze ; 4° en dedans, avec le grand os.

Insertions musculaires. — Le trapézoïde donne insertion à deux muscles (fig. 264 et 266) : l'adducteur du pouce et le court fléchisseur du pouce (cette dernière insertion non constante).

7° **Grand os.** — Le grand os est le plus volumineux des os du carpe, celui qui en occupe le centre et autour duquel viennent se grouper tous les autres. Considéré par l'une de ses faces palmaires ou dorsale, le grand os nous apparaît comme constitué par trois portions : une portion supérieure, arrondie, la *tête ;* une portion inférieure, très volumineuse, le *corps ;* une portion moyenne, plus ou moins rétrécie, le *col.*

a. *Facettes articulaires.* — Il s'articule, sur tout son pourtour, avec les os voisins. C'est ainsi que nous voyons : 1° sur sa *face supérieure,* une facette convexe et semi-sphérique pour la concavité du semi-lunaire ; 2° sur sa *face externe,* une première facette convexe, située en haut, pour la concavité du scaphoïde ; une deuxième facette, plane et plus petite, située en bas, pour le trapézoïde ; 3° sur sa *face interne,* une large facette, à laquelle s'en ajoute souvent une plus petite, pour l'articulation de cette face avec l'os crochu; 4° sur sa *face inférieure*, enfin, trois facettes contiguës, mais séparées néanmoins par des crêtes généralement très visibles, pour les deuxième, troisième et quatrième métacarpiens. De ces trois facettes métacarpiennes, la facette moyenne, destinée au troisième métacarpien, est large, triangulaire, à base postérieure; la facette externe, destinée au deuxième métacarpien, est étroite, allongée d'avant en arrière; quant à la facette interne, destinée au quatrième métacarpien, elle est toute petite et reléguée à la partie postérieure de l'os.

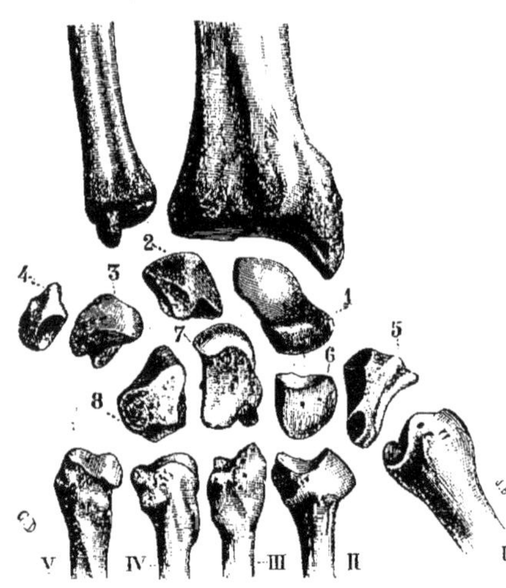

Fig. 265.

Les os du carpe, légèrement écartés, vus par leur face postérieure.

1, scaphoïde. — 2, semi-lunaire. — 3, pyramidal. — 4, pisiforme. — 5, trapèze. — 6, trapézoïde. — 7, grand os. — 8, os crochu. — I, II, III, IV, V, les cinq métacarpiens.

b. *Facettes non articulaires.* — La face antérieure et la face postérieure du grand os, celles-ci non articulaires, nous présentent en haut, une gouttière transversale indiquant le col et, au-dessous de cette gouttière, une surface rugueuse, où l'on voit de nombreux trous vasculaires. Nous rencontrons enfin, à la partie postérieure et externe du grand os, une apophyse, l'*apophyse du grand os*, qui se porte obliquement vers le quatrième métacarpien et s'articule avec lui.

Connexions. — Le grand os s'articule avec sept os : 1° le scaphoïde ; 2° le semi-lunaire ; 3° le trapézoïde ; 4° l'os crochu ; 5° les trois métacarpiens du milieu.

Insertions musculaires. — Deux muscles s'insèrent sur cet os. Ce sont (fig. 266) : l'adducteur du pouce et le court fléchisseur du pouce.

8° Os crochu. — L'os crochu ou unciforme est ainsi appelé parce qu'il présente à sa *face antérieure* une longue apophyse, l'*apophyse unciforme*. Cette apophyse, comme son nom l'indique, se recourbe à la manière d'un crochet, de façon à décrire une courbe à concavité dirigée en dehors et un peu en haut. Son sommet, arrondi et mousse, donne insertion au ligament antérieur du carpe. — La *face postérieure* de l'os crochu est fort large, rugueuse et percée de trous. — Sa *face inférieure* nous présente une double facette, concave, pour les deux derniers métacarpiens. — Son *extrémité supérieure* affecte la forme d'un bord mousse, dirigé d'avant en arrière, sur lequel vient se placer la semi-lunaire. — De chaque côté de ce bord et gagnant les *faces latérales* de l'os crochu, s'étalent deux facettes articulaires : l'une interne, regardant en haut et en dedans, pour le pyramidal ; l'autre externe, regardant en haut et en dehors, pour le grand os.

Connexions. — L'os crochu s'articule avec cinq os : 1° en dedans, avec le pyramidal ; 2° en dehors, avec le grand os ; 3° en haut, avec le semi-lunaire ; 4° en bas, avec les deux derniers métacarpiens.

Insertions musculaires. — Cet os donne insertion à trois muscles (fig. 266) : 1° le court fléchisseur du petit doigt ; 2° l'opposant du petit doigt ; 3° le cubital antérieur (cette dernière insertion non constante).

9° Massif osseux du carpe. — Considéré dans son ensemble (fig. 262 et 268), le massif osseux du carpe forme une région rectangulaire, dont le diamètre transversal l'emporte de beaucoup sur le diamètre vertical. — Sa *face postérieure* ou *dorsale* est convexe et se trouve recouverte, à l'état frais, par les muscles extenseurs de la main. — Sa *face antérieure* ou *palmaire,* au contraire, nous présente une gouttière longitudinale et profonde, la *gouttière du carpe,* que circonscrivent de chaque côté deux saillies déjà connues : du côté externe, c'est le tubercule du scaphoïde en haut et, en bas, le tubercule ou apophyse du trapèze ; du côté interne, c'est d'abord le pisiforme qui, comme nous l'avons fait remarquer plus haut, s'articule avec la partie antérieure plutôt qu'avec le côté interne du pyramidal, et, au-dessous du pisiforme, l'apophyse unciforme de l'os crochu. Cette gouttière carpienne, dont le semi-lunaire et le grand os constituent la portion moyenne et indiquent la direction, livre passage aux tendons des muscles fléchisseurs des doigts (voy. Myologie), ainsi qu'au nerf médian.

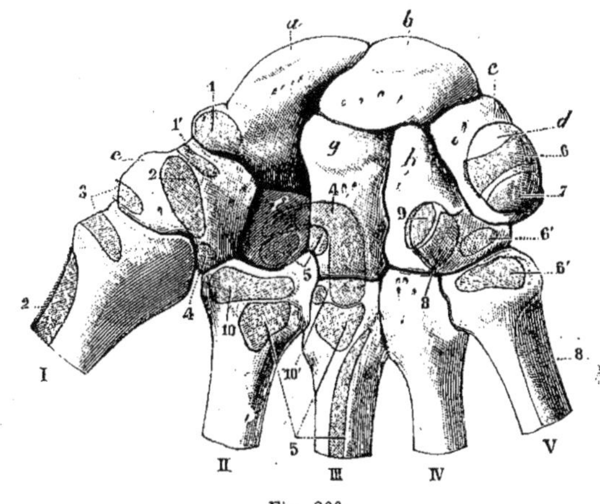

Fig. 266.

Carpe, vu par sa face palmaire, avec les insertions musculaires.

a, scaphoïde. — *b*, semi-lunaire. — *c*, pyramidal. — *d*, pisiforme. — *e*, trapèze. — *f*, trapézoïde. — *g*, grand os. — *h*, os crochu.

I, II, III, IV, V, les cinq métacarpiens.

1, 1', court abducteur du pouce. — 2, opposant du pouce. — 3, long abducteur du pouce et faisceau inconstant du court extenseur (tendon commun). — 4, court fléchisseur du pouce. — 5, adducteur du pouce. — 6, cubital antérieur, avec 6', faisceaux inconstants s'insérant à l'os crochu et au cinquième métacarpien. — 7, adducteur du petit doigt. — 8, opposant du petit doigt. — 9, court fléchisseur du petit doigt. — 10, grand palmaire, avec 10', faisceau inconstant du même muscle s'attachant au troisième métacarpien.

10° Conformation intérieure des os du carpe. — Comme les os courts, chacun des os du carpe est constitué par une masse centrale de tissu spongieux, englobée par une lame fort mince de tissu compacte.

Développement. — Il résulte des recherches de la plupart des embryologistes que les os du carpe se développent par huit points d'ossification, un pour chacun d'eux. Rambaud et Renault, cependant, admettent deux points d'ossification distincts pour le scaphoïde ; deux points aussi pour l'os crochu, l'un pour le corps de l'os, l'autre pour son apophyse unciforme.

L'ordre dans lequel s'effectue l'apparition des points osseux dans les os du carpe est le suivant : en premier lieu, dans le grand os et l'os crochu, de la première à la troisième année qui suit la naissance ; puis, quelques mois plus tard, dans le scaphoïde, le semi-lunaire et le pyramidal ; enfin, dans le trapèze et le trapézoïde (de la quatrième à la cinquième année) et dans le pisiforme (de la dixième à la seizième année).

Variétés. — Sœmmering a vu, sur les deux mains d'un nègre, les os du carpe réduits à sept, par suite de la soudure du semi-lunaire avec le pyramidal. — Par contre, on a vu quelques os du carpe, le trapézoïde et le grand os notamment, se dédoubler et augmenter ainsi le nombre des os du carpe. — Cuyer (*Bull. Soc. d'Anthrop.*, 1887) a rencontré un os surnuméraire sur la face externe du trapèze : comme ce dernier, il s'articulait avec le premier métacarpien. — Gruber (*Bull. de l'Acad. imp. de Saint-Pétersbourg*, 1870, p. 435) a observé, sur le carpe d'un sujet, jusqu'à onze pièces osseuses. Mais, parmi les os surnuméraires qui peuvent apparaître dans cette région, le plus intéressant de tous est l'*os central.*

Os central du carpe. — On désigne aujourd'hui sous ce nom un petit os surnuméraire et fort rare que l'on rencontre parfois chez l'homme à la région dorsale du carpe, dans cet espace triangulaire où se réunissent, à l'état normal, le scaphoïde, le trapézoïde et le grand os. Certains anatomistes l'ont signalé ou même décrit sous le nom d'*os intermédiaire;* il convient de rejeter cette dernière dénomination, comme désignant, en anatomie comparée, une pièce osseuse du carpe qui est toute différente. Des observations d'os central ont été rapportées, le plus souvent avec beaucoup de détails, par W. Gruber (*Beobachtungen aus der menschl. u. vergl. Anatomie*, IV, 1883), par Friedlowsky (*Sitzungsb. der Wiener Akademie*, 1870, Bd. 61, p. 584), par Vincent (broch. Alger, 1881), par Turner (*Journ. of Anat. and Phys.*, 1883, p. 246) et par Leboucq, qui a publié sur ce sujet un très intéressant mémoire (*Recherches sur la morphologie du carpe chez les Mammifères*, in Arch. de biologie de van Beneden, t. V, 1884).

Si l'os central du carpe ne se reproduit chez l'homme qu'à titre d'anomalie, il existe normalement chez un grand nombre de mammifères voisins ou éloignés de l'homme, notamment dans plusieurs espèces simiennes. Du reste, il existe constamment aussi chez l'homme à une certaine époque de son développement (*première partie du deuxième mois*), comme l'ont surabondamment démontré les recherches embryologiques de Henke et Reyher (*Studien über die Entwick. d. Extremitäten*, etc., Wiener. Akad. Sitzb., Bd. LXX, 1884) et de H. Leboucq (*loc. cit.*).

Contrairement à l'opinion de Rosenberg (*Ueber die Entwick. der Wirbelsäule, und das centrale Carpi des Menschen*, Morph. Jahrb., I, 1876), qui avait avancé que l'os central disparaissait par atrophie, Leboucq, confirmant en cela les conclusions de Henke et Reyher, a démontré que cette pièce embryonnaire se soude au scaphoïde. Cette soudure, qui commence vers la fin du deuxième mois, marche progressivement de la région palmaire vers la région dorsale, et du bord radial vers le bord cubital. La fusion des deux pièces osseuses est généralement effectuée vers la fin du troisième mois. Mais on peut encore, dans les stades ultérieurs, reconnaître à l'aide du microscope, sur des coupes transversales de la région, une traînée conjonctive s'étendant entre la substance cartilagineuse du scaphoïde et du central.

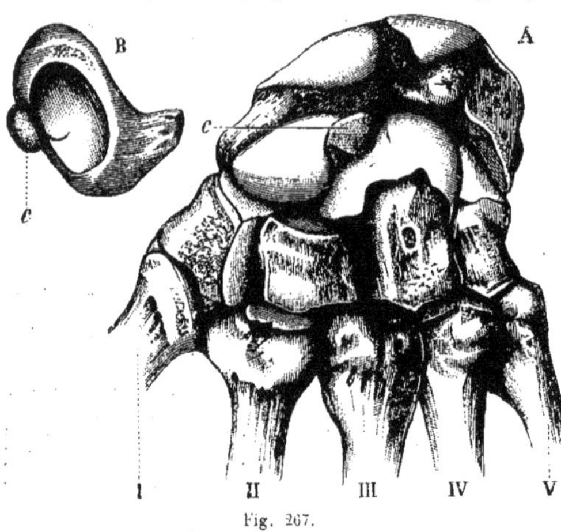

Fig. 267.

Persistance de l'os central (d'après Leboucq).

A, squelette du carpe et du métacarpe de la main gauche vu par sa face dorsale, avec c, os central du carpe. — B, scaphoïde de la main gauche vu du côté cubital, avec c, os central du carpe. — I, II, III, IV, V, les cinq métacarpiens.

La soudure du central avec le scaphoïde modifie forcément, et cela d'une façon bien souvent permanente, la morphologie de ce dernier os. Lorsqu'on examine une série de scaphoïdes d'adultes, on remarque sur la plupart d'entre eux (70 p. 100), au niveau du bord postérieur, une échancrure plus ou moins profonde, connue sous le nom d'angle dorsal : il en résulte que l'os paraît étranglé en son milieu (*forme en biscuit* de Gruber). Sur certains autres (30 p. 100), l'angle est entièrement effacé ; le bord dorsal est rectiligne et le scaphoïde prend alors un aspect plus massif (*forme parallélogrammique* de Gruber). Or, l'effacement, le comblement de l'échancrure dorsale été produit, dans les derniers cas, par la soudure au scaphoïde du nodule osseux constituant le central. Quelques scaphoïdes présentent même, au lieu et place de l'échancrure ordinaire, un vrai tubercule, donnant ainsi à l'observateur une idée très nette du fait en question.

L'examen comparatif d'une série de scaphoïdes d'enfants nouveau-nés avec une série des mêmes os chez l'adulte, a conduit Leboucq à cette conclusion bien intéressante, mais prévue d'avance, à savoir que les scaphoïdes parallélogrammiques sont relativement bien plus fréquents chez le nouveau-né. En effet, tandis que sur 164 scaphoïdes d'adulte, il n'en a trouvé que 22 appartenant franchement à la forme parallélogrammique, 18 scaphoïdes de nouveau-nés lui en ont fourni 14 parfaitement typiques. Il en résulte donc que le central du carpe, bien que faisant corps avec le scaphoïde, est d'autant plus visible qu'on se rapproche davantage de la vie fœtale ou, en d'autres termes, qu'il continue à s'atrophier même après la naissance.

B. — Métacarpe

Le métacarpe (fig. 229 et 230) constitue le squelette de la région palmaire ou paume de la main. Il est formé par cinq os, appelés *métacarpiens*, qui se séparent de la deuxième rangée du carpe et vont ensuite, en divergeant, servir de base à chacun des cinq doigts. — On désigne les métacarpiens sous les noms de 1er, 2e,

3e, etc., en allant de dehors en dedans. Chacun d'eux est séparé de son voisin, à sa partie moyenne, par un espace elliptique, connu sous le nom d'*espace interosseux* ou *intermétacarpien*. — Les cinq métacarpiens sont conformés d'après le même type et, de ce fait, se prêtent à une description générale. Mais chacun d'eux présente quelques caractères particuliers qui permettent aux anatomistes de le reconnaître au milieu de tous les autres. — Nous décrirons séparément ces *caractères généraux* et ces *caractères différentiels :*

1° Caractères généraux des métacarpiens. — Les métacarpiens sont des os longs et, comme tels, nous offrent à étudier un corps et deux extrémités :

A. Corps. — Le corps est légèrement recourbé dans le sens de sa longueur, de façon à offrir une concavité dirigée en avant. De plus, il est prismatique et triangulaire avec trois faces et trois bords, qui, comme situation et comme nom, rappellent les faces et les bords de l'humérus. — La *face supérieure*, convexe et lisse, est plus large en bas qu'en haut et répond aux tendons des extenseurs des doigts. Sur quelques métacarpiens, cette face dorsale, très large en bas, décroît progressivement en se rapprochant de l'extrémité supérieure et se termine en forme d'arête. — Les *faces latérales* se distinguent en externe ou interne, ou bien encore en radiale ou cubitale. Plus larges en haut qu'en bas, elles répondent aux muscles interosseux, qui prennent sur elles leurs insertions d'origine. — Des *trois bords*, l'un est antérieur, les deux autres latéraux (bord externe ou radial et bord interne ou cubital). Ils sont généralement peu marqués, ce qui justifie jusqu'à un certain point la description de quelques auteurs, qui considèrent le corps des métacarpiens comme étant cylindrique.

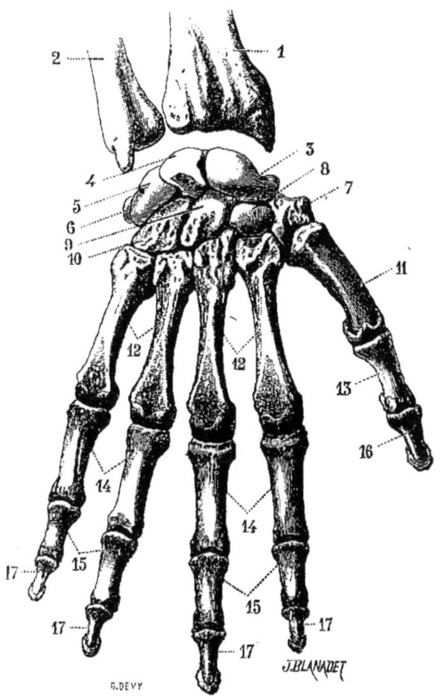

Fig. 268.

Les os de la main, vus par leur face dorsale.

1, radius. — 2, cubitus. — 3, scaphoïde. — 4, semi-lunaire. — 5, pyramidal — 6, pisiforme. — 7, trapèze. — 8, trapézoïde. — 9, grand os. — 10, os crochu. — 11, premier métacarpien. — 12, 12, les autres métacarpiens. — 13, première phalange du pouce. — 14, 14, premières phalanges des autres doigts. — 15, 15, deuxièmes phalanges. — 16, deuxième phalange du pouce. — 17, troisièmes phalanges des quatre derniers doigts.

B. Extrémité supérieure. — L'extrémité supérieure ou carpienne (extrémité proximale) nous présente cinq facettes, trois articulaires et deux non articulaires. — Des trois facettes l'une est *supérieure* et correspond à la deuxième rangée du carpe. Les deux autres, latérales, se distinguent en *interne* et *externe :* elles correspondent aux métacarpiens voisins. Ces deux dernières sont allongées d'avant en arrière, plus étroites à leur partie moyenne qu'à leurs extrémités, et souvent même subdivisées en deux facettes secondaires. Au-dessous d'elles, se trouvent des rugosités pour des insertions ligamenteuses. — Quant aux deux facettes non articulaires, elles sont rugueuses et répondent l'une à la région palmaire, l'autre à la région dorsale. Il est à remarquer que la facette dorsale l'emporte toujours en dimensions sur la facette palmaire.

C. Extrémité inférieure. — L'extrémité inférieure ou digitale (extrémité distale) se présente à nous sous la forme d'une tête articulaire, aplatie dans le sens transversal et s'étendant beaucoup plus loin en avant qu'en arrière. Elle s'articule avec la première phalange des doigts. Sur les côtés de cette tête, se voit une dépression rugueuse, que limite en arrière un fort tubercule : dépression et tubercule donnent insertion au ligament latéral de l'articulation métacarpo-phalangienne.

2° **Caractères différentiels des métacarpiens**. — On pourrait au besoin classer numériquement les métacarpiens d'un même sujet en se basant exclusivement sur leur longueur : le deuxième métacarpien est le plus grand, le premier est le plus petit et, entre les deux, viennent se placer par ordre de longueur décroissante le troisième, le quatrième et le cinquième. Mais une telle façon de procéder serait manifestement insuffisante, si l'on avait sous les yeux plusieurs séries de métacarpiens, appartenant à des sujets de taille et d'âges différents. C'est aux caractères purement morphologiques qu'il faut s'adresser en pareil cas :

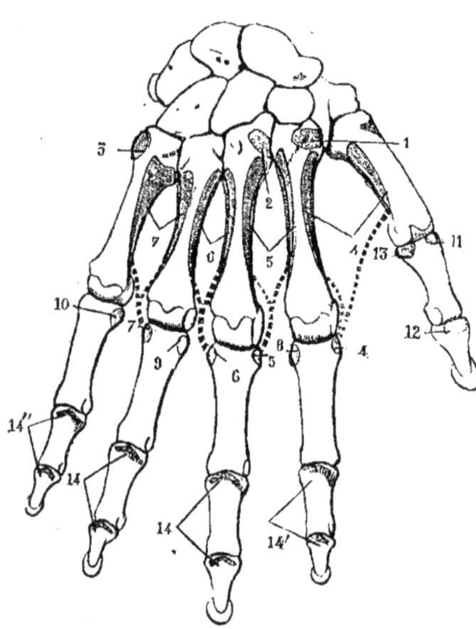

Fig. 269,

Les mêmes, avec insertions musculaires.

1, premier radial externe. — 2, deuxième radial externe. — 3, cubital postérieur. — 4, 5, 6, 7, premier, deuxième, troisième, quatrième interosseux dorsal. — 8, 9, 10, premier, deuxième, troisième interosseux palmaire. — 11, court extenseur du pouce. — 12, long extenseur du pouce. — 13, abducteur du pouce. — 14, extenseur commun des doigts. — 14', tendon fusionné de l'extenseur commun et de l'extenseur propre de l'index. — 14'', tendon fusionné de l'extenseur commun et de l'extenseur propre du petit doigt.

A. Premier métacarpien. — Le premier métacarpien, ne s'articulant avec aucun autre métacarpien, se distingue facilement de tous les autres par l'absence de ses deux facettes articulaires latérales. Il s'en distingue aussi par la conformation particulière de sa facette carpienne, qui est concave dans un sens et convexe dans l'autre (conformation en selle). Enfin, son corps est fortement aplati dans le sens dorso-palmaire, revêtant ainsi plus ou moins l'aspect d'une phalange.

Connexions. — Le premier métacarpien s'articule avec deux os : le trapèze et la première phalange du pouce.

Insertions musculaires. — Quatre muscles s'insèrent sur le premier métacarpien : 1° *sur la base*, le long abducteur du pouce, le court extenseur du pouce et le premier interosseux dorsal ; 2° *sur le corps*, l'opposant du pouce et, de nouveau, le premier interosseux dorsal.

B. Deuxième métacarpien. — Le deuxième métacarpien, ne s'articulant pas avec le premier, manque en dehors de la facette latérale que nous avons décrite au métacarpien type. D'autre part, sa face supérieure nous présente trois facettes pour les trois premiers os de la deuxième rangée du carpe. En outre, il possède en haut, en arrière et en dedans une longue apophyse, l'*apophyse styloïde du deuxième métacarpien,* qui se dirige vers le grand os et sur laquelle vient s'insérer le premier radial externe.

Connexions. — Le deuxième métacarpien s'articule avec cinq os : le trapèze, le trapézoïde, le grand os, le troisième métacarpien et la première phalange du deuxième doigt.

Insertions musculaires. — Six muscles s'insèrent sur ce métacarpien, savoir : 1° *sur la base,* le premier radial externe, le grand palmaire, l'adducteur du pouce ; 2° *sur le corps,* de nouveau l'adducteur du pouce, plus le premier interosseux palmaire et le premier interosseux dorsal.

C. Troisième métacarpien. — Le troisième métacarpien nous présente bien, comme le précédent, une apophyse styloïde, l'*apophyse styloïde du troisième métacarpien,* pour l'insertion du deuxième radial externe ; mais cette apophyse se dirige en sens contraire de la précédente. Et puis, le troisième métacarpien possède les deux facettes articulaires latérales, tandis que le second n'en a qu'une.

Connexions. — Le troisième métacarpien s'articule avec quatre os : en haut, avec le grand os ; latéralement, avec les deuxième et quatrième métacarpiens ; en bas, avec la première phalange du troisième doigt.

Insertions musculaires. — Il donne insertion, comme le précédent, à cinq muscles : 1° *sur la base,* au deuxième radial externe et à l'adducteur du pouce, quelquefois au grand palmaire ; 2° *sur le corps,* encore à l'adducteur du pouce, plus aux deuxième et troisième interosseux dorsaux.

D. Quatrième métacarpien. — Le quatrième métacarpien nous présente, sur son extrémité supérieure, les trois facettes articulaires typiques, comme le troisième. Mais il se sépare de ce dernier par l'absence de l'apophyse styloïde, aucun muscle ne venant s'insérer sur son extrémité carpienne.

Connexions. — Le quatrième métacarpien s'articule avec cinq os : le grand os, l'os crochu, les troisième et cinquième métacarpiens et la première phalange du quatrième doigt.

Insertions musculaires. — Il donne insertion à trois muscles : le deuxième interosseux palmaire et les troisième et quatrième interosseux dorsaux.

E. Cinquième métacarpien. — Ce cinquième métacarpien se reconnaîtra aisément à l'absence d'une facette articulaire latérale, l'interne. Il se reconnaîtra aussi à la présence, sur le côté interne et postérieur de son extrémité supérieure, d'une apophyse styloïde destinée au tendon du muscle cubital postérieur.

Connexions. — Le cinquième métacarpien s'articule avec trois os : l'os crochu, le quatrième métacarpien et la première phalange du cinquième doigt.

Insertions musculaires. — Cinq muscles s'attachent sur cet os, savoir : 1° *sur la base,* le cubital postérieur, le troisième interosseux palmaire et quelquefois le cubital antérieur ; 2° *sur le corps,* le troisième interosseux palmaire, l'opposant du petit doigt et le quatrième interosseux dorsal.

F. Résumé. — Comme on le voit, les caractères différentiels qui permettent de reconnaître chacun des os du métacarpe appartiennent tous à la morphologie de l'extrémité supérieure de ces os. Nous les résumons comme suit :

TABLEAU

INDIQUANT LES CARACTÈRES DIFFÉRENTIELS DES CINQ MÉTACARPIENS

1° *Pas de facette articulaire latérale*		**1er métacarpien.**
2° *Une seule facette articulaire latérale.*	*a)* Située en dedans, avec trois facettes supérieurement	**2e métacarpien.**
	b) Située en dehors, avec une seule facette supérieurement	**5e métacarpien.**
3° *Deux facettes articulaires latérales.*	*a)* Avec apophyse styloïde	**3e métacarpien.**
	b) Sans apophyse styloïde	**4e métacarpien.**

3° **Conformation intérieure des métacarpiens.** — Comme tous les os longs, les métacarpiens sont constitués par du tissu compacte pour le corps et du tissu spongieux pour les extrémités. Le corps est creusé d'un canal médullaire très variable en dimensions pour chacun d'eux. D'après Sappey, son diamètre diminue et sa longueur augmente du premier au cinquième.

Trous nourriciers des métacarpiens. — Les métacarpiens, comme tous les os longs, présentent sur leur diaphyse un conduit nourricier, arrondi ou ovalaire, tantôt considérable, tantôt de tout petit diamètre et, dans ce cas, assez difficile à apercevoir. — Pour prendre une notion exacte de sa fréquence, de sa situation et de sa direction, nous avons soigneusement examiné, M. Siraud et moi, les mains de cinq sujets, soit cinquante métacarpiens. Je résume les résultats de nos recherches dans les quelques propositions suivantes : 1° le trou nourricier est constant, du moins nous l'avons constamment rencontré sur les cinquante métacarpiens examinés ; 2° il est quelquefois double (4 p. 100) ; 3° il présente un trajet oblique et se dirige, constamment, vers l'extrémité distale ou phalangienne pour le premier métacarpien, vers l'extrémité proximale ou carpienne pour les quatre derniers ; 4° nous l'avons toujours rencontré sur l'une des faces palmaires, mais nous l'avons vu deux fois coexister avec un trou accessoire placé sur la face dorsale ; 5° il était situé : pour le premier métacarpien, 8 fois près du bord cubital, 1 fois près du bord radial, 1 fois à égale distance de ces deux bords ; pour le deuxième métacarpien, 4 fois près du bord radial, 4 fois près du bord cubital, 1 fois sur le bord antérieur de l'os (sur un sujet, il était double) ; pour le troisième métacarpien, 8 fois près du bord radial et 2 fois près du bord cubital ; pour le quatrième métacarpien, 10 fois près du bord radial ; pour le cinquième, enfin, 9 fois près du bord radial et 1 fois seulement près du bord cubital. — Nous pouvons donc, en tirant de ces derniers chiffres les conclusions qu'ils renferment, dire que le conduit nourricier des métacarpiens se trouve situé sur le plan palmaire de l'os : près du bord cubital pour le premier ; tantôt près du bord cubital, tantôt près du bord radial pour le deuxième ; près du bord radial pour les trois derniers.

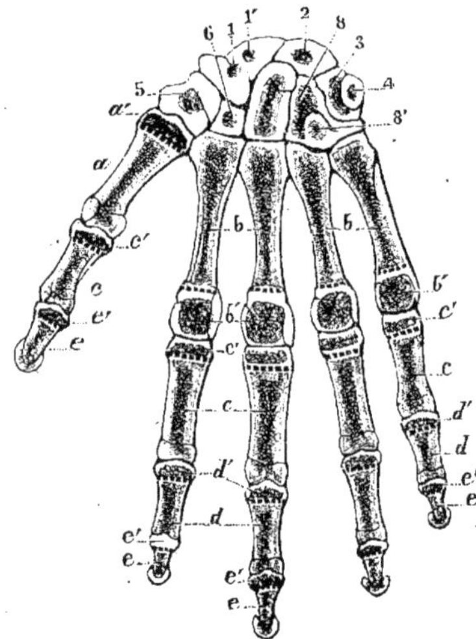

Fig. 270.

Développement des os de la main (*schématique*).

a, point primitif du premier métacarpien. — *a'*, son point complémentaire. — *b*, *b*, points primitifs des quatre derniers métacarpiens. — *b'*, *b'*, leurs points complémentaires. — *c*, *c*, points primitifs des phalanges. — *c'*, *c'*, leurs points complémentaires. — *d*, *d*, points primitifs des phalangines. — *d'*, *d'*, leurs points complémentaires. — *e*, *e*, points primitifs des phalangettes. — *e'*, *e'*, leurs points complémentaires.

1, 1', les deux points primitifs du scaphoïde (Rambaud et Renault). — 2, 3, 4, 5, 6, 7, points primitifs du semi-lunaire, du pyramidal, du pisiforme, du trapèze, du trapézoïde et du grand os. — 8, 8', les deux points de l'os crochu.

Développement. — Le développement des métacarpiens diffère beaucoup suivant que l'on considère le premier ou les quatre derniers (fig. 270) :

a. Deuxième, troisième, quatrième et cinquième métacarpiens. — Les quatre derniers métacarpiens se développent chacun par deux points d'ossification, l'un primitif, l'autre secondaire. — Le *point primitif* apparaît au commencement du troisième mois de la vie intra-utérine ; aux dépens de ce point se formeront le corps de l'os et son extrémité supérieure. — Le *point secondaire* ou *épiphysaire*, destiné à l'extrémité inférieure, ne fait son apparition que vers la cinquième ou la sixième année. D'abord simple granule, puis plaque osseuse, il revêt en dernier lieu la forme d'une demi-sphère coiffant l'extrémité inférieure de la diaphyse. Il se soude de dix-huit à vingt ans.

b. Premier métacarpien. — Le premier métacarpien ou métacarpien du pouce se développe lui aussi par deux points d'ossification, l'un primitif, l'autre secondaire. Mais ces deux points apparaissent plus tardivement que les points homonymes des autres métacarpiens : dans la seconde moitié du troisième mois, pour le point primitif ; vers la fin de la septième année, pour le point secondaire. De plus, par une exception remarquable, le point complémentaire, au lieu de se montrer sur l'extrémité digitale, comme cela a lieu pour les quatre autres, apparaît et évolue sur l'extrémité opposée, l'extrémité carpienne. Le métacarpien du pouce présente ainsi une analogie complète avec les phalanges (voy. *Phalanges*) et l'on comprend sans peine l'opinion des nombreux anatomistes qui, à la suite de Galien, ont fait de cet os une première phalange : pour eux, le pouce possède trois phalanges, comme les autres doigts, mais il se trouve dépourvu de métacarpien (voy. à ce sujet Retterer, *Développement du squelette des extrémités*, Journ. de l'Anat., 1884).

Variétés. — L'apophyse styloïde du troisième métacarpien se développe parfois à l'état de pièce indépendante. Mais cette anomalie est fort rare : Gruber ne l'a observée que 19 fois sur 2589 mains, soit environ 0,7 p. 100. Leboucq (*Ann. de la Soc. médicale de Gand*, 1877), qui a retrouvé 4 fois cette disposition sur 45 fœtus longs de 20 à 90 millimètres, qu'il a examinés à cet effet, conclut de ses recherches qu'elle n'est que la persistance d'un état embryonnaire.

C. — Doigts

Les doigts (fig. 362 et 268), organes essentiels de la préhension et du tact, sont des appendices très mobiles, articulés avec les métacarpiens, dont ils continuent la direction. En nombre égal à celui des pièces du métacarpe, ils sont désignés par les termes numériques de 1er, 2e, 3e, 4e et 5e doigts, en allant de dehors en dedans, ou bien, en procédant dans le même ordre, sous les noms de *pouce*, *indicateur*, *médius*, *annulaire* et *auriculaire*. — Chacun d'eux est constitué par trois colonnettes successivement décroissantes, qu'on appelle *phalanges*. On les distingue en 1er, 2e et 3e phalanges, en allant de l'extrémité métacarpienne vers l'extrémité libre. On les appelle encore en France, depuis Chaussier, *phalange*, *phalangine* et *phalangette*. — Par exception à la disposition générale, le pouce n'a que deux phalanges : la seconde ou phalangine lui fait défaut.

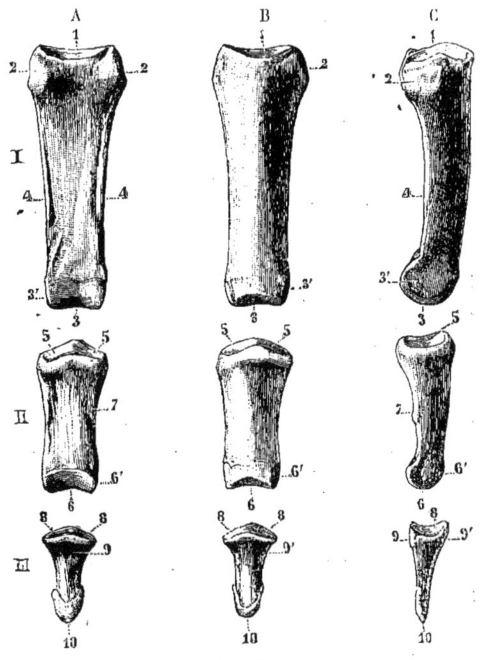

Fig. 271.

L'index désarticulé, vu : A, par sa face antérieure ou palmaire; B, par sa face postérieure ou dorsale; C, latéralement.

I, phalange. — II, phalangine. — III, phalangette.

1, cavité glénoïde de la phalange. — 2, tubérosités de sa tête. — 3, trochlée de la première phalange, avec 3', empreinte d'insertion des ligaments latéraux. — 4, crêtes latérales pour l'insertion de la gaine des fléchisseurs. — 5, double cavité glénoïde ou glène de la phalangine. — 6, trochlée de la deuxième phalange, avec 6', empreinte d'insertion des ligaments latéraux. — 7, crêtes latérales pour l'insertion du fléchisseur superficiel. — 8, double glène de la phalangette. — 9, rugosités pour l'insertion du fléchisseur profond. — 10, extrémité libre de la phalangette.

1° Première phalange. — Malgré ses faibles dimensions, la première phalange (fig. 271, I) appartient à la classe des os longs et nous présente, par conséquent, un corps et deux extrémités, l'une supérieure, l'autre inférieure :

a. *Corps.* — Le corps est légèrement recourbé en avant, de façon à offrir, comme celui des métacarpiens, une concavité dirigée en avant. Il affecte la forme d'un demi-cylindre, avec une face antérieure plane, une face postérieure convexe et deux bords latéraux, généralement bien accusés. C'est sur ces bords que vient s'attacher la gaine fibreuse destinée aux tendons des muscles fléchisseurs des doigts.

b. *Extrémité supérieure.* — L'extrémité supérieure, articulée avec la tête arrondie du métacarpien correspondant, nous présente à cet effet une cavité articulaire, dite *cavité glénoïde*, un peu plus large dans le sens transversal que dans le sens antéro-postérieur. Sur les côtés de cette cavité articulaire, se dressent deux saillies en forme de tubercule pour l'insertion des ligaments latéraux.

c. *Extrémité inférieure*. — L'extrémité inférieure est une vraie poulie ou trochlée, avec une gorge antéro-postérieure, vers laquelle s'inclinent deux facettes latérales. Comme pour la tête des métacarpiens, cette surface articulaire s'étend un peu plus loin du côté de la région palmaire que du côté de la région dorsale. En dehors et en dedans de la trochlée, sur les faces latérales de cette extrémité inférieure, on remarque deux dépressions circulaires pour des insertions ligamenteuses.

2° **Deuxième phalange**. — La deuxième phalange (fig. 271, II) nous présente, comme la première, un corps et deux extrémités :

a. *Corps*. — Le corps est absolument conformé comme celui de la première phalange, bien qu'il soit beaucoup plus court.

b. *Extrémité supérieure*. — L'extrémité supérieure, répondant à une trochlée, présente en son milieu une crête mousse antéro-postérieure pour la gorge de la trochlée et, de chaque côté, deux petites cavités glénoïdes se moulant exactement sur les parties latérales de cette même trochlée. Encore ici nous rencontrons, sur les côtés de la surface articulaire, deux tubercules destinés à l'insertion des ligaments latéraux de l'articulation.

c. *Extrémité inférieure*. — L'extrémité inférieure est exactement conformée comme l'extrémité inférieure de la première phalange : c'est une poulie, portant sur les côtés deux petites dépressions circulaires et rugueuses pour l'insertion des ligaments latéraux.

3° **Troisième phalange ou phalange unguéale**. — Nous devons lui considérer encore (fig. 271, III), malgré sa petitesse, un corps et deux extrémités :

a. *Corps*. — Le corps, beaucoup plus large en haut qu'en bas, ne présente pas la courbure caractéristique des autres phalanges : il est rectiligne.

b. *Extrémité supérieure*. — L'extrémité supérieure de la troisième phalange ressemble exactement à l'extrémité similaire de la seconde.

c. *Extrémité inférieure*. — Quant à son extrémité inférieure ou extrémité libre, elle revêt la forme d'un fer à cheval. Lisse en arrière, où elle répond à l'ongle, elle est rugueuse en avant et sur son pourtour, où elle sert de soutien à la pulpe du doigt.

4° **Résumé**. — Il résulte de la description qui précède qu'il est toujours facile de déterminer une phalange à l'aspect seul de ses extrémités. Les caractères différentiels de chacune d'elles sont résumés dans le tableau suivant :

TABLEAU

INDIQUANT LES CARACTÈRES DIFFÉRENTIELS DES TROIS ORDRES DE PHALANGES

1° *Deux extrémités articulaires*	*a*. L'une, l'inférieure, en trochlée ; l'autre, la supérieure, en cavité glénoïde pour s'articuler avec une tête.	**1re phalange.**
	b. L'une, l'inférieure, en trochlée ; l'autre, la supérieure, en double cavité glénoïde pour s'articuler avec une trochlée.	**2e phalange.**
2° *Une seule extrémité articulaire*	. . . .	**3e phalange.**

5° **Conformation intérieure des phalanges**. — Le corps des phalanges est constitué par du tissu compacte, les extrémités par du tissu spongieux. Le canal médullaire existe encore, mais il est considérablement réduit. Ses dimensions varient, du reste, avec chaque groupe de phalanges.

Insertions musculaires. — Sur les phalanges des doigts viennent s'insérer des muscles fort nombreux. Nous envisagerons successivement ces insertions sur la première phalange, sur la phalangine et sur la phalangette (fig. 264 et 269) :

A. Première phalange. — Sur la première phalange viennent s'insérer : 1° *pour le pouce*, quatre muscles, le court abducteur du pouce, le court fléchisseur du pouce, l'adducteur du pouce, le court extenseur du pouce ; 2° *pour l'index*, deux muscles, le premier interosseux dorsal et le premier interosseux palmaire ; 3° *pour le médius*, deux muscles également, les deuxième et troisième interosseux dorsaux ; 4° *pour l'annulaire*, encore deux muscles, le deuxième interosseux palmaire et le quatrième interosseux dorsal ; 5° *pour le petit doigt*, trois muscles, le troisième interosseux palmaire, le court fléchisseur du petit doigt et l'abducteur du petit doigt.

B. Phalangine. — Sur la phalangine viennent s'insérer : 1° *pour l'index*, le fléchisseur superficiel des doigts, l'extenseur commun et l'extenseur propre ; 2° *pour le médius* et *pour l'annulaire*, le fléchisseur commun superficiel et l'extenseur commun ; 3° *pour le petit doigt*, le fléchisseur commun superficiel, l'extenseur commun et l'extenseur propre.

C. Phalangette. — Enfin, sur la phalangette, prennent insertion : 1° *pour le pouce*, le long extenseur du pouce, le long fléchisseur du pouce et, parfois, le court abducteur du pouce ; 2° *pour l'index, pour le médius, pour l'annulaire* et *pour le petit doigt*, l'extenseur commun, les interosseux palmaires et dorsaux, les lombricaux et le fléchisseur commun profond.

Développement. — Comme le premier métacarpien du pouce, les phalanges se développent chacune par deux points d'ossification (fig, 270) : un *point primitif*, pour le corps et l'extrémité inférieure ; un *point complémentaire* ou *épiphysaire* (primitivement double d'après Serres), pour l'extrémité supérieure.

Le point primitif se montre vers la fin du deuxième mois de la vie intra-utérine. Quant au point épiphysaire, il ne fait guère son apparition avant la sixième année qui suit la naissance ; il se soude avec le corps de dix-huit à vingt ans. Cette soudure s'effectue d'abord sur la phalangette, puis sur la phalangine et en dernier lieu sur la première phalange, qui arrive ainsi plus tardivement que les autres à son complet développement.

ARTICLE II

MEMBRE INFÉRIEUR OU PELVIEN

Le membre inférieur ou membre pelvien est conformé sur le même type que le membre supérieur. Comme ce dernier, il comprend quatre segments qui sont, en allant de la racine du membre à son extrémité libre : 1° la *hanche ;* 2° la *cuisse ;* 3° la *jambe ;* 4° le *pied.*

§ I. — Os de la hanche, bassin

La hanche ou ceinture pelvienne est constituée par un seul os que l'on désigne sous le nom d'*os coxal.*

Les deux os coxaux, réunis en avant par la symphyse pubienne, sont séparés l'un de l'autre en arrière par le sacrum, avec lequel ils s'articulent. Ces trois pièces osseuses, les deux coxaux et le sacrum, circonscrivent ainsi par leur ensemble une vaste enceinte osseuse, le *bassin*, région anatomique importante avant tout au point de vue de l'accouchement et à laquelle nous consacrerons un paragraphe à part.

A. — Os coxal

L'os coxal (fig. 238 et 239) est primitivement constitué par trois pièces distinctes, l'*ilion* en haut et en dehors, le *pubis* en avant, l'*ischion* en bas. Ces trois pièces secondaires, dont on peut voir les limites respectives sur la figure 280 (p. 300) viennent se réunir au centre de cette vaste cavité articulaire, la *cavite cotyloïde*, qui se trouve creusée sur la face externe de l'os et qui est destinée au fémur. Certains anatomistes décrivent encore à part l'ilion, le pubis et l'ischion. Nous rejetons une pareille méthode qui nous paraît compliquer inutilement la description anatomique. Nous comprendrons dans notre description l'os coxal tout entier, estimant pour notre part que l'ilion, le pubis et l'ischion ne sont pas des os distincts, mais des centres d'ossification différents d'une seule et même pièce squelettique.

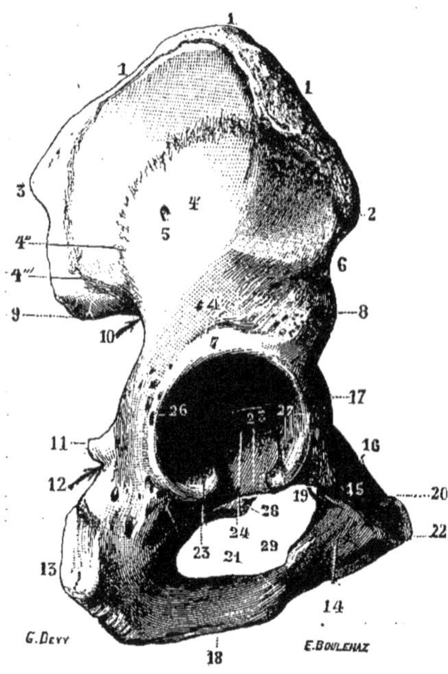

Fig. 272.

Os coxal, vu par sa face externe.

1, 1, 1, bord supérieur ou crête iliaque. — 2, épine iliaque antéro-supérieure. — 3, épine iliaque postéro-supérieure. — 4, gouttière sus-cotyloïdienne. — 4', fosse iliaque externe, avec : 4'', sa ligne demi-circulaire antérieure ; 4''', sa ligne demi-circulaire postérieure. — 5, trou nourricier. — 6, échancrure sans nom, comprise entre les deux épines iliaques antérieures. — 7, sourcil cotyloïdien. — 8, épine iliaque antéro-inférieure. — 9, épine iliaque postéro-inférieure. — 10, grande échancrure sciatique. — 11, épine sciatique. — 12, petite échancrure sciatique. — 13, ischion. — 14, corps du pubis. — 15, branche horizontale du pubis. — 16, crête pectinéale. — 17, éminence iliopectinée. — 18, branche ischio-pubienne. — 19, gouttière sous-pubienne pour le nerf et les vaisseaux obturateurs. — 20, épine du pubis. — 21, trou obturateur. — 22, angle du pubis. — 23, cavité cotyloïde, avec 24, son arrière-fond. — 25, échancrure ischio-pubienne. — 26, échancrure ilio-ischiatique. — 27, échancrure ilio-pubienne. — 28, tubercule ischio-pubien externe ou sous-cotyloïdien. — 29, tubercule ischio-pubien interne.

Envisagé au point de vue de sa configuration extérieure, l'os coxal est un os plat, à contour irrégulièrement quadrilatère, profondément échancré et conséquemment rétréci à sa partie moyenne. Nous lui considérerons : 1° deux faces, l'une externe, l'autre interne ; 2° quatre bords, que l'on distingue, d'après leur situation, en supérieur, inférieur, antérieur et postérieur ; 3° enfin, quatre angles, qui se trouvent naturellement situés aux points où se rencontrent les bords précités.

1° Face externe. — En jetant les yeux sur la face externe, nous reconnaissons tout d'abord, à sa partie moyenne, la *cavité cotyloïde*, dont il a été question plus haut. Au-dessus d'elle, s'étale une vaste surface appelée *fosse iliaque externe*. Au-dessous, s'ouvre un large orifice, connu sous le nom de *trou obturateur* ou *trou ischio-pubien*. Examinons successivement chacun de ces éléments :

a. *Cavité cotyloïde*. — La cavité cotyloïde (*cotyle* ou *acetabulum*), destinée à recevoir la tête du fémur, présente à cet effet la forme d'un sphéroïde creux, limité du côté de la face externe de l'os par un rebord circulaire, plus ou moins aminci, qui porte le nom de *sourcil cotyloïdien*.

Ce sourcil cotyloïdien, à la formation duquel participent à la fois l'ilion, le pubis et l'ischion, est nécessairement traversé par les trois lignes de soudure que forment entre elles ces trois pièces osseuses. Les trois points où ces lignes de soudure rencontrent le sourcil cotyloïdien sont marqués par des dépressions en forme d'échancrures et chacune d'elles tire son nom des deux os qui la constituent. C'est ainsi que nous avons : 1° en avant, l'*échancrure ilio-pubienne*, formée par le pubis et l'ilion ; 2° en arrière, l'échancrure *ilio-ischiatique*, située entre l'ilion et l'ischion ; 3° en bas, l'échancrure *ischio-pubienne,* située au point de rencontre de l'ischion et du pubis. De ces trois échancrures, les deux premières sont souvent peu accusées. L'échancrure ischio-pubienne, au contraire, est large et profonde sur tous les sujets ; elle est, à l'état frais, convertie en trou par un ligament et livre passage aux vaisseaux nourriciers de la tête fémorale.

La surface intérieure de la cavité cotyloïde se trouve divisée en deux portions bien distinctes : une première portion, lisse et articulaire ; une deuxième portion, rugueuse et ne participant qu'indirectement à l'articulation. — La *portion non articulaire,* que l'on désigne sous le nom d'*arrière-fond de la cavité cotyloïde* (*fossa acetabuli*) revêt la forme d'un carré de 35 millimètres de côté environ ; l'un de ses bords, le bord inférieur, répond à l'échancrure ischio-pubienne ci-dessus décrite. — La *portion articulaire* entoure la précédente à la manière d'un croissant, dont les deux extrémités ou *cornes* viennent aboutir à l'échancrure ischio-pubienne. Ces deux cornes sont très inégales en développement : la corne antérieure s'atténue progressivement et se termine en mourant sur la partie la plus élevée de l'échancrure. La corne postérieure, au contraire, se termine, du côté de cette échancrure, par une forte saillie, au-dessous de laquelle se trouve une véritable gouttière.

b. *Fosse iliaque externe.* — Destinée à l'insertion supérieure des muscles fessiers, la fosse iliaque externe ne mérite vraiment ce nom de fosse qu'à sa partie moyenne. Nous trouvons, en effet, en la parcourant d'avant en arrière, tout d'abord une large surface à peu près plane, puis une surface excavée, et enfin une nouvelle surface plane.

Cette fosse iliaque externe est parcourue par deux lignes rugueuses, appelées *lignes demi-circulaires.* — La première, située en avant, *ligne demi-circulaire antérieure,* commence au niveau de la grande échancrure sciatique. De là, elle se porte en haut et en avant et vient se terminer vers l'angle antéro-supérieur de l'os coxal. — La seconde, située en arrière, *ligne demi-circulaire postérieure,* se détache également de la grande échancrure sciatique, à 1 ou 2 centimètres en arrière de la précédente ; elle suit, de là, un trajet presque vertical et se termine sur le bord supérieur de l'os. — Ces deux lignes demi-circulaires divisent la fosse iliaque externe en trois zones distinctes : une *zone postérieure,* relativement peu étendue, sur la partie supérieure de laquelle s'insère le grand fessier ; une *zone moyenne,* plus grande, répondant au moyen fessier ; une *zone antérieure,* enfin, beaucoup plus grande encore, qui est destinée au petit fessier. — A la partie moyenne de la fosse iliaque externe, au niveau ou un peu en avant de la ligne demi-circulaire antérieure, se trouve le *trou nourricier* principal de l'os : il se dirige obliquement en bas et en arrière.

La fosse iliaque externe est séparée, en avant, du sourcil cotyloïdien par une dépression rugueuse et plus ou moins creusée en gouttière : c'est la *gouttière sus-cotyloïdienne,* qui répond à l'insertion du tendon réfléchi du muscle droit antérieur de la cuisse. Cette gouttière nous présente ordinairement de nombreux trous vasculaires, pour le passage des vaisseaux nourriciers de l'os.

c. *Trou obturateur ou ischio-pubien.* — Le trou obturateur, encore appelé ischio-pubien en raison de sa constitution anatomique, est situé au-dessous de la cavité cotyloïde. Il répond, en haut, à la grande échancrure ischio-pubienne, ci-dessus décrite. Dans tout le reste de son pourtour, il est formé, en allant de haut en bas : par la branche horizontale du pubis, par le corps du pubis, par la branche descendante du pubis, par la branche ascendante de l'ischion, par le corps de l'ischion.

Envisagé au point de vue de sa forme, le trou obturateur est triangulaire dans les deux sexes, avec un angle supérieur, un angle interne et un angle postérieur : toutefois, son angle interne étant beaucoup plus ouvert chez l'homme que chez la femme, ce trou revêt très souvent sur le bassin masculin, la forme d'un ovale à grand axe obliquement dirigé de haut en bas et d'avant en arrière.

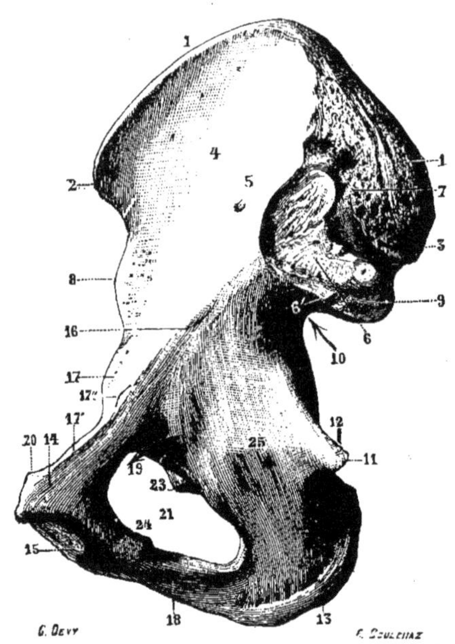

Fig. 273.

Os coxal, vu par sa face interne.

1, bord supérieur ou crête iliaque. — 2, épine iliaque antéro-supérieure. — 3, épine iliaque postéro-supérieure. — 4, fosse iliaque interne. — 5, trou nourricier. — 6, facette auriculaire pour l'articulation sacro-iliaque. — 6, tubercule servant de pivot aux mouvements de nutation du sacrum. — 7, tubérosité iliaque. — 8, épine iliaque antéro-inférieure. — 9, épine iliaque postéro-inférieure. — 10, grande échancrure sciatique. — 11, épine sciatique. — 12, petite échancrure sciatique. — 13, ischion. — 14, pubis, avec 15, sa facette articulaire pour le pubis du côté opposé. — 16, ligne innominée. — 17, éminence ilio-pectinée. — 17', crête pectinéale, avec 17'' tubercule du petit psoas. — 18, branche ischio-pubienne. — 19, gouttière sous-pubienne. — 20. épine du pubis. — 21, trou ischio-pubien. — 22, angle du pubis. — 23, tubercule ischio-pubien externe ou sous-cotyloïdien. — 24, tubercule ischio-pubien interne. — 25, crête mousse du détroit moyen.

Ainsi entendu, le trou obturateur nous présente deux bords ou plutôt deux demi-circonférences, l'une interne, l'autre externe. Ces deux demi-circonférences se rencontrent à la partie inférieure du trou et, là, se continuent réciproquement. A la partie supérieure du trou, au contraire, elles s'écartent l'une de l'autre, la demi-circonférence interne se dirigeant en arrière, la demi-circonférence externe se portant en avant. L'intervalle compris entre les deux demi-circonférences ainsi écartées a la forme d'une gouttière, obliquement dirigée de haut en bas, de dehors en dedans et d'arrière en avant : c'est la *gouttière obturatrice* ou *sous-pubienne*, occupée à l'état frais par le nerf et les vaisseaux obturateurs. Cette gouttière est naturellement délimitée par deux lèvres : une lèvre postérieure, qui se rattache à la demi-circonférence interne du trou obturateur ; une lèvre antérieure qui n'est autre que la partie toute supérieure de la demi-circonférence externe. La distance qui sépare les deux lèvres est environ de 5 à 6 millimètres.

Sur la demi-circonférence externe du trou obturateur, au-dessous de l'échancrure ischio-pubienne de la cavité cotyloïde, se voit un petit tubercule plus ou moins saillant (fig. 272,28 et 273,23) : c'est le *tubercule cotyloïdien* ou *ischio-pubien externe*. En face de lui, sur la demi-circonférence interne, se dresse une autre saillie (fig. 272, 29 et 273,24), plus ou moins accusée suivant les sujets : c'est le *tubercule ischio-pubien interne*. Ces deux tubercules donnent insertion à des trousseaux fibreux de la membrane obturatrice, membrane qui, sur le sujet revêtu de ses parties molles, ferme plus ou moins le trou ischio-pubien (voy. ARTHROLOGIE).

2° Face interne. — Sur cette face interne, nous apercevons tout d'abord une ligne obliquement dirigée de haut en bas et d'arrière en avant : c'est la *ligne inno-*

minée, arrondie et mousse à sa partie moyenne, mais généralement saillante à ses deux extrémités. Elle divise la fosse iliaque interne en deux parties, l'une supérieure, l'autre inférieure :

a. *Au-dessus et en avant de la ligne innominée*, se trouve une excavation, large mais peu profonde, connue sous le nom de *fosse iliaque interne*. La fosse iliaque interne, de forme triangulaire, partout lisse et unie, regarde en haut, en avant et en dedans. Elle répond au muscle iliaque, qui prend sur elle la plus grande partie de ses insertions. A sa partie postérieure, mais à une hauteur toujours très variable, se voit l'un des trous nourriciers de l'os : il se dirige obliquement en dehors et en bas.

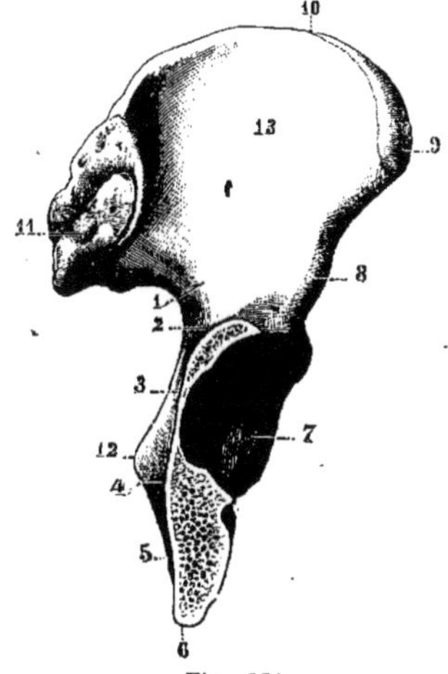

Fig. 274.

Os coxal, coupe vertico-transversale passant par l'ischion (d'après Budin et Crouzat).

1, 2. ligne innominée. — 3, plan supérieur du dos d'âne. — 4, crête du dos d'âne. — 5, plan inférieur du dos d'âne. — 6, tubérosité de l'ischion. — 7, cavité cotyloïde. — 8, épine iliaque antérieure et inférieure. — 9, épine iliaque antérieure et supérieure. — 10, crête iliaque. — 11, surface auriculaire. — 12, épine sciatique. — 13, fosse iliaque interne.

b. *Au-dessous et en arrière de la ligne innominée*, nous rencontrons successivement en allant de haut en bas : 1° une première surface, rugueuse et irrégulièrement quadrilatère, destinée à l'implantation des ligaments puissants qui unissent l'os coxal au sacrum ; on la désigne sous le nom de *tubérosité iliaque ;* 2° une deuxième surface, articulaire celle-là, que l'on a comparée à une oreille et qui est appelée pour cette raison *facette auriculaire de l'os coxal ;* elle est encroûtée par place de cartilage et s'applique exactement contre une facette similaire, que nous avons déjà observée sur les côtés du sacrum (voy. *Sacrum*) ; à sa partie inférieure, cette facette auriculaire de l'os coxal présente un tubercule saillant (fig. 273,6'), qui s'engrène dans une échancrure correspondante située sur le bord de la facette auriculaire du sacrum et qui sert de pivot aux mouvements de nutation que subit ce dernier segment du bassin pendant l'accouchement (voy. Arthrologie) ; 3° une troisième surface, plane et quadrilatère, répondant à la cavité cotyloïde et donnant insertion, à sa partie supérieure, au muscle obturateur interne ; 4° au-dessous d'elle, et surmontant l'angle inférieur de l'os, une quatrième surface, beaucoup moins étendue, qui regarde en dedans et un peu en bas ; comme la surface précédente regarde en dedans et un peu en haut, les deux surfaces se réunissent l'une à l'autre en formant une sorte de dos d'âne (fig. 274,4), ordinairement peu accusé ; nous verrons plus loin, à propos du bassin (p. 305), que ce dos d'âne correspond à ce que les accoucheurs appellent le *détroit moyen du bassin* ; 5°, enfin, en avant et au-dessous des deux surfaces que nous venons de signaler, le trou obturateur et les divers éléments osseux, déjà connus, qui en constituent le pourtour.

3° Bord antérieur. — Le bord antérieur de l'os coxal (fig. 275) se dirige d'abord en bas ; puis, changeant brusquement de direction, il se porte en avant et en dedans. Sa portion verticale forme ainsi avec sa portion horizontale un angle obtus à large ouverture mesurant 140° environ.

Suivi de haut en bas, le bord antérieur de l'os coxal, fort accidenté et très important, nous présente : 1° une saillie mamelonnée, l'*épine iliaque antérieure et supérieure,* donnant insertion à l'arcade fémorale, ainsi qu'aux deux muscles couturier et tenseur du fascia lata ; 2° une échancrure sans nom, à travers laquelle s'échappe le nerf fémoro-cutané ; 3° une deuxième saillie mamelonnée, l'*épine iliaque antérieure et inférieure,* à laquelle vient s'attacher le tendon direct du muscle droit antérieur ; 4° une nouvelle échancrure, en forme de gouttière, large de 25 à 30 millimètres, dans laquelle glisse le muscle psoas-iliaque ; 5° une large saillie, arrondie et mousse, l'*éminence ilio-pectinée,* où vient s'insérer la bandelette de même nom ; 6° une surface triangulaire et lisse, répondant au muscle pectiné et appelée, pour cette raison, *surface pectinéale ;* cette surface est limitée en arrière par une crête presque tranchante, la *crête pectinéale,* qui n'est que la continuation de la ligne innominée que nous avons décrite sur la face interne ; sur cette crête, en un point voisin de son extrémité externe, il n'est pas rare de rencontrer un petit tubercule aplati, d'avant en arrière et à sommet dirigé en haut, qui donne attache au muscle petit psoas ; c'est le *tubercule du petit psoas ;* 7° un autre tubercule arrondi, l'*épine du pubis,* situé exactement au sommet du triangle pectinéal ; il donne insertion à l'arcade fémorale ; 8° une petite surface rugueuse, de 1 à 2 centimètres d'étendue, sur laquelle viennent s'insérer les deux muscles pyramidal et grand droit de l'abdomen ; cette dernière surface nous amène à l'angle antérieur de l'os coxal ou *angle du pubis.*

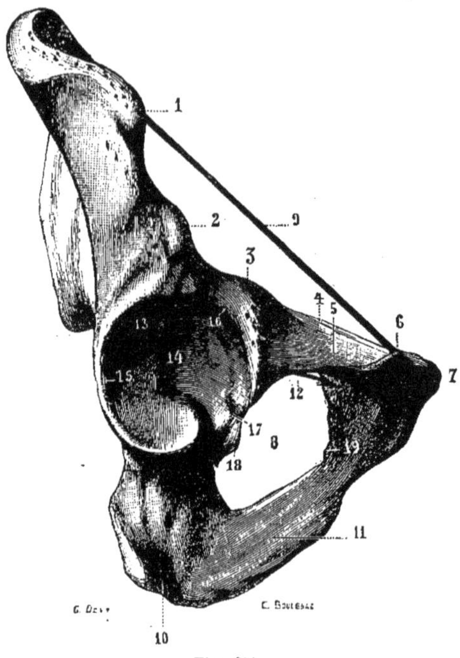

Fig. 275.

Os coxal, bord antérieur.

1, épine iliaque antéro-supérieure. — 2, épine iliaque antéro-inférieure. — 3, éminence ilio-pectinée. — 4, crête pectinéale. — 5, surface pectinéale. — 6, épine du pubis. — 7, angle du pubis. — 8, trou obturateur. — 9, ligne indiquant la direction de l'arcade fémorale. — 10, ischion. — 11, branche ischio-pubienne. — 12, gouttière sous-pubienne ou obturatrice. — 13, cavité cotyloïde. — 14, son arrière-fond. — 15, échancrure ilio-ischiatique. — 16, échancrure ilio-pubienne. — 17, échancrure ischio-pubienne ou sous-cotyloïdienne. — 18, tubercule sous-cotyloïdien. — 19, tubercule ischio-pubien interne.

4° Bord postérieur. — Le bord postérieur de l'os coxal (fig. 273) présente une direction sensiblement verticale. Il est tout aussi accidenté que le précédent. En le parcourant de haut en bas, nous rencontrons successivement : 1° une première saillie arrondie et mousse, l'*épine iliaque postérieure et supérieure,* destinée à des insertions ligamenteuses et musculaires ; 2° une petite échancrure, sans importance et sans nom ; 3° une deuxième saillie, l'*épine iliaque postérieure et inférieure,* où s'insèrent encore des ligaments et des muscles ; 4° une échancrure large et profonde, la *grande échancrure sciatique,* traversée à l'état frais par toute une série d'organes (muscle pyramidal, vaisseaux et nerfs fessiers supérieurs, grand et petit nerfs sciatiques, vaisseaux ischiatiques, vaisseaux et nerfs honteux internes), qui sortent du bassin pour se répandre ensuite, soit dans la cuisse, soit dans le périnée, soit dans la région fessière ; 5° une forte saillie triangulaire, aplatie transversalement, l'*épine sciatique*, donnant insertion, par son sommet au petit ligament sacro-sciatique, par sa face externe au muscle jumeau supérieur, par sa face interne aux faisceaux les plus reculés du releveur de l'anus ; 6° au-dessous de l'épine sciatique, une nouvelle échancrure, plus petite que la précédente, la *petite échancrure sciatique*, traversée par le muscle obturateur interne, ainsi que par les vaisseaux et le nerf honteux internes ; ces derniers organes, déjà sortis du bassin à travers la grande échancrure sciatique, croisent l'épine sciatique, la contournent et rentrent de nouveau dans le bassin par la petite échancrure sciatique ; 7° au-dessous de cette échancrure, nous trouvons une saillie volumineuse : c'est le *corps de l'ischion*, qui forme le bord inférieur de l'os et sur lequel nous reviendrons dans un instant.

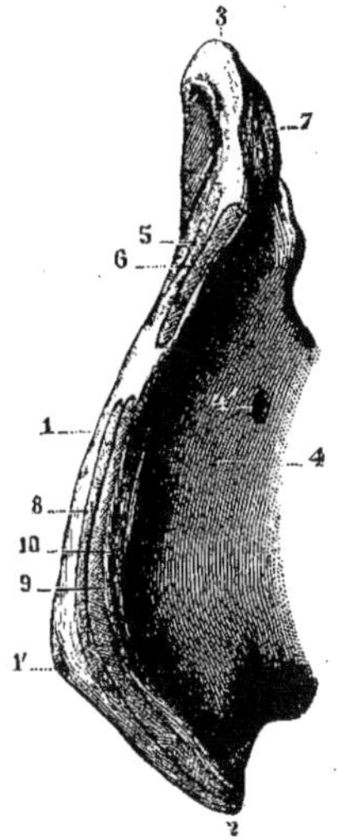

Fig. 276.

Bord supérieur de l'os coxal, avec les insertions musculaires.

1, lèvre externe. — 1', tubercule du moyen fessier. — 2, épine iliaque antéro-supérieure. — 3, épine iliaque postéro-supérieure. — 4, fosse iliaque interne, avec 4', trou nourricier. — 5, insertion du grand dorsal. — 6, insertion du carré des lombes. — 7, tubérosité iliaque, avec l'insertion du sacro-lombaire. — 8, insertion du grand oblique. — interstice de la crête avec l'insertion du petit oblique. — 10, lèvre interne de la crête avec l'insertion du transverse de l'abdomen.

5° Bord supérieur. — Le bord supérieur de l'os coxal, (fig. 276) que l'on appelle encore *crête iliaque*, se contourne en *S* italique, de façon à présenter deux courbes de direction contraire : concave en dehors dans sa moitié postérieure, ce bord est concave en dedans dans sa moitié antérieure. — Son tiers antérieur et son tiers postérieur sont fort épais ; par contre, son tiers moyen est relativement fort mince. — Le bord supérieur présente généralement son maximun d'épaisseur à 5 ou 6 centimètres en arrière de l'épine iliaque antéro-supérieure. Il existe le plus souvent en ce point une saillie (1'), très variable du reste suivant les sujets, qui se projette en dehors vers la fosse iliaque externe et qu'on appelle, en raison de sa destination, le *tubercule d'un moyen fessier*. — Sur la crête iliaque s'insèrent sept muscles dont les principaux sont les muscles larges de l'abdomen : le grand oblique, le petit oblique et le transverse. Le premier de ces muscles s'attache à la lèvre externe de la crête, le second à l'interstice, le troisième à la lèvre interne.

6° Bord inférieur. — Le bord inférieur (fig. 275), étendu de l'angle du pubis au corps de l'ischion, se trouve constitué par la branche ascendante de l'ischion et la branche descendante du pubis. — Il se porte d'abord en bas et en arrière, en conservant toujours ses rapports avec le plan médian. Puis, changeant brusquement de direction, il se déjette en dehors en s'écartant de plus en plus de la ligne médiane. — Il se trouve ainsi divisé, par sa direction même, en deux portions, l'une supérieure, l'autre inférieure. Sa première portion nous présente une facette ovalaire, la *facette pubienne*, dont le grand axe est parallèle au bord lui-même et qui s'articule avec une facette similaire de l'os coxal du côté opposé, pour constituer la symphyse pubienne. Au-dessous de cette facette articulaire, dans sa deuxième portion ou portion inférieure, le bord inférieur devient rugueux et donne insertion à l'aponévrose périnéale moyenne, aux corps caverneux de la verge, ainsi qu'à deux muscles de la cuisse, le droit interne et le grand adducteur.

7° Angles. — Les quatre angles de l'os coxal se distinguent en antéro-supérieur, antéro-inférieur, postéro-supérieur et postéro-inférieur. L'*angle antéro-supérieur* est constitué par l'épine iliaque antérieure et supérieure; l'*angle postéro-supérieur*, par l'épine iliaque postérieure et supérieure; l'*angle antéro-inférieur* ou *interne*, par l'angle du pubis; l'*angle postéro-inférieur* ou *inférieur*, par le corps de l'ischion, masse volumineuse que l'on désigne le plus souvent sous le nom de *tubérosité ischiatique*. Tous ces angles nous sont déjà connus; le dernier seul mérite de nous arrêter un instant.

La tubérosité ischiatique représente la partie la plus épaisse de l'os coxal; c'est sur elle que repose le corps dans la station assise. — Sur sa partie interne prennent naissance les muscles ischio-caverneux et transverse du périnée. — Sur sa partie externe s'attache le muscle grand adducteur. — Sa partie antérieure se confond avec la branche ascendante de l'ischion ou, ce qui revient au même, avec le bord inférieur de l'os. — Sa partie postérieure enfin, convexe, très large et très inégale, donne insertion au jumeau supérieur, au carré crural et, un peu plus bas, aux trois muscles de la région postérieure de la cuisse, le demi-tendineux, le demi-membraneux et le biceps.

8° Conformation intérieure. — L'os coxal appartient à la classe des os plats. Comme tel, il est constitué par deux lames de tissu compacte, interceptant entre elles une couche très variable de tissu spongieux. Ce tissu spongieux est surtout abondant au niveau de la crête iliaque, du pubis et de l'ischion. Il fait défaut dans la zone la plus amincie des fosses iliaques.

Connexions. — L'os coxal s'articule avec trois os : 1° en arrière et en dedans, avec le sacrum;

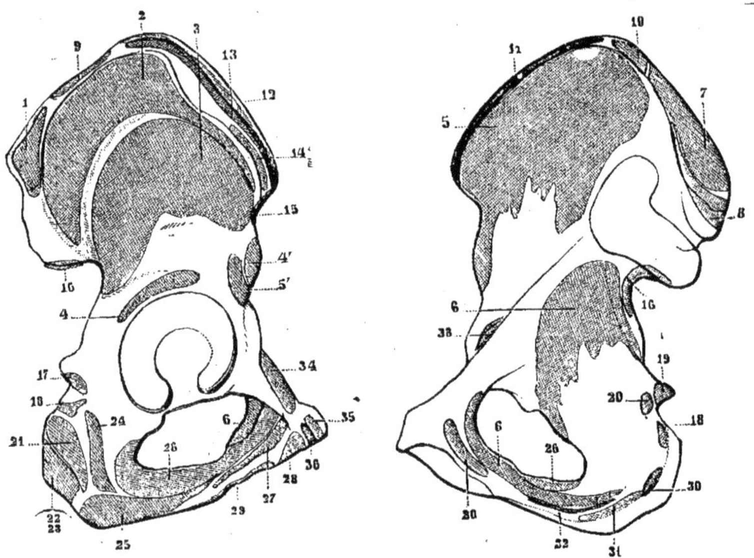

Fig. 277.
Os coxal, vu par sa face externe, avec les insertions musculaires.

Fig. 278.
Os coxal, vu par sa face interne, avec les insertions musculaires.

(Pour la signification des chiffres, se reporter au tableau ci-contre page 299.)

2° en avant et en dedans, sur la ligne médiane, avec l'os coxal du côté opposé; 3° en dehors et en bas, avec le fémur.

Insertions musculaires. — L'os coxal donne insertion à trente-six muscles. Nous résumons ces insertions musculaires dans les deux figures 277 et 278 et dans le tableau synoptique suivant. Les chiffres, placés entre parenthèses à la droite de chaque muscle, se rapportent aux chiffres de même valeur inscrits sur les deux figures précitées.

a. *Fosse iliaque externe*	Grand fessier (1). Moyen fessier (2). Petit fessier (3). Droit antérieur de la cuisse, tendon réfléchi (4).
b. *Fosse iliaque interne*	Iliaque (5). Obturateur interne (6).
c. *Crête iliaque et tubérosité de la crête iliaque*	Sacro-lombaire (7). Long dorsal et transversaire épineux (8). Grand dorsal (9). Carré lombaire (10). Transv. de l'abdomen (11). Petit oblique (12). Grand oblique (13). Tenseur du fascia lata (14).
d. *Epine iliaque antérieure et supérieure*	Couturier (15). Transv. de l'abdomen (11). Petit oblique (12). Grand oblique (13). Tenseur du fascia lata (14).
e. *Epine iliaque antérieure et inférieure*	Droit antérieur de la cuisse, tendon direct (4'). Iliaque, faisceau extra-pelvien (5').
f. *Grande échancrure sciatique*	Pyramidal du bassin (16).
g. *Epine et petite échancrure sciatiques*	Jumeau supérieur (17). Jumeau inférieur (18). Ischio-coccygien (19). Releveur de l'anus (20).
h. *Ischion et branche ischio-pubienne (face superficielle)*	Demi-membraneux (21). Demi-tendineux (22). Biceps (23). Carré crural (24). Grand adducteur (25). Obturateur externe (26). Premier adducteur (27). Deuxième adducteur (28).
i. *Bord inférieur*	Droit interne (29).
j. *Ischion et branche ischio-pubienne (face profonde)*	Transverse superficiel du périnée (30). Obturateur externe (26). Obturateur interne (6). Ischio-caverneux (31). Transverse profond ou muscle de Guthrie (32).
k. *Pubis (corps et branche horizontale)*	Petit psoas (33). Pectiné (34). Droit ant. de l'abdomen (35) Pyramid. de l'abdom. (36). Premier adducteur (27). Deuxième adducteur (28). Obturateur interne (6). Obturateur externe (26). Releveur de l'anus (20).

Développement. — L'os coxal se développe par trois points primitifs, que viennent compléter plus tard de nombreux point secondaires :

a. *Points primitifs*. — Les points primitifs (fig. 279) sont destinés à l'ilion (*point iliaque*), au pubis (*point pubien*) et à l'ischion (*point ischiatique*). De ces trois points, le point iliaque apparaît le premier, du quarante-cinquième au cinquantième jour de la vie intra-utérine ; vient ensuite le point ischiatique, vers la fin du troisième mois, et enfin, vers la fin du quatrième, le point destiné au pubis. Ces trois centres d'ossification de l'os coxal, se développant rapidement, envahissent la cavité cotyloïde, où ils ne sont plus séparés à la naissance que par trois branches cartilagineuses (fig. 280), qui rayonnent autour d'un centre commun : c'est l'*étoile cotyloïdienne*, avec un rayon antérieur ou ilio-pubien, un rayon inférieur ou ischio-pubien, un rayon postérieur ou ilio-ischiatique. L'ensemble de ces trois rayons rappelle assez bien la forme d'un Y couché (≺), d'où le nom de cartilage en Y que l'on donne quelquefois aux cloisons cartilagineuses qui séparent, chez le fœtus et chez l'enfant, les trois pièces principales de l'os coxal.

b. *Points complémentaires*. — Les points complémentaires sont variables en nombre et en importance. Nous citerons comme étant à peu près constants : 1° un point pour l'épine iliaque antérieure et inférieure (il apparaît de quatorze à quinze ans) ; 2° un point pour la crête iliaque (de qninze à seize ans) ; 3° un point pour la tubérosité de l'ischion (également de quinze à seize ans) ; 4° un point pour l'épine sciatique (vers seize ans) ; 5° un point pour l'épine du pubis (vers dix-huit ans) ; 6° un point pour l'angle du pubis (de dix-neuf à vingt ans) ; 7° trois points pour la cavité cotyloïde. De ces trois points cotyloïdiens, l'un occupe le centre de l'étoile cotyloïdienne ; le second se développe à l'extrémité terminale du rayon postérieur ; le troisième, le plus important des trois, répond à la partie terminale du rayon antérieur. C'est à cette dernière pièce osseuse complémentaire qu'on a donné le nom d'*os acétabuli* ou *os cotyloïdien :* il revêt la forme d'une petite lamelle plus ou moins régulièrement quadrilatère et se trouve situé entre l'ilion et le pubis au niveau de la partie antéro-supérieure de la cavité cotyloïde et du sourcil cotyloïdien (fig. 280,7). L'os cotyloïdien, découvert par Albinus, a été regardé à tort par Serres comme l'homologue de l'os marsupial des mammifères didelphiens. Nous admettons, avec la plupart des anatomistes, que l'os marsupial est représenté chez l'homme par l'épine du pubis. Le point d'ossification, qui formera en se développant l'os cotyloïdien, fait ordinairement son apparition vers l'âge de douze ans. Les deux autres points complémentaires de la cavité cotyloïde ne se montrent que plus tard, de treize à quatorze ans.

c. *Soudure des différentes pièces osseuses*. — Le pubis et l'ischion se réunissent l'un à l'autre de dix à douze ans ; l'ischion se soude à l'ilion de douze à treize ans ; le pubis et l'ilion, enfin, s'unissent ensemble de quinze à seize ans. Quant aux points complémentaires, ils sont tous réunis aux divers centres primitifs de quinze à vingt ans, à l'exception de la crête iliaque, qui ne perd absolument son indépendance que de vingt-quatre à vingt-cinq ans. L'os cotyloïdien se soude ordinairement aux deux pièces osseuses sous-jacentes de quinze à dix-huit ans. On le voit

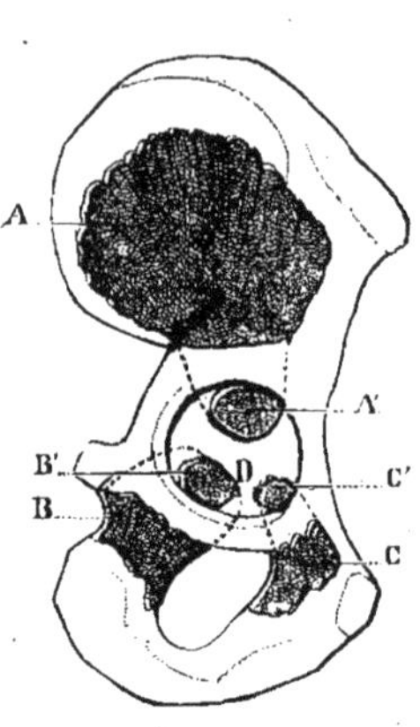

Fig. 279.

Développement de l'os coxal : points primitifs (nouveau-né d'après Rambaud et Renault).

(Les tracés pointillés indiquent la forme et le trajet des portions des points primitifs noyés dans le cartilage.)

A, point iliaque. — B, point ischiatique. — C, point pubien. — A', B', C', noyaux osseux dépendant de ces derniers points et émergeant au fond du cotyle qu'ils contribuent à former. — D, étoile cartilagineuse.

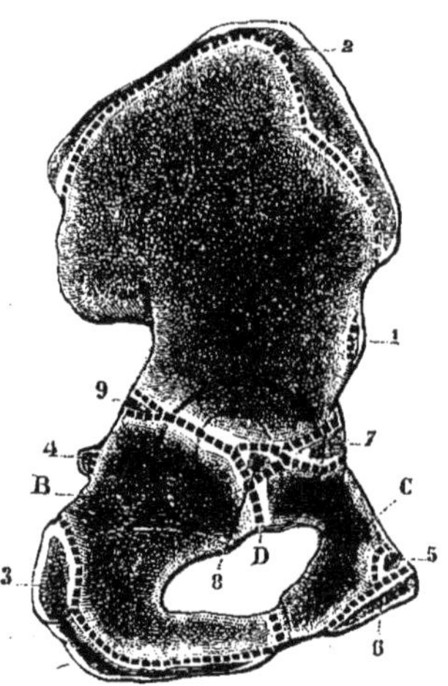

Fig. 280.

Schéma des points primitifs et secondaires.

A, B, C, parties formées par les points primitifs. — D, étoile cartilagineuse.

1, point pour l'épine iliaque antéro-inférieure. — 2, point pour la crête iliaque. — 3, point pour la tubérosité ischiatique. — 4, point pour l'épine sciatique. — 5, point pour l'épine du pubis. — 6, point pour l'angle du pubis. — 7, os cotyloïdien ou acétabulaire. — 8, point central. — 9, point postérieur.

quelquefois persister chez l'adulte. — (Voyez, au sujet de l'os cotyloïdien, W. Leche, *Journ. internat. d'Anatomie et d'Histologie*, t. I, 1884, et W. Krause, *ibid.*, t. II, 1885.)

Variétés. — M. Verneau (*Le bassin dans les sexes et dans les races*, Th. Paris, 1875, p. 43) a signalé, au-devant de la symphyse sacro-iliaque, l'existence de prolongements apophysaires, constituant entre le sacrum et l'os coxal autant de petites articulations distinctes. On trouve parfois même une véritable jetée osseuse, soudée d'une part au sacrum, de l'autre à l'os coxal, résultant probablement (Verneau) de l'ossification des ligaments sacro-iliaques antérieurs. — En dedans de l'épine iliaque antérieure et supérieure, et partant de la lèvre interne du bord supérieur, existe parfois (Verneau) une petite saillie spécialement réservée à l'insertion de l'arcade fémorale. — Au-dessus de la cavité cotyloïde, on trouve quelquefois, à la place d'une gouttière rugueuse, une véritable saillie, le *tubercule sus-cotyloïdien*, pour l'insertion du tendon réfléchi du muscle droit antérieur de la cuisse. — Au-dessous de cette même cavité, il existe souvent une large gouttière, la *gouttière sous-cotyloïdienne*, pour le passage de l'obturateur externe : l'existence de cette gouttière est à peu près constante ; sa profondeur exagérée, seule, constitue une anomalie. — L'épine sciatique, au lieu de se terminer en pointe, peut être tronquée et présenter alors trois faces, supérieure, inférieure, postérieure ; cette disposition nous paraît fréquente. — Dans la fosse iliaque externe, il existe parfois une troisième ligne courbe, placée tout à fait en avant et en bas et se détachant du voisinage de l'épine iliaque antérieure et inférieure pour venir se terminer sur le pourtour du sourcil cotyloïdien : c'est la *ligne spino-cotyloïdienne*. — La branche descendante du pubis peut ne pas se souder avec la branche ascendante de l'ischion (Hyrtl). — Par contre, la soudure de ces deux branches peut se traduire à l'extérieur par une série plus ou moins irrégulière de rugosités qui constituent la *crête pénienne* ou *clitoridienne*. Hyrtl (*Lehrb. d. Anat. d. Menschen*) a vu une languette osseuse se détacher de la portion antérieure de la cavité cotyloïde et se porter vers le trou obturateur. — Le même anatomiste parle d'un bassin déposé au musée de Prague, dont le sourcil cotyloïdien ne présentait aucune échancrure.

Sillon préauriculaire de l'os coxal. — Le bord inférieur de la facette auriculaire de l'os coxal est longé par un sillon, qui se dirige parallèlement à ce bord et se termine à sa partie postérieure au-dessous de l'épine iliaque postérieure et inférieure. Le professeur Zaaijer (*Arch. néerl. des Sc. exactes*, Harlem, 1866), qui le premier a appelé l'attention sur ce sillon, lui a donné le nom de *sillon préauriculaire* et le considère comme servant à l'insertion du ligament sacro-iliaque antérieur. Sur 40 iliaques européens qu'il a examinés à ce sujet, il n'a rencontré ce sillon que 10 fois, tandis qu'il ne faisait défaut que sur trois des 26 bassins javanais qu'il a eu l'occasion d'étudier. Verneau, reprenant en 1875 (*loc. cit.*) l'étude du sillon préauriculaire, l'a rencontré dans toutes les races : il présentait même des dimensions considérables sur des sujets péruviens et indiens. Pour lui, ce sillon correspondrait au trajet de l'artère hypogastrique et ne serait pas dû exclusivement, comme le pense Zaaijer, à des insertions ligamenteuses. Cinq ans plus tard, Hennig (*Die kindliche Becken*, in Arch. f. Anat. u. Physiol., 1880) considère le sillon auriculaire comme destiné à l'insertion de muscles. Dans un travail tout récent (*Sur le sillon préauriculaire de l'iléon*, in Arch. néerl., t. XXVII), Zaaijer, à la suite de nouvelles recherches, reconnaît que le sillon en question n'a aucune valeur comme caractère de race; mais il affirme de nouveau, contre Verneau et Hennig, qu'il n'a d'autre destination que de servir de surface d'attache au ligament sacro-iliaque antérieur. Cette dernière conclusion est encore celle à laquelle est arrivé Lohr (*Anat. Anzeiger*, Bd. IX, 1894).

B. — Bassin en général

On désigne sous le nom de bassin ou *pelvis* cette portion du squelette, particulièrement intéressante pour l'accoucheur, que forment les os coxaux et les deux dernières pièces de la colonne vertébrale, le sacrum et le coccyx. Tous ces

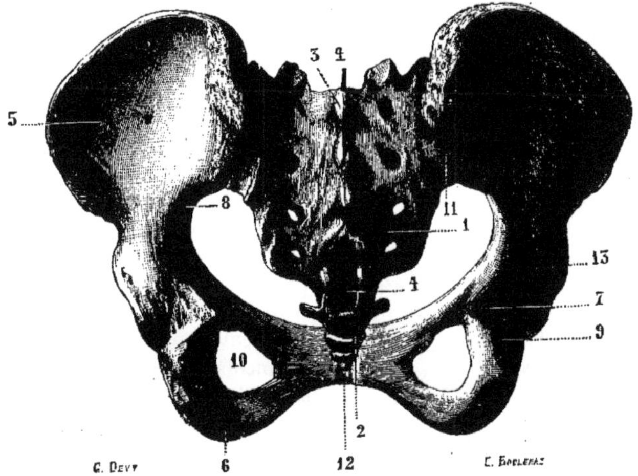

Fig. 281.

Bassin féminin, vue postérieure.

1, sacrum. — 2, coccyx. — 3, crète sacrée. — 4, canal sacré. — 5, fosse iliaque externe. — 6, ischion. — 7, épine sciatique. — 8, grande échancrure sciatique. — 9, petite échancrure sciatique. — 10, trou obturateur ou ischio-pubien. — 11, symphyse sacro-iliaque. — 12, symphyse pubienne.

os ont été déjà étudiés séparément, ce qui nous permettra d'être sobre de détails dans la description, qui va suivre, de l'ensemble qu'ils contribuent à former.

Considéré au point de vue de sa situation dans le squelette, le bassin constitue la partie la plus inférieure du tronc et répond approximativement, chez un adulte de taille ordinaire, à la partie moyenne du corps; il est, toutefois, situé relativement un peu plus haut chez l'homme que chez la femme. Il supporte, en arrière, les trois premiers segments de la colonne vertébrale et repose lui-même sur les deux fémurs, dont la tête, comme on le sait, s'articule avec les cavités cotyloïdes.

Nous examinerons successivement, dans l'étude du bassin : 1° sa conformation générale ; 2° son inclinaison et la direction de ses différents axes ; 3° ses deux indices ; 4° les différences qu'il présente suivant les sexes ; 5° son développement.

1° Conformation générale. — Envisagé dans son ensemble, le bassin a la forme d'un cône tronqué, dont la base, largement échancrée à sa partie antérieure, est situés en haut et dont le sommet se dirige en bas. Il présente à l'étude, comme le thorax déjà décrit : une surface extérieure, une surface intérieure et deux ouvertures ou circonférences, l'une supérieure, l'autre inférieure.

A. Surface extérieure ou exopelvienne. — La surface extérieure ou exopelvienne se divise en quatre régions que l'on distingue en antérieure, postérieure et latérales :

a. *Région antérieure*. — La région antérieure (fig. 283), sur un bassin bien orienté, regarde plutôt en bas qu'en avant et serait mieux dénommée *antéro-inférieure*. Elle nous présente tout d'abord la symphyse pubienne, qui occupe le plan sagittal ou médian et dont la hauteur varie, suivant les sujets et le sexe, de 35 à 50 millimètres ; puis, de chaque côté de ce plan médian, le corps du pubis avec ses deux branches horizontale et descendante, la branche ascendante de l'ischion et le trou obturateur ou ischio-pubien, que nous avons décrit plus haut (p. 293).

b. *Région postérieure*. — La région postérieure ou mieux *postéro-supérieure*, fortement convexe (fig. 280), est constituée en grande partie par la face postéro-supérieure du sacrum dont les nombreux détails nous sont déjà connus (p. 76). — En dehors du sacrum, nous trouvons la symphyse sacro-iliaque et le bord postérieur de l'os coxal, sur lequel nous remarquons successivement, en allant de haut en bas : les deux épines iliaques postérieures, la grande échancrure sciatique, l'épine sciatique, la petite échancrure sciatique et enfin l'ischion, saillie massive et fortement rugueuse, à laquelle viennent s'attacher des muscles nombreux et puissants. — Entre le sacrum et le bord postérieur de l'os coxal, existe une profonde échancrure, plus large en bas qu'en haut, et que comblent en partie, à l'état frais, les deux ligaments sacro-sciatiques (voy. Articulations).

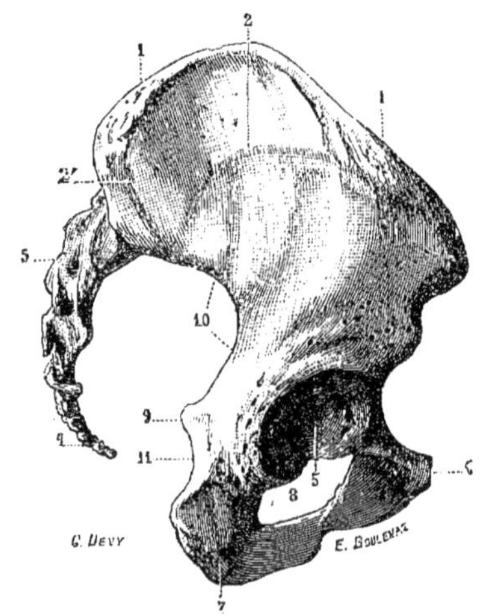

Fig. 282.

Bassin féminin, vue latérale.

1, 1, crête iliaque. — 2, fosse iliaque externe et ligne demi-circulaire antérieure. — 2', ligne demi-circulaire postérieure. — 3, sacrum. — 4, coccyx. — 5, cavité cotyloïde. — 6, angle du pubis. — 7, tubérosité de l'ischion. — 8, trou obturateur ou ischio-pubien. — 9, épine sciatique. — 10, grande échancrure sciatique. — 11, petite échancrure sciatique.

c. *Régions latérales*. — Les régions latérales (fig. 282), comprises entre les deux régions précédentes, sont très étendues, très irrégulières, fortement obliques : elles regardent en arrière, en dehors et un peu en bas dans leur moitié supérieure ; en avant en dehors et en bas, dans leur moitié inférieure. Nous y retrouvons successivement, en allant de haut en bas : la fosse iliaque externe, avec ses deux lignes demi-circulaires ; la cavité cotyloïde, avec son sourcil cotyloïdien et son échancrure ischio-pubienne et, enfin, la tubérosité de l'ischion. Constatons, en passant, à la partie postérieure et inférieure de cette région latérale, une large échancrure, l'*échancrure sacro-sciatique*, qui sépare la moitié inférieure du sacro-coccyx de la partie correspondante de l'os coxal. Nous verrons plus tard comment est comblée cette échancrure.

B. Surface intérieure ou endopelvienne. — Ce qui frappe tout d'abord, en jetant les yeux sur la surface intérieure du bassin, c'est la présence d'une ligne ou, plutôt même, d'un étranglement annulaire qui, partant de la base du sacrum, aboutit à la symphyse du pubis. Cet étranglement, appelé *détroit supérieur du bassin,* divise la cavité pelvienne en deux cavités secondaires : l'une, plus grande et située au-dessus du détroit, c'est le *grand bassin;* l'autre, plus petite et située au-dessous, c'est le *petit bassin*.

a. *Détroit supérieur*. — Le détroit supérieur, très irrégulièrement circulaire, a été comparé tour à tour à un ovale, à une ellipse, à un cœur de carte à jouer, à

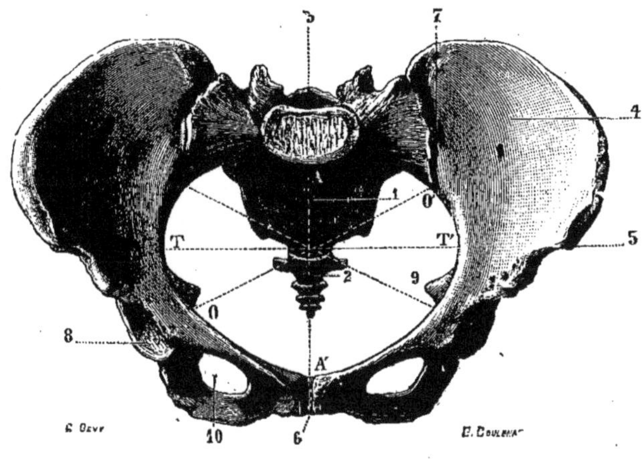

Fig. 283.

Bassin féminin, vue antéro-supérieure.

1, sacrum. — 2, coccyx. — 3, canal sacré. — 4, fosse iliaque interne. — 5, épine iliaque antéro-supérieure. — 6, symphyse pubienne. — 7, symphyse sacro-iliaque. — 8, cavité cotyloïde. — 9, épine sciatique. — 10, trou ischio-pubien. Les lignes en pointillé indiquent les axes du détroit supérieur : AA', diamètre antéro-postérieur ; TT', diamètre transverse ; OO', diamètre oblique.

un triangle curviligne dont les angles seraient fortement arrondis. Aucune de ces comparaisons, il faut bien le reconnaître, ne nous donne une idée parfaitement exacte de sa configuration. Cette configuration, du reste, varie beaucoup suivant les sexes et suivant les individus : il est à remarquer, cependant, que la disposition cordiforme appartient plus particulièrement au sexe féminin.

Quoi qu'il en soit de sa forme, le détroit supérieur est constitué : 1° *en arrière,* par l'angle sacro-vertébral ou *promontoire des accoucheurs* et, de chaque côté du promontoire, par le bord antérieur des ailerons du sacrum ; remarquons, en passant, que le promontoire fait une saillie plus ou moins accusée dans l'aire du détroit et, d'autre part, que les ailerons du sacrum sont sensiblement en retrait par rapport au promontoire ; 2° *en avant,* par l'épine du pubis et le bord supérieur de la symphyse ; 3° *sur les côtés,* par la ligne innominée de l'os coxal et par la crête pectinéale.

On considère au détroit supérieur du bassin quatre diamètres, savoir :

1° Un *diamètre antéro-postérieur* ou *sacro-sus-pubien,* appelé encore *conjugué anatomique,* qui s'étend de la partie supérieure de la symphyse pubienne à l'angle sacro-vertébral et qui mesure 11 centimètres : c'est le *diamètre promonto-sus-pubien* des accoucheurs. Il est à remarquer que, la symphyse du pubis étant convexe en arrière, il existe sur sa face postérieure un point (*point post-pubien* de CROUZAT) qui se trouve plus rapproché du promontoire que le bord supérieur de la symphyse; le nouveau diamètre antéro-postérieur qui tombe sur ce point constitue le diamètre *promonto-pubien minimum* ou *conjugué vrai obstétrical* (*diamètre utile* de PINARD). Il représente la plus petite distance qui sépare la symphyse du promontoire : il est de 10 centimètres et demi.

2° Un *diamètre transverse*, qui mesure la plus grande largeur transversale du détroit; ce diamètre, appelé *transverse maximum*, atteint 13 centimètres et demi et rencontre perpendiculairement le précédent à l'union de ses deux tiers antérieurs avec son tiers postérieur; il ne doit pas être confondu avec le *diamètre transverse utile des accoucheurs*, qui se trouve situé à égale distance du sacrum et du pubis et dont la longueur atteint à peine 128 millimètres (BALANDIN).

3° Deux *diamètres obliques*, qui s'étendent de la symphyse sacro-iliaque d'un côté à l'éminence ilio-pectinée du côté opposé; chacun d'eux mesure 13 centimètres (VERNEAU).

Tous les chiffres précités, est-il besoin de le dire, se réfèrent au bassin féminin; ce sont les seuls intéressants, à cause des applications obstétricales. Nous indiquerons brièvement plus loin les différences qu'ils présentent avec ceux du bassin masculin.

Nous ajouterons, en ce qui concerne la direction du détroit supérieur, que la ligne qui circonscrit ce détroit ne peut pas être inscrite dans un même plan. En effet, le niveau du promontoire et de l'angle du pubis dépasse celui des lignes innominées, de telle sorte qu'une coupe, qui passe à la fois par l'angle sacro-vertébral et le point le plus élevé de la symphyse pelvienne, laisse ces lignes au-dessous d'elle en intéressant la partie inférieure des fosses iliaques internes et les épines iliaques antéro-inférieures (BALANDIN).

b. *Grand bassin*. — Le grand bassin est essentiellement formé par les fosses iliaques internes de l'os coxal et par les ailerons du sacrum. Il présente deux échancrures, l'une antéro-inférieure, l'autre postéro-supérieure : l'*échancrure antéro-inférieure*, remarquable par ses dimensions, est fermée, sur le sujet revêtu de ses parties molles, par la partie inférieure de la paroi abdominale; l'*échancrure postéro-supérieure*, beaucoup plus petite, reçoit la colonne lombaire qui la comble en grande partie.

c. *Petit bassin*. — Le petit bassin, encore appelé excavation pelvienne, nous présente quatre parois, que l'on distingue en antéro-inférieure, postéro-supérieures et latérales. — La *paroi antéro-inférieure*, inclinée en bas et en arrière, forme avec la verticale un angle d'environ 60° (CHARPY). Sa hauteur est bien différente suivant qu'on l'examine sur la ligne médiane ou sur les côtés, à l'endroit où elle se confond avec la paroi latérale : sur le premier point, cette hauteur est en moyenne de 45 millimètres chez la femme, de 50 millimètres chez l'homme; sur le second, elle mesure 9 centimètres chez la femme, 10 centimètres et demi chez l'homme. Au point de vue de sa constitution anatomique, cette paroi est formée : sur la ligne médiane, par la symphyse pubienne; latéralement, par le corps du pubis, par la branche horizontale de cet os et, enfin, par une portion du trou ischio-pubien, que ferment à l'état frais la membrane obturatrice et les muscles obturateurs interne et externe. — La *paroi postéro-supérieure* beaucoup plus étendue, mesure de 12 à 15 centimètres, suivant les sujets; elle est constituée par a colonne sacro-coccygienne et affecte la forme d'une voûte triangulaire, dont la concavité regarde en bas et en avant. — Les *parois latérales*, enfin, répondent, à droite et à gauche, à des surfaces quadrilatères, qui sont situées en dedans de la cavité cotyloïde. Ces deux surfaces, dont la hauteur varie de 9 à 10 centimètres, s'inclinent obliquement de haut en bas et un peu de dehors en dedans. Il résulte d'une pareille obliquité que l'excavation pelvienne est un peu moins large à sa partie inférieure qu'à sa partie supérieure.

Quant à ses limites supérieure et inférieure, le petit bassin se trouve délimité, en haut, par le détroit supérieur, qui le sépare du grand bassin et que nous avons déjà décrit. Il est délimité, en bas, par la circonférence inférieure du grand bassin, qui prend, pour la circonstance, le nom de *détroit inférieur* et que nous décrirons dans un instant.

L'excavation pelvienne, qui joue un rôle si important en obstétrique, est divisée en deux étages par une ligne légèrement saillante, que les accoucheurs décrivent sous le nom de *détroit moyen*. Sur le squelette, ce détroit moyen est constitué par les angles ou tubercules inférieurs du sacrum et par une sorte de crête très mousse « qui part de l'épine sciatique et aboutit en avant au tubercule ischio-pubien externe ou sous-cotyloïdien : il en résulte, au niveau de cette crête osseuse, un rétrécissement de l'excavation qui se trouve très accentué en arrière par les saillies que les deux épines sciatiques font dans l'intérieur du bassin » (BUDIN). Le détroit moyen n'est osseux qu'en partie. Dans l'intervalle qui sépare l'épine sciatique de l'angle du sacrum, la ceinture osseuse est complétée par le petit ligament sacro-sciatique qui rattache l'une à l'autre ces deux apophyses.

La distance en ligne droite qui sépare transversalement les deux épines sciatiques, ou *diamètre bi-sciatique*, est égale en moyenne à 11 centimètres. On voit dès lors combien peu exacte est l'assertion des auteurs qui assignent à tous les diamètres de l'excavation une longueur identique de 12 centimètres.

Deux autres diamètres de l'excavation, tous deux antéro-postérieurs, sont utiles à connaître. — Le premier, *diamètre sacro-sous-pubien supérieur* ou *promonto-sous-pubien*, s'étend, comme son nom l'indique, du promontoire à la partie inférieure de la symphyse pubienne (*point sous-pubien*). Il mesure 11 cent. 9 millimètres chez la femme (G. DEVY), 12 centimètres en chiffres ronds. Sur le sujet vivant, il est possible de l'évaluer au moyen du toucher vaginal, et sa mensuration permet ensuite aux accoucheurs de tirer des indications approximatives sur la longueur du promonto-sus-pubien et du promonto-pubien minimum. — Le second, *diamètre sacro-sous-pubien inférieur*, s'étend de l'articulation sacro-coccygienne au point sous-pubien : il est de 11 centimètres. L'angle qu'il fait avec l'horizontale présente environ 25° d'ouverture.

C. CIRCONFÉRENCE SUPÉRIEURE OU BASE. — En raison de l'inclinaison que présente le bassin sur le plan horizontal, cette circonférence regarde obliquement en haut et en avant. Elle est formée, en arrière, par l'articulation sacro-vertébrale et par le bord postérieur des ailerons du sacrum ; sur les côtés, par la crête iliaque, plus ou moins contournée en *S* italique ; en avant, par le bord antérieur de l'os coxal, sur lequel nous reconnaissons successivement, en allant de dehors en dedans : l'épine iliaque antéro-supérieure, une échancrure sans nom, l'épine iliaque antéro-inférieure, l'éminence ilio-pectinée, la surface pectinéale, l'épine du pubis, la symphyse pubienne.

Les différents diamètres transversaux de la circonférence supérieure du bassin, mesurés sur une femme adulte bien constituée, nous donnent les chiffres suivants :

1° La distance rectiligne qui existe entre l'épine iliaque antéro-supérieure d'un côté et l'épine homologue du côté opposé, est de 25 centimètres ;

2° Celle qui sépare l'une de l'autre les deux épines iliaques antéro-inférieures est de 20 centimètres ;

3° Le diamètre transversal maximum, mesuré d'une crête iliaque à l'autre, est de 29 centimètres.

D. CIRCONFÉRENCE INFÉRIEURE OU DÉTROIT INFÉRIEUR. — La circonférence inférieure du bassin, plus connue sous le nom de *détroit inférieur*, *détroit périnéal*, *petit détroit*, est constituée : en avant, par la partie la plus inférieure de la symphyse pubienne; en arrière, par le sommet du coccyx; sur les côtés, par les ischions, reliés à la symphyse par les branches ischio-pubiennes et au coccyx par le grand ligament sacro-sciatique. Le détroit inférieur se distingue donc du détroit supérieur en ce que son pourtour, au lieu d'être osseux dans toute son étendue, se trouve constitué dans sa portion postéro-latérale par un simple ligament.

Sur le sujet revêtu de ses parties molles, le détroit inférieur est fermé par plusieurs plans musculo-membraneux, dont l'ensemble constitue l'importante région du *périnée* ou *plancher pelvien*.

On distingue au détroit inférieur quatre diamètres, dont les noms et l'orientation rappellent exactement ceux du détroit supérieur. C'est ainsi que nous avons :

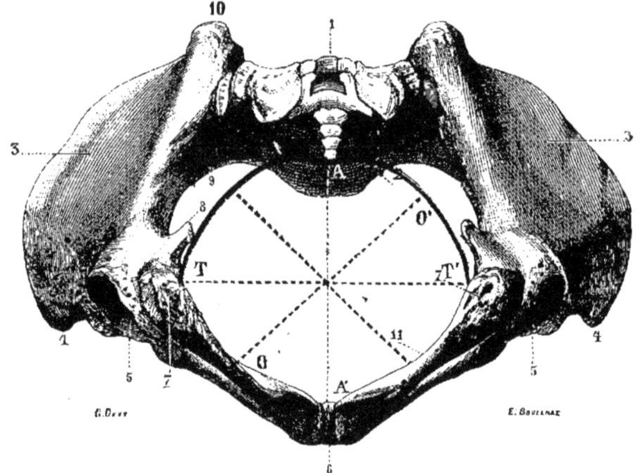

Fig. 284.

Bassin féminin, vu par le détroit inférieur.

1, sacrum. — 2, coccyx. — 3, 3, fosses iliaques externes. — 4, 4, épines iliaques antéro-supérieures. — 5, 5, cavités cotyloïdes. — 6, symphyse pubienne. — 7, tubérosités de l'ischion. — 8, épines sciatiques. — 9, grande échancrure sciatique. — 10, tubérosité iliaque. — 11, branches ischio-pubiennes.

Les lignes en pointillé représentent les diamètres du détroit inférieur : AA', diamètre antéro-postérieur ou coccy-pubien ; TT', diamètre transverse ou bi-ischiatique ; OO', diamètre oblique.

1° Un *diamètre antéro-postérieur* ou *coccy-sous-pubien*, qui s'étend de la pointe du coccyx à la partie la plus inférieure de la symphyse pubienne et dont la longueur, à l'état statique, mesure en moyenne 9 centimètres (Budin, Foster, Verneau). Pendant le passage de la tête fœtale, ce diamètre s'agrandit considérablement, tout d'abord par le mouvement de nutation du sacrum, ensuite et surtout par la rétropulsion du coccyx. Il peut alors dépasser 125 millimètres. Naturellement, dans les cas d'ankylose des articulations sacro-coccygienne et intercoccygiennes, il demeure à peu près invariable.

2° Un *diamètre transversal* ou *bi-ischiatique*, qui va de la face interne de l'une des tubérosités ischiatiques à la face interne de la tubérosité ischiatique du côté opposé. La situation de ce diamètre est assez difficile à déterminer. Demelin propose de prendre comme extrémités les points d'attache extrêmes du grand ligament sacro-sciatique sur la lèvre interne de chaque ischion. La longueur du diamètre transversal est d'environ 12 centimètres et demi.

3° et 4° Deux *diamètres obliques*, qui s'étendent du milieu d'un ligament sacro-sciatique au milieu de la branche ischio-pubienne du côté opposé. Chacun d'eux mesure 12 centimètres.

Ces différents diamètres du détroit inférieur, on le voit, ne sont pas exactement égaux, comme on l'imprime généralement. Le plus considérable est le diamètre transversal ; viennent ensuite, par ordre de longueur décroissante, les diamètres obliques et le diamètre antéro-postérieur. Nous ferons remarquer, en outre, que si le diamètre bi-ischiatique est entièrement fixe, en raison même de la fixité des saillies osseuses qui lui servent de limites, il n'en est pas de même des trois autres : le diamètre antéro-postérieur et les deux diamètres obliques, en effet, sont susceptibles d'un certain accroissement, le premier, comme nous l'avons déjà dit, grâce à la mobilité du coccyx, les seconds par le fait du refoulement possible des ligaments sacro-sciatiques.

2° **Inclinaison et axes du bassin.** — Jusqu'ici nous n'avons envisagé le bassin que comme un organe isolé. Il nous reste maintenant à le considérer en place, je veux dire à déterminer sa position exacte par rapport au squelette.

Cette position nous est nettement indiquée par la direction de deux plans qui seraient tangents, l'un au bord supérieur de la symphyse pubienne et au promontoire, l'autre à la pointe du coccyx et au sommet de l'arcade pubienne (fig. 285). Le premier de ces deux plans, *plan du détroit supérieur*, incliné de haut en bas et d'arrière en avant, forme avec la ligne horizontale un angle qui est en moyenne de 60° (Nægele). Le second, *plan du détroit inférieur*, présente une obliquité de même sens, quoique beaucoup moins prononcée : l'angle qu'il forme avec l'horizontale mesure seulement 10 degrés à l'état statique. Ces deux plans, prolongés en avant, se rencontrent au-devant du pubis en interceptant un angle de 50 degrés.

Le bassin est donc fortement incliné sur la colonne vertébrale. Cette inclinaison est telle que la première pièce du sacrum forme avec la colonne lombaire, chez la femme adulte, un angle d'environ 110 degrés (Charpy). On peut exprimer cette inclinaison d'une autre façon, en indiquant quelle est la hauteur du promontoire et de la pointe du coccyx au-dessus des deux horizontales sus- et sous-pubiennes. En présence des contradictions qu'on relève, à ce sujet, dans les divers auteurs, G. Devy (*Bull. de la Soc. obst. et gynécol. de Paris*, 1894) a repris ces calculs pour le type idéal du bassin normal féminin. Les résultats qu'il a obtenus en s'appuyant sur les données généralement admises, très voisins de ceux de Nægele et de Tarnier et Chantreuil, concordent exactement avec ceux de Spiegelberg. Ces chiffres sont les suivants : 1° pour l'*angle sacro-vertébral*, 9c,5 au-dessus de l'horizontale sus-pubienne, 11c,75 au-dessus de l'horizontale sous-pubienne ; 2° pour la *pointe du coccyx*, à l'état statique, 1c,56 au-dessus de l'horizontale sous-pubienne. Pendant l'accouchement, quand le coccyx est rétropulsé, cette dernière hauteur diminue notablement : elle n'excède pas 12 millimètres.

Si par le milieu des deux plans précités, le plan du détroit supérieur et le plan du détroit inférieur, nous abaissons deux perpendiculaires, nous aurons ce qu'on est convenu d'appeler les *axes* des détroits supérieur et inférieur. L'expérience démontre que l'*axe du détroit supérieur* est fortement oblique de haut en bas et d'avant en arrière, que l'*axe du détroit inférieur* ne présente, au contraire, qu'une faible obliquité et se rapproche beaucoup de la verticale. — Le *premier*, prolongé en haut, rencontrerait la paroi abdominale dans le voisinage de l'ombilic ; continué en bas, il tombe un peu en avant du coccyx. Quant à l'axe abaissé du milieu du diamètre promonto-pubien minimum, il atteint le coccyx à l'union de son tiers moyen avec son tiers inférieur. — Le *second*, prolongé de même dans les deux sens, tomberait en haut sur la première vertèbre sacrée, un peu au-dessous du promontoire, et traverserait en bas les parties molles du périnée, à quelques millimètres en avant de l'anus.

On désigne, enfin, sous le nom d'*axe de l'excavation*, une ligne fictive (fig. 285, *x y*) qui traverse de haut en bas le petit bassin, en suivant le plan médian et en restant

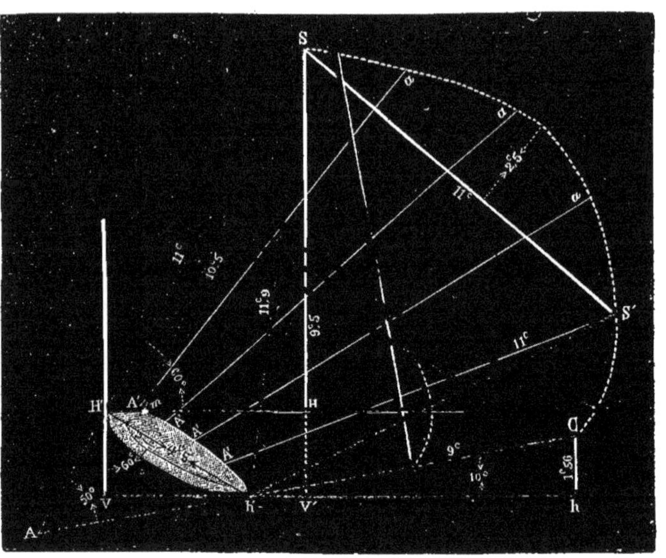

Fig. 285.

Diamètre et axes du bassin (d'après G. Devy).

. H', point sus-pubien. — *h'*, point sous-pubien. — *m*, point post-pubien. — S, promontoire. — S, sommet du sacrum. — C, pointe du coccyx. — H' H, ligne horizontale sus-pubienne (*en rouge*). — V*h' h*, ligne horizontale sous-pubienne (*en rouge*). — H'S, diamètre sacro-sus-pubien (*détroit supérieur*), (*en rouge*) — S*m*, diamètre sacro-sus-pubien minimum (*diamètre utile*) (*en rouge*). — S'*h'*, diamètre sacro-sous-pubien inférieur (*en rouge*). — S*h'*, diamètre sacro-sous-pubien supérieur (*en rouge*). — C*h'*, diamètre coccy-sous-pubien (*détroit inférieur*), (*en rouge*). — A'*a*, diamètres antéro-postérieurs de l'excavation. — *xx*, axe du détroit supérieur anatomique (*en bleu*), — *x'x'*, axe du détroit supérieur obstétrical (*en bleu*). — *yy*, axe du détroit inférieur (*en bleu*). — *xy*, axe de l'excavation (*en bleu*). — A, sommet de l'angle formé par la rencontre des diamètres sacro-sus-pubiens et coccy-sous-pubien, prolongés en avant de la symphyse. — SS', corde de l'arc formé par la face antérieure du sacrum. — HS, hauteur du promontoire au-dessus de l'horizontale sus-pubienne (9c,5). — V'S, hauteur du promontoire au-dessus de l'horizontale sous-pubienne (11c,06). — *h*C, hauteur de la pointe du coccyx au-dessus de l'horizontale sous-pubienne (1c,56).

toujours à égale distance des parois de la cavité. Cette ligne passe nécessairement par le centre des deux détroits. On a proposé, pour déterminer cet axe, divers procédés mécaniques qu'il serait trop long d'exposer ici. Nous nous contenterons d'indiquer ici (voy. pour plus de détails les *Traités d'Obstétrique*) que l'axe du petit bassin est une ligne courbe, fortement courbe, comme le disait Pajot, dont la concavité embrasse le pubis et dont la convexité, dirigée en arrière et en haut, est sensiblement parallèle à la courbure du sacrum. Cette ligne représente le chemin que suit le fœtus pour descendre sur le plancher périnéal et se dégager des parties maternelles.

3° **Différences sexuelles**. — Le bassin est constitué sur le même type fondamental dans les deux sexes. Le bassin de la femme présente cependant, en raison de la fonction spéciale qui lui est dévolue dans la grossesse et dans la parturition, des *caractères propres* qui permettront, dans la plupart des cas, à un œil exercé de reconnaître, un groupe de bassins étant donné, ceux qui appartiennent à la femme et ceux qui appartiennent à l'homme (fig. 286 et 287).

Nous pouvons, à l'exemple de SAPPEY, rattacher ces caractères différentiels aux

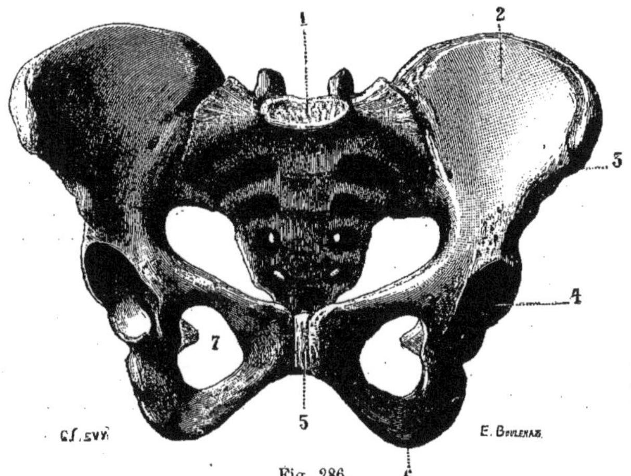

Fig. 286.
Bassin de femme, vu de face.

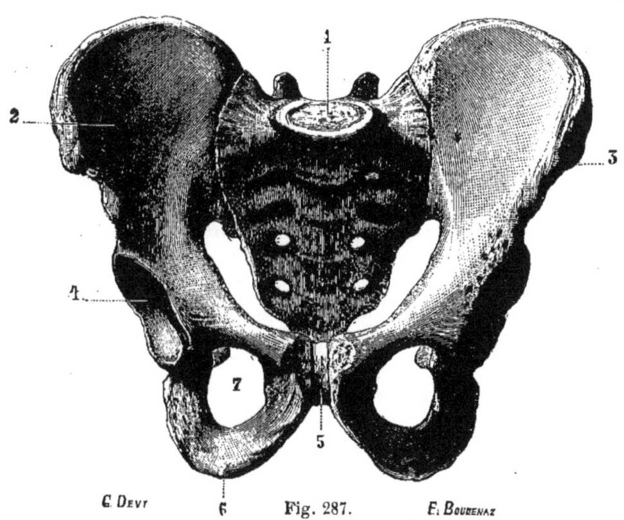

Fig. 287.
Bassin d'homme, vu de face.

1, sacrum. — 2, fosse iliaque interne. — 3, épine iliaque antéro-supérieure. — 4, cavité cotyloïde. — 5, symphyse pubienne. — 6, ischion. — 7, trou ischio-pubien. — 8, tubercule de l'os coxal, pivot des mouvements de nutation du sacrum.

quatre chefs suivants : 1° à l'épaisseur des parois du bassin ; 2° à ses dimensions ; 3° à son inclinaison ; 4° à sa configuration.

a. *Au point de vue de l'épaisseur,* le bassin de l'homme l'emporte généralement et de beaucoup sur celui de la femme. Autant le bassin de l'homme est fortement constitué, massif et solide, autant celui de la femme est faible, délicat et d'apparence fragile : les os coxaux, chez cette dernière, sont tellement minces au centre des fosses iliaques qu'ils deviennent translucides ; assez souvent même ils sont percés d'un trou (Tarnier et Chantreuil). Dans les bassins masculins, les saillies rugueuses, destinées aux insertions musculaires, sont fortement développées ; dans les bassins féminins, elles sont bien moins marquées, quelquefois à peine visibles ou même absentes.

b. *Au point de vue des dimensions*, on peut résumer les caractères distinctifs du bassin dans l'un et l'autre sexes par les deux formules suivantes : chez l'homme, les dimensions verticales l'emportent sur les dimensions correspondantes du bassin de la femme ; chez celle-ci, au contraire, les dimensions transversales l'emportent sur les dimensions correspondantes du bassin de l'homme. Suivant Sappey, la différence qui existe, dans les deux sexes, entre les dimensions transversales, c'est-à-dire entre les diamètres bi-iliaques homologues, serait environ de 5 millimètres ; l'écart entre les dimensions verticales serait triple. On conçoit quelles difficultés présentent les recherches quand il s'agit d'exprimer exactement de tels rapports. Il faudrait établir, chose presque impossible, la moyenne sur des bassins ayant appartenu à des sujets de même taille. Quoi qu'il en soit, il résulte de nos mensurations que les chiffres donnés par Sappey sont notablement trop faibles, surtout en ce qui concerne les dimensions verticales.

c. *Au point de vue de l'inclinaison*, le bassin de la femme est plus incliné que celui de l'homme : il résulte, en effet, des statistiques de Sappey que l'angle que forme le plan du détroit supérieur sur la ligne horizontale est de 58° chez la femme, de 54° seulement chez l'homme. Les recherches ultérieures de Mayer, de Prochownick et de Charpy confirment pleinement les résultats obtenus par Sappey. Il est à croire que la grossesse n'a pas été sans influence pour la production et la fixation chez elle de ce caractère morphologique. Prochownick a démontré, en effet, par des mensurations prises sur le vivant que la grossesse augmente l'inclinaison pelvienne de 8 à 10°. Ce n'est là bien certainement qu'une variation temporaire et lorsque, après l'accouchement, le globe utérin sera revenu à ses dimensions premières, le bassin se redressera et tendra à reprendre à son tour la position qu'il occupait avant la grossesse. Toutefois, il ne la reprendra pas exactement et s'arrêtera un peu au-dessous. Comme le dit fort judicieusement Charpy, dont je partage l'opinion à cet égard, chaque grossesse laisse sa trace et, si petite soit-elle, accumulée dans les générations, elle a fini par faire partie du plan de l'organisme féminin.

Une autre différence sexuelle du bassin, c'est que l'angle sacro-vertébral est plus ouvert chez l'homme (110°) que chez la femme (107°), dont la cambrure lombo-sacrée est par conséquent plus accusée. Cette même différence se retrouve chez les nouveau-nés (Charpy), ce qui prouve qu'ici encore nous avons affaire à une disposition congénitale transmise par hérédité.

L'inclinaison de la symphyse sur la verticale est un peu moins accentuée chez la femme que chez l'homme : elle est de 60° chez la première, de 55° seulement chez le second.

b. *Au point de vue de la configuration*, le bassin de l'homme et celui de la femme présentent de notables différences, que nous résumons dans le tableau suivant :

POINTS ANATOMIQUES	CHEZ LA FEMME	CHEZ L'HOMME
1° *Fosses iliaques internes.*	Plus larges, plus évasées, plus déjetées en dehors.	Moins larges, plus excavées, plus verticales.
2° *Crêtes iliaques.*	Moins sinueuses.	Plus contournées en S.
3° *Angle sacro-vertébral.*	Plus prononcé et plus saillant en avant.	Moins prononcé et moins saillant.
4° *Sacrum.*	Plus bas et plus large.	Plus haut et plus étroit.
5° *Courbure du sacrum.*	Moins prononcée.	Plus prononcée.
6° *Petit bassin.*	Plus spacieux, dans le sens de la largeur principalement.	Moins spacieux.
7° *Symphyse pubienne.*	Plus basse (45 millim.).	Plus haute (50 millim.).
8° *Paroi antérieure du petit bassin.*	Plus étendue transversalement.	Plus étendue verticalement.
9° *Corps du pubis.*	Plus large ; épines plus écartées.	Plus haut ; épines plus rapprochées.
10° *Arcade pubienne.*	Angle plus ouvert (110° à sa partie supérieure).	Angle moins ouvert (70° à sa partie supérieure).
11° *Branches ischio-pubiennes.*	Lèvre interne notablement rejetée en dehors.	Lèvre interne moins rejetée en dehors.
12° *Trous ischio-pubiens.*	Forme plutôt triangulaire (?), angle interne moins ouvert (70°).	Forme plutôt ovalaire (?), angle interne plus ouvert (110°).
13° *Cavités cotyloïdes.*	Séparées l'une de l'autre par une distance plus considérable, d'où l'obliquité plus grande des fémurs.	Plus rapprochées l'une de l'autre, d'où l'obliquité moins prononcée des fémurs.
14° *Grandes échancrures sciatiques.*	Diamètre horizontal plus grand (72 mill.).	Diamètre horizontal plus petit (60 mill.).
15° *Détroit inférieur.*	La pointe du coccyx reste en arrière du plan frontal bi-sciatique.	La pointe du coccyx dépasse en avant le plan frontal bi-sciatique.
16° *Détroit supérieur.*	Le rapport centésimal du diamètre sacro-sus-pubien (11°) avec le diamètre transverse (13,5) plus élevé = 81,4. Le diamètre transverse maximum passe en *avant* du point où se croisent les diamètres obliques.	Le rapport centésimal du diamètre sacro-sus-pubien (10°,4, VERNEAU) avec le diamètre transverse (13°, VERNEAU) moins élevé = 80. Le diamètre transverse maximum passe en *arrière* du point où se croisent les diamètres obliques.

4° Développement général du bassin, bassin infantile, mécanisme de son évolution morphologique. — Des trois grandes cavités osseuses que nous présente le squelette, la cavité pelvienne est, sans conteste, celle dont l'évolution est le plus tardive. Le bassin participe tout naturellement à l'infériorité de développement des membres inférieurs, dont les deux os coxaux ne sont que les premiers segments. C'est apparemment pour une raison de même ordre que la portion supérieure ou abdominale du bassin se développe plus tôt que la portion inféférieure ou cotyloïdienne, cette dernière étant plus directement en rapport avec les membres.

Chez le fœtus et chez l'enfant naissant, les dimensions du bassin sont encore si réduites que les viscères qu'il contiendra plus tard ne peuvent s'y loger et se tassent alors dans la cavité abdominale, dont ils refoulent les parois dans tous les sens.

Morphologiquement, le bassin du nouveau-né diffère beaucoup du bassin de l'adulte. Ses principaux caractères sont les suivants : 1° l'*absence du promontoire*, disposition que l'on retrouve chez les anthropoïdes ; le sacrum, d'une part, offrant une convexité dans le sens vertical (sauf dans son quart inférieur), la courbure lombaire, d'autre part, ne s'étant pas encore dessinée, il en résulte que l'angle

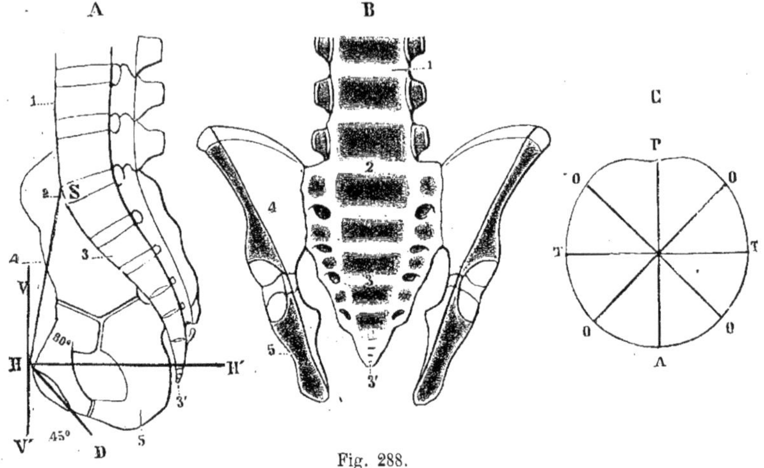

Fig. 288.

Bassin du nouveau-né (*schématique*, d'après Bonnaire).

A, coupe sagittale et B, coupe transversale. — HH', horizontale sus-pubienne. — VV', verticale. — HD, axe de la symphyse. — SH, diamètre sacro-sus-pubien. — V'HD, angle mesurant l'inclinaison de la symphyse sur la verticale (45°). — SHH', angle mesurant l'inclinaison du détroit supérieur sur l'horizontale (80°). — 1, rachis. — 2, promontoire (angle sacro-vertébral). — 3, sacrum. — 3', coccyx. — 4, ilion. — 5, ischion.

C, diagramme du détroit supérieur. — AP, diamètre antéro-postérieur. — OO, diamètre oblique. — TT, diamètre transverse.

sacro-vertébral est nul, ou, s'il existe, ne proémine que d'une façon insignifiante ; 2° l'*élévation de l'articulation sacro-lombaire au-dessus du plan horizontal sus-pubien ;* le plan du détroit supérieur est en effet très rapproché de la verticale et forme avec l'horizontale sus-pubienne un angle d'environ 80° ; 3° l'*inclinaison moindre de la symphyse pubienne ;* l'ouverture de l'angle vertico-symphysaire mesure 45° en moyenne ; 4° *le peu de profondeur de l'excavation*, résultant à la fois de la forme convexe et de la direction presque verticale du sacrum, du médiocre développement des arcs pubiens et du rapprochement des cavités cotyloïdes qui, à cette période, appartiennent bien plus à la paroi antérieure du bassin qu'à sa paroi externe ; 5° l'*égalité des dimensions transversales et des dimensions antéro-postérieures ;* 6° l'*exiguïté du détroit inférieur ;* 7° l'*aspect infundibuliforme* très régulier de la cavité pelvienne, considérée dans son ensemble ; le rétrécissement qui sépare le grand et le petit bassin (détroit supérieur) est encore peu marqué ; le plan des fosses iliaques internes se continue en effet presque sans ressaut avec celui de la face interne des ischions qui est oblique en bas et en dedans.

Comme on le voit, le bassin chez le nouveau-né est normalement *cyphotique* (viciation spéciale du bassin que l'on rencontre dans la cyphose ou courbure anormale à convexité postérieure de la colonne vertébrale). Il rappelle ainsi, par sa configuration générale, un état que l'on rencontre parfois chez l'adulte, mais qui, pour ce dernier, relève de causes pathologiques. Autrement dit, le bassin cyphotique de l'adulte constitue un retour à l'état infantile.

Après la naissance, la configuration originelle du bassin se modifie progressivement. Plusieurs facteurs interviennent alors pour le modeler et lui imprimer les formes typiques que nous avons étudiées précédemment. C'est, d'abord, le développement des divers segments squelettiques. Puis, toute une série d'actions mécaniques que nous pouvons ramener à deux groupes : le premier comprend les *pressions de haut en bas* que la masse du tronc exerce sur le sacrum et médiatement sur les autres pièces du bassin ; dans le second, se rangent les *pressions en sens contraire* exercées par les têtes fémorales sur les parties latérales des os coxaux (LITZMANN, SCHRÖDER, HENNIG, CHARPY). Nous devons mentionner, enfin, les différentes attitudes qu'on donne à l'enfant ou que celui-ci prend naturellement, attitudes qui ne sont pas sans retentir effectivement sur des organes aussi malléables que ceux qui constituent le squelette ostéo-cartilagineux.

Durant les deux premières années de la vie extra-utérine, les modifications évolutives du bassin sont loin d'avoir l'importance de celles que vont entraîner bientôt la marche et la station debout. — Sous le poids de la colonne lombaire le sacrum descend et s'enfonce comme un coin entre les deux os iliaques. Le corps de la première pièce sacrée, qui n'est encore relié aux ailerons que par du cartilage, proémine et fait saillie dans l'excavation. Quant aux ailerons eux-mêmes, solidement rattachés aux os iliaques par des ligaments, ils ne suivent pas le corps dans ce mouvement de descente ; ils restent un peu au-dessus du promontoire qui s'ébauche et continuent le circuit des lignes innominées. — Une autre conséquence de la descente du sacrum, c'est l'abaissement du plan du détroit supérieur : l'angle de 80°, que ce plan formait avec l'horizontale, s'amoindrit. — De plus, la pression de haut en bas tend à aplatir le bassin, et, de ce fait, les dimensions transversales gagnent peu à peu sur les dimensions antéro-postérieures.

La courbure dans le sens vertical de la paroi postérieure dépend du mouvement de bascule en avant que subit la *base du sacro-coccyx*. Ce mouvement implique nécessairement un mouvement de translation en haut et en arrière de la part du *sommet* de ce sacro-coccyx. Mais, contrarié par les ligaments sacro-sciatiques qui attirent le coccyx en avant vers les ischions, ce mouvement de translation en haut et en arrière demeure forcément très limité. L'antagonisme des deux forces qui agissent dans ce cas tend donc à rapprocher l'une vers l'autre les deux extrémités opposées de la paroi postérieure du bassin (le promontoire et le sommet du coccyx) en incurvant la paroi. C'est particulièrement au niveau des vertèbres coccygiennes et des trois dernières vertèbres sacrées, non enclavées ni maintenues par l'os coxal, que la courbure s'établit.

En même temps, la courbure lombaire se dessine. Ce fait est la conséquence de l'attitude bipède qui devient de plus en plus celle de l'enfant. Pour éviter les chutes et réagir contre les forces multiples qui sollicitent son corps à tomber en avant (poids des membres et des viscères thoraciques, poids des viscères abdominaux, etc.), le petit être redresse le torse en arrière, et, de ce fait, la saillie du promontoire s'affirme : elle s'affirme d'autant mieux qu'à cette convexité antérieure du rachis s'oppose la concavité antérieure du sacrum, qui se creuse de haut en bas.

Du côté du pubis, à mesure que les branches horizontales et l'arcade se développent, on voit augmenter le faible écart constaté, lors de la naissance, entre les cavités cotyloïdes. La pesée des viscères sur la symphyse et le corps du pubis contribue à incliner ces parties en avant, en même temps qu'elle tend à disjoindre les surfaces articulaires pubo-pubiennes. Leur contact est assuré par la contre-pression du fémur, qui limite en outre l'inclinaison symphysaire.

Ainsi disparaissent progressivement tous les caractères de la cyphose infantile du bassin. Le détroit inférieur s'agrandit. La translation en haut et en arrière de la partie inférieure du sacro-coccyx augmente la longueur du diamètre coccy-sous-pubien. L'ampliation des autres diamètres résulte surtout de l'écartement des ischions : sous l'effort des tractions, directes ou médiates, que les muscles pelvi-trochantériens exercent sur ces tubérosités, celles-ci sont attirées en dehors et le plan de leur face interne, primitivement oblique en bas en dedans, se rapproche peu à peu de la verticale.

Quant aux différences sexuelles, encore qu'on les trouve déjà très nettes chez le nouveau-né (voy. plus haut), c'est principalement aux environs de la puberté qu'elles s'accusent. A cet âge, lorsque les organes génitaux, jusque-là rudimentaires, se développent pour atteindre en quelques années leur état parfait, le bassin suit un développement parallèle et s'adapte merveilleusement à son nouveau rôle qui est de loger ces organes et de les protéger. Il s'accroît et se transforme graduellement et revêt, lui aussi, en quelques années, sa configuration définitive.

Indices du bassin. — Le bassin, comme le thorax et le crâne, se prête à des mensurations nombreuses, qui ont pour but et pour résultat de représenter par des chiffres, facilement comparables entre eux, leurs différentes modalités anatomiques. De toutes ces mensurations, que GARSON a porté à 14 et VERNEAU à 53, nous n'en retiendrons ici que deux : l'indice général et l'indice antéro-postérieur du détroit supérieur.

a. *Indice général du bassin.* — L'indice général du bassin peut être défini : le rapport centésimal de la largeur maxima du bassin (*larg.*), prise au niveau des crêtes iliaques, à sa hauteur maxima (*h*) mesurée de l'ischion au point culminant de la crête iliaque.

$$\text{Indice} = \frac{larg. \times 100}{h}$$

Voici maintenant quelques chiffres que j'emprunte à TOPINARD :

	HOMMES.	FEMMES.
Européens	126,3	136,9
Nègres d'Afrique	121,3	134,2
Nègres d'Océanie	122,7	129

Il résulte de l'inspection de ce tableau : 1° que le bassin s'élargit en passant des races nègres aux races européennes ; 2° que, dans toutes les races, le bassin de la femme est plus large que celui de l'homme.

b. *Indice antéro-postérieur du détroit supérieur.* — Le deuxième indice, l'indice antéro-postérieur du détroit supérieur, est encore le rapport centésimal du diamètre sacro-sus-pubien (*d. s. s. p.*) à la largeur maxima (*larg.*) de la circonférence supérieure du bassin.

$$\text{Indice} = \frac{d.\ s.\ s.\ p. \times 100}{larg.}$$

Le tableau suivant nous fait connaître quelques-uns de ces indices chez les Européens, les nègres d'Afrique et les Néo-Calédoniens :

	HOMMES.	FEMMES.
Européens	80	79
Nègres d'Afrique	89	81
Néo-Calédoniens	91	89

De ce tableau découlent les deux formules suivantes : 1° le diamètre antéro-postérieur ou coccy-pubien est, relativement aux dimensions transversales du bassin, plus petit chez la femme que chez l'homme ; 2° il est, en outre, plus développé chez les races nègres que chez les Européens, toujours comparativement au diamètre transverse. Ces conclusions confirment pleinement celles du tableau précédent.

A consulter au sujet du bassin : BALANDIN, *Mensurations du bassin*, Saint-Pétersbourg, 1883 ; — TURQUET, *Le bassin infantile, considéré au point de vue de la forme du détroit supérieur*, etc. Th. Paris, 1884 ; — BONNAIRE, *Les bassins viciés*, in Traité d'accouchements de TARNIER et RUDIN ; — SCHAUTA, *Die Beckenanomalien*, in Muller's Handbuch ; — VEIT (J.), *Die Entstehung der Form des Beckens*, Zeitschr. f. Geb. u. Gyn., Bd. IX ; — FEHLING, *Die Form des Beckens beim Fötus u. Neugeborenen*, ib. Bd. X ; — CHARPY, *De la courbure lombaire et de l'inclinaison du bassin*, in Etudes d'Anatomie appliquée, Paris, 1892 ; — PROCHOWNICK, *Ueber Beckenneigung*, Arch. f. Gynäk., Bd. XIX ; — HENNIG, *Das kindliche Becken*, Arch. f. Anat. u. Physiol., 1880 ; — LESSHAFT, *Die Architectur des Beckens*, in Anatom. Heften von MERKEL und BONNET, 1893 ; — DEMELIN, *Anat. obstétricale*, 1892 ; — KONIKOW, *Zur Lehre von der Entwick. des Beckens u. seiner geschlechtlichen Differenzirung*, Diss. Berlin, 1893 ; — KEHRER, *Zur Phylogenie des Beckens*, Heidelberg, 1895.

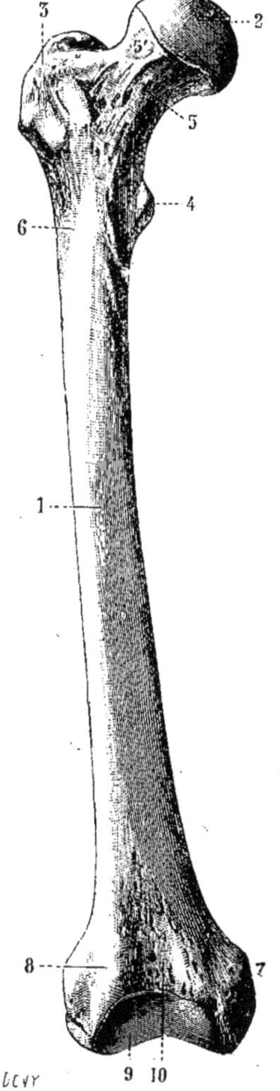

Fig. 289.
Fémur, vue antérieure.

1, corps. — 2, tête. — 3, grand trochanter. — 4, petit trochanter. — 5, col anatomique, avec 5', empreinte rugueuse située sur sa face antérieure. — 6, col chirurgical. — 7, condyle interne. — 8, condyle externe. — 9, poulie. — 10, creux sus-trochléal.

(Pour les insertions musculaires, voir fig. 299, p. 323.)

§ II. — Os de la cuisse ou fémur

Le fémur (fig. 289, 290 et 291) est un os long, pair et non symétrique, constituant à lui seul le squelette du deuxième segment du membre pelvien. Il se comporte en cela comme l'humérus, dont il est l'homotype et avec lequel il présente, dans les détails comme dans l'ensemble, des analogies faciles à établir.

Considéré en place sur un squelette en position verticale, le fémur est oblique de haut en bas et de dehors en dedans, de telle sorte que les deux os, très voisins à leur extrémité inférieure, se trouvent séparés en haut par toute la distance qui sépare l'une de l'autre les deux cavités cotyloïdes. Si nous appelons ***axe anatomique*** du fémur la ligne droite qui s'étend du milieu de l'échancrure intercondylienne au bord supérieur du grand trochanter, et ***axe mécanique*** la verticale passant par le centre de rotation de la tête fémorale, nous constatons que ces deux axes ne sont pas parallèles, mais s'inclinent l'un vers l'autre sous un angle de 8 ou 9 degrés. L'obliquité du fémur est toujours plus accentuée chez la femme que chez l'homme, et c'est là une conséquence de la conformation de son bassin : nous avons vu, en effet, dans le paragraphe précédent, que les dimensions transversales du bassin (et, par conséquent, l'écartement des deux cavités cotyloïdes) étaient plus considérables dans le sexe féminin. — D'autre part, le corps de l'os est recourbé sur lui-même, affectant ainsi la forme d'un arc dont la cavité serait tournée en arrière (fig. 291). — Le fémur présente, enfin, sur son axe vertical une légère torsion, qui fait que le plan transversal de son extrémité supérieure n'est pas entièrement parallèle au plan transversal de son extrémité inférieure, mais forme avec ce dernier un angle aigu ouvert en dedans.

Comme tous les os longs, le fémur nous offre à considérer un corps et deux extrémités, l'une supérieure, l'autre inférieure.

1° Corps. — Le corps du fémur est prismatique triangulaire et nous présente, en conséquence, trois faces et trois bords :

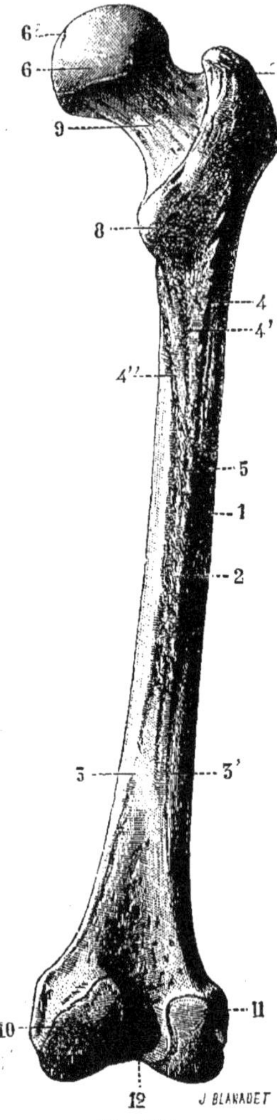

Fig. 290.

Fémur, vue postérieure.

1, corps. — 2, bord postérieur ou ligne âpre. — 3, 3'. ses branches de bifurcation inférieures. — 4, sa branche de trifurcation supérieure externe ou fessière. — 4', sa branche de trifurcation moyenne ou pectinéale. — 4'', sa branche de trifurcation interne ou crête du vaste interne. — 5, trou nourricier. — 6, tête du fémur, avec 6', la fossette d'insertion du ligament rond. — 7, grand trochanter. — 8, petit trochanter. — 9, col anatomique. — 10, condyle interne. — 11, condyle externe. — 12, échancrure intercondylienne. — 13, espace poplité.

(Pour les insertions musculaires, voir fig. 300, p. 323.)

A. Faces. — Des trois faces, l'une est antérieure, les deux autres latérales :

a. *Face antérieure*. — La face antérieure, lisse et convexe plutôt que plane, est recouverte, dans ses trois quarts supérieurs, par le muscle crural ou portion profonde du quadriceps, auquel elle donne insertion. Au-dessous du crural cette face donne encore attache au muscle sous-crural ou tenseur de la synoviale du genou (fig. 299, 11).

b. *Face externe et face interne*. — La face externe et la face interne sont l'une et l'autre convexes et lisses ; assez larges dans leurs deux tiers supérieurs, elles s'effilent et se terminent en pointe à leur extrémité inférieure, par suite de la bifurcation du bord postérieur de l'os et de la formation du triangle poplité. Chacune des deux faces interne et externe répond à l'une des portions latérales du quadriceps, la face externe au vaste externe, la face interne au vaste interne ; mais, à leur niveau, les fibres musculaires se bornent à recouvrir l'os sans prendre sur lui d'insertion. Le muscle crural, par contre, empiète légèrement sur les deux faces précitées et s'y attache, sur la face externe principalement (fig. 299,9'). On voit fréquemment sur le tiers moyen de cette face externe, au voisinage de la ligne âpre, une dépression longitudinale, peu profonde, mais assez étendue, qui correspond justement aux insertions que les faisceaux les plus externes du muscle prennent sur cette région du corps de l'os.

B. Bords. — Les trois bords du fémur se distinguent en postérieur, interne et externe. — De ces trois bords, l'*interne* et l'*externe* sont à peine marqués : il en résulte que les trois faces, ci-dessus décrites, manquent, sur les côtés, de limites bien nettes. — Il n'en n'est pas de même en arrière où le *bord postérieur*, épais, saillant et rugueux, sépare nettement la face externe de la face interne. Ce bord porte le nom de *ligne âpre du fémur*. Sa lèvre externe donne attache au vaste externe ; sa lèvre interne donne insertion au vaste interne. Sur son interstice s'insèrent successivement, en allant de haut en bas, les trois muscles abducteurs de la cuisse et la courte portion du muscle biceps.

Simple à sa partie moyenne, la ligne âpre se divise à ses deux extrémités en branches multiples. — *En bas*, c'est une simple bifurcation. Les deux branches qui en résultent, suivant un trajet fortement divergent, aboutissent l'une et l'autre aux deux saillies ou *condyles* de l'extrémité inférieure de l'os. Elles interceptent ainsi dans leur écartement une large surface triangulaire à base inférieure, connue sous le nom d'*espace poplité* (fig. 290,13). Des deux branches de bifurcation de la ligne âpre, l'externe est toujours plus marquée que l'interne ; cette dernière est généralement interrompue, à sa partie moyenne, par le passage de l'artère fémorale, devenant artère poplitée. — *En haut*, la ligne âpre se divise en trois branches (trifurcation) également divergentes : la branche externe, qui est toujours la plus marquée, se dirige en haut vers le grand trochanter et donne insertion au grand fessier (*branche fessière* ou *crête du grand fessier*, fig. 290, 4) ; la branche moyenne, située en dedans de la précédente, se dirige vers le petit trochanter et donne attache au muscle pectiné (*branche pectinéale* ou *crête du pectiné*, fig. 290, 4') ; la branche interne, obliquant plus en dedans encore, vient aboutir à la partie antérieure et inférieure du col ; sur elle vient s'insérer en partie le vaste interne du quadriceps crural (*crête du vaste interne*, fig. 290,4").

C'est sur la ligne âpre et en un point voisin de sa division supérieure que l'on trouve le trou nourricier du fémur (fig. 290,5). Il se dirige obliquement de bas en haut, vers l'extrémité supérieure de l'os par conséquent.

2° Extrémité supérieure. — Cette extrémité nous présente, comme l'extrémité similaire de l'humérus : 1° une tête articulaire ; 2° un col anatomique ; 3° un col chirurgical ; 4° entre les deux cols, deux tubérosités volumineuses, que l'on désigne sous les noms de grand trochanter et de petit trochanter :

A. Tête. — La tête du fémur, régulièrement arrondie, représente environ les deux tiers d'une sphère. Elle regarde en haut, en dedans et un peu en avant. Sa surface libre, encroûtée de cartilage articulaire, se trouve circonscrite en dehors par deux ou trois lignes courbes appartenant à des circonférences différentes. Un peu au-dessous et en arrière de son centre, cette tête est creusée d'une dépression rugueuse : c'est la *fossette du ligament rond*, destinée, comme son nom l'indique, à l'insertion du ligament rond de l'articulation coxo-fémorale. Dans cette fossette se voient ordinairement cinq ou six orifices vasculaires, toujours très variables par leur situation et par leurs dimensions.

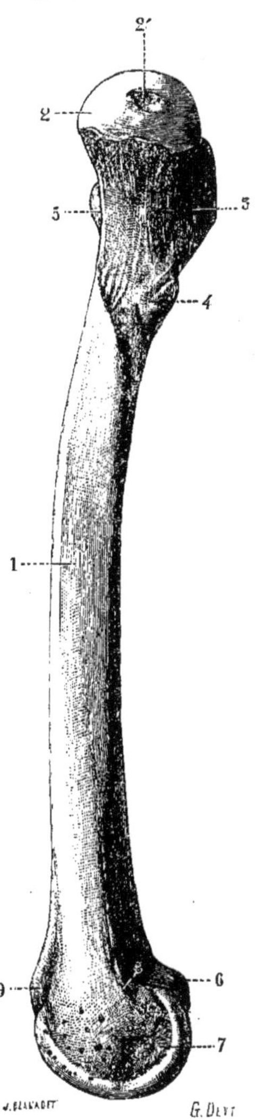

Fig. 291.

Fémur, vu par sa face interne pour montrer sa courbure antéro-postérieure.

1, corps. — 2, tête, avec 2', fossette d'insertion du ligament rond. — 3, grand trochanter. — 4, petit trochanter. — 5, col anatomique. — 6, condyle externe. — 7, condyle interne, avec 8, tubercule du grand adducteur. — 9, creux sus-trochléal.

(Pour les insertions musculaires, voir fig. 301, p. 323.)

B. Col anatomique. — Le col anatomique, ou tout simplement le *col du fémur*, supporte la tête et la réunit aux trochanters. Tandis que sur l'humérus le col anatomique est fort peu développé et pour ainsi dire purement théorique, il présente sur le fémur un développement considérable. Envisagé au point de vue de sa configuration extérieure, il revêt la forme d'un cylindre fortement aplati d'avant en arrière. Son grand axe, représentant sa longueur, se dirige obliquement de haut en bas et de dedans en dehors : il mesure de 35 à 40 millimètres de longueur et fait avec l'axe du corps de l'os un angle de 130°. Son diamètre vertical, représentant sa hauteur, est légèrement oblique en bas et en arrière, d'où il résulte que la face antérieure du

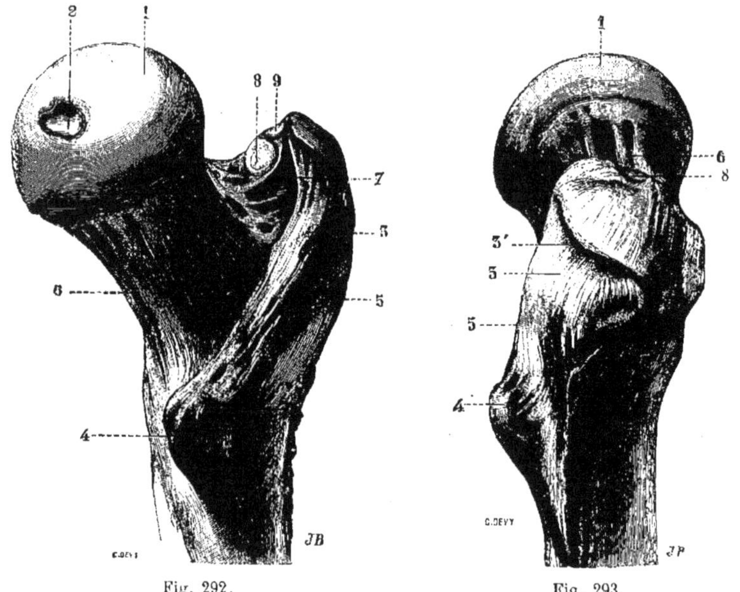

Fig. 292.
Extrémité supérieure du fémur, vue postéro-interne.

Fig. 293.
Extrémité supérieure du fémur, vue externe.

1, tête. — 2, fossette d'insertion du ligament rond. — 3, grand trochanter, avec 3', crête du moyen fessier. — 4, petit trochanter. — 5, crête intertrochantérienne postérieure. — 6, col anatomique. — 7, cavité digitale. — 8, fossette d'insertion de l'obturateur interne. — 9, fossette d'insertion du pyramidal.

col regarde un peu en bas et sa face postérieure un peu en haut. On considère au col anatomique deux faces, deux bords et deux extrémités :

a. *Faces*. — Des deux faces, l'une est antérieure, l'autre postérieure. — La *face antérieure*, à peu près plane, répond dans toute son étendue au ligament capsulaire de l'articulation de la hanche. Elle nous présente souvent, à sa partie supérieure et interne, en un point qui est toujours très voisin de la circonférence de la tête, une petite surface ovalaire, rugueuse, à contours assez mal délimités. Cette facette, sur laquelle Berteaux a attiré l'attention en 1891 dans sa thèse inaugurale, est revêtue, à l'état frais, d'une couche de cartilage. Ses rapports avec la tête fémorale sont variables : tantôt, elle en est séparée par une zone étroite, dépourvue de revêtement cartilagineux ; tantôt, au contraire, elle se continue avec elle sans ligne de démarcation aucune. Quant à sa signification morphologique, elle ne me paraît pas encore nettement élucidée. — La *face postérieure* du col, convexe dans le sens vertical, concave au contraire dans le sens transversal, n'est recouverte par la capsule articulaire que dans ses deux tiers internes.

b. *Bords.* — Des deux bords, l'un est supérieur, l'autre inférieur. — Le *bord supérieur*, relativement très court, s'étend presque horizontalement de la tête au grand trochanter. — Le *bord inférieur*, beaucoup plus long, se dirige obliquement de haut en bas et de dedans en dehors et se continue avec la diaphyse, qu'il aborde sous un angle fort variable. — L'un et l'autre sont fortement convexes d'avant en arrière, concaves au contraire dans le sens de leur direction.

c. *Extrémités.* — Les deux extrémités du col se distinguent en interne et externe. — L'*extrémité interne* s'élargit pour supporter la tête; son pourtour est criblé de gros orifices vasculaires, très nombreux surtout à la partie supérieure. — L'*extrémité externe*, beaucoup plus volumineuse, se confond en partie avec la masse des trochanters, en partie avec le corps de l'os. Son pourtour est limité : 1° en haut, par le bord supérieur du grand trochanter et par la face interne de cette saillie osseuse; 2° en avant, par une ligne rugueuse, la *ligne oblique du fémur* (*ligne intertrochantérienne antérieure* de quelques auteurs), qui, partant de l'angle supérieur et antérieur du grand trochanter, se porte obliquement en bas et en dedans vers le petit trochanter et vient se confondre, en avant et au-dessous de cette dernière saillie osseuse, avec la branche interne de la ligne âpre; c'est sur cette ligne rugueuse que se fixe la partie antérieure de la capsule articulaire de la hanche (voy. Arthrologie) ; 3° en arrière par une crête saillante, la *crête intertrochantérienne postérieure*, qui, comme son nom l'indique, réunit l'un à l'autre les deux trochanters et qui donne insertion par sa partie moyenne aux faisceaux les plus élevés du muscle carré crural. En bas, le col n'a que des limites fictives; il se confond, en effet, sans ligne de démarcation aucune, avec la face interne du corps de l'os.

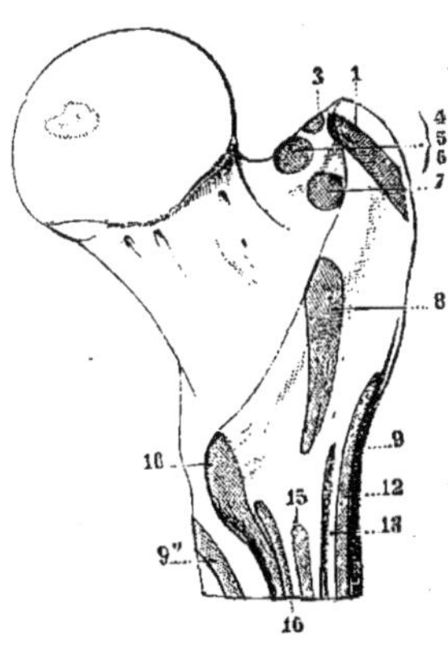

Fig. 294.

Extrémité supérieure du fémur, vue postéro-interne, avec les insertions musculaires.

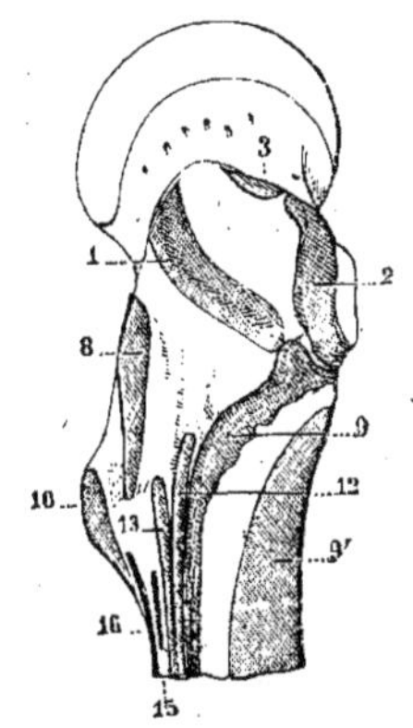

Fig. 295.

Extrémité supérieure du fémur, vue externe, avec les insertions musculaires.

a, *b*, territoires de la face externe correspondant à des bourses séreuses et séparées par la crête d'insertion du moyen fessier.

(Pour la signification des chiffres, se reporter à la légende des figures 299, 300 et 301, ainsi qu'au tableau des insertions musculaires, p. 308.)

C. Grand trochanter. — Le grand trochanter est une éminence quadrilatère située en dehors du col, dans la direction du corps de l'os. On lui considère deux faces et quatre bords :

a. *Faces.* — Des deux faces, l'une regarde en dehors, l'autre en dedans. — La *face externe* (fig. 293), convexe, est traversée en diagonale par une ligne rugueuse qui se dirige obliquement en bas et en avant; cette ligne donne insertion au moyen fessier : nous l'appellerons, pour cette raison, *crête du moyen fessier*. Au-dessus d'elle, se trouve une petite surface plane, qu'occupe à l'état frais une bourse séreuse, destinée à favoriser le glissement du tendon du moyen fessier. Au-dessous d'elle, s'étale une autre surface, beaucoup plus grande, répondant à la bourse séreuse du grand fessier. — La *face interne* du grand trochanter (fig. 292) se confond presque en totalité avec l'extrémité externe du col. Elle s'en dégage, cependant, à sa partie postérieure et présente là une dépression profonde, connue sous le nom de *cavité digitale du grand trochanter* : dans cette cavité prennent insertion l'obturateur externe, l'obturateur interne et les deux jumeaux. Le premier de ces muscles s'insère dans le fond même de la cavité digitale, les trois autres, par un tendon commun, à la partie supérieure de cette cavité (fig. 294).

b. *Bords*. — Les quatre bords du grand trochanter se distinguent en supérieur, inférieur, antérieur et postérieur. — Le *bord supérieur*, presque horizontal, présente à sa partie moyenne une petite facette, arrondie ou ovalaire (fig. 293,8), pour l'insertion du pyramidal. — Le *bord inférieur* se continue avec le corps de l'os. Il est marqué extérieurement par une crête rugueuse, à direction légèrement oblique, sur laquelle viennent se fixer quelques-uns des faisceaux du vaste externe (*crête du vaste externe*). — Le *bord postérieur*, nettement marqué en haut, où il limite en arrière la cavité digitale, devient moins net à sa partie inférieure, où il donne attache aux faisceaux supérieurs du muscle carré crural. — Le *bord antérieur*, très épais, de forme rectangulaire, atteint presque les dimensions d'une véritable face : il est occupé par l'empreinte d'insertion du petit fessier, laquelle, par son extrémité supérieure, empiète un peu sur le bord supérieur.

D. Petit trochanter. — Le petit trochanter est un gros tubercule ou mamelon, situé à la partie postérieure et inférieure du col ; il donne insertion au muscle psoas-iliaque. De la base du petit trochanter partent, en forme de rayons, trois lignes divergentes, déjà connues, que l'on peut considérer comme ses racines. Ce sont : en haut et en dedans, le bord inférieur du col ; en haut et en arrière, la crête intertrochantérienne postérieure ; en bas, la branche de division moyenne de la ligne âpre ou crête fémorale du pectiné. En avant, le petit trochanter est séparé de la ligne intertrochantérienne antérieure par une dépression peu profonde et plus ou moins rugueuse, où vient s'insérer le faisceau antérieur du ligament ilio-fémoral (voy. Arthrologie).

E. Col chirurgical. — On désigne, ici comme sur l'humérus, sous le nom de col chirurgical la portion du fémur qui unit le corps de l'os à son extrémité supérieure. Il est situé immédiatement au-dessous des trochanters.

3° Extrémité inférieure. — Le fémur, à son extrémité inférieure, se renfle à la fois dans le sens transversal et dans le sens antéro-postérieur : il forme ainsi un massif volumineux, de forme irrégulièrement cubique, qui mesure en moyenne 60 à 65 millimètres de largeur sur 50 à 55 millimètres d'épaisseur. De plus, il se recourbe légèrement d'avant en arrière, d'une façon telle que l'axe longitudinal du corps de l'os, prolongé en bas, partage l'extrémité inférieure en deux portions fort inégales, la portion postérieure l'emportant toujours et de beaucoup sur la portion antérieure.

Vue en avant, l'extrémité inférieure du fémur nous présente tout d'abord une surface articulaire en forme de poulie, la *trochlée fémorale* : elle est formée, comme toutes les trochlées, par deux facettes latérales qui s'inclinent l'une vers l'autre et aboutissent à un sillon antéro-postérieur ou *gorge de la trochlée*. De ces deux facettes, l'externe est beaucoup plus large que l'interne. A la partie inférieure de l'os, les deux facettes, jusque-là contiguës, se séparent l'une de l'autre et la gorge de la poulie, cessant alors d'exister, est remplacée par une large échancrure (fig. 296,4). Cette échancrure, comme la gorge de la poulie à laquelle elle fait suite, divise l'extrémité inférieure du fémur en deux portions latérales appelées *condyles ;* elle porte elle-même, pour cette raison, le nom d'*échancrure* ou de *fossette intercondylienne*.

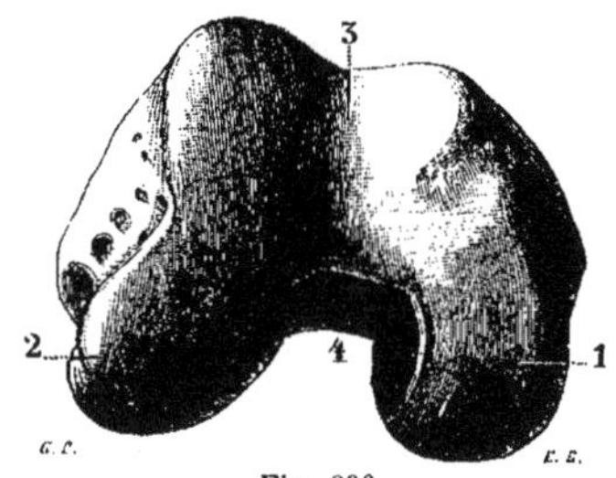

Fig. 296.
Condyles du fémur, vus par leur face inférieure.

1, condyle interne. — 2, condyle externe. 3, gorge de la poulie fémorale. — 4, échancrure intercondylienne.

Les deux condyles se distinguent en interne et externe. Le condyle interne est moins épais que le condyle externe, mais il se déjette beaucoup plus en dedans que le condyle externe ne se déjette en dehors ; ce dernier s'écarte à peine, en effet, de la direction du corps de l'os (fig. 289). D'autre part, le condyle externe, considéré sur un fémur en position verticale, descend moins bas que l'interne : il en résulte que, si l'on fait reposer les deux condyles sur un même plan horizontal, le fémur prend de lui-même une direction oblique en haut et en dehors. C'est ce qui a lieu, du reste, sur le squelette monté, où les deux condyles reposent sur l'extrémité supérieure du tibia, laquelle présente une direction à à peu près horizontale.

On considère à chaque condyle six faces : 1° une *face supérieure,* qui fait corps avec l'os ; 2° une *face inférieure,* une *face antérieure,* une *face postérieure,* ces trois dernières articulaires et disposées en demi-cercle, pour rouler sur les plateaux du tibia ; 3° une *face médiane* (par rapport à l'axe du fémur), qui fait partie de l'espace intercondylien et qui donne insertion aux ligaments croisés ; ces deux ligaments déterminent des empreintes, ordinairement très appréciables, que l'on voit, celle du ligament postérieur sur la partie antérieure de la face médiane du condyle interne, celle du ligament antérieur sur la partie postérieure de la face médiane du condyle externe ; 4° enfin, une *face latérale* ou *cutanée,* qui est relativement superficielle et que l'on sent très nettement au-dessous des téguments.

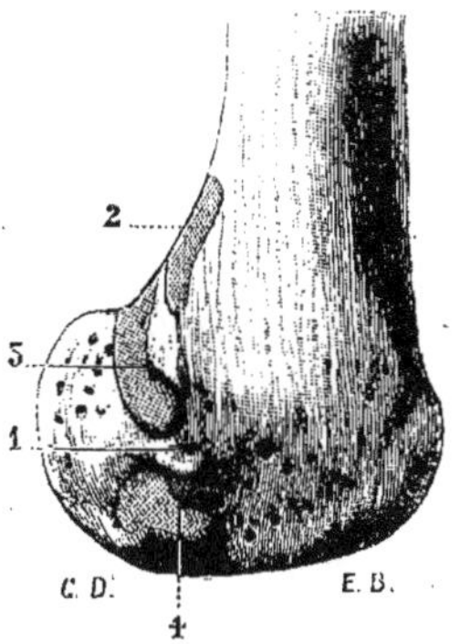

Fig. 297.
Condyle externe du fémur, vu en dehors.

1, tubérosité externe pour le ligament latéral externe. — 2, surface d'insertion du plantaire grêle. — 3, fossette pour le jumeau externe. — 4, fossette pour le poplité.

Cette dernière face, la face latérale, est très différente suivant qu'on la considère sur le condyle interne ou sur le condyle externe. — Sur le condyle interne, nous constatons tout d'abord, à la partie moyenne de cette face latérale, une grosse saillie mal délimitée, la *tubérosité interne,* qui donne attache au ligament latéral interne de l'articulation du genou. Au-dessus et un peu en arrière de cette tubérosité, se dresse un tubercule de forme pyramidale, le *tubercule du grand adducteur :* il est situé (fig. 291,8) à la terminaison de la branche de bifurcation interne de la ligne âpre et donne insertion, comme son nom l'indique, au faisceau inférieur du muscle grand adducteur. En arrière et au-dessous du tubercule du grand adducteur, se trouve une petite excavation pour l'insertion du muscle jumeau interne. — La face latérale du condyle externe nous présente, de même (fig. 297), en un point qui est plus rapproché de son extrémité postérieure que de son extrémité antérieure, une forte saillie, la *tubérosité externe* (1), pour l'insertion du ligament latéral externe de l'articulation du genou. Immédiatement en arrière de cette tubérosité, sont creusées deux excavations bien distinctes et superposées : la supérieure (3) donne insertion au muscle jumeau externe; l'inférieure (4), beaucoup plus grande, revêt le plus souvent la forme d'une gouttière profonde, oblique en bas et en avant; elle donne attache au muscle poplité.

L'extrémité inférieure du fémur nous offre encore à considérer les deux régions suivantes : 1° en avant, la trochlée est surmontée d'une surface légèrement excavée; c'est le *creux sus-trochléaire* (fig. 291,9), dans lequel vient se loger la rotule, dans les mouvements d'extension de la jambe sur la cuisse; 2° en arrière, au-dessus de l'échancrure intercondylienne, s'étale la portion la plus large de l'espace poplité (fig. 290,13), lequel est formé, comme nous l'avons déjà dit plus haut, par l'écartement des deux branches de bifurcation de la ligne âpre. A la partie inféro-interne de ce triangle poplité, à 15 millimètres environ au-dessus du bord externe du condyle interne, se voit assez souvent, mais non toujours, une petite saillie rugueuse et allongée dans le sens vertical : c'est le *tubercule sus-condylien interne* de GRUBER, sur lequel viennent s'insérer les faisceaux moyens du muscle jumeau interne. En regard de celui-ci, un peu au-dessus du condyle externe, on rencontre parfois une saillie analogue, le *tubercule sus-condylien externe*, qui, comme le précédent, donne attache à quelques faisceaux du muscle jumeau externe. Mais ce tubercule externe est relativement beaucoup moins accusé et beaucoup plus rare que l'interne : je ne l'ai rencontré que 3 fois sur 60 fémurs que j'ai examinés à ce sujet. Le tubercule interne existait, à des degrés de développement divers, 45 fois, soit une proportion de 75 p. 100.

Le creux sus-trochléaire, la portion inférieure du triangle poplité, l'échancrure intercondylienne et les faces latérales des condyles sont criblés d'orifices vasculaires, dont quelques-uns présentent des dimensions considérables.

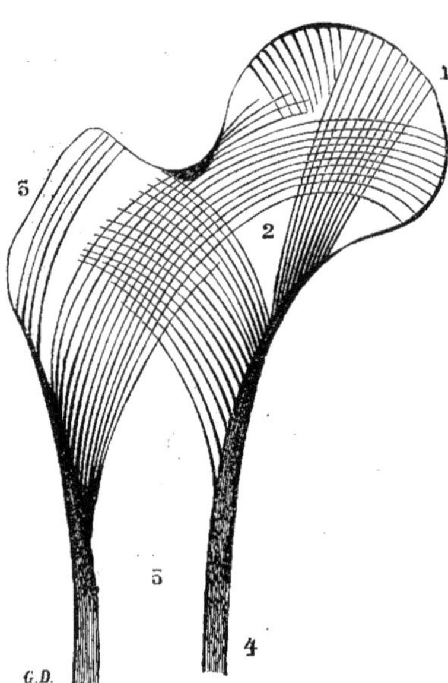

Fig. 298.

Figure schématique montrant l'architecture de l'extrémité supérieure du fémur (d'après MEYER).

1, tête du fémur. — 2, col. — 3, grand trochanter. 4, diaphyse. — 5, canal médullaire.

4° **Conformation intérieure**. — Le fémur présente la structure générale de tous les os longs : son corps ou diaphyse, exclusivement constitué par du tissu compacte, est creusé à sa partie centrale d'un canal médullaire, qui s'étend du quart inférieur de l'os au petit trochanter. Ses extrémités ou épiphyses sont formées par des masses de tissu spongieux, qu'entoure une coque plus ou moins épaisse de tissu compacte.

Cette couche enveloppante de tissu compacte présente, au niveau du bord inférieur du col, une épaisseur considérable, qui tranche nettement sur les faibles dimensions que possède cette couche dans les régions voisines. Il y a là une lame

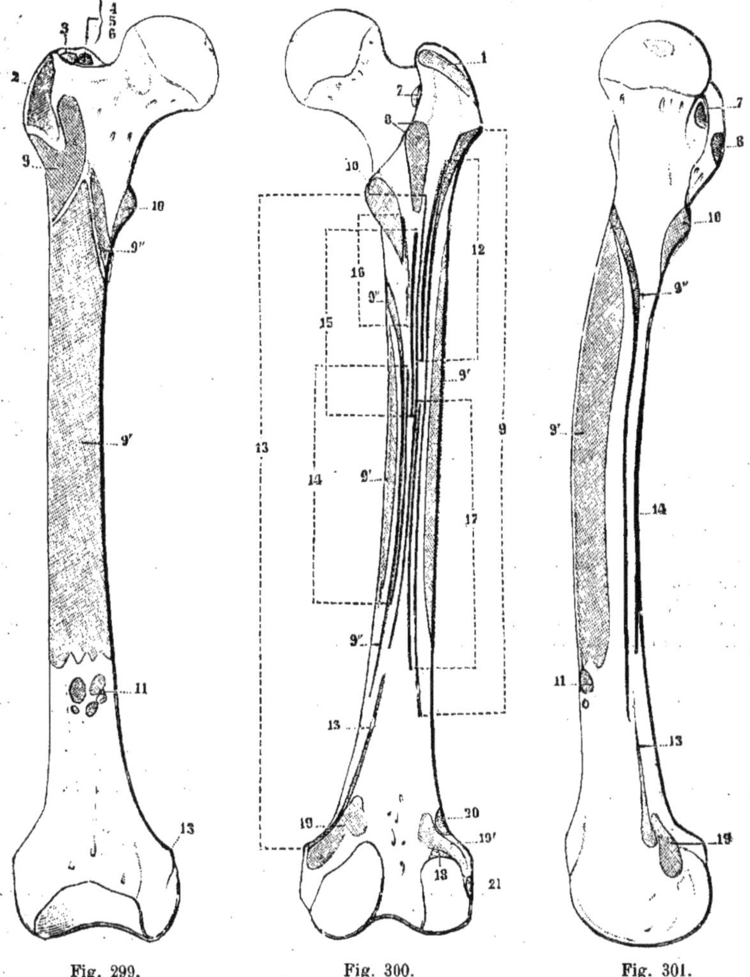

Fig. 299. Fémur, vue antérieure, avec les insertions musculaires.

Fig. 300. Fémur, vue postérieure, avec les insertions musculaires.

Fig. 301. Fémur, vue interne; avec les insertions musculaires.

1, moyen fessier. — 2, petit fessier. — 3, pyramidal du bassin. — 4, 5, 6, jumeau supérieur, obturateur interne et jumeau inférieur. — 7, obturateur externe. — 8, carré crural. — 9, vaste externe. — 9', crural. — 9'', vaste interne. — 10, psoas-iliaque. — 11, tenseur de la synoviale du genou. — 12, grand fessier. — 13, grand adducteur ou troisième adducteur. — 14, deuxième adducteur. — 15, premier adducteur. — 16, pectiné. — 17, courte portion du biceps. — 18, demi-membraneux. — 19, jumeau interne. — 19', jumeau externe. — 20, plantaire grêle. — 21, poplité.

osseuse très résistante, l'*éperon fémoral* de Merckel, qui se continue avec le tissu compacte du corps de l'os et augmente considérablement la solidité de l'extrémité supérieure.

Du reste dans les épiphyses fémorales comme dans toutes les autres épiphyses, la direction des travées osseuses n'est pas livrée au hasard, mais toujours admirablement réglée pour lutter contre les pressions ou les tractions extérieures. Cela ressort des travaux de Meyer (*Die Architectur des spongiosa,* Arch. f. Anatomie und Physiologie, 1867, p. 615) et de Julius Wolff (*Ueber die inner. Architectur der Knochen,* etc., ibid., 1873, p. 389), auxquels nous renvoyons le lecteur pour de plus amples détails. Ces travaux allemands ne font d'ailleurs que confirmer les résultats obtenus et consignés par Rodet dans sa thèse inaugurale (Paris, 1844). Nous reproduisons plus haut (fig. 298), sous forme de schéma, la disposition que présentent les travées osseuses dans l'épiphyse supérieure du fémur.

Le tissu spongieux des épiphyses fémorales devient, à partir de cinquante ans, le siège d'une résorption lente, mais toujours progressive, qui agrandit d'abord les cellules en amincissant et faisant disparaître leurs parois et aboutit finalement au creusement d'une cavité centrale qui se remplit de moelle osseuse. C'est surtout sur l'épiphyse supérieure qu'on peut suivre nettement cette disparition progressive du tissu spongieux, entraînant comme conséquence l'agrandissement du canal médullaire. On a observé des fémurs de vieillards dont le col, entièrement envahi par le canal de l'épiphyse, n'était plus constitué que par un cylindre fort mince de tissu compacte, incapable de résister à un choc tant soit peu violent ou même à une forte contraction musculaire. Cette raréfaction du tissu osseux dans la diaphyse supérieure nous explique nettement la fréquence relativement considérable des fractures du col chez les vieillards.

Connexions. — Le fémur s'articule avec trois os : 1° en haut, avec l'os coxal ; 2° en bas, avec le tibia ; 3° en bas et en avant, avec la rotule.

Insertions musculaires. — Vingt et un muscles s'insèrent sur le fémur. Nous résumons ces différentes insertions musculaires dans le tableau synoptique suivant. Le lecteur, pour la signification des chiffres placés à la droite de chaque muscle, voudra bien se reporter aux trois figures 299, 300 et 301 (p. 323). Il consultera aussi, pour les insertions qui se font sur l'extrémité supérieure de l'os, les deux figures 294 et 295 (p. 319).

I. Extrémité supérieure	a. *Grand trochanter*	Moyen fessier (1). Petit fessier (2). Pyramidal du bassin (3). Jumeau supérieur (4). Obturateur interne (5). Jumeau inférieur (6). Obturateur externe (7). Carré crural (8). Vaste externe (9).
	b. *Petit trochanter*	Psoas-iliaque (10).
II. Corps de l'os	a. *Face antérieure*	Crural (9'). Sous-crural ou tenseur de la synoviale du genou (11).
	b. *Face interne*	Quadriceps (vaste interne) (9").
	c. *Face externe*	Quadriceps (vaste externe) (9). Crural (9').
	d. *Ligne âpre et ses branches.*	Grand fessier (12). Vaste interne (9"). Vaste externe (9). Troisième adducteur (13). Premier adducteur (14). Deuxième adducteur (15). Pectiné (16). Courte portion du biceps (17). Demi-membraneux (18). Jumeau interne (19). Jumeau externe (19'). Plantaire grêle (20).

III. Extrémité inférieure.	a. *Condyle interne*	Jumeau interne (19). Grand adducteur (13).
	b. *Condyle externe*	Jumeau externe (19'). Poplité (21).

Développement. — Le fémur se développe par cinq points d'ossification : un primitif pour le corps et quatre complémentaires pour les extrémités. — Le *point primitif* apparaît au centre de la diaphyse, vers le commencement du deuxième mois de la vie fœtale. Il s'étend rapidement dans les deux sens et remonte, en haut, jusqu'à la tête fémorale. Il forme donc une bonne partie de l'extrémité supérieure : le col notamment est une de ses dépendances. — Des quatre *points complémentaires*, trois appartiennent à l'extrémité supérieure, l'un pour la tête, les deux autres pour le grand et le petit trochanter. Le quatrième point est destiné à l'épiphyse inférieure.

Le point d'ossification de l'épiphyse inférieure, *point épiphysaire inférieur* ou *point intercondylien*, apparaît au centre du cartilage quinze jours avant la naissance : il est étendu transversalement et mesure, chez le fœtus à terme, de 4 à 8 millimètres de largeur. Ce fait, on le conçoit, a une importance considérable en médecine légale, quand il s'agit de déterminer l'âge d'un nouveau-né. Toutefois, ici comme ailleurs, il faut compter sur les variations individuelles, et ces variations sont très étendues : les recherches d'Hartmann nous apprennent à ce sujet que le point intercondylien existe dès le huitième mois dans une proportion de 7 p. 100, et, d'autre part, qu'il fait défaut chez le fœtus à terme dans une proportion de 12 p. 100. Dans ces conditions, les constatations faites sur l'épiphyse inférieure du fémur sur la présence ou l'absence du point intercondylien, ne fourniront sur l'âge du sujet que de simples probabilités, jamais de conclusions absolues.

Quant à l'apparition des points complémentaires de l'extrémité supérieure ou *points épiphysaires supérieurs*, elle s'effectue : au commencement de la deuxième année pour la tête, à trois ans pour le grand trochanter, à huit ans pour le petit trochanter.

La soudure des différents points d'ossification du fémur se produit de la façon suivante : le petit et le grand trochanter se soudent à la diaphyse de seize à dix-huit ans, la tête fémorale un an après. Quant à l'extrémité inférieure, elle commence à se souder à la diaphyse vers l'âge de dix-huit ans ; cette soudure marche d'arrière en avant et n'est ordinairement complète qu'à vingt ou vingt-deux ans, quelquefois plus tard.

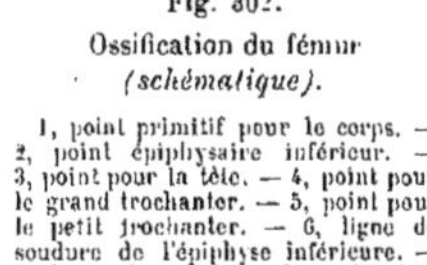

Fig. 302.

Ossification du fémur (*schématique*).

1, point primitif pour le corps. — 2, point épiphysaire inférieur. — 3, point pour la tête. — 4, point pour le grand trochanter. — 5, point pour le petit trochanter. — 6, ligne de soudure de l'épiphyse inférieure. — 7, ligne de soudure du petit trochanter. — 8, ligne de soudure du grand trochanter.

Variétés. — On voit quelquefois (0,4 p. 100, d'après Krause) le tubercule sus-condylien interne, dont il a été question plus haut, se développer outre mesure et se transformer en une véritable apophyse, l'*apophyse sus-condylienne interne*, qui peut atteindre jusqu'à 2 centimètres de longueur. De même, du côté opposé, on peut rencontrer une apophyse analogue, l'*apophyse sus-condylienne externe*, qui pourrait bien être l'homologue de l'apophyse sus-épitrochléenne de l'humérus. — Terrillon (*Soc. anat. de Paris*, 1878) a signalé sur l'extrémité inférieure du fémur, chez les vieillards, des rainures transversales, qu'il considère comme le résultat de la pression des cartilages semi-lunaires pendant les mouvements de flexion et d'extension de la jambe sur la cuisse. — La fossette du ligament rond que nous avons décrite sur la tête fémorale peut faire défaut (Meckel) ; c'est là une disposition particulière à l'orang. — La ligne âpre est parfois très large et très rugueuse ; par contre, elle peut s'atténuer considérablement et même s'effacer d'une façon complète (squelette de la Vénus hottentote) ; l'absence de la ligne âpre est particulière aux singes.

a. *Fémurs à colonne*. — La ligne âpre, quel que soit son développement individuel, peut être supportée par une saillie longitudinale qui peut atteindre jusqu'à 10 millimètres de hauteur. Cette saillie, quand elle est bien développée, prend le nom de *pilastre fémoral* et les fémurs qui présentent cette particularité sont dits *fémurs à pilastre* ou *fémurs à colonne*. Le pilastre fémoral ne doit pas être confondu avec la ligne âpre, laquelle occupe son sommet ou, plus exactement, son arête libre : il a, en effet, une signification toute différente. Son apparition sur le fémur est, pour Manouvrier, la conséquence d'un développement insolite du muscle crural, qui, comme nous le verrons plus tard, prend insertion sur la face externe de la diaphyse fémorale. Or, cette face externe, devenant insuffisante pour un muscle crural plus volumineux que d'habitude, s'étend à sa partie postérieure : d'où la formation d'un pilastre et le reculement de la ligne âpre au sommet de cette saillie pilastrique. Les fémurs à colonne sont très fréquents dans les races préhistoriques. Ils coïncident ordinairement avec les péronés cannelés et les tibias platycnémiques, témoignant, comme ces derniers caractères ostéologiques, d'un développement considérable de la musculature des membres inférieurs et, par conséquent, d'une grande habitude de la marche.

b. *Indice de section du fémur.* — On désigne sous ce nom d'indice de section du fémur, le rapport centésimal du diamètre antéro-postérieur du corps à son diamètre transversal. Ce rapport est de 104 en moyenne sur des sujets français; on a observé 114 chez les Nègres, 120 chez les Nubiens; il n'est que de 77 chez le gorille (Broca). On conçoit combien cet indice de section doit se ressentir de la situation plus ou moins postérieure de la ligne âpre.

c. *Torsion fémorale.* — Nous avons vu plus haut que le fémur était tordu sur son axe. L'étude de cette torsion, simplement ébauchée par Broca, n'a fourni encore aucun résultat bien précis. La torsion du fémur est en moyenne de 17° chez les sujets français, de 20° chez les Nègres; mais elle est sujette à des variations individuelles considérables, témoins les chiffres de Broca qui indiquent un maximum de 38° et un minimum de 2°.

d. *Troisième trochanter.* — On désigne chez l'homme, sous le nom de troisième trochanter, une saillie plus ou moins volumineuse, homologue du troisième trochanter des mammifères, qui se développe parfois le long de la branche de bifurcation que la ligne âpre envoie au grand trochanter. Cette saillie présente, du reste, au point de vue de sa forme et de ses dimensions, les variations les plus étendues; elle donne insertion au grand fessier. Sa fréquence est, environ, de 30 p. 100 pour les races actuelles, de 38 p. 100 pour les populations de l'âge de la pierre polie. — (Voyez à ce sujet Waldeyer, *Arch. für Anthrop.*, 1880; Houzé, *Bull. Soc. d'Anthrop.*, Bruxelles, 1884; von Torok, *Anat. Anzeiger*, 1886, p. 168; Costa, *Arch. per l'Antropologia*, 1890.)

e. *Fosse hypotrochantérienne.* — Houzé (*loc. cit.*) a décrit, sous le nom de fosse hypotrochantérienne, une cavité ovalaire, creusée dans le sens de l'axe diaphysaire du fémur et située à la partie supérieure, postérieure et externe de la diaphyse. Le fond de cette cavité, tantôt lisse, tantôt rugueux, est limité par deux lèvres dont l'une, l'interne, sert à l'insertion du grand fessier, tandis que l'externe donne attache aux fibres du vaste externe. Assez rare dans les races actuelles (13 p. 100, Evangeli), la fosse hypotrochantérienne est beaucoup plus fréquente chez les populations néolithiques et devient un caractère constant de tous les fémurs de l'âge du renne en Belgique (Houzé). Un fait à noter, c'est qu'elle est plus nette sur les fémurs dont les épiphyses sont formées, mais non soudées, que sur les fémurs d'adulte (Evangeli, *Th., Paris*, 1894).

f. *Angle du col.* — L'angle que forme le col du fémur avec le corps de l'os, minutieusement étudié par Rodet (*Thèse de Paris*, 1844) et par Charpy (*Bull. de la Soc. d'Anthropologie de Lyon*, 1884), est en moyenne de 130° (Rodet), de 127° (Charpy). On admet généralement que cet angle est plus petit chez la femme que chez l'homme, plus petit aussi chez le vieillard que chez l'adulte. Les mensurations de Charpy sont en opposition formelle avec cette double assertion : il résulte de ses mensurations que la femme a le même angle que l'homme, et que le vieillard a le même angle que l'adulte. Par contre, les différences individuelles sont énormes : Rodet a vu l'angle en question descendre à 121° et s'élever à 144°; Charpy, à son tour, a observé 115° et 140°. Il peut donc exister, en dehors de toute influence pathologique, un écart de 23° et même de 25°. Nous devons noter, enfin, que l'enfant paraît avoir un angle plus grand de 2° que celui de l'adulte.

g. *Platymérie.* — Manouvrier (*Congrès intern. d'Anthropol. préhistorique*, Paris, 1889) a décrit, sous le nom de *platymérie*, une modification morphologique du fémur qu'il a constatée sur un très grand nombre de squelettes humains préhistoriques et, à un degré beaucoup moindre, sur quelques Français modernes. Cette modification consiste en un aplatissement antéro-postérieur de toute la partie du fémur comprise entre les trochanters et le point de bifurcation de la ligne âpre. Au lieu de présenter la forme classique, cette portion de la diaphyse fémorale n'a plus que deux faces, l'une antérieure, l'autre postérieure, et deux bords, l'un externe et l'autre interne, presque tranchants dans les cas extrêmes. Manouvrier a démontré qu'il n'existe aucune analogie véritable entre cet aplatissement sous-trochantérien chez l'homme et l'aplatissement fémoral des anthropoïdes. Il considère la platymérie humaine comme étant en rapport avec un agrandissement de la partie supérieure du muscle crural, agrandissement qui est sous l'influence d'un exercice intense des membres inférieurs d'où résulte également la forte saillie de la ligne âpre (voy. plus haut) et aussi la platycnémie (p. 336).

§ III. — Os de la jambe

La jambe ou troisième segment du membre inférieur est essentiellement constituée, comme l'avant-bras, par deux os, disposés parallèlement entre eux dans le sens de la longueur du membre : l'un situé en dedans et très volumineux, le *tibia;* l'autre, situé en dehors et beaucoup plus grêle, le *péroné.*

Ces deux os (fig. 308 et 309), réunis à leurs deux extrémités par des articulations à peu près immobiles, sont séparés l'un de l'autre, sur toute la hauteur de leurs diaphyses, par un espace elliptique ou plutôt fusiforme, appelé *espace interosseux*. Nous verrons, en arthrologie, que cet espace est comblé à l'état frais par une membrane, la *membrane interosseuse*, qui s'étend transversalement d'un os à l'autre et les unit ainsi à leur partie moyenne.

Il est d'usage de rattacher au squelette de la jambe une troisième pièce osseuse, la *rotule*, qui se trouve située à la partie antérieure de l'articulation du genou.

Nous décrivons donc séparément : 1° la *rotule ;* 2° le *tibia ;* 3° le *péroné*.

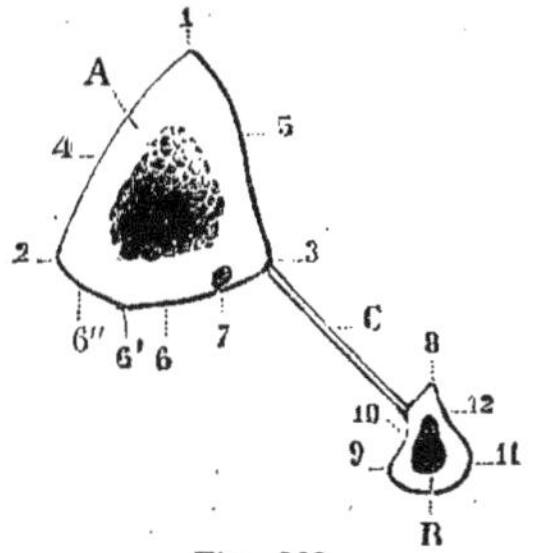

Fig. 303.

Coupe horizontale des os de la jambe, pratiquée à l'union du tiers supérieur avec les deux tiers supérieurs.

A. Tibia, avec : 1, crête du tibia. — 2, bord interne. — 3, bord externe. — 4, face interne. — 5, face externe. — 6, face postérieure, avec 6', ligne âpre ; 6'', surface d'insertion du poplité. — 7, trou nourricier.

B. Péroné, avec : 8, bord antérieur. — 9, bord interne. — 10, gouttière du jambier postérieur. — 11, bord externe. — 12, gouttière du long péronier.

C. Membrane interosseuse.

A. — Rotule

La rotule (fig. 304 et 305), que l'on considère généralement comme un sésamoïde développé dans l'épaisseur du quadriceps fémoral, est un os court, situé à la partie antérieure du genou. Aplati d'avant en arrière, plus large en haut qu'en bas, cet os, quand on le regarde de face, revêt la forme d'un triangle curviligne dont la base serait dirigée en haut. On peut lui considérer une face antérieure, une face postérieure, une base, un sommet et deux bords latéraux.

1° Face antérieure. — La face antérieure ou cutanée est convexe de haut en bas, convexe également dans le sens transversal. Elle présente à sa partie

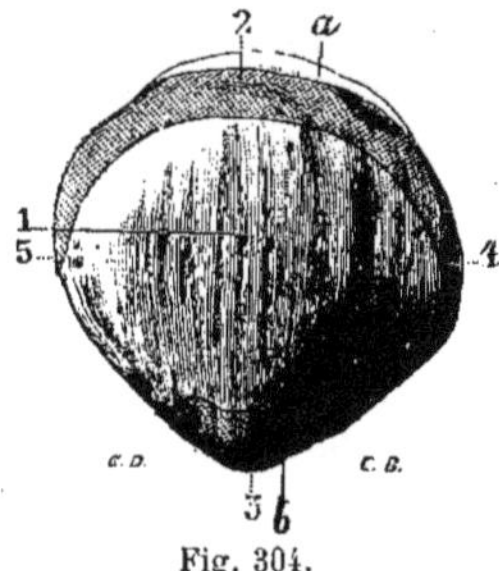

Fig. 304.

Rotule droite, face antérieure.

1, face antérieure. — 2, bord supérieur ou base. — 3, sommet. — 4, bord interne. — 5, bord externe.

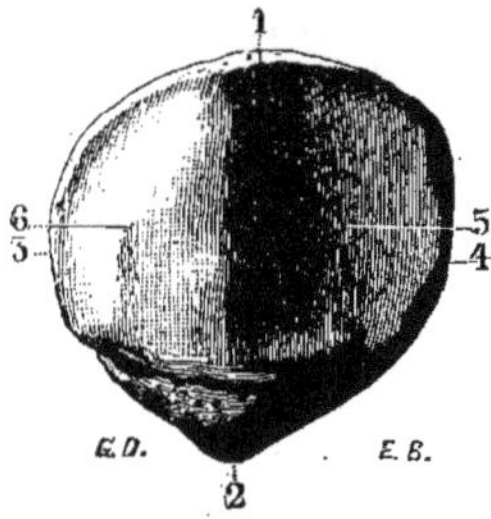

Fig. 305.

Rotule droite, face postérieure.

1, base. — 2, sommet. — 3, bord interne. — 4, bord externe. — 5, facette externe, plus grande que 6, facette interne.

(Dans la figure 305, la ligne de conduite du 6 tombe sur la crête mousse qui sépare en deux portions la facette interne.)

moyenne une série de stries verticales et parallèles, qui donnent à l'os un aspect fibroïde. Nous y constatons, en outre, un nombre variable d'orifices de forme ovalaire, allongés dans le sens vertical ; ils livrent passage à des vaisseaux.

A l'état frais, cette face est recouverte par des trousseaux fibreux, dépendant à la fois du tendon du quadriceps, du ligament rotulien et de l'aponévrose fémorale. Une bourse séreuse, plus ou moins cloisonnée, dite *bourse prérotulienne*, la sépare de la peau.

2° Face postérieure. — La face postérieure ou articulaire répond, comme son nom l'indique, à l'articulation du genou. — Une ligne transversale, correspondant à peu près à la réunion des trois quarts supérieurs avec le quart inférieur, divise cette face en deux parties : une partie inférieure rugueuse, en rapport avec un paquet cellulo-adipeux, que nous décrirons en arthrologie, à propos de l'articulation du genou et qui la sépare de la synoviale articulaire ; une partie supérieure lisse, répondant aux condyles du fémur. Destinée à s'articuler avec la poulie fémorale, cette dernière nous présente, à cet effet, une crête verticale et mousse, qui se moule exactement sur la gorge de la poulie, et, de chaque côté de cette crête, deux facettes creuses, qui répondent aux facettes articulaires des condyles.

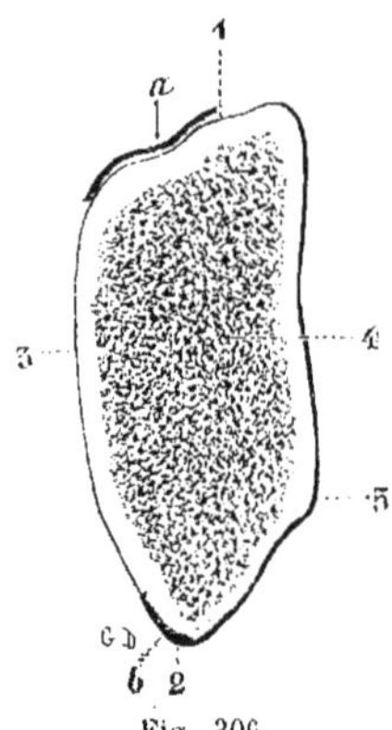

Fig. 306.

Rotule, coupe verticale et antéro-postérieure.

1, bord supérieur ou base. — 2, bord inférieur ou sommet, donnant attache au tendon rotulien. — 3, face antérieure. — 4, face postérieure. — 5. ligne séparative des deux portions articulaire et non articulaire.
a, insertion du quadriceps. — *b*, insertion du tendon rotulien.

Ces deux facettes latérales se distinguent en interne et externe. — La *facette externe* est à la fois plus grande et plus fortement excavée que l'interne. Elle répond au versant externe de la poulie fémorale, au condyle externe par conséquent. — La *facette interne*, légèrement concave ou même plane, est en rapport, sur le squelette monté, avec le versant interne de la poulie. Une ligne oblique en bas et en dedans la subdivise en deux facettes secondaires : l'une inféro-externe, plus grande (*facette moyenne* de quelques auteurs) ; l'autre supéro-interne, de dimensions beaucoup moindres. Cette dernière facette est l'empreinte laissée sur ce point de la surface articulaire par le rebord antérieur du condyle interne, lequel roule dans cette dépression en gouttière (fig. 307,5) toutes les fois que la jambe se fléchit fortement sur la cuisse.

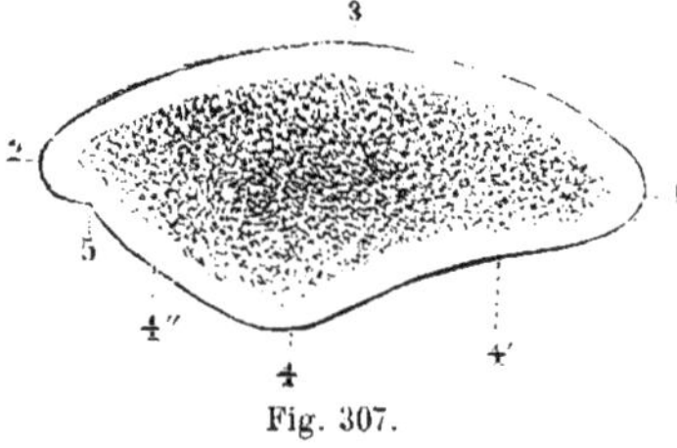

Fig. 307.

Rotule, coupe horizontale pratiquée à la partie moyenne.

1, bord externe. — 2, bord interne. — 3, face antérieure. — 4, face postérieure, divisée en deux facettes : 4', pour le condyle externe et 4'' pour le condyle interne. — 5, dépression répondant au rebord du condyle interne.

3° Base. — La base de la rotule revêt la forme d'une petite surface triangulaire à sommet postérieur, légèrement inclinée de haut en bas et d'arrière en avant, comme le montre la figure 306. Elle donne attache, dans ses deux tiers antérieurs ou dans sa moitié antérieure au tendon du quadriceps crural. Sa partie postérieure, revêtue de cartilage hyalin, est en rapport avec la cavité articulaire.

4° Sommet. — Le sommet, dirigé en bas, est plus ou moins recourbé en arrière sur quelques sujets. Il donne insertion au ligament rotulien (voy. Arthrologie).

5° Bords. — Les deux bords se distinguent en interne et externe. En se séparant de la base, ils se portent d'abord en dehors (par rapport à l'axe de la rotule) ; puis, ils se dirigent verticalement en bas ; finalement, ils se portent en dedans, en convergeant vers le sommet. Ils décrivent ainsi, de la base au sommet de l'os, une espèce de demi-circonférence. Sur eux viennent prendre attache les faisceaux inférieurs des muscles vastes, ainsi que les ligaments latéraux ou ailerons de la rotule.

6° Conformation intérieure. — La rotule appartient à la classe des os courts : comme eux, elle est constituée par une masse centrale de tissu spongieux, enveloppée de toutes parts par une lame de tissu compacte (fig. 306 et 307). Cette lame est plus épaisse sur la face antérieure de l'os que sur sa face postérieure et, sur cette dernière, un peu plus épaisse au niveau de la facette externe qu'au niveau de la facette interne.

Connexions. — La rotule s'articule avec un seul os, le fémur.

Insertions musculaires. — Elle ne donne insertion qu'à un seul muscle : c'est le quadriceps crural.

Développement. — La rotule, le plus volumineux des os sésamoïdes, est représentée par un simple noyau cartilagineux jusqu'à l'âge de deux ans. A cette époque, quelquefois plus tôt (un an), quelquefois plus tard (trois ans ou même cinq ans), on voit apparaître dans son épaisseur un point osseux qui s'étend dans toutes les directions, mais plus rapidement vers la face profonde que vers la face superficielle.

Lorsque la rotule est complètement développée, elle divise le tendon du quadriceps crural en deux parties : une partie supérieure, qui est le tendon proprement dit du muscle; une partie inférieure qui prend le nom de *ligament rotulien* (voy. ARTHROLOGIE).

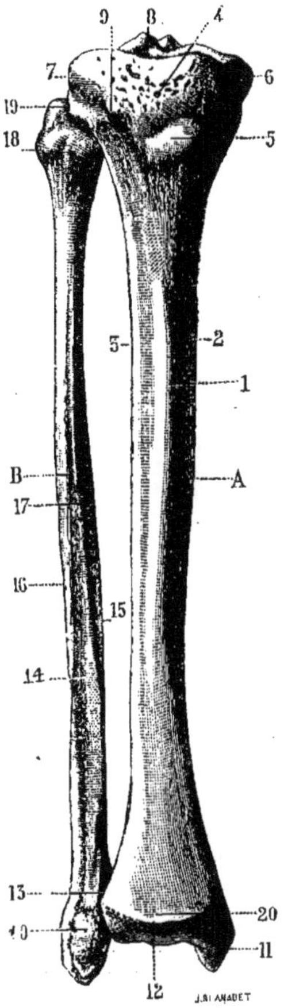

Fig. 308.

Les deux os de la jambe, vue antérieure.

A, TIBIA. — 1, bord antérieur ou crête du tibia. — 2, bord interne. — 3, bord externe. — 4, extrémité supérieure, avec : 5, tubérosité antérieure ; 6, tubérosité interne ; 7, tubérosité externe. — 8, épine du tibia. — 9, tubercule du jambier antérieur. — 11, malléole interne. — 12, facette articulaire pour l'astragale. — 13, facette articulaire péronéale inférieure. — 20, extrémité inférieure.

B, PÉRONÉ. — 10, extrémité inférieure ou malléole externe. — 14, face interne. — 15, bord interne. — 16, bord externe. — 17, crête pour le ligament interosseux. — 18, extrémité supérieure, avec 19, apophyse styloïde.

B. — TIBIA

Le tibia (fig. 308, 310 et 311) est un os long, pair et non symétrique, situé à la partie antérieure et interne de la jambe, en dedans du péroné avec lequel il s'articule à ses deux extrémités, au-dessous du fémur qui repose sur lui, au-dessus du massif osseux du tarse auquel, dans la station verticale, il transmet le poids du corps. Des deux os de la jambe, il est de beaucoup le plus volumineux et le plus important.

Vu en place sur le squelette monté, le tibia est vertical : il forme donc avec le fémur, qui est oblique de haut en bas et de dehors en dedans, un angle fortement obtus à sinus dirigé en dehors. Considéré isolément et en lui-même, il n'est pas exactement rectiligne, mais nous présente deux courbures de sens contraire : l'une, correspondant à la moitié supérieure de l'os, est concave en dehors ; l'autre, répondant à sa moitié inférieure, est concave en dedans. Il résulte de cette double incurvation que le tibia, dans son ensemble, est configuré en *S* italique. De plus, il est, comme le fémur, légèrement tordu sur son axe.

Le tibia, comme tous les os longs, nous offre à étudier trois portions : un corps et deux extrémités, que l'on distingue en supérieure ou fémorale et inférieure ou tarsienne.

1° Corps. — Le corps est assez régulièrement prismatique triangulaire, comme nous le montre nettement la figure 309. Nous pouvons, en conséquence, lui considérer trois faces et trois bords :

A. Faces. — Des trois faces, l'une regarde en dedans (face interne), la seconde en dehors (face externe), la troisième en arrière (face postérieure) :

a. *Face interne.* — La face interne (fig. 308), à peu près plane à ses deux extrémités, convexe à sa partie moyenne, répond aux téguments. A sa partie supérieure, elle donne attache aux expansions tendineuses des trois muscles demi-tendineux, couturier et droit interne, dont l'ensemble constitue la *patte d'oie*.

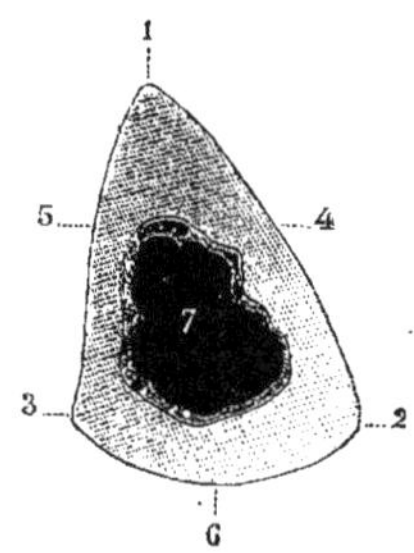

Fig. 309.

Coupe transversale du tibia à sa partie moyenne.

1, bord antérieur. — 2, bord interne. — 3, bord externe. — 4, face interne. — 5, face externe. — 6, face postérieure. — 7, canal médullaire.

b. *Face externe.* — La face externe (fig. 308 et 311) est très légèrement creusée en gouttière dans ses deux tiers supérieurs, pour donner insertion au muscle jambier antérieur. A sa partie inférieure, elle devient convexe et, de plus, contourne l'os de dehors en dedans et d'arrière en avant pour devenir antérieure : elle suit en cela la direction des tendons extenseurs des orteils, qui glissent sur elle.

c. *Face postérieure.* — La face postérieure (fig. 310) nous présente tout d'abord, à sa partie supérieure, une crête fortement rugueuse, obliquement dirigée de haut en bas et de dehors en dedans : c'est la *ligne oblique du tibia.* Sur son interstice s'attache le muscle soléaire ; sa lèvre supérieure donne insertion au muscle poplité; sa lèvre inférieure, aux deux muscles jambier postérieur et fléchisseur commun des orteils. — La ligne oblique du tibia divise la face postérieure de l'os en deux parties fort inégales. L'une, située au-dessus, affecte la forme d'un triangle et répond au muscle poplité. L'autre, située au-dessous, se trouve subdivisée elle-même en deux portions, par une crête à direction verticale (fig. 310,3) : en dedans de cette crête s'insère le

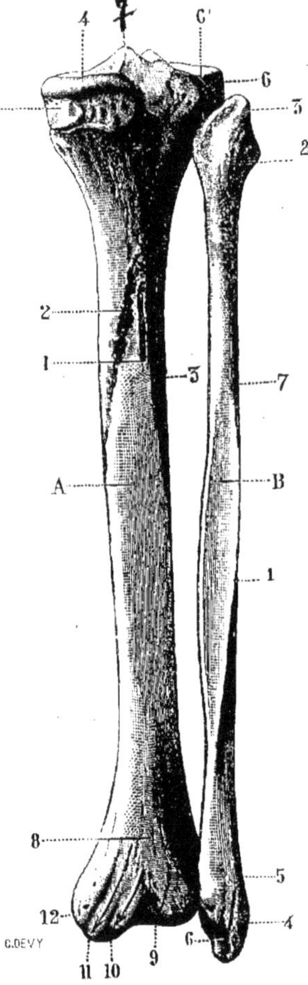

Fig. 310.

Les deux os de la jambe, vue postérieure.

A. Tibia. — 1, trou nourricier. — 2, ligne oblique. — 3, crête verticale pour l'insertion du jambier postérieur et du fléchisseur commun des orteils. — 4, extrémité supérieure. — 5, tubérosité interne. — 6, tubérosité externe. — 6', facette péronéale supérieure. — 7, épine. — 8, extrémité inférieure, avec 9, gouttière pour le fléchisseur propre du gros orteil. — 10, gouttière pour le fléchisseur commun. — 11, gouttière pour le jambier postérieur. — 12, malléole interne.

B. Péroné. — 1, bord externe. — 2, extrémité supérieure, avec 3, son apophyse styloïde. — 4, malléole, avec 5, gouttière pour les péroniers latéraux. — 6, fossette d'insertion pour les ligaments latéraux externes du cou-de-pied. — 7, trou nourricier.

fléchisseur commun des orteils; en dehors, s'attache le jambier postérieur. — C'est sur la face postérieure du tibia, un peu au-dessous de la ligne oblique, que se trouve le *trou nourricier* de l'os (fig. 310,1) : il est remarquable par ses grandes dimensions et se dirige obliquement de haut en bas et d'arrière en avant.

B. Bords. — Les trois bords du tibia se distinguent, d'après leur situation, en antérieur, interne et externe :

a. *Bord antérieur*. — Le bord antérieur, suivant les différentes incurvations de l'os, est, comme lui, contourné en *S* italique. — Mousse et arrondi à ses deux extrémités, il est tranchant à sa partie moyenne, d'où le nom de *crête du tibia*, sous lequel on le désigne généralement. — En haut, il se dirige vers le côté externe d'une saillie volumineuse, que l'on désigne sous le nom de *tubercule antérieur du tibia :* nous le retrouverons tout à l'heure à propos de l'extrémité supérieure de l'os. — En bas, par suite du changement de direction de la face externe, il se porte obliquement en dedans et vient mourir sur la malléole interne.

b. *Bord interne*. — Le bord interne, très peu marqué en haut, devient très saillant dans sa moitié inférieure. Il donne attache à l'aponévrose jambière et à quelques faisceaux du fléchisseur commun des orteils.

c. *Bord externe*. — Le bord externe, situé en regard du péroné, donne insertion à l'aponévrose interosseuse. Il se bifurque en bas et circonscrit, entre ses deux branches de bifurcation, un espace triangulaire rugueux pour l'insertion des forts ligaments qui unissent, à ce niveau, le tibia au péroné. Une petite facette lisse et articulaire (fig. 311,11), que nous retrouverons en décrivant l'extrémité inférieure, termine en bas cet espace triangulaire : elle s'articule avec la malléole péronière.

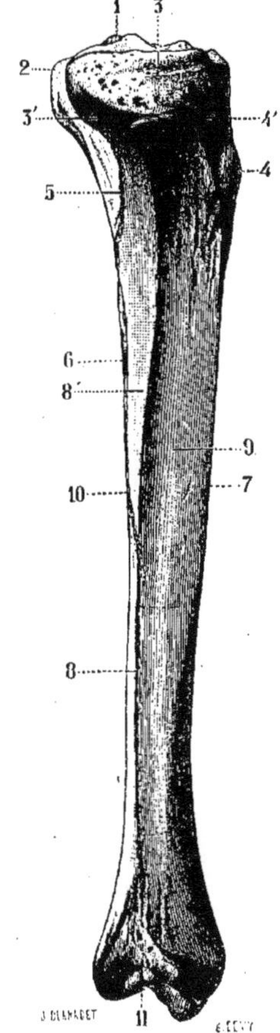

Fig. 311.

Tibia, vu par sa face externe.

1, épine. — 2, tubérosité interne. — 3, tubérosité externe, avec 3', facette articulaire supérieure pour le péroné. — 4, tubérosité antérieure. — 4', tubercule du jambier antérieur ou de Gerdy. — 5, ligne oblique. — 6, trou nourricier. — 7, bord antérieur. — 8, bord externe. — 8', surface d'insertion pour le jambier postérieur. — 9, face externe. — 10, face postérieure. — 11, facette triangulaire pour le péroné.

2° Extrémité supérieure. — L'extrémité supérieure du tibia est très volumineuse, quadrangulaire, allongée dans le sens transversal. Destinée à s'articuler avec les condyles fémoraux, elle présente à cet effet, sur sa face supérieure, deux surfaces articulaires horizontales, légèrement excavées à leur centre et connues sous le nom de *cavités glénoïdes du tibia*.

Ces deux cavités glénoïdes (fig. 312) se distinguent, comme les condyles fémoraux, en interne et externe : l'interne est à la fois plus longue et plus excavée que l'externe; celle-ci, en revanche, est un peu plus étendue dans le sens transversal. — Du reste, chacune d'elles nous présente un bord périphérique demi-circulaire et un bord médian (par rapport à l'axe de l'os), qui est convexe pour la cavité glénoïde externe, à peu près rectiligne pour la cavité glénoïde interne. — Ce dernier bord, au niveau de sa partie moyenne, se relève le long de deux saillies osseuses en forme de tubercules, en agrandissant d'autant le diamètre transversal des cavités glénoïdes. Cette partie, ainsi relevée, des deux cavités glénoïdes est inclinée de 45° pour la cavité externe, presque verticale pour la cavité interne. — Les deux tubercules interne et externe que nous venons de décrire, l'échancrure qui les sépare et le massif osseux quadrilatère qui leur servent de base commune, constituent dans leur ensemble ce qu'on appelle improprement l'*épine du tibia,* la saillie en question n'ayant nullement la forme d'une épine. — Quoi qu'il en soit, l'épine tibiale se dresse entre les deux cavités glénoïdes et nous ferons remarquer qu'elle est toujours un peu plus rapprochée du plan postérieur de l'os que du plan antérieur. — En avant et en arrière de l'épine, s'étalent deux surfaces triangulaires, rugueuses et fort irrégulières. De ces deux surfaces, l'*antérieure* ou *pré-spinale*, est presque horizontale; la *postérieure* ou *rétro-spinale,* moins étendue que les précédentes, est fortement inclinée de haut en bas et d'avant en arrière. Comme l'épine du tibia, les deux surfaces pré- et rétro-spinale séparent, l'une de l'autre, les parties correspondantes des

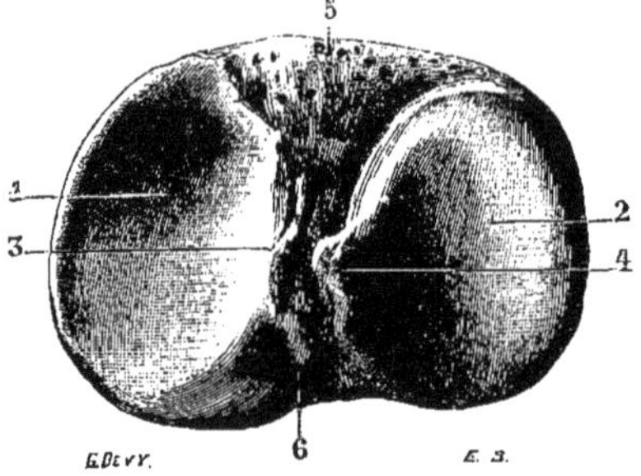

Fig. 312.

Extrémité supérieure du tibia, vue par sa face supérieure.

1, cavité glénoïde interne, pour le condyle interne du fémur. — 2, cavité glénoïde externe, pour le condyle externe. — 3, tubercule interne de l'épine du tibia. — 4, tubercule externe de cette même épine. — 5, surface rugueuse, située en avant de l'épine (surface pré-spinale). — 6, surface rugueuse, située en arrière de l'épine (surface rétro-spinale).

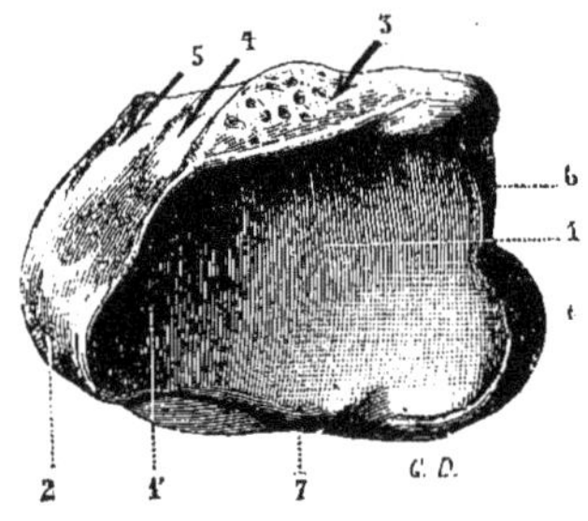

Fig. 313.

Extrémité inférieure du tibia, vue par sa face inférieure.

1, surface articulaire de la poulie astragalienne, avec 1', facette pour la face interne de l'astragale. — 2. malléole externe. — 3, gouttière du fléchisseur propre du gros orteil. — 4, gouttière du fléchisseur commun des orteils. — 5, gouttière du jambier postérieur. — 6, bord externe de la surface articulaire. — 7, bord antérieur de cette même surface articulaire.

deux cavités glénoïdes : elles donnent insertion aux ligaments des fibro-cartilages semi-lunaires et aux ligaments croisés de l'articulation du genou (voy. ARTHROLOGIE).

Les deux cavités glénoïdes du tibia sont supportées par deux masses volumineuses qu'on est convenu d'appeler les *tubérosités* ou *condyles du tibia*. On les distingue naturellement, comme les cavités elles-mêmes, en interne et externe. — La *tubérosité interne,* un peu plus développée que l'externe, nous présente à sa partie postérieure une impression rugueuse pour l'insertion du tendon direct du muscle demi-membraneux et, en avant d'elle, une gouttière horizontale, parallèle au rebord glénoïdien, dans laquelle vient se loger le tendon horizontal de ce même muscle. Au-dessous de cette gouttière, se voit une surface rugueuse pour l'insertion inférieure du ligament latéral interne de l'articulation du genou. — La *tubérosité externe,* à son tour, nous présente à sa partie postéro-externe une facette articulaire, à contour arrondi ou ovalaire (fig. 311, 3'), qui regarde en bas, en arrière et un peu en dehors : c'est la *facette péronière* de l'os, destinée, comme son nom l'indique, à s'articuler avec une facette analogue de l'extrémité supérieure du péroné.

Envisagées maintenant dans leurs rapports réciproques, les deux tubérosités tibiales sont entièrement confondues par leurs faces adjacentes suivant le plan médian de l'os. — En arrière, elles sont nettement séparées l'une de l'autre par une échancrure profonde, qui n'est autre que la surface rétro-spinale ci-dessus décrite. — En avant, elles sont entièrement confondues. Au-devant d'elles s'étale une surface triangulaire à base supérieure, fortement rugueuse et criblée de trous vasculaires, dont quelques-uns atteignent des dimensions considérables. Au sommet de cette surface triangulaire, au point où se termine le bord antérieur du corps de l'os, se trouve une saillie de forme ovalaire, que nous avons déjà rencontré plus haut : c'est le *tubercule antérieur du tibia* (*tubérosité antérieure* de quelques auteurs), sur la partie inférieure duquel vient s'attacher le ligament rotulien. — Du côté externe du tubercule antérieur part une crête rugueuse, laquelle se dirige obliquement en haut et en dehors et aboutit à une saillie, plus ou moins développée suivant les sujets, que l'on désigne sous le nom de *tubercule du jambier antérieur* ou encore *tubercule de Gerdy* (fig. 308,9) : c'est, en effet, sur ce tubercule que viennent s'insérer le jambier antérieur et le tenseur du fascia lata. Il est généralement situé à 18 millimètres au-dessous du rebord glénoïdien, à égale distance du tubercule antérieur du tibia et de la facette articulaire destinée au péroné.

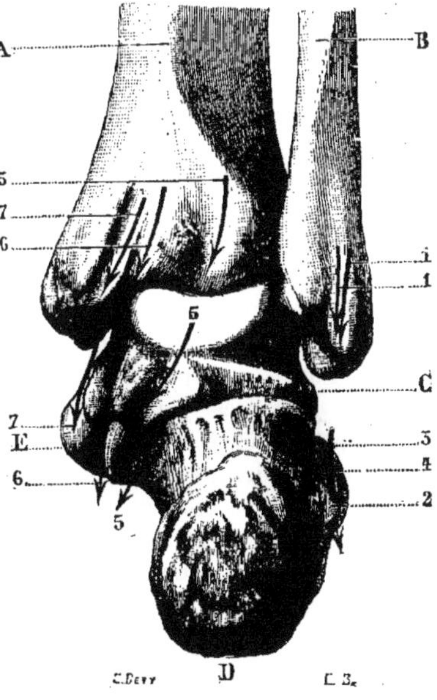

Fig. 314.

Gouttières postérieures de l'extrémité inférieure du membre pelvien.

A, tibia. — B, péroné. — G, astragale. — D, calcanéum. — E, scaphoïde. — 1, 1, gouttière des péroniers latéraux. — 2, tubercule externe du calcanéum, avec : 3, gouttière du court péronier latéral située au-dessus et 4, gouttière du long péronier latéral placée au-dessous. — 5, 5, 5, gouttière du fléchisseur propre du gros orteil. — 6, 6, gouttière du fléchisseur commun des orteils. — 7, 7, gouttière du jambier postérieur.

3° Extrémité inférieure. — L'extrémité inférieure du tibia est beaucoup moins développée que l'extrémité supérieure ; mais, comme cette dernière, elle affecte une forme cuboïdale et par conséquent nous offre à considérer six faces :

a. *Face supérieure.* — La face supérieure se confond, sans ligne de démarcation, avec le corps de l'os.

b. *Face inférieure.* — La face inférieure (fig. 313) s'articule avec la poulie de l'astragale. Elle nous présente à cet effet une large surface quadrilatère, lisse et unie, concave d'avant en arrière, un peu plus large en dehors qu'en dedans. Une crête antéro-postérieure, extrêmement mousse, peu marquée par conséquent, la divise en deux portions latérales, qui, sur le squelette monté, reposent sur les versants de la poulie astragalienne. Quant à la crête elle-même, elle répond à la gorge de la poulie.

c. *Face antérieure.* — La face antérieure, convexe et lisse, fait suite à la face externe du corps de l'os. Elle répond aux tendons des muscles extenseurs des orteils.

d. *Face postérieure.* — La face postérieure (fig. 314), également convexe, nous présente en dehors une gouttière oblique, souvent peu marquée, pour le passage du tendon du fléchisseur propre du gros orteil.

e. *Face externe.* — La face externe est creusée d'une excavation, de forme triangulaire, dont le sommet se continue avec le bord externe de l'os. Cette excavation est destinée à recevoir l'extrémité inférieure du péroné : rugueuse à sa partie supérieure pour des insertions ligamenteuses, elle devient, à sa partie inférieure, lisse et unie pour s'articuler avec la malléole péronière. Elle est limitée, tant en avant qu'en arrière par deux tubercules, toujours très accusés, sur lesquels viennent se fixer les ligaments de l'articulation tibio-péronière inférieure.

f. *Face interne.* — La face interne, enfin, se prolonge en bas en une apophyse volumineuse, appelée *malléole interne*. — La face interne de cette apophyse, convexe et lisse, répond à la peau. — Sa face externe, plane et encroûtée de cartilage à l'état frais, continue la surface articulaire de l'extrémité inférieure et s'articule avec la face interne de l'astragale. — Son bord antérieur, rugueux, donne attache à des ligaments. — Son bord postérieur nous présente une gouttière oblique en bas et en dedans, souvent double (fig. 314, 7), pour le passage des tendons du jambier postérieur et du fléchisseur commun des orteils. — La base de la malléole interne se confond avec l'extrémité inférieure de l'os. — Quant à son sommet, il est divisé en deux saillies inégales par une échancrure profonde, où s'attache le ligament latéral interne de l'articulation du cou-de-pied : de ces deux saillies, l'antérieure descend sensiblement plus bas que la postérieure.

4° Conformation antérieure. — Le corps de l'os (fig. 1), constitué par du tissu compacte, est creusé à son centre d'un large canal médullaire, plus étroit à sa partie moyenne qu'à ses extrémités.

Les épiphyses du tibia sont formées de tissu spongieux, entouré sur certains points d'une simple pellicule de tissu compacte. — Dans l'épiphyse supérieure, les lamelles osseuses principales se répartissent en deux systèmes : les périphériques, s'élèvent verticalement vers les cavités glénoïdes : les autres, centrales, représentent des arcs à grands rayons et, en s'entre-croisant avec celles du côté opposé, forment des espèces d'ogives dont le sommet répond à l'axe de l'os. — Dans l'épiphyse inférieure, nous rencontrons une disposition analogue : les lamelles les plus externes sont verticales; les lamelles voisines du centre s'inclinent vers l'axe de l'os.

Connexions. — Le tibia s'articule avec trois os : 1° en haut, avec le fémur; 2° en bas, avec l'astragale; 3° en dehors, avec le péroné.

Insertions musculaires. — Le tibia donne insertion à quinze muscles. Ces insertions musculaires sont représentées dans les figures 315, 316 et 317. Nous les résumons dans le tableau synoptique suivant, dans lequel les chiffres, placés entre parenthèse à la droite des muscles, répondent exactement aux chiffres de même valeur des trois figures précitées.

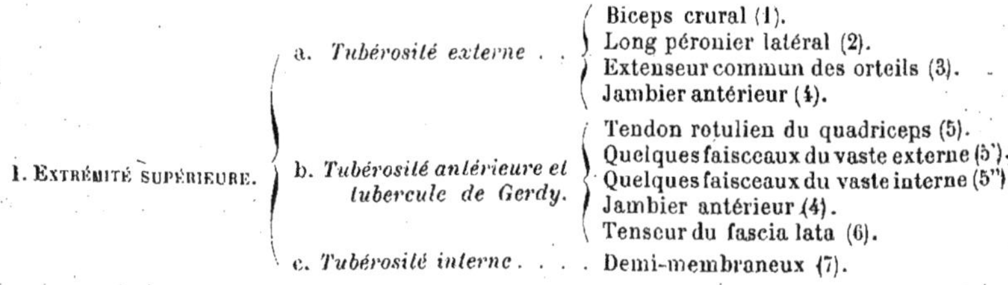

I. Extrémité supérieure.	a. *Tubérosité externe* . .	Biceps crural (1). Long péronier latéral (2). Extenseur commun des orteils (3). Jambier antérieur (4).
	b. *Tubérosité antérieure et tubercule de Gerdy.*	Tendon rotulien du quadriceps (5). Quelques faisceaux du vaste externe (5'). Quelques faisceaux du vaste interne (5''). Jambier antérieur (4). Tenseur du fascia lata (6).
	c. *Tubérosité interne*	Demi-membraneux (7).

II. Corps de l'os.	a. *Face interne*	Couturier (8). Demi-tendineux (9). Droit interne (10).
	b. *Face externe*	Jambier antérieur (4). Extenseur propre du gros orteil (11).
	c. *Face postérieure*. . . .	Poplité (12) Soléaire (13). Jambier postérieur (14). Long fléchisseur des orteils (15).

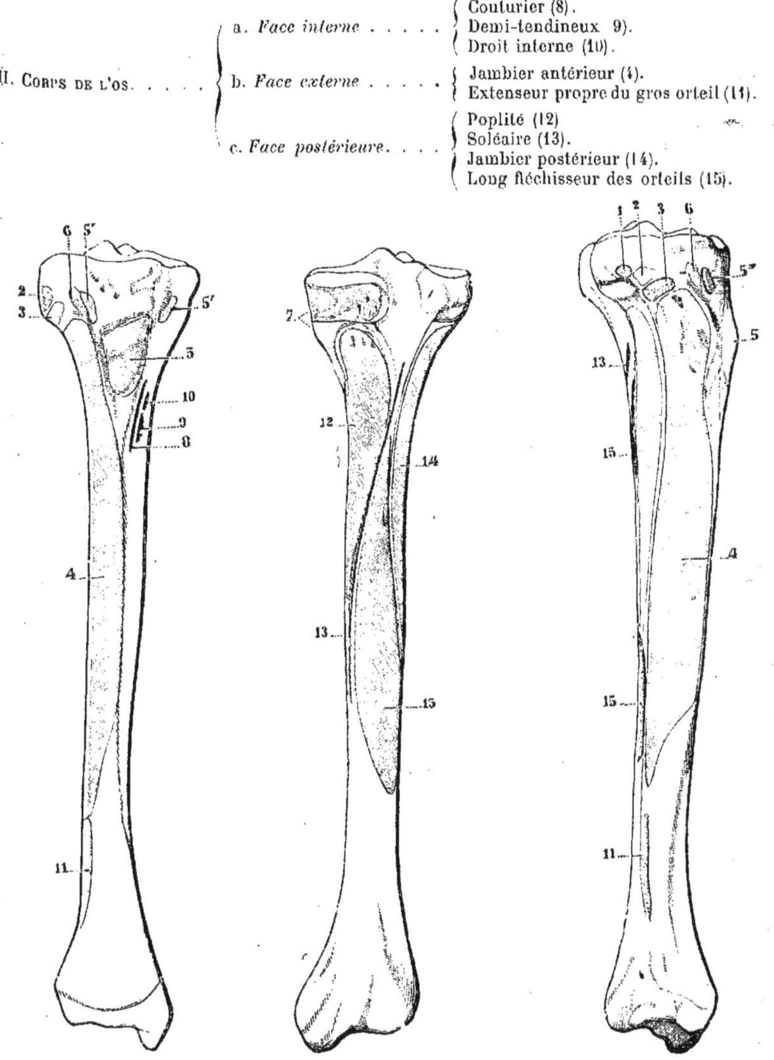

Fig. 315. Tibia, vue antérieure, avec les insertions musculaires.

Fig. 316. Tibia, vue postérieure, avec les insertions musculaires.

Fig. 317. Tibia, vue externe, avec les insertions musculaires.

(Pour la signification des chiffres, se reporter au tableau ci-dessus.)

Développement. — Le tibia se développe par quatre points d'ossification : un primitif pour le corps et trois complémentaires pour les extrémités :

a. *Point primitif*. — Le point primitif se montre dans la diaphyse, du 35ᵉ au 40ᵉ jour de la vie intra-utérine. Il s'allonge très rapidement et forme, non seulement, tout le corps de l'os, mais encore une bonne partie de ses extrémités. A lui tout seul, il produit au moins les onze douzièmes du tibia (Sappey).

b. *Points complémentaires*. — Des trois points complémentaires, l'un est destiné à l'épiphyse supérieure, le second à l'épiphyse inférieure, le troisième à la tubérosité antérieure. — Le point de l'épiphyse supérieure ou fémorale (*point épiphysaire supérieur*) apparaît le premier, au moment de la naissance; il forme, au-dessus de la diaphyse, une lamelle horizontale assez mince, de 1 centimètre à 1 centimètre et demi d'épaisseur. — Le point de l'épiphyse inférieure ou tarsienne (*point épiphysaire inférieur*) apparaît vers le milieu de la deuxième année; il forme, de même, une lame horizontale de 1 centimètre d'épaisseur environ, à laquelle se rattache la malléole tibiale. — Quant au point destiné à la tubérosité antérieure, il se montre entre la douzième et la quatorzième année. Quelques mois plus tard, il se soude par son bord supérieur à l'épiphyse supérieure du tibia et figure alors (Sappey) une sorte de médaillon suspendu à la partie antérieure de cette épiphyse (fig. 318,4).

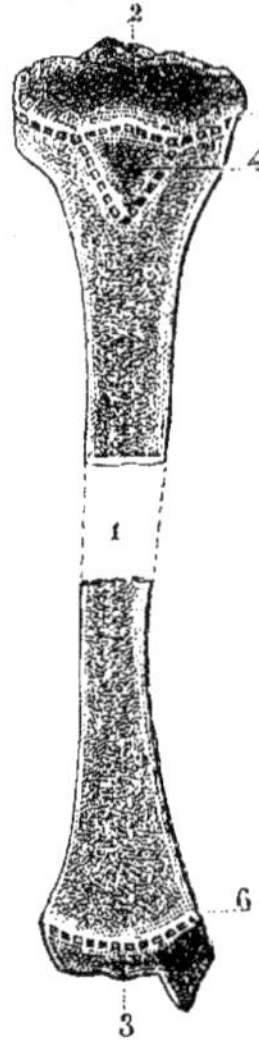

Fig. 318.
Ossification du tibia.

1, point primitif pour le corps. — 2, point complémentaire pour l'extrémité supérieure. — 3, point épiphysaire inférieur. — 4, point complémentaire pour la tubérosité antérieure. — 5, ligne de soudure pour l'épiphyse supérieure. — 6, ligne de soudure pour l'épiphyse inférieure.

L'épiphyse inférieure se soude au corps de l'os de seize à dix-huit ans; l'épiphyse supérieure, de dix-huit à vingt ans ou même plus tard, à vingt-deux et même vingt-quatre ans.

Variétés, platycnémie et rétroversion. — Le tibia, sectionné transversalement à la hauteur du trou nourricier, nous présente comme surface de coupe un véritable triangle dont la base, dirigée en arrière, est à peu près plane. Sur quelques sujets, au contraire, la partie postérieure se bombe en arrière, en même temps que le diamètre transversal diminue, de telle sorte que, au lieu et place du triangle, nous avons comme surface de coupe une espèce d'ovale très allongé dans le sens antéro-postérieur. Il en résulte que le tibia, au lieu d'être prismatique et triangulaire, se trouve fortement aplati dans le sens transversal, d'où les noms de *tibia aplati*, de *tibia platycnémique* (de πλατύς, large, et κνήμη, jambe), *tibia en lame de sabre*, qu'on donne en anthropologie à cet os ainsi modifié dans sa forme. Ce caractère, assez rare dans les races actuelles, est propre aux populations de l'époque de la pierre polie, comme le démontrent les chiffres ci-dessous que j'emprunte au travail de Kuhff (*Revue d'Anthropologie*, 1881, p. 255). Si nous appelons *indice de platycnémie* le rapport centésimal qui existe entre le diamètre transversal et le diamètre antéro-postérieur du tibia $\left(\text{Indice} = \frac{\text{Diamètre transverse} \times 100}{\text{Diamètre antéro-postérieur}}\right)$, nous voyons cet indice mesurer de 70 à 80 chez les Parisiens modernes, 64 sur les squelettes néolithiques de la caverne de l'Homme-mort et des grottes de la Marne, 63 sur les squelettes de Cro-Magnon, 48 seulement sur un tibia des mounds des État-Unis.

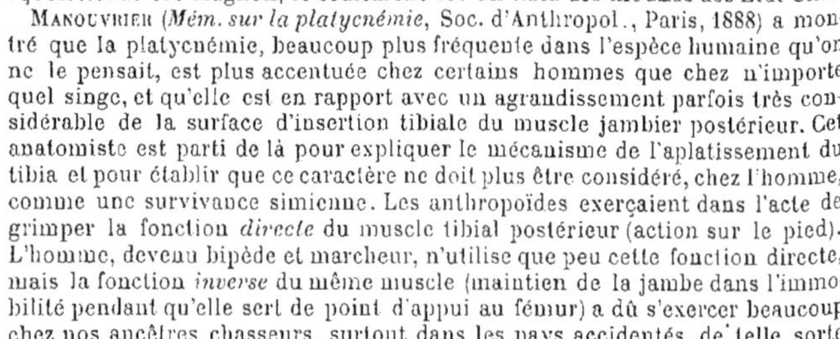
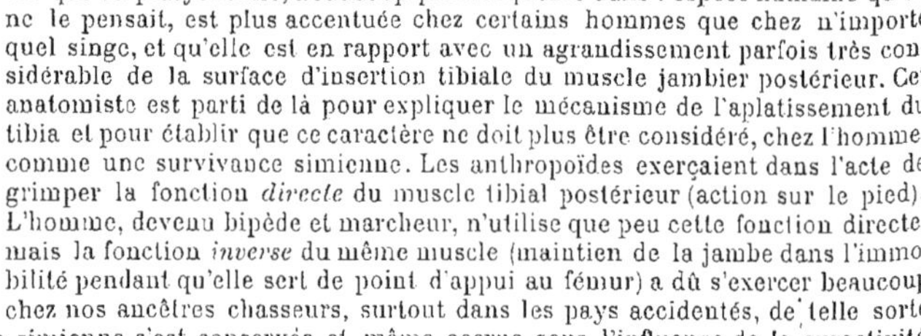

Manouvrier (*Mém. sur la platycnémie*, Soc. d'Anthropol., Paris, 1888) a montré que la platycnémie, beaucoup plus fréquente dans l'espèce humaine qu'on ne le pensait, est plus accentuée chez certains hommes que chez n'importe quel singe, et qu'elle est en rapport avec un agrandissement parfois très considérable de la surface d'insertion tibiale du muscle jambier postérieur. Cet anatomiste est parti de là pour expliquer le mécanisme de l'aplatissement du tibia et pour établir que ce caractère ne doit plus être considéré, chez l'homme, comme une survivance simienne. Les anthropoïdes exerçaient dans l'acte de grimper la fonction *directe* du muscle tibial postérieur (action sur le pied). L'homme, devenu bipède et marcheur, n'utilise que peu cette fonction directe, mais la fonction *inverse* du même muscle (maintien de la jambe dans l'immobilité pendant qu'elle sert de point d'appui au fémur) a dû s'exercer beaucoup chez nos ancêtres chasseurs, surtout dans les pays accidentés, de telle sorte que la platycnémie simienne s'est conservée et même accrue sous l'influence de la suractivité d'un muscle aussi bien humain que simien. La platycnémie a diminué ensuite et a même disparu dans certaines populations humaines, soumises à des conditions d'existence beaucoup moins rudes que celles des hommes de l'âge de la pierre.

Collignon et Fraipont ont constaté sur des squelettes humains préhistoriques une sorte de renversement de la tête en arrière et une inclinaison des plateaux articulaires dans le même sens. J'ai constaté moi-même, sur l'homme quaternaire de Chancelade (*Bull. Soc. d'Anthropologie de Lyon*, 1890), une pareille disposition, laquelle est commune à la plupart des singes anthropoïdes. A ce sujet, Fraipont a émis l'hypothèse que l'homme quaternaire ne possédait pas encore complètement l'attitude verticale dans la station debout. Contrairement à cette opinion, Manouvrier (*Mém. de la Soc. d'Anthropologie*, Paris, 1890) a établi que la rétroversion de la tête du tibia est très fréquente et très prononcée chez beaucoup de peuples anciens ou modernes, sauvages ou civilisés. Il pense que ce caractère dénote simplement, chez l'homme quaternaire, une faible cambrure lombaire ainsi qu'une façon de marcher, encore très répandue et imposée d'ailleurs dans certaines conditions assez communes, qu'il appelle la *marche en flexion* (c'est-à-dire le membre inférieur étant un peu fléchi). Comme la platycnémie, comme la platymérie et la forte saillie de la ligne âpre du fémur, la rétroversion de la tête du tibia tendrait à se produire surtout chez les peuples chasseurs et dans les pays accidentés.

C. — Péroné

Le péroné (de περόνη, agrafe, fibule, en latin *fibula*) ou os externe de la jambe (fig. 320 et 321) est situé en dehors et en arrière du tibia. Moins élevé que ce dernier du côté du genou, il le déborde en bas au niveau de l'articulation du cou-de-pied. C'est un os long et relativement fort grêle si on le compare au fémur ou au tibia. On lui considère, de même qu'à tous les os longs, un corps et deux extrémités, l'une supérieure, l'autre inférieure.

1° Corps. — Le corps du péroné suit un trajet à peu près rectiligne et vertical, différant en cela de l'os interne de la jambe, qui décrit, comme nous l'avons déjà vu, une double courbure. On constate cependant, sur certains péronés, une courbure plus ou moins accusée, qui se produit dans le sens de la longueur de l'os et dont la concavité regarde en avant. Envisagé au point de vue de sa forme, le corps du péroné est prismatique et triangulaire et nous présente par conséquent trois faces et trois bords (fig. 319) :

A. Faces. — Les trois faces du péroné sont exactement orientées comme celles du tibia (fig. 303) et, par conséquent, portent le même nom.

a. *Face externe.* — La face externe (fig. 320), arrondie en haut, nous présente à sa partie moyenne, quelquefois dans ses deux tiers supérieurs, une excavation longitudinale occupée par les muscles péroniers latéraux. — Au-dessous de cette excavation, la face externe du péroné devient lisse, unie, convexe dans le sens transversal. — Plus bas encore, dans le cinquième inférieur du corps de l'os, une crête toujours très visible, partie du bord antérieur et obliquement dirigée de haut en bas et d'avant en arrière, divise notre face externe en deux portions d'aspect très différent : une portion postérieure, plus ou moins creusée en gouttière, qui livre passage aux tendons des péroniers latéraux, c'est la *gouttière des péroniers ;* une portion antérieure, à peu près plane, de forme triangulaire, à sommet supérieur, qui répond à la peau et que certains auteurs, à tort selon nous, rattachent à la face interne du péroné. — La face externe du péroné donne insertion à deux muscles : en haut, au long péronier latéral ; en bas, au court péronier latéral (fig. 324, 3 et 4).

b. *Face interne.* — La face interne (fig. 321), fort étroite à sa partie supérieure et à sa partie inférieure, beaucoup plus large à sa partie moyenne, nous présente tout d'abord, dans le voisinage du bord antérieur de l'os, une crête longitudinale, la *crête interosseuse,* sur laquelle vient s'insérer le ligament interosseux (voy. Arthrologie). Cette crête, toujours très marquée, suit, dans certains cas, un trajet à peu près parallèle au bord antérieur de l'os ; mais, le plus souvent, elle prend naissance en haut, sur ce bord antérieur, s'en sépare sous un angle très aigu et rejoint, en bas, le bord interne un peu au-dessus de la malléole. Quoi qu'il en soit de son origine et de sa direction, la crête précitée partage la face interne du péroné en deux portions inégales : 1° une portion antérieure, plus petite, plus ou moins rugueuse, donnant insertion à l'extenseur commun des orteils, au péronier antérieur et à l'extenseur propre du gros orteil (fig. 325, 5, 6 et 7) ; 2° une portion postérieure, beaucoup plus large, lisse et unie dans son tiers inférieur, excavée en gouttière dans ses deux tiers supérieurs pour l'insertion du jambier postérieur (fig. 325,8).

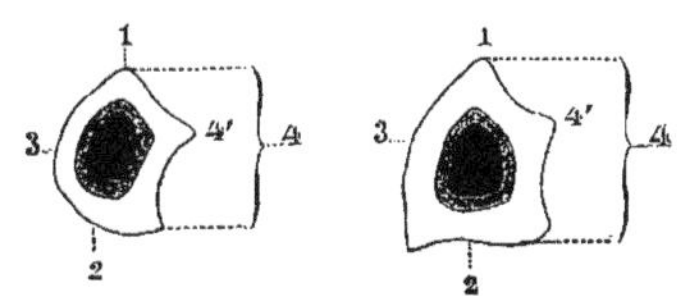

Fig. 319.

Coupe transversale du péroné droit : A, au tiers moyen ; B, au tiers inférieur.

1, bord antérieur. — 2, face postérieure. — 3, face externe. — 4, face interne, avec 4', crête interosseuse.

c. *Face postérieure.* — La face postérieure (fig. 310), rugueuse et convexe, donne insertion, en haut, au muscle soléaire et, dans sa partie moyenne, au muscle fléchisseur propre du gros orteil. Elle regarde directement en arrière dans ses trois quarts supérieurs. Dans son quart inférieur, elle change de direction et tend à devenir interne, en même temps que la face externe et le bord externe se dévient en arrière pour former la gouttière des péroniers : ces changements dans l'orientation des deux faces précitées ne sont pas sans communiquer à la partie inférieure du péroné une apparence de torsion sur son axe. C'est, en général, sur la face postérieure et dans le tiers moyen de cette face qu'on trouve le *trou nourricier* de l'os (fig. 310,7) ; il est dirigé, comme celui du tibia, obliquement en bas et en avant. Il n'est pas rare de le rencontrer sur la face interne.

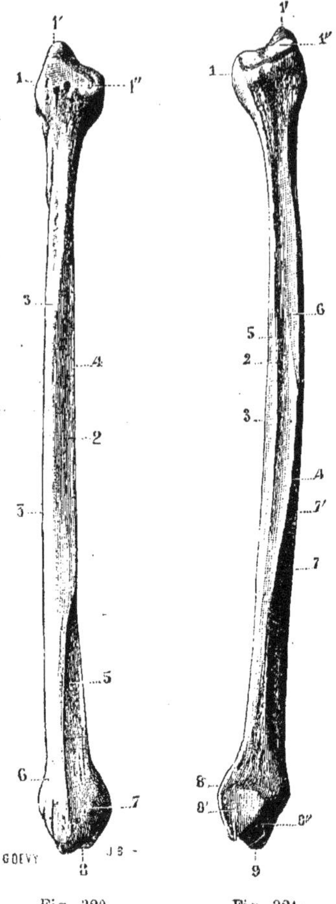

Fig. 320. Fig. 321.

Fig. 320. — Péroné, vu par sa face externe.

1, tête du péroné, avec 1', apophyse styloïde et 1'', tubercule du long péronier. — 2, face externe. — 3, 3, bord externe. — 4, bord antérieur. — 5, surface triangulaire sous-cutanée. — 6, gouttière des péroniers. — 7, malléole externe. — 8, échancrure donnant attache au ligament péronéo-calcanéen.

Fig. 321. — Péroné, vu par sa face interne.

1, extrémité supérieure, avec 1', son apophyse styloïde et 1'', sa facette articulaire tibiale. — 2, crête pour le ligament interosseux. — 3, bord antérieur ou crête du péroné. — 4, bord interne. — 5, gouttière donnant attache aux muscles extenseurs des orteils. — 6, gouttière du jambier postérieur. — 7, face postérieure, avec 7', le trou nourricier. — 8, extrémité inférieure, avec 8', sa facette articulaire astragâlienne et 8'', la fossette d'insertion du ligament péronéo-astragalien postérieur. — 9, sommet de la malléole externe.

B. Bords. — Les trois bords du péroné se distinguent, comme sur le tibia, en antérieur, interne et externe :

a. *Bord antérieur.* — Le bord antérieur, mince et tranchant (*créte du péroné*), se bifurque en bas, interceptant entre ses deux branches de bifurcation la surface triangulaire dont il a été question plus haut. Sa branche de bifurcation interne, quelquefois fort atténuée, se dirige vers le bord antérieur de la malléole. Sa branche de bifurcation externe forme la lèvre antérieure de la gouttière des péroniers.

b. *Bord interne.* — Le bord interne, toujours très accusé, surtout à sa partie moyenne (il s'efface parfois dans son tiers inférieur), donne attache au muscle jambier postérieur.

c. *Bord externe.* — Le bord externe, arrondi et mousse dans sa moitié supérieure, devient, dans sa moitié inférieure, plus mince, plus accusé, presque tranchant : il donne attache à une cloison fibreuse, qui sépare les muscles de la région externe des muscles de la région postérieure. Tout à fait en bas, dans le cinquième inférieur de l'os, il forme la lèvre postérieure de la gouttière, ci-dessus décrite, où se logent les tendons des péroniers latéraux.

2° Extrémité supérieure. — L'extrémité supérieure ou *tête du péroné* (fig. 322), nous présente tout d'abord, en sa partie interne, une facette articulaire plane (1), arrondie ou ovalaire, regardant en haut et en dedans. Elle répond, sur le squelette monté, à une facette de même configuration, que nous avons déjà vue sur la tubérosité externe du tibia.

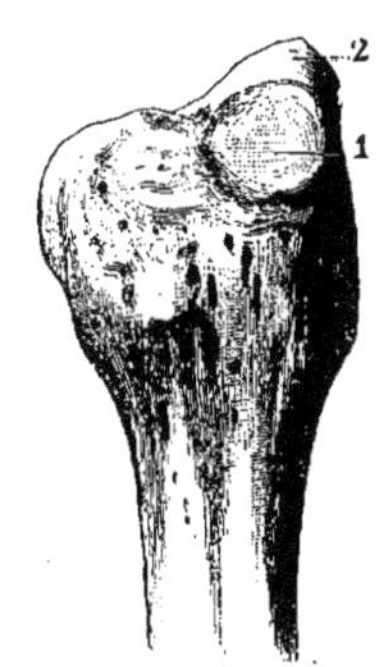

Fig. 322.

Extrémité supérieure du péroné, vue interne.

1, facette articulaire pour le tibia. 2, apophyse styloïde.

En dehors et en arrière de cette facette s'élève une forte saillie de forme pyramidale : c'est l'*apophyse styloïde* du péroné. Son bord postérieur, assez mince, obliquement dirigé en bas et en dedans, se confond bientôt avec le rebord postérieur de la facette articulaire ci-dessus décrite. Son bord antérieur, beaucoup plus large, revêt la forme d'une facette, tantôt triangulaire, tantôt semi-lunaire, qui se prolonge en avant jusqu'à la partie la plus antérieure de l'épiphyse : nous donnerons à cette facette, en raison de sa situation, le nom de facette *pré-styloïdienne du péroné*. Sur l'apophyse styloïde et sur la facette pré-styloïdienne viennent s'attacher le tendon inférieur du biceps et, en dedans de lui, le ligament latéral externe de l'articulation du genou.

En avant de l'apophyse styloïde et de la facette pré-styloïdienne, nous rencontrons une surface rugueuse et parfois même un véritable tubercule, pour l'insertion du long péronier latéral. En arrière, existe également une surface rugueuse, destinée à l'insertion du soléaire. Ces rugosités pré- et rétro-styloïdiennes donnent encore insertion aux ligaments qui unissent, en ce point, le tibia au péroné.

3° Extrémité inférieure. — L'extrémité inférieure (fig. 323) est constituée en entier par une saillie volumineuse, qui fait, sur le côté externe de l'articulation du cou-de-pied, le pendant de la malléole interne et que l'on désigne sous le nom de *malléole externe*. Nous devons noter, cependant, que, sur le squelette monté, la malléole péronière descend plus bas que la malléole tibiale et, d'autre part, qu'elle est située sur un plan plus postérieur. Affectant la forme d'une pyramide à base triangulaire, la malléole externe nous offre à considérer trois faces, trois bords, une base et un sommet :

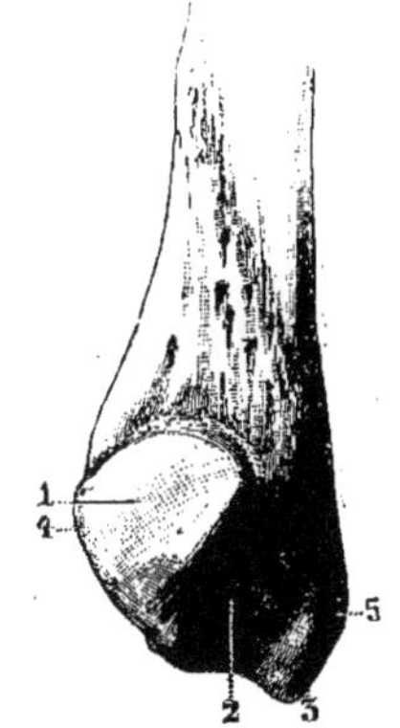

Fig. 323.

Extrémité inférieure du péroné, vue interne.

1, facette articulaire pour l'astragale. — 2, dépression rugueuse pour l'insertion du ligament péronéo-astragalien postérieur. — 3, sommet de la malléole externe. — 4, bord antérieur et 5, bord postérieur de cette malléole.

A. Faces. — Les trois faces de la malléole externe se distinguent en interne, antéro-externe et postéro-externe. — La *face interne* nous présente successivement en allant de haut en bas : 1° une surface rugueuse, sur laquelle s'insèrent de gros faisceaux fibreux, unissant le péroné au tibia ; 2° une facette lisse et articulaire, répondant à la fois à la face externe du tibia et à la face externe de l'astragale ; 3° au-dessous et en arrière de cette facette, une excavation profonde, de forme ovalaire, à grand axe vertical, destinée à l'insertion du ligament péronéo-astragalien postérieur. — La *face antéro-externe*, convexe et lisse, est recouverte par la peau. — La *face postéro-externe* nous présente une gouttière verticale, continuation de la gouttière des péroniers que nous avons déjà rencontrée sur la face externe de l'os.

B. Bords. — Les trois bords de la malléole externe sont antérieur, externe et postérieur. — Le *bord antérieur*, rugueux, donne insertion : 1° tout en haut, au ligament antérieur de l'articulation péronéo-tibiale inférieure ; 2° en bas, au ligament péronéo-astragalien antérieur. — Le *bord externe* forme la lèvre antérieure de la gouttière des péroniers. — Le *bord postérieur* donne attache aux ligaments postérieurs de l'articulation péronéo-tibiale inférieure.

C. Base. — La base de la malléole péronière se confond avec l'os.

D. Sommet. — Le sommet se dirige en bas et en arrière. Comme celui de la malléole interne, il est partagé en deux saillies par une sorte d'échancrure où s'attache le ligament péronéo-calcanéen ; mais ici, contrairement à ce qui existe sur la malléole tibiale, c'est la saillie postérieure qui descend plus bas que l'antérieure.

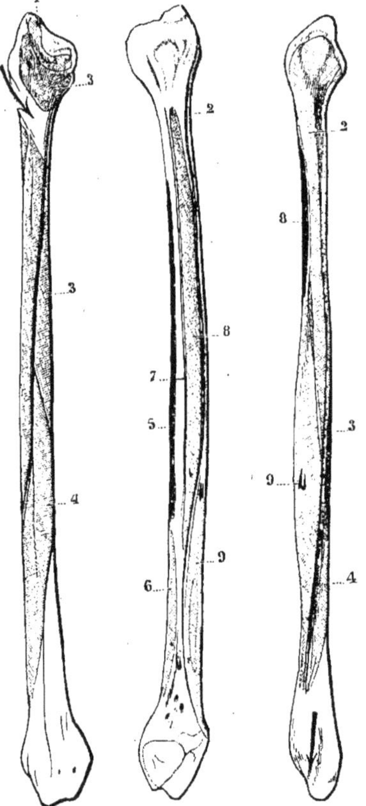

Fig. 324. Péroné, vue externe, avec les insertions musculaires.

Fig. 325. Péroné, vue interne, avec les insertions musculaires.

Fig. 326. Péroné, vue postérieure, avec les insertions musculaires.

(Pour la signification des chiffres, se reporter au tableau ci-contre.)

4° Conformation intérieure. — Le corps du péroné est formé de tissu compacte, circonscrivant un canal médullaire fort étroit, beaucoup plus étendu du côté de l'extrémité supérieure que de l'extrémité inférieure. Les deux extrémités sont constituées par du tissu spongieux : les trabécules osseuses sont à la fois plus épaisses et plus serrées sur l'extrémité inférieure que sur l'extrémité supérieure.

Connexions. — Le péroné s'articule avec deux os : en dedans, avec le tibia ; en bas, avec l'astragale.

Insertions musculaires. — Neuf muscles, appartenant, l'un aux muscles de la cuisse, les huit autres, aux muscles de la jambe, prennent insertion sur le péroné. Nous résumons ces insertions musculaires dans les figures 324, 325 et 326 et dans le tableau synoptique suivant, où les chiffres placés à droite du nom des muscles répondent aux chiffres de même valeur inscrits sur les trois figures précitées :

I. Extrémité supérieure		Biceps crural (1). Soléaire (2). Long péronier latér. (3).
II. Corps.	a. *Face externe* .	Long péronier latér. (3). Court péronier latér. (4).
	b. *Face interne*. .	Extenseur commun (5). Péronier antérieur (6). Extenseur du gros orteil (7). Jambier postérieur (8).
	c. *Face postérieure.*	Soléaire (2). Long fléchisseur du gros orteil (9).

Développement. — Le péroné se développe par trois points d'ossification : un primitif pour le corps et deux complémentaires pour chacune de ses extrémités (fig. 327) :

a. Le *point primitif* ou *diaphysaire* apparaît habituellement du 35e au 40e jour de la vie fœtale, peu après celui du tibia ou en même temps. Aux dépens de ce point se développent, non seulement le corps de l'os, mais encore une partie de son extrémité inférieure et la moitié environ de son extrémité supérieure.

b. Le *point complémentaire de l'extrémité inférieure* (*point épiphysaire inférieur*) se montre vers l'âge de deux ans et s'unit à la diaphyse à dix-huit ou dix-neuf ans.

c. Le *point complémentaire de l'extrémité supérieure* (*point épiphysaire supérieur*) apparaît à l'âge de quatre ans et se soude à la diaphyse de dix-neuf à vingt-deux ans.

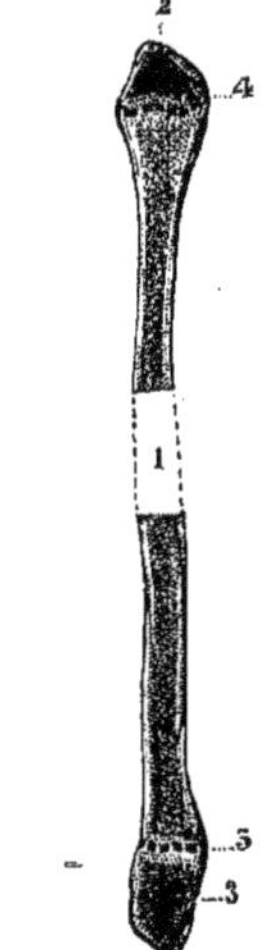

Fig. 327.
Ossification du péroné.

1, point primitif pour le corps. — 2, point complémentaire pour l'épiphyse supérieure. — 3, point complémentaire pour l'épiphyse inférieure. — 4, ligne de soudure de l'épiphyse supérieure. — 5, ligne de soudure de l'épiphyse inférieure.

Variétés. — Dans des cas de développement incomplet des membres inférieurs, le péroné peut faire défaut, en totalité ou en partie, bien que le tibia existe, « analogie remarquable, ajoute Meckel, avec quelques animaux et imitation de la soudure des deux os en un seul chez plusieurs ». — On observe parfois, sur les faces du péroné, de véritables excavations longitudinales en forme de cannelures (*péronés cannelés*), destinées à offrir aux muscles de plus larges surfaces d'insertion. Cette disposition, qui est en rapport avec un développement considérable du système musculaire, était très fréquente chez les races qui vivaient à l'époque de la pierre polie. Broca l'a signalée, en 1888, sur les ossements recueillis dans la célèbre station de Cro-Magnon (Dordogne), et bon nombre d'anthropologistes l'ont retrouvée depuis sur les sujets provenant de dolmens. Les péronés cannelés coexistent le plus souvent avec les tibias platycnémiques (voy. *Tibia*, p. 336). Comme ces derniers, ils se rencontrent parfois dans nos races actuelles, mais les cas sont rares et les cannelures sont toujours moins profondes que celles observées sur les ossements préhistoriques.

§ IV. — Os du pied

Le pied, quatrième et dernier segment du membre pelvien, est constitué par vingt-six os, disposés en trois groupes distincts. — En allant de l'articulation du cou-de-pied vers l'extrémité libre, nous rencontrons tout d'abord un massif osseux, le *tarse*, composé de sept os. — De l'extrémité antérieure du tarse s'échappent, comme autant de rayons divergents, les cinq colonnettes osseuses, dont l'ensemble constitue le *métatarse*. — Le métatarse, enfin, est continué par les *doigts de pied* ou *orteils*, qui comprennent chacun trois phalanges, à l'exception de l'orteil interne qui n'en possède que deux.

Nous étudierons successivement :

1° *Le tarse ;*
2° *Le métatarse ;*
3° *Les orteils.*

A. — Tarse

Le tarse (fig. 345 à 347) est constitué par sept pièces osseuses, disposées en deux rangées, une rangée postérieure et une rangée antérieure. — La première comprend deux os seulement : l'*astragale*, en haut ; le *calcanéum*, en bas. — La seconde en comprend cinq : en dehors, le *cuboïde* ; en dedans, le *scaphoïde*, portant sur sa face antérieure les trois *cunéiformes*.

Ces diverses pièces osseuses, de même que celles du carpe, sont des os courts, présentant à la fois une surface inférieure ou plantaire et une surface supérieure ou dorsale, et portant sur leur pourtour plusieurs facettes articulaires pour les os voisins. Toutefois, ils sont assez irréguliers et assez disparates pour que nous jugions inutile de leur assigner des caractères généraux. Nous les décrirons donc isolément, en faisant surtout ressortir, pour chacun d'eux, sa forme et sa situation respectives.

1° **Astragale**. — Le plus élevé des os du tarse, l'astragale, est situé sur le squelette monté, au-dessous des os de la jambe, qui reposent sur lui, au-dessus du calcanéum qui le sépare du sol et auquel il transmet en grande partie le poids du corps. C'est un os court, légèrement aplati de haut en bas et allongé d'avant en arrière, d'une façon telle que son diamètre antéro-postérieur l'emporte d'un tiers environ sur son diamètre transversal. On lui considère trois parties : 1° une partie postérieure, le *corps*, qui représente les trois quarts ou même les quatre cinquièmes de l'os ; 2° une partie antérieure, arrondie, la *tête* ; 3° une partie intermédiaire, plus ou moins rétrécie, le *col*. Envisagé dans son ensemble, l'astragale affecte une forme irrégulièrement cuboïde et nous présente en conséquence six faces, que l'on distingue en supérieure, inférieure, antérieure, postérieure, interne et externe :

a. *Face supérieure*. — La face supérieure (fig. 328) est occupée dans la plus grande partie de son étendue par une surface articulaire, régulièrement lisse et unie, destinée au tibia.

Cette surface, de forme quadrilatère, un peu plus large à sa partie antérieure, qu'à sa partie postérieure, convexe d'avant en arrière, concave au contraire dans le sens transversal, revêt la forme d'une poulie : c'est la *poulie astragalienne*, avec sa gorge antéro-postérieure extrêmement mousse et plus rapprochée du bord interne que du bord externe, ses deux versants interne et externe légèrement inclinés l'un vers l'autre, ses deux bords latéraux, tous les deux demi-circulaires. De ces deux bords, l'externe est un peu plus élevée que l'interne ; il est aussi plus tranchant et par conséquent plus accusé. Le bord externe de la poulie astragalienne s'élargit à sa partie postérieure pour former une sorte de facette

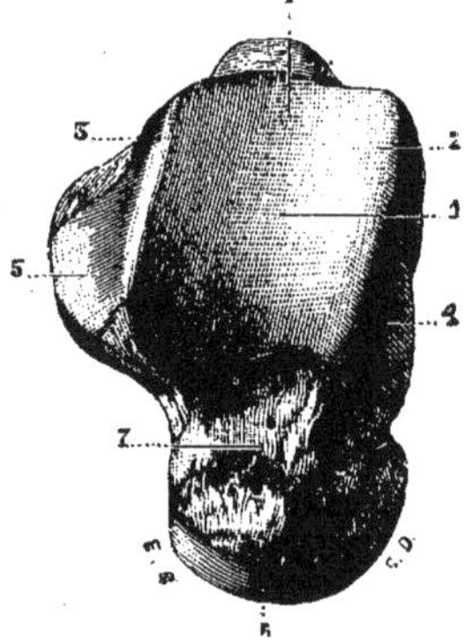

Fig. 328.
Astragale, face supérieure.

1, poulie de l'astragale pour le tibia. — 2, son bord interne. — 3, son bord externe. — 4, facette articulaire pour la malléole interne — 5, facette articulaire pour la malléole externe. — 6, tête de l'astragale. — 7, son col.

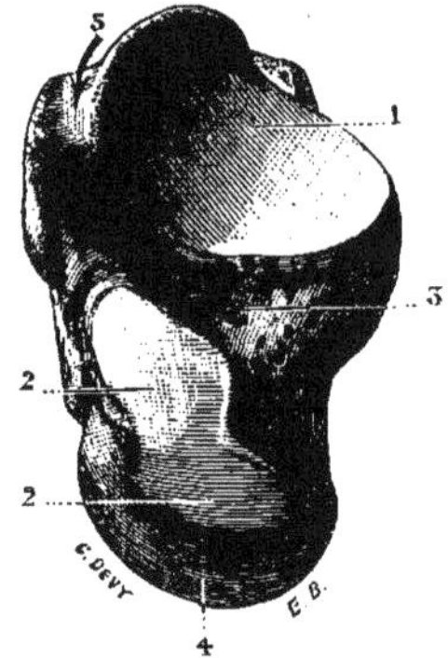

Fig. 329.
Astragale, face inférieure.

1, facette articulaire postéro-externe et 2, facette articulaire antéro-interne pour le calcanéum. — 3, gouttière rugueuse séparant ces deux facettes. — 4, tête de l'astragale. — 5, gouttière du fléchisseur propre du gros orteil.

triangulaire à base postéro-inférieure, très visible dans les figures 330 et 332 (3).

En avant de la poulie astragalienne, la face supérieure de l'astragale est formée par la partie supérieure du col : elle est irrégulière, déjetée en dedans, criblée de trous vasculaires et nous présente, immédiatement en avant de la gorge de la poulie, une dépression plus ou moins profonde où vient se loger la partie antérieure du tibia dans les mouvements de flexion de la jambe sur le pied.

b. *Face inférieure.* — La face inférieure (fig. 329), destinée à s'articuler avec le calcanéum, nous présente à cet effet deux facettes articulaires, l'une antéro-interne, l'autre postéro-externe. — La *facette antéro-interne* (2), allongée d'avant en arrière, convexe dans le même sens, regarde directement en bas. Elle est parfois subdivisée, comme la facette calcanéenne sur laquelle elle repose, en deux facettes secondaires, l'une antérieure, l'autre postérieure. — La *facette postéro-externe* (1), beaucoup plus grande, regarde obliquement en bas et en arrière. Plane transversalement, fortement convave au contraire dans le sens antéro-postérieur, elle s'articule, comme la précédente, avec une facette similaire que nous retrouverons tout à l'heure sur la face supérieure du calcanéum. — Les deux facettes astragaliennes précitées sont séparées l'une de l'autre par une gouttière profonde et rugueuse, qui se dirige obliquement d'arrière en avant et de dedans en dehors : c'est la *rainure astragalienne* (1). Fort étroite en arrière, elle s'élargit considérablement en avant où elle forme, de concert avec la partie correspondante du calcanéum, une excavation profonde, connue sous le nom de *creux calcanéo-astragalien* ou *sinus du tarse*.

A son extrémité antérieure, la facette articulaire postéro-externe de l'astragale se relève parfois pour se prolonger sur la partie antérieure et externe du corps de l'os. Ce prolongement, sur lequel Morestin a tout récemment appelé l'attention (*Bull. Soc. Anat.*, 1894), se développe exactement sur le point où, dans la flexion ou la rotation du pied en dehors, l'astragale vient appuyer sur la grande apophyse du calcanéum, recouverte à ce niveau de puissantes insertions ligamenteuses. On le rencontre environ une fois sur trois. Quand il existe, il revêt la forme d'une petite facette, arrondie ou plutôt allongée transversalement, regardant en avant et en bas, mesurant de 2 à 12 millimètres de hauteur. Mais, quels que soient sa forme et son degré de différenciation, cette facette se continue toujours, à sa partie inférieure, avec la facette postéro-externe de l'astragale, dont elle n'est qu'une dépendance.

c. *Face externe.* — La face externe (fig. 330), articulée avec la malléole péronière, nous présente pour cette articulation une facette triangulaire à base supérieure, lisse et encroûtée de cartilage à l'état frais : c'est la *facette péronière de l'astragale*. — Sa base, curviligne, confine au bord externe de la poulie astragalienne et se continue, par-dessus ce bord, avec la poulie elle-même. — Son sommet, légèrement arrondi, se relève plus ou moins, comme pour se rapprocher de la position horizontale. Il est supporté par une partie osseuse, fortement déjetée en dehors, qui constitue une véritable apophyse, l'*apophyse externe de l'astragale*. — La facette articulaire que nous venons de décrire, bordée en avant par une surface rugueuse, où vient s'attacher le ligament péronéo-astragalien antérieur, est circonscrite en arrière par une nouvelle bande rugueuse, qui se termine en gouttière sur la partie postérieure de l'os et qui donne attache au ligament péronéo-astragalien postérieur. — Enfin, en

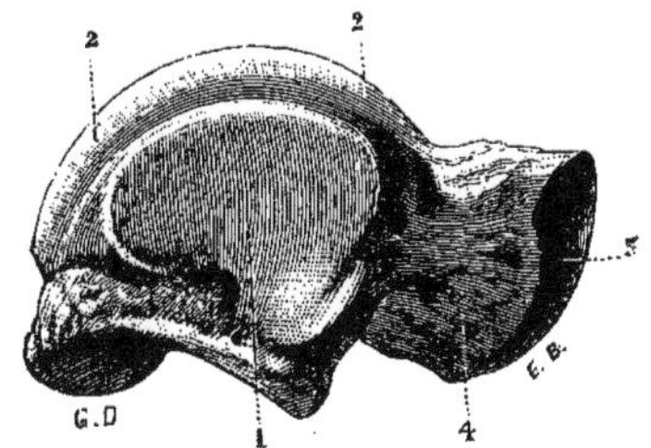

Fig. 330.
Astragale, face externe.

1, facette triangulaire, destinée à s'articuler avec la malléole externe. — 2, 2, poulie astragalienne, vue de profil. — 3, tête de l'astragale. — 4, son col.

avant de cette surface articulaire, la face externe de l'astragale est constituée par le côté externe du col : il revêt l'aspect d'un bord mousse, mesurant à peine 10 millimètres de hauteur et fortement en retrait sur le plan de la facette péronière.

d. *Face interne.* — La face interne (fig. 331), un peu moins élevée que l'externe, s'articule avec la malléole tibiale. A cet effet, elle nous présente en haut et en arrière une facette articulaire, allongée dans le sens antéro-postérieur et mesurant en moyenne 25 millimètres de longueur sur 12 millimètres de hauteur. Cette facette articulaire, qui se continue en haut avec la poulie astragalienne et n'en est pour ainsi dire qu'une dépendance, revêt dans son ensemble la forme d'une virgule couchée (●), dont la tête serait en avant et la queue en arrière. Au-devant d'elle, se voit une surface rugueuse, représentant la partie interne du col. Au-dessous, le long du bord concave de la virgule, s'étale une nouvelle surface rugueuse (2), qui s'étend depuis le col jusqu'à la face postérieure de l'os et sur laquelle vient s'attacher le faisceau profond du ligament latéral interne de l'articulation du cou-de-pied.

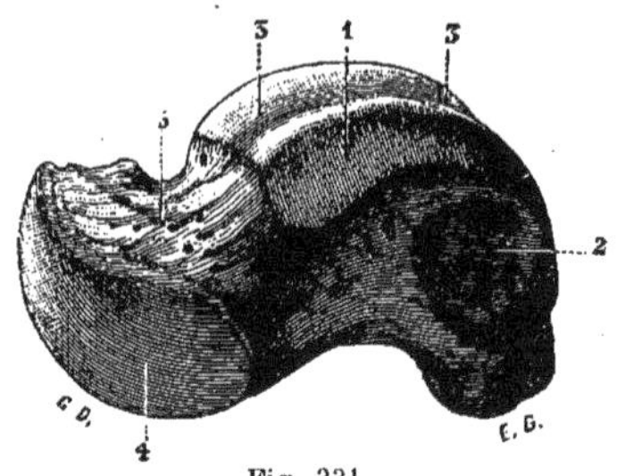

Fig. 331.
Astragale, face interne.

1, facette triangulaire pour la malléole interne. — 2, facette rugueuse pour le feuillet profond du ligament latéral interne. — 3, 3, poulie de la face supérieure. — 4, tête de l'astragale. — 5, son col.

e. *Face antérieure.* — La face antérieure de l'astragale (fig. 330 et 331), articulaire dans toute son étendue, est arrondie en forme de tête : c'est elle qu'on désigne sous le nom de *tête de l'astragale*. Cette surface articulaire, plus large que haute, est circonscrite en haut et sur les côtés par un rebord très net qui la sépare du col. A sa partie inférieure, au contraire, elle se continue avec une deuxième facette articulaire qui nous est déjà connue, la facette antéro-interne de la face inférieure de l'os. — La tête de l'astragale s'articule avec la face antérieure du scaphoïde, qui présente à cet effet une facette articulaire excavée en forme de cavité glénoïde. Toutefois, comme la facette scaphoïdienne est moins grande que la surface de la tête astragalienne, il en résulte que, sur un pied articulé, une partie de cette dernière surface, sa partie inféro-externe, ne présente aucun rapport de contact avec le scaphoïde. — Cette portion extra-scaphoïdienne (qu'on me permette cette expression) de la tête de l'astragale revêt la forme d'un petit triangle à base postérieure. Nous verrons plus tard, en arthrologie, qu'elle est en rapport avec un ligament, le ligament calcanéo-scaphoïdien inférieur.

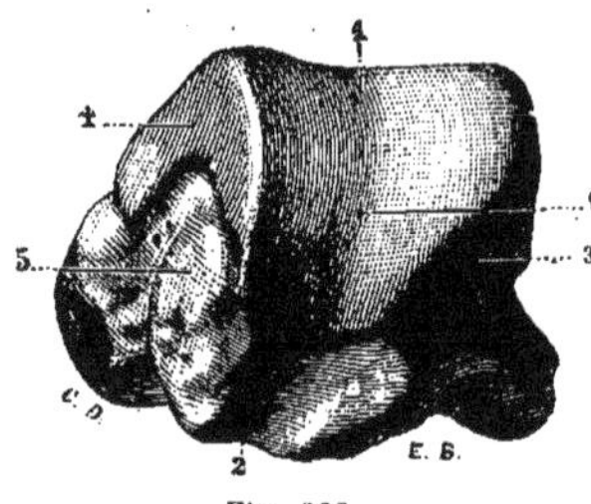

Fig. 332.
Astragale, face postérieure.

1, 1, poulie de l'astragale. — 2, gouttière pour le fléchisseur propre du gros orteil. — 3, surface triangulaire, formée par la bifurcation du bord externe de la poulie. — 4, facette articulaire pour la malléole interne. — 5, facette rugueuse pour le feuillet profond du ligament latéral interne.

f. *Face postérieure.* — La face postérieure (fig. 332) se trouve fort réduite par suite de la déclivité de la poulie astragalienne : elle ressemble plutôt à un bord qu'à une véritable face. Nous y rencontrons, à sa partie la plus interne, une gouttière (2), obliquement dirigée de haut bas et de dehors en dedans : elle livre passage au tendon du muscle fléchisseur propre du gros orteil. Des deux lèvres qui circonscrivent cette gouttière, l'externe est ordinairement plus accusée et plus saillante que l'interne; sur elle viennent s'attacher le ligament péronéo-astragalien postérieur de l'articulation du cou-de-pied et le ligament postérieur de l'articulation astragalo-calcanéenne (voy. ARTHROLOGIE).

Connexions. — L'astragale s'articule avec quatre os : 1° en haut et en dedans, avec le tibia; 2° en dehors, avec le péroné; 3° en bas, avec le calcanéum; 4° en avant, avec le scaphoïde.

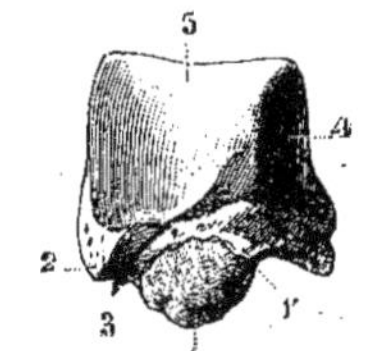

Fig. 333.
Os trigone, vue postérieure.

1, os trigone, avec 1', sa ligne de soudure avec l'astragale. — 2, tubercule interne de la gouttière 3, destinée au tendon du fléchisseur propre du gros orteil. — 4, face externe de l'astragale. — 5, sa face supérieure.

Variétés, os trigonum. — On rencontre quelquefois à la partie postérieure de l'astragale, sur le rebord externe de la gouttière du fléchisseur propre du gros orteil, un osselet indépendant réuni par une suture au reste de l'astragale. Cet osselet, signalé dès 1864 par GRUBER, rencontré de nouveau quelques années plus tard par STIEDA, par SHEPHERD et par ALBRECHT, a été particulièrement bien étudiée, en 1883, par BARDELEBEN (*Das Intermedium tarsi beim Menschen*, Sitz. d. Jenaischen Gesellschaft f. Medicin, 1er mars), qui lui a donné le nom d'*os trigonum* (fig. 333,1).

L'os trigonum de BARDELEBEN se développe aux dépens du cartilage embryonnaire de l'astragale et, sur les sujets porteurs de cette anomalie, le cartilage en question donne en réalité naissance à deux os distincts : un os antérieur, relativement volumineux, que l'on pourrait appeler l'astragale proprement dit; un os postérieur, beaucoup plus petit, qui n'est autre que le trigonum. Ce remplacement de notre astragale par deux pièces osseuses distinctes existe normalement chez un grand nombre de vertébrés inférieurs, notamment chez l'axolot (*intermédiaire I* et *intermédiaire II*). On le rencontre encore très fréquemment chez les marsupiaux. L'anomalie humaine est donc la reproduction d'une disposition qui est typique dans la série animale et acquiert ainsi toute la valeur des anomalies réversives.

L'os trigonum, quand il existe à l'état d'isolement, représente le pyramidal du carpe. Le reste de l'astragale ou astragale proprement dit est l'homologue du semi-lunaire.

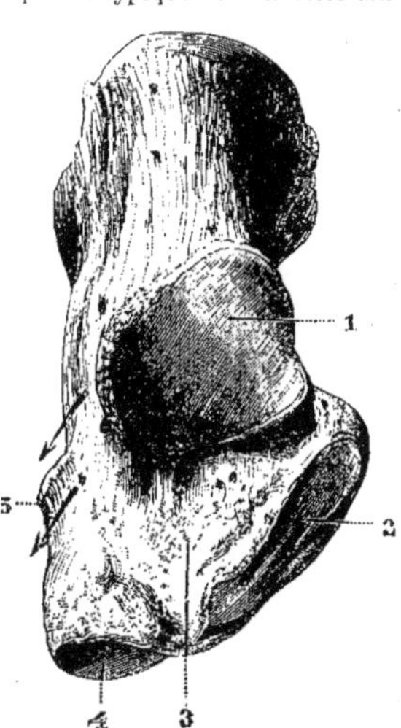

Fig. 334.
Calcanéunm, face supérieure.

1, facette articulaire postéro-externe et 2, facette articulaire antéro-interne pour l'astragale. — 3, gouttière rugueuse séparant ces deux facettes. — 4, facette articulaire antérieure pour le cuboïde. — 5, tubercule calcanéen externe, séparant les deux gouttières des péroniers.

2° Calcanéum. — Le calcanéum est l'os le plus volumineux du tarse, dont il constitue la partie postéro-inférieure : il est séparé des os de la jambe par l'astragale et repose directement sur le sol. Allongé d'avant en arrière, aplati transversalement, il présente, comme l'os précédent, une forme irrégulièrement cubique et possède par conséquent six faces. Ces six faces ont la même orientation et portent le même nom que celles de l'astragale :

a. *Face supérieure.* — La face supérieure (fig. 334) diffère beaucoup d'aspect suivant qu'on la considère à sa partie antérieure ou à sa partie postérieure. — Dans ses deux tiers antérieurs, elle s'articule avec l'astragale. Aussi y rencontrons-nous les mêmes éléments ostéologiques que sur la face inférieure de ce dernier os, à savoir : 1° une première facette, *facette antéro-interne,* allongée et concave d'avant en arrière, subdivisée parfois en deux facettes secondaires; 2° une deuxième facette, *facette postéro-externe,* convexe d'avant en arrière et plus large que la précédente; 3° entre ces deux facettes, une gouttière oblique en avant et en dehors, la *rainure calcanéenne,* étroite à son origine, s'étalant à sa terminaison en une large surface quadrilatère, qui contribue à former le creux calcanéo-astragalien. La rainure calcanéenne, ainsi que la surface rugueuse qui lui fait suite, donnent insertion au ligament interosseux de l'articulation calcanéo-astragalienne. — En arrière des deux facettes articulaires précitées, la face supérieure du calcanéum devient inégale et rugueuse. Arrondie transversalement, elle est concave d'avant en arrière et répond à ce niveau à une masse cellulo-graisseuse, qui sépare le tendon d'Achille de l'articulation tibio-tarsienne.

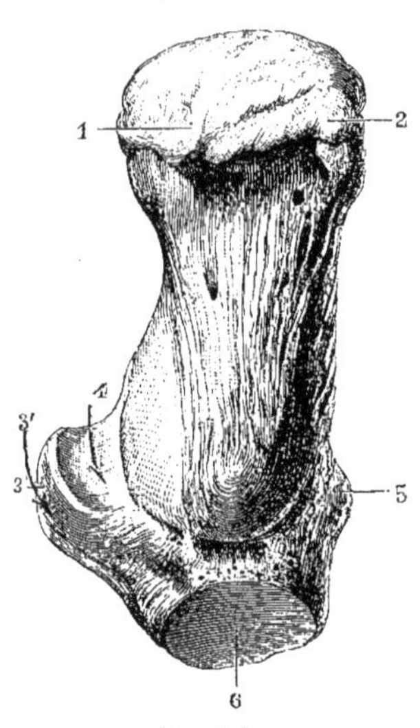

Fig. 335.

Calcanéum, face inférieure.

1, tubérosité interne. — 2, tubérosité externe. — 3, petite apophyse, avec 3', gouttière pour le fléchisseur commun des orteils. — 4, gouttière pour le fléchisseur propre du gros orteil. — 5, tubercule calcanéen externe, séparant les gouttières des péroniers latéraux. — 6, facette articulaire pour le cuboïde.

b. *Face inférieure.* — La face inférieure (fig. 335) est irrégulière et criblée de trous vasculaires dans toute son étendue. — Si nous la parcourons d'arrière en avant, nous rencontrons tout d'abord, à sa partie postérieure, deux saillies osseuses toujours très apparentes : ce sont les *tubérosités interne* et *externe* du calcanéum. L'interne, de beaucoup la plus volumineuse, donne insertion aux muscles court fléchisseur plantaire et adducteur du gros orteil. L'externe, plus petite, donne attache au muscle abducteur du petit orteil. — En avant de ces deux tubérosités, s'étale une surface rugueuse à peu près plane, striée longitudinalement et criblée de trous, pour l'insertion du grand ligament calcanéo-cuboïdien inférieur. — Cette surface se termine en avant par une troisième saillie osseuse, plus ou moins bien délimitée : c'est la *tubérosité antérieure,* sur laquelle s'insèrent encore les faisceaux profonds du ligament calcanéo-cuboïdien inférieur.

c. *Face externe.* — La face externe (fig. 336) répond à la peau. Nous y rencontrons, à la réunion de son tiers antérieur avec ses deux tiers postérieurs, un tubercule, plus ou moins développé suivant les sujets : c'est le *tubercule externe du calcanéum.* — Au-dessus de ce tubercule se trouve une gouttière, oblique en bas et en avant, pour le passage du tendon du muscle court péronier latéral. Au-dessous, existe une deuxième gouttière, de même direction, pour le tendon du long péronier latéral. Quant au tubercule lui-même, il donne insertion aux gaines fibreuses des deux muscles précités. — Au-dessus et en arrière du tubercule externe que nous venons de décrire se voit assez fréquemment, mais pas toujours, une empreinte rugueuse destinée à l'insertion du ligament péronéo-calcanéen.

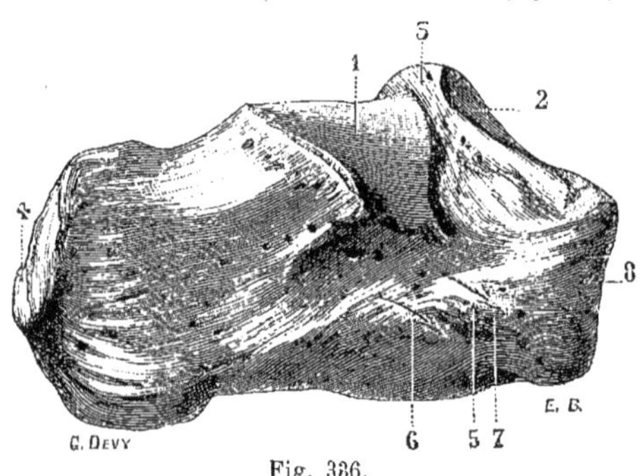

Fig. 336.

Calcanéum, face externe.

1, facette postéro-externe et 2, facette antéro-interne pour l'astragale. — 3, gouttière rugueuse qui les sépare. — 4, face postérieure. — 5, tubercule externe, séparant la gouttière du long péronier latéral 6, de la gouttière du court péronier 7. — 8, face antérieure.

d. *Face interne.* — La face interne (fig. 337), fortement excavée, constitue une large gouttière, obliquement dirigée en bas et en avant : c'est la *gouttière calcanéenne interne,* lieu de passage pour les muscles, vaisseaux et nerfs qui abandonnent la face postérieure de la jambe pour gagner la plante du pied. — Cette gouttière, limitée en arrière par la tubérosité interne déjà connue, se trouve circonscrite en avant par une forte saillie qui se porte directement en dedans et que l'on désigne sous le nom de *petite apophyse du calcanéum :* c'est le *sustentaculum tali* des anciens anatomistes, ainsi appelé parce que sur lui repose la partie interne de l'astragale ou *talus.* — La base de la petite apophyse du calcanéum est parcourue, du côté de la gouttière calcanéenne, par une gouttière mousse et lisse, destinée au tendon du fléchisseur propre du gros orteil. — Sur le bord libre de la petite apophyse du calcanéum, on voit une deuxième gouttière, dirigée en avant, en bas et en dedans, dans laquelle, à l'état frais, glisse le tendon du muscle fléchisseur commun des orteils (fig. 335, 3' et fig. 337, 5').

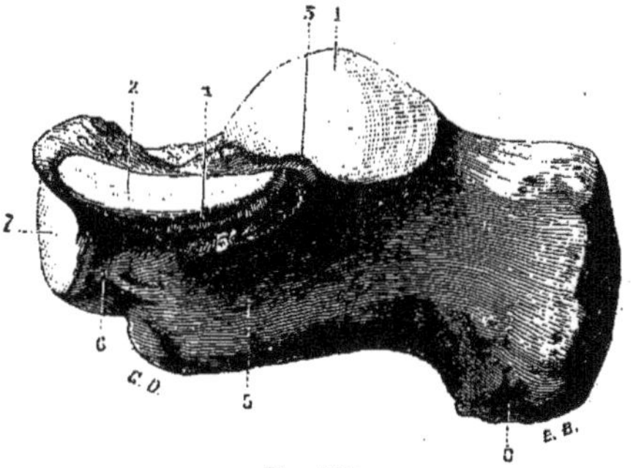

Fig. 337.
Calcanéum, face interne.

1, facette postéro-externe et 2, facette antéro-interne pour l'astragale. — 3, gouttière rugueuse qui les sépare. — 4, petite apophyse du calcanéum. — 5, gouttière, située au-dessous pour le passage du fléchisseur propre du gros orteil. — 5', autre gouttière située sur le bord libre du calcanéum et dans laquelle glisse le tendon du fléchisseur commun des orteils. — 6, grande apophyse du calcanéum. — 7, facette articulaire pour le cuboïde. — 8, tubérosité interne du calcanéum.

e. *Face antérieure.* — La face antérieure du calcanéum nous présente une facette articulaire, concave de haut en bas, convexe transversalement, s'adaptant exactement à la face postérieure du cuboïde. Elle est limitée en haut par une saillie mince et tranchante, qui la surplombe et qui a son importance dans l'amputation de Chopart. La facette articulaire de la face antérieure est supportée par une sorte de colonne osseuse (fig. 337, 6), à laquelle on a donné le nom de *grande apophyse du calcanéum.*

f. *Face postérieure.* — La face postérieure (fig. 338), plus large en bas qu'en haut, forme la portion la plus reculée de la saillie du talon. — Sa moitié inférieure, rugueuse et confondue en partie avec les tubérosités de la face inférieure, donne insertion au tendon d'Achille. — Sa moitié supérieure est lisse. Sur elle s'étale une bourse séreuse qui la sépare de ce même tendon.

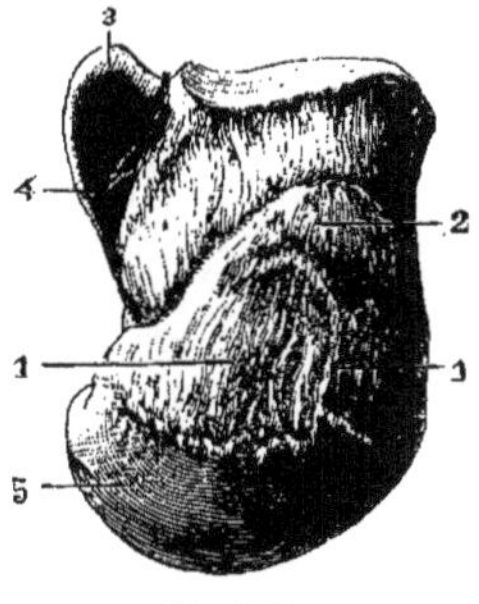

Fig. 338.
Calcanéum, face postérieure.

1, 1, surface rugueuse pour le tendon d'Achille. — 2, partie plus lisse séparée du tendon précité par une bourse séreuse. — 3, petite apophyse du calcanéum, surmontant 4, la gouttière du fléchisseur propre du gros orteil. — 5, tubérosité interne de la face inférieure.

Connexions. — Le calcanéum s'articule avec deux os : 1° en haut, avec l'astragale, qui le sépare des os de la jambe ; 2° en avant, avec le cuboïde.

Insertions musculaires. — Le calcanéum donne insertion à huit muscles, savoir (fig. 339, A, B et C) : 1° *sur sa face postérieure,* au plantaire grêle (2) et au triceps sural par l'intermédiaire du tendon d'Achille (1); 2° *sur sa face supérieure*, au pédieux (3); 4° *sur sa face inférieure*, au court fléchisseur commun des orteils (4), à l'adducteur du gros orteil (5), à l'abducteur du petit orteil (6), au faisceau externe de l'accessoire du long fléchisseur commun (8) et quelquefois au jambier ou tibial postérieur (7); 3° *sur sa face interne*, au faisceau interne de l'accessoire du long fléchisseur commun (8').

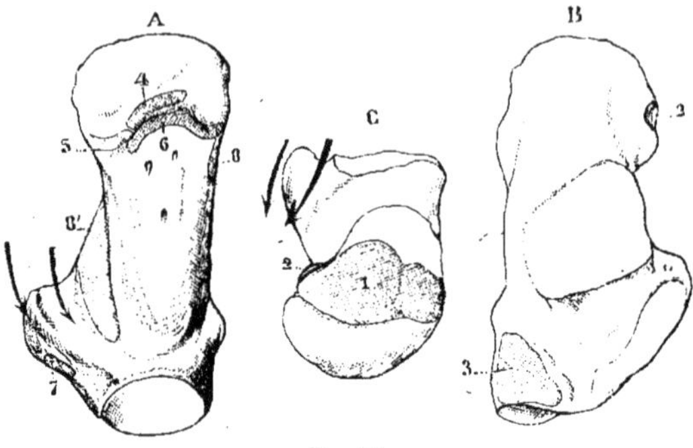

Fig. 339.

Calcanéum avec les insertions musculaires.

A, vue inférieure ; B, vue supérieure ; C, vue postérieure.

9, gouttière du fléchisseur du gros orteil. — 10, gouttière du long fléchisseur commun.

(Pour la signification des autres chiffres, qui désignent des muscles, se reporter à l'alinéa ci-dessus, relatif aux *Insertions musculaires*.)

Variétés. — La facette antéro-interne de la face supérieure du calcanéum est souvent (40 p. 100) divisée en deux portions par une ligne transversale (voy. ARTHROLOGIE). La même disposition s'observe aussi sur la facette correspondante de l'astragale. — La tubérosité externe, provenant d'un point d'ossification spécial, peut, par défaut de soudure de ce point, rester isolée et ressembler ainsi à un os sésamoïde (RAMBAUD et RENAULT). — Le tubercule externe du calcanéum fait défaut sur bien des sujets; par contre, il prend parfois un développement assez considérable pour mériter le nom d'*apophyse sous-malléolaire* que lui a donné HYRTL (*Ueber die Trochlearfortzätze d. menschl. Knochen*, in Denkschr. d. kais. Akad., vol. XVIII), auquel cas il fait saillie sous la peau et peut même déterminer, à ce niveau, la formation de callosités. — On désigne en anthropologie, sous le nom de *talon*, la portion du calcanéum située en arrière d'une ligne transversale qui réunirait l'une à l'autre les saillies maxima des deux malléoles. Très développée chez l'homme, la saillie du talon est à peine marquée chez les singes. On conçoit dès lors que le degré de saillie du talon puisse devenir un caractère anthropologique d'une grande importance. L'étude de ces variations suivant les âges, les sexes et les races, fournirait assurément des conclusions fort intéressantes.

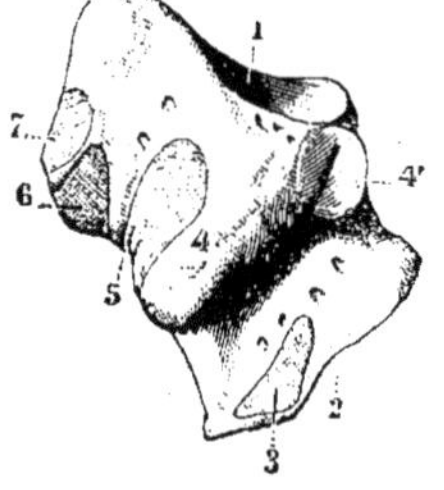

Fig. 340.

Cuboïde droit, vu par sa face inférieure.

1, facette articulaire pour le calcanéum. — 2, bord inférieure de la face antérieure. — 3, surface rugueuse, donnant insertion à l'abducteur oblique du gros orteil. — 4, tubérosité du cuboïde, avec 4', empreinte du sésamoïde du tendon du long péronier latéral. — 5, autre insertion de l'abducteur oblique. — 6, insertion du court fléchisseur du gros orteil. — 7, insertion d'un faisceau inconstant du tibial postérieur.

3° Cuboïde. — Le cuboïde (fig. 340) est situé en avant de la grande apophyse du calcanéum dont il prolonge la direction. Libre à sa partie externe, il répond en avant aux deux derniers métatarsiens, en dedans au scaphoïde et au troisième cunéiforme. Sa forme cuboïdale, qui lui a valu son nom, nous permet de lui considérer six faces :

a. *Face supérieure*. — La face supérieure fait partie du dos du pied. Elle regarde à la fois en haut et en dehors. Plane et irrégulière, elle est recouverte par des ligaments et par le muscle pédieux.

b. *Face inférieure*. — La face inférieure (fig. 340), la plus importante de toutes, nous présente à sa partie moyenne ou un peu en avant de cette partie moyenne, une forte saillie, tantôt ovalaire, tantôt cylindroïde, qui se dirige obliquement d'arrière en avant et de dehors en dedans : c'est la *tubérosité* ou *crête du cuboïde*. Cette saillie, qui donne insertion au ligament calcanéo-cuboïdien inférieur, divise la face inférieure de l'os en deux parties d'aspect bien différent : 1° une partie postérieure, légèrement excavée et rugueuse, pour des insertions ligamenteuses et musculaires ; 2° une partie antérieure, creusée en une sorte de gouttière, la *gouttière du cuboïde*, laquelle, comme la crête elle-même, se dirige obliquement en avant et en dehors vers l'extrémité postérieure du premier métatarsien ; à l'état frais, elle est recouverte et convertie en un canal complet par une expansion du ligament calcanéo-cuboïdien. Dans ce canal passe le tendon du long péronier latéral. On voit assez souvent sur le versant antérieur de la crête du cuboïde, au voisinage du bord externe du pied, une empreinte ovalaire, qui répond au sésamoïde du tendon de ce dernier muscle.

c. *Face postérieure.* — La face postérieure est occupée tout entière par une surface articulaire, destinée au calcanéum. Légèrement convexe dans le sens transversal, elle est, au contraire, concave dans le sens vertical. De plus, elle a une forme triangulaire : sa base, curviligne, répond à la face supérieure ou dorsale de l'os ; son sommet se prolonge en bas et en dedans en une saillie, souvent fort prononcée, que l'on désigne sous le nom d'*apophyse pyramidale du cuboïde*.

d. *Face antérieure.* — La face antérieure, également articulaire, est divisée en deux facettes secondaires par une crête verticale mousse : la facette qui est en dedans répond à l'extrémité postérieure du quatrième métatarsien ; celle qui est en dehors s'articule avec le cinquième.

e. *Face interne.* — La face interne nous présente, à sa partie moyenne, une facette articulaire, plane et ovalaire, destinée à s'articuler avec le troisième cunéiforme ; en arrière d'elle, existe quelquefois une deuxième facette, toute petite, pour le scaphoïde. Le reste de cette face présente de nombreuses rugosités pour des insertions ligamenteuses.

f. *Face externe.* — La face externe, située le long du bord externe du pied, se trouve réduite aux dimensions d'un simple bord. On y voit une forte échancrure, qui n'est que le commencement de la gouttière du long péronier, déjà décrite sur la face inférieure.

Connexions. — Le cuboïde s'articule avec quatre os : 1° en arrière, avec le calcanéum; 2° en dedans, avec le troisième cunéiforme ; 3° en avant, avec les quatrième et cinquième métatarsiens.

Insertions musculaires. — Cet os donne insertion à une expansion tendineuse du tibial postérieur, à l'abducteur oblique du gros orteil et, quelquefois, à des faisceaux du court fléchisseur du gros orteil (fig. 340,3 et 5).

4° Scaphoïde. — Placé en dedans du cuboïde, le long du bord interne du pied, le scaphoïde s'articule en arrière avec la tête de l'astragale, en avant avec les trois cunéiformes. Aplati dans le sens antéro-postérieur, convexe en avant, fortement excavé en arrière, il a été comparé à une nacelle dont le grand axe serait oblique en bas et en dedans, d'où le nom de scaphoïde (de σκάφη, barque, et εἶδος, forme) sous lequel on le désigne. On lui considère deux faces, deux bords et deux extrémités :

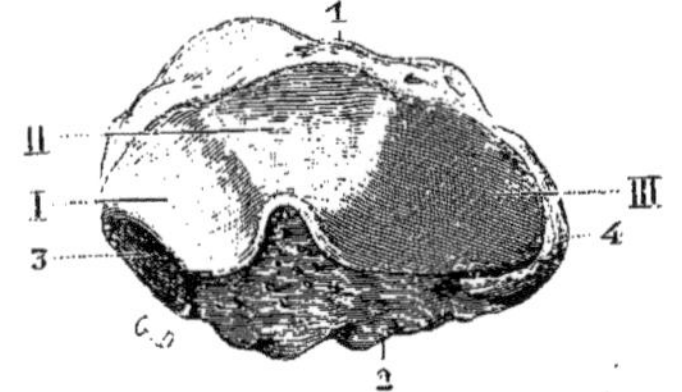

Fig. 341.
Scaphoïde, vu par sa face antérieure.

1, bord supérieur. — 2, bord inférieur. — 3, côté externe, avec facette articulaire pour le cuboïde. — 4, côté interne. — I, II, III, facettes articulaires pour les 1er, 2e et 3e cunéiformes.

a. *Faces.* — Des deux faces, l'une regarde en avant, l'autre en arrière. — La *face postérieure* présente une cavité profonde et régulière, plus large que haute, segment de sphère ou d'ovoïde, destiné à s'articuler avec la tête arrondie de l'astragale. — La *face antérieure* (fig. 341), également articulaire, est divisée par deux crêtes mousses en trois facettes triangulaires, correspondant chacune à l'un des trois cunéiformes.

b. *Bords*. — Les deux bords se distinguent en supérieur et inférieur. — Le *bord supérieur*, incliné en bas et en dedans, fait partie de la face dorsale du tarse. — Le *bord inférieur*, qui lui est opposé, fait saillie à la face plantaire. L'un et l'autre sont rugueux et donnent insertion à des ligaments.

c. *Extrémités*. — Des deux extrémités du scaphoïde, l'une est externe, l'autre interne. — L'*extrémité externe*, assez mal délimitée, réunit par une courbe non interrompue le bord supérieur et le bord inférieur. — L'*extrémité interne* (fig. 341,4), au contraire, constitue une forte saillie, qui se dirige en bas et en arrière : c'est le *tubercule du scaphoïde*, sur lequel vient s'attacher le tendon principal du jambier postérieur. On rencontre quelquefois sur le bord inférieur du scaphoïde, un peu au-dessous de l'extrémité externe, une petite facette articulaire pour le cuboïde (fig. 341,3).

Connexions. — Le scaphoïde s'articule avec cinq os : 1° en arrière, avec l'astragale ; 2° en avant, avec les trois cunéiformes ; 3° en dehors, avec le cuboïde (articulation non constante).

Insertions musculaires. — Il donne attache à un seul muscle, le jambier postérieur (fig. 348,5).

5° Cunéiformes. — Les trois cunéiformes (fig. 345) sont enclavés à la manière de coins entre le scaphoïde, le cuboïde et les quatre premiers métatarsiens. On les désigne sous les noms de premier, deuxième et troisième cunéiformes, en allant de dedans en dehors. On les distingue encore, en ne considérant que leurs dimensions, en grand, moyen et petit cunéiformes : le grand est le premier, le moyen est le troisième, le petit est le second ou celui du milieu.

A. Premier cunéiforme. — Le premier ou grand cunéiforme (fig. 345,5) occupe le bord interne du pied. Il a la forme d'un coin à base inférieure et à sommet supérieur. On lui considère, comme à un coin, quatre faces, une base et un sommet.

a. *Faces*. — Les quatre faces se distinguent, d'après leur situation, en postérieure, antérieure, interne et externe. — La *face postérieure*, triangulaire et concave, s'articule en totalité avec la facette interne de la face antérieure du scaphoïde. — La *face antérieure*, également articulaire, répond à l'extrémité postérieure du premier métatarsien. Elle nous présente, à cet effet, une large surface articulaire, convexe et allongée de haut en bas, affectant plus ou moins la forme d'un croissant à concavité tournée en dehors (voy. *Variétés*, p. 353). — La *face interne*, rugueuse et inégale, plus ou moins excavée à sa partie moyenne, fait partie du bord interne du pied. On y remarque, à sa partie antérieure et inférieure, une empreinte circulaire, toujours très accusée, sur laquelle vient prendre insertion le muscle jambier antérieur (fig. 343, 1). — La *face externe* nous présente en haut deux facettes articulaires : l'une en avant, toute petite, pour le deuxième métatarsien ; l'autre en arrière, beaucoup plus large, pour le deuxième cunéiforme. Au-dessous de ces deux facettes, la face externe de l'os est inégale et raboteuse pour l'insertion des ligaments interosseux.

b. *Base*. — La base du premier cunéiforme (*face inférieure* de quelques auteurs) fait saillie à la plante du pied (fig. 347, 5). Large et inégale, elle donne attache à des ligaments et au tendon du jambier postérieur.

c. *Sommet*. — Le sommet, qui forme le tranchant du coin et que certains auteurs désignent encore sous le nom de *bord supérieur*, regarde la région dorsale du pied. — Dans ses deux tiers postérieurs, où il répond au deuxième cunéiforme, il est mince, tranchant, obliquement dirigé d'arrière en avant et de dedans en dehors. — Dans son tiers antérieur, où il s'articule avec le deuxième métatarsien, il est plus épais et franchement antéro-postérieur.

Connexions. — Le premier cunéiforme s'articule avec quatre os : en arrière, avec l'astragale ; en dehors, avec le deuxième cunéiforme et le deuxième métatarsien ; en avant, avec le premier métatarsien.

Insertions musculaires. — Il donne insertion à trois muscles (fig. 343,A) ; le jambier antérieur (1), le jambier postérieur (2) et le premier interosseux dorsal.

B. Deuxième cunéiforme. — Le deuxième ou petit cunéiforme (fig. 345,6) ressemble encore à un coin, à base supérieure et à sommet inférieur. Comme le précédent, il nous présente quatre faces parfaitement distinctes, une base et un sommet :

a. *Faces.* — Les quatre faces se distinguent en antérieure, postérieure, interne et externe. — La *face postérieure,* triangulaire et légèrement concave, s'articule dans

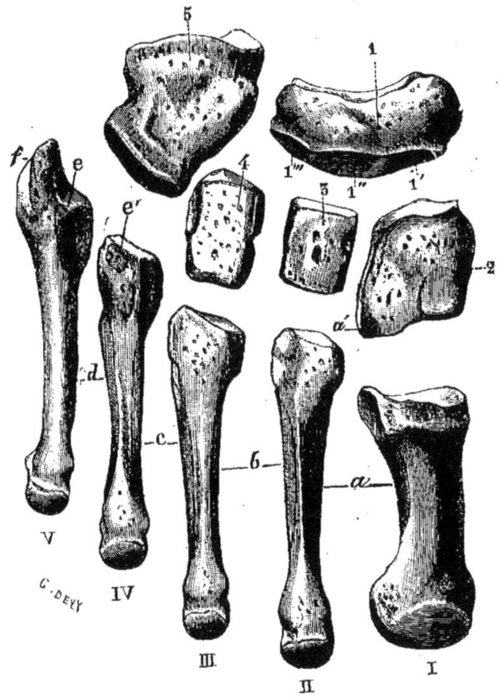

Fig. 342.

Os de la deuxième rangée du tarse et métatarsiens, vus par leur face dorsale, avec les insertions musculaires.

I, II, III, IV, V, premier, deuxième, troisième, quatrième et cinquième métatarsiens. — 1, scaphoïde, avec ses trois facettes, antérieures 1', 1'', 1''', pour le premier cunéiforme (2), pour le second cunéiforme (3) et pour le troisième cunéiforme (4). — 5, cuboïde.

a, *a*, insertions du premier interosseux dorsal sur le premier et le second métatarsiens. — *a'*, son insertion sur le premier cunéiforme. — *b*, insertions du deuxième interosseux dorsal sur le deuxième et le troisième métatarsiens. — *c*, insertions du troisième interosseux dorsal sur les troisième et quatrième métatarsiens. — *d*, insertions du quatrième interosseux dorsal sur le cinquième métatarsien. — *e*, *e'*, insertions du péronier antérieur. — *f*, insertions du court péronier latéral.

toute son étendue avec la facette moyenne du scaphoïde. — La *face antérieure,* également triangulaire, s'articule avec l'extrémité postérieure du deuxième métatarsien. — La *face interne,* articulée avec le premier cunéiforme, nous offre à cet effet : en arrière et en haut, une facette articulaire en forme d'équerre ; en bas et en avant, entre les deux branches de l'équerre, une surface rugueuse pour l'insertion de ligaments interosseux. — La *face externe,* articulée avec le troisième cunéiforme, nous présente, de même, une facette articulaire en arrière et des rugosités en avant.

b. *Base.* — La base (*face supérieure* de quelques auteurs) fait partie de la région dorsale du pied ; elle est quadrilatère et rugueuse pour donner insertion à des ligaments.

c. *Sommet.* — Le sommet (*bord inférieur* de quelques auteurs), rectiligne, mince et presque tranchant, répond à la plante du pied.

Connexions. — Le deuxième cunéiforme s'articule, comme le premier, avec quatre os : le scaphoïde en arrière, le deuxième métatarsien en avant, le premier cunéiforme en dedans et le troisième cunéiforme en dehors.

Insertions musculaires. — Il donne insertion à une expansion du tendon du jambier ou tibial postérieur (fig. 343,3).

C. Troisième cunéiforme. — Le troisième ou moyen cunéiforme (fig. 345,7) est exactement conformé sur le modèle précédent, dont il diffère toutefois par son volume qui est un peu plus considérable. Comme à ce dernier, on lui considère quatre faces, une base et un sommet :

a. *Faces.* — Les quatre faces du troisième cunéiforme, orientées comme celles du second, prennent le même nom. — La *face postérieure,* plane et articulaire, répond à la facette externe ou troisième facette du scaphoïde. — La *face antérieure,* plane et triangulaire, s'articule avec le troisième métatarsien. — La *face interne* nous présente deux facettes articulaires distinctes, l'une antérieure, l'autre postérieure, séparées l'une de l'autre par une surface excavée et rugueuse. La facette postérieure, allongée de haut en bas, répond à une facette semblable située sur le deuxième cunéiforme. La facette antérieure, beaucoup plus petite, très longue mais fort étroite, s'articule avec le deuxième métatarsien. — Sur la *face externe,* nous rencontrons également deux facettes articulaires : une facette postérieure, plane et ovalaire, pour le cuboïde ; une facette antérieure, toute petite et non constante, pour le quatrième métatarsien. Entre ces deux facettes et au-dessous d'elles, s'étend une surface rugueuse destinée à donner insertion à des ligaments interosseux.

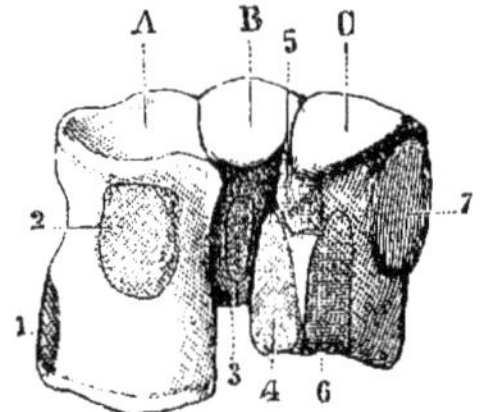

Fig. 343.

Les trois cunéiformes, vus par leur face inférieure, avec les insertions musculaires.

A, B, C, face postérieure des premier, deuxième et troisième cunéiformes.

1, insertion du jambier antérieur sur le premier cunéiforme. — 2, 3, 4, insertions du jambier postérieur sur les premier, deuxième et troisième cunéiformes. — 5, insertion du court fléchisseur du gros orteil. — 6, insertion de l'abducteur oblique du gros orteil. — 7, facette de la face externe du troisième cunéiforme pour le cuboïde.

b. *Base.* — La base ou *face supérieure,* quadrangulaire et rugueuse, fait partie de la région dorsale du tarse.

c. *Sommet.* — Le sommet ou tranchant du coin fait saillie à la région plantaire. Il est arrondi, inégal et se dirige directement d'avant en arrière.

Connexions. — Le troisième cunéiforme s'articule avec six os : le scaphoïde, le deuxième cunéiforme, le cuboïde et les deuxième, troisième et quatrième métatarsiens.

Insertions musculaires. — Il donne attache à trois muscles (fig. 343, C) : le jambier postérieur (4), le court fléchisseur du gros orteil (5) et l'abducteur oblique du gros orteil (6).

6° Massif osseux du tarse. — Considéré dans son ensemble, le massif osseux du tarse peut être comparé à une voûte à concavité dirigée en bas. La face supérieure du tarse, en effet, est convexe d'avant en arrière, convexe aussi dans le sens transversal. La face inférieure, au contraire, est fortement concave, comme il est facile de s'en rendre compte en faisant reposer un pied articulé sur un plan horizontal. — Comme à la région palmaire, nous voyons se développer ici une large gouttière antéro-postérieure, circonscrite de chaque côté par de puissantes saillies.

C'est dans cette gouttière, appelée *gouttière du tarse*, que viennent se loger et chercher protection une foule d'organes importants qui, sans elle, seraient forcément comprimés et gênés dans la station verticale et dans la marche. — Nous constatons enfin que, contrairement au carpe, le tarse est beaucoup plus allongé dans le sens antéro-postérieur que dans le sens transversal et que, relativement étroit en arrière, il s'élargit progressivement en se rapprochant du métatarse.

7° Conformation intérieure des os du tarse. — Les os du tarse appartiennent, comme ceux du carpe, à la classe des os courts. Ils sont constitués par du tissu spongieux, emprisonné dans une mince enveloppe de tissu compacte. Les travées du tissu spogieux présentent dans l'astragale et le calcanéum une disposition remarquable, mise en lumière par les recherches de Meyer (*Die Architectur d. Spongiosa*, Arch. f. Anat. und Phys., 1867, t. XXXIV, p. 615). — Dans l'astragale, les travées osseuses constituent deux groupes distincts, comme l'indique nettement la figure ci-contre : les unes se dirigent obliquement en bas et en avant, les autres se portent obliquement en bas et en arrière ; les unes et les autres s'entre-croisent à angle aigu au-dessous de la trochlée. — Dans le calcanéum, il existe trois systèmes de travées : 1° des travées obliques en bas et en avant ; 2° des travées obliques en bas et en arrière ; 3° des travées antéro-postérieures, croisant celles des deux autres systèmes et formant un ensemble de courbes à concavité dirigée en haut. A la partie antérieure de l'os, ces trois systèmes ménagent un vide ou plus exactement une espèce de cavité médullaire.

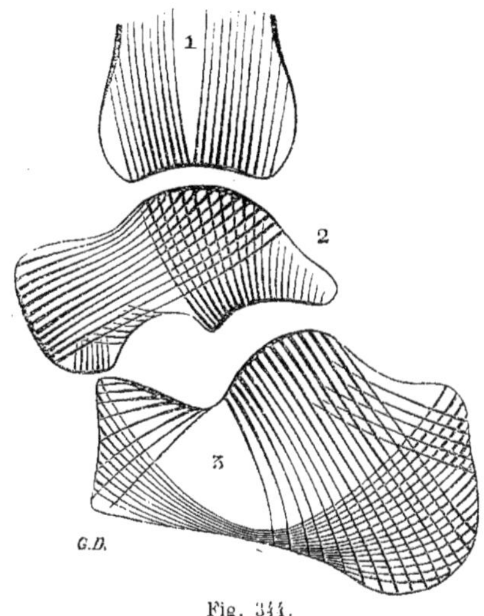

Fig. 344.

Figure schématique, montrant l'architecture de l'extrémité inférieure du tibia, de l'astragale et du calcanéum (d'après Meyer).

1, tibia. — 2, astragale. — 3, calcanéum.

Développement. — Le calcanéum se développe par deux points d'ossification : un *point primitif*, qui apparaît à la partie moyenne de l'os cartilagineux vers le quatrième ou le cinquième mois de la vie intra-utérine ; un *point secondaire*, qui ne se montre qu'après la naissance, à sept huit ou même dix ans. Ce dernier point constitue la surface postérieure du calcanéum, ainsi que les deux tubérosités de la face inférieure. Rambaud et Renault (*loc. cit.*, p. 238) décrivent, en outre, un point spécial pour la tubérosité externe. Les points épiphysaires du calcanéum se soudent au point primitif de seize à vingt ans.

Chacun des autres os du tarse se développe par un point d'ossification spécial, dont l'apparition s'effectue dans l'ordre suivant : le point osseux de l'astragale, dans les quatre derniers mois de la vie fœtale (6e mois d'après Rambaud et Renault, 9e mois d'après Sappey) ; le point osseux du cuboïde et du premier cunéiforme, dans la première année qui suit la naissance ; celui du scaphoïde, de quatre à cinq ans ; ceux des deuxième et troisième cunéiformes, vers la même époque.

Variétés. — Les pièces squelettiques qui entrent dans la constitution du tarse peuvent augmenter en nombre ou, au contraire se réduire. De là deux ordres d'anomalies, très différentes par leur signification morphologique :

a. *Augmentation numérique des os du tarse.* — Le nombre des os du tarse peut augmenter à la suite de l'apparition d'une pièce osseuse surnuméraire ou du dédoublement de l'une des pièces normales. — Nous avons signalé plus haut, à propos de l'astragale (p. 345), l'apparition sur la partie postérieure de cet os d'un osselet surajouté, l'*os trigonum* de Bardeleben : nous n'y reviendrons pas ici. — Le premier cunéiforme est assez souvent divisé (2 fois sur 100) en deux pièces distinctes, l'une dorsale, l'autre plantaire. Déjà à l'état normal, comme l'ont fait remarquer HARTMANN et MORDRET, on observe dans la plupart des cas, sur la face antérieure de cet os, soit un léger étranglement de sa partie moyenne, soit un sillon transversal décomposant la face articulaire en question en deux facettes secondaires : c'est là bien certainement un premier degré du dédoublement de l'os. — On a observé, de même, le dédoublement du cuboïde (BLANDIN). — CHUDZINSKI a vu, dans un cas, le tubercule du scaphoïde complètement séparé du reste de l'os.

b. *Réduction numérique des os du tarse.* — Par contre, on peut observer une réduction numérique des pièces squelettiques du tarse par suite de la soudure de deux ou de plusieurs pièces voisines. C'est ainsi que l'on rencontre parfois la soudure du calcanéum avec le scaphoïde, de l'astragale avec le calcanéum, des trois cunéiformes entre eux ou avec le scaphoïde, etc. Les faits de cette nature sont même fort nombreux. Pour les expliquer, on a invoqué une influence pathologique et, à l'appui de cette thèse, on a fait intervenir ce fait que les synostoses en question sont d'autant plus fréquentes que les sujets sont plus avancés en âge. Une pareille interprétation est certainement exacte pour un grand nombre de cas. Mais elle ne saurait convenir à tous et il faudrait bien se garder de la généraliser. Nous rencontrons en effet, ces synostoses tarsiennes chez des sujets jeunes et sur des os qui ne présentent, ni en eux-mêmes, ni dans leur voisinage immédiat, aucune trace d'un processus pathologique quelconque. LEBOUCQ, du reste, a observé une soudure calcanéo-scaphoïdienne et une soudure calcanéo-astragalienne chez deux fœtus humains du troisième mois, alors que les os du tarse sont encore cartilagineux.

Nous devons donc admettre, à côté des soudures pathologiques, des soudures non pathologiques ou congénitales, ces dernières relevant exclusivement d'une déviation locale du processus embryonnaire. Il ne me paraît pas irrationnel de considérer ces fusions congénitales de quelques os du tarse comme des anomalies que j'appellerai *éversives*, je veux dire des dispositions morphologiques que nous sommes en train d'acquérir et qui sont la conséquence des modifications fonctionnelles que l'homme a fait subir à son pied en passant définitivement à l'attitude bipède. Nous ajouterons que ces transformations graduelles qui tendent à l'ankylose du pied sont puissamment favorisées aujourd'hui, dans nos races civilisées, par l'usage presque continuel des chaussures étroites, qui en emprisonnant les os du pied, en les tassant les uns contre les autres, immobilisent d'une façon plus ou moins complète les articulations qui les unissent : ces articulations deviennent peu à peu inutiles et, comme telles, tendent à disparaître.

B. — MÉTATARSE

Les métatarse (fig. 342, 345 et 347) est formé par cinq os, appelés *métatarsiens*, qui se séparent de la deuxième rangée du tarse et se dirigent d'avant en arrière, pour servir de base à chacun des cinq orteils.

On désigne les métatarsiens sous les noms de 1ᵉ, 2ᵉ, 3ᵉ, etc., en allant de dedans en dehors. Réunis et articulés entre eux à leur extrémité postérieure, ils sont séparés dans tout le reste de leur étendue par un espace ovalaire, connu sous le nom d'*espace interosseux*.

Comme les métacarpiens de la main, dont ils sont les homotypes, les cinq métatarsiens présentent : 1° des *caractères généraux*, qui conviennent à tous ; 2° des *caractères différenciels*, qui conviennent à chacun d'eux en particulier et permettent ainsi de les déterminer.

1° Caractères généraux des métatarsiens. — Les métatarsiens appartiennent à la classe des os longs et nous présentent, comme tous les os longs, un corps et deux extrémités, que l'on distingue ici en postérieure et antérieure.

A. CORPS. — Le corps décrit une courbe à concavité inférieure. Il est, en outre légèrement tordu sur son axe, de telle façon que sa surface supérieure tend à devenir interne au fur et à mesure qu'elle se rapproche de l'extrémité digitale de l'os. Prismatique et triangulaire, il offre à considérer trois faces et trois bords :

a. *Faces*. — Des trois faces, l'une est *supérieure* et fait partie de la région dorsale du pied. Les deux autres sont latérales, *interne* et *externe*, et circonscrivent les espaces interosseux.

b. *Bords*. — Des trois bords, l'un, *inférieur*, répond à la plante du pied. Les deux autres, latéraux, se distinguent en *interne* et *externe*.

B. Extrémité postérieure. — Envisagée dans son ensemble, l'extrémité postérieure ou tarsienne (extrémité proximale) ressemble assez nettement à un coin, dont la base, quadrangulaire, fait partie de la face dorsale du pied et dont le sommet, toujours plus étroit, est dirigé vers la région plantaire ou, si l'on veut, vers le sol. Elle nous présente, d'une façon générale, cinq facettes, dont trois articulaires et deux non articulaires :

a. *Facettes non articulaires* — Des deux facettes non articulaires, l'une *supérieure*, répond à la région dorsale du pied ; l'autre, *inférieure* et moins large, fait saillie à la région plantaire. L'une et l'autre donnent insertion à des ligaments.

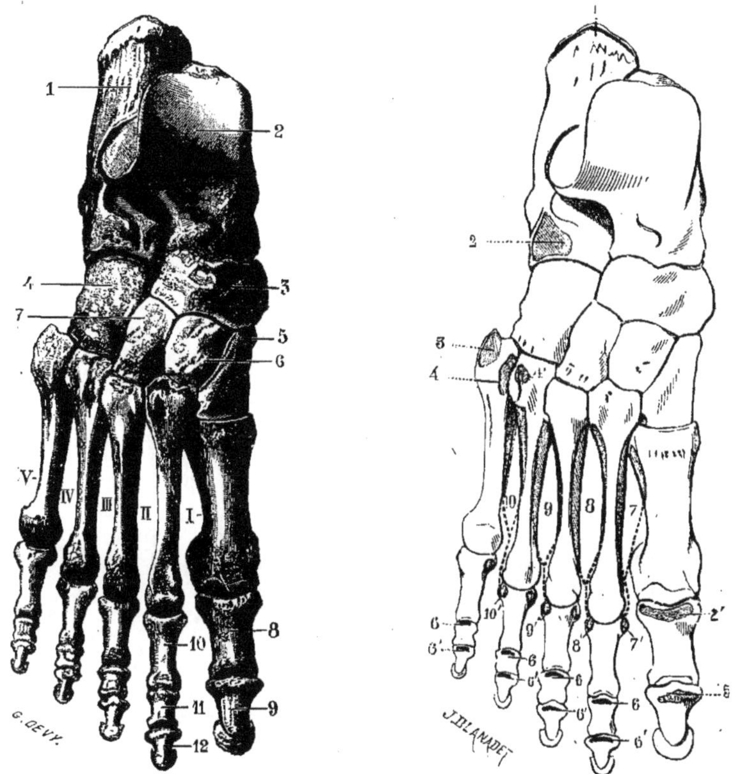

Fig. 345. — Le pied, vu par sa face supérieure ou dorsale.

1, calcanéum. — 2, astragale. — 3, scaphoïde. — 4, cuboïde. — 5, premier cunéiforme. — 6, 7, deuxième et troisième cunéiformes. — I, II, III, IV, V, les cinq métatarsiens. — 8, première phalange et 9, deuxième phalange du gros orteil. — 10, première phalange, 11, deuxième phalange et 12, troisième phalange des orteils.

Fig. 346. — Le même, avec les insertions musculaires.

1, tendon d'Achille. — 2, pédieux, avec 2', son insertion à la phalange du gros orteil, sur laquelle s'attache également le tendon surnuméraire de l'extenseur propre du gros orteil. — 3, court péronier latéral. — 4, péronier antérieur, avec 4', insertion (non constante) du péronier antérieur au quatrième métatarsien. — 5, long extenseur du gros orteil. — 6, 6', extenseur commun des orteils. — 7, 7', premier interosseux dorsal. — 8, 8', deuxième interosseux dorsal. — 9, 9', troisième interosseux dorsal. — 10, 10', quatrième interosseux dorsal.

b. *Facettes articulaires.* — Les trois facettes articulaires se distinguent en facette postérieure et facettes latérales. — La *facette postérieure* a une forme plus ou moins triangulaire ; elle est articulaire dans toute son étendue et répond au bord antérieur du tarse. — Les *facettes latérales*, articulées avec les métatarsiens voisins et parfois aussi avec certains os du tarse, présentent, à cet effet, une ou plusieurs facettes articulaires disposées en haut et, au-dessous d'elles, des rugosités pour des insertions ligamenteuses.

C. Extrémité antérieure. — L'extrémité antérieure ou digitale (extrémité distale) revêt la forme d'une tête articulaire aplatie dans le sens transversal : c'est un

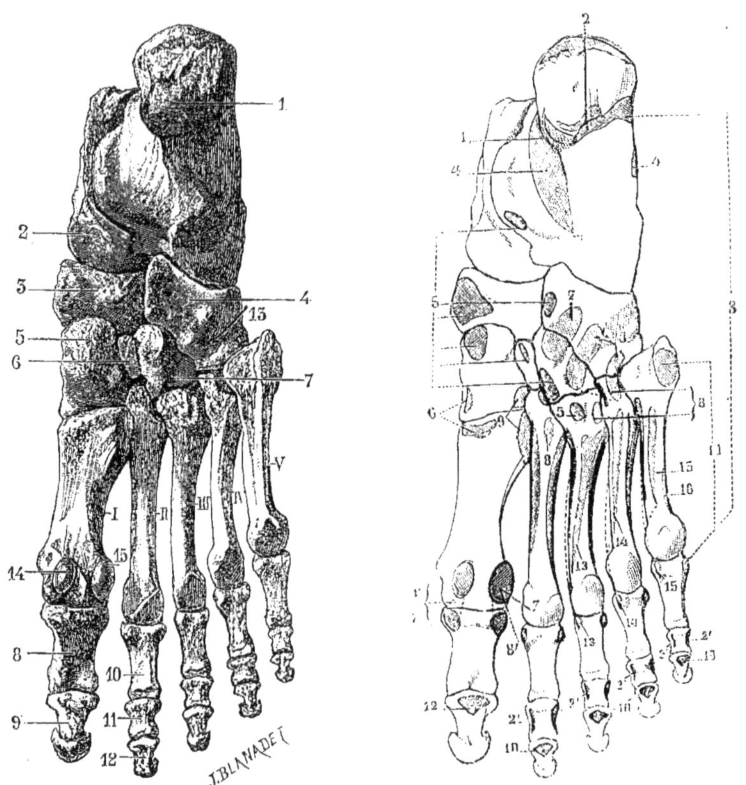

Fig. 347. — Le pied, vu par sa face inférieure ou plantaire.

De 1 à 12, même légende que dans la figure 345. — 13, gouttière du cuboïde pour le long péronier latéral. 14, os sésamoïde interne, et 15, os sésamoïde externe de l'articulation métatarso-phalangienne du gros orteil.

Fig. 348. — Le même, avec les insertions musculaires.

1, adducteur du gros orteil. — 1', son insertion à la première phalange, commune à l'adducteur et au court fléchisseur (faisceau interne) du gros orteil. — 2, 2', court fléchisseur commun des orteils. — 3, abducteur du petit orteil. — 4, 4', accessoire du long fléchisseur commun. — 5, jambier postérieur. — 6, jambier antérieur. — 7, court fléchisseur du gros orteil. — 8, abducteur oblique du gros orteil. — 8', son insertion phalangienne par un tendon commun avec l'abducteur transverse et le court fléchisseur du gros orteil. — 9, long péronier latéral. — 10, long fléchisseur commun. — 11, 11, court fléchisseur (faisceau externe) et adducteur du petit orteil. — 12, long fléchisseur du gros orteil. — 13, 14, 15, premier, deuxième et troisième interosseux plantaires. — 16, opposant du petit orteil.

vrai *condyle,* s'étendant un peu plus loin du côté de la région plantaire que du côté de la région dorsale. — *En haut,* la surface articulaire est limitée par une rainure transversale. — *En bas,* elle se prolonge en une sorte de gros tubercule, échancré à son milieu pour le passage des tendons fléchisseurs. — *Sur les côtés,* le condyle nous présente une fossette rugueuse et, en arrière d'elle, un tubercule pour l'insertion des ligaments latéraux de l'articulation métatarso-phalangienne.

2° Caractères différentiels des métatarsiens. — Les métatarsiens diffèrent beaucoup entre eux par leur volume et leur longueur. A ce point de vue, le *premier* est de beaucoup le plus court, mais il est aussi le plus volumineux. Vient ensuite le *cinquième*, qui est à la fois plus court et moins volumineux que chacun des métatarsiens du milieu. Des trois métatarsiens qui restent, le *second* est le plus long ; le *troisième* déborde le *quatrième* en avant, mais il est débordé par lui en arrière, de telle sorte qu'ils sont à peu près égaux en longueur. Nous pourrions, dès lors, arriver à déterminer les divers métatarsiens d'un même pied en les comparant seulement au point de vue de leurs dimensions. Mais une telle base d'appréciation serait manifestement insuffisante, si on avait sous les yeux plu-

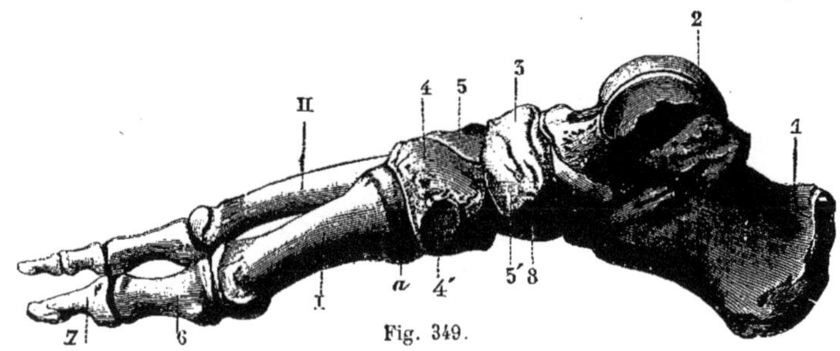

Fig. 349.

Pied droit, vu par son bord interne.

1, calcanéum. — 2, astragale. — 3, scaphoïde, avec 3', son tubercule pour le jambier postérieur. — 4, premier cunéiforme, avec 4', sa facette d'insertion pour le jambier antérieur. — 5, deuxième cunéiforme. — 6, première phalange et 7, deuxième phalange du gros orteil. — I, premier métatarsien, avec *a*, insertion du jambier antérieur. — II, deuxième métatarsien.

sieurs séries de métatarsiens, appartenant à des sujets de taille et d'âge différents. Il faut s'adresser, dans ce cas, aux caractères purement morphologiques et tout particulièrement à la configuration de l'extrémité proximale ou tarsienne.

A. Premier métatarsien. — L'*extrémité postérieure* du premier métatarsien nous présente tout d'abord, pour le premier cunéiforme, une facette articulaire en forme de croissant, dont la concavité serait dirigée en dehors. En avant et au-dessus d'elle, sur le côté externe de cette extrémité, existe souvent une toute petite facette destinée à s'articuler avec le deuxième métatarsien. En bas et en dehors, l'extrémité tarsienne du premier métatarsien se prolonge en une apophyse plus ou moins développée, l'*apophyse du premier métatarsien*, destinée à l'insertion du tendon du long péronier latéral ; à la place de cette apophyse, il n'existe parfois qu'une simple empreinte rugueuse. — L'*extrémité antérieure* du premier métatarsien se distingue de l'extrémité homologue de tous les autres par sa forme quadrilatère et ses grandes dimensions. Elle nous présente, en outre, du côté de la région plantaire, deux rainures antéro-postérieures, à fond lisse et uni, séparées l'une de l'autre par une crête mousse plus ou moins saillante. Ces deux rainures répondent aux deux os sésamoïdes (fig. 347, 14 et 15) de l'articulation métatarso-phalangienne du gros orteil (voy. plus loin p. 365).

Connexions. — Le premier métatarsien s'articule avec trois os : en arrière, avec le premier cunéiforme ; en arrière et en dehors, avec le deuxième métatarsien ; en avant, avec la première phalange du gros orteil.

Insertions musculaires. — Il donne insertion (voy. fig. 346 et 348) à trois muscles : le jambier antérieur, le long péronier latéral et le premier interosseux dorsal.

B. Deuxième métatarsien. — L'extrémité postérieure du deuxième métatarsien, la seule que nous examinerons, nous présente, en arrière, une facette articulaire, triangulaire et légèrement concave, répondant au deuxième cunéiforme. — *Sur le côté interne* de cette extrémité, se voit une première facette pour le premier cunéiforme et, en avant de celle-ci, une seconde facette, non constante, pour le premier métatarsien. — *Sur le côté externe,* nous trouvons tout d'abord une gouttière rugueuse, dirigée d'arrière en avant et séparant l'une de l'autre deux facettes articulaires : l'une supérieure, l'autre inférieure. Ces deux facettes se trouvent ellesmêmes subdivisées par une crête verticale en deux facettes secondaires, de telle sorte que le deuxième métatarsien possède réellement en dehors quatre petites

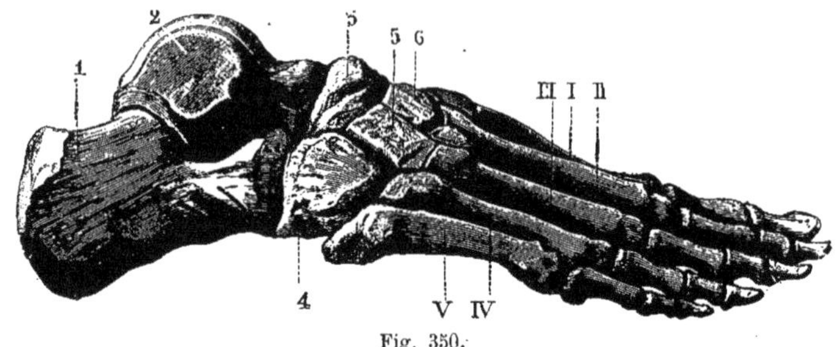

Fig. 350.

Pied droit, vu par son bord externe.

1, calcanéum. — 2, astragale. — 3, scaphoïde. — 4, cuboïde. — 5, troisième cunéiforme. — 6, deuxième cunéiforme. I, II, III, IV et V, les cinq métatarsiens.

facettes articulaires. Elles répondent : les deux postérieures au troisième cunéiforme, les deux antérieures au troisième métatarsien.

Connexions. — Le deuxième métatarsien s'articule avec six os : par son extrémité postérieure, avec les trois cunéiformes et avec les premier et troisième métatarsiens; par son extrémité antérieure, avec la première phalange du deuxième orteil.

Insertions musculaires. — Quatre muscles s'insèrent sur cet os : 1° *sur l'extrémité postérieure,* le jambier antérieur et l'abducteur oblique du gros orteil; 2° *sur le corps,* les premiers et deuxième interosseux dorsaux.

C. Troisième métatarsien. — Contentons-nous d'examiner, comme pour le précédent, son extrémité tarsienne. Nous y voyons : 1° *en arrière,* une facette triangulaire à base supérieure, articulaire dans toute son étendue, pour le troisième cunéiforme; 2° *en dedans,* deux petites facettes articulaires, l'une supérieure, l'autre inférieure, répondant aux deux facettes similaires du deuxième métatarsien; 3° *en dehors,* une seule facette, plane et ovalaire, pour le quatrième métatarsien.

Connexions. — Le troisième métatarsien s'articule avec quatre os : en arrière, avec le troisième cunéiforme; en arrière et sur les côtés, avec les deuxième et quatrième métatarsiens; en avant, avec la première phalange du troisième orteil.

Insertions musculaires. — Il donne insertion à cinq muscles : 1° *sur l'extrémité postérieure,* au jambier postérieur et à l'abducteur oblique du gros orteil; 2° *sur le corps,* au premier interosseux dorsal, au deuxième interosseux dorsal et au premier interosseux plantaire.

D. Quatrième métatarsien. — L'extrémité postérieure du quatrième métatarsien, articulée avec le cuboïde, nous présente en arrière, pour cette articulation, une surface articulaire, plane ou légèrement concave, ovalaire ou quadrilatère, plutôt que triangulaire. — *Sur le côté interne* de cette extrémité et le long de sa face dorsale, se voient deux petites facettes, séparées l'une de l'autre par une crête verticale : l'une, située en avant, s'articule avec le troisième métatarsien; l'autre, située en arrière, répond au troisième cunéiforme. — *Sur le côté externe*, nous ne rencontrerons qu'une seule facette; elle est destinée à s'unir avec une facette semblable du cinquième métatarsien.

Connexions. — Le quatrième métatarsien s'articule avec cinq os, savoir : par son extrémité postérieure, avec le cuboïde, le troisième métatarsien, le cinquième métatarsien et, quelquefois, le troisième cunéiforme; par son extrémité antérieure, avec la première phalange du quatrième orteil.

Insertions musculaires. — Il donne attache, comme le précédent, à cinq muscles : 1° *sur l'extrémité postérieure*, au jambier postérieur et à l'abducteur oblique du gros orteil; 2° *sur le corps*, au troisième interosseux dorsal, au quatrième interosseux dorsal et au deuxième interosseux plantaire.

E. Cinquième métatarsien. — Ce métatarsien ne nous présente, du côté du tarse, que deux facettes articulaires : l'une, située en arrière, revêt la forme d'un triangle à base interne et à sommet dirigé en dehors, elle répond au cuboïde; l'autre, située en dedans, s'articule avec le métatarsien précédent. — L'extrémité postérieure du cinquième métatarsien se prolonge en arrière et en dehors en une puissante apophyse, l'*apophyse du cinquième métatarsien*, sur laquelle vient s'insérer le tendon du court péronier latéral. J'ai vu, dans un cas, cette apophyse complètement séparée du reste de l'os.

Connexions. — Le cinquième métatarsien s'articule avec trois os seulement : en arrière et en haut, avec le cuboïde; en arrière et en dedans, avec le quatrième métatarsien; en avant, avec la première phalange du cinquième orteil.

Insertions musculaires. — Sept muscles prennent attache sur le cinquième métatarsien, savoir : 1° *sur la base*, le court péronier latéral, le péronier antérieur, l'adducteur du cinquième orteil et le court fléchisseur du cinquième orteil; 2° *sur le corps*, le quatrième interosseux dorsal, le troisième interosseux plantaire et l'opposant du petit orteil.

F. Résumé. — Il résulte de la description succincte qui précède que les caractères différentiels, à l'aide desquels nous pouvons toujours reconnaître chacun des os du métatarse, appartiennent, ici comme à la main, à la morphologie de l'extrémité postérieure et tout particulièrement au nombre et à la disposition des facettes articulaires latérales. Nous résumons comme suit ces caractères différentiels :

TABLEAU

INDIQUANT LES CARACTÈRES DIFFÉRENTIELS DES CINQ MÉTATARSIENS

1° *Une seule facette latérale*	*a*). Située en dehors, non constante	**1er Métatarsien.**
	b). Située en dedans, constante	**5e Métatarsien.**
2° *Trois facettes latérales, dont deux situées en dedans.*	*a*). Superposées dans le sens vertical, l'une supérieure, l'autre inférieure, séparées par une gouttière.	**3e Métatarsien.**
	b). Superposées dans le sens antéro-postérieur, l'une antérieure, l'autre postérieure, contiguës.	**4e Métatarsien.**
3° *Six facettes latérales, quatre en dehors, deux en dedans*		**2e Métatarsien.**

3° Conformation intérieure des métatarsiens. — Les métatarsiens présentent la texture caractéristique des os longs : le corps, constitué par du tissu compacte, est creusé d'un canal médullaire fort variable dans ses dimensions; les extrémités sont formées par du tissu spongieux.

Trous nourriciers des métatarsiens. — Les conduits nourriciers des métatarsiens présentent dans leur disposition les plus grandes analogies avec ceux des métacarpiens (voy. p. 288

ils occupent le tiers moyen de l'os, s'ouvrent dans la grande majorité des cas (96 p. 100) sur l'une des deux faces plantaires et se dirigent obliquement vers l'extrémité distale pour le premier métatarsien, vers l'extrémité proximale pour les quatre autres. — Sur 10 pieds que nous avons examinés à ce sujet, M. Siraud et moi (50 métatarsiens par conséquent), le trou nourricier manquait une seule fois, sur le troisième métatarsien du pied droit; deux fois il s'ouvrait à la face dorsale de l'os, sur le quatrième métatarsien du pied gauche et du pied droit d'un même sujet; sur tous les autres métatarsiens, ils occupaient l'une des deux faces plantaires. — Pour le premier métatarsien, nous l'avons toujours rencontré près du bord externe ou péronier. — Pour le deuxième métatarsien, nous l'avons trouvé 6 fois près du bord péronier et 2 fois près du bord tibial. — Pour le troisième métatarsien, 6 fois près du bord péronier, 3 fois près du bord tibial et 1 fois à égale distance des deux bords. — Pour le quatrième métatarsien, 6 fois près du bord tibial et 3 fois près du bord péronier. — Pour le cinquième métatarsien, 9 fois près du bord tibial, 1 fois seulement près du bord péronier. — Nous pouvons donc établir en principe que le conduit nourricier des métatarsiens est placé : 1° près du bord péronier, pour le premier métatarsien; 2° près du bord tibial, pour les deux derniers; 3° tantôt sur le bord tibial, tantôt sur le bord péronier, pour les deuxième et troisième.

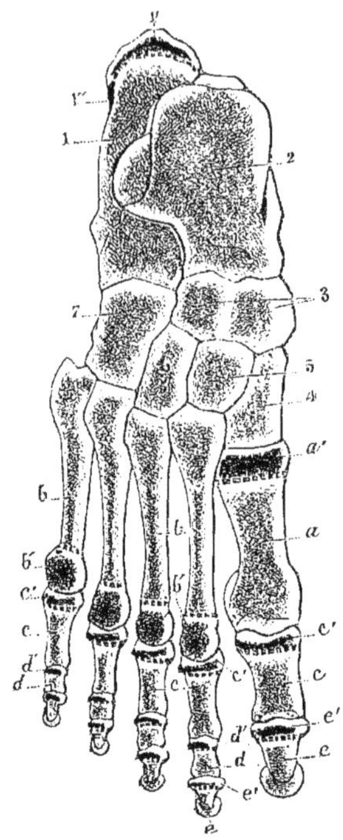

Fig. 331.

Développement des os du pied (*schématique*).

1, point primitif du calcanéum, avec : 1', point accessoire de l'épiphyse ; 1'', point accessoire de la tubérosité externe. — 2, point primitif de l'astragale. — 3, 3, les deux points primitifs du scaphoïde. — 4, 5, 6, points primitifs des trois cunéiformes. — 7, point primitif du cuboïde.

a, point primitif du premier métatarsien, avec *a'*, son point complémentaire. — *b*, *b*, points primitifs des quatre derniers métatarsiens, avec *b*, *b'*, leurs points complémentaires. — *c*, *c*, points primitifs des phalanges, avec *c'*, *c'*, leurs points complémentaires. — *d*, *d*, points primitifs des phalangines, avec *d'*, *d'*, leurs points complémentaires. — *e*, *e*, points primitifs des phalangettes, avec *e'*, *e'*, leurs points complémentaires.

Développement. — Le développement des métatarsiens rappelle de tous points celui de leurs homologues, les métacarpiens. Chacun d'eux possède deux points d'ossification : *un point d'ossification primitif*, qui apparait dans le troisième mois de la vie intra-utérine et aux dépens duquel se formeront le corps et l'extrémité tarsienne; un *point d'ossification secondaire*, pour l'extrémité antérieure. Ce dernier ne se montre qu'après la naissance, de deux à quatre ans, et se soude au point primitif de seize à dix-huit ans.

Par une exception remarquable, que nous avons déjà constatée à la main et qui se répète ici, le point épiphysaire du premier métatarsien est destiné, non pas à l'extrémité digitale, mais à l'extrémité tarsienne; aussi certains anatomistes ont-ils considéré le premier métatarsien comme une phalange.

Un caractère distinctif de premier ordre du pied d'un grand nombre de singes est la brièveté du gros orteil par rapport aux autres doigts. Tandis que chez l'homme le gros orteil mesure la moitié de la longueur totale du pied (Huxley), le gros orteil de l'orang n'atteint pas le quart de cette longueur. Des recherches fort intéressantes de Leboucq (*Le développement du premier métatarsien et de son articulation tarsienne chez l'homme*, in Ann. de la Soc. de méd. de Gand, 1883) sont venues démontrer qu'une telle disproportion entre la disposition humaine et la disposition simienne, s'atténue, comme tant d'autres du reste, au fur et à mesure qu'on remonte vers les premières phases du développement embryonnaire. En effet, chez l'orang, le rapport du deuxième métatarsien au premier, ce premier étant 1, est de 2,116 en moyenne; il est de 1,500 chez le gorille, de 1,235 chez le chimpanzé, de 1,323 chez le gibbon. Chez l'homme adulte, ce même rapport est de 1,178 en moyenne. Or, il atteint 1,215 chez l'enfant de un à quatorze ans, 1,294 chez le fœtus de six mois et 1,530 chez l'embryon de trois à quatre mois; il était de 1,593 chez un embryon de deux à trois mois. Ce dernier rapport est, comme on le voit, plus fort que chez certains singes, le gibbon par exemple.

C. — Orteils

Placés en avant des métatarsiens dont ils continuent la direction, les orteils ou doigts de pied (fig. 345 et 347) sont au nombre de cinq, désignés sous les noms de 1er, 2e, 3e, 4e et 5e orteils, en allant de dedans en dehors. Le premier et le cinquième sont également appelés gros orteil et petit orteil. Chacun des orteils est constitué par trois pièces osseuses ou phalanges superposées dans le sens antéro-postérieur. On les distingue, comme à la main, en première, deuxième et troisième phalanges en allant d'arrière en avant. On les désigne encore sous les noms de phalange, phalangine et phalangette. Comme sur le membre thoracique, le gros orteil, homologue du pouce, ne possède que deux phalanges, la première et la troisième ; la deuxième lui fait défaut.

1° Caractères généraux des phalanges. — Les phalanges des orteils (fig. 352) sont conformées sur le même type que celles de la main et nous ne saurions nous

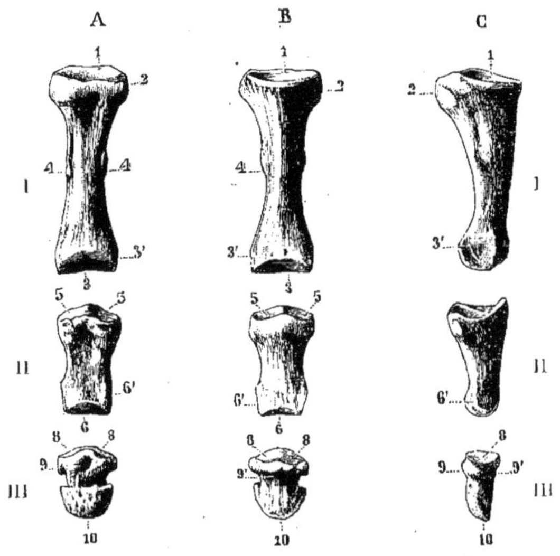

Fig. 352.

Le second orteil désarticulé, vu : A, par sa face inférieure ou plantaire ; B, par sa face supérieure ou dorsale ; C, latéralement.

I, phalange. — II, phalangine. — III, phalangette.

1, cavité glénoïde de la phalange. — 2, tubérosités de la tête. — 3, trochlée, avec 3', empreinte d'insertion des ligaments latéraux. — 4,4, crêtes d'insertion de la gaine des fléchisseurs. — 5, double cavité glénoïde ou glène de la phalangine. — 6, trochlée, avec 6', empreinte d'insertion des ligaments latéraux. — 7, crête d'insertion du fléchisseur superficiel. — 8, double glène de la phalangette. — 9, rugosités pour l'insertion du fléchisseur profond. — 9', rugosités pour l'extenseur. — 10, extrémité libre de la phalangette.

étendre longtemps sur elles sans tomber dans des redites inutiles. Nous renvoyons donc le lecteur à nos descriptions précédentes (p. 289).

Nous nous contenterons de rappeler ici que les phalanges des orteils sont beaucoup moins développées et en particulier beaucoup moins longues : ce sont les phalanges de la main frappées d'atrophie. Le rôle si réduit des phalanges du pied dans la locomotion nous explique suffisamment cette déchéance organique, que l'usage des chaussures exagère, du reste, tous les jours.

2° Caractères particuliers des phalanges. — Comme à la main, les premières, deuxièmes et troisièmes phalanges se distinguent les unes des autres par des caractères nettement tranchés :

a. *Premières phalanges.* — Les premières phalanges (fig. 352,1) nous présentent un corps très grêle, et ce corps, au lieu d'être aplati de haut en bas, comme nous l'avons vu à la main, est cylindrique ou aplati dans le sens transversal.

b. *Deuxièmes phalanges.* — Les deuxièmes phalanges (fig. 352,II), plus réduites encore que les précédentes, n'ont plus, dans bien des cas, qu'un corps purement théorique, constituées qu'elles sont par leurs deux extrémités adossées.

c. *Troisièmes phalanges.* — Quant aux troisièmes phalanges (fig. 352,III), elles sont tout aussi atténuées et se terminent, comme à la main, par une demi-couronne, qui sert de base à la pulpe de l'orteil et à l'ongle. Le bord latéral de la phalangette présente une échancrure profonde, souvent convertie en trou, pour le passage de quelques filets vasculaires et nerveux.

2° Conformation intérieure des phalanges. — Les phalanges des orteils sont des os longs en miniature, pour employer l'expression pittoresque de Hyrtl, et sont conformées comme les os longs : tissu compacte sur le corps, tissu spongieux sur les extrémités.

Insertions musculaires. — Sur les phalanges des orteils viennent prendre attache des muscles fort nombreux. Nous envisagerons successivement ces insertions sur la première phalange, sur la phalangine et sur la phalangette (voy. fig. 346 et 348) :

A. Première phalange. — Sur la première phalange viennent s'insérer : 1° *pour le gros orteil,* quatre muscles : le pédieux, le tendon commun à l'adducteur et au court fléchisseur (faisceau interne) du gros orteil, le tendon commun à l'abducteur et au court fléchisseur (faisceau externe du gros orteil ; 2° *pour le deuxième orteil,* trois muscles : le premier interosseux dorsal, le deuxième interosseux dorsal et le premier lombrical ; 3° *pour le troisième orteil,* trois muscles également ; le troisième interosseux dorsal, le premier interosseux plantaire et le deuxième lombrical ; 4° *pour le quatrième orteil,* encore trois muscles : le quatrième interosseux dorsal, le deuxième interosseux plantaire et le troisième lombrical ; 5° *pour le cinquième orteil,* quatre muscles : le court fléchisseur du petit orteil, l'abducteur du petit orteil, le troisième interosseux plantaire et le quatrième lombrical.

B. Phalangine. — Sur la phalangine viennent s'insérer : *pour les deuxième, troisième, quatrième et cinquième orteils,* les tendons correspondants de l'extenseur commun et du court fléchisseur plantaire.

C. Phalangette. — Enfin, sur la phalangette prennent insertion : 1° *pour le gros orteil,* deux muscles : le long extenseur propre du gros orteil et le long fléchisseur propre du gros orteil ; 2° *pour les deuxième, troisième, quatrième et cinquième orteils,* deux muscles également, l'extenseur commun des orteils et le long fléchisseur commun des orteils.

Développement. — Les phalanges du pied, comme celles de la main, se développent par deux points d'ossification : un point d'ossification primitif pour le corps et l'extrémité antérieure ; un point d'ossification secondaire pour l'extrémité postérieure. — Le *point primitif* apparaît dans la première moitié du deuxième mois (Rambaud et Renault) pour les premières phalanges, vers le quatrième mois pour les phalangines et les phalangettes. — Le *point épiphysaire* ne se montre qu'après la naissance, de trois ans et demi à quatre ans. Il se soude au corps de l'os de quinze à seize ans pour la première phalange, de seize à dix-huit ans pour la phalangine et la phalangette.

Réduction graduelle du nombre des phalanges. — Parmi les variations morphologiques que nous présentent les phalanges des orteils, l'une des plus intéressantes est la soudure de la phalangine avec la phalangette. Cette soudure s'observe avec une fréquence toute particulière sur le petit orteil : Pfitzner (*Die kleine Zehe,* Arch. f. Anat. u. Physiol., 1890), l'a rencontrée sur cet orteil dans une proportion de 36 p. 100, soit 1 fois sur 3. — La fusion en une pièce unique des deux phalanges terminales du petit orteil n'est nullement pathologique, comme l'admettent la plupart des auteurs : on n'observe en effet, sur les phalanges soudées, aucune trace de processus inflammatoire et, d'autre part, ces faits de soudure interphalangienne existent chez le nouveau-né et même chez le fœtus, où Pfitzner les a retrouvés à peu près aussi fréquemment que chez l'adulte. — Elle me paraît avoir exactement la même signification que les soudures congénitales, signalées plus haut (p. 351), des pièces squelettiques du tarse : c'est une réduction numérique des pièces phalangiennes, conséquence de l'adaptation du pied à l'attitude bipède. Nous marchons graduellement, du moins pour le petit orteil, vers le type biphalangien. Pfitzner va même plus loin et son opinion me paraît très soutenable : il pense que ce processus réducteur ne s'arrêtera pas au stade où nous le trouvons aujourd'hui et que la première phalange perdra à son tour son individualité. Comme, d'autre part, ces phénomènes de réduction s'observent constamment sur les trois derniers orteils et non sur les deux premiers, il en conclut que le pied humain est en train de se réduire à deux orteils seulement : un *orteil principal*, qui sera le premier, et un orteil accessoire, qui sera le second.

ARTICLE III

OS SÉSAMOÏDES

Les sésamoïdes sont des os courts, arrondis ou ovalaires, généralement de tout petit volume, qui se développent, soit au voisinage de certaines articulations du pied et de la main, soit dans l'épaisseur d'un certain nombre de tendons. Ils tirent leur nom des grains de sésame (de σήσαμον, sésame, et εἶδος, forme) auxquelles on les a comparés. Il est à remarquer, cependant, que cette comparaison est peu justifiée et que les osselets en question n'ont qu'une ressemblance très éloignée avec les semences de sésame. Les sésamoïdes étaient parfaitement connus des anciens anatomistes et Sœmmering, dans son *Ostéologie*, nous en a donné une assez bonne description. A notre époque, ils ont été bien étudiés par Gillette en 1874, par Æby en 1875 et par Retterer en 1884. Tout récemment, en 1892, leur étude a été reprise par Pfitzner, qui a publié à leur sujet, dans les *Morphologische Arbeiten* de Schwalbe, un volumineux mémoire basé sur l'examen minutieux de 388 mains et de 385 pieds.

1° Topographie des sésamoïdes. — Les sésamoïdes, avons-nous dit dans notre définition, apparaissent, soit autour des articulations, soit dans l'épaisseur des tendons. De là leur division en deux groupes : les *sésamoïdes péri-articulaires* et les *sésamoïdes intra-tendineux*. Cette division, qui a été proposée par Gillette, n'est pas à l'abri de tout reproche, et si nous l'acceptons nous-mêmes c'est faute d'en avoir une meilleure. Comme nous le verrons tout à l'heure, en effet, il y a des sésamoïdes péri-articulaires qui présentent avec les tendons des connexions intimes; et, d'autre part, il existe au moins un sésamoïde intra-tendineux, la rotule, qui, par ses relations avec le genou, mériterait tout aussi bien de prendre place dans le groupe des sésamoïdes péri-articulaires. Ces réserves faites, voyons quelle est la situation, chez l'homme, des différents groupes de sésamoïdes.

A. Sésamoïdes péri-articulaires. — Les sésamoïdes péri-articulaires, à la fois les plus nombreux et les plus importants, se développent sur les extrémités libres des membres. Nous les examinerons séparément à la main et au pied :

1° *Sésamoïdes de la main*. — Les sésamoïdes péri-articulaires de la main sont tous situés sur la face palmaire (fig. 353), du côté de la flexion par conséquent. D'autre part, on les rencontre exclusivement, soit au niveau des articulations métacarpo-phalangiennes, soit au niveau des articulations interphalangiennes. Ces petits os sont très variables par leur forme, par leur volume, par leur nombre. On en compte de 2 à 7 pour chaque main. Deux sont constants : ce sont ceux qui répondent à l'articulation métacarpo-phalangienne du pouce. Les autres, non constants, ne se montrent que sur certains sujets : ce sont, par ordre décroissant de fréquence, ceux de l'articulation métacarpo-phalangienne de l'index et du petit doigt, celui de l'articulation interphalangienne du pouce, ceux des articulations métacarpo-phalangiennes et interphalangiennes des autres doigts.

a. Les ***sésamoïdes métacarpo-phalangiens du pouce*** sont toujours au nombre de deux, l'un interne ou cubital, l'autre externe ou radial. Ils sont logés, à l'état frais, dans l'épaisseur du ligament glénoïdien et reposent directement sur la face palmaire de l'extrémité phalangienne du premier métacarpien. — Du reste, chacun d'eux nous présente deux faces : une face antérieure ou musculaire, qui donne insertion aux muscles thénar (voy. MYOLOGIE) ; une face postérieure ou articulaire, qui répond à l'articulation et qui, à cet effet, se trouve recouverte d'une mince couche de cartilage. — Quoique conformés sur le même type, les deux sésamoïdes métacarpo-phalangiens du pouce se distinguent l'un de l'autre par les caractères suivant (fig. 354) : l'interne (1) est arrondi, l'externe (2) ovalaire à grand axe transversal ; l'interne mesure 7 à 8 millimètres de diamètre, l'externe 4 ou 5 millimètres seulement ; la face articulaire est plane ou légèrement convexe dans le premier, plus ou moins excavée dans le second. En raison de ces différences morphologiques, GILLETTE compare le sésamoïde interne au pisiforme, le sésamoïde externe au scaphoïde.

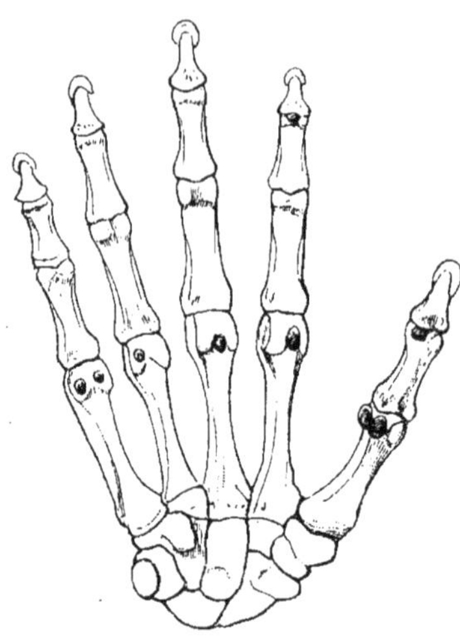

Fig. 353.
La main droite, vue par sa face palmaire, avec les sésamoïdes (d'après PFITZNER).

b. Le *sésamoïde interphalangien du pouce*, allongé transversalement, se trouve situé à la partie antérieure de l'articulation de la première phalange avec la seconde. Il est logé, comme le précédent, dans l'épaisseur de la lame fibreuse qui agrandit en avant la cavité articulaire de la phalangette. A l'état frais, deux petits ligaments, l'un interne, l'autre externe, le relient aux côtés de la phalange.

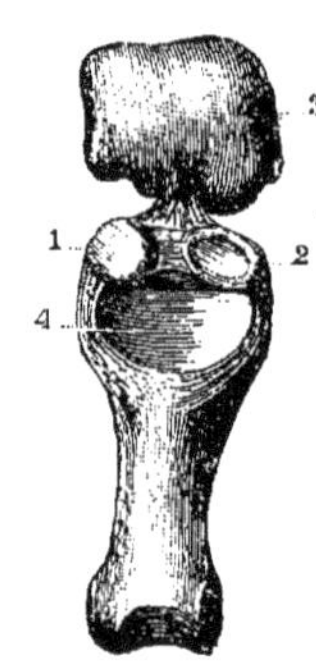

Fig. 354.
Tête du métacarpien du pouce droit et appareil phalango-sésamoïdien : l'articulation a été ouverte par la face dorsale et les surfaces articulaires écartées (d'après GILLETTE).

1, sésamoïde interne (pisiforme du pouce). — 2, sésamoïde externe (scaphoïde du pouce). — 3, tête du métacarpien. — 4, surface glénoïde de la phalange. — 5, ligament interosseux ou métacarpo-sésamoïdien.

c. Les *sésamoïdes métacarpo-phalangiens de l'index et du petit doigt* se disposent, comme leur nom l'indique, au niveau des articulations métacarpo-phalangiennes du deuxième et du cinquième doigt, toujours du côté de la flexion. Il peut exister pour chacune de ces articulations, comme pour celle du pouce, deux os sésamoïdes distincts, l'un interne, l'autre externe ; mais cette disposition est excessivement rare. Le plus souvent, on n'en rencontre qu'un seul : l'observation démontre que, dans ce cas, le sésamoïde métacarpo-phalangien répond au côté antéro-interne de l'articulation pour le petit doigt, au côté antéro-externe pour l'index.

d. Les *sésamoïdes métacarpo-phalangiens du médius et de l'annulaire* sont relativement fort rares. De plus, il n'en existe jamais deux, du moins chez l'homme, pour la même articulation. PFITZNER a observé le sésamoïde externe du médius et le sésamoïde interne de l'annulaire. Il n'a jamais rencontré, sur les 388 mains qu'il a examinées, ni l'externe de l'annulaire, ni l'interne du médius.

e. Il peut se développer, enfin, sur les quatre derniers doigts, des sésamoïdes interphalangiens analogues à celui que nous avons décrit sur le pouce. Mais ils doivent être excessivement rares : Pfitzner n'en a observé qu'un seul, situé sur l'index.

2° *Sésamoïdes du pied.* — Les sésamoïdes du pied présentent, dans leur disposition, la plus grande analogie avec ceux de la main. Ici encore, il convient de distinguer les sésamoïdes métatarso-phalangiens du gros orteil, les sésamoïdes métatarso-phalangiens du deuxième et du cinquième et, enfin, les sésamoïdes interphalangiens :

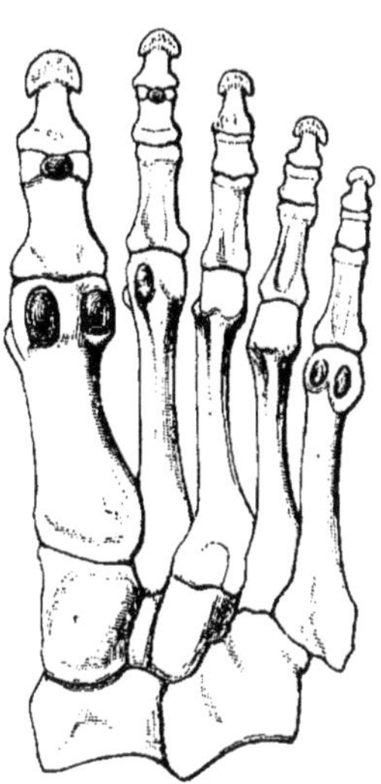

Fig. 355.
Le pied gauche, vu par sa face plantaire, avec ses sésamoïdes (d'après Pfitzner).

a. Les *sésamoïdes métatarso-phalangiens du gros orteil* sont constants et au nombre de deux, l'un interne, l'autre externe. Tous les deux, à l'état frais, sont situés dans l'épaisseur du fibro-cartilage glénoïdien et revêtent habituellement une forme ovalaire. Toutefois, l'externe est plutôt arrondi, l'interne plutôt allongé dans le sens antéro-postérieur. Le premier mesure, en moyenne, 9 millimètres de long sur 8 millimètres de large, le second 13 ou 14 millimètres sur 10. Chacun d'eux présente deux faces : une face inférieure, convexe et plus ou moins rugueuse, sur laquelle viennent s'insérer les muscles de l'éminence thénar (voy. Myologie) ; une face supérieure, concave, qui répond à l'articulation et qui, pour cette raison, est lisse, unie et encroûtée de cartilage diarthrodial. Cette face articulaire du sésamoïde nous présente à sa partie moyenne une crête mousse à direction antéro-postérieure et, de chaque côté de cette crête, deux facettes légèrement excavées et s'inclinant l'une vers l'autre : elles se moulent exactement, tant pour le sésamoïde externe que pour le sésamoïde interne, sur les deux rainures que nous avons précédemment décrites (p. 357) au niveau de l'extrémité phalangienne du premier métatarsien.

b. Le *sésamoïde interphalangien du gros orteil* présente la même disposition que celui du pouce : il est couché transversalement au-dessous de l'articulation de la première phalange avec la seconde. Pfitzner a observé un sésamoïde analogue sur le deuxième orteil (3 fois sur 385 pieds).

c. Les *sésamoïdes métatarso-phalangiens des deuxième et cinquième orteils* sont presque toujours uniques comme ceux qui leur correspondent à la main. Ils sont à la fois moins fréquents et moins volumineux que ces derniers ; mais ils présentent la même disposition, je veux dire que celui du deuxième orteil est interne par rapport à l'axe de l'orteil, tandis que celui du cinquième orteil est externe. Les articulations métatarso-phalangiennes des troisième et quatrième orteils, chez l'homme, n'ont jamais de sésamoïde.

Le sésamoïde interne du gros orteil jouissait autrefois de la singulière propriété, un peu oubliée aujourd'hui, de ne pas retourner en poussière, comme le font toutes les autres pièces du squelette. « Il n'est aucunement subject à corruption, écrivait Jacques Grévin en 1569, ainsi que le disent les sectateurs de la philosophie cachée, soustenants frivollement qu'il est conservé dans la terre jusques à ce qu'au temps de la résurrection il s'en élève un homme comme d'une graine. »

B. Sésamoïdes intra-tendineux. — Les sésamoïdes qui se développent dans l'épaisseur des tendons sont encore beaucoup plus variables que les sésamoïdes péri-articulaires.

a. *Sur le membre supérieur,* il n'en existe pas à l'état normal. Certains anatomistes ont bien cru devoir ranger l'os pisiforme au nombre des sésamoïdes ; mais nous avons déjà vu, en étudiant la main, qu'une pareille interprétation était erronée, et que le pisiforme devait être considéré comme un os du carpe. Anormalement, on a observé des sésamoïdes dans le tendon du deuxième radial externe et dans le tendon du triceps brachial.

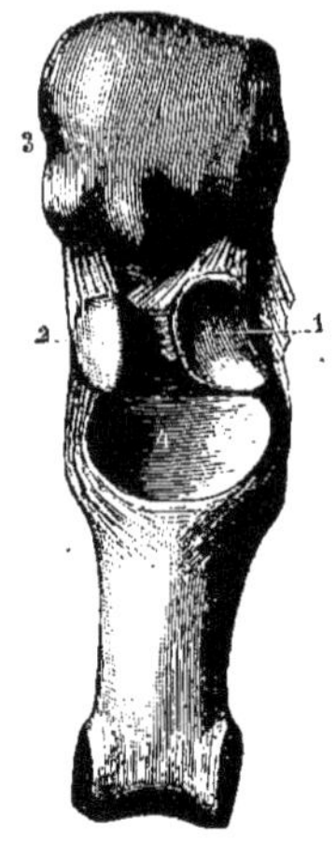

Fig. 356.

Tête du métatarsien du gros orteil droit et appareil phalango-sésamoïdien : l'articulation est ouverte du côté dorsal et les surfaces articulaires sont écartées (d'après GILLETTE).

1, sésamoïde interne. — 2, sésamoïde externe. — 3, tête du métatarsien. — 4, surface glénoïde de la phalange. — 5, ligament interosseux ou métatarso-phalangien.

b. *Sur le membre inférieur,* les sésamoïdes sont beaucoup plus nombreux. Nous avons d'abord la rotule, développée dans l'épaisseur du quadriceps crural, qui est constante et qui est le type des formations sésamoïdes. Nous rencontrons ensuite, avec une fréquence variable pour chacun d'eux, les sésamoïdes du jumeau externe, du jambier postérieur et du long péronier latéral. Le sésamoïde décrit par quelques auteurs dans le tendon du jambier antérieur n'existe pas. Nous aurons naturellement à revenir sur les sésamoïdes intra-tendineux en étudiant, dans la MYOLOGIE, les muscles auxquels ils appartiennent.

2° **Conformation intérieure**. — Les sésamoïdes, qu'ils soient péri-articulaires ou intra-tendineux, se composent toujours d'une masse centrale de tissu spongieux ou aréolaire, ordinairement très serré, qui se trouve emprisonnée dans une mince coque de tissu compacte. Ils présentent, comme on le voit, tous les caractères des os courts. Les fines travées osseuses qui forment leur portion spongieuse se disposent parfois parallèlement les unes aux autres, ce qui donne à l'os, vu en coupe, un aspect fibrillaire. Quelques anatomistes en ont conclu que les sésamoïdes sont le produit d'une ossification du tissu fibreux : mais cette opinion n'est plus soutenable aujourd'hui en présence des faits embryologiques.

3° **Développement**. — Les sésamoïdes se développent de la même façon que les autres pièces du squelette. Comme ces dernières, ils sont primitivement constitués par de simples nodules cartilagineux. Puis, à une époque variable et encore mal connue, apparaît dans leur épaisseur un centre d'ossification, qui envahit peu à peu le tissu cartilagineux et finit par le remplacer.

Les sésamoïdes cartilagineux se montrent de très bonne heure sur le squelette primitif. RETTERER, auquel nous devons une excellente étude sur ce sujet, les a rencontrés chez les ruminants et chez les solipèdes, alors que les cavités articulaires voisines n'étaient pas encore formées. Chez un fœtus humain de 9 centimètres (de 4 à 5 mois), les deux sésamoïdes métacarpo-phalangiens du gros orteil existaient déjà sous la forme de deux nodules cartilagineux, présentant 480 μ de hauteur sur 180 μ d'épaisseur. Tout récemment (1894), THILENIUS les a rencontrés, nettement différenciés, sur un embryon de 10 à 12 semaines.

Toutefois, s'ils apparaissent de bonne heure, les sésamoïdes s'ossifient très tard, probablement de dix à vingt-cinq ans. Ils parcourent, du reste, comme l'a établi RETTERER, les mêmes phases que les autres pièces du squelette. Ils deviennent vasculaires en même temps ou peu après que les vaisseaux ont pénétré dans les extrémités cartilagineuses voisines et, d'autre part, chacun d'eux ne présente jamais qu'un seul point d'ossification. Ce point d'ossification apparaît à son centre et rayonne de là vers la périphérie.

Au fur et à mesure que le sujet avance en âge, les sésamoïdes perdent leur forme arrondie ; ils se creusent et s'élargissent ; leurs apophyses deviennent plus saillantes et ils présentent des rugosités qu'ils n'avaient pas dans la jeunesse (Gillette).

4° **Signification morphologique**. — Nous ne possédons encore que des notions bien vagues sur la signification des sésamoïdes péri-articulaires et des sésamoïdes intra-tendineux. On trouve bien écrit çà et là, dans les diverses publications consacrées à ces osselets, qu'ils ont pour rôle « *d'agrandir les articulations* » autour desquelles ils se développent, qu'ils sont « *destinés à protéger ces articulations* », qu'ils « *opèrent la transformation des mouvements* » qu'ils *servent de poulie à certains tendons*, » etc. Mais ces diverses assertions, outre qu'elles satisfont mal l'esprit, ne nous expliquent nullement : 1° pourquoi les sésamoïdes sont constants au niveau des articulations métacarpo-phalangiennes du pouce et du gros orteil, inconstants ou même absents au niveau des articulations homonymes des autres doigts ; 2° pourquoi il existe un sésamoïde interphalangien sur le premier doigt et le premier orteil et pas sur les autres ; 3° pourquoi il y a une rotule au genou et pas au coude ; 4° pourquoi le jambier postérieur et le long péronier latéral possèdent chacun un sésamoïde, tandis que le jambier antérieur et le court péronier n'en présentent jamais, etc., etc.

On a invoqué, pour expliquer le développement des sésamoïdes sur certains points, l'influence des pressions et des frottements. — Il va sans dire qu'en proposant une pareille explication on ne saurait avoir en vue le développement ontogénique, je veux dire l'apparition des sésamoïdes chez l'individu : les sésamoïdes en effet, comme nous l'avons vu plus haut, sont déjà formés à un stade embryonnaire où les mouvements n'existent pas encore et où il ne saurait être question, pour les régions qui en sont le siège, de pressions ou de frottements. — Mais, même en se plaçant sur le terrain phylogénique, il serait fort difficile d'établir que, là où se trouvent des sésamoïdes, les pressions sont plus fortes et les frottements plus fréquents que sur d'autres points où il n'en existe pas. — L'influence sexuelle est à peu près nulle : d'après les statistiques de Pfitzner, la fréquence des sésamoïdes chez l'homme est à peine supérieure à celle que nous présente la femme, la proportion étant dans le rapport de 28 à 27. — L'influence ethnique n'est pas étudiée.

Une opinion courante, c'est que le développement des sésamoïdes est en rapport avec la constitution des sujets : « leur nombre, a écrit Gillette, est en raison directe de la force musculaire de l'individu ». Je ne sais sur quoi est basée une pareille assertion, mais les recherches récentes de Pfitzner ne lui sont nullement favorables : sur les individus qui présentaient de nombreux sésamoïdes, cet anatomiste n'en a rencontré que trois qui possédaient une constitution vigoureuse; la plupart présentaient une charpente osseuse grêle et appartenaient au sexe féminin. D'autre part, le même observateur nous apprend, confirmant en cela les conclusions d'Æby, qu'il existe des sujets taillés en hercule, sur lesquels on rencontre à peine quelques traces des formations sésamoïdes.

Nous ajouterons que Thilenius (*loc. cit.*), à la suite de ses recherches sur les embryons, croit devoir considérer les sésamoïdes de l'homme comme des formations rudimentaires, héritées des mammifères chez lesquels ils existent en plus grand nombre et à un degré de développement beaucoup plus avancé.

Somme toute, la signification morphologique des os sésamoïdes péri-articulaires et intra-tendineux est encore fort obscure. Elle restera telle jusqu'au jour où des études nombreuses et raisonnées d'anatomie comparée nous auront entièrement fixés sur les dispositions variables qu'ils présentent dans la série animale et sur les relations morphogéniques qui existent entre ces variations et les conditions mécaniques de la locomotion.

A consulter, au sujet des os sésamoïdes : Gillette, *Des os sésamoïdes chez l'homme*, Journ. de l'Anatomie, 1872 ; — Æby, *Die Sesambeine der menschlichen Hand*, Arch. f. anat. Physiol. u. wiss. Med., 1875 ; — Retterer, *Contribution au développement du squelette des extrémités chez les mammifères*, Journ. de l'Anat. et de la Physiol., 1884 ; — Pfitzner, *Die Sesambeine des menschl. Körpers*, in Morpholog. Arbeiten von Schwalbe, 1890 ; — Thilenius, *Die metacarpo-phalangeal Sesambeine der menschl. Embryonen*, Anat. Anzeiger, 1894 ; — Du même, *Zur Entwickel. der Sesambeine der menschl. Hand*, Morphol. Arb., 1895.

ARTICLE IV

DÉVELOPPEMENT GÉNÉRAL ET HOMOLOGIE DES MEMBRES

Nous examinerons tout d'abord, dans ce dernier article, le développement général des membres et établirons ensuite les homologies qui unissent les membres supérieurs aux membres inférieurs.

§ I. — Développement général des membres, anomalies

Les membres apparaissent, sur les côtés du tronc, vers la fin de la troisième semaine ou au commencement de la quatrième, alors que la gouttière intestinale est close et que l'évolution de la tête est déjà très avancée. Leur origine embryonnaire sur la *crête de Wolff*, ainsi que les phases diverses qu'ils parcourent pour arriver à leur complet développement, seront exposées plus tard (voy. Embryologie). Nous ne devons nous occuper ici que de leur squelette et, par conséquent, de leur ossification. D'autre part, comme cette ossification a été déjà étudiée en détail, à propos de chacun des os qui entrent dans la constitution des membres, nous nous contenterons ici, pour ne pas tomber dans des redites inutiles, de résumer sous forme de tableaux synthétiques les notions éparses dans les deux articles qui précèdent.

1° Nombre des points d'ossification. — Nous indiquerons dans le premier tableau le nombre des points d'ossification, points primitifs et points secondaires, aux dépens desquels se développe chacun des os des membres.

Nombre des points d'ossification pour chaque os des membres :

TOTAL	POINTS secondaires	POINTS primitifs	MEMBRE SUPÉRIEUR ← →	MEMBRE INFÉRIEUR →	POINTS primitifs	POINTS secondaires	TOTAL
2	1	1	. . . . . Clavicule.	. »	»	»	»
8	7	1	. . . . . Scapulum.	Os coxal.	3	7	10
8	7	1	. . . . . Humérus.	Fémur.	1	4	5
»	»	»	. . . .	Rotule.	1	0	1
4	3	1	. . . . . Radius.	Tibia.	1	3	4
4	3	1	. . . . . Cubitus.	Péroné.	1	2	3
1	0	1	. . . . . Scaphoïde.	Scaphoïde	1	0	1

TOTAL	POINTS secondaires	POINTS primitifs	MEMBRE SUPÉRIEUR	MEMBRE INFÉRIEUR	POINTS primitifs	POINTS secondaires	TOTAL
1	0	1	. . . . . Semi-lunaire.	Astragale	1	0	1
1	0	1	. . . . . Pyramidal.	Trigone (*anormal*) . . .	»	»	»
1	0	1	. . . . . Pisiforme.	Calcanéum.	1	1	2
1	0	1	. . . . . Trapèze.	1er cunéiforme	1	0	1
1	0	1	. . . . . Trapézoïde.	2e cunéiforme	1	0	1
1	0	1	. . . . . Grand os.	3e cunéiforme	1	0	1
1	0	1	. . . . . Os crochu.	Cuboïde	1	0	1
2	1	1	. . . . . Métacarpien.	Métatarsien	1	1	2
2	1	1	. . . . . Phalanges.	Phalanges	1	1	2
38	23	15	. . . . TOTAL.	TOTAL	16	19	35

2° **Points primitifs**. — Le deuxième tableau nous indique, pour chacun des membres supérieur et inférieur, l'époque à laquelle apparaissent dans le cartilage les points d'ossification primitif. Nous voyons par ce tableau que, de tous les os des membres, la clavicule est la première à s'ossifier ; le pisiforme est celui qui persiste le plus longtemps à l'état cartilagineux.

Ordre d'apparition des points primitifs :

MEMBRE SUPÉRIEUR	AGE	MEMBRE INFÉRIEUR
	A. — Avant la naissance.	
Clavicule	*Du* 28e *au* 30e jour.	»
Humérus	*Commencement du* 2e *mois*	Fémur.
Radius. Cubitus.	*Du* 35e *au* 40e *jour*.	Tibia. Péroné.
Scapulum	*Du* 40e *au* 45e *jour*	»
»	2e *moitié du* 2e *mois*.	Os coxal (*ilion*).
Métacarpiens (*les 4 derniers*) . .	1re *moitié du* 3e *mois*.	Métatarsiens.
1er Métacarpien. Phalanges.	2e *moitié du* 3e *mois*.	Phalanges.
»	*Fin du* 3e *mois*	Os coxal (*ischion*).
»	*Fin du* 4e *mois*	Os coxal (*pubis*).
»	*Du* 4e *au* 5e *mois*.	Calcanéum.
»	*Du* 6e *au* 9e *mois*.	Astragale.
	B. — Après la naissance.	
»	*Dans la* 1re *année*	Cuboïde. 1er cunéiforme.
Grand os. Os crochu	*De la* 1re *à la* 3e *année*	»
Scaphoïde. Semi-lunaire. Pyramidal.	*Dans la* 3e *année*	»
Trapèze. Trapézoïde.	*De* 4 *à* 5 *ans*	Scaphoïde. 2e et 3e cunéiformes.
»	*Vers la* 5e *année*.	Rotule.
Pisiforme	*De* 10 *à* 16 *ans*	»

3° **Points secondaires.**[1] — Le troisième tableau indique l'ordre dans lequel apparaissent les points secondaires ou complémentaires. On y remarque que, de tous ces points complémentaires, un seul, celui de l'extrémité inférieure du fémur ou point intercondylien, apparaît avant la naissance.

Ordre d'apparition des points secondaires :

MEMBRE SUPÉRIEUR ←	AGE	MEMBRE INFÉRIEUR →
	A. — Avant la naissance.	
»	*15 jours avant la naissance.*	Fémur (*ext. inférieure*).
	B. — Après la naissance.	
»	*Au moment de la naissance.*	Tibia (*extr. supérieure*).
Humérus (*tête*).	*Du 2e au 4e mois. . . . .*	»
»	*Début de la 2e année . . .*	Fémur (*tête*).
Scapulum (*p. corac. principal*) .	*Du 15e au 18e mois . . . .*	»
»	*Milieu de la 2e année . . .*	Tibia (*extr. inférieure*).
»	*Dans la 2e année . . . . .*	Péroné (*extr. inférieure*).
Humérus (*trochiter*). Humérus (*trochin*).	*De la 2e à la 3e année. . .*	»
Humérus (*condyle*).	*Début de la 3e année . . .*	»
»	*3e année . . . .*	Fémur (*grand trochanter*).
»	*De 2 ans à 4 ans . . . . .*	Métatarsiens.
»	*De 3 ans 1/2 à 4 ans. . . .*	Phalanges.
»	*4e année . . . .*	Péroné (*extr. supérieure*).
Humérus (*épitrochlée*)	*Début de la 5e année . . .*	»
Radius (*extr. inférieure*).	*Vers la 5e année. . . . . .*	»
Métacarpiens (*les 4 derniers*). . .	*Milieu de la 5e année . . .*	»
Phalanges. Radius (*extr. supérieure*). . . .	*Vers la 6e année. . . . . .*	»
Cubitus (*extr. inférieure*)	*De 6 à 9 ans . . . .*	»
1er métacarpien	*De 7 à 8 ans . . . .*	»
»	*Dans la 8e année . . . . .*	Fémur (*petit trochanter*).
»	*De 7 à 10 ans. . . . . . .*	Calcanéum.
Humérus (*trochlée*). Humérus (*épicondyle*).	*Dans la 12e année. . . . .*	»
»	*De 12 à 14 ans . . . . . .*	Tibia (*p. de la tub. antér.*).
»	*De 12 à 15 ans . . . . . .*	Os coxal (*p. cotyloïdien*).
Scapulum (*p. corac. acc.*)	*De 14 à 15 ans . . . . . .*	Os coxal (*épine antéro-infér.*).
Cubitus (*extr. supérieure*)	*De 14 à 18 ans . . . . . .*	»
Scapulum (*point acromial*)	*De 15 à 16 ans . . . . . .*	Os coxal (*crête iliaque*). Os coxal (*tub. ischiatique*).
Scapulum (*point glénoïdien*) . . .	*De 16 à 18 ans . . . . . .*	»
Scapulum (*point inférieur*)	*De 17 à 18 ans . . . . . .*	»
»	*A 18 ans . . . .*	Os coxal (*épine pubienne*).
Scapulum (*point spinal*)	*De 18 à 20 ans . . . . . .*	»
»	*De 19 à 20 ans . . . . . .*	Os coxal (*angle du pubis*).
Clavicule (*extr. interne*)	*De 20 à 22 ans . . . . . .*	»

Anomalies. — Les anomalies des membres présentent des variétés fort nombreuses quoique relativement peu fréquentes. Elles ne sont pour la plupart que de simples arrêts de développement, portant sur un ou plusieurs segments des membres. Ces anomalies sont, du reste, unilatérales ou bilatérales et peuvent même, sur un même sujet, intéresser les quatre membres.

On désigne sous le nom d'*ectromélie* (de ἐκτρώω, je fais avorter, et μέλος, membre), l'absence complète ou à peu près complète des membres, soit thoraciques, soit abdominaux ; sous le nom d'*hémimélie* (de ἥμισυς, moitié, et μέλος, membre), une malformation dans laquelle les membres, soit supérieurs, soit inférieurs, sont très incomplets et se terminent, du côté de la main, par une espèce de moignon avec des doigts nuls ou fort rudimentaires ; sous le nom de *phocomélie* (de φώκη, phoque, et μέλος, membre), l'état dans lequel les derniers segments des membres, les mains et les pieds, existent seuls et s'implantent immédiatement sur le tronc, comme cela se voit chez le phoque.

La soudure plus ou moins complète des membres abdominaux donne lieu à trois malformations, que l'on désigne (Geoffroy Saint-Hilaire) sous les noms de *symélie, uromélie, sirénomélie :* 1° dans la *symélie* (de σύν, avec, et μέλος, membre), les membres inférieurs, à peu près complets, s'unissent par leur bord interne et se terminent par un pied double dont la plante est tournée en avant; 2° dans l'*uromélie* (de οὐρά, extrémité postérieure, et μέλος, membre), les membres abdominaux, très incomplets, se fusionnent comme dans le cas précédent et se terminent par un pied simple, le plus souvent imparfait lui-même et dont la plante est dirigée en avant; 3° dans la *sirénomélie*, enfin, le pied a disparu et les deux membres, entièrement fusionnés, se terminent en une espèce de pointe que l'on a comparée à la queue des sirènes de la mythologie, d'où le nom de sirénomélie, sous lequel on désigne cette malformation.

En ce qui concerne la main et le pied, nous signalerons : 1° la *polydactylie* (de πολύς, nombreux, et δάκτυλος, doigt) caractérisée par l'apparition d'un ou de plusieurs doigts surnuméraires, soit sur le bord interne, soit sur le bord externe du membre; 2° l'*ectrodactylie* (de ἐκτρώω, je vais avorter, et δάκτυλος, doigt), constituée par l'absence totale d'un ou de plusieurs doigts; 3° la *syndactylie* (de σύν, avec, et δάκτυλος, doigt) ou coalescence plus ou moins complète de deux ou plusieurs doigts; 4° la *brachydactylie* (de βραχύς, court, et δάκτυλος, doigt), caractérisée par l'absence d'une ou de plusieurs phalanges, amenant comme conséquence une diminution dans la longueur de ces appareils; 5° la *macrodactylie* (de μακρός, grand, et δάκτυλος, doigt), constituée au contraire par l'augmentation numérique des phalanges.

Ces différentes malformations des membres n'ont rien de pathologique et s'expliquent nettement par un arrêt ou une déviation du processus embryonnaire. La polydactylie ne fait nullement exception, car il est démontré aujourd'hui que la main et le pied présentent, à l'une des phases de leur évolution morphologique, un nombre de segments ou *rayons* qui est supérieur à cinq. L'apparition de doigts surnuméraires sur la main ou le pied de l'homme acquiert ainsi toute la valeur des anomalies dites *réversives*.

§ II. — Homologie des membres

Les extrémités, tant supérieures qu'inférieures, se divisent en deux parties : 1° l'une, qui en constitue la racine et les rattache au tronc, est plus particulièrement connue sous le nom de *ceinture*, *ceinture scapulaire* pour le membre supérieur et *ceinture pelvienne* pour le membre inférieur; 2° l'autre, appendue à cette dernière, conserve le nom de *membre proprement dit*. Les ceintures et les membres proprement dits sont réciproquement homologues ; c'est ce que nous allons essayer de démontrer.

1° Homologie des ceintures. — L'implantation de l'humérus sur les côtés de la ceinture thoracique divise ce segment squelettique en deux portions ou plaques : l'une postérieure ou dorsale, constituée par le *corps du scapulum ;* l'autre antérieure ou ventrale, constituée par le *coraco-procoracoïde*. La plaque ventrale, traversée par des vaisseaux et des nerfs, ne se transforme pas en cartilage au niveau du point où passent ces vaisseaux et ces nerfs. Il en résulte un orifice qui nous permet de subdiviser cette plaque ventrale en deux segments secondaires : l'un, qui est situé en arrière du trou, le *coracoïde* ; l'autre, qui est situé en avant, le *procoracoïde*.

La ceinture abdominale est conformée sur un type absolument identique. L'articulation du fémur sur les côtés de cette ceinture la partage, de même, en deux plaques : l'une dorsale, l'*ilion ;* l'autre ventrale, l'*ischio-pubis*. Le nerf et les vaisseaux obturateurs se ménagent ici encore, dans la plaque ventrale, un orifice, le trou ischio-pubien, lequel subdivise cette plaque en deux segments : un segment postérieur ou *ischion* et un segment antérieur ou *pubis*.

Cela posé, les homologies des deux ceintures sont faciles à établir, chez les vertébrés inférieurs tout au moins, qui possèdent l'une et l'autre ceinture à l'état parfait : c'est ainsi que le scapulum a pour homologue l'ilion ; le procoracoïde répond au pubis et le coracoïde à l'ischion.

Chez les vertébrés supérieurs et notamment chez l'homme, la ceinture thoracique est extrêmement réduite dans sa plaque ventrale. On peut cependant démontrer (SABATIER) que l'apophyse coracoïde représente le procoracoïde des vertébrés inférieurs et que, d'autre part, le tubercule sus-glénoïdien, situé au-dessus de la cavité glénoïde et auquel s'attache la longue portion du biceps, est le représentant atrophié du coracoïde. Dès lors, les homologies des deux ceintures, chez l'homme, doivent s'établir comme suit :

CEINTURE THORACIQUE	CEINTURE ABDOMINALE
Scapulum (*corps*)	Ilion.
Apophyse coracoïde (*procoracoïde*).	Pubis.
Tubercule ou point sus-glénoïdien (*coracoïde*)	Ischion.

La clavicule, qui, dans la ceinture thoracique, réunit à la manière d'un arc-boutant l'acromion à la fourchette sternale, n'a pas de représentant à la ceinture abdominale.

2° Homologie des membres proprement dits. — Les membres supérieurs et les membres inférieurs sont originellement semblables et ce n'est que dans le cours du développement qu'ils revêtent graduellement la physionomie qui leur est propre, pour s'adapter aux fonctions différentes qui leur sont dévolues dans la mécanique animale. Aussi, s'il est relativement facile à un stade encore peu avancé de leur développement, de déterminer les homologies du membre thoracique et du membre abdominal, cette détermination présente chez l'adulte des difficultés nombreuses et encore mal résolues.

Ces difficultés nous expliquent les divergences des anatomistes sur ce point délicat d'anatomie philosophique ; elles nous expliquent aussi le nombre considérable d'hypothèses qui ont été émises.

VICQ-D'AZYR (1774), auquel nous devons la première tentative sérieuse pour établir scientifiquement le parallèle des membres, eut la malencontreuse idée de comparer le membre supérieur d'un côté au membre inférieur du côté opposé. Cette méthode, dite *méthode de croisement*, qui fait du tibia l'homologue du cubitus et qui, d'autre part, fait correspondre au tibia et au cubitus le gros orteil et le petit doigt, lesquels ne sont nullement homologues, viole ainsi le principe de connexion et est manifestement inexacte.

FLOURENS (1838), se préoccupant à juste titre de ramener le pouce en dedans, comme le gros orteil, place l'avant-bras dans la pronation et obtient ainsi le résultat cherché. Mais, dans cette nouvelle position, le plan de flexion du coude est dirigé en avant, tandis que, pour le genou, ce même plan de flexion est tourné en arrière. En outre, les deux os de l'avant-bras se trouvent, dans sa démonstration, entrecroisés en X, tandis que les deux os de la jambe sont parallèles l'un à l'autre.

La théorie de FLOURENS et celle de VICQ-D'AZYR disparaissent, en 1857, devant la théorie de CHARLES MARTINS, dite *théorie de la torsion*. Cette théorie, justement célèbre, repose sur ce fait fondamental que l'humérus, tel qu'il nous apparaît chez l'adulte, est un os *qui s'est tordu sur son axe de 180° environ* : « L'humérus étant un fémur tordu, si l'on veut comparer ces deux os, il faut avant tout *détordre* l'humérus. Le résultat de cette opération est de placer l'épitrochlée en dehors et l'épicondyle en dedans. Cela fait, la comparaison des membres n'offre plus aucune difficulté. En effet, le col de l'humérus est dirigé en dedans comme celui du fémur; la partie postérieure ou tricipitale de l'os du bras se trouve en avant, comme la partie convexe ou quadricipitale de l'os de la cuisse. Les deux os sont donc semblables; leurs condyles articulaires se contournent en arrière; l'olécrâne est en avant comme la rotule; de plus, elle est attachée à la portion antérieure et interne de la tête du tibia, qui représente la portion olécranienne de la tête du cubitus, soudée et confondue avec celle du radius. » (Martins, *Dictionnaire encyclopédique des Sciences médicales*, p. 480.) Comme preuve de la réalité de cette torsion,

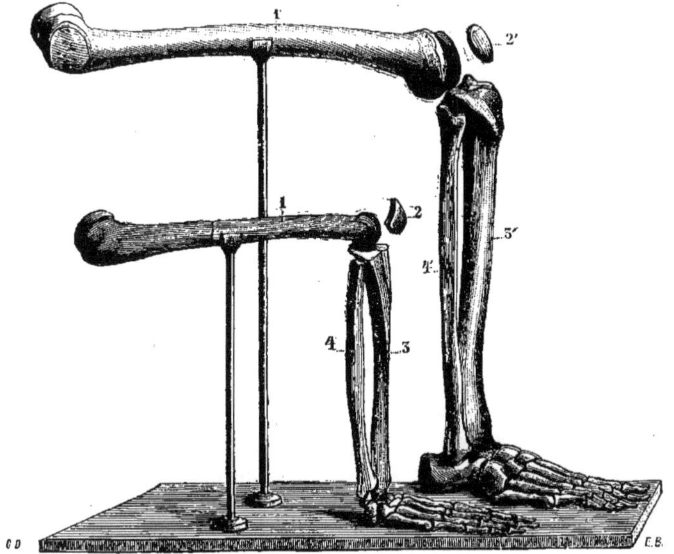

Fig. 357.
Comparaison des membres, l'humérus étant détordu et l'avant-bras ramené au type de la jambe (d'après Ch. Martins).

1, humérus détordu de 140. — 1', fémur. — 2, olécrâne et 2', rotule. — 3 et 4, radius et cubitus, homologues de 3 et 4', tibia et péroné (on voit que l'extrémité supérieure du cubitus a été sciée et rattachée au radius).

Martins invoque, entre autres faits, la direction fortement oblique de cette gouttière (*gouttière de torsion*) que l'on remarque à la face postérieure de l'humérus et dans laquelle cheminent le nerf radial et l'artère humérale profonde.

Martins a enseigné longtemps que la torsion de l'humérus était purement virtuelle. Mais, à la suite des recherches de Gegenbaur, recherches que nous avons déjà fait connaître en étudiant l'humérus (p. 266), il a modifié ses idées sur ce point : il persiste à considérer comme virtuelle la torsion initiale de l'os; mais il admet que cette torsion s'effectue réellement dans l'état fœtal, infantile et adulte; elle serait, d'après Gegenbaur, de 47° à partir du huitième mois jusqu'à l'âge adulte.

Dans la pratique, pour démontrer l'homologie des membres, Ch. Martins détord l'humérus en le plongeant quelque temps dans de l'acide chlorhydrique étendu d'eau, ou bien il se contente de le scier à la jonction du tiers supérieur avec le tiers moyen et il introduit dans le canal médullaire un axe métallique, autour duquel il le fait tourner (*détorsion*) de 170 à 180°. Il dispose alors côte à côte sur une planchette, comme dans la figure 357, les deux membres supérieur et inférieur et les homologies éclatent d'elles-mêmes avec la plus grande netteté.

Pozzi, qui s'est rallié entièrement aux idées de Martins, procède d'une façon inverse : au lieu de détordre l'humérus, il tord le fémur de 180° et arrive ainsi, par une nouvelle méthode à des conclusions identiques (fig. 358). On peut voir au musée de la Faculté de médecine de Paris des préparations ostéologiques qu'il y a déposées en 1870 et qui rendent les homologies des membres tout aussi saisissantes que la planchette de Martins figurée plus haut.

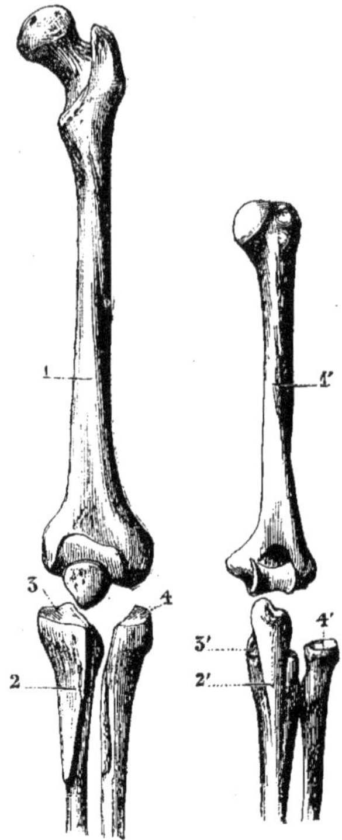

Fig. 358.

Comparaison des membres, le fémur étant tordu et la jambe ramenée au type de l'avant-bras (d'après Pozzi).

1, fémur tordu. — 1', humérus. — 2, partie externe de l'extrémité supérieure du tibia, sciée et rattachée au péroné ; elle est homologue de la portion olécranienne du cubitus 2'. — 3, plateau externe du tibia, homologue de la grande cavité sigmoïde du cubitus 3'. — 4, plateau externe, homologue de la cupule du radius 4'.

Deux faits, cependant, restent à élucider : l'absence d'une rotule au coude et puis le développement si différent des deux os homologues, le cubitus et le péroné, dont l'un s'articule par une large surface avec l'humérus, tandis que l'autre ne prend aucune part à l'articulation du genou. Voici comment Martins a résolu la question : 1° la rotule est représentée au coude par l'olécrâne; il détache alors par un trait de scie l'olécrâne de l'extrémité supérieure du cubitus et rend l'homologie évidente ; 2° en ce qui concerne les caractères morphologiques si différents du cubitus et du péroné, il considère l'énorme chapiteau du tibia comme s'étant incorporé, par coalescence, l'extrémité supérieure du péroné et comme représentant par conséquent, à lui tout seul, les têtes du radius et du cubitus. Dès lors, pour rétablir le parallélisme, il scie longitudinalement la moitié environ de la face postérieure du cubitus, y compris sa face articulaire et accole cette partie ainsi détachée à la face antérieure et supérieure du radius : « le radius, accru par cette addition, rappelle complètement le tibia; le cubitus, réduit à son corps grêle et mince, est l'image fidèle du péroné ». Pozzi, suivant encore ici un procédé inverse, comme on peut le voir dans la figure 358, détache la partie antérieure et péronéale du tibia et la restitue au péroné, qu'il transforme ainsi en un cubitus; le chapiteau tibial, ainsi réduit par cette soustraction, ne s'articule plus qu'avec un seul condyle et rappelle le radius.

Telle est, sommairement résumée, la théorie de la torsion de Ch. Martins. Cette théorie a eu à son apparition un grand retentissement et a été acceptée par nos meilleurs anatomistes, notamment par Cruveilhier et par Sappey. Attaquée dans ces dernières années par Alexis Julien et par A. Sabatier, elle a perdu beaucoup de sa valeur. Elle est, en effet, passible d'objections fort sérieuses :

Sans nous arrêter à l'absorption par le chapiteau tibial de l'extrémité supérieure du péroné, absorption qui nous paraît légèrement fantaisiste, nous ne pouvons admettre l'assimilation de l'olécrâne à la rotule. Tout d'abord, la rotule n'est qu'un os sésamoïde, tandis que l'olécrâne est une partie essentielle du squelette des membres. Puis, la rotule se rattache, par l'intermédiaire du tendon au sein duquel elle est développée, au tibia, qui est l'homologue, non du cubitus, mais du radius. Nous rappellerons, enfin, qu'il existe quelques mammifères, les chauves-souris notamment, qui possèdent au-dessus de l'olécrâne une véritable rotule cubitale, développée dans l'épaisseur du tendon du triceps brachial.

Nous devons reconnaître, d'autre part, que l'humérus ne présente nullement les traces de cette torsion de 180°, qui sert de base à la théorie de Ch. Martins. Le bord antérieur de l'os est en effet rectiligne, et il en est à peu près de même des bords interne et externe. Quant à la gouttière, dite de torsion, qui croise en diagonale sa face postérieure, elle n'est qu'une simple empreinte, qui est déterminée par le passage du nerf radial et de l'artère humérale profonde et dont les bords se sont relevés par suite de l'insertion, à ce niveau, de deux muscles puissants, le vaste interne et le vaste externe. Et qu'on n'invoque pas, en faveur d'une torsion de 180°, le trajet du nerf radial, qui passe de la partie interne à la partie externe du bras; car nous serions en droit de demander, alors, comment il se fait que quatre autres branches terminales du plexus brachial restent constamment parallèles à l'axe de l'humérus, comment il se fait que les vaisseaux huméraux suivent constamment le côté interne du membre, comment il se fait que les corps musculaires qui se groupent autour de l'humérus présentent, eux aussi, une direction longitudinale et non oblique, etc.

Mais l'objection la plus sérieuse est celle-ci. Ch. Martins, en constatant l'orientation inverse de l'humérus et du fémur et en admettant, pour expliquer ce fait, une torsion de l'humérus allant à 180°, considère la position actuelle du fémur comme étant une disposition typique et primordiale. Or, c'est là une assertion inexacte. L'embryologie nous démontre, en effet, que dans les premiers stades de leur développement, les membres supérieurs et inférieurs, identiquement constitués, présentent sur les côtés du tronc une orientation également identique : la saillie du coude et la saillie du genou sont l'une et l'autre dirigées en dehors; la ligne âpre du fémur regarde en dedans, et il en est de même du bord antérieur ou ligne âpre de l'humérus; les deux os de l'avant-bras, ainsi que les deux os de la jambe, sont placés côte à côte dans un même plan qui est parallèle au plan vertébro-sternal, le radius et le tibia en avant, le cubitus et le péroné en arrière; le pouce et son homologue le gros orteil sont tous les deux antérieurs, le petit doigt et le petit orteil tous les deux postérieurs. Plus tard, l'humérus subit un mouvement de rotation de dedans en dehors et d'avant en arrière; ce mouvement, qui est de 90° environ, a naturellement pour résultat de porter la saillie du coude en arrière, le plan de flexion de l'avant-bras en avant, le pouce en dehors, le petit doigt en dedans. En même temps, le fémur accomplit, lui aussi, un mouvement de rotation de 90°, mais en *sens inverse*, c'est-à-dire de dehors en dedans et d'arrière en avant; ce mouvement, on le conçoit, a pour effet de placer la saillie du genou en avant, le plan de flexion du genou en arrière, le gros orteil en dedans et le petit orteil en dehors.

Ainsi s'explique, *par une double rotation de 90° accomplie simultanément et en sens inverse par l'humérus et le fémur*, la différence de 180°, qui sépare réellement chez l'homme adulte l'orientation des deux membres. Nous voyons ainsi toute la justesse des conclusions d'Alexis Julien, à savoir : que l'humérus n'est nullement un fémur retourné; que, d'autre part, le membre abdominal ne peut être considéré comme le membre type et que sa position est *acquise* au même titre que celle du membre thoracique. C'était là encore l'opinion de Broca qui, à propos du sujet qui nous occupe, nous a laissé cette courte note publiée après sa mort par Manouvrier : « s'il est commode de prendre le fémur pour terme de comparaison et de considérer l'humérus comme un fémur modifié, il serait plus vrai de les rapporter l'un et l'autre à un type commun modifié doublement pour s'adapter respectivement aux fonctions du membre thoracique ou du membre abdominal. »

Comment s'accomplit ce mouvement de rotation des membres ? A-t-il pour siège l'articulation du membre avec la ceinture (*rotation articulaire*), ou bien s'effectue-t-il dans le corps de l'os lui-même (*torsion*) ? Julien et Sabatier se rallient à la première de ces deux hypothèses. En considérant la fixité des rapports que présentent, chez le fœtus comme chez l'adulte, les têtes humérale et fémorale avec les cavités glénoïde et cotyloïde, et en tenant compte aussi des recherches précitées de Gegenbaur, qui nous montrent la torsion de l'humérus s'accomplissant *réellement* au cours du développement ontogénique, j'incline vers l'hypothèse de la rotation dans le corps de l'os et je considère l'orientation différente des deux membres de l'adulte, comme le résultat d'une *double torsion en sens inverse de l'humérus et du fémur*.

Dès lors, pour ramener les deux membres au parallélisme ou, autrement dit, à leur position primordiale, ce qu'il faut toujours faire quand on veut les comparer l'un à l'autre, il suffit de détordre l'humérus de 90° en dedans, le fémur de 90° en dehors. Les homologies sont ainsi tout aussi faciles à établir qu'avec la planchette de Martins. Ces homologies sont, du reste, absolument les mêmes dans l'une et l'autre des deux méthodes et nous pouvons maintenant les résumer :

a. *Homologies du bras et de la cuisse.* — Le bras et la cuisse se composent chacun d'un seul os, l'humérus et le fémur. Les homologies des deux os peuvent s'établir comme suit :

HUMÉRUS	FÉMUR
Bord antérieur	Bord postérieur.
Bord interne	Bord externe.
Bord externe	Bord interne.
Epitrochlée	Condyle externe.
Epicondyle	Condyle interne.
Trochiter	Grand trochanter.
Trochin	Petit trochanter.

b. *Homologies de l'avant-bras et de la jambe.* — L'avant-bras se compose de deux os, disposés parallèlement à l'axe du membre : le cubitus en dedans, le radius en dehors. La jambe comprend également deux os : le tibia en dedans et le péroné en dehors. La rotule n'est qu'un os sésamoïde qui fait défaut dans le membre supérieur. Le tibia répond au radius, le péroné au cubitus, d'où le tableau suivant :

AVANT-BRAS	JAMBE
Radius	Tibia.
Cubitus	Péroné.
Olécrâne	(*Manque*.)
(*Manque*)	Rotule.

c. *Homologies de la main et du pied.* — La main se compose de trois segments qui sont, en allant d'arrière en avant, le carpe, le métacarpe, les doigts. — Le *carpe* comprend huit os disposés en deux rangées : une rangée supérieure, avec quatre os, le scaphoïde, le semi-lunaire, le pyramidal et le pisiforme ; une rangée inférieure, avec quatre os également, le trapèze, trapézoïde, le grand os et l'os crochu. — Le *métacarpe* comprend cinq os disposés dans le sens de la longueur du membre; ce sont les métacarpiens, que l'on distingue sous les noms de premier, deuxième, troisième, etc., en allant du pouce vers le petit doigt. — Les *doigts*, au nombre de cinq, sont constitués chacun par trois phalanges, à l'exception du pouce qui n'en a que deux.

Le pied, configuré suivant le même type que la main, se divise de même en trois segments : le tarse, le métatarse et les orteils. — Le *tarse* se compose de sept os formant, comme au carpe, deux rangées : une rangée postérieure, avec l'astragale, le calcanéum et le scaphoïde; une rangée antérieure avec le cuboïde et les trois cunéiformes. — Le *métatarse* comprend cinq os, les métatarsiens, que l'on désigne comme à la main sous les noms de premier, deuxième, troisième, etc., en allant du pouce vers le petit orteil. — Les *orteils*, enfin, vulgairement appelés *doigts de pied*, sont ici, comme à la main, au nombre de cinq et chacun comprend trois phalanges, à l'exception du gros orteil qui n'en possède que deux.

Le carpe répond au tarse, le métacarpe au métatarse, les doigts aux orteils. Les homologies des différentes pièces osseuses qui entrent dans la constitution de la main et du pied s'établissent d'ordinaire de la façon suivante :

Main.	**Pied.**
A. — Carpe	A. — Tarse
1re rangée.	*1re rangée.*
Scaphoïde	Scaphoïde.
Semi-lunaire }	{ Astragale proprement dit.
Pyramidal }	{ Os trigonum (voy. p. 345).
Pisiforme.	Calcanéum.
2e rangée.	*2e rangée.*
Trapèze	1er Cunéiforme.
Trapézoïde	2e Cunéiforme.
Grand os.	3e Cunéiforme.
Os crochu	Cuboïde.

Main.	**Pied.**
B. — Métacarpe	B. — Métatarse
1er Métacarpien.	1er Métatarsien.
2e Métacarpien.	2e Métatarsien.
3e Métacarpien.	3e Métatarsien.
etc	etc.
C. — Doigts	C. — Orteils
Pouce	Gros orteil.
2e Doigt	2e Orteil.
3e Doigt	3e Orteil.
etc	etc.

Nous arrêterons là ce parallèle anatomique des membres supérieur et inférieur. Des développements plus étendus seraient peut-être déplacés dans un traité d'anatomie classique. Nous renvoyons le lecteur, qui désirerait de plus amples détails sur ce sujet, aux mémoires suivants : Ch. Martins, *Nouvelle comparaison des membres pelviens et thoraciques chez l'homme*, etc., in Mém. de l'Acad. des Sc. de Montpellier, 1857, et Dict. encycl. des Sc. méd., art. *Membres;* Durand (de Gros), *La torsion de l'humérus et les origines animales de l'homme*, in Bull. de la Soc. d'Anthrop., 1868; Alexis Julien, *De l'homotypie des membres thoraciques et abdominaux*, in Rev. d'Anthrop., 1879; Albrecht, *Beitrag zur Torsions-Theorie des Humerus*, Kiel, 1876; A. Sabatier, *Comparaison des ceintures et des membres*, etc., Montpellier, 1880; Stieda, *Ueber die Homologie der Gliedmassen der Säugethiere und des Menschen*, in Biol. Centr., 1893, et *même sujet* dans les Anat. Hefte de 1897.

Bibliographie récente (1889-97) des os des membres

1° Membres en général. — Bardeleben, *Præpollex und præhallux*, Anat. Gesellschaft, 3e session, 1889; — Emery, *Zur Morphology des Hand und Fussskeletts*, Anat. Anzeiger, 1890; — Du même, *Recherches sur la morphologie du squelette des extrémités chez les vertébrés terrestres*, Arch. ital. de biologie, 1891; — Pfitzner, *Beiträge zur Kenntniss des menschl. Extremitätenskeletts*, Strasbourg, 1891 et 1892; — Du même, *Ueber Variationen im Aufbau des menschl. Hand und Fussskeletts*, Verhandt. d. anat. Gesellschaft, München, 1891; — Alexis Julien, *Loi de l'apparition du premier point épiphysaire des os longs*, C. R. Acad. des Sc., 1892; — Bolk, *Bezieh. zwischen Skelet, Muskulatur und Nerven der Extremitäten*, etc. Morphol. Jahrb., 1894; — Serrano, *Homologia dos membros thoracicos e pelvicos*, Rev. de med. e cirurg., Lisboa, 1894; — Metzer,

Zur Homologie d. menschlichen Extremitäten, Intern. Monatschr. f. Anat., 1894 ; — BARDELEBEN, *Hand und Fuss*, Verh. d. anat. Ges. in Strassburg, 1894 ; — DURAND DE GROS, *Nouvelles considérations sur l'anatomie comparée des membres*, C. R. Acad. des Sc., Paris, 1895 ; — EISLER, *Die Homologie der Extremitäten*, Abh. d. naturforsch. Ges. zu Halle, 1895 ; — STIEDA, *Ein vergleich der Brust- und Beckengliedmassen*, Verh. d. anat. Ges. in Basel, 1895 ; — DU MÊME, *Ueber die Homologie der Brust- u. Beckengliedmassen d. Menschen u. d. Werbeltiere*, Anat. Hefte, 1897.

2° MEMBRE SUPÉRIEUR. — BRAUNE u. FISCHER, *Die lange der Finger und Metacarpalknochen an der menschl. Hand*. Arch. f. Anat. u. Physiol., 1887 ; — TENCHINI, *La fossa olecranica nei criminali*, Arch. di Psichiatria, 1888 ; — KOLLMANN, *Handskelet und Hyperdactylie ;* Basel, 1889 ; — TESTUT, *L'apophyse sus-épitrochléenne chez l'homme, vingt-deux observations nouvelles*, Journ. intern. d'Anat. et de Physiol., 1889 ; — DU MÊME, *L'apophyse sus-épitrochléenne considérée au point de vue chirurgical*, Lyon médical, 1892 ; — TORNIER, *Die Phylogenese des terminalen Segmentes der Säugethiere Hintergliedmassen*, Morph. Jahrb., Bd. XVI, 1890 ; — NICOLAS, *Nouvelles observations d'apophyse sus-épitrochléenne chez l'homme*, Rev. biol. du Nord de la France, t. III, 1890-1891 ; — TORNIER, *Ueber den Saugethier Præhallux*, Arch. f. Naturgeschichte, 1891 ; — JABOULAY, *La situation du trou nourricier de l'humérus*, Prov. méd. 1891 ; — MACALISTER, *Notes on the acromion*, Journ. of Anat. and Physiol., 1892 ; — DELBET, *Note sur l'anat. de l'échancrure coracoïdienne*, Bull. Soc. anat., 1892 ; — LAMBERT, *Note sur la torsion de l'humérus*, C. R. Soc. de Biol. 1892 ; — WACHHOLTZ, *Ueber die Altersbestimmung an Leichen auf Grund des Ossificationsprocessus in oberen Humerusende*, Anz. Akad. Wiss., Krakau, 1893 ; — PFITZNER, *Bemerk. zum Aufbau des menschl. Carpus*, Verh. Anat. Ges., Göttingen, 1893 ; — VIRCHOW, *Ueber die Aufstellung des Handskelets*, Verh. d. Berl. Anthr. Ges., 1894 ; — BOLK, *Die Sklerozonie des Humerus*, Morph. Jahrb. 1895 ; — PFITZNER, *Die Variationen im Aufbau des Handskelets*, Morph. Arb., 1895 ; — THILENIUS, *Das os intermedium antebrachii des Menschen*, Morph. Arb., 1895.

3° MEMBRE INFÉRIEUR. — DWIGHT, *The significance of the third trochanter and of similar bony-processes in man*, Journ. of Anat. and Physiol., 1889 ; — HUMPHRY, *The angle of neck with the Shaft of the femur at different periods of life and under different circumstances*, Journ. of Anat. and Physiol., 1889 ; — DU MÊME, *Observations on the angle of neck of the thig-bone*, ibid., 1889 ; — STIEDA, *Der Talus und das Os trigonum Bardeleben's beim Menschen*, Anat. Anzeiger, 1889 ; — JABOULAY, *L'épiphyse de l'astragale et l'épiphyse du scaphoïde du pied*, Lyon méd., 1889 ; — HARTMANN et MORDRET, *Sur un point de l'anatomie du premier cunéiforme*, Bull. Soc. anat. de Paris, 1889 ; — COSTA, *Il terzo trocantere, la fossa ipotrocanterica, la cresta ipotrocanterica del femore dell' uomo*, Arch. per l'Antropologia, 1890 ; — TENCHINI, *Contributo alle ricerche sul terzo trocantere*, ibid., 1890 ; — LEBOUCQ, *De la soudure congénitale de certains os du tarse*, Bull. Acad. roy. de Belgique, 1890 ; — BIANCHI, *Sopra un raro caso di os trigonum del Bardeleben*, Monit. Zoolog., Siena, 1890 ; — PFITZNER, *Die kleine Zehe*, Arch. f. Anat. u. Phys., 1890 ; — MANOUVRIER. *Etude sur la rétroversion de la tête du tibia et l'attitude humaine à l'époque quaternaire*, Mém. Soc. d'Anthrop., Paris, 1890 ; — ROSSI, *Un caso di processo sopracondiloideo interno del femore umano*, Lo Sperimentale, 1890 ; — BIRMINGHAM, *Variability in the level of attachment of the lower limb to the vertebral axis in man*, Journ. of Anat. a. Physiol., 1891 ; — BENNET, *On the variability of the upper end of the fibula*, The Dublin Journ. of med. Science, 1891 ; — NOGIER, *Morphologie du pied*, Arch. de méd. et de pharm. militaires, 1892 ; — TRAMASSIA, *Sul centro d'ossificazione dell' epifisi inferiore del femore, dell'astragalo e del calcagno*, Atti R. istit. Veneto di Sc., Lett. ed Arte, 1892-1893 ; — LUDEWIG, *Monogr. des menschl. Oberschenkelbeines*, Dissert. Berlin, 1893 ; — ZAAIJER, *Der sulcus præauricularis ossis ilei*, Verh. d. k. Akad. v. Wetensch. Amsterdam, 1893 ; — MANOUVRIER, *Etude sur les variat. morph. du corps du fémur dans l'espèce humaine*, Bull. Soc. d'Anthrop., 1893 ; — LÖHR, *Ueber den Sulcus præauricularis des Darmbeins*, etc., Anat. Anz., 1894 ; — THANE, *Specimens of divided internal cuneiform Bone*, Journ. of Anat. and Physiol., 1894 ; — BLACK, *Specimen of a divided internal cuneiform Bone*, ibid., 1894 ; — MORESTIN, *Note pour servir à l'étude de l'anatomie du calcanéum*, Bull. de la Soc. anat. de Paris, 1894 ; — DU MÊME, *Note sur l'architecture du calcanéum considéré au point de vue des fractures de cet os*, ibid., 1894 ; — DU MÊME, *Osselet surnuméraire entre les bases du premier et du deuxième métatarsien*, Bull. Soc. anat., 1895 ; — MAYET, *Développement de l'extrémité postérieure du premier métatarsien*, Bull. Soc. anat., 1895 ; — BARRIER, *Morphol. de la trochlée fémorale chez les mammifères*, Soc. de Biol., 1897.

LIVRE II

ARTHROLOGIE

ANATOMIE GÉNÉRALE

Les différentes pièces squelettiques que nous avons décrites dans le livre précédent ne sont pas isolées. Elle s'unissent les unes aux autres, suivant les modes les plus divers, pour constituer ce que l'on désigne indistinctement sous le nom de *jointures*, d'*articulations* ou d'*articles*. Nous pouvons donc définir les articulations l'ensemble des parties, molles et dures, par lesquelles s'unissent deux ou plusieurs os voisins, et l'arthrologie (de ἄρτρον, jointure), encore appelée syndesmologie (de σύνδεσμος, ligament) est cette partie de l'anatomie qui a pour objet leur étude. L'arthrologie a acquis dans l'enseignement une importance toujours croissante et c'est justice : les articulations en effet, avec leurs nombreuses variétés, n'intéressent pas seulement les morphologistes; elles intéressent aussi les physiologistes et les chirurgiens, les physiologistes par le rôle important qu'elles jouent dans la mécanique animale, les chirurgiens par les différentes affections dont elles peuvent être le siège et par les opérations qu'on est appelé à pratiquer sur elles.

Envisagée à un point de vue purement anatomique, toute articulation nous offre à considérer : 1° des surfaces osseuses ; 2° des parties molles interposées ou interosseuses ; 3° des parties molles placées autour d'elles ou périphériques. Mais ces parties communes revêtent des caractères bien différents dans les nombreuses articulations que présente le squelette. Réduites dans la tête à la plus grande simplicité, elles vont se développant peu à peu sur le tronc, pour acquérir leur plus haut degré de différenciation au niveau des membres. Ici, en effet, nous voyons d'une part les extrémités osseuses s'élargir et se recouvrir d'une couche cartilagineuse indestructible, d'autre part de solides moyens d'union se disposer tout autour de ces extrémités osseuses et circonscrire avec elles une cavité que baigne un liquide destiné à favoriser les déplacements. Quelle différence n'y a-t-il pas entre une telle articulation et cette jointure, propre à la région céphalique, où une simple lame cartilagineuse ou conjonctive sépare deux os contigus ou réciproquement engrenés. D'un côté, tout est admirablement disposé pour des mouvements faciles, variés, étendus. De l'autre, tout est disposé, au contraire, pour assurer l'immobilité des pièces squelettiques en présence. On serait presque tenté, si on n'était retenu par les données embryogéniques, de rejeter ces jointures immobiles de la tête du cadre de l'arthrologie, pour les rapprocher des extrémités juxta-épiphysaires d'un os large, dont l'épiphyse et la diaphyse sont réunies l'une à l'autre par le cartilage de conjugaison. Un pareil rapprochement aurait pour lui ce fait que certaines articulations du crâne et de la face disparaissent avec l'âge, comme disparaît sur un os large l'os coxal par exemple, la limite qui sépare primitivement la diaphyse de la pièce épiphysaire.

Les différences morphologiques, à la fois si nettes et si profondes, qui existent entre ces organes disparates, que l'on a l'habitude de réunir sous la dénomination commune d'articulations, a imposé de tout temps des divisions séparatives. — Les anciens auteurs, considérant avant tout la nature, les moyens d'union, admettaient quatre groupes d'articulations : 1° les *synchondroses*, dans lesquelles les surfaces articulaires sont réunies par du cartilage ; 2° les *synévroses*, comprenant les articulations dont les surfaces sont maintenues en contact par des ligaments ; 3° les *syssarcoses*, articulations dans lesquelles les muscles sont les principaux moyens d'union ; 4° les *méningoses*, dont le type est fourni par les os du crâne fœtal réunis à l'aide des membranes. Cette classification n'a plus aujourd'hui qu'une valeur historique. — Bichat, depuis longtemps déjà, lui a substitué une nouvelle division, basée, non plus sur l'anatomie, mais sur la physiologie. Parmi les articulations, il en est de *mobiles* et il en est d'*immobiles* : les premières avaient déjà reçu de Galien le non de *diarthroses ;* les secondes, celui de *synarthroses*. Mais, à côté de ces deux grandes classes, il en est d'autres qui, sans être complètement immobiles, ne jouissent cependant que de mouvements peu étendus ; elles tiennent le milieu entre les articulations manifestement mobiles et les articulations complètement immobiles. Winslow les avait désignées, bien avant Bichat, sous le nom d'*amphiarthroses*. Celui-ci, pour rester fidèle à sa nomenclature, les appela des *articulations semi-mobiles*.

Cette triple division des articulations en articulations mobiles ou diarthroses, articulations semi-mobiles ou amphiarthroses, et articulations immobiles ou synarthroses est admise aujourd'hui par la plupart des auteurs classiques. C'est celle que nous adopterons nous-même dans les considérations générales qui vont suivre. Mais, avant d'exposer les caractères distinctifs des trois types articulaires précités, il nous paraît indispensable de rappeler en quelques mots quel est leur mode de développement.

§ 1. — Simple aperçu embryologique

Primitivement les différentes pièces squelettiques, encore à l'état d'ébauches cartilagineuses, ne sont pas en contact comme elles le sont chez l'adulte. Entre elles et sur les points où existeront plus tard des articulations, s'étale une zone plus ou moins épaisse, à laquelle Henke et Reyher ont donné le nom de *disque intermédiaire* (fig. 361).

Ce disque intermédiaire ou intercartilagineux se compose lui-même de trois couches distinctes : 1° une couche moyenne, formée par du tissu mésenchymateux indifférent ; 2° deux couches extrêmes, qui s'appliquent directement sur les ébauches cartilagineuses correspondantes et qui, en raison de leur rôle dans le développement de ces dernières, sont appelées *couches chondrogènes*. Cette couche chondrogène, du reste, n'est pas limitée à la région de la future articulation, mais entoure la pièce cartilagineuse dans toute son étendue. Ceci posé, voyons les transformations successives qui vont se produire dans la région précitée, pour aboutir, suivant les cas, à une articulation mobile, à une articulation semi-mobile ou à une articulation immobile.

1° Articulations mobiles. — Les pièces squelettiques cartilagineuses s'allongeant progressivement, par suite de nouveaux dépôts cartilagineux sous la couche chondrogène, marchent peu à peu à la rencontre l'une de l'autre. En même temps, et comme conséquence de ce rapprochement, la couche mésenchymateuse moyenne du disque intermédiaire diminue et finit même par disparaître : les deux couches chondrogènes sont alors juxtaposées et confondues (fig. 363, A). Celles-ci se transforment alors, pour la majeure partie, en cartilage et, cette transformation une

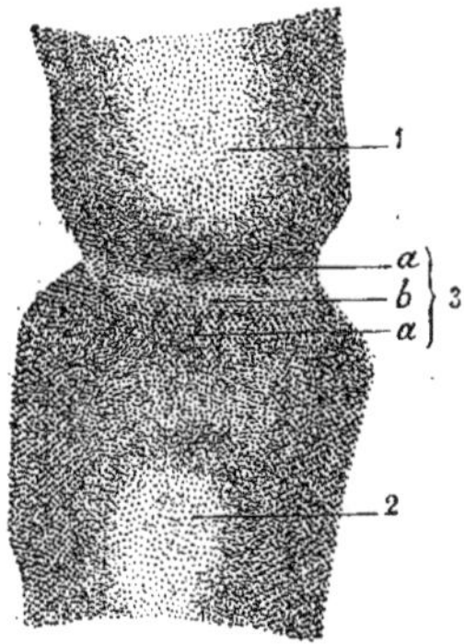

Fig. 361.

Coupe longitudinale d'un doigt d'un embryon humain long de 27mm, passant par la future articulation métacarpo-phalangienne (d'après SCHULIN).

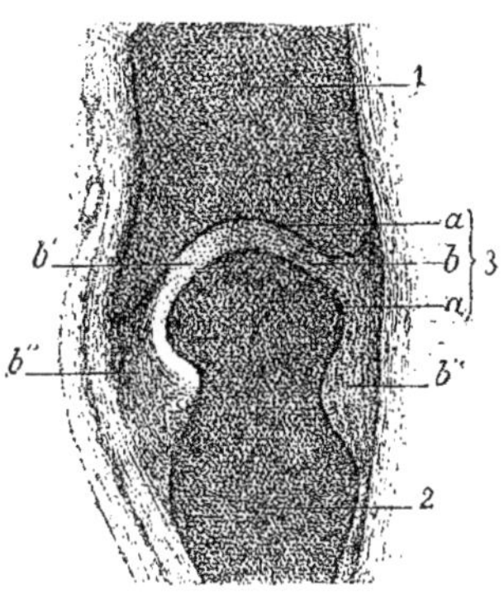

Fig. 362.

Coupe horizontale d'un orteil d'embryon de lapin long de 4 centimètres, passant par la future articulation métatarso-phalangienne (d'après RETTERER).

Fig. 361. — 1, première phalange. — 2, métacarpien. — 3, disque intermédiaire, avec : *b*, sa couche moyenne ou mésenchymateuse ; *a*, *a*, ses deux couches extrêmes ou chondrogènes.

Fig. 362. — 1, première phalange. — 2, métatarsien. — 3, disque intermédiaire, avec : *b*, sa couche moyenne ou mésenchymateuse ; *a*, *a*, ses deux couches extrêmes ou chondrogènes ; *b*, partie de la couche mésenchymateuse, qui subira la transformation muqueuse et deviendra la première synovie de la cavité articulaire ; *b''*, *b''*, parties latérales de la même couche, qui formeront les ligaments de l'articulation.

fois effectuée, les deux pièces cartilagineuses correspondantes sont en contact à peu près immédiat. Elles sont séparées encore, comme l'ont établi les recherches récentes de RETTERER (*Soc. de Biol.*, 1894), par une mince lame de tissu conjonctif embryonnaire, lequel ne s'est pas transformé en cartilage et a évolué en un *tissu conjonctif muqueux*. « Il est constitué par des cellules fusiformes et étoilées dont les prolongements multiples s'anastomosent et circonscrivent des mailles remplies de gélatine de Wharton... Peu à peu, ces mailles deviennent de plus en plus larges, les prolongements des cellules de plus en plus minces ; le corps cellulaire forme une masse de moins en moins nette ; le noyau fixe à peine les matières colorantes. En un mot, les cellules et leurs prolongements s'atrophient et finissent par disparaître ainsi que les noyaux. » (RETTERER.) Par suite de cette disparition graduelle du tissu conjonctif muqueux, qui était interposé entre les deux segments squelettiques, ces derniers, devenus libres, sont séparés maintenant par un simple intervalle linéaire : c'est la *fente articulaire* des embryologistes, autrement dit la cavité articulaire de la future articulation (fig. 363, B).

Bientôt après, le tissu embryonnaire qui entoure l'article, contrairement à celui qui séparait les segments cartilagineux, s'épaissit et se différencie en une formation fibreuse, qui devient la capsule fibreuse et les ligaments périphériques. L'articulation se complète ensuite par l'apparition, sur la face interne de son appareil ligamenteux, d'un endothélium qui constitue l'élément essentiel de la synoviale. Enfin, plus tard, lorsque l'os remplacera le cartilage, le processus ossificateur respectera toujours la partie de la pièce squelettique primitive qui confine à l'articulation : cette partie, qui conserve ses caractères de cartilage hyalin et qui restera telle durant toute la vie, constitue le *cartilage articulaire* ou *cartilage diarthrodial* (fig. 363, C).

Tel est le mode d'origine de toutes les articulations mobiles dont les surfaces sont concordantes, c'est-à-dire sont en contact dans toute leur étendue. Pour celles qui ont des surfaces discordantes, je veux dire des surfaces qui ne se touchent que sur certains points, les choses se passent d'une façon un peu différente. La couche mésenchymateuse moyenne, au lieu de s'atrophier et de disparaître comme tout à l'heure, s'organise au contraire en un tissu fibreux, qui persiste chez l'adulte sous la forme d'un disque aplati, séparant les deux pièces squelettiques en présence et se moulant exactement sur chacune d'elles. Puis, au-dessus et au-dessous du disque fibreux, entre lui et chacune des pièces squelettiques correspondantes, se forment

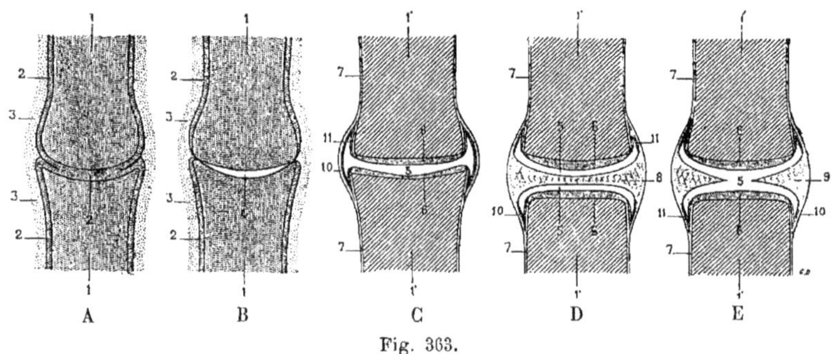

Fig. 363.

Schémas indiquant les divers stades évolutifs des diarthroses : A, les deux couches chondrogènes, par suite de la disparition de la couche moyenne, arrivent au contact ; B, formation de la fente articulaire ; C, diarthrose type, à l'état adulte ; D, diarthrose, avec ménisque occupant toute l'articulation ; E, diarthrose, avec ménisque n'occupant que la périphérie de l'articulation.

1, pièce squelettique à l'état cartilagineux. — 1', pièce squelettique à l'état osseux. — 2, 2, couches chondrogènes. — 3, mésenchyme. — 4, fente articulaire. — 5, cavité articulaire. — 6, cartilage diarthrodial. — 7, périoste. — 8, fibro-cartilage interarticulaire, occupant toute l'étendue de l'articulation. — 9, fibro-cartilage articulaire, n'en occupant que la périphérie. — 10, ligaments périphériques. — 11, synoviale.

deux fentes articulaires. Le développement une fois terminé (fig. 363, D), nous avons une articulation mobile d'un genre spécial : une articulation possédant deux cavités et, entre ces deux cavités, un fibro-cartilage ou ménisque interarticulaire. L'articulation temporo-maxillaire nous fournit un exemple très net de cette disposition.

Dans d'autres cas, la partie centrale de la couche mésenchymateuse moyenne disparaît seule. Sa partie périphérique persiste et se différencie comme précédemment en tissu fibreux : elle comblera, chez l'adulte, l'intervalle qui sépare périphériquement deux surfaces articulaires non concordantes, se touchant seulement par leur partie centrale. Telle est l'origine et la signification des cartilages semi-lunaires du genou et des bourrelets marginaux, que l'on rencontre dans les articulations de l'épaule et de la hanche (fig. 363, E).

2° **Articulations semi-mobiles.** — Sur les points où les segments squelettiques en présence, tout en conservant une mobilité relative, auront surtout besoin d'être fortement et solidement unis, sur la colonne vertébrale par exemple, les deux couches chondrogènes se différencient, comme pour les articulations mobiles, en cartilage hyalin, tandis que la couche mésenchymateuse moyenne se transforme en un disque fibro-cartilagineux, qui adhère d'une façon intime aux deux pièces squelettiques correspondantes (fig. 379, A). Ainsi se développent les amphiarthroses vraies. Pour les diarthro-amphiarthroses (voy. plus loin), le processus formateur est exactement le même, avec cette seule variante qu'il se développe ultérieurement, dans l'épaisseur même du disque fibreux, une fente articulaire (fig. 379, B).

3° **Articulations immobiles.** — Le processus en vertu duquel se développent les synarthroses est le même tout d'abord que celui qui prépare la formation des diarthroses. La couche mésenchymateuse disparaît entièrement, les deux couches chondrogènes se différencient en cartilage hyalin et les deux pièces squelettiques correspondantes se trouvent naturellement, après cette dernière différenciation, en contact immédiat. Alors, au lieu de se séparer par une fente, comme cela se voit pour les diarthroses, elles se fusionnent réciproquement et la synchondrose est constituée. A la partie supérieure du crâne, où les os se forment et s'accroissent au sein d'une ébauche conjonctive, sans cartilage préexistant, le processus est encore plus simple : les pièces osseuses, au fur et à mesure qu'elles progressent, se rapprochent, arrivent au contact et se juxtaposent, le plus souvent suivant des surfaces rugueuses ou même dentées, qui se correspondent exactement : telle est l'origine des sutures.

§ II. — Diarthroses en général

Les diarthroses ou articulations mobiles sont, comme leur nom l'indique, des articulations qui jouissent de mouvements. Pour bien les définir, il faudrait indiquer l'étendue de ces mouvements caractéristiques et tracer ainsi la limite qui les sépare des amphiarthroses. Mais cette appréciation de la mobilité ne peut être absolue, car, comme nous le verrons plus loin, les diarthroses comprennent plusieurs genres, à chacun desquels correspond un certain nombre de mouvements spéciaux. Ce qui caractérise en réalité une diarthrose par rapport à une amphiarthrose, ce sont des mouvements d'une excursion plus étendue. C'est là la seule formule générale qui ne risque pas d'être mise en défaut, et encore convient-il de faire quelques réserves pour certaines diarthroses serrées, comme celles du carpe et du tarse, dont les mouvements sont presque nuls. Envisagées à un point de vue purement descriptif, les diarthroses nous offrent à considérer : 1° des *surfaces articulaires*, qui constituent ce qu'on pourrait appeler le squelette de l'articulation ; 2° une lame cartilagineuse, qui, sous le nom de *cartilage articulaire*, s'étale sur elles et les recouvre dans toute leur étendue ; 3° des *fibro-cartilages interarticulaires* ou *ménisques ;* 4° des *moyens d'union* ou *ligaments ;* 5° des *moyens de glissement* ou *synoviales*. Nous décrirons tout d'abord ces diverses parties constituantes des articulations ; nous étudierons ensuite les *mouvements* dont elles sont le siège et, enfin, leur *classification*.

1° **Surfaces articulaires.** — La forme des surfaces articulaires est tellement variable, suivant la diarthrose que l'on considère, qu'elle a servi de base à la classification des articulations mobiles, ainsi que nous le verrons plus loin. On peut dire d'une façon générale qu'elles sont concaves, convexes, planiformes, en poulie. Si nous les rapportons à un type géométrique, nous avons des surfaces sphériques, des surfaces elliptiques, des surfaces cylindriques, des surfaces planes.

Chacun de ces types peut constituer, à son tour, des types secondaires par la modification plus ou moins étendue de la forme fondamentale. Ainsi, les surfaces cylindriques varieront dans leur aspect, suivant qu'elles représenteront un cylindre véritable, un cylindre coupé parallèlement à son grand axe, ou bien un cylindre curviligne, ou encore un cylindre creusé d'une gouttière perpendiculaire à l'axe principal, etc.

Comme ces différentes configurations des surfaces articulaires doivent être décrites ultérieurement avec plus de détails, nous n'insisterons pas davantage pour l'instant. Nous ferons remarquer ici, cependant, que lorsque la surface articulaire d'un côté constitue une convexité, à quelque forme géométrique qu'elle appartienne d'ailleurs, la surface opposée représente le plus souvent une concavité concordante. Nous rappellerons aussi que, dans certaines articulations, chaque surface articulaire est formée, non pas par un seul os, mais par les portions contiguës de deux, de trois, et même d'un plus grand nombre d'os, comme on le voit dans les articulations radio-carpienne et médio-carpienne.

2° Cartilages articulaires. — Si nous examinons une surface osseuse diarthrodiale fraîche, nous constatons tout d'abord qu'elle est revêtue d'une substance blanchâtre, qui « réunit à la solidité une grande souplesse et une grande élasticité, qui cède quand elle est comprimée, mais qui se rétablit dans sa condition première aussitôt que la compression a cessé et qui prévient ainsi les effets des chocs et des frottements » (Cruveilhier). Cette substance a reçu le nom de *cartilage d'encroûtement* ou *cartilage articulaire*.

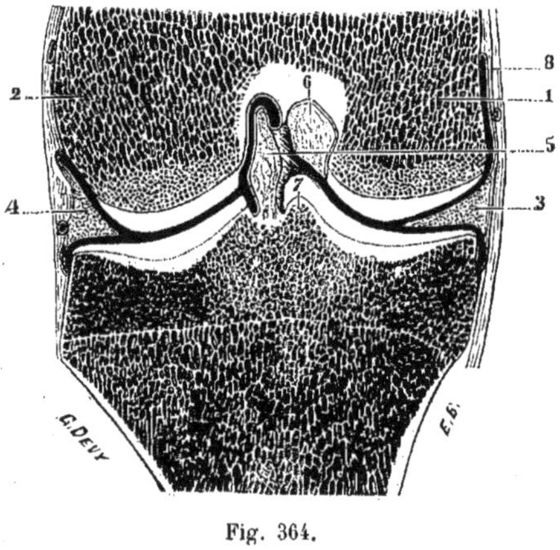

Fig. 364.

Cartilage articulaire, vu sur une coupe vertico-transversale du genou.

(Le cartilage articulaire est figuré en blanc.)

1, condyle interne. — 2, condyle externe. — 3, cartilage semi-lunaire interne. — 4, cartilage semi-lunaire externe. — 5, ligament croisé antérieur. — 6, ligament croisé postérieur. — 7, épine du tibia. — 8, capsule articulaire.

A. Disposition générale. — L'étendue du revêtement cartilagineux est proportionnelle à l'étendue des mouvements de la jointure : le sens dans lequel il se prolonge indique aussi le sens de la mobilité. Ces deux facteurs, étendue du cartilage, mobilité de l'article, sont en raison directe l'un de l'autre : en considérant celle-ci, on devine quelle doit être celle-là.

L'épaisseur du cartilage d'encroûtement, d'une valeur moyenne de 1 à 2 millimètres, varie suivant la pression à laquelle sont soumises les surfaces articulaires qui le supportent. D'une façon générale, plus la pression est forte, plus le cartilage est épais. Ainsi, d'une part, ce cartilage est plus épais dans les articulations du membre inférieur que dans celles du membre supérieur ; et, d'autre part, dans une articulation donnée, le point qui supporte le maximum de pression est précisément celui qui présente la couche cartilagineuse la plus forte. C'est là ce qu'on peut appeler la *loi de pression*.

Enfin, l'épaisseur du cartilage varie encore suivant la forme de la surface articulaire. C'est ainsi que, pour les articulations à surfaces sphériques, l'articulation scapulo-humérale et l'articulation coxo-fémorale par exemple, elle présente son maximum : 1° au centre du revêtement, du côté de la surface convexe; 2° à la périphérie, du côté de la surface concave.

Chacun des cartilages diarthrodiaux nous offre à considérer deux surfaces et une circonférence. — Des deux surfaces, l'une est libre, l'autre adhère intimement à l'os sous-jacent. La surface libre regarde l'intérieur de l'article ; elle est lisse, polie, glissante, recouverte qu'elle est par le liquide synovial. La surface adhérente est si fortement unie à l'os qu'il est impossible de la décoller. — Quant à la circonférence, appelée encore bord périphérique, elle se confond avec le périoste et donne insertion à la membrane synoviale, laquelle, comme nous le verrons plus loin, se termine à son niveau (fig. 363, C).

B. Structure. — Le cartilage d'encroûtement dans les diarthroses appartient à la variété dite cartilage hyalin (voy. les ***Traités d'histologie***). Il nous présente, comme tout cartilage hyalin : 1° une substance fondamentale; 2° dans la substance fondamentale, des cavités dites chondroplastes ; 3° dans ces cavités, des éléments cellulaires, les cellules cartilagineuses.

a. *Substance fondamentale*. — La substance fondamentale (fig. 365,4), parfaitement transparente quand elle est vue en tranche mince, revêt, sur des tranches un peu épaisses, une coloration blanche avec reflet légèrement bleuâtre. L'examen microscopique ne nous y révèle la présence d'aucun élément figuré : elle est à la fois parfaitement homogène et anhiste. Il est à remarquer, cependant, qu'à sa partie la plus profonde et tout au voisinage de l'os, le cartilage diarthrodial présente une zone spéciale, à laquelle on a donné, en raison de sa consistance dure et comme pierreuse, le nom de *zone ostéoïde* (fig. 366,2). Ce n'est pas de l'os, puisque les ostéoplastes et les canalicules osseux y font entièrement défaut ; c'est encore du cartilage, mais du cartilage dont la substance fondamentale a été plus ou moins envahie par des sels calcaires.

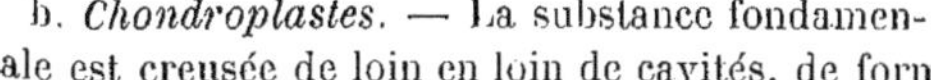

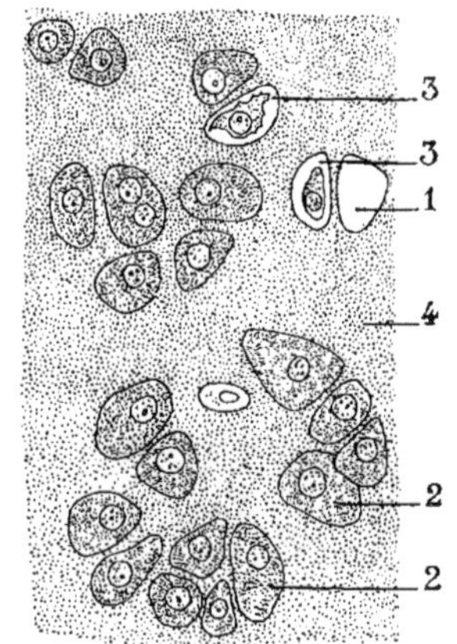

Fig. 365.

Coupe transversale du cartilage articulaire de la tête du fémur de la grenouille (d'après Schieffer-decker).

1, chondroplaste dépourvu de cellule. — 2, 2, deux cellules cartilagineuses remplissant entièrement leur chondroplaste. — 3, 3, deux chondroplastes dans lesquels les cellules cartilagineuses sont ratatinées. — 4, substance fondamentale.

b. *Chondroplastes*. — La substance fondamentale est creusée de loin en loin de cavités, de forme et de grandeur diverses, appelées *chondroplastes* (de χόνδρος, *cartilage* et πλάστης, *formateur*). Ces cavités, où se logent les cellules cartilagineuses, se disposent dans les cartilages diarthrodiaux suivant une modalité spéciale que l'on voit très nettement sur des coupes longitudinales, je veux dire sur des coupes allant de la surface libre à la surface profonde (fig. 366) : dans les couches les plus externes (5), au voisinage de la cavité articulaire, les chondroplastes sont allongés et fusiformes, leur grand axe se dirigeant toujours parallèlement à la surface du cartilage ; dans les couches moyennes (4), les chondroplastes revêtent une forme arrondie ou légèrement ovalaire ; dans les couches profondes, enfin, ils s'allongent de nouveau, mais ici leur grand axe, au lieu d'être transversal comme dans les couches externes, est constamment longitudinal, c'est-à-dire perpendiculaire aux deux surfaces de la lame cartilagineuse.

Il existe donc dans le cartilage diarthrodial trois zones distinctes, caractérisées chacune par la forme et l'orientation de leurs chondroplastes. Il convient d'ajouter que ces diverses zones ne sont nullement délimitées par des lignes de démarcation précises, mais que c'est par des gradations insensibles qu'on passe de l'une à l'autre.

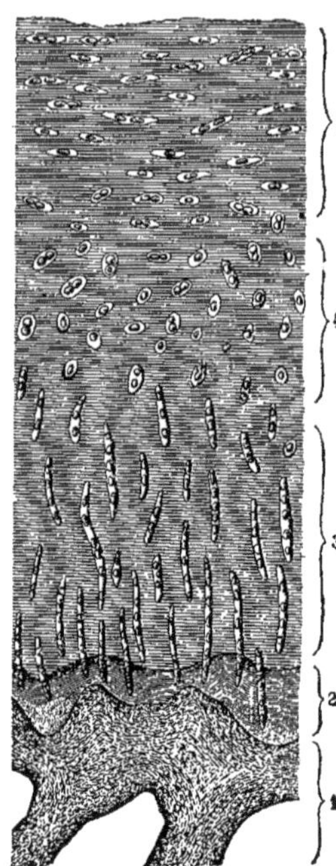

Fig. 366.
Coupe perpendiculaire d'un cartilage diarthrodial et de la couche osseuse sous-jacente.

1, tissu osseux. — 2, couche ostéoïde du cartilage calcifié — 3, 4, 5, couches profonde, moyenne et superficielle du cartilage diarthrodial.

Chaque chondroplaste est circonscrit sur tout son pourtour par une sorte de paroi propre, épaisse de 5 à 8 μ, qui, entièrement libre du côté de sa face interne, se confond plus ou moins par sa face externe avec la substance fondamentale ambiante. Cette paroi est le plus souvent homogène ; quelquefois, cependant, elle nous présente un système de stries circulaires, semblant indiquer qu'elle est formée de plusieurs couches superposées et concentriques. Homogène ou pluristratifiée, la paroi propre des chondroplastes doit être considérée morphologiquement comme une formation cuticulaire, autrement dit comme un produit de sécrétion de la cellule cartilagineuse que renferme le chondroplaste. La cellule cartilagineuse s'en entoure comme d'une sorte d'enveloppe, comme d'une sorte de *capsule*, d'où le nom de *capsule cartilagineuse* sous lequel la plupart des histologistes désignent la paroi propre des chondroplastes.

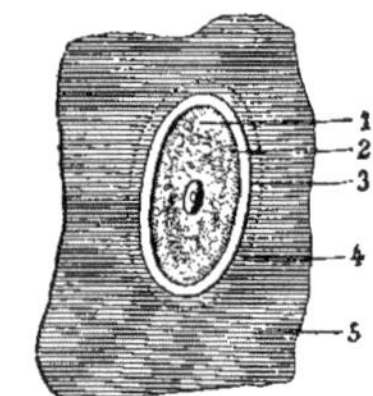

Fig. 366 *bis*.
Cellule cartilagineuse.

1, protoplasma. — 2, contour cellulaire, séparé artificiellement de 3, représentant la face interne du chondroplaste et de la capsule cartilagineuse. — 4, contour externe de la capsule, confondu avec la substance hyaline 5.

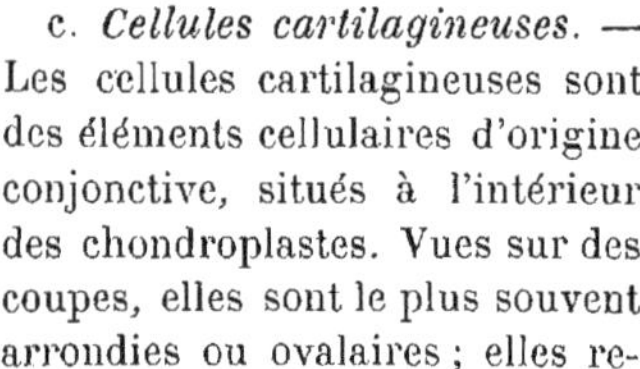

c. *Cellules cartilagineuses.* — Les cellules cartilagineuses sont des éléments cellulaires d'origine conjonctive, situés à l'intérieur des chondroplastes. Vues sur des coupes, elles sont le plus souvent arrondies ou ovalaires ; elles revêtent parfois, par suite de pressions réciproques, une forme triangulaire ou polyédrique. Très variables dans leurs dimensions, elles mesurent, suivant les cas, de 4 μ à 30 μ de diamètre. Leur nombre n'est pas moins variable : à côté de chondroplastes qui ne renferment qu'une seule cellule, il y en a d'autres (la cellule, primitivement unique, s'étant multipliée par segmentation) qui en contiennent deux, trois, quatre ou même un plus grand nombre : il n'est pas rare de rencontrer, dans le cartilage qui avoisine un centre d'ossification, des capsules présentant jusqu'à vingt-cinq et trente cellules. Qu'elles soient uniques ou multiples, les cellules cartilagineuses remplissent toujours exactement les chondroplastes où elles sont incluses : il n'y a jamais d'espace libre, du moins à l'état normal, entre le contenant et le contenu.

Histologiquement, chaque cellule cartilagineuse se compose d'un corps protoplasmique plus ou moins granuleux, à la partie moyenne duquel se voient un ou deux noyaux, arrondis ou ovalaires. Chacun de ces noyaux, à son tour, renferme à son centre un, deux ou trois nucléoles, ou même plus.

En ce qui concerne les cartilages diarthrodiaux, les cellules cartilagineuses présentent dans leur nombre et leur disposition, comme les chondroplastes eux-mêmes, quelques caractères particuliers (fig. 366). Dans les chondroplastes des deux couches superficielle et moyenne (5 et 4), les cellules sont relativement peu nombreuses et, d'autre part, s'orientent dans les sens les plus divers. Il n'en est pas de même dans la couche profonde (3). Ici, les chondroplastes, comme nous l'avons vu, sont fortement allongés en sens longitudinal et ils renferment à leur intérieur un nombre toujours considérable de cellules. Or ces cellules, aplaties de haut en bas et régulièrement en contact par leurs faces larges, s'empilent les unes sur les autres comme des pièces de monnaie (367,4). Chaque chondroplaste nous présente ainsi une ou plusieurs rangées de cellules cartilagineuses et nous retrouvons là une disposition en tout semblable à celle déjà décrite, à propos de l'ossification enchondrale (p. 38), dans la zone de cartilage qui avoisine la ligne d'ossification et que nous avons appelée *cartilage sérié :* la couche profonde du cartilage diarthrodial a exactement la même signification, elle n'est autre chose que du cartilage sérié.

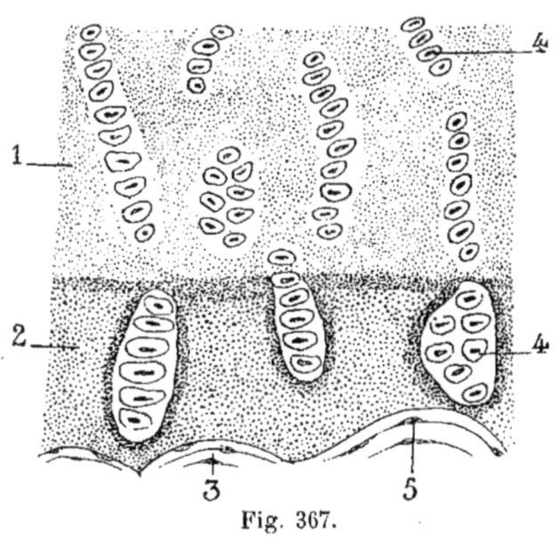

Fig. 367.

Cartilage sérié, au voisinage de l'os.

1, substance fondamentale du cartilage hyalin. — 2, cartilage calcifié. — 3, substance osseuse. — 4, 4, chondroplastes allongés, à grand axe perpendiculaire à la substance osseuse, renfermant de nombreuses cellules cartilagineuses disposées en séries régulières. — 5, ostéoplastes.

C. Composition chimique. — Envisagé au point de vue de sa constitution chimique, le cartilage articulaire se compose en grande partie d'une substance albuminoïde de l'ordre des matières collagènes, se transformant par l'eau chaude sous pression en gélatine. A cette substance albuminoïde et en combinaison avec elle vient s'ajouter un corps spécial, l'*acide chondroïtine-sulfurique*, lequel, sous l'influence des acides dilués, se décompose en acide sulfurique et en une poudre blanche appelée *chondroïtine*, dont la formule est $C^{18} H^{27} AzO^{14}$. La chondroïtine, à son tour, mise en présence de l'acide sulfurique étendu et chaud, se dédouble en un premier acide, qui est l'acide acétique, et un acide amidé, qui est la *chondrosine* ($C^{12} H^{21} AzO^{11}$). Le cartilage renferme encore, mais en faibles proportions, un certain nombre de matières inorganiques : chlorure de sodium, sulfates de potasse et de soude, phosphates de soude, de chaux et de magnésie.

D. Mode de nutrition. — Le cartilage articulaire ne présente aucune trace de vaisseaux, soit sanguins, soit lymphatiques. Il se nourrit donc par simple imbibition. Les sucs nutritifs arrivent aux cellules à travers la substance fondamentale qui, très perméable aux liquides, se laisse facilement traverser par eux. On sait avec quelle rapidité diffusent à travers le cartilage l'eau ou les liquides colorants que l'on emploie en histologie.

Certains histologistes, notamment Budge (1877), Nykamp (1877) et Spina (1880) ont signalé, dans la substance fondamentale du cartilage hyalin, l'existence d'un système de canalicules, qu'ils ont considérés comme répondant à ce que les histologistes allemands ont décrit sous le nom de *canaux de suc* (*Saftbahnen*). Il est de fait que l'emploi de certaines méthodes histologiques révèle, dans la substance fondamentale du cartilage hyalin, un système de cloisons richement anastamosées et formant réseau (fig. 368). Mais ce réseau n'est formé, ni par des canalicules comme le voulaient BUDGE, NYKAMP et SPINA, ni même par des fibrilles, comme l'a soutenu plus récemment VAN DER STRICHT.

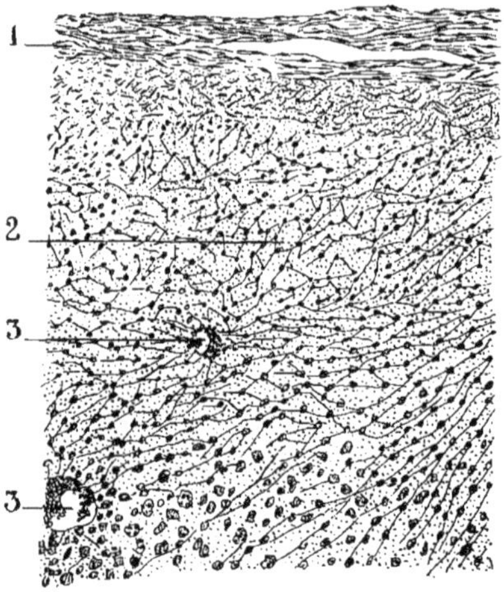

Fig. 368.

Coupe transversale du canon d'un fœtus de mouton pour montrer la constitution anatomique de la substance fondamentale (d'après RENAUT).

1, périchondre. — 2, cartilage hyalin, dont la substance fondamentale est parcourue par des travées et des trabécules constituant par leur ensemble la formation cloisonnante du cartilage. — 3, 3, deux vaisseaux sanguins du cartilage fœtal, autour desquels les travées et les trabécules affectent une disposition rayonnante.

Voici quelle serait, d'après RENAUT, la signification exacte de ce réseau. La substance fondamentale du cartilage hyalin se composerait, en réalité, de deux substances différentes : 1° une *substance hyaline*, qui serait le produit de la sécrétion des cellules cartilagineuses ; 2° une *susbstance trabéculaire*, qui se serait différenciée au sein de la première et qui serait disposée sous forme de réseau. Dans les conditions physiologiques ordinaires, les deux substances ont exactement les mêmes caractères histo-chimiques, le même indice de réfraction et, par conséquent, paraissent confondues. Mais la substance trabéculaire a pour propriété spéciale de se laisser imbiber par les liquides ou de perdre son eau de constitution plus facilement que l'autre : il en résulte qu'après la mort, sur la pièce cartilagineuse préparée pour l'examen microscopique, la substance trabéculaire se déshydraterait avant la substance hyaline, deviendrait ainsi plus réfringente et apparaîtrait alors clairement avec la disposition réticulaire qui lui est propre.

Tout en rejetant en principe l'existence de véritables canaux nutritifs dans le cartilage hyalin, il faut reconnaître, avec RENAUT, que la substance trabéculaire, grâce à son aptitude toute spéciale à emmagasiner l'eau du plasma ou à s'en débarrasser, peut être considérée comme un agent actif de la diffusion des sucs nutritifs dans la substance fondamentale.

3° Fibro-cartilages marginaux ou bourrelets articulaires. — Certaines diarthroses, appartenant au type sphérique, nous présentent du côté de la surface concave un fibro-cartilage périphérique, appelé *fibro-cartilage marginal*.

A. DISPOSITION GÉNÉRALE. — Ce fibro-cartilage nous présente deux variétés : tantôt il se développe sur tout le pourtour de la surface articulaire auquel il est annexé ; tantôt il n'en occupe qu'une partie.

Dans le premier cas, le fibro-cartilage en question est une sorte de bourrelet entourant la surface articulaire à la manière d'un anneau : aussi le désigne-t-on le plus souvent sous le nom de *bourrelet annulaire*. Ce bourrelet marginal, dont les articulations de l'épaule et de la hanche nous offrent deux exemples typiques, est prismatique triangulaire et, de ce fait, nous présente une base, deux faces et un sommet (fig. 369, 2) : la base repose sur le pourtour de la surface articulaire et se confond, en dedans avec le cartilage d'encroûtement, en dehors avec le périoste ; des deux faces, l'une est interne et fait partie de la cavité articulaire ; l'autre est externe et confine aux moyens d'union périphériques ; le sommet enfin, mince et régulièrement uni, délimite la cavité articulaire et parfois donne insertion à l'un des bords de la synoviale.

Les fibro-cartilages du second groupe, ceux qui n'occupent qu'une partie du pourtour de la surface articulaire, se rencontrent à l'extrémité supérieure de toutes les phalanges de la main et à l'extrémité postérieure de toutes les phalanges du pied. Ils sont constamment situés du côté de la flexion. Chacun d'eux a la forme d'un segment de sphéroïde et nous présente successivement : 1° une face concave, faisant partie de la cavité articulaire : 2° une face convexe, en rapport avec les tendons fléchisseurs de la main et du pied ; 3° un bord adhérent, plus ou moins épais, se continuant avec le pourtour de la cavité phalangienne ; 4° un bord libre, mince et tranchant, donnant insertion à la synoviale.

Les fibro-cartilages marginaux, à quelque variété qu'ils appartiennent, qu'ils aient la forme d'un anneau complet ou ne s'étalent que sur une partie du pourtour articulaire, ont toujours pour usage d'augmenter à la fois l'étendue et la profondeur des surfaces articulaires creuses auxquelles ils se trouvent annexés. Ils peuvent aussi, dans certains cas, comme cela se voit pour l'articulation de la hanche, maintenir la tête articulaire dans sa cavité de réception et acquièrent, de ce fait, toute la valeur de véritables moyens d'union.

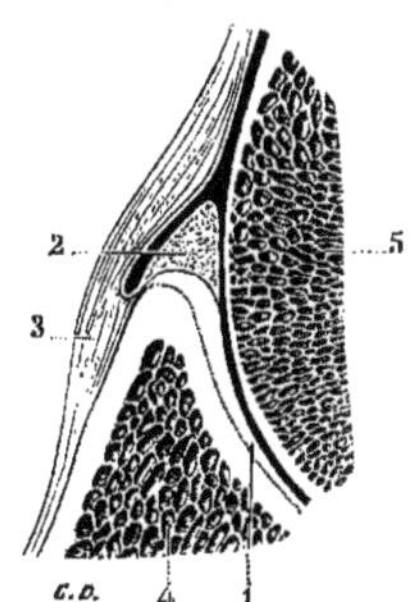

Fig. 369.
Coupe transversale du rebord de la cavité cotyloïde, pratiquée à sa partie postérieure.

1, cavité cotyloïde avec son cartilage. — 2, bourrelet cotyloïdien. — 3, capsule avec son faisceau de renforcement ischio-capsulaire. — 4, ischion. — 5, tête fémorale.

B. Structure. — Envisagés au point de vue de leur structure, les bourrelets articulaires appartiennent au tissu fibro-cartilagineux et, comme tels, nous présentent deux sortes d'éléments : des éléments conjonctifs et des éléments cartilagineux. — Les premiers sont des faisceaux de fibres conjonctives, très serrés, très denses et diversement entrecroisés. Dans leur intervalle se voient, en proportions variables, des cellules conjonctives, avec ou sans prolongements, des fibres élastiques généralement très minces et des cellules adipeuses, toujours plus abondantes dans les parties périphériques du bourrelet que dans sa partie centrale. — Les cellules cartilagineuses se distinguent en deux groupes : les unes, profondes, se logent dans les interstices des faisceaux fibreux; les autres, superficielles, s'étalent en une couche continue sur celle des faces du bourrelet qui regarde l'articulation. Ce sont le plus souvent des cellules petites, arrondies ou ovoïdes, au nombre de deux ou trois dans la même capsule.

C. Vaisseaux et nerfs. — Les fibro-cartilages marginaux sont très vasculaires, comme l'ont établi les recherches de Sappey. Les vaisseaux sanguins qu'ils reçoivent proviennent des troncs et troncules les plus voisins. Ils pénètrent dans le fibro-cartilage par sa face externe, s'engagent ensuite dans les interstices des faisceaux fibreux, s'y ramifient, s'y anastomosent et finalement viennent se terminer, au-dessous de la face interne, par des anses affectant les dispositions les plus variées. Avec les vaisseaux, les fibro-cartilages marginaux reçoivent de nombreux filets nerveux. De ces filets, les uns accompagnent les vaisseaux, les autres suivent un trajet indépendant. Leur mode de terminaison n'est pas encore bien élucidé.

4° Fibro-cartilages interarticulaires ou ménisques. — On donne ce nom à des cloisons fibro-cartilagineuses qui, dans certaines jointures, se disposent à plat entre les deux surfaces articulaires adjacentes (fig. 370, 8 et 9).

A. Disposition générale. — Chacune de leurs faces prend exactement l'empreinte de la surface osseuse à laquelle elle correspond et, comme on les rencontre surtout dans les articulations dont les surfaces sont toutes les deux convexes, ils sont le plus souvent biconcaves. Du reste, les fibro-cartilages interarticulaires varient beaucoup dans leur forme et dans leurs dimensions. — Tantôt ils occupent toute l'étendue de l'article : ce sont de véritables disques (fig. 370, A), séparant d'une façon complète les deux pièces squelettiques en présence. L'articulation temporo-maxillaire nous offre un exemple très net de cette disposition. — Tantôt le fibro-cartilage a perdu sa partie centrale (fig. 370, B) : c'est, dans ce cas, un disque perforé ou, si l'on veut, une sorte d'anneau aplati, permettant aux surfaces articulaires opposées d'entrer réciproquement en contact suivant une zone qui répond naturellement à leur partie moyenne. Une pareille disposition se rencontre encore, mais sur certains sujets seulement, dans l'articulation temporo-maxillaire. — Dans d'autres cas, le fibro-cartilage, plus réduit encore, a perdu, non seulement sa partie centrale, mais aussi une partie de son pourtour; il revêt alors la forme d'un croissant dont le bord convexe, relativement épais, adhère aux ligaments périphériques, tandis que le bord concave, mince et tranchant, flotte librement dans l'intérieur de l'articulation. Le genou, avec ses deux cartilages semi-lunaires (fig. 354,3), nous en offre un exemple typique.

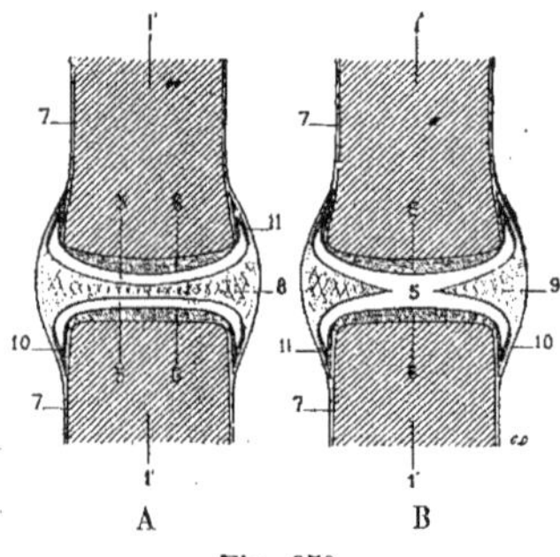

Fig. 370.

Fibro-cartilage interarticulaire ou ménisque : A, occupant toute l'étendue de l'articulation ; B, n'occupant que la périphérie de l'articulation.

(Pour les indications des chiffres, se reporter à la figure 363.)

Quoi qu'il en soit de leur forme et de leur étendue, les ménisques interarticulaires nous présentent toujours deux faces et un bord périphérique, qui, pour les disques complets, prend le nom de circonférence. — Les deux faces, lisses et unies, constamment humectées par la synovie, répondent aux surfaces articulaires et, comme nous l'avons dit plus haut, se moulent exactement sur elles. — Le bord périphérique, qui représente ordinairement la partie la plus épaisse du ménisque, est en rapport avec l'appareil ligamenteux de l'article et lui adhère d'une façon intime. Nous ajouterons que, par sa circonférence, le ménisque adhère également à l'une des surfaces articulaires, le plus souvent à celle des deux qui est le plus mobile, et l'accompagne dans tous ses déplacements : c'est ainsi que le ménisque de l'articulation temporo-maxillaire adhère principalement au maxillaire inférieur, que celui de l'articulation sterno-claviculaire entre surtout en connexion avec la clavicule, que les cartilages semi-lunaires du genou adhèrent au tibia, etc.

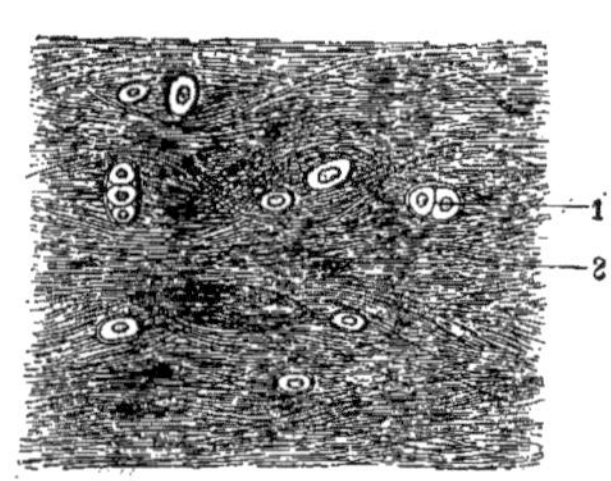

Fig. 371.

Fibro-cartilage articulaire.

1, cellules cartilagineuses. — 2, faisceaux conjonctifs, très serrés et diversement entrecroisés.

B. Structure. — Les ménisques interarticulaires présentent exactement la même structure que les bourrelets : ils se composent essentiellement de faisceaux fibreux, auxquels sont venues se joindre des cellules cartilagineuses. Ces cellules, relativement rares dans l'épaisseur du fibro-cartilage, se disposent en une couche continue sur l'une et l'autre de ses faces.

Il en résulte que les surfaces osseuses qui répondent à ces faces reposent en réalité sur des éléments cartilagineux.

C. Vaisseaux et nerfs. — Les fibro-cartilages interarticulaires, comme les fibro-cartilages marginaux, reçoivent des vaisseaux et des nerfs. Les vaisseaux pénètrent dans le ménisque par son bord périphérique et s'avancent plus ou moins loin dans son épaisseur. C'est ainsi que, dans le fibro-cartilage de l'articulation sterno-claviculaire, ils s'arrêtent à une certaine distance du centre, lequel est invasculaire. De même, dans les ménisques semi-lunaires du genou, les vaisseaux s'arrêtent à leur partie moyenne ou un peu au delà de cette partie moyenne : la partie avoisinant le bord tranchant en est généralement dépourvue. Ici encore les ramifications ultimes du réseau vasculaire se terminent en anses au-dessous des faces articulaires. Les nerfs présentent exactement la même disposition que dans les fibro-cartilages marginaux.

5° **Moyens d'union ou ligaments.** — Les pièces squelettiques qui entrent dans la constitution d'une articulation sont maintenues en présence par des formations fibreuses spéciales, très résistantes et à peu près inextensibles, que l'on désigne sous le nom de ligaments.

A. Forme et disposition générale. — Les ligaments articulaires présentent dans leur forme et leur disposition générale les plus grandes variétés et nous pouvons, à ce sujet, les diviser en trois groupes : ligaments périphériques, ligaments interosseux et ligaments à distance.

a. *Ligaments périphériques.* — Nous avons vu plus haut, à propos du développement des articulations, que le tissu mésenchymateux, immédiatement après la formation de la fente articulaire, se tassait tout autour de cette dernière et se différenciait en tissu fibreux. Cette différenciation une fois effectuée, les extrémités osseuses ou cartilagineuses en présence se trouvent entourées par une sorte de manchon fibreux, qui se fixe solidement, par l'une et l'autre de ses circonférences, sur les pièces squelettiques correspondantes.

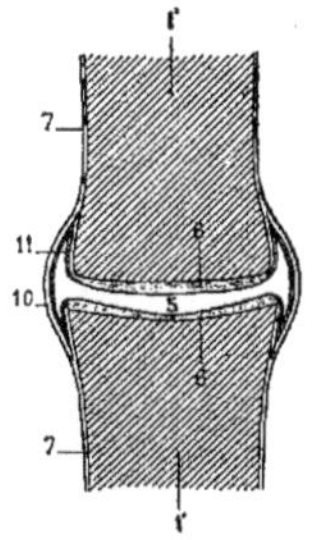

Fig. 372.
Diarthrose type (schématique).
(Pour les indications des chiffres, se reporter à la légende de la figure 363.)

Toute articulation mobile, chez l'adulte, possède ainsi un manchon fibreux périphérique, que l'on désigne indistinctement sous les noms de *ligament capsulaire*, de *capsule articulaire* ou tout simplement de *capsule*.

Mais il s'en faut de beaucoup que ce ligament capsulaire se présente partout avec les mêmes caractères physiques ou histologiques. S'il est encore très net sur certaines articulations, telles que celles de l'épaule et de la hanche, il est sur d'autres profondément modifié, au point qu'il est difficile de le mettre en évidence ; il semble, au premier abord, avoir disparu. Cette disparition n'est qu'apparente ; elle est le résultat d'adaptations ultérieures qu'il est facile de comprendre. Sur les points où des moyens de contention ne sont nullement nécessaires, la capsule primitive ne se développe pas et reste rudimentaire. Sur les points, au contraire, où les segments squelettiques en présence ont besoin d'être solidement unis l'un à l'autre, cette même capsule primitive se développe d'une façon toute spéciale et forme pour ainsi dire des ligaments isolés, indépendants, surajoutés. Il n'en est rien, cependant : ces ligaments, quel que soit leur degré de développement, se rattachent toujours au ligament capsulaire ; ils ne sont que des produits de différenciation de ces derniers. L'articulation du cou-de-pied, avec son appareil ligamenteux reporté sur les côtés interne et externe, nous offre un exemple très net de cette évolution spéciale de la capsule articulaire de l'embryon, qui se développe là où elle a un rôle à jouer, qui reste rudimentaire là où elle est inutile.

Du reste, les ligaments périphériques, autres que les ligaments capsulaires, mais dérivant d'eux, comme nous venons de le voir, présentent dans leur configuration les plus grandes variétés. Quelques-uns sont plus ou moins cylindriques. D'autres, plus ou moins aplatis, s'offrent à nous sous la forme de bandelettes ou de rubans qui, suivant le cas, sont triangulaires, trapézoïdes, losangiques, etc. Parfois, ils se disposent en forme d'un demi-anneau, comme cela se voit dans l'articulation radio-cubitale supérieure. Ils peuvent, enfin, être constitués par une série de fibres entre-croisées en sens différents et plus ou moins inextricables.

Envisagés au point de vue de leurs rapports, les ligaments périphériques nous présentent deux faces, l'une interne, l'autre externe. — La *face interne* répond à la synoviale, qui les revêt dans la plus grande partie de leur étendue. Elle répond aussi, dans les articulations qui possèdent des ménisques (genou), à ces formations fibro-cartilagineuses. — La *face externe* est en rapport avec les parties molles périarticulaires, spécialement avec les muscles et les tendons. Les relations des muscles avec les ligaments sont variables : la plupart se contentent de passer au-devant d'eux, ne leur adhérant que par une couche de tissu cellulaire plus ou moins lâche ; d'autres, comme cela se voit au coude, prennent sur eux un certain nombre de leurs insertions initiales ; quelques-uns, enfin, s'y terminent comme les muscles tenseurs des synoviales. Quant aux tendons, nous les voyons, suivant les cas, glisser sur les ligaments à l'aide d'un tissu cellulaire lâche ou d'une vraie synoviale, leur envoyer des faisceaux de renforcement, se terminer sur eux en totalité ou en partie : ils peuvent même les perforer, comme le fait, à l'articulation scapulo-humérale, le tendon de la longue portion du biceps.

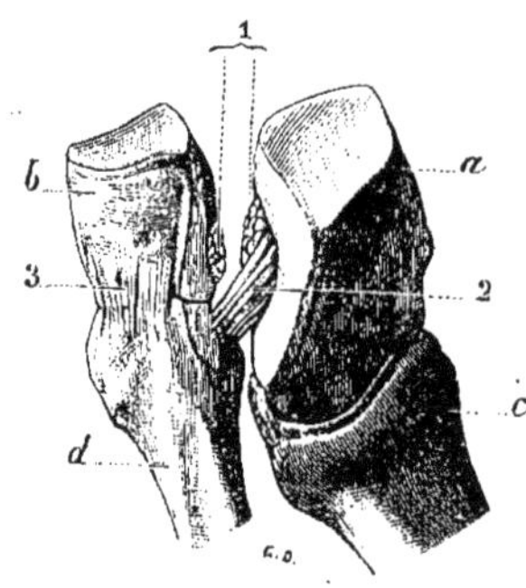

Fig. 373.

Articulation tarso-métatarsienne : le ligament interosseux interne, vu par la face dorsale du pied.

(Le ligament interosseux qui unit le premier et le deuxième cunéiforme a été sectionné, pour permettre l'écartement de ces deux os.)

a, premier cunéiforme. — *b*, deuxième cunéiforme. — *c*, premier métatarsien. — *d*, deuxième métatarsien.

1, ligament intercunéen, sectionné à sa partie moyenne. — 2, ligament interosseux interne, allant du premier cunéiforme au deuxième métatarsien. — 3, ligament dorsal, allant du deuxième cunéiforme au deuxième métatarsien.

b. *Ligaments interosseux*. — Les ligaments interosseux se disposent, comme leur nom l'indique, non plus autour des os en présence, mais dans leur intervalle. Ils sont ordinairement très courts, très résistants, disposés d'une façon plus ou moins irrégulière. Comme exemples, nous rappellerons le ligament interosseux de l'articulation astragalo-calcanéenne, les nombreux ligaments interosseux des articulations du carpe et du tarse, etc. Il est à remarquer que tous ces ligaments, quelque rapprochés qu'ils soient de la cavité articulaire, ne sont jamais situés dans cette cavité : ils en sont séparés tout au moins par la synoviale. Le mot interosseux n'est donc pas synonyme du mot interarticulaire. Les ligaments en question, il faut bien le reconnaître, sont, par rapport à la cavité articulaire, tout aussi périphériques que ceux précédemment décrits et, par conséquent, il est toujours possible d'arriver jusqu'à eux sans ouvrir préalablement l'articulation elle-même.

c. *Ligaments à distance.* — Les ligaments à distance réunissent deux os plus ou moins voisins, mais séparés l'un de l'autre par un certain intervalle. Nous trouvons des ligaments de cette nature entre la clavicule et l'apophyse coracoïde, dans les deux espaces interosseux de l'avant-bras et de la jambe, entre les arcs postérieurs des vertèbres, etc. Sur ce dernier point, les ligaments à distance diffèrent considérablement de leurs analogues dans l'économie par leurs propriétés physiques : leur couleur leur a valu le nom de *ligaments jaunes ;* leur extensibilité, celui de *ligaments élastiques*. Ces deux caractères, couleur jaune et élasticité, sont en rapport, du reste, avec une structure spéciale, que nous décrirons dans un instant.

Toutes les formations fibreuses que l'on rencontre autour des articulations et que l'on décrit sous le nom de ligaments n'ont pourtant pas la même valeur que les ligaments périphériques qui, comme nous l'avons vu, dérivent par voie de différenciation histologique de la capsule articulaire de l'embryon. Un certain nombre d'entre elles représentent des muscles disparus, en tant qu'organes contractiles, ou bien des tendons qui, au cours du développement phylogénique, se sont séparés de leur corps musculaire. De ce nombre sont le ligament rond de la hanche, qui est le reste d'un muscle à insertion pubienne existant encore chez quelques vertébrés inférieurs, le ligament coraco-huméral, qui n'est autre que le tendon primitif du petit pectoral, etc. Ces *pseudo-ligaments*, comme les appelle GEGENBAUR, peuvent bien, dans certains cas, jouer, par rapport aux os voisins, le rôle de moyens d'union ; mais ce n'est pas là leur destination primitive et, morphologiquement, ils ne sont que de simples formations rudimentaires.

B. STRUCTURE. — Histologiquement, les ligaments périphériques des articulations, quelles que soient leur forme et leur étendue, appartiennent au système fibreux.

Les *capsules articulaires* et *autres ligaments périphériques*, les *ligaments improprement appelés interosseux* ont pour principal élément constitutif des faisceaux de fibres conjonctives, disposés parallèlement les uns aux autres ou s'entrecroisant sous des angles divers. Dans leur intervalle se voient des cellules du tissu conjonctif, tantôt irrégulièrement éparses, tantôt disposées en séries linéaires. A ces éléments, éléments essentiels, viennent se joindre, à titre d'éléments accessoires et en proportions très variables, des fibres élastiques et des cellules adipeuses. Il convient d'ajouter qu'au voisinage de leurs extrémités, là où ils s'insèrent sur des fibro-cartilages, les ligaments présentent encore, à côté des cellules conjonctives, un certain nombre de cellules cartilagineuses.

Les *ligaments jaunes*, tout en appartenant aux formations conjonctives, diffèrent des précédents en ce que l'élément élastique y est prédominant, l'élément conjonctif étant descendu au rang d'élément accessoire. Ils se composent, en effet, presque exclusivement de grosses fibres élastiques, disposées en sens longitudinal, plus ou moins ramifiées et anastomosées. Il est à remarquer que les fibres élastiques qui entrent dans la constitution des ligaments jaunes sont toujours plus volumineuses chez l'adulte que chez les jeunes sujets : ces éléments s'accroissent donc en largeur, comme en longueur, depuis leur origine jusqu'à leur complet développement.

C. VAISSEAUX ET NERFS. — On a cru pendant longtemps que les ligaments étaient peu vasculaires et ne jouissaient par conséquent que d'une vitalité fort obscure. Les recherches de SAPPEY, qui datent déjà de plus de trente ans (1866), ont établi au contraire que les ligaments possèdent une vascularisation et une innervation très riches (fig. 374).

a. *Artères.* — Les artères qu'ils reçoivent naissent des troncs les plus voisins. Après avoir cheminé quelque temps à leur surface, elles pénètrent dans leur épaisseur et s'y résolvent, à la suite de divisions et subdivisions successives, en un riche réseau dont les mailles entourent les faisceaux fibreux. C'est toujours dans les couches les plus profondes, sur les faisceaux sous-jacents à la synoviale, que le réseau vasculaire est le plus développé. En pénétrant dans les ligaments, les artères et artérioles sont munies de leurs trois tuniques et elles conservent encore pendant une longue partie de leur trajet leur tunique musculaire. Puis, elles passent à l'état de simples capillaires.

b. *Veines.* — Les veines font suite à ces capillaires et gagnent la surface extérieure du ligament, en suivant, mais en sens inverse, le même trajet que les artères. Il n'existe en général qu'une veine pour une artère; mais il n'est pas rare d'en rencontrer deux.

c. *Lymphatiques.* — Les voies lymphatiques des ligaments ne sont pas encore connues. Les ligaments périarticulaires livrent bien passage à des lymphatiques

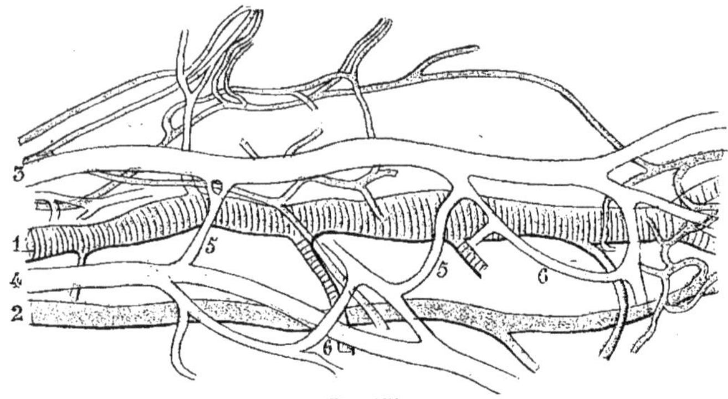

Fig. 374.

Vaisseaux et nerfs du ligament capsulaire de la hanche (d'après Sappey).

1, artère pourvue encore de sa tunique musculaire. — 2, veine accompagnant cette artère. — 3, rameaux nerveux, suivant le trajet des vaisseaux. — 4, autre rameau plus délié, s'anastomosant avec le précédent. — 5, 5, ramifications anastomotiques. — 6, 6, autres anastomoses, étendues du rameau principal à des divisions secondaires.

venus de la synoviale, mais il n'est nullement démontré qu'ils en possèdent en propre.

d. *Nerfs.* — Les nerfs des ligaments, d'après les recherches de Rüdinger, de Kölliker, de Rauber, de Sappey, de Hénocque, sont beaucoup plus nombreux que ne le pensaient les anciens auteurs. Ces nerfs ont été vus et étudiés, non seulement sur les ligaments périphériques des articulations, mais aussi sur les ligaments intra-articulaires tels que les ligaments croisés du genou et le ligament rond de la hanche. On les rencontre sur les travées conjonctives des ligaments, cheminant ordinairement à côté de l'artère et envoyant aux rameaux voisins de fréquentes anastomoses. Ils forment ainsi de riches plexus (fig. 374,3,5 et 6), dont les mailles s'entremêlent avec celles du réseau sanguin. Leur mode de terminaison nous est encore inconnu. Il est vraisemblable qu'ils se terminent, ici comme ailleurs, par des extrémités libres. Rauber et, après lui, Hénocque ont bien signalé, sur le trajet des nerfs des ligaments, des corpuscules de Pacini. Mais le plus grand nombre de ces corpuscules se trouvent autour des ligaments, soit sous la synoviale, soit dans le tissu conjonctif périarticulaire ; ils sont donc extra-ligamenteux, plutôt qu'intraligamenteux.

6° Moyens de glissement ou synoviales. — Les synoviales sont des membranes minces, non isolables, qui tapissent intérieurement les cavités des articulations. Elles exhalent à leur surface un liquide onctueux et filant, que l'on a comparé à du blanc d'œuf et qu'on désigne pour cette raison, depuis Paracelse, sous le nom de *synovie* (de σύν, *avec* et ὠόν, *œuf*). En déposant continuellement ce liquide sur les surfaces squelettiques en présence, les synoviales facilitent leur jeu réciproque et, de ce fait, acquièrent une importance considérable dans la mécanique articulaire.

A. Disposition générale. — Bichat, assimilant les synoviales aux grandes séreuses splanchniques, les avait considérées, elles aussi, comme des sacs sans ouverture, revêtant sans discontinuité toute la surface intérieure des articulations. Mais les recherches ultérieures sont venues établir que la séreuse articulaire ne tapisse que les ligaments et fait complètement défaut sur les surfaces cartilagineuses. L'opinion émise par le créateur de l'anatomie générale est donc inexacte : la synoviale n'est nullement un sac fermé, mais un simple manchon allant d'une surface articulaire à l'autre (fig. 372, 11). Ainsi entendu, chaque manchon synovial nous présente deux extrémités et deux faces :

a. *Extrémités.* — Les deux extrémités répondent l'une et l'autre à la surface cartilagineuse correspondante. Toutefois, il n'est pas exact de dire qu'ils s'étendent jusqu'au bord même du cartilage. Comme l'ont établit des recherches de Colomiati et de Soubbotine, il existe toujours entre la synoviale et le cartilage une petite bande séparative de tissu fibreux non recouvert d'épithélium. Le manchon synovial s'insère donc sur l'os un peu en dehors de la surface articulaire. En ce qui concerne les relations de la synoviale avec les os, nous ferons remarquer que ces relations diffèrent beaucoup suivant que les ligaments s'insèrent à la limite même de la surface cartilagineuse ou à quelque distance de cette dernière. Dans le premier cas, la synoviale arrivée à l'extrémité du ligament y rencontre le cartilage d'encroûtement : elle se termine là, sans présenter aucun rapport avec l'os. Dans le second cas, la membrane séreuse, rencontrant l'os aussitôt qu'elle abandonne les ligaments, se réfléchit sur lui, en formant un cul-de-sac, et le tapisse dans toute sa portion intra-articulaire, je veux dire dans tout l'intervalle compris entre l'insertion ligamenteuse et le rebord cartilagineux.

b. *Faces.* — Des deux faces de la synoviale, l'une est interne, l'autre externe. L'externe répond aux ligaments et au périoste, quelquefois, comme nous le verrons plus tard, à des tendons ou à des muscles. L'interne nous présente l'aspect lisse et uni qui caractérise toutes les séreuses ; elle est continuellement baignée par la synovie.

B. Prolongements. — Les synoviales articulaires nous présentent assez souvent des prolongements de diverse nature, que nous distinguerons, d'après leur direction, en internes ou intra-articulaires et externes ou extra-articulaires :

a. *Prolongements internes.* — Les prolongements internes, que l'on désigne ordinairement sous le nom de *franges synoviales*, flottent librement dans la cavité articulaire. Leurs formes et leurs dimensions varient à l'infini : tantôt, ce sont de simples villosités, toutes petites et difficiles à voir ; tantôt ce sont des excroissances plus longues, filiformes ou lamelleuses, isolées ou réunies en groupe, ramifiées ou disposées en pinceau. D'autres fois, ce sont de véritables replis de la séreuse, dont le bord libre est plus ou moins irrégulier, plus ou moins frangé.

Les prolongements synoviaux intra-articulaires diffèrent aussi par leur structure. Les uns, les plus petits, se composent exclusivement d'une masse conjonctive, coiffée naturellement par la synoviale qu'elle soulève. Les autres (*franges vascu-*

laires) sont, au contraire, très riches en vaisseaux et il est à remarquer que les capillaires se terminent tout près de la surface par des anses élégamment enroulées en spirale. D'autres enfin, les plus volumineux, sont remplis de graisse : ce sont les *replis adipeux* (*plicæ adiposæ*) de certains auteurs. On rencontre encore parfois, dans le substratum conjonctif des franges synoviales, des cellules cartilagineuses entourées d'une capsule épaisse.

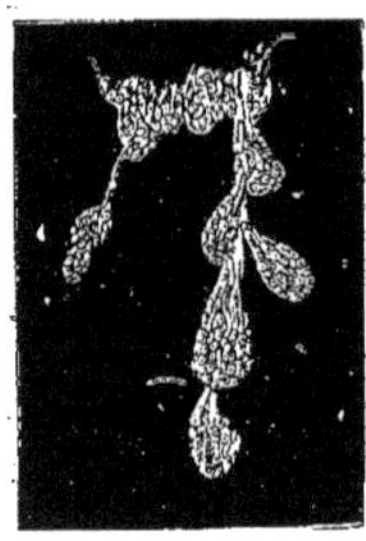

Fig. 375.
Franges synoviales du genou (d'après HENLE).

Quelles que soient leurs dimensions et leur structure, les prolongements synoviaux intra-articulaires ont toujours la même signification morphologique. Ce ne sont pas des organes glandulaires, chargés de sécréter la synovie, comme on l'a cru longtemps d'après les affirmations de CLOPTON HAVERS (*glandes de Clopton Havers*) ; ce sont de simples édifications conjonctives, souvent chargées de graisse, auxquelles incombe le rôle beaucoup plus modeste de combler les vides qui, dans certains mouvements, tendent à se produire entre les surfaces articulaires. Voilà pourquoi les prolongements en question se rencontrent de préférence au niveau des interlignes articulaires.

b. *Prolongements externes.* — Les prolongements externes de la synoviale sont de deux ordres. — Les uns, ordinairement très étendus, viennent se placer au-dessous ou tout autour des tendons, dont ils favorisent ainsi le glissement. Nous citerons, comme exemple, le prolongement de la synoviale scapulo-humérale qui accompagne, le long de la coulisse bicipitale, le tendon de la longue portion du biceps, le prolongement ascendant de la synoviale du genou qui remonte au-dessous du quadriceps crural, le prolongement descendant de cette même synoviale du genou qui s'étale au-dessous du poplité, etc. Ces culs-de-sac périarticulaires ne communiquent le plus souvent avec la synoviale, dont elles émanent, que par un orifice relativement fort étroit. Il me paraît rationnel d'admettre (et le fait est nettement démontré pour plusieurs d'entre eux) qu'ils ne sont primitivement que de simples bourses séreuses et que ce n'est que plus tard, à la suite de l'extension qu'ils prennent sous l'influence des mouvements, qu'ils se rapprochent des synoviales articulaires voisines, arrivent à leur contact et, finalement, se fusionnent avec elles. — Les prolongements externes du second ordre sont formés par des dépressions de la synoviale, qui tendent à s'insinuer entre les fibres des ligaments ou même dans l'épaisseur de certains fibro-cartilages interarticulaires, les ligaments semi-lunaires du genou par exemple. C'est à ces culs-de-sac que GOSSELIN a donné le nom de *cryptes synoviaux* ou *follicules synovipares*. Ils sont ordinairement de tout petit volume et communiquent avec la cavité articulaire, tantôt par un orifice large et béant, ayant les mêmes dimensions que le cul-de-sac lui-même, tantôt par une fente étroite ou même par un orifice punctiforme.

C. STRUCTURE. — Envisagées au point de vue de leur structure, les synoviales articulaires se composent de deux couches, l'une externe, l'autre interne :

a. *Couche externe.* — La couche externe (fig. 376, 2) est de nature conjonctive. Elle est essentiellement formée par des faisceaux de fibres du tissu conjonctif, diversement entre-croisés, auxquels viennent se joindre un certain nombre de fibres élastiques, des cellules conjonctives, arrondies ou fusiformes, et des cellules adipeuses, très nombreuses surtout au niveau de certaines franges synoviales.

Extérieurement, cette couche répond à la capsule articulaire et se confond avec elle. Intérieurement, elle sert de substratum à la couche suivante.

b. *Couche interne.* — La couche interne est formée par des éléments cellulaires, qui diffèrent par leur forme, sinon par leur provenance, suivant qu'on les examine sur les parties lisses de la synoviale ou sur les parties munies de franges. — *Sur les parties lisses* (fig. 376,1), les cellules en question sont, suivant les cas, arrondies, ovalaires ou plus ou moins aplaties parallèlement à la surface libre de la membrane. Du reste, elles sont disposées en une seule couche ou bien forment des assises multiples. Chacune d'elles possède un noyau volumineux. — *Sur les franges synoviales* (fig. 377), les cellules présentent les mêmes caractères généraux que celles des parties lisses. Mais elles diffèrent de ces dernières en ce qu'elles ne forment le plus souvent qu'une seule rangée et que, au lieu d'être aplaties, elles affectent une forme cylindrique, rappelant assez exactement les cellules muqueuses. On y rencontre même çà et là de véritables cellules caliciformes analogues à celles que l'on voit sur la muqueuse intestinale. Soubbotine, auquel nous devons une bonne description des synoviales articulaires, signale l'existence, dans les cellules de la couche interne, d'une série de gouttelettes de grandeur variée, qui ne se colorent pas en noir par l'acide osmique et qu'il n'hésite pas à considérer comme des gouttes de synovie encore incluses dans la masse protoplasmique où elles ont pris naissance. Du reste, le même observateur a rencontré des gouttes semblables à l'extrémité libre des cellules.

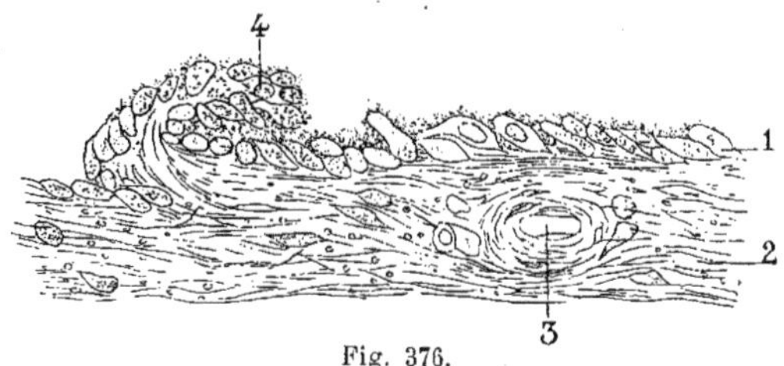

Fig. 376.

Coupe perpendiculaire à la synoviale du mouton, imprégnation d'argent (gross. 435, d'après Soubbotine).

1, couche interne. — 2, couche externe. — 3, un vaisseau sanguin. 4, villosité.

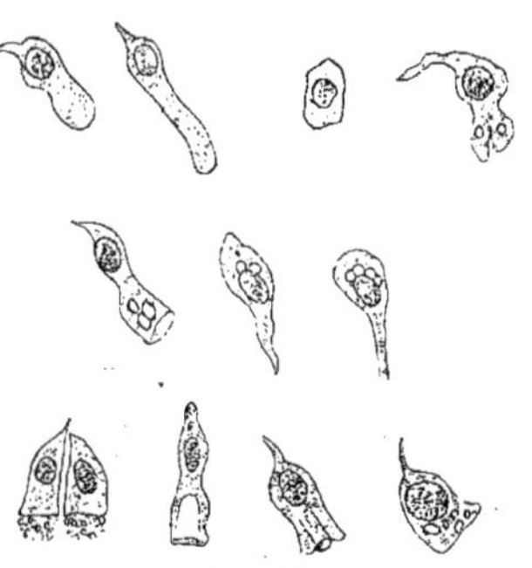

Fig. 377.

Cellules isolées des villosités de la synoviale du chien (gross. 435, d'après Soubbotine).

Les histologistes ont discuté longtemps et discutent encore sur la signification morphologique des éléments cellulaires qui revêtent intérieurement les synoviales articulaires. La plupart ont considéré ces éléments comme étant de nature endothéliale et, de ce fait, ont été amenés à faire des synoviales articulaires de véritables séreuses : mais ce prétendu endothélium diffère de l'endothélium des grandes séreuses, en ce qu'il est beaucoup moins régulier, qu'il est moins aplati, qu'il est moins continu, qu'il n'est que rarement disposé en une seule couche et qu'il n'est pas séparé du tissu sous-jacent par une membrane basale. Hermann et Tourneux ont attribué au revêtement des synoviales la signification d'éléments cartilagineux, mais une pareille interprétation ne repose sur aucun fait nettement démonstratif. D'autres histologistes, refusant même aux cellules qui nous occupent la signification épithéliale et acceptant tout au plus pour les désigner l'adjectif épithélioïde, ne voient dans ces éléments que des cellules conjonctives modifiées. « En réalité, dit Renaut, le revêtement épithélioïde des synoviales répond à une assise de cellules du tissu conjonctif qui, arrivées à la surface, se gonflent, subissent l'évolution muqueuse, se rompent et enfin se détruisent pour former l'un des éléments de la synovie. » Soubbotine, amplifiant encore au sujet de cette analogie des cellules de revêtement des synoviales avec les cellules mucipares, définit la synoviale articulaire : une véritable glande close, destinée à la production de la synovie. Les cellules qui entrent dans la constitution de la couche interne ne seraient donc que des cellules conjonctives modifiées au cours du développement, des cellules conjonctives qui, au lieu de se transformer en cellules endothéliales, comme on le voit dans les grandes séreuses, auraient évolué en cellules muqueuses préposées à la sécrétion du liquide synovial.

D. Vaisseaux et nerfs. — Les *artères*, destinées aux synoviales articulaires, proviennent de la capsule et des ligaments sous-jacents. Elles se résolvent, sous l'épithélium, en un réseau à mailles serrées et irrégulières. Tilmanns insiste sur la situation superficielle de ces capillaires qui, par places, semblent soulever l'épithélium. Nous ne saurions admettre cependant, comme l'a prétendu Hüter, que ces capillaires soient à nu dans la cavité articulaire. Au niveau des franges, les capillaires forment des anses élégamment enroulées en huit de chiffre ou en spirales. Comme

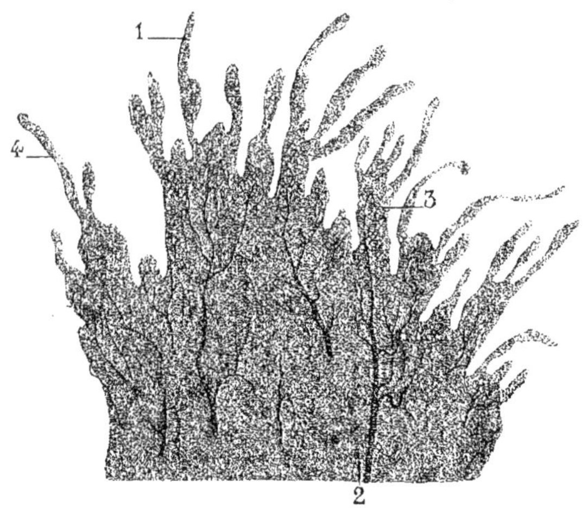

Fig. 378.

Franges synoviales du genou, vues en coupe transversale (d'après une préparation d'Herrmann).

1, 1, franges synoviales. — 2, vaisseaux. — 3, anses terminales des capillaires — 4, 4, extrémités sous-vasculaires des franges.

nous le montre la figure 378, ces anses terminales ne vont pas jusqu'à l'extrémité des franges : au delà d'elles se trouvent comme des appendices, allongés et parfois ramifiés, qui sont complètement invasculaires. — Les *veines* sont généralement très volumineuses. Elles sont irrégulières et parfois même variqueuses, flexueuses ou plus ou moins enroulées sur elles-mêmes, unies entre elles par de fréquentes anastomoses. — Les *lymphatiques* ont été injectés chez le bœuf et le cheval par Tillmanns. Ils forment tout d'abord, au-dessous de la couche épithéliale, un premier réseau, dit *réseau d'origine*. De ce réseau d'origine partent des canaux très larges, qui se portent dans le tissu sous-synovial pour y former un deuxième réseau (*réseau sous-synovial*), dont les mailles présentent des rapports intimes avec le réseau sanguin. Les canaux qui émanent de ce dernier réseau se rendent aux ganglions lymphatiques voisins. — Les *nerfs* des synoviales articulaires, déjà signalés en 1836 par Cruveilhier et en 1851 par Luschka, ont été étudiés en 1873, chez le lapin, par Nicoladini. Cet histologiste décrit deux modes de terminaisons nerveuses : le premier est constitué par un véritable réseau de fibrilles terminales, étalé au-dessous de l'épithélium ; le second, par des corpuscules ovoïdes, situés à l'extrémité des fibres à myéline. Ces corpuscules nerveux intra-synoviaux ont été retrouvés et décrits à nouveau, en 1874, par W. Krause et par Rauber. Ce sont des corpuscules ovoïdes, un peu aplatis, généralement plus longs que larges. Leurs longueur est de 60 μ à 200 μ chez le lapin, de 60 μ à 80 μ chez le rat, de 110 μ chez le chien. Ils sont situés dans la trame conjonctive de la synoviale, tout près de l'épithélium. Des fibres nerveuses à myéline, au nombre de 1 à 4, les abordent par l'une de leurs extrémités et disparaissent dans leur épaisseur. Histologiquement, les corpuscules nerveux intrasynoviaux de Krause sont formés d'une enveloppe conjonctive, striée longitudinalement, en dedans de laquelle se voient de nombreux noyaux ovalaires à contenu granuleux et un certain nombre de fibrilles nerveuses ramifiées et sans myéline.

E. Synovie. — Les parois de la cavité articulaire sont constamment baignées par la synovie. C'est un liquide visqueux, trouble, de coloration jaunâtre, de saveur salée, de réaction alcaline, qui, en lubrifiant les surfaces articulaires, favorise leur glissement.

Vue au microscope, la synovie nous apparaît sous la forme d'une masse liquide, tenant en suspension des éléments cellulaires détachés de la couche interne de la synoviale.

L'analyse chimique nous y révèle l'existence des éléments suivants : 1° de l'eau ; 2° une substance albuminoïde phosphorée, analogue aux nucléo-albumines ; 3° une deuxième substance albuminoïde, celle-ci non phosphorée, voisine des mucines ; 4° des matières grasses ; 5° des sels, tels que du chlorure de sodium, des phosphates de potasse, de soude et de chaux, des sulfates de potasse et de soude, etc. Voici quelles sont, d'après Frerichs, les proportions centésimales de ces différentes substances :

Eau	95,92	p. 100.
Nucléo-albumine	0,40	—
Albumine spéciale (mucine ?) / Graisse et extractif	2,60	—
Sels	1,06	—

7° **Mouvements ou mécanique articulaire.** — Les diarthroses, envisagées à un point de vue général, nous présentent quatre espèces de mouvements principaux : le glissement, la rotation, l'opposition, la circumduction.

a. *Glissement*. — Le glissement consiste dans le déplacement des surfaces articulaires l'une sur l'autre, sans qu'elles s'abandonnent : il est caractéristique des diarthroses, qui le possèdent toutes.

b. *Rotation*. — La rotation est le mouvement par lequel un os tourne autour d'un axe, dirigé dans un sens plus ou moins parallèle à sa plus grande dimension. Deux cas peuvent se présenter : ou bien l'axe de rotation passe par les deux extrémités de l'os qui se déplace, ou bien il est situé en dehors de l'os. Dans le premier cas, il y a rotation simple ; dans le second, il y a à la fois rotation et déplacement. L'humérus, pour donner un exemple, jouit de la rotation isolée ; l'extrémité inférieure du radius tourne et se déplace autour du cubitus.

c. *Opposition*. — Dans le mouvement d'opposition, l'os se porte alternativement dans deux sens opposés : en avant et en arrière, ou bien en dedans et en dehors. L'opposition est dite simple lorsque les mouvements ne peuvent s'opérer que dans un seul plan ; elle devient double lorsque le plan de déplacement l'est aussi. C'est au mouvement d'opposition qu'appartiennent la *flexion* et l'*extension*, et aussi l'*adduction* et l'*abduction*, mouvements fondamentaux que nous retrouverons à chaque instant lorsque nous étudierons les articulations des membres : par la flexion, l'os se porte en avant ; par l'extension, il se porte en arrière ; par l'abduction, il s'écarte du corps ; par l'adduction, il s'en rapproche. Comme on le voit, dans la flexion et l'extension, le déplacement est parallèle au plan médian du corps ou plan sagittal; dans l'adduction et l'abduction, il est perpendiculaire au plan précédent; autrement dit, il est parallèle au plan vertico-transversal ou plan frontal.

d. *Circumduction.* — Quant au mouvement de circumduction, il n'est autre que le mouvement de fronde, dans lequel l'os mobile décrit un cône dont le sommet est à l'extrémité articulaire et la base à l'extrémité opposée. Il résulte du passage de l'un à l'autre des quatre mouvements fondamentaux précédemment indiqués : ainsi l'humérus, en exécutant des mouvements de circumduction, occupe successivement et d'une façon régulière les positions d'abduction, d'extension, d'adduction et de flexion. On conçoit que toutes les articulations qui possèdent les mouvements fondamentaux de l'opposition aient aussi le mouvement de circumduction.

8° Classification des diarthroses. — Les anciens anatomistes, et Galien déjà, avaient établi une classification anatomique des diarthroses. Le mode de configuration des surfaces articulaires leur avait fait admettre : l'*énarthrose* ou articulation à surfaces sphériques; l'*arthrodie*, articulation à surfaces planes ; le *ginglyme*, articulation à surfaces disposés en charnière. Le ginglyme se subdivisait lui-même en *ginglyme angulaire* ou charnière transversale et en *ginglyme vertical* ou articulation à pivot. Cette classification, bonne quant à son point de départ, était rudimentaire et incomplète. En la poussant plus loin et en la complétant, on arrive à constituer les six genres suivants, qui comprennent toutes les diarthroses.

A. Premier genre : articulations énarthrodiales ou énarthroses. — Les caractères de ce genre sont les suivants :

1° Les *surfaces articulaires* sont formées, d'un côté par une tête, de l'autre par une cavité, tête et cavité appartenant au type sphérique. La cavité est le plus souvent agrandie par un bourrelet marginal, complet ou incomplet.

2° Les *moyens d'union* sont : une capsule fibreuse, renforcée le plus souvent par un certain nombre de bandelettes fibreuses plus ou moins distinctes.

3° La *synoviale* envoie d'ordinaire des prolongements à travers la capsule.

4° Les *mouvements* sont développés en tous sens : flexion, extension, adduction, abduction, circumduction, rotation.

B. Deuxième genre : articulations condyliennes ou condylarthroses. — Les articulations appelées *condyliennes* nous présentent :

1° Comme *surfaces articulaires* : d'un côté, une tête plus ou moins allongée, de l'autre, une cavité, dite *cavité glénoïde ;*

2° Comme *moyens d'union*, un certain nombre de ligaments périphériques, qui se divisent, d'après leur situation, en antérieurs, postérieurs et latéraux ;

3° Comme *mouvements*, tous ceux des énarthroses, moins la rotation.

C. Troisième genre : articulations par emboîtement réciproque. — Les caractères de ces articulations sont les suivants :

1° Les *surfaces articulaires* sont concaves et convexes en sens inverse : la concavité de l'une correspond à la convexité de l'autre. Les deux pièces osseuses en présence rappellent exactement la disposition d'un cavalier sur sa selle, d'où le nom d'*articulation en selle*, qu'on donne parfois à l'articulation par emboîtement réciproque.

2° Une *capsule fibreuse* sert de moyen d'union.

3° Elles présentent encore tous les *mouvements*, la rotation exceptée.

D. Quatrième genre : articulations trochléennes ou trochléarthroses. — Les articulations trochléennes (*ginglymes angulaires* des anciens auteurs) nous offrent comme caractères :

1° En ce qui concerne les *surface articulaires* : d'un côté, une poulie ou trochlée ; de l'autre, une crête pour la gorge de la poulie et deux facettes pour ses parties latérales ;

2° En ce qui concerne les *moyens d'union,* quatre ligaments, dont deux latéraux, ces derniers ordinairement très forts ;

3° En ce qui concerne les *mouvements,* deux principaux, la flexion et l'extension, plus quelques mouvements de latéralité toujours peu étendus.

E. Cinquième genre : articulations trochoïdes. — Les articulations trochoïdes (*ginglymes latéraux* des anciens auteurs) sont constituées comme suit :

1° Les *surfaces articulaires* sont : d'une part, un cylindre osseux, tournant sur son axe ; d'autre part, un anneau ostéo-fibreux qui le contient.

2° Un *ligament* semi-annulaire maintient le cylindre dans sa cavité ;

3° La *rotation* est le seul mouvement possible.

F. Sixième genre : arthrodies. — Les arthrodies nous offrent comme caractères anatomiques :

1° Des *surfaces* planes ou à peu près planes ;

2° Des *ligaments* disposés irrégulièrement autour de l'article ;

3° Comme *mouvements,* le glissement seul.

§ III. — Amphiarthroses en général

Les amphiarthroses ou symphyses, qui constituent la deuxième classe des articulations, sont encore des articulations mobiles, mais peu mobiles, des articulations tenant le milieu entre les diarthroses, qui jouissent des mouvements les plus étendus, et les synarthroses, que caractérise une immobilité absolue. Ce sont les demi-articulations (*Halbgelenke*) de Luschka. On les divise en deux groupes : les amphiarthroses vraies ou typiques et les diarthro-amphiarthroses.

1° Amphiarthroses vraies ou typiques. — Les amphiarthroses vraies ou typiques ont pour éléments anatomiques : 1° des surfaces articulaires planes ou légèrement excavées, généralement beaucoup plus simples que celles que nous rencontrons dans les diarthroses ; 2° une couche de cartilage hyalin, revêtant dans toute leur étendue les surfaces articulaires précitées ; 3° des ligaments périphériques, histologiquement semblables à ceux des diarthroses, mais ordinairement moins développés et par conséquent plus faibles ; 4° un disque fibreux ou fibro-cartilagineux, d'une épaisseur variable, situé entre les deux surfaces articulaires. Ce fibro-cartilage interarticulaire, qui caractérise essentiellement les diarthroses (fig. 379, A), se moule exactement, par l'une et l'autre de ses faces, sur les deux pièces squelettiques correspondantes et, d'autre part, adhère intimement à l'une et à l'autre : il devient ainsi pour elles un moyen d'union puissant, d'où le nom de *ligament interosseux* sous lequel le désignent la plupart des auteurs. Du reste, il n'existe ici aucune trace de cavité articulaire et, à fortiori, aucune trace de synoviale.

Le ligament interosseux des amphiarthroses, rappelons-le en passant, n'est autre que le disque intermédiaire de l'articulation embryonnaire, qui, au lieu de disparaître, s'est organisé en tissu fibreux ou fibro-cartilagineux et a conservé sa continuité avec la partie correspondante des pièces cartilagineuses.

Les amphiarthroses vraies se rencontrent au niveau de la colonne vertébrale et ne se rencontrent que là. Elles y sont représentées par les articulations des corps vertébraux entre eux et nous ne saurions mieux faire, pour en donner une idée exacte, que de renvoyer le lecteur à la description de ces articulations (p. 405). Nous éviterons ainsi des redites inutiles.

2° Diarthro-amphiarthroses. — Physiologiquement, ces articulations ne diffèrent pas des amphiarthroses typiques : comme elles, en effet, elles ne jouissent que de mouvements peu étendus. Au point de vue morphologique, elles nous présentent encore les mêmes éléments : des surfaces articulaires à configuration simple et revêtues d'une couche de cartilage hyalin, des ligaments périphériques et un ligament interosseux. Seulement, ce ligament interosseux, au lieu d'être continu comme tout à l'heure, nous présente dans son épaisseur, ordinairement à sa partie centrale, une fente plus ou moins développée, qui est une véritable cavité articulaire (fig. 379, B). Cette dernière disposition, qui dans l'espèce est caractéristique, marque manifestement un progrès dans l'organisation des amphiarthroses. Elle les rapproche des articulations diarthrodiales, d'où le nom de diarthro-amphiarthroses qui leur a été donné.

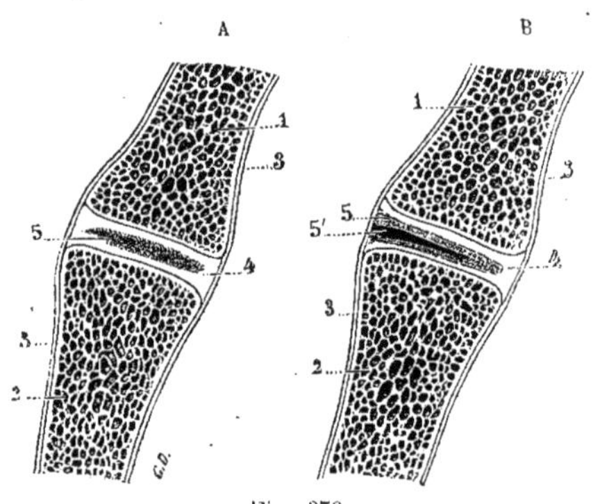

Fig. 379.

Diarthrose et diarthro-amphiarthrose : A, articulation de la première pièce du sternum avec la seconde, sans cavité articulaire ; B, la même, avec cavité articulaire.

1, 2, première et deuxième pièces du sternum. — 3, 3, périoste. — 4, couche cartilagineuse. — 5, couche fibro cartilagineuse, avec (dans la figure B) 5' cavité centrale.

A la classe des diarthro-amphiarthroses appartiennent la symphyse pubienne, l'articulation sacro-iliaque et, dans certains cas, l'articulation de la première pièce du sternum avec la seconde. Nous aurons plus tard à décrire ces différentes articulations, mais d'ores et déjà nous constatons qu'elles possèdent une cavité centrale et que cette cavité centrale est séparée de l'os par deux couches concentriques, dont la signification nous est maintenant bien connue : une couche interne, fibreuse ou fibro-cartilagineuse, formée par le ligament interosseux lui-même ; une couche externe, constituée par du cartilage hyalin, reste de la pièce squelettique primitive.

Nous ajouterons que dans les diarthro-amphiarthroses qui ont une cavité bien développée, il peut exister une synoviale rudimentaire, nouveau perfectionnement qui rapproche encore ces articulations des diarthroses vraies.

§ IV. — Synarthroses en général

Les synarthroses ou articulations immobiles se rencontrent au crâne et à la face. Elles sont constituées par des surfaces osseuses, diversement configurées, que séparent, tantôt une substance conjonctive dite *membane suturale*, tantôt une substance cartilagineuse. De là, deux groupes distincts de synarthroses : des synarthroses dans lesquelles la substance interposée est fibreuse; des synarthroses dans lesquelles cette substance interposée est cartilagineuse. Au point de vue de leur destinée, les premières présentent ce caractère important qu'elles persistent, sinon indéfiniment, du moins pendant une longue période de la vie; les secondes, au contraire, sont appelées à disparaître par les progrès mêmes de l'ossification.

1° Synarthroses à substance interposée fibreuse (synfibroses). — Ces articulations, encore appelées *sutures,* se rencontrent sur les points où les os se déve-

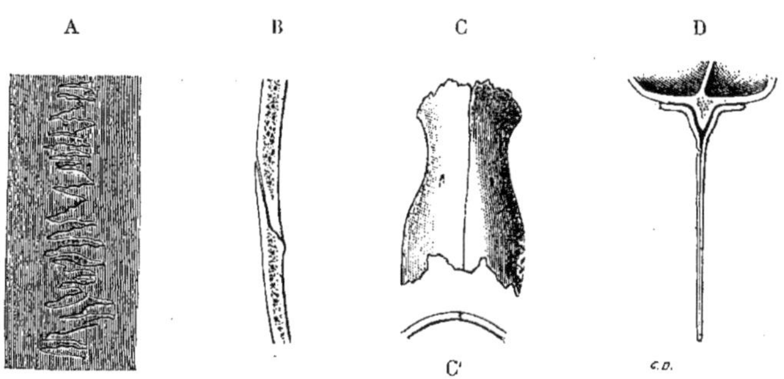

Fig. 380.

Types divers de synarthroses.

A, suture dentée. — B, suture écailleuse. — C, suture harmonique (articulation des deux os propres du nez). — C', coupe transversale de la précédente. — D, schindylèze (articulation de la base du vomer avec la crête du sphénoïde.

loppent en plein tissu conjonctif sans passer préalablement par le stade cartilagineux. Le mode de configuration de leurs surfaces articulaires les a fait diviser en quatre genres : la suture dentée, la suture écailleuse, la suture harmonique et la schindylèze.

a. *Suture dentée.* — La suture dentée (fig. 380, A) est caractérisée par des surfaces recouvertes d'aspérités, armées parfois de véritables dents qui s'engrènent réciproquement : la suture fronto-pariétale nous en offre un exemple typique.

b. *Suture écailleuse.* — La suture écailleuse ou squameuse (fig. 380, B) est celle dans laquelle les deux os, au niveau de leur contact, sont taillés en biseau : comme exemple nous rappellerons l'articulation du pariétal avec l'écaille temporale, dans laquelle nous voyons le pariétal, taillé en biseau aux dépens de sa table externe, s'unir au temporal, taillé en biseau aux dépens de sa table interne.

c. *Suture harmonique.* — La suture harmonique (fig. 380, C) est celle dans laquelle les deux os entrent en contact par des surfaces assez régulièrement lisses. Le massif osseux de la face nous offre de nombreux exemples de ce genre de suture : telles sont l'articulation de l'os nasal avec la branche montante du maxillaire supérieur, l'articulation des deux os nasaux entre eux, l'articulation de l'unguis avec le maxillaire supérieur, etc.

d. *Schindylèse.* — La schindylèse est constituée comme suit : d'un côté, une rainure; de l'autre, une crête mousse ou tranchante. L'articulation de la base du vomer avec la crête du sphénoïde (fig. 280, D) en est un exemple typique.

2° Synarthroses à substance interposée cartilagineuse (synchondroses). — Les articulations synchondrales sont essentiellement constituées par deux surfaces osseuses, réunies l'une à l'autre par un cartilage intermédiaire plus ou moins développé. Ce cartilage adhère intimement à l'une et à l'autre des deux pièces osseuses et, d'autre part, le périchondre qui l'entoure se continue directement, à la limite du cartilage, avec le périoste qui lui fait suite. Comme exemples de synchondrose, nous citerons l'articulation du corps du sphénoïde avec l'apophyse basilaire de l'occipital, l'articulation de l'apophyse styloïde avec le rocher, l'articulation de la lame perpendiculaire de l'ethmoïde avec le vomer, etc.

§ V. — Nomenclature des articulations

Adoptant pour la description isolée des articulations la méthode topographique, nous les diviserons en quatre groupes, savoir :

1° *Articulations de la colonne vertébrale ;*

2° *Articulations de la tête ;*

3° *Articulations du thorax ;*

4° *Articulations des membres,* au nombre desquelles nous rangerons les articulations de l'épaule et les articulations du bassin.

A consulter au sujet des articulations en général : Weitbrecht, *Syndesmologia, sive historia ligamentorum corporis humani*, Petropoli, 1742 ; — Alberti, *Nützliche Lehre von der Articulationen des menschlichen Körpers*, Freiburg, 1745 ; — Arnold, *Abbildung der Gelenke und Bandern*, Breslau, 1841 ; — Barkow, *Syndesmologie oder die Lehre von den Bandern*, Breslau, 1841 : — Luschka, *Die Halbgelenke des menschl. Körpers*, Berlin, 1858 ; — Duchenne, *Physiologie des mouvements*, Paris, 1867 ; Henke, *Studien u. Kritiken über Musken u. Gelenke*, Zeitschr. f. rat. Med., 1868. — Haughton, *Principles of animal Mechanics*, London, 1873 ; — Meyer, *Die Statik und Mechanik des menschl. Knochengerüstes*, Leipzig, 1873. — Pettigrew, *La locomotion chez les animaux*, Paris, 1874 ; — Henke u. Reyher, *Studien über die Entwickel. der Extrem. des Menschen, inbes. der Gelenkflachen*, Sitz. d. Wien. Akad., 1875 ; — Masse, *De l'influence de l'attitude des membres sur leurs articulations*, Montpellier médical, 1878 ; — Marey, *La machine animale*, Paris, 1878 ; — Morris, *Anatomy of the joints in man*, London, 1879 ; — Bernays, *Die Entwick. des Kniegelenks des Menschen, mit Bemerk. über die Gelenke in allgemeinen*, Morph. Jahrb., 1878 ; — Sutton, *The nature of the ligaments*, Journ. of Anat. and Physiol., 1885 ; — Heiberg, *Zur Gelenklehre*, Intern. Monatsschr. f. Anatomie, 1886 ; — Lesshaft, *Des articulations composées*, Arch. slaves de Biologie, 1886 ; — Pick, *Ueber die Form der Gelenkflachen*, Arch. f. Anat. u. Physiol., 1890 ; — Meyer, *Die Bestimmungsmethoden der Gelenkkurven*, Arch. f. Anat. u. Physiol., 1890 ; — Braune u. Fischer, *Bestimmung der Trügheitsmomente des menschl. Körpers und seiner Glieder*, Abhandl. d. k. sachs. Akad. d. Wiss., Leipzig, 1892 ; — Strasser u. Gassmann, *Hilfsmittel u. Normen z. Bestimmung u. Veranschaulichung der Stellungen, Bewegungen u. Kraftwirkungen am Kugelgelenk*, etc., Anat. Hefte, 1893 ; — Tornier, *Das Entstehen der Gelenkformen*, A. für Entwickelungsmechanik der Organismem, Bd. I, 1894 ; — Hammar, *Ueber den feineren Bau der Gelenke*, Arch. f. mikr. Anat. 1894 ; — Braun, *Untersuch. über den Bau der Synovialmenbranen und Gelenkknorpel*, etc., Deutsch. Z. f. Chir., 1894 ; — Fessler, *Festigkeit d. menschl. Gelenke mit besonderen Berücksichtigung des Bandapparates*, München, 1894 ; — Lesshaft, *Die Bedeutung des Luftdrucks für das Gelenk*, Anat. Anz., 1895.

CHAPITRE PREMIER

ARTICULATIONS DE LA COLONNE VERTÉBRALE

Les différentes pièces osseuses qui constituent le rachis s'unissent entre elles, tout d'abord, par des articulations appelées *intrinsèques*. En outre, la colonne vertébrale s'articule, par des articulations dites *extrinsèques :* 1° en haut, avec la tête ; 2° en avant, avec les côtes ; 3° en bas et sur les côtés, avec les os coxaux.

Parmi les articulations extrinsèques, nous ne nous occuperons, dans le présent chapitre, que des articulations de la tête avec la colonne vertébrale, les articulations des côtes et des os coxaux avec cette même colonne devant faire l'objet de deux chapitres spéciaux (voy. p. 449 et 538).

Nous décrirons donc successivement :

1° Les *articulations communes à la plupart des vertèbres ;*
2° Les *articulations propres à quelques vertèbres ;*
3° Les *articulations de la colonne vertébrale avec la tête.*

ARTICLE PREMIER

ARTICULATIONS COMMUNES A LA PLUPART DES VERTÈBRES

Les vertèbres s'articulent entre elles par leur corps et par leurs apophyses articulaires. Elles sont, en outre, réunies à distance par leurs lames, par leur apophyse épineuse et par leurs apophyses transverses.

§ I. — Articulations des corps vertébraux entre eux

Les articulations qui unissent entre eux les corps des vertèbres constituent le type de l'amphiarthrose parfaite (voy. p. 401).

1° Surfaces articulaires. — Les surfaces articulaires sont formées par les faces supérieure et inférieure des corps des vertèbres, chaque corps vertébral s'articulant par sa face supérieure avec la face inférieure du corps vertébral situé au-dessus, par sa face inférieure avec la face supérieure du corps vertébral situé au-dessous.

A l'état sec, ces surfaces articulaires nous présentent, à leur périphérie, une bordure surélevée formée de tissu compacte et, à leur centre, une partie déprimée et comme poreuse. Elles sont donc légèrement concaves.

A l'état frais, une mince lamelle cartilagineuse s'étale sur la portion centrale, tout en respectant l'anneau périphérique. Elle atténue ainsi la concavité constatée sur l'os sec et, quelquefois même, la fait disparaître entièrement : la surface concave est devenue, dans ce dernier cas, une surface plane.

Sur la colonne cervicale, les surfaces vertébrales correspondantes présentent une disposition toute particulière : ces surfaces, sont, en effet, concaves transversalement pour le corps vertébral inférieur, convexes dans le même sens ponr le corps vertébral supérieur. Il existe, en outre, aux deux extrémités du diamètre transversal, deux petites articulations, que Trolard a décrites tout récemment sous le nom d'articulations unco-vertébrales et sur lesquelles nous reviendrons plus loin (voy. p. 411).

2° Moyens d'union. — Les ligaments sont de deux ordres : les uns, interosseux, s'interposent, comme leur nom l'indique, entre deux surfaces articulaires voisines; les autres, périphériques, se disposent tout autour de l'articulation. Ces derniers forment, à la partie antérieure et à la partie postérieure des corps vertébraux, deux larges bandes qui occupent toute la hauteur de la colonne et qui, pour cette raison, ont reçu le nom de *ligament vertébral commun antérieur* et *ligament vertébral commun postérieur*. Ils sont encore désignés, dans l'ancienne nomenclature, sous les noms de *grand surtout ligamenteux antérieur* et de *grand surtout ligamenteux postérieur*.

A. Ligaments interosseux. — Les ligaments interosseux, appelés encore *ménisques* ou *disques intervertébraux*, présentent la même configuration que les segments osseux entre lesquels ils s'interposent : leurs diamètres antéro-postérieur et transversal sont exactement les mêmes que les diamètres homonymes des corps vertébraux correspondants.

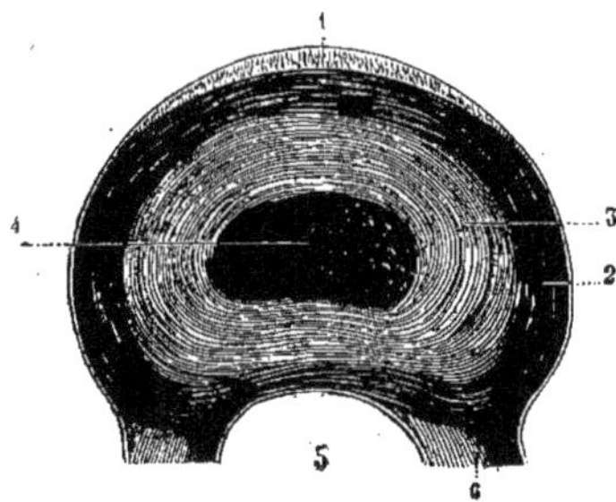

Fig. 381.
Section horizontale du disque intervertébral qui unit la 7e à la 8e vertèbre dorsale (d'après Henle).

1, partie antérieure de la vertèbre. — 2, couche superficielle et 3, couche moyenne du disque intervertébral. — 4, portion centrale. — 5, trou vertébral. — 6, pédicule.

1° *Disposition générale*. — Chacun d'eux, considéré dans son ensemble, ressemble assez bien à une lentille biconvexe et, de ce fait, nous présente deux faces, l'une supérieure, l'autre inférieure, et une circonférence. — Les deux faces, planes ou plus ou moins bombées, se moulent sur les surfaces vertébrales ci-dessus décrites et leur adhèrent d'une façon intime. — Quant à la circonférence, elle apparaît nettement à la surface extérieure de la colonne, ainsi que dans le canal rachidien, sous la forme de bandes blanchâtres, dirigées transversalement et alternant régulièrement avec les bandes plus larges formées par les corps vertébraux : elle entre en contact, en avant et en arrière, avec les ligaments vertébraux communs antérieur et postérieur, qui, comme nous le verrons tout à l'heure, se fixent sur elle.

2° *Dimensions*. — La hauteur des disques intervertébraux varie suivant les régions. Elle est, en moyenne, de 3 millimètres et demi pour la région cervicale, de 5 millimètres pour la région dorsale et de 9 millimètres pour la région lombaire : on peut admettre, d'une façon générale, qu'elle augmente en allant de haut en bas. Nous ferons remarquer cependant, avec Sappey, que cette hauteur, sensiblement égale sur toute l'étendue de la colonne cervicale, va en diminuant jusqu'à la quatrième ou cinquième vertèbre dorsale, pour s'accroître progressivement jusqu'à la dernière lombaire.

Comparée à la hauteur des corps vertébraux, la hauteur des disques est à cette dernière : 2 : : 5 dans la région cervicale; : 1 : : 3 dans la région dorsale; : 1 : : 3 dans la région lombaire. En mesurant successivement, sur trois coupes médianes de sujets congelés, la hauteur des corps vertébraux et celle des disques, j'ai obtenu les chiffres suivants :

	Obs. I	Obs. II	Obs. III
Hauteur des corps vertébraux	370mm	417mm	462mm
Hauteur des disques intervertébraux	136,5	101	146
Hauteur totale de la colonne	506,5	518	608

L'examen comparatif de ces différents chiffres nous amène à conclure que les disques intervertébraux représentent environ le quart ou le cinquième de la hauteur totale de la colonne vertébrale.

Enfin, chaque disque intervertébral, considéré isolément, ne présente pas sur tous les points une hauteur identique : au cou et aux lombes, il est plus épais à sa partie antérieure qu'à sa partie postérieure ; à la région dorsale, au contraire, il est plus épais en arrière qu'en avant. Cette inégalité de hauteur, entraînant comme conséquence un défaut de parallélisme dans les corps vertébraux adjacents, nous explique en partie les différentes courbures antéro-postérieures du rachis. Toutefois, il serait inexact de dire que ces courbures relèvent exclusivement du mode de conformation des disques intervertébraux : les corps vertébraux eux-mêmes ont pour la plupart une hauteur différente en avant et en arrière et, par conséquent, ont aussi leur part dans la production des inflexions précitées.

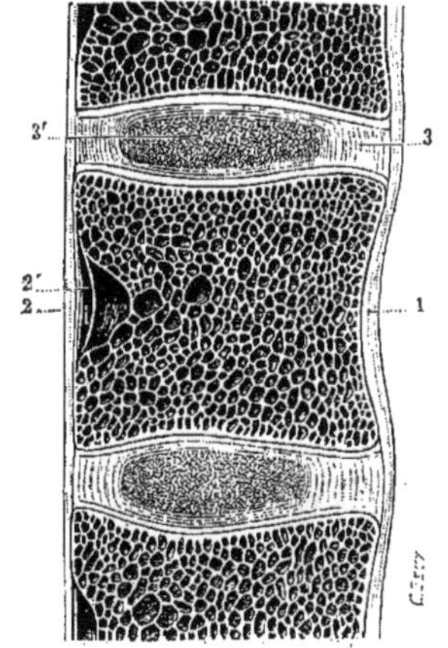

Fig. 382.
Coupe sagittale de trois corps vertébraux de la région lombaire, segment gauche de la coupe.

1, ligament vertébral commun antérieur. — 2, ligament vertébral commun postérieur, avec 2', son faisceau profond. — 3 et 3', portion périphérique et portion centrale du disque intervertébral.

3° *Structure*. — Envisagés au point de vue de leur constitution anatomique, les disques intervertébraux se composent de deux portions, l'une centrale, l'autre périphérique :

a. La *portion périphérique* (fig. 382,3), d'une consistance ferme et élastique, qui rappelle celle des fibro-cartilages, constitue une sorte d'anneau, dont la forme et les dimensions sont exactement les mêmes que celles des corps vertébraux correspondants. Elle se compose en majeure partie de faisceaux fibreux, qui s'étendent de la vertèbre supérieure à la vertèbre inférieure.

Ces faisceaux fibreux suivent, pour la plupart, un trajet oblique, les uns de droite à gauche, les autres de gauche à droite, et leur obliquité est d'autant plus prononcée qu'on les examine sur un point plus rapproché du noyau central : au voisinage de ce noyau, ils ont une orientation qui se rapproche beaucoup de l'horizontale. D'autre part, ils ne se disposent pas d'une façon quelconque, mais se groupent systématiquement de façon à former des couches plus ou moins distinctes. Cette disposition apparaît très nettement sur une coupe horizontale des disques intervertébraux, où l'on voit une série de lamelles, circulaires ou tout au moins arciformes, inégalement colorées, qui se succèdent et s'emboîtent assez régulièrement de la périphérie au centre. Il est à remarquer que, dans chacune de ces lamelles, les faisceaux fibreux ont tous la même direction. Mais il est à remarquer aussi que ceux des lamelles voisines ont une orientation exactement inverse, c'est-à-dire que si les uns sont obliques de gauche à droite, les autres sont obliques de droite à gauche : il en résulte naturellement que les faisceaux constitutifs d'une couche donnée s'entre-croisent en sautoir, à la fois avec ceux de la couche précédente et avec ceux de la couche suivante.

Les différentes couches qui forment la portion périphérique des disques intervertébraux sont assez bien délimitées : entre elles, en effet, se disposent des cloisons séparatives où dominent les éléments élastiques. De même, dans chaque couche, les faisceaux fibreux sont séparés les uns des autres par de nouvelles cloisons, celles-ci beaucoup plus minces, mais, comme les précédentes, de nature élastique.

Le long des cloisons précitées et aussi dans l'épaisseur des faisceaux fibreux, on rencontre toujours un certain nombre de cellules cartilagineuses. Ces cellules se disséminent d'une façon irrégulière et, d'autre part, sont très variables dans leur forme, dans leur volume et dans leur nombre. L'observation démontre qu'elles sont d'autant plus nombreuses qu'on se rapproche davantage des surfaces osseuses des vertèbres et de la portion centrale du disque intervertébral.

b. La *portion centrale* du disque intervertébral forme une sorte de noyau, inclus dans la portion périphérique : c'est le *noyau muqueux* ou *gélatineux* de certains auteurs. Il n'occupe pas exactement le centre du disque, mais se trouve un peu plus rapproché de son bord postérieur que de son bord antérieur. Vu sur des coupes sagittales de la colonne (fig. 382,3'), il fait hernie à la surface de la coupe. Si on le plonge dans l'eau, il gonfle et acquiert peu à peu un volume double de celui qu'il avait auparavant. Abandonné à l'air libre, il se dessèche et se transforme en une mince lamelle de substance dure, qui rappelle la substance cornée.

Cette portion centrale diffère beaucoup d'aspect chez l'enfant et chez le vieillard : chez le premier, elle est blanchâtre, molle, gélatineuse, presque diffluente; chez le second, elle est jaunâtre, plus dense, presque sèche, plus ou moins friable. Le noyau gélatineux augmente donc de consistance au fur et à mesure que le sujet avance en âge. En même temps, il se réduit considérablement dans ses dimensions par suite de la transformation fibreuse de ses parties périphériques.

Histologiquement, le noyau gélatineux des disques intervertébraux est constitué par des tractus conjonctifs, dans l'intervalle desquels s'amassent des éléments cellulaires d'une signification toute spéciale. Ces cellules, dont les dimensions sont fort variables, sont claires, transparentes, possédant, tantôt un seul noyau, tantôt deux, trois, quatre noyaux ou même un plus grand nombre. Elles représentent, non pas un rudiment de séreuse, comme on l'a cru longtemps, mais les reliquats d'un organe embryonnaire, la corde dorsale (voy. Embryologie). Très abondantes chez le fœtus et chez l'enfant jusqu'à l'âge de sept à huit ans, les cellules en question deviennent ensuite de plus en plus rares et finissent vraisemblablement par disparaître d'une façon complète. On en rencontre encore, cependant, chez les sujets de cinquante-cinq à soixante ans et même à un âge plus avancé.

4° *Vaisseaux et nerfs.* — Les disques intervertébraux possèdent des vaisseaux et des nerfs : toutefois, ces éléments y sont beaucoup plus rares que dans les fibro-cartilages des articulations mobiles. On ne les rencontre, du reste, que dans la portion périphérique du ménisque : la portion molle ou centrale en serait complètement dépourvue, d'après SAPPEY.

B. LIGAMENT VERTÉBRAL COMMUN ANTÉRIEUR. — Le ligament vertébral commun antérieur (fig. 383,8) se présente à nous sous la forme d'un long ruban, blanchâtre et nacré, couché sur la face antérieure de la colonne vertébrale et s'étendant sans interruption du corps de l'axis à la partie supérieure du sacrum. Au-dessus de l'axis, il est continué jusqu'à la base du crâne, commme nous le montre la figure 399, par un petit cordon médian, qui s'applique successivement au ligament atloïdo-axoïdien antérieur et à la membrane occipito-axoïdienne antérieure et, finalement, vient se fixer sur la surface basilaire, un peu en avant du trou occipital. Ce petit cordon médian, que nous retrouverons plus loin à propos de l'articulation de l'occipital avec l'atlas, peut être considéré comme l'origine du ligament vertébral commun antérieur.

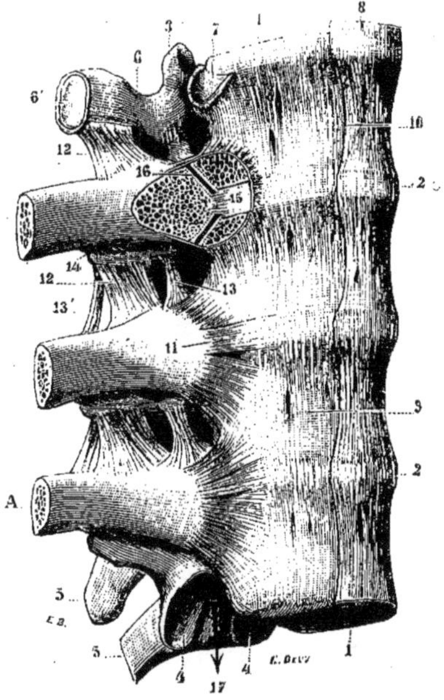

Fig. 383.

Articulations des corps vertébraux entre eux et articulations des côtes avec le rachis, vue antéro-latérale.

A, côtes. — 1, corps des vertèbres. — 2, disques intervertébraux. — 3, apophyses articulaires supérieures. — 4, apophyses articulaires inférieures. — 5, apophyse épineuse. — 6, apophyses transverses, avec 6', facette articulaire pour la tubérosité costale. — 7, demi-facette costale du corps vertébral. — 8, ligament vertébral commun antérieur (portion moyenne), avec 9, ses portions latérales. — 10, fente séparant la portion moyenne de la portion latérale. — 11, ligaments antérieurs ou rayonnés de l'articulation costo-vertébrale. — 12, ligament costo-transversaire supérieur, avec 13 et 13', ses deux faisceaux accessoires interne et externe. — 14, ligament costo-transversaire inférieur. — 15, ligament interosseux de l'articulation costo-vertébrale proprement dite. — 16, 16', synoviales de cette articulation. — 17, canal rachidien.

Le ligament vertébral commun antérieur traverse successivement le cou, le dos, les lombes et la région sacrée. Il présente, dans chacune de ces régions, des caractères particuliers, que nous allons sommairement indiquer. — *Au cou,* tout d'abord (fig. 399,8), il ne recouvre que la partie médiane de la colonne. Etroit et comme effilé à sa partie supérieure, il s'élargit peu à peu au fur et à mesure qu'il descend et revêt ainsi, dans son ensemble, la forme d'un triangle très allongé, dont la base répond à la première vertèbre dorsale. — *Au dos* (fig. 383,8), le ligament vertébral commun antérieur s'élargit latéralement, de façon à recouvrir toute la partie de la colonne qui est placée en avant de la tête des côtes. Nous pouvons, par conséquent, lui distinguer trois portions : 1° une portion moyenne, qui fait suite à la bandelette cervicale et qui, comme cette dernière, est très épaisse, très résistante, d'aspect nacré ; 2° deux parties latérales, qui sont beaucoup plus minces et qui, n'ayant pas leurs équivalents au cou, nous apparaissent ici comme des parties surajoutées. Ces portions latérales se confondent parfois, au niveau de leur bord antérieur, avec la portion moyenne. Mais, le plus souvent, les deux portions se distinguent nettement l'une de l'autre par une différence d'épaisseur et aussi par une différence de niveau, la portion moyenne surplombant plus ou moins les portions latérales. Elles diffèrent également par la longueur de leurs fibres : celles de la portion moyenne sont beaucoup plus longues que celles des portions latérales qui, le plus souvent, ne vont pas d'une vertèbre à l'autre, mais réunissent les disques sus- et sous-jacents au corps de la vertèbre intercalaire. Nous ajouterons que, sur bien des points, la portion moyenne et les portions latérales du ligament vertébral commun antérieur sont séparées, au niveau du corps de la vertèbre, par une série d'orifices, allongés en forme de fentes, qui livrent passage à des veines. — *Aux lombes*, le ligament vertébral commun antérieur se rétrécit de nouveau et se trouve réduit, comme à la région cervicale, à une bandelette unique reposant sur la portion médiane de la colonne lombaire. — *A la région sacrée*, enfin, il s'étale sur la face antérieure de la première pièce sacrée et se termine ordinairement au niveau de la seconde en se fusionnant avec le périoste. Dans certains cas, cependant, de préférence chez les jeunes sujets, on peut le voir descendre plus bas, jusqu'à la cinquième vertèbre sacrée ou plus bas encore jusque sur la base du coccyx.

Envisagé au point de vue de ses rapports, le ligament vertébral commun antérieur adhère intimement, par sa face postérieure, aux corps vertébraux et aux disques fibro-cartilagineux qui les séparent. Sa face antérieure est en rapport : 1° à la région cervicale, avec les muscles long du cou, grand droit antérieur et petit droit antérieur de la tête, avec l'aponévrose prévertébrale et, par l'intermédiaire de cette aponévrose, avec le pharynx et la portion supérieure de l'œsophage; 2° à la région dorsale, avec l'œsophage, l'aorte, la grande veine azygos, le canal thoracique, les vaisseaux intercostaux; 3° à la région lombaire, avec les piliers du diaphragme, qui le renforcent et avec les arcades fibreuses du psoas, qui longent ses bords; 4° à la région sacrée, avec le contenu du bassin.

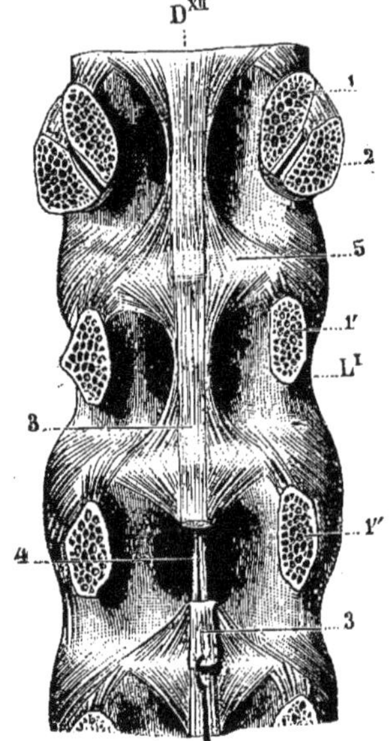

Fig. 384.

Articulations des corps vertébraux, vue postérieure; le ligament vertébral commun postérieur.

(Les vertèbres ont été sciées au niveau de leurs pédicules et le segment postérieur de la coupe a été enlevé.)

D^{XII}, douzième dorsale. — L^{I}, première lombaire. — 1, 1', 1'', pédicules des vertèbres. — 2, douzième côte. — 3, ligament vertébral commun postérieur. — 4, faisceau profond de ce ligament. — 5, disque intervertébral.

Plusieurs plans de fibres, toutes longitudinales et plus ou moins parallèles les unes aux autres, constituent le ligament vertébral commun antérieur : les superficielles, qui sont les plus longues, s'étendent à quatre ou cinq vertèbres; les profondes, plus courtes, se portent d'une vertèbre à la vertèbre voisine.

C. Ligament vertébral commun postérieur. — Le ligament vertébral commun postérieur (fig. 384,3) est situé à la partie postérieure des corps vertébraux, en plein canal rachidien par conséquent. Comme le précédent, il revêt l'aspect d'une bandelette fibreuse, étendue de l'occipital au sacrum. Large au niveau des disques interosseux, il se rétrécit au niveau des corps vertébraux : il en résulte que ses bords, au lieu d'être rectilignes, sont formés par une série de festons, concaves en dehors, dont la partie moyenne répond au corps vertébral et les dents fibauro-cartilage interosseux. Ces dents s'étendent, latéralement, jusqu'à la face interne des pédicules, où elles se fixent.

A son extrémité supérieure, le ligament vertébral commun postérieur se détache de la gouttière basilaire, immédiatement en avant du trou occipital : il est confondu, à ce niveau, d'une part avec le ligament occipito-axoïdien moyen, qui est placé en avant de lui, d'autre part avec la dure-mère, qui descend sur sa face postérieure.

A son extrémité inférieure, le ligament, après avoir franchi l'articulation sacro-vertébrale, arrive à la face antérieure du sacrum. Là, n'ayant plus à maintenir en présence des vertèbres qui se sont soudées entre elles, n'ayant plus aucun rôle à jouer par conséquent, il se réduit à un simple cordon médian, que l'on peut suivre ordinairement jusqu'à la première pièce coccygienne. C'est sur ce cordon, comme nous le verrons plus loin, que vient se fixer la cloison fibreuse (*ligament sacro-dural* de TROLARD) qui unit la dure-mère à la paroi antérieure du canal sacré.

Considéré au point de vue de ses rapports, le ligament vertébral commun postérieur adhère intimement, par sa face antérieure, aux disques intervertébraux, ainsi qu'aux deux bords supérieur et inférieur des vertèbres : il reste séparé (fig. 382) de la partie moyenne de ces dernières par des veines, ordinairement très volumineuses, qui s'échappent des corps vertébraux pour se rendre aux veines intra-rachidiennes. Sa face postérieure répond à la dure-mère, à laquelle elle est unie par de simples tractus conjonctifs.

Histologiquement, le ligament vertébral commun postérieur est constitué, comme l'antérieur, par des fibres longues et des fibres courtes : des fibres longues, qui sautent plusieurs vertèbres; des fibres courtes, qui vont d'une vertèbre à la vertèbre voisine. En avant de lui, au niveau des trous vasculaires que présente la face postérieure du corps vertébral, on rencontre parfois (fig. 384,4) de petites bandelettes longitudinales, qui s'étendent du bord supérieur des trous précités à leur bord inférieur. Ces bandelettes médianes, que l'on peut considérer comme des dépendances du ligament vertébral commun postérieur, séparent en deux parties, l'une droite, l'autre gauche, le paquet veineux qui s'échappe du corps vertébral. Le ligament vertébral commun postérieur nous présente une coloration jaunâtre plus ou moins accusée, indice manifeste qu'aux fibres conjonctives, qui forment la base de sa constitution anatomique, est venu se joindre un certain nombre de fibres élastiques.

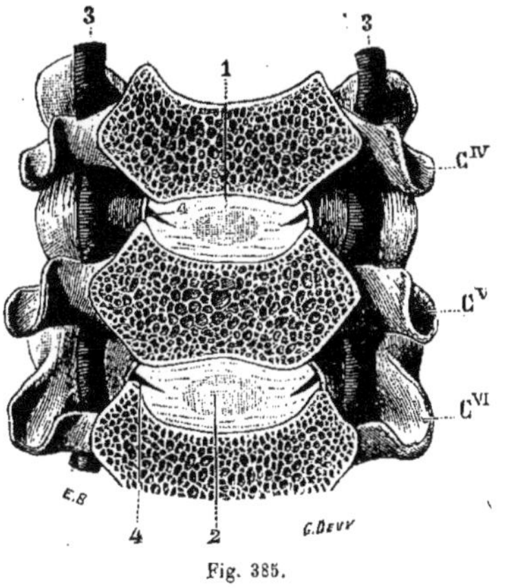

Fig. 385.

Coupe frontale de la colonne cervicale, passant un peu en avant des artères vertébrales, pour montrer les articulations unco-vertébrales.

C^{IV}, C^{V}, C^{VI}, quatrième, cinquième et sixième vertèbres cervicales. — 1, 2, portion périphérique et portion centrale des disques intervertébraux. — 3, artère vertébrale. — 4, 4, articulations unco-vertébrales, ouvertes par la coupe.

ARTICULATIONS UNCO-VERTÉBRALES DE LA RÉGION CERVICALE. — A la région cervicale, les extrémités latérales des corps vertébraux, outre l'amphiarthrose ci-dessus décrite, s'unissent encore à l'aide de deux petites articulations qui, par leurs caractères morphologiques, appartiennent au genre des arthrodies. Ces articulations, déjà signalées depuis longtemps par LUSCHKA (*Die Halbgelenke des menschl. Körpers*, Berlin, 1858), ont été décrites à nouveau, en 1893, par TROLARD (*Journ. intern. d'Anatomie et de Physiologie*, t. X, fasc. 1) sous le nom d'*articulations unco-vertébrales*.

a. *Surfaces articulaires.* — Les arthrodies unco-vertébrales nous présentent comme surfaces articulaires : 1° du côté de la vertèbre inférieure, la face interne de l'apophyse semi-lunaire, laquelle est située, comme on le sait, à l'extrémité latérale de la face supérieure du corps vertébral (voy. Ostéol., p. 62) ; 2° du côté de la vertèbre supérieure, l'échancrure qui est creusée à l'extrémité latérale de sa face inférieure. Ces deux facettes sont revêtues, à l'état frais, d'une mince couche de cartilage diarthrodial. Pour prendre une notion exacte de la disposition et de l'étendue des articulations unco-vertébrales, il convient de pratiquer sur la colonne cervicale une coupe frontale (fig. 385), passant par les apophyses semi-lunaires. La cavité articulaire nous apparaît alors sous la forme d'une fente étroite, dirigée de dehors en dedans et de haut en bas. Cette cavité m'a paru toujours plus développée à la partie inférieure de la colonne cervicale qu'à sa partie supérieure : sur trois pièces que j'ai actuellement sous les yeux, elle mesure 7 millimètres de longueur entre la cinquième et la sixième cervicale, 4 millimètres seulement entre la quatrième et la cinquième ; elle est à peine ébauchée entre les vertèbres situées plus haut.

b. *Moyens d'union.* — Les deux facettes articulaires précitées sont maintenues en présence : 1° en dedans et en avant, par le disque intervertébral lui-même, qui se termine là en s'amincissant ; 2° en dehors et en arrière, par un ligament semi-capsulaire, le *ligament unco-vertébral*, qui s'étend du pourtour de l'échancrure au bord correspondant de l'apophyse semi-lunaire.

c. *Synoviale.* — Chacune des articulations unco-vertébrales possède une petite synoviale qui lui est propre. Elle tapisse intérieurement le ligament unco-vertébral.

d. *Signification morphologique.* — Les articulations que nous venons de décrire ont été considérées par Luschka comme les homologues, à la région cervicale, des articulations costo-vertébrales de la colonne dorsale. L'apophyse semi-lunaire aurait la valeur d'une tête costale, qui se serait soudée avec la vertèbre sous-jacente et aurait conservé toute son indépendance vis-à-vis de la vertèbre située au-dessus. L'articulation qui l'unit à cette dernière vertèbre ne représenterait donc qu'une moitié, la moitié supérieure, d'une articulation costo-vertébrale.

§ II. — Articulations des apophyses articulaires entre elles

Les articulations qui unissent entre elles les apophyses articulaires des vertèbres sont des arthrodies. Celles du cou et du dos, avec leurs surfaces planes, appartiennent manifestement à ce groupe. Celles des lombes, malgré leurs surfaces articulaires courbes, doivent encore être rattachées aux arthrodies : les mouvements dont elles jouissent sont, en effet, très limités et se réduisent pour ainsi dire à de simples glissements.

1° Surfaces articulaires. — Les surfaces articulaires diffèrent, par leur forme et leur orientation, suivant les régions que l'on examine. — *A la région cervicale*, elles sont à peu près planes, de forme ovalaire, orientées de la façon suivante : celle qui appartient à la vertèbre inférieure regarde obliquement en arrière et en haut; celle qui appartient à la vertèbre supérieure, obliquement en avant et en bas. Pour une articulation donnée, l'apophyse articulaire de la vertèbre supérieure est placée au-dessus et en arrière de l'apophyse articulaire correspondante de la vertèbre inférieure. — *A la région dorsale*, nous rencontrons une disposition à peu près semblable. L'apophyse articulaire de la vertèbre supérieure se trouve toujours située au-dessus et en arrière de l'apophyse articulaire de la vertèbre inférieure. Quant aux deux facettes articulaires, elles sont encore à peu près planes : celle qui appartient à la vertèbre inférieure regarde en arrière, en haut et un peu en dehors; celle qui appartient à la vertèbre supérieure regarde en avant, en bas et un peu en dedans. — *A la région lombaire*, les apophyses articulaires se disposent d'une façon telle que l'apophyse de la vertèbre sous-jacente est placée en dehors de l'apophyse correspondante de la vertèbre sus-jacente. Nous ajouterons que les facettes articulaires sont représentées ici, comme nous l'avons vu en Ostéologie (p. 65), par des segments de cylindre : cylindre plein pour l'apophyse articulaire de la vertèbre située au-dessus ; cylindre creux pour celle de la vertèbre située au-dessous. De ces deux facettes, la première (celle qui est convexe) regarde en dehors et un peu en avant; la seconde (celle qui est concave), en dedans et un peu en arrière.

Toutes ces facettes articulaires sont revêtues d'une couche de cartilage hyalin.

2° **Moyens d'union**. — Les moyens d'union diffèrent encore suivant qu'on les examine au cou, au dos ou aux lombes. — *A la région cervicale,* les deux surfaces articulaires en présence sont unies l'une à l'autre par une capsule fibreuse qui est fixée au pourtour de chacune d'elles, à la limite du revêtement cartilagineux pour la facette supérieure, à 2 ou 3 millimètres du cartilage pour la facette inférieure. Cette capsule, mince, lâche, beaucoup plus épaisse en arrière qu'en avant, est renforcée à sa partie interne par le ligament jaune correspondant. — *A la région dorsale,* nous rencontrons encore une capsule, mais elle est plus serrée qu'à la région cervicale. Recouverte en dedans par le ligament jaune, elle est renforcée en arrière et en dehors par un faisceau fibreux de coloration blanchâtre, qui constitue pour l'articulation un véritable ligament postérieur. — *A la région lombaire,* la disposition est à peu près la même : la capsule y est renforcée à la fois, en avant par le ligament jaune correspondant, en arrière par un ligament postérieur. Toutefois, ce ligament postérieur est ici beaucoup plus épais et plus résistant que dans la région dorsale.

3° **Synoviale**. — Une synoviale, remarquable par sa laxité, favorise le glissement des surfaces articulaires. A la région cervicale, cette synoviale envoie d'ordinaire un prolongement (fig. 386, A, 6') entre le ligament jaune et la lame vertébrale correspondante.

§ III. — Union des lames vertébrales entre elles

Les lames vertébrales sont réunies les unes aux autres par des ligaments à structure spéciale, que l'on a désignés, en raison de leur coloration, sous le nom de *ligaments jaunes*.

1° **Disposition générale des ligaments jaunes**. — Chaque lame est reliée à la lame voisine par deux ligaments, l'un droit, l'autre gauche. Chacun d'eux affecte la forme d'une lame rectangulaire et nous présente, par conséquent, deux faces, deux bords et deux extrémités.

a. Des *deux bords,* le supérieur s'attache à la face

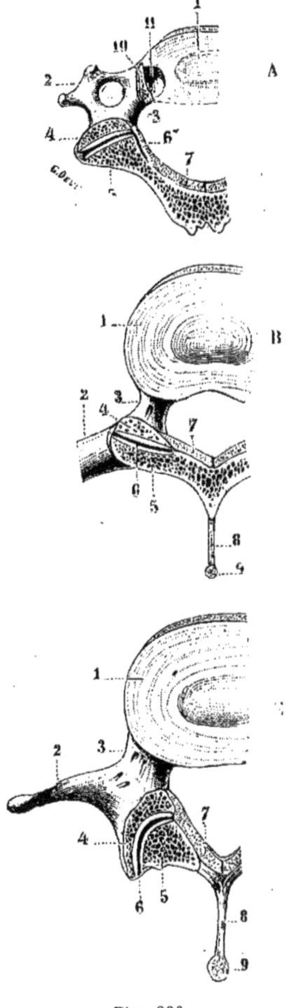

Fig. 386.

Coupes horizontales de la colonne vertébrale, passant : A, par le disque intervertébral qui unit la cinquième et la sixième vertèbre cervicale (sujet congelé, segment inférieur de la coupe); B, par le disque intervertébral qui unit la sixième et lá septième vertèbre dorsale; C, par le disque intervertébral qui unit la deuxième et la troisième vertèbre lombaire.

1, coupe du disque intervertébral. — 2, apophyse transverse. — 3, pédicule. — 4, coupe de l'apophyse articulaire de la vertèbre inférieure. — 5, coupe de l'apophyse articulaire de la vertèbre supérieure. — 6, interligne articulaire. — 6' (dans la figure A seulement), prolongement de la synoviale articulaire sous le ligament jaune. — 7, ligaments jaunes. — 8, ligaments interépineux. — 9, ligaments sus-épineux. — 10, coupe de l'apophyse unciforme de la sixième cervicale. — 11, articulation unco-vertébrale.

antérieure de la lame qui est au-dessus; l'inférieur s'insère sur le bord supérieur de la lame qui est au-dessous.

b. Des *deux faces,* l'une est antérieure, l'autre postérieure. — La première, inclinée en bas et en avant, répond à la dure-mère rachidienne, dont elle est séparée par une graisse demi-fluide et par les veines du rachis. — La face postérieure, qui regarde en arrière et en haut, est en rapport avec les lames vertébrales et, par leur intermédiaire, avec les muscles spinaux.

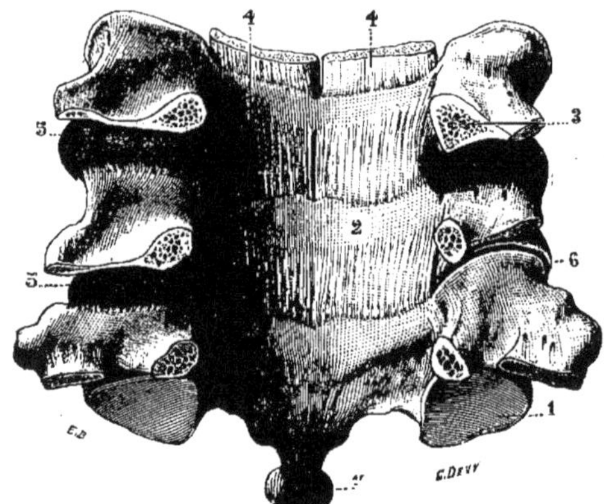

Fig. 387.
Les ligaments jaunes de la région cervicale, vus par leur face antérieure.

1, septième vertèbre cervicale, avec 1', son apophyse épineuse. — 2, lames vertébrales. — 3, pédicules. — 4, ligaments jaunes. — 5, synoviale des articulations des apophyses articulaires, injectée au suif. — 6, une articulation ouverte.

c. Les *deux extrémités* se distinguent en interne et externe. — L'extrémité externe répond au côté postérieur du trou de conjugaison. Elle recouvre la partie interne des apophyses articulaires et renforce à ce niveau, ainsi que nous l'avons vu, la capsule fibreuse qui unit ces apophyses. — Par leur extrémité interne, les deux ligaments jaunes correspondants se fusionnent ensemble sur la ligne médiane, au voisinage de la base des apophyses épineuses. A la région cervicale, cependant, ils sont séparés l'un de l'autre par un léger interstice, plus ou moins accusé suivant les cas, qui livre passage à des veinules.

2° Variations régionales. — Considérés comparativement dans les différentes régions de la colonne, les ligaments jaunes diminuent de largeur en allant de haut en bas; leur hauteur, au contraire, augmente graduellement en allant dans le même sens. Quant à leur épaisseur, elle s'accroît, comme la hauteur, en allant de la région cervicale à la région lombaire. Les dimensions moyennes des ligaments jaunes sont résumées dans le tableau suivant :

	LARGEUR	HAUTEUR	ÉPAISSEUR
1° A la région cervicale.	2 cent.	1 cent.	2mm
2° A la région dorsale	1,5	1,5	2,5
3° A la région lombaire.	1,5	2	3,5

3° Structure des ligaments jaunes. — Au point de vue de leur structure, les ligaments jaunes forment, comme nous l'avons déjà vu (p. 393), un groupe spécial de ligaments : ils se composent essentiellement de faisceaux de fibres élastiques, auxquelles s'ajoutent, mais à titre d'éléments histologiques accessoires, des fibres du tissu conjonctif. Les faisceaux constitutifs des ligaments jaunes affectent pour la plupart une direction verticale. Le plus grand nombre d'entre eux s'étendent, comme les ligaments eux-mêmes, d'une lame à la lame voisine. On en voit quelques-uns, cependant, plus longs que les autres, franchir une lame sans s'y arrêter et venir se terminer dans le ligament jaune sous-jacent.

4° Synoviales. — Tout récemment (1892), Trolard a signalé, entre les lames des vertèbres cervicales, l'existence de bourses séreuses appartenant en propre à cette partie de la colonne. Ces *séreuses sous-lamellaires* varient beaucoup dans leur développement : rudimentaires sur certains sujets, elles présentent chez d'autres tous les caractères des bourses séreuses parfaitement constituées (fig. 386, 6'). Elles varient beaucoup aussi dans leur nombre : dans certains cas, elles se trouvent parfaitement caractérisées dans tous les intervalles ; dans d'autres, on ne les rencontre que dans deux ou trois, qui sont généralement à la partie supérieure et à la partie inférieure de la région (TROLARD). Quels que soient leur nombre et leur développement, les séreuses sous-lamellaires communiquent toujours, comme nous le montre la figure 386, avec la synoviale des apophyses articulaires correspondantes : cette communication s'effectue tantôt par un large orifice, tantôt par un tout petit pertuis.

L. HIRSCHFELD (*C. R. de la Société de Biologie*, 1847, p. 75) a attribué aux ligaments jaunes un rôle important dans la production des courbures antéro-postérieures du rachis : ils agiraient, suivant lui, en tirant à la manière de cordes sur les régions cervicale et lombaire, qu'ils maintiendraient renversées en arrière. Si cela est vrai, la section bilatérale des pédicules vertébraux de ces deux régions, en supprimant l'action des ligaments jaunes sur le corps des vertèbres, doit amener du même coup le redressement des deux courbures cervicale et lombaire. C'est, en effet, ce que L. HIRSCHFELD prétend avoir observé. Mais SAPPEY, qui a reproduit l'expérience précitée, déclare n'avoir vu s'opérer aucune modification bien sensible dans les inflexions antéro-postérieures du rachis : cet anatomiste persiste à croire, et je partage son opinion à cet égard, que les courbures rachidiennes relèvent avant tout de l'inégale hauteur des parties antérieure et postérieure des corps vertébraux et des disques fibro-cartilagineux situés dans leurs intervalles.

§ IV. — UNION DES APOPHYSES ÉPINEUSES ENTRE ELLES

Les apophyses épineuses des vertèbres sont réunies les unes aux autres : 1° par une série de ligaments qui se disposent entre elles, ce sont les *ligaments interépineux ;* 2° par un ligament qui repose sur leur sommet, c'est le *ligament surépineux*.

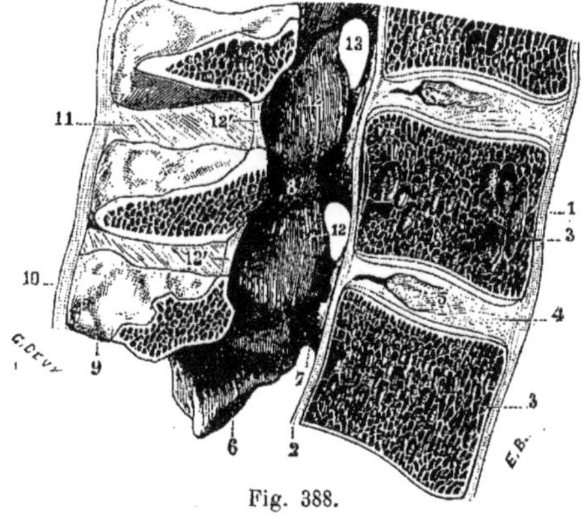

Fig. 388.

Coupe sagittale de deux vertèbres lombaires, passant un peu à droite de la ligne médiane (segment gauche de la coupe).

1, ligament vertébral commun antérieur. — 2, ligament vertébral commun postérieur. — 3, corps vertébraux. — 4, disque intervertébral, avec 5, sa partie molle ou centrale. — 5, apophyse articulaire inférieure. — 7, pédicule. — 8, lame. — 9, apophyse épineuse. — 10, ligament surépineux. — 11, ligament interépineux. — 12, ligaments jaunes du côté gauche, avec 12', coupe de ceux du côté droit. — 13, trou de conjugaison.

1° Ligaments interépineux. — Les ligaments interépineux sont des cloisons fibreuses, verticales et médianes, remplissant exactement les intervalles compris entre les apophyses épineuses. Leur nombre est naturellement égal à celui des espaces interépineux.

En haut, ils s'insèrent sur l'apophyse épineuse qui est au-dessus. — En bas, ils se fixent sur l'apophyse épineuse qui est au-dessous. — En avant, ils se prolongent jusqu'aux ligaments jaunes. — En arrière, ils se confondent avec le ligament surépineux. — Quant à leurs deux faces, elles regardent l'une à droite et l'autre à gauche. Elles répondent l'une et l'autre aux muscles des gouttières vertébrales.

Quadrilatères dans la région lombaire, les ligaments interépineux revêtent, dans la région dorsale, la forme de lames triangulaires à sommet dirigé en avant. Au cou, ils sont peu développés; mais ils existent réellement (fig. 389, 2), et c'est à tort que certains auteurs ont considéré cette région comme en étant dépourvue : ils se fusionnent, en arrière, avec le ligament cervical postérieur.

2° **Ligament surépineux**. — Schématiquement, le ligament surépineux est représenté par un long cordon fibreux, impair et médian, qui s'étend sans interruption d'une extrémité à l'autre de la colonne vertébrale, en adhérant intimement au sommet de chacune des apophyses épineuses.

a. *Aux lombes,* il est peu distinct; il semble résulter avant tout (fig. 388, 10) de l'entre-croisement, sur la ligne médiane, des nombreux faisceaux musculaires qui viennent s'attacher au sommet des apophyses épineuses.

b. *Au dos,* il a une existence propre et l'on peut voir, dans chaque espace interépineux, un véritable cordon, arrondi et grêle, qui se tend lorsque le corps est fléchi et se relâche, au contraire, toutes les fois que le tronc se redresse.

c. *Au cou,* il prend des proportions considérables et se présente sous la forme d'une cloison verticale et de forme triangulaire, dont le sommet, dirigé en bas, s'insère sur l'apophyse épineuse de la 6e ou de la 7e cervicale et dont la base répond à la protubérance occipitale externe et à la crête médiane qui lui fait suite (fig. 389, 3). Cette portion du ligament surépineux, bien différente, comme on le voit, des portions situées au-dessous, a reçu le nom de ***ligament cervical postérieur***. Son bord antérieur se fixe solidement sur le sommet des apophyses épineuses des vertèbres cervicales, y compris le tubercule postérieur de l'atlas. Son bord postérieur se confond avec les fibres tendineuses du muscle trapèze. Quant à ses deux faces, l'une droite, l'autre gauche, elles répondent aux muscles postérieurs de la tête et du cou, qui prennent sur elles de nombreuses insertions.

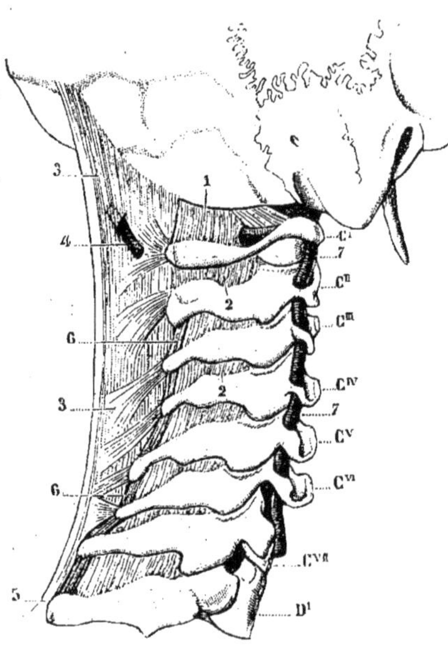

Fig. 389.

Le ligament cervical postérieur, vu par sa face latérale droite.

C^I, C^{II}, C^{III}, C^{IV}, C^V, C^{VI}, C^{VII}, les sept vertèbres cervicales. — D^1, première dorsale. — 1, ligament occipito-atloïdien postérieur. — 2, 2, ligaments interépineux. — 3, 3, ligament cervical postérieur. — 4, une grosse veine traversant ce ligament. — 5, ligament sus-épineux. — 6, 6, muscles sus-épineux. — 7, artère vertébrale.

Le ligament cervical postérieur, tel que nous le présente l'anatomie humaine, est un organe rudimentaire. Chez les mammifères quadrupèdes, chez le cheval par exemple, il revêt des proportions relativement gigantesques ; il descend jusque sur les vertèbres dorsales et, d'autre part, se trouve presque entièrement constitué par des fibres élastiques. C'est que, chez les quadrupèdes, ce ligament a un rôle important à jouer, rôle qui consiste à maintenir la tête et le cou, lesquels, sans lui, seraient entraînés par leur propre poids en bas et en avant. Chez l'homme, où le rachis a une direction verticale, la tête repose sur lui dans une position voisine de l'équilibre et le ligament cervical postérieur, dépourvu de rôle, reste alors à un état rudimentaire. Son atrophie est, comme on le voit, une conséquence immédiate de l'attitude bipède.

§ V. — Union des apophyses transverses entre elles

Les apophyses transverses sont reliées les unes aux autres par des formations fibreuses, dont l'ensemble constitue les *ligaments intertransversaires*. Ces ligaments sont éminemment variables dans leur forme et dans leurs dimensions. — *Au cou,* ils sont peu développés ou même n'existent pas du tout, confondus qu'ils sont avec les muscles intertransversaires. — *Au dos,* ils se présentent sous la forme de petits faisceaux arrondis, réunissant le sommet d'une apophyse transverse au sommet de l'apophyse transverse sous-jacente (fig. 417,7). — *Aux lombes,* les ligaments intertransversaires sont plus développés. Ils s'insèrent, d'une part sur la base de l'apophyse transverse d'une vertèbre, d'autre part sur le tubercule mamillaire et sur l'apophyse articulaire supérieure de la vertèbre située au-dessous. Ce sont les *ligaments articulo-transversaires* de Bourgery. Ils atteignent parfois des dimensions considérables : Trolard en a rencontré qui affectaient une forme cylindrique et mesuraient jusqu'à 5 millimètres de diamètre.

§ VI. — Mouvements d'ensemble de la colonne vertébrale

Considérée au point de vue de sa mobilité, la colonne vertébrale, dans son ensemble, peut exécuter cinq ordres de mouvements, savoir : la flexion, l'extension, l'inclinaison latérale, la circumduction et la rotation.

1° Dans la *flexion,* la colonne vertébrale s'incline en avant en gardant la ligne médiane. La partie antérieure du disque interosseux se plisse et s'affaisse ; sa partie postérieure, au contraire, se tend et augmente de hauteur. Quant aux ligaments périphériques, le ligament vertébral commun antérieur se relâche, tous les autres se tendent. Dans ce mouvement, la colonne vertébrale représente un levier du troisième genre, à direction verticale : le point d'appui est situé au niveau de l'articulation sacro-vertébrale ; la résistance répond à son extrémité supérieure ; la puissance est représentée par les muscles abdominaux et par les psoas, qui se fixent entre la résistance et le point d'appui, soit sur la colonne elle-même, soit sur le thorax.

2° Dans l'*extension,* la colonne se renverse en arrière. Ce mouvement est beaucoup moins étendu que le précédent, mais il s'accomplit suivant le même mécanisme. La colonne vertébrale se comporte encore ici comme un levier du troisième genre, dans lequel le point d'appui répond, ainsi que dans la flexion, à l'articulation sacro-vertébrale, la résistance à l'extrémité céphalique du rachis, la puissance aux muscles spinaux, qui se fixent par d'innombrables tendons aux apophyses épineuses, aux lames, aux apophyses transverses, voire même à l'extrémité postérieure des côtes. Contrairement à ce qui se passe dans la flexion, le ligament vertébral commun antérieur se tend ; tous les autres se relâchent. En ce qui concerne le disque intervertébral, il s'affaisse à sa partie postérieure et se tend à sa partie antérieure.

3° Dans les *mouvements d'inclinaison latérale,* la colonne vertébrale, fonctionnant toujours à la manière d'un levier du troisième genre, s'incline soit à droite, soit à gauche. Comme on le conçoit, les disques intervertébraux s'affaissent du côté vers lequel se produit l'inclinaison, se tendent au contraire du côté opposé. L'inclinaison latérale est limitée à la fois par la résistance des ligaments distendus et par la rencontre des apophyses transverses.

4° Le *mouvement de circumduction* résulte, ici comme ailleurs, de la succession régulière des quatre mouvements précédents. En l'accomplissant, la colonne vertébrale décrit un cône à base supérieure, dont le sommet répond au point d'appui du levier, c'est-à-dire à l'articulation sacro-vertébrale.

5° Le *mouvement de rotation* s'effectue soit à droite, soit à gauche : il est le résultat d'une sorte de torsion qui se produit dans la substance même des disques intervertébraux. Ce mouvement est très limité, presque imperceptible pour un disque considéré isolément ; mais, comme il s'accomplit simultanément et dans le même sens sur toute la hauteur de la colonne, les résultats partiels totalisés aboutissent à une rotation très appréciable. On sait que, dans la station verticale, la tête peut accomplir une rotation d'un demi-cercle, soit 180 degrés : or, sur ces 180 degrés, 73, suivant les calculs de WEBER, reviennent aux pieds et au bassin, 79 à la région cervicale et 28 aux autres régions de la colonne.

Les trois portions de la colonne vertébrale ne prennent pas une part égale aux différents mouvements d'ensemble que nous venons de décrire. La région cervicale est, à cet égard, de beaucoup la plus mobile ; vient ensuite la région lombaire et, enfin, la région dorsale. Cette dernière, en raison de l'imbrication si parfaite de ses lames et de ses apophyses, et aussi en raison de ses connexions si intimes avec les éléments squelettiques du thorax, ne présente que de simples vestiges de mouvements qui lui appartiennent en propre.

D'autre part, la mobilité de la colonne vertébrale varie beaucoup suivant les âges : très étendue chez le fœtus et même chez l'enfant, elle s'affaiblit progressivement chez l'adulte et chez le vieillard, par suite de l'affaissement des disques intervertébraux, qui deviennent en même temps plus denses et partant moins élastiques. Il n'est même pas extrêmement rare de voir cette mobilité disparaître d'une façon complète, à la suite d'une soudure des pièces vertébrales intéressant une étendue plus ou moins considérable de la colonne. L'exercice peut toutefois maintenir et même développer dans une large mesure la mobilité du premier âge : on sait, à cet égard, quelle est la complaisance des articulations de la colonne vertébrale chez certains acrobates.

Muscles moteurs. — Les muscles moteurs de la colonne vertébrale se distinguent, suivant les déplacements qu'ils produisent, en fléchisseurs, extenseurs, fléchisseurs latéraux, rotateurs du même côté, rotateurs du côté opposé :

1° *Fléchisseurs :* le grand droit antérieur de l'abdomen, le grand et le petit obliques, le grand et le petit psoas, le sterno-cléido-mastoïdien, les scalènes, le long du cou.

2° *Extenseurs :* le long dorsal, le sacro-lombaire, le transversaire épineux, l'interépineux et le sus-épineux du cou, les surcostaux, l'angulaire, le splénius.

3° *Fléchisseurs latéraux :* le sacro-lombaire, le carré des lombes, les surcostaux, l'angulaire, le transversaire du cou, les scalènes, les intertransversaires du cou et des lombes;

4° *Rotateurs du même côté :* le long dorsal, les splénius, les faisceaux supérieurs du long du cou, le petit oblique de l'abdomen.

5° *Rotateurs du côté opposé :* le transversaire épineux, les faisceaux inférieurs du long du cou, le grand oblique de l'abdomen.

ARTICLE II

ARTICULATIONS PROPRES A QUELQUES VERTÈBRES

Nous comprendrons sous ce titre : 1° les articulations du sacrum avec les os voisins, y compris le coccyx ; 2° les articulations des pièces coccygiennes entre elles ou *articulations intercoccygiennes ;* 3° les articulations des deux premières vertèbres cervicales entre elles.

§ I. — ARTICULATIONS DU SACRUM AVEC LES OS VOISINS

Le sacrum s'articule en haut avec la cinquième vertèbre lombaire, en bas avec le coccyx, sur les côtés avec les deux os coxaux. Cette dernière articulation, *articulation sacro-iliaque,* sera décrite plus loin avec le bassin. Nous n'avons donc à nous occuper ici que des deux premières, l'*articulation sacro-vertébrale* et l'*articulation sacro-coccygienne.*

A. — ARTICULATION SACRO-VERTÉBRALE

La base du sacrum s'articule avec la cinquième vertèbre lombaire : 1° sur la ligne médiane, par sa facette moyenne ; 2° à droite et à gauche de la ligne médiane, par ses apophyses articulaires. La première de ces articulations est une amphiarthrose ; les deux autres appartiennent au groupe des arthrodies.

1° Amphiarthrose sacro-vertébrale. — L'amphiarthrose sacro-vertébrale est entièrement analogue à celles que nous offrent les vertèbres lombaires. Les deux éléments osseux, corps vertébral de la cinquième lombaire et corps vertébral de la première pièce sacrée, sont maintenus en présence : 1° par un ligament interosseux, qui affecte ici la forme d'un disque beaucoup plus épais en avant qu'en arrière et dont le bord antérieur correspond à l'angle sacro-vertébral ; 2° par le ligament vertébral commun antérieur et le ligament vertébral commun postérieur, qui, comme nous l'avons vu plus haut, se prolongent l'un et l'autre sur le sacrum et s'y insèrent.

2° Arthrodies sacro-vertébrales. — Les arthrodies sacro-vertébrales sont constituées par les articulations des apophyses articulaires inférieures de la cinquième lombaire avec les apophyses articulaires correspondantes de la première pièce sacrée. Elles ne diffèrent des arthrodies similaires, situées-au-dessus, que parce qu'elles sont séparées l'une de l'autre par un intervalle plus considérable.

3° Ligaments à distance. — Outre les deux articulations précitées, la cinquième vertèbre lombaire est encore reliée au sacrum par deux ligaments jaunes, un ligament interépineux et un ligament surépineux, en tout semblables à ceux que nous avons décrits dans l'article précédent entre les autres vertèbres. L'articulation sacro-vertébrale possède, cependant, un ligament spécial. Ce ligament, auquel BICHAT a donné le nom de *ligament sacro-vertébral,* se détache, en haut, de la partie antérieure et inférieure de l'apophyse transverse de la cinquième lombaire (fig. 473,5). De là, il se porte obliquement en bas et en dehors et vient se fixer sur la base du sacrum, en entre-croisant ses fibres avec celles du ligament sacro-iliaque antérieur. Ce ligament est extrêmement variable dans ses dimensions : très fort et très résistant dans certains cas, il est, dans d'autres, peu développé, très grêle ou même filiforme ; il fait même défaut sur un grand nombre de sujets. Quand il existe, le ligament sacro-vertébral me paraît avoir la signification d'un ligament intertransversaire, continuant la série des ligaments intertransversaires de la colonne vertébrale.

4° Artères et nerfs. — Les *artères* destinées aux trois articulations sacro-vertébrales proviennent de la sacrée latérale, de l'ilio-lombaire, de la dernière lombaire et de son rameau dorso-spinal. — Les *nerfs* émanent des deux derniers nerfs lombaires et de la portion correspondante du grand sympathique.

B. — ARTICULATION SACRO-COCCYGIENNE

L'articulation du sacrum avec le coccyx appartient, comme l'articulation sacro-lombaire moyenne, à la classe des amphiarthroses.

1° Surfaces articulaires. — Comme surfaces articulaires, nous trouvons : 1° du côté du sacrum, une facette ovalaire à grand axe transversal, légèrement convexe ; 2° du côté du coccyx, une facette similaire, légèrement concave.

2° Moyens d'union. — Le sacrum et le coccyx sont unis l'un à l'autre par un ligament interosseux et des ligaments périphériques :

a. *Ligament interosseux.* — Le ligament interosseux est un fibro-cartilage situé entre les deux surfaces articulaires, rappelant exactement par sa forme et par sa signification morphologique les ménisques intervertébraux. Ce fibro-cartilage, épais de 2 à 5 millimètres dans le jeune âge et chez l'adulte, s'atténue d'ordinaire au fur et à mesure que le sujet avance en âge. Il disparaît même le plus souvent chez le vieillard par suite de la soudure du sacrum avec la première pièce coccygienne.

b. *Ligaments périphériques*. — Les ligaments périphériques, au nombre de quatre, se distinguent en antérieur, postérieur et latéraux. — Le *ligament sacro-coccygien antérieur*, ordinairement très mince, descend de la face antérieure du sacrum sur la face antérieure du coccyx. Il est constitué, tantôt par une mince couche de fibres verticales et parallèles, tantôt (fig. 390,5) par deux faisceaux latéraux, convergeant l'un vers l'autre et s'entre-croisant réciproquement sur la ligne

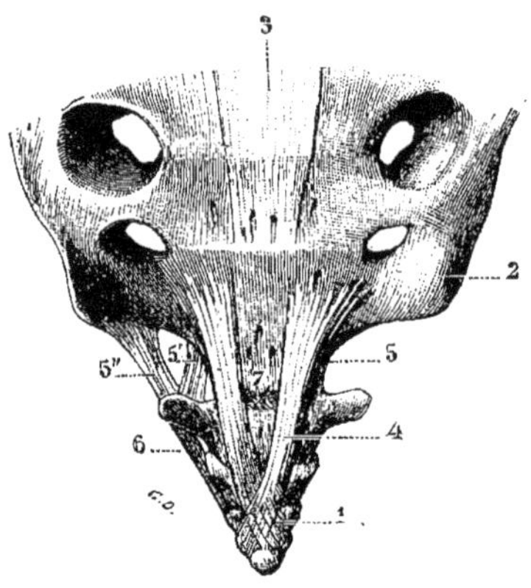

Fig. 390.

Articulation sacro-coccygienne, vue antérieure.

1, coccyx. — 2, sacrum. — 3, vestiges du ligament vertébral commun antérieur. — 4, ligament sacro-coccygien antérieur. — 5, 5', 5'', les trois ligaments sacro-coccygiens latéraux. — 6, ligament intercoccygien, allant de la première pièce coccygienne à la seconde. — 7, disque intervertébral unissant le sacrum au coccyx.

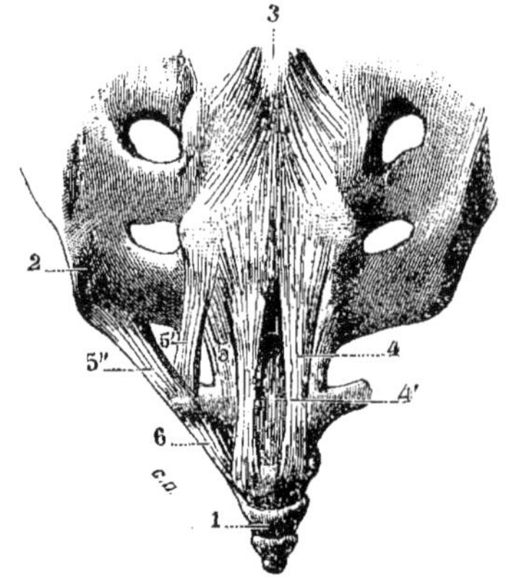

Fig. 391.

Articulation sacro-coccygienne, vue postérieure.

1, coccyx. — 2, sacrum. — 3, crête sacrée. — 4, ligament sacro-coccygien postérieur (faisceaux superficiels), avec 4', son faisceau profond. — 5, 5', 5'', les trois ligaments sacro-coccygiens latéraux. — 6, ligament intercoccygien, allant de la première pièce coccygienne à la seconde.

médiane au niveau de la deuxième ou de la troisième pièce coccygienne. Morphologiquement, il représente la portion tout inférieure du ligament vertébral commun antérieur de la colonne vertébrale. — Le *ligament sacro-coccygien postérieur* (fig. 391,4), beaucoup plus fort que le précédent, s'insère en haut sur l'extrémité inférieure de la crête sacrée et sur les bords latéraux de l'échancrure, en forme de **V** renversé (**Λ**), qui termine en bas le canal sacré. De là, il se porte en bas et se partage d'ordinaire en deux bandelettes latérales, qui viennent se fixer sur la face postérieure de la deuxième ou de la troisième pièce coccygienne. Au-dessous de ce premier ligament (faisceau superficiel de quelques auteurs) et dans l'intervalle compris entre ses deux branches de bifurcation, se voit un petit faisceau profond, vertical et médian, couché immédiatement sur la surface osseuse : ce faisceau profond (fig. 391,4') est le représentant morphologique du ligament vertébral commun postérieur de la colonne vertébrale. — Les *ligaments sacro-coccygiens latéraux* (fig. 391) sont au nombre de trois de chaque côté. Nous les distinguerons en interne, moyen et externe. Le ligament interne (5) s'étend de la corne du sacrum à la corne correspondante du coccyx ; il est plus ou moins long suivant l'intervalle qui sépare les deux cornes précitées. Le ligament moyen (5') s'insère, en haut, sur le côté externe de la corne sacrée : de là, il se porte obliquement en bas et en dehors, pour venir se fixer à la partie postérieure de l'angle latéral du coccyx. Le ligament externe enfin (5"), à la fois très épais et très résistant, descend obliquement de la partie latérale du sommet du sacrum sur l'angle latéral du coccyx, un peu en dehors du précédent.

3° **Artères et nerfs.** — Les *artères* de l'articulation sacro-coccygienne proviennent de la sacrée moyenne et des deux sacrées latérales. — Les *nerfs* sont fournis par les deux derniers nerfs sacrés et par le nerf coccygien.

Mouvements. — Le coccyx nous présente des mouvements de flexion et d'extension : des mouvements de flexion, par lesquels sa pointe se rapproche du pubis ; des mouvements d'extension, par lesquels elle s'en éloigne. Ces mouvements sont très limités chez l'homme et aussi chez la femme en dehors de l'état de grossesse. Au moment de l'accouchement, les ligaments de l'articulation sacro-coccygienne, ramollis comme le sont à cette période tous les ligaments du bassin, permettent à la tête fœtale engagée au détroit inférieur de rétropulser fortement le coccyx et d'augmenter ainsi de quelques centimètres (2 ou 3) le diamètre antéro-postérieur de ce détroit.

§ II. — Articulations intercoccygiennes

Les articulations des différentes pièces du coccyx entre elles, *articulations intercoccygiennes*, sont encore de véritables amphiarthroses, mais des amphiarthroses toutes rudimentaires. On retrouve pour chacune d'elles des facettes planes et ovalaires, un petit disque interosseux et un ensemble de ligaments périphériques disposés sous forme de manchon tout autour de l'articulation.

Ces articulations intercoccygiennes n'ont le plus souvent qu'une existence temporaire. Nous avons vu en effet, en ostéologie (p. 90), que les quatre ou cinq vertèbres rudimentaires qui constituent le coccyx se soudent de bonne heure en deux pièces ou même une pièce unique. L'articulation qui persiste le plus longtemps est celle qui unit la première pièce coccygienne à la seconde : il n'est pas rare de la rencontrer encore chez le vieillard, même à un âge très avancé.

Les *vaisseaux* et les *nerfs* des articulations intercoccygiennes sont les mêmes que ceux de l'articulation précédente.

Cruveilhier (*Anat.*, 4° édit., I, p. 306) a rencontré, entre la première et la deuxième pièce du coccyx, une véritable diarthrose, avec capsule fibreuse et synoviale. Cette articulation, très mobile, permettait à la deuxième pièce coccygienne de s'infléchir en arrière au point de former avec la première un angle droit, à ouverture postérieure. Henle (*Handb. d. Banderlehre*, zw. Aufl., p. 40) a signalé une articulation analogue entre les deux dernières pièces coccygiennes.

La pointe du coccyx donne naissance à un petit faisceau fibreux, parfois très accusé, qui vient s'insérer d'autre part, à la face profonde des téguments. Sur quelques sujets, ce faisceau ligamenteux coccy-cutané, continuation de la colonne vertébrale, vestige de la queue par conséquent, soulève la peau de façon à former immédiatement au-dessous du coccyx une excavation en forme de fossette : c'est la *fossette coccygienne* ou *foveola coccygea.*

§ III. — Articulations de l'atlas avec l'axis

L'axis s'articule avec l'atlas : 1° par ses éléments propres ; 2° par son apophyse odontoïde. La première de ces articulations constitue l'*articulation atloïdo-axoïdienne proprement dite ;* la seconde, l'*articulation atloïdo-odontoïdienne.* Nous les étudierons séparément.

A. — Articulation altoïdo-axoïdienne proprement dite

L'articulation atloïdo-axoïdienne proprement dite représente, entre l'atlas et l'axis, les articulations des apophyses articulaires des vertèbres suivantes. Elle appartient à la classe des arthrodies.

1° Surfaces articulaires. — Comme surfaces articulaires, nous avons : 1° du côté de l'atlas, les facettes qui occupent la face inférieure de ses masses latérales ; 2° du côté de l'axis, les apophyses articulaires supérieures de cette vertèbre. Ces deux facettes diffèrent beaucoup dans leur disposition, suivant qu'on les considère à l'état sec ou à l'état frais :

a. *A l'état sec,* les facettes atloïdiennes, irrégulièrement arrondies, regardent en bas et un peu en dedans. Concaves dans le sens transversal, elles sont, dans le sens antéro-postérieur, planes ou légèrement excavées et nullement convexes,

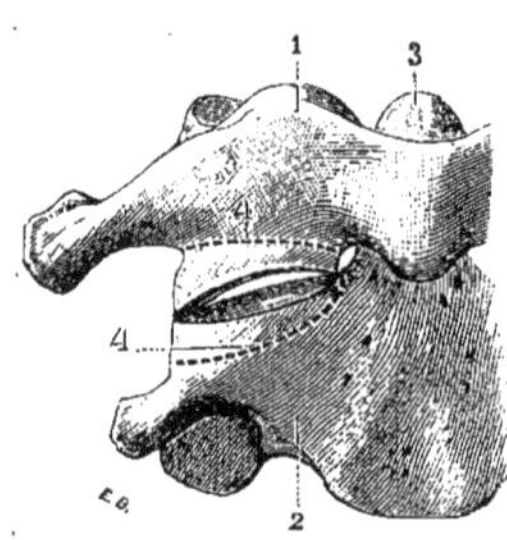

Fig. 392.

Les facettes articulaires de l'atlas et de l'axis, à l'état sec.

1, atlas. — 2. axis, avec 3, son apophyse odontoïde. — 4, 4, lignes pointillées, indiquant la ligne d'insertion de la capsule articulaire.

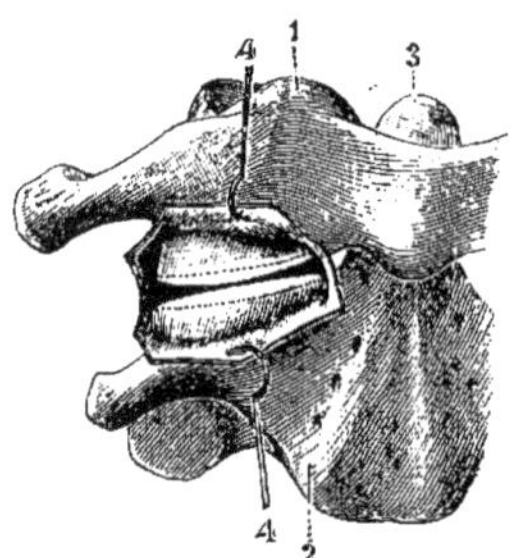

Fig. 393.

Les facettes articulaires de l'atlas et de l'axis, à l'état frais.

1, atlas. — 2, axis, avec 3, son apophyse odontoïde. — 4, 4, capsule articulaire, érignée en haut et en bas.

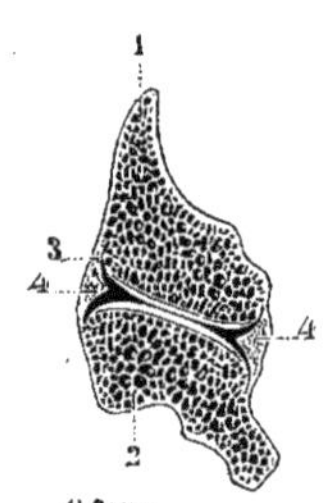

Fig. 394.

L'articulation atloïdo-axoïdienne, vue en coupe antéro-postérieure.

1, atlas. — 2, axis. — 3, capsule articulaire, présentant, en avant et en arrière, deux petites franges synoviales 4 et 4.

comme l'écrivent la plupart des auteurs : sur 24 atlas que j'ai examinés à ce sujet, les facettes en question étaient planes sur 8, légèrement concaves sur 11, légèrement convexes sur 5. — Quant aux facettes axoïdiennes, elles revêtent la forme d'un ovale à grand axe dirigé en avant et en dedans. Elles regardent en haut et un peu en dehors. Planes ou légèrement convexes dans le sens transversal, elles sont nettement convexes dans le sens antéro-postérieur. — Comme on le voit, les deux facettes articulaires atloïdienne et axoïdienne sont configurées d'une façon différente et, de ce fait, ne se correspondent pas. Il en résulte que lorsque l'on regarde les deux os en place, on constate tout de suite que les deux surfaces articulaires en question ne se recouvrent pas exactement comme cela s'observe généralement pour les arthrodies. C'est ainsi que vues de face (fig. 392), soit par leur plan antérieur, soit par leur plan postérieur, elles entrent en contact seulement par les deux extrémités de leur diamètre transverse ; à leur partie moyenne, elles sont séparées l'une de l'autre par un intervalle de forme semi-lunaire, dont le bord supérieur, convexe, est formé par l'atlas, tandis que le bord inférieur, rectiligne ou légèrement convexe, répond à l'axis.

b. *A l'état frais,* les quatre facettes articulaires que nous venons de décrire sont revêtues, dans toute leur étendue, par une couche de cartilage hyalin. Cette couche présente cette particularité importante qu'elle est beaucoup plus épaisse à son centre qu'à sa périphérie (1^{mm},5 à 2^{mm} sur l'atlas, 2^{mm} sur l'axis) et, de ce fait, modifie considérablement l'aspect des surfaces articulaires. Grâce à elle, les facettes en présence, tant les facettes atloïdiennes que les facettes axoïdiennes, sont maintenant convexes, et convexes dans tous les sens. Cette convexité, peu marquée dans le sens transversal, est surtout très accusée dans le sens antéro-postérieur : si, en effet, nous regardons l'articulation atloïdo-axoïdienne par son côté externe, nous constatons nettement (fig. 398, A) que la facette articulaire supérieure et la facette articulaire inférieure, en contact immédiat par leur partie moyenne, sont séparées en avant et en arrière par deux angles dièdres, dans lesquels s'insinuent, sur des articulations non ouvertes, des franges synoviales. Cette disposition est très visible encore sur des coupes sagittales de l'articulation (fig. 394).

2° **Moyens d'union.** — L'atlas et l'axis sont maintenus en présence par quatre ligaments, qui leur appartiennent en propre. On les distingue en latéraux, antérieur et postérieur :

a. *Ligaments atloïdo-axoïdiens latéraux.* — Les ligaments atloïdo-axoïdiens latéraux sont constitués, à droite et à gauche, par une sorte de capsule fibreuse, qui s'étend du pourtour de la facette atloïdienne au pourtour de la facette axoïdienne. Cette insertion, toutefois, n'est pas la même sur tous les points et mérite d'être précisée. Elle se fait : 1° pour la partie postérieure et interne de l'article, à la limite même du revêtement cartilagineux ou très peu en dehors de lui ; 2° pour la partie antérieure et externe, à une certaine distance du cartilage (3 ou 4 millimètres), tant sur l'atlas que sur l'axis. La capsule articulaire atloïdo-axoïdienne est très lâche et permet ainsi à l'atlas des déplacements fort étendus. Elle est renforcée en dedans par un faisceau fibreux, plus ou moins nettement différencié (fig. 401,8), qui, partant de la face postérieure du corps de l'axis, se porte obliquement en haut et en dehors et vient se fixer sur les masses latérales de l'atlas, immédiatement en arrière de l'insertion du ligament transverse. Comme nous le verrons plus loin (p. 432), ce ligament (*ligament latéral inférieur* d'ARNOLD) n'est qu'une dépendance du ligament occipito-axoïdien latéral.

b. *Ligament atloïdo-axoïdien antérieur.* — Le ligament atloïdo-axoïdien antérieur (fig, 346) est constitué par une lame fibreuse, qui s'étend du bord inférieur de l'arc antérieur de l'atlas et de son tubercule à la face antérieure du corps de l'axis. Cette lame se continue, sur les côtés, avec les ligaments atloïdo-axoïdiens latéraux. Au-devant d'elle, sur la ligne médiane, se voit un petit cordon vertical, représentant la portion supérieure du ligament vertébral commun antérieur.

c. *Ligament atloïdo-axoïdien postérieur.* — Ce ligament (fig. 400,8) minutieusement décrit par SAPPEY, se détache, en haut, de l'arc postérieur de l'atlas et de son tubercule ; il vient se fixer, en bas, sur les lames de l'axis et sur la base de son apophyse épineuse. Il se compose, en réalité, de deux ordres de faisceaux : des faisceaux superficiels, qui occupent la ligne médiane et qui représentent le ligament interépineux des vertèbres sous-jacentes ; des faisceaux profonds, qui s'étendent, sur les côtés, jusqu'à la capsule atloïdo-axoïdienne ci-dessus décrite. Ces derniers faisceaux, très riches en fibres élastiques, sont naturellement les homologues des ligaments jaunes. Latéralement, le ligament atloïdo-axoïdien postérieur est traversé d'avant en arrière par le deuxième nerf cervical ou grand nerf sous-occipital d'ARNOLD (fig. 400, 11).

3° **Synoviale.** — Une synoviale très lâche, surtout en avant, favorise le glissement des surfaces articulaires. Elle émet constamment, comme nous l'avons déjà dit plus haut, deux franges synoviales, l'une antérieure, l'autre postérieure : ces deux franges s'avancent à la manière de deux coins dans les angles dièdres que forment, en se superposant, la facette articulaire de l'atlas et celle de l'axis.

La synoviale atloïdo-axoïdienne communique assez fréquemment (fig. 397) avec l'une ou l'autre des deux synoviales de l'articulation atloïdo-odontoïdienne.

B. — Articulation altoïdo-odontoïdienne

L'articulation de l'atlas avec l'apophyse odontoïde représente le type le plus parfait des articulations trochoïdes.

1° Surfaces articulaires. — A la constitution de cette articulation concourent : 1° du côté de l'axis, un cylindre osseux à direction verticale, l'apophyse odontoïde ; 2° du côté de l'atlas, une sorte d'anneau, moitié osseux, moitié fibreux.

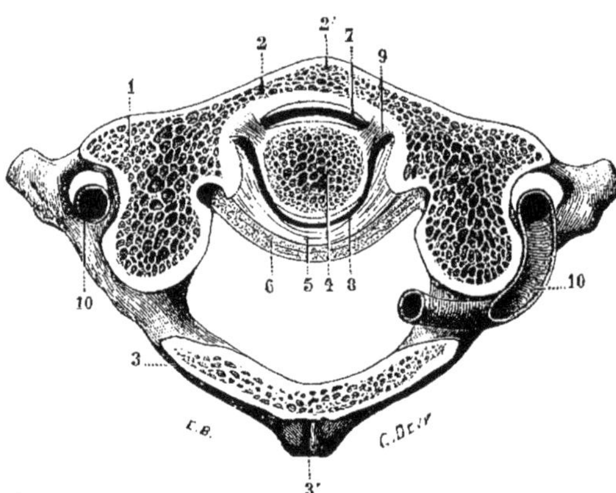

Fig. 395.
Coupe horizontale, passant par l'articulation atloïdo-odontoïdienne.

1, atlas, masses latérales. — 2, arc antérieur, avec 2', son tubercule. — 3, arc postérieur, avec 3', son tubercule. — 4, apophyse odontoïde. — 5, ligament transverse. — 6, ligament occipito-axoïdien moyen. — 7, articulation atloïdo-odontoïdienne proprement dite. — 8, articulation de la dent avec le ligament transverse ou articulation syndesmo-odontoïdienne. — 9, tissu cellulaire séparant les deux synoviales. — 10, artère vertébrale.

a. *Anneau atloïdien.* — L'anneau ostéo-fibreux est constitué par deux parties bien distinctes : 1° *en avant* par l'arc antérieur de l'atlas, portant, sur sa face postérieure et sur la ligne médiane, une facette assez régulièrement circulaire de 10 à 12 millimètres de diamètre, légèrement concave dans le sens vertical comme dans le sens transversal ; 2° *en arrière,* par une bandelette fibreuse, qui s'étend transversalement d'une masse latérale à l'autre, en décrivant une courbe à concavité antérieure, et qu'on désigne sous le nom de *ligament transverse.*

Aplati d'avant en arrière, ce ligament nous offre à considérer deux extrémités, deux faces et deux bords. — Par ses deux extrémités, il se fixe solidement sur les rugosités que nous présente la face interne des masses latérales de l'atlas. — Sa face postérieure, convexe, est recouverte par le ligament occipito-axoïdien, qui la croise à angle droit et la sépare du ligament vertébral commun postérieur. — Sa face antérieure, concave, répond à l'apophyse odontoïde. — Elle est revêtue, à sa partie moyenne, par une mince couche de cartilage articulaire. — De son bord inférieur se détache une languette fibreuse, qui descend verticalement sur la ligne médiane pour venir s'insérer sur la face postérieure du corps de l'axis : nous la désignerons sous le nom de *ligament transverso-axoïdien.* — Son bord supérieur, à son tour, donne naissance, par sa partie moyenne, à une deuxième bandelette médiane, celle-ci ascendante, qui vient se fixer d'autre part sur la gouttière basilaire à quelques millimètres en avant du trou occipital : c'est le *ligament transverso-occipital.*

Il résulte d'une pareille disposition, nettement représentée dans la figure 402, que le ligament transverse est croisé en son milieu par deux ligaments longitudinaux, dont l'un, ascendant, l'empêche de descendre et l'autre, descendant, l'empêche de remonter. C'est à cet ensemble ligamenteux rétro-odontoïdien, disposé en forme de croix, qu'on a donné le nom de *ligament cruciforme* : les moitiés du ligament transverse constituent les deux bras latéraux de la croix ; les deux ligaments transverso-occipital et transverso-axoïdien en représentent le bras supérieur et le bras inférieur,

b. *Apophyse odontoïde de l'axis.* — L'apophyse odontoïde ou plus simplement la *dent,* qui occupe le centre de l'anneau atloïdo-transversaire et qui joue dans cette articulation le rôle de pivot, a été déjà décrit, en ostéologie, à propos de l'axis (voy. p. 70). Nous nous contenterons de rappeler ici qu'elle s'élève verticalement au-dessus du corps de cette vertèbre et qu'elle nous présente deux facettes articulaires : l'une, antérieure, répondant à l'arc antérieur de l'atlas ; l'autre, postérieure, en rapport avec le ligament transverse. De ces deux facettes odontoïdiennes, la première revêt une forme ovalaire à grand axe vertical : plane ou légèrement convexe en allant de haut en bas, elle est franchement convexe dans le sens transversal. La seconde, également ovalaire, est concave dans le sens vertical, convexe transversalement. L'une et l'autre sont revêtues de cartilage articulaire.

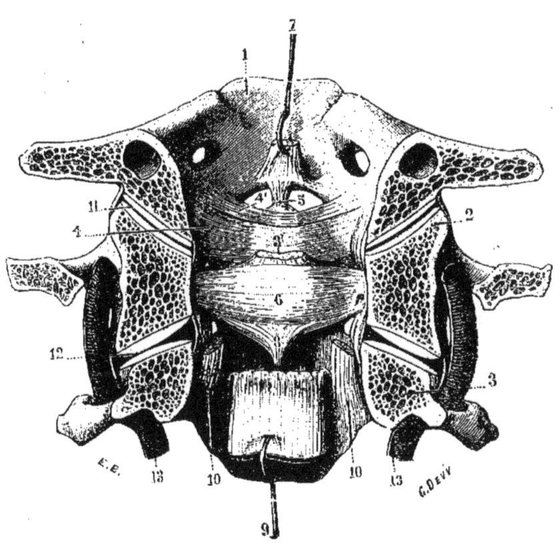

Fig. 396.

Les ligaments occipito-odontoïdiens, vue postérieure.

(L'occipital, l'atlas et l'axis ont été sciés suivant un plan vertico-transversal passant un peu en arrière de l'artère vertébrale.)

1, occipital. — 2, atlas. — 3, axis, avec 3', son apophyse odontoïde. — 4, ligaments occipito-odontoïdiens latéraux, avec 4', le faisceau occipito-occipital. — 5, ligament occipito-odontoïdien moyen ou suspenseur de la dent. — 6, ligament transverse. — 7, ligament transverso-occipital, réséqué et érigné. — 8, ligament transverso-axoïdien. — 9, ligament occipito-axoïdien moyen. — 10, ligaments occipito-axoïdiens latéraux. — 11, 12, articulations occipito-atloïdienne et atloïdo-axoïdienne, sciées suivant le plan frontal. — 13, artère vertébrale.

2° Moyens d'union. — Contrairement aux apparences, le ligament transverse, ci-dessus décrit, ne contribue nullement à fixer l'apophyse odontoïde dans l'anneau ostéo-fibreux qui la reçoit. Le plus souvent, en effet, on peut sans grande difficulté, les autres ligaments étant détruits, la faire sortir de l'anneau ou l'y faire rentrer. Les vrais moyens d'union de l'articulation atloïdo-odontoïdienne sont représentés par des faisceaux fibreux, qui s'insèrent, d'une part, sur l'occipital et, de l'autre, sur la dent. Ces ligaments appartiennent à l'articulation occipito-axoïdienne et seront décrits dans l'article suivant (p. 433).

3° Synoviales. — L'articulation atloïdo-odontoïdienne possède deux synoviales, ordinairement indépendantes l'une de l'autre : une synoviale antérieure, pour l'articulation de la dent avec l'arc antérieur de l'atlas ; une synoviale postérieure, pour l'articulation de la dent avec le ligament transverse ou articulation syndesmo-odontoïdienne. Ces deux synoviales sont très lâches et, par conséquent, permettent aux surfaces articulaires en présence des déplacements très étendus. Elles sont nettement visibles sur les coupes, soit horizontales (fig. 395), soit sagittales (fig. 403), de l'articulation.

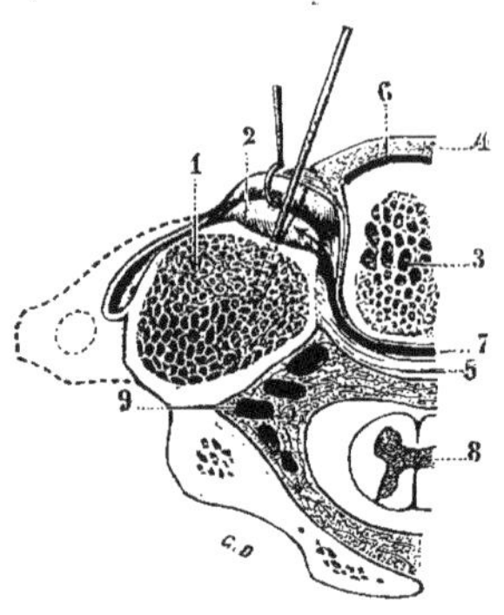

Fig. 397.

Coupe horizontale passant par la base de l'apophyse odontoïde, montrant la communication de la synoviale atloïdo-axoïdienne avec la synoviale postérieure de l'articulation atloïdo-odontoïdienne (sujet congelé, segment inférieur de la coupe, vu d'en haut).

1, masse latérale de l'atlas. — 2, facette articulaire de l'axis. — 3, apophyse odontoïde. — 4, ligament atloïdo-axoïdien antérieur. — 5, ligament transverse. — 6, synoviale antérieure de l'articulation atloïdo-odontoïdienne. — 7, synoviale postérieure, se confondant en avant avec la synoviale atloïdo-axoïdienne correspondante. — 8, moelle épinière. — 9, veines intra-rachidiennes.

La *synoviale antérieure*, la plus petite des deux, s'étend un peu au-dessus et un peu au-dessous (2 ou 3 millimètres environ) des surfaces articulaires, en formant ainsi deux petits culs-de-sac, l'un supérieur, l'autre inférieur.

La *synoviale postérieure* est beaucoup plus étendue que la précédente, à la fois dans le sens transversal et dans le sens vertical. — En bas, elle forme au-dessous du ligament transverse un petit cul-de-sac de 3 ou 4 millimètres de hauteur. — En haut, elle s'étale sur la face postérieure de la dent et remonte ainsi jusqu'à son sommet ; elle se termine d'ordinaire au niveau de l'insertion du ligament suspenseur de la dent. — Sur les côtés, elle s'étend jusqu'à l'arc antérieur de l'atlas ou à son voisinage et communique parfois, à ce niveau, comme nous le montre nettement la figure ci-contre, avec la partie antéro-interne de l'articulation atloïdo-axoïdienne correspondante.

4° Artères et nerfs. — Les *artères* destinées à l'articulation de l'atlas avec l'axis sont fournies par la vertébrale. — Les *nerfs* proviennent de la deuxième branche cervicale ou de l'anastomose qui unit cette deuxième branche à la première.

Mouvements de l'atlas sur l'axis. — L'atlas, uni au crâne, tourne autour de l'apophyse odontoïde « comme une roue autour de son essieu » (Cruveilhier). C'est là le seul mouvement

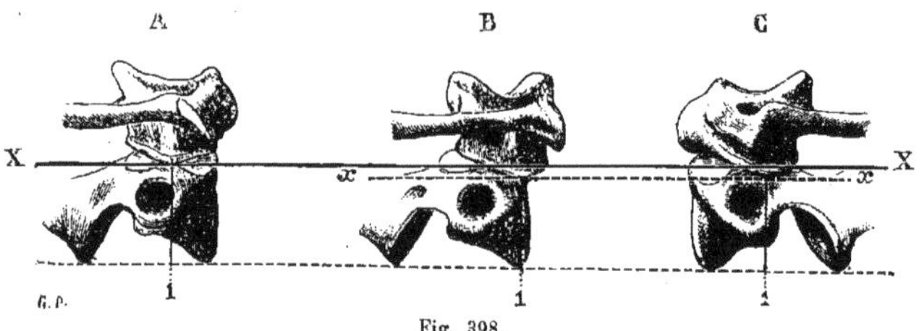

Fig. 398.

Mouvements de rotation de l'atlas sur l'axis.

A, position de la masse latérale et de l'apophyse articulaire inférieure droite de l'atlas, quand la tête regarde en face. — B, position de ces mêmes éléments osseux quand la tête regarde à gauche. — C, position de la masse latérale et de l'apophyse articulaire inférieure gauche de l'atlas, quand la tête regarde à gauche.

On voit que, dans ce mouvement de rotation de la tête à gauche, les masses latérales de l'atlas, tant la droite que la gauche, descendent de XX (niveau qu'elles occupaient avant la rotation) en *xx* (niveau qu'elles occupent quand la rotation est effectuée). L'abaissement total est exactement égal à la distance verticale qui sépare les deux horizontales XX et *xx*.

qu'il puisse exécuter : l'appareil ligamenteux, qui descend de l'occipital sur l'axis, ne saurait lui en permettre d'autres.

Dans ce mouvement de rotation, l'axis et son apophyse odontoïde restant immobiles, les deux masses latérales de l'atlas glissent dans le sens antéro-postérieur, mais en sens inverse, sur les facettes articulaires sous-jacentes. Ainsi, lorsque la tête se porte à gauche, la masse latérale gauche se porte d'avant en arrière, tandis que la masse latérale droite se porte d'arrière en avant. L'un des deux ligaments occipito-odontoïdiens latéraux se relâche ; l'autre se tend et limite le mouvement.

Il est à remarquer que ce glissement de l'atlas sur l'axis ne s'effectue pas suivant un plan parfaitement horizontal. Les deux facettes atloïdienne et axoïdienne sont l'une et l'autre, comme nous l'avons vu plus haut (p. 422), fortement convexes dans le sens antéro-postérieur. Autrement dit, elles sont constituées chacune par deux plans inclinés, qui regardent, l'un en avant, l'autre en arrière. Il résulte forcément d'une pareille disposition anatomique que chaque facette atloïdienne descend légèrement toutes les fois qu'elle se déplace pour se porter, soit en arrière, soit en avant du point qu'elle occupe dans sa position ordinaire (fig. 398).

Un mouvement d'abaissement est donc nécessairement lié, dans l'articulation atloïdo-odontoïdienne, au mouvement de rotation. Par conséquent, toutes les fois que la tête se porte à gauche ou à droite, *non seulement elle tourne, mais elle s'abaisse*. Cet abaissement est exactement mesuré par la distance verticale qui sépare le point le plus élevé de la facette atloïdienne, de son point le plus déclive.

Muscles moteurs. — Les muscles moteurs de l'atlas sur l'axis se divisent en rotateurs du même côté et rotateurs du côté opposé :

1° *Rotateurs du même côté :* le splénius, le grand droit postérieur et le grand oblique de la tête, le grand droit antérieur et le petit droit antérieur de la tête.

2° *Rotateurs du côté opposé :* le trapèze, le grand complexus, le sterno-cléido-mastoïdien.

ARTICLE III

ARTICULATIONS DE LA COLONNE VERTÉBRALE AVEC LA TÊTE

La tête s'unit par un de ses os, l'occipital, avec les deux premières vertèbres cervicales, l'atlas et l'axis. De là, deux articulations distinctes : l'*articulation occipito-atloïdienne* et l'*articulation occipito-axoïdienne*.

§ I. — Articulation occipito-atloïdienne

L'articulation qui unit l'occipital à l'atlas appartient à la classe des diarthroses, genre double-condylienne.

1° Surfaces articulaires. — Les surfaces articulaires sont : 1° du côté de l'occipital, les deux condyles de cet os ; 2° du côté de l'atlas, les deux cavités glénoïdes, qui surmontent les masses latérales.

Les *surfaces articulaires des condyles*, convexes à la fois dans le sens transversal et dans le sens antéro-postérieur, regardent en bas, en avant et en dehors. Elles sont oblongues, à grand axe obliquement dirigé d'arrière en avant et de dehors en dedans : un plan vertical, tangent à leur extrémité antérieure, passe à 1 ou 2 millimètres en avant du trou occipital ; un deuxième plan, tangent à leur extrémité postérieure, passe par le centre de ce même trou occipital ou dans son voisinage.

Les *cavités glénoïdes de l'atlas*, concaves dans tous les sens, regardent en haut, en arrière et un peu en dedans. Elles répondent assez exactement aux condyles occipitaux : elles sont, cependant, un peu moins longues et un peu moins larges. Comme ces derniers, elles sont allongées d'arrière en avant et de dehors en dedans et, de ce fait, sont beaucoup plus rapprochées à leur extrémité antérieure qu'à leur extrémité postérieure : tandis qu'elles sont séparées, en arrière, par un intervalle de 35 à 40 millimètres, cet intervalle se réduit, en avant, à 25 ou 28 millimètres. Nous avons déjà vu en ostéologie, et nous le rappellerons ici en passant, que les cavités glénoïdes de l'atlas, de même que les condyles de l'occipital, présentent assez fréquemment deux échancrures latérales, qui tendent à les diviser en deux facettes distinctes.

Les quatre surfaces précitées sont recouvertes, à l'état frais, par une mince couche de cartilage hyalin.

2° **Moyens d'union**. — Les ligaments qui unissent l'occipital à l'atlas sont au nombre de quatre, savoir : deux ligaments capsulaires, l'un droit, l'autre gauche, un ligament antérieur et un ligament postérieur.

a. *Ligaments capsulaires*. — Les ligaments capsulaires sont constitués par un ensemble de faisceaux verticaux, qui s'insèrent, en haut, sur le pourtour du condyle

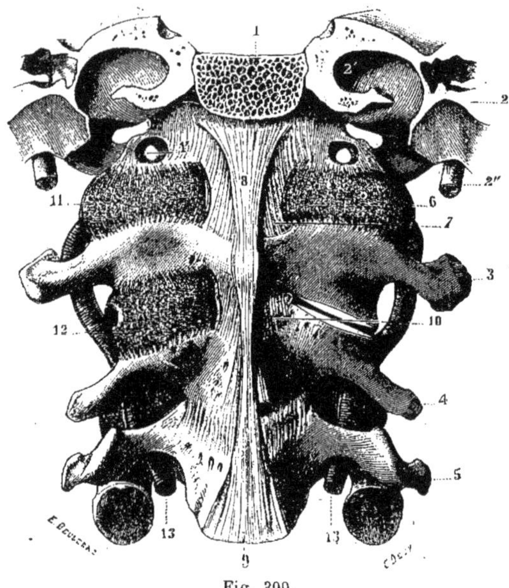

Fig. 399.

Articulations occipito-atloïdienne et atloïdo-axoïdienne, vue antérieure.

1, apophyse basilaire de l'occipital, avec 1', le trou condylien antérieur. — 2, rocher, avec : 2', le canal carotidien 2", l'apophyse styloïde. — 3, atlas. — 4, axis. — 5, troisième cervicale. — 6, ligament capsulaire occipito-atloïdien. — 7, ligament occipito-atloïdien antérieur. — 8, bandelette médiane, représentant l'origine du ligament vertébral commun antérieur 9. — 10, ligament atloïdo-axoïdien antérieur. — 11, synoviale occipito-atloïdienne, injectée au suif. — 12, synoviale atloïdo-axoïdienne, également injectée au suif. — 13, artère vertébrale.

et, en bas, sur le pourtour de la cavité glénoïde correspondante. Cette dernière insertion se fait toujours à une certaine distance (2 ou 3 millimètres) du revêtement cartilagineux. — En dehors, la capsule occipito-atloïdienne est relativement très épaisse ; elle paraît renforcée à ce niveau par un ensemble de faisceaux fibreux, toujours très visibles, que certains auteurs, Sappey entre autres, ont décrits sous le nom de *ligament occipito-atloïdien latéral*. — En dedans, elle est fort mince, tellement mince que la cavité articulaire, sur ce point, n'est pour ainsi dire fermée que par la synoviale. — En avant et en arrière, la capsule occipito-atloïdienne se continue et se confond avec les parties correspondantes des deux ligaments occipito-atloïdiens antérieur et postérieur. Avant de décrire ces ligaments, je signalerai l'existence, sur le plan postérieur de l'articulation occipito-atloïdienne, d'un certain nombre de faisceaux qui s'insèrent, d'une part sur l'occipital en arrière de la fosse rétro-condylienne, d'autre part sur la base et sur le sommet de l'apophyse transverse de l'atlas. Ils forment par leur ensemble (fig. 400,5) une lame quadrilatère, large de 1 centimètre environ, obliquement dirigée de haut en bas et de dedans en dehors. Il est à peine besoin d'ajouter que cette lame constitue, pour la capsule fibreuse de l'articulation qui nous occupe, un puissant faisceau de renforcement.

b. *Ligament occipito-atloïdien antérieur.* — Le ligament occipito-atloïdien antérieur (fig. 399,7) est représenté par une membrane, large de 3 ou 4 centimètres, qui s'insère, d'une part sur la partie antérieure du trou occipital, d'autre

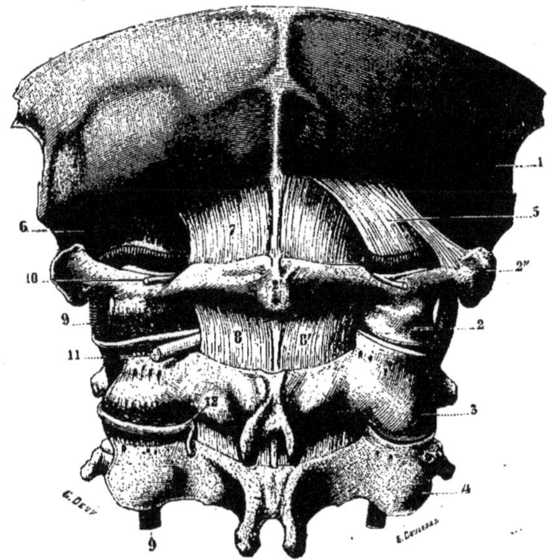

Fig. 400.

Articulations occipito-atloïdienne et atloïdo-axoïdienne, vue postérieure.

1, occipital. — 2, atlas, avec : 2', son tubercule postérieur ; 2''. ses apophyses transverses. — 3, axis. — 4, troisième cervicale. — 5, faisceaux renforçant la capsule fibreuse de l'articulation occipito-atloïdienne (ces faisceaux ont été enlevés à gauche). — 6, capsule occipito-atloïdienne (la synoviale est injectée au suif). — 7, ligament occipito-atloïdien postérieur. — 8, ligament atloïdo-axoïdien postérieur, avec 8', son faisceau médian. — 9, artère vertébrale. — 10, premier nerf cervical, avec ses deux branches antérieure et postérieure. — 11, grand nerf sous-occipital d'Arnold. — 12, troisième nerf cervical.

part sur le bord supérieur de l'arc antérieur de l'atlas. Cette membrane est renforcée, sur la ligne médiane, par un faisceau plus superficiel, qui, sous la forme d'une petite bandelette large de 5 ou 6 millimètres, descend de la surface basilaire sur le tubercule antérieur de l'atlas (fig. 369,8). On peut considérer cette bandelette médiane comme constituant l'origine du ligament vertébral commun antérieur.

c. *Ligament occipito-atloïdien postérieur.* — Le ligament occipito-atloïdien postérieur (fig. 400,7), beaucoup plus mince que le précédent, se détache, en haut, du rebord postérieur du trou occipital et vient se fixer, en bas, sur le bord supérieur de l'arc postérieur de l'atlas. Il occupe, en arrière des condyles, tout l'intervalle compris entre l'occipital et l'atlas et représente ainsi le premier des ligaments jaunes.

Latéralement, au niveau du point où il se confond avec la capsule occipito-atloïdienne ci-dessus décrite, le ligament occipito-atloïdien postérieur est percé, à droite et à gauche, d'un orifice circulaire pour le passage de l'artère vertébrale, qui, après avoir contourné de dehors en dedans les masses latérales de l'atlas, pénètre dans le canal rachidien. Par cet orifice passe encore, ainsi que nous le montre la figure 400, le premier nerf cervical ; il est placé au-dessous de l'artère.

3° **Synoviales**. — Chaque condylarthrose occipito-atloïdienne possède une synoviale. Cette synoviale est très lâche, surtout en dedans, où on la voit se prolonger plus ou moins loin sur les ligaments odontoïdiens et sur le ligament transverse.

4° **Rapports**. — L'appareil ligamenteux qui unit l'occipital à la première vertèbre cervicale présente des rapports importants.—La *capsule occipito-atloïdienne* tout d'abord répond, en dehors au muscle droit latéral de la tête, en dedans aux différents ligaments qui, de l'occipital, descendent sur l'apophyse odontoïde, sur le ligament transverse et sur l'axis. — Le *ligament occipito-atloïdien antérieur* est en rapport : en avant, avec les muscles grands droits et petits droits antérieurs de la tête, qui le recouvrent et le séparent du pharynx ; en arrière, avec le ligament suspenseur de la dent et la partie la plus élevée de la synoviale atloïdo-odontoïdienne, dont il est séparé par une couche de tissu cellulo-adipeux. — Le *ligament occipito-atloïdien postérieur* est recouvert en arrière par les muscles petit-oblique, grand droit et petit droit postérieurs de la tête. En avant, il répond au bulbe, dont il est séparé par la dure-mère et par une mince couche de tissu cellulaire.

5° **Vaisseaux et nerfs**. — Les *artères* de l'articulation occipito-atloïdienne sont fournies par la vertébrale et par la branche méningée de la pharyngienne inférieure. — Les *nerfs* émanent du sous-occipital.

Mouvements. — La tête peut exécuter sur l'atlas trois ordres de mouvements : elle se fléchit, elle s'étend, elle s'incline latéralement.

a. Les *mouvements de flexion et d'extension* s'exécutent autour d'un axe transversal passant par la partie la plus élevée des cavités glénoïdes de l'atlas. — Dans le mouvement de flexion, la tête s'incline en avant, tandis que les condyles occipitaux glissent d'avant en arrière sur les facettes atloïdiennes. — Dans l'extension, la tête s'incline en arrière et les condyles glissent eux-mêmes sur l'atlas, mais en sens inverse, c'est-à-dire d'arrière en avant.

b. Les *mouvements d'inclinaison latérale* sont très limités. L'inclinaison de la tête, soit à droite, soit à gauche, résulte avant tout d'un mouvement de même sens, s'accomplissant dans toute la hauteur de la colonne cervicale.

Muscles moteurs. — Nous les diviserons en fléchisseurs, extenseurs et fléchisseurs latéraux :

1° *Fléchisseurs :* le grand droit antérieur, le petit droit antérieur et le droit latéral de la tête ; accessoirement, les muscles sus- et sous-hyoïdiens.

2° *Extenseurs :* le trapèze, le splénius, le grand complexus, le grand droit postérieur et le petit droit postérieur de la tête, le petit oblique de la tête.

3° *Fléchisseurs latéraux :* le trapèze, le splénius, le petit complexus, le sterno-cléido-mastoïdien, le droit latéral et le petit oblique de la tête.

§ II. — Articulation occipito-axoïdienne

L'occipital n'étant en contact avec l'axis sur aucun point, il ne saurait exister, dans leur mode d'union, de surfaces articulaires et par conséquent d'articulation véritable. Ces deux os sont reliés néanmoins par des ligaments, à la fois très nombreux et très résistants, qui ont pour effet, non seulement de les unir l'un à l'autre, mais aussi de maintenir la dent de l'axis dans l'anneau ostéo-fibreux qui se meut autour d'elle. Ces ligaments deviennent ainsi, comme nous l'avons déjà fait remarquer plus haut, les véritables moyens d'union de l'articulation atloïdo-odontoïdienne. Ils se divisent en deux groupes : les uns se rendent au corps de l'axis, ce sont les *ligaments occipito-axoïdiens proprement dits ;* les autres s'insèrent sur l'apophyse odontoïde, ce sont les *ligaments occipito-odontoïdiens.*

1° Ligaments occipito-axoïdiens proprement dits. — Les ligaments occipito-axoïdiens proprement dits, au nombre de trois, se distinguent en ligament moyen et ligaments latéraux :

a. *Ligament occipito-axoïdien moyen.* — Le ligament occipito-axoïdien moyen

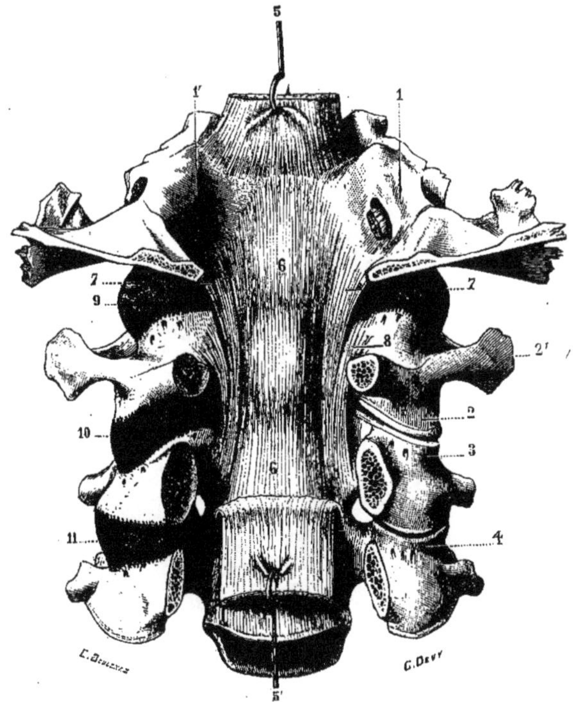

Fig. 401.

Articulations de l'occipital avec les deux premières vertèbres cervicales, vue postérieure.

(Les arcs postérieurs des vertèbres ont été réséqués, le bulbe et ses enveloppes enlevés, de façon à montrer la paroi antérieure du canal rachidien.)

1, occipital, avec 1', le trou condylien antérieur. — 2, atlas, avec 2', son apophyse transverse. — 3, axis. — 4, troisième cervicale. — 5, ligament vertébral commun postérieur, réséqué et érigné en haut. — 5', le même, érigné en bas. — 6, ligament occipito-axoïdien moyen. — 7, ligaments occipito-axoïdiens latéraux, avec 8, ligament latéral inférieur d'Arnold. — 9, articulation occipito-atloïdienne, injectée au suif. — 10, 11, les deux articulations suivantes, également injectées au suif.

(fig. 401,6) est une bandelette fibreuse, large de 10 à 12 millimètres, qui s'étend, comme son nom l'indique, de l'occipital à l'axis. Elle prend naissance en haut sur la gouttière basilaire, à 1 ou 2 millimètres en avant du trou occipital. De là, elle descend dans le canal rachidien, passe en arrière de l'apophyse odontoïde et du ligament transverse et vient se fixer à la face postérieure du corps de l'axis. A son origine et dans la première partie de son trajet, ce ligament se confond : 1° en avant, avec le ligament transverso-occipital, déjà décrit (p. 424), qui s'arrête sur le bord supérieur du ligament transverse ; 2° en arrière, avec la portion la plus élevée du ligament vertébral commun postérieur qui, lui, descend jusque dans le canal sacré.

b. *Ligaments occipito-axoïdiens latéraux*. — Au nombre de deux, l'un droit, l'autre gauche, les ligaments occipito-axoïdiens latéraux (fig. 401,7) sont représentés, de chaque côté, par un faisceau fibreux à direction oblique, qui s'insère d'une

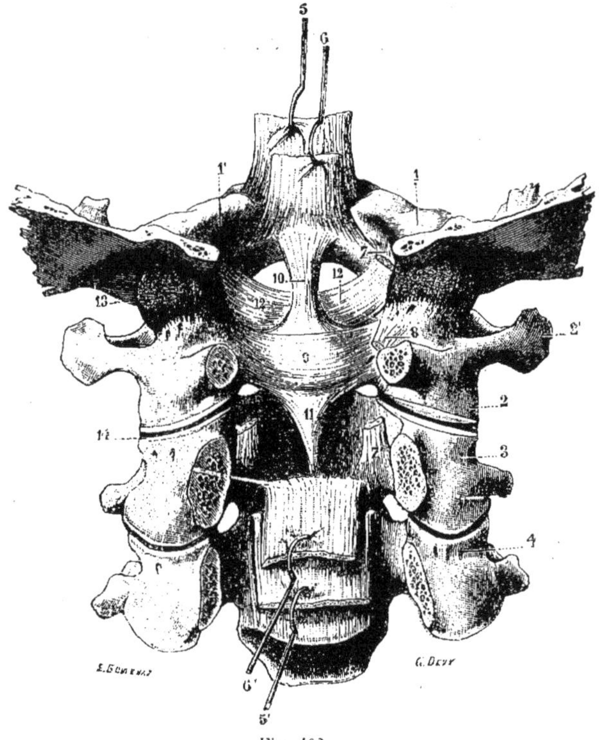

Fig. 402.

Le ligament cruciforme, vue postérieure (même préparation que dans la figure 401).

1, occipital, avec 1', le trou condylien antérieur. — 2, atlas, avec 2', son apophyse transverse. — 3, axis. — 4, troisième cervicale. — 5, 5', ligament vertébral commun postérieur, érigné en haut et en bas. — 6, 6', ligament occipito-axoïdien moyen, également érigné en haut et en bas. — 7, 7', ligaments occipito-axoïdiens latéraux, réséqués à leur partie moyenne. — 8, ligament latéral inférieur d'Arnold. — 9, ligament transverse (*bras latéraux de la croix*). — 10, ligament transverso-occipital (*bras supérieur de la croix*). — 11, ligament transverso-axoïdien (*bras inférieur de la croix*). — 12, ligaments occipito-odontoïdiens latéraux. — 13, articulation occipito-atloïdienne, injectée au suif. — 14, articulation atloïdo-axoïdienne ouverte.

part sur les parties latérales du trou occipital, entre le condyle et le trou condylien antérieur, d'autre part sur la face postérieure du corps de l'axis, immédiatement en dehors de l'insertion du ligament occipito-axoïdien moyen. Ce faisceau, ordinairement très fort et très résistant, large de 5 millimètres en moyenne, ne remonte pas tout entier de l'axis à l'occipital. Ses fibres les plus externes, comme nous le montre la figure 402 (8), s'arrêtent sur les masses latérales de l'atlas, devenant ainsi un faisceau de renforcement pour la partie interne de la capsule atloïdo-axoïdienne : c'est le *ligament latéral inférieur* d'Arnold.

2° Ligaments occipito-odontoïdiens. — Au nombre de trois également, les ligaments qui unissent l'occipital à l'apophyse odontoïde se distinguent encore, d'après leur situation, en ligament moyen et ligaments latéraux :

a. *Ligament occipito-odontoïdien moyen.* — Le ligament occipito-odontoïdien moyen (fig. 396,5 et 403,13), impair et médian, s'étend de la partie antérieure du trou occipital au sommet de l'apophyse odontoïde : on lui donne quelquefois, en raison de ses relations avec cette apophyse, la dénomination, fort impropre du reste, de *ligament suspenseur de la dent.* Il est exactement situé entre le ligament occipito-atloïdien antérieur, qui est en avant, et le ligament transverso-occipital ou occipito-transversaire, qui est en arrière. Toujours très court, le ligament suspenseur de la dent présente dans sa constitution anatomique de nombreuses variétés : tantôt c'est un cordon arrondi, très épais et très résistant, de 3 ou 4 millimètres de diamètre ; tantôt, au contraire, c'est un simple tractus conjonctif, qui relie l'apophyse odontoïde à l'apophyse basilaire ; entre ces deux dispositions extrêmes se trouvent toutes les dispositions intermédiaires. Morphologiquement, la formation en question n'est qu'un pseudo-ligament : elle représente le disque intervertébral qui unit la dernière vertèbre céphalique à la première vertèbre cervicale, dont le corps, nous l'avons dit bien des fois, n'est autre que l'apophyse odontoïde.

Le ligament suspenseur de la dent nous présente parfois dans son épaisseur ou dans son voisinage des nodules osseux ou osséiformes. Leur signification nous paraît encore fort obscure. Sutton a cru devoir les considérer comme le résultat de l'ossification d'un disque intervertébral, Albrecht comme le rudiment d'une vertèbre supplémentaire, qu'il aurait observée chez l'*Hatteria punctata* et à laquelle il a donné le nom de *proatlas.* La formation osseuse d'Albrecht n'a malheureusement pas été rencontrée depuis chez l'Hatteria punctata, ni par l'abbé Gerard Smits, ni par Cornet, et l'existence d'un proatlas est tout au moins très problématique. Les recherches récentes de Chiarugi l'ont conduit aux mêmes conclusions. Dès lors, les nodules osseux précités représenteraient des productions sans valeur morphologique, développées accidentellement dans le tissu fibreux ou conjonctif qui constitue le ligament suspenseur de la dent. Peut-être pourrait-on cependant les considérer, mais dans certains cas seulement, comme provenant du point d'ossification spécial qui forme le sommet de la dent et qui, au lieu de se souder à cette dernière, serait resté libre (*ossiculum terminale* de Bergmann).

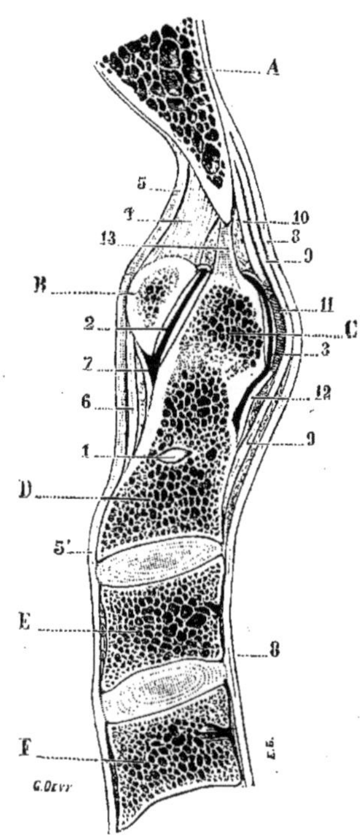

Fig. 403.

Coupe sagittale des articulations occipito-atloïdienne, occipito-axoïdienne et occipito-odontoïdienne.

A, apophyse basilaire. — B, arc antérieur de l'atlas. — C, apophyse odontoïde. — D, corps de l'axis. — E, F, troisième et quatrième vertèbres cervicales.

1, vestige du disque cartilagineux qui unit le corps de l'axis avec la dent. — 2, articulation atloïdo-odontoïdienne. — 3, articulation de la dent avec le ligament transverse. — 4, ligament occipito-atloïdien antérieur — 5, bandelette médiane, constituant l'origine du ligament vertébral commun antérieur 5'. — 6, ligament atloïdo-axoïdien antérieur. — 7, capsule atloïdo-odontoïdienne. — 8, ligament vertébral commun postérieur. — 9, ligament occipito-axoïdien moyen. — 10, ligament transverso-occipital. — 11, ligament transverse. — 12, ligament transverso-axoïdien. — 13, ligament occipito-odontoïdien moyen ou suspenseur de la dent.

b. *Ligaments occipito-odontoïdiens latéraux.* — Les ligaments occipito-odontoïdiens latéraux (fig. 396,4), encore appelés *ligaments alaires de la dent,* sont au nombre de deux, l'un droit, l'autre gauche. Ils sont situés, comme leur nom l'indique, sur les côtés de l'apophyse odontoïde. A la fois très courts et extrêmement puissants, ces ligaments prennent naissance, en dehors, sur la face interne des condyles occipitaux. De là, ils se portent en dedans et en bas, en suivant un trajet presque horizontal, et viennent se terminer, en majeure partie, sur les côtés de la moitié supérieure de l'apophyse odontoïde. Leurs faisceaux les plus élevés, obliquant un peu en arrière, gagnent la face postérieure de cette apophyse et se continuent, sur la ligne médiane, avec les faisceaux homologues du côté opposé. Il en résulte la formation d'un petit cordon ansiforme à concavité supérieure (fig. 396, 4'), qui s'étend d'un côté à l'autre de l'occipital en passant en arrière de l'apophyse odontoïde. Ce *faisceau occipito-occipital* (*ligament transverse de l'occipital* de LAUTH) présente, du reste, avec la dent des rapports qui varient suivant les sujets : tantôt, il lui adhère intimement en prenant réellement insertion sur elle ; tantôt il ne lui est uni que par du tissu conjonctif; dans certains cas, enfin, il en est entièrement distinct, passant en arrière de son sommet et n'ayant avec lui que de simples rapports de voisinage

A consulter, au sujet des articulations de la colonne vertébrale, parmi les travaux récents : ALBRECHT, *Ueber den Proatlas*, Zool. Anz., 1880 ; — LACCHI, *Sul modo di formazione e sul significato del 3° condilo nell'uomo*, Mem. dei Fisiocritici, Siena, 1885 ; — SUTTON, *On the inter-vertebral disck betwen the odontoid process and the centrum of the axis in Man*, Proc. Zool. Soc., London, 1886 ; — CORNET, *Note sur le prétendu Proatlas*, Bull. Acad. roy. des Sc. de Belgique, 1888 ; — CHIARUGI, *Per la storia dell'articolazione occipito-atlo-assoideo*, Monit. zool. italiano, 1890 ; — TROLARD, *Quelques articulations de la colonne vertébrale*, Journ. intern. d'Anatomie et de Physiologie, 1893 ; — DU MÊME, *Les articulations de la tête avec la colonne vertébrale*, Journ. de l'anatomie, 1897.

CHAPITRE II

ARTICULATIONS DE LA TÊTE

La tête, comme nous l'avons vu en ostéologie, se compose de deux parties : 1° une boîte osseuse, le crâne ; 2° un massif osseux, situé à la partie antérieure et inférieure du crâne, la face. Le crâne, nous le savons encore, est formé par huit os, non compris les wormiens ; la face en comprend quatorze. Les articulations qui unissent les unes aux autres ces différentes pièces osseuses sont presque toutes des articulations immobiles ou synarthroses. Une seule, l'articulation de la mâchoire inférieure avec le crâne, appartient à la classe des articulations mobiles. Nous diviserons ces articulations en trois groupes, savoir :

1° Les *articulations du crâne entre eux ;*

2° Les *articulations des os de la mâchoire supérieure entre eux et avec le crâne ;*

3° L'*articulation de la mâchoire inférieure avec le crâne* ou *articulation temporo-maxillaire*.

§ 1. — Articulations des os du crane entre eux

Les différentes pièces osseuses qui entrent dans la constitution de la boîte crânienne s'unissent entre elles par des synarthroses ou sutures. Ces sutures, quels

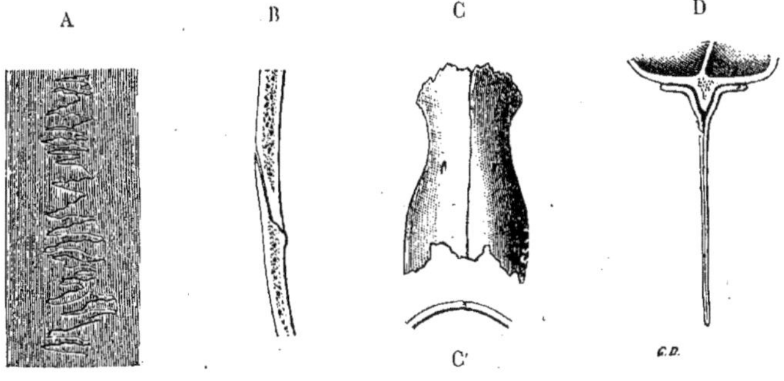

Fig. 404.

Types divers de synarthroses.

A, suture dentée. — B, suture écailleuse. — C, suture harmonique (articulation des deux os propres du nez). — C', coupe transversale de la précédente. — D, schindylèze (articulation de la base de vomer avec la crête du sphénoïde).

que soient leur forme, leur étendue et leur degré de complexité, sont toujours réductibles, ainsi que nous l'avons vu plus haut, à l'une des quatre variétés suivantes : la *suture dentée*, la *suture écailleuse*, la *suture harmonique* et la *synchondrose*. Le mode de constitution de ces diverses sutures a été déjà indiqué précédemment (p. 402). Nous n'y reviendrons pas ici.

Nous nous contenterons de rappeler que les surfaces articulaires correspondantes sont séparées l'une de l'autre par une couche de parties molles, laquelle est du tissu fibreux ou du cartilage, suivant que les os que l'on considère se sont développés au sein du tissu conjonctif ou au sein du cartilage (plaque basilaire). Nous rappellerons encore que cette couche intersuturale est progressivement envahie par l'ossification et finit même par disparaître chez le vieillard par suite de la soudure des deux os voisins (*oblitération des sutures, synostose*).

La marche de l'ossification dans les sutures présentant suivant les individus et probablement aussi suivant les races des variations considérables, il devient néces-

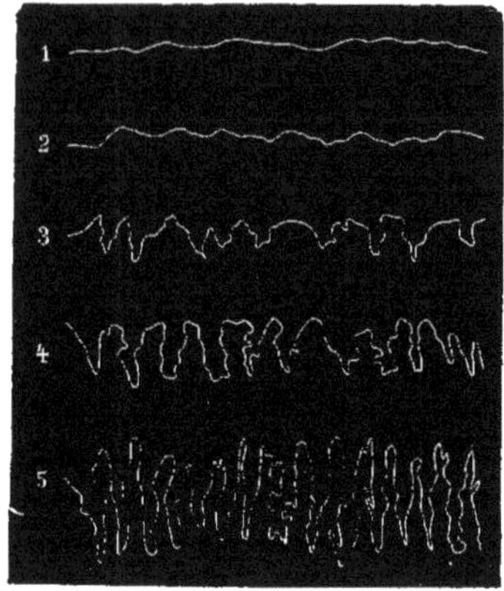

Fig. 405.

Tableau schématique indiquant le degré de complexité des sutures (d'après Broca).

1, suture très simple. — 2, suture simple. — 3, suture ordinaire. — 4, suture compliquée. — 5, suture très compliquée.

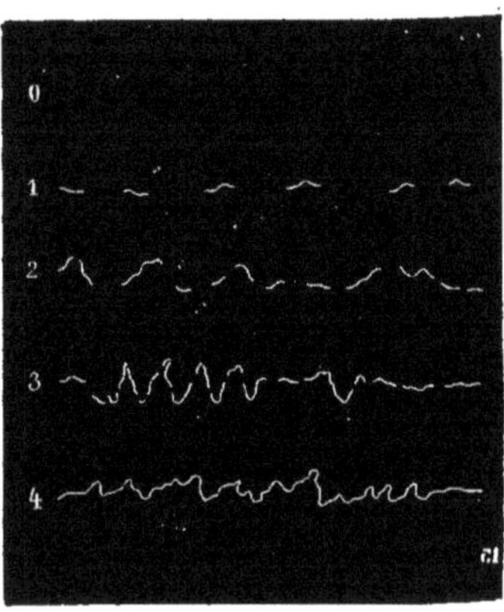

Fig. 406.

Tableau schématique indiquant leur degré de soudure (d'après Broca).

0, soudure complète, suture effacée. — 1, plus de la moitié est soudée. — 2, la moitié est soudée. — 3, moins de la moitié est soudée. — 4, aucune soudure, suture libre.

saire, dans les études descriptives du crâne, d'indiquer soigneusement, à côté des données craniométriques, l'état des différentes sutures, de dire notamment si elles sont simples ou complexes, si elles sont encore libres ou déjà envahies par l'ossification et, dans ce dernier cas, quelle est la marche du processus ossificateur, quel est le stade auquel il est arrivé, etc., etc. A ce propos, nous croyons devoir reproduire ici les deux tableaux de Broca, indiquant, l'un le *degré de complexité des sutures*, l'autre leur *degré de soudure*. La disposition anatomique, toujours très difficile à décrire, quand on n'a à sa disposition que des adjectifs, s'y trouve représentée par un simple chiffre : c'est donc là un procédé descriptif tout aussi commode que facile. Il présente, en outre, dans la grande majorité des cas, un degré d'exactitude bien suffisant.

Il suffit de jeter un coup d'œil sur ces deux tableaux pour voir : 1° que le chiffre augmente en même temps que le degré de complexité des sutures (tableau I, fig. 405) ; 2° que le chiffre décroît au contraire au fur et à mesure qu'augmente le degré d'ossification, ou, ce qui revient au même, au fur et à mesure que disparaît la suture. Ainsi, dire qu'une suture répond au n° 5 du premier tableau de Broca et au n° 4 du second, c'est indiquer que la suture en question est *très compliquée* et qu'elle est encore *entièrement libre*. De même, une suture qui répond au n° 1 du second tableau est une suture dont *plus de la moitié est soudée;* une suture qui répond au n° 0 est une suture qui est *complètement effacée*, etc.

§ II. — Articulations des os de la machoire supérieure entre eux et avec le crané

Comme ceux du crâne, les os de la mâchoire supérieure s'articulent entre eux en formant des sutures. La suture harmonique est ici la variété prédominante. Il est à remarquer, toutefois, que les surfaces articulaires, au lieu d'être planes et unies, sont le plus souvent hérissées de rugosités ou même de petites dents, qui s'engrènent les unes dans les autres avec la plus grande solidité. L'articulation des deux apophyses palatines, celle de l'os malaire avec le maxillaire supérieur nous offrent des exemples très nets de cet engrènement.

La mâchoire supérieure, prise dans sa totalité, s'unit à la partie antérieure de la base du crâne (*zone faciale*, p. 171) en formant une nouvelle série de synarthroses. Ces synarthroses cranio-faciales se rattachent aux trois types suivants : la suture dentée, la suture harmonique, la schindylèse (voy. p. 403). — Nous observons la *suture dentée* dans l'articulation des os propres du nez avec le frontal, dans l'articulation de l'os malaire, soit avec l'apophyse zygomatique, soit avec l'apophyse orbitaire externe du frontal. Nous rencontrons la *suture harmonique* dans l'articulation du palatin avec l'apophyse ptérygoïde, dans celle de l'ethmoïde avec le frontal. — La *schindylèse*, enfin, nous est offerte par l'articulation du bord supérieur du vomer avec le corps du sphénoïde (fig. 404, D).

Voyez, au sujet des articulations des os de la mâchoire supérieure avec le crâne, Zoja, *Sopra alcune suture cranio-fasciali, la sutura temporo-zygomatica*, Bollet. scientifico, 1892.

§ III. — Articulation de la machoire inférieure avec le crane ou articulation temporo-maxillaire

La mâchoire inférieure, constituée par un seul os, le maxillaire inférieur ou mandibule, s'articule en haut, par la partie supérieure et postérieure de ses deux branches, avec la zone moyenne de la base du crâne : c'est l'articulation temporo-maxillaire (allem. *Kiefergelenk*, angl. *Temporo-maxillary articulation*). Cette articulation, où se passent tous les mouvements de la mastication, se modifie considérablement, comme nous le verrons plus loin, suivant le mode de locomotion de la mandibule ou, ce qui revient au même, suivant le régime alimentaire auquel est soumis l'animal. Chez l'homme, la configuration de ses surfaces articulaires l'a fait ranger dans le genre des articulations bi-condyliennes.

1° Surfaces articulaires. — Des deux surfaces articulaires de l'articulation temporo-maxillaire, l'une, l'inférieure, appartient au maxillaire inférieur ; l'autre, la supérieure, au temporal :

a. *Surface maxillaire*. — Du côté du maxillaire, nous avons les deux condyles de cet os (Ostéologie, p. 213). Ce sont deux saillies ellipsoïdes, mesurant en moyenne 20 à 22 millimètres de longueur sur 7 ou 8 millimètres de largeur. Chez l'homme, ces deux saillies se dirigent obliquement de dehors en dedans et d'avant en arrière, de telle façon que leurs grands axes, prolongés en dedans, se rencontreraient un peu en avant de la partie centrale du trou occipital ; leurs petits axes, prolongés en avant, se rencontreraient de même un peu en avant de la symphyse du menton.

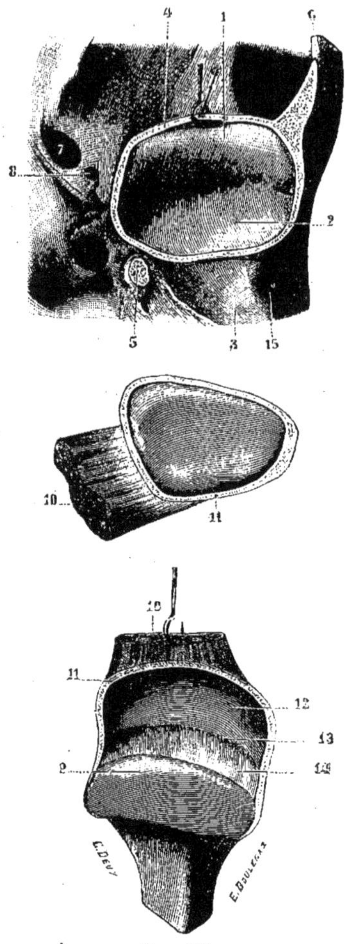

Fig. 407.

Surfaces articulaires de l'articulation temporo-maxillaire : A, surface temporale du côté gauche, vue d'en bas ; B, le ménisque en place, vu par sa face supérieure ; C, le condyle du maxillaire, vu d'en haut, avec le ménisque soulevé et récliné en arrière pour montrer sa face inférieure.

1, condyle du temporal. — 2, cavité glénoïde — 3, partie non articulaire de cette cavité située en arrière de la scissure de Glaser. — 4, capsule articulaire sectionnée. — 5, apophyse styloïde réséquée — 6, arcade zygomatique. — 7, trou ovale. — 8, trou sphéno-épineux ou petit rond. — 9, crête mousse séparant les deux versants antérieur et postérieur du condyle du maxillaire inférieur. — 10, muscle ptérygoïdien externe. — 11, bord antérieur du ménisque. — 12, face inférieure du ménisque. — 13, bord postérieur du ménisque. — 14, ligament postérieur de l'articulation. — 15, conduit auditif externe.

Les condyles du maxillaire occupent, comme nous l'avons dit plus haut, la portion postérieure et supérieure des branches montantes, et nous ferons remarquer à ce sujet que la hauteur de ces branches, très variables suivant les espèces, est d'autant plus considérable que la voûte palatine se trouve plus éloignée de la base du crâne. Autrement dit, il y a une corrélation constante entre la hauteur de la branche du maxillaire et la hauteur du massif facial : c'est ainsi que cette branche, à peine ébauchée chez les rongeurs, s'accentue chez les carnassiers, pour acquérir chez l'homme et chez les anthropoïdes son plus haut degré de développement.

Envisagé dans ses rapports avec la branche du maxillaire, le condyle est supporté par une portion rétrécie appelée col. Le col, arrondi et mousse à sa partie postérieure, nous présente à sa partie antérieure, dans ses trois quarts internes, une dépression toujours très marquée, dans laquelle vient s'insérer le muscle ptérygoïdien externe. Le condyle, avec son col, est fortement déjeté en dedans, mais il est inexact de dire, avec certains auteurs, qu'il est situé tout entier en dedans du plan sagittal passant par la branche du maxillaire. Si, en effet, nous menons une verticale par la face externe de cette branche et si nous regardons alors le condyle par sa face postérieure, nous constatons qu'une partie de ce condyle, son quart ou son cinquième externe environ, est constamment placée en dehors de la verticale précitée.

Chacun des deux condyles, considéré isolément, nous présente deux faces : une face antérieure ou versant antérieur, qui regarde en haut et en avant, presque directement en haut ; une face postérieure ou versant postérieur, qui regarde en arrière. Ces deux versants se réunissent au point culminant du condyle, en formant à ce niveau une arête mousse à direction transversale. Il en résulte que le condyle, dans son ensemble, représente une sorte de dos d'âne, qui est convexe à la fois dans le sens antéro-postérieur et dans le sens transversal.

A l'état frais, les deux versants du condyle sont revêtus par une mince couche de parties molles, qui régularise la surface articulaire, sans la modifier dans sa configuration générale. Il est à remarquer que cette couche non ossifiée est constituée, non pas par du cartilage hyalin, mais pas un simple tissu fibreux. La raison en est dans ce fait embryologique que le condyle du maxillaire se développe directement, comme les os de revêtement du crâne, au sein du tissu conjonctif, sans cartilage préexistant. Il s'ensuit que, lorsqu'il est arrivé à son complet développement, sa partie toute superficielle et non ossifiée, je veux dire cette mince couche de parties molles qui recouvre sa surface articulaire, est une formation conjonctive et nullement cartilagineuse.

b. *Surface temporale.* — Le temporal nous présente, pour l'articulation temporo-maxillaire, une saillie transversale, le condyle du temporal, et en arrière du condyle une cavité dite cavité glénoïde. — Le ***condyle du temporal*** (fig. 407, 1) n'est autre que la racine transverse de l'apophyse zygomatique. C'est une saillie transversale, fortement convexe d'avant en arrière, légèrement concave de dehors en dedans. Partant du tubercule zygomatique, elle se dirige obliquement en dedans et un peu en arrière. Elle regarde en bas et un peu en dehors, autrement dit son extrémité externe est placée à un niveau sensiblement plus élevé que celui qu'occupe son extrémité interne. — La *cavité glénoïde* (fig. 407, 2) est une dépression profonde, de forme ellipsoïde, dont le grand axe présente exactement la même direction que celle du condyle du maxillaire. Elle est délimitée : 1° en avant, par le tubercule zygomatique, et par la racine transverse de l'arcade zygomatique ou condyle du temporal ; 2° en arrière, par l'apophyse vaginale et par la crête pétreuse ; 3° en dedans, par l'épine du sphénoïde ; 4° en dehors, par la racine longitudinale de l'apophyse zygomatique, par la branche de bifurcation inférieure de cette racine et par la paroi antérieure du conduit auditif externe. Une scissure, longuement étudiée en ostéologie (p. 157), la *scissure de Glaser*, divise notre cavité glénoïde en deux parties fort inégales : une partie antérieure, plus petite, creusée à la base de l'écaille, c'est la cavité glénoïde proprement dite ; une partie postérieure, plus grande, qui est formée en grande partie par la paroi antérieure du conduit auditif et qui, embryologiquement, appartient à l'os tympanal. De ces deux parties, la première, plus régulièrement évidée et plus lisse, fait partie de l'articulation. Quant à la partie postérieure, celle qui est située en arrière de la scissure de Glaser, elle est extra-articulaire et n'est en rapport qu'avec du tissu cellulo-graisseux.

Réunis l'un à l'autre, le condyle du temporal et la portion articulaire de la cavité glénoïde représentent dans leur ensemble une surface quadrilatère, convexe à sa partie antérieure, concave à sa partie postérieure, mesurant en moyenne 22 millimètres dans le sens transversal, 20 millimètres dans le sens antéro-postérieur. A l'état frais, elle est revêtue par une mince couche de parties molles. Cette couche non ossifiée est encore formée, comme sur la surface articulaire du maxillaire et pour les mêmes raisons, par du tissu fibreux.

2° **Ménisque interarticulaire.** — Il résulte de la description qui précède que l'articulation temporo-maxillaire est essentiellement constituée, au point de vue squelettique, par deux surfaces, qui, abstraction faite de la cavité glénoïde, sont l'une et l'autre convexes et, par conséquent, ne se correspondent pas. Pour rétablir l'harmonie, il existe entre elles un disque fibreux, qui se moule exactement, en bas sur la partie correspondante du condyle, en haut sur la face articulaire du temporal.

Ce disque ou ménisque interarticulaire (fig. 407, B et C) a une forme elliptique dont le grand axe, comme celui du condyle, se dirige obliquement de dehors en dedans et d'avant en arrière. Vu en place, il ne se développe nullement suivant un plan horizontal, mais s'incline fortement en bas et en avant, comme l'ont établi depuis longtemps les recherches de Gosselin (*Thèse de Paris*, 1843). Nous pouvons, du reste, lui considérer deux faces, deux bords et deux extrémités :

Des deux faces l'une est antéro-supérieure, l'autre postéro-inférieure. — La première est à la fois concave et convexe : concave en avant, où elle s'applique contre le condyle du temporal ; convexe en arrière, où elle répond à la cavité glénoïde. Cette partie convexe est beaucoup moins étendue que la partie concave ; elle est, sur quelques sujets, à peine marquée. — La face postéro-inférieure coiffe le condyle du maxillaire et, par conséquent, se trouve concave dans toute son étendue. Nous ferons remarquer, au sujet des rapports précis du condyle du maxillaire avec le ménisque que, à l'état de repos de l'articulation, je veux dire lorsque l'arcade dentaire inférieure est appliquée contre l'arcade dentaire supérieure, le ménisque en question recouvre seulement (fig. 410,3) le versant antérieur du condyle et la crête transversale qui le surmonte. Quant au versant postérieur, il est libre de tout contact avec le disque fibreux et se trouve en rapport immédiat avec la partie postérieure de la capsule articulaire.

Des deux bords du ménisque, le bord postérieur est beaucoup plus épais que l'antérieur : il mesure 3 ou 4 millimètres de hauteur, tandis que l'antérieur n'en présente que 1 ou 2. Comme nous le montre nettement la coupe sagittale représentée dans la figure 410, le bord postérieur continue en haut la direction du versant postérieur du condyle du maxillaire ; l'antérieur s'avance jusqu'à la limite antérieure du condyle du temporal.

Les deux extrémités du ménisque temporo-maxillaire se distinguent en externe et interne. Contrairement à ce qu'écrivent certains auteurs, la première m'a toujours paru beaucoup plus épaisse que la seconde. Toutes les deux s'infléchissent légèrement en bas et se fixent, à l'aide de minces faisceaux fibreux, aux extrémités correspondantes du condyle du maxillaire. Il s'ensuit que, dans les différents mouvements dont l'articulation temporo-maxillaire est le siège, le ménisque fibreux accompagne toujours le maxillaire dans ses déplacements.

Au total, le ménisque temporo-maxillaire est un disque fibreux, de forme elliptique à grand axe transversal, concave à la fois sur sa face supérieure et sur sa face inférieure et, par conséquent, beaucoup plus mince à sa partie centrale qu'à sa périphérie : il est même quelquefois percé d'un trou à son centre, mais l'existence de ce trou est excessivement rare.

3° Moyens d'union. — L'articulation de la mâchoire inférieure avec le crâne nous présente, comme moyens d'union de ses surfaces articulaires, un *ligament capsulaire*, renforcé sur les côtés par deux *ligaments latéraux*, que nous distinguerons en externe et interne. Nous rencontrons, en outre, sur le côté interne de la branche du maxillaire, un certain nombre de formations fibreuses, beaucoup moins importantes, qu'il est d'usage de rattacher à l'articulation temporo-maxillaire et que nous désignerons sous le nom de *ligaments accessoires*.

A. Ligament capsulaire. — Le ligament capsulaire revêt ici, comme ailleurs, la forme d'un véritable manchon disposé autour de l'articulation. Il nous présente, en conséquence, une surface extérieure, une surface intérieure et deux circonférences, l'une supérieure, l'autre inférieure. — Par sa *circonférence supérieure*, ce ligament s'insère sur les points suivants (fig. 407, A) : 1° en avant, sur le bord antérieur de la racine transverse de l'apophyse zygomatique ; 2° en arrière, dans le fond de la cavité glénoïde, un peu en avant de la scissure de Glaser ; 3° en dehors, sur le tubercule zygomatique et sur la partie de la racine longitudinale qui lui fait suite ; 4° en dedans, enfin, sur la base de l'épine du sphénoïde. — Sa *circonférence inférieure*, beaucoup moins étendue, se fixe sur le pourtour du col et nous ferons

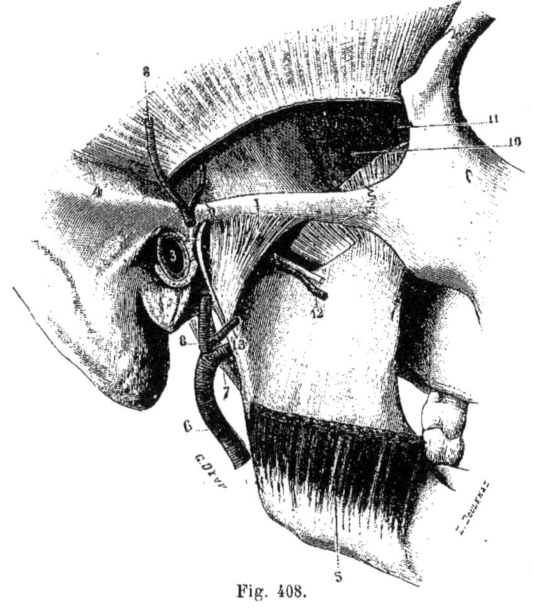

Fig. 408.

Articulation temporo-maxillaire, vue externe.

1, ligament latéral externe. — 2, ligament postérieur. — 3, conduit auditif externe. — 4, muscle temporal. — 5, muscle masséter. — 6, carotide externe. — 7, maxillaire interne. — 8, 8, temporale superficielle. — 9, temporale profonde postérieure. — 10, temporale profonde moyenne. — 11, temporale profonde antérieure. — 12, artère et nerf massétérins. — 13, artère transversale de la face.

remarquer, à ce sujet, que sur le versant antérieur du condyle, cette insertion se fait immédiatement en avant de la surface articulaire, tandis que sur le versant postérieur les fibres ligamenteuses descendent sur le col jusqu'à 4 ou 5 millimètres au-dessous de l'article. — La *surface extérieure* de la capsule répond aux différents organes qui avoisinent l'articulation : nous les énumérerons tout à l'heure à propos des rapports (voy. p. 445). — La *surface intérieure* regarde la cavité articulaire et la délimite. Sur les points où elle entre en contact avec le pourtour du ménisque, la capsule lui adhère d'une façon intime, de telle sorte que la cavité articulaire, grâce à cette adhérence, se trouve divisée en deux compartiments ou étages : un étage supérieur, situé entre le crâne et le ménisque ; un étage inférieur, compris entre le ménisque et le condyle.

La capsule articulaire temporo-maxillaire est mince dans la plus grande partie de son étendue, principalement à sa partie antérieure où elle donne insertion à un certain nombre de faisceaux du muscle ptérygoïdien externe. Elle est essentiellement constituée par des faisceaux fibreux à direction verticale, dont les uns (*faisceaux longs*) descendent directement de la base du crâne sur le col du maxillaire, dont les autres (*faisceaux courts*) vont de la base du crâne au ménisque ou de celui-ci au condyle. A ces faisceaux fibreux viennent s'ajouter, à la partie postérieure de l'articulation, un certain nombre de faisceaux élastiques, qui naissent en haut sur la scissure de Glaser ou un peu en avant de cette scissure et qui, d'autre part, viennent s'insérer en bas, soit sur la partie postérieure du ménisque, soit sur la partie postérieure du col. D'après Sappey, ces faisceaux élastiques rétro-articulaires contribueraient à limiter le déplacement du ménisque et du condyle dans les mouvements d'abaissement du maxillaire et, aussi, à les ramener en arrière lorsque le maxillaire revient à sa position de repos.

B. Ligament latéral externe. — Le ligament latéral externe (fig. 408, 1), qui renforce en dehors la capsule articulaire, constitue le principal moyen d'union de l'articulation temporo-maxillaire : il mesure, à sa partie moyenne, 2 ou 3 millimètres d'épaisseur. Il s'insère en haut sur le tubercule zygomatique et, en arrière de lui, sur la racine longitudinale du zygoma. De là, il se dirige obliquement en bas et en arrière et vient se fixer sur la partie postéro-externe du col. Ses faisceaux antérieurs, qui sont à la fois les plus obliques et les plus longs, descendent jusqu'à 10 ou 12 millimètres au-dessous de la surface articulaire du condyle.

C. Ligament latéral interne. — Le ligament latéral interne (*court ligament latéral interne* de Morris) occupe, comme son nom l'indique, le côté interne de la capsule (fig. 409, 1). Il rappelle assez bien, par sa disposition, le ligament latéral externe. Mais il diffère de ce dernier en ce qu'il est beaucoup plus mince et, de ce fait, beaucoup moins résistant. Il prend naissance, en haut, sur le rebord interne de la cavité glénoïde, au niveau du point où cette cavité prend contact avec l'épine du sphénoïde. De là, les faisceaux fibreux qui le constituent se portent obliquement en bas et en arrière, pour venir s'insérer sur la partie postéro-interne du col du condyle. Ici encore ce sont les faisceaux antérieurs qui sont les plus longs et nous les voyons descendre, comme les faisceaux correspondants du ligament latéral externe, jusqu'à 10 ou 12 millimètres au-dessous de la surface articulaire, quelquefois même beaucoup plus bas.

D. Ligaments accessoires. — Nous comprendrons sous ce nom les trois formations fibreuses suivantes : le ligament sphéno-maxillaire, le ligament stylo-maxillaire et le ligament ptérygo-maxillaire.

a. *Ligament sphéno-maxillaire.* — Le ligament sphéno-maxillaire (*long ligament latéral interne* de Morris) est une bandelette fibreuse, de forme rectangulaire, large de 3 ou 4 millimètres à son milieu, qui s'étend de la base du crâne à la partie moyenne de la branche du maxillaire inférieur (fig. 409, 2). — Elle s'attache, en haut, sur le côté externe de l'épine du sphénoïde et sur la partie la plus interne de la scissure de Glaser. — De là, elle se porte obliquement en bas, en avant et en dehors, croise tout d'abord le ligament latéral interne ci-dessus décrit, dont les fibres suivent une direction contraire, s'engage ensuite entre les deux muscles ptérygoïdiens, gagne ainsi l'orifice supérieur du canal dentaire et se termine au voisinage de cet orifice, soit sur l'épine de Spix, soit en arrière d'elle. Très fréquemment, comme sur la figure 409, on le voit s'insérer à la fois, sur l'épine de Spix et sur toute la portion de la branche du maxillaire qui s'étend de cette épine au bord parotidien de l'os : dans ce cas, il passe naturellement au-dessus de la gouttière mylo-hyoïdienne et, en se fixant aux deux lèvres de cette gouttière, il forme un trou ostéo-fibreux, le *trou mylo-hyoïdien,* à travers lequel passent le nerf et les vaisseaux de même nom. — Recouvert en dedans par le constricteur supérieur du pharynx et par le ptérygoïdien interne, le ligament sphéno-maxillaire recouvre, à son tour, le nerf et les vaisseaux dentaires inférieurs, qui cheminent le long de sa face externe. Ce dernier rapport nous explique l'opinion émise par certains auteurs, que le ligament en question aurait pour fonction de protéger ces organes. Mais ici, pas plus qu'ailleurs, la nature n'a pris soin de protéger un nerf

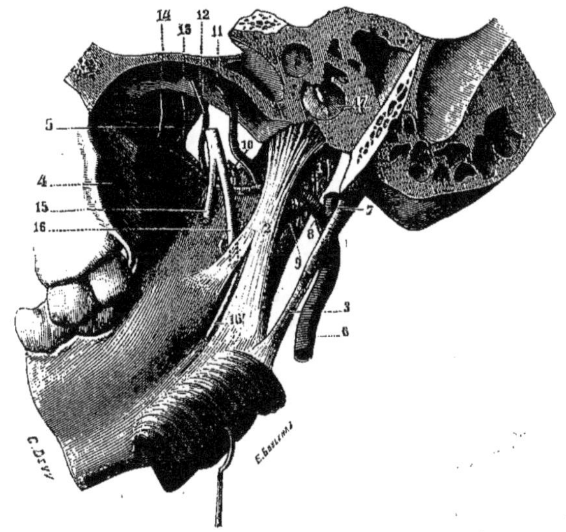

Fig. 409.

Articulation temporo-maxillaire, vue interne.

1, ligament latéral interne. — 2, ligament sphéno-maxillaire. — 3, ligament stylo-maxillaire. — 4, muscle ptérygoïdien interne. — 5, muscle temporal. — 6, carotide externe. — 7, temporale superficielle. — 8, maxillaire interne, avec : 9, dentaire inférieure ; 10, massétérine ; 11, méningée moyenne ; 12, petite méningée ; 13, temporale profonde moyenne ; 14, temporale profonde antérieure. — 15, nerf lingual. — 16, nerf dentaire inférieur, avec 16', nerf mylo-hyoïdien. — 17, membrane du tympan.

et des vaisseaux contre un danger imaginaire et il me paraît plus rationnel de ne voir dans le ligament sphéno-maxillaire, comme dans bien d'autres, que le reliquat fibreux d'un organe disparu : c'est probablement un reste de la portion moyenne du cartilage de Meckel (p. 217).

b. *Ligament stylo-maxillaire.* — Le ligament stylo-maxillaire (fig. 409,3) est une bandelette fibreuse, plus large en bas qu'en haut, qui s'insère, d'une part sur l'apophyse styloïde au voisinage de son sommet, d'autre part sur le bord parotidien du maxillaire un peu au-dessus de l'angle inférieur ou sur cet angle lui-même. Il se confond en haut avec le tendon d'origine du muscle stylo-glosse.

c. *Ligament ptérygo-maxillaire,* — Le ligament ptérygo-maxillaire, qu'on désigne encore sous le nom d'*aponévrose buccinato-pharyngienne* (voy. Myologie), est une lame fibreuse, qui s'étend du crochet de l'aile interne de l'apophyse ptérygoïde à l'extrémité postérieure du bord alvéolaire du maxillaire inférieur. Cette lame fibreuse, tantôt épaisse et résistante, tantôt mince et peu visible, sert de point d'insertion commun, en arrière au constricteur supérieur du pharynx, en avant aux faisceaux moyens du buccinateur.

d. *Significations morphologiques des ligaments accessoires.* — Comme on le voit, les trois ligaments sphéno-maxillaire, stylo-maxillaire et ptérygo-maxillaire prennent une part bien secondaire, pour ne pas dire nulle, à la constitution anatomique de l'articulation temporo-maxillaire. La lame fibreuse sphéno-maxillaire, nous l'avons dit plus haut, a une signification morphologique toute différente de celle qui caractérise les vrais ligaments articulaires. Le ligament stylo-maxillaire est encore un pseudo-ligament : il n'est vraisemblablement, comme bien d'autres ligaments, qu'un reliquat fibreux d'un muscle qui a disparu chez l'homme au cours de son développement phylogénique. Quant au ligament ptérygo-maxillaire, il peut être considéré comme une simple intersection fibreuse jetée entre deux lames musculaires voisines, le buccinateur et le constricteur supérieur du pharynx. Ainsi se trouve justifié le nom de ligaments accessoires, nous aurions pu dire *pseudo-ligaments* pour employer une expression de GEGENBAUR, sous lequel nous avons décrit ces différentes formations fibreuses, de préférence à celui de ligaments latéraux que leur donnent encore certains auteurs.

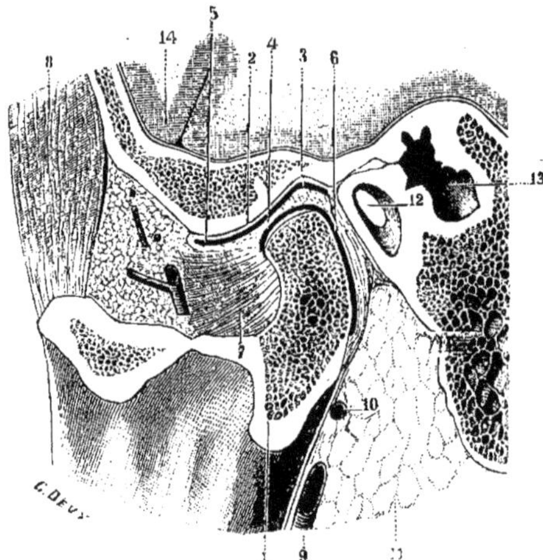

Fig. 410.
Coupe sagittale de l'articulation temporo-maxillaire pratiquée sur un sujet congelé, la bouche étant fermée (côté gauche, segment interne de la coupe).

1, condyle du maxillaire. — 2, condyle du temporal. — 3, cavité glénoïde. — 4, ménisque. — 5, synoviale supérieure ou sus-méniscale. — 6, synoviale inférieure ou sous-méniscale. — 7, ptérygoïdien externe. — 8, temporal. — 9, carotide externe. — 10, maxillaire interne. — 11, parotide. — 12, conduit auditif externe. — 13, vestibule et canaux demi-circulaires. — 14, circonvolutions cérébrales.

4° Synoviales. — Il existe pour l'articulation temporo-maxillaire deux synoviales distinctes, correspondant aux deux étages, signalés ci-dessus, de la cavité articulaire. Ces deux synoviales se distinguent en supérieure et inférieure (fig. 410, 5 et 6) :

La *synoviale supérieure* ou *sus-méniscale,* située entre le ménisque et le temporal, est beaucoup plus étendue et surtout beaucoup plus lâche que l'inférieure. Elle tapisse intérieurement la portion de la capsule fibreuse qui se trouve comprise entre la base du crâne et le bord supérieur du ménisque intra-articulaire. — En bas, elle se fixe sur le pourtour du ménisque. — En haut, ses insertions se font, à peu de chose près, sur les mêmes points que la capsule fibreuse, c'est-à-dire : en avant, sur le bord antérieur de la racine transverse; en dehors, sur le tubercule zygomatique et sur la partie de la racine longitudinale qui lui fait suite; en arrière, sur la lèvre antérieure de la scissure de Glaser; en dedans, à la base de l'épine du sphénoïde.

La *synoviale inférieure* ou *sous-méniscale* est située au-dessous du ménisque, entre celui-ci et le condyle. Elle s'attache, en haut, sur le bord inférieur du ménisque ; en bas, sur le col du condyle, où on la voit descendre beaucoup plus bas en arrière qu'en avant.

Dans le cas ou le ménisque intra-articulaire est percé à son centre, diposition qui existe, mais qui me paraît être excessivement rare, les deux synoviales précitées communiquent naturellement entre elles à travers cet orifice.

5° **Rapports**. — L'articulation temporo-maxillaire nous présente des rapports importants. Nous les examinerons successivement en dehors, en dedans, en avant, en arrière et en haut :

a. *En dehors* (fig. 411), l'articulation temporo-maxillaire répond à la peau de la face, doublée à ce niveau d'une couche plus ou moins épaisse de tissu cellulo-adipeux, au sein duquel cheminent l'artère transversale de la face et les rameaux temporaux du nerf facial. Le condyle est placé immédiatement en avant du tragus et nous rappellerons, en passant, qu'il existe sur ce point un petit ganglion lymphatique, le ganglion préauriculaire. Entre le condyle et le tragus, dans le tissu cellulaire sous-cutané, montent le nerf auriculo-temporal, l'artère temporale superficielle et la veine de même nom.

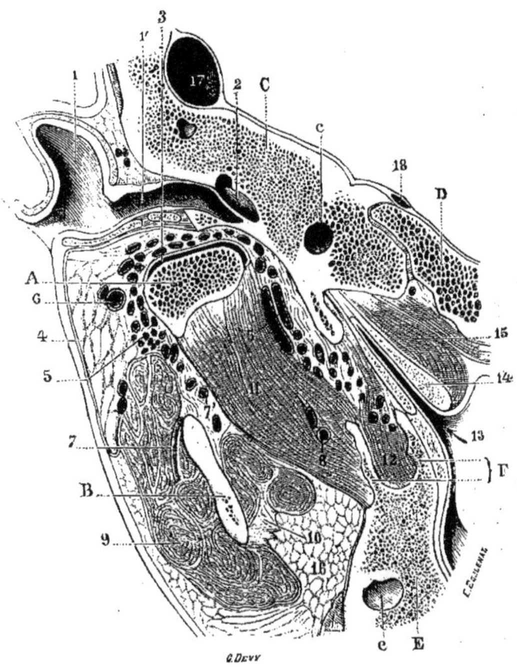

Fig. 411.

Coupe horizontale passant par la partie inférieure du condyle du maxillaire (sujet congelé, côté droit, segment inférieur de la coupe).

A, condyle du maxillaire. — B, apophyse coronoïde. — C, rocher, avec *c*, canal carotidien. — D, apophyse basilaire. — E, maxillaire supérieur, avec *e*, antre d'Higmore. — F, apophyse ptérygoïde.

1, conque du pavillon. — 1', conduit auditif externe. — 2, caisse du tympan. — 3. articulation temporo-maxillaire (synoviale inférieure). — 4, parotide. — 5, plexus veineux périarticulaire. — 6. artère temporale superficielle. — 7, 7', artère massétérine. — 8, artère ptérygoïdienne. — 9, masséter. — 10, temporal. — 11, ptérygoïdien externe. — 12, ptérygoïdien interne. — 13, ouverture pharyngienne de la trompe d'Eustache. — 14, cartilage de la trompe. — 15, péristaphylin interne. — 16, boule graisseuse de Bichat. — 17, sinus latéral. — 18, sinus pétreux inférieur.

b. *En dedans* (fig. 409), elle est en rapport : 1° avec le nerf dentaire inférieur et le nerf lingual, deux branches du maxillaire inférieur ; 2° avec la corde du tympan, qui rejoint ce dernier nerf ; 3° avec l'auriculo-temporal, autre branche du maxillaire inférieur, qui croise obliquement le ligament latéral interne, en passant entre ce dernier ligament et la bandelette sphéno-maxillaire, et qui contourne ensuite le col du condyle pour gagner la région temporale ; 4° avec l'artère maxillaire interne et avec les différentes branches ascendantes qu'elle fournit à ce niveau, notamment avec la tympanique, la méningée moyenne et la petite méningée ; 5° avec un riche plexus veineux, qui se continue, comme nous le montre la figure 411, sur les côtés postérieur et externe du condyle.

c. *En avant* (fig. 411), l'articulation temporo-maxillaire est en rapport avec deux muscles puissants : 1° le masséter, qui par ses faisceaux postérieurs longe la partie antéro-externe de la capsule articulaire ; 2° en dedans du masséter, le ptérygoïdien externe, qui s'insère à la fois sur le col du condyle, sur la capsule articulaire et sur le ménisque. Entre ces deux plans musculaires, l'articulation répond à l'échancrure sigmoïde du maxillaire, que traversent les vaisseaux et nerf massétérins et où descendent les faisceaux postérieurs du muscle temporal.

d. *En arrière* (fig. 411), la face postérieure du condyle et le ménisque, qui le surmonte, sont en rapport avec le conduit auditif osseux et cartilagineux. Toutefois, ce rapport n'est pas immédiat : entre le plan ménisco-condylien et le plan auriculaire existe toujours un étroit espace, comblé, en partie par du tissu cellulo-graisseux, en partie par un prolongement ascendant de la parotide, qui remonte souvent jusqu'à la racine longitudinale du zygoma.

e. *En haut* (fig. 410), l'articulation répond à la paroi cranienne et, par son intermédiaire, aux méninges et aux circonvolutions cérébrales. Cette paroi diminue d'épaisseur en allant de la racine transverse à la cavité glénoïde. Sur ce dernier point, elle est toujours fort mince, parfois même transparente : dans ce cas, on le conçoit, la cavité articulaire n'est séparée du cerveau et de ses enveloppes que par un intervalle de 1 ou 2 millimètres.

6° **Artères**. — Les artères de l'articulation temporo-maxillaire proviennent des sources les plus diverses : 1° de la temporale superficielle, branche de bifurcation de la carotide externe ; 2° de la tympanique, de la méningée moyenne et de la temporale profonde moyenne, branches de la maxillaire interne ; 3° des branches parotidiennes de l'auriculaire postérieure ; 4° de la palatine ascendante, branche de la faciale ; 5° de la pharyngienne inférieure, par les rameaux qu'elle envoie à la trompe d'Eustache.

7° **Nerfs**. — Les nerfs ont une double origine. Ils émanent : 1° du massétérin, branche du maxillaire inférieur ; 2° de l'auriculo-temporal, autre branche du maxillaire inférieur, soit directement, soit par les rameaux que ce dernier envoie à la parotide et au conduit auditif externe.

Mouvements. — Le maxillaire inférieur peut exécuter trois ordres de mouvements : 1° des mouvements d'abaissement et d'élévation : 2° des mouvements de projection en avant et de projection en arrière ; 3° des mouvements de latéralité ou de diduction.

a. *Mouvements d'abaissement et d'élévation.* — Ces mouvements, qu'il n'est pas besoin de définir, s'exécutent l'un et l'autre autour d'un axe transversal, qui passerait par la partie moyenne de la branche du maxillaire inférieur, un peu au-dessus de l'orifice du canal dentaire. Il en résulte que, la partie moyenne de la branche restant immobile, le menton et le condyle se déplacent simultanément, mais en sens inverse.

Dans le *mouvement d'abaissement*, en effet, nous voyons le menton se porter en bas et en arrière en décrivant un arc de cercle à concavité postéro-supérieure ; le condyle, de son côté, glisser d'arrière en avant, abandonner la cavité glénoïde et venir se placer sous la racine transverse de l'arcade zygomatique. Le déplacement du condyle est de 1 centimètre environ. — Le ménisque interarticulaire accompagne le condyle dans son déplacement, non seulement parce qu'ils sont unis l'un à l'autre, comme nous l'avons vu, par des expansions membraneuses, mais aussi parce que le muscle ptérygoïdien externe, qui se contracte toujours quand le condyle se déplace en avant, s'insère à la fois sur le col du condyle et sur le ménisque. — Il serait pourtant inexact de dire que le condyle et le ménisque qui le coiffe sont absolument immobiles l'un sur l'autre dans les mouvements d'abaissement. Il y a lieu, à ce sujet, d'admettre deux temps : dans le premier temps, condyle et ménisque quittent l'un et l'autre la cavité glénoïde pour se porter en avant ; dans le deuxième temps, le ménisque s'arrête et le condyle, continuant son mouvement, glisse d'arrière en avant sur la face inférieure de ce ménisque, en se rapprochant de plus en plus de son bord antérieur. Le ménisque, qui, au début du mouvement, était oblique en bas et en avant, devient d'abord horizontal et, finalement, oblique en bas et en arrière (fig. 412, A, B, C).

Le *mouvement d'élévation* s'accomplit suivant le même mécanisme, mais en sens inverse. L'axe du mouvement étant toujours le même, le menton se porte en haut et en avant pour

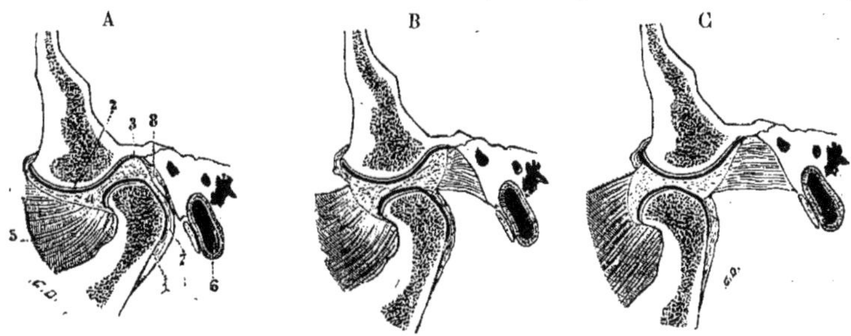

Fig. 412.

Coupe sagittale de l'articulation temporo-maxillaire (sujets congelés) : A, la bouche fermée ; B, la bouche demi-ouverte ; C, la bouche grandement ouverte.

1, condyle du maxillaire. — 2, condyle du temporal. — 3, cavité glénoïde. — 4, ménisque. — 5, ptérygoïdien externe. — 6, conduit auditif externe. — 7, ligament postérieur de l'articulation temporo-maxillaire. — 8, tissu cellulaire rétro-condylien.

revenir à sa position première. Quant au condyle, glissant maintenant d'avant en arrière, il reprend tout d'abord ses rapports avec le ménisque (1er temps), et tous les deux (2e temps) reprennent ensuite le chemin de la cavité glénoïde.

b. *Mouvements de projection en avant et en arrière.* — Ces mouvements, assez limités chez l'homme, mais très développés chez les rongeurs, s'exécutent dans le plan antéro-postérieur :

La *projection en avant* est un mouvement par lequel le maxillaire inférieur se porte en avant tout en conservant le contact avec la mâchoire supérieure. Dans ce mouvement, les deux condyles quittent simultanément la cavité glénoïde et viennent se placer au-dessous de la racine transverse. Comme conséquence, les arcades dentaires inférieures glissent d'arrière en avant sur les arcades dentaires supérieures et arrivent à les dépasser de 4 à 5 millimètres.

La *projection en arrière* est un mouvement par lequel le maxillaire inférieur, glissant en sens inverse, revient à son point de départ.

c. *Mouvements de latéralité ou de diduction.* — Les mouvements de latéralité ou de diduction peuvent être définis : des mouvements par lesquels le menton se porte alternativement à gauche et à droite. Ils ont pour but et pour résultat de promener les molaires inférieures sur les molaires supérieures et de broyer ainsi les aliments par ce frottement continuel des deux surfaces, jouant l'une et l'autre le rôle d'une meule.

Ces mouvements s'accomplissent de la manière suivante : l'un des condyles, alternativement le droit et le gauche, se porte en avant et vient se placer au-dessous de la racine transverse correspondante, tandis que l'autre reste à peu près immobile et lui sert de pivot. Le menton se porte naturellement du côté opposé au condyle qui se déplace. Ainsi, lorsque le menton se porte à gauche, le condyle droit glisse d'arrière en avant, en décrivant un petit arc de cercle autour d'un axe vertical qui passerait par le condyle du côté gauche. Lorsque, au contraire, le menton se porte à droite, c'est le condyle gauche qui se dirige en avant, le condyle droit restant immobile.

Comme on le voit, dans les mouvements de diduction, il n'y a jamais qu'un condyle qui se déplace à la fois. Mais chacun d'eux se déplace à son tour. Les deux condyles jouent donc alternativement, et l'un par rapport à l'autre, le rôle de pièce mobile et le rôle de pivot.

Muscles moteurs. — Les muscles moteurs du maxillaire inférieur se divisent, d'après les déplacements qu'ils produisent, en abaisseurs, élévateurs, projecteurs en avant, projecteurs en arrière et diducteurs :

1° *Abaisseurs :* le ventre antérieur du digastrique et, accessoirement, le mylo-hyoïdien, le génio-hyoïdien, le peaucier du cou.

2° *Élévateurs :* le temporal, le masséter et le ptérygoïdien interne.

3° *Projecteurs en avant* : les deux ptérygoïdiens externes, se contractant simultanément.

4° *Projecteurs en arrière :* le digastrique, le temporal (par ses faisceaux postérieurs qui présentent une direction à peu près horizontale).

5° *Diducteurs :* les ptérygoïdiens internes, et surtout les ptérygoïdiens externes, se contractant d'un seul côté, alternativement du côté gauche et du côté droit.

Anatomie comparée. — L'étude comparative de l'articulation temporo-maxillaire chez les animaux nous montre cette articulation se modifiant beaucoup, morphologiquement, suivant les espèces. Mais elle nous montre aussi que ces variations, comme nous l'avons dit plus haut, sont toujours en harmonie avec la structure de l'appareil dentaire ou, ce qui revient au même, avec le régime alimentaire de l'animal. Examinons à ce sujet un rongeur, un carnassier et un herbivore :

Les rongeurs se servent surtout de leurs incisives et l'on voit, dans la mastication, les dents inférieures, pour râper les aliments, glisser alternativement d'arrière en avant et d'avant en arrière, au-dessous des dents supérieures. Le lapin et le cobaye nous offrent un exemple très net de ce genre de mastication. Or, chez ces animaux, le condyle, aplati transversalement, est allongé d'avant en arrière ; sa cavité de réception, allongée dans le même sens, revêt la forme d'une rainure antéro-postérieure, parfaitement limitée sur les côtés, mais largement ouverte en avant et en arrière. Avec une pareille disposition anatomique, le maxillaire inférieur ne saurait se déplacer latéralement ; par contre, il peut, en toute liberté, se porter d'avant en arrière et d'arrière en avant et exécuter ainsi ce mouvement de va-et-vient qui caractérise essentiellement la mastication chez les rongeurs.

Les carnassiers, dans la mastication, utilisent principalement leurs dents antérieures pour couper la chair, qui est la base à peu près exclusive de leur alimentation. Pour cela, les dents inférieures, implantées sur la mandibule, s'abaissent, puis se relèvent avec force pour appliquer leur bord tranchant contre celui des dents supérieures. Ces mouvements alternatifs d'abaissement et d'élévation de la mandibule sont les seuls que l'on rencontre chez les vrais carnassiers, le tigre et le lion par exemple. Les mouvements antéro-postérieurs, que nous avons signalés précédemment chez les rongeurs, les mouvements de latéralité, que nous allons décrire tout à l'heure chez les herbivores, n'existent pas et, il faut bien le reconnaître, leur existence aurait singulièrement nui à l'effet des mouvements d'élévation qui, pour être utiles, doivent amener exactement l'arcade dentaire inférieure sous l'arcade dentaire supérieure. Si nous examinons maintenant quel est, chez ces animaux, le mode d'articulation de la mandibule avec la tête, nous rencontrerons, d'une part un condyle à grand axe transversal, d'autre part une rainure également transversale, très profonde, embrassant étroitement le condyle précité. Cette disposition, qui rappelle assez bien ce qu'on observe dans une charnière, un cylindre plein roulant dans un cylindre creux, est éminemment favorable à l'accomplissement des mouvements d'abaissement et d'élévation et, de plus, s'oppose à toute autre espèce de mouvement.

Les herbivores broient leurs aliments et, pour cela, l'on voit les molaires inférieures, véritables meules mobiles, glisser alternativement de droite à gauche et de gauche à droite sur les molaires supérieures, qui représentent des meules fixes. Ici encore, le jeu de la mandibule est admirablement favorisé, dans l'accomplissement de ses mouvements latéraux, par la conformation du condyle et de sa cavité de réception. Les condyles, tout d'abord, sont petits, arrondis, aplatis de haut en bas ; à leur tour, leurs cavités de réception sont peu profondes et surtout très larges, beaucoup plus larges qu'il ne le faudrait pour contenir les condyles. Dans ces conditions, aucune barrière osseuse immédiate ne retenant le condyle, celui-ci se meut librement et dans toutes les directions.

Il convient d'ajouter que les muscles masticateurs eux-mêmes s'adaptent toujours au mode locomoteur de la mandibule, s'atténuant quand ils n'ont qu'un rôle secondaire à jouer, acquérant au contraire un grand développement quand ils ont besoin de produire un travail mécanique considérable. C'est ainsi que nous voyons prédominer, chez les rongeurs, les muscles dont la contraction détermine des mouvements antéro-postérieurs, chez les carnassiers les muscles élévateurs, chez les herbivores les muscles diducteurs.

Si nous voulons bien nous rappeler maintenant le mode de conformation de l'articulation temporo-maxillaire chez l'homme, nous constatons sans peine que, chez lui, le condyle et la cavité glénoïde présentent, dans leur forme, dans leur orientation, dans leurs rapports volumétriques réciproques, des caractères qui tiennent le milieu entre les trois types que nous venons de décrire. C'est que l'homme est essentiellement omnivore. Suivant la nature de l'aliment que l'acte de préhension apporte dans sa cavité buccale, il râpe comme les rongeurs, déchire comme les carnassiers et broie comme les herbivores. Voilà pourquoi nous rencontrons chez l'homme une disposition anatomique mixte, qui permet à la fois, et suivant les besoins, des mouvements antéro-postérieurs, des mouvements verticaux et des mouvements de latéralité. Il existe donc chez lui, comme chez les animaux, une corrélation remarquable entre le mode de sa mastication et son appareil anatomique masticateur, une harmonie parfaite entre la fonction et l'organe.

A consulter, au sujet de l'articulation temporo-maxillaire, parmi les travaux récents : Albrecht, *Sur la valeur morphologique de l'articulation mandibulaire du cartilage de Meckel*. etc., Bruxelles, 1883 ; — Mankiewitz, *Beitrag. z. Histol. des Unterkiefer-Gelenkes*, Iéna, 1886 ; — Spee, *Die Verschiebungsbahn des Unterkiefers am Schädel*. Arch. f. Anat. u. Physiol., 1890 ; — Bertrand, *Contrib. à l'étude de l'articulation temporo-maxillaire*, Th. de Bordeaux, 1894.

CHAPITRE III

ARTICULATIONS DU THORAX

Le thorax est essentiellement constitué, ainsi que nous l'avons vu en ostéologie, par les douze arcs costaux, reliant, de chaque côté du squelette, la colonne dorsale à la colonne sternébrale. Envisagé au point de vue de l'arthrologie, il nous offre à considérer les cinq groupes d'articulations suivants :

1° Les *articulations des côtes avec la colonne vertébrale ;*
2° Les *articulations des côtes avec les cartilages costaux ;*
3° Les *articulations des cartilages costaux avec le sternum ;*
4° Les *articulations des cartilages costaux entre eux ;*
5° Les *articulations des différentes pièces du sternum entre elles.*

§ 1. — Articulations des côtes avec la colonne vertébrale ou articulations costo-vertébrales

Les côtes s'articulent avec la colonne vertébrale sur deux points différents, constituant ainsi deux articulations distinctes : la tête de la côte, tout d'abord, s'articule avec la partie latérale des corps vertébraux, c'est l'*articulation costo-vertébrale proprement dite ;* la tubérosité de la côte s'articule, à son tour, avec le sommet des apophyses transverses, c'est l'*articulation costo-transversaire.*

A. — Articulations costo-vertébrales proprement dites

Les articulations costo-vertébrales proprement dites sont constituées chacune par deux arthrodies :

1° Surfaces articulaires. — Chaque côte s'articule, nous l'avons déjà vu en ostéologie, non pas avec une seule vertèbre, mais avec deux vertèbres contiguës. Comme surfaces articulaires, nous avons :

a. *Du côté de la côte,* deux facettes planes, l'une supérieure, l'autre inférieure, s'inclinant réciproquement l'une vers l'autre et séparées par une crête mousse dirigée d'avant en arrière. A l'état frais, ces deux facettes sont revêtues par une mince couche de fibro-cartilage.

b. *Du côté des vertèbres,* deux facettes similaires, appartenant, l'une à la vertèbre qui est au-dessus, l'autre à la vertèbre qui est au-dessous. Ces deux facettes sont dirigées obliquement comme les facettes costales et se trouvent séparées l'une de l'autre par le disque intervertébral correspondant. Envisagées dans leur ensemble, elles forment un angle dièdre ouvert en dehors, angle dièdre admirablement disposé pour recevoir la tête de la côte, qui s'avance vers lui à la manière d'un coin (voy. fig. 413). Comme les facettes costales, les facettes vertébrales sont revêtues à l'état frais par une mince couche fibro-cartilagineuse.

2° **Moyens d'union**. — Dans chaque articulation costo-vertébrale, la tête de la côte et la colonne sont maintenues en présence : 1° par un ligament interosseux ; 2° par une capsule périphérique. Cette capsule, par elle-même fort mince, est renforcée, en avant et en arrière, par deux ligaments, le ligament costo-vertébral antérieur et le ligament costo-vertébral postérieur.

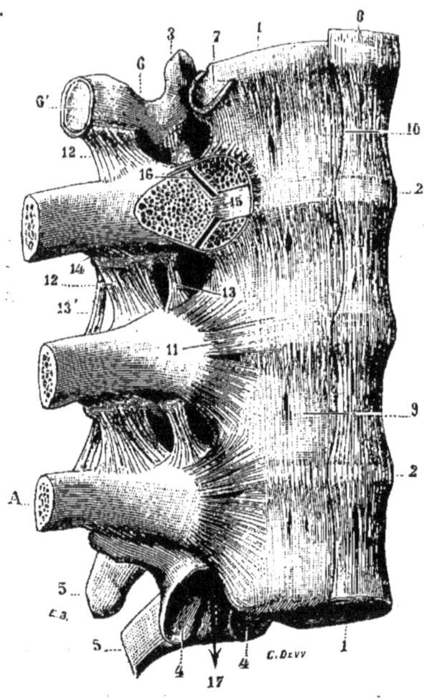

Fig. 413.

Articulations des côtes avec le rachis, vue antéro-latérale droite.

A, côtes. — 1, corps des vertèbres. — 2, disques intervertébraux. — 3, apophyses articulaires supérieures. — 4, apophyses articulaires inférieures. — 5, apophyse épineuse. — 6, apophyses transverses, avec 6', facette articulaire pour la tubérosité. — 7, demi-facette costale du corps vertébral. — 8, ligament vertébral commun antérieur (portion moyenne), avec 9, ses portions latérales. — 10, fente séparant la portion moyenne de la portion latérale. — 11, ligaments antérieurs ou rayonnés de l'articulation costo-vertébrale. — 12, ligament costo-transversaire supérieur, avec 13 et 13', ses deux faisceaux accessoires interne et externe. — 14, ligament costo-transversaire inférieur. — 15, ligament interosseux de l'articulation costo-vertébrale proprement dite. — 16, 16', synoviales de cette articulation. — 17, canal rachidien.

a. *Ligament interosseux*. — Le ligament interosseux (fig. 413, 15) s'insère, d'une part, sur la crête horizontale qui sépare l'une de l'autre les deux facettes costales ; d'autre part, il se confond avec la partie latérale du disque intervertébral correspondant. C'est, comme on le voit, une lame transversale fort courte, plus épaisse en avant qu'en arrière, et divisant l'articulation costo-vertébrale en deux étages, l'un supérieur, l'autre inférieur. Il est à remarquer, cependant, que cette séparation n'est le plus souvent qu'incomplète, la lame en question n'occupant ordinairement que la partie antérieure de la cavité articulaire. L'articulation supérieure et l'articulation inférieure, dans ce cas, communiquent l'une avec l'autre à leur partie postérieure.

b. *Ligament antérieur*. — Le ligament antérieur, plus connu sous le nom de *ligament rayonné* (fig. 413, 11), est situé, comme son nom l'indique, à la partie antérieure de l'articulation costo-vertébrale. Il s'attache, en dehors, sur la partie antérieure de la tête de la côte. De là, il se porte en dedans en s'étalant à la manière d'un large éventail : ses faisceaux supérieurs, obliquement ascendants, s'insèrent sur la partie latérale de la vertèbre qui est au-dessus ; ses faisceaux inférieurs, obliquement descendants, s'insèrent sur la partie latérale de la vertèbre qui est au-dessous ; ses faisceaux moyens, dirigés transversalement, s'insèrent sur le disque intervertébral.

c. *Ligament postérieur*. — Le ligament postérieur (fig. 414, 8) occupe, comme son nom l'indique, la partie postérieure de l'articulation costo-vertébrale. Il est représenté par un ensemble de faisceaux nacrés, ordinairement très forts et très résistants, qui se détachent de la partie postéro-supérieure du col de la côte, un peu en dehors de la tête. De là, ils se dirigent en dedans, passent sur la paroi antérieure du trou de conjugaison correspondant et viennent se terminer, en partie sur la face postérieure du corps vertébral, en partie sur le ménisque fibro-

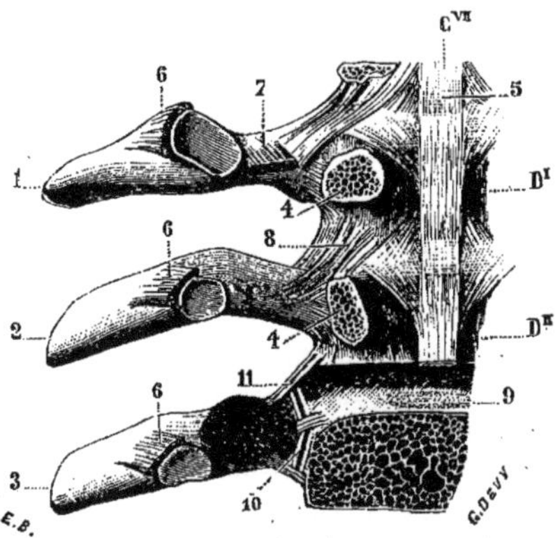

Fig. 414.

Les trois premières articulations costo-vertébrales gauches, vues par leur face postérieure.

CVII, septième vertèbre cervicale. — DI, DII, première et deuxième dorsales. — 1, 2, 3, première, deuxième et troisième côtes. — 4, pédicules vertébraux. — 5, ligament vertébral commun postérieur. — 6, 6, ligaments costo-transversaires postérieurs. — 7, ligament costo-transversaire interosseux. — 8, ligament costo-vertébral postérieur. — 9, disque intervertébral. — 10, une articulation costo-vertébrale, vue en coupe frontale, pour montrer ses deux synoviales et son tégument interosseux. — 11, capsule fibreuse de cette articulation.

cartilagineux qui sépare les deux vertèbres voisines. Ce ligament costo-vertébral postérieur, que j'ai fait représenter (fig. 414,8) sur la partie supérieure de la colonne dorsale, se continue, en haut, avec les faisceaux les plus élevés du ligament costo-vertébral antérieur, en bas avec les trousseaux fibreux qui unissent le col de la tête à l'apophyse transverse.

Mayer a décrit en 1834, dans les *Archives d'anatomie* de Müller, chez un certain nombre d'animaux, notamment chez le chat, le chien, le renard, le veau, le lapin, un faisceau fibreux, à direction transversale, qui réunit l'une à l'autre, à travers le canal vertébral, les têtes de deux côtes homologues et auquel il a donné le nom très significatif de *ligamentum conjugale costarum*. Je représente dans la figure 415 ce ligament conjugal des côtes, d'après Mayer lui-même. Depuis longtemps déjà, Luschka a émis l'opinion que ce ligament était représenté chez l'homme par un faisceau fibreux (*ligamentum conjugale colli costæ*), qui, partant de la face postérieure du col d'une côte, traversait horizontalement le canal vertébral en passant entre le ménisque et le ligament vertébral commun postérieur et, finalement, venait s'insérer sur le col de la côte opposée. Sutton a repris, en 1882, l'étude du ligament de Mayer, et si je m'en rapporte à une citation du Quain-Thane (édit. de 1892, p. 159), il l'aurait rencontré fréquemment chez le nouveau-né. M. Bert, mon préparateur, et moi, avons cherché dans de nombreuses dissections, sur des sujets de tout âge, le faisceau ligamenteux décrit par Mayer et Sutton chez les animaux. Nous ne l'avons jamais rencontré d'une façon nette, même chez le fœtus. J'estime donc que son existence est très rare chez l'homme, et qu'il faut vraisemblablement en chercher les homologues dans les faisceaux du ligament costo-vertébral postérieur, ci-dessus décrits, qui se rendent au ménisque.

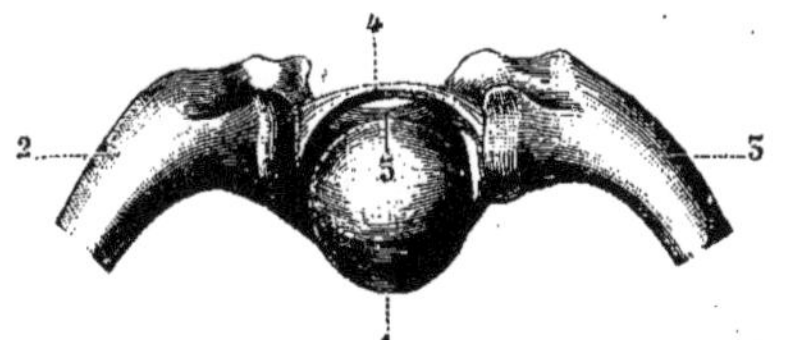

Fig. 415.

Ligament conjugal des côtes, chez le veau (d'après Mayer).

1, corps de la cinquième vertèbre dorsale. — 2, côte droite. — 3, côte gauche. — 4, ligament conjugal des côtes. — 5, gouttière des corps vertébraux dans laquelle passe le ligament.

3° Synoviales. — Chaque articulation costo-vertébrale présente deux synoviales rudimentaires, l'une supérieure, l'autre inférieure (fig. 413). Ces deux synoviales sont séparées l'une de l'autre par le ligament interosseux. Mais, comme dans la plupart des cas, le ligament interosseux ne sépare qu'incomplètement les deux articulations, elles communiquent entre elles en arrière de ce ligament.

4° Artères et nerfs. — Les articulations des côtes avec les corps vertébraux reçoivent leurs *artères* des branches intercostales avant leur bifurcation. Chaque intercostale envoie ordinairement un rameau ascendant pour l'articulation costo-vertébrale qui est au-dessus et un rameau descendant pour l'articulation costo-vertébrale qui est au-dessous. — Les *nerfs* proviennent des nerfs intercostaux.

5° Caractères particuliers à quelques articulations costo-vertébrales. — Parmi les douze articulations costo-vertébrales, il en est trois qui présentent des caractères anatomiques particuliers. Ce sont naturellement celles qui sont placées aux extrémités de la série : la première, la onzième et la douzième. En effet, les trois côtes qui leur correspondent, la première, la onzième et la douzième, ne s'articulent chacune qu'avec une seule vertèbre. Les articulations en question sont constituées par conséquent par une seule arthrodie et, de ce fait, ne présentent qu'une seule synoviale. Elles possèdent, du reste, comme moyens d'union, un ligament antérieur et un ligament postérieur, rappelant assez exactement les ligaments homonymes des articulations costo-vertébrales en général. En ce qui concerne le ligament interosseux, il est très rudimentaire ou même fait complètement défaut. Quand il existe, il se détache de la partie supérieure de la facette costale.

Mouvements. — (Voy. plus loin, p. 455.)

Muscles moteurs. — (Voy. plus loin, p. 455.)

B. — Articulations costo-transversaires

L'articulation costo-transversaire réunit la tubérosité de la côte au sommet de l'apophyse transverse correspondante : c'est encore une arthrodie. Elle fait défaut pour les onzième et douzième côtes, dites côtes flottantes.

1° Surfaces articulaires. — Comme surfaces articulaires, nous avons : 1° *du côté de la tubérosité costale*, une facette à peu près circulaire et légèrement convexe ; 2° *du côté de l'apophyse transverse*, une facette similaire, arrondie et légèrement concave. Ces facettes sont verticales pour les articulations costo-transversaires les plus élevées, obliques de haut en bas et d'arrière en avant pour les articulations inférieures. Elles sont revêtues, dans toute leur étendue, d'une mince couche de cartilage diarthrodial.

Nous ajouterons que les facettes costales n'occupent pas sur toutes les côtes une situation uniforme, mais se rapprochent d'autant plus du bord inférieur de la côte que celle-ci se trouve plus rapprochée elle-même de la base du thorax. Il en résulte que, tandis que les côtes supérieures sont placées sur le même niveau que les apophyses transverses correspondantes, les côtes moyennes et inférieures débordent en haut leurs apophyses transverses et les débordent d'autant plus qu'elles occupent un rang plus inférieur. Cette disposition apparaît d'une façon très nette quand on regarde le squelette par sa face postérieure.

2° Moyens d'union. — Quatre ligaments, dits costo-transversaires (*transverso-costaux* de la plupart des auteurs), maintiennent en présence la tubérosité de la côte et les apophyses transverses correspondantes. Nous appellerons le premier, d'après sa situation, ligament interosseux; nous distinguerons les trois autres, d'après la direction qu'ils prennent en s'éloignant de la côte, en postérieur, supérieur et inférieur. A ces quatre ligaments, qui ont pour caractère commun d'unir la côte à une apophyse transverse, nous en ajouterons un cinquième, qui va de la côte aux lames vertébrales et que nous désignerons sous le nom de ligament costo-lamellaire.

a. *Ligament costo-transversaire interosseux.* — Le ligament costo-transversaire interosseux (fig. 416,3) est constitué par un ensemble de faisceaux fibreux, à la fois très courts et très résistants, qui s'insèrent, d'une part sur la partie postérieure et inférieure du col de la côte, d'autre part sur la face antérieure de l'apophyse transverse correspondante.

b. *Ligament costo-transversaire postérieur.* — Le ligament costo-transversaire postérieur (fig. 417,8) est une bandelette rectangulaire, longue de 1 centimètre et demi à 2 centimètres, large de 1 centimètre, située, comme son nom l'indique, à la partie postérieure de l'articulation. Il prend naissance, par son extrémité externe, sur la partie postéro-externe de la tubérosité costale immédiatement en dehors de la facette articulaire. De là, il se porte obliquement en dedans, en arrière et en bas et vient se fixer sur le sommet de l'apophyse transverse correspondante.

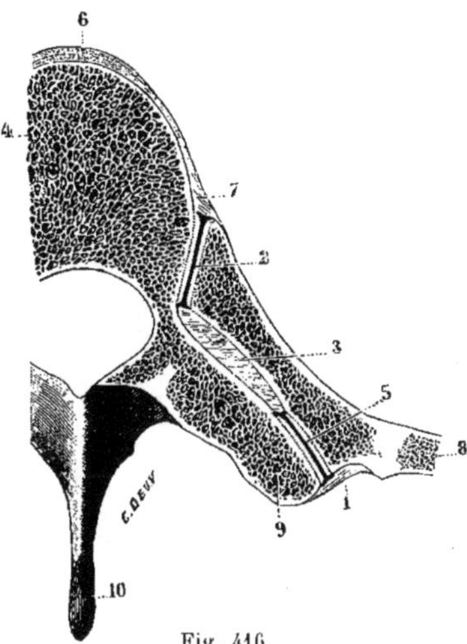

Fig. 416.

Articulation costo-vertébrale, vue sur une coupe horizontale (côté droit, segment inférieur de la coupe).

1, ligament costo-transversaire postérieur. — 2, articulation de la tête costale avec le corps vertébral. — 3, ligament costo-transversaire interosseux. — 4, corps vertébral. — 5, articulation de la tubérosité costale avec l'apophyse transverse. — 6, ligament vertébral commun antérieur. — 7, ligament costo-vertébral antérieur ou rayonné. — 8, côte. — 9, apophyse transverse. — 10, apophyse épineuse.

c. *Ligament costo-transversaire supérieur.* — Le ligament costo-transversaire supérieur, très épais, très résistant, est formé essentiellement par un faisceau aplati et quadrilatère, présentant 8 ou 10 millimètres de largeur sur une hauteur moyenne de 10 millimètres (fig. 415,12). Il prend naissance, en bas, sur le bord supérieur du col de la côte, soulevé en forme de crête. De là, ses fibres se portent en haut et un peu en dehors, vers l'apophyse transverse située au-dessus; elles se fixent sur le bord inférieur de cette apophyse, dans la plus grande partie de son étendue.

Indépendamment de ce faisceau, faisceau essentiel, faisceau principal, il existe deux petits faisceaux accessoires, l'un externe, l'autre interne. — Le *faisceau accessoire externe* (fig. 413,13 et 417,10) s'insère en haut sur le bord inférieur du sommet de l'apophyse transverse, où il se confond plus ou moins avec le ligament intertransversaire correspondant. De là, il se dirige obliquement en bas et en dehors pour venir se fixer sur le plan postérieur de la côte, immédiatement en avant de la tubérosité. Il se fusionne plus ou moins, à ce niveau, avec le ligament costo-transversaire supérieur. Une nappe cellulo-adipeuse, plus ou moins développée, le sépare du faisceau principal. — Le *faisceau accessoire interne* (fig. 413,13), ordinairement très grêle, va de la base de l'apophyse transverse à la tête de la côte. Assez souvent, il s'attache à la fois sur la tête costale et sur le corps vertébral correspondant, quelquefois exclusivement sur le corps vertébral immédiatement au-dessus de la demi-facette articulaire. Le faisceau accessoire interne n'est pas constant. Quand il existe, il partage l'espace compris entre le faisceau principal et la colonne vertébrale en deux orifices : un orifice interne, qui livre passage à une veine de conjugaison, tributaire de l'intercostale; un orifice externe, par lequel passent le nerf intercostal et deux petits rameaux artériels, l'un pour le rachis, l'autre pour les muscles des gouttières.

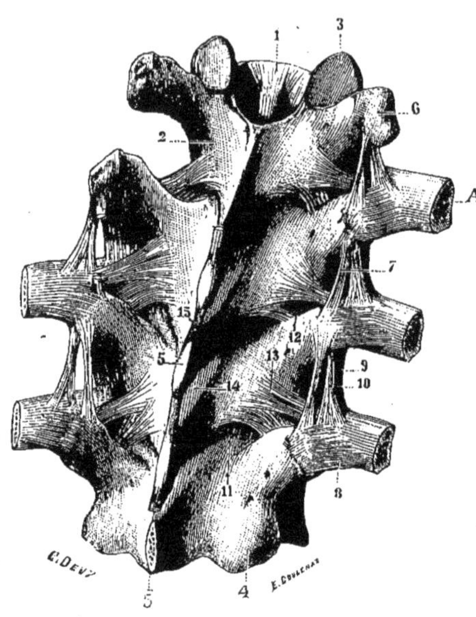

Fig. 417.

Articulations des vertèbres entre elles et articulations des côtes avec le rachis, vue postérieure.

1, ligament vertébral commun postérieur. — 2, lames vertébrales. — 3, apophyses articulaires supérieures. — 4, apophyses articulaires inférieures. — 5, 5, apophyses épineuses. — 6, apophyses transverses. — 7, ligaments intertransversaires. — 8, ligament costo-transversaire postérieur. — 9, ligament costo-transversaire supérieur, avec 10, son faisceau accessoire externe. — 11, ligaments jaunes. — 12 et 13, ligaments costo-lamellaires. — 14, ligament interépineux. — 15, ligament surépineux.

d. ***Ligament costo-transversaire inférieur.*** — Le ligament costo-transversaire inférieur (fig. 413,14), beaucoup moins important que le précédent, occupe, comme son nom l'indique, le côté inférieur de l'articulation costo-transversaire : il est très visible quand on soulève la côte, en cherchant à l'écarter de son apophyse transverse. Il est formé par un ensemble de petits faisceaux, qui s'insèrent en haut sur le bord inférieur de la côte. De là, ils se portent en bas, en convergeant légèrement et viennent se fixer, en partie sur le sommet de l'apophyse transverse correspondante, en partie sur la portion de cette apophyse qui est située en dedans du sommet.

e. ***Ligament costo-lamellaire.*** — Le ligament costo-lamellaire (fig. 417,12 et 13), décrit par Trolard sous le nom de *ligament lamello-costal* (j'ai modifié cette dénomination, excellente du reste, uniquement pour l'harmoniser avec la terminologie que j'ai adoptée pour les autres ligaments de l'articulation costo-transversaire), prend naissance en dehors sur le bord supérieur de la côte, immédiatement en dedans du ligament costo-transversaire postérieur. De là, il se porte obliquement en dedans et un peu en haut, pour venir se terminer sur le bord inférieur de la lame vertébrale, tout près de la base de l'apophyse transverse.

3° **Synoviale.** — Chaque articulation costo-transversaire possède une synoviale rudimentaire (fig. 416,5), destinée à faciliter les glissements, très faibles du reste, de la tubérosité costale sur son apophyse transverse.

4° **Artères et nerfs.** — Les *artères* des articulations costo-transversaires sont fournies par le rameau dorso-spinal des intercostales. — Les *nerfs* proviennent, de même, des branches postérieures des nerfs dorsaux.

Mouvements des côtes. — Les côtes s'élèvent et s'abaissent : tels sont les deux mouvements fondamentaux que présentent les articulations costo-vertébrales. En s'élevant, les côtes augmentent l'ouverture de l'angle aigu qu'elles délimitent en s'implantant sur le rachis. En s'abaissant, elles diminuent l'ouverture de ce même angle.

Dans ces deux mouvements, chaque côte se comporte comme un levier du troisième genre, dont le point d'appui répond à l'articulation costo-vertébrale, la résistance à son extrémité antérieure, la puissance à sa partie moyenne, où viennent s'insérer les différents muscles, qui sollicitent le levier, soit à s'élever, soit à s'abaisser.

Mais les mouvements d'élévation et d'abaissement ne sont jamais simples. Les connexions articulaires des arcs costaux avec le rachis sont telles que, par le seul fait qu'une côte s'élève, elle exécute en même temps les trois ordres de mouvements suivants : 1° elle se porte en avant ; 2° elle se porte en dehors ; 3° elle tourne de dedans en dehors autour d'un axe fictif passant par ses deux extrémités, de façon à incliner en bas sa face interne.

Au mouvement d'abaissement sont naturellement liés les trois ordres de mouvements inverses : la côte, en s'abaissant, se porte en arrière, se porte en dedans et tourne sur l'axe fictif précité, de manière à diriger en dedans sa face interne, que le mouvement d'élévation avait dirigé légèrement en bas.

Le sternum, étant intimement lié aux côtes par l'intermédiaire des cartilages costaux, accompagne naturellement ces dernières dans leurs déplacements. Lorsque les côtes se lèvent et se portent en avant, le sternum, lui aussi, se porte en avant, en s'éloignant de la colonne vertébrale et en agrandissant le diamètre antéro-postérieur du thorax. Lorsque les côtes s'abaissent et reviennent à leur position de repos, le sternum reprend lui aussi sa position première : il se rapproche de la colonne vertébrale et diminue d'autant les dimensions antéro-postérieures du thorax (fig. 418).

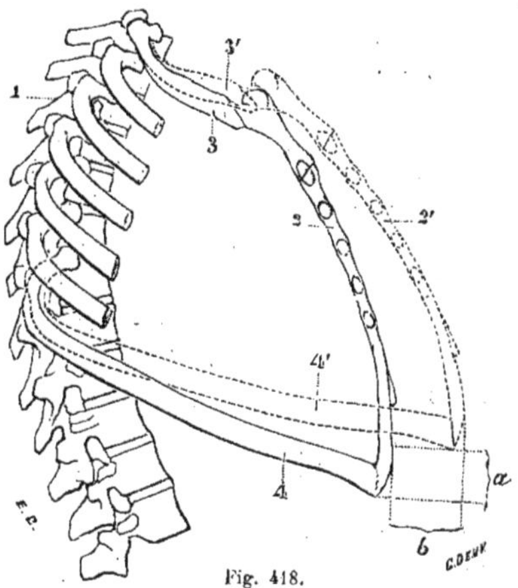

Fig. 418.

Schéma destiné à montrer les déplacements des côtes et du sternum au moment de l'inspiration.

1, colonne vertébrale. — 2, 2', sternum. — 3, 3', première côte. — 4, 4', septième côte.
Pour les côtes et le sternum, les lignes pleines indiquent la position en expiration, les lignes pointillées la position en inspiration ; *a*, déplacement de la septième côte dans le sens vertical ; *b*, son déplacement dans le sens antéro-postérieur.

Si maintenant on considère ces mouvements, non plus sur une côte isolée, mais sur l'ensemble des côtes et sur un thorax complet, il est facile de se rendre compte que l'élévation des côtes a pour résultat d'agrandir les diamètres transverse et antéro-postérieur de la cage thoracique ; que, par contre, l'abaissement des côtes a pour effet de raccourcir ces mêmes diamètres.

Il en résulte, comme corollaires, que :

1° *Tous les muscles qui élèvent les côtes agrandissent le thorax et sont inspirateurs ;*

2° *Tous les muscles qui abaissent les côtes rétrécissent le thorax et sont expirateurs.*

Nous aurons fréquemment l'occasion, en myologie, d'utiliser cette double formule.

Muscles moteurs des côtes. — Les muscles moteurs des côtes se distinguent en deux groupes, les élévateurs et les abaisseurs :

1° *Élévateurs :* le diaphragme, le scalène antérieur, le scalène postérieur, les surcostaux, le grand pectoral, le petit pectoral, le grand dorsal, le petit dentelé postérieur et supérieur, les faisceaux supérieurs et les faisceaux inférieurs du grand dentelé.

2° *Abaisseurs :* le grand droit de l'abdomen, le grand oblique, le petit oblique, le transverse de l'abdomen, le petit dentelé postérieur et inférieur, les faisceaux moyens du grand dentelé.

§ II. — Articulations des côtes avec les cartilages costaux ou articulations chondro-costales

Les côtes et les cartilages costaux, qui leur font suite, s'unissent entre eux en formant des synarthroses.

1° **Surfaces articulaires.** — L'extrémité antérieure des côtes, plus ou moins renflée, se creuse d'une cavité ellipsoïde à grand diamètre dirigé de haut en bas. L'extrémité correspondante des cartilages costaux, inversement configurée, s'enfonce dans la cavité ellipsoïde précitée et les deux surfaces, ainsi juxtaposées, se soudent intimement.

2° Moyens d'union. — Cette soudure réciproque des deux pièces squelettiques en présence constitue le principal moyen d'union des articulations chondro-costales. Il convient de signaler encore, comme consolidant ces articulations, la continuité, à leur niveau, de la membrane fibreuse qui entoure la côte (périoste) avec celle qui engaine le cartilage costal (périchondre).

§ III. — Articulations des cartilages costaux avec le sternum ou articulations chondro-sternales

Les sept premiers cartilages costaux prolongent les côtes jusqu'au sternum et s'articulent avec les parties latérales de cette colonne osseuse. Ces articulations, dites chondro-sternales, sont des arthrodies, présentant, comme on va le voir, une grande analogie avec les articulations costo-vertébrales précédemment décrites.

1° Surfaces articulaires. — Nous les examinerons séparément sur le sternum et sur le cartilage costal :

a. ***Du côté du sternum,*** nous rencontrons deux petites facettes planes, l'une supérieure, l'autre inférieure. De ces deux facettes, la supérieure regarde en dehors et en bas ; l'inférieure, en dehors et en haut. Elles s'inclinent l'une vers l'autre de façon à former par leur ensemble un angle dièdre ou, si l'on veut, une cavité angulaire ouverte en dehors : c'est ce que nous avons désigné, en ostéologie, sous le nom d'*échancrure costale*. — Ces échancrures costales répondent, à droite et à gauche, aux lignes de soudure des pièces sternales primitives et nous ferons remarquer, au sujet de leurs rapports réciproques, qu'elles se rapprochent graduellement les unes des autres en allant de la poignée du sternum vers l'appendice xiphoïde (fig. 419) : les deux ou trois dernières sont pour ainsi dire contiguës. — La forme de la surface articulaire sternale, telle que nous venons de la décrire, est particulière au fœtus et à l'enfant. Avec les progrès de l'âge, l'angle dièdre qui la limite en dedans s'atténue graduellement. En même temps, les deux facettes supérieure et inférieure, de planes qu'elles étaient, deviennent légèrement concaves et l'échancrure costale dans son ensemble revêt l'aspect d'une excavation plus ou moins arrondie. — Mais, quelle que soit sa forme, elle est toujours recouverte, à l'état frais, par une mince couche de fibro-cartilage.

b. ***Du côté du cartilage costal,*** nous avons également deux facettes, l'une supérieure, l'autre inférieure, mais regardant en sens inverse et transformant l'extrémité du cartilage sur laquelle elles reposent en un angle saillant : c'est un véritable coin (fig. 419), qui vient se placer dans la cavité angulaire correspondante, en la remplissant exactement. — Comme la surface sternale, la surface articulaire du cartilage se modifie avec les progrès de l'âge : l'angle saillant qui la termine s'émousse, les deux facettes supérieure et inférieure deviennent légèrement convexes et, de ce fait, le coin cartilagineux prend peu à peu la forme d'une sorte de tête. — Ici encore une mince couche de fibro-cartilage revêt dans toute son étendue la surface articulaire.

2° Moyens d'union. — Les moyens d'union de l'articulation chondro-sternale rappellent exactement ceux de l'articulation costo-vertébrale. Comme pour cette dernière, nous rencontrons ici : 1° un ligament interosseux ; 2° une capsule fibreuse, que renforcent deux ligaments rayonnés, l'un antérieur, l'autre postérieur.

a. *Ligament interosseux.* — Le ligament interosseux (fig. 419,11) s'insère, d'une part sur le sommet du coin cartilagineux, d'autre part sur la partie la plus profonde de la fossette sternale. Il est situé, comme son nom l'indique, dans l'intérieur même de l'articulation. Mais il n'en occupe le plus souvent que la partie antérieure, nou-

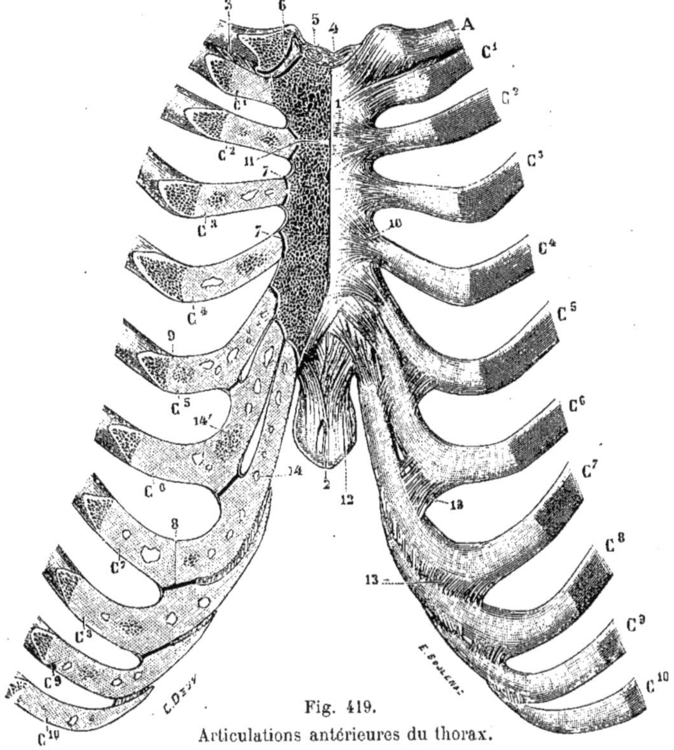

Fig. 419.

Articulations antérieures du thorax.

(Du côté droit, la moitié du sternum et la partie antérieure des côtes et des cartilages costaux ont été abrasés d'un trait de scie vertico-transversal.)

A, clavicule. — C^1, C^2, C^3... C^{10}, les dix premières côtes et les dix premiers cartilages costaux. — 1, poignée du sternum. — 2, appendice xiphoïde. — 3, ligament costo-claviculaire. — 4, ligament interclaviculaire. — 5, os suprasternal (anormal). — 6, ménisque de l'articulation sterno-claviculaire. — 7, synoviales des articulations chondro-sternales. — 8, articulations interchondrales. — 9, articulations chondro-costales. — 10, ligaments rayonnés antérieurs. — 11, ligament interosseux de la deuxième articulation chondro-sternale, se continuant avec le fibro-cartilage articulaire qui unit les deux premières pièces du sternum. — 12, ligament costo-xiphoïdien. — 13, trousseaux fibreux unissant les cartilages costaux entre eux. — 14, petits noyaux calcaires contenus dans l'épaisseur des cartilages : quelques-uns (14') présentent l'aspect osseux.

velle analogie que présentent les articulations chondro-sternales avec les articulations costo-vertébrales.

b. *Ligament capsulaire.* — Le ligament capsulaire s'étend du pourtour d'une surface articulaire à l'autre. Il n'est autre que la membrane fibreuse d'enveloppe du cartilage costal (périchondre), se continuant sans s'interrompre avec le périoste qui revêt le sternum.

c. *Ligament rayonné antérieur.* — Le ligament rayonné antérieur (fig. 419,10), qui renforce en avant la capsule articulaire, prend naissance par une extrémité relativement étroite sur la partie antérieure du cartilage costal. De là, il se porte en dedans, en s'élargissant à la manière d'un éventail : ses faisceaux supérieurs et ses faisceaux inférieurs, les premiers obliquement ascendants, les seconds obliquement descendants, s'entre-croisent avec ceux des ligaments rayonnés voisins ; ses faisceaux moyens, dirigés transversalement, s'entremêlent sur la ligne médiane avec les faisceaux similaires du côté opposé. Le ligament rayonné antérieur, arrivé sur le sternum, présente des connexions intimes, d'une part avec le périoste sous-jacent, d'autre part avec les faisceaux d'origine du muscle grand pectoral.

d. *Ligament rayonné postérieur.* — Le ligament rayonné postérieur situé en arrière de l'articulation, présente la même disposition que l'antérieur. Il est, toutefois, beaucoup plus faible, souvent même peu distinct de la capsule articulaire.

3° Synoviales. — Comme les articulations costo-vertébrales, les articulations chondro-sternales ne possèdent que des synoviales rudimentaires. Chaque articulation, la première exceptée (voy. plus bas), en possède une ou deux, suivant le degré de développement du ligament interosseux, je veux dire suivant que ce ligament interosseux occupe, dans le plan horizontal, toute l'étendue ou une partie seulement de la cavité articulaire. On en compte le plus souvent deux pour le deuxième cartilage (fig. 419), qui correspond à l'articulation sternale supérieure, une seule pour les cinq cartilages suivants. Dans certains cas, la partie de l'articulation qui est placée au-dessus du ligament interosseux est traversée par des faisceaux conjonctifs qui vont du cartilage au sternum : de ce fait, la cavité articulaire est, sur ce point, plus ou moins oblitérée.

Les articulations chondro-sternales présentent suivant les sujets et, sur le même sujet, d'un côté à l'autre, les plus grandes variétés. Musgrove (1893), qui a étudié leur constitution anatomique sur dix-huit sujets, sur trente-six séries d'articulations par conséquent, nous fournit à cet égard des résultats très démonstratifs, que je résume dans le tableau suivant :

	PAS DE CAVITÉ	UNE SEULE CAVITÉ	DEUX CAVITÉS	TOTAL
Première articulation chondro-sternale	36	0	0	36
Deuxième articulation chondro-sternale	2	13	21	36
Troisième articulation chondro-sternale	2	22	12	36
Quatrième articulation chondro-sternale	3	29	4	36
Cinquième articulation chondro-sternale	6	27	3	36
Sixième articulation chondro-sternale.	12	24	0	36
Septième articulation chondro-sternale.	19	17	0	36

Ces synoviales s'atténuent, du reste, au fur et à mesure que le sujet avance en âge. Il en est de même, naturellement, de la cavité qu'elles limitent : l'arthrodie perd graduellement, avec sa mobilité, ses caractères de diarthrose, pour se rapprocher peu à peu des amphiarthroses.

4° Caractères propres à quelques articulations chondro-sternales. — La première, la deuxième et la septième des articulations chondro-sternales se distinguent des autres par quelques caractères particuliers :

La *première articulation chondro-sternale* diffère des articulations suivantes, tout d'abord en ce que ses surfaces articulaires sont à la fois très larges et très hautes, planes au lieu d'être anguleuses. — D'autre part, il n'existe que très rarement, entre les deux pièces squelettiques, de cavité articulaire. Le plus souvent, la surface cartilagineuse se continue directement avec le sternum, constituant ainsi une sorte de synarthrose, qui rappelle morphologiquement les articulations chondro-costales. Musgrove, comme nous l'avons vu plus haut, a rencontré cette disposition 36 fois sur 36 articulations examinées. Le professeur Tschaussow, qui a eu l'occasion d'étudier les différentes articulations chondro-sternales sur 89 sujets de dix à quatre-vingt-dix ans, a constaté, sur 19 d'entre eux, l'existence d'une cavité articulaire entre le premier cartilage costal et le sternum : sur 8 sujets, la cavité était bilatérale ; sur les 11 autres, elle était unilatérale, à droite sur 6, à gauche sur 5. — La première articulation chondro-sternale nous présente, enfin, deux petits ligaments triangulaires, l'un en avant, l'autre en arrière. Ces deux ligaments dits *conoïdes* (fig. 421, 6), s'insèrent, en dehors, sur le bords supérieur du cartilage costal. De là, ils se portent en dedans et viennent se fixer à la partie correspondante du sternum, en s'écartant légèrement l'un de l'autre et en ménageant ainsi, au-dessus du premier cartilage costal, une petite dépression de forme triangulaire destinée à recevoir la facette costale de la clavicule.

La *deuxième articulation chondro-sternale* est caractérisée par une disposition angulaire (fig. 419) qui est beaucoup plus prononcée que pour les autres articulations. De plus, sa cavité articulaire est à peu près constante, quel que soit l'âge du sujet.

La *septième articulation chondro-sternale*, enfin, nous présente un ligament qui lui appartient en propre : c'est le ligament costo-xiphoïdien (fig. 419,12), large bandelette fibreuse, qui s'insère, d'une part sur le bord inférieur du septième cartilage costal, d'autre part à la face antérieure de l'appendice xiphoïde.

5° **Artères et nerfs**. — Les *artères* des articulations chondro-sternales sont fournies par les rameaux antérieurs de la mammaire interne. — Les *nerfs* proviennent des intercostaux.

§ IV. — Articulations des cartilages intercostaux entre eux ou articulations interchondrales

Les sixième, septième et huitième cartilages costaux (quelquefois le cinquième, quelquefois aussi le neuvième) s'articulent chacun avec le cartilage sous-jacent au moyen d'une arthrodie.

1° **Surfaces articulaires**. — Ces articulations, dites interchondrales, sont situées, non pas à l'extrémité antérieure des cartilages costaux, mais à leur partie moyenne, le plus souvent sur un point qui est plus rapproché de leur extrémité externe que de leur extrémité interne. Pour les former, les cartilages correspondants s'élargissent au niveau de leurs bords, marchent ainsi l'un vers l'autre et arrivent à se rencontrer (fig. 419,8). Au point de contact se développe, sur chacune des deux pièces cartilagineuses, une facette ovalaire à grand axe transversal.

2° **Moyens d'union**. — Les deux facettes articulaires sont maintenue en présence : 1° par le périchondre, qui, au niveau de chaque articulation interchondrale, passe sans s'interrompre, d'un cartilage à l'autre, en constituant une sorte de ligament capsulaire ; 2° par quelques faisceaux fibreux, à direction verticale ou oblique (fig. 419,13), qui se disposent sur la face antérieure de l'articulation et qui vont d'un cartilage à l'autre. On trouve encore, sur la face postérieure, des faisceaux analogues ; mais ces faisceaux interchondraux postérieurs sont beaucoup plus minces que les antérieurs.

3° **Synoviale**. — Une synoviale rudimentaire revêt intérieurement la capsule articulaire et permet ainsi aux surfaces en présence de légers mouvements de glissement.

4° Artères et nerfs. — Les *artères* destinées aux articulations interchondrales sont fournies par la musculo-phrénique, l'une des branches terminales de la mammaire interne. — Les *nerfs* émanent des intercostaux voisins.

Ligaments interchondraux. — Outre les articulations ci-dessus décrites, les cartilages costaux sont encore réunis à distance par un ensemble de faisceaux fibreux, qui, parfois, forment entre eux de véritables membranes. Ces faisceaux, que l'on peut, en raison de leur situation, désigner sous le nom de *ligaments interchondraux*, s'étendent d'un cartilage à l'autre et sont particulièrement bien développés du troisième au neuvième. Ils sont situés immédiatement en dedans des muscles intercostaux externes, dont ils continuent la direction, et représentent vraisemblablement l'extrémité antérieure de ces muscles frappée d'atrophie. Ce sont encore là des pseudo-ligaments.

§ V. — Articulations des différentes pièces du sternum entre elles ou articulations sternales

Le sternum se compose, chez l'adulte, de trois pièces distinctes : la poignée, le corps et l'appendice xiphoïde. Ces trois pièces sont unies entre elles par deux articulations, dites sternales, que nous distinguerons en supérieure et inférieure.

A. — Articulation sternale supérieure

L'articulation sternale supérieure réunit l'une à l'autre la poignée et le corps du sternum. C'est, suivant les cas, une amphiarthrose ou une diarthro-amphiarthrose.

1° Surfaces articulaires. — Pour cette articulation, la poignée du sternum nous présente une surface plane, ovalaire, à grand axe transversal, revêtue dans toute son étendue d'une mince couche de cartilage hyalin. Sur le corps du sternum se voit une surface similaire, également revêtue de cartilage hyalin.

2° Fibro-cartilage interarticulaire. — Entre ces deux surfaces se dispose un fibro-cartilage, qui présente exactement la même configuration que ces dernières et qui, d'autre part, adhère intimement à l'une et à l'autre. Ce fibro-cartilage, véritable *ligament interosseux*, se continue latéralement avec le ligament homonyme de la deuxième articulation chondro-sternale (fig. 419,11). Il est très variable dans sa constitution anatomique : tantôt, il nous offre une consistance identique sur tous ses points ; tantôt, sa partie centrale se distingue nettement des parties périphériques en ce qu'elle est plus molle et comme diffluente (fig. 420,A); sur certains sujets, enfin, il existe à son centre une véritable cavité, allongée transversalement comme le fibro-cartilage lui-même (fig. 420,B). L'articulation sternale, dans ce dernier cas, présente une certaine analogie avec les diarthroses : c'est une diarthro-amphiarthrose.

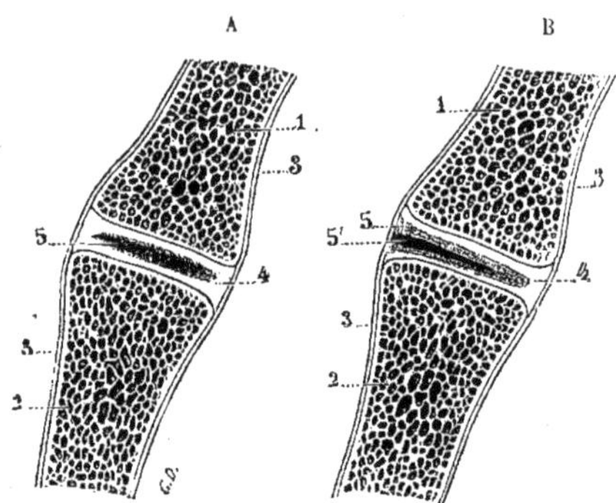

Fig. 420.

Coupe sagittale de l'articulation de la première pièce du sternum avec la seconde : A, articulation sans cavité articulaire ; B, articulation avec cavité articulaire.

1, 2, première et deuxième pièces du sternum. — 3, 3, périoste. — 4, couche cartilagineuse. — 5, couche fibro-cartilagineuse, avec 5', cavité centrale.

Quand elle existe, la cavité articulaire occupe la partie antérieure (moitié antérieure ou tiers antérieur) du disque intersternal. Elle est limitée en haut (fig. 420,B) par une lame fibro-cartilagineuse d'un gris jaunâtre, tranchant nettement sur la coloration blanche du cartilage hyalin qui est situé au-dessus d'elle. En bas, elle est limitée encore par un liséré fibro-cartilagineux reposant sur une couche de cartilage. Mais ici, comme nous le montre nettement la figure précitée, les deux couches fibro-cartilagineuse et cartilagineuse sont moitié moins épaisses qu'à la partie supérieure : le liséré fibro-cartilagineux est à peine visible, tellement il est mince.

D'après Luschka, le fibro-cartilage interarticulaire se compose exclusivement, chez le nouveau-né, de faisceaux fibreux et élastiques sans cellules cartilagineuses : ces dernières ne feraient leur apparition que vers la huitième ou la dixième année.

3° Moyens d'union. — Outre le fibro-cartilage précité, les deux premières pièces sternales sont encore maintenues en présence par le périoste, qui, sans s'interrompre, passe d'une pièce à l'autre en constituant à l'articulation une sorte de ligament capsulaire. Ce manchon périostique se trouve renforcé, tant sur la face postérieure du sternum que sur sa face antérieure, par de nombreux faisceaux fibreux à direction verticale ou plus ou moins oblique.

Mouvements. — L'articulation sternale supérieure ne nous présente que des mouvements peu étendus. Dans le jeu respiratoire, la poignée et le corps du sternum s'infléchissent l'une sur l'autre, en se portant soit en avant, soit en arrière. Ces deux pièces, on le sait, s'unissent l'une à l'autre, en formant un angle fortement obtus, à sinus postérieur : cet angle, appelé *angle de Louis*, est agrandi dans le premier cas, diminué dans le second.

B. — Articulation sternale inférieure

L'articulation sternale inférieure réunit le corps du sternum à l'appendice xiphoïde. C'est une synchondrose (fig. 403).

Comme la précédente, elle nous offre deux surfaces planes et allongées transversalement.

Les deux pièces squelettiques sont maintenues en présence : 1° par une lame cartilagineuse, qui s'interpose entre les deux surfaces articulaires et adhère intimement à l'une et à l'autre ; 2° par un manchon fibreux, qui comme pour l'articulation précédente, n'est autre que le périoste passant sans s'interrompre du corps du sternum sur l'appendice xiphoïde.

Ainsi que nous l'avons déjà vu en ostéologie (p. 98), les deux articulations sternales ne sont que temporaires. — L'articulation sternale inférieure disparaît d'ordinaire de cinquante à soixante ans, par suite de l'ossification de son cartilage interarticulaire. — L'articulation sternale supérieure s'ossifie à son tour, mais dans l'extrême vieillesse seulement : il est même à remarquer que, dans la plupart des cas, cette ossification est incomplète, la portion centrale du ligament interosseux persistant à l'état de fibro-cartilage.

Voyez, au sujet des articulations des côtes et de celles du sternum : Mayer, *Ueber ein neuentdecktes Band, Jochband der Rippen*, Arch. f. Anatomie, 1834, p. 273 ; — Maisonneuve, *Recherches sur les luxations des deux premières pièces du sternum*, Paris, 1842 ; — Luschka, *Die anomalen Articulationen des ersten Rippenpaares*, Wien. Sitzungsb., 1860 ; — Bardeleben, *Ueber d. Episternum des Menschen*, Sitz. d. Jen. Gesellsch., 1879 ; — Sutton, *On the nature of certain ligaments*, Journ. of Anat. and Physiol., vol. XVIII, p. 225 ; — Meyer, *Der Mechanismus der Rippen*, Arch. f. Anatomie, 1885 ; — d'Ajutolo, *Su di alcune articolazioni anomale del primo paio di coste dell'uomo*, Mem. Acad. Bologna, 1891 ; — Tschaussow, *Zur Frage über die Sternocostalgelenke u. den Respirationtypus*, Anat. Anz., 1891 ; — Musgrove, *The costo-sternal articulations*, Journ. of Anat., 1893 ; — Macalister, *First costo-vertebral Joint*, Journ. of Anat. and Physiol., 1893.

CHAPITRE IV

ARTICULATIONS DES MEMBRES

Les différents leviers osseux qui entrent dans la constitution des membres, soit thoraciques, soit pelviens, sont reliés entre eux par des articulations tout aussi importantes que complexes. Ces articulations appartiennent, pour le plus grand nombre d'entre elles, à la grande classe des diarthroses. Elles permettent aux membres les mouvements les plus variés et les plus étendus et les favorisent ainsi dans l'accomplissement des deux principales fonctions qui leur sont dévolues dans la mécanique animale, la locomotion et la préhension.

Nous étudierons successivement, dans deux articles distincts :

1° Les *articulations du membre supérieur*;

2° Les *articulations du membre inférieur*.

ARTICLE PREMIER

ARTICULATIONS DU MEMBRE SUPÉRIEUR

Le membre supérieur, rattaché au tronc par son premier segment, l'épaule ou ceinture scapulaire, nous présente, en allant de la ceinture à l'extrémité libre, les six groupes d'articulations suivants :

1° Les *articulations des os de l'épaule entre eux et avec le thorax;*

2° L'*articulation du bras avec l'épaule* ou *articulation scapulo-humérale;*

3° L'*articulation de l'avant-bras avec le bras* ou *articulation du coude;*

4° Les *articulations des deux os de l'avant-bras entre eux* ou *articulations radio-cubitales;*

5° L'*articulation de la main avec l'avant-bras* ou *articulation du poignet;*

6° Les *articulations intrinsèques de la main.*

§ I. — Articulations des os de l'épaule

Des deux os de l'épaule, la clavicule s'articule d'une part avec le sternum et la première côte, d'autre part avec l'acromion : la première de ces articulations a reçu le nom d'*articulation sterno-costo-claviculaire;* la seconde, celui d'*articulation acromio-claviculaire.* La clavicule s'unit, en outre, à l'apophyse coracoïde par deux ligaments puissants, les *ligaments coraco-claviculaires.* Nous étudierons successivement le mode d'union de la clavicule avec les trois os précités. Nous décrirons ensuite deux formations fibreuses, qui appartiennent en propre à l'omoplate et qui, de ce fait, ont reçu le nom de ***ligaments propres au scapulum***.

A. — Articulation sterno-costo-claviculaire

L'articulation sterno-costo-claviculaire réunit l'extrémité interne de la clavicule d'une part au sternum, d'autre part au premier cartilage costal. Les deux surfaces en présence, inégales en étendue et configurées d'une façon un peu différente, ne se correspondent pas. Du reste, elles ne sont pas en contact immédiat : entre elles se trouve un fibro-cartilage, qui se moule exactement, en dehors sur la surface articulaire de la clavicule, en dedans sur celle du sternum. L'articulation sterno-costo-claviculaire devient ainsi une diarthrose par double emboîtement réciproque.

1° Surfaces articulaires. — Les surfaces articulaires se distinguent en interne ou thoracique et externe ou claviculaire.

a. *Surface thoracique.* — En dedans, du côté du thorax (fig. 421), nous rencontrons : 1° sur le sternum, une facette oblongue, à grand diamètre transversal, située sur le côté de la fourchette ; elle est obliquement dirigée de dedans en dehors et de haut en bas et, par conséquent, regarde en haut et en dehors ; quant à ses dimensions, elle mesure en moyenne 18 à 20 millimètres dans le sens transversal, 14 ou 15 millimètres dans le sens antéro-postérieur ; 2° sur le premier cartilage costal, une petite surface plane, de forme triangulaire, située sur la partie interne et supérieure de ce cartilage ; limitée en avant et en arrière par les deux ligaments conoïdes de la première articulation chondro-sternale (p. 459), cette facette se continue, au niveau de sa base, avec la partie externe de la facette sternale.

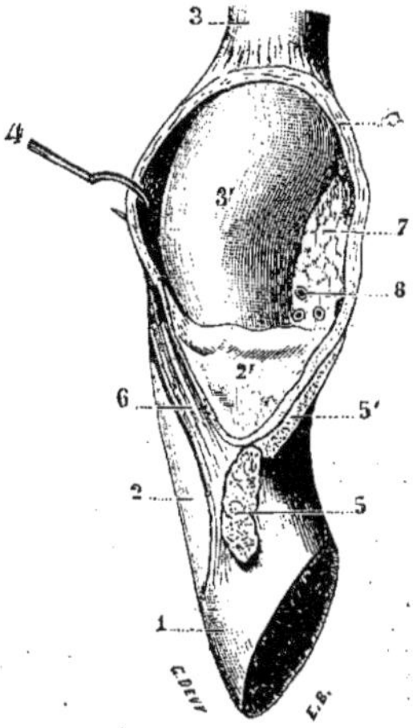

Fig. 421.
La surface sterno-costale, vue d'en haut (côté gauche).

1, première côte. — 2, cartilage costal, avec 2', sa surface articulaire. — 3, sternum (fourchette), avec 3', sa surface articulaire. — 4, capsule articulaire. — 5, 5', plan antérieur et plan postérieur du ligament costo-claviculaire. — 6, ligament conoïde antérieur. — 7, paquet graisseux, faisant fonction de frange synoviale. — 8, vaisseaux.

Les rapports réciproques des deux facettes précitées varient naturellement suivant que le premier cartilage costal est soudé avec le sternum ou lui est uni par une véritable diarthrose (voy. p. 459) : dans le premier cas, qui est de beaucoup le plus fréquent, les deux facettes se confondent au point de contact sans ligne de démarcation aucune : dans le second, elles sont séparées l'une de l'autre par un interligne articulaire, obliquement dirigé d'avant en arrière et un peu de dehors en dedans

b. *Surface claviculaire.* — En dehors, du côté de la clavicule (fig. 422), l'extrémité interne de cet os nous présente tout d'abord, sur sa face interne, une première facette à direction verticale (2), qui regarde la ligne médiane ; allongée d'avant en arrière, elle mesure en moyenne 18 millimètres de longueur sur 14 millimètres de hauteur. Au-dessous d'elle, et lui faisant suite, s'étale une deuxième facette (3), celle-ci toute petite, plane et disposée horizontalement. Cette deuxième facette, qui occupe la face inférieure de l'os, se continue avec la précédente sous un angle de 85 à 95 degrés.

c. *Revêtement cartilagineux.* — Une couche de fibro-cartilage revêt, dans toute leur étendue, les surfaces articulaires sternale et claviculaire. — Sur le sternum, elle présente son maximum d'épaisseur au voisinage du premier cartilage costal : elle mesure à ce niveau 1 millimètre d'épaisseur environ. De là, elle va en s'atténuant et devient, sur l'extrémité interne de la facette articulaire, excessivement mince. — Sur la clavicule, la couche fibro-cartilagineuse nous présente une disposition exactement inverse : elle s'amincit graduellement en allant de haut en bas; sa portion la plus épaisse, située à la partie la plus élevée de la surface articulaire, est de 1 millimètre à 1 millimètre et demi.

d. *Comparaison des deux surfaces articulaires.* — Si maintenant nous comparons l'une à l'autre les deux surfaces articulaires, nous constatons (fig. 423) : 1° que la surface sterno-costale, fortement concave dans le sens transversal, peut être considérée comme formant dans son ensemble un angle dièdre rentrant à sommet plus ou moins arrondi ; 2° que la surface claviculaire, avec sa facette verticale et sa facette horizontale, revêt, elle aussi, la forme d'un angle dièdre saillant, dont le sommet regarde celui de l'angle précédent. Malgré cela, les deux surfaces ne se correspondent pas d'une façon parfaite. Tout d'abord, la surface claviculaire est à peu près plane d'avant en arrière, la surface sterno-costale légèrement convexe dans le même sens. D'autre part, la facette sterno-costale est allongée transversalement, tandis que la surface claviculaire est plus étendue dans le sens antéro-postérieur que dans le sens transversal; autrement dit, le grand diamètre de l'une est perpendiculaire au grand diamètre de l'autre. Il en résulte naturellement que la clavicule déborde légèrement le sternum à la fois à sa partie antérieure et à sa partie postérieure.

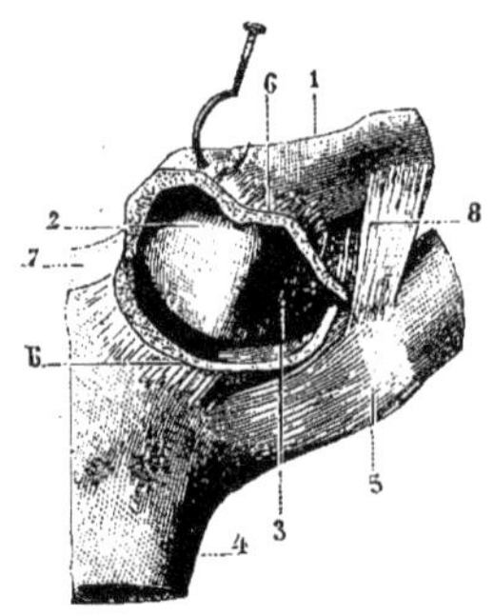

Fig. 422.
Pièces squelettiques de l'articulation sterno-costo-claviculaire, vue antérieure.

1, clavicule réclinée en haut et en arrière, avec : 2, sa facette verticale ; 3, sa facette horizontale. — 4, sternum. — 5, premier cartilage costal. — 6, 6, ligament antérieur incisé et érigné. — 7, ligament interclaviculaire. — 8, ligament costo-claviculaire.

2° Fibro-cartilage interarticulaire. — Le fibro-cartilage interarticulaire ou ménisque, situé entre la surface claviculaire et la surface sternale, comble exactement tout l'espace compris entre les deux os (fig. 423, 4). Il a la forme d'un disque fort irrégulier, obliquement dirigé de haut en bas et de dedans en dehors. Il est plus épais à son extrémité supérieure qu'à son extrémité inférieure, plus épais aussi à ses parties antérieure et postérieure qu'à sa partie moyenne, laquelle est quelquefois percée d'un trou. Ce trou, quand il existe, revêt ordinairement la forme d'une fente antéro-postérieure à bords irréguliers et comme déchiquetés.

Le ménisque sterno-claviculaire, en raison de sa forme, nous présente à considérer deux faces et une circonférence. — Les *deux faces* se distinguent en interne et externe : la première s'étale sur la facette sternale, dont elle prend exactement l'empreinte ; la seconde répond à la surface articulaire de la clavicule. Ces deux faces sont, tantôt lisses et unies, tantôt irrégulières et plus ou moins raboteuses. — La *circonférence* du ménisque répond naturellement à tout le pourtour de l'article. En avant et en arrière, le disque fibro-cartilagineux s'unit intimement avec l'appareil ligamenteux antérieur et postérieur. En haut, il se fusionne de même avec le ligament supérieur ; de plus, il se fixe solidement à la partie la plus élevée de la facette claviculaire dans une étendue de 6 à 8 millimètres. En bas, il se termine ordinairement sur le premier cartilage costal au point où ce dernier prend contact avec la facette sternale. Cette insertion inférieure du ménisque se prolonge parfois jusqu'au ligament costo-claviculaire et, dans ce cas, le premier cartilage costal ne prend qu'une part très indirecte ou même nulle à l'articulation de la clavicule avec le thorax.

Ainsi fusionné sur tout son pourtour avec les parties adjacentes, le ménisque sterno-claviculaire partage la cavité articulaire en deux compartiments distincts : un compartiment inféro-interne ou ménisco-sternal, situé entre le sternum et le ménisque; un compartiment supéro-externe ou ménisco-claviculaire, compris entre la face supérieure du ménisque et la clavicule. Il est à peine besoin de faire

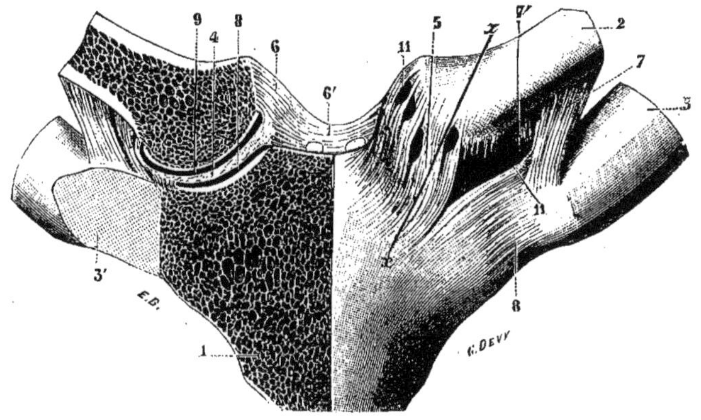

Fig. 423.

Articulation sterno-costo-claviculaire, vue antérieure.

(La moitié droite a été sciée verticalement et transversalement, pour laisser voir le ménisque et les deux cavités articulaires ; l'articulation du côté gauche est injectée au suif.)

1, sternum. — 2, clavicule. — 3, première côte, avec 3', premier cartilage costal. — 4, fibro-cartilage interarticulaire ou ménisque. — 5, ligament sterno-claviculaire antérieur. — 6, ligament sterno-claviculaire supérieur, avec 6', ligament interclaviculaire. — 7 et 7', plan antérieur et plan postérieur du ligament costo-claviculaire. — 8, ligament chondro-sternal antérieur. — 9, synoviale ménisco-sternale ou sous-méniscale, — 10, synoviale ménisco-claviculaire ou sus-méniscale. — 11, bourgeons synoviaux, s'échappant à travers les éraillures de la capsule fibreuse.

xx, axe (perpendiculaire à la surface sternale) suivant lequel est faite la coupe représentée dans la figure 424.

remarquer que, dans les cas signalés plus haut, où le ménisque présente un orifice central, les deux compartiments communiquent ensemble à travers cet orifice.

Quoique comblant exactement tout l'espace compris entre la surface articulaire de la clavicule et celle du sternum, le fibro-cartilage que nous venons de décrire n'a nullement pour but, comme cela s'observe ailleurs, de rétablir l'harmonie entre deux surfaces discordantes. Sa signification morphologique est tout autre : comme nous l'avons déjà vu en ostéologie (p. 99), la pièce fibro-cartilagineuse en question représente, chez l'homme et chez les anthropoïdes, la partie latérale de l'épisternum, qui, chez un grand nombre de mammifères, notamment chez les rongeurs et chez les insectivores, sert de trait d'union entre la poignée du sternum et l'extrémité interne de la clavicule.

3° Moyens d'union. — La capsule fibreuse qui unit entre eux la clavicule, le sternum et le premier cartilage costal, est renforcée en avant, en arrière, en haut et en bas par quatre ligaments, que nous distinguerons, en raison de leur situation, en antérieur, postérieur, supérieur et inférieur :

a. *Ligament antérieur*. — Le ligament antérieur (*ligament sterno-claviculaire antérieur*, fig. 423, 5), est situé, comme son nom l'indique, à la face antérieure de l'articulation. Il se fixe, en dehors, sur la partie antérieure et supérieure de l'extrémité interne de la clavicule. De là, il se porte obliquement en bas et en dedans et vient s'insérer en grande partie sur la face antérieure de la poignée du sternum, un peu au-dessous de sa facette articulaire. Ses faisceaux les plus externes se terminent sur le premier cartilage costal.

b. *Ligament postérieur*. — Le ligament postérieur (*ligament sterno-claviculaire postérieur*, fig. 424, 1') s'étale à la face postérieure de l'articulation. Analogue au précédent, mais plus fort, il s'attache d'une part à la partie postérieure et supérieure de l'extrémité interne de la clavicule, d'autre part à la face postérieure de la première pièce du sternum, immédiatement au-dessous de sa facette articulaire. Ce ligament est en rapport immédiat avec les deux muscles sterno-hyoïdien et sterno-thyroïdien qui le recouvrent.

c. *Ligament supérieur*, *ligament interclaviculaire*. — Le ligament supérieur (*ligament sterno-claviculaire supérieur*, fig. 423, 6) est formé par des fibres très courtes qui s'insèrent, d'une part sur la partie supérieure de l'extrémité interne de la clavicule, d'autre part sur la partie correspondante du sternum, c'est-à-dire sur la partie latérale de la fourchette. Au-dessus de ces fibres courtes, qui constituent le ligament sterno-claviculaire supérieur proprement dit, se trouvent d'autres fibres, beaucoup plus longues, qui, partant également de la partie supérieure de la clavicule, descendent vers la fourchette sternale, croisent la ligne médiane et remontent ensuite sur la clavicule du côté opposé.

Ces dernières fibres, fibres longues, qui vont ainsi d'une clavicule à l'autre, forment par leur ensemble un ligament spécial, impair et médian, de forme semi-lunaire (fig. 423, 6'), auquel on donne le nom de *ligament interclaviculaire*. Ses deux extrémités s'insèrent, à droite et à gauche, sur la partie la plus élevée de l'extrémité interne de la clavicule, entre le ligament sterno-claviculaire antérieur et le ligament sterno-claviculaire postérieur. Son bord supérieur, concave, répond aux téguments du cou. Son bord inférieur, convexe, repose sur l'échancrure médiane du sternum et lui adhère intimement dans toute son étendue, excepté sur la ligne médiane où il ménage ordinairement un ou deux orifices par lesquels passent des vaisseaux. Quant à ses deux faces, l'antérieure est recouverte par la peau, la postérieure par le muscle sterno-thyroïdien.

Le ligament interclaviculaire présente dans son développement des variations individuelles considérables : réduit, sur certains sujets, à une simple lame fibreuse ou même conjonctive, il revêt, chez d'autres, l'aspect d'un cordon épais et résistant, ayant parfois la même consistance que le ménisque interarticulaire. C'est dans son épaisseur que se développent, anormalement, les os supra-sternaux, dont la figure 419 (5) nous offre un exemple (voy. Ostéologie, p. 99). Au point de vue morphologique, la formation fibreuse, que l'on désigne improprement sous le nom de ligament interclaviculaire, doit être considérée comme représentant la partie interne de l'épisternum des vertébrés inférieurs.

d. *Ligament inférieur*. — Le ligament inférieur, encore appelé *ligament costo-claviculaire* en raison de ses insertions, *ligament rhomboïdal* en raison de sa forme (fig. 423, 7 et 7'), est constitué par un ensemble de faisceaux fibreux, très courts mais très résistants, qui unissent la clavicule au premier cartilage costal. Ces faisceaux s'insèrent, en bas, suivant une ligne transversale, qui occupe les trois quarts externes de ce cartilage et qui empiète même, dans la plupart des cas, sur l'extrémité interne de la première côte. De là, ils se portent obliquement en haut et en dehors et viennent se fixer sur la face inférieure de la clavicule, qui présente à cet effet des rugosités ou même une véritable fossette allongée transversalement. Sappey a fait remarquer, depuis longtemps déjà, que les fibres constitutives du ligament costo-claviculaire forment deux plans : un plan antérieur (7), dans lequel elles sont plus nombreuses, plus longues, dirigées plus obliquement ; un plan postérieur (7'), dans lequel elles sont presque verticales et par conséquent plus courtes. Entre les deux plans, se trouve un tissu cellulaire lâche et parfois même une bourse séreuse parfaitement développée.

4° **Synoviales**. — Le fibro-cartilage interarticulaire divisant l'articulation sterno-costo-claviculaire en deux cavités secondaires, il existe pour cette articulation deux synoviales distinctes : l'une interne ou ménisco-sternale, comprise entre le ménisque et le sternum ; l'autre externe ou ménisco-claviculaire, située entre le ménisque et la clavicule (fig. 423,9 et 10). Complètement indépendantes dans la grande majorité des cas, elles communiquent naturellement l'une avec l'autre quand le fibro-cartilage est perforé à son centre ou bien encore (quoique le fait soit très rare) quand l'extrémité inférieure de ce fibro-cartilage ne s'insère pas sur le premier cartilage costal et reste libre dans l'intérieur de la cavité articulaire. Des deux synoviales sterno-claviculaires, l'externe est plus étendue et plus lâche que l'interne. C'est là une conséquence du mode de locomotion de la clavicule : dans les déplacements de cet os, en effet, les mouvements les plus étendus s'effectuent entre la clavicule et le fibro-cartilage.

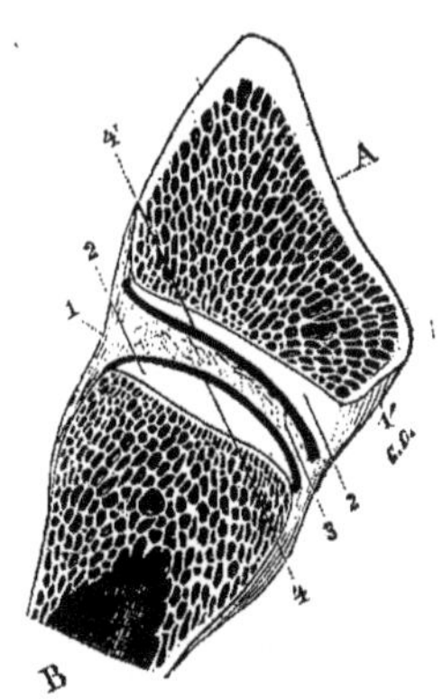

Fig. 424.
Coupe de l'articulation sterno-costo-claviculaire, pratiquée perpendiculairement à la surface sternale, suivant l'axe xx de la figure 369 (côté gauche, segment interne de la coupe).

A, clavicule. — B, sternum. — 1, 1', ligament antérieur et ligament postérieur de l'articulation. — 2, 2, cartilage. — 3, fibro-cartilage interarticulaire. — 4, 4', synoviale interne ou ménisco-sternale et synoviale externe ou ménisco-claviculaire.

La synoviale sterno-costo-claviculaire, assez lâche en dehors où elle forme ordinairement un petit cul-de-sac, est fortement bridée partout ailleurs par les ligaments antérieur, interne et postérieur. Il n'est pas rare, cependant, de la voir envoyer quelques prolongements, toujours de petites dimensions, entre les faisceaux de ces ligaments. La figure 423, représentant une articulation injectée au suif, nous en offre quelques exemples.

Vu en dedans, après ouverture de l'articulation, la synoviale articulaire nous présente à sa partie postéro-externe, immédiatement en avant du ligament conoïde postérieur, une frange synoviale plus ou moins développée suivant les sujets (fig. 421,7). Cette frange, qui m'a paru constante, est constituée par un paquet cellulo-graisseux de coloration gris jaunâtre ou gris rosé. Elle reçoit ordinairement une ou deux artérioles (fig. 421,8), qui arrivent à elle en passant au-dessous du ligament conoïde postérieur : j'ai pu, dans un cas, les suivre jusque dans le fibro-cartilage interarticulaire.

5° **Rapports**. — Placée à la limite du cou et du thorax, l'articulation sterno-costo-claviculaire présente des rapports très importants. Nous les examinerons séparément sur la face antérieure et sur la face postérieure :

a. La *face antérieure* de l'articulation est en rapport avec les origines du grand pectoral et avec le tendon sternal du muscle sterno-cléido-mastoïdien, qui la croise obliquement et glisse sur elle à l'aide d'un tissu cellulaire lâche. Plus superficiellement, elle est en rapport avec le tissu cellulaire sous-cutané et la peau.

b. La *face postérieure* répond tout d'abord aux deux muscles sterno-cléido-hyoïdien et sterno-thyroïdien (voy. ces muscles). Au delà de ces deux plans musculaires, se trouvent des vaisseaux très importants, mais qui sont différents à droite et à gauche (fig. 425) : *à droite*, le tronc artériel brachio-céphalique, se portant

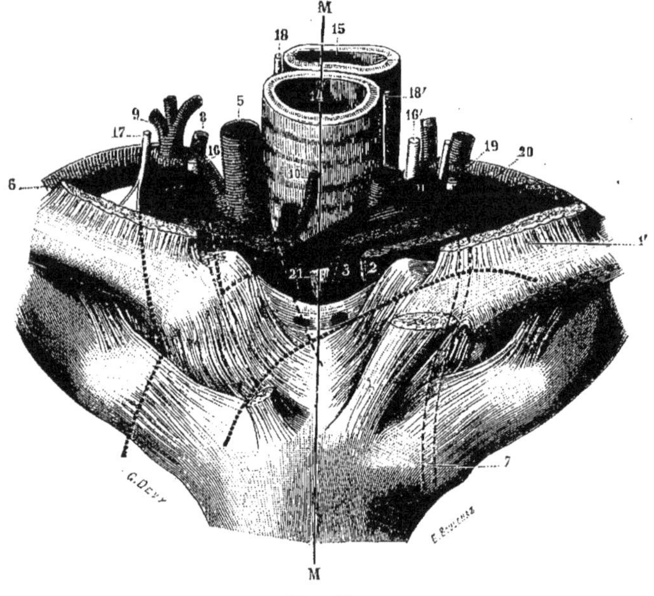

Fig. 425.

Rapports de l'articulation sterno-costo-claviculaire.

(La ligne MM indique le plan médian ou sagittal.)

1 et 1', chef sternal et chef claviculaire du muscle sterno-cléido-mastoïdien. — 2, sterno-cléido-hyoïdien. — 3, sterno-thyroïdien. — 4, tronc brachio-céphalique artériel, dont le trajet est indiqué par un pointillé rouge. — 5, carotide primitive. — 6, artère sous-clavière. — 7, mammaire interne (en pointillé). — 8, vertébrale. — 9, tronc thyro-cervical. — 10, thyroïdienne de Neubauer. — 11, jugulaire interne gauche. — 12, veine sous-clavière. — 13, tronc brachio-céphalique veineux du côté gauche. — 13', tronc brachio-céphalique veineux du côté droit, coupé immédiatement au-dessous de son origine. — 14, trachée-artère. — 15, œsophage. — 16, 16', nerfs pneumogastriques droit et gauche. — 17, nerf phrénique. — 18, 18', nerfs récurrents droit et gauche. — 19, canal thoracique. — 20, jugulaire externe gauche à son abouchement dans la sous-clavière. — 21, vestiges du thymus.

obliquement en haut et en dehors et, sur son côté externe, le tronc veineux brachio-céphalique droit : *à gauche*, le tronc veineux brachio-céphalique gauche, suivant un trajet presque horizontal et, en arrière de ce tronc veineux, la carotide primitive gauche ; l'artère sous-clavière gauche est située en arrière et en dehors de la carotide, sur un point plus éloigné de l'articulation par conséquent. Nous rappellerons enfin, comme présentant des rapports plus ou moins intimes avec l'articulation sterno-costo-claviculaire, l'artère mammaire interne et les deux nerfs phrénique et pneumogastrique : la mammaire interne, accompagnée de la veine homonyme et du nerf phrénique, chemine à la limite externe de l'articulation ; quant aux pneumogastriques, ils se trouvent situés, le droit en arrière et un peu en dehors du tronc artériel brachio-céphalique, le gauche sur le côté externe de la carotide primitive.

6° Artères et nerfs. — L'articulation sterno-costo-claviculaire reçoit ses artères de la mammaire interne et, parfois aussi, de la thoracique supérieure. Elle est innervée à la fois par la branche sus-claviculaire du plexus cervical superficiel et par quelques filets issus du nerf sous-clavier.

Mouvements. — La clavicule, portant à son extrémité externe l'épaule et avec l'épaule le membre supérieur tout entier, exécute, grâce à l'articulation que nous venons de décrire, tous les mouvements qui caractérisent les diarthroses : elle s'élève et s'abaisse ; elle se porte en avant et en arrière ; elle exécute, enfin, des mouvements de circumduction.

Dans ces différents mouvements, la clavicule se meut autour d'un axe, qui passe, non pas par l'articulation sterno-claviculaire elle-même, mais par un point situé un peu en dehors de cette articulation, dans l'extrémité interne de la clavicule par conséquent.

Il en résulte que les deux extrémités de la clavicule se meuvent simultanément, mais en sens inverse. Ainsi, dans les *mouvements d'élévation*, lorsque l'extrémité externe s'élève, l'extrémité interne s'abaisse, en glissant de haut en bas le long de la facette sterno-costale. Dans les *mouvements d'abaissement*, au contraire, lorsque l'extrémité externe descend pour reprendre sa position première, l'extrémité interne remonte, en glissant de bas en haut le long de cette même facette sterno-costale.

Il en est de même dans les *mouvements de projection en avant* et de *projection en arrière* de l'extrémité externe : l'extrémité interne, basculant toujours en sens inverse, se dirige en arrière dans le premier cas, se porte en avant dans le second.

Le *mouvement de circumduction* résulte, ici comme ailleurs, de la succession régulière des quatre mouvements précédents et nous ferons remarquer, à ce sujet, que la clavicule exécute en réalité deux mouvements de circumduction : l'un, tout petit, décrit par l'extrémité interne de la clavicule ; l'autre, beaucoup plus étendu, décrit par l'extrémité externe.

Muscles moteurs. — Ils se divisent en élévateurs, abaisseurs, projecteurs en avant et projecteurs en arrière.

1° *Élévateurs :* le trapèze, le chef externe du sterno-cléido-mastoïdien ;
2° *Abaisseurs :* le grand pectoral, le deltoïde, le sous-clavier ;
3° *Projecteurs en avant :* le grand pectoral, le deltoïde, le sous-clavier ;
4° *Projecteurs en arrière :* le trapèze, le chef externe du sterno-cléido-mastoïdien.

B. — Articulation acromio-claviculaire

L'articulation de l'extrémité externe de la clavicule avec l'acromion, articulation acromio-claviculaire, appartient au genre des arthrodies.

1° Surfaces articulaires. — Comme surfaces articulaires, nous avons : 1° *du côté de la clavicule*, une facette allongée d'avant en arrière, située sur l'extrémité externe de l'os ; elle est plane, légèrement rugueuse, regardant en dehors et un peu en bas ; 2° *du côté de l'acromion*, une facette similaire, occupant la partie la plus antérieure du bord interne de cette apophyse ; elle regarde en dedans et un peu en haut, de telle sorte que, lorsqu'on considère les os en place, on constate que la clavicule repose en partie sur l'acromion.

Ces deux facettes sont revêtues l'une et l'autre d'une couche de fibro-cartilage, toujours plus épaisse sur la facette acromiale que sur la facette claviculaire, plus épaisse aussi à sa partie supérieure qu'à sa partie inférieure.

2° Moyens d'union. — La clavicule et l'acromion sont réunis l'un à l'autre par une capsule fibreuse, qui s'insère, d'une part sur le pourtour de la facette claviculaire, d'autre part sur le pourtour de la facette acromiale. Cette capsule est renforcée en haut et en bas par deux ligaments, le ligament acromio-claviculaire supérieur et le ligament acromio-claviculaire inférieur :

Le *ligament acromio-claviculaire supérieur* (fig. 426,3) s'attache, en dehors sur la face supérieure de l'acromion, en dedans sur la face supérieure de l'extrémité externe de la clavicule. Ce ligament est constitué par un ensemble de faisceaux fibreux à direction transversale ; il est remarquable par son épaisseur et sa résistance.

Le *ligament acromio-claviculaire inférieur* (fig. 426,4) beaucoup plus mince, souvent à l'état de simples vestiges, parfois complètement absent, est constitué, quand il existe, par des faisceaux, également transversaux, qui s'étendent de la face inférieure de l'acromion à la face inférieure de l'extrémité externe de clavicule.

3° **Fibro-cartilage interarticulaire**. — Les deux facettes claviculaire et acromiale sont souvent séparées l'une de l'autre (8 fois sur 23 cas d'après mes observations, soit une proportion de 34 p. 100) par l'interposition d'une lame fibro-cartilagineuse, dont la disposition et la structure rappellent exactement celles des ménisques interarticulaires. Ce fibro-cartilage, signalé en 1732 par Winslow et bien décrit dix ans plus tard par Weitbrecht, présente de nombreuses variations individuelles. Je les ramènerai aux huit types fondamentaux suivants :

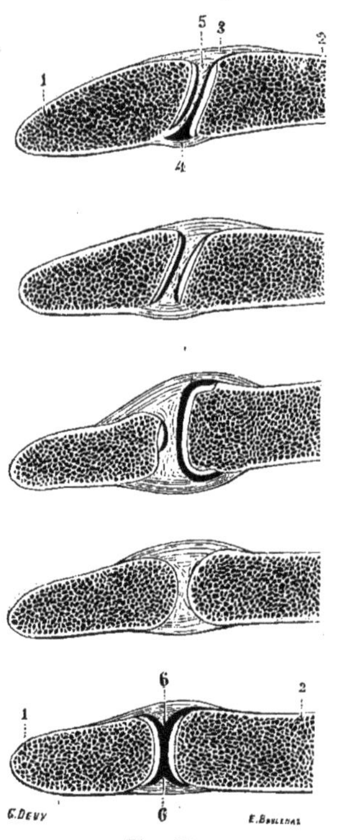

Fig. 426.

Coupe frontale de l'articulation acromio-claviculaire, pour montrer les différents types de ménisque (côté droit, segment postérieur de la coupe).

1, acromion, — 2, clavicule. — 3, ligament acromio-claviculaire supérieur. — 4, ligament acromio-claviculaire inférieur. — 5, ménisque. — 6, 6, franges synoviales supérieure et inférieure.

Premier type. — Le fibro-cartilage se détache du revêtement fibro-cartilagineux de la facette acromiale, dont il n'est qu'une dépendance; il fait corps avec la partie supérieure de ce revêtement et ne descend que de quelques millimètres dans l'intérieur de l'articulation.

Deuxième type. — Complètement indépendant du fibro-cartilage d'encroûtement de la facette acromiale, il affecte la forme d'un coin, dont la base répond au ligament acromio-claviculaire supérieur et dont le sommet, aminci et tranchant, reste libre dans l'articulation.

Troisième type. — Le fibro-cartilage, plus développé que dans les deux types précédents, répond en haut au ligament acromio-claviculaire supérieur et se fusionne en bas avec la partie inférieure de la facette claviculaire. La cavité articulaire est subdivisée, dans ce cas, en deux cavités distinctes : l'une, interne, située entre le ménisque et la clavicule ; l'autre, externe, comprise entre l'acromion et le ménisque.

Quatrième type. — Encore une cloison complète en direction sagittale, allant du ligament acromio-claviculaire supérieur au ligament acromio-claviculaire inférieur. Comme dans le type précédent, il existe deux cavités articulaires, l'une interne, l'autre externe. D'après W. Gruber (de Saint-Pétersbourg), cette disposition serait excessivement rare : il ne l'aurait rencontrée, en effet, que 3 fois sur 400 cas. Je suis vraisemblablement tombé sur une série heureuse, car je l'ai observée 2 fois sur les 23 articulations acromio-claviculaires que j'ai examinées à ce sujet.

Cinquième type. — Le ménisque revêt la forme d'une cloison sagittale percée à son centre d'un orifice circulaire ou elliptique à grand axe antéro-postérieur.

Sixième type. — Il est constitué par une double lame, l'une ascendante, l'autre descendante. Chacune de ces lames, triangulaire quand elle est vue en coupe, répond par son bord adhérent au ligament acromio-claviculaire correspondant, tandis que son bord libre, irrégulier et plus ou moins frangé, répond à la partie moyenne de la cavité articulaire.

Septième type. — Le ménisque est représenté par une lame fibro-cartilagineuse fort épaisse, unissant à la manière d'un ligament interosseux l'acromion à la clavicule, sans la moindre ébauche de cavité articulaire.

Huitième type. — Lame fibro-cartilagineuse, encore très épaisse, allant du ligament supérieur au ligament inférieur, avec cavité articulaire très développée entre le ménisque et la clavicule, cavité à peine ébauchée ou même nulle entre le ménisque et l'acromion.

4° **Synoviale**. — La synoviale de l'articulation acromio-claviculaire revêt, ici comme ailleurs, la surface intérieure de la capsule articulaire. Elle est généralement simple. Ce n'est que dans les cas exceptionnels où le fibro-cartilage occupe toute la hauteur de l'articulation et n'est pas perforé à son centre, que cette synoviale est double. Je l'ai vue, dans un cas, communiquer avec la bourse sous-acromiale et, par l'intermédiaire de cette dernière, avec la synoviale de l'articulation de l'épaule. Une injection au suif, poussée dans l'articulation scapulo-humérale, avait rempli à la fois les trois séreuses.

5° **Rapports**. — L'articulation acromio-claviculaire répond, en avant aux faisceaux moyens du deltoïde, en arrière aux faisceaux moyens du trapèze. — Sa face inférieure, profondément située, est en rapport avec l'extrémité externe du ligament acromio-coracoïdien et, sur un plan plus postérieur, avec le muscle sus-épineux. — Sa face supérieure, toute superficielle, est recouverte par la peau, qui glisse sur elle avec la plus grande facilité.

6° **Artères et nerfs**. — L'articulation acromio-claviculaire reçoit ses *artères* de la cervicale transverse, branche de la sous-clavière, et de l'acromio-thoracique, branche de l'axillaire. — Ses *nerfs* proviennent de la branche sus-acromiale du plexus cervical superficiel.

Mouvements. — L'articulation acromio-claviculaire ne présente que de simples mouvements de glissement. Ces mouvements de glissement, quoique très limités, sont suffisants pour permettre à l'omoplate des déplacements très étendus, déplacements qui modifient naturellement les relations de cet os avec le thorax.

Parmi les mouvements qu'exécute l'omoplate autour de la clavicule, l'un des plus importants est un mouvement de *rotation* ou de *bascule* autour d'un axe qui passerait par les articulations acromio- et coraco-claviculaire et dans lequel la face antérieure de l'omoplate glisse sur la partie correspondante du thorax, comme s'il existait entre les deux surfaces une véritable synoviale.

Ces mouvements sont tels que l'angle externe et l'angle supérieur de l'omoplate se meuvent simultanément, mais en sens inverse : l'angle externe s'abaisse lorsque l'angle supérieur s'élève ; et, vice versa, l'angle externe s'élève lorsque l'angle supérieur s'abaisse.

Comme, d'autre part, le moignon de l'épaule subit les mêmes déplacements que l'angle externe du scapulum, qui est placé au-dessous de lui, nous pouvons immédiatement déduire de ce qui précède les deux propositions suivantes, que nous rencontrerons à chaque instant dans l'étude des muscles de cette région :

1° *Tout muscle, quelles que soient sa situation et ses insertions, qui élève l'angle supérieur de l'omoplate abaisse du même coup le moignon de l'épaule ;*

2° *Tout muscle qui abaisse l'angle supérieur élève du même coup le moignon de l'épaule.*

Il est à peine besoin de faire remarquer que, lorsque l'angle externe de l'épaule s'abaisse, l'angle inférieur se rapproche de la colonne vertébrale, qu'il s'éloigne au contraire de la ligne médiane toutes les fois que l'angle externe s'élève.

Articulation acromio-spinale. — Dans le cas où l'acromion ne s'est pas soudé au scapulum et constitue ainsi une pièce squelettique indépendante, l'*os acromial* (voy. Ostéol., p. 259), cet os s'unit à l'épine scapulaire à l'aide d'une articulation anormale, qui prend le nom d'articulation acromio-spinale. Cette articulation varie beaucoup dans sa nature : tantôt, c'est une simple synchondrose ; tantôt, une amphiarthrose ou une diarthro-amphiarthrose ; dans quelques cas, enfin, elle devient une véritable arthrodie. Quel que soit son degré d'organisation, l'articulation acromio-spinale possède comme moyen d'union une sorte de manchon fibreux, qui n'est autre que le périoste passant sans s'interrompre d'une pièce squelettique à l'autre.

C. — Union de la clavicule avec l'apophyse coracoïde

En passant au-dessus de l'apophyse coracoïde, la clavicule s'unit à cette apophyse au moyen de deux ligaments, l'un antéro-externe, l'autre postéro-interne. Les deux pièces osseuses, disons-le tout de suite, n'arrivent pas au contact l'une de l'autre dans les conditions ordinaires et, de ce fait, les ligaments précités sont de simples ligaments à distance.

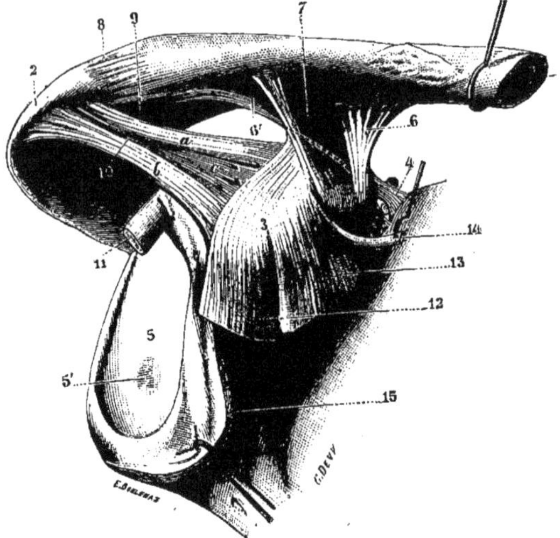

Fig. 427.

Épaule droite, vue antérieure, pour montrer : 1° le mode d'union de la clavicule avec l'omoplate ; 2° le ligament coracoïdien ; 3° le ligament acromio-coracoïdien.

1, clavicule. — 2, acromion. — 3, apophyse coracoïde. — 4, ligament coracoïdien. — 5, cavité glénoïde, avec 5', sa tache grisâtre, correspondant au tubercule glénoïdien. — 6, 6', ligament conoïde. — 7, ligament trapézoïde. — 8, ligament acromio-claviculaire supérieur. — 9, ligament acromio-claviculaire inférieur. — 10, ligament acromio-coracoïdien, avec : *a*, son faisceau postérieur ; *b*, son faisceau antérieur ; *c*, sa portion moyenne, percée de trous. — 11, tendon du long biceps. — 12, court biceps et coraco-brachial. — 13, petit pectoral. — 14, faisceau fibreux allant à l'aponévrose du sous-clavier. — 15, capsule de l'articulation de l'épaule, érignée en bas.

1° Ligament coraco-claviculaire antéro-externe. — Le ligament coraco-claviculaire antéro-externe (fig. 427, 7), encore appelé *ligament trapézoïde*, revêt la forme d'une lame quadrilatère, plus longue que large, orientée suivant le plan sagittal. Il s'attache, en bas, sur la partie postérieure du bord interne de l'apophyse coracoïde. De là, il se dirige obliquement en haut et en dehors, atteint la face inférieure de la clavicule et s'y insère, sur cette surface rugueuse que nous avons décrite en ostéologie (p. 252) au voisinage de l'extrémité externe de l'os. Ainsi disposé, le ligament trapézoïde nous présente, outre ses deux extrémités coracoïdienne et claviculaire, deux faces et deux bords, savoir : une face supéro-interne, qui regarde la clavicule ; une face inféro-externe, qui croise tout d'abord la face supérieure de l'apophyse coracoïde et surplombe ensuite le muscle sus-épineux ; un bord antérieur, qui est libre ; un bord supérieur, qui répond au ligament suivant.

2° Ligament coraco-claviculaire postéro-interne. — Le ligament coraco-claviculaire postérieur (fig. 427,6), encore appelé *ligament conoïde* en raison de sa forme triangulaire, est orienté suivant le plan frontal, perpendiculairement au précédent par conséquent. Il prend naissance, par son extrémité inférieure ou sommet, sur la base de l'apophyse coracoïde. Puis, se portant directement en haut, il se déploie à la manière d'un éventail et vient se fixer, par une base très large (de 25 à 30 millimètres en moyenne), sur le bord postérieur de la clavicule, immédiatement en arrière du ligament trapézoïde. Cette insertion supérieure du ligament conoïde est marquée, sur le squelette, par une crête rugueuse, en forme de croissant, dont la partie moyenne, plus saillante que les autres, acquiert parfois les dimensions d'une véritable apophyse, l'*apophyse du conoïde*.

Le bord externe du ligament conoïde et le bord postérieur du ligament trapézoïde arrivent au contact. A ce niveau, on rencontre parfois un petit interstice qui sépare les deux ligaments. Mais, le plus souvent, cet interstice séparatif n'existe pas et les deux lames fibreuses précitées se fusionnent par leurs bords. Il en résulte que, lorsqu'on soulève la clavicule, on aperçoit au-dessous d'elle une sorte de cavité anguleuse, dont le fond répond précisément à l'angle dièdre que forment les deux ligaments en se réunissant l'un à l'autre, et dont les quatre parois sont constituées, la supérieure par la clavicule, l'inférieure par la base de l'apophyse coracoïde, l'externe par le ligament trapézoïde, le postérieur par le ligament conoïde. Cette cavité est comblée par une masse de tissu cellulaire lâche, plus ou moins surchargé de graisse.

3° Bourses séreuses sous-claviculaires. — La clavicule et l'apophyse coracoïde sont séparées l'une de l'autre, dans les conditions ordinaires, par un intervalle de 8 à 10 millimètres. Dans certains mouvements, cependant, les deux os se rapprochent, arrivent au contact et peuvent même glisser l'un sur l'autre. Ces mouvements de rapprochement et de glissement sont favorisés par la présence de la masse cellulo-adipeuse, ci-dessus indiquée, qui comble tout l'intervalle compris entre la clavicule, l'apophyse coracoïde et les deux ligaments coraco-claviculaires. On rencontre même assez souvent (3 fois sur 6 environ), au sein de cette masse celluleuse sous-claviculaire, une véritable bourse séreuse (fig. 437,4'). Il existe parfois, dans l'épaisseur du ligament conoïde, une deuxième bourse séreuse, la bourse du ligament conoïde ; elle est plus petite que la précédente et peut communiquer avec elle.

Ligament bicorne de Caldani. — Caldani a décrit et représenté (Tab. XLI), sous le nom de *ligament bicorne*, une lame fibreuse qui, prenant naissance sur le bord interne de l'apophyse coracoïde, se porte ensuite en haut et en dedans et ne tarde pas à se diviser en deux faisceaux un faisceau supérieur, plus court, qui se termine sur la face inférieure de la clavicule ou sur la gaine fibreuse du muscle sous-clavier ; un faisceau inférieur, beaucoup plus long, qui vient se fixer sur la face supérieure de la première côte en se confondant plus ou moins avec le tendon d'origine de ce même muscle sous-clavier. Le *ligament coraco-claviculaire antérieur*, décrit par Henle et par Bourgery, répond exactement au faisceau claviculaire du ligament bicorne. Le ligament de Caldani n'est bien certainement qu'un pseudo-ligament (p. 393) ; il n'est, selon moi, que le vestige de l'insertion primitive du muscle sous-clavier à l'apophyse coracoïde, insertion qu'on rencontre normalement chez un grand nombre de mammifères. J'ai vu plusieurs fois, en effet, le ligament en question se détacher, non pas de la clavicule ou de l'aponévrose du sous-clavier, mais bien d'un faisceau charnu, qui formait le bord antérieur de ce dernier muscle. Dans un autre cas, le muscle sous-clavier presque tout entier allait se fixer à l'apophyse coracoïde, juste sur le point où s'insère le pseudo-ligament de Caldani.

Articulation coraco-claviculaire. — Anormalement, mais dans des cas qui sont loin d'être rares, on observe, entre l'apophyse coracoïde et la clavicule, une véritable articulation, appartenant au genre des arthrodies. Nous avons déjà eu l'occasion, en ostéologie (p. 254), de signaler cette disposition anatomique. La face inférieure de la clavicule et la partie correspondante de l'apophyse coracoïde nous présentent alors chacune une facette articulaire plane et encroûtée de cartilage diarthrodial. J'ai rencontré récemment un bel exemple de cette articulation sur un nègre : les deux facettes articulaires étaient planes, de forme circulaire, un peu plus allongées cependant dans le sens transversal que dans le sens antéro-postérieur : elles mesuraient 12 millimètres sur 8. Sur certains sujets, la facette coracoïdienne peut manquer et être remplacée alors par un dépôt cartilagineux sur la face supéro-interne du ligament trapézoïde. La facette claviculaire peut, de même, être remplacée par une nappe cartilagineuse plus ou moins différenciée et occupant l'extrémité externe du muscle sous-clavier.

Au sujet de la clavicule et de ses connexions, consultez : STRUTHERS, *The clavicle*, 90 p., Edinburgh, 1855 ; WALDEYER, *De claviculæ articulis et functione*, Dissert., Berlin, 1861 ; POIRIER, *La clavicule et ses articulations*, Journ. de l'anat., 1890 ; BELLINI, *Ligaments coraco-claviculaires*, Bull. Soc. anat., Paris, 1891.

D. — LIGAMENTS PROPRES AU SCAPULUM

On donne ce nom à deux bandelettes fibreuses, qui s'insèrent par l'une et l'autre de leurs extrémités sur le scapulum. Ce sont : le *ligament coracoïdien* et le *ligament acromio-coracoïdien*.

1° Ligament coracoïdien. — Le ligament coracoïdien (fig. 427,4) est une bandelette fibreuse, aplatie et mince, plus étroite à sa partie moyenne qu'à ses extrémités, qui s'étend de la base de l'apophyse coracoïde à la partie supérieure et postérieure de l'échancrure coracoïdienne (p. 257). Il convertit ainsi l'échancrure précitée en un véritable orifice, moitié osseux, moitié fibreux, qui fait communiquer la fosse sus-épineuse avec la fosse sous-scapulaire. Par ce trou passent le nerf sus-scapulaire et, au-dessous du nerf, une ou plusieurs veines qui servent de traits d'union entre les deux réseaux sous-scapulaire et sus-épineux. L'artère sus-scapulaire, accompagnée d'une veine, passe au-dessus du ligament.

Le ligament coracoïdien donne insertion, sur la partie interne, à quelques faisceaux du muscle omo-hyoïdien.

Assez souvent (4 fois sur 15 d'après PAUL DELBET), on rencontre au-dessous du ligament coracoïdien un deuxième ligament, plus court et plus mince, qui, comme le précédent, s'étend transversalement d'un bord à l'autre de l'échancrure coracoïdienne et que nous désignerons sous le nom de *ligament coracoïdien accessoire* (fig. 427). Quand il existe, ce ligament accessoire divise naturellement le trou coracoïdien en deux étages, l'un supérieur qui livre passage au nerf sus-scapulaire, l'autre inférieur pour la veine ou les veines sous-jacentes.

2° Ligament acromio-coracoïdien. — Le ligament acromio-coracoïdien (fig. 427,10) est une bandelette fibreuse de forme triangulaire, qui se dirige transversalement de l'apophyse coracoïde à l'acromion. Réuni à ces deux saillies osseuses, il forme avec elles une sorte de voûte ostéo-fibreuse, la *voûte acromio-coracoïdienne*, qui surplombe l'articulation de l'épaule.

Le ligament acromio-coracoïdien nous offre à considérer, en raison de sa forme, une base, un sommet, deux faces et deux bords. — Sa *base*, située en dedans, s'attache au bord externe de l'apophyse coracoïde dans toute son étendue. — Son *sommet*, situé en dehors, se fixe à l'extrémité antérieure de l'acromion, immédiatement en avant de l'articulation acromio-claviculaire. Ces insertions se prolongent sur la face inférieure de l'acromion jusqu'au niveau de son bord externe. — Sa *face supérieure* répond au muscle deltoïde qui la recouvre. — Sa *face inférieure* regarde l'articulation scapulo-humérale, dont elle est séparée par une bourse séreuse importante, sur laquelle nous reviendrons plus loin, la *bourse sous-acromiale*. — Son *bord postérieur*, relativement épais, est oblique de dedans en dehors et d'arrière en avant; il se continue avec l'aponévrose du muscle sus-épineux. — Son *bord antérieur*, plus mince et dirigé transversalement, dégénère en une lame celluleuse, qui se perd insensiblement à la face profonde du muscle deltoïde.

Envisagé au point de vue de sa constitution anatomique, le ligament acromio-coracoïdien est bien loin d'être homogène. Epais à sa partie antérieure et à sa partie postérieure, mince au contraire à sa partie moyenne, il se compose en réalité de deux faisceaux, l'un antérieur (*a*), l'autre postérieur (*b*), qui, fusionnés sur l'acromion, s'écartent progressivement en gagnant leur surface d'insertion coracoïdienne. Ces deux faisceaux, par suite de leur écartement réciproque, délimitent entre eux un espace triangulaire dont la base répond à l'apophyse coracoïde : il est comblé par des faisceaux fibreux (*c*), relativement rares, pour la plupart à direction oblique, dont l'ensemble constitue la portion moyenne du ligament, portion moyenne qui, comme nous l'avons dit plus haut, tranche nettement par sa minceur et son peu de résistance sur les deux autres portions. A sa base, se voient deux ou trois orifices, arrondis ou en forme de fente, à travers lesquels passent des vaisseaux et des pelotons adipeux. C'est au niveau de cette base de la portion moyenne du ligament acromio-coracoïdien que passe le tendon du petit pectoral, lorsque ce muscle, au lieu de s'arrêter sur l'apophyse coracoïde, descend anormalement sur la capsule humérale ou sur le trochiter (voy. *Ligament coraco-huméral* (p. 480).

Signification morphologique. — Les deux ligaments coracoïdien et acromio-coracoïdien s'insèrent, comme on le voit, par leurs deux extrémités sur un seul os, le scapulum ; ils devraient, en conséquence, être rayés de la liste des ligaments, dont l'attribut essentiel est de réunir deux os distincts, plus ou moins mobiles l'un sur l'autre. Ce sont des pseudo-ligaments. D'après Sutton, les deux bandelettes fibreuses en question seraient des homologues de pièces osseuses qui existent normalement, à leur lieu et place, chez quelques mammifères inférieurs, notamment chez le paresseux. Les faits ne sont pas rares où l'on rencontre, chez l'homme, un trou coracoïdien osseux sur tout son pourtour : le fait est beaucoup plus fréquent sur les sujets avancés en âge et, dans bien des cas sans doute, la disposition anatomique précitée relève d'une ossification pathologique ou simplement sénile du ligament coracoïdien. Mais cette disposition s'observe encore, quoique très rarement, dans le jeune âge et sur les sujets où l'on ne saurait invoquer l'influence d'un processus pathologique quelconque. Pour ces derniers cas tout au moins, il me paraît rationnel de penser que l'anomalie en question est une anomalie réversive, représentant un retour à une disposition ancestrale.

Ligament spino-glénoïdien. — On désigne sous ce nom un faisceau fibreux ou simplement conjonctif qui s'étend transversalement du bord externe de l'épine de l'omoplate au rebord postérieur de la cavité glénoïde (fig. 431,4) : il se termine, suivant les cas, sur le col de l'omoplate ou sur la partie correspondante de la capsule scapulo-humérale. Le ligament transverse inférieur de Henle répond à la même formation. Ce faisceau est à peu près constant. Comme nous le montre la figure 431, il forme une sorte de pont, au-dessous duquel passent le nerf du sous-épineux et une branche de l'artère sus-scapulaire.

§ II. — Articulation scapulo-humérale

L'articulation scapulo-humérale ou articulation de l'épaule proprement dite (allem. *Schultergelenk*, angl. *Shoulder-joint*) réunit l'humérus au scapulum, le membre supérieur à la ceinture thoracique. Comme son homologue du membre inférieur, l'articulation coxo-fémorale, elle appartient au genre des énarthroses.

1° Surfaces articulaires. — Cette articulation a pour surfaces articulaires, d'une part la tête de l'humérus, d'autre part la cavité glénoïde de l'omoplate, agrandie par un fibro-cartilage auquel on donne le nom de *bourrelet glénoïdien.*

a. *Tête de l'humérus*. — La tête de l'humérus (voy. Ostéologie, p. 261), arrondie et lisse, représente environ le tiers d'une sphère, dont le rayon serait de 25 à 30 millimètres. Elle mesure, en moyenne, 48 millimètres et demi dans le sens vertical, 45 millimètres seulement dans le sens antéro-postérieur; elle est donc un peu plus haute que large et, d'autre part, son rayon de courbure est un peu plus grand dans le plan vertical (25 millimètres) que dans le plan horizontal (22 millimètres). Vue en place, le sujet étant debout et le bras pendant le long du corps, la tête humérale regarde obliquement en haut, en dedans et en arrière. Son axe forme avec celui du corps de l'humérus un angle fortement obtus, qui mesure, suivant les sujets, de 130 à 150°.

La tête humérale est délimitée sur son pourtour par une partie rugueuse et plus ou moins rétrécie, qui a reçu le nom de *col anatomique :* ce rétrécissement de la portion sous-céphalique de l'humérus, assez bien marquée dans la moitié supérieure du col, s'atténue graduellement en passant dans la moitié inférieure et finit même par disparaître. En dehors du col se dressent deux saillies volumineuses : l'une, antérieure et relativement petite, le *trochin ;* l'autre, postérieure et plus volumineuse, le *trochiter*. Ces deux saillies, qui nous sont déjà connues et qui sont déterminées par des insertions musculaires, sont séparées l'une de l'autre par une gouttière, à direction verticale, qui descend jusqu'au tiers moyen de l'humérus : c'est la *coulisse bicipitale*, dans laquelle se loge, avec un prolongement de la synoviale articulaire, le tendon de la longue portion du biceps. Enfin, la tête humérale et les deux saillies trochinienne et trochitérienne sont supportées par une portion de l'os, relativement étroite, qui constitue le *col chirurgical*.

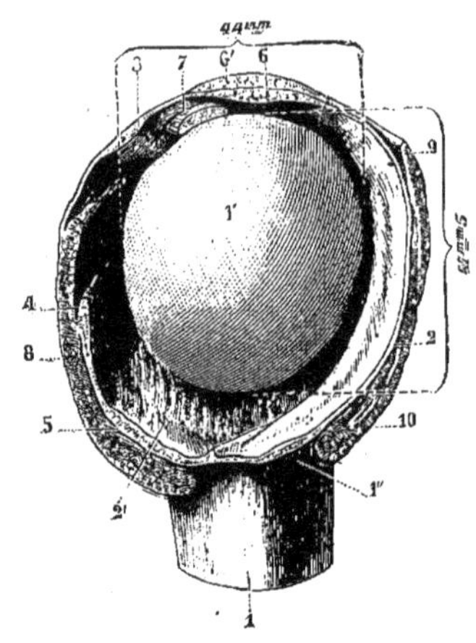

Fig. 428.

La tête de l'humérus, vue de face, avec sa collerette ligamenteuse.

1, humérus, avec : 1' sa tête ; 1'', son col chirurgical. — 2, capsule articulaire, avec 2', son insertion sur le col. — 3, ligament gléno-huméral supérieur. — 4, ligament gléno-huméral moyen. — 5, ligament gléno-huméral inférieur. — 6, ligament coraco-huméral. — 6', muscle sus-épineux. — 7, tendon du long biceps. — 8, muscle sous-scapulaire, s'engageant dans le foramen ovale de Weitbrecht. — 9, sous-épineux. — 10, petit rond.

A l'état frais, la tête de l'humérus est revêtue dans toute son étendue par une couche de cartilage hyalin, dont l'épaisseur mesure de $1^{mm},5$ à 2 millimètres. Cette épaisseur est parfois uniforme ; mais, dans la plupart des cas, cependant, elle est un peu plus considérable sur la partie supérieure de la tête que sur sa partie inférieure. Le revêtement cartilagineux de la tête humérale est limité, à sa périphérie, par une ligne irrégulièrement sinueuse, qui répond à la lèvre interne du col anatomique. En regard du trochin, il nous présente une sorte d'échancrure ou d'encoche (fig. 428), qui atteint 6 millimètres de profondeur et même plus : cette échancrure, que Welcker a cru devoir considérer comme étant l'homologue de la fossette du ligament rond de la tête fémorale, reçoit l'insertion d'un faisceau fibreux, ordinairement très développé, que nous décrirons plus loin sous le nom de ligament gléno-huméral supérieur.

b. *Cavité glénoïde.* — La cavité glénoïde ou glène scapulaire (voy. Ostéologie, p. 257) occupe l'angle externe de l'omoplate. Elle revêt dans son ensemble la forme d'un ovale, dont le grand axe serait vertical et la grosse extrémité dirigée en bas : elle regarde obliquement en dehors, en avant et en haut. Son diamètre vertical mesure, en moyenne, 35 millimètres ; son diamètre transversal, 25 millimètres seulement.

Vue sur l'os sec, la glène scapulaire est à peine excavée, bien différente en cela de cette cavité large et profonde, que l'os coxal offre à la tête fémorale. Nous avons déjà vu, en ostéologie, qu'elle présentait ordinairement, au niveau de son centre ou un peu au-dessous, une petite éminence arrondie et à contours mal délimités, le *tubercule glénoïdien* : peu accusée dans la plupart des cas, cette saillie revêt sur certains sujets l'aspect d'un vrai tubercule, dépassant d'un demi-millimètre et même plus le niveau du plancher glénoïdien. En dehors, la cavité glénoïde est délimitée par une ligne régulièrement courbe. En dedans, elle est délimitée également par un rebord curviligne, mais ce rebord interne n'est pas continu : il nous présente, un peu au-dessus de sa partie moyenne, une petite échancrure, l'*échancrure glénoïdienne* (fig. 429, 4''), qui empiète sur la surface articulaire et qui, par conséquent, diminue sa largeur sur ce point,

La glène scapulaire, de même que la tête de l'humérus, est revêtue à l'état frais d'une couche de cartilage diarthrodial. L'étude comparative de coupes faites en différents sens nous apprend que cette couche est plus épaisse à la périphérie qu'au centre, plus épaisse aussi à la partie inférieure qu'à la partie supérieure (fig. 430 et 434). Son minimum d'épaisseur correspond naturellement au tubercule glénoïdien : sur ce point, le cartilage revêt ordinairement l'aspect d'une tache jaunâtre ou grisâtre (fig. 429,4'), à contours mal définis, de 3 ou 4 millimètres de largeur : c'est la *tache glénoïdienne*.

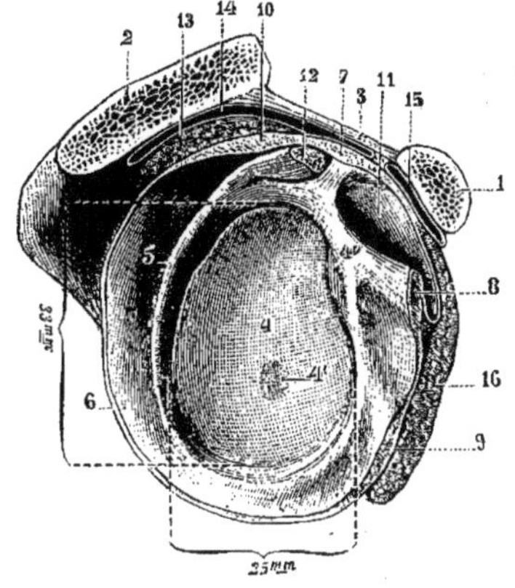

Fig. 429.

La cavité glénoïde de l'omoplate, vue de face, avec sa collerette ligamenteuse.

1, apophyse coracoïde. — 2, acromion. — 3, ligament acromio-coracoïdien. — 4, cavité glénoïde, avec : 4', sa tache grisâtre ; 4'', son échancrure. — 5, bourrelet glénoïdien. — 6, capsule articulaire. — 7, ligament gléno-huméral supérieur. — 8, ligament gléno-huméral moyen. — 9, ligament gléno-huméral inférieur. — 10, ligament coraco-huméral. — 11, foramen ovale. — 12, tendon du long biceps. — 13, muscle sus-épineux. — 14, bourse sous-acromiale. — 15, bourse sous-coracoïdienne.

On est naturellement porté à penser, au premier abord, que cet aspect tout spécial que prend la surface articulaire au niveau du tubercule glénoïdien, tient à la minceur même du revêtement cartilagineux, qui, sur ce point, laisse voir par transparence l'os sous-jacent. Il n'en est rien, cependant, car, si on sépare l'os de la lame cartilagineuse, la tache persiste sur cette dernière, alors même qu'elle est isolée. La teinte grisâtre appartient donc réellement au cartilage lui-même qui présente à ce niveau une constitution anatomique spéciale. Nous avons examiné, M. Paviot et moi, de nombreuses coupes de cartilages glénoïdiens et nous avons constaté, dans la région de la tache glénoïdienne, les particularités suivantes : la substance fondamentale, tout en restant hyaline (nous n'avons jamais rencontré la moindre trace de fibro-cartilage à ce niveau), est relativement plus abondante que partout ailleurs ; d'autre part, les capsules cartilagineuses, plus rares, plus espacées, sont quatre ou cinq fois plus volumineuses que dans les régions voisines et chacune d'elles contient 7 à 10 cellules, faciles à numérer par leur noyau.

Rendue plus profonde par son revêtement cartilagineux, la glène scapulaire s'adapte exactement à la forme de la tête humérale et les deux surfaces, quand les os sont en place, arrivent au contact sur tous les points où elles sont mises en présence. Nous reviendrons plus loin sur ce fait, à propos de la théorie du contact polaire (voy. p. 490).

Nous ajouterons, pour en finir avec les éléments osseux que le scapulum offre à l'articulation de l'épaule, d'une part que la cavité glénoïde est supportée par une partie plus ou moins rétrécie de l'os, appelée *col de l'omoplate*, et, d'autre part, qu'elle est surmontée par deux puissantes apophyses, l'*apophyse coracoïde* en dedans et l'*acromion* en dehors. Sans doute, ces derniers éléments osseux ne prennent qu'une part bien secondaire à la constitution anatomique de l'articulation de l'épaule; mais nous les rencontrerons à chaque pas au cours de notre description et c'est pour cela que nous avons cru devoir les signaler ici.

2° Bourrelet glénoïdien. — Sur le pourtour de la cavité glénoïde vient se placer, à la manière d'un cadre, un cordon fibro-cartilagineux, qui a pour résultat de l'agrandir et qui, à ce titre, devient une des parties importantes de l'articulation. Ce cordon, connu sous le nom de *bourrelet glénoïdien*, est prismatique triangulaire et, par conséquent, nous offre à considérer trois faces, que l'on distingue, d'après leur situation, en postérieure, externe et interne. Ces dénominations d'interne et d'externe, disons-le tout de suite, indiquent la situation des deux faces auxquelles elles sont appliquées, non pas par rapport au plan médian du corps, mais par rapport au centre de la cavité glénoïde. Ces deux faces seraient mieux dénommées peut-être face intérieure et face extérieure. — La *face postérieure* répond à la circonférence de la glène et lui adhère intimement sur la plus grande partie de son pourtour. En haut, cependant, le bourrelet est séparé de la cavité glénoïde proprement dite par un sillon (fig. 430), naturellement curviligne, dont l'étendue varie beaucoup suivant les sujets : il descend ordinairement plus bas sur la demi-circonférence postérieure du bourrelet que sur la demi-circonférence antérieure. Ce sillon, quand les éléments articulaires sont en place, est très mince, tellement mince qu'il paraît tracé avec la pointe d'une aiguille. Mais ce n'est là qu'une apparence : il devient à la fois large et profond toutes les fois qu'on soulève le bourrelet, soit à l'aide d'une pince, soit par de simples tractions exercées sur le tendon de la longue portion du biceps. — La *face externe* prolonge en dehors la surface osseuse du col de l'omoplate. Elle donne insertion à la plus grande partie des faisceaux de la capsule. — La *face interne,* libre et articulaire dans toute son étendue, s'incline graduellement vers la cavité glénoïde et se continue avec elle (sauf sur les parties où existe le sillon ci-dessus décrit) sans ligne de démarcation bien nette. A la partie inférieure, cependant, le bourrelet ne se contente pas de prendre contact avec le cartilage glénoïdien : il empiète sur lui et le recouvre dans une étendue variable qui, dans certains cas, peut aller à 8 ou 10 millimètres et même plus. Cette portion envahissante du bourrelet glénoïdien (qu'on me permette cette expression) est toujours très visible : elle se distingue du cartilage hyalin, en effet, par sa coloration d'abord qui est un peu plus mate et puis par des stries curvilignes et transversales qui donnent à sa surface un aspect tout spécial.

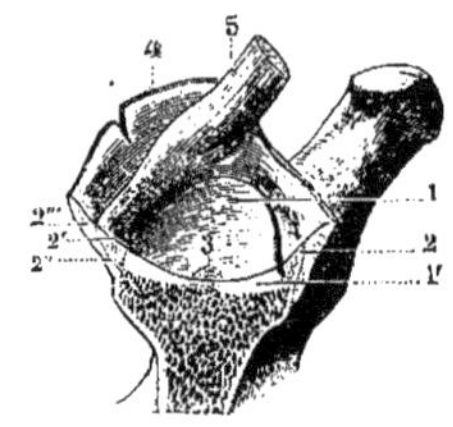

Fig. 430.

La glène scapulaire et son bourrelet, vus sur une coupe horizontale passant par le milieu de la tache glénoïdienne.

1, glène scapulaire, avec 1', son revêtement cartilagineux. — 2, bourrelet glénoïdien, avec 2', sa face interne ; 2'', sa face externe ; 2''', son bord libre. — 3, tache glénoïdienne. — 4, capsule articulaire. — 5, tendon du long biceps.

Sur le rebord interne de la surface articulaire, au niveau de l'échancrure glénoïdienne, le bourrelet passe quelquefois à la manière d'un pont d'une extrémité à l'autre de cette échancrure : il ménage alors un petit orifice, moitié osseux, moitié fibreux, dans lequel s'engage un cul-de-sac de la synoviale. Cet orifice est le plus souvent remplacé par une simple dépression en forme de fossette. Quel que soit son degré de différenciation, il est l'homologue d'un orifice similaire, mais beaucoup plus grand, que nous étudierons plus tard dans l'articulation de la hanche et qui livre passage à des vaisseaux. L'homologie est complétée d'ailleurs, comme l'ont fait remarquer Assaky et Carpentier, par l'existence d'une petite branche artérielle qui se détache de l'artère scapulaire inférieure ou plutôt de l'anastomose qui relie cette artère à la sus-scapulaire, pour se rendre ensuite aux parties molles, ligaments et synoviale, qui avoisinent l'orifice en question.

Le bourrelet glénoïdien, envisagé au point de vue de sa constitution anatomique, est formé par deux ordres de fibres : 1° par des fibres propres, qui proviennent du pourtour osseux de la cavité articulaire et qui s'entre-croisent dans divers sens ; 2° par des fibres d'emprunt ou de renforcement, que lui envoient, en bas le tendon de la longue portion du triceps, en haut le tendon de la longue portion du biceps ; ce dernier tendon se continue en grande partie, comme nous le montre la figure 429, avec le bourrelet glénoïdien, tout particulièrement avec sa demi-circonférence postérieure. Outre ces éléments de nature fibreuse, le bourrelet glénoïdien nous présente encore un certain nombre de fibres élastiques et de cellules cartilagineuses, ces dernières d'autant plus nombreuses qu'on se rapproche davantage de la cavité articulaire.

Quoique agrandie par son bourrelet, la cavité glénoïde de l'omoplate est encore bien plus petite qu'il ne le faudrait pour loger la tête de l'humérus. Il en résulte qu'il y a ici une simple juxtaposition des surfaces articulaires (encore cette juxtaposition n'est-elle que partielle), et non pas réception de l'une par l'autre. Il en résulte aussi qu'une portion considérable de la tête humérale, celle que ne peut contenir la cavité glénoïde, se trouve naturellement en contact, quelle que soit la position du bras, avec la capsule articulaire.

3° **Moyens d'union.** — La tête de l'humérus et la cavité glénoïde de l'omoplate sont unies l'une à l'autre : 1° par un *ligament capsulaire* ou *capsule ;* 2° par un certain nombre de ligaments, plus ou moins nettement différenciés, qui renforcent la capsule et qui proviennent, l'un de l'apophyse coracoïde, c'est le *ligament coraco-huméral,* les autres du bourrelet glénoïdien, ce sont les *ligaments gléno-huméraux.*

A. Ligament capsulaire ou capsule. — Le ligament capsulaire revêt ici, comme ailleurs, la forme d'un manchon, s'insérant par sa circonférence supérieure sur le pourtour de la cavité glénoïde, par sa circonférence inférieure sur le col de l'humérus. — *Du côté de l'omoplate,* la capsule articulaire se fixe sur la face externe du bourrelet glénoïdien et aussi sur la partie avoisinante du col. A la partie inférieure de la glène, elle se fusionne entièrement avec le tendon de la longue portion du triceps. A la partie supérieure, elle dépasse un peu les limites du bourrelet et, comme pour faire place au tendon de la longue portion du biceps, qui s'attache sur ce point, elle vient chercher son insertion jusqu'au niveau de la base de l'apophyse coracoïde. — *Du côté de l'humérus,* l'insertion de la capsule est un peu différente, suivant qu'on l'examine dans sa moitié supérieure ou dans sa moitié inférieure. Dans sa moitié supérieure, c'est-à-dire dans la portion qui répond au trochin et au trochiter, elle s'attache sur la lèvre externe du col anatomique, par conséquent à la limite même du cartilage ou à une très faible distance de ce cartilage. Dans sa moitié inférieure, au contraire, elle s'écarte du revêtement cartilagineux pour venir se fixer plus ou moins bas sur le col chirurgical. Il en résulte que, sur ce point, une portion du col chirurgical, quoique non revêtue de cartilage, se trouve réellement placée dans l'intérieur de l'article. Cette portion intra-articulaire du col, que l'on voit très nettement sur les figures 428 et 438, revêt dans son ensemble la forme d'un croissant, dont la concavité, dirigée en haut, embrasse la moitié inférieure de la tête humérale. Sa hauteur, autrement dit la distance qui sépare à son niveau la ligne d'insertion capsulaire du revêtement cartilagineux, varie beaucoup suivant les sujets : j'ai obtenu, comme chiffres moyens, 5 à 8 millimètres à la partie inférieure du trochin, 10 à 12 millimètres à la partie inférieure de l'articulation, 10 à 15 millimètres à la partie inférieure du trochiter. L'insertion humérale de la partie inférieure de la capsule présente cette particularité que, tandis que les fibres superficielles descendent le long de l'humérus, les fibres profondes, se réfléchissant sur elles-mêmes, remontent par un trajet récurrent jusqu'à la surface articulaire (fig. 428, 2') ; elles doublent ainsi d'un revêtement fibreux le périoste sous-jacent et forment parfois, entre le revêtement cartilagineux de la tête et l'insertion humérale de la capsule, des sortes de brides plus ou moins prononcées, qui font saillie dans l'intérieur même de l'article.

Extérieurement, la capsule scapulo-humérale présente des connexions intimes avec les tendons des différents muscles qui viennent se fixer sur les tubérosités de l'humérus : le sous-scapulaire, le sus-épineux, le sous-épineux et le petit rond. Sur les points où elle entre en contact avec ces tendons, la capsule se fusionne entièrement avec eux. On peut bien arriver, par une dissection minutieuse, à isoler les tendons précités jusqu'à leur insertion osseuse, mais le scalpel enlève toujours, en même temps que ces derniers, les parties correspondantes de la capsule; car, la dissection une fois terminée, la paroi articulaire n'est plus constituée que par la synoviale.

Sauf sur les points où elle est renforcée par les tendons, la capsule de l'épaule est relativement mince, beaucoup plus mince que celle de la hanche. D'autre part, elle est excessivement lâche et permet aux deux surfaces articulaires, lorsqu'on insuffle de l'air ou qu'on pousse une injection dans la synoviale, un écartement de 2 ou 3 centimètres. C'est assez dire que, à elle seule, elle serait impuissante à maintenir en présence les deux pièces squelettiques qui entrent dans la constitution de l'articulation scapulo-humérale. Ici encore, comme dans les autres diarthroses, intervient la pression atmosphérique et aussi l'action puissante des muscles périarticulaires, qui du scapulum descendent sur l'humérus. La capsule fibreuse de l'épaule présente d'ordinaire deux ouvertures, rarement trois, lesquelles livrent passage à autant de prolongements de la synoviale, qui seront décrits plus loin.

Histologiquement, la capsule scapulo-humérale se compose de faisceaux fibreux, présentant les orientations les plus diverses et s'entre-croisant dans tous les sens. — La plupart d'entre eux, longitudinaux, vont directement de leur point d'insertion scapulaire au point correspondant de l'humérus : ils occupent de préférence les couches superficielles du ligament. — D'autres, plus profondément situés et plus visibles par conséquent sur la face articulaire de la capsule, affectent une disposition plus ou moins circulaire. — D'autres, enfin, dits faisceaux obliques, suivent entre les deux directions précédentes toutes les directions intermédiaires.

B. Ligament coraco-huméral. — Le ligament coraco-huméral (fig. 431, 3 et 433,10) est une lame fibreuse, à la fois très large, très épaisse et très résistante, qui s'étend de l'apophyse coracoïde au trochiter, en se confondant plus ou moins, au cours de son trajet, avec la partie supérieure de la capsule articulaire. — En haut, par son extrémité interne, ce ligament prend origine sur la base et sur le bord externe de l'apophyse coracoïde, immédiatement au-dessous du ligament acromio-coracoïdien : ses insertions, sur ce point, s'étendent jusqu'au voisinage du bec de l'apophyse, mais sans jamais l'atteindre. — De cette longue ligne d'insertion coracoïdienne, le ligament coraco-huméral se porte transversalement en dehors et un peu en bas et vient se terminer, par son extrémité externe, sur le trochiter et sur la partie avoisinante de la capsule articulaire.

Ainsi entendu, le ligament coraco-huméral nous présente, outre ses deux extrémités déjà mentionnées, deux bords et deux faces : 1° un *bord postérieur*, qui d'ordinaire est assez distinct au moment où le ligament coraco-huméral se sépare de l'apophyse coracoïde, mais qui, bientôt après, se confond entièrement avec la capsule articulaire ; il résulte de cette fusion que le ligament en question, vu par

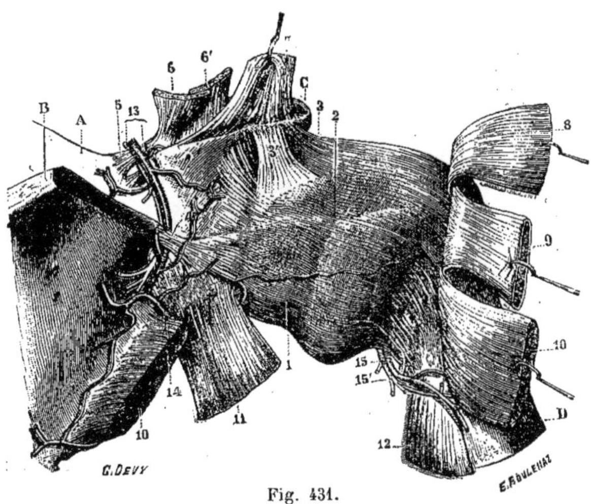

Fig. 431.

Articulation scapulo-humérale, vue postérieure (synoviale injectée au suif).

A, scapulum. — B, épine de l'omoplate. — C, apophyse coracoïde. — D, humérus.
1, capsule scapulo-humérale. — 2, traînée conjonctive, répondant à l'espace compris entre le sus-épineux et le sous-épineux. — 3, ligament coraco-huméral, avec 3', faisceau coraco-glénoïdien. — 4, ligament spino-glénoïdien (voy. p. 475). — 5, ligament coracoïdien. — 6, 6', ligaments coraco-claviculaires. — 7, ligament acromio-coracoïdien, coupé et érigné en haut. — 8, sus-épineux. — 9, sous-épineux. — 10, 10, petit rond. — 11, long triceps. — 12, vaste externe. — 13, artère et nerf sus-scapulaires. — 14, artère scapulaire inférieure. — 15, nerf circonflexe. — 15', artère circonflexe postérieure.

sa face postérieure (fig. 431), paraît n'être que la continuation de la capsule ; 2° un *bord antérieur*, libre dans sa moitié ou dans ses deux tiers internes, confondu avec la capsule dans le reste de son étendue ; 3° une *face postéro-supérieure*, en grande partie recouverte par la voûte acromio-coracoïdienne, mais séparée de cette voûte par la bourse sous-acromiale ; 4° une *face antéro-inférieure*, très visible dans sa moitié interne, où elle est séparée parfois de la portion de la capsule située au-dessous d'elle par un prolongement de la bourse séreuse sous-coracoïdienne (fig. 432).

Envisagé au point de vue de sa constitution anatomique, le ligament coraco-huméral est essentiellement formé par des faisceaux transversaux, ayant la même direction que le ligament lui-même. A son extrémité interne, cependant, il nous présente un certain nombre de faisceaux à direction verticale, qui s'insèrent en haut sur la partie la plus reculée du bord externe de l'apophyse coracoïde et qui, de là, viennent se terminer sur la partie postéro-supérieure du bourrelet glénoïdien, ainsi que sur la portion osseuse qui l'avoisine. C'est à ces faisceaux verticaux, plus ou moins confondus avec les faisceaux propres du ligament coraco-huméral, mais ordinairement très visibles quand on regarde l'articulation par son plan postérieur (fig. 431, 3'), que SAPPEY a donné le nom de *ligament coraco-glénoïdien*.

J'ai vu plusieurs fois le ligament qui nous occupe renforcé par un petit faisceau accessoire, qui longeait son bord postérieur et qui, comme lui, se portait de l'apophyse coracoïde, soit sur le trochiter, soit sur la capsule.

La signification morphologique du ligament coraco-huméral nous est indiquée par l'anatomie comparée. Chez un grand nombre de mammifères, notamment chez les singes inférieurs, le muscle petit pectoral glisse au-dessus de l'apophyse coracoïde pour venir s'insérer plus bas, soit sur la capsule scapulo-humérale, soit sur le trochiter. Chez l'homme, le muscle précité a pris sur l'apophyse coracoïde une insertion dite *secondaire;* mais la portion externe ou coraco-humérale n'a pas disparu pour cela : elle persiste toujours, et elle n'est autre que le ligament coraco-huméral que nous venons de décrire. Ce ligament n'est donc, comme bien d'autres, qu'un reliquat de muscle : c'est le tendon primitif du petit pectoral.

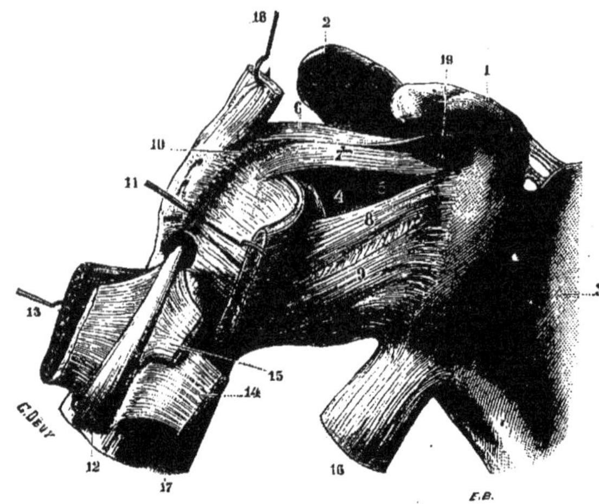

Fig. 432.

Articulation scapulo-humérale, vue antérieure.

1, apophyse coracoïde. — 2, acromion. — 3, fosse sous-scapulaire. — 4, tête humérale, vue à travers le foramen ovale (5), la synoviale ayant été détruite. — 6, ligament coraco-huméral. — 7, ligament gléno-huméral supérieur. — 8, ligament gléno-huméral moyen. — 9, ligament gléno-huméral inférieur. — 10, ligament huméral transverse de G. BRODIE. — 11, muscle sous-scapulaire. — 12, long biceps. — 13, grand pectoral. — 14, tendon du grand rond. — 15, tendon du grand dorsal. — 16, long triceps. — 17, vaste interne. — 18, sus-épineux. — 19, bourse séreuse sous-coracoïdienne.

C. LIGAMENTS GLÉNO-HUMÉRAUX. — Lorsqu'on examine attentivement la capsule articulaire de l'épaule, soit par sa surface extérieure, soit par sa surface intérieure, on s'aperçoit assez facilement que sa constitution anatomique est loin d'être homogène. On constate notamment qu'elle présente, à sa partie antérieure, trois bandes fibreuses, très épaisses et très résistantes, séparées les unes des autres par des portions beaucoup plus minces. C'est à ces bandes fibreuses, non isolables de la capsule, mais nettement délimitées dans la plupart des cas, qu'on donne le nom de ligaments gléno-huméraux. Pour les mettre en évidence, le meilleur moyen consiste à pratiquer dans la partie postérieure de la capsule une large fenêtre et à abattre la tête humérale par un trait de scie passant au niveau du col anatomique (fig. 433) : en regardant alors d'arrière en avant l'intérieur de l'article, on a sous les yeux la partie antérieure de la capsule articulaire, sur laquelle se détachent nettement les ligaments en question. Les trois ligaments gléno-huméraux, parfaitement décrits par SCHLEMM en 1853 (in *Müller's Arch.*,

p. 45) et étudiés à nouveau dans ces dernières années par Morris, Farabeuf, Reynier, Carpentier, ne doivent pas être négligés plus longtemps dans les descriptions classiques. Nous les distinguerons, d'après leur situation, en supérieur, moyen et inférieur :

a. *Ligament gléno-huméral supérieur*. — Le ligament gléno-huméral supérieur (*sus-gléno-sus-huméral* de Farabeuf (fig. 432 et 433,7) est situé en avant et un peu au-dessous du ligament coraco-huméral. Il se détache de la partie supérieure du bourrelet glénoïdien et de la surface osseuse avoisinante, immédiatement au-dessus de l'échancrure glénoïdienne. De là, il se porte transversalement en dehors et vient s'insérer dans l'encoche, ci-dessus décrite (p. 476), qui se trouve creusée sur le col anatomique de l'humérus entre la tête et le trochin. Au voisinage de son insertion externe, le ligament gléno-huméral supérieur est relié au ligament coraco-huméral par un ensemble de faisceaux transversaux ou plus ou moins obliques, qui vont d'une tubérosité à l'autre et passent comme un pont au-dessus de la coulisse bicipitale (fig. 432, 10) : c'est le *ligament huméral transverse* de Gordon Brodie. — Il en résulte la formation à ce niveau d'une sorte de tunnel, moitié osseux, moitié fibreux, dans lequel s'engage le tendon de la longue portion du biceps, pour pénétrer dans l'article et gagner ensuite sa surface d'insertion. Nous ferons remarquer à ce sujet que ce tendon bicipital, dans sa traversée articulaire, chemine dans une sorte de gouttière qui est formée (fig. 433), en avant par le ligament gléno-huméral supérieur, en arrière par le ligament coraco-huméral. — Morphologiquement, le ligament gléno-huméral supérieur représenterait à l'épaule, d'après Welcker, le ligament rond de l'articulation de la hanche. Sutton, tout en acceptant cette homologie, va plus loin encore dans l'interprétation de ce ligament et croit devoir le considérer comme le vestige de l'insertion primitive du muscle sous-clavier, qui chez quelques animaux, notamment chez les amphibiens et chez les oiseaux, descend encore normalement jusque sur la tête humérale.

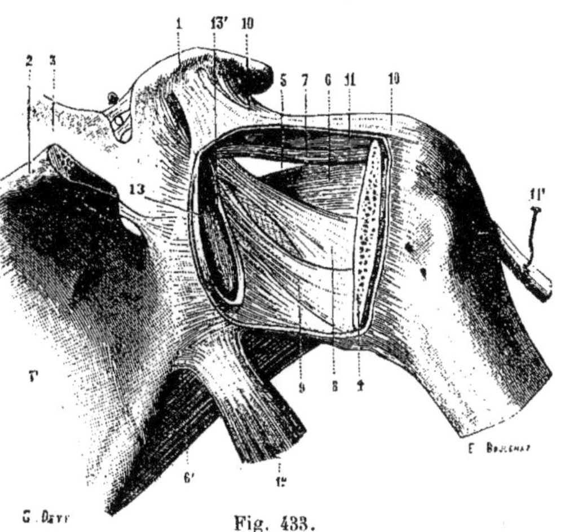

Fig. 433.

Articulation scapulo-humérale, vue postérieure, après résection de la capsule.

(La capsule a été excisée dans sa partie postérieure et la tête humérale réséquée, pour montrer l'intérieur de l'articulation et plus spécialement la face profonde des ligaments antérieurs.)

1, apophyse coracoïde. — 2, épine de l'omoplate. — 3, 3', fosses sus- et sous-épineuses. — 4, surface de section de l'humérus. — 5, foramen ovale, obturé en partie par 6, le tendon du muscle sous-scapulaire. — 7, ligament gléno-huméral supérieur. — 8, ligament gléno-huméral moyen. — 9, ligament gléno-huméral inférieur. — 10, ligament coraco-huméral. — 11, tendon du long biceps dans sa portion intra-articulaire. — 11', sa portion extra-articulaire, érignée en dehors. — 12, longue portion du triceps. — 13, cavité glénoïde de l'omoplate. — 13', bourrelet glénoïdien, formant un pont au-dessus de l'échancrure du bord interne de la cavité.

b. *Ligament gléno-huméral moyen*. — Le ligament gléno-huméral moyen (*sus-gléno-pré-huméral* de Farabeuf (fig. 432 et 433,8) s'insère sur le bourrelet glénoïdien au même niveau que le précédent. De là, il se porte obliquement en bas et en dehors, s'élargit graduellement au fur et à mesure qu'il s'éloigne de la glène et, finalement, vient se fixer à la base du trochin, immédiatement au-dessous du tendon du sous-scapulaire, avec lequel il se confond. Le ligament gléno-huméral moyen, en s'écartant du ligament gléno-huméral supérieur qui est horizontal, ménage, de concert avec ce dernier, un intervalle de forme triangulaire (fig. 432,5), dont la base est tournée vers le trochin, et le sommet vers la cavité glénoïde : c'est le *foramen ovale* de Weitbrecht, encore appelé, en raison de ses relations, la *boutonnière du sous-scapulaire*. C'est, en effet, à la partie externe de cet espace que le tendon du sous-scapulaire prend contact avec la capsule de l'épaule et refoule devant lui la synoviale pour aller chercher son insertion sur l'humérus.

c. *Ligament gléno-huméral inférieur*. — Le ligament gléno-huméral inférieur (*pré-gléno-sous-huméral* de Farabeuf, fig. 432 et 433,9) est à la fois le plus long, le plus large et le plus fort des trois ligaments gléno-huméraux. Il prend naissance, en dedans, sur toute la partie du rebord glénoïdien qui se trouve située au-dessous de l'échancrure, et il est à remarquer qu'il s'attache à la fois sur le bourrelet glénoïdien et sur la partie correspondante du col de l'omoplate. De la glène scapulaire, le ligament gléno-huméral inférieur se porte obliquement en bas et en dehors et vient se fixer sur la partie antérieure et inférieure du col chirurgical, dans l'espace compris entre l'insertion du muscle sous-scapulaire et celle du petit rond.

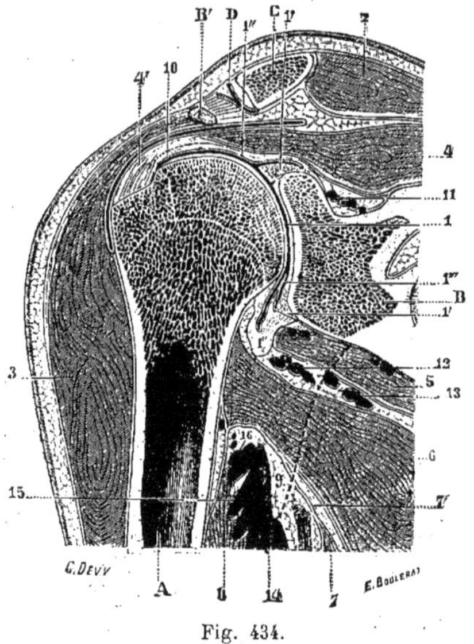

Fig. 434.

Coupe verticale de l'épaule droite, passant par le centre de la tête humérale et le centre de la cavité glénoïde (sujet congelé, le bras pendant le long du corps, segment postéro-externe de la coupe).

A, humérus. — B, scapulum, avec B', l'acromion, simplement rasé par la coupe. — C, clavicule. — D, articulation acromio-claviculaire.

1, articulation scapulo-humérale, avec : 1', bourrelet glénoïdien ; 1'', capsule articulaire ; 1''', frange synoviale. — 2, trapèze. — 3, deltoïde. — 4, sus-épineux, avec 4', son tendon. — 5, sous-scapulaire. — 6, grand rond. — 7, grand dorsal, avec 7', son tendon. — 8, brachial antérieur. — 9, ligne ponctuée, indiquant le bord interne du long triceps. — 10, bourse séreuse sous-acromiale. — 11, artère, veines et nerfs sus-scapulaires. — 12, artère et veines circonflexes postérieures, avec nerf circonflexe. — 13, artère et veines scapulaires inférieures. — 14, artère et veines humérales. — 15, artère et veines humérales profondes. — 16, nerf radial.

4° Synoviale. — La synoviale de l'articulation scapulo-humérale présente une disposition excessivement simple. Tout d'abord, elle revêt la surface intérieure de la capsule articulaire dans toute son étendue. Arrivée aux insertions supérieure et inférieure de cette capsule, elle se recourbe sur elle-même et gagne par un trajet récurrent le pourtour des surfaces articulaires, où elle se termine. Elle tapisse donc, dans cette dernière partie de son trajet : 1° du côté du scapulum, toute la portion de la face externe du bourrelet qui est respectée par les insertions ligamenteuses et, à la partie la plus élevée de la glène, toute la portion osseuse qui s'étend du bourrelet au point où s'insère le tendon du long biceps ; 2° du côté de l'humérus, toute la portion de cet os qui se trouve comprise entre la surface cartilagineuse et la ligne d'insertion capsulaire, c'est-à-dire tout le col anatomique et la partie inférieure du col chirurgical dans une étendue de 10 à 15 millimètres (voy. plus haut, *Insertion de la capsule*). Au niveau du point où elle abandonne la capsule articulaire pour se réfléchir sur le col chirurgical de l'humérus, la synoviale est soulevée par places par ces brides fibreuses, signalées ci-dessus (p. 480), qui se portent des parties profondes de la capsule vers la tête articulaire. Il en résulte la formation, au niveau de la ligne d'attache capsulo-humérale, de petits replis séreux, plus ou moins saillants suivant les cas, qui s'étendent du ligament capsulaire à l'humérus (*frenula capsulæ*). Nous retrouverons plus loin des replis analogues sur la synoviale de l'articulation de la hanche.

La synoviale de l'épaule envoie en dehors de l'article, à travers les orifices de la capsule fibreuse mentionnés plus haut, un certain nombre de prolongement, dont deux sont constants. — Le premier passe par le foramen ovale de Weitbrecht et, se portant en dedans, s'étale au-dessous du sous-scapulaire, entre ce muscle et l'os : c'est la *bourse du sous-scapulaire* (fig. 437,1'). Cette bourse, je le répète, est constante, mais elle ne communique pas toujours, surtout chez les jeunes sujets, avec la synoviale articulaire. — Le second accompagne le tendon de la longue portion du biceps dans la coulisse bicipitale. Il forme au tendon précité une gaine cylindrique, avec ou sans méso-tendon, qui descend ordinairement jusqu'à l'insertion humérale des muscles grand pectoral et grand dorsal : c'est la *bourse bicipitale*. Elle se termine inférieurement par un cul-de-sac, circulaire ou demi-circulaire, qui est bien visible quand la synoviale a été distendue par une injection au suif (fig. 437,1"). — A ces deux prolongements il convient d'ajouter, comme se rencontrant dans certains cas, un troisième prolongement, celui-ci peu développé, qui s'engage dans l'échancrure glénoïdienne, entre le rebord glénoïdien et le bourrelet fibro-cartilagineux qui le surmonte. — Sappey a signalé encore, pour l'avoir rencontré deux fois, un prolongement de la synoviale articulaire qui s'étendait à la face profonde du sous-épineux. Mais cette *bourse du sous-épineux* doit être bien rare : Morris ne la mentionne même pas et je l'ai vainement cherchée sur une trentaine d'articulations, injectées de suif, que j'ai examinées à ce sujet.

La séreuse scapulo-humérale est assez pauvre en franges synoviales. On en rencontre cependant un certain nombre sur les points suivants : au voisinage du bourrelet glénoïdien, autour du tendon de la longue portion du biceps, autour de l'orifice qui fait communiquer la synoviale articulaire proprement dite avec la bourse du sous-scapulaire, parfois aussi au voisinage de l'échancrure glénoïdienne.

5° Rapports. — L'articulation de l'épaule présente des rapports immédiats avec un certain nombre de muscles et de tendons, qui prennent leur insertion au voisinage de l'une ou l'autre des deux surfaces articulaires. Ce sont : 1° *en haut*, le sus-épineux, qui, débouchant de la fosse sus-épineuse, longe la face supérieure de la capsule et vient s'attacher sur la partie la plus élevée du trochiter ; 2° *en bas*, la longue portion du triceps, qui s'insère sur le bord axillaire du scapulum immédiatement au-dessous de la glène ; 3° *en arrière*, le sous-épineux et le petit rond, qui, tous deux, croisent obliquement la capsule pour venir prendre insertion sur les deux facettes postérieures du trochiter ; 4° *en avant*, le sous-scapulaire, qui se fixe à la fois au trochin et à la partie avoisinante du col. Ces quatre muscles, nous l'avons déjà vu, présentent des connexions intimes avec la capsule articulaire et se fusionnent partiellement avec elle au niveau de leurs insertions. Il est à peine besoin de faire remarquer qu'ils la renforcent dans des proportions considérables et deviennent ainsi pour les éléments squelettiques de l'articulation scapulo-humérale de puissants moyens d'union : ils constituent, pour employer une expression classique, des *ligaments actifs*, c'est-à-dire des moyens d'union qui empruntent leur principale force à la tonicité et à la contractilité des faisceaux musculaires.

Ainsi doublée par les muscles et les tendons précités, la capsule scapulo-humérale est en rapport, sur un plan plus extérieur, avec d'autres formations que nous allons indiquer succinctement. — *En haut*, elle est surmontée par deux saillies osseuses, qui se dirigent en dehors : ce sont l'acromion et l'apophyse coracoïde. Ces deux apophyses, avec le ligament qui les unit l'une à l'autre (p. 474), forment dans leur ensemble une sorte de voûte ostéo-fibreuse, qui surplombe l'article, mais qui n'a nullement pour but, comme l'écrivent la plupart des auteurs, de suppléer à l'insuffisance de la cavité glénoïde. Les deux apophyses coracoïde et acromiale, beaucoup moins importantes, ne sont vraisemblablement, comme le trochin et le trochiter, que de simples saillies osseuses déterminées par les muscles puissants qui s'insèrent sur elles. — *En bas*, l'articulation scapulo-humérale est contournée de haut en bas et d'avant en arrière par le nerf circonflexe et par l'artère circonflexe postérieure. — *En avant et en dedans*, elle forme la paroi externe du creux de l'aisselle (voy. les Traités d'anatomie topographique) et elle est croisée, à ce niveau, par une foule d'organes importants, qui sont en allant de haut en bas : 1° la courte portion du biceps, qui se détache de l'apophyse coracoïde ; 2° le coraco-brachial, qui descend encore de l'apophyse coracoïde; 3° le paquet vasculo-nerveux de l'aisselle, plus particulièrement l'artère axillaire, la veine homonyme et les nerfs musculo-cutané, médian, cubital, brachial cutané interne et son accessoire. — *En avant, en dehors et en arrière*, c'est-à-dire dans sa moitié externe, l'articulation de l'épaule est recouverte par le deltoïde, qui l'entoure à la manière d'un demi-cornet et la protège de toute son épaisseur contre les violences extérieures. Sur le deltoïde s'étalent ensuite l'aponévrose superficielle, le pannicule adipeux sous-cutané et la peau.

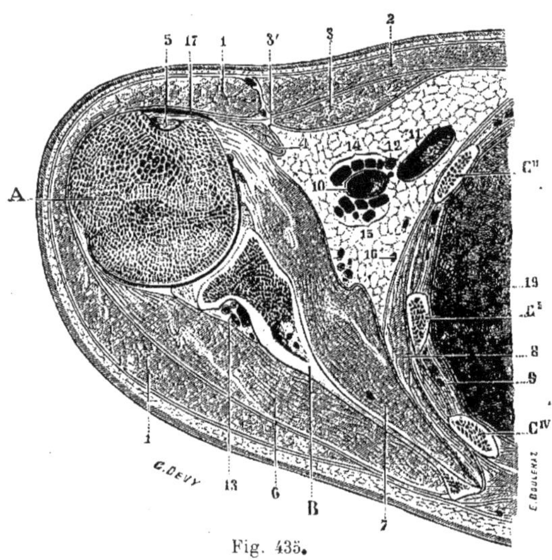

Fig. 435.

Coupe horizontale de l'épaule droite, passant par le milieu de la cavité glénoïde, à 35 millimètres au-dessous de l'acromion (sujet congelé, le bras en adduction, segment supérieur de la coupe).

A, tête humérale. — B, scapulum. — Cii, Ciii, Civ, deuxième, troisième c quatrième côtes.

1, deltoïde. — 2, grand pectoral. — 3, petit pectoral, avec 3', ligament supérieur de l'épaule. — 4, coraco-brachial et court biceps. — 5, tendon du long biceps, avec son méso, à côté duquel se trouve une artère. — 6, sous-épineux. — 7, sous-scapulaire. — 8, grand dentelé. — 9, intercostaux internes et externes. — 10, artère axillaire. — 11, veine axillaire. — 12, artère thoracique inférieure. — 13, paquet sus-scapulaire. — 14, paquet nerveux antérieur du plexus brachial. — 15, paquet nerveux postérieur. — 16, nerf du grand dentelé. — 17, bourse séreuse. — 18, plèvre. — 19, poumon gauche.

Nous rappellerons enfin, pour en terminer avec les rapports anatomiques de l'articulation de l'épaule, que la cavité articulaire est traversée à sa partie toute supérieure par le tendon de la longue portion du biceps, lequel chemine immédiatement au-dessus de la tête humérale, dans une sorte de sillon que lui forment les deux ligaments gléno-huméral supérieur et coraco-huméral. Comme nous le montre la figure ci-dessous (fig. 436), les relations du tendon avec la synoviale sont fort variables : tantôt la membrane séreuse engaine complètement le tendon qui, dans ce cas, est entièrement libre dans la cavité articulaire (c) ; tantôt elle se contente de l'appliquer contre la capsule (A). Entre ces deux dispositions extrêmes

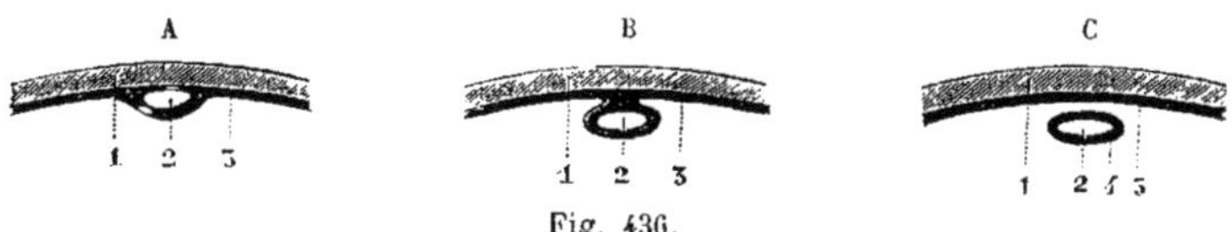

Fig. 436.

Positions diverses du tendon de la longue portion du biceps par rapport à la synoviale articulaire de l'épaule (d'après Welcker).

A, tendon appliqué contre la capsule fibreuse par la synoviale articulaire. B, tendon rattaché à la capsule fibreuse par un mésotendon. C, tendon entouré par une gaine séreuse et entièrement libre dans la cavité articulaire.

1, capsule fibreuse. — 2, tendon du long biceps, coupé en travers. — 3, synoviale articulaire.

se trouve une disposition intermédiaire (B), dans laquelle le tendon, entouré par la synoviale sur presque tout son pourtour, se trouve rattaché à la capsule fibreuse par un court repli de cette dernière (mésotendon).

Les recherches de Welcker (*Die Einwanderung d. Bicepssehne in das Schultergelenk*, Arch. f. Anat. u. Entwick., 1878) nous apprennent que le tendon de la longue portion du biceps est primitivement situé en dehors de la capsule et ne pénètre que consécutivement dans l'intérieur de la cavité articulaire. En suivant, en effet, dans ses diverses phases embryonnaires le développement de l'articulation de l'épaule chez un animal dont le tendon est libre dans l'intérieur de la capsule à l'état adulte, il a pu constater la succession des phases diverses qui caractérisent la migration de ce tendon de l'extérieur à l'intérieur de la synoviale. Et, fait intéressant, mais prévu, ces diverses phases de migration, la nature les a toutes fixées sur certaines espèces animales, qui les présentent à l'état normal, tant il est vrai que le développement des espèces se reproduit, jusqu'à un certain point, dans le développement des individus.

6° **Artères.** — L'articulation scapulo-humérale reçoit ses vaisseaux de sources fort diverses : de la sus-scapulaire, branche de la sous-clavière ; de la circonflexe antérieure, de la circonflexe postérieure et de la sous-scapulaire, branches de l'axillaire. — La *sus-scapulaire* irrigue de préférence la partie postérieure et supérieure de la capsule. — La *circonflexe antérieure* et la *circonflexe postérieure,* en s'anastomosant l'une avec l'autre sur la partie externe du col de l'humérus, forment au-dessous des tubérosités une sorte de cercle horizontal, d'où s'échappent de nombreux rameaux ascendants pour la partie inférieure de l'articulation : parmi ces rameaux, nous en signalerons un, ordinairement assez volumineux, qui remonte dans la coulisse bicipitale en même temps que le tendon de la longue portion du biceps. — La *scapulaire inférieure* envoie des rameaux à la partie interne et inférieure de la capsule. — Outre les artères précitées, Morris décrit un branche articulaire spéciale, qui se détache de la deuxième portion de l'axillaire et aborde la capsule scapulo-humérale au niveau de l'insertion coracoïdienne du court biceps. Cette artère n'est pas constante.

7° **Nerfs.** — Les nerfs de l'articulation scapulo-humérale sont fournis par le sus-scapulaire, les sous-scapulaires et le circonflexe, branches du plexus brachial. On remarquera que ces nerfs sont précisément ceux qui se rendent aux muscles de l'épaule.

Bourses séreuses de l'épaule. — Nous avons vu plus haut (p. 485) que la synoviale de l'articulation scapulo-humérale envoyait en dehors de la capsule deux prolongements : l'un dans la fosse sous-scapulaire au-dessous du muscle de même nom, l'autre dans la coulisse bicipitale autour du tendon de la longue portion du biceps.

Outre ces deux bourses séreuses, *bourse du sous-scapulaire* et *bourse bicipitale*, qui existent à peu près constamment et sont une dépendance de la séreuse articulaire, nous rencontrons dans la plupart des cas, autour de l'articulation de l'épaule, trois autres bourses, savoir (fig. 437) : 1° la *bourse sous-deltoïdienne* ou *sous-acromiale* (2), remarquable par ses grandes dimensions, qui est située entre la partie supérieure de la capsule articulaire d'une part et, d'autre part, la face inférieure de l'acromion, du ligament acromio-coracoïdien et du deltoïde ; elle communique parfois, surtout chez les sujets âgés, avec la synoviale de l'articulation ; 2° la *bourse sous-coracoïdienne* (3), située entre la face inférieure de l'apophyse coracoïde et la partie correspondante de la capsule ; 3° une bourse musculaire (6), non constante, située entre le tendon commun du biceps et du coraco-brachial et la capsule fibreuse de l'articulation ; 4° une autre bourse musculaire (7), située sur le côté interne du coraco-brachial, entre le tendon du sous-scapulaire et le paquet vasculo-nerveux de l'aisselle.

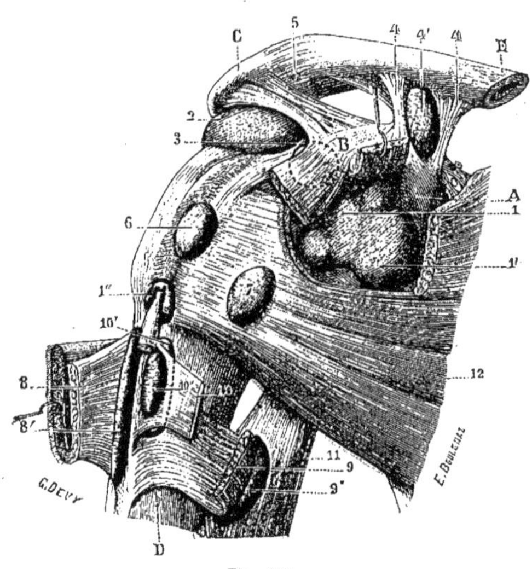

Fig. 437.

Bourses séreuses de l'épaule.

A, scapulum, vue antérieure. — B, apophyse coracoïde. — C, acromion. — D, humérus. — E, clavicule, relevée en haut.

1, synoviale scapulo-humérale, avec : 1', son prolongement sous-scapulaire ; 1", son prolongement bicipital. — 2, bourse sous-acromiale. — 3, bourse sous-coracoïdienne. — 4, 4, ligaments coraco-claviculaires, avec 4' bourse séreuse placée entre ces deux ligaments. — 5, synoviale de l'articulation acromio-claviculaire. — 6, bourse séreuse située au-dessous du court biceps. — 7, bourse séreuse située en avant du tendon du sous-scapulaire. — 8, grand pectoral, avec 8', sa bourse séreuse. 9, tendon du grand rond, avec 9', sa bourse séreuse. — 10, tendon du grand dorsal, avec : 10, sa bourse postérieure ; 10", sa bourse antérieure. — 11, long triceps. — 12, sous-scapulaire.

Nous signalerons encore, un peu au-dessous des limites de notre articulation scapulo-humérale, dans le voisinage de la coulisse bicipitale : la *bourse du grand rond* (9), située entre la face postérieure de ce muscle et la portion correspondante du long triceps ; la *bourse postérieure du grand dorsal* (10'), ordinairement toute petite, qui se développe entre le tendon du grand rond et celui du grand dorsal ; la *bourse antérieure du grand dorsal* (10"), plus étendue que la précédente, qui se trouve située entre le tendon du grand dorsal et les deux muscles coraco-brachial et court biceps. On rencontre enfin, dans cette même région, mais sur certains sujets seulement, une bourse pour le grand pectoral : cette *bourse du grand pectoral* (8') est située, quand elle existe, au-dessous du tendon de ce muscle, entre ce tendon et le côté externe du biceps.

Mouvements. — L'articulation scapulo-humérale est, sans conteste, la plus mobile des énarthroses. Les mouvements, à la fois si variés et si étendus, que peut exécuter l'humérus sur l'omoplate, sont réductibles aux quatre mouvements fondamentaux suivants : 1° abduction et adduction ; 2° projection en avant et projection en arrière ; 3° rotation en dedans et rotation en dehors ; 4° circumduction.

a. *Abduction et adduction.* — L'abduction (de *abducere*, écarter) est le mouvement par lequel l'humérus s'écarte du tronc ; l'adduction (de *adducere*, ramener vers), le mouvement par lequel il s'en rapproche. Dans ce premier ordre de mouvements, l'humérus tourne autour d'un axe antéro-postérieur, passant par la partie inféro-externe de la tête, un peu en dedans du col anatomique. Il en résulte que les deux extrémités de l'os se déplacent simultanément, mais en sens inverse : c'est ainsi que lorsque l'extrémité inférieure de l'humérus s'élève, son extrémité supérieure ou tête glisse de haut en bas sur la cavité glénoïde ; inversement, cette même extrémité glisse de bas en haut sur la cavité glénoïde, lorsque l'humérus, préalablement élevé (abduction), revient à sa position de repos (adduction).

Quand le mouvement d'abduction est porté assez loin pour que le bras occupe une direction horizontale (fig. 438, B), le trochiter est au contact de la partie supérieure du bourrelet glénoïdien, tandis que la partie inférieure de la tête, dégagée de la cavité glénoïde, est en rapport mainte-

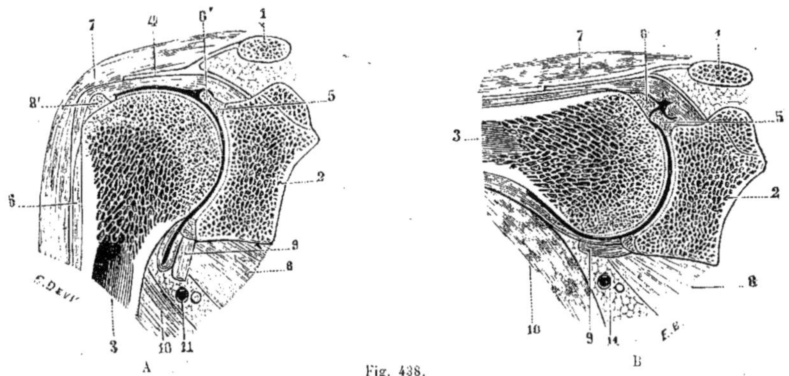

Fig. 438.

Coupe verticale et transversale de l'articulation scapulo-humérale, passant par la petite tubérosité de l'humérus : A, le bras au repos ; B, le bras étendu horizontalement (d'après Henle).

1, clavicule. — 2, scapulum. — 3, humérus. — 4, ligament acromio-coracoïdien. — 5, bourrelet glénoïdien. — 6, tendon du long biceps, avec 6', son origine sur le bourrelet glénoïdien. — 7, deltoïde. — 8, sous-scapulaire, avec 8', son insertion au trochin. — 9, long triceps. — 10, grand rond. — 11, artère circonflexe postérieure et nerf axillaire.

nant avec la partie inférieure de la capsule articulaire. Là s'arrête l'abduction humérale proprement dite (*première phase de l'abduction*). Le bras peut bien s'élever encore et atteindre une position verticale ou voisine de la verticale : mais ce dernier mouvement (*deuxième phase de l'abduction*) ne se passe pas dans l'articulation scapulo-humérale elle-même ; il est la conséquence d'un mouvement de bascule accompli par le scapulum, mouvement de bascule qui change l'orientation de la cavité glénoïde et modifie du même coup la position de l'humérus, lequel suit naturellement les déplacements de sa cavité de réception.

Ce mouvement de bascule de l'omoplate est facile à mettre en évidence. Il suffit, pour cela, de placer la main sur l'angle inférieur de l'os au moment où s'accomplit l'abduction : on constate alors très nettement que cet angle se déplace en avant ; mais on constate aussi, comme l'a fait justement remarquer Cathcart (1884), qu'il commence à se déplacer bien avant que l'humérus ait atteint la position horizontale, par conséquent que les deux os se meuvent *simultanément* et non *successivement*. Les données classiques, exposées plus haut, sur le mécanisme de l'abduction du bras sont donc en partie inexactes et doivent être modifiées comme suit. L'abduction présente deux phases : une première phase, dans laquelle le bras se met dans une position horizontale ; une deuxième phase, dans laquelle, poursuivant son mouvement, il arrive à une position verticale. Dans l'une et l'autre de ces phases, le déplacement du bras est dû à la fois : 1° à un mouvement de rotation de la tête humérale sur la glène ; 2° à un mouvement de bascule de l'omoplate. Nous ajouterons que la clavicule, par suite de ses connexions avec l'omoplate, se déplace en même temps que cette dernière : elle se meut, elle aussi, durant les deux phases du mouvement, mais dans une étendue moindre pendant la première que pendant la seconde.

Quant au mouvement d'adduction, il est naturellement limité par la rencontre du bras avec les parties latérales du tronc.

b. *Projection en avant (flexion) et projection en arrière (extension)*. — Le mouvement de projection en avant et le mouvement de projection en arrière sont encore désignés, le premier sous le nom de *flexion*, le second sous celui d'*extension*. Ces deux mouvements s'exécutent autour d'un axe transversal, qui passerait à la fois par le centre du trochiter et par le centre de la cavité glénoïde. La tête humérale tourne sur place, tandis que l'extrémité inférieure ou distale de l'os décrit un arc de cercle dans un plan parallèle au plan médian.

Dans le mouvement de flexion, la portion toute supérieure de la tête humérale se porte en arrière et en bas, tandis que sa partie inférieure se dirige en avant et en haut ; le trochin, d'antérieur qu'il était, devient supérieur. Dans le mouvement d'extension, l'humérus se déplace en sens inverse : le trochin se porte en bas, le trochiter en haut et en avant.

Le mouvement d'extension est relativement très limité : il atteint à peine 30 à 35 degrés. Le mouvement de flexion est beaucoup plus étendu : il est de 110 à 120 degrés. L'humérus, après avoir décrit cet arc de cercle de 120 degrés, peut s'élever encore et se rapprocher beaucoup de la verticale. Mais ici, comme pour l'abduction, ce dernier mouvement ne se passe pas dans l'articulation scapulo-humérale : il est dû à un déplacement du scapulum.

c. *Circumduction.* — Le mouvement de circumduction, encore appelé *mouvement en fronde*, n'est que le passage de l'un à l'autre des quatre mouvements précédents. La tête humérale glisse dans divers sens sur la cavité glénoïde, conservant toujours le contact avec elle, tandis que son extrémité inférieure décrit un cercle complet, en passant successivement par les différentes positions qui constituent la flexion, l'abduction, l'extension, l'adduction, etc.

d. *Rotation.* — La rotation du bras se fait, soit en dedans, soit en dehors. L'un et l'autre de ces mouvements s'exécutent autour d'un axe vertical, qui passe à la fois par le centre de la tête humérale et par l'épitrochlée. — *Dans le mouvement de rotation en dedans*, la tête humérale glisse d'avant en arrière sur la cavité glénoïde : les deux tubérosités, trochin et trochiter, se portent en dedans ; la partie antérieure de la capsule se relâche, tandis que la partie postérieure se tend. — *Dans le mouvement de rotation en dehors*, le déplacement se fait en sens inverse : la tête de l'humérus glisse d'arrière en avant sur la glène ; le trochin et le trochiter se portent en dehors et en arrière ; la partie antérieure de la capsule se tend, tandis que la partie postérieure se relâche. — Les mouvements de rotation de l'humérus sont l'un et l'autre très limités, surtout le mouvement de rotation en dehors.

Muscles moteurs. — Les muscles moteurs de l'humérus sur la ceinture thoracique sont les suivants :

1° *Abducteurs :* le deltoïde, le sus-épineux.

2° *Adducteurs :* le grand pectoral, le grand dorsal, le grand rond, le petit rond, le sous-épineux, le sous-scapulaire, le coraco-brachial, la courte portion du biceps, la longue portion du biceps.

3° *Fléchisseurs :* le grand pectoral, les faisceaux antérieurs du deltoïde.

4° *Extenseurs :* le grand dorsal, le grand rond, les faisceaux postérieurs du deltoïde.

5° *Rotateurs en dedans :* le grand pectoral, le grand dorsal, le grand rond, le sous-scapulaire.

6° *Rotateurs en dehors :* le sous-épineux, le petit rond.

Théorie du contact polaire ou juxta-central. — Nous avons dit plus haut (p. 477) que la tête humérale et la glène scapulaire s'adaptaient exactement quant à leur forme, autrement dit que les deux surfaces articulaires arrivaient au contact sur tous les points où elles étaient mises en présence. Cette théorie était universellement admise, lorsque, en 1885, Assaky essaya de lui en substituer une autre, qui peut être formulée comme suit : la tête humérale et sa cavité glénoïde ne sont pas en contact sur tous les points, mais seulement suivant une zone circulaire, large de 10 millimètres environ, qui répond, du côté de la glène, à la tache grisâtre (p. 477) qui recouvre le tubercule glénoïdien. C'est naturellement, au niveau de cette zone, *zone de contact parfait*, que s'exercerait, dans le jeu réciproque des surfaces articulaires, la pression maxima. Pour établir une pareille formule, Assaky se base principalement sur ce fait que, si l'on comprime entre la tête humérale et la cavité glénoïde des lames de cire, ces lames, ainsi comprimées, revêtent l'aspect d'un ménisque, concave dans un sens, convexe dans l'autre, *beaucoup plus mince au centre qu'à la périphérie*.

Du reste, l'étude comparative des déformations subies par les lames de cire dans des attitudes différentes du bras a amené Assaky à admettre que la zone de pression maxima se déplaçait légèrement quand le membre passait d'une attitude à une autre : c'est ainsi que, quand le bras se déplace en avant, cette zone de pression se déplacerait elle aussi en avant ; que, quand le bras se porte en arrière, elle se porterait également en arrière,

Cette théorie du contact partiel (*contact polaire*, *contact juxta-central*), substituée à celle du contact total, ne saurait être admise sans conteste. Elle est, en effet, passible d'objections sérieuses. Il est à remarquer, tout d'abord, que la « zone de contact parfait » est précisément la partie de la cavité glénoïde où le revêtement cartilagineux est le plus mince. Si c'était sur ce point, comme le veut la théorie, que la tête humérale exerce sa pression maxima, nous aurions, on en conviendra, une contradiction flagrante avec cette loi de morphologie générale que, dans une articulation donnée, le cartilage présente son maximum d'épaisseur là où s'exerce la pression la plus forte. D'autre part, nous savons par l'examen comparatif de nos différentes diarthroses que, sur les points où les surfaces articulaires n'arrivent pas au contact, la capsule articulaire envoie toujours vers l'intérieur de l'article des prolongements fibreux ou tout au moins des franges synoviales, destinées à combler les intervalles : or, il n'existe rien de pareil pour l'articulation scapulo-humérale.

Enfin, et c'est là un fait qui me paraît décisif dans l'espèce, les coupes pratiquées sur des sujets congelés ne nous montrent pas cet intervalle qui existerait, d'après la théorie du contact polaire, entre la tête humérale et sa glène, en dehors de la prétendue zone de contact parfait. J'ai fait congeler des articulations dans différentes attitudes, je les ai coupées ensuite dans les directions les plus diverses et j'ai toujours constaté, quel que fut le sens de la coupe, que les surfaces articulaires en présence se correspondaient exactement sur tous les points : *il y avait entre elles contact total et non contact partiel*. Je dois ajouter, cependant, que les surfaces en présence étaient constamment séparées l'une de l'autre dans toute l'étendue de la cavité glénoïde, par une mince couche de synovie congelée, dont la transparence et la coloration jaune verdâtre tranchaient nettement sur le blanc mat du cartilage hyalin : le contact n'était donc pas immédiat, mais médiat. Nul doute que, si cette nappe liquide existe sur le vivant comme sur les cadavres congelés, elle n'ait pour effet de répartir également les pressions sur les différents points des surfaces articulaires.

Voyez, au sujet de l'articulation scapulo-humérale et de ses ligaments : Schleem, *Ueber die Verstärkungsbänder am Schultergelenk*, Arch. f. Anat. v. Muller, 1853, p. 45 ; — Welcker, *Ueber das Hüftgelenk nebst einigen Bemerkungen über Gelenke überhaupt, insbesondere über das Schultergelenk*, Zeitschr. f. Anatomie u. Enkwick., 1875, p. 41 ; — Du même, *Nachweis eines Ligamentum interarticulare Humeri*, etc., ibid., 1876, p. 98 ; — Du même, *Die Einwanderung d. Bicepssehne in das Schultergelenk*, Arch. f. Anat. u. Entwick., 1878 ; — Albert, *Zur Mechanik des Schultergürtels des Menschen*, Wien. medicin. Jahrbuch, 1877 ; — Farabeuf, *Sur l'art. scapulo-humérale*, Bull. Soc. de Chir., 1882 ; — Assaky, *Contrib. à l'anat. et à la physiol. de la cavité glénoïde*, Soc. de Biol., 1895 ; — Henke, *Die Aufhängung des Armes in der Schulter durch den Luftdruck*, Heidelberg, 1886 : — Reynier, *Considér. anat. et physiol. sur l'articulation scapulo-humérale*, Journ. de l'anatomie, 1887 ; — Carpentier, *Essai sur l'Anat. de l'articulation de l'épaule*, Th. de Lille, 1887 ; — Gordon Brodie, *Note on the transverso-humeral, coraco-acromial and coraco-humeral ligaments*, Journ. of Anat. and Physiol., 1898, vol. XXIV, p. 247.

§ III. — Articulation du coude

L'articulation du coude ou articulation huméro-antibrachiale (allem. *Ellenbogengelenk*, angl. *Elbow-joint*) réunit le deuxième segment du membre supérieur au troisième, le bras à l'avant-bras. Physiologiquement, le coude nous présente, chez l'homme et les anthropoïdes, deux articulations bien différentes : la première, articulation trochléenne, permet à l'avant-bras de se rapprocher du bras ou de s'en écarter, autrement dit, d'exécuter des mouvements de flexion et d'extension ; la seconde, articulation trochoïde, permet au radius, l'avant-bras restant immobile par rapport au bras, de tourner autour du cubitus et de porter alternativement la paume de la main en avant et en arrière. Si, dans ce dernier ordre de mouvements, le cubitus est immobile et, de ce fait, ne prend qu'une part bien secondaire à l'articulation trochoïde, il faut reconnaître que, dans l'exécution des mouvements de flexion et d'extension qui constituent l'articulation trochléenne, le radius se meut sur l'humérus en même temps que le cubitus, de telle sorte que l'articulation de l'humérus avec le radius fait partie de la trochléarthrose du coude au même titre que l'articulation de l'humérus avec le cubitus. D'un autre côté, il n'existe, comme nous le verrons plus tard, qu'une seule synoviale pour l'articulation huméro-radiale et l'articulation huméro-cubitale. Pour ces deux raisons, l'une physiologique, l'autre anatomique, nous réunirons les deux articulations précitées dans une seule et même description. Du reste, nous n'envisagerons dans le présent paragraphe que l'articulation trochléenne ; l'articulation trochoïde proprement dite, dont les éléments squelettiques se trouvent, non seulement au niveau du coude, mais encore à la région du poignet, sera étudiée dans le paragraphe suivant.

1° Surfaces articulaires. — Trois pièces osseuses, nous venons de le voir, concourent à former l'articulation du coude : du côté du bras, l'extrémité inférieure de l'humérus ; du côté de l'avant-bras, l'extrémité supérieure du cubitus et l'extrémité supérieure du radius.

a. *Extrémité inférieure de l'humérus.* — L'extrémité inférieure de l'humérus, que nous avons déjà décrite en ostéologie (voy. p. 262), est aplatie d'avant en arrière, déjetée en avant, orientée d'une façon telle que son grand axe ou axe transversal se dirige obliquement de dehors en dedans et un peu d'avant en arrière : il résulte d'une pareille obliquité que sa face antérieure regarde légèrement en dedans, sa face postérieure légèrement en dehors.

Cette extrémité inférieure de l'humérus nous présente successivement comme parties essentielles de l'articulation : 1° à sa partie interne, une poulie, la trochlée humérale ; 2° à sa partie externe, un condyle ; 3° entre les deux, une gouttière à laquelle je donnerai le nom de gouttière condylo-trochléenne. — La *trochlée humérale* nous est déjà connue : nous l'avons décrite en ostéologie. Nous rappellerons, en passant, que son bord interne descend plus bas que l'externe ; que sa gorge est disposée dans le plan sagittal, c'est-à-dire se dirige d'avant en arrière ; qu'elle n'est cependant pas exactement parallèle à ce plan sagittal, mais légèrement inclinée de bas en haut et de dedans en dehors, et, d'autre part, que cette inclinaison est plus accusée pour sa portion postérieure que pour sa portion antérieure, d'où il résulte que la gorge de la trochlée, envisagée dans son ensemble, décrit réellement autour de l'axe transversal de l'os un trajet spiroïde. Nous rappellerons encore que la trochlée humérale est surmontée : 1° sur la face antérieure de l'os, par une dépression appelée *fosse coronoïdienne ;* 2° sur la face postérieure, par une excavation, à la fois plus large et plus profonde, la *fosse olécranienne*. Le mode de conformation de la trochlée règle naturellement les mouvements de l'avant-bras sur le bras et l'on peut considérer la gorge de la trochlée comme la ligne directrice de ces mouvements. — Le *condyle*, encore appelé *petite tête de l'humérus*, est placé en dehors de la trochlée. C'est une saillie semi-sphérique, légèrement aplatie dans le sens transversal, regardant directement en avant et descendant un peu moins bas que la trochlée. Au-dessus d'elle, se voit une petite dépression, la *fossette sus-condylienne*. — La *gouttière*

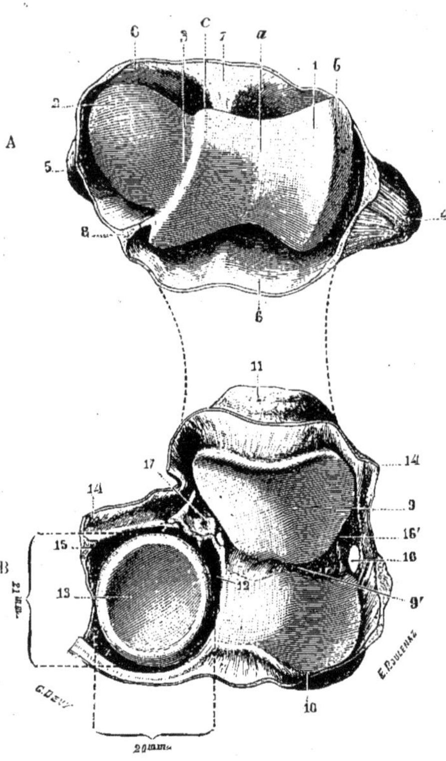

Fig. 439.

Surfaces articulaires du coude (côté droit), chacune avec sa collerette capsulaire.

(La capsule articulaire a été incisée à sa partie moyenne et sur tout son pourtour, pour permettre l'écartement des surfaces articulaires ; les deux lignes pointillées indiquent le mode de correspondance des deux moitiés de la capsule.)

A. *Surface humérale, vue par en bas.* — 1, trochlée, avec : *a*, sa gorge ; *b*, son bord interne ; *c*, son bord externe. — 2, condyle huméral. — 3, gouttière condylo-trochléenne. — 4, épitrochlée. — 5, épicondyle. — 6, capsule articulaire. — 7, cloison verticale, allant de la capsule à une crête osseuse qui sépare la fosse sus-condylienne de la fosse coronoïdienne. — 8, autre cloison se portant en arrière de la gouttière condylo-trochléenne.

B. *Surface antibrachiale, vue par en haut.* — 9, grande cavité sigmoïde du cubitus, avec 9', son sillon transversal. — 10, apophyse coronoïde. — 11, olécrâne. — 12, petite cavité sigmoïde. — 13, cupule du radius. — 14, capsule articulaire. — 15, bourrelet huméro-radial. — 16, orifice par où s'échappe, dans l'extension, un paquet graisseux, 16'. — 17, frange synoviale.

condylo-trochléenne, enfin, est située, comme son nom l'indique, entre la trochlée et le condyle. Elle est formée par deux plans inclinés qui répondent, l'un à la partie interne du condyle, l'autre au rebord externe de la trochlée (fig. 445) : de ce fait, je crois devoir la considérer (l'anatomie comparée nous fournirait certainement des arguments en faveur de cette manière de voir) comme une deuxième trochlée, une *trochlée accessoire*, placée en dehors de la trochlée principale. Sa gorge, orientée exactement dans le même sens que celle de cette dernière, devient, elle aussi et au même titre, une ligne directrice des mouvements de l'avant-bras sur le bras.

Ces trois parties, trochlée, condyle et gouttière condylo-trochléenne, sont revêtues, à l'état frais, par une seule et même couche de cartilage diarthrodial, qui s'arrête, en haut, à la partie inférieure des trois fosses olécranienne, coronoïdienne et sus-condylienne. L'épaisseur de cette couche cartilagineuse, assez uniforme du reste, varie de 1 millimètre à 1 millimètre et demi. Elle présente son maximum au niveau du bord externe de la trochlée : elle atteint, sur ce point, 2 millimètres.

b. *Extrémité supérieure du cubitus.* — L'extrémité supérieure du cubitus, qui répond à la trochlée humérale, nous offre la *grande cavité sigmoïde*, espèce d'excavation semi-lunaire, formée en bas et en avant par une forte saillie, l'*apophyse coronoïde*, en haut et en arrière par une saillie plus volumineuse encore, l'*olécrâne*. La grande cavité sigmoïde, le bras et l'avant-bras pendant le long du corps, regarde en haut et en avant. Une crête longitudinale et mousse, répondant à la gorge de la trochlée humérale et s'étendant du sommet de l'apophyse coronoïde au sommet de l'olécrâne, la divise en deux versants latéraux : un versant interne, qui regarde en avant et en dedans ; un versant externe, un peu moins large que le précédent, qui regarde en avant et en dehors. Ce dernier, dans sa portion supérieure ou olécranienne, se trouve parfois subdivisé par une petite crête verticale en deux facettes secondaires, l'une externe, l'autre interne ; mais cette disposition est fort rare : je ne l'ai observée que 3 fois sur 20 cubitus que j'ai spécialement examinés à ce sujet.

La grande cavité sigmoïde nous présente, en outre, à sa partie moyenne, un sillon transversal (fig. 439, 9'), qui indique les limites respectives de l'apophyse coronoïde et de l'olécrâne. Ce sillon, ordinairement fort étroit à son milieu, s'élargit ensuite au fur et à mesure qu'il s'éloigne de l'axe de l'os et se termine, à chacune de ses extrémités, par une petite dépression triangulaire, que remplit à l'état frais un peloton cellulo-adipeux. Ces pelotons adipeux, simples organes de remplissage, jouissent d'une grande mobilité : ils sont chassés de l'articulation au moment de l'extension et y rentrent au moment de la flexion.

Une couche de cartilage, épaisse de 1 millimètre à 1 millimètre et demi, revêt la surface sigmoïdienne dans la plus grande partie de son étendue. Elle fait défaut seulement au niveau des deux fossettes triangulaires précitées et dans le sillon transversal (lorsque ce sillon existe) qui les réunit l'une à l'autre. Histologiquement, le cartilage sigmoïdien est du cartilage hyalin : Sappey fait remarquer, cependant, qu'au niveau de l'arête qui sépare la grande cavité sigmoïde de la petite, il se modifie pour devenir fibro-cartilagineux.

c. *Extrémité supérieure du radius.* — L'extrémité supérieure ou tête du radius, articulée avec le condyle huméral, nous présente à cet effet, sur sa face supérieure, une surface arrondie ou excavée en forme de cupule (fig. 439, 13) : c'est la *cupule* ou *cavité glénoïde du radius*. Elle est circonscrite sur tout son pourtour par un rebord peu saillant, uni et lisse comme la cupule proprement dite. La portion interne de ce rebord, plus large que l'externe, répond à la gouttière condylo-trochléenne, que nous avons considérée plus haut comme une trochlée accessoire et, comme elle se moule exactement sur cette gouttière (fig. 445), elle nous présente deux plans inclinés : l'un externe, obliquement dirigé en bas et en dehors, qui se confond peu à peu avec l'excavation de la cupule radiale ; l'autre interne, oblique en bas et en dedans, qui descend vers l'articulation radio-cubitale supérieure.

La facette articulaire supérieure du radius (cupule et son pourtour) n'est pas exactement circulaire, mais un peu allongée dans le sens antéro-postérieur. Sur vingt-deux os que j'ai examinés à ce sujet, un seul faisait exception à la règle ; sur tous les autres, le diamètre antéro-postérieur était plus étendu que le diamètre transversal. En moyenne, le premier mesure 20 à 22 millimètres, le second 1 millimètre ou 1 millimètre et demi en moins, quelquefois 2.

Comme les surfaces articulaires de l'humérus et du radius, celle du radius nous présente une couche de cartilage diarthrodial, un peu plus mince au centre de la cupule (1 mill.) que sur son rebord (1 mill. 5). C'est au niveau de la portion interne de ce rebord que le cartilage atteint sa plus grande épaisseur (2 mill.).

2° **Moyens d'union.** — Les trois pièces squelettiques qui entrent dans l'articulation du coude sont maintenues en présence : 1° par un *ligament capsulaire* ou *capsule ;* 2° par quatre *ligaments périphériques*, qui renforcent cette capsule et que nous distinguerons, en raison de leur situation, en *antérieur*, *postérieur*, *interne* et *externe*.

A. Ligament capsulaire ou capsule. — La capsule fibreuse du coude a, comme celle de l'épaule, la forme d'un manchon, dont la circonférence supérieure répond à l'humérus, la circonférence inférieure aux deux os de l'avant-bras. Ce manchon fibreux, disons-le tout de suite, est une enveloppe commune à l'articulation qui nous occupe et à l'articulation radio-cubitale supérieure.

Son *insertion supérieure* ou *humérale* (fig. 439, A) se fait : 1° en avant, suivant une ligne courbe, à concavité dirigée en bas, qui contourne successivement les deux fossettes coronoïdienne et sus-condylienne ; 2° en arrière, suivant une ligne demi-circulaire qui répond assez bien au pourtour de la fosse olécranienne ; 3° en dehors, dans ce sillon, irrégulièrement sinueux, qui se trouve situé entre l'épicondyle d'une part et, d'autre part, le condyle et le rebord externe de la trochlée ; 4° en dedans, dans l'angle dièdre, presque droit, qui sépare la partie inférieure de l'épitrochlée du rebord interne de la trochlée.

Son *insertion inférieure* ou *antibrachiale* (fig. 439, B) répond à la fois au cubitus et au radius. Sur le cubitus, elle se fait : 1° au bord interne de la grande cavité sigmoïde dans toute son étendue ; 2° au bord externe de cette même cavité dans toute son étendue également, excepté à sa partie moyenne où la ligne d'insertion descend au-dessous de la petite cavité sigmoïde ; 3° sur la partie supérieure de l'olécrâne un peu en arrière du sommet ; 4° sur la face antérieure de l'apophyse coronoïde un peu au-dessous du bec. Sur le radius, la capsule articulaire s'insère tout autour du col, à 6 ou 7 millimètres au-dessous de la cupule.

B. Ligament antérieur. — Le ligament antérieur (fig. 440), relativement mince, mais très résistant, recouvre la face antérieure de la capsule dans toute son étendue. Il s'insère, en haut : 1° au-dessus des deux fossettes coronoïdienne et sus-condylienne ; 2° sur la face antérieure de l'épitrochlée ; 3° à la partie externe du condyle, immédiatement en dehors de la surface articulaire. De cette vaste surface d'insertion, les fibres constitutives du ligament antérieur se portent en convergeant vers l'interligne séparatif de l'articulation radio-cubitale supérieure, autrement dit vers l'extrémité antérieure de la petite cavité sigmoïde du cubitus : les fibres moyennes suivent un trajet vertical ; les fibres externes sont obliques en bas et en dedans ; les fibres internes, obliques en bas et en dehors. Finalement, elles viennent se fixer, en partie sur le côté antéro-externe de l'apophyse coronoïde, en partie sur l'extrémité correspondante de l'espèce d'anneau fibreux qui enserre la tête du radius. — Parmi les fibres obliques et faisant corps avec elles, on distingue, dans la plupart des cas, deux petits faisceaux rubanés, que nous distinguerons sous le nom de *faisceau oblique interne* et de *faisceau oblique externe* : le premier (fig. 440,2),

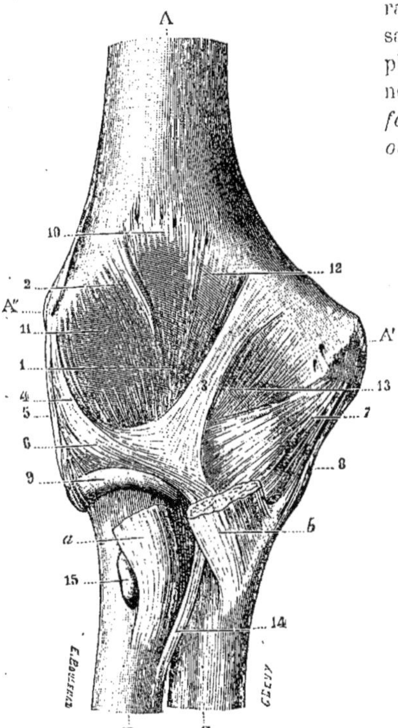

Fig. 440.

Articulation du coude, vue antérieure (côté droit, cavité articulaire injectée au suif).

A, humérus, avec A' épitrochlée, A'' épicondyle. — B, radius. — C, cubitus.

a, tendon du biceps. — *b*, tendon du brachial antérieur.

1, ligament antérieur, avec : 2, son faisceau oblique interne ; 3, son faisceau oblique externe. — 4, faisceau antérieur du ligament latéral externe. — 5, faisceau moyen du même ligament. — 6, ligament annulaire de l'articulation radio-cubitale supérieure, — 7, faisceau antérieur du ligament latéral interne.

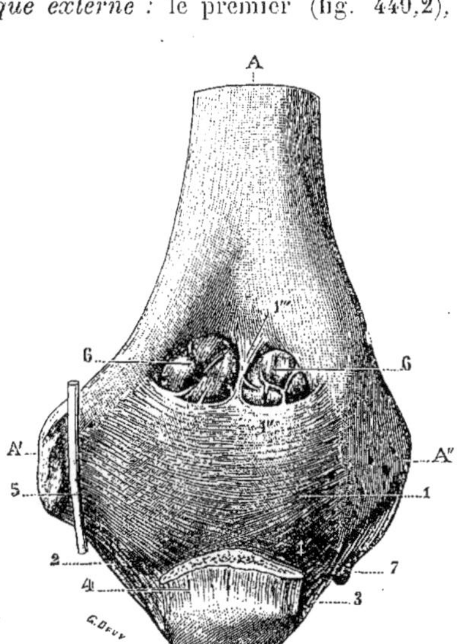

Fig. 441.

Articulation du coude, vue postérieure (côté droit, cavité articulaire injectée au suif).

A, humérus, avec : A', épitrochlée ; A'', épicondyle. — B, olécrâne. — 1, ligament postérieur, avec : 1', ses faisceaux huméro-olécraniens ; 1'', ses faisceaux huméro-huméraux ; 1''', un petit faisceau longitudinal. — 2, faisceau postérieur du ligament latéral interne. — 3, faisceau postérieur du ligament latéral externe. — 4, tendon du triceps, — 5, nerf cubital. — 6, 6, cul-de-sac postérieur de la synoviale, divisé par le faisceau 1''' en deux bourrelets. — 7, petit bourgeon synovial.

prend naissance sur la partie antérieure de l'épitrochlée ; le second (fig. 440,3), se détache de la partie antérieure de l'épicondyle. Ces deux faisceaux, se portant ensuite l'un vers l'autre, se rencontrent à la partie moyenne de l'articulation et, là, se fusionnent d'une façon plus ou moins complète. — Latéralement, notre ligament antérieur du coude est mal délimité : il se confond, en dedans avec le ligament latéral interne et, en dehors, avec le ligament latéral externe.

C. Ligament postérieur. — Le ligament postérieur (fig. 441), mince et membraneux comme l'antérieur, est représenté par des faisceaux fibreux, à direction transversale ou oblique, qui prennent leur origine sur les côtés interne et externe de la fosse olécranienne. Ces faisceaux se comportent comme suit : les inférieurs se terminent sur les bords correspondants de l'olécrâne (*faisceaux huméro-olécraniens*) ; les supérieurs, ceux qui se trouvent situés au-dessus du bec olécranien, se rendent d'un côté à l'autre de la fosse olécranienne (*faisceau huméro-huméraux*), formant ainsi, dans leur ensemble, une sorte de pont au-dessous duquel se logent le cul-de-sac postérieur de la synoviale et un peloton cellulo-adipeux, sur lequel nous aurons à revenir plus loin. Ce peloton adipeux nous présente toujours, au milieu de sa masse, un certain nombre de faisceaux fibreux à direction verticale (fig. 441,1'''), qui s'insèrent en haut sur le rebord supérieur de la fosse olécranienne et qui, de là, viennent se perdre à la face profonde du ligament postérieur.

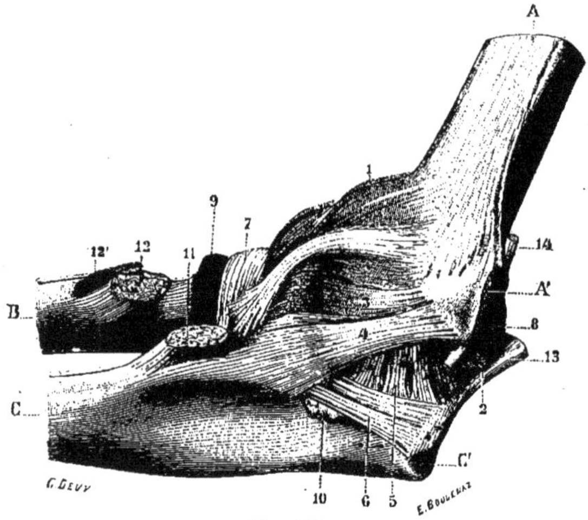

Fig. 442.

Articulation du coude, vue latérale interne (côté droit, cavité articulaire injectée au suif).

A, humérus, avec A', l'épitrochlée. — B, radius. — C, cubitus, avec C', l'olécrâne. — 1, ligament antérieur. — 2, ligament postérieur. — 3, faisceau antérieur du ligament latéral interne. — 4, son faisceau moyen. — 5, son faisceau postérieur, à travers les éraillures duquel s'échappent des bourgeons synoviaux. — 6, faisceaux arciformes ou ligament de Cooper. — 7, ligament annulaire. — 8, cul-de-sac postérieur de la synoviale. — 9, cul-de-sac inférieur ou péri-radial. — 10, paquet cellulo-graisseux répondant au sillon transversal de la grande cavité sigmoïde. — 11, tendon du brachial antérieur. — 12, tendon du biceps, avec 12, sa bourse séreuse. — 13, tendon du triceps. — 14, nerf cubital.

D. Ligament latéral interne. — L'appareil ligamenteux qui s'étale sur le côté interne de l'articulation du coude (fig. 442) diffère des précédents par sa grande épaisseur et sa résistance. Il se compose en réalité de trois faisceaux, que nous distinguerons en antérieur, moyen et postérieur. — Le *faisceau antérieur* (3), le plus faible des trois, s'étend de la partie antéro-interne de l'épitrochlée à la partie antéro-interne de l'apophyse coronoïde. Il est placé immédiatement en dedans des faisceaux internes du ligament antérieur et, comme nous l'avons déjà fait remarquer plus haut, se confond en partie avec ces derniers. — Le *faisceau moyen* (4), situé en dedans et en arrière du précédent, revêt la forme d'un cordon fibreux, aplati d'avant en arrière, remarquable à la fois par son épaisseur et par sa force. Il prend naissance, en haut, sur le bord inférieur de l'épitrochlée. Il se dirige ensuite vers le côté interne de l'apophyse coronoïde, où se terminent, assez souvent sur un tubercule spécial, la plus grande partie de ses fibres. Quelques-unes, cependant, celles qui sont les plus superficielles, se prolongent jusque sur le bord interne du cubitus. — Le *faisceau postérieur* (5), disposé en éventail, s'insère, par son sommet, sur la partie postérieure et inférieure de l'épitrochlée. De là, il se porte obliquement en bas et en arrière et vient se fixer, par sa base demi-circulaire, sur le côté interne de l'olécrâne. C'est le *ligament de Bardinet* des chirurgiens, ainsi appelé en raison du rôle qui lui a été attribué par BARDINET (de Limoges) de s'opposer à l'écartement des fragments dans les cas de fracture transversale de l'olécrâne.

Indépendamment des trois faisceaux fondamentaux que nous venons de décrire, la face interne du coude nous présente encore un certain nombre de faisceaux, dits *faisceaux arciformes* (fig. 442,6), qui vont de la base de l'olécrâne à la base de l'apophyse coronoïde, en décrivant une légère courbe à concavité dirigée en haut. Ces faisceaux, que l'on désigne quelquefois sous le nom de *ligament de Cooper*, recouvrent la base du faisceau postérieur du ligament latéral interne.

E. LIGAMENT LATÉRAL EXTERNE. — Analogue au précédent, le ligament latéral externe (fig. 448) se compose, lui aussi, de trois faisceaux : un faisceau antérieur, un faisceau moyen et un faisceau postérieur. — Le *faisceau antérieur* (3) s'insère, en haut, sur la partie antérieure et inférieure de l'épicondyle, où il se confond en grande partie avec le tendon d'origine du court supinateur. De là, il se porte en bas et en dedans et s'étale, à la manière d'un large éventail, sur la tête du radius. Ses faisceaux les plus internes viennent se fixer sur le cubitus, au-devant de la petite cavité sigmoïde de cet os. Les autres, et c'est le plus grand nombre, se mêlent aux fibres propres du ligament annulaire de l'articulation radio-cubitale supérieure et prennent ainsi une part importante à la formation de ce ligament. Nous y reviendrons dans le paragraphe suivant (p. 506). — Le *faisceau moyen* (4), plus étroit, mais beaucoup plus long, revêt la forme d'une bandelette, ordinairement très résistante, qui se détache, en haut, de la partie inférieure de l'épicondyle pour venir se fixer, en bas, à la partie postérieure de la petite cavité sigmoïde du cubitus et au bord interne de cet os. — Le *faisceau postérieur* (5), enfin, de forme irrégulièrement quadrilatère, s'étend de la partie postérieure de l'épicondyle au côté externe de l'olécrâne. Les faisceaux qui le constituent sont parallèles les uns aux autres ou légèrement divergents. Inférieurement, au niveau du sillon transversal de la grande cavité

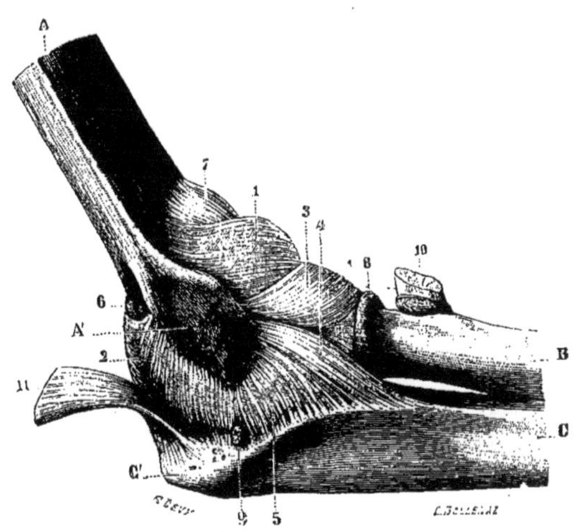

Fig. 443.

Articulation du coude, vue latérale externe (côté droit, cavité articulaire injectée au suif).

A, humérus, avec A', l'épicondyle. — B, radius. — C, cubitus, avec C', l'olécrâne. — 1, ligament antérieur. — 2, ligament postérieur. — 3, faisceau antérieur du ligament latéral externe. — 4, son faisceau moyen. — 5, son faisceau postérieur. — 6, cul-de-sac postérieur de la synoviale. — 7, cul-de-sac antérieur. — 8, cul-de-sac inférieur ou péri-radial. — 9, bourgeon synovial, répondant à l'extrémité externe du sillon transversal de la grande cavité sigmoïde. — 10, tendon du biceps, avec sa bourse séreuse. — 11, tendon du triceps, renversé en arrière.

sigmoïde, ils ménagent un intervalle plus ou moins considérable, une sorte de fenêtre à travers laquelle se voit le peloton adipeux, déjà signalé plus haut, qui occupe le sillon précité.

A propos du ligament latéral externe, nous signalerons l'existence, sur sa face articulaire, d'un bourrelet plus ou moins accusé qui répond à l'interligne huméro-radial et qui, à son niveau, comble exactement l'intervalle compris entre le condyle de l'humérus et le rebord externe de la cupule radiale. Ce bourrelet, que nous désignerons sous le nom de *bourrelet huméro-radial*, se voit très nettement, soit en renversant en dehors la portion de la capsule articulaire qui le supporte (fig. 385, 15), soit sur des coupes vertico-transversales de membres congelés (fig. 391,4'). Comme l'espace qu'il occupe, il a la forme d'un petit cordon prismatique triangulaire, dont la base fait corps avec la capsule fibreuse et dont le sommet, toujours très effilé, s'avance plus ou moins loin dans la cavité articulaire. Du reste, il occupe les trois côtés antérieur, externe et postérieur de l'articulation huméro-radiale, de telle sorte que, vu sur la face interne de la capsule, il nous apparaît sous la forme d'un croissant à concavité dirigée en dedans; son extrémité postérieure se continue avec une frange synoviale (fig. 394, 12), à direction verticale, qui s'insinue entre la tête du radius et la petite cavité sigmoïde du cubitus. Ainsi disposé, le bourrelet huméro-radial rappelle exactement, toutes proportions gardées bien entendu, l'un des cartilages semi-lunaires de l'articulation du genou : c'est un ménisque rudimentaire. Je l'ai vu, dans un cas, s'avancer jusqu'à 8 millimètres dans l'intérieur de l'articulation ; mais c'est là une exception : sa saillie ne dépasse ordinairement pas 2 ou 3 millimètres.

3° Synoviale. — La synoviale du coude tapisse dans toute son étendue la face profonde de la capsule fibreuse et se termine exactement, du côté de l'humérus comme du côté des os de l'avant-bras, à la limite du cartilage d'encroûtement.

Or, comme la capsule, tant sur l'humérus que sur les os de l'avant-bras, s'insère à une certaine distance du cartilage, il s'ensuit que la synoviale recouvre, par sa portion dite réfléchie, toute la surface osseuse qui se trouve comprise entre ce cartilage et la ligne d'insertion de la capsule. — C'est ainsi que, à la face antérieure de l'articulation, la synoviale tapisse les deux fossettes coronoïdienne et sus-condylienne, en formant à leur niveau un prolongement ou cul-de-sac, le *cul-de-sac antérieur*. Une cloison verticale et antéro-postérieure (fig. 439,7), allant de la paroi antérieure de la synoviale à l'espèce de crête osseuse qui sépare la fosse sus-condylienne de la fosse coronoïdienne, divise la partie supérieure de ce cul-de-sac en deux parties latérales. C'est grâce à cette disposition que le cul-de-sac antérieur nous apparaît, après injection au suif de la cavité articulaire, comme bifide ou bilobé. — De même, à la face postérieure de l'articulation, la synoviale tapisse la fosse olécranienne, en formant là un nouveau cul-de-sac, le *cul-de-sac postérieur* ou *sous-tricipital*. Ce prolongement postérieur s'élève d'ordinaire un peu au-dessus de la fosse olécranienne. Le triceps, qui le recouvre, s'insère sur lui par quelques-unes de ses fibres et, de ce fait, l'attire en haut dans les mouvements d'extension de l'avant-bras sur le bras. On rencontre même sur certains sujets, au-dessous du triceps et complètement indépendants de ce muscle, de véritables *faisceaux tenseurs de la synoviale du coude*, homologues du muscle sous-crural que nous décrirons ultérieurement sur la face antérieure du fémur (voy. *Genou*). — Enfin, à la partie inférieure et externe de l'articulation, la synoviale, après avoir revêtu la face interne du ligament annulaire, descend un peu au-dessous du bord inférieur de ce ligament. Puis, se réfléchissant sur elle-même, elle tapisse de bas en haut le col du radius et vient se terminer, ici comme ailleurs, à la limite de la couche cartilagineuse qui revêt, d'une part la tête du radius, d'autre part la petite cavité sigmoïde du cubitus. Il résulte d'une pareille disposition que la séreuse articulaire forme tout autour du col du radius un troisième cul-de-sac, celui-ci de forme annulaire, que je désignerai sous le nom de *cul-de-sac inférieur* ou de *cul-de-sac péri-radial*. Ce cul-de-sac, qui est très visible sur des articulations injectées ou simplement insufflées (fig. 442 et 443), mesure, suivant les cas, de 3 à

6 millimètres de hauteur. On le voit très nettement encore sur les coupes vertico-transversales du coude, comme nous le montre la figure 445 (5).

Si l'on pousse une injection au suif dans l'articulation du coude, la matière injectée soulève la capsule au niveau de ses parties minces, la laissant pour ainsi dire en place sur les points où elle est plus forte et plus résistante. Il en résulte que cette capsule nous présente alors, à sa surface extérieure, une série de bosselures et de sillons dont la situation, la forme et les dimensions sont toujours déterminées par son mode de constitution anatomique. — *Sur les côtés*, la matière injectée, bridée par les ligaments latéraux, est à peine visible. Çà et là, cependant, elle forme quelques bourgeons, toujours de petit volume, qui s'échappent à travers les éraillures des faisceaux ligamenteux (fig. 442 et fig. 443). — *A la face postérieure* du coude, la capsule se soulève en deux bourrelets latéraux, l'un interne, l'autre externe (fig. 441). De ces deux bourrelets, l'interne remonte toujours un peu plus haut que l'externe. Ils sont séparés l'un de l'autre sur la ligne médiane : 1° en bas, par une fossette, toujours très marquée, qui répond à l'olécrâne ; 2° en haut, par un sillon profond, déterminé par un faisceau fibreux à direction verticale ; 3° à sa partie moyenne, par une simple dépression linéaire. — *A la face antérieure* de l'articulation, enfin, nous rencontrons cinq saillies (fig. 440), dont trois sont externes, les deux autres internes. Les trois saillies externes ou radiales, superposées dans le sens vertical, se distinguent en supérieure, moyenne et inférieure : la supérieure, de forme ovoïde, allongée de haut en bas et de dehors en dedans, répond à la portion la plus élevée de la synoviale ; la moyenne, semi-hémisphérique, séparée de la précédente par le faisceau oblique externe du ligament antérieur (p. 495), se trouve située en avant du condyle de l'humérus ; l'inférieure, entourant le radius à la manière d'un bourrelet annulaire, n'est autre que le cul-de-sac péri-radial décrit plus haut. Des deux saillies internes ou cubitales, la supérieure, très volumineuse, répond au rebord interne de la trochlée humérale ; l'inférieure, beaucoup plus petite, est située un peu plus bas, séparée de la supérieure par le faisceau oblique interne (p. 495) du ligament antérieur du coude.

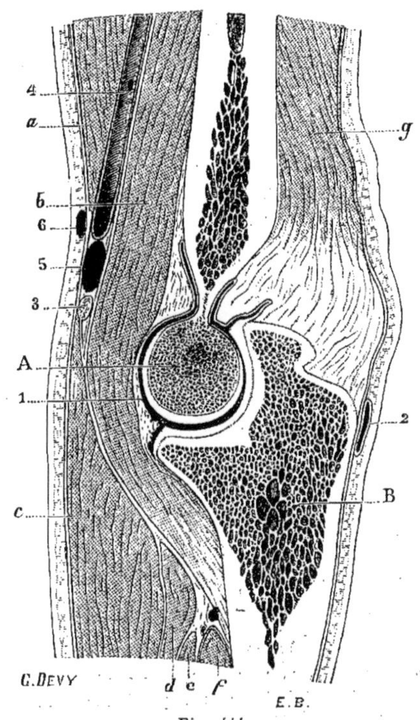

Fig. 444.

Coupe sagittale du coude, passant par la trochlée, (sujet congelé, côté droit, segment externe de la coupe).

A, trochlée humérale. — B, cubitus.
a, biceps. — *b*, brachial antérieur. — *c*, rond pronateur. — *d*, grand palmaire. — *e*, petit palmaire. — *f*, cubital antérieur. *g*, triceps.
1, synoviale articulaire. — 2, bourse séreuse olécranienne. — 3, nerf médian. — 4, artère humérale. — 5, une veine humérale. — 6, veine médiane céphalique.

La synoviale huméro-antibrachiale est soulevée çà et là par des pelotons adipeux plus ou moins développés, destinés à combler les vides qui tendent à se produire dans les mouvements articulaires. Nous avons déjà signalé, au cours de notre description, les deux paquets cellulo-adipeux qui occupent l'extrémité interne et l'extrémité externe du sillon transversal de la grande cavité sigmoïde. Il convient d'y ajouter les deux suivants : un *peloton coronoïdien* (fig. 444), qui est placé en regard de la fosse coronoïdienne ; un *peloton olécranien* (fig. 444), ordinairement très volumineux, qui répond à la fosse homonyme. Ces deux paquets cellulo-adipeux, de coloration jaunâtre ou jaune rosé, se logent dans les excavations précitées, lorsque celles-ci ne sont pas occupées, la première par l'apophyse coronoïde, la seconde par l'olécrâne.

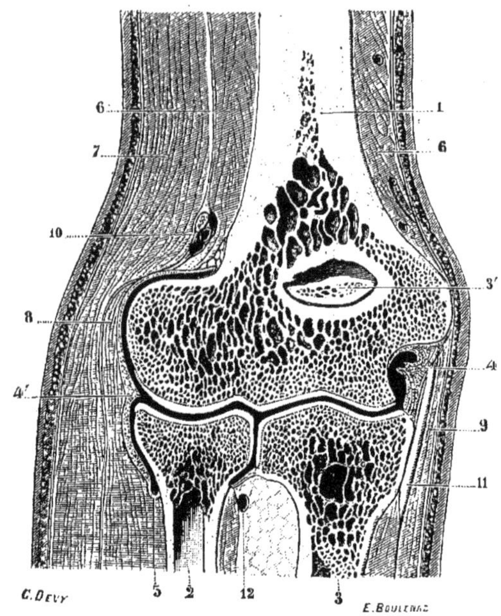

Fig. 445.

Coupe frontale de l'articulation du coude en extension (sujet congelé, côté droit, segment postérieur de la coupe vu par sa face antérieure).

1, humérus. — 2, radius. — 3, cubitus, avec 3', le bec de l'olécrâne. — 4, capsule fibreuse, avec 4', son bourrelet huméro-radial. — 5, cul-de-sac périradial de la synoviale. — 6, 6, brachial antérieur. — 7, long supinateur. — 8, muscles épicondyliens. — 9, muscles épitrochléens (cubital antérieur). — 10. nerf radial et artère humérale profonde. — 11, nerf cubital, intéressé par la coupe. — 12, artère interosseuse

4° **Rapports**. — L'articulation du coude présente des rapports importants. Nous les examinerons séparément sur sa face antérieure et sur sa face postérieure :

a. *Face antérieure ou plan de flexion*. — Sur sa face antérieure ou plan de flexion s'étalent tout d'abord des muscles nombreux qu'il convient de diviser en trois groupes : groupe moyen, groupe externe et groupe interne. — Le *groupe moyen* situé, comme son nom l'indique, à la partie moyenne ou axiale de la région, est formé par deux muscles : le brachial antérieur sur un plan profond et, sur un plan superficiel, le biceps brachial. — Le *groupe interne* ou *épitrochléen* comprend quatre muscles, qui, tous les quatre, descendent de l'épitrochlée. Ce sont : 1° sur un plan profond, le fléchisseur commun superficiel des doigts ; 2° sur un plan plus superficiel, le rond pronateur, le grand palmaire et le petit palmaire. — Le *groupe externe* ou *épicondylien* longe le côté antéro-externe de l'article : nous y rencontrons, en allant des parties profondes vers les parties superficielles, le court supinateur, le deuxième radial externe, le premier radial externe et le long supinateur.

Les trois groupes musculaires précités, rappelons-le en passant, nous présentent une disposition bien spéciale : le groupe externe et le groupe interne, dirigés obliquement en bas, convergent l'un vers l'autre et se rencontrent sur la ligne axiale du membre, interceptant ainsi un espace angulaire en forme de **V**. Cet espace angulaire est comblé par le groupe moyen (brachial antérieur et biceps) qui, lui, suit une direction verticale.

Ce groupe musculaire moyen est séparé des deux autres groupes musculaires par deux sillons profonds, dirigés obliquement comme les deux branches du **V**, que

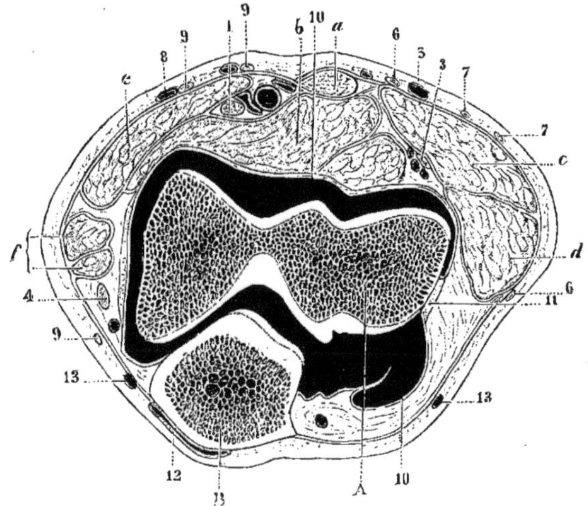

Fig. 446.

Coupe horizontale du coude passant à 3 millimètres au-dessus de la gorge de la trochlée (sujet congelé, côté droit, segment inférieur de la coupe).

A, humérus. — B, cubitus (olécrâne).
a, tendon du biceps. — *b*, brachial antérieur. — *c*, long supinateur. — *d*, premier radial externe, — *e*, rond pronateur. — *f*, muscles épitrochléens.
1, nerf médian. — 2, artère et veines humérales. — 3, nerf radial et artère humérale profonde. — 4, nerf cubital. — 5, veine céphalique. — 6, rameaux du nerf musculo-cutané. — 7, rameaux cutanés du nerf radial. — 8, veine basilique. — 9, 9, rameaux du nerf brachial cutané interne. — 10, capsule articulaire. — 11, ligament latéral externe. — 12, bourse séreuse rétro-olécranienne. — 13, 13, veines superficielles.

nous désignerons sous les noms de *sillon bicipital interne* et de *sillon bicipital externe*. Le premier loge l'artère humérale flanquée de ses deux veines, l'artère récurrente cubitale antérieure et le nerf médian. Dans le second, cheminent l'artère humérale profonde, l'artère récurrente radiale antérieure et le nerf radial.

Sur les différents organes que nous venons d'énumérer s'étale une aponévrose, l'*aponévrose du coude*, renforcée en dedans par l'expansion aponévrotique du biceps. L'aponévrose, à son tour, est recouverte par le tissu cellulaire sous-cutané et par la peau. Le panicule cellulo-adipeux sous-cutané, plus ou moins développé suivant les sujets, renferme, avec quelques artérioles insignifiantes, les différentes branches de l'**M** veineux, les lymphatiques superficiels et les divisions plus ou moins nombreuses des deux nerfs brachial cutané interne et musculo-cutané.

Comme on le voit, l'articulation du coude se trouve matelassée à sa face antérieure par une épaisse couche de parties molles et, de ce fait, est très difficile à explorer sur ce point.

b. *Face postérieure ou plan d'extension.* — Sur sa face postérieure ou plan d'extension, la couche de parties molles est à la fois beaucoup moins épaisse et moins importante. En procédant des parties profondes vers les parties superficielles, nous rencontrons tout d'abord des muscles : 1° *à la partie moyenne*, le triceps brachial, inséré à l'olécrâne; 2° *sur le côté externe*, l'anconé, le cubital postérieur, l'extenseur propre du petit doigt et l'extenseur commun des doigts, qui prennent naissance sur l'épicondyle; 3° *sur le côté interne*, les deux faisceaux d'origine du cubital antérieur, qui se détachent, l'un de l'épitrochlée, l'autre de l'olécrâne. — Avec ces muscles, se trouve un riche réseau artériel, sur lequel nous reviendrons plus loin, et deux nerfs : en dehors, un simple rameau nerveux, destiné à l'anconé ; en dedans, un tronc volumineux, le cubital. Ce dernier nerf chemine de haut en bas dans le fond de la gouttière épitrochléo-olécranienne, qu'une lame fibreuse, la *bandelette épitrochléo-olécranienne* (voy. Myologie), transforme en un canal complet. — Les muscles, artères et nerfs, que nous venons d'énumérer, sont recouverts, ici comme sur le plan de flexion, par l'aponévrose superficielle, le tissu cellulaire sous-cutané et la peau. Dans le tissu cellulaire sous-cutané cheminent quelques veinules, des lymphatiques et des rameaux nerveux provenant du radial, du musculo-cutané et du brachial cutané interne.

5° Artères. — Les artères destinées à l'articulation du coude proviennent de l'humérale et de ses branches (fig. 447, A et B). — L'humérale profonde, branche de l'hu-

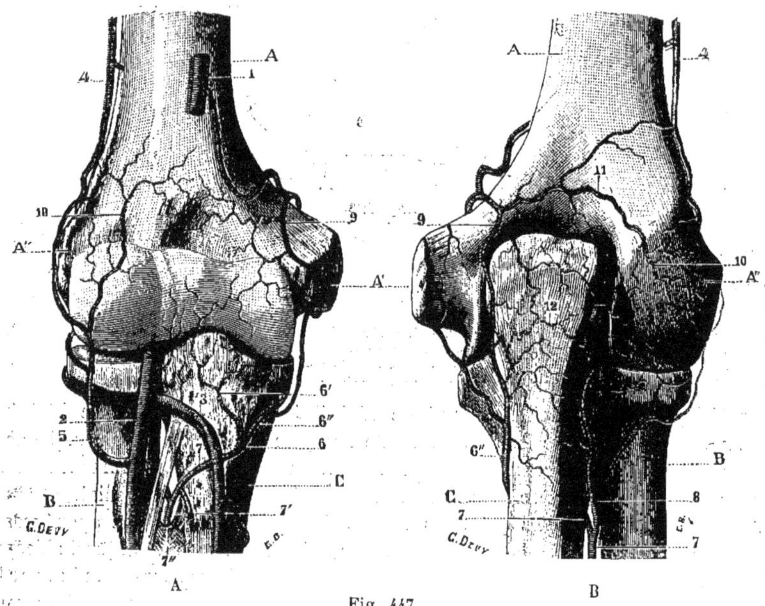

Fig. 447.

Artères de l'articulation du coude : A, vue antérieure ; B, vue postérieure.

A. humérus, avec : A', épitrochlée ; A'', épicondyle. — B, radius. — C, cubitus. — 1, humérale. — 2, radiale. — 3, cubitale. — 4, humérale profonde. — 5, récurrente radiale antérieure. — 6, tronc des récurrentes cubitales, avec : 6', récurrente cubitale antérieure ; 6'', récurrente cubitale postérieure. — 7, tronc des interosseuses, avec : 7' interosseuse antérieure ; 7'', interosseuse postérieure. — 8, récurrente radiale postérieure. — 9, cercle péri-épitrochléen. — 10, cercle péri-épicondylien. — 11, anastomose sus-olécranienne. — 12, anastomose rétro-olécranienne.

mérale, arrivée au coude s'anastomose, en avant et en arrière de l'épicondyle, avec la récurrente radiale antérieure et la récurrente radiale postérieure, qui proviennent, la première de la radiale, la seconde de l'interosseuse postérieure. Il en résulte la formation d'un premier cercle, le *cercle péri-épicondylien*. — D'autre part, la collatérale interne inférieure, autre branche de l'humérale, s'anastomose de la même façon, en avant et en arrière de l'épitrochlée, avec les deux récurrentes cubitales antérieure et postérieure, branches de la cubitale. Il en résulte un deuxième cercle, le *cercle péri-épitrochléen*. — Enfin, les deux cercles péri-épicondylien et péri-épitrochléen sont reliés l'un à l'autre, sur le plan postérieur de l'article, par une branche anastomotique à direction transversale, ordinairement très développée, qui longe le rebord supérieur de la fosse olécranienne et que nous désignerons sous le nom d'*anastomose sus-olécranienne* (fig. 447,11). Une nouvelle anastomose, placée en arrière de l'olécrâne, l'*anastomose rétro-olécranienne* (fig. 447,12), unit encore l'un à l'autre les deux cercles précités.

Ces différentes anastomoses constituent, dans les régions profondes du coude, entre le squelette et les muscles, un vaste réseau : c'est de ce réseau que naissent la presque totalité des artères destinées aux parties essentielles de l'articulation du coude. Il convient d'y ajouter, pour la région antérieure, un certain nombre de rameaux, qui proviennent, soit des artères du brachial antérieur, soit directement du tronc même de l'humérale.

6° **Nerfs**. — L'articulation du coude reçoit ses nerfs des quatre troncs nerveux qui la croisent : le musculo-cutané, le médian, le radial et le cubital. — Le *musculo-cutané*, tout d'abord, envoie des rameaux à la partie antérieure de l'articulation. Ces rameaux sont confondus à leur origine avec les rameaux inférieurs du muscle brachial antérieur. — Les *rameaux articulaires du médian*, toujours très grêles, se détachent, soit du tronc nerveux lui-même au moment où il croise l'articulation du coude, soit des branches musculaires qu'il envoie aux muscles superficiels de l'avant-bras. — Le *radial* jette ses rameaux articulaires sur la partie postérieure de l'articulation ; ils proviennent à la fois du long filet du vaste interne et du filet destiné à l'anconé. — Le nerf *cubital*, enfin, en passant dans la gouttière épitrochléo-olécranienne, abandonne un petit filet à la partie correspondante de l'articulation.

Mouvements. — L'articulation du coude jouit des deux mouvements essentiels qui caractérisent les trochléarthroses : la flexion et l'extension. Elle nous présente, en outre, de très légers mouvements d'inclinaison latérale.

a. *Flexion.* — Dans le mouvement de flexion, le cubitus et le radius, intimement unis l'un à l'autre et se mouvant ensemble comme s'ils ne formaient qu'un seul os, glissent d'arrière en avant sur l'extrémité inférieure de l'humérus, en tournant autour d'un axe transversal qui passe par la trochlée et le condyle. Cet axe de rotation, du reste, n'est pas fixe : l'observation, comme le raisonnement, démontre qu'il se déplace constamment au fur et à mesure que s'exécutent les divers temps de la flexion. C'est là une conséquence directe de la disposition anatomique de la trochlée, qui, comme nous l'avons vu en étudiant les surfaces articulaires, n'est pas une charnière absolue, mais décrit un trajet légèrement spiroïde.

Quoi qu'il en soit de la mobilité de l'axe de rotation, la face antérieure de l'avant-bras s'avance à la rencontre de celle du bras, s'en rapproche de plus en plus et arrive à son contact. Seulement, comme l'axe de rotation, au lieu d'être exactement transversal, est dirigé obliquement de dedans en dehors et de haut en bas, il arrive que l'avant-bras, en se fléchissant, se porte un peu en dedans du bras de façon à former avec ce dernier un angle aigu ouvert en haut et en dedans. C'est grâce à cette obliquité, complétée ensuite par un mouvement de l'articulation scapulo-humérale, que la main, dans l'état de flexion de l'avant-bras sur le bras, s'applique contre le thorax et non contre l'épaule.

Le mouvement de flexion est limité par la rencontre de l'avant-bras avec le bras : son étendue est de 140° en moyenne. Ce mouvement une fois effectué, le sommet de l'apophyse coronoïde est logé dans la fossette coronoïdienne de l'humérus, la tête du radius se trouve remontée dans la fossette sus-condylienne, tandis que le bec de l'olécrâne, ayant abandonné la fossette olécranienne, répond à la partie la plus déclive de la trochlée.

b. *Extension.* — Dans le mouvement d'extension, les deux os de l'avant-bras suivent, mais en sens inverse, le chemin qu'ils ont parcouru pour se mettre en flexion. Tournant autour du même axe transversal, les deux os de l'avant-bras glissent d'avant en arrière sur l'extrémité inférieure de l'humérus, pour venir se placer dans le prolongement de ce dernier os. L'obliquité de l'axe de rotation a encore ici pour résultat d'incliner l'axe de l'avant-bras sur celui du bras, de telle sorte que, lorsque le mouvement d'extension est accompli, les deux axes brachial et anti-brachial forment entre eux un angle obtus, fortement obtus, à sinus dirigé en dehors. L'apophyse coronoïde, abandonnant la face antérieure de l'humérus, est venue se placer au-dessous de la trochlée. Par contre, l'olécrâne s'est élevé et son bec occupe maintenant la fossette olécranienne. Le mouvement d'extension est limité à la fois : 1° par la tension du ligament antérieur et des faisceaux antérieurs des ligaments latéraux ; 2° par la rencontre du bec de l'olécrâne avec le fond de la fossette olécranienne.

c. *Inclinaison latérale.* — Les mouvements de latéralité sont très limités, mais ils existent réellement. Si, en effet, on immobilise l'humérus entre les mors d'un étau, on peut, sans grand effort, incliner les os de l'avant-bras, soit en dedans, soit en dehors. Les oscillations que décrit dans le sens latéral l'extrémité inférieure de l'avant-bras ne dépassent pas, dans les conditions ordinaires, 8 à 12 millimètres. Inversement, si on fixe le cubitus, on peut alternativement porter l'humérus en dehors et en dedans. Les oscillations que décrit dans le sens latéral l'extrémité inférieure de l'avant-bras ne dépassant pas, dans les conditions ordinaires, 8 à 12 millimètres. Comme le fait remarquer Sappey, les mouvements de latéralité ne se produisent chez la plupart des sujets que lorsque l'avant-bras est demi-fléchi ou fléchi. Ils sont seuls ou à peu près quand l'avant-bras est en extension complète et, cela, à cause de la tension des ligaments latéraux. Nous ajouterons que, d'après les recherches de Wilmart, la pronation préalable de la main majore sensiblement l'excursion latérale de l'avant-bras, soit en dedans, soit en dehors.

Muscles moteurs. — Les muscles moteurs de l'avant-bras sur le bras se divisent en deux groupes : les fléchisseurs, disposés sur le plan antérieur de l'articulation ; les extenseurs, situés sur le plan postérieur.

1° *Fléchisseurs :* le biceps (long fléchisseur) et le brachial antérieur (court fléchisseur), principalement ; accessoirement, les muscles épitrochléens et le long supinateur.

2° *Extenseurs :* le triceps principalement ; accessoirement, les muscles épicondyliens, parmi lesquels il faut placer au premier rang l'anconé.

A consulter au sujet de l'articulation du coude : Denucé, *Mémoire sur les luxations du coude*, Th. Paris, 1854 ; — Braune u. Kyrklund, *Ein Beitrag zur Mechanik des Ellenbogengelenkes*, Arch. f. Anat. u. Physiol., 1887 ; — Braune u. Fischer, *Untersuchungen über die Gelenke des menschl. Armes : 1. Theil, Das Ellenbogengelenk von* Fischer, Abh. d. math.-phys. Klasse d. kgl. sachs. Gesellsch. d. Wiss., 1887, Bd. XIV; p. 81 ; — Cuénod, *L'articulation du coude, étude d'anal. comparée*, Journ. internat. d'Anat. et de Physiol., 1888, vol. V, p. 385 ; — Wintrebert, *Contrib. à l'étude de l'anatomie du coude*, Bull. de la Soc. anat.-clin. de Lille, 1888 ; — Wilmart. *Du mécanisme de l'articulation du coude*, la Clinique, 1897 ; — Hultkrantz, *Das Ellenbogengelenk und sein Mechanik*, Iéna, 1897.

§ IV. — Articulations des deux os de l'avant-bras entre eux ou articulations radio-cubitales

Le radius et le cubitus s'articulent entre eux sur deux points : 1° en haut, par leur extrémité supérieure, c'est l'*articulation radio-cubitale supérieure* ; 2° en bas, par leur extrémité inférieure, c'est l'*articulation radio-cubitale inférieure*. En outre, ils s'unissent l'un à l'autre, par leur partie moyenne, à l'aide d'un ligament, dit *ligament interosseux*.

A. — Articulation radio-cubitale supérieure

L'articulation radio-cubitale supérieure appartient au groupe des articulations trochoïdes ou articulations à pivot.

1° Surfaces articulaires. — Les surfaces articulaires représentent naturellement des segments de cylindre. Nous les examinerons successivement sur le radius et sur le cubitus :

a. *Du côté du radius* (fig. 442), nous avons une facette cylindroïde, à peu près plane dans le sens vertical, convexe dans le sens horizontal, disposée en bordure tout autour de la tête de l'os. Haute de 6 ou 7 millimètres à sa partie interne, cette facette s'atténue graduellement en allant de dedans en dehors et n'est plus représentée, à sa partie externe, que par une toute petite bande de 2 ou 3 millimètres de hauteur. A l'état frais, la facette radiale est revêtue par une couche de cartilage diarthrodial, mesurant 1 millimètre et demi d'épaisseur en moyenne; ce revêtement cartilagineux se continue en haut avec celui de la cupule radiale.

b. *Du côté du cubitus*, nous rencontrons la petite cavité sigmoïde de cet os. Nous savons, pour l'avoir vue en ostéologie, qu'elle est située sur le côté externe de la grande cavité sigmoïde et qu'elle se continue supérieurement avec cette dernière. Allongée d'avant en arrière, elle mesure en moyenne 18 millimètres dans le sens antéro-postérieur, 10 millimètres dans le sens vertical. C'est presque toujours à son extrémité postérieure qu'elle présente sa hauteur maxima; son extrémité antérieure se termine assez souvent par une sorte de pointe plus ou moins effilée, auquel cas la facette articulaire rappelle assez bien, dans sa forme générale, la configuration d'une virgule dont la grosse extrémité serait tournée en arrière. Du reste, la petite cavité sigmoïde du cubitus est un segment de cylindre creux : à peu près plane dans le sens vertical, elle est concave dans le sens horizontal.

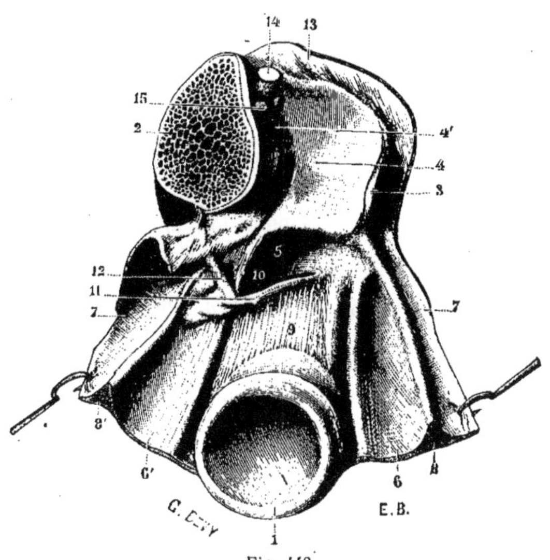

Fig. 448.

L'articulation radio-cubitale supérieure, avec son appareil ligamenteux.

(La capsule articulaire a été sectionnée en dehors et écartée ; le radius, fortement érigné en dehors, est venu se placer en croix au-devant du cubitus ; sur ce dernier os, l'olécrâne a été scié horizontalement un peu au-dessus du sillon transversal de la grande cavité sigmoïde.)

1, radius, récliné fortement en dehors de la cavité sigmoïde. — 2, olécrâne. — 3, apophyse coronoïde. — 4, grande cavité sigmoïde du cubitus, avec 4', son sillon transversal. — 5, petite cavité sigmoïde. — 6, 6', moitié antérieure et moitié postérieure du ligament annulaire, fortement érignées. — 7, capsule articulaire du coude. — 8, 8', bourrelet huméro-radial. — 9, ligament carré de Denucé. — 10, cul-de-sac synovial. — 11, frange synoviale, placée en dehors de ce cul-de-sac. — 12, autre frange synoviale, s'insinuant entre le radius et la petite cavité sigmoïde du cubitus. — 13, débris du ligament latéral interne du coude. — 14, un trou, percé dans ce ligament, à travers lequel passe un paquet graisseux 15, occupant l'extrémité externe du sillon transversal de la grande cavité sigmoïde.

c. *Comparées entre elles*, les deux facettes articulaires radiale et cubitale, si elles se correspondent exactement en raison de leur configuration exactement inverse, sont très différentes quant à leur étendue. En effet, tandis que la facette radiale forme un cercle complet, la facette cubitale ne représente que la cinquième ou la sixième partie d'une circonférence.

2° Ligament annulaire. — Cettte dernière facette, la petite cavité sigmoïde du cubitus, se trouve agrandie en dehors par une formation fibreuse très résistante qui, en raison de sa forme, a reçu le nom de *ligament annulaire*. C'est une bandelette, haute de 8 à 10 millimètres, plus épaisse en arrière qu'en avant, à laquelle nous pouvons considérer deux extrémités, deux faces et deux bords ou circonférences. — Sa *face interne*, concave et lisse, est revêtue d'une mince couche de fibro-cartilage; elle répond au pourtour de la tête du radius. — Sa *face externe*, convexe, est recouverte par les muscles voisins : en arrière, par l'anconé ; en avant et en dehors, par le brachial antérieur et par le court supinateur, qui prend sur elle de nombreuses insertions. — Son *bord supérieur* ou *circonférence supérieure* se confond avec l'appareil ligamenteux de l'articulation du coude, plus particulièrement avec les deux faisceaux antérieur et moyen du ligament latéral externe. Sur ce point, il faut bien le reconnaître, le ligament annulaire n'est pas isolable : sa limite est marquée, comme nous l'avons déjà vu plus haut (p. 498), par ce bourrelet demi-annulaire, qui se dresse sur la face interne de la capsule fibreuse du coude et qui, à la manière d'un ménisque rudimentaire, s'insinue entre le condyle huméral et le pourtour de la cupule radiale (fig. 439,15 et 445,4'). — Son *bord inférieur* ou *circonférence inférieure*, plus étroite que la supérieure, embrasse le col du radius, sur lequel elle se moule, mais sans lui adhérer.

Envisagé au point de vue de sa constitution anatomique, le ligament annulaire se compose tout d'abord de fibres propres, qui se détachent du cubitus au-devant de la petite cavité sigmoïde et qui, après avoir décrit sur le plan horizontal un trajet demi-circulaire, viennent se terminer sur le cubitus, en arrière de cette même cavité sigmoïde. Ces fibres propres se voient ordinairement d'une façon très nette quand on regarde le ligament par sa face interne ; leur existence est indéniable. Il existe même quelquefois, à la partie tout inférieure du ligament annulaire, un petit paquet de fibres qui passent au-dessous de la petite cavité sigmoïde sans prendre insertion sur le cubitus et qui, par conséquent, forment un cercle complet, embrassant étroitement le col du radius. A ces fibres propres ou *intrinsèques*, viennent se joindre un grand nombre d'autres fibres, que l'on pourrait appeler *extrinsèques* et qui proviennent de l'appareil ligamenteux du coude. Ces dernières fibres, qui émanent principalement, comme nous l'avons déjà dit, du ligament latéral externe, suivent les trajets les plus divers : les unes, et c'est le plus grand nombre, après s'être réfléchies soit en avant, soit en arrière, suivent une direction horizontale, parallèle par conséquent à celle des fibres propres ; les autres ont un trajet plus ou moins oblique. Mais quelle que soit leur direction, ces fibres extrinsèques d'origine humérale se mêlent intimement aux fibres intrinsèques d'origine cubitale, de telle sorte que, sans perdre entièrement son individualité (cette individualité nous est affirmée par l'existence des fibres propres), le ligament annulaire du radius se trouve confondu avec la coque fibreuse de l'articulation du coude.

Agrandie et complétée par le ligament annulaire que nous venons de décrire, la facette articulaire du cubitus forme maintenant un segment de cylindre creux ou, si l'on veut, une sorte d'anneau, en partie osseux, en partie fibreux, dont l'aire est exactement comblée par le cylindre radial.

3° **Moyens d'union.** — Le ligament annulaire, en se fixant au cubitus par ses deux extrémités et en entourant par sa partie moyenne l'extrémité supérieure du radius, a pour effet, tout d'abord, de maintenir les deux épiphyses cubitale et radiale solidement appliquées l'une contre l'autre. En outre, comme sa circonférence inférieure, disposée tout autour du col, a un diamètre beaucoup plus étroit que celui de la tête radiale, il empêche celle-ci de se dégager par en bas de l'anneau ostéo-fibreux qui l'enserre. De ce fait, le ligament annulaire joue le double rôle d'appareil d'agrandissement et d'appareil de contention.

Ligament carré ou ligament de Denucé. — Le radius est encore uni au cubitus par le ligament carré. Ce ligament, décrit pour la première fois par Denucé (*Th.*

Paris, 1854), est une lame fibreuse de forme quadrilatère, qui s'étend horizontalement du cubitus au radius (fig. 448,9) : en dedans, il s'insère sur le rebord inférieur de la petite cavité sigmoïde; en dehors, il se fixe à la partie correspondante du col du radius. Il mesure 10 à 12 millimètres de longueur sur autant de largeur et, par conséquent, permet un écartement considérable des deux os quand le ligament annulaire a été incisé (fig. 448). Relativement mince à sa partie moyenne, il s'épaissit au niveau de ses bords antérieur et postérieur et il n'est pas très rare de rencontrer, au niveau de ces deux bords, deux petits cordons très résistants. Le ligament carré radio-cubital, le membre étant dans la position de repos, est relâché. Quand l'avant-bras se met en pronation ou en supination, il s'enroule autour du col du radius et, comme il se tend alors, il limite les mouvements en question.

4° **Synoviale**. — La synoviale de l'articulation radio-cubitale supérieure est une dépendance de la grande synoviale du coude. Inférieurement, elle déborde de 4 ou 5 millimètres, comme cela a été dit plus haut (voy. p. 499), la circonférence inférieure du ligament annulaire, en formant tout autour du col du radius un cul-de-sac circulaire où s'amasse la synovie (fig. 442 et 443). Au niveau de ce cul-de-sac, la capsule fibreuse est très mince : elle est réduite à quelques fibres, à direction verticale ou plus ou moins oblique, qui proviennent du ligament latéral externe du coude et viennent se fixer sur le col du radius.

La synoviale de l'articulation radio-cubitale supérieure envoie au-dessous de la petite cavité sigmoïde un petit prolongement en forme de cul-de-sac (fig. 448,10). Une frange synoviale (fig. 448,11), située au niveau du bord interne du ligament carré, se dresse à l'entrée de la fente antéro-postérieure qui donne entrée dans ce cul-de-sac.

5° **Rapports**. — L'articulation radio-cubitale supérieure est profondément située au-dessous des muscles dits épicondyliens. Tout d'abord, la partie la plus interne de sa face antérieure, dans une étendue transversale de 8 à 10 millimètres, est recouverte par le bord externe du brachial antérieur. Le reste de sa face antérieure, sa face externe et sa face postérieure répondent au court supinateur, qui embrasse l'extrémité supérieure du radius par sa face concave, comme le ferait un demi-cornet.

Sur ce premier plan musculaire, plan profond, s'étale un plan musculaire superficiel, beaucoup plus important, formé par tous les muscles qui, de la région épicondylienne de l'humérus, descendent vers l'avant-bras. Ces muscles, tous longitudinaux, sont au nombre de sept et se succèdent dans l'ordre suivant en allant d'avant en arrière : le long supinateur, le premier radial externe, le deuxième radial externe, l'extenseur commun des doigts, l'extenseur propre du petit doigt, le cubital postérieur et, enfin, l'anconé.

Outre les muscles précités, nous trouvons encore, dans le voisinage de l'articulation qui nous occupe, deux nerfs et deux artères. — Les deux nerfs qui sont situés à la face antérieure de l'article, sont les branches terminales du radial : la branche superficielle ou cutanée suit, dans la région sus-indiquée, un trajet vertical ; la branche profonde ou musculaire, obliquant en dehors et en arrière, perfore le muscle court supinateur pour gagner la face postérieure de l'avant-bras, décrivant ainsi un trajet spiroïde autour de l'extrémité supérieure du radius. — Quant aux deux artères, ce sont la récurrente radiale antérieure, branche de la radiale, et la récurrente radiale postérieure, branche de l'interosseuse postérieure. Comme leur nom l'indique, elles cheminent de bas en haut, la première sur la face antérieure de l'articulation, la seconde sur sa face postérieure. Toutes les deux, comme nous l'avons déjà vu à propos des artères du coude (p. 502), s'anastomosent, au niveau de l'interligne articulaire ou un peu au-dessus, avec les deux branches terminales de l'humérale profonde.

6° **Artères et nerfs.** — Les *artères* de l'articulation radio-cubitale supérieure proviennent des sources suivantes : 1° en avant, de la récurrente radiale antérieure et de la récurrente cubitale antérieure, laquelle envoie en dehors une branche profonde (Morris), destinée au col du radius et à la partie antérieure du ligament annulaire ; 2° en arrière, des anastomoses qui unissent entre elles la récurrente radiale postérieure et la branche postérieure de l'humérale profonde (fig. 447). — Les *nerfs* sont les mêmes que ceux, décrits dans le paragraphe précédent, qui innervent la partie externe de l'articulation du coude. Nous signalerons, en outre, un certain nombre de fins rameaux que la branche postérieure du radial, au moment où elle perfore le court supinateur, envoie à la partie antéro-inférieure de l'articulation.

Mouvements. — Voy. plus loin, p. 511.

Muscles moteurs. — Voy. plus loin, p. 512.

B. — Articulation radio-cubitale inférieure

L'articulation radio-cubitale inférieure est encore une trochoïde, mais une trochoïde moins parfaite que la supérieure.

1° **Surfaces articulaires.** — Comme surfaces articulaires, nous avons (fig. 449) :

a. *Du côté du radius*, la cavité sigmoïde de cet os, creusée sur le côté interne de son extrémité inférieure. Concave dans le sens antéro-postérieur, à peu près plane dans le sens vertical, cette facette représente un cylindre creux, dont la concavité regarde en dedans et un peu en haut. Sa longueur mesure en moyenne 16 à 18 millimètres, sa hauteur 6 ou 7 millimètres. Elle est, à l'état frais, revêtue de cartilage dans toute son étendue.

b. *Du côté du cubitus*, deux facettes occupant la tête de cet os, l'une supéro-externe, l'autre inférieure. — La *facette supéro-externe* est située sur le pourtour de la tête, dont elle occupe les deux tiers externes. Convexe d'avant en arrière, à peu près plane dans le sens vertical, habituellement plus haute à sa partie moyenne qu'à ses deux extrémités, elle a la forme d'un segment de cylindre plein. Au point de vue de son orientation, elle regarde en dehors et un peu en bas. — La *facette inférieure* occupe, comme son nom l'indique, la partie inférieure de la tête du cubitus. Disposée horizontalement, plane ou légèrement convexe, elle regarde directement en bas, du côté de la main. — Ces deux facettes cubitales sont séparées l'une de l'autre par une crête arrondie et mousse, souvent peu accusée. Du reste, elles sont recouvertes toutes les deux par une seule et même couche de cartilage, dont l'épaisseur mesure en moyenne un millimètre et demi.

La facette supéro-externe du cubitus, segment de cylindre plein, répond à la cavité sigmoïde du radius, segment de cylindre creux. Les deux facettes se correspondent donc exactement, avec cette restriction, cependant, que la facette cubitale, plus étendue dans le sens antéro-postérieur que la facette radiale, déborde celle-ci à sa partie antérieure et à sa partie postérieure. Nous ferons remarquer, en passant, l'analogie qui existe entre les deux articulations radio-cubitales supérieure et inférieure : dans l'une comme dans l'autre, nous rencontrons une tête roulant latéralement dans une cavité dite sigmoïde. Mais nous ferons remarquer aussi que, tandis que dans l'articulation radio-cubitale supérieure, la tête est fournie par le radius et la cavité sigmoïde par le cubitus, dans l'articulation radio-cubitale inférieure la tête appartient au cubitus et la cavité sigmoïde au radius. La disposition, on le voit, est exactement inverse.

Quant à la face articulaire inférieure du cubitus, elle regarde les os du carpe, mais elle n'est nullement en contact avec eux. Elle en est séparée (fig. 449) par une lame fibro-cartilagineuse, qui se moule exactement sur elle et qui, de ce fait, acquiert la valeur d'une surface articulaire. Nous la décrirons immédiatement.

2° Fibro-cartilage interosseux ou ligament triangulaire. — Le fibro-cartilage interosseux, plus connu sous le nom de ligament triangulaire, s'étale horizontalement entre la tête du cubitus et la première rangée du carpe. Il revêt, comme son nom l'indique, la forme d'un triangle (fig. 453,2 et 449,1 et 2). — Sa base, dirigée en dehors, s'attache sur le rebord inférieur de la cavité sigmoïde du radius. — Son sommet, dirigé en dedans, se fixe dans la rainure qui sépare la tête du cubitus de son apophyse styloïde. — Sa face supérieure, plane ou légèrement excavée, se moule exactement, comme nous l'avons dit plus haut, sur la tête du cubitus, mais sans lui adhérer. — Sa face inférieure, concave, se moule de même, par sa partie externe sur le semi-lunaire, par sa partie interne sur le pyramidal. — Quant à ses deux bords, bord antérieur et bord postérieur, ils se confondent avec les capsules fibreuses des deux articulations radio-cubitale inférieure et radio-carpienne.

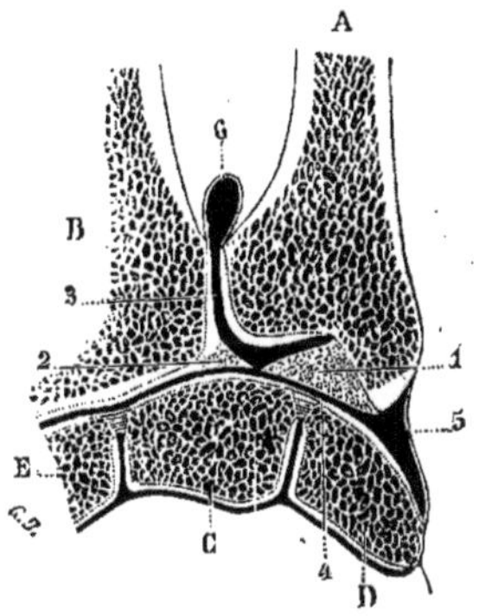

Fig. 449.

Coupe frontale de l'articulation radio-cubitale inférieure (côté droit, segment postérieur de la coupe).

A, cubitus. — B, radius. — C, semi-lunaire. — D, pyramidal. — E, scaphoïde. — 1, 2, fibro-cartilage interosseux. — 3, articulation radio-cubitale inférieure. — 4, articulation radio-carpienne, avec 5, portion de la cavité articulaire qui répond au ligament latéral interne du poignet. — 6, cul-de-sac supérieur de la synoviale de l'articulation radio-cubitale inférieure.

Réuni aux segments squelettiques ci-dessus décrits, le ligament triangulaire modifie considérablement, on le conçoit, notre articulation radio-cubitale inférieure. Agrandie et complétée par lui, la cavité sigmoïde du radius revêt maintenant (fig. 447) l'aspect d'un *angle dièdre rentrant*, dans lequel s'engage, à la manière d'un coin à sommet mousse, l'*angle dièdre saillant* formé par les deux facettes cubitales.

Le ligament triangulaire est plus mince à sa partie moyenne qu'au niveau de ses bords, plus mince aussi dans la région de la base que dans la région du sommet, comme nous le montrent nettement les coupes frontales de l'articulation. Son épaisseur, qui au niveau de la base est de 1 ou 2 millimètres, atteint au niveau du sommet 4 ou 5 millimètres. Histologiquement, le ligament triangulaire se compose essentiellement de faisceaux fibreux, qui se disposent en grande partie dans le sens transversal et auxquels viennent se joindre, dans des proportions fort variables, des éléments du tissu cartilagineux.

La signification morphologique du ligament triangulaire n'est pas encore nettement élucidée. Chez les jeunes embryons, on rencontre sur son côté inférieur ou distal un élément squelettique qui, en raison de sa situation entre le cubitus, le radius et les os de la première rangée du carpe, a reçu le nom d'os *intermédiaire de l'avant-bras* (*Os intermedium antebranchii*). THILÉNIUS (in *Morpholog. Arbeiten*, vol. V, 1895), qui a étudié cette formation sur 126 mains d'embryons humains du deuxième au quatrième mois, l'a rencontrée, chez les embryons de deux mois, dans une proportion de 65 p. 100 : il revêt alors la forme d'un nodule cartilagineux indépendant et nettement circonscrit, situé à la limite de l'ébauche du ménisque et de la future fente articulaire. Chez l'embryon de trois mois, on ne le rencontre plus que dans une proportion de 50 p. 100 ; chez l'embryon de quatre mois, dans le tiers des cas seulement (30 p. 100). Chez l'adulte, il n'existe plus qu'à l'état d'anomalie et cette anomalie doit être même fort rare, car nous n'en connaissons jusqu'ici qu'un seul cas, celui de Pfitzner (in *Morpholog. Arbeiten*, IV, 1894). L'os intermédiaire de l'avant-bras subit donc une régression au fur et à mesure que l'embryon se développe et finit même par disparaître, sans que l'on sache s'il disparaît sans laisser de trace, s'il est englobé dans le ménisque ou bien s'il s'incorpore peu à peu au radius ou à l'apophyse styloïde du cubitus. Morphologiquement, il doit être considéré comme un élément squelettique aujourd'hui disparu et phylogénétiquement fort ancien. Thilénius signale encore sa présence chez les Marsupiaux (Phascolomys) et chez quelques anthropoïdes, notamment chez l'Hylobates et chez l'Innuus.

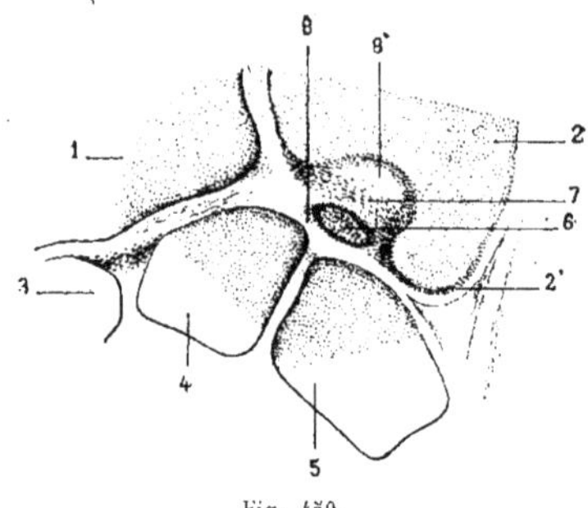

Fig. 450.

L'os intermédiaire de l'avant-bras chez un embryon de la première moitié du troisième mois (d'après Thilénius).

1, radius. — 2, cubitus, avec 2', son apophyse styloïde. — 3, scaphoïde. — 4, semi-lunaire. — 5, pyramidal. — 6, os intermédiaire de l'avant-bras. — 7, ébauche du ligament triangulaire. — 8, 8', futures cavités articulaires.

3° **Moyens d'union.** — Le ligament triangulaire, en s'insérant par l'une de ses extrémités au radius et par l'autre au cubitus, contribue puissamment à unir l'une à l'autre ces deux pièces squelettiques. Il joint ainsi, au rôle que nous lui avons attribué plus haut de compléter la cavité de réception de la tête cubitale, celui, non moins important, de maintenir en présence les deux surfaces articulaires : c'est le ***ligament interosseux*** de la plupart des auteurs classiques.

Outre ce ligament interosseux, l'articulation radio-cubitale inférieure nous présente une capsule fibreuse, qui s'insère : 1° dehors, sur le rebord supérieur de la cavité sigmoïde du radius; 2° en dedans, sur le rebord supérieur de la facette articulaire de la tête du cubitus; 3° en avant et en arrière, sur les bords antérieur et postérieur du ligament triangulaire, où elle se confond avec la capsule fibreuse de l'articulation radio-carpienne.

Cette capsule fibreuse radio-cubitale inférieure, lâche à sa partie supérieure, est renforcée, en avant et en arrière, par deux ligaments, qui vont l'un et l'autre du radius au cubitus et qu'on appelle, pour cette raison, ligaments radio-cubitaux. On les distingue en antérieur et postérieur. — Le ***ligament radio-cubital antérieur***, assez mal différencié, est représenté (fig. 452,10) par quelques faisceaux transversaux ou obliques, irrégulièrement disséminés à la face antérieure de la capsule, qui s'insèrent, d'une part sur l'extrémité antérieure de la cavité sigmoïde du radius, d'autre part sur la partie correspondante de la tête du cubitus. — Le ***ligament radio-cubital postérieur*** (fig. 455,4), analogue au précédent, s'étend transversalement de l'extrémité postérieure de la facette articulaire du radius à la partie postérieure de la tête du cubitus et de son apophyse styloïde.

4° **Synoviale.** — La synoviale de l'articulation radio-cubitale inférieure est commune à la double articulation du radius avec la tête du cubitus et de celle-ci avec le ligament triangulaire. Elle est remarquable par son ampleur et sa laxité, condition anatomique essentiellement en rapport avec l'étendue des mouvements qu'accomplit le radius autour de la tête cubitale. Elle déborde constamment, en haut, le niveau des surfaces articulaires et envoie ainsi vers l'extrémité inférieure de l'espace interosseux de l'avant-bras un prolongement en cul-de-sac de 5 ou 6 millimètres de hauteur (fig. 449,6).

La synoviale radio-cubitale inférieure communique parfois (40 fois sur 100 environ) avec la synoviale du poignet par un orifice en forme de fente, qui se trouve creusé à la base du ligament triangulaire. Nous reviendrons sur cette communication dans le paragraphe suivant, à propos de l'articulation du poignet (voy. p. 518).

5° **Rapports**. — Les rapports de l'articulation radio-cubitale inférieure se confondent avec ceux de l'articulation du poignet. Nous les étudierons avec cette dernière articulation. Nous nous contenterons de rappeler ici que l'articulation radio-cubitale inférieure répond : 1° *en avant*, au carré pronateur et, immédiatement au-dessus de ce muscle, au tendon du cubital antérieur, au nerf cubital, à l'artère cubitale flanquée de ses deux veines et, enfin, aux tendons internes des fléchisseurs des doigts ; 2° *en arrière*, aux tendons du cubital postérieur et de l'extenseur propre du petit doigt, recouverts à ce niveau par le ligament annulaire postérieur du carpe ; plus superficiellement, à la branche cutanée dorsale du nerf cubital.

6° **Artères et nerfs**. — Les *artères* de l'articulation radio-cubitale inférieure sont fournies : 1° en arrière, par l'interosseuse postérieure ; 2° en avant, par l'interosseuse antérieure et par cette arcade artérielle qui longe le bord inférieur du carré pronateur et qui résulte de l'anastomose à plein canal des deux artères transversales du carpe, dont l'une provient de la cubitale, l'autre de la radiale. — Les *nerfs* émanent de deux sources : 1° du nerf interosseux, branche du médian ; 2° de la branche postérieure du nerf radial.

Mouvements des articulations radio-cubitales, pronation et supination. — Les articulations radio-cubitales, comme toutes les trochoïdes, ne présentent qu'une seule espèce de mouvements, la rotation. Ce mouvement, suivant le sens dans lequel la rotation s'exécute, prend les noms de *pronation* ou de *supination*.

Lorsque le membre supérieur est pendant le long du corps, dans sa position de repos, la face palmaire de la main regarde en dedans, le pouce en avant. On désigne sous le nom de pronation le mouvement par lequel, l'humérus restant immobile, la face palmaire de la main est portée en arrière. Par contre, on appelle supination le mouvement inverse, qui a pour résultat de porter en avant la face palmaire de la main. Le pouce est dirigé en dedans dans la pronation ; il est dirigé en dehors dans la supination.

La pronation et la supination résultent l'une et l'autre d'un mouvement de rotation accompli par le radius autour du cubitus, la main accompagnant naturellement le radius dans ses déplacements. Ce mouvement s'exécute à la fois dans les deux articulations que nous venons de décrire et doit être examiné séparément, au point de vue de son mécanisme, dans l'articulation radio-cubitale supérieure et dans l'articulation radio-cubitale inférieure. — *Dans l'articulation radio-cubitale supérieure*, l'extrémité supérieure du radius, pour entrer en pronation, se meut autour d'un axe vertical qui passerait par le centre de sa cupule. Elle tourne donc sur place, la bordure radiale glissant d'avant en arrière sur la petite cavité sigmoïde du cubitus, la cupule glissant sur le condyle dans le même sens. Dans le mouvement de supination, le glissement se fait en sens inverse; mais l'axe de rotation est le même. — *Dans l'articulation radio-cubitale inférieure*, l'extrémité inférieure du radius, pour accomplir le mouvement de pronation, tourne encore autour d'un axe vertical. Mais cet axe, au lieu de passer comme tout à l'heure par le radius lui-même, passe au contraire par la tête du cubitus. Il n'y a donc plus une simple rotation sur place, mais une véritable translation, translation en vertu de laquelle l'extrémité inférieure du radius, qui est située primitivement en dehors de la tête du cubitus, vient occuper successivement le côté antérieur et le côté interne de cette tête. Il en résulte que, lorsque le mouvement de pronation est exécuté, le radius croise le cubitus en X. La supination s'opère suivant le même mécanisme, mais la translation s'effectue naturellement en sens inverse.

De la pronation à la supination, le déplacement de l'extrémité inférieure du radius est à peu près de deux angles droits.

Quel est, dans ce double mouvement de rotation du radius, le rôle du cubitus ? Reste-t-il immobile ou bien exécute-t-il, lui aussi, quelques mouvements ? Voilà une question qui a soulevé bien des controverses et qui, pour certains anatomistes peut-être, n'est pas encore complètement résolue. Tandis que tous nos traités classiques enseignaient que le cubitus reste absolument immobile, O. Lecomte, en 1874, a cru devoir conclure, à la suite de quelques recherches expérimentales, que la rotation de l'avant-bras et de la main s'accomplit par le mouvement simultané, harmonique et similaire, au niveau du poignet, des deux os antibrachiaux, le cubitus et le radius. L'opinion de Lecomte a rencontré de nombreux adeptes, parmi lesquels il convient de citer le professeur Heiberg, de Christiania. Ce dernier anatomiste a même admis, pour le cubitus, un véritable mouvement de rotation lui appartenant en propre et s'effectuant dans l'articulation du coude.

En fait, l'observation nous démontre que, dans les conditions physiologiques ordinaires, le cubitus se meut en même temps que le radius, toutes les fois que la main exécute des mouvements de pronation ou de supination : ce déplacement se voit et se sent, il est indéniable. D'autre part, lorsqu'on opère sur le cadavre et qu'on a eu le soin de fixer entièrement l'humérus, le déplacement du cubitus n'existe plus : cet os reste immobile, que le radius passe de l'état de pronation à l'état de supination ou vice versa. Il est naturel d'en conclure que dans la première expérience, c'est-à-dire lorsque les mouvements de rotation de la main s'accomplissent dans les conditions physiologiques, les mouvements exécutés par le cubitus, au lieu de se passer au niveau du coude et de lui appartenir en propre, se passent réellement dans l'articulation de l'épaule et lui sont communiqués par l'humérus : autrement dit, le cubitus ne se déplace que parce qu'il est entraîné par l'humérus avec lequel il est étroitement lié. Une pareille conclusion est en parfait accord avec la configuration anatomique de l'articulation huméro-cubitale, qui est disposée en poulie et qui, comme telle, ne permet pour ainsi dire au cubitus que des mouvements de flexion et d'extension.

Dès 1882, le professeur Einthowen (de Leyde), dans un mémoire qui est trop oublié, avait parfaitement mis en lumière cette participation de l'humérus au double mouvement de pronation et de supination. Plus récemment (1889), Dumur nous en a donné la démonstration graphique. Après avoir désarticulé le poignet, il place trois crayons inscripteurs : le premier sur l'extrémité inférieure du radius, le second sur la petite tête du cubitus, le troisième sur la tête humérale. Puis, devant les crayons, il dispose des feuilles de carton, pour que ces derniers puissent inscrire les divers déplacements qu'effectueront les pièces osseuses sur lesquelles ils sont fixés. Tout étant ainsi disposé, il porte l'avant-bras dans la pronation et il constate tout d'abord que le radius entre seul en mouvement pour décrire environ un quart d'ellipse. Le cubitus se meut ensuite ; mais, au même instant, le crayon inscripteur qui est implanté dans la tête de l'humérus entre en mouvement et s'arrête en même temps que s'arrête celui qui est fixé sur le cubitus. Le déplacement de l'humérus et le déplacement du cubitus sont donc synchrones et l'identité des tracés nous démontre nettement que le second n'est que la conséquence du premier.

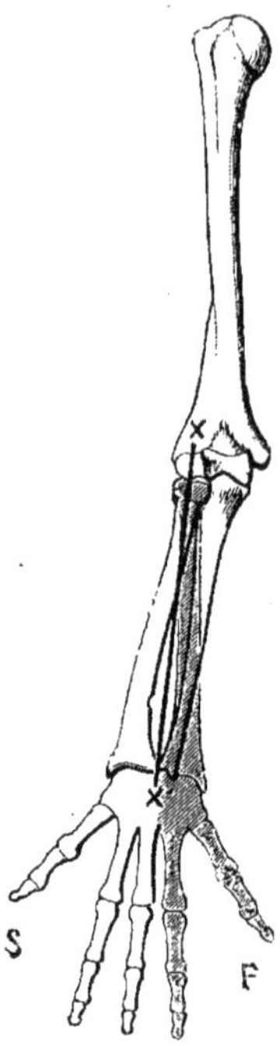

Fig. 451.
Mécanisme des mouvements de pronation et de supination,

XX', axe des mouvements de pronation et de supination. — S, position du pouce et du radius en supination. — P, position du pouce et du radius en pronation.

Nous devons donc conclure que, dans les mouvements de rotation de l'avant-bras et de la main (*pronation* et *supination*), l'articulation huméro-cubitale reste immobile. Les mouvements effectués se passent : 1° dans les deux articulations radio-cubitales supérieure et inférieure, l'extrémité inférieure du radius exécutant des mouvements de rotation autour de la tête du cubitus ; 2° dans l'articulation scapulo-humérale, l'humérus tournant autour de son axe et entraînant avec lui le cubitus qui lui est intimement lié au niveau du coude.

Muscles moteurs. — Les muscles moteurs du radius dans les mouvements de rotation que cet os exécute autour du cubitus se distinguent naturellement en deux groupes : muscles pronateurs et muscles supinateurs.

1° *Pronateurs :* principalement, les muscles rond pronateur et carré pronateur ; accessoirement, le premier radial externe et le grand palmaire.

2° *Supinateurs :* le court supinateur et le biceps brachial.

Voyez, au sujet de l'articulation du coude et principalement au sujet des mouvements de pronation et de supination : Lecomte, Arch. génér. de médecine, 1874 et 1877 ; — Koster, *Die Bewegung der Ulna bei Pronation und Supination der Hand*, Nederl. Fydschr. voor geneesk, 1882 ; — Einthowen, *Quelques remarques sur le mécanisme de l'artic. du coude*, Arch. néerland., t. VIII ; — Braune u. Flugel, *Ueber Pronation und Supination des menschl. Vorderarmes, u. der Hand*, Arch. fur Anat. u. Physiol., 1882 ; — Flesch, *Zur Pronation und Supination der Hand*, Arch. f. Anat. u. Physiol., 1885 ; — Meyer, *Ueber die Drehung des Unterarmes*, Deutsch. Zeisschr. f. Chirurgie, Bd. XX ; — Heiberg, *The movements of the ulna in rotation of the forearm*, Journ. of Anat. and Physiol., 1885 — Dwight, *The movements of the ulna in rotation of the forearm*, Journ. of Anat. and Physiol., 1885 ; — Cathcart, *On the movements of the ulna in pronation and supination*, Journ. of Anat. and Physiol., 1885 ; — DUMUR, *Rech. expérim. sur le mécanisme des articulations radio-cubitales*, Th. Bordeaux, 1889; — CLELAND, *Pronation und Supination*, Memoirs and Memoranda in Anatomy, 1889 ; — BRAUNE u. FISCHER. *Die Rotations-Momente der Beugemuskeln am Ellenbogengelenke des Menschen*, Abhandl. d. math.-phys. Klasse d. K. Sachs. Gesellsch. d. Wess., 1889.

C. — LIGAMENT INTEROSSEUX DE L'AVANT-BRAS

Articulés en haut et en bas, le cubitus et le radius sont séparés à leur partie moyenne par un large espace de forme ovalaire, appelé *espace interosseux*. A l'état frais, cet espace se trouve comblé par une membrane fibreuse, à laquelle on donne le nom de *membrane interosseuse* ou de *ligament interosseux de l'avant-bras*. Morphologiquement, le ligament interosseux radio-cubital doit être considéré (GEGENBAUR) comme une réminiscence de la juxtaposition immédiate primitive des deux os de l'avant-bras, telle qu'elle existe encore chez les vertébrés inférieurs : c'est une masse fibreuse transformée en une membrane par suite de l'écartement progressif des deux os.

1° Disposition générale. — Le ligament interosseux de l'avant-bras s'insère, en dedans, sur le bord externe du cubitus. En dehors, il se fixe sur le bord interne du radius, en empiétant sur sa face antérieure. En bas, le ligament descend jusqu'à l'articulation radio-cubitale inférieure. En haut, il s'arrête à 2 ou 3 centimètres au-dessous de la tubérosité bicipitale : il se termine là par un bord concave, falciforme, au-dessus duquel passe l'artère interosseuse postérieure. Par sa face antérieure et par sa face postérieure, la membrane interosseuse donne insertion à un certain nombre de muscles que nous étudierons plus tard en myologie. Çà et là, elle nous présente des orifices arrondis ou elliptiques : ce sont des trous vasculaires, destinés à livrer passage à des artères, qui passent du plan antérieur sur le plan postérieur.

2° Structure. — Envisagée au point de vue de sa constitution anatomique, la membrane interosseuse radio-cubitale est bien différente suivant qu'on la considère dans ses trois quarts supérieurs ou dans son quart inférieur. — *Dans ses trois quarts supérieurs*, la membrane interosseuse, très épaisse et très résistante, est essentiellement constituée par des rubans fibreux, d'aspect nacré, qui se dirigent obliquement de haut en bas et de dehors en dedans (fig. 452), du radius vers le cubitus par conséquent. Leur insertion radiale se fait sur le bord interne du radius ainsi que sur sa face antérieure : il n'est pas rare de voir un certain nombre de faisceaux, surtout parmi les supérieurs, qui remontent jusqu'au bord antérieur de l'os. Leur insertion cubitale se fait en grande partie sur le bord externe du cubitus; mais, ici encore, on voit quelques faisceaux dépasser ce bord externe, pour venir se terminer sur la face postérieure de l'os. — *Dans son quart inférieur*, la membrane interosseuse radio-cubitale est beaucoup plus mince. Les faisceaux obliques descendants, qui constituent l'élément essentiel de la membrane à sa partie supérieure, ont disparu d'une façon à peu près complète. Ils sont remplacés par des faisceaux transversaux et surtout par des faisceaux obliques à direction contraire, c'est-à-dire remontant du radius vers le cubitus. Ces faisceaux obliques ascendants sont très variables suivant les sujets ; mais il est à remarquer qu'ils sont plus visibles sur la face postérieure de la membrane que sur sa face antérieure. J'ai toujours rencontré, à la partie inférieure de l'espace interosseux, un faisceau volumineux, presque vertical (fig. 452), qui de la partie postéro-interne du radius s'élève vers le bord externe du cubitus et s'y insère, sur le point où se termine le dernier des faisceaux obliques descendants ci-dessus décrits. Là, les deux faisceaux s'entre-croisent plus ou moins, le faisceau ascendant passant au-devant du faisceau descendant.

J'ai rencontré également d'une façon à peu près constante, à la face postérieure de la membrane interosseuse et dans son tiers supérieur, un faisceau très développé et très résistant, qui se rendait du cubitus au radius en suivant une direction parallèle à celle du ligament de Weitbrecht, que nous allons maintenant décrire.

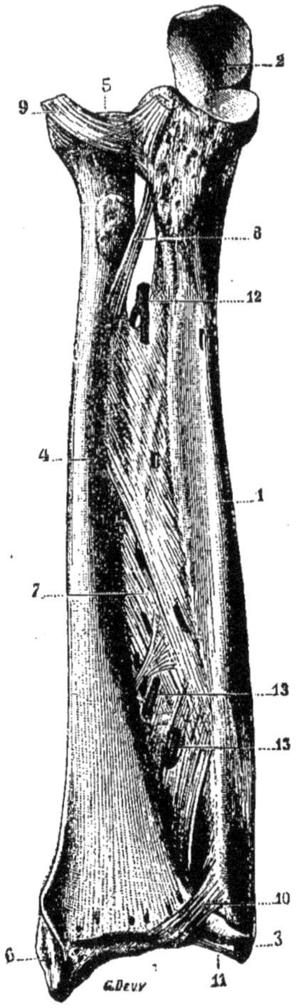

Fig. 452.

Le ligament antérieur de l'avant-bras, vu par sa face antérieure.

1, cubitus, avec : 2, sa grande cavité sigmoïde ; 3, son apophyse styloïde. — 4, radius, avec : 5, sa tête ; 6, son apophyse styloïde. — 7, ligament interosseux, avec ses différentes fibres. — 8, ligament de Weitbrecht. — 9, capsule fibreuse de l'articulation radio-cubitale supérieure. — 10, ligament antérieur de l'articulation radio-cubitale inférieure. — 11, ligament triangulaire. — 12, artère interosseuse et ses deux branches de bifurcation. — 13, 13, artères perforantes.

3° Ligament de Weitbrecht. — Un peu au-dessus du ligament interosseux se voit une bandelette fibreuse, plus ou moins différenciée, quelquefois double : c'est la *corde ligamenteuse de Weitbrecht* (*Chorda transversa* des anat. allemands). Elle s'insère, en haut, à la base de l'apophyse coronoïde, qui présente à cet effet des rugosités ou même une petite saillie, le tubercule sous-coronoïdien. De là, elle se porte obliquement en bas et en dehors, croise la tubérosité bicipitale et vient s'attacher sur la face antérieure du radius un peu au-dessous de cette tubérosité. Le ligament cubito-radial de Weitbrecht est à peu près constant, mais il est très variable dans sa forme et dans ses dimensions. Il nous apparaît le plus souvent sous l'aspect d'un ruban mince et faible, sans action aucune sur le jeu de l'articulation radio-cubitale supérieure : c'est certainement à tort que Weitbrecht et, après lui, quelques anatomistes lui ont attribué pour fonction de limiter les mouvements de supination. Pour Chiarugi (*Bullet. Soc. sc. med.*, Siena, 1887), il ne serait qu'un reliquat fibreux d'un faisceau musculaire dépendant du fléchisseur propre. Sur lui s'insèrent encore, dans la plupart des cas, quelques faisceaux des muscles fléchisseurs des doigts.

§ V. — Articulation du poignet

L'articulation du poignet (allem. *Radiocarpalgelenk*, angl. *Wrist Joint*) réunit la main à l'avant-bras. On l'appelle encore articulation radio-carpienne, dénomination qui a l'avantage de rappeler nettement que, des deux os de l'avant-bras, le radius est le seul qui prenne part à sa constitution. Le cubitus, en effet, ne descend pas jusqu'au carpe : il en est séparé, comme nous l'avons vu dans le paragraphe précédent, par le ligament triangulaire. L'articulation du poignet appartient à la classe des diarthroses, genre condylienne.

1° **Surfaces articulaires.** — Des deux surfaces articulaires, l'une, *antibrachiale*, répond à l'extrémité inférieure de l'avant-bras ; l'autre, *carpienne*, à l'extrémité supérieure de la main :

a. *Du côté de l'avant-bras* (fig. 453), nous avons une surface concave, une sorte de cavité glénoïde (*glène antibrachiale*), de forme ellipsoïde, dont le grand axe, dirigé transversalement, s'étend d'une apophyse styloïde à l'autre et dont le petit axe mesure exactement toute la distance qui sépare la face antérieur du radius de sa face postérieure. Cette cavité est formée : en dehors, par la face carpienne de l'extrémité inférieure du radius, encroûtée de cartilage ; en dedans, par la face inférieure du ligament triangulaire, que nous avons déjà écrit à propos de l'articulation radio-cubitale supérieure et sur lequel nous n'avons pas à revenir (voy. p. 509). La surface articulaire du radius est elle-même divisée par une crête mousse antéro-postérieure en deux parties : une facette externe (*a*), triangulaire, dont le sommet arrondi s'étale sur la partie interne de l'apophyse styloïde ; une facette interne (*b*), de forme quadrilatère, qui confine au ligament triangulaire. Ainsi constituée, la glène antibrachiale descend un peu plus bas à sa partie postérieure qu'à sa partie antérieure et, de ce fait, regarde obliquement de haut en bas et un peu d'arrière en avant. Son diamètre antéro-postérieur mesure 1 centimètre et demi à 2 centimètres. Son diamètre transversal atteint 4 ou 5 centimètres, dont les trois quarts appartiennent à la surface radiale, un quart seulement au ligament triangulaire.

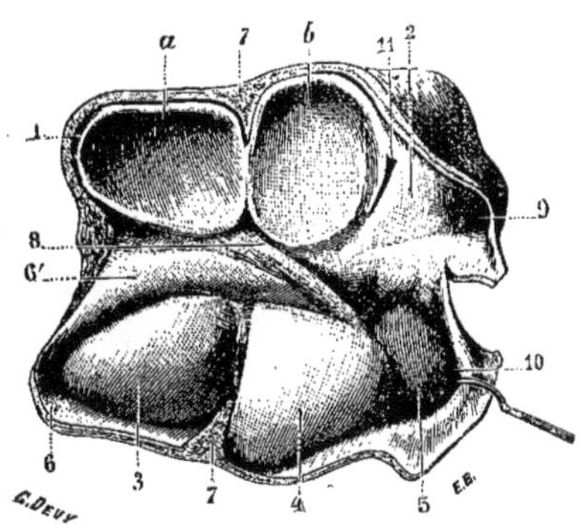

Fig. 453.

L'articulation radio-carpienne du côté droit, ouverte à sa partie antérieure pour montrer les surfaces articulaires avec leur collerette ligamenteuse.

1, radius, avec *a* et *b*, ses deux facettes externe et interne. — 2, ligament triangulaire. — 3, scaphoïde. — 4, semi-lunaire. — 5, pyramidal. — 6, capsule articulaire, avec 6', ligament postérieur. — 7, repli synovial antérieur, coupé en travers. — 8, repli synovial postérieur. — 9, orifice conduisant dans le cul-de-sac pré-styloïdien. — 10, orifice faisant communiquer la synoviale du poignet avec celle de l'articulation pisi-pyramidale. — 11, fente faisant communiquer la synoviale du poignet avec celle de l'articulation radio-cubitale inférieure.

b. *Du côté de la main*, nous rencontrons les trois premiers os de la première rangée du carpe, le scaphoïde, le demi-lunaire et le pyramidal, nous présentant chacun, à sa partie supérieure, une facette articulaire convexe et encroûtée de cartilage. Ces trois os, solidement unis entre eux par des ligaments, forment par leur ensemble une sorte de condyle, allongé transversalement (fig. 453), qui se moule exactement sur la glène antibrachiale : le scaphoïde répond à la facette externe de la surface radiale ; le semi-lunaire entre en contact à la fois avec la facette interne de la surface radiale et avec la partie avoisinante du ligament triangulaire ; le pyramidal, enfin, dont la facette articulaire ne présente que 6 ou 7 millimètres de largeur et qui par conséquent ne prend qu'une part peu importante à la constitution du condyle, répond à la partie la plus externe du ligament triangulaire. Nous ajouterons, en ce qui concerne le condyle carpien, qu'il s'étend beaucoup plus du côté dorsal que du côté palmaire et, par conséquent, qu'il regarde en haut et un peu en arrière, orientation exactement inverse à celle que présente la glène antibrachiale.

Au sujet de l'*os intermédiaire de l'avant-bras*, que l'on rencontre, chez l'embryon de deux mois, dans une proportion de 65 p. 100, voyez sa description à la page 509.

2° Moyens d'union. — Les deux surfaces articulaires antibrachiale et carpienne sont maintenues en présence par une capsule fibreuse, en forme de manchon, qui s'insère en haut sur le pourtour de la surface articulaire du radius et sur les bords du ligament triangulaire, en bas sur le pourtour de la surface articulaire du condyle carpien. Cette capsule est renforcée extérieurement par des faisceaux ligamenteux, de longueur et de direction diverses, mais toujours très résistants. Bien que ces faisceaux de renforcement forment ici, comme à l'épaule et au coude, un tout à peu près continu, nous les étudierons séparément sur les deux faces et sur les deux bords de l'articulation et décrirons, comme le font du reste la plupart des auteurs, un ligament antérieur ou palmaire, un ligament postérieur ou dorsal, un ligament latéral interne et un ligament latéral externe.

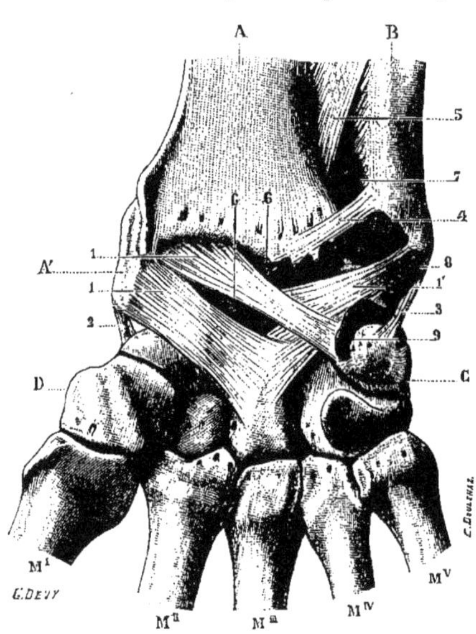

Fig. 454.

Articulation du poignet, vue antérieure (synoviale injectée au suif).

(On n'a conservé sur cette figure que les ligaments propres du poignet ; ceux des articulations carpiennes, carpo-métacarpiennes et intermétacarpiennes ont été presque tous enlevés (voir pour ces derniers ligaments la figure 462.)

A, radius, avec A', son apophyse styloïde. — B, cubitus. — C, première rangée du carpe. — D, deuxième rangée du carpe — M^{I}, M^{II}, M^{III}, M^{IV}, M^{V}, premier, deuxième, troisième, quatrième et cinquième métacarpien.

1, 1', faisceau radio-carpien et faisceau cubito-carpien du ligament antérieur. — 2, ligament latéral externe. — 3, ligament latéral interne. — 4, ligament antérieur de l'articulation radio-cubitale inférieure. — 5, ligament interosseux de l'avant-bras. — 6, 6, bourgeons synoviaux du poignet. — 7, synoviale de l'articulation radio-cubitale inférieure. — 8, prolongement pré-styloïdien. — 9, synoviale de l'articulation pisi-pyramidale.

A. Ligament antérieur. — Le ligament antérieur s'étale, comme l'indique son nom, sur la face antérieure ou palmaire de l'articulation. On lui distingue deux faisceaux, l'un externe ou radio-carpien, l'autre interne ou cubito-carpien :

Le *faisceau radio-carpien* (fig. 454,1), remarquable par son épaisseur et sa résistance, s'insère en haut sur le bord antérieur de la facette articulaire du radius et sur la partie antérieure de l'apophyse styloïde de cet os. De là, les fibres qui le constituent se portent obliquement en bas et en dedans et se terminent de la façon suivante : les faisceaux les plus élevés, sur le semi-lunaire et sur le pyramidal ; les autres, ceux qui proviennent de l'apophyse styloïde, sur la face antérieure du grand os. La direction oblique de ces faisceaux, comme l'a remarqué depuis longtemps Morris, est en rapport avec le mouvement de supination : le radius, en passant de l'état de pronation à l'état de supination, tend le faisceau radio-carpien et, grâce à l'obliquité de ce dernier, entraîne avec lui le carpe et la main tout entière.

Le *faisceau cubito-carpien* (fig. 454,1'), situé en dedans du précédent, prend naissance, en haut, à la partie antérieure de la fossette rugueuse qui sépare la tête du cubitus de son apophyse styloïde. De là, il se porte obliquement de haut en bas et de dedans en dehors, en s'évasant à la manière d'un éventail. Il revêt ainsi, dans son ensemble, la forme d'un large triangle, couché sur la moitié antéro-interne de l'articulation. Ses faisceaux supérieurs, presque horizontaux, s'attachent au semi-lunaire. Ses faisceaux inférieurs, plus ou moins obliques, viennent se fixer sur le pyramidal et sur le grand os. Le faisceau cubito-carpien se tend, comme le faisceau radio-carpien, dans les mouvements de supination du radius ; mais, comme il s'attache au cubitus (os immobile), il retient la main au lieu de l'entraîner.

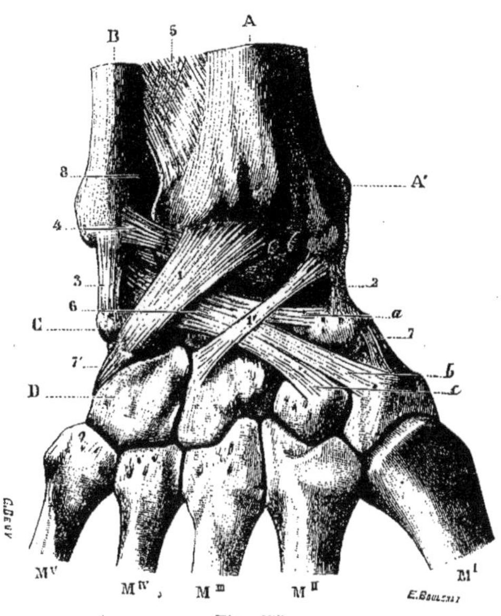

Fig. 455.

Articulation du poignet, vue postérieure (synoviale injectée au suif).

(Comme pour la figure précédente, on n'a conservé sur cette figure que les ligaments propres du poignet ; ceux des articulations carpiennes, carpo-métacarpiennes et intermétacarpiennes ont été presque tous enlevés (voir pour ces derniers ligaments la figure 463.)

A, radius, avec A', son apophyse styloïde. — B, cubitus. — C, première rangée du carpe. — D, deuxième rangée du carpe. — Mᴵ, Mᴵᴵ, Mᴵᴵᴵ, Mᴵᵛ, Mᵛ, premier, deuxième, troisième, quatrième et cinquième métacarpiens.

1, 1', ligament postérieur du poignet. — 2, ligament latéral externe. — 3, ligament latéral interne. — 4, ligament postérieur de l'articulation radio-cubitale inférieure. — 5, ligament interosseux de l'avant-bras. — 6, ligament dorsal de l'articulation médio-carpienne, avec : *a*, ses faisceaux scaphoïdiens ; *b*, ses faisceaux trapéziens ; *c*, ses faisceaux trapézoïdiens. — 7, ligament latéral externe et 7', ligament latéral interne de l'articulation médio-carpienne. — 8, synoviale de l'articulation radio-cubitale inférieure. — 9, bourgeon synovial du poignet.

B. Ligament postérieur. — Le ligament postérieur (fig. 455,1 et 1') diffère de l'antérieur en ce qu'il est moins fort et surtout moins étendu : il ne recouvre, en effet, qu'une faible partie, le tiers environ, de la face postérieure de l'articulation. Il s'insère, en haut, sur le bord postérieur de la facette articulaire du radius, tantôt à toute la longueur de ce bord, tantôt à sa partie moyenne seulement. De là, il se dirige obliquement en bas et en dehors, en suivant la même direction que le faisceau radio-carpien antérieur, et vient se fixer en grande partie sur la face postérieure du pyramidal. Quelques-unes de ses fibres s'arrêtent ordinairement sur le semi-lunaire ; sur le sujet qui a servi pour la préparation représentée dans la figure 455, il existait un faisceau nettement différencié (1') qui se portait sur la partie supéro-interne du grand os. Le ligament postérieur est intimement uni avec les gaines fibreuses des tendons des extenseurs, qui le recouvrent et le renforcent. Il se tend dans les mouvements de pronation et entraîne la main à la suite du radius.

C. Ligament latéral interne. — Le ligament latéral interne (fig. 454 et 455,3) s'attache, en haut, sur le côté interne et sur le sommet de l'apophyse styloïde du cubitus. Puis, il se porte en bas en s'élargissant et ne tarde pas à se diviser en deux faisceaux : un faisceau antérieur, qui s'insère sur le pisiforme; un faisceau postérieur, qui se fixe sur la face dorsale du pyramidal. Dans certains cas, le ligament latéral interne, au lieu de se détacher du sommet de l'apophyse styloïde, prend ses insertions un peu plus haut, sur le côté interne de sa base. Le sommet de l'apophyse, encroûté ou non de cartilage, fait saillie alors dans l'intérieur de l'articulation et, à son niveau, le ligament précité se creuse, sur sa face externe, d'une gouttière longitudinale destinée à le recevoir.

D. Ligament latéral externe. — Le ligament latéral externe (fig. 454 et 455,2), vertical et très court, revêt dans son ensemble la forme d'un triangle ou plutôt d'un demi-cornet à base inférieure. Il s'insère, en haut, sur le sommet de l'apophyse styloïde du radius, en bas sur le côté antéro-externe du scaphoïde, immédiatement en dehors de sa facette articulaire. Sa face interne, concave, regarde la cavité articulaire et se trouve tapissée par la synoviale. Sa face externe, convexe, répond au tendon du long abducteur du pouce.

3° **Synoviale**. — La synoviale du poignet tapisse la capsule articulaire dans toute son étendue. Elle se termine exactement, du côté de l'avant-bras et du côté du carpe, à la limite du revêtement cartilagineux. En avant, elle nous présente un repli semi-lunaire (fig. 453,7), orienté dans le sens frontal, qui s'avance plus ou moins dans l'intérieur de la cavité articulaire : il répond à l'extrémité antérieure de l'interligne qui sépare le scaphoïde du semi-lunaire. En arrière, se voit ordinairement un repli analogue (fig. 453,8), mais moins important : il est situé à l'extrémité postérieure de l'interligne qui sépare le semi-lunaire du pyramidal.

La synoviale radio-carpienne communique parfois (40 fois sur 100 environ) avec la synoviale radio-cubitale inférieure par un orifice qui se trouve situé à la base du ligament triangulaire. Cet orifice varie beaucoup dans sa forme et dans ses dimensions : le plus souvent, il revêt la forme d'une fente antéro-postérieure de 6 ou 7 millimètres de longueur (fig. 453,11); d'autres fois, c'est un orifice arrondi ou ovalaire, à bords irréguliers et plus ou moins déchiquetés, à travers lequel la tête du cubitus entre en contact immédiat avec le condyle du carpe. Quelle que soit sa forme, l'orifice de communication entre les deux séreuses précitées est taillé en plein dans la base du ligament triangulaire, je veux dire que sa lèvre externe ou radiale est formée, non pas par le radius, mais par une portion si minime soit-elle, du ligament triangulaire. — Assez fréquemment encore (dans la moitié des cas environ), la synoviale du poignet communique, à sa partie interne, avec la synoviale de l'articulation qui unit le pyramidal au pisiforme (fig. 453,10). — Ce n'est qu'exceptionnellement qu'elle communique avec les autres synoviales du carpe.

A sa partie antéro-externe, la synoviale du poignet forme, en avant du scaphoïde, un petit cul-de-sac de 4 ou 5 millimètres de profondeur. Un autre prolongement en cul-de-sac, celui-ci plus important, se détache de sa partie interne et remonte au-devant de l'apophyse styloïde du cubitus dans une étendue de 6 ou 7 millimètres. Ce cul-de-sac pré-styloïdien (fig. 462,8) communique ordinairement avec la cavité articulaire par un petit orifice arrondi, de 3 ou 4 millimètres de diamètre, qui est placé un peu au-dessous de celui qui donne accès dans l'articulation pisi-pyramidale. On voit très nettement ces deux orifices sur une articulation, injectée ou non, ouverte par sa face postérieure.

Outre les grands prolongements sus-indiqués, la synoviale radio-carpienne envoie, dans certains cas, entre les faisceaux de son appareil ligamenteux, des prolongements plus petits et moins importants (fig. 454 et 455). Ces prolongements, du reste, véritables hernies de la synoviale à travers la capsule fibreuse, sont

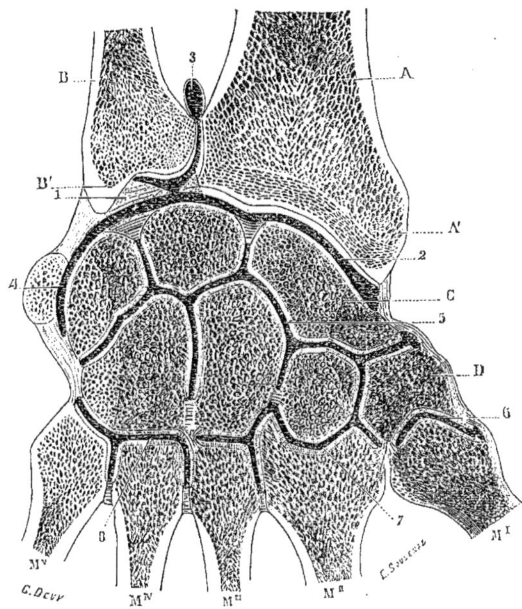

Fig. 456.

Coupe frontale des articulations radio-carpienne, carpiennes et carpo-métacarpiennes (main droite, sujet congelé, segment antérieur de la coupe, vu par sa face postérieure).

(Cette préparation, en raison de la convexité du carpe, a été obtenue à l'aide de trois coupes successives : une coupe moyenne, intéressant la partie moyenne de la main, et deux coupes latérales, l'une interne, l'autre externe, s'inclinant sur la coupe précédente sous un angle fortement obtus ; les différences de teintes indiquent les limites respectives de ces trois coupes.)

A, radius, avec A', son apophyse styloïde. — B, cubitus, avec B', son apophyse styloïde. — C, première rangée du carpe. — D, deuxième rangée du carpe. — M^I, M^{II}, M^{III}, M^{IV}, M^V, premier, deuxième, troisième, quatrième et cinquième métacarpiens.

1, ligament triangulaire radio-cubital. — 2, synoviale radio-carpienne. — 3, synoviale de l'articulation radio-cubitale inférieure, communiquant avec la précédente par une petite fente creusée à la base du ligament triangulaire — 4, synoviale de l'articulation pisi-pyramidale, faisant suite à la synoviale radio-carpienne. — 5, synoviale médio-carpienne. — 6, synoviale trapézo-métacarpienne. — 7, synoviale carpo-métacarpienne externe. — 8, synoviale carpo-métacarpienne interne.

très variables dans leur nombre, dans leur forme, dans leur volume, dans leur situation et, si nous les signalons ici, c'est qu'ils peuvent devenir le point de départ de certains kystes du poignet.

4° **Rapports**. — L'articulation radio-carpienne est entourée sur tout son pourtour par de nombreuses parties molles, dont l'ensemble constitue la région du poignet de l'anatomie topographique. Nous les examinerons séparément sur le plan antérieur et sur le plan postérieur :

a. *Face antérieure ou plan de flexion*. — Sur le plan antérieur, nous rencontrons tout d'abord la peau, le tissu cellulaire sous-cutané et l'aponévrose, représentée à ce niveau par un ruban fibreux à direction transversale, le *ligament annulaire antérieur du carpe*.

Au-dessous de l'aponévrose, nous trouvons un nombre considérable de muscles et surtout de tendons, disposés sur quatre plans : *sur un premier plan* et en allant de dehors en dedans, le tendon du long supinateur, le tendon du grand palmaire, le tendon du petit palmaire et le tendon du cubital antérieur; ***sur un deuxième plan,*** les quatre tendons du fléchisseur commun superficiel; ***sur un troisième plan,*** le tendon du fléchisseur propre du pouce et les quatre tendons du fléchisseur commun profond; ***sur un quatrième plan,*** enfin, les faisceaux inférieurs du carré pronateur. Aux tendons précités, qui descendent de l'avant-bras vers la main en croisant de haut en bas l'articulation radio-carpienne, se trouvent annexées trois synoviales : l'une, relativement peu étendue, pour le grand palmaire; les deux autres, beaucoup plus développées et plus importantes, pour les tendons des fléchisseurs (voy. Myologie).

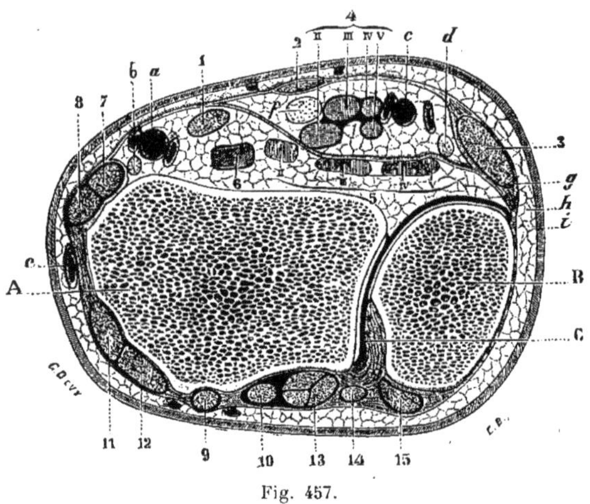

Fig. 457.

Coupe horizontale du poignet, pratiquée sur un sujet congelé au niveau de l'articulation radio-cubitale inférieure (côté droit, segment supérieur de la coupe).

(La teinte noir foncé, disposée tout autour des tendons, représente les bourses séreuses.)

A, radius. — B, cubitus. — C, articulation radio-cubitale inférieure.

1, grand palmaire. — 2, petit palmaire. — 3, cubital antérieur. — 4, fléchisseur commun superficiel des doigts (quatre tendons, II, III, IV et V, pour les deuxième, troisième, quatrième et cinquième doigts). — 5, fléchisseur commun profond des doigts (quatre tendons, II, III, IV et V, pour les quatre derniers doigts). — 6, fléchisseur propre du pouce. — 7, long abducteur du pouce. — 8, court extenseur du pouce. — 9, long extenseur du pouce. — 10, extenseur propre de l'index. — 11, premier radial externe. — 12, deuxième radial externe. — 13, extenseur commun des doigts. — 14, extenseur propre du petit doigt. — 15, cubital postérieur.

a, artère radiale et ses deux veines satellites. — *b*, nerf radial. — *c*, artère cubitale et ses deux veines. — *d*, nerf cubital. — *e*, veine radiale superficielle. — *f*, nerf médian. — *g*, aponévrose. — *h*, tissu cellulaire sous-cutané. — *i*, peau.

Outre les muscles, nous rencontrons encore, comme présentant des relations plus ou moins intimes avec la face antérieure de l'articulation radio-carpienne : 1° l'artère cubitale, flanquée de ses deux veines, qui chemine dans la gouttière de séparation du cubital antérieur et du fléchisseur superficiel des doigts; 2° le nerf homonyme, qui est situé en dedans de l'artère; 3° l'artère radiale et ses deux veines satellites, qui cheminent tout d'abord entre le long supinateur et le grand palmaire, puis contournent l'apophyse styloïde du radius pour gagner la face dorsale du poignet.

b. *Face postérieure ou plan d'extension.* — Sur la face postérieure de l'articulation radio-carpienne, nous rencontrons exactement les mêmes plans que sur la face antérieure : 1° la peau; 2° le tissu cellulaire sous-cutané, où cheminent, avec des veines ordinairement volumineuses, quelques rameaux nerveux provenant du radial, du musculo-cutané, du brachial cutané interne et de la branche dorsale du cubital; 3° l'aponévrose, représentée ici encore par une bandelette transversale, le ***ligament annulaire postérieur du carpe;*** 4° au-dessous de l'aponévrose, une foule de tendons, verticaux ou obliques, qui de l'avant-bras descendent sur le dos de la main. Ce sont, en allant de dehors en dedans (fig. 457) : le long abducteur du pouce, le court extenseur du pouce, les deux radiaux externes, le long extenseur du pouce, circonscrivant avec le court extenseur la région de la tabatière anatomique, l'extenseur propre de l'index, l'extenseur commun des doigts, l'extenseur propre du petit doigt et, enfin, le cubital postérieur. Ces divers tendons présentent cette particularité que, en atteignant le bord supérieur du ligament annulaire, ils s'engagent dans des coulisses ostéo-fibreuses, où ils glissent à l'aide de synoviales. Nous ne ferons que signaler ici ces coulisses et ces synoviales, nous réservant de les décrire en détails à propos des muscles de l'avant-bras (voy. MYOLOGIE). Rappelons, enfin, que sur la face postérieure du poignet cheminent plusieurs artères : en dehors, la radiale, qui, après avoir contourné le radius, traverse obliquement la tabatière anatomique ; en dedans, la cubito-dorsale, branche de la cubitale ; entre les deux, et s'anastomosant avec elles, les ramifications terminales de l'interosseuse postérieure.

5° **Artères**. — Les artères destinées à l'articulation du poignet proviennent de nombreuses sources : *en avant*, de l'arcade transversale du carpe, qui longe le bord inférieur du carré pronateur, et des branches ascendantes de l'arcade palmaire profonde ; *en arrière*, des interosseuses antérieure et postérieure, de l'interosseuse du premier espace et des rameaux ascendants de l'arcade dorsale du carpe ; *sur le côté externe*, du tronc même de la radiale ; *sur le côté interne*, de la cubito-dorsale ou du tronc même de la cubitale.

6° **Nerfs**. — Les nerfs de l'articulation du poignet sont fournis : *en avant*, par le médian et par le cubital ; *en arrière*, par le radial et par la branche dorsale du cubital.

Mouvements. — L'articulation du poignet possède les cinq mouvements qui caractérisent les articulations condyliennes : la flexion et l'extension, l'adduction et l'abduction, la circumduction. Ces différents mouvements, quoique très étendus, sont agrandis et par conséquent complétés, dans les conditions physiologiques ordinaires, par des mouvements de même ordre qui ont leur siège dans l'articulation médio-carpienne.

a. *Flexion et extension*. — La flexion est un mouvement par lequel la face palmaire de la main s'incline vers la face antérieure de l'avant-bras. Dans ce mouvement, le condyle, formé par les trois premiers os du carpe, glisse d'avant en arrière dans la cavité glénoïde de l'avant-bras, en tournant autour d'un axe transversal qui passerait par le sommet des deux apophyses styloïdes. Le ligament postérieur se tend, tandis que le ligament antérieur se relâche. — L'extension est un mouvement par lequel la face dorsale de la main s'incline vers la face postérieure de l'avant-bras. Il s'exécute suivant le même mécanisme que le précédent, mais en sens inverse : le condyle du carpe roule maintenant d'arrière en avant ; le ligament postérieur se relâche, tandis que le ligament antérieur et les ligaments latéraux se tendent et limitent le déplacement.

b. *Adduction et abduction*. — L'adduction ou inclinaison cubitale est un mouvement par lequel le bord cubital de la main s'incline vers le bord cubital de l'avant-bras ; l'abduction, ou inclinaison radiale, un mouvement par lequel le bord radial de la main s'incline vers le bord radial de l'avant-bras. Pour accomplir ces mouvements latéraux, le condyle du carpe glisse transversalement, dans le sens de sa longueur par conséquent, sur la cavité glénoïde de l'avant-bras : il se déplace de dedans en dehors pour l'adduction, de dehors en dedans pour l'abduction.

c. *Circumduction*. — La circumduction résulte de l'exécution successive des quatre mouvements précédents : la main, dans ce mouvement, occupe tour à tour les positions de flexion, d'abduction, d'extension et d'adduction. Comme le fait remarquer SAPPEY, le mouvement de circumduction est beaucoup plus étendu dans le sens antéro-postérieur que dans le sens transversal : il en résulte que la base du cône décrit par la main n'est pas un cercle, mais bien une ellipse dont le grand axe est dirigé d'avant en arrière.

Muscles moteurs. — Les muscles moteurs de l'articulation du poignet se distinguent, d'après les mouvements qu'ils produisent, en fléchisseurs, extenseurs, fléchisseurs latéraux internes et fléchisseurs latéraux externes :

1° *Fléchisseurs :* le grand palmaire, le petit palmaire, le cubital antérieur, directement ; indirectement, le fléchisseur commun superficiel des doigts, le fléchisseur commun profond des doigts, le long fléchisseur propre du pouce.

2° *Extenseurs :* le premier et le deuxième radial externe, le cubital postérieur, l'extenseur commun des doigts, l'extenseur propre du petit doigt, le long extenseur et le court extenseur du pouce, l'extenseur propre de l'index.

3° *Fléchisseurs latéraux internes :* le cubital postérieur et le cubital antérieur.
4° *Fléchisseurs latéraux externes :* le grand palmaire, le premier et le deuxième radial externe, le long abducteur du pouce, le long et le court extenseur du pouce.

A consulter, au sujet de l'articulation du poignet : Shepherd, *A note on the radio-carpal articulation*. Journ. of Anat. and Physiol., 1891, vol. XXV, p. 349 ; — Thilenius, *Das os intermedium antebrachii des Menschen*, Morphol. Arbeiten von Schwalbe, vol. V, 1895 ; — Cuneo et Veau, *De la physiologie des articulations du poignet*, La Presse médicale, 1897 ; — Destot et Briau, *Anatomie et physiologie du poignet par la radioscopie et la radiographie*, Les rayons X, 1898 ; — Brice, *On certains points in the anatomy and mecanism of the wrist-joint*, etc., The Journ. of Anat. and Physiol., 1896, vol. XXXI ; — Zuclerkandl, *Notiz über Mechanismus des Handgelenkes*, Anat. Anz., 1897.

§ VI. — Articulations intrinsèques de la main

Les articulations de la main, aussi nombreuses que variées, peuvent être divisées en cinq groupes, savoir : 1° les articulations des os du carpe entre eux, *articulations carpiennes ;* 2° les articulations du carpe avec le métacarpe, *articulations carpo-métacarpiennes ;* 3° les articulations des métacarpiens entre eux, *articulations métacarpiennes* ou *intermétacarpiennes ;* 4° les articulations des métacarpiens avec les phalanges, *articulations métacarpo-phalangiennes ;* 5° les articulations des phalanges entre elles, *articulations phalangiennes* ou *interphalangiennes*.

A. — Articulations carpiennes

Les articulations intrinsèques du carpe comprennent : 1° les articulations des os de la première rangée entre eux ; 2° les articulations des os de la deuxième rangée entre eux ; 3° l'articulation des deux rangées entre elles ou articulation médio-carpienne.

1° Articulation des os de la première rangée entre eux. — Il convient d'étudier séparément les articulations des trois os externes, puis celle du pyramidal avec le pisiforme :

A. Articulation des trois os externes. — Le scaphoïde s'articule avec le semi-lunaire (*articulation scapho-lunaire*), celui-ci avec le pyramidal (*articulation pyramido-lunaire*), en formant deux arthrodies.

a. *Surfaces articulaires.* — Les surfaces articulaires, par lesquelles ces différents os se correspondent, sont planes, verticales et encroûtées de cartilage.

b. *Moyens d'union.* — Elles sont maintenues en présence par de nombreux ligaments, que l'on distingue, d'après leur situation, en interosseux, palmaires et dorsaux. — Les *ligaments interosseux,* disposés entre les os, comme leur nom l'indique, sont au nombre de deux (fig. 456) : le premier unit le scaphoïde au semi-lunaire ; le second s'étend du semi-lunaire au pyramidal. L'un et l'autre occupent la partie toute supérieure de l'articulation à laquelle ils appartiennent. Leurs faisceaux les plus élevés, revêtus d'une mince couche cartilagineuse, contribuent à former le condyle carpien de l'articulation du poignet. — Les *ligaments palmaires* et les *ligaments dorsaux* sont représentés par des faisceaux très courts, qui s'étendent transversalement d'un os à l'autre, les premiers à la paume de la main, les seconds sur sa face dorsale (fig. 462 et 463). Chacune des deux arthrodies, formées par le scaphoïde, le semi-lunaire et le pyramidal, possède un ligament palmaire et un ligament dorsal.

c. *Synoviale.* — Deux synoviales, communiquant l'une et l'autre avec la synoviale médio-cárpienne (fig. 456), complètent les deux articulations.

B. Articulation du pyramidal avec le pisiforme. — L'articulation du pyramidal avec le pisiforme (*articulation pisi-pyramidale*) mérite une description à part. C'est encore une arthrodie.

a. *Surfaces articulaires.* — Chacun des deux os possède, pour cette articulation, une surface ovalaire à grand axe vertical et à peu près plane : elle est légèrement convexe cependant pour le pyramidal, légèrement concave pour le pisiforme. Cette surface est revêtue, à l'état frais, par une couche de cartilage hyalin.

b. *Moyens d'union.* — L'articulation pisi-pyramidale n'a pas de ligament interosseux. Par contre, elle nous présente cinq ligaments périphériques, savoir : 1° un *ligament supérieur*, qui rattache le pisiforme à l'apophyse styloïde du cubitus et qui n'est autre que le faisceau antérieur du ligament latéral interne de l'articulation radio-carpienne ; 2° un *ligament palmaire*, aplati et quadrilatère, qui va du pisiforme à la face antérieure de l'os crochu ; 3° un *ligament dorsal*, qui s'étend du pisiforme au pyramidal ; 4° deux *ligaments inférieurs*, ordinairement très forts, qui se détachent de la partie inférieure du pisiforme et qui viennent se fixer, d'autre part, l'un sur l'apophyse unciforme de l'os crochu, l'autre sur l'extrémité supérieure du cinquième métacarpien, parfois aussi, par une expansion plus ou moins importante, sur l'extrémité supérieure du quatrième.

c. *Synoviale.* — L'articulation pisi-pyramidale possède une synoviale qui lui appartient en propre. Elle communique assez souvent, comme nous l'avons vu plus haut (p. 518), avec la synoviale de l'articulation du poignet.

2° Articulation des os de la deuxième rangée entre eux. — Le trapèze s'articule avec le trapézoïde, le trapézoïde avec le grand os, le grand os avec l'os crochu, en formant trois arthrodies (fig. 462 et 463).

A. Surfaces articulaires. — Les surfaces articulaires par lesquelles ces différents os se correspondent sont à peu près planes, verticales, orientées dans le sens sagittal et revêtues à l'état frais d'une couche de cartilage hyalin.

B. Moyens d'union. — Les os de la deuxième rangée du carpe sont reliés entre eux, comme ceux de la première, par trois ordres de ligaments : des ligaments interosseux, des ligaments palmaires et des ligaments dorsaux. — Les *ligaments interosseux* sont au nombre de trois. Chaque articulation possède le sien : le premier unit le trapèze au trapézoïde ; le second, le trapézoïde au grand os ; le troisième, le grand os à l'os crochu. — Les *ligaments palmaires,* au nombre de trois, se portent transversalement : le premier, du trapèze au trapézoïde ; le deuxième, du trapézoïde au grand os ; le troisième, du grand os à l'os crochu. — Les *ligaments dorsaux,* beaucoup plus faibles que les palmaires, sont également au nombre de trois : le premier s'étend du trapèze au trapézoïde ; le second, du trapézoïde au grand os ; le troisième, du grand os à l'os crochu.

C. Synoviales. — Les synoviales, destinées aux articulations de la deuxième rangée du carpe, ne sont que de simples prolongements de la synoviale médio-carpienne (fig. 456).

3° Articulation des deux rangées entre elles. — Cette articulation plus connue sous le nom d'*articulation médio-carpienne,* réunit les os de la première rangée du carpe, le pisiforme excepté, aux os de la deuxième rangée. Sept os, par conséquent, concourent à sa formation : de ces sept os, trois appartiennent à la première rangée, les quatre autres appartenant à la seconde.

A. Surfaces articulaires. — En examinant attentivement le long interligne articulaire par lequel la première rangée du carpe se met en contact avec la seconde, on constate tout d'abord qu'il est très irrégulier; mais on constate aussi qu'il peut être divisé en deux parties, une partie externe plus petite et une partie interne plus grande, chacune d'elles pouvant être considérée comme appartenant à une articulation spéciale. De ce fait, nous pouvons diviser l'articulation médio-carpienne en deux articulations secondaires : une articulation externe et une articulation interne. — L'*articulation externe* (fig. 458, A et A') est formée par le scaphoïde d'une part, d'autre part par le trapèze et le trapézoïde. La surface de contact est, de part et d'autre, transversale et sensiblement plane. Notre articulation externe peut donc être considérée comme une arthrodie. — L'*articulation interne* (fig. 458, B et B') est constituée : d'une part, par le scaphoïde, le semi-lunaire et le pyramidal, formant par leur ensemble une sorte de cavité glénoïde de forme ovalaire à grand axe transversal ; d'autre part, par le grand os et l'os crochu, formant au contraire une sorte de tête ou plutôt de condyle, dont le relief se moule exactement sur la cavité précédente. Notre articulation interne devient ainsi une articulation condylienne.

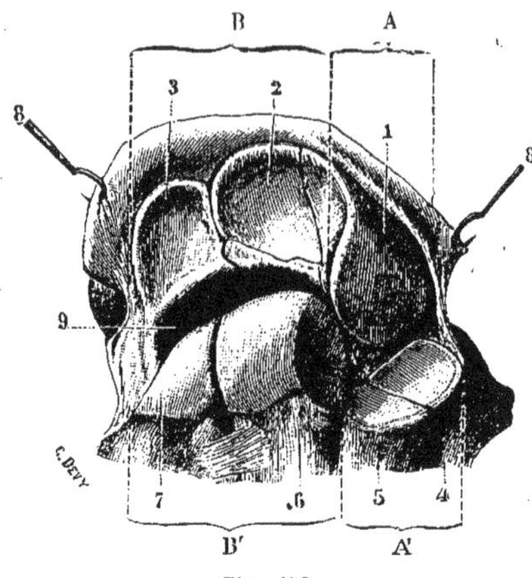

Fig. 458.

L'articulation médio-carpienne ouverte par sa face dorsale, pour laisser voir les surfaces articulaires avec leur collerette ligamenteuse.

A, A', articulation externe ou arthrodie. — B, B', articulation interne ou condylienne. — 1, scaphoïde. — 2, semi-lunaire. — 3, pyramidal. — 4, trapèze. — 5, trapézoïde. — 6, grand os. — 7, os crochu. — 8, capsule articulaire (portion dorsale), érignée en haut. — 9, capsule articulaire (portion palmaire) en place.

B. Moyens d'union. — Des ligaments palmaires, des ligaments dorsaux et des ligaments latéraux unissent l'une à l'autre les deux rangées osseuses du carpe. Nous les examinerons séparément du côté de l'arthrodie et du côté de l'articulation condylienne (fig. 462 et 463).

a. *Du côté de l'arthrodie*, tout d'abord, nous rencontrons trois ligaments, savoir : 1° un *ligament palmaire*, mince et quadrilatère, qui s'étend de la partie inférieure du scaphoïde à la gouttière du trapèze ; 2° un *ligament dorsal*, formé par quelques fibres clairsemées, qui descendent du scaphoïde sur le trapèze et sur le trapézoïde ; 3° un *ligament latéral externe*, qui s'étend du tubercule du scaphoïde à la partie externe du trapèze.

b. *Du côté de l'articulation condylienne*, nous avons de même trois ligaments, un ligament palmaire, un ligament dorsal et un ligament latéral interne. — Le *ligament palmaire* (fig. 462) est constitué par deux faisceaux, tous les deux très forts et très résistants, qui prennent naissance, l'un à côté de l'autre, sur le col du grand os. De là, ils se portent en haut en divergeant à la manière des deux branches d'un **V** et viennent se terminer, l'interne sur le pyramidal, l'externe sur le scaphoïde. — Le *ligament dorsal* (fig. 455), très variable dans ses dimensions et dans sa constitution anatomique, est représenté le plus souvent par un faisceau rubané, large de 10 à 12 millimètres, qui prend son origine, en dedans, sur la face dorsale du pyramidal. De là, il se porte obliquement de dedans en dedors et un peu de haut en bas, croise le col du grand os et vient se terminer, en partie sur le trapézoïde, en partie sur le trapèze. Les faisceaux les plus élevés de ce ligament, au lieu de descendre vers la deuxième rangée du carpe, se portent horizontalement en dehors et, longeant le côté inférieur du semi-lunaire, viennent s'attacher sur la face postérieure du scaphoïde : ces derniers faisceaux, on le voit, unissent l'un à l'autre deux os de la première rangée du carpe, en suivant le rebord postérieur de la glène médio-carpienne. Toutefois, il ne me paraît pas exact de dire qu'ils agrandissent cette cavité glénoïde à la manière d'un fibro-cartilage : en effet, le ruban fibreux que forment les faisceaux en question est très lâche et, sur trois pièces que j'ai actuellement sous les yeux, il existe entre son bord supérieur et le semi-lunaire un bourrelet synovial. — Le *ligament latéral interne* (fig. 463), plus ou moins arrondi, s'étend, sur le côté interne de l'articulation, du sommet du pyramidal à l'apophyse de l'os crochu.

C. Synoviale. — L'articulation médio-carpienne ne possède ordinairement qu'une seule synoviale (fig. 456). Il n'est pourtant pas extrêmement rare d'en rencontrer deux : l'une, externe, destinée à l'arthrodie; l'autre, interne, répondant à l'articulation condylienne. Dans tous les cas, la synoviale médio-carpienne, qu'elle soit simple ou double, est toujours plus lâche en arrière qu'en avant et envoie deux ordres de prolongements : des prolongements ascendants, au nombre de deux, qui s'engagent l'un entre le scaphoïde et le semi-lunaire, l'autre entre le semi-lunaire et le pyramidal; des prolongements descendants, au nombre de trois, qui s'insinuent entre les os de la deuxième rangée du carpe. Nous avons déjà dit, à propos de l'articulation du poignet, que la synoviale médio-carpienne communiquait parfois avec la synoviale de cette articulation, mais cette disposition est excessivement rare.

D. Artères et nerfs. — L'articulation médio-carpienne, ainsi que les articulations des os de la première et de la seconde rangée du carpe, reçoivent leurs *artères* : 1° des branches descendantes de l'arcade transversale antérieure du carpe ; 2° des branches ascendantes de l'arcade palmaire profonde; 3° des nombreux rameaux que les deux troncs radial et cubital envoient à la face dorsale du carpe. — Les *nerfs*, représentés par des filets très grêles, proviennent à la fois du médian, du cubital et de la branche postérieure du radial.

Mouvements. — Les différentes articulations du carpe ne présentent, comme les arthrodies, que de simples mouvements de glissement, peu étendus si on les considère isolément et pour chacune d'elles. Totalisés et considérés dans leur ensemble, ces mouvements deviennent, suivant le sens dans lequel ils s'exécutent, des mouvements de *flexion*, d'*extension*, d'*adduction* et d'*abduction*. Ils s'ajoutent aux mouvements de même sens et de même nom de l'articulation radio-carpienne (voy. cette articulation) et en augmentent l'amplitude.

Muscles moteurs. — Les mêmes que pour l'articulation radio-carpienne (voy. p. 521).

B. — Articulations carpo-métacarpiennes

Les articulations carpo-métacarpiennes réunissent l'extrémité supérieure ou proximale des cinq métacarpiens aux quatre os de la deuxième rangée du carpe. A l'exception du premier, dont l'articulation mérite une description spéciale, les métacarpiens s'articulent avec le carpe d'une façon suffisamment uniforme pour que ces articulations puissent être comprises dans une description générale.

1° Articulation carpo-métacarpienne du pouce. — Cette articulation unit le trapèze au premier métacarpien, d'où le nom d'*articulation trapézo-métacarpienne* qu'on lui donne le plus souvent. Elle appartient au genre des articulations par emboîtement réciproque ou articulations en selle, dont elle constitue le type le plus parfait.

A. Surfaces articulaires. — Comme surfaces articulaires, nous avons : 1° *du côté du trapèze,* une facette quadrilatère, située sur la face inférieure de cet os, regardant en bas, en dehors et un peu en avant; elle est concave dans le sens transversal, convexe dans le sens antéro-postérieur ; 2° *du côté du premier métacarpien,* une facette inversement configurée et, par conséquent, convexe de dehors en dedans, concave d'avant en arrière. Ces deux facettes articulaires sont revêtues l'une et l'autre d'une couche de cartilage hyalin.

B. Moyens d'union. — Le premier métacarpien et le trapèze sont maintenus en présence par un seul ligament, qui affecte la forme d'une capsule ou manchon et qui s'insère : en haut, sur le pourtour de la facette articulaire du trapèze ; en bas, sur le pourtour de la facette du métacarpien. Cette capsule, plus épaisse en arrière qu'en avant, plus épaisse aussi en avant que sur les côtés, est remarquable par son ampleur et sa laxité, condition anatomique très favorable à la grande mobilité du pouce.

C. Synoviale. — L'articulation trapézo-métacarpienne possède une synoviale qui lui est propre. Cette synoviale est toujours très lâche, comme la capsule fibreuse qu'elle tapisse.

D. Rapports. — L'articulation carpo-métacarpienne du pouce est fortement matelassée en avant par les muscles de l'éminence thénar. — En arrière, elle est en rapport avec les tendons des muscles extenseurs du pouce, qui vont chercher leurs insertions sur les phalanges. — En dedans, elle répond au premier muscle interosseux dorsal et aussi à l'artère radiale, qui passe de la région dorsale à la région palmaire en traversant l'extrémité supérieure du premier espace interosseux. — En dehors, enfin, l'articulation trapézo-métacarpienne est en rapport avec le tendon du long abducteur du pouce et avec une petite artère, branche de la radiale.

E. Artères et nerfs. — Les *artères* de l'articulation carpo-métacarpienne du pouce proviennent de la dorsale du pouce et du tronc même de la radiale. — Ses *nerfs* sont fournis par le médian.

Mouvements. — Le métacarpien du pouce présente à un degré de développement remarquable cinq des mouvements fondamentaux des diarthroses : 1° le *mouvement de flexion*, par lequel il s'incline vers la paume de la main ; 2° le *mouvement d'extension*, par lequel il s'incline au contraire du côté de la face dorsale ; 3° le *mouvement d'adduction*, qui le rapproche du deuxième métacarpien ; 4° le *mouvement d'abduction*, qui l'en éloigne ; 5° le *mouvement de circumduction*, enfin, résultant de la succession régulière des quatre mouvements précédents.

L'adduction, combinée avec la flexion, constitue le mouvement dit d'*opposition*, en vertu duquel la pulpe du pouce peut successivement ou simultanément entrer en contact (*s'opposer*) avec la pulpe des quatre autres doigts. Le mouvement d'opposition est, comme on le sait, caractéristique de la main humaine ; nos plus proches voisins dans la série zoologique, les singes, ne possèdent ce mouvement qu'à l'état imparfait.

Muscles moteurs. — Ils se divisent en fléchisseurs, extenseurs, adducteurs et abducteurs :
1° *Fléchisseurs :* le court abducteur du pouce, le court fléchisseur du pouce, l'opposant, le long fléchisseur propre du pouce.
2° *Extenseurs :* le long extenseur et le court extenseur du pouce ;
3° *Adducteurs :* l'adducteur du pouce.
4° *Abducteurs :* le long abducteur du pouce.

2° Articulations carpo-métacarpiennes des quatre derniers doigts. — Les quatre derniers métacarpiens s'articulent avec les quatre os de la deuxième rangée du carpe à l'aide de facettes, inversement configurées, qui se correspondent exactement. Bien que ces facettes ne soient pas régulièrement planes et constituent en réalité de petites articulations par emboîtement réciproque, on a l'habitude de ranger les articulations carpo-métacarpiennes des quatre derniers doigts dans le groupe des arthrodies.

A. Surfaces articulaires. — Les surfaces articulaires diffèrent par leur forme et par leur étendue pour chacune des quatre articulations (fig. 459). — Le *deuxième métacarpien* s'articule à la fois avec le trapèze, le trapézoïde et le grand os. Ces trois os, pour le recevoir, se disposent en une sorte de mortaise peu profonde, dont l'ouverture est dirigée en bas. De son côté, l'extrémité supérieure du métacarpien présente trois facettes : une facette latérale externe, toute petite, qui se met en rapport avec le trapèze; une facette latérale interne, petite également, qui entre en contact avec le grand os; une facette supérieure, beaucoup plus étendue, concave transversalement, qui répond au trapézoïde. — Le *troisième métacarpien* s'articule, à l'aide d'une facette triangulaire, avec la facette moyenne (voy. Ostéologie) de la face inférieure du grand os. — Le *quatrième métacarpien* s'articule à la fois : 1° par une large facette, légèrement convexe, avec la face inférieure de l'os crochu ; 2° par une toute petite facette, de forme triangulaire, située à sa partie externe et du côté dorsal, avec la facette interne de la face inférieure du grand os. — Le *cinquième métacarpien*, enfin, s'unit, à l'aide d'une facette convexe dans le sens antéro-postérieur, à une facette, concave dans le même sens, qui occupe la face inférieure de l'os crochu.

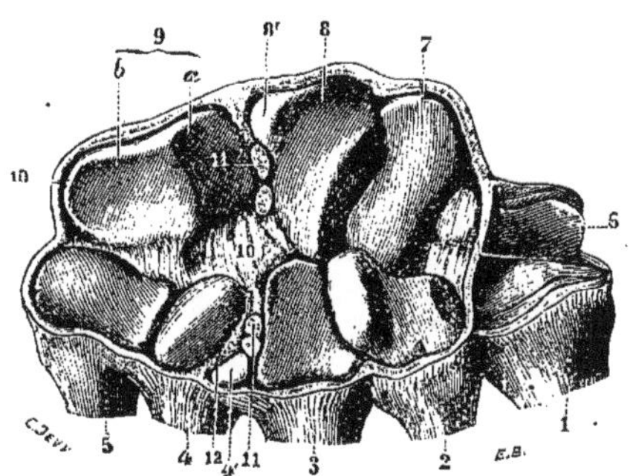

Fig. 459.

Les articulations carpo-métacarpiennes ouvertes par leur face dorsale, pour montrer les surfaces articulaires.

1, 2, 3, 4, 5, les cinq métacarpiens, avec 4', facette interne du quatrième métacarpien pour le grand os. — 6, trapèze. — 7, trapézoïde. — 8, grand os, avec 8', sa facette pour le quatrième métacarpien. — 9, os crochu, avec *a*, *b*, ses deux facettes pour les quatrième et cinquième métacarpiens. — 10, 10, capsule carpo-métacarpienne. — 11, 11', ligament carpo-métacarpien interosseux. — 12, cloison celluleuse, séparant les deux facettes supérieures du quatrième métacarpien.

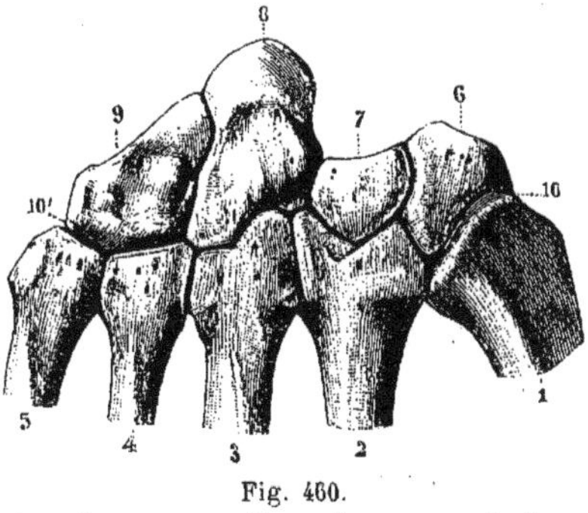

Fig. 460.

Interligne carpo-métacarpien, vu par la face dorsale de la main.

1, 2, 3, 4, 5, les cinq métacarpiens. — 6, trapèze. — 7, trapézoïde. — 8, grand os. — 9, os crochu. — 10, 10', extrémité externe et extrémité interne de l'interligne articulaire carpo-métacarpien.

Vu par sa face dorsale (fig. 460), l'interligne articulaire suivant lequel s'unissent les quatre os de la deuxième rangée du carpe et les quatre derniers métacarpiens, est très irrégulier. Au niveau du deuxième métacarpien, tout d'abord, l'extrémité supérieure de cet os nous apparaît sous la forme d'un croissant, dont la concavité embrasse le trapézoïde et dont les deux cornes pénètrent à la manière d'un coin, l'externe entre le trapèze et le trapézoïde, l'interne entre le trapézoïde et le grand os. L'interligne articulaire du grand os et du troisième métacarpien, par suite de la pénétration dans le carpe de l'apophyse styloïde de ce dernier os, est incliné de haut en bas et de dehors en dedans. Plus loin, au niveau du quatrième métacarpien, l'interligne est à peu près horizontal. Plus loin encore, au niveau du cinquième, il se relève vers le bord cubital de la main et devient ainsi obliquement ascendant. Au total, l'interligne articulaire, envisagé dans son ensemble, peut être considéré comme formé par deux lignes courbes à concavité supérieure, qui se réuniraient au sommet de l'apophyse styloïde du troisième métacarpien : une courbe externe, relativement peu étendue, qui répond au deuxième métacarpien; une courbe interne, beaucoup plus grande, qui répond aux trois derniers métacarpiens.

A l'état frais, toutes les facettes articulaires, ci-dessus décrites, sont revêtues par une couche de cartilage hyalin.

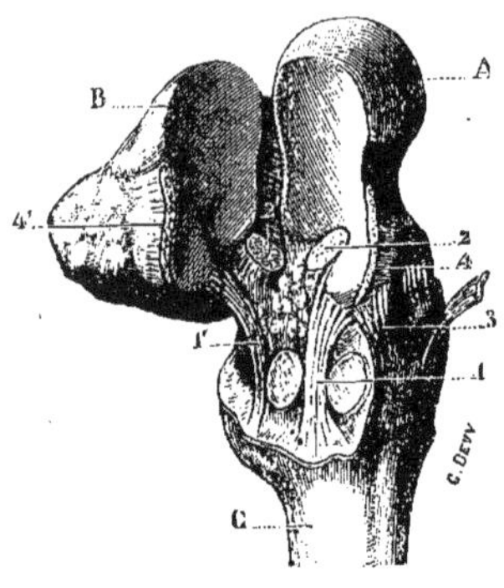

Fig. 461.

Ligament interosseux de l'articulation carpo-métacarpienne, vu par la face dorsale de la main (côté droit).

A, grand os. — B, os crochu. — C, troisième métacarpien — 1, 1', les deux faisceaux constitutifs du ligament interosseux carpo-métacarpien. — 2, 2', ligament interosseux unissant le grand os et l'os crochu, sectionné à sa partie moyenne pour permettre l'écartement des deux os. — 3, ligaments dorsaux de l'articulation du grand os avec le troisième métacarpien. — 4, 4', ligament dorsal de l'articulation du grand os et de l'os crochu.

B. Moyens d'union. — Les quatre derniers métacarpiens sont reliés au carpe par un ligament interosseux, des ligaments palmaires et des ligaments dorsaux :

a. *Ligament interrosseux.* — Le ligament interosseux (fig. 461, 1 et 1') s'insère en haut, par deux faisceaux plus ou moins distincts, sur les deux faces contiguës du grand os et de l'os crochu, immédiatement au-dessous de celui qui unit ces deux os. De là, il se porte en bas et vient se fixer sur le côté interne ou cubital de l'extrémité supérieure du troisième métacarpien. Les deux faisceaux d'origine du ligament interosseux peuvent se réunir au cours de leur trajet et former ainsi une sorte de ligament en **V** ou en **Y**; ou bien ils conservent leur indépendance, comme dans la figure 461, jusqu'à leur insertion métacarpienne.

b. *Ligaments palmaires.* — Les ligaments palmaires (fig. 462) sont au nombre de quatre. — L'un d'eux, à direction transversale, prend naissance en dehors sur la face antérieure du trapèze. De là, il se porte transversalement en dedans et vient se terminer à la fois sur les deuxième et troisième métacarpiens, principalement sur le troisième. — Les trois autres, plus ou moins verticaux, s'étendent : le premier, du grand os au deuxième métacarpien; le second, du grand os au troisième métacarpien ; le troisième, quelquefois double, de l'os crochu au quatrième métacarpien. — Le cinquième métacarpien n'a pas de ligament palmaire qui lui appartienne en propre : ce ligament est remplacé par le ligament pisi-métacarpien déjà décrit (p. 523). Il est à remarquer, cependant, que ce ligament pisi-métacarpien est renforcé en dehors par un petit faisceau rubané, qui va de l'apophyse unciforme de l'os crochu au cinquième métacarpien (fig. 462). Autrement dit, le ligament pisi-métacarpien est un ligament en **V**, dont la pointe fortement tronquée répond à l'extrémité supérieure du cinquième métacarpien et dont les deux branches viennent se fixer, l'interne sur le pisiforme, l'externe sur l'apophyse unciforme : cette dernière branche, on le conçoit, peut parfaitement être considérée comme un ligament palmaire de l'articulation qui nous occupe.

c. *Ligaments dorsaux.* — Les ligaments dorsaux (fig. 463), beaucoup plus forts que les précédents, sont aussi plus nombreux. On en compte six ou sept, suivant que le troisième métacarpien en a deux ou trois. — Le deuxième métacarpien, tout d'abord, en possède deux (dont l'un pour son apophyse styloïde), qui l'unissent au trapézoïde. Il existe, sur quelques sujets, un faisceau supplémentaire pour le trapèze. — Le troisième métacarpien en a également deux (dont l'un pour son apophyse styloïde), qui l'unissent au grand os ; à ces deux ligaments s'en ajoute quelquefois un troisième qui se rend au trapézoïde. — Les quatrième et cinquième métacarpiens en possèdent chacun un qui s'insère, d'autre part, sur l'os crochu.

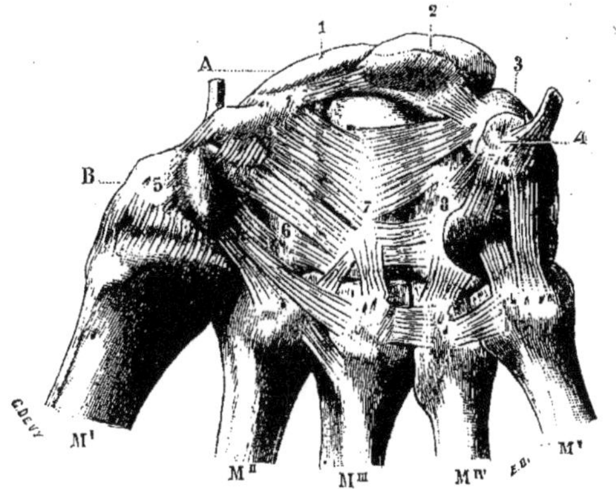

Fig. 462.

Articulations carpiennes, carpo-métacarpiennes et intermétacarpiennes (vue antérieure).

A, première rangée du carpe. — B, deuxième rangée du carpe. — Mᴵ, Mᴵᴵ, Mᴵᴵᴵ, Mᴵⱽ, Mⱽ, premier, deuxième, troisième, quatrième et cinquième métacarpiens. — 1, scaphoïde. — 2, semi-lunaire. — 3, pyramidal. — 4, pisiforme. — 5, trapèze. — 6, trapézoïde. — 7, grand os. — 8, os crochu.

C. Synoviale. — L'articulation carpo-métacarpienne des quatre derniers doigts ne présente ordinairement qu'une seule et même synoviale, laquelle communique largement, ainsi que nous l'avons déjà dit, avec celle de l'articulation médio-carpienne. On rencontre parfois, mais exceptionnellement, une synoviale indépendante pour l'articulation des quatrième et cinquième métacarpiens. Cette dernière disposition est la conséquence, non pas d'un développement exagéré du ligament interosseux que nous avons décrit plus haut, mais de l'existence d'une cloison celluleuse, placée en sens sagittal, qui continue ce ligament interosseux, d'une part jusqu'à la face palmaire, d'autre part jusqu'à la face dorsale de la capsule carpo-métacarpienne (fig. 459, 12). Cette cloison, comme nous le montre nettement la figure 459, s'insère, au niveau du quatrième métacarpien, entre les deux facettes qui surmontent l'extrémité proximale de cet os, de telle sorte que la facette externe, celle qui s'articule avec le grand os, répond à la synoviale destinée aux deuxième et troisième métacarpiens.

D. Rapports. — Les articulations carpo-métacarpiennes des quatre derniers doigts sont recouvertes, sur leur face palmaire, par le paquet des tendons fléchisseurs des doigts. Sur leur face dorsale, ils sont en rapport avec les tendons extenseurs, avec le tendon du cubital postérieur et avec ceux des deux radiaux externes.

E. Artères et nerfs. — Les *artères* destinées aux articulations carpo-métacarpiennes des quatre derniers doigts émanent des interosseuses dorsales et de l'arcade palmaire profonde. — Les *nerfs* sont fournis par la branche profonde du cubital et par la branche postérieure du radial.

Mouvements. — Les quatre derniers métacarpiens, bien différents en cela du premier, ne jouissent que de simples mouvements de glissement : ces mouvements, peu étendus pour le cinquième et pour le quatrième, qui sont pourtant les plus mobiles des quatre, sont à peine appréciables pour le troisième et le deuxième.

C. — Articulations intermétacarpiennes

Le premier métacarpien est indépendant des quatre autres. Les deuxième, troisième, quatrième et cinquième métacarpiens, séparés les uns des autres à leur partie moyenne, s'articulent solidement entre eux par leur extrémité carpienne ; ils sont, en outre, réunis à leur extrémité digitale par des ligaments.

1° Articulations des extrémités carpiennes. — Ces articulations, rangées par quelques anatomistes au nombre des arthrodies, sont considérées par d'autres comme de simples amphiarthroses.

A. Surfaces articulaires. — Les surfaces articulaires sont constituées par ces facettes irrégulières, en partie rugueuses, en partie lisses et recouvertes de cartilage, qui s'étalent sur le côté de la base de chacun des métacarpiens.

B. Moyens d'union. — Nous avons encore, pour ces articulations, trois ordres de ligaments : interosseux, palmaires et dorsaux. — Les *ligaments interosseux* (fig. 456), à la fois très courts et très résistants, s'étendent d'un métacarpien au métacarpien voisin. Ils sont au nombre de trois, un pour chaque articulation. Ils s'insèrent, de part et d'autre, sur les rugosités qui avoisinent les facettes encroûtées de cartilage. — Les *ligaments palmaires* (fig. 462) sont constitués par trois petites bandelettes fibreuses, qui s'étendent transversalement de la face antérieure d'un métacarpien à la face antérieure du métacarpien suivant. Il en existe trois : le premier est situé entre le deuxième et le troisième métacarpien ; le deuxième, entre le troisième et le quatrième métacarpien ; le troisième, entre le quatrième et le cinquième. — Les *ligaments dorsaux* (fig. 463), analogues aux précédents, s'étendent, à la face dorsale de l'articulation, d'un métacarpien à l'autre. On en compte également trois : le premier, très faible, quelquefois absent, va du deuxième métacarpien au troisième ; le deuxième se rend du troisième métacarpien au quatrième ; le troisième, du quatrième métacarpien au cinquième.

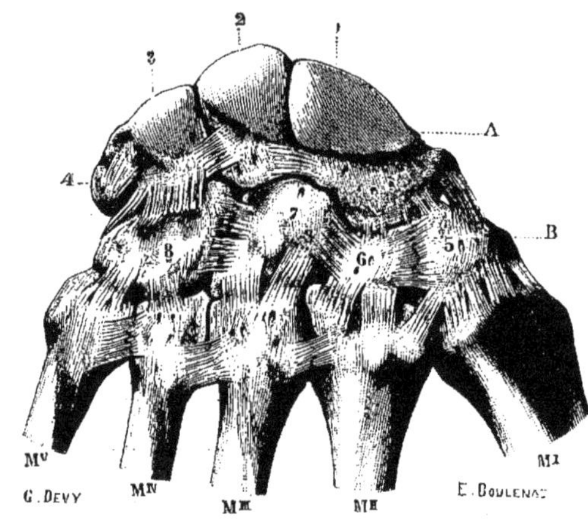

Fig. 463.

Articulations carpiennes, carpo-métacarpiennes et intermétacarpiennes (vue postérieure).

A, première rangée du carpe. — B, deuxième rangée du carpe. — M^{I}, M^{II}, M^{III}, M^{IV}, M^{V}, premier, deuxième, troisième, quatrième et cinquième métacarpiens. — 1, scaphoïde. — 2, semi-lunaire. — 3, pyramidal. — 4, pisiforme. — 5, trapèze. — 6, trapézoïde. — 7, grand os. — 8, os crochu.

C. Synoviales — Chacune des articulations intermétacarpiennes possède une petite synoviale. Cette synoviale (fig. 456) est un simple diverticulum de la synoviale carpo-métacarpienne, qui s'insinue, à la manière d'un cul-de-sac, entre les deux métacarpiens voisins. Ce cul-de-sac synovial descend jusqu'au niveau du ligament interosseux.

D. Artères et nerfs. — Les *artères* et les *nerfs* des articulations intermétacarpiennes supérieures sont les mêmes que ceux, précédemment indiqués (p. 529), qui se rendent aux articulations carpo-métacarpiennes.

2° Union des extrémités digitales. — Les extrémités digitales ou têtes des quatre derniers métacarpiens ne présentent pas, à proprement parler, d'articulations, ces extrémités étant dépourvues de surfaces articulaires. Elles sont simplement reliées l'une à l'autre par une bandelette fibreuse transversale, qui s'étend du second métacarpien au cinquième, en passant au-devant des articulations métacarpo-phalangiennes et en contractant des connexions intimes avec les éléments fibreux de ces articulations. Ce ligament, appelé *ligament transverse du métacarpe*, est une dépendance des articulations suivantes. Nous le retrouverons dans un instant (voy. p. 534).

D. — Articulations métacarpo-phalangiennes

Les articulations des métacarpiens avec les premières phalanges des doigts appartiennent au genre des articulations condyliennes.

1° Surfaces articulaires. — Les surfaces articulaires sont exactement celles des condylarthroses :

a. *Du côté des métacarpiens*, nous avons une tête, aplatie transversalement, dont la surface articulaire, allongée dans le sens sagittal, s'étend plus loin du côté de la région palmaire que du côté de la région dorsale. Sur les côtés de cette tête, se voit une dépression rugueuse, que limite en arrière un fort tubercule. — La surface articulaire du premier métacarpien diffère de la surface similaire des métacarpiens externes par plusieurs caractères importants. Tout d'abord, elle est moins convexe dans le sens sagittal et, d'autre part, son diamètre transverse (= 15 millimètres) l'emporte toujours sur son diamètre antéro-postérieur (= 12 millimètres). Vue de face, elle revêt, suivant la remarque de Farabeuf, la forme d'un trapèze aux angles arrondis, dont la petite base est dorsale, la grande base palmaire, dont le côté interne est vertical, l'externe plus ou moins oblique. Enfin, la partie antérieure de cette tête articulaire se projette en avant sous la forme de deux petites saillies latérales, que sépare une échancrure médiane, presque toujours très accusée. C'est sur ces saillies palmaires que se voient les empreintes des deux os sésamoïdes, le plus souvent sous la forme de deux petites facettes planes, quelquefois sous forme de petites rainures antéro-postérieures.

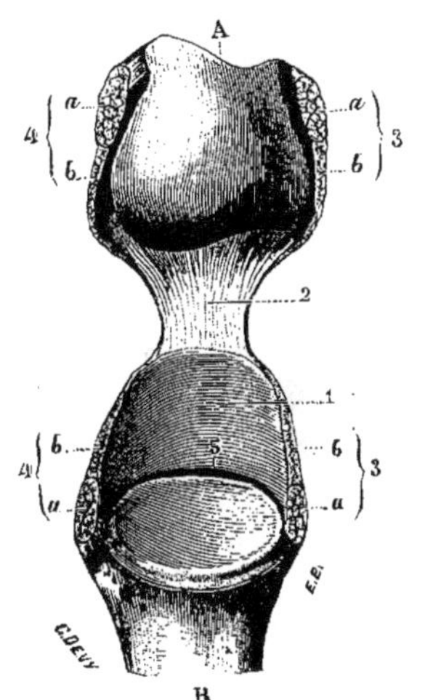

Fig 464.

Articulation métacarpo-phalangienne, ouverte par sa face dorsale.

A, tête du métacarpien. — B, première phalange correspondante, avec sa cavité glénoïde. — 1, fibro-cartilage glénoïdien. — 2, partie antérieure de la capsule articulaire. — 3 et 4, ligament latéral externe et ligament latéral interne sectionnés, avec *a*, leur faisceau phalangien et *b*, leur faisceau glénoïdien. — 5, fente linéaire dans laquelle descend la synoviale.

b. *Du côté des phalanges*, nous trouvons une cavité glénoïde ou glène, occupant l'extrémité supérieure de l'os. Cette cavité, limitée à sa partie antérieure par un rebord concave en haut, est plus étendue dans le sens transversal que dans le sens antéro-postérieur : son grand axe, par conséquent, est perpendiculaire à celui du condyle. De chaque côté de la cavité glénoïde, se dressent deux petites saillies en forme de tubercules.

c. *A l'état frais*, le condyle métacarpien et la glène phalangienne sont revêtus l'un et l'autre par une couche de cartilage hyalin, de 1 millimètre d'épaisseur.

2° Fibro-cartilage d'agrandissement ou glénoïdien. — Nous venons de voir que le condyle du métacarpien est plus long que large ; que la cavité glénoïdienne, au contraire, est plus large que longue. Si, d'autre part, nous comparons les deux surfaces articulaires au point de vue de leur étendue, nous constatons que la cavité glénoïde ne représente environ que les deux cinquièmes de la surface articulaire du condyle. Il y a donc une double disproportion entre les deux surfaces destinées à s'unir et à se mouvoir l'une sur l'autre.

Pour rétablir la concordance, il existe au-devant de la cavité glénoïde une petite lame fibro-cartilagineuse (fig. 464), de forme quadrilatère, dont la principale destination est d'agrandir cette cavité. — Sa face postérieure, régulièrement concave, continue la cavité glénoïde et, comme cette dernière, se moule sur la partie correspondante du condyle. — Sa face antérieure regarde la région palmaire ; elle présente, en son milieu, une gouttière longitudinale où passent les tendons fléchisseurs. — Son bord inférieur se fixe à la face palmaire de la phalange, non pas au rebord antérieur de la glène, mais un peu au-dessous de ce rebord : un sillon, étroit mais profond (fig. 464 et 469, 5), sépare à ce niveau la glène proprement dite de son fibro-cartilage d'agrandissement. — Son bord supérieur, mal délimité, répond au condyle, mais sans lui adhérer. — Quant à ses deux extrémités, extrémité interne et extrémité externe, elles contractent des connexions intimes, sur les côtés de l'articulation, avec les ligaments latéraux et le ligament transverse, que nous allons décrire tout à l'heure.

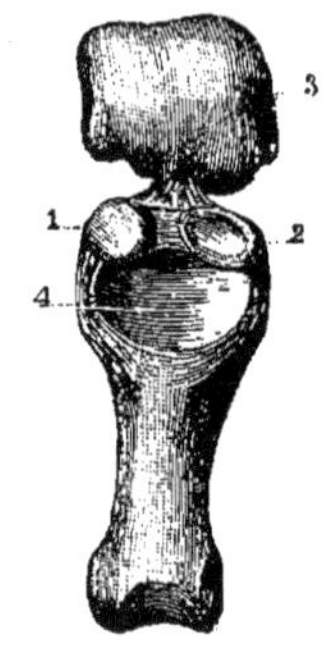

Fig. 465.

Tête du métacarpien du pouce droit et appareil phalango-sésamoïdien : l'articulation a été ouverte par la face dorsale et les surfaces articulaires écartées (d'après Gilette).

1, sésamoïde interne (pisiforme du pouce). — 2, sésamoïde externe (scaphoïde du pouce). — 3, tête du métacarpien. — 4, surface glénoïde de la phalange. — 5, ligament interosseux ou métacarpo-sésamoïdien.

Les fibro-cartilages glénoïdiens des quatre derniers doigts présentent exactement la même forme et la même disposition. Celui de la première phalange du pouce, quoique conformé sur le même type, se distingue des précédents (fig. 465) en ce qu'il renferme dans son épaisseur, comme nous l'avons déjà vu en ostéologie (p. 363) deux petits os sésamoïdes, l'un interne ou cubital (*pisiforme* de Gillette), l'autre externe ou radial (*scaphoïde* de Gillette). On rencontre aussi, dans certains cas, des sésamoïdes analogues dans les fibro-cartilages glénoïdiens de l'index et de l'auriculaire ; mais ces derniers, quand ils existent, sont beaucoup plus petits que ceux de l'articulation métacarpo-phalangienne du pouce.

3° Moyens d'union. — Le fibro-cartilage glénoïdien de la première phalange est par lui-même un simple organe d'agrandissement et c'est à tort que quelques anatomistes, à la suite de Bichat, le rangent au nombre des ligaments de l'articulation métacarpo-phalangienne sous le nom de ligament antérieur. Les vrais moyens d'union de cette articulation sont au nombre de quatre : une capsule, deux ligaments latéraux et un ligament transverse.

A. Capsule. — La capsule métacarpo-phalangienne est un manchon fibreux, mince et lâche, s'insérant en haut sur le pourtour de la tête du métacarpien, en bas sur le pourtour de la cavité glénoïde. Cette insertion osseuse de la capsule ne se fait pas exactement à la limite du revêtement cartilagineux, mais à une certaine distance de ce revêtement, distance qui varie du reste suivant la région que l'on considère : assez faible sur la face dorsale de l'articulation, elle est beaucoup plus

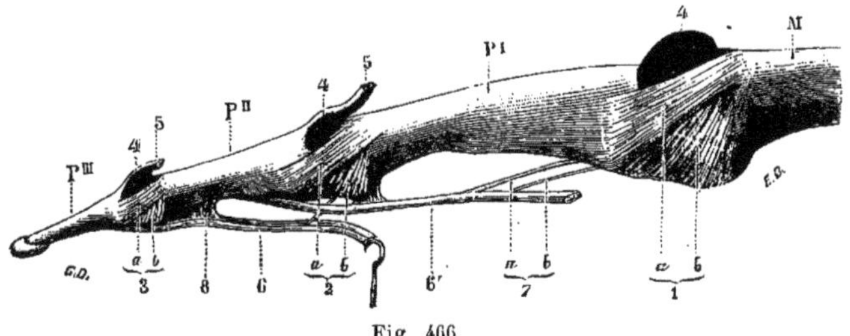

Fig. 466.

Articulations métacarpo-phalangienne et inter-phalangiennes, vue latérale (cavités articulaires injectées au suif).

M, métacarpiens. — P^{I}, P^{II}, P^{III}, première, deuxième et troisième phalanges. — 1, 2, 3, ligaments latéraux, avec *a*, leur faisceau phalangien et *b*, leur faisceau glénoïdien. — 4, synoviales. — 5, tendons extenseurs. — 6 et 6', tendon perforant et tendon perforé. — 7, 7', replis séreux filiformes. — 8, mésotendons falciformes.

considérable sur la face palmaire, comme nous le montrent nettement les coupes sagittales des doigts (fig. 469) ; sur les côtés, la ligne d'insertion capsulaire rase les extrémités des ligaments latéraux. A la face antérieure de l'articulation métacarpo-phalangienne, la capsule fibreuse se confond avec le fibro-cartilage ci-dessus décrit.

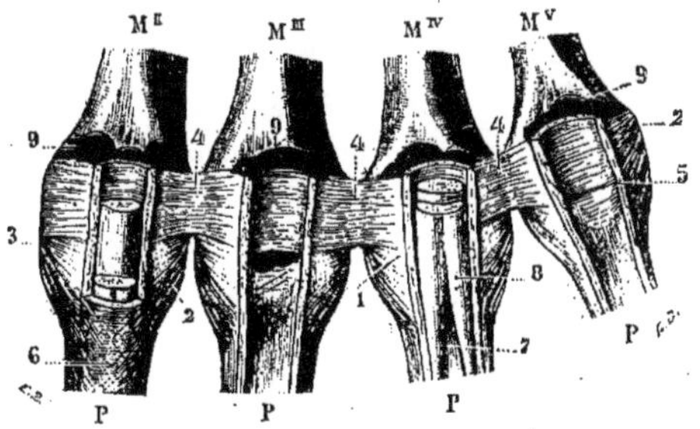

Fig. 467.

Les articulations métacarpo-phalangiennes des quatre derniers doigts, vues par leur face palmaire (cavités articulaires injectées au suif).

M^{II}, M^{III}, M^{IV}, M^{V}, deuxième, troisième, quatrième et cinquième métacarpiens. — P, P, P, P, les premières phalanges correspondantes.

1, fibro-cartilage glénoïdien. — 2, ligament latéral interne. — 3, ligament latéral externe. — 4, 4, ligament transverse. — 5, 5, cloisons verticales, formant les parties latérales de 6, la gaine des tendons fléchisseurs. — 7, tendon profond ou perforant. — 8, tendon superficiel ou perforé. — 9, 9, synoviales métacarpo-phalangiennes.

B. Ligaments latéraux. — Les ligaments latéraux, très épais et très résistants (fig. 466, 1), se distinguent en externe et interne. Situés, comme leur nom l'indique, sur les côtés de l'articulation, ils revêtent chacun la forme d'un triangle ou d'un éventail, dont le sommet répond au métacarpien, la base à la phalange et à son fibro-cartilage. — Du côté du métacarpien, ils s'insèrent sur la dépression et sur le tubercule que l'on voit de chaque côté du condyle. — De là, ils se portent obliquement en bas et en avant, en s'élargissant, et viennent se fixer : 1° par leurs fibres postérieures ou phalangiennes (*a*), sur les tubercules latéraux de la phalange ; 2° par leurs fibres antérieures ou glénoïdiennes (b), sur les bords latéraux et sur la face antérieure du fibro-cartilage correspondant. — Sur l'articulation métacarpo-phalangienne du pouce, les fibres glénoïdiennes des ligaments latéraux viennent se fixer sur les sésamoïdes, en constituant ainsi deux véritables *ligaments métacarpo-sésamoïdiens :* l'un interne, étroit, cylindroïde ; l'autre décomposé en faisceaux, mince et large comme l'osselet correspondant (FARABEUF). Tous les deux sont très forts ; l'interne, cependant, est plus résistant que l'externe.

C. LIGAMENT TRANSVERSE. — Le ligament transverse, que nous avons déjà signalé plus haut à propos des articulations intermétacarpiennes, est situé à la partie inférieure de la paume de la main. Il revêt la forme d'un long ruban (fig. 467, 4), qui s'étend transversalement du deuxième métacarpien au cinquième, en passant successivement au-devant des articulations métacarpo-phalangiennes des quatre derniers doigts. Libre dans l'intervalle de ces articulations, il se fusionne, au niveau de chacune d'elles, d'une part avec la partie antérieure de la capsule et le fibro-cartilage glénoïdien, d'autre part avec les deux ligaments latéraux. Le ligament transverse du métacarpe appartient plutôt aux articulations intermétacarpiennes qu'aux articulations métacarpo-phalangiennes. Mais il n'en est pas moins vrai qu'il réunit entre eux les fibro-cartilages glénoïdiens et que, par ses relations intimes avec la capsule et les ligaments latéraux, il prend une part importante à la constitution de l'appareil de contention des surfaces articulaires. C'est à ce double titre que nous lui avons assigné une place dans les moyens d'union de l'articulation métacarpo-phalangienne.

4° Synoviale. — Chaque articulation métacarpo-phalangienne possède une synoviale. Cette synoviale (fig. 466 et 469) présente dans sa disposition tous les caractères propres aux synoviales des articulations mobiles : elle revêt la surface intérieure de la capsule et, arrivée à l'insertion osseuse de cette dernière, se réfléchit sur l'os pour venir se terminer à la limite des surfaces cartilagineuses. La synoviale métacarpo-phalangienne est très lâche, surtout en arrière du côté de l'extension.

5° Rapports. — Les articulations métacarpo-phalangiennes sont en rapport : 1° en avant, avec les tendons des muscles fléchisseurs des doigts ; 2° en arrière, avec les tendons des extenseurs ; 3° sur les côtés, avec les interosseux, avec les lombricaux, avec les vaisseaux et nerfs collatéraux des doigts.

6° Artères et nerfs. — Les *artères* des articulations métacarpo-phalangiennes proviennent, soit des digitales, soit des interosseuses antérieures ou postérieures. — Les *nerfs* sont fournis par les collatéraux des doigts et, parfois aussi, par les rameaux que la branche profonde du cubital envoie aux interosseux.

Mouvements. — La première phalange se fléchit et s'étend sur le métacarpe ; elle s'incline latéralement, soit en dedans, soit en dehors ; elle présente, en outre, des mouvements de circumduction et de rotation :

a. *Flexion et extension.* — Dans la flexion, la première phalange s'incline vers la paume de la main ; elle s'en éloigne dans l'extension. Ces deux mouvements s'exécutent autour d'un axe transversal, qui passerait par le condyle, un peu en avant de l'insertion supérieure des ligaments latéraux. Dans les mouvements de flexion, les faisceaux glénoïdiens des ligaments latéraux se relâchent, tandis que les faisceaux phalangiens se tendent. C'est le contraire dans l'extension.

b. *Inclinaison latérale.* — Dans les mouvements d'inclinaison latérale, la phalange glisse transversalement sur le condyle et s'incline, soit vers l'axe de la main (*adduction*), soit vers l'un de ses bords (*abduction*). Des deux ligaments latéraux, celui vers lequel se fait l'inclinaison se relâche ; l'autre se tend et limite le mouvement.

c. *Circumduction.* — Le mouvement de circumduction résulte de l'exécution successive des quatre mouvements précédents.

d. *Rotation.* — Ce mouvement, peu appréciable dans les conditions normales, n'est bien visible que sur le cadavre, quand on a fixé le métacarpien et qu'on essaie de faire tourner sur lui la phalange qui lui correspond.

Muscles moteurs. — Les muscles moteurs de la première phalange des doigts se distinguent en fléchisseurs, extenseurs, adducteurs et abducteurs :

1° *Fléchisseurs :* directement, les interosseux et les lombricaux ; accessoirement, le fléchisseur commun superficiel et le fléchisseur commun profond des doigts.

2° *Extenseurs :* — l'extenseur commun des doigts, l'extenseur propre du petit doigt, l'extenseur propre de l'index.

3° *Adducteurs* (par rapport à l'axe de la main) : les interosseux palmaires.

4° *Abducteurs* (par rapport au même axe) : les interosseux dorsaux.

La première phalange du pouce possède des muscles spéciaux. Ce sont : 1° *pour la flexion*, le long fléchisseur, le court fléchisseur et le court abducteur du pouce ; 2° *pour l'extension*, le long extenseur et le court extenseur du pouce ; 3° *pour l'adduction*, l'adducteur du pouce ; 4° *pour l'abduction*, le long abducteur du pouce.

Au sujet de l'articulation métacarpo-phalangienne du pouce, notamment au sujet du rôle que jouent les sésamoïdes dans certaines luxations dites irréductibles, lisez Farabeuf, *De la luxation du pouce en arrière*, in Bull. et Mém. de la Soc. de Chirurgie, Paris, 1876, p. 21. — Voyez aussi Parson, *On the movement of the metacarpo-phalangeal Joint of the Thumb*, Journ. of Anat. and Physiol., vol. XXIV, 1895.

E. — Articulations interphalangiennes des doigts

Sur chacun des doigts, la première phalange s'articule avec la seconde, la seconde avec la troisième. Il existe donc deux articulations pour chaque doigt, à l'exception du pouce qui, n'ayant que deux phalanges, ne possède qu'une seule articulation. Ces articulations, dites *phalangiennes* ou *interphalangiennes*, appartiennent au genre des trochléarthroses. Au double point de vue anatomique et fonctionnel, elles sont constituées sur le même type. Nous les comprendrons toutes dans une même description.

1° Surfaces articulaires. — Les surfaces articulaires des articulations interphalangiennes sont très différentes suivant qu'on les examine du côté supérieur ou du côté inférieur :

a. *Du côté supérieur* ou *proximal* (extrémité inférieure de la première phalange, extrémité inférieure de la seconde), nous rencontrons une véritable poulie, avec une gorge médiane dirigée d'avant en arrière, et deux parties latérales légèrement bombées en forme de condyle. Cette facette articulaire, recouverte de cartilage dans toute son étendue, s'élargit graduellement d'arrière en avant. De plus, elle s'étend plus loin du côté palmaire que du côté dorsal, du moins pour la première phalange, car, pour la seconde, elle remonte à peu près à la même hauteur en avant et en arrière. Sur les côtés de la poulie, se voient deux petites dépressions, circulaires ou ovalaires ; elles sont destinées, comme nous le verrons tout à l'heure, à l'insertion des ligaments latéraux.

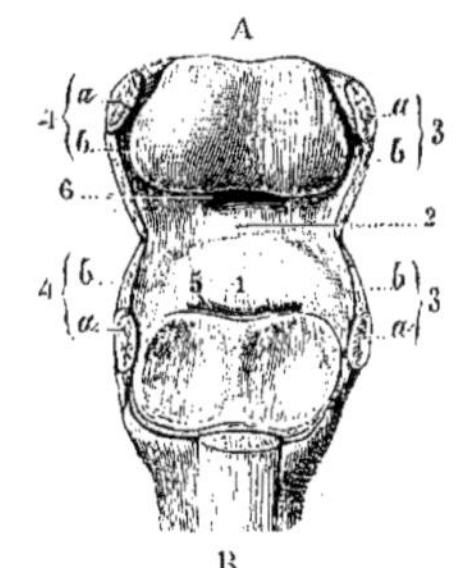

Fig. 468.

Articulation interphalangienne ouverte par sa face dorsale.

A, première phalange, vue par son extrémité distale. — B, deuxième phalange, vue par son extrémité proximale. — 1, fibro-cartilage glénoïdien. — 2, partie antérieure de la capsule. — 3 et 4, ligament latéral externe et ligament latéral interne, sectionnés, avec *a*, leur faisceau phalangien, et *b*, leur faisceau glénoïdien. — 5, fente linéaire dans laquelle s'insinue la synoviale. — 6, cul-de-sac synovial prétrochléen.

b. *Du côté inférieur* ou *distal* (extrémité supérieure de la première phalange, extrémité supérieure de la seconde), nous avons, comme représentant la surface articulaire : 1° une crête mousse à direction antéro-postérieure, qui répond à la gorge de la poulie ; 2° de chaque côté de cette crête, deux petites cavités glénoïdes, qui se moulent exactement sur les parties latérales de cette même poulie. Encore ici nous rencontrons, sur les côtés de la surface articulaire, deux petits tubercules, plus ou moins arrondis, pour l'insertion des ligaments latéraux.

2° **Fibro-cartilage d'agrandissement.** — Comme pour les articulations métacarpo-phalangiennes, la surface articulaire inférieure, celle qui s'oppose à la poulie, se trouve agrandie, à sa partie antérieure, par une lame fibro-cartilagineuse, qui présente, dans sa disposition, la plus grande analogie avec les fibro-cartilages glénoïdiens précédemment décrits. Comme ces derniers, les fibro-cartilages phalangiens se fixent, par leur bord inférieur, un peu au-dessous du rebord antérieur de la facette articulaire qu'ils sont destinés à agrandir; ils ne présentent avec la facette articulaire opposée que de simples rapports de contiguïté et se fusionnent sur les côtés avec les ligaments latéraux.

3° **Moyens d'union.** — Une capsule fibreuse et deux ligaments latéraux, tels sont les moyens d'union des articulations interphalangiennes :

a. *Capsule.* — La capsule est un manchon fibreux, qui s'insère par sa circonférence supérieure sur le pourtour de la facette articulaire située au-dessus, par sa circonférence inférieure sur le pourtour de la facette articulaire située au-dessous. Ici, comme pour l'articulation métacarpo-phalangienne, l'insertion capsulaire se fait à une certaine distance du revêtement cartilagineux. La figure 469 nous montre

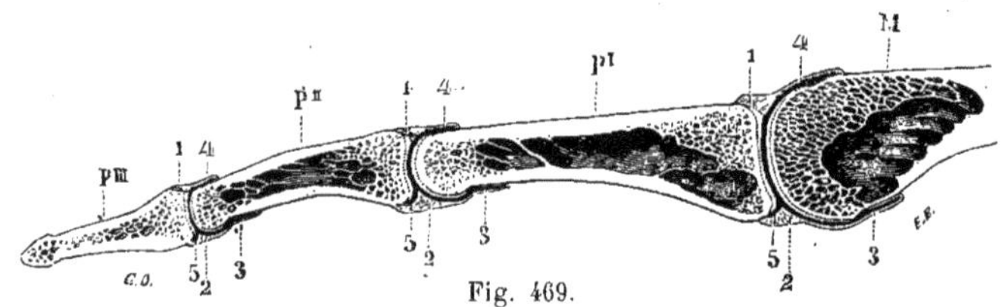

Fig. 469.

Les articulations métacarpo-phalangiennes et interphalangiennes, vues sur une coupe sagittale des doigts (sujet congelé).

M, métacarpien. — P^{I}, P^{II}, P^{III}, première, deuxième et troisième phalanges. — 1, capsule articulaire. — 2, fibro-cartilage glénoïdien. — 3, cul-de-sac synovial palmaire. — 4, cul-de-sac synovial dorsal. — 5, fente étroite dans laquelle s'insinue la synoviale.

nettement cette disposition. Assez mince à sa face dorsale, la capsule interphalangienne est renforcée, à sa face palmaire, par le fibro-cartilage d'agrandissement.

b. *Ligaments latéraux.* — Les ligaments latéraux, l'un interne, l'autre externe, rappellent exactement, par leur forme et par leurs connexions, les ligaments de même nom des articulations métacarpo-phalangiennes. En haut, ils s'insèrent dans ces dépressions rugueuses qui se trouvent situées sur les côtés de la poulie. En bas, ils s'attachent : 1° par leurs fibres postérieures ou phalangiennes, sur les côtés de la phalange sous-jacente ; 2° par leurs fibres antérieures ou capsulaires, sur la partie antérieure de la capsule et sur le fibro-cartilage d'agrandissement.

4° **Synoviale.** — Chacune des neuf articulations interphalangiennes possède une synoviale. Cette synoviale présente la même disposition que pour les articulations métacarpo-phalangiennes : elle revêt successivement la surface intérieure de la capsule et toute la portion d'os qui s'étend de la ligne d'insertion capsulaire à la limite du revêtement cartilagineux. Comme on le voit nettement sur la figure 469, elle envoie un petit prolongement entre le bord inférieur du fibro-cartilage et la partie correspondante de la surface articulaire et, d'autre part, forme à la face palmaire de la phalange sous-jacente un cul-de-sac (*cul-de-sac prétrochléen*) de 6 à 8 millimètres de hauteur.

5° **Rapports**. — Les articulations interphalangiennes répondent, en avant aux tendons fléchisseurs, en arrière aux tendons extenseurs, sur les côtés aux vaisseaux et nerfs collatéraux des doigts.

6° **Artères et nerfs**. — Les artères et les nerfs destinés aux articulations interphalangiennes sont fournis, les artères par les branches collatérales des doigts, les nerfs par les nerfs collatéraux (médian, cubital ou radial, suivant les articulations que l'on considère).

Mouvements. — La deuxième et la troisième phalange exécutent sur la phalange qui la précède des *mouvements de flexion* et des *mouvements d'extension*. La flexion incline les phalanges vers la paume de la main; l'extension les en éloigne. De ces deux mouvements, le premier est de beaucoup le plus étendu : il n'est borné que par la rencontre des faces antérieures des phalanges; le second, beaucoup plus limité, ne dépasse pas ordinairement la ligne droite.

Indépendamment de la flexion et de l'extension, qui constituent les mouvements fondamentaux des articulations trochléennes, Sappey admet encore, pour les deux dernières phalanges, de légers *mouvements de latéralité*, en vertu desquels elles peuvent s'incliner légèrement, soit en dedans, soit en dehors. Ces mouvements de latéralité, très limités pour la troisième phalange, sont à peine appréciables pour la seconde. Nous devons remarquer, en outre, que ce sont toujours des mouvements communiqués et, qu'on me permette l'expression, des mouvements *forcés*. Il n'existe, en effet, aucun muscle chargé de les produire; ils ne font point partie de la mécanique articulaire.

Muscles moteurs. — Les muscles moteurs des deuxième et troisième phalanges sont les suivants :

A. Pour la deuxième phalange du pouce :
- 1° *Fléchisseur :* le long fléchisseur du pouce ;
- 2° *Extenseur :* le long extenseur du pouce.

B. Pour la deuxième phalange des quatre derniers doigts :
- 1° *Fléchisseur :* le fléchisseur commun superficiel des doigts ;
- 2° *Extenseurs :* l'extenseur commun des doigts, l'extenseur propre du petit doigt, l'extenseur propre de l'index, les interosseux, les lombricaux.

C. Pour la troisième phalange :
- 1° *Fléchisseur :* le fléchisseur commun profond des doigts;
- 2° *Extenseurs :* les mêmes que pour la deuxième phalange.

A consulter, au sujet des mouvements des doigts, Tuffier, *Contribution à l'étude des mouvements des doigts*, Arch. gén. de Médecine, 1887.

ARTICLE II

ARTICULATIONS DU MEMBRE INFÉRIEUR

Adoptant pour le membre inférieur la même méthode descriptive que pour le membre supérieur, nous étudierons successivement, en allant de la racine du membre vers son extrémité libre :

1° Les *articulations des os coxaux* ou *os du bassin ;*

2° L'*articulation de la cuisse avec le bassin* ou *articulation coxo-fémorale ;*

3° L'*articulation de la jambe avec la cuisse* ou *articulation du genou ;*

4° Les *articulations des deux os de la jambe entre eux* ou *articulations péronéo-tibiales ;*

5° L'*articulation du pied avec la jambe* ou *articulation du cou-de-pied ;*

6° Les *articulations intrinsèques du pied.*

§ I. — Articulations des os coxaux ou os du bassin

Les deux os coxaux, constituant ce que nous avons appelé la ceinture pelvienne, s'articulent tout d'abord avec la colonne vertébrale, chacun avec la portion latérale correspondante du sacrum : c'est l'*articulation sacro-iliaque*. En outre, ils s'unissent par des ligaments, dits ligaments à distance, à la partie inférieure de la région lombaire et aux parties latérales du sacrum et du coccyx : ces ligaments sont le *ligament ilio-lombaire* et les deux *ligaments sacro-sciatiques*. A la description de l'appareil ligamenteux du bassin nous rattacherons celle de la lame fibreuse qui, à l'état frais, comble le trou obturateur et qui, de ce fait, a reçu le nom de *membrane obturatrice*.

A. — Articulation sacro-iliaque

L'articulation sacro-iliaque, que la plupart des auteurs rangent parmi les amphiarthroses ou symphyses, se rattache, en effet, à cette classe d'articulations par son peu de mobilité et par la couche de fibro-cartilage qui s'interpose entre ses deux surfaces articulaires. Mais elle se rattache aussi aux diarthroses par la cavité qui est creusée à son centre et par la synoviale qui revêt ses ligaments. Nous devons donc la considérer comme tenant le milieu entre les amphiarthroses et les diarthroses, comme une diarthro-amphiarthrose (voy. p. 402).

1° Surfaces articulaires. — Comme surfaces articulaires, nous avons : 1° *du côté du sacrum*, la facette auriculaire de cet os (p. 77), que l'on a comparée tour à tour, en raison de sa forme, à un croissant, à une équerre, à un arc dont la concavité serait dirigée en arrière et en haut (fig. 474) ; elle répond aux deux premières pièces sacrées et à la partie supérieure de la troisième ; 2° *du côté de l'os coxal*, une facette analogue, la facette auriculaire de l'os coxal (p. 295), occupant la partie la plus reculée de la face interne de l'os et correspondant exactement, comme forme et comme dimensions, à la facette homonyme du sacrum.

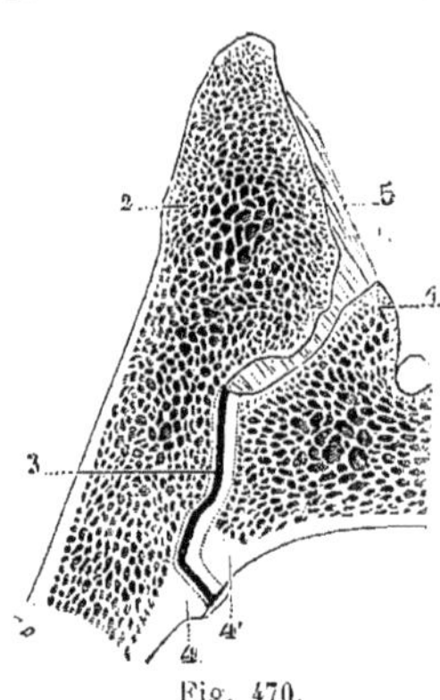

Fig. 470.

Coupe de l'articulation sacro-iliaque, faite suivant un plan passant par la ligne innominée (côté droit, segment postérieur de la coupe).

1, sacrum. — 2, os iliaque. — 3, interligne articulaire. — 4, partie inférieure de la facette auriculaire de l'os iliaque, faisant saillie en dedans et servant de support à la partie correspondante du sacrum 4'. — 5, ligament sacro-iliaque postérieur.

Considérées sur le squelette, les deux facettes auriculaires nous présentent, dans leur forme et dans leurs dimensions, des variations individuelles fort étendues. Elles mesurent, en moyenne, 55 millimètres de longueur sur 26 millimètres de largeur. A peu près planes chez le fœtus et chez l'enfant, elles se hérissent plus tard de rugosités irrégulières et souvent très prononcées. Sur l'os adulte, la facette auriculaire de l'os coxal est convexe de son bord pelvien à son bord dorsal ; la facette auriculaire du sacrum, concave dans le même sens. Du reste, les deux surfaces s'emboîtent régulièrement : la facette auriculaire de l'os coxal représente assez bien un gros bourrelet ou demi-cylindre plein, naturellement incurvé en arc comme la facette elle-même ; la facette auriculaire du sacrum, une gouttière ou demi-cylindre creux, également incurvé en arc. Plus simplement, la surface de contact sacro-iliaque revêt la forme d'un arc concave en haut et en arrière, lequel est en creux pour le sacrum, en relief pour l'os coxal.

J'ai noté, d'autre part, que, sur la plupart des os coxaux, la partie la plus déclive de la facette auriculaire, celle qui répond à la ligne innominée ou un peu au-dessous de cette ligne, est concave : autrement dit, son rebord inférieur se projette en dedans, de façon à former au-dessus de lui une sorte de facette horizontale, qui sert de support à la partie correspondante du sacrum. Cette disposition, dont l'importance est grande au point de vue du mécanisme des articulations du bassin dans la station verticale, se voit très nettement sur les coupes qui sont pratiquées suivant la ligne innominée (fig. 470).

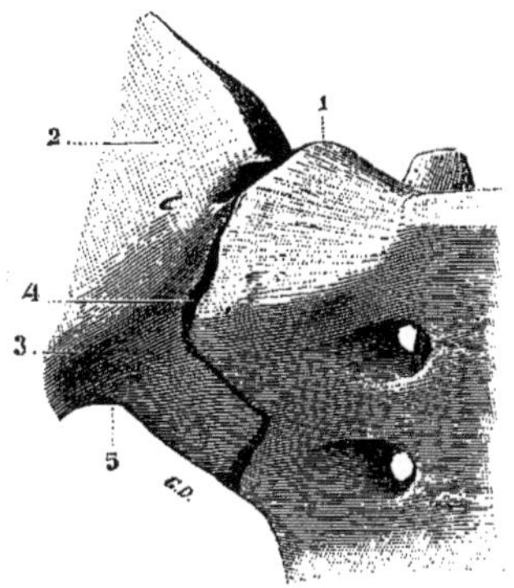

Fig. 471.

L'interligne articulaire sacro-iliaque, vu par sa face antérieure ou endo-pelvienne (côté droit).

1, sacrum. — 2, os iliaque. — 3, ligne innominée. — 4, interligne sacro-iliaque. — 5, grande échancrure sciatique.

L'interligne sacro-iliaque, vu par sa face antérieure ou endo-pelvienne, revêt dans son ensemble la forme d'un S italique (fig. 471). Dans sa moitié supérieure, au-dessus de la ligne innominée, il est concave en dedans : le sacrum s'avance vers l'os coxal. Dans sa moitié inférieure, au-dessous de la ligne innominée, il est, au contraire, concave en dehors : c'est l'os coxal qui, maintenant, s'avance vers le sacrum. Il est à remarquer, cependant, que la courbure inférieure est quelquefois peu marquée ; à son niveau, l'interligne est alors représenté par une ligne droite.

Comme on le voit, les surfaces par lesquelles le sacrum et l'os coxal entrent en contact sont loin d'être simples : les deux os se pénètrent réciproquement sur plusieurs points ; ils *se juxtaposent en s'engrénant.*

A l'état frais, les surfaces auriculaires du sacrum et de l'os coxal sont recouvertes l'une et l'autre par une couche de cartilage hyalin, que revêt à son tour une lame de fibro-cartilage. Ces deux couches se voient très nettement, grâce à la coloration spéciale de chacune d'elles, sur des coupes de sujets congelés (fig. 472) et l'on constate alors que, si la couche cartilagineuse est à la fois très développée sur les deux os, la couche fibro-cartilagineuse est beaucoup plus épaisse sur le sacrum que sur l'os coxal : sur ce dernier os, elle est tellement mince qu'elle est difficilement perceptible. Les deux couches réunies mesurent, en moyenne, 1 millimètre à 1 millimètre et demi d'épaisseur sur la facette auriculaire du sacrum ; 4 à 5 dixièmes de millimètre seulement, sur la facette auriculaire de l'os coxal.

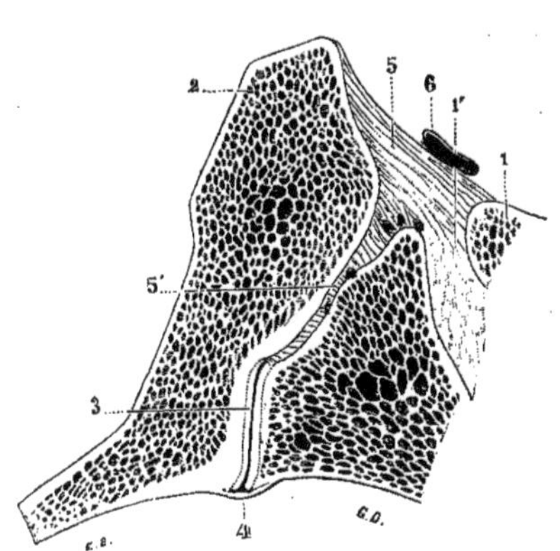

Fig. 472.

Coupe transversale de l'articulation sacro-iliaque, passant par le premier trou sacré (sujet congelé, segment inférieur de la coupe).

1, sacrum, avec 1', le premier trou sacré postérieur. — 2, os iliaque. — 3, interligne articulaire. — 4, ligament sacro-iliaque antérieur. — 5, ligament sacro-iliaque postérieur, son plan superficiel, avec 5', son plan profond ou ligament interosseux. — 6, une grosse veine, coupée obliquement.

Ce revêtement cartilagineux et fibro-cartilagineux jeté sur les facettes auriculaires, les modifie peu dans leur configuration générale. Il ne régularise pas davantage leur surface : très irrégulière sur l'os sec, elle est encore très irrégulière, plus irrégulière même sur le cadavre. « Des prolongements villiformes, très irréguliers, inégaux de volume et inégalement répartis, la recouvrent çà et là en grand nombre. La consistance de ces prolongements est si faible que BICHAT d'abord et BLANDIN plus tard les ont considérés comme une synovie plus ou moins concrète. Examinés sous l'eau, ils flottent à la manière de franges synoviales. Les deux cartilages, cependant, sont loin d'offrir le même aspect. Ils ont, au contraire, un aspect si différent qu'au premier coup d'œil on peut les distinguer l'un de l'autre : celui du sacrum est presque uni ; celui de l'os iliaque est granuleux, il semble formé d'une myriade de petits globules demi-transparents et juxtaposés. » (SAPPEY.) J'ai vu plusieurs fois ces myriades de globules rappeler exactement, par leur aspect et par leur coloration grisâtre, ces corps à surfaces irrégulièrement mamelonnées qui ont séjourné quelque temps dans les fontaines pétrifiantes.

Au point de vue histologique, les lames cartilagineuse et fibro-cartilagineuse qui s'étalent sur les facettes auriculaires du sacrum et de l'os coxal ne diffèrent pas des cartilages et des fibro-cartilages articulaires.

Le coin sacré. — Nous savons que dans la station debout le poids du tronc, chargé ou non, repose sur la base du sacrum, qui le transmet ensuite aux membres inférieurs par l'intermédiaire des os coxaux. Pour remplir un pareil rôle, le sacrum a besoin d'être solidement uni aux os propres du bassin et l'on reconnaîtra sans peine que l'espèce d'engrènement, signalé ci-dessus, qui caractérise l'articulation sacro-iliaque, ses ligaments puissants et son peu de mobilité sont, à ce sujet, des conditions essentiellement favorables. Il y en a une autre, qui ne l'est pas moins et que nous indiquerons tout de suite, c'est la forme même du sacrum, lequel s'enfonce entre les deux os coxaux à la manière d'un coin. Cette disposition en coin, admise par la grande majorité des auteurs, est nettement rejetée par certains autres. Elle a, par conséquent, besoin d'être précisée. A cet effet, nous examinerons successivement les facettes auriculaires du sacrum : 1° dans le sens de la longueur de l'os ; 2° dans le sens antéro-postérieur ou mieux dorso-pelvien.

Dans le sens de la longueur de l'os, la disposition en coin n'est pas douteuse. Si l'on mesure, à l'aide du compas-glissière, la distance qui sépare les deux facettes auriculaires à leurs deux extrémités, on constate que cette distance est toujours moins élevée pour leur extrémité inférieure que pour leur extrémité supérieure. En examinant à ce sujet dix sacrums, j'ai obtenu les moyennes suivantes : pour la distance supérieure, 116^{mm},5 ; pour la distance inférieure, 93^{mm},3 ; soit une différence de 23^{mm},3 en faveur de la première. Les deux facettes auriculaires du sacrum sont convergentes, comme les deux facettes latérales d'un coin. *Le sacrum, dans le sens de la longueur de l'os, est donc un véritable coin.*

L'est-il encore dans le sens dorso-pelvien ? Tandis que la grande majorité des auteurs, soit anatomistes, soit accoucheurs, répondent par l'affirmative, d'autres, même parmi les classiques, enseignent que le sacrum est plus large du côté pelvien que du côté dorsal, ce qui revient à dire qu'il est un *coin renversé*, un coin à base pelvienne, et que toute pression exercée de haut en bas sur sa face dorsale tend à le projeter dans le bassin ; si, dans les conditions ordinaires, quand il a à supporter la colonne vertébrale et le poids du tronc, il reste en place, il doit cette stabilité aux ligaments puissants qui le rattachent à la tubérosité iliaque (fig. 478) et qui deviennent ainsi, pour lui, de véritables ligaments suspenseurs. De ces deux opinions on ne peut plus contradictoires, la première est de beaucoup la plus rationnelle ; c'est aussi celle qui est la vraie. Tout d'abord, les coupes vertico-transversales du bassin passant par les articulations sacro-iliaques, celles de LESSHAFT, de ALLEN THOMPSON, les miennes pratiquées sur des sujets congelés, montrent nettement que les deux facettes auriculaires du sacrum sont plus rapprochées l'une de l'autre du côté pelvien que du côté dorsal. D'autre part, les mensurations directes, prises sur des sacrums isolés, nous amènent aux mêmes conclusions. Sur dix sacrums, nous avons mesuré, mon préparateur M. BERT et moi, la distance en ligne droite qui sépare les deux facettes auriculaires, comparativement sur leur bord pelvien et sur le point correspondant de leur bord dorsal. Nous avons pris ces deux mensurations comparatives, à la fois sur le tiers supérieur de la facette auriculaire, sur son tiers moyen et sur son tiers inférieur. Voici les moyennes obtenues :

	DU CÔTÉ DORSAL	DU CÔTÉ PELVIEN	DIFFÉRENCE EN FAVEUR DU CÔTÉ DORSAL
Distance interauriculaire, dans le 1/3 supérieur de la facette. .	108^{mm},7	108^{mm},2	0^{mm},5
— dans le 1/3 moyen de la facette. . .	100 ,4	95 ,1	5 ,3
— dans le 1/3 inférieur de la facette. .	92 ,6	91 ,8	0 ,8

Comme on le voit par ces chiffres, le rebord dorsal de la facette auriculaire surplombe (je dois ajouter *dans la plupart des cas*, car j'ai observé quelques exceptions) le point correspondant du rebord pelvien ; et cette disposition est plus particulièrement accusée dans le tiers moyen de la facette. Par conséquent, *même dans le plan dorso-pelvien, le sacrum est taillé de façon à représenter un coin à base dorsale.*

Nous concluons donc, de la double série des faits exposés ci-dessus, examens de coupes congelées et mensurations directes sur des os isolés, que le sacrum pénètre dans les deux os coxaux à la manière d'un véritable coin et, de ce fait, qu'il résiste nettement aux pressions venues d'en haut, comme le fait une clef de voûte.

2° Moyens d'union. — Les deux pièces squelettiques qui forment l'articulation sacro-iliaque sont maintenues en présence, tout d'abord, par une *capsule fibreuse,* en forme de manchon, qui s'insère d'une part sur le pourtour de la facette auri-

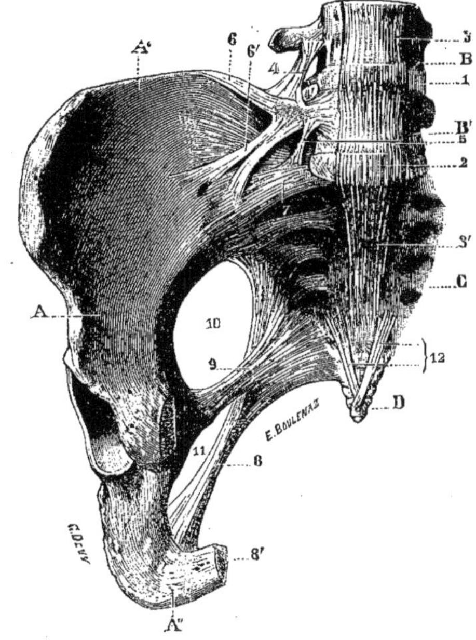

Fig. 473.

Articulations du bassin, vue antérieure.

A, os coxal, avec : A', ilion ; A'', ischion. — B, B', quatrième et cinquième vertèbres lombaires. — C, sacrum. — D, coccyx. — 1, disque intervertébral unissant la quatrième lombaire à la cinquième. — 2, disque intervertébral unissant la cinquième lombaire à la base du sacrum. — 3, ligament vertébral commun antérieur, avec 3', sa portion sacrée. — 4, ligament intertransversaire, avec 4', petite languette fibreuse allant du disque intervertébral à la partie supérieure de l'apophyse transverse. — 5, ligament sacro-vertébral. — 6, ligament ilio-lombaire, avec 6', son faisceau descendant. — 7, ligament sacro-iliaque antérieur. — 8, grand ligament sacro-sciatique, avec 8', son faisceau récurrent sectionné en même temps que la branche ascendante de l'ischion. — 9, petit ligament sacro-sciatique. — 10, grande échancrure sciatique. — 11, petite échancrure sciatique. — 12, ligaments sacro-coccygiens antérieurs (voy. fig. 391, p. 420).

culaire de l'os coxal, d'autre part sur le pourtour de la facette auriculaire du sacrum. Cette capsule fibreuse, qui est naturellement fort courte comme dans toutes les articulations peu mobiles, est renforcée en avant et en arrière par de nombreux faisceaux fibreux, dont nous ferons deux ligaments : l'un, disposé sur la face antéro-inférieure de l'article, c'est le *ligament sacro-iliaque antérieur ;* l'autre, situé sur sa face postéro-supérieure, c'est le *ligament sacro-iliaque postérieur*. A ces deux ligaments sacro-iliaques antérieur et postérieur, que l'on pourrait appeler intrinsèques, il convient de joindre, à titre de ligament extrinsèque, une formation fibreuse qui s'étend de l'os iliaque à la partie inférieure de la colonne lombaire ; c'est le *ligament ilio-lombaire*. Nous décrirons successivement chacun de ces trois ligaments :

A. Ligament sacro-iliaque antérieur. — Le ligament sacro-iliaque antérieur (fig. 473, 7), très large, mais en même temps très mince, est représenté par un ensemble de faisceaux rayonnés, qui s'étendent du sacrum à l'os coxal. Ces faisceaux, dont l'importance va en diminuant de haut en bas, s'insèrent, à leur extrémité interne, sur la base du sacrum et sur la face antérieure de cet os, en dehors des deux premiers trous sacrés. De là, ils se portent en dehors, les uns transversalement, les autres en suivant un trajet plus ou moins oblique, et viennent se fixer sur les parties avoisinantes de l'os coxal, notamment dans la fosse iliaque interne, sur la partie postérieure de la ligne innominée et, au-dessous de cette ligne, sur la région osseuse qui surmonte la grande échancrure sciatique. Le ligament sacro-iliaque antérieur, avons-nous dit plus haut, est très mince et, sur certains points, il est pour ainsi dire représenté par le périoste passant d'un os à l'autre. De ce fait, il est faible et peu résistant : aussi, se laisse-t-il facilement après décoller, distendre ou même déchirer quand on écarte l'os coxal du sacrum la symphyséotomie.

B. Ligament sacro-iliaque postérieur. — Le ligament sacro-iliaque postérieur (fig. 475, 5) comprend une multitude de faisceaux, de directions diverses, qui s'étagent sur le plan dorsal de l'article et qui, tous, ont pour caractère commun de se rendre de l'os iliaque au sacrum. Ces faisceaux ilio-sacrés, disons-le tout de suite, forment un tout continu et toute division pratiquée dans ce bloc compacte est bien plutôt indiquée pour la commodité de la description que légitimée par la disposition anatomique. Cette réserve faite, nous distinguerons, dans les faisceaux constitutifs du ligament sacro-iliaque postérieur, un plan superficiel et un plan profond :

a. *Plan superficiel*. — Le plan superficiel, situé immédiatement au-dessous des muscles spinaux, est représenté par des faisceaux, inégaux en force et en longueur, les uns dirigés transversalement, les autres obliques ou même verticaux, qui s'insèrent, d'une part sur la partie la plus reculée de la crête iliaque ainsi que sur les épines iliaques postérieures, d'autre part sur les tubercules qui sont situés en dehors des trous sacrés postérieurs ou dans leur voisinage.

Ces tubercules, on le sait, représentent morphologiquement les apophyses transverses des vertèbres sacrées et nous rappellerons ici en quelques mots quel est leur mode de constitution. Chaque apophyse transverse (cela se voit très nettement sur des sacrums de jeunes sujets) se partage, peu après son origine, en deux parties ou demi-transverses, l'une ascendante, l'autre descendante : la partie ou demi-transverse ascendante vient se réunir, en dehors du trou sacré, avec la partie ou demi-transverse descendante de l'apophyse transverse située au-dessus, pour former l'un des tubercules précités ; de même, la partie ou demi-transverse descendante se réunit avec la partie ou demi-transverse ascendante de l'apophyse transverse située au-dessous, pour former le tubercule suivant. Chaque tubercule est donc le résultat de la réunion ou *conjugaison* de deux demi-transverses, d'où le nom de *tubercule conjugué* que lui donnent aujourd'hui, fort justement du reste, certains anatomistes et accoucheurs, Farabeuf et Pinard entre autres. Nous rappellerons encore, comme détails utiles dans l'espèce (fig. 474) : 1° que la partie ascendante de la première transverse, désignée ordinairement sous le nom d'*apophyse transverse du sacrum*, est située sur la base du sacrum, immédiatement au-dessus de l'extrémité supérieure de la facette auriculaire; 2° que le *premier tubercule conjugué*, qui est situé en dehors du premier trou sacré postérieur, répond à la concavité de la facette auriculaire; 3° que le *deuxième tubercule conjugué*, qui est situé en dehors du deuxième trou sacré, est placé en regard de l'extrémité inférieure de la facette auriculaire; 4° que le *troisième tubercule conjugué*, qui répond au troisième trou sacré, est situé bien au-dessous de la facette auriculaire, etc.

Ceci étant bien compris, revenons à notre ligament, dont la description sera maintenant d'une facilité extrême. Avec FARABEUF, qui a étudié minutieusement les relations articulaires du sacrum et de l'os coxal, nous distinguerons à ce ligament quatre faisceaux, qui se superposent dans le sens vertical (fig. 475). — Le *premier* (*a*), en allant de haut en bas, va de la crête iliaque à l'apophyse transverse du sacrum; il est situé immédiatement au-dessous du ligament ilio-lombaire, auquel il fait suite. — Le *second* (*b*) descend du sommet et du pourtour de la pyramide iliaque sur le premier tubercule conjugué; la direction fort variable de ses fibres a valu à ce faisceau le nom de *vague*; on le désigne encore quelquefois sous le nom de *ligament axile*, parce qu'il est traversé, pour certains auteurs (FARABEUF), par l'axe transversal fictif autour duquel le sacrum exécute ses mouvements de bascule ou de nutation (voy. plus loin). — Le *troisième* (*e*), appelé quelquefois *ligament de Zaglas*, est un faisceau gros et court, qui s'étend de l'épine iliaque postéro-supérieure au deuxième tubercule conjugué. — Le *quatrième* (*d*), enfin, est représenté par une sorte de bandelette, à direction verticale, qui s'insère, en haut, sur l'épine iliaque postéro-supérieure et sur l'échancrure située au-dessous, en bas sur le troisième tubercule conjugué, assez souvent sur le troisième et sur le quatrième : c'est le *ligament sacro-épineux* de BICHAT; très fort et très résistant, ce cordon fibreux mesure en moyenne 4 ou 5 centimètres de longueur sur 8 à 10 millimètres de largeur; il se continue, en dedans avec l'aponévrose qui recouvre les muscles spinaux, en dehors avec les faisceaux correspondants du grand ligament sacro-sciatique.

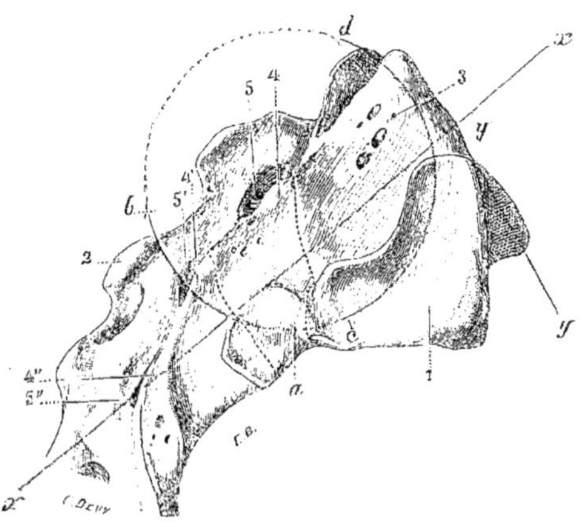

Fig. 474.

Le sacrum (vue latérale droite).

(Les lignes pointillées indiquent les limites respectives des différentes pièces sacrées.)

1, facette auriculaire. — 2, crête sacrée. — 3, première vertèbre sacrée. — 4, 4', 4'', première, deuxième et troisième tubercules conjugués. — 5, 5', 5'', premier, deuxième et troisième trous sacrés postérieurs.

La croix (+) en rouge indique le point par où passe l'axe de rotation du sacrum dans les mouvements de nutation et de contre-nutation. — La flèche *ab* indique le sens dans lequel se déplace la base du sacrum dans les mouvements de nutation; la flèche *c d*, le sens dans lequel se meut le sacrum dans la contre-nutation. — *yy*, plan du détroit supérieur du bassin. — *xx*, ligne-charnière suivant laquelle le sacrum et l'os coxal s'écartent l'un de l'autre après la symphyséotomie.

Comme on le voit, les différents faisceaux qui constituent le plan superficiel du ligament sacro-iliaque postérieur s'insèrent, en dedans, sur des apophyses transverses : ce sont, par conséquent, des faisceaux ilio-transversaires.

b. *Plan profond*. — Le plan profond, placé en avant et au-dessous du précédent, se compose de nombreux trousseaux fibreux, dont l'ensemble remplit l'excavation profonde et anfractueuse qui se trouve située immédiatement en arrière de l'articulation. Ces faisceaux, remarquables à la fois par leur brièveté et leur résistance, s'insèrent, en dehors, à toute l'étendue de la tubérosité iliaque. De là, ils se portent en dedans en suivant un trajet transversal et légèrement oblique et viennent se fixer sur la partie correspondante du sacrum, en particulier dans cette fosse rugueuse qui se trouve située en dehors et en avant du premier tubercule conjugué. C'est à l'ensemble de ces faisceaux, très visibles sur les coupes transversales de l'article (fig. 472,5'), que la plupart des anatomistes ont donné le nom de *ligament interosseux,* dénomination qui me paraît devoir être abandonnée pour les deux raisons suivantes. Tout d'abord, le ligament en question est placé manifestement en dehors de l'articulation : sa situation ne justifie donc pas le nom sous lequel

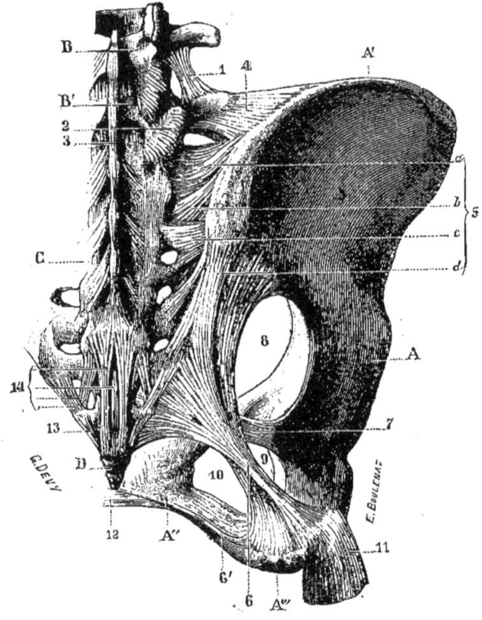

Fig. 475.

Articulations du bassin, vue postérieure.

A, os coxal, avec : A', ilion ; A'', pubis ; A''', ischion. — B, B', quatrième et cinquième lombaires. — C, sacrum. — D, coccyx. — 1, ligament intertransversaire. — 2, capsule de l'arthrodie sacro-vertébrale. — 3, ligament surépineux. — 4, ligament ilio-lombaire. — 5, ligament sacro-iliaque postérieur, avec : *a*, son faisceau supérieur ; *b*, son deuxième faisceau, appelé ligament vague ou ligament axile ; *c*, son troisième faisceau ou ligament de Zaglas ; *d*, son faisceau inférieur ou ligament sacro-épineux de Bichat. — 6. grand ligament sacro-sciatique, avec 6', son faisceau récurrent. — 7, petit ligament sacro-sciatique. — 8, grande échancrure sciatique. — 9, petite échancrure sciatique. — 10. trou obturateur. — 11, insertion supérieure du biceps crural. — 12, ligament arqué (arcuatum) de la symphyse pubienne. — 13, ligament intercoccygien. — 14, ligaments sacro-coccygiens postérieurs (voir pour plus de détails, relativement à ces derniers ligaments, la figure 391 de la page 420.)

on le désigne. Et puis, quand il s'agit d'amphiarthrose, le terme de ligament interosseux éveille naturellement l'idée d'un fibro-cartilage interarticulaire, qui, comme dans les articulations vertébrales, unit l'une à l'autre les deux pièces osseuses mises en présence ; or, ce n'est pas le cas pour les faisceaux sacro-iliaques en question.

En se superposant et s'entre-croisant un peu dans tous les sens, les faisceaux fibreux qui constituent le ligament sacro-iliaque postérieur, tant son plan superficiel, que son plan profond, ménagent entre eux de nombreux interstices, que remplissent des pelotons adipeux et dans lesquels cheminent quelques artérioles et des veines parfois très volumineuses.

C. Ligament ilio-lombaire. — Le ligament ilio-lombaire (fig. 473,6 et 485,4) est encore un ligament ilio-transversaire, continuant en haut la série des faisceaux ilio-transversaires du sacrum. Il s'insère, en dedans sur le sommet et sur le bord inférieur de l'apophyse transverse de la cinquième vertèbre lombaire et, de là, rayonne en dehors vers l'os iliaque. — Les fibres les plus élevées, celles qui proviennent du sommet de l'apophyse transverse, se condensent en un gros cordon, qui, après un trajet légèrement ascendant, vient s'attacher sur la crête iliaque à l'union de son tiers postérieur avec ses deux tiers antérieurs. — Les autres, celles qui émanent du bord inférieur de l'apophyse, se portent obliquement en bas et en dehors, formant tantôt un plan continu, tantôt une série de faisceaux aplatis plus ou moins distincts. Finalement, elles viennent se fixer à la partie postéro-supérieure de la tubérosité iliaque.

Outre les fibres *transversales* et les fibres *obliques* que nous venons de décrire, le ligament ilio-lombaire nous présente encore, sur la plupart des sujets, des fibres dites *descendantes*. Ces fibres (fig. 473,6') se détachent, en haut, de la partie antérieure de l'apophyse transverse de la première lombaire. De là, elles se portent en bas et en dehors, en croisant la face antérieure de l'articulation sacro-iliaque, et viennent se terminer par une extrémité plus ou moins élargie, au voisinage de la partie postérieure de la ligne innominée.

Le ligament ilio-lombaire, on le voit, comble l'espace angulaire qui, sur le squelette, sépare la colonne lombaire de la crête iliaque : il complète ainsi, à sa partie postéro-supérieure, la paroi du grand bassin.

3° **Synoviale**. — L'articulation sacro-iliaque, en dépit des assertions de certains auteurs, possède une véritable synoviale ; mais cette synoviale est bien peu étendue. Elle revêt, ici comme ailleurs, la face interne de la capsule articulaire et, de ce fait, ses dimensions transversales se trouvent pour ainsi dire réduites à celles de l'interligne articulaire. Elle envoie vers la cavité de l'article un certain nombre de replis ou franges, destinés à combler les vides qui séparent çà et là, au voisinage de leur pourtour, les deux surfaces cartilagineuses.

4° **Rapports**. — L'articulation sacro-iliaque est recouverte, sur sa face dorsale, par la masse sacro-lombaire. Sa face pelvienne répond au psoas-iliaque, aux vaisseaux iliaques externes et internes, au muscle pyramidal du bassin, aux deux plexus lombaire et sacré. Son extrémité supérieure est en rapport avec le muscle carré des lombes. Son extrémité inférieure répond à la partie la plus élevée de la grande échancrure sciatique et, là, présente des rapports plus ou moins intimes avec le paquet vasculo-nerveux (vaisseaux et nerf fessiers supérieurs), qui, à travers cette échancrure, passe du bassin dans la région fessière.

5° **Artères**. — Les artères destinées à l'articulation sacro-iliaque proviennent : 1° pour sa partie antérieure et supérieure, de l'ilio-lombaire ; 2° pour sa partie antérieure et inférieure, de la sacrée latérale ; 3° pour sa partie inférieure, de la fessière ; 4° pour sa partie postérieure, des rameaux qui émergent des deux ou trois premiers trous sacrés postérieurs.

6° **Nerfs**. — Les nerfs émanent des branches postérieures des deux premiers nerfs sacrés, du fessier supérieur au moment où il sort du bassin par la grande échancrure sciatique, du plexus sacré lui-même et peut-être aussi (d'après Hilton) du nerf obturateur, branche du plexus lombaire.

Mouvements, nutation et contre-nutation. — Dans les conditions anatomo-physiologiques ordinaires, je veux dire sur un bassin normal où les deux os coxaux sont unis l'un à l'autre par une symphyse pubienne parfaitement intacte, l'articulation sacro-iliaque jouit d'une mobilité fort peu étendue, à peine appréciable. Les seuls mouvements qu'elle présente sont des mouvements dits de *nutation* et de *contre-nutation* : ils consistent en un mouvement de bascule du sacrum autour d'un axe transversal, mouvement de bascule en vertu duquel les deux extrémités supérieure et inférieure de cet os se déplacent en sens inverse. La base du sacrum se porte en bas, tandis que sa pointe se porte en haut, c'est la nutation (fig. 476) ; vice versa, la base du sacrum s'élève, tandis que sa pointe s'abaisse, c'est la contre-nutation.

Dans ces mouvements, les facettes auriculaires du sacrum, creusées chacune en une *gouttière arquée*, roulent sur les facettes auriculaires de l'os coxal, représentant chacune un *bourrelet pareillement arqué* : elles roulent de haut en bas dans la nutation, de bas en haut dans la contre-nutation. L'axe transversal autour duquel s'accomplissent ces deux mouvements de sens contraire est placé, non pas dans l'articulation elle-même, mais un peu en arrière d'elle. Il passe, d'une part par la tubérosité iliaque, d'autre part par le premier tubercule conjugué (fig. 474, +). Il est compris dans l'épaisseur de ce faisceau fibreux que nous avons décrit plus haut sous le nom de *ligament vague* et c'est pour cela, rappelons-le en passant, que ce ligament vague est encore appelé *ligament axile*, c'est-à-dire ligament par lequel passe l'*axe* de rotation des mouvements de nutation et de contre-nutation.

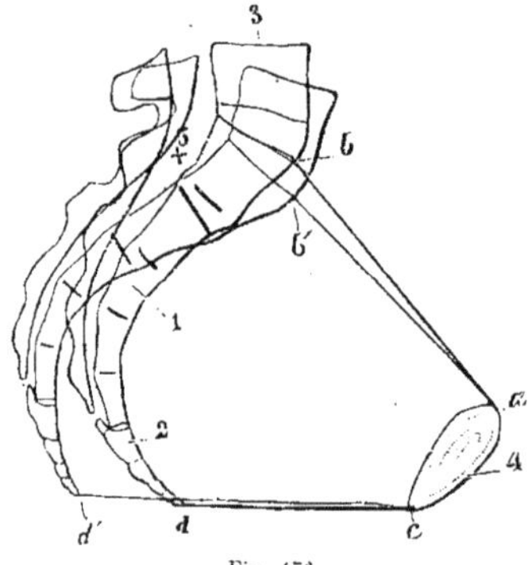

Fig. 476.

Déplacement du sacrum dans le mouvement de nutation.

1, sacrum. — 2, coccyx. — 4, cinquièmel ombaire. — 4, pubis. — 5, point par où passe l'axe de rotation (la ligne rouge indique la situation nouvelle que prend le sacro-coccyx après la nutation). — *ab* et *ab'*, diamètre antéro-postérieur du détroit supérieur avant et après la nutation. — *cd* et *cd'*, diamètre antéro-postérieur du détroit inférieur avant et après la nutation.

Jusqu'ici nous avons supposé que, seul, le sacrum entrait en mouvement, les os coxaux restant immobiles. Mais nous pouvons observer le cas contraire : les deux os coxaux, solidarisés par la symphyse pubienne, se déplaçant sur un sacrum immobile. Ce déplacement se fait, du reste, dans les deux sens, de bas en haut ou de haut en bas : le premier est l'équivalent de la nutation ; le second, l'équivalent de la contre-nutation. Quant au mécanisme, il est toujours le même, avec cette différence que le sacrum est maintenant immobile et que c'est le *bourrelet iliaque* qui roule sur la *gouttière sacrée.*

Comme exemple de nutation, nous citerons le portefaix en position debout ayant sur ses épaules un fardeau pesant. Ce fardeau, par l'intermédiaire de la colonne vertébrale, pèse de tout son poids sur la base du sacrum et, de ce fait, celle ci s'incline en bas. Pour avoir un exemple de contre-nutation, nous pouvons nous figurer un sujet reposant par les reins sur une barre transversale. Dans cette position, le poids de la tête et du tronc, d'une part, agissant sur la base du sacrum toujours par l'intermédiaire de la colonne vertébrale, portent cette base en arrière ; d'autre part, le poids des membres inférieurs, agissant sur les os coxaux par l'intermédiaire des ligaments de Bertin (voy. *Articulation coxo-fémorale*), sollicitent ces os coxaux à se déplacer en avant : c'est, comme on le voit, une contre-nutation typique, résultant du déplacement simultané et en sens inverse des deux os qui, de chaque côté, constituent l'articulation du sacro-iliaque.

Les mouvements de nutation et de contre-nutation intéressent surtout les accoucheurs. Ces mouvements, en effet, qu'ils soient produits par le déplacement du sacrum sur les os coxaux ou par le déplacement des os coxaux sur le sacrum, sont susceptibles de modifier les diamètres antéro-postérieurs de l'excavation pelvienne : c'est ainsi que la nutation, en rapprochant le promontoire de la symphyse pubienne, tandis que la pointe du coccyx s'en écarte, diminue le diamètre antéro-postérieur du détroit supérieur et, en même temps, agrandit le diamètre homonyme du détroit inférieur. C'est naturellement l'inverse dans la contre-nutation. Toutefois, comme nous l'avons dit plus haut, les modifications apportées par la nutation et la contre-nutation aux dimensions du bassin sont habituellement très faibles, l'excursion des deux os l'un sur l'autre étant très limitée : on admet d'ordinaire que, dans la nutation, la base du sacrum se porte à 2 millimètres en avant de la position qu'elle occupe à l'état de repos, tandis que sa pointe, dont le bras de levier est beaucoup plus considérable, se déplace de 4 ou 5 millimètres. Nous verrons plus loin, à propos de la symphyse pubienne (p. 553), que, chez la femme enceinte et plus particulièrement chez la parturiente, ces modifications sont beaucoup plus prononcées.

B. — Symphyse pubienne

Les deux os coxaux s'articulent entre eux, sur la ligne médiane, par la partie la plus élevée de leur bord inférieur ou, ce qui revient au même, par la partie interne du corps du pubis. Cette articulation, dite *articulation interpubienne* ou *symphyse pubienne* (angl. *Symphysis pubis* de Quain, allem. *Schambeinsynchondrose* de Henle), appartient selon les cas, comme nous le verrons plus loin, au groupe des amphiarthroses ou à celui des diarthro-amphiarthroses.

1° Surfaces articulaires. — Chaque pubis nous présente, à sa partie interne, une facette elliptique ou ovalaire, dont le grand axe se dirige obliquement en bas et en arrière. Cette facette, plane ou légèrement excavée, circonscrite parfois par un rebord plus ou moins saillant, mesure en moyenne 30 à 35 millimètres de longueur sur 10 à 12 millimètres de largeur. Au point de vue de son orientation, elle n'est pas exactement parallèle au plan médian, mais elle regarde à la fois en dedans et un peu en avant. Il en résulte que les deux facettes pubiennes, lorsque les os sont en place, se trouvent plus rapprochées par leur bord postérieur que par leur bord antérieur; autrement dit, l'intervalle qui les sépare a la forme d'un coin à base antérieure.

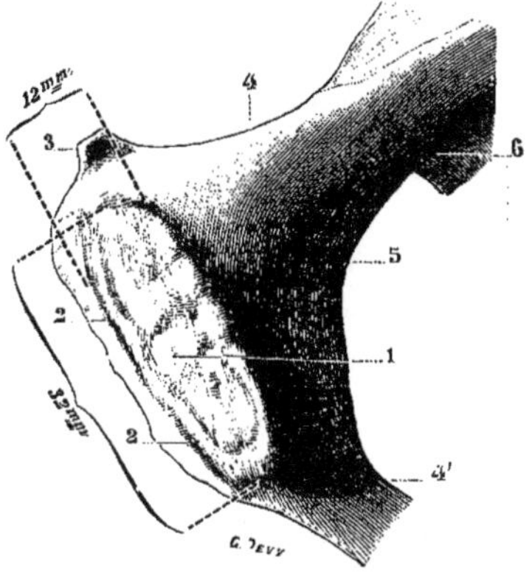

Fig. 477.

Facette pubienne, vue de face (femme adulte, côté droit).

1, facette pubienne. — 2, sillon présymphysien. — 3, épine du pubis. — 4 et 4', branche horizontale et branche descendante du pubis. — 5, trou obturateur ou ischio-pubien. — 6, canal sous-pubien.

Examinée sur le squelette, les facettes pubiennes sont rugueuses, parsemées d'aspérités fort irrégulières. Sur certains sujets, elles sont parcourues d'arrière en avant par six ou sept crêtes rectilignes, parallèles les unes aux autres et séparées par des sillons de même direction. J'ai constaté que cette disposition ne se rencontrait guère que sur des os coxaux, dont la crête iliaque était encore entièrement indépendante ou incomplètement soudée : elle appartient donc à des sujets âgés de moins de vingt-cinq ans et disparaît chez l'adulte. Assez souvent, dans le tiers des cas environ (12 fois pour 38, d'après mes recherches), la facette articulaire du pubis est longée en avant par un sillon rugueux (fig. 477,2), ordinairement plus accusé à ses deux extrémités qu'à sa partie moyenne: c'est dans ce sillon, *sillon présymphysien*, que vient s'insérer le ligament antérieur de l'articulation.

A l'état frais, les facettes que nous venons de décrire sont recouvertes par une couche de cartilage hyalin, dont l'épaisseur, très variable suivant âges, atteint chez l'adulte 1 ou 2 millimètres, quelquefois plus.

2° Moyens d'union. — Les deux pubis sont réunis l'un à l'autre : 1° par un fibro-cartilage interarticulaire, appelé *ligament interosseux;* 2° par des *ligaments périphériques*.

A. Ligament interosseux. — Le fibro-cartilage interosseux remplit exactement l'intervalle qui sépare les deux pubis. Il a, par conséquent, la forme d'un coin dont la base est tournée du côté du périnée, le sommet du côté de l'excavation pelvienne. Vu sur des coupes horizontales de l'articulation (fig. 479,1), il revêt l'aspect d'un triangle à base antérieure. Sa longueur ou hauteur est naturellement la même que celle des surfaces articulaires, soit 30 à 35 millimètres. Sa largeur, mesurée au niveau de sa base, est, en moyenne, de 3 centimètres.

Latéralement, le fibro-cartilage interosseux répond aux facettes articulaires du pubis, qu'il recouvre entièrement et auxquelles il adhère d'une façon intime : il devient ainsi l'un des principaux moyens d'union des deux pièces osseuses. Par tous les autres points de sa surface, il entre en rapport avec les ligaments périphériques et se continue avec eux sans ligne de démarcation bien nette.

Comme les disques intervertébraux, avec lesquels il présente la plus grande analogie, le disque interpubien se compose de deux portions d'aspect différent : une portion périphérique, très dure, très dense, très résistante ; une portion centrale, plus molle, plus friable, creusée le plus souvent à son centre d'une cavité irrégulière. Rien n'est plus variable, toutefois, que les dimensions de cette cavité centrale : tantôt elle est minuscule, présentant à peine quelques millimètres de diamètre; tantôt, au contraire, elle occupe toute la hauteur du fibro-cartilage et la plus grande partie de son diamètre antéro-postérieur. Entre ces deux dispositions extrêmes se déroulent tous les degrés de développement intermédiaires.

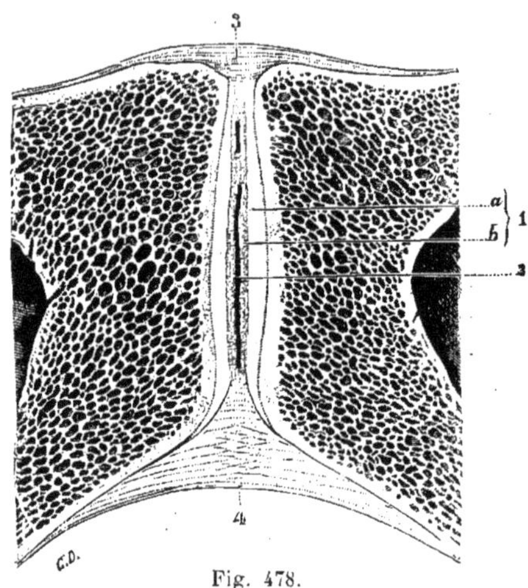

Fig. 478.

La symphyse pubienne, chez la femme, vue sur une coupe frontale (sujet congelé, segment postérieur de la coupe).

1, ligament interpubien, avec : *a*, sa portion cartilagineuse ; *b*, sa portion fibro-cartilagineuse. — 2, cavité articulaire (elle paraît double sur cette coupe, mais la duplicité n'est qu'apparente ; les deux cavités supérieure et inférieure se fusionnent entre elles un peu en arrière du plan de la coupe). — 3, ligament supérieur. — 4, ligament inférieur ou triangulaire.

Quelles que soient ses dimensions, la cavité interpubienne se présente sous la forme d'une simple fente à bords irréguliers, toujours plus rapprochée de la partie postérieure du fibro-cartilage que de sa partie antérieure. Cette fente, du reste, est orientée en sens sagittal : elle est verticale et médiane sur les coupes frontales de l'articulation (fig. 478,2), antéro-postérieure sur les coupes horizontales (fig. 479,2). La cavité elle-même devient ainsi une cavité étroite, anfractueuse, à parois latérales adossées l'une à l'autre, une cavité pour ainsi dire virtuelle. Si nous l'ouvrons pour juger de l'aspect de ses parois, nous constatons que celles-ci sont partout inégales, rugueuses, hérissées çà et là de prolongements villiformes. Il y a loin de cette surface essentiellement irrégulière à la surface lisse et unie des cartilages diarthrodiaux.

Le fibro-cartilage interpubien présente quelques différences sexuelles : il est tout d'abord moins haut chez la femme que chez l'homme. Par contre, il est beaucoup plus large. Quant à la cavité centrale, elle serait plus fréquente chez la femme que chez l'homme et, d'autre part, elle aurait des dimensions plus considérables. Il convient d'ajouter que, de l'avis de tous les accoucheurs, cette cavité s'agrandit pendant la grossesse, en même temps que le fibro-cartilage lui-même subit dans sa nature des modifications profondes, sur lesquelles nous aurons à revenir (voy. p. 553).

On a discuté longtemps sur la signification morphologique de l'articulation interpubienne et sur la place qu'il convient de lui assigner dans la nomenclature. Ce que nous venons de dire du fibro-cartilage nous permet, ce me semble, de résoudre facilement la question. Ce fibro-cartilage, nous l'avons vu, présente dans sa conformation intérieure des variations individuelles fort étendues : de ce fait, la nature de l'articulation est, elle aussi, très variable. Dans les cas où il n'existe aucune trace de cavité centrale, l'articulation est une amphiarthrose, une amphiarthrose type et le terme de symphyse pubienne, dont on se sert pour la désigner, est parfaitement justifié. L'apparition d'une cavité au centre du bloc fibro-cartilagineux marque un progrès, un premier pas vers un degré de développement supérieur, un acheminement vers ce groupe, hiérarchiquement plus élevé, qui constitue les diarthroses. L'articulation interpubienne, avec sa cavité centrale, n'est déjà plus une amphiarthrose, mais elle n'est pas encore une diarthrose : c'est une articulation intermédiaire, ayant à la fois les caractères de l'une et de l'autre, c'est une diarthro-amphiarthrose (p. 402). Il est à peine besoin d'ajouter que l'intervalle qui sépare notre diarthro-amphiarthrose de la diarthrose vraie est d'autant plus faible que la cavité centrale en question est plus développée. Lorsque cette cavité occupe toute la hauteur du fibro-cartilage, lorsqu'elle en occupe en même temps toute l'épaisseur, je veux dire qu'elle s'étend de la partie antérieure à la partie postérieure de l'article, lorsqu'elle vient prendre contact avec les ligaments périphériques et que ceux-ci se recouvrent à son niveau d'une couche endothéliale, véritable synoviale à l'état rudimentaire ; l'articulation, dans ce cas, est bien près de ressembler à une diarthrose et la plupart des auteurs, soit accoucheurs, soit anatomistes, n'hésitent pas à employer le mot d'arthrodies pour désigner certaines formes d'articulations interpubiennes. Je crois devoir ajouter, cependant, que ce type arthrodial, si je m'en rapporte à mes propres recherches, est relativement rare et ne présente probablement jamais l'ensemble des caractères morphologiques qui constituent les diarthroses parfaites.

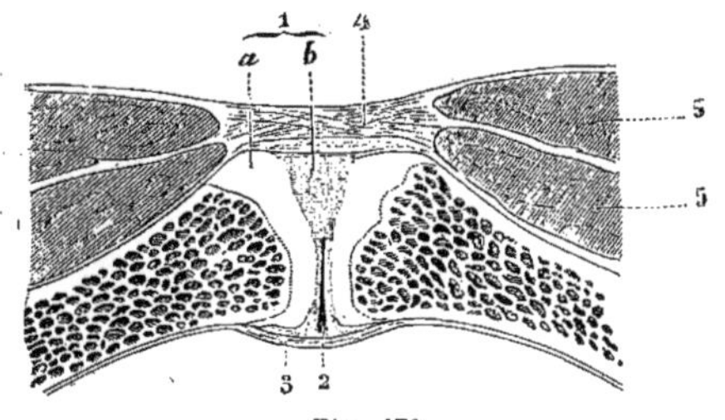

Fig. 479.

La symphyse pubienne chez la femme, vue sur une coupe horizontale (sujet congelé, segment inférieur de la coupe).

1, ligament interpubien, avec : *a*, sa portion cartilagineuse ; *b*, sa portion fibro-cartilagineuse. — 2, cavité articulaire. — 3, ligament postérieur. — 4, ligament antérieur. — 5, muscles adducteurs de la cuisse.

B. Ligaments périphériques. — Au nombre de quatre, les ligaments périphériques de la symphyse pubienne se distinguent, d'après leur situation, en antérieur, postérieur, supérieur et inférieur. Ces quatre ligaments, confondus au niveau de leurs bords, forment par leur ensemble une sorte de capsule fibreuse, qui entoure l'articulation à la manière d'un manchon transversal, inséré à droite et à gauche sur le pourtour des facettes articulaires.

a. *Ligament antérieur*. — Le ligament antérieur ou mieux antéro-inférieur (fig. 480, 3), très épais et très résistant, occupe la face antéro-inférieure de la symphyse pubienne dans toute son étendue ; il mesure 5 ou 6 millimètres d'épaisseur en moyenne, quelquefois plus. Il est formé par une multitude de faisceaux fibreux de valeur et de direction fort diverses. — Les faisceaux superficiels, tout d'abord, nous présentent les fibres tendineuses des nombreux muscles qui prennent insertion sur le corps du pubis : pyramidal, grand droit de l'abdomen, grand oblique de l'abdomen (par le pilier interne du canal inguinal), droit interne et adducteurs de la cuisse. Ces faisceaux tendineux, auxquels se joignent quelques fibres ascendantes venues des corps caverneux et du muscle ischio-caverneux, sont, les uns verticaux, les autres transversaux ou plus ou moins obliques. En

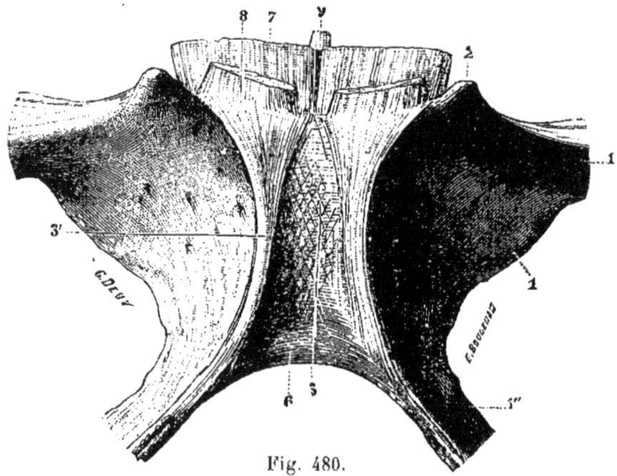

Fig. 480.

Symphyse pubienne, vue antérieure ou exopelvienne.

1, pubis, avec : 1', sa branche horizontale ; 1'', sa branche descendante. — 2, épine du pubis. — 3, ligament antérieur, avec 3', faisceaux d'insertion musculaire à direction verticale. — 6, ligament inférieur ou triangulaire. — 7, muscle grand droit. — 8, muscle pyramidal. — 9, adminiculum lineæ albæ. — 10, ligaments pubo-vésicaux.

s'entre-croisant les uns avec les autres sous les angles les plus divers, ils forment au-devant de la symphyse un feutrage très serré que l'on voit très nettement sur les coupes horizontales de la région (fig. 479, 4). — Plus profondément, nous rencontrons des fibres propres, à direction transversale, qui vont d'un pubis à l'autre. Ces fibres se confondent, sur les côtés avec le périoste, à leur partie moyenne avec le fibro-cartilage interosseux.

b. *Ligament postérieur*. — Le ligament postérieur ou mieux postéro-supérieur (fig. 481, 4) s'étale, comme son nom l'indique, sur la face endopelvienne de l'articulation. Infiniment plus mince que le précédent, il est pour ainsi dire formé par le périoste pelvien passant d'un pubis à l'autre. Cette lame périostique est pourtant renforcée, au niveau de l'interligne articulaire, par quelques faisceaux transversaux, qui s'insèrent, à droite et à gauche, sur le rebord postérieur de la facette articulaire correspondante. Le ligament postérieur nous présente en outre, à sa partie inférieure, un certain nombre de faisceaux obliques qui s'entre-croisent réciproquement sur la ligne médiane : ces derniers faisceaux, qui sont représentés sur la figure 481, proviennent du ligament inférieur. Nous rappellerons, en passant, que les rebords postérieurs des facettes pubiennes sont habituellement saillants et, dans ce cas, forment avec le fibro-cartilage qui les unit un bourrelet médian plus ou moins développé qu'il est possible de sentir, chez la femme, par le toucher vaginal.

c. *Ligament supérieur.* — Le ligament supérieur (fig. 480,5) est représenté par une bandelette fibreuse de coloration jaunâtre, qui s'étend horizontalement d'un pubis à l'autre en passant au-dessus de l'interligne articulaire. Inférieurement, il se confond avec la partie la plus élevée du fibro-cartilage interosseux. Supérieurement, il se continue, sur la ligne médiane, avec la ligne blanche abdominale.

d. *Ligament inférieur.* — Le ligament inférieur (fig. 480 et 481,6), encore appelé *ligament sous-pubien, ligament triangulaire, ligament arqué, arcuatum*, est constitué par une lame fibreuse très résistante, haute de 10 à 12 millimètres à

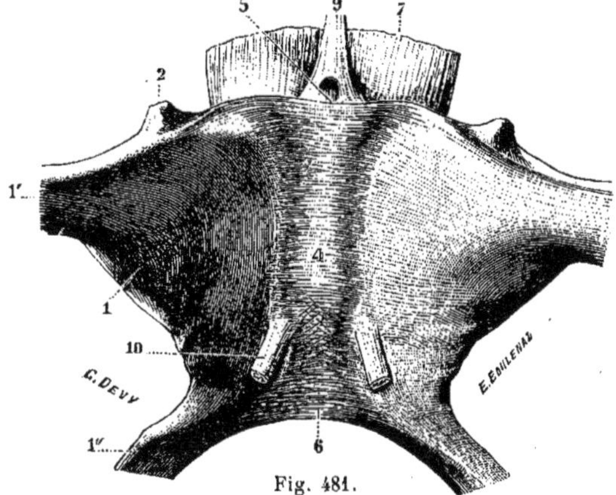

Fig. 481.

Symphyse pubienne, vue postérieure ou endopelvienne.

1, pubis, avec : 1', sa branche horizontale; 1'', sa branche descendante. — 2, épine du pubis. — 4, ligament postérieur (partie bombée de la symphyse). — 5, ligament supérieur. — 6, ligament inférieur ou triangulaire. — 7, muscle grand droit. — 9, adminiculum lineæ albæ. — 10, ligaments pubo-vésicaux.

sa partie moyenne, située immédiatement au-dessous de la symphyse, qu'il prolonge en bas et en arrière. Il revêt, dans son ensemble, la forme d'un croissant à concavité postéro-inférieure. Ses deux extrémités s'implantent, à droite et à gauche, sur la partie interne de la branche descendante du pubis. Son bord supérieur, convexe, dirigé du côté de l'articulation, adhère intimement au fibro-cartilage interosseux. Son bord inférieur, concave, en adoucissant l'angle de réunion des deux pubis, forme, entre ces deux os, une arcade régulièrement courbe tournée du côté des ischions : c'est l'*arcade pubienne* des accoucheurs, autour de laquelle se défléchit la tête du fœtus lors de son dégagement à l'anneau vulvaire. Cette arcade est plus évasée chez la femme que chez l'homme : la corde qui la soustend mesure 30 à 35 millimètres chez la première, 20 à 25 millimètres chez le second.

3° **Rapports.** — Les rapports de la symphyse pubienne, peu intéressants en eux-mêmes, acquièrent chez la femme une importance pratique considérable en raison des opérations que l'on peut être appelé à pratiquer sur elle, notamment l'opération de la symphyséotomie. Nous les examinerons successivement en avant, en arrière, en haut et en bas :

a. *En avant*, la symphyse pubienne, revêtue par son ligament antérieur, dont l'épaisseur peut atteindre jusqu'à 10 millimètres, répond : 1° tout d'abord, au coude que font les corps caverneux du clitoris; 2° au ligament suspenseur de cet organe (voy. t. IV); 3° à un paquet veineux, plus ou moins important, qui s'échappe de la partie postérieure du clitoris pour gagner les veines honteuses ou le réseau veineux du bulbe. Sur ces différents organes se dispose ensuite l'épaisse couche cellulo-graisseuse du mont de Vénus, et, sur celle-ci, la peau et la commissure supérieure de la vulve. Ces rapports se rapportent à la femme. Chez l'homme, nous rencontrons les organes homologues : les corps caverneux du pénis avec leur ligament suspenseur, la veine dorsale profonde, les veines caverneuses postérieures, la couche cellulo-adipeuse du pénil et enfin la peau.

b. *En arrière*, la symphyse est en rapport avec la vessie, dont elle est séparée par une couche de tissu cellulaire (le tissu cellulaire prévésical), au sein duquel cheminent verticalement les veines vésicales antérieures, ordinairement très volumineuses (voy. *Vessie*). Cette couche celluleuse est interrompue à sa partie inférieure par les ligaments antérieurs de la vessie ou ligaments pubo-vésicaux (fig. 477,10), que traversent de haut en bas les veines précitées. Sur la paroi pelvienne elle-même, nous rencontrons un nouveau groupe de vaisseaux, artériels et veineux, spécialement destinés à la symphyse. Nous les décrirons dans un instant : qu'il nous suffise d'indiquer ici qu'ils sont tous de petit calibre et, de ce fait, absolument insignifiants au point de vue opératoire.

c. *En haut*, la symphyse pubienne répond : 1° sur la lèvre antérieure, aux tendons inférieurs du pyramidal et du grand droit inférieur de l'abdomen, qui, comme nous l'avons dit plus haut, viennent s'insérer au-devant du pubis; 2° sur sa lèvre postérieure à une petite lamelle fibreuse de forme triangulaire qui s'insère sur cette lèvre par sa base, tandis que son sommet, dirigé en haut, vient se perdre sur la ligne blanche : c'est l'*adminiculum lineæ albæ* ou *contrefort inférieur de la ligne blanche* (fig. 481,9). Entre les deux muscles précités, d'une part, et l'adminiculum, d'autre part, se trouve un espace triangulaire, le *cavum suprapubicum* de LEUSSER (voy. MYOLOGIE) : il est comblé par un paquet cellulo-adipeux.

d. *En bas*, la partie inférieure de la symphyse, représentée par le bord tranchant de l'arcuatum, se continue avec l'aponévrose périnéale moyenne ou ligament de Carcassonne. Un peu au-dessous de ce bord et sur la ligne médiane se trouve l'urèthre, traversant de haut en bas cette aponévrose périnéale moyenne pour passer du bassin dans le périnée.

4° **Artères**. — Les artères de la symphyse pubienne proviennent des sources les plus diverses. — Tout d'abord, à la partie supérieure de l'articulation, nous trouvons le *rameau sus-pubien* de l'épigastrique, qui chemine transversalement à 1 ou 2 millimètres au-dessus du pubis et qui, en s'anastomosant sur la ligne médiane avec le rameau homonyme du côté opposé, constitue une première arcade, l'*arcade sus-pubienne*. Cette arcade, tantôt simple, tantôt double, est toujours de petit calibre, « grosse comme une aiguille de couturière » (FARABEUF). Le symphyséotomiste n'aura pas à s'en préoccuper. — La face postérieure de la symphyse est irriguée par le *rameau rétro-pubien* de l'obturatrice. Cette artère, née de l'obturatrice au moment où elle va s'engager dans le canal sous-pubien, se résout en une foule de ramuscules divergents qui se dirigent vers la symphyse (fig. 482,9). Le plus grand nombre d'entre eux se distribuent au pubis et au périoste pelvien. Les autres, au nombre de 8 ou 10, vont jusqu'à la ligne médiane et s'y anastomosent avec les ramuscules similaires du côté opposé, constituant ainsi autant d'arcades transversales, les arcades *rétro-pubiennes*. Ces arcades sont beaucoup plus petites que l'arcade sus-pubienne, au-dessous de laquelle elles sont placées : comme cette dernière, elles sont entièrement négligeables au point de vue opératoire. — A la face antérieure de la symphyse pubienne, nous rencontrons de nombreuses artérioles fournies par la honteuse externe supérieure et par la circonflexe antérieure. Elles se distribuent aux divers éléments du ligament antérieur. — Enfin, à la partie inférieure ou prépérinéale, l'artère honteuse interne, en passant du bassin dans le périnée, envoie un petit rameau ascendant au ligament arqué.

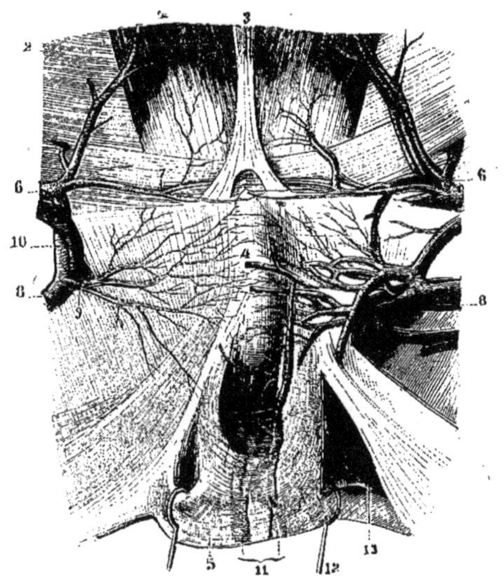

Fig. 482.

Vaisseaux de la face pelvienne de la symphyse (d'après Farabeuf).

(Du côté gauche, il n'y a que les artères ; du côté droit, les veines sont conservées avec les artères, mais les arcades veineuses sont coupées juste sur la ligne médiane.)

1, muscles grands droits. — 2, transverse de l'abdomen. — 3, adminiculum lineæ albæ. — 4, symphyse pubienne. — 5, vessie érignée en arrière. — 6, artère épigastrique, avec 7, son rameau sous-pubien. — 8, artère obturatrice, avec 9, son rameau rétro-pubien. — 10, anastomose entre l'épigastrique et l'obturatrice. — 11, veines vésicales antérieures. — 12, lambeau aponévrotique, érigné en dedans pour laisser voir 13, la veine honteuse interne droite.

5° **Nerfs**. — Les nerfs de la symphyse pubienne sont peu connus. Ils émanent vraisemblablement, en partie du honteux interne, branche du plexus sacré, en partie des abdomino-génitaux, branches du plexus lombaire.

Des modifications structurales et mécaniques que présentent les articulations du bassin pendant la grossesse et au moment de l'accouchement. — Depuis longtemps déjà l'on a signalé les modifications morphologiques que subissent, chez les animaux, les articulations du bassin durant la gestation. Chez la femelle du cobaye, notamment, les ligaments interpubiens se ramollissent, se relâchent et se laissent distendre au point que les deux pubis, qui en dehors de la gestation sont étroitement unis, se trouvent séparés, au moment de la parturition, par un intervalle de 25 millimètres. Barlow a constaté le même fait chez la vache, non plus sur les pubis, qui chez elle sont synostosés, mais sur les articulations sacro-iliaques : ici encore, le fibro-cartilage interosseux augmente d'épaisseur, tandis que les ligaments périphériques, y compris les grands ligaments sacro-sciatiques, deviennent plus mous, plus souples, plus lâches. Il en résulte une mobilité plus grande des deux os, une nutation plus étendue du sacrum et, comme conséquence, un agrandissement proportionnel du canal génital.

Des phénomènes analogues s'observent aussi dans l'espèce humaine. Durant la grossesse et probablement par suite des congestions presque continuelles dont le bassin est alors le siège, les parties molles des articulations interpubiennes et sacro-iliaques se gonflent, se ramollissent, deviennent beaucoup plus extensibles et, de ce fait, permettent aux pièces squelettiques en présence des déplacements à la fois plus faciles et plus étendus. La plupart des accoucheurs, tant anciens que modernes, parlent de pubis *plus écartés que d'habitude*, de pubis qui sont *mobiles*, de pubis qui *chevauchent l'un sur l'autre*, etc. Boyer, dans un cas, a noté un intervalle de 12 millimètres entre les deux surfaces osseuses de l'articulation sacro-iliaque. Mme Boivin, de son côté, nous apprend qu'elle a rencontré parfois un intervalle de 25 millimètres entre les deux pubis et nous rappellerons, à ce sujet, les recherches de Giraud et d'Ansiaux (cités par Jacquemier et par Duncan), tendant à établir que ce relâchement des ligaments pelviens, qui survient au cours de la grossesse, serait plus accusé chez les femmes à bassin rétréci que chez celles à bassin normal.

Mais cette mobilité des articulations du bassin ne se constate pas seulement à l'autopsie, sur des femmes qui ont succombé pendant la grossesse ou peu de temps après l'accouchement. On peut la constater aussi sur le vivant à l'aide d'un procédé des plus simples que nous devons à Budin. La femme étant debout, on introduit l'index dans le vagin et on vient appliquer la pulpe de ce doigt exactement sur le bord inférieur de la symphyse. Si, dans ces conditions, on fait piétiner la femme sur place, on sent très nettement, au fur et à mesure que se succèdent les pas, l'un des deux pubis descendre, en refoulant le doigt, tandis que l'autre s'élève, puis ce dernier descendre à son tour tandis que le premier s'élève, et ainsi de suite.

Les modifications structurales que subissent, du fait de la grossesse, les ligaments pelviens ont pour résultat (et c'est en cela qu'elles ont un intérêt tout spécial pour l'accoucheur) d'agrandir l'excavation pelvienne et de favoriser ainsi la descente du fœtus à la vulve. Cette ampliation du bassin relève des trois facteurs suivants : 1° l'extensibilité plus grande des ligaments, permettant aux pièces osseuses en présence de s'écarter l'une de l'autre ; 2° l'action excentrique exercée par le globe utérin sur les parois pelviennes, lesquelles, moins bien retenues, se laissent écarter de l'axe de l'excavation ; 3° la mobilité plus grande des articulations sacro-iliaques, permettant une nutation plus étendue du sacrum et déterminant, comme conséquence, une augmentation proportionnelle des dimensions antéro-postérieures du détroit inférieur.

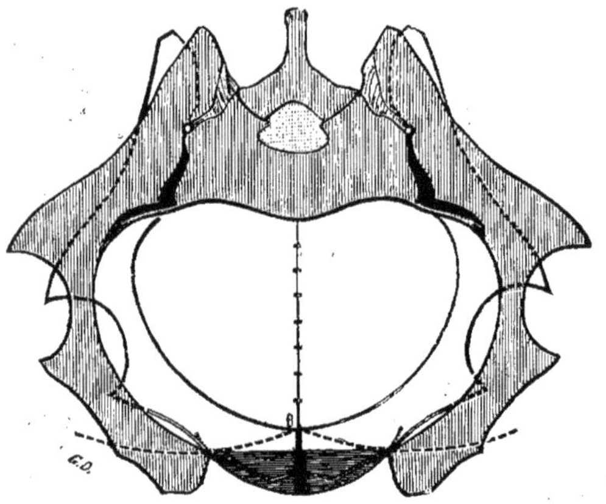

Fig. 483.

Écartement symétrique des deux pubis après la symphyséotomie (d'après Farabeuf).

Comme on le voit par cette figure, le bénéfice total est composé de deux éléments : *a*, l'augmentation de la distance sacro-pubienne, qui croît très vite, mais s'arrête bientôt ; *b*, l'épaisseur du segment de la tête, enclavé, teinté gris, qui, d'abord mince, augmente à la fin considérablement. C'est l'enclavement de la tête qui donne le plus : un écartement de 7 centimètres agrandit le diamètre antéro-postérieur de l'ouverture offerte à la tête de plus de 30mm : soit 10mm du fait du déplacement pubien et 20mm du fait de l'enclavement de la tête fœtale.

Le symphyséotomiste, en sectionnant les ligaments interpubiens dans les cas d'étroitesse du bassin, en les supprimant pour ainsi dire en tant que ligaments, ne fait que continuer, en l'exagérant, le travail commencé par la nature elle-même Il cherche et obtient les mêmes résultats par le même mécanisme et Duncan a pu dire avec beaucoup de raison que la nature, en modifiant les ligaments interpubiens dans le sens indiqué plus haut, ébauche pour ainsi dire à l'avance l'opération de la symphyséotomie.

Nous n'avons pas, dans un traité d'anatomie descriptive, à nous occuper de la symphyséotomie ; nous renvoyons, pour cela, aux traités d'accouchement et aux mémoires spéciaux. Qu'il nous suffise d'indiquer ici que, la section de la symphyse pubienne une fois faite, les os coxaux, beaucoup plus mobiles maintenant, s'écartent du sacrum par suite d'un mouvement de charnière qui se passe à la partie postérieure de l'articulation sacro-iliaque, suivant une ligne oblique (*xx* de la figure 474) affleurant les deux extrémités supérieure et inférieure de la facette auriculaire. Dans ce mouvement, qui a naturellement pour conséquence un écartement des deux pubis, les ligaments postérieurs de l'articulation sacro-iliaque se relâchent ; les ligaments antérieurs, au contraire, se tendent, se décollent au niveau de leur insertion iliaque (fig. 483) et parfois se déchirent. Farabeuf a établi, par de nombreuses recherches, qu'après la symphyséotomie les deux pubis peuvent être portés, sans grand danger pour les articulations sacro-iliaques, chacun à 3 centimètres et demi de la ligne médiane : soit, en supposant un déplacement égal des deux côtés, un écartement inter-pubien de 7 centimètres. Avec un pareil écartement, qu'il ne serait pas prudent de dépasser, le diamètre antéro-postérieur s'est accru, par le seul fait de la prépulsion des pubis, de 10 à 12 millimètres. C'est peu sans doute, mais ce n'est pas tout : comme le fait remarquer Farabeuf, la tête fœtale ne s'arrête pas à la ligne transversale qui va d'un pubis à l'autre ; elle s'enclave dans l'espace interpubien et s'y avance sur une étendue d'autant plus considérable que l'écartement devient plus grand. Le bénéfice pratique de l'opération s'accroît donc d'un nouvel élément : l'épaisseur du segment de tête engagé dans l'espace interpubien. Ce dernier élément étant de 20 millimètres environ (Farabeuf), l'accroissement réel du diamètre antéro-postérieur est donc de 10mm + 20mm, soit 30mm.

A consulter, au sujet des articulations du bassin, parmi les travaux modernes : Zaglas, *Observ. on the symphysis pubis*, Monthly Journ. of med. Science, 1851 ; — Giraud et Ansiaux, cités par Jacquemier, *Man. des Accouchements*, t. II, 1846 ; — Aeby, *Die Symphysis ossium pubis des Menschen, nebst Beitrag zur Lehre vom hyalinen Knorpel und seiner Verknöcherung*, Basel, 1858 ;

— Luschka, *Anat. des menschl. Beckens.* Tübingen, 1864 ; — Balandin, *Tageblatt d. deutsch. Naturf.-Ver.*, in Rostock, 1871 ; — Duncan, *Contrib. to the Mechanism of natural and morbid Parturition*, trad. franc., par Budin, 1876 ; — Budin, *Note sur un nouveau moyen qui permet de constater l'existence de mouvements au niveau de la symphyse pubienne pendant la grossesse*, Progrès médical, 1875 ; — Meyer, *Der Mechanismus der Symphysis sacro-iliaca*, Arch. f. Anat. u. Physiol., 1878 ; — Klein, *Zur Mechanik des Ileosacralgelenkes*, Zeitschr. f. Geburtsh. u. Gynäk., 1891 ; — Gotchaux, *De la symphyséotomie*, Th. de Paris, 1892 ; — Pinard, *Sur l'anatomie et la physiologie des articulations sacro-iliaques avant et après la symphyséotomie*, Ann. de Gynéc. et d'Obstétrique, 1894 ; — Farabeuf, *Dystocie du détroit supérieur, mécanisme, diagnostic, traitement, symphyséotomie*, Gaz. hebdom. de méd. et de chirurg., 1894 ; — Lop, *La Symphyséotomie*, Gaz. des hôpitaux, 1895.

C. — Ligaments sacro-sciatiques

Les ligaments sacro-sciatiques sont de larges lames fibreuses situées sur les parties postéro-latérales de l'excavation pelvienne. Au nombre de quatre, deux à droite, deux à gauche, ils se distinguent d'après leur étendue en grand et en petit ligament sacro-sciatique

1° Grand ligament sacro-sciatique. — Le grand ligament sacro-sciatique (fig. 473 et 484) est encore appelé, fort improprement du reste, comme nous allons le voir en étudiant ses insertions, le *ligamentum sacro-tuberosum*. Il prend naissance en haut : 1° sur les deux épines iliaques postérieures, au niveau desquelles il se confond plus ou moins avec le faisceau superficiel du ligament sacro-iliaque postérieur ; 2° sur la partie la plus reculée de la fosse iliaque externe ; 3° sur le bord correspondant de la colonne sacro-coccygienne, depuis la troisième vertèbre sacrée jusqu'à la partie moyenne du coccyx. De cette longue ligne d'insertion, qui mesure de 8 à 10 centimètres, quelquefois plus, le grand ligament sacro-sciatique se porte obliquement en bas, en avant et en dehors, en se rétrécissant graduellement. Il arrive ainsi à la hauteur de la petite échancrure sciatique, où sa largeur n'est plus que de 10 à 12 millimètres. S'élargissant alors de nouveau et continuant son trajet, il gagne la tubérosité ischiatique et s'y termine comme suit : la plus grande partie de ses fibres se fixent à la partie postéro-interne de cette saillie osseuse, immédiatement au-dessus des tendons réunis du biceps et du demi-tendineux. Un certain nombre d'entre elles, cependant, celles qui sont les plus superficielles, se continuent manifestement avec les tendons précités, principalement avec celui du biceps. D'autres enfin, celles qui répondent au bord interne du ligament, se réfléchissent en avant et en haut pour venir s'insérer sur le bord interne de la branche ascendante de l'ischion. Ces dernières fibres (fig. 484,6') forment par leur ensemble une sorte de repli falciforme (*repli falciforme* du grand ligament sacro-sciatique), qui se confond avec l'aponévrose du muscle obturateur interne.

Ainsi constitué, le grand ligament sacro-sciatique, large à ses deux extrémités, rétréci à sa partie moyenne, peut être considéré comme formé de deux portions, l'une et l'autre aplaties et triangulaires, qui se seraient réunies par leur sommet tronqué. De ces deux portions, l'interne ou sacro-coccygienne est beaucoup plus large et, en même temps, beaucoup plus mince ; de plus, elle est plus ou moins adhérente aux organes sus- ou sous-jacents. La portion externe ou ischiatique est beaucoup moins étendue, mais aussi beaucoup plus épaisse ; elle est partout lisse et unie et ne présente, avec les organes voisins, que de simples rapports de contiguïté. Quant à la portion rétrécie ou *isthme*, elle est toujours plus rapprochée de l'extrémité ischiatique du ligament que de son extrémité sacro-coccygienne :

elle est ordinairement située à l'union de son tiers externe avec ses deux tiers internes.

Le grand ligament sacro-sciatique présente les rapports suivants. — Sa *face antérieure* répond au petit ligament sacro-sciatique dans la plus grande partie de son étendue. Sur les autres points, elle entre en rapport avec le contenu de l'excavation pelvienne, plus particulièrement avec le muscle obturateur interne, dont il est séparé par une couche de tissu cellulaire plus ou moins riche en graisse. — Sa *face postérieure* est recouverte par le muscle grand fessier, qui prend sur

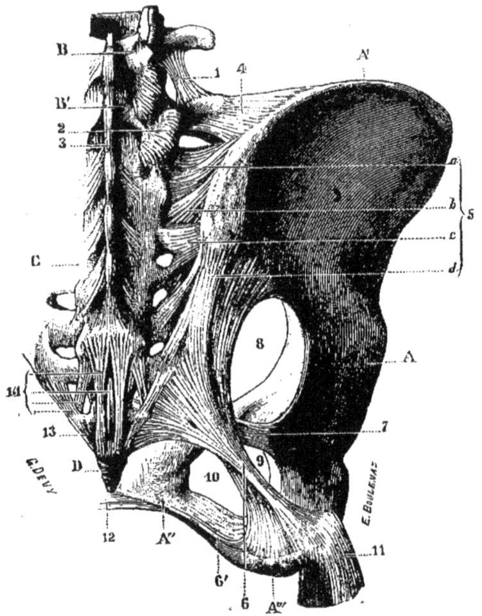

Fig. 484.

Le grand et le petit ligament sacro-sciatiques, vue postérieure.

A, os coxal, avec : A', ilion ; A'', pubis ; A''', ischion, — B, B', quatrième et cinquième lombaires. — C, sacrum. — D, coccyx.

1, ligament intertransversaire. — 2, capsule de l'arthrodie sacro-vertébrale. — 3, ligament surépineux. — 4, ligament ilio-lombaire. — 5, ligament sacro-iliaque postérieur, avec : *a*, son faisceau supérieur ; *b*, son deuxième faisceau, appelé ligament vague ou ligament axile ; *c*, son troisième faisceau ou ligament de Zaglas ; *d*, son faisceau inférieur ou ligament sacro-épineux de Bichat. — 6, grand ligament sacro-sciatique, avec 6', son faisceau récurrent. — 8, petit ligament sacro-sciatique. — 8, grande échancrure sciatique. — 9, petite échancrure sciatique. — 10, trou obturateur. — 11, insertion supérieure du biceps crural. — 12, ligament arqué (arcuatum) de la symphyse pubienne. — 13, ligament intercoccygien. — 14, ligaments sacro-coccygiens postérieurs (voir pour plus de détails, relativement à ces derniers ligaments, la figure 390 de la page 420).

elle, entre l'isthme du ligament et le sacro-coccyx, de nombreuses insertions. — Son *bord externe* donne naissance à une lame aponévrotique, qui s'étale en dehors sur le muscle pyramidal. — Son *bord interne*, libre et fortement tendu, constitue la limite latérale du périnée postérieur.

Envisagé au point de vue de sa constitution anatomique, le grand ligament sacro-sciatique se compose de faisceaux fibreux, très forts, très résistants, qui tous se portent obliquement, comme le ligament lui-même, de haut en bas et de dedans en dehors. Toutefois, ces faisceaux ne sont pas parallèles les uns aux autres. Tout d'abord, comme nous le montre nettement la forme même du ligament, ils sont divergents, en allant de la partie la plus étroite du ligament vers l'une ou l'autre de ses extrémités. De plus, la plupart d'entre eux s'entre-croisent en X, au niveau de cette même partie étroite, de telle sorte que les faisceaux qui prennent insertion sur la partie la plus externe de l'ischion se dirigent vers le bord interne du ligament, tandis que ceux qui se détachent de la partie interne de l'ischion viennent se placer sur le bord externe. Autrement dit, les faisceaux fibreux qui sont externes au-dessous de l'isthme sont internes au-dessus et vice versa.

Le grand ligament sacro-sciatique présente assez souvent, dans sa portion interne, un ou plusieurs orifices, de forme elliptique, par lesquels passent des vaisseaux. Nous ajouterons qu'il est encore traversé, au voisinage de son bord interne, par un filet nerveux fort grêle, qui provient du nerf coccygien.

2° **Petit ligament sacro-sciatique.** — Le petit ligament sacro-sciatique (fig. 473 et 484), moins étendu que le précédent, en avant duquel il est situé, revêt la forme d'une lame triangulaire, dont la base est dirigée en dedans, le sommet en dehors et un peu en bas. C'est le *ligamentum sacro-spinosum* de certains auteurs, Henle entre autres. Il s'insère, par sa base, sur le bord correspondant du sacrum et du coccyx, dans une étendue de 30 à 35 millimètres. De là, ses fibres se portent en convergeant vers l'épine sciatique et se fixent sur cette saillie osseuse, à la fois sur son sommet et sur ses deux bords.

Au point de vue de ses rapports, le petit ligament sacro-sciatique nous offre à considérer, comme le grand, une face antérieure, une face postérieure et deux bords, l'un supérieur, l'autre inférieur. — Sa *face antérieure* ou *pelvienne* répond au muscle ischio-coccygien, avec lequel il est plus ou moins confondu. — Sa *face postérieure* est recouverte en grande partie par le grand ligament sacro-sciatique, qui lui adhère intimement. Ce n'est que dans son tiers externe, au moment d'atteindre l'os coxal, que le petit ligament sacro-sciatique se dégage du grand et devient alors entièrement libre : sa face postérieure est en rapport, sur ce point, avec les vaisseaux honteux internes qui le croisent de haut en bas. — Son *bord supérieur* se continue avec une lame celluleuse, qui, en se séparant du ligament, disparaît au-dessous du nerf sciatique et du pyramidal (*lame sacro-sciatique* de Morestin). — Son *bord inférieur*, très court, à peu près horizontal, se dégage du bord externe du grand ligament sacro-sciatique avec lequel il forme un angle de 45 à 50 degrés.

Histologiquement, le petit ligament sacro-sciatique se compose de faisceaux fibreux, auxquels vient se mêler une quantité plus ou moins considérable de fibres musculaires. Ces fibres musculaires sont une dépendance du muscle ischio-coccygien.

3° **Les ligaments sacro-sciatiques, considérés comme parties constituantes de la paroi pelvienne.** — De même que nous avons vu le ligament ilio-lombaire compléter en arrière les parois du grand bassin, de même les ligaments sacro-sciatiques prennent une part importante à la constitution de la paroi postérieure du petit bassin. Comme nous le montre nettement la figure 484, ils comblent en grande partie, à droite et à gauche, la vaste échancrure qui, sur le squelette, sépare le bord postérieur de l'os coxal de la colonne sacro-coccygienne. Par eux, cette échancrure se trouve maintenant transformée en deux orifices : l'un supérieur, beaucoup plus grand, qui correspond à la grande échancrure sciatique ; l'autre inférieur, beaucoup plus petit, qui répond à la petite échancrure sciatique.

Ces deux orifices établissent une large communication entre la cavité pelvienne et la région fessière et il importe d'ores et déjà, pour bien comprendre plus tard la description des muscles, des vaisseaux et des nerfs de la région, de bien se fixer sur leur mode de constitution. — L'*orifice supérieur* (fig. 484,8), irrégulièrement quadrilatère, est formé : en haut et en dehors, par la grande échancrure sciatique; en dedans, par le bord externe du grand ligament sacro-sciatique ; en bas, par le bord supérieur du petit ligament sacro-sciatique. Il est traversé par le muscle pyramidal, par les vaisseaux et nerfs fessiers supérieurs, par les nerfs grand et petit sciatiques, par les vaisseaux ischiatiques et par les vaisseaux honteux internes. — L'*orifice inférieur* (fig. 484,9), de forme triangulaire ou ovalaire, est formé : en dehors, par la petite échancrure sciatique ; en bas et en dedans, par le grand ligament sacro-sciatique ; en haut, par le bord inférieur du petit ligament sacro-sciatique. Il livre passage au muscle obturateur interne et aux vaisseaux honteux internes qui, après être sortis du bassin par la grande échancrure sciatique, y rentrent par la petite.

Signification morphologique. — Chez un grand nombre de vertébrés inférieurs, notamment chez les amphibiens urodèles et chez les anoures, la longue portion du biceps crural s'insère constamment sur la région postérieure de l'ilion. Il en est de même chez les crocodiliens et même chez les oiseaux. Chez les mammifères, le muscle en question a pris sur l'ischion une insertion dite *secondaire* ou *consécutive* : dès lors, sa partie supérieure, celle qui se trouve comprise entre l'ischion et l'ilion, subit la dégénérescence fibreuse et se trouve représentée aujourd'hui par les faisceaux supérieurs du grand ligament sacro-sciatique.

Mais en devenant ischiatique chez les mammifères, la longue portion du biceps se complique par l'absorption plus ou moins complète d'un élément nouveau, je veux dire qu'il vient s'ajouter à sa masse un faisceau provenant des premières vertèbres caudales. Ce faisceau caudal, destiné à porter la queue alternativement à droite et à gauche (*agitator caudæ*), n'existe plus naturellement chez les anthropoïdes supérieurs et chez l'homme, lesquels sont privés de queue. Que s'est-il donc passé au cours du développement phylogénique ? Il paraît rationnel d'admettre que la portion inférieure ou sous-ischiatique de l'*agitator caudæ* s'est incorporée au biceps, tandis que sa partie supérieure ou sus-ischiatique s'est transformée en faisceaux fibreux : or ces faisceaux fibreux ne sont autres que les faisceaux inférieurs de notre grand ligament sacro-sciatique.

Au total, le grand ligament sacro-sciatique n'est que le représentant atrophié, le représentant fibreux, de la portion toute supérieure du biceps crural, de cette portion du muscle qui se trouve comprise entre l'ischion et la colonne ilio-sacro-coccygienne. Nous rappellerons à ce sujet que l'on voit très nettement encore, comme nous l'avons déjà fait remarquer plus haut (p. 555 et fig. 484, 11), les faisceaux tendineux du biceps se continuer directement, en arrière de l'ischion, avec les origines du grand ligament sacro-sciatique ; et nous rappellerons aussi que l'on peut voir, à l'état anormal, des faisceaux musculaires, appartenant au biceps, dépasser l'ischion pour s'insérer sur le ligament ou même remonter jusqu'au coccyx. J'en ai observé un cas très net chez un nègre.

Quant au petit ligament sacro-sciatique, il me paraît être le reliquat fibreux de la partie supérieure du muscle sacro-coccygien. Ce muscle, comme nous le verrons plus tard (voy. t. IV, *Muscles du périnée*), est le représentant atrophié d'un muscle qui est très développé chez les animaux, le muscle abducteur de la queue. Or, tandis que sa portion inférieure conserve encore les caractères histologiques des formations musculaires, parce qu'elle s'insère sur une partie restée mobile, le coccyx, sa portion supérieure, insérée sur des vertèbres désormais immobiles, s'est transformée peu à peu en une simple lame fibreuse.

D. — Membrane obturatrice

Le trou obturateur ou sous-pubien est situé sur la paroi antérieure du bassin, de chaque côté de la symphyse pubienne. Comme nous l'avons déjà vu en ostéologie (p. 293), il est triangulaire ou ovalaire à grand axe obliquement dirigé de haut en bas et d'avant en arrière. Il mesure en moyenne 5 ou 6 centimètres de hauteur sur 4 centimètres de largeur. On peut le considérer comme constitué par deux demi-circonférences, l'une interne, l'autre externe, lesquelles forment à la partie supérieure du trou, en s'écartant réciproquement l'une de l'autre, une gouttière oblique, la *gouttière sous-pubienne*. Le trou sous-pubien, sur le sujet revêtu de ses parties molles, sert de cadre à deux formations fibreuses, qui sont la *membrane obturatrice proprement dite* et la *bandelette sous-pubienne*.

1° Membrane obturatrice proprement dite. — La membrane obturatrice comble la plus grande partie du trou obturateur : elle ne respecte que sa partie supérieure, celle qui répond à la gouttière sous-pubienne. Elle s'insère en dehors sur la demi-circonférence externe du trou sous-pubien, c'est-à-dire sur le corps de l'ischion, sur le tubercule ischio-pubien externe et un peu au-dessus de ce tubercule dans une étendue de 1 centimètre environ. De là, les faisceaux qui la constituent se portent vers la demi-circonférence interne et s'y terminent comme suit : le faisceau le plus élevé, qui est en même temps le plus résistant et le plus fortement tendu, se fixe à la lèvre postérieure de la gouttière sous-pubienne; le faisceau qui vient ensuite s'attache sur la face antérieure du corps du pubis ; les autres gagnent la branche-ischio-pubienne et s'y insèrent, non pas sur le bord externe de cette branche, mais sur sa face postérieure ou endopelvienne, à 5 ou 6 millimètres en dedans du bord précité.

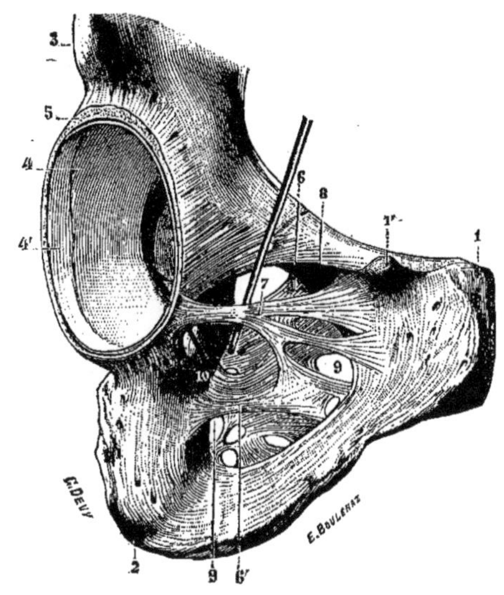

Fig. 485.
Membrane obturatrice, vue par sa face antérieure ou exopelvienne.

1, pubis, avec 1', son épine. — 2, ischion. — 3, ilion. — 4, cavité cotyloïde, avec 4', bourrelet cotyloïdien. — 5, capsule de la hanche, réséquée au niveau du bourrelet. — 6, membrane obturatrice, avec 6', un faisceau accessoire. — 7, bandelette sous-pubienne. — 8, canal sous-pubien. — 9, trous occupés par des pelotons adipeux. — 10, trou ischio-pubien.

Le mode d'insertion de la membrane obturatrice est variable. Tantôt elle prend contact avec l'os par un bord continu; c'est là la disposition que l'on rencontre presque toujours au niveau de la demi-circonférence externe. Tantôt, au contraire, comme cela se voit nettement sur la figure 485, l'insertion se fait par un bord irrégulier et plus ou moins festonné, qui ménage ainsi, entre ses festons et l'os, une série d'orifices, à travers lesquels le tissu cellulo-adipeux qui s'étale sur la face exopelvienne de la membrane obturatrice communique avec celui qui revêt sa face endopelvienne.

La membrane obturatrice est constituée par des faisceaux nacrés, de force et de directions diverses, s'entre-croisant ordinairement sous des angles très aigus. La plupart des auteurs répètent, après Sappey, que les faisceaux supérieurs sont parallèles à la branche horizontale du pubis, les faisceaux inférieurs et internes parallèles à la branche ischio-pubienne. J'ai toujours rencontré une disposition absolument contraire et je crois pouvoir établir, comme formule générale, que les faisceaux constitutifs de la membrane obturatrice tombent perpendiculairement ou à peu près perpendiculairement sur la portion du rebord osseux où ils s'insèrent.

Envisagée au point de vue de ses rapports, la membrane obturatrice répond, par sa face endopelvienne, au muscle obturateur interne, qui la recouvre dans toute son étendue et qui prend sur elle une grand partie de ses insertions. Sa face exopelvienne est en rapport avec le muscle obturateur externe, qui la recouvre de même dans toute son étendue, mais sans prendre d'insertions sur elle : une nappe cellulo-adipeuse, toujours très développée en bas et en arrière, sépare constamment le muscle de la membrane obturatrice.

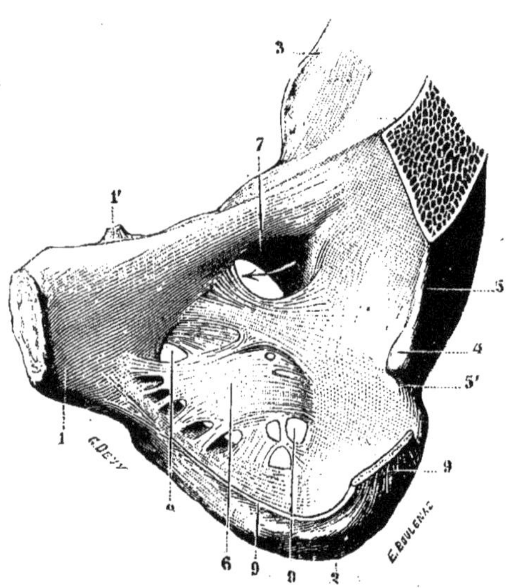

Fig. 486.

Membrane obturatrice, vue par sa face postérieure ou endopelvienne.

1, pubis, avec 1' son épine. — 2, ischion — 3, ilion. — 4, épine sciatique. — 5, 5', grande et petite échancrures sciatiques. — 6, membrane obturatrice. — 7, canal sous-pubien. — 8, trous occupés par des pelotons adipeux. — 9, grand ligament sacro-sciatique, coupé un peu au-dessus de son insertion à l'ischion, avec 9, son repli falciforme.

2° **Bandelette sous-pubienne**. — La membrane obturatrice est renforcée, sur sa face exopelvienne, par une lame fibreuse, très variable dans son développement, mais à peu près constante, que nous désignerons sous le nom de *bandelette sous-pubienne*. Vinson, en 1844, lui avait donné le nom de *petit ligament antérieur du trou obturateur;* Fischer, en 1856, celui de *membrane obturatrice externe*, par opposition à la membrane obturatrice ci-dessus décrite, qui, pour lui, était la *membrane obturatrice interne*. Mais la lame fibreuse en question n'est rien moins qu'un ligament et, d'autre part, ses dimensions me paraissent beaucoup trop réduites pour justifier la dénomination proposée par Fischer, de membrane obturatrice interne. Voilà pourquoi, aux deux dénominations précitées, j'ai substitué celle de bandelette sous-pubienne, qui, tout en indiquant la forme et la situation de la lame fibreuse en question, ne préjuge rien de sa signification morphologique.

La bandelette sous-pubienne (fig. 485, 7) prend naissance, en dehors, sur le ligament transverse de l'acétabulum (voy. p. 565) et sur la saillie osseuse qui limite en haut l'échancrure ischio-pubienne. De là, elle se porte en dedans, en suivant à peu près la même direction que la branche horizontale du pubis, et vient se terminer, tantôt sur le corps du pubis un peu au-dessous de l'épine, tantôt sur la membrane obturatrice, assez souvent, comme dans la figure 485, à la fois sur la membrane obturatrice et sur le pubis.

Ainsi entendue, la bandelette sous-pubienne, quand elle est bien développée, nous présente deux faces, que nous distinguerons en supérieure et inférieure, et deux bords, l'un antérieur, l'autre postérieur. — La *face supérieure*, lisse et unie, regarde la face inférieure de la branche horizontale du pubis, autrement dit la gouttière sous-pubienne. — La *face inférieure*, beaucoup plus irrégulière, répond au muscle obturateur externe et donne insertion, dans presque toute son étendue, aux faisceaux correspondants de ce muscle. — Le *bord antérieur*, fortement tendu légèrement concave en haut, forme, à sa partie interne, le rebord inférieur de l'orifice antérieur du canal sous-pubien. — Le *bord inférieur*, plus mince que le précédent, répond à la membrane obturatrice et présente avec elle, dans la plupart des cas, mais non dans tous, les rapports suivants : à son extrémité externe ou cotyloïdienne, il est naturellement séparé de la membrane précitée par toute la distance (8 à 10 millimètres) qui sépare le rebord cotyloïdien du tubercule ischio-pubien externe ; puis, elle s'en rapproche graduellement, l'atteint et s'unit à elle ; cette union se poursuit jusqu'au rebord pubien du trou obturateur. Il résulte d'une pareille disposition que la face supérieure de notre bandelette sous-pubienne forme avec la membrane obturatrice un angle dièdre dont l'ouverture regarde en haut et en avant. C'est cet angle dièdre, disons-le en passant, qui, quand il existe sur une certaine longueur, constitue la paroi inférieure du canal sous-pubien, canal sous-pubien dont la paroi supérieure n'est autre que la gouttière sous-pubienne ci-dessus décrite.

C'est vraisemblablement à cette union plus ou moins étendue du bord postérieur de la bandelette sous-pubienne avec la membrane obturatrice que nous devons cette description, donnée par quelques auteurs, que la membrane obturatrice se dédouble à sa partie supérieure pour venir s'insérer à la fois, par son feuillet postérieur sur la lèvre postérieure de la gouttière sous-pubienne, par son feuillet antérieur sur la lèvre antérieure de cette même gouttière. Il y a dans cette description une double erreur, une erreur d'interprétation et une erreur de fait : une erreur d'interprétation, parce que la bandelette sous-pubienne, que l'on trouve parfois complètement isolée, n'est nullement une dépendance de la membrane obturatrice ; une erreur de fait, parce que cette même bandelette sous-pubienne ne s'insère pas sur la lèvre antérieure de la gouttière sous-pubienne, mais, comme nous l'avons vu plus haut, sur le rebord cotyloïdien et le ligament transverse de l'acétabulum.

Canal sous-pubien. — La gouttière sous-pubienne d'une part, la membrane obturatrice et la bandelette sous-pubienne d'autre part, forment un canal ostéo-fibreux, de même direction que la gouttière, qui fait communiquer le bassin avec la région antéro-interne de la cuisse. C'est le *canal sous-pubien*. Sa longueur est de 20 à 25 millimètres. — Son *orifice postérieur* ou *pelvien* revêt une forme ovalaire, dont le grand axe est parallèle à la branche horizontale du pubis, la grosse extrémité tournée en dehors et en arrière. Il mesure, en moyenne, 15 millimètres de longueur sur 10 millimètres de hauteur. Il est formé en haut par le rebord postérieur de la gouttière sous-pubienne, en bas par une arcade fibreuse, sur laquelle viennent s'insérer les faisceaux correspondants du muscle obturateur interne. — Son *orifice antérieur* ou *fémoral* est, comme le précédent, de forme ovalaire à grand axe transversal. Son grand diamètre est de 15 à 18 millimètres ; son petit diamètre, de 6 à 8 millimètres. Fermé en haut par le rebord antérieur de la gouttière sous-pubienne, il est délimité en bas par le bord libre de la bandelette sous-pubienne, renforcé par le muscle obturateur externe. — Sa *paroi supérieure* n'est autre que la gouttière sous-pubienne. — Sa *paroi inférieure*, très mal délimitée et très incomplète, n'existe pour ainsi dire que dans la partie antérieure du canal, sur le point où la bandelette sous-pubienne s'unit à la membrane obturatrice. Dans sa partie postérieure, le canal sous-pubien n'a pas de paroi inférieure : il y a là, entre la bandelette sous-pubienne et la membrane obturatrice, un large intervalle, à travers lequel le contenu du canal est en communication directe avec la nappe cellulo-graisseuse qui s'étale à la face profonde de l'obturateur externe.

Le canal sous-pubien livre passage au nerf obturateur, à l'artère obturatrice et à la veine de même nom. Ces trois organes se superposent dans l'ordre suivant : en allant de haut en bas, on rencontre d'abord le nerf, puis l'artère et, enfin, la veine. Beaucoup trop petits pour remplir à eux seuls le canal sous-pubien, ils baignent dans une atmosphère cellulo-adipeuse, toujours très développée, qui se continue d'une part avec le tissu cellulaire sous-péritonéal, d'autre part avec le tissu cellulaire de la cuisse (voyez, pour plus de détails, les traités d'anatomie topographique).

A consulter au sujet de la membrane obturatrice : VINSON, *De la hernie sous-pubienne*, Th. de Paris, 1844; — R. FISCHER, *Beitrage zur Lehre über der Hernia obturatoria*, Luzern, 1856; — PIMBET, *De la hernie obturatrice*, Th. de Paris, 1882 ; — PICQUÉ et POIRIER, *Etude sur la hernie obturatrice*, Rev. de Chirurgie, 1891.

§ II. — ARTICULATION COXO-FÉMORALE

L'articulation coxo-fémorale, encore appelée articulation de la hanche (allem. *Hüftgelenk*, angl. *Hip-joint*), réunit le membre inférieur proprement dit à la ceinture pelvienne, le fémur à l'os coxal. Elle constitue le type le plus parfait des énarthroses.

1° **Surfaces articulaires**. — L'articulation de la hanche a pour surfaces articulaires : d'une part, une surface sphérique et convexe, la tête du fémur ; d'autre part, une surface également sphérique, mais concave, la cavité cotyloïde de l'os coxal (fig. 496,1 et 2).

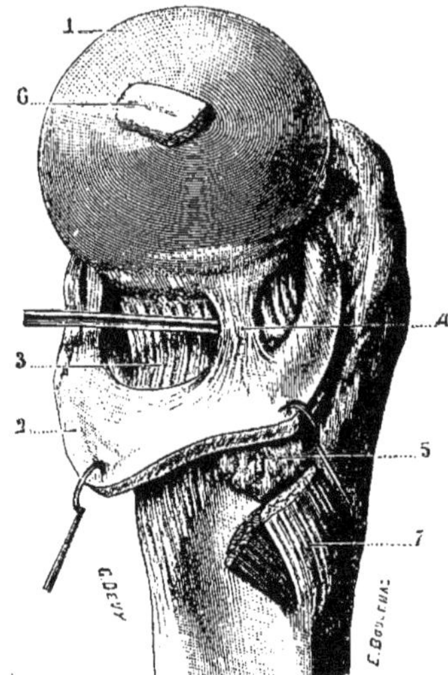

Fig. 487.

La tête fémorale (côté droit), avec sa collerette capsulaire et le repli pectinéo-fovéal d'AMANTINI.

1, tête fémorale. — 2, capsule articulaire, érignée en bas — 3, frenula capsulæ. — 4, repli pectinéo-fovéal d'AMANTINI, soulevé par une sonde cannelée. — 5, paquet adipeux, dans lequel se voit le tronc de deux petites artères qui cheminent dans le repli. — 6, ligament rond. — 7, tendon du muscle psoas-iliaque.

a. *Tête du fémur*. — La tête du fémur, arrondie et lisse, représente environ les deux tiers d'une sphère, dont le rayon serait de 25 millimètres chez l'homme, de 20 millimètres seulement chez la femme. Elle regarde obliquement en haut, en dedans et un peu en avant. A l'union de son tiers inférieur avec ses deux tiers supérieurs, un peu au-dessous de son centre de surface par conséquent, la tête fémorale nous présente une petite dépression rugueuse, parfois arrondie, mais le plus souvent triangulaire ou ovalaire à grand axe antéro-postérieur : c'est la ***fossette de la tête*** (***fovea capitis*** des anatomistes allemands), dans laquelle nous verrons s'insérer un ligament intra-articulaire, le ligament rond. Dans le fond de cette fossette s'ouvrent ordinairement un certain nombre de petits orifices, destinés à livrer passage à des vaisseaux, principalement à des veines.

La tête fémorale est supportée en dehors par une portion osseuse rétrécie, que l'on désigne sous le nom de ***col anatomique*** ou tout simplement de *col*. La limite respective de la tête et du col est représentée, non pas par une ligne exactement circulaire, mais par deux lignes courbes, à concavité externe : l'une supérieure, plus petite ; l'autre inférieure, beaucoup plus grande. Ces deux lignes se réunissent l'une à l'autre, d'une part à la partie antéro-supérieure de la tête, d'autre part à la partie moyenne de sa face postérieure. Sur ce dernier point, les deux lignes forment un angle très accusé, qui s'avance plus ou moins loin sur le col. Quant au col lui-même, il revêt la forme d'un cylindroïde aplati d'avant en arrière et nous présente par conséquent : 1° une face antérieure, à peu près plane ; 2° une face postérieure, convexe de haut en bas, concave au contraire dans le sens transversal ; 3° un bord supérieur, très court et presque horizontal ; 4° un bord inférieur, beaucoup plus long, obliquement dirigé en bas et en dehors.

A la partie externe du col se dresse une saillie volumineuse, le *grand trochanter*. A sa partie inférieure et postérieure se voit une deuxième saillie, beaucoup plus petite, le *petit trochanter* ou *trochantin*. Ces deux saillies sont réunies l'une à l'autre, en arrière, par une crête toujours très accusée, la *crête intertrochantérienne*. En avant, nous voyons partir, de même, du bord antérieur du grand trochanter, une ligne rugueuse, qui se dirige obliquement vers le petit trochanter et se termine à 1 centimètre environ en avant de cette dernière tubérosité : c'est la *ligne oblique du fémur* (*crête intertrochantérienne antérieure* de quelques auteurs). Cette ligne oblique nous présente assez souvent à l'une et à l'autre de ses deux extrémités un tubercule plus ou moins accusé : c'est le *tubercule prétrochantérien* pour l'extrémité supérieure, le *tubercule prétrochantinien* pour l'extrémité inférieure.

A l'état frais, la tête fémorale est recouverte dans toute son étendue, la moitié antérieure de la fossette du ligament rond exceptée, par une couche de cartilage hyalin, dont l'épaisseur diminue du centre à la périphérie. Il est à remarquer que cette couche cartilagineuse est plus développée sur la partie supérieure de la tête que sur sa partie inférieure. C'est au-dessus de l'insertion du ligament rond qu'elle présente son maximum d'épaisseur : elle mesure, sur ce point, 2 millimètres et demi et même trois millimètres.

b. *Cavité cotyloïde*. — La cavité cotyloïde, que l'on désigne encore sous le nom de *cotyle* ou d'*acetabulum*, représente environ la moitié d'une sphère creuse. Elle est circonscrite, sur son pourtour, par un rebord circulaire plus ou moins aminci, appelé *sourcil cotyloïdien*. Le sourcil cotyloïdien, assez irrégulier du reste, nous présente trois échancrures, qui répondent toute les trois aux lignes de soudure des trois pièces primitives de l'os coxal (fig. 275, p. 296) l'ilion, l'ischion et le pubis. Ce sont : 1° en avant, l'échancrure ilio-pubienne ; 2° en arrière et en bas, l'échancrure ilio-ischiatique ; 3° en bas et en avant, l'échancrure ischio-pubienne. De ces trois échancrures, les deux premières sont à peine marquées ; l'échancrure ischio-pubienne, au contraire, est très large et très profonde sur tous les sujets.

La surface intérieure du cotyle coxal comprend deux portions d'aspect bien différent : une première portion, lisse et articulaire ; une deuxième portion, plus ou moins rugueuse et ne prenant qu'une part indirecte à l'articulation. — La *portion non articulaire*, plus profondément située que la portion articulaire, creusée pour ainsi dire dans cette dernière, a reçu, de ce fait, le nom d'*arrière-fond de la cavité cotyloïde* (*fovea acetabuli*). Commençant à la partie centrale du cotyle, elle se dirige ensuite en bas et en avant. Elle revêt dans son ensemble la forme d'un quadrilatère, de 35 millimètres de côté environ : l'un de ses bords, l'inférieur, est situé au niveau de l'échancrure ischio-pubienne, dont il forme pour ainsi dire le fond ; les trois autres répondent à la portion articulaire du cotyle. — La *portion articulaire* du cotyle entoure la précédente à la manière d'un fer à cheval ou d'un croissant : ses deux extrémités ou cornes aboutissent l'une et l'autre aux extrémités correspondantes de l'échancrure ischio-pubienne.

A l'état frais, le croissant articulaire de la cavité cotyloïde est seul revêtu d'une couche de cartilage, dont l'épaisseur, contrairement à ce qui a lieu sur la tête fémorale, va en augmentant du centre à la périphérie (fig. 496,2). Quant à l'arrière-fond, il est tapissé, comme toutes les surfaces osseuses non articulaires, par une lame de périoste, sur laquelle s'étale un paquet cellulo-adipeux de coloration jaunâtre ou rougeâtre.

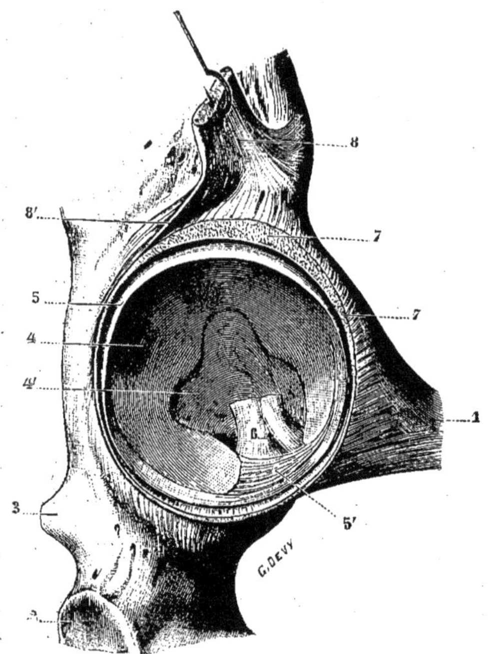

Fig. 488.
La cavité cotyloïde (côté droit) avec son bourrelet et sa collerette capsulaire.

1, pubis. — 2, ischion. — 3, épine sciatique. — 4, cavité cotyloïde, avec 4', son arrière-fond. — 5, bourrelet cotyloïdien, avec 5', ligament transverse de l'acétabulum. — 6, ligament rond. — 7, capsule de l'articulation de la hanche, coupée en travers. — 8, 8', tendon direct et tendon réfléchi du droit antérieur.

2° Bourrelet cotyloïdien. — Sur le pourtour de la cavité cotyloïde vient se placer, à la manière d'un anneau ou d'un cadre, un cordon fibro-cartilagineux, qui a pour effet d'agrandir cette cavité et qui, à ce titre, devient une des parties essentielles de l'articulation. Cet anneau fibreux, appelé *bourrelet cotyloïdien* (fig. 488,5), présente, dans sa forme et dans sa disposition, les plus grandes analogies avec le bourrelet glénoïdien que nous avons déjà décrit à propos de l'articulation de l'épaule. Comme ce dernier, il est prismatique et triangulaire (fig. 489), et nous présente par conséquent trois faces : une face adhérente ou base, qui répond au pourtour de la cavité cotyloïde et se fusionne avec elle ; une face externe, convexe, qui répond en partie au ligament capsulaire, en partie à la synoviale ; une face interne, concave, lisse et unie, qui répond à la tête fémorale. Cette dernière face s'incline graduellement vers la surface interne de la cavité cotyloïdienne et se continue avec elle sur tout son pourtour. La limite séparative du cotyle coxal et de son bourrelet est marquée, sur certains points, par un sillon étroit et peu profond ; sur d'autres, elle est indiquée par une simple ligne, laquelle résulte de la différence d'aspect des deux formations en présence, le cartilage cotyloïdien étant partout uniforme, le bourrelet au contraire étant manifestement strié dans le sens de sa longueur.

Au niveau des trois échancrures ci-dessus décrites sur le sourcil cotyloïdien, le bourrelet fibro-cartilagineux se comporte de la façon suivante. Il descend jusqu'au fond des deux échancrures ilio-pubienne et ilio-ischiatique : il les fait disparaître en les comblant. Au niveau de l'échancrure ischio-pubienne, au contraire, il passe à la manière d'un pont d'une extrémité à l'autre de cette échancrure et la transforme ainsi en un orifice, moitié osseux, moitié fibreux (*orifice ischio-pubien*), qui fait communiquer la cavité cotyloïde avec l'extérieur : cette portion libre du bourrelet, jetée au-dessus de l'échancrure ischio-pubienne (fig. 488,5'), a reçu le nom de ***ligament transverse de l'acétabulum***. Ainsi formé, l'orifice ischio-pubien est occupé en grande partie par une masse cellulo-graisseuse, qui sert de trait d'union entre le tissu cellulaire péri-cotyloïdien et le paquet graisseux de l'arrière-fond. Il livre passage, en outre, à un certain nombre de vaisseaux (une ou deux artérioles et deux ou trois veinules), destinés au ligament rond et à l'os coxal.

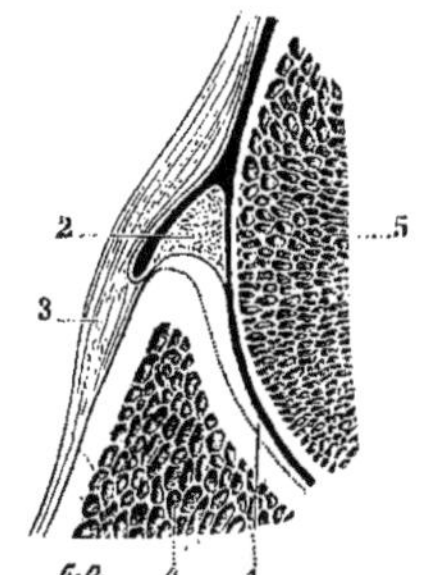

Fig. 489.

Coupe transversale du cotyle avec son bourrelet,

1, cavité cotyloïde, avec son cartilage. — 2, bourrelet cotyloïdien. — 3, capsule articulaire avec son faisceau de renforcement ischio-capsulaire. — 4, ischion. — 5, tête fémorale.

Le bourrelet cotyloïdien mesure, en moyenne, 5 ou 6 millimètres de hauteur ; mais il s'en faut de beaucoup que cette hauteur soit la même sur tous les points. L'observation démontre qu'elle est plus considérable sur la partie postérieure et supérieure du cotyle, plus faible sur sa partie antérieure et inférieure ; elle atteint son maximum à l'extrémité postérieure de l'orifice ischio-pubien, où elle mesure de 10 à 12 millimètres.

Quel que soit son développement, le bourrelet cotyloïdien agrandit de toute sa hauteur la surface intérieure du cotyle coxal, qui représente alors un peu plus des deux tiers d'une sphère. A ce sujet, il est important de faire remarquer que sa face interne ou concave continue la courbe de la cavité cotyloïde, en se développant à peu près autour du même centre. Il en résulte : 1° que sa circonférence interne ou adhérente est plus grande que sa circonférence externe ou libre ; 2° que cette dernière étrangle la tête fémorale et l'empêche de sortir de la cavité cotyloïde, alors même que tous les autres moyens d'union entre les deux os ont été supprimés. Nous voyons, en conséquence, que le bourrelet cotyloïdien, tout en restant l'homologue morphologique du bourrelet glénoïdien de l'articulation scapulo-humérale, en diffère considérablement au point de vue mécanique : celui-ci, comme nous l'avons vu, n'a d'autre effet que d'agrandir la cavité glénoïde du scapulum ; celui-là joue à la fois le rôle d'appareil d'agrandissement et d'appareil de contention.

3° Moyens d'union. — Le fémur et l'os coxal sont unis l'un à l'autre par deux ligaments : 1° un ligament périphérique, le *ligament capsulaire*, qui entoure l'articulation et qui est doublé extérieurement par un certain nombre de faisceaux plus ou moins nettement différenciés, dits *faisceaux de renforcement de la capsule ;* 2° un ligament intra-articulaire, que l'on désigne sous le nom de *ligament rond*.

A. Ligament capsulaire ou capsule. — Le ligament capsulaire de la hanche, analogue à celui de l'épaule, revêt comme ce dernier la forme d'un manchon, répondant par sa circonférence interne ou proximale au pourtour de la cavité cotyloïde et par sa circonférence externe ou distale au col du fémur. — *Du côté de l'os coxal* (fig. 488,7), il s'attache sur le pourtour du sourcil cotyloïdien et aussi sur la face externe du bourrelet, à la partie de cette face qui avoisine l'os ; l'autre partie, celle qui répond au bord tranchant du bourrelet, est libre et fait partie de la cavité articulaire (fig. 489). Au niveau de l'échancrure ischio-pubienne, la capsule fibreuse respecte cette échancrure au lieu de la fermer et s'insère à la face externe de cette portion de bourrelet que nous avons appelée le ligament transverse de l'acétabulum. — *Du côté du fémur* (fig. 487,2), le ligament capsulaire s'attache sur le col. Cette insertion, très importante au point de vue chirurgical, mérite d'être précisée : 1° en avant, la capsule s'insère sur la ligne oblique du fémur, c'est-à-dire sur cette ligne rugueuse, ci-dessus décrite, qui est située à la limite externe du col et qui, partant du bord antérieur du grand trochanter, se dirige vers le trochantin ;

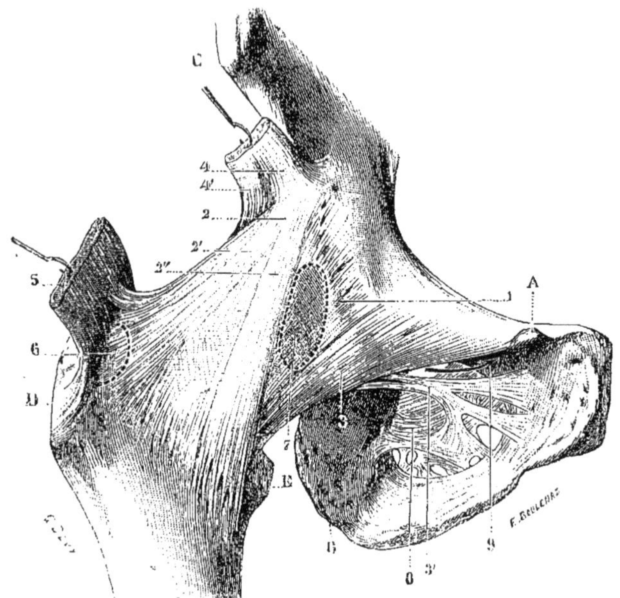

Fig. 490.

Articulation coxo-fémorale, vue antérieure (cavité articulaire injectée au suif).

A, épine du pubis. — B, ischion. — C, ilion (épine iliaque antéro-supérieure). — D, grand trochanter. — E, petit trochanter.

1, capsule articulaire. — 2, ligament de Bertin, avec : 2, son faisceau supérieur ou ilio-prétrochantérien ; 2", son faisceau inférieur ou ilio-prétrochantinien. — 3, ligament pubo-fémoral, avec 3', bandelette sous-pubienne. — 4, 4', tendon direct et tendon réfléchi du droit antérieur de la cuisse. — 5, petit fessier, érigné en dehors. — 6, bourse séreuse du petit fessier. — 7, bourse séreuse du psoas-iliaque. — 8, membrane obturatrice. — 9, canal sous-pubien.

d'autre part, elle adhère à l'os d'une façon intime ; 2° en arrière, la capsule répond encore au col, mais à l'union de son tiers externe avec ses deux tiers internes ; cette insertion postérieure diffère donc considérablement, rien qu'au point de vue topographique, de l'insertion antérieure ; elle en diffère encore en ce que, sur ce point, la capsule n'adhère que faiblement à l'os ; elle ne lui est unie, en effet, que par une couche de tissu conjonctif lâche qui double la synoviale à ce niveau et qui, sur une articulation injectée de suif (fig. 491,4), se soulève en une sorte de bourrelet, plus ou moins saillant, mais toujours très accusé ; 3° à la partie supérieure du col, le ligament capsulaire s'insère suivant une ligne oblique qui réunit la ligne d'insertion antérieure à la ligne d'insertion postérieure ; 4° à la partie inférieure du col, enfin, la ligne d'insertion capsulaire, partant de l'extrémité inférieure de la ligne oblique, à 1 centimètre environ en avant du petit trochanter, se porte brusquement en haut et en arrière, en passant au-dessus de cette dernière tubérosité, et rejoint bientôt la ligne d'insertion postérieure.

Il résulte des détails précités sur l'insertion fémorale de la capsule articulaire : 1° que cette capsule s'étend beaucoup plus loin sur la face antérieure du col que sur sa face postérieure ; 2° qu'une portion du col, celle qui répond au tiers externe de sa face postérieure, est constamment placée en dehors de la capsule ; 3° qu'une fracture du col, lorsqu'elle porte sur sa partie externe, tout en étant intra-capsulaire en avant, peut être extra-capsulaire en arrière.

Envisagée au point de vue de sa constitution anatomique, la capsule de la hanche se compose de deux espèces de fibres : des fibres longitudinales et des fibres circulaires. — Les *fibres circulaires* ou *annulaires* occupent le plan profond de la capsule. Elles se dirigent perpendiculairement à l'axe du col et, comme leur nom l'indique, décrivent autour de ce dernier un cercle plus ou moins complet. Ces fibres sont surtout très visibles à la partie postérieure et inférieure de l'articulation, où elles forment, à la limite externe de la capsule, un faisceau régulièrement courbe qui embrasse le col à la manière d'un demi-collier : c'est la *zone orbiculaire* ou *ligament annulaire* de Weber (fig. 491, 1'). Les auteurs sont loin d'être d'accord sur la disposition exacte des fibres circulaires. Nous admettrons, avec Welcker, que ces fibres sont de deux ordres : les unes, à insertion osseuse, se détachent du sourcil cotyloïdien et viennent s'y terminer sur un point plus ou moins rapproché de celui où elles ont pris naissance ; les autres, fibres propres, c'est-à-dire ne prenant aucune insertion osseuse, forment dans l'épaisseur de la capsule des anneaux complets, dirigés parallèlement au bourrelet cotyloïdien. — Les *fibres longitudinales*, situées dans la couche superficielle de la capsule, vont de l'os coxal au fémur, en croisant les précédentes sous les angles les plus divers. Elles se confondent avec les faisceaux de renforcement capsulaires, que nous allons maintenant décrire.

B. Faisceaux de renforcement de la capsule, son épaisseur. — Comme la capsule scapulo-humérale, la capsule coxo-fémorale se trouve renforcée par un certain nombre de faisceaux, qui, tout en étant plus ou moins confondus avec elle au cours de leur trajet et au niveau de leur terminaison, n'en possèdent pas moins, au niveau de leur origine, une indépendance relative. Ces faisceaux de renforcement, qui deviennent autant de ligaments surajoutés, sont au nombre de trois. Nous les désignerons, en raison de leurs insertions, sous les noms de ligament ilio-fémoral, ligament ischio-fémoral et ligament pubo-fémoral :

a. *Ligament ilio-fémoral.* — Le ligament ilio-fémoral, encore appelé *ligament de Bertin*, *ligament en Y* de Bigelow, prend naissance au-dessous de l'épine iliaque antéro-inférieure, au-dessous par conséquent du tendon direct du muscle droit antérieur de la cuisse. De là, se portant en bas et en dehors, il se déploie à la manière d'un large éventail et vient se terminer, par sa base, sur cette ligne rugueuse que nous avons désignée plus haut sous le nom de ligne oblique du fémur. Cet éventail fibreux, relativement mince à sa partie moyenne, est au contraire très épais dans sa portion supérieure et dans sa portion inférieure, lesquelles, de ce fait, acquièrent pour ainsi dire la valeur de deux faisceaux distincts. — Le *faisceau supérieur* ou *ilio-prétrochantérien* (fig. 490,2'), suivant un trajet presque horizontal, longe le côté supérieur de la capsule et vient s'attacher, en dehors, sur le bord antérieur du grand trochanter, immédiatement au-dessous du tendon du petit fessier, avec lequel, du reste, il se confond plus ou moins : une saillie rugueuse, le tubercule prétrochantérien, marque assez souvent cette insertion externe du ligament. Le faisceau ilio-prétrochantérien, relativement très court, mais remarquable par sa force et sa résistance, mesure de 8 à 10 millimètres d'épaisseur, quelquefois plus. Il limite les mouvements d'adduction et de rotation en dehors. — Le *faisceau inférieur* ou *ilio-prétrochantinien* (fig. 490,2") descend presque verticalement sur le côté antéro-interne de la capsule articulaire, en se tordant légèrement sur son axe, et vient se fixer, par son extrémité inférieure, à la partie inférieure de la ligne oblique, un peu en avant du trochantin. Plus mince que le précédent (il ne mesure guère que 4 ou 5 millimètres d'épaisseur), mais encore très fort et très résistant, le faisceau inférieur du ligament ilio-fémoral se tend dans l'extension de la cuisse sur le bassin et, par conséquent, limite ce mouvement.

b. *Ligament ischio-fémoral.* — Le ligament ischio-fémoral (fig. 491,2) est situé à la partie postérieure et inférieure de l'articulation. Les faisceaux fibreux qui le constituent prennent leur origine dans la gouttière sous-cotyloïdienne et sur la portion du sourcil cotyloïdien qui est située au-dessus de cette gouttière. De là, elles se dirigent obliquement en dehors et en haut et se terminent comme suit : les unes, et c'est le plus grand nombre, se ramassent en une sorte de bandelette, qui croise obliquement la face supérieure du col et vient se fixer sur le rebord antérieur de la cavité digitale du grand trochanter, immédiatement en avant du tendon terminal de l'obturateur interne ; les autres, celles qui répondent à la partie inférieure du ligament, se mêlent aux fibres circulaires de la capsule et peu à peu se confondent avec elles. C'est à ce dernier groupe de fibres que certains auteurs donnent le nom, parfaitement justifié du reste, de *ligament*

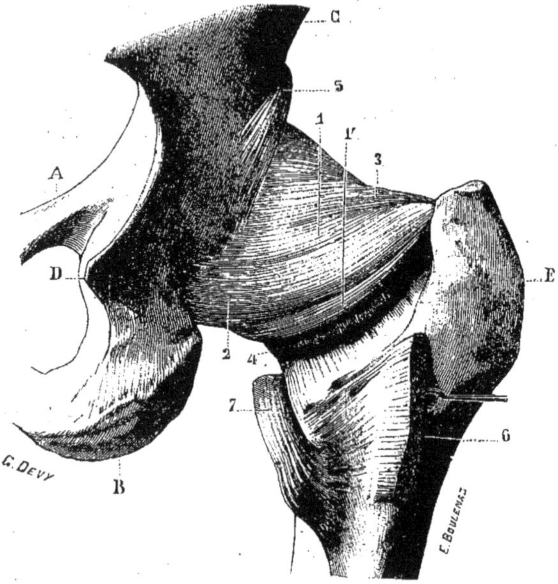

Fig. 491.

Articulation coxo-fémorale, vue postérieure (cavité articulaire injectée au suif).

A, branche horizontale du pubis. — B, ischion. — C, ilion. — D, épine sciatique. — E, grand trochanter.

1, capsule articulaire, avec 1', zone orbiculaire ou ligament annulaire de Weber. — 2, faisceau de renforcement ischio-fémoral. — 3, faisceau fibreux, se confondant en avant avec le tendon du petit fessier et s'éparpillant en arrière, sur la partie postéro-supérieure de la capsule. — 4, bourrelet semi-annulaire, formé par la synoviale. — 5, tendon réfléchi du droit antérieur de la cuisse. — 6, carré crural, érigné en dehors. — 7, tendon du psoas-iliaque, inséré sur le petit trochanter.

ischio-capsulaire. Le ligament ischio-fémoral limite les mouvements de rotation du fémur en dedans.

c. *Ligament pubo-fémoral*. — Le ligament pubo-fémoral (fig. 490,3) est représenté par des faisceaux analogues qui prennent naissance, en avant de l'articulation, sur les points les plus divers : sur l'éminence ilio-pectinée, sur la crête pectinéale, sur la branche horizontale du pubis, sur le corps du pubis, parfois même sur la membrane obturatrice. De là, ils se portent, en convergeant, vers la région inféro-interne de l'articulation et se terminent, en partie dans la fossette rugueuse qui est située en avant du trochantin, en partie sur la portion de la capsule qui surmonte cette saillie osseuse. Le ligament pubo-fémoral, obliquement dirigé de haut en bas et de dedans en dehors, répond à la face antéro-interne de la capsule coxo-fémorale : il représente, suivant la remarque de Welcker, l'une des branches verticales d'un **N** majuscule, dont les deux autres branches seraient formées par les deux faisceaux ilio-prétrochantérien et ilio-prétrochantinien du ligament de Bertin. Le ligament pubo-fémoral se tend dans l'abduction de la cuisse et, de ce fait, contribue à limiter ce mouvement.

d. *Epaisseur de la capsule coxo-fémorale*. — Ainsi renforcée par les trois faisceaux fibreux que nous venons de décrire, la capsule articulaire de la hanche est remarquable par son épaisseur et sa résistance. Elle diffère considérablement, sur ce point, de celle de l'épaule qui est beaucoup plus mince et se laisse plus facilement déchirer. Elle en diffère aussi par sa laxité qui est beaucoup moindre : tandis que la capsule scapulo-humérale, quand l'articulation a été ouverte, permet aux surfaces articulaires un écartement de 3 centimètres, l'écartement que permet la capsule coxo-fémorale, dans les mêmes conditions, ne dépasse guère 1 centimètre et demi. L'épaisseur de la capsule fibreuse de la hanche varie, du reste, suivant les points que l'on examine. Cette épaisseur atteint son maximum à la partie supérieure de l'articulation, au niveau du faisceau ilio-prétrochantérien : elle atteint, sur ce point, de 8 à 12 millimètres. A la partie inférieure, dans l'intervalle compris entre le ligament pubo-fémoral et le ligament ischio-fémoral, la capsule, réduite pour ainsi dire à ses fibres circulaires, est très mince : elle mesure 2 ou 3 millimètres d'épaisseur seulement. Elle est encore très mince, à sa partie antérieure, entre le ligament pubo-fémoral et le faisceau inférieur du ligament ilio-fémoral : elle répond, à ce niveau, à la bourse séreuse du psoas-iliaque (fig. 490,7) et présente parfois une solution de continuité, une véritable ouverture, à travers laquelle la synoviale de l'articulation se met en contact avec la bourse musculaire précitée ou même communique avec elle.

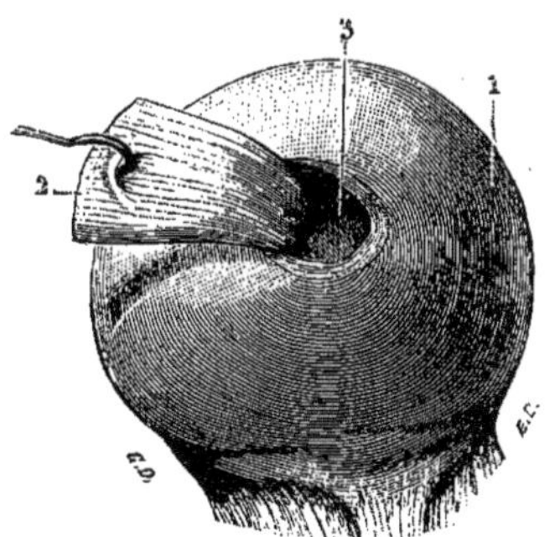

Fig. 492.
Mode d'insertion du ligament rond sur la tête fémorale.

1, tête fémorale. — 2, ligament rond, érigné en avant, pour montrer 3, la partie de la fossette sur laquelle repose le ligament sans y prendre insertion.

C. Ligament rond. — Le ligament, que l'on désigne improprement sous le nom de *ligament rond*, est une bandelette fibreuse qui est située dans l'intérieur même de l'articulation et qui s'étend de la tête fémorale à l'échancrure ischio-pubienne. Sa longueur est de 30 à 35 millimètres ; sa largeur mesure 8 à 10 millimètres au niveau de son extrémité fémorale, 14 à 16 millimètres à son extrémité opposée. — *Du côté du fémur* (fig. 492), il s'insère dans la fossette (*fovea capitis*) qui se voit sur la tête de cet os. Nous ferons remarquer à ce sujet que cette insertion se fait, non pas dans toute l'étendue de la fossette en question, mais à sa partie antérieure seulement; sa partie postérieure, moins profonde, creusée en gouttière, unie et lisse, sert de réceptacle au ligament, mais sans lui donner attache. — *Du côté de l'os coxal* (fig. 493), l'insertion du ligament rond se fait de la façon suivante : ses fibres moyennes se terminent sur le ligament transverse de l'acétabulum; ses fibres supérieures se condensent d'ordinaire en un faisceau spécial, dit *faisceau pubien* (fig. 493,3), qui vient se fixer sur l'extrémité antérieure de

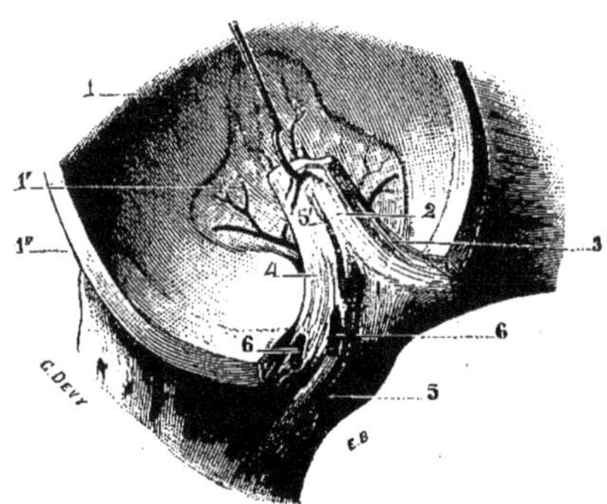

Fig. 493.

Le ligament rond, fortement érigné en haut, pour montrer son insertion sur l'os coxal.

(Le ligament transverse de l'acétabulum a été enlevé.)

1, cotyle, avec : 1', son arrière-fond ; 1'' son bourrelet. — 2, ligament rond, avec : 3, son faisceau pubien ; 4, son faisceau ischiatique. — 5, artère acétabulaire, avec 5', rameau du ligament rond. — 6, 6, veines provenant de l'arrière-fond.

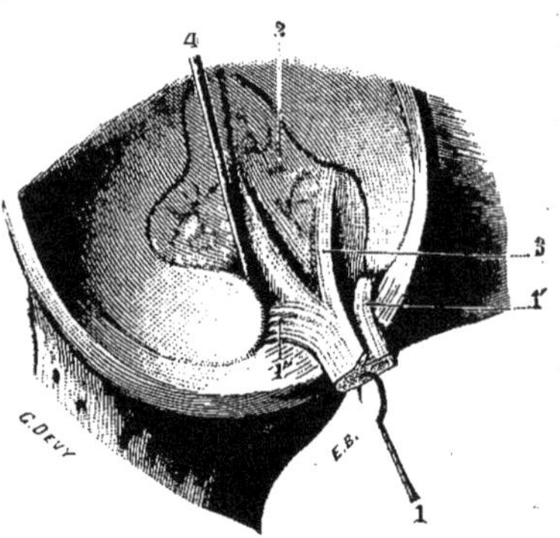

Fig. 494.

Le ligament rond, érigné en bas, pour montrer le repli falciforme qui le relie à l'arrière-fond.

1, ligament rond, avec 1', son faisceau pubien ; 1'', son faisceau ischiatique. — 2, arrière-fond du cotyle. — 3, repli membraneux, allant de la face interne du ligament rond au bord pubien de l'arrière-fond. — 4, cul-de-sac synovial.

l'échancrure ischio-pubienne; ses fibres inférieures forment de même un faisceau, dit *faisceau ischiatique* (fig. 493,4), plus fort que le précédent, qui répond au bord postérieur de l'échancrure et qui se fixe sur ce bord, le plus souvent en dehors de la cavité cotyloïde. Nous ajouterons que la partie interne du ligament donne constamment naissance à des tractus conjonctifs, qui se dirigent vers l'arrière-fond du cotyle et s'y terminent, au voisinage de son bord antérieur ou pubien. Ces tractus conjonctifs, recouverts par la synoviale articulaire, forment parfois, comme cela se voit sur la figure 494 (3), un véritable repli membraneux, qui relie le ligament rond à l'arrière-fond.

Dans les conditions normales, lorsque les surfaces articulaires sont en présence, le ligament rond, aplati de dehors en dedans, nous offre à considérer deux faces : une face externe, concave, qui s'enroule autour de la tête du fémur; une face interne, convexe, qui répond au coussinet cellulo-graisseux de l'arrière-fond. Dans son épaisseur cheminent quelques artérioles et quelques veinules, destinées pour la plupart à la tête fémorale; quelques-uns de ces vaisseaux, cependant, appartiennent en propre au ligament.

Le ligament rond présente, dans son développement, des variations individuelles fort étendues. Très fort chez certains sujets, il est, chez d'autres, extrêmement faible. Il se réduit parfois à un simple repli synovial emprisonnant quelques tractus conjonctifs et, dans certains cas, disparaît d'une façon complète (Palletta). J'en ai observé tout récemment (mai 1895) un exemple très net chez un adulte de trente-cinq à quarante ans. L'anomalie était bilatérale; malgré l'absence du ligament rond, la fossette fémorale et l'arrière-fond de la cavité cotyloïde étaient parfaitement marqués : ils étaient comblés par des parties molles cellulo-graisseuses, sur lesquelles s'étalait la synoviale. On sait que, parmi les anthropoïdes, le ligament rond fait défaut chez l'orang, exception d'autant plus remarquable que ce ligament est constant chez le gorille, le gibbon et le chimpanzé.

Quand il est bien développé, sa force de résistance est considérable. Gilis, qu l'a étudié sur de nombreux sujets, est arrivé, comme moyennes, aux chiffres suivants : chez le nouveau-né, il supporte de 7 à 8 kilogrammes; chez l'adulte, de 30 à 45 kilogrammes; enfin, si on fixe les deux fémurs entre les mors d'un étau et si l'on cherche alors à rompre les deux ligaments à la fois en agissant sur le bassin, on n'arrive à cette rupture qu'avec des tractions variant de 60 à 70 kilogrammes.

Sa signification morphologique. — Le ligament rond a été considéré pendant longtemps comme ayant pour destination de limiter certains mouvements de la cuisse : pour les uns, les mouvements d'adduction ; pour d'autres, les mouvements de flexion avec rotation en dehors. Dès 1844, Sappey, dont l'opinion à cet égard est devenue classique, en a fait un *porte-vaisseaux*, je veux dire une sorte de gaine protectrice pour les vaisseaux qui se rendent à la tête fémorale. Welcker, en 1875, l'a comparé à son tour à une espèce de balai chargé d'étendre la synovie sur les surfaces articulaires, par le frottement qu'il exerce contre ces dernières. Enfin, dans ces dernières années, le ligament rond est devenu pour Tillaux un *ligament d'arrêt*, s'opposant à ce que la tête fémorale vienne peser par son sommet sur le fond de la cavité cotyloïde et nous donnant l'explication de ce fait pathologique, qu'un choc porté directement sur le grand trochanter amène la fracture du col, plutôt que le défoncement de la paroi, pourtant si mince, de la cavité cotyloïde.

Que le ligament rond, quand il est bien développé, remplisse réellement ces différentes attributions, c'est possible, quoique discutable. Mais soutenir que c'est là sa véritable signification morphologique, soutenir qu'il a été placé dans la position qu'il occupe par une nature sage et prévoyante pour y remplir les fonctions qu'on lui prête, n'est-ce pas s'incliner une fois encore devant cette vieille théorie des causes finales, dont on a tant abusé en morphologie humaine et qu'il serait grand temps de reléguer dans l'oubli !

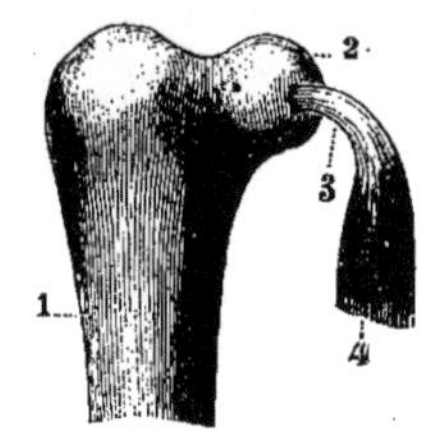

Fig. 495.

Le ligament rond chez l'autruche (d'après Sutton).

1, fémur. — 2, sa tête. — 3, tendon (homologue du ligament rond) du muscle pectiné (4).

L'anatomie comparée, qu'on ne saurait jamais consulter assez quand il s'agit d'établir la signification d'une formation anatomique quelconque, nous apprend que, chez quelques vertébrés inférieurs, le prétendu ligament rond, au lieu de rester caché dans la cavité articulaire, sort de cette cavité et présente alors des rapports plus ou moins intimes avec un muscle à insertion pubienne qui est l'homologue de notre pectiné. C'est ainsi que chez le cheval (Sutton), nous voyons le ligament rond se diviser en deux faisceaux : l'un qui reste caché dans l'intérieur de l'article, l'autre qui s'extériorise (qu'on me permette cette expression) pour venir se terminer sur l'extrémité pubienne de la ligne blanche ; c'est de ce dernier faisceau que se détache le pectiné. Chez le sphénodon et chez quelques oiseaux, notamment chez l'autruche (Sutton), le ligament rond se continue directement avec ce dernier muscle (fig. 495), lequel s'insère ainsi sur la tête fémorale. Nous voilà donc bien fixés maintenant sur la signification réelle du ligament rond chez les mammifères supérieurs et chez l'homme : c'est tout simplement un reste de tendon, qui s'est séparé de son muscle dans le cours du développement phylogénique.

Une pareille interprétation, qui fait du ligament rond un organe atrophié, un organe rudimentaire, un organe sans fonction, nous explique du même coup les variations individuelles, si nombreuses, que nous présente ce ligament.

Tout récemment (1892), Moser a été amené, à la suite de nombreuses recherches d'anatomie comparative, à considérer le ligament rond comme une portion de la capsule articulaire, qui, *primitivement*, se trouve située en dehors de l'article (reptiles) et qui plus tard, par suite du changement d'orientation du fémur (mammifères), s'est enfoncée *secondairement* dans la cavité articulaire. L'étude de son développement chez l'homme nous apprend que, même chez ce dernier, il y a un stade où l'ébauche du ligament rond est placée en dehors de l'ébauche de l'articulation. Moser reconnaît, du reste, que par suite de sa pénétration dans l'articulation le ligament rond a perdu toute fonction et n'est plus qu'une formation rudimentaire.

4° **Synoviale**. — La synoviale de l'articulation de la hanche comprend deux parties : une partie, qui répond à la capsule, partie principale ou ***synoviale proprement dite*** ; une partie, plus petite, qui entoure le ligament rond et que nous désignerons sous le nom de ***synoviale du ligament rond***.

a. *Synoviale proprement dite*. — La synoviale proprement dite prend naissance en haut sur le bord libre du bourrelet cotyloïdien. Elle descend ensuite sur la face externe de ce bourrelet, le revêt dans une certaine étendue (fig. 489) et se réfléchit alors sur la face interne de la capsule, qu'elle tapisse régulièrement jusqu'à son insertion fémorale. Là, elle se réfléchit de nouveau, et, fuyant la capsule, elle s'étale de dehors en dedans sur le col, pour venir se terminer sur le pourtour de la couche cartilagineuse qui recouvre la tête fémorale.

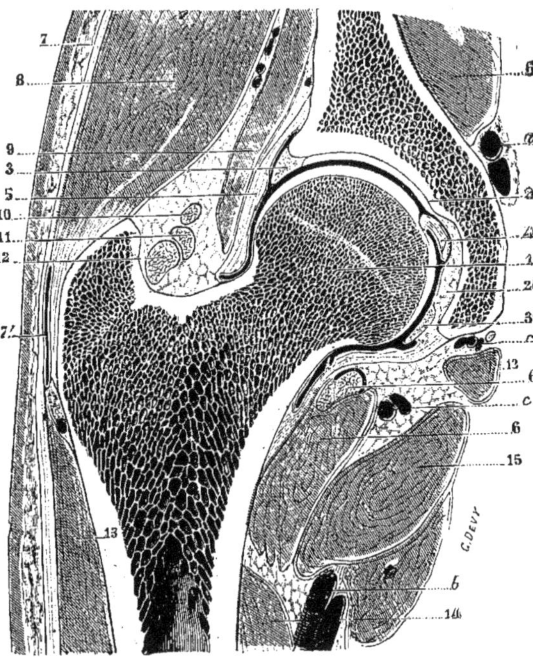

Fig. 496.

Coupe frontale de l'articulation coxo-fémorale, passant par la fossette du ligament rond (sujet congelé, côté droit, segment postérieur de la coupe).

1, tête fémorale. — 2, cotyle, avec 2, son arrière-fond. — 3, bourrelet cotyloïdien, avec 3', ligament transverse de l'acétabulum. — 4, ligament rond. — 5, capsule articulaire. — 6, psoas-iliaque, avec sa bourse séreuse. — 7, aponévrose fessière, avec 7', bourse séreuse du grand fessier. — 8, moyen fessier. — 9, petit fessier. — 10, tendon du pyramidal. — 11, tendon de l'obturateur interne. — 12, tendon de l'obturateur externe (12'). — 13, vaste externe. — 14, vaste interne. — 15, pectiné.

a, vaisseaux iliaques externes. — *b*, artère et veine fémorales profondes. — *c*, vaisseaux circonflexes internes. — *d*, vaisseaux et nerf obturateurs.

Au niveau du point où elle se réfléchit de la capsule sur le col, la synoviale de la hanche est soulevée par places, soit par des vaisseaux qui vont à la tête du fémur, soit par des faisceaux profonds de la capsule fibreuse qui, suivant un trajet récurrent, remontent le long du col pour venir se fixer sur un point plus ou moins rapproché de la surface articulaire. De là, pour la synoviale, la formation de petits replis falciformes (*fenula seu retinacula capsulæ* des anciens anatomistes), qui s'étendent de la partie externe de la capsule sur le col. Ces replis séreux, du reste, sont toujours très variables par leur nombre, leur situation, leurs dimensions, leur importance. L'un d'eux, plus développé que les autres et pour ainsi dire constant, se voit à la partie postéro-inférieure du col, disposé suivant une ligne droite qui réunirait le petit trochanter à la fossette du ligament rond (fig. 487, 4); dans son épaisseur chemine une petite artère destinée à la tête fémorale. Amantini qui, en 1889, a décrit ce repli sous le nom très significatif de *repli pectinéo-fovéal* (c'est-à-dire allant de la région pectinéale à la fossette de la tête fémorale ou fovea) a cru devoir le considérer comme le reliquat d'un faisceau musculaire qui s'étendrait du pubis à la tête du fémur. Il deviendrait ainsi une dépendance du ligament rond.

La capsule fibreuse, grâce à son épaisseur et à sa continuité, ne se laisse pas traverser par la synoviale et ce n'est qu'exceptionnellement que l'on rencontre, en dehors d'elle, de ces prolongements synoviaux en forme de cul-de-sac qui sont si nombreux autour du genou et du cou-de-pied. Sur un point cependant, correspondant à la partie postérieure du col, la synoviale soulève la capsule, très mince en cet endroit, et forme une sorte de bourrelet semi-annulaire qui est très visible sur une articulation injectée au suif (fig. 491, 4). Nous avons déjà vu plus haut, et nous le rappellerons ici en passant, qu'à la partie antérieure de l'articulation la synoviale de la hanche communique parfois avec la bourse séreuse du psoas par un orifice ovalaire, situé le long du bord interne du ligament ilio-fémoral.

b. *Synoviale du ligament rond.* — Cette synoviale forme au ligament rond une gaine complète. En haut, du côté de la tête fémorale, elle se termine exactement sur le pourtour de la fossette où s'insère le ligament. En bas, du côté du cotyle coxal, elle s'étale sur le coussinet adipeux qui remplit l'arrière-fond et se termine sur le pourtour de cet arrière-fond, c'est-à-dire sur le bord concave du croissant cartilagineux qui revêt la partie articulaire du cotyle et sur le bord interne du ligament transverse de l'acétabulum. La synoviale du ligament rond ferme en dedans l'échancrure ischio-pubienne. Elle forme assez souvent, à ce niveau, un ou deux petits culs-de-sac (fig. 494, 4) qui, sur des articulations bien injectées, se montrent à l'entrée de l'échancrure sous la forme de bourgeons plus ou moins saillants.

5° **Rapports**. — L'articulation de la hanche, comme son homologue l'articulation de l'épaule, est fortement matelassée sur tout son pourtour par des formations musculaires qui, du tronc et de la ceinture pelvienne, descendent sur le fémur.

a. *En avant*, et en allant de dehors en dedans, nous rencontrons successivement : 1° le tendon du droit antérieur de la cuisse, qui, en suivant un trajet vertical, vient chercher son insertion sur l'épine iliaque antéro-inférieure ; 2° le psoas-iliaque, qui glisse, à l'aide d'une bourse séreuse, sur la partie antérieure de la capsule articulaire, fortement amincie à son niveau, parfois même perforée ; 3° le pectiné, qui recouvre le ligament pubo-fémoral et, comme ce dernier, suit un trajet oblique en bas et en dehors. Nous rappellerons en passant que le psoas-iliaque et le pectiné forment le plancher du triangle de Scarpa et que sur ce plancher cheminent de haut en bas les vaisseaux fémoraux et le nerf crural, qui, de ce fait, présentent avec l'articulation de la hanche des rapports importants.

b. *En arrière*, notre articulation est recouverte par deux couches musculaires : 1° une couche profonde, formée par le pyramidal, l'obturateur interne, les deux jumeaux et le carré crural, tous muscles à direction transversale qui vont du bassin au grand trochanter (*muscles pelvi-trochantériens*) ; 2° une couche superficielle, constituée par la partie inférieure du grand fessier. Entre ces deux plans musculaires, dans l'espèce de gouttière que forment l'ischion et le grand trochanter, descendent verticalement le grand nerf sciatique, le petit nerf sciatique et l'artère ischiatique.

c. *En bas et en dedans*, la capsule articulaire, très mince à ce niveau, comme nous l'avons vu, est renforcée par le muscle obturateur externe, qui la croise obliquement de dedans en dehors et de bas en haut, pour venir s'insérer dans la cavité digitale du grand trochanter.

d. *En haut et en dehors*, enfin, l'articulation répond au muscle petit fessier et, sur un plan plus superficiel, au muscle moyen fessier.

6° Artères. — Les artères de l'articulation coxo-fémorale proviennent de deux sources : de la fémorale profonde et de l'iliaque interne.

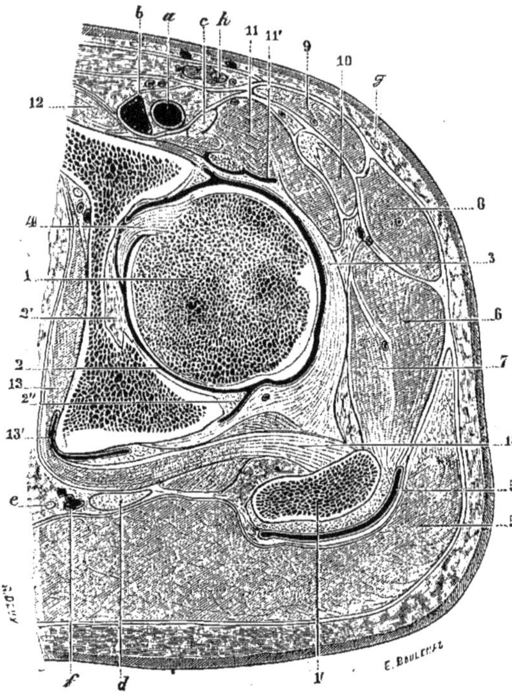

Fig. 497.

Coupe horizontale de la hanche, passant par la fossette du ligament rond (sujet congelé, côté droit, segment inférieur de la coupe).

1, tête fémorale, avec 1', grand trochanter. — 2, cotyle, avec : 2', son arrière-fond ; 2'', son bourrelet. — 3, capsule articulaire. — 4, ligament rond. — 5, grand fessier, avec 5', sa bourse séreuse. — 6, moyen fessier. — 7, petit fessier. — 8, tenseur du fascia lata. — 9, couturier. — 10, droit antérieur. — 11, psoas-iliaque, avec 11', sa bourse séreuse. — 12, pectiné. — 13, obturateur interne, avec 13', sa bourse séreuse.

a, artère fémorale. — *b*, veine fémorale. — *c*, nerf crural. — *d*, grand sciatique. — *e*, petit sciatique. — *f*, vaisseaux ischiatiques. — *g*, nerf fémoro-cutané. — *h*, un ganglion superficiel de l'aine.

La *fémorale profonde* irrigue l'articulation par l'intermédiaire des deux circonflexes antérieure et postérieure. Ces deux artères, en s'anastomosant réciproquement, forment autour du col chirurgical du fémur une sorte de cercle artériel, qui rappelle assez bien le cercle homologue, que forment autour de l'humérus les deux branches circonflexes de l'artère axillaire. De ce cercle périfémoral partent des rameaux ascendants qui se distribuent à la partie inférieure et externe de la capsule articulaire. Outre ces rameaux, qui sont toujours très variables par leur nombre, leur volume et leur direction, nous signalerons comme très fréquentes : 1° une branche, qui, née de la circonflexe antérieure, se porte vers le ligament iliofémoral et le perfore un peu au-dessus du milieu de son insertion fémorale (Morris) ; 2° une branche, qui, née de la circonflexe postérieure, s'engage dans l'échancrure ischio-pubienne, arrive dans l'arrière-fond de la cavité cotyloïde et se termine dans le ligament rond, dans le tissu cellulo-graisseux de l'arrière-fond et quelquefois dans la tête fémorale.

L'*iliaque interne* fournit des artères à l'articulation de la hanche par l'intermédiaire de trois de ses branches : l'obturatrice, l'ischiatique et la fessière. — L'*obturatrice*, par sa branche de bifurcation externe, abandonne un rameau articulaire, qui pénètre dans l'échancrure ischio-pubienne (fig. 493, 5) et, là, se divise en deux rameaux : un premier rameau, souvent double, qui se perd dans l'arrière-fond de la cavité cotyloïde; un deuxième rameau, qui se porte, en suivant le ligament rond, jusqu'à la tête fémorale. Ce dernier rameau, ordinairement très grêle, se termine à la fossette du ligament rond (c'est le cas le plus ordinaire) ou bien pénètre dans la tête fémorale, formant ainsi, dans ce dernier cas, une voie d'apport pour le réseau artériel intra-osseux. — L'*ischiatique* jette de fines artérioles sur la face postérieure de l'articulation : l'une de ses branches, l'artère du carré crural, abandonne aussi quelques rameaux à la capsule, en passant entre les jumeaux et l'obturateur interne (Morris). — La *fessière*, enfin, par sa branche profonde, fournit quelques rameaux articulaires, qui parviennent à l'articulation en perforant la partie inférieure du muscle petit fessier.

7° **Nerfs**. — Les nerfs de l'articulation coxo-fémorale se distinguent en antérieurs et postérieurs :

Les *nerfs postérieurs* se distribuent à la face postérieure de la capsule. Ils proviennent du plexus sacré, soit directement, soit par l'intermédiaire du petit ou du grand sciatique. Nous signalerons encore, comme appartenant aux nerfs postérieurs, un petit rameau articulaire qui se détache du nerf du carré crural et qui se jette sur la partie postérieure et inférieure de la capsule.

Les *nerfs antérieurs*, destinés à la face antérieure de la capsule articulaire, émanent du plexus lombaire par l'intermédiaire du crural et de l'obturateur. — Le crural, à sa sortie de l'abdomen, envoie un ou plusieurs rameaux à la partie antérieure et supérieure de la capsule. Outre ces rameaux, Duzéa a décrit, sous le nom de *rameaux lombaires*, deux petits filets indépendants qui, comme le crural, étaient inclus dans la gaine du psoas. Il est probable que ces deux filets nerveux émanaient encore du crural, mais s'en séparaient plus haut que d'habitude. — Quant à l'obturateur, il envoie toujours à l'articulation des rameaux multiples : l'un de ces rameaux, déjà décrit par Morris en 1879 et signalé à nouveau par Duzéa, pénètre dans l'arrière-fond de la cavité cotyloïde, en passant à travers l'échancrure ischio-pubienne, et se distribue au ligament rond.

Au sujet des nerfs de la hanche et de leur influence sur la position du membre dans les affections inflammatoires de cette articulation, voyez Chandelux, Lyon médical, 1886, t. LI, p. 551 et Duzéa, ibid., 1886, t. LII, p. 35.

Bourses séreuses de la hanche. — L'articulation de la hanche nous présente autour d'elle ou dans son voisinage un grand nombre de bourses séreuses, destinées à favoriser le jeu des muscles auxquels elles sont annexées. Nous ne ferons ici que les énumérer. — *En avant*, nous connaissons déjà la large bourse séreuse du psoas-iliaque, qui est située entre ce muscle et la face antérieure de la capsule et qui communique parfois avec la séreuse articulaire. — *En arrière*, nous rencontrons : 1° la bourse de l'obturateur interne, située entre ce muscle et la portion de l'os coxal qui avoisine la petite échancrure sciatique; 2° la bourse de l'obturateur externe, située entre le tendon de ce muscle et la face postérieure du col du fémur; 3° la bourse du carré crural, comprise entre la face antérieure de ce muscle et le petit trochanter (Morris). — *En dehors*, nous trouvons trois autres bourses : la bourse du petit fessier, la bourse du moyen fessier et la bourse du grand fessier, situées entre ces muscles et le grand trochanter (voy. Myologie). Au-dessous de la bourse trochantérienne du grand fessier, qui existe 11 fois sur 15 d'après Zoja, s'en trouve ordinairement une seconde qui sépare le muscle grand fessier du vaste externe.

Mouvements. — Le fémur, envisagé au point de vue de sa mobilité sur le cotyle coxal, se fléchit et s'étend, se rapproche de la ligne médiane ou s'en écarte. Il offre, en outre, des mouvements de circumduction et de rotation.

a. *Flexion et extension*. — La flexion est le mouvement par lequel la face antérieure de la cuisse se relève et se rapproche de la paroi abdominale antérieure. L'extension est le mouvement opposé, celui par lequel la face postérieure de la cuisse se relève et s'incline du côté de la région fessière. Dans l'un et l'autre de ces mouvements, le fémur se meut autour d'un axe transversal, qui passerait à la fois par la fossette du ligament rond et par le sommet du grand trochanter : la tête du fémur roule dans sa cavité de réception, tandis que son extrémité inférieure, entraînant avec elle la jambe, décrit un arc de cercle, d'arrière en avant pour la flexion, d'avant en arrière pour l'extension.

Dans la flexion, la partie antérieure de la capsule, y compris le ligament de Bertin, se relâche; la partie postérieure se tend. C'est le contraire dans l'extension : la partie postérieure de la capsule se relâche, tandis que le ligament de Bertin se tend et limite le mouvement.

Chacun sait que la flexion est beaucoup plus étendue que l'extension. L'étendue de ces mouvements est environ de 130 degrés.

b. *Adduction et abduction*. — L'abduction est le mouvement par lequel la cuisse s'écarte de la ligne médiane ; l'adduction, le mouvement par lequel elle s'en rapproche. Dans cet ordre de mouvements, le fémur tourne autour d'un axe antéro-postérieur passant par le centre de la tête : celle-ci glisse dans la cavité cotyloïde, de haut en bas pour le mouvement d'abduction, de bas en haut pour le mouvement d'adduction. Le premier de ces mouvements, qui amène la cuisse dans une position à peu près horizontale, paraît être limité par la rencontre du col avec la partie supérieure du sourcil cotyloïdien. Le second est beaucoup plus restreint : dans l'extension normale, le sujet étant debout, ce mouvement est naturellement limité par la rencontre des deux membres sur le plan médian ; mais, si la cuisse est placée en flexion légère, l'adduction peut être portée beaucoup plus loin ; le membre, alors, dépasse la ligne médiane et vient croiser la face antérieure de celui du côté opposé. L'étendue des mouvements d'abduction et d'adduction est environ de 85 à 90 degrés.

c. *Circumduction*. — La circumduction résulte de l'exécution successive des quatre mouvements précédents : flexion, abduction, extension et adduction. La tête du fémur, roulant dans la cavité cotyloïde, l'extrémité inférieure de cet os décrit un cercle, tandis que son corps engendre un cône.

d. *Rotation*. — La rotation du fémur s'effectue soit en dehors, soit en dedans. — Dans le mouvement de rotation en dehors, le fémur tourne autour d'un axe vertical, passant par le centre de la tête fémorale : la tête du fémur glisse d'arrière en avant dans la cavité cotyloïde ; le grand trochanter se meut d'avant en arrière ; la pointe du pied se porte en dehors. — Le mouvement de rotation en dedans, un peu moins étendu que le précédent, s'effectue suivant le même mécanisme, mais en sens contraire : l'axe de rotation restant toujours le même, la tête fémorale glisse d'avant en arrière dans le cotyle coxal ; le grand trochanter se porte en avant et la pointe du pied en dedans.

Action de la pression atmosphérique sur le maintien des surfaces articulaires. — Dans les différents mouvements qu'exécute la cuisse sur le bassin, la tête du fémur, sphère pleine, reste constamment enfermée, comme nous venons de le voir, dans la sphère creuse que représente la cavité cotyloïde. Parmi les causes qui maintiennent ainsi les deux surfaces articulaires solidement appliquées l'une contre l'autre, la plus puissante est la pression atmosphérique, s'exerçant sur la partie extra-cotyloïdienne du fémur. Cette influence est démontrée par les expériences suivantes des frères Weber : 1° sur un sujet disposé d'une façon telle que les jambes pendent librement, on peut inciser toutes les parties molles qui entourent l'articulation de la cuisse, y compris la capsule fibreuse et ses faisceaux de renforcement, sans que la tête fémorale sorte pour cela de sa cavité ; 2° si l'on pratique alors à travers le bassin et à l'aide d'un foret un petit orifice à la paroi de la cavité cotyloïde, la tête s'échappe aussitôt de la cavité, chassée par l'air atmosphérique qui y a pénétré avec l'instrument ; 3° si on replace alors la tête fémorale dans la cavité cotyloïde et si on bouche hermétiquement le trou avec la pulpe du doigt, le membre inférieur reste en place, comme s'il avait encore tous ses muscles et tous ses ligaments ; mais il tombe de nouveau si le doigt se retire du trou, permettant de nouveau à l'air atmosphérique de pénétrer dans la cavité cotyloïde.

On ne saurait, ce semble, demander des expériences plus concluantes ; aussi la théorie des frères Weber a-t-elle été universellement admise.

Dans un mémoire récent (1894), Gerken s'est élevé contre elle, en disant que l'on ne peut raisonnablement conclure d'expériences cadavériques à ce qui se passe sur le vivant. D'un côté, le sourcil cotyloïdien et les ligaments sont plus ou moins durcis, plus ou moins rigides; de l'autre, ils sont plus mous, plus souples, très vasculaires et, par suite, susceptibles de changer de volume. D'autre part, la synovie, dont la pression oscille chez le chien entre 4 et 10 millimètres de mercure, se trouve probablement en plus grande abondance sur le vivant que sur le cadavre. Il paraît rationnel, à priori, d'admettre que des conditions anatomiques aussi différentes doivent entraîner, pour l'articulation coxo-fémorale, des conditions mécaniques également différentes. En fait, sur des chiens curarisés, Gerken a montré qu'il suffit de sectionner les muscles péri-articulaires pour pouvoir ensuite extraire facilement la tête fémorale de son cotyle. Cette expérience établit nettement, et c'est là la conclusion de Gerken, que ce sont surtout les masses musculaires, avec leur élasticité et leur tonicité, qui interviennent, dans l'articulation de la hanche comme dans les autres, pour maintenir en contact les surfaces articulaires.

Muscles moteurs. — Les muscles moteurs de l'articulation de la hanche se distinguent, d'après leur action sur le fémur, en fléchisseurs, extenseurs, abducteurs, adducteurs, rotateurs en dedans et rotateurs en dehors :

1° *Fléchisseurs :* le psoas-iliaque principalement ; accessoirement, le couturier et le droit antérieur.

2° *Extenseurs :* le grand fessier, les faisceaux postérieurs du moyen fessier, le biceps crural, le demi-tendineux et le demi-membraneux.

3° *Abducteurs :* les trois muscles fessiers, le pyramidal, le tenseur du fascia lata.
4° *Adducteurs :* le pectiné ; les petit, moyen et grand adducteurs ; le droit interne.
5° *Rotateurs en dedans :* les faisceaux antérieurs du petit fessier et du moyen fessier.
6° *Rotateurs en dehors :* le grand fessier, les faisceaux postérieurs du moyen et du petit fessier, le pyramidal, les deux obturateurs interne et externe, les deux jumeaux supérieur et inférieur, le carré crural.

A consulter au sujet de l'articulation de la hanche, parmi les travaux relativement récents : Rose, *Zur Mechanik des Hüftgelenks*, Arch. f. Anat. und Physiol., 1865 ; — Kœnig, *Studien über der Mechanik des Hüftgelenks*, etc., Deutsche Zeitschr. f. Chirurgie, 1873 ; — Schmid, *Ueber Form u. Mechanik des Hüftgelenkes*, Diss. Berne, 1874 ; — Savory, *On the ligamentum teres*, Journ. of Anat. and Physiol., vol. VIII, 1874 ; — Welcker, *Ueber das Hüftgelenk*, Zeitschr. f. Anat. u. Entwick., 1875 ; — Du même, *Zur Anatomie des Ligamentum teres Femoris*, Arch. f. Anat. u. Physiol., 1877 ; — Fick, *Zur Frage der Hüftgelenksfixation*, Arch. f. Anat., 1878 ; — Sutton, *The ligamentum teres*, Journ. of Anat. and Physiol., vol. XVII ; — Morris, *The ligamentum teres and his uses in man and animals*, Brit. med. journ., 1882 ; — Amantini, *Di una ripiegatura sinoviale dell'articolazione del anca*, Istit. Anat. di Perugia, 1890 ; — Bellini, *Sur un ligament non décrit de l'articul. coxo-fémorale*, Bull. Soc. Anat., 1891 ; — Gilis, *Rôle du ligament rond dans l'art. coxo-fémorale*, Montpellier méd., 1892 ; — Moser, *Ueber das Ligamentum teres des Hüftgelenks*, in Schwalbe's Morph. Arbeiten, 1892 ; — Strasser u. Gassmann, *Hiftmittel u. Normen zur Bestimmung, ecc. der Stellungen, Bewegungen u. Kraftwirkungen am Kugelgelenk, im besondere am Hüft. u. Schultergelenk des Menschen*, in Merkel's Anat. Hefte, 1893 ; — Gerken, *Das Hüftgelenk und der Lugtdruck*, Anat. Anzeiger, 1895 ; — Gassmann, *Beitrag zur Mechanik u. Geometrie des Hüftgelenks*. Bonn, 1895.

§ III. — Articulation du genou

L'articulation du genou (allem. *Kniegelenk*, angl. *Knee-joint*) réunit la cuisse à la jambe. Chez les vertébrés inférieurs, les deux os de la jambe, à peu près d'égale valeur, entrent en rapport avec l'extrémité inférieure de l'os de la cuisse. Chez l'homme, par suite du développement considérable qu'a pris le tibia, cet os seul s'articule avec le fémur ; le péroné, fortement réduit, devenu pièce squelettique secondaire, se trouve complètement exclu de l'articulation. L'articulation du genou est donc une articulation fémoro-tibiale et elle est ainsi très différente, morphologiquement, de son homologue, l'articulation du coude, où nous avons vu l'extrémité inférieure de l'humérus s'articuler à la fois avec les deux os de l'avant-bras. Du reste, au point de vue mécanique, elle appartient au même groupe que cette dernière : c'est une articulation trochléenne, une trochléarthrose.

1° Surfaces articulaires. — Trois os concourent à former les surfaces articulaires du genou : du côté de la cuisse, l'extrémité inférieure du fémur ; du côté de la jambe, l'extrémité supérieure du tibia, complétée en avant et en haut par la face postérieure de la rotule.

a. *Extrémité inférieure du fémur*. — L'extrémité inférieure du fémur, vue par sa face antérieure, nous présente tout d'abord une surface articulaire disposée en forme de poulie, la *trochlée fémorale :* elle est constituée, comme toutes les poulies, par deux facettes latérales, qui, en s'inclinant l'une vers l'autre, aboutissent à un sillon arrondi et mousse, constituant la *gorge de la trochlée*. Ce sillon, disposé dans le plan sagittal, se dirige obliquement, comme la poulie elle-même, de haut en bas et d'avant en arrière. Arrivées à la partie tout inférieure de l'os, les deux facettes trochléennes, jusque-là contiguës, se séparent : elles s'écartent ainsi l'une de l'autre et, de ce fait, la gorge de la trochlée se trouve remplacée par une large échancrure. Cette échancrure divise, à son niveau, l'extrémité inférieure du fémur en deux saillies volumineuses, qui sont appelées *condyles ;* elle porte elle-même, en raison de sa situation, le nom d'*échancrure intercondylienne.*

Nous avons déjà décrit les condyles en ostéologie (p. 321) ; il est inutile d'y revenir ici. Nous nous contenterons de rappeler que le condyle interne et le condyle externe sont divergents d'avant en arrière, d'où il résulte que le diamètre transversal de l'extrémité inférieure du fémur est plus grand à sa partie postérieure qu'à sa partie antérieure. Nous rappellerons encore que la partie inféro-postérieure des condyles possède seule une surface articulaire, que cette surface articulaire, suivie d'avant en arrière, appartient tout d'abord à un cercle de très grand rayon, puis à un cercle de rayon beaucoup plus court, qu'elle s'enroule par conséquent à la manière d'une volute, autrement dit qu'elle décrit une courbe spirale, dont les rayons vont en décroissant de la partie antérieure à la partie postérieure (fig. 499) : d'après les mensurations de Weber, ce rayon de courbure, qui est de 43 millimètres au début, descend, en arrière, jusqu'à 16^{mm}, 85. Nous ajouterons que les surfaces articulaires des condyles sont un peu plus larges à leur partie antérieure qu'à leur partie postérieure, d'où il résulte que la surface de contact fémoro-tibiale est plus étendue dans l'extension (position dans laquelle les condyles reposent sur le tibia par leur partie antérieure) que dans la flexion (position dans laquelle les condyles reposent sur ce même tibia par leur partie postérieure).

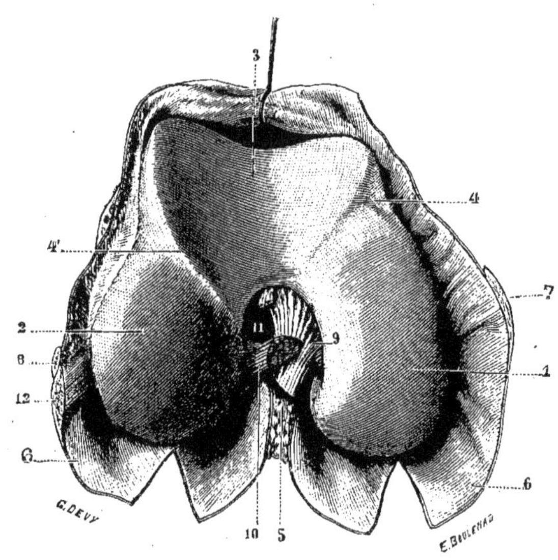

Fig. 498.

Extrémité inférieure du fémur droit, avec sa collerette capsulaire.

1, condyle interne. — 2, condyle externe. — 3, trochlée. — 4, 4', lignes condylo-trochléennes interne et externe. — 5, échancrure intercondylienne. — 6, capsule articulaire. — 7, ligament latéral interne. — 8, ligament latéral externe. — 9, ligament croisé postérieur. — 10, ligament croisé antérieur. — 11, ligament adipeux. — 12, tendon du poplité.

Comparés l'un à l'autre, les deux condyles fémoraux, quoique constitués sur le même type, ne sont pas exactement identiques. Tout d'abord, le condyle interne est fortement déjeté en dedans, le condyle externe plus faiblement déjeté en dehors. Puis, la surface articulaire du condyle interne est plus longue que celle de l'externe : la première mesure 9 ou 10 millimètres; la seconde, 7^{mm},5 à 8 millimètres seulement. Enfin, comme l'établissent les mensurations de Bugnion, le rayon de courbure du condyle externe, considéré d'arrière en avant, augmente un peu plus rapidement que celui du condyle interne. Toutes ces dispositions, on le conçoit, ont une influence énorme sur le mécanisme de l'articulation du genou : ce sont elles, en grande partie, qui nous expliquent l'association constante des mouvements de rotation aux mouvements de flexion et d'extension.

A sa partie antérieure, la surface articulaire du condyle se continue avec la facette correspondante de la trochlée. Il existe le plus souvent, à la limite respective des deux surfaces condylienne et trochléenne, une ligne séparative représentée par une crête mousse, en arrière de laquelle se trouve un sillon plus ou moins accusé. Cette ligne, *ligne condylo-trochléenne*, très visible sur la figure 498 (4 et 4'), commence sur le bord latéral de chaque condyle, au niveau d'une échancrure qui est plus marquée sur le condyle interne que sur l'externe. De là, elle se dirige obliquement en arrière et en dedans vers l'échancrure intercondylienne : la ligne interne se porte vers le sommet de cette échancrure : quant à la ligne externe, elle se termine à 8 ou 10 millimètres plus loin, sur le bord interne du condyle correspondant. L'observation démontre que la ligne condylo-trochléenne est ordinairement plus marquée sur le condyle interne que sur le condyle externe : sur 50 fémurs, Mikulics a trouvé les deux lignes à peu près égales sur 31, l'interne plus accusée que l'externe sur 16, l'externe au contraire plus marquée que l'interne sur 3. Depuis longtemps déjà (1879), Terrillon a établi que les lignes condylo-trochléennes répondent, dans la station debout, au bord supérieur des fibro-cartilages semi-lunaires et, de ce fait, ne sont que les empreintes laissées sur les surfaces articulaires par ces fibro-cartilages (voy. fig. 514). Dès lors, il n'est rien d'étonnant qu'elles s'accentuent au fur et à mesure que le sujet avance en âge.

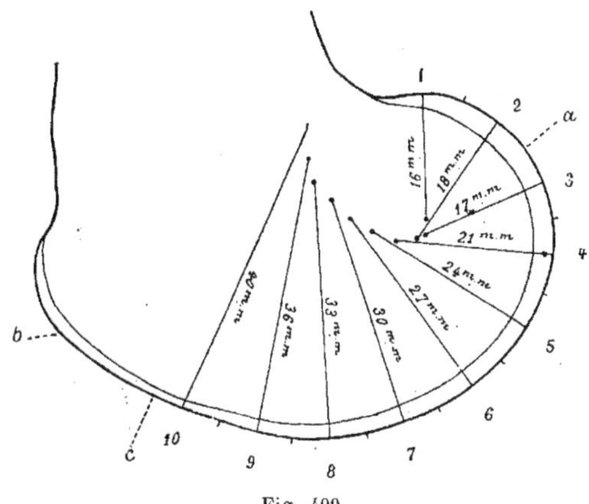

Fig. 499.

Coupe sagittale du condyle interne du fémur (d'après Bugnion).

(La coupe suit approximativement la ligne de contact ; la surface est divisée en centimètres, comptés d'arrière en avant ; le double contour figure l'épaisseur du cartilage ; les différents centres de courbure sont indiqués par des points ; les chiffres, placés à côté des rayons, indiquent en millimètres la longueur de ces rayons.)

a, condyle. — *b*, trochée. — *c*, limite condylo-trochléenne.

A l'état frais, la surface trochléenne et les deux surfaces condyliennes sont revêtues d'une couche de cartilage hyalin, dont l'épaisseur est, en moyenne, de 2mm,5 à 3 millimètres. Cette couche, si elle est partout continue, n'est pas uniforme. Au niveau de la trochlée, elle est plus épaisse sur la gorge et sur le versant externe que sur le versant interne. Au niveau des condyles, elle est également beaucoup plus développée sur la partie moyenne que sur les bords : vu sur des coupes frontales (fig. 501), le revêtement cartilagineux des condyles revêt la forme d'un croissant dont la concavité, dirigée en haut, embrasse la surface osseuse correspondante.

b. *Extrémité supérieure du tibia.* — L'extrémité supérieure du tibia (voy. Ostéologie, p. 331) offre à l'articulation du genou ses deux cavités glénoïdes : l'une, interne, à la fois plus longue et plus profondément excavée ; l'autre, externe, plus large, légèrement concave dans le sens transversal, plane ou légèrement convexe dans le sens antéro-postérieur, se prolongeant de 5 ou 6 millimètres sur la face postérieure de l'os.

Les deux cavités glénoïdes sont séparées l'une de l'autre, par l'*épine du tibia*, sorte de massif osseux quadrilatère, qui se résout en haut en deux tubercules, l'un interne, l'autre externe. Nous rappellerons, à ce sujet, que l'épine du tibia est un peu plus rapprochée du plan postérieur de l'os que du plan antérieur et, d'autre part, que chaque surface glénoïde se relève au niveau de l'épine, pour se prolonger jusque sur le tubercule correspondant (fig. 501). En avant et en arrière de l'épine tibiale, toujours entre les deux cavités glénoïdes, s'étalent deux surfaces triangulaires, rugueuses et très irrégulières, la ***surface pré-spinale*** et la ***surface rétro-spinale***.

A l'état frais, les deux surfaces articulaires du tibia sont revêtues, comme celle du fémur, par une couche de cartilage hyalin, dont l'épaisseur maxima répond

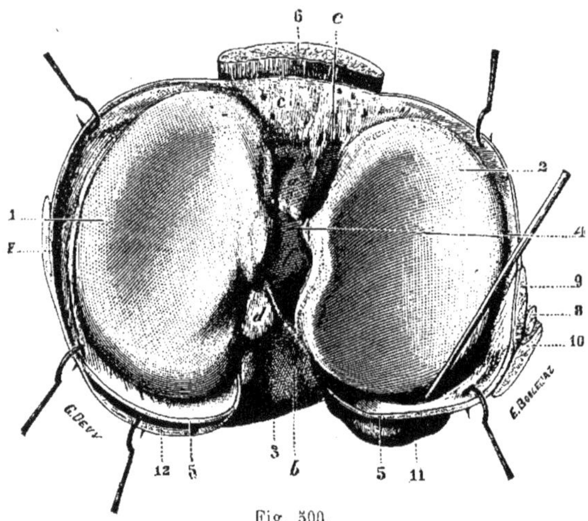

Fig. 500.

Extrémité supérieure du tibia droit, vue d'en haut avec sa collerette capsulaire.

1, cavité glénoïde interne. — 2, cavité glénoïde externe. — 3, face postérieure de l'os. — 4, épine du tibia, avec ses deux tubercules et les deux surfaces pré-spinale et rétro-spinale. — 5, capsule articulaire. — 6, ligament rotulien. — 7, ligament latéral interne. — 8, ligament latéral externe. — 9, tendon du poplité. — 10, tendon du biceps. — 11, cul-de-sac synovial, descendant jusqu'à la tête du péroné. — 12, tendon du demi-membraneux, avec sa bourse séreuse.

Les parties teintées indiquent les territoires d'insertion des faisceaux fibreux suivants : *a* (*en rouge*), ligament croisé antérieur ; *b* (*en rouge*), ligament croisé postérieur ; *c* (*en jaune*), ligament antérieur du fibro-cartilage interne ; *d* (*en jaune*), ligament postérieur du fibro-cartilage semi-lunaire interne ; *e* (*en bleu*), ligament antérieur du fibro-cartilage externe ; *f* (*en bleu*), ligament postérieur du fibro-cartilage externe. Se reporter, pour la disposition de ces faisceaux fibreux, à la figure 502.

toujours à la partie moyenne des cavités glénoïdes, juste sur le point où s'exerce, dans la station debout, la pression la plus considérable (fig. 501). Sur la glène interne, le revêtement cartilagineux mesure en moyenne 3 ou 4 millimètres d'épaisseur ; la forme de la surface articulaire n'est pas sensiblement modifiée par lui. Mais il n'en est pas de même pour la glène externe et, cela, parce que la couche cartilagineuse qui s'étale sur elle est beaucoup plus épaisse à sa partie moyenne qu'à ses deux extrémités antérieure et postérieure. Il en résulte que la surface articulaire, qui, sur l'os sec, est à peu près plane dans le sens antéro-postérieur, est maintenant nettement convexe dans le même sens (fig. 509). Le revêtement cartilagineux, sur la glène externe, atteint jusqu'à 6 et 7 millimètres d'épaisseur.

c. *Face postérieure de la rotule*. — La rotule nous présente, sur sa face postérieure, une surface articulaire allongée dans le sens transversal et occupant les trois quarts ou même les quatre cinquièmes supérieurs de cette face. — Une crête mousse, dirigée verticalement, divise cette surface articulaire en deux facettes latérales : une facette externe, plus grande, nettement excavée à son centre; une facette interne, un peu plus petite, légèrement concave ou même plane, subdivisée parfois elle-même, par une ligne oblique en bas et en dedans, en deux facettes secondaires (voy. Ostéologie, p. 328). — A l'état frais, la surface articulaire de la rotule nous présente un revêtement cartilagineux d'une épaisseur remarquable. Vue sur une coupe horizontale, cette couche cartilagineuse est à peu près uniforme ; à peine s'atténue-t-elle au niveau de ses bords. Elle mesure de 3 à 4 millimètres.

d. *Mode de correspondance des surfaces articulaires précitées.* — Pour constituer l'articulation du genou, les trois surfaces articulaires que nous venons de décrire, surface fémorale, surface tibiale et surface rotulienne, se disposent de la façon suivante. — La surface rotulienne tout d'abord s'applique contre la trochlée fémorale : la gorge de la trochlée répond à la crête verticale de la rotule; d'autre part, les deux facettes latérales ou versants de la trochlée, légèrement convexes, répondent aux deux facettes latérales de la rotule, lesquelles, comme nous l'avons vu, sont légèrement concaves. — De leur côté, les deux surfaces condyliennes, convexes à la fois dans le sens transversal et dans le sens antéro-postérieur, reposent sur les deux cavités glénoïdes du tibia. Nous ferons remarquer à ce sujet que, par sa partie la plus interne, par cette partie qui se relève le long de l'épine, chaque surface glénoïdienne se met en rapport, dans une étendue de plusieurs millimètres, avec la face interne ou axiale du condyle correspondant. Cette disposition se voit très nettement sur la figure 501, qui représente une coupe frontale de l'articulation. — Enfin, à l'espace intercondylien du fémur répond, du côté du tibia, ce que j'appellerai l'*espace interglénoïdien*, formé par l'épine du tibia et par les deux surfaces rugueuses pré-spinale et rétro-spinale, qui sont placées, l'une en avant, l'autre en arrière de l'épine.

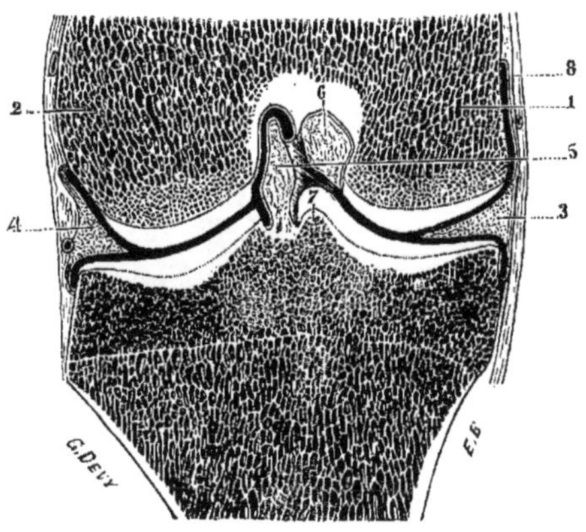

Fig. 501.

Coupe frontale du genou droit, pour montrer les rapports respectifs des surfaces articulaires et l'épaisseur variable des revêtements cartilagineux (sujet congelé, segment postérieur de la coupe).

1, condyle interne. — 2, condyle externe. — 3, cartilage semi-lunaire interne. — 4, cartilage semi-lunaire externe. — 5, ligament croisé antérieur. — 6, ligament croisé postérieur. — 7, épine du tibia. — 8, capsule articulaire.

Si maintenant nous envisageons d'une façon plus générale les surfaces articulaires du genou, nous pouvons dire : du côté du fémur, en réunissant la trochlée proprement dite aux surfaces condyliennes qui lui font suite, nous avons une véritable poulie dont la gorge, très nettement marquée à la partie antérieure et supérieure de l'os, est remplacée à la partie inférieure et postérieure par l'échancrure intercondylienne. En correspondance avec cette poulie, nous trouvons, du côté de la jambe, une surface inversement configurée, constituée par la réunion de la surface rotulienne avec les deux cavités glénoïdes du tibia : à la gorge de la poulie, répond la crête verticale de la rotule, laquelle est remplacée en bas et en arrière, comme la gorge trochléenne elle-même, par l'espace interglénoïdien;

aux versants de la poulie répondent les deux facettes latérales de la rotule, continuées, du côté du tibia, chacune par la cavité glénoïde correspondante. L'articulation du genou présente donc tous les éléments morphologiques qui caractérisent les articulations trochléennes et ainsi se trouve justifiée la place que nous lui avons assignée plus haut dans la nomenclature.

2° Fibro-cartilages ou ménisques interarticulaires. — La concordance n'est pourtant pas parfaite entre les deux surfaces articulaires fémorale et tibio-rotulienne : la concavité peu marquée des cavités glénoïdes du tibia s'adapte mal à la convexité beaucoup plus prononcée des condyles fémoraux. En d'autres termes, les condyles sont trop convexes ou bien les cavités glénoïdes, sur lesquelles ils

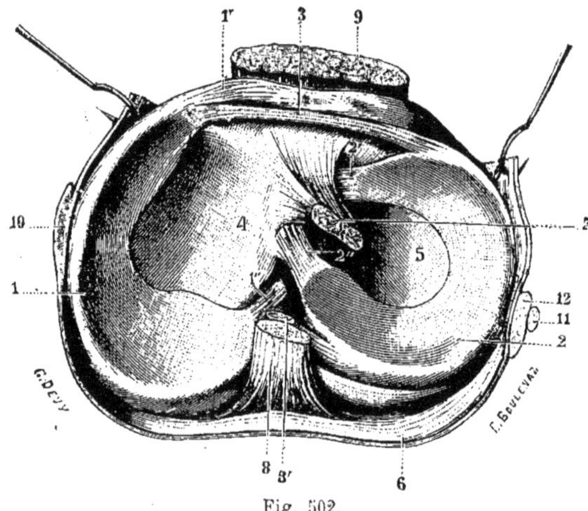

Fig. 502.

Les deux cavités glénoïdes du tibia avec leurs fibro-cartilages semi-lunaires, vues d'en haut.

1, fibro-cartilage semi-lunaire interne, avec : 1', son ligament antérieur ; 1'', son ligament postérieur. — 2, fibro-cartilage semi-lunaire externe, avec : 2', son ligament antérieur ; 2'', son ligament postérieur. — 3, ligament jugal. — 4, cavité glénoïde interne. — 5, cavité glénoïde externe. — 6, capsule articulaire. — 7, ligament croisé antérieur. — 8, ligament croisé postérieur, avec 8', un faisceau de renforcement provenant de la corne postérieure du fibro-cartilage externe. — 9, tendon rotulien. — 10, ligament latéral interne. — 11, ligament latéral externe. — 12, tendon du poplité.

sont destinés à se mouvoir, ne sont pas suffisamment excavées. Pour rétablir l'harmonie, nous voyons se développer, sur chacune des cavités glénoïdes, un fibro-cartilage en forme d'anneau ou plutôt de demi-anneau (fig. 502, 1 et 2), dont l'épaisseur va en diminuant de la périphérie au centre, disposition qui a nécessairement pour conséquence de relever les bords de la cavité sous-jacente et, du même coup, d'en augmenter la profondeur.

a. *Caractères communs aux deux fibro-cartilages.* — Ces fibro-cartilages d'agrandissement, appelés encore en raison de leur forme *cartilages semi-lunaires* ou *falciformes*, nous présentent chacun deux faces, l'une supérieure, l'autre inférieure, et deux circonférences, que l'on distingue en externe et interne. — La *face supérieure*, concave, se moule sur le condyle correspondant du fémur. — La *face inférieure*, à peu près plane, repose sur la cavité glénoïde du tibia. — La *circonférence externe* ou *grande circonférence*, très épaisse (fig. 501, 3 et 4), répond à la périphérie de l'articulation. Elle adhère intimement à la capsule fibreuse et aussi aux ligaments latéraux, sur tous les points où elle se trouve en contact avec eux. — La *circonférence interne* ou *petite circonférence*, concave, fort mince, presque tranchante, regarde le centre de la cavité glénoïde, mais elle ne l'atteint pas : elle en reste séparée d'ordinaire par un intervalle de 6 à 8 millimètres. — La *coupe vertico-transversale* des fibro-cartilages semi-lunaires représente un triangle très allongé (fig. 501, 3 et 4), dont la base répond à la grande circonférence, le sommet à la petite. Le cartilage s'avance à la manière d'un coin dans l'angle dièdre (*sinus condylo-cubital*) que forment, en se juxtaposant, le condyle fémoral et le plateau du tibia.

b. *Caractères propres à chaque fibro-cartilage*. — Les cartilages semi-lunaires se distinguent, comme les cavités glénoïdes auxquelles ils sont annexés, en externe et interne. — L'*externe* décrit un cercle à peu près complet : il est interrompu seulement en dedans, au niveau de l'épine, dans une toute petite étendue. On l'a comparé à un **O**. — L'*interne* est également interrompu du côté de l'épine, mais dans une étendue beaucoup plus grande : il ne décrit, en effet, que les trois quarts ou même les deux tiers d'une circonférence. On l'a comparé à un **C**. (Comme moyen mnémotechnique de la forme respective de chacun des deux cartilages semi-lunaires, on pourra retenir le mot de **OECI** : **OE**, externe en forme d'**O** ; **CI**, interne en forme de **C**.)

c. *Mode d'insertion*. — Somme toute, les deux cartilages semi-lunaires revêtent l'un et l'autre la forme d'un croissant et chacun d'eux nous présente deux extrémités ou cornes, l'une antérieure, l'autre postérieure, qui se dirigent toutes les deux vers l'espace interglénoïdien. C'est par ces deux extrémités que les fibro-cartilages se fixent au tibia, au moyen de trousseaux fibreux qui leur appartiennent en propre.

Le *fibro-cartilage externe* s'attache par sa corne antérieure sur la surface triangulaire pré-spinale, immédiatement en avant de l'épine et sur le côté externe du ligament croisé antérieur ; par sa corne postérieure, sur le tubercule interne de l'épine du tibia et dans l'espèce de fossette qui sépare ce tubercule interne de l'externe. De cette dernière corne part un faisceau fibreux, ordinairement très développé (fig. 502,8'), qui, se redressant en haut, vient se placer sur la face antérieure du ligament croisé postérieur et remonte, avec ce dernier, jusqu'au condyle interne : nous y reviendrons plus loin à propos des ligaments croisés. Je n'ai jamais rencontré, pas plus que Mouret, le faisceau de renforcement, décrit par certains auteurs, que la corne antérieure de notre fibro-cartilage externe enverrait au ligament croisé antérieur.

Le *fibro-cartilage interne* se fixe par sa corne antérieure au rebord antérieur du plateau tibial, immédiatement en avant du ligament croisé antérieur ; sa corne postérieure s'attache sur la surface rétrospinale, dans l'espace compris entre le ligament croisé postérieur et l'insertion postérieure, ci-dessus décrite, du fibro-cartilage externe. Nous ferons remarquer, en passant, que les ligaments du fibro-cartilage interne sont beaucoup plus faibles que ceux de l'externe

Les *deux fibro-cartilages* sont enfin reliés l'un à l'autre, à leur partie antérieure, à l'aide d'une petite bandelette à direction transversale (fig. 502,3), que l'on désigne indistinctement sous le nom de *ligament transverse* ou *ligament jugal*. Cette bandelette fibreuse, large de 3 ou 4 millimètres, longue de 4 ou 5 centimètres, est recouverte par une masse cellulo-graisseuse, que nous décrirons plus loin sous le nom de paquet adipeux antérieur du genou.

d. *Dimensions*. — Les dimensions des cartilages semi-lunaires sont très variables. Ils présentent, en moyenne, de 10 à 12 millimètres de largeur : l'interne est ordinairement un peu plus large que l'externe. Leur hauteur, mesurée au niveau de la grande circonférence, est de 8 millimètres pour l'externe, de 6 millimètres seulement pour l'interne.

3° Moyens d'union. — Les différentes pièces squelettiques qui entrent dans la constitution du genou sont maintenues en présence : 1° par un *ligament capsulaire* ou *capsule;* 2° par six ligaments périphériques, qui renforcent la capsule et que nous distinguerons en *ligament antérieur*, *ligament postérieur, ligaments latéraux* et *ligaments croisés*.

A. Ligament capsulaire ou capsule. — La capsule fibreuse du genou revêt ici, comme ailleurs, la forme d'un manchon, dont la circonférence supérieure embrasserait le fémur, la circonférence inférieure l'extrémité supérieure du tibia. — L'*insertion fémorale* (fig. 498) est très irrégulière. A la partie antérieure de l'articulation, tout d'abord, la capsule s'insère dans le creux sus-trochléal, à 10 ou 15 millimètres au-dessus de la gorge de la poulie. La ligne d'insertion, se portant ensuite en dehors et en arrière, rase l'extrémité antérieure des deux bords de la poulie et descend ensuite sur la face externe de chaque condyle jusqu'au-dessous de la tubérosité. Remontant alors en haut et en arrière, elle gagne la face postérieure des condyles, contourne cette face postérieure à la manière d'un demi-cercle et arrive ainsi à l'espace intercondylien. Là, au lieu de passer comme un pont d'un condyle à l'autre, la ligne d'insertion se réfléchit sur la face profonde de chacun des condyles et se confond bientôt avec l'extrémité supérieure du ligament croisé correspondant. Dans ce long trajet, notre ligne d'insertion capsulaire est constamment située à une certaine distance du revêtement cartilagineux. Cette distance, très variable du reste suivant les points que l'on considère, est de 15 à 18 millimètres à la partie antérieure de la face externe des condyles, de 5 ou 6 millimètres au niveau des tubérosités, de quelques millimètres seulement à la partie postérieure des condyles. — L'*insertion tibiale* (fig. 500) de la capsule articulaire du genou se fait, en avant, sur le bord antérieur de la surface rugueuse pré-spinale. De là, la ligne d'insertion contourne, à la manière d'un demi-cercle, chacune des deux cavités glénoïdes et, arrivée à l'espace interglénoïdien, se termine sur les ligaments croisés. Au cours de ce trajet péritibial, la capsule ne s'éloigne guère que de 2 ou 3 millimètres du revêtement cartilagineux. A la partie postérieure de la tubérosité externe, cependant, l'insertion capsulaire, située beaucoup plus bas, se fait suivant une ligne oblique qui, de l'espace interglénoïdien, descend jusqu'à la tête du péroné.

Nous avons, précédemment, comparé la capsule articulaire du genou à un manchon. Tout en conservant cette comparaison, qui est exacte, il convient d'ajouter que le manchon fibreux est interrompu sur deux points : à sa partie antérieure et à sa partie postérieure. — A sa partie antérieure, tout d'abord, il présente une large fenêtre dans laquelle vient se placer la rotule. Sur le pourtour de cette fenêtre, la capsule s'insère sur la circonférence de la rotule, immédiatement en dehors du revêtement cartilagineux. — A sa partie postérieure, en regard de l'échancrure intercondylienne, la capsule est interrompue dans toute sa hauteur. Les deux bords qui résultent de cette interruption verticale, le bord interne et le bord externe, se réfléchissent tous les deux en avant, pénètrent dans l'échancrure intercondylienne, y rencontrent bientôt les ligaments croisés et se perdent chacun sur le côté externe du ligament croisé correspondant. — La capsule fibreuse nous présente encore quelques autres solutions de continuité moins importantes, pour le passage d'un certain nombre de bourses séreuses, que nous étudierons plus loin.

Au niveau de l'interligne articulaire fémoro-tibial, la capsule du genou adhère intimement à la circonférence externe des fibro-cartilages ou ménisques interarticulaires, qui la divisent ainsi en deux parties ; l'une inférieure ou *sous-méniscale*, relativement peu étendue ; l'autre supérieure ou *sus-méniscale*, beaucoup plus considérable. Il est à noter que la portion située au-dessous des ménisques est plus épaisse que celle située au-dessus.

Histologiquement, la capsule fibreuse du genou est constituée en grande partie par des faisceaux de fibres longitudinales, qui descendent directement du fémur sur le tibia ou bien vont du fémur à la rotule et de celle-ci à la partie antérieure du tibia. A ces fibres longitudinales s'ajoutent, en s'entremêlant avec elles, des fibres obliques ou transversales de provenances fort diverses.

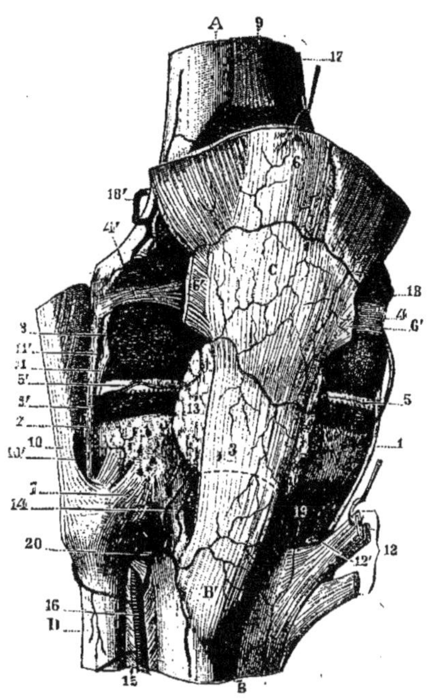

Fig. 503.

Articulation du genou, vue antérieure (synoviale injectée au suif).

A, fémur. — B, tibia, avec B', sa tubérosité antérieure. — C, rotule. — D, péroné.

1, ligament latéral interne. — 2, ligament latéral externe. — 3, ligament rotulien. — 4, 4', ailerons rotuliens interne et externe. — 5, 5', fibro-cartilages interne et externe. — 6, quadriceps, avec 6', expansion quadricipitale. — 7, ligament péronéo-tibial antérieur. — 8, synoviale articulaire (portion sus-méniscale), avec : 8', sa portion sous-méniscale ; 8'', son prolongement sous-quadricipital. — 9, muscle tenseur de la synoviale. — 10, tendon du biceps, avec 10', sa bourse séreuse. — 11, tendon du poplité, avec 11', sa bourse séreuse. — 12, les trois tendons de la patte d'oie, avec 12', leur bourse séreuse. — 13, paquet adipeux antérieur du genou. — 14, bourse prétibiale. — 15, ligament interosseux de la jambe. — 16, artère tibiale antérieure. — 17, grande anastomotique. — 18, 18', articulaires supérieures interne et externe. — 19, 19', articulaires inférieures interne et externe. — 20, récurrente tibiale antérieure.

B. Ligament antérieur. — Le ligament antérieur (fig. 503,2), plus connu sous le nom de *ligament rotulien*, est représenté par un ruban fibreux, à la fois très large, très épais, très résistant, qui s'étend du sommet de la rotule à la tubérosité antérieure du tibia. Sa direction, toutefois, n'est pas exactement verticale, mais un peu oblique de haut en bas et de dedans en dehors. Il forme avec l'axe du fémur un angle fortement obtus, dont le sinus regarde le côté externe de l'articulation.

Aplati d'avant en arrière et plus large en haut qu'en bas, le ligament rotulien nous offre à considérer deux faces, deux bords, une base et un sommet. — Sa *face antérieure* ou *cutanée* répond à l'aponévrose fémorale et à la peau. — Sa *face postérieure* ou *articulaire* regarde l'articulation. Elle répond, à sa partie inférieure, à une bourse séreuse qui la sépare du tibia : c'est la *bourse prétibiale*, laquelle facilite le glissement du tendon sur la surface osseuse. Au-dessus de la bourse prétibiale, la face postérieure du ligament rotulien est en rapport avec un paquet cellulo-adipeux, que nous désignerons sous le nom de *paquet adipeux antérieur du genou*. Destiné à combler l'intervalle qui sépare le ligament de la ligne de contact des condyles avec le tibia, le paquet adipeux antérieur prend naturellement la forme même de cet intervalle : c'est une sorte de cône, qui répond par sa base au ligament rotulien et à la partie la plus inférieure de la rotule, et par son sommet plus ou moins effilé à la partie antérieure de l'espace intercondylien. Il se voit très nettement sur les coupes sagittales du genou (fig. 509,11). — Les *deux bords* du ligament rotulien, minces et arrondis, répondent à l'aponévrose fémorale. — Sa *base* s'insère sur le sommet de la rotule. A ce niveau, on constate très nettement la continuité des fibres superficielles du tendon avec des fibres de même direction, qui proviennent de la face antérieure de la rotule et qui se continuent d'autre part, à la base de cet os, avec le tendon du quadriceps. — Son *sommet*, tronqué, se fixe sur les parties moyenne et inférieure de la tubérosité antérieure du tibia.

Le ligament antérieur du genou mesure, en moyenne, 5 ou 6 centimètres de longueur ; sa largeur est de 3 centimètres au niveau de sa base, de 2 centimètres à son sommet. Son épaisseur varie de 5 à 6 millimètres.

Morphologiquement, le ligament rotulien doit être considéré comme le tendon terminal du muscle quadriceps, qui a été interrompu, à la face antérieure du genou, par le développement de la rotule laquelle, comme nous l'avons vu en ostéologie (p. 366), n'est qu'un os sésamoïde.

A la partie antérieure de l'articulation du genou, la capsule fibreuse se trouve renforcée par une série de plans fibreux, qui sont, en allant des parties superficielles vers les parties profondes, l'aponévrose fémorale, l'expansion quadricipitale, les ailerons de la rotule :

a. *Aponévrose fémorale*. — L'aponévrose fémorale recouvre tout le pourtour du genou. — *En dedans de la rotule*, elle est relativement mince, formée en grande partie par des fibres longitudinales, qui viennent se confondre, inférieurement, avec l'expansion fibreuse du muscle couturier. — *En dehors de la rotule*, elle forme une lame fibreuse beaucoup plus épaisse, représentant en grande partie le tendon du muscle tenseur du fascia lata. Ici encore elle se compose de fibres longitudinales, qui se fixent, en bas, sur la tête du péroné et sur la tubérosité externe du tibia, principalement sur le tubercule de Gerdy. — *En avant de la rotule*, l'aponévrose fémorale, extrêmement mince, est représentée par un système de fibres transversales ou arciformes, qui sont surtout très accusées au niveau du tendon rotulien. Ces fibres, en passant en avant du tendon, le refoulent en arrière et, de ce fait, lui font prendre une forme légèrement concave en avant : si l'on vient à les sectionner, le tendon se redresse et, du même coup, sa concavité antérieure disparaît (Mouret).

b. *Expansion quadricipitale*. — Située au-dessous de l'aponévrose fémorale, l'expansion quadricipitale est une lame aponévrotique, qui se détache, à sa partie supérieure, du tendon du droit antérieur et des deux vastes (voy. Myologie) et qui, de là, descend au-devant du genou jusqu'aux tubérosités du tibia. — *Sur le côté externe de la rotule*, l'expansion quadricipitale est peu distincte. Elle se confond, en effet, à 10 ou 12 millimètres en dehors de la rotule, avec l'aponévrose fémorale. Elle vient se fixer, comme cette dernière, sur la tubérosité externe du tibia. — *Sur le côté interne de la rotule*, l'expansion quadricipitale est beaucoup plus distincte. Elle présente bien encore des connexions avec l'aponévrose fémorale, mais ces connexions sont plus faibles, et l'on peut ordinairement isoler les deux lames en question jusqu'à 3 centimètres du bord interne de la rotule. — *Au-devant de la rotule*, enfin, l'expansion quadricipitale passe devant cet os sans lui adhérer : entre elle et la surface osseuse se trouve même une bourse séreuse, soit uniloculaire, soit cloisonnée ; nous y reviendrons plus loin. Arrivée au sommet de la rotule, l'expansion fibreuse se confond avec les fibres arciformes, ci-dessus mentionnées, de l'aponévrose fémorale.

c. *Ailerons de la rotule*. — On désigne sous ce nom deux lamelles fibreuses, qui sont situées immédiatement au-dessous de l'expansion quadricipitale et qui se portent des bords latéraux de la rotule vers les condyles fémoraux. Ils se distinguent en externe et interne. — *L'aileron externe* (fig. 506, 3), très court, difficile à isoler, se détache du bord externe de la rotule. De là, les fibres qui le constituent se portent transversalement en dehors et se confondent plus ou moins, après un trajet de 8 à 10 millimètres, avec l'aponévrose fémorale. — *L'aileron interne* (fig. 505,3), beaucoup plus distinct et, par conséquent, beaucoup plus long, prend naissance sur le bord interne de la rotule. Puis, se dirigeant en dehors, vers la face latérale du condyle interne, il vient se fixer à la fois sur le tubercule du grand adducteur, sur la tubérosité du condyle et sur le ligament latéral interne.

C. Ligament postérieur. — Le ligament postérieur du genou s'étale sur toute la face postérieure de l'articulation. Il se compose de trois parties : une partie moyenne et deux parties latérales.

a. *Parties latérales*. — Les deux parties latérales, entièrement confondues avec la capsule fibreuse ci-dessus décrite, forment en arrière des condyles deux coques fibreuses, représentant chacune une sorte de segment de sphère à concavité dirigée en avant : leur face antérieure, excavée et lisse, se moule exactement sur la partie postérieure arrondie des condyles fémoraux ; leur face postérieure, convexe, répond aux muscles jumeaux, qui prennent sur elle une partie de leurs insertions. — La *coque fibreuse interne* est relativement mince. Elle nous présente d'ordinaire une ouverture circulaire, au niveau de laquelle le jumeau interne repose immédiatement sur le condyle sous-jacent. — La *coque fibreuse externe* est beaucoup plus épaisse que la précédente. A sa partie centrale se voit assez souvent un noyau fibro-cartilagineux ou osseux (fig. 513, 9'), qui donne insertion à quelques faisceaux du jumeau externe et qui, pour cette raison, est appelé *sésamoïde du jumeau externe*.

b. *Partie moyenne*. — La partie moyenne, comprise entre les deux coques précitées, répond aux espaces intercondylien et interglénoïdien. Elle est formée par un ensemble fort irrégulier de fibres verticales ou obliques, de longueur variable et s'entre-croisant un peu dans tous les sens. Ces fibres sont de deux ordres : les unes sont des expansions des muscles voisins ; les autres sont des fibres propres. — Parmi les premières, nous signalerons avant tout le tendon récurrent du demi-membraneux (fig. 504,c), large expansion triangulaire qui se détache du tendon de ce dernier muscle et, de là, se porte obliquement en haut et en dehors pour venir se terminer, en partie sur la coque fibreuse du condyle externe, en partie sur le fémur lui-même dans l'espace compris entre les deux condyles : c'est le *ligament poplité oblique* des anatomistes allemands. — Les fibres propres vont du fémur ou de la capsule à l'un ou l'autre des deux os de la jambe. Nous signalerons, comme appartenant aux fibres propres, deux faisceaux, ordinairement assez distincts, qui se détachent, l'un de la tête du péroné, l'autre de la tubérosité externe du tibia. De là, ils se portent en haut, en convergeant l'un vers l'autre, et viennent se terminer ensemble sur la partie inférieure de la coque fibreuse externe. Ces deux faisceaux, faisceau tibial et faisceau péronier, sont, l'un et l'autre légèrement

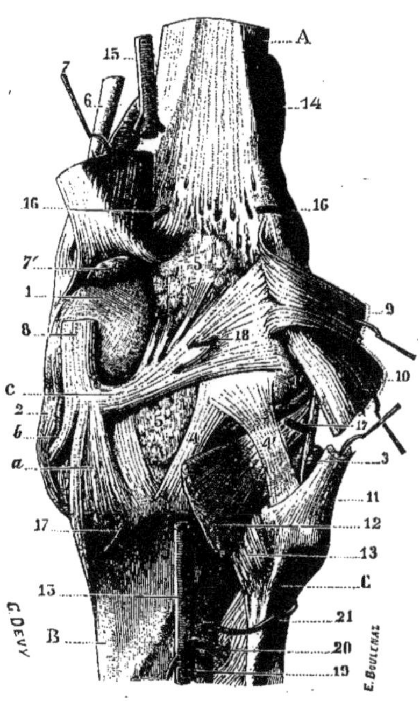

Fig. 504.

Articulation du genou droit, vue postérieure (cavité articulaire injectée au suif).

A, fémur. — tibia. B, — C, péroné. — 1, 1', coques fibreuses interne et externe du ligament postérieur. — 2, ligament latéral interne. — 3, ligament latéral externe. — 4, 4', ligament poplité arqué. — 5, 5, paquet adipeux postérieur, remplissant l'espace intercondylien. — 6, grand adducteur. — 7, jumeau interne, avec 7', sa bourse séreuse. — 8, demi-membraneux, avec : *a*, son tendon direct ; *b*, son tendon antérieur ; *c*, son tendon récurrent (ligament poplité oblique). — 9, plantaire grêle. — 10, jumeau externe. — 11, tendon du biceps. — 12, poplité, reposant sur sa bourse séreuse. — 13, ligament péronéo-tibial postérieur. — 14, prolongement sous-quadricipital de la synoviale. — 15, artère poplitée. — 16, 16, articulaires supérieures interne et externe. — 17, 17, articulaires inférieures interne et externe. — 18, articulaire moyenne. — 19, tronc tibio-péronier. — 20, tibiale antérieure. — 21, articulaire de la tête du péroné.

concaves. En se réunissant par leur extrémité supérieure et en se regardant par leur concavité, ils forment dans leur ensemble une sorte d'arcade à concavité inférieure (fig. 504,4 et 4') : c'est le *ligament poplité arqué* des anatomistes allemands. Au-dessous de lui passe le muscle poplité. — Quoi qu'il en soit de leur provenance, les fibres constitutives de la partie moyenne du ligament postérieur ménagent entre elles de nombreux orifices, qui livrent passage à quelques filets nerveux et à des vaisseaux, notamment à l'artère articulaire moyenne ou à ses branches.

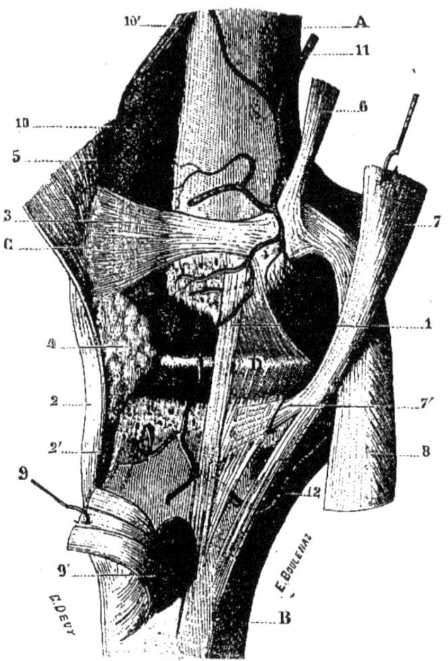

Fig. 505.

Articulation du genou droit, vue par sa face interne (cavité articulaire injectée au suif).

A, fémur. — B, tibia. — C, rotule. — D, fibro-cartilage semi-lunaire interne. — 1, ligament latéral interne. — 2, tendon rotulien, avec 2', bourse prétibiale. — 3, aileron interne de la rotule. — 4, paquet adipeux antérieur. — 5, muscle quadriceps. — 6, grand adducteur. — 7, demi-membraneux, avec 7', son tendon antérieur. — 8, jumeau interne. — 9, tendon de la patte d'oie, avec 9', sa bourse séreuse. — 10, cul-de-sac sous-quadricipital de la synoviale, avec 10', son muscle tenseur. — 11, artère articulaire supéro-interne. — 12, artère articulaire inféro-interne.

D. Ligaments latéraux. — Au nombre de deux, les ligaments latéraux de l'articulation du genou se distinguent en interne et externe :

a. *Ligament latéral interne*. — Le ligament latéral interne (fig. 505,1), aplati et rubané, s'insère en haut sur la tubérosité du condyle interne, immédiatement au-dessous du tubercule du troisième adducteur. De là, il se porte en bas et un peu en avant et vient se terminer sur la partie la plus élevée de la face interne du tibia, ainsi que sur le bord interne de cet os.

Assez étroit à son extrémité supérieure, il s'élargit en descendant, atteint son maximum de largeur au niveau du ménisque, puis se rétrécit graduellement jusqu'à son insertion tibiale. Il revêt ainsi dans son ensemble la forme d'un triangle, dont la base serait représentée par le bord antérieur. Sa longueur atteint 9 ou 10 centimètres ; sa largeur est de 20 à 25 millimètres à sa partie moyenne, de 12 à 15 millimètres à son extrémité inférieure. Il est constitué par trois ordres de fibres : 1° des fibres verticales, qui descendent directement du fémur sur le tibia ; elles répondent au bord antérieur du ligament ; 2° des fibres obliques descendantes, qui, partant du fémur, s'éparpillent en éventail, pour se terminer à la fois sur la capsule et sur le ménisque ; 3° des fibres obliques ascendantes, qui, du tibia, remontent vers la capsule et s'y terminent en même temps que sur le ménisque.

Envisagé au point de vue de ses rapports, le ligament latéral interne nous offre à considérer deux bords et deux faces. — Son bord postérieur se continue avec la coque condylienne interne du ligament postérieur. — Son bord antérieur, assez nettement délimité, regarde le ligament rotulien, dont il est séparé par un intervalle de 3 centimètres à 3 centimètres et demi. — Sa face superficielle est recouverte : 1° en haut, par l'aponévrose fémorale et la peau ; 2° en bas, par les tendons des muscles de la patte d'oie, qui le croisent obliquement et glissent sur elle à l'aide d'une bourse séreuse. — Sa face profonde, enfin, répond successivement, en allant de haut en bas : 1° au condyle interne du fémur, dont il est séparé par la synoviale articulaire ; 2° au fibro-cartilage semi-lunaire interne, auquel il adhère intimement ; 3° à la tubérosité interne du tibia, au tendon horizontal du muscle demi-membraneux et à l'artère articulaire interne inférieure.

b. *Ligament latéral externe.* — Le ligament latéral externe (fig. 506,1) revêt la forme d'un cordon arrondi ou très légèrement aplati, long de 5 ou 6 centimètres, épais de 4 ou 5 millimètres. Comme on le voit, il diffère beaucoup du précédent et par sa forme et par sa longueur. Il s'attache en haut, sur la tubérosité du condyle externe du fémur. De là, il se porte en bas et un peu en arrière et vient se fixer à la partie antérieure et externe de la tête du péroné, à 8 à 10 millimètres en avant de l'apophyse styloïde de cet os. — Son bord antérieur donne naissance à une expansion fibreuse, qui descend obliquement sur le bord externe du fibro-cartilage semi-lunaire correspondant. — Son bord postérieur est en rapport, dans toute son étendue, avec le tendon du biceps, qui, en bas, l'enveloppe dans une gaine demi-cylindrique : une bourse séreuse plus ou moins développée (fig. 506,7') sépare ordinairement, à leur partie inférieure, le tendon et le ligament. — Sa face superficielle répond à l'aponévrose fémorale. — Sa face profonde recouvre successivement, en allant de haut en bas : 1° le tendon du poplité, dont il est séparé par une bourse séreuse ; 2° le fibro-cartilage interarticulaire externe ; 3° l'artère articulaire inféro-externe ; 4° enfin, la tubérosité externe du tibia.

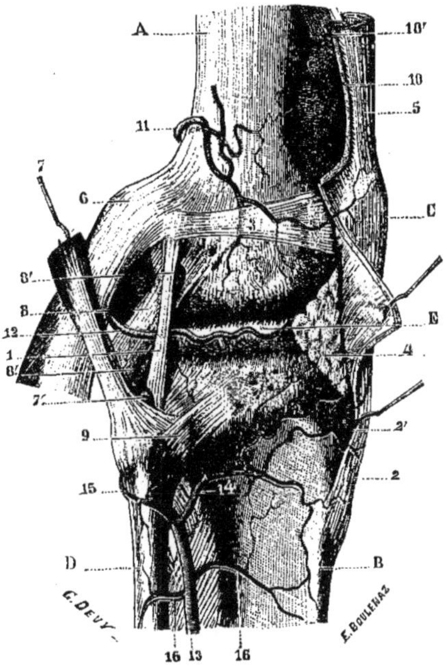

Fig. 506.

Articulation du genou droit, vu par sa face externe (cavité articulaire injectée au suif).

A, fémur. — B, tibia. — C, rotule. — D, péroné. — E, fibro-cartilage semi-lunaire externe. — 1, ligament latéral externe. — 2, tendon rotulien, avec 2', bourse prétibiale. — 3, aileron externe de la rotule. — 4, paquet adipeux antérieur. — 5, muscle quadriceps. — 6, jumeau externe. — 7, biceps, avec 7', sa bourse séreuse. — 8, tendon du poplité, avec : 8', sa bourse séreuse ; 8'', bourse séreuse séparant ce tendon du ligament latéral externe. — 9, ligament péronéo-tibial antérieur. — 10, cul-de-sac sous-quadricipital de la synoviale, avec 10' son muscle tenseur. — 11, artère articulaire supéro-externe. — 12, artère articulaire inféro-externe. — 13, artère tibiale antérieure. — 14, artère récurrente tibiale antérieure. — 15, artère articulaire de la tête du péroné. — 16, artères périostiques.

E. Ligaments croisés. — Les ligaments croisés, improprement appelés ligaments intra-articulaires ou ligaments interosseux, sont profondément situés dans l'échancrure intercondylienne. On ne peut les apercevoir et bien les étudier qu'à la condition de sectionner préalablement le ligament antérieur (fig. 487, 5 et 6) ou le ligament postérieur. Au nombre de deux, ces ligaments se distinguent, d'après leur situation respective au niveau de leur insertion tibiale, en antérieur et postérieur :

a. *Ligament croisé antérieur*. — Le ligament croisé antérieur (fig. 507,5) prend naissance, en bas, sur la partie antéro-interne de l'épine du tibia et sur la surface rugueuse qui est placée en avant de l'épine. Parti de ce point, il se dirige obliquement en haut, en arrière et en dehors et vient se fixer, par son extrémité supérieure, sur la partie toute postérieure de la face profonde du condyle externe. Cette insertion fémorale se fait suivant une ligne verticale de 1 centimètre de hauteur.

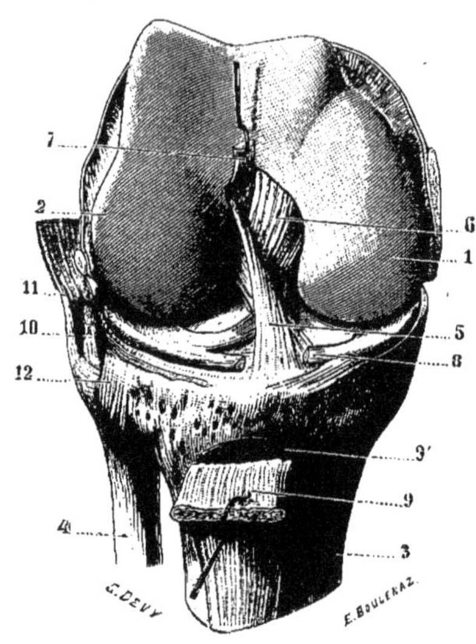

Fig. 507.

Les ligaments croisés, vue antérieure.

(L'articulation a été ouverte en avant, la rotule enlevée et le fémur fortement fléchi sur les os de la jambe.)

1, condyle interne. — 2. condyle externe. — 3, tibia. — 4, péroné. — 5, ligament croisé antérieur. — 6, ligament croisé postérieur. — 7, ligament adipeux, érigné en haut. — 8, ligament jugal, réséqué à sa partie moyenne. — 9, tendon rotulien, avec 9', bourse prétibiale. — 10, ligament latéral externe, coupé en travers. — 11, tendon du biceps. — 12, ligament péronéo-tibial antérieur.

b. *Ligament croisé postérieur*. — Le ligament croisé postérieur (fig. 507,6) s'insère, en bas, sur la surface plus ou moins rugueuse, excavée en forme d'échancrure, qui se voit en arrière de l'épine tibiale et qui sépare à ce niveau les deux cavités glénoïdes. De là, il se porte obliquement en haut, en avant et en dedans, et vient s'attacher, par son extrémité supérieure, sur la partie antérieure de la face profonde du condyle interne. Cette insertion fémorale mesure environ 2 centimètres d'étendue ; mais, contrairement à celle du ligament croisé antérieur, elle se fait suivant une ligne horizontale. — Nous avons déjà dit plus haut, et nous croyons devoir le rappeler ici, que le ligament croisé postérieur est renforcé dans la grande majorité des cas par un faisceau accessoire (fig. 502,8'), qui prend naissance sur l'extrémité postérieure du fibro-cartilage inter-articulaire externe, gagne ensuite la face antérieure du ligament croisé et, finalement, vient se fixer, avec ce dernier, sur la face externe du condyle interne. Ce faisceau accessoire, parfaitement distinct à son origine, se confond ordinairement au cours de son trajet, avec les faisceaux correspondants du ligament croisé ; dans certains cas, cependant, il conserve son indépendance jusqu'à son insertion fémorale. Outre ce faisceau accessoire, qui se porte en avant du ligament croisé postérieur et que l'on peut, pour cette raison, appeler ***faisceau accessoire antérieur***, on rencontre parfois un ***faisceau accessoire postérieur***, qui se détache, comme le précédent, de la corne postérieure du fibro-cartilage inter-articulaire externe et d'autre part gagne le condyle externe, en passant, non plus sur la face antérieure du ligament croisé postérieur, mais sur sa face postérieure (fig. 513,5'). Ce faisceau accessoire postérieur, bien décrit tout récemment par KAZZANDER, peut remplacer le faisceau accessoire antérieur, mais le plus souvent il coexiste avec lui : dans ce dernier cas, on le voit, notre ligament croisé postérieur, chemine entre deux faisceaux de renforcement, l'un postérieur, l'autre antérieur, qui s'étendent obliquement de la corne postérieure du fibro-cartilage externe à la face externe du condyle interne.

c. *Caractères communs aux deux ligaments croisés.* — Il résulte de ce que nous venons de dire touchant la disposition des deux ligaments croisés : 1° que ces deux ligaments présentent chacun une double obliquité ; 2° que la direction de l'un est exactement l'inverse de celle de l'autre ; 3° que les deux ligaments, enfin, s'entre-croisent doublement, dans le sens antéro-postérieur d'abord, puis dans le sens transversal. Le nom de ligaments croisés, sous lequel on les désigne, ne saurait donc être mieux justifié.

Comme moyen mnémotechnique des insertions respectives des ligaments croisés, l'élève pourra se rappeler les quatre majuscules **AEPI**, qui sont chacune la première lettre d'un adjectif et que l'on doit lire comme suit : ligament **A**ntérieur allant au condyle **E**xterne ; ligament **P**ostérieur allant au condyle **I**nterne.

Envisagés au point de vue de leurs rapports, les deux ligaments croisés entrent réciproquement en contact par leur bord axial, je veux dire par celui de leurs bords qui regarde le centre de l'articulation. Leur bord externe donne insertion, comme nous l'avons vu plus haut (p. 584), à la capsule fibreuse. Leur face antérieure ou articulaire est revêtue par la synoviale. Leur face postérieure, extra-articulaire, répond à un paquet cellulo-graisseux, simple tissu de remplissage sur lequel nous reviendrons plus loin, à propos de la synoviale.

Les ligaments croisés de l'articulation du genou sont l'un et l'autre très forts et très résistants. Ils constituent, sans conteste, les plus importants de tous les moyens d'union qui relient le fémur aux os de la jambe.

4° **Synoviale.** — La synoviale du genou est à la fois la plus étendue et la plus complexe des séreuses articulaires. Pour en faciliter la description, nous la considérerons successivement en avant, en arrière et sur les côtés :

a. *Partie antérieure.* — En avant (fig. 509), la synoviale prend naissance sur le rebord supérieur de la trochlée fémorale, à la limite du revêtement cartilagineux. De là, elle se porte en haut et tapisse le creux sus-trochléal et la face antérieure du fémur dans une étendue verticale de 2, 3, 4, 5 ou 6 centimètres, suivant les sujets. Puis, se réfléchissant en avant et en bas, elle descend le long de la face profonde du quadriceps et arrive bientôt au bord supérieur de la rotule, où elle s'interrompt. La synoviale du genou envoie donc au-dessous du quadriceps, entre ce muscle et le fémur, un long diverticulum en forme de cul-de-sac : il est connu sous le nom de *cul-de-sac sous-quadricipital* ou *sous-crural*. Sur sa partie antéro-supérieure viennent s'attacher un ou deux faisceaux musculaires plus ou moins nettement différenciés, qui jouent à son égard le rôle d'un muscle tenseur et qui ont pour effet de l'attirer en haut toutes les fois que la jambe s'étend sur la cuisse : c'est le *muscle sous-crural* ou *muscle tenseur de la synoviale du genou* (fig. 509,9").

Envisagé au point de vue de ses relations avec la séreuse articulaire proprement dite, le cul-de-sac sous-quadricipital présente, suivant les cas, les trois modalités anatomiques suivantes : 1° il se confond avec la séreuse articulaire, sans ligne de démarcation aucune ; 2° il en est séparé par une cloison transversale *incomplète* et communique encore avec elle par un orifice plus ou moins considérable ; 3° il en est séparé par une cloison transversale *complète* et constitue, dans ce cas, une bourse séreuse indépendante, destinée à favoriser les glissements du muscle quadriceps ou muscle extenseur de la jambe.

La fréquence relative de ces différentes modalités nous est fournie par les statistiques suivantes. Tillaux, sur 15 genoux examinés à ce sujet, a rencontré une fois l'indépendance complète de la bourse séreuse sous-quadricipitale ; dans 7 cas, elle en était séparée seulement par une cloison incomplète en forme de diaphragme ; dans les 7 autres, toute trace de cloisonnement avait disparu et la fusion était complète entre les deux cavités. Ce chiffre de 1/15, représentant la fréquence relative de l'indépendance de la bourse sous-crurale, me paraît un peu trop élevé : sur 26 articulations que j'ai actuellement sous les yeux, une seule présente cette disposition. Les recherches de Schwartz nous apprennent d'autre part, fait qui avait été déjà énoncé par Zoja, que l'indépendance de la bourse sous-quadricipitale est beaucoup plus fréquente chez le fœtus et chez l'enfant. Dès lors il est tout naturel d'admettre que la bourse en question, analogue en cela à la plupart des bourses sous-musculaires, est primitivement indépendante sur tous les sujets et que ce

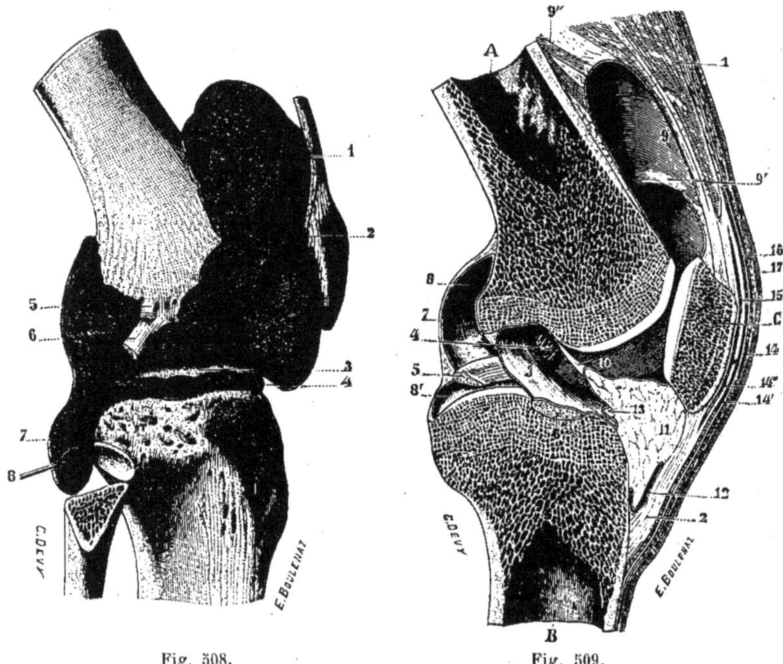

Fig. 508. Fig. 509.

Fig. 508. — La synoviale du genou injectée au suif, vue latérale externe.

1, prolongement sous-quadricipital. — 2, étranglement au niveau duquel ce prolongement communique ou se continue avec la synoviale articulaire proprement dite. — 3, fibro-cartilage semi-lunaire externe. — 4, portion sous-méniscale de la synoviale. — 5, ligament latéral externe. — 6, tendon de poplité. — 7, prolongement qui accompagne ce muscle. — 8, fente par laquelle ce prolongement communique avec l'articulation péronéo-tibiale supérieure.

Fig. 509. — Articulation du genou (coupe sagittale passant par la partie interne du condyle externe, segment interne de la coupe).

(La capsule a été distendue par une injection préalable, puis débarrassée de la matière à injection.)

A, fémur. — B, tibia. — C, rotule.

1, quadriceps fémoral. — 2, ligament rotulien. — 3, 4, ligaments croisés externe et interne. — 5, fibro-cartilage externe. — 6, ligament antérieur de ce fibro-cartilage. — 7, coque du condyle externe. — 8, partie sus-méniscale de la synoviale. — 8', sa partie sous-méniscale. — 9, cul-de-sac sous-quadricipital, avec : 9', cloison transversale, marquant la limite de ce cul-de-sac et de la synoviale articulaire ; 9'', tenseur de la synoviale. — 10, ligament adipeux. — 11, paquet adipeux antérieur. — 12, bourse séreuse prétibiale. — 13, ligament transverse. — 14, 14', 14'', bourses séreuses prérotuliennes. — 15, expansion quadricipitale. — 16, aponévrose superficielle. — 17, peau.

n'est que plus tard, au cours du développement et sous l'influence des contractions du quadriceps, qu'elle entre en communication avec la séreuse de l'articulation. Ces conclusions à priori sont confirmées par les récentes recherches de Moser : cet anatomiste a toujours vu la bourse sous-quadricipitale se développer isolément chez l'embryon et rester ainsi isolée jusqu'au dernier temps de la vie intra-utérine, époque à laquelle la cloison intermédiaire se perfore à son centre et établit ainsi une communication entre les deux cavités séreuses

Nous avons dit plus haut que la synoviale du genou s'interrompait, à la base de la rotule, sur le rebord supérieur du cartilage qui revêt la facette articulaire de cet os. Elle reprend au niveau du rebord inférieur de cette même facette et, immédiatement après, elle rencontre le *paquet adipeux antérieur*, ci-dessus mentionné (p. 585), qui s'avance à la manière d'un coin entre les surfaces articulaires supérieure et inférieure. La séreuse s'étale alors (fig. 509) sur la face supérieure de cette masse cellulo-graisseuse et arrive ainsi sur le tibia, au-devant de l'insertion inférieure du ligament croisé antérieur. Dans ce trajet, elle jette une gaine complète sur ce cordon grêle, souvent filiforme, qui prolonge le paquet adipeux jusqu'à la partie antérieure de l'échancrure intercondylienne : c'est à ce prolongement celluleux, entouré par la séreuse articulaire, qu'on donne le nom, bien impropre du reste, de *ligament adipeux* (fig. 510,5). Nous ajouterons, pour en finir avec la partie antérieure de la synoviale du genou, que cette synoviale forme, de chaque côté de la rotule, deux replis falciformes, saillants dans la cavité articulaire, que Morris a décrits sous le nom de *ligaments alaires*. Ils sont très visibles quand, après avoir ouvert l'articulation par sa face antérieure, on renverse en bas la rotule et qu'on fléchit fortement le tibia sur le fémur (fig. 510,7) : partis des bords latéraux de la rotule, les ligaments alaires se dirigent obliquement en bas, en arrière et en dedans, pour venir se terminer sur la partie moyenne du ligament adipeux.

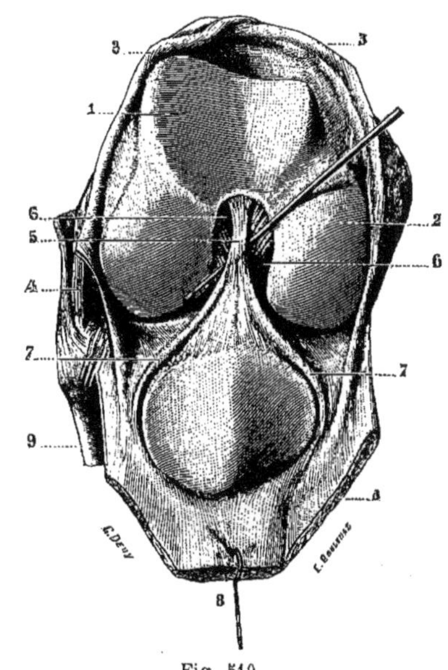

Fig. 510.

Ligament adipeux et ligaments alaires.

(L'articulation ayant été ouverte à sa partie antérieure par une incision transversale passant un peu au-dessus de la rotule, celle-ci a été fortement érignée en bas, en même temps que la cuisse a été fléchie sur la jambe.)

1, trochlée. — 2, condyle interne. — 3, capsule articulaire. — 4, ligament latéral externe. — 5, ligament adipeux, en arrière duquel on a passé un stylet. — 6, 6, ligaments croisés. — 7, 7, ligaments alaires droit et gauche. — 8, tendon du quadriceps, érigné en bas. — 9, péroné.

Le ligament adipeux présente des variations individuelles fort étendues. Sur certains sujets, il fait complètement défaut. Sur d'autres, au contraire, il prend des dimensions insolites et, se développant surtout d'avant en arrière, il forme une cloison sagittale qui s'étend depuis la rotule jusqu'aux ligaments croisés. Dans ce dernier cas, on le conçoit, la cavité articulaire se trouve divisée en deux cavités latérales, qui ne communiquent l'une avec l'autre qu'à leur partie antéro-supérieure, entre la rotule et la poulie fémorale. Comme l'a fait remarquer depuis longtemps Gegenbaur, ce serait là la disposition primitive. Ce n'est que plus tard, au cours du développement, que la cloison en question se résorbe peu à peu et disparaît presque en entier :

seule, sa partie antérieure persiste, et c'est elle qui constitue le ligament adipeux. Cette formation, on le voit, n'est donc pas un ligament, mais un simple reliquat de la cloison embryonnaire qui sépare à leur partie antérieure les deux condyles fémoraux.

b. *Partie postérieure.* — En arrière, la synoviale articulaire du genou s'applique contre la face antérieure des ligaments croisés. Puis, se réfléchissant en arrière (fig. 511), elle revêt les deux faces latérales de ces ligaments et atteint bientôt le ligament postérieur de l'articulation. Elle forme ainsi, dans ce trajet antéro-postérieur, deux feuillets qui occupent, l'un le côté interne, l'autre le côté externe des ligaments croisés. Ces deux feuillets, arrivés sur le ligament postérieur, se réfléchissent l'un et l'autre en dehors (par rapport à l'axe du genou), pour tapisser les parties latérales ou condyliennes de ce dernier ligament et se continuer, sur les côtés, avec les portions latérales de la synoviale.

Il résulte de cette disposition (fig. 511) : 1° que la portion médiane ou intercondylienne du ligament postérieur n'est pas revêtue par la synoviale ; 2° que la synoviale ne s'interpose nullement entre les ligaments croisés, mais les applique l'un contre l'autre ; 3° que ces ligaments croisés, quelque profonds qu'ils soient, sont réellement situés en dehors de l'articulation et, comme tels, appartiennent aux ligaments périphériques; on peut arriver sur eux, en effet, à la partie postérieure et médiane de l'articulation, sans intéresser la synoviale.

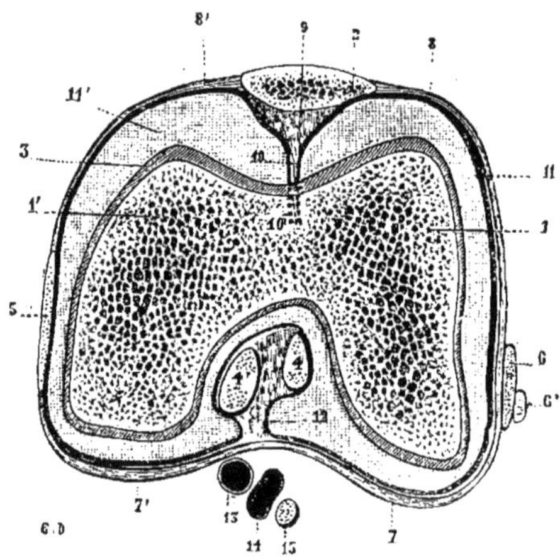

Fig. 511.

Coupe transversale de l'articulation du genou, rasant la surface cartilagineuse du fémur (genou droit, segment inférieur de la coupe, demi-schématique).

1, condyle externe. — 1', condyle interne. — 2, rotule. — 3, cartilage d'encroûtement. — 4, 4', ligaments croisés. — 5, ligament latéral interne. — 6, tendon du poplité. — 6', ligament latéral externe. — 7, 7', ligament postérieur. — 8, 8', ailerons de la rotule. — 9, paquet cellulo-graisseux antérieur. — 10, ligament adipeux, avec 10', son insertion au fémur. — 11, synoviale, avec 11', intérieur de la cavité séreuse. — 12, repli de la synoviale derrière les ligaments croisés. — 13, artère poplitée. — 14, veine poplitée. — 15, nerf sciatique poplité interne.

L'espace, irrégulier et anfractueux, qui se trouve compris entre les ligaments croisés, la synoviale et la portion médiane du ligament postérieur est comblé par une masse cellulo-adipeuse (fig. 504, 5), que nous désignerons sous le nom de *paquet adipeux postérieur du genou*. C'est, comme le paquet adipeux antérieur, un simple tissu de remplissage.

c. *Parties latérales.* — Sur les côtés, la synoviale, prenant naissance, comme toujours, à la limite de la surface cartilagineuse, remonte sur les faces latérales des condyles jusqu'à l'insertion supérieure de la capsule fibreuse. Là elle se réfléchit en bas et tapisse régulièrement la face interne de cette capsule jusqu'au rebord supérieur des fibro-cartilages semi-lunaires, sur lequel elle s'insère et où elle s'interrompt. Elle reprend de nouveau sur le rebord inférieur des fibro-cartilages, descend jusqu'à l'insertion tibiale de la capsule et remonte ensuite le long du tibia, pour venir se terminer sur le pourtour du revêtement cartilagineux des cavités glénoïdes. Comme on le voit, la synoviale du genou, interrompue au niveau de la circonférence externe des ménisques inter-articulaires, est divisée par ces derniers en deux portions : une portion supérieure ou *sus-méniscale*, représentant la presque totalité de la séreuse ; une portion inférieure ou *sous-méniscale*, beaucoup moins considérable. Cette dernière, sur une articulation injectée au suif, nous apparaît sous la forme d'un bourrelet semi-annulaire de 8 ou 10 millimètres de hauteur (fig. 508,4).

d. *Prolongements synoviaux.* — Outre le prolongement antérieur que nous avons signalé au-dessous du quadriceps, la synoviale du genou envoie, à sa partie postérieure, deux autres prolongements : l'un, qui est constant mais très variable dans son étendue, descend plus ou moins bas au-dessous du muscle poplité (fig. 508,7) ; l'autre s'étale au-dessous du jumeau interne. Ce dernier prolongement de la synoviale (fig. 504,7') s'échappe par l'ouverture, signalée ci-dessus, qui occupe la partie centrale de la coque condylienne interne ; on le rencontre dans la moitié des cas environ, d'après GRUBER. Enfin la synoviale du genou communique, 1 fois sur 10 d'après LENOIR, 1 fois sur 7 d'après ZOJA, 1 fois sur 11 d'après mes propres recherches, avec la synoviale de l'articulation péronéo-tibiale supérieure.

Le prolongement synovial destiné au tendon du poplité se détache de la synoviale sus-méniscale à la partie postéro-externe du condyle externe. De là, il se porte en bas et en arrière, croise obliquement la circonférence externe du ménisque correspondant et, au-dessous de lui, entre en communication avec la synoviale sous-méniscale. Continuant alors son trajet descendant, il longe le côté interne de l'articulation péronéo-tibiale supérieure et s'arrête d'ordinaire à la hauteur de la partie moyenne de la tête du péroné. C'est à ce niveau que se trouve, quand elle existe, la communication de ce prolongement avec l'articulation péronéo-tibiale supérieure. La hauteur du prolongement synovial du poplité est, en moyenne, de 35 à 40 millimètres.

e. *Franges synoviales.* — La synoviale du genou est remarquable par le nombre et par les dimensions de ces replis ou appendices qui, sous le nom générique de franges synoviales, ont pour attribution de combler tous les intervalles que ménagent entre elles, dans certaines attitudes, les surfaces articulaires. Aucune autre articulation ne lui est comparable à cet égard. En arrière et sur les côtés, nous rencontrons quelques replis transversaux, ordinairement peu accusés, qui s'insinuent entre les condyles fémoraux et les fibro-cartilages interarticulaires. Mais c'est en avant, à droite et à gauche de la rotule et au-dessus du ligament adipeux antérieur, que les franges synoviales sont le plus nombreuses et le plus développées. Nous avons déjà signalé plus haut les ligaments alaires ; mais, en dehors d'eux, se dressent presque toujours d'autres replis moins importants. Ces replis, très variables par leur orientation et par leur étendue, très variables aussi par leur constitution anatomique, les uns étant formés exclusivement par deux feuillets séreux adossés, d'autres par un revêtement séreux recouvrant des masses adipeuses plus ou moins considérables, nous présentent ce caractère commun qu'ils font saillie dans la cavité articulaire et se trouvent situés entre la rotule et la partie correspondante du fémur. J'ai vu dans un cas, un peu en dehors du bord latéral interne de la rotule, un vaste repli semi-lunaire, long de 4 centimètres, haut de 2 centimètres et demi, qui s'interposait entre le condyle interne et la partie correspondante de la rotule. A son centre se voyait un orifice circulaire de 5 ou 6 millimètres de diamètre.

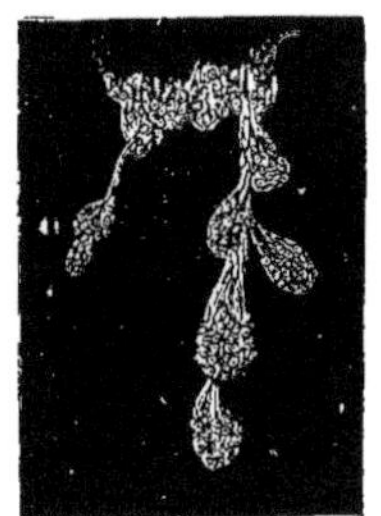

Fig. 512.
Franges synoviales du genou (d'après HENLE).

5° **Rapports.** — L'ensemble des parties molles qui entourent l'articulation du genou forme deux importantes régions de l'anatomie topographique : en avant, la *région fémoro-tibiale antérieure ;* en arrière, la *région fémoro-tibiale postérieure,* plus connue sous le nom de *région poplitée.*

a. *En avant,* l'articulation du genou est relativement très superficielle. Outre l'extrémité inférieure du quadriceps crural, qui s'insère sur la base et sur les bords de la rotule, nous ne rencontrons au-devant d'elle que l'aponévrose superficielle, le tissu cellulaire sous-cutané et la peau.

b. *En arrière,* l'articulation est, au contraire, fortement matelassée par les parties molles. Nous y rencontrons, tout d'abord, les quatre groupes musculaires qui

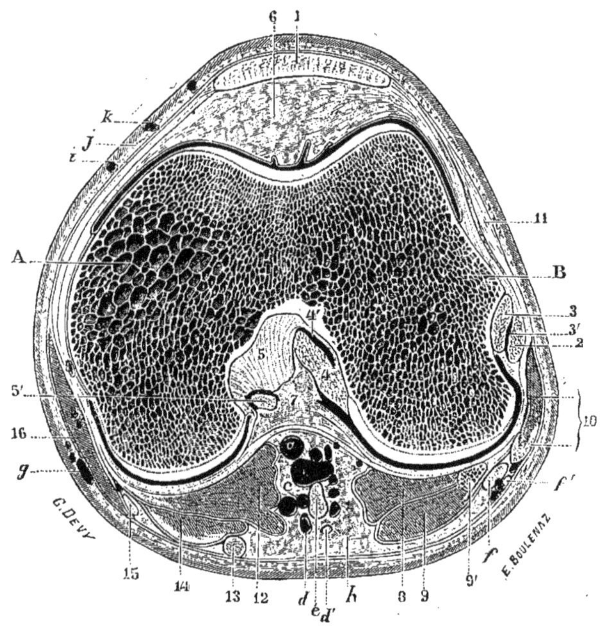

Fig. 513.

Coupe horizontale du genou droit, passant par la partie inférieure du fémur (sujet congelé, segment inférieur de la coupe).

A, condyle interne. — B, condyle externe.

1, tendon rotulien. — 2, ligament latéral externe. — 3, tendon du poplité, avec 3', la bourse séreuse qui le sépare du ligament latéral externe. — 4, ligament croisé antérieur, avec 4', bourse séreuse. — 5, ligament croisé postérieur, avec 5', son faisceau de renforcement postérieur, provenant de la corne postérieure du cartilage semi-lunaire externe. — 6, paquet adipeux antérieur. — 7, paquet adipeux postérieur. — 8, plantaire grêle. — 9, jumeau externe, avec 9', son sésamoïde. — 10, biceps crural. — 11, tenseur du fascia lata. — 12, jumeau interne. — 13, demi-tendineux. — 14, demi-membraneux — 15, droit interne. — 16, couturier.

a, artère poplitée. — *b*, veine poplitée. — *c*, artères jumelles. — *d*, veine saphène externe. — *d'*, racine interne du nerf saphène externe. — *e*, nerf sciatique poplité interne. — *f*, nerf sciatique poplité externe. — *f'*, tronc commun du nerf du cutané péronier et de la racine externe du nerf saphène externe. — *g*, veine saphène externe. — *h*, tissu cellulo-graisseux du creux poplité. — *i*, aponévrose. — *j*, tissu cellulaire sous-cutané. — *k*, peau.

circonscrivent le creux poplité, savoir : 1° en haut et en dehors, les deux portions du biceps crural ; 2° en haut et en dedans, le demi-tendineux, le demi-membraneux, le droit interne et le couturier ; 3° en bas et en dehors, le jumeau externe, le plantaire grêle et le poplité ; 4° en bas et en dedans, le jumeau interne. — L'espace losangique que délimitent ces différents muscles est comblé par une masse cellulo-adipeuse, qui repose directement sur la face postérieure de l'articulation. Dans ce tissu cellulo-adipeux cheminent de haut en bas des organes importants : 1° à la partie la plus profonde de la région, l'artère poplitée ; 2° en arrière et en dehors de l'artère, la veine poplitée ; 3° en dehors et en arrière de la veine, le nerf sciatique poplité interne; 4° en dehors de ce nerf et sur le même plan, le nerf sciatique poplité externe. Le long de ce paquet vasculo-nerveux se disposent, sur des points divers, trois ou quatre ganglions lymphatiques. — Enfin, sur les différents organes, muscles, vaisseaux et nerfs que nous venons d'énumérer, s'étalent l'aponévrose superficielle, le tissu cellulaire sous-cutané et la peau, lesquels se continuent, sur les limites latérales de la région poplitée, avec les plans homonymes de la région fémoro-tibiale antérieure.

6° **Artères**. — Le sang est apporté à l'articulation du genou : 1° par la *grande anastomotique,* branche de la fémorale, qui descend entre le vaste interne et le grand adducteur et vient se terminer sur le côté supéro-interne de l'articulation ; 2° par l'*articulaire supéro-interne* et l'*articulaire supéro-externe,* branches de la poplitée, qui contournent d'arrière en avant l'extrémité inférieure du fémur pour venir se ramifier au-devant de la rotule ; 3° par l'*articulaire moyenne,* autre branche de la poplitée, qui s'engage, immédiatement après son origine, dans l'échancrure intercondylienne et se distribue en grande partie aux ligaments croisés ; 4° par l'*articulaire inféro-interne* et l'*articulaire inféro-externe,* autres branches de la poplitée, qui contournent d'arrière en avant les tubérosités correspondantes du tibia et, comme les articulaires supérieures, viennent se terminer sur la face antérieure de la rotule ; 5° par la *récurrente tibiale antérieure* (fig. 503,20), branche de la tibiale antérieure, qui, suivant un trajet récurrent, remonte au-devant de l'articulation jusque sur la rotule. Toutes ces artères, l'articulaire moyenne exceptée, contribuent à former à la face antérieure de la rotule un riche réseau, le *réseau prérotulien* ou *cercle antérieur du genou,* d'où s'échappent une foule de rameaux et de ramuscules, qui se distribuent aux parties antérieures et latérales de l'articulation (voy. ANGÉIOLOGIE).

7° **Nerfs**. — Les nerfs, destinés à l'articulation du genou, proviennent de quatre sources différentes : du sciatique poplité interne, du sciatique poplité externe, de l'obturateur et du crural. — Le *sciatique poplité interne* fournit ordinairement trois rameaux articulaires : l'un suit le trajet de l'artère articulaire moyenne ; les deux autres accompagnent les deux artères articulaires internes, la supérieure et l'inférieure. — Le *sciatique poplité externe* fournit également trois rameaux articulaires, qui accompagnent : les deux premiers, les artères articulaires supéro-externe et inféro-externe ; le troisième, la récurrente tibiale antérieure. — L'*obturateur,* à la partie inférieure de la cuisse, abandonne un petit filet, qui s'engage avec la fémorale dans l'anneau du troisième adducteur et, arrivé au creux poplité, se perd dans le ligament postérieur de l'articulation. — Le *crural* envoie à l'articulation du genou deux rameaux : l'un, fourni par le nerf du vaste interne, se distribue au côté interne de l'articulation ; l'autre, fourni par le nerf du vaste interne, se rend à son côté externe. Il existe fréquemment un troisième rameau fourni par le nerf du muscle crural.

Bourses séreuses du genou. — L'articulation du genou nous présente autour d'elle ou dans son voisinage un certain nombre de bourses séreuses, les unes annexées aux muscles, les autres indépendantes de toute formation musculaire.

a. *En avant,* outre la *bourse sous-quadricipitale,* dont il a été question plus haut (p. 592) et sur laquelle il est inutile de revenir, nous rencontrons les bourses prérotuliennes, la bourse prétibiale et la bourse de la patte d'oie. — Les *bourses prérotuliennes* (fig. 509) se développent, comme leur nom l'indique, en avant de la rotule. On les distingue, d'après leur situation, en superficielle, moyenne et profonde, La *bourse prérotulienne superficielle* (14), ordinairement toute petite, est située au-dessous de la peau, dans un dédoublement de fascia superficialis ; on la rencontre environ 8 fois sur 10. La *bourse prérotulienne moyenne* (14') se développe au-dessous de l'aponévrose superficielle, entre celle-ci et l'expansion quadricipitale : c'est la plus volumineuse des trois; elle est à peu près constante, presque toujours uniloculaire, de forme arrondie ou ovalaire à grand axe vertical. La *bourse prérotulienne profonde* (14''), beaucoup moins importante, occupe l'espace celluleux compris entre l'expansion quadricipitale et la rotule ; on la rencontre, comme la superficielle, 7 ou 8 fois sur 10 ; elle est habituellement de petites dimensions, tantôt uniloculaire, tantôt plus ou moins cloisonnée. Les trois bourses prérotuliennes peuvent communiquer entre elles. Toutes les trois peuvent devenir le siège d'un épanchement liquide et constituer ainsi l'hygroma du genou. — La *bourse prétibiale* (fig. 509,12) est située en avant du tibia. Limitée en arrière par l'extrémité supérieure de cet os, elle répond, en avant au tendon rotulien, en haut au paquet adipeux antérieur du genou. — La *bourse de la patte d'oie* (fig. 505,9') se développe sur la face interne du tibia, entre cette face interne et les tendons réunis des trois muscles couturier, droit interne et demi-tendineux. Cette dernière bourse ne présente que des rapports éloignés avec l'articulation du genou.

b. *En arrière*, dans la région poplitée, nous n'avons que des bourses musculaires. Elles se distinguent, comme les muscles eux-mêmes, en internes et externes. Il n'existe pas de bourses médianes. — Les *bourses internes* sont ordinairement au nombre de trois : 1° la *bourse du jumeau interne* (fig. 504,7'), située entre l'insertion supérieure de ce muscle et le condyle interne ; elle communique ordinairement avec la synoviale articulaire (voy. p. 504) ; 2° la *bourse commune du jumeau interne et du demi-membraneux*, située, comme son nom l'indique, entre le jumeau interne et le tendon du demi-membraneux ; indépendante chez les jeunes sujets, elle communique avec l'articulation 1 fois sur 10 chez l'adulte de vingt à quarante ans, 1 fois sur 5 sur les sujets de plus de quarante ans (Poirier) ; 3° la *bourse propre du demi-membraneux*, située un peu au-dessous de la précédente, entre le tendon du demi-membraneux et la partie correspondante de la tubérosité interne du tibia ; elle est, dans la grande majorité des cas, entièrement indépendante. — Les *bourses externes*, abstraction faite du prolongement, décrit plus haut, que la synoviale du genou envoie au-dessous du muscle poplité, sont également au nombre de trois Ce sont : 1° la *bourse du biceps* (fig. 506,7'), qui se développe entre le tendon de ce muscle et le ligament latéral externe ; 2° la *bourse du ligament latéral externe* (fig. 506,8''), située entre la partie supérieure de ce ligament et le tendon du muscle poplité ; 3° la *bourse du jumeau externe*, qui se développe au-dessous du tendon de ce muscle. Ces trois dernières bourses sont loin d'être constantes et, quand elles existent, elles présentent, dans leur forme et dans leurs dimensions, des variations individuelles fort étendues.

Mouvements. — L'articulation du genou jouit, tout d'abord, des deux mouvements fondamentaux qui caractérisent les articulations trochléennes : la flexion et l'extension. Elle nous présente, en outre, des mouvements de rotation et d'inclinaison latérale.

a. *Flexion et extension.* — La flexion est un mouvement par lequel la face postérieure de la jambe se rapproche de la face postérieure de la cuisse ; l'extension, un mouvement en sens opposé, par lequel les deux surfaces précitées s'écartent l'une de l'autre. Ces deux mouvements, du reste, peuvent s'exécuter suivant une triple modalité : soit par le déplacement du tibia sur le fémur ; soit par le déplacement du fémur sur le tibia ; soit encore par un déplacement simultané des deux os l'un sur l'autre.

D'autre part, les deux mouvements de flexion et d'extension ne sont jamais isolés : l'observation directe démontre nettement : 1° que la flexion est constamment liée à une rotation du tibia en dedans ou, ce qui revient au même, à une rotation du fémur en dehors ; 2° que l'extension est liée, de même, à une rotation du tibia en dehors ou du fémur en dedans.

La flexion et l'extension s'effectuent autour d'un axe transversal qui passerait à peu près par les deux tubérosités condyliennes, autrement dit par les insertions fémorales des ligaments latéraux et des ligaments croisés : si nous supposons le cas où la cuisse se meut sur la jambe immobile, les condyles tournent autour de l'axe précité, d'avant en arrière pour la flexion, d'arrière en avant pour l'extension. Il convient d'ajouter cependant que l'axe de rotation n'est pas fixe, mais se déplace au fur et à mesure que s'accomplit le mouvement : c'est là une conséquence de la forme même des surfaces condyliennes, qui, comme nous l'avons dit plus haut, ne sont pas régulièrement sphériques, leur rayon de courbure augmentant graduellement d'arrière en avant. Mais ce n'est pas tout. Les deux condyles ne se contentent pas de *rouler* sur leurs glènes respectives, comme les deux roues d'un chariot sur le sol. Comme l'ont établi depuis longtemps les frères Weber, ils *glissent* sur leurs glènes au fur et à mesure que s'effectue le mouvement de roulement. Ces deux mouvements, glissement et roulement, sont simultanés, et il est à noter que les condyles *glissent bien plus qu'ils ne roulent.*

Le mouvement de glissement des condyles a sa raison d'être dans la disproportion qui existe entre la surface condylienne, qui est relativement très longue, et la glène tibiale qui est beaucoup plus courte. Du reste, il est mis en évidence par l'expérience suivante des frères Weber (fig. 514). Ouvrons un genou en extension et marquons deux points a (sur le fémur) et b (sur le tibia), par lequel les deux os entrent en contact. Ceci fait, fléchissons le fémur sur le tibia : nous constatons alors (trait rouge de la figure 514) que le point de contact des surfaces articulaires a reculé en b' et, d'autre part, que le point fémoral a est remonté er a'. Or si nous mesurons la distance qui sépare *b* de *b'* et celle qui sépare *a* de *a'*, nous obtenons des chiffres qui sont bien différents. Si le condyle s'était contenté de rouler comme le fait la roue d'un chariot sur le plan horizontal qui la supporte, les deux distances seraient exactement égales et, si elles sont inégales, c'est que le condyle, tout en roulant, a glissé d'arrière en avant sur la surface tibiale.

Au total, dans la flexion de la cuisse sur la jambe immobile, les condyles roulent d'avant en arrière, en même temps qu'ils glissent d'arrière en avant, sur les cavités glénoïdes du tibia. De même dans l'extension de la cuisse sur la jambe, les condyles, se mouvant en sens inverse, roulent d'arrière en avant en même temps qu'ils glissent d'avant en arrière.

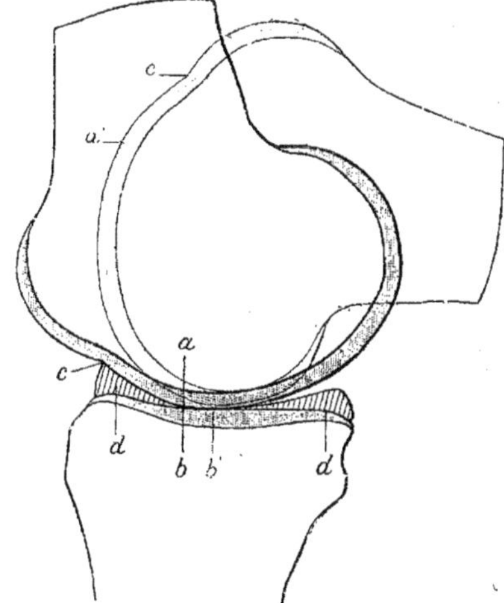

Fig. 514.

Coupe sagittale du condyle interne et de sa glène pour montrer le mode de locomotion du fémur dans la flexion et dans l'extension (modifiée d'après Bugnion).

(Le trait noir indique le fémur en état d'extension ; le trait rouge, le fémur à l'état de flexion.)

a et *b*, deux points par lesquels le fémur et le tibia entrent en contact dans l'extension. — *a'* et *b'*, les positions nouvelles que prennent les points précités dans la flexion. — *c*, empreinte condylo-trochléenne. — *d*, *d*, cartilage semi-lunaire.

Les mouvements de flexion et d'extension sont très étendus : le chemin parcouru par la jambe, en passant de l'extension à la flexion, varie, suivant les cas, de 130 à 160°. « L'amplitude du mouvement de ginglyme, dit Bugnion, est de 130° environ (d'après mes mesures) quand nous l'effectuons lentement par l'action des muscles, nos fléchisseurs, spécialement le demi-membraneux et le biceps fémoral, étant insérés d'une façon trop défavorable pour qu'ils puissent pousser la flexion plus loin. Mais si nous contractons brusquement ces muscles de manière à donner à la jambe une impulsion subite, l'étendue de la flexion augmente, au point que le talon vient frapper la tubérosité de l'ischion. La même chose peut se produire passivement, si l'on saisit le pied avec la main pour fléchir complètement le genou et, cela, d'autant plus facilement que l'on agit dans ce cas sur un bras du levier très long. Il en est de même lorsque nous nous accroupissons à genou sur le sol jusqu'à la rencontre du talon avec l'ischion. L'angle de flexion peut être évalué à ce moment à 150°. Sur le cadavre, on obtient une amplitude de 155° et même 160°. »

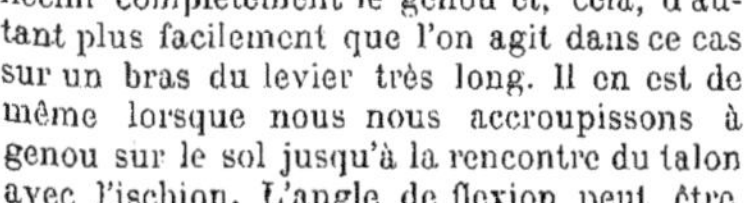

Voyons maintenant ce que deviennent, dans les mouvements de flexion et d'extension, la rotule, les fibro-cartilages semi-lunaires et les ligaments. — La *rotule*, intimement reliée au tibia par le ligament rotulien, accompagne ce dernier os dans ses déplacements : glissant le long de la trochlée fémorale, elle s'abaisse dans la flexion et se relève dans l'extension. Dans l'extension normale, le sujet étant debout, la base de la rotule se trouve située au niveau ou un peu au-dessus de la trochlée ; dans la flexion extrême, elle répond aux condyles par sa partie supérieure et, par sa partie inférieure, au paquet adipeux antérieur du genou qui la sépare du tibia. — Les *fibro-cartilages semi-lunaires*, quand la jambe se met en flexion, glissent sur le tibia d'avant en arrière : il en résulte que la partie antérieure des cavités glénoïdes se dégage du fibro-cartilage correspondant au fur et à mesure que le mouvement s'accomplit. Ce recul des ménisques sur leurs glènes est beaucoup plus prononcé pour l'externe que pour l'interne : Bugnion a constaté que, dans la flexion extrême, la portion du plateau tibial qui déborde le ménisque est de 10 à 13 millimètres pour le ménisque externe, de 5 millimètres seulement pour le ménisque interne. Lorsque la jambe, après s'être fléchie, revient à sa position d'extension, les ménisques glissent d'arrière en avant sur les cavités glénoïdes et, de nouveau, viennent affleurer le bord antérieur de ces cavités. — Quant aux *ligaments*, les latéraux se tendent tous les deux dans l'extension et limitent le mouvement : leur action, il faut le reconnaître, est grandement favorisée par la forme même des ménisques qui, en s'interposant entre les condyles et leurs glènes, font l'office de ces *cales en forme de coin* (Terrillon) que l'on glisse au-dessous d'un corps cylindrique pour l'empêcher de tourner. Dans les mouvements de flexion, le ligament latéral externe se relâche. L'interne, par quelques-uns de ses faisceaux tout au moins, reste toujours tendu : mais cette tension n'est pas suffisante pour arrêter le mouvement : la flexion est limitée principalement par la tension du muscle quadriceps. En ce qui concerne les deux ligaments croisés, l'antérieur se tend dans la flexion ; le postérieur, tendu dans l'extension, reste encore tendu dans la flexion. Ces deux ligaments ont surtout pour attributions de limiter les mouvements de rotation.

b. *Rotation.* — La jambe tourne sur la cuisse (ou la cuisse sur la jambe), soit en dedans, soit en dehors : dans la rotation en dedans, la pointe du pied se rapproche du plan médian ; elle s'en éloigne, au contraire, dans la rotation en dehors. Ces mouvements de rotation sont ordinairement liés, comme nous l'avons vu plus haut, aux deux mouvements de flexion et d'extension. Mais, outre cette rotation dite *combinée*, le genou nous présente une rotation *indépendante* je veux dire une rotation qui s'accomplit en dehors des mouvements de flexion et d'extension.

Ces mouvements de rotation s'exécutent autour d'un axe vertical, qui passe, non pas par la partie moyenne de l'articulation, mais un peu en dedans de cette partie moyenne, par le tubercule interne de l'épine tibiale. Il en résulte que les deux tubérosités du tibia (les deux condyles quand c'est le fémur qui se meut) se déplacent toutes les deux, mais en sens inverse, l'une se portant en avant tandis que l'autre se porte en arrière, et vice versa. Il en résulte aussi que le condyle externe, par suite de la longueur plus considérable de son bras de levier, se déplace davantage que le condyle interne.

L'amplitude des mouvements de rotation présente des variations individuelles fort étendues, et, à ce sujet, il y a lieu de distinguer la rotation volontaire et la rotation passive. La rotation volontaire est celle qu'on imprime soi-même à la jambe par la contraction des muscles rotateurs; elle est ordinairement de 15 à 25°. La rotation passive, c'est-à-dire celle que l'on imprime à la jambe d'un autre en la prenant avec les mains et en la faisant tourner autour de la cuisse préalablement fixée, est beaucoup plus étendue que la rotation produite exclusivement par l'action des muscles : elle varie de 35 à 40°.

Les expériences de Bugnion nous apprennent, à ce sujet, que l'amplitude de la rotation indépendante varie beaucoup suivant la position qu'occupe la jambe : nulle dans l'extension, elle grandit rapidement dès le début de la flexion, atteint son maximum entre 40 et 60° de flexion et diminue de nouveau vers la fin de ce mouvement. Dans la flexion complète, elle n'est plus que de 2 à 6°.

Dans la rotation du tibia en dedans, les deux ligaments croisés tendent à exagérer leur croisement et, en pressant ainsi réciproquement l'un sur l'autre, ils arrêtent le mouvement. Dans la rotation en dehors, les ligaments croisés tendent à se décroiser ; mais le ligament croisé postérieur se tend en même temps que le ligament latéral externe, et ces deux ligaments, ainsi tendus, limitent le mouvement.

c. *Inclinaison latérale.* — Lorsque le fémur est fixé dans un étau et la jambe demi-fléchie, on peut faire exécuter au tibia de légers mouvements d'inclinaison latérale, soit en dedans (*inclinaison latérale interne*), soit en dehors (*inclinaison latérale externe*). Ces mouvements sont encore bien plus bornés que les mouvements de rotation : les oscillations que l'on peut ainsi imprimer à l'extrémité inférieure du tibia ne dépassent pas en amplitude, dans les conditions ordinaires, 2 centimètres à 2 centimètres et demi. Les mouvements latéraux du tibia sont limités par la tension des ligaments latéraux et des ligaments croisés. Ils diminuent, du reste, au fur et à mesure qu'on s'éloigne de la demi-flexion : à peine appréciables dans la flexion extrême, ils sont nuls dans l'extension complète.

Muscles moteurs. — Les muscles moteurs de l'articulation du genou se divisent naturellement, d'après le mouvement qu'ils déterminent, en fléchisseurs, extenseurs, rotateurs en dehors et rotateurs en dedans :

1° Sont *fléchisseurs :* principalement, le biceps et le demi-membraneux ; accessoirement, le demi-tendineux, les jumeaux, le poplité, le plantaire grêle, le couturier et le droit interne ;

2° Sont *extenseurs :* le quadriceps (principalement ses trois portions à insertion fémorale) et le tenseur du fascia lata ;

3° Sont *rotateurs en dehors :* le long chef et le court chef du biceps ;

4° Sont *rotateurs en dedans :* le demi-membraneux, le poplité et les trois muscles de la patte d'oie (demi-tendineux, droit interne et couturier).

Comparés entre eux au point de vue de leur volume et de leur force, les groupes musculaires réciproquement antagonistes sont loin d'être équivalents. Les pesées des frères Weber nous apprennent, à cet égard, que le poids des fléchisseurs (sans les jumeaux, le plantaire grêle et le poplité) est de 818 grammes, tandis que les extenseurs pèsent 1.291 grammes ; d'autre part, que les rotateurs en dedans pèsent 566 grammes, les rotateurs en dehors 275 grammes seulement. Les extenseurs l'emportent donc sur les fléchisseurs, les rotateurs en dedans sur les rotateurs en dehors,

La prédominance des extenseurs sur les fléchisseurs s'explique par ce fait que les extenseurs, quand ils se contractent pour redresser la cuisse sur la jambe, ont à lutter contre le poids du corps, obstacle additionnel qui n'existe pas dans les mouvements de flexion. Quant à la prédominance des rotateurs en dedans sur les rotateurs en dehors, elle provient, comme le fait remarquer Bugnion, de ce que la flexion combinée à la rotation en dedans est vraiment le mouvement typique, habituel, tandis que la rotation en dehors est un mouvement exceptionnel.

A consulter, au sujet de l'articulation du genou, parmi les travaux modernes : Meyer, *Die Mechanik des Kniegelenkes*, Müller's Arch., 1853 ; — Robert, *Ueber die Anatomie u. Mechanik des Kniegelenkes*, Giessen, 1855 ; — Foucher, Arch. gén. de méd., 1856 ; — Gruber. *Die Knieschleimbeutel*, Prag., 1857 ; — Langer, *Das Kniegelenk des Menschen*, Sitz. d. K. K. Akad.

Wien, 1858 ; — Hueter, Virchow's Arch., XXVI, p. 484 ; — Delitzsch, *Zur Physiol. u. Pathol. des Kniegelenkes*, Diss. Leipzig, 1870 ; — Albrecht, *Zur Anatomie des Kniegelenkes*, Deutsch. Zeitschr. f. Chirurg., 1876 ; — Fick, *Zur Mechanik des Kniegelenkes*, Arch. f. Anat., 1877 ; — Mikulicz. *Ueber individuelle Formdifferenz am Femur u. an der Tibia des Menschen mit Berücksichtigung der Statik des Kniegelenkes*, Arch. f. Anat., 1878 ; — Terrillon, *Nouveaux détails sur l'anat. et la physiol. de l'art. du genou*. Journ. de l'Anat. et de la Physiol., 1879 ; — von Meyer, *Der Mechanismus der Kniescheibe*, Arch. f. Anat., 1880 ; — Chabry, *Le mécanisme du saut*, Journ. de l'Anat. et de la Physiol., 1883 ; — Poirier, *Contrib. à l'anatomie du genou*, Progr. méd., 1886 ; — Du même, *Bourses séreuses du genou*, Arch. de méd., 1886 ; — Braune u. Fischer, *Die Bewegungen des Kniegelenks nach einer neuer Methode an libenden Menschen gemessen*, Abh. der sachs. Ges. d. Wiss., 1891 ; — Des mêmes, *Nachtragl. Notiz über das Kniegelenk*, Anat. Anz., 1891 ; — Solger, *Zur Kenntniss des Kniegelenkes*, Arch. f. Anat., 1891 ; — Moser, *Beitrag zur Kenntniss der Entwick. der Knieschleimbeutel beim Menschen*, Schwalbe's Morphol. Arbeiten, 1891 ; — Mouret, *Articulation du genou*, Th. Montpellier, 1892 ; — Bugnion, *Le mécanisme du genou*, Recueil inaug. de l'université de Lausanne, 1892 ; — Kazzander, *Osservezioni sull'anatomia dell'articolazione del ginocchio nell'uomo*, Anat. Anzeiger, 1895 ; — Bernays, *Die Entwick. des Kniegelenkes des Menschen*, Morphol. Jahrb., Bd. IV ; — Higgins, *The semilunar fibro-cartilagines and transverse ligament of the knee-joint*, Journ. of. Anat. and Physiol.,1895, vol. XXIX ; — Du même, *The geniculate articular surfaces of femur and tibia*, ibid., 1898. — Wilmart, *Contribution à l'étude de l'organisation et du mécanisme de l'articulation fémoro-tibiale*, Soc. roy. des sc. méd. et nat. de Bruxelles, 1895.

§ IV. — Articulation des deux os de la jambe entre eux

Le tibia et le péroné s'articulent entre eux sur deux points : 1° par leur extrémité supérieure, *articulation péronéo-tibiale supérieure ;* 2° par leur extrémité inférieure, *articulation péronéo-tibiale inférieure*. Ils s'unissent, en outre, par leur partie moyenne, à l'aide d'un ligament, en forme de membrane, dit *ligament interosseux*.

A. — Articulation péronéo-tibiale supérieure

L'articulation péronéo-tibiale supérieure, bien différente de son homologue au membre supérieur, l'articulation radio-cubitale supérieure, appartient au genre des arthrodies.

1° Surfaces articulaires. — Comme surfaces articulaires nous rencontrons : 1° *du côté du tibia*, une facette arrondie, à peu près plane, occupant la partie postérieure de la tubérosité externe et regardant obliquement en bas, en dehors et en arrière ; 2° *du côté du péroné*, une facette similaire, surmontant l'extrémité supérieure de cet os et regardant en sens inverse. Ces deux facettes sont revêtues l'une et l'autre d'une couche de cartilage hyalin, dont l'épaisseur mesure, en moyenne, de 1 millimètre et demi à 2 millimètres.

2° Moyens d'union. — Les deux surfaces articulaires précitées sont maintenues en présence par une capsule fibreuse, que renforcent deux ligaments, l'un antérieur, l'autre postérieur. — Le *ligament antérieur* (fig. 515,4), remarquable par sa résistance, est représenté par un ensemble de trousseaux fibreux, qui se dirigent obliquement de haut en bas et de dedans en dehors et qui s'insèrent, d'une part au-devant de la facette articulaire du tibia, d'autre part à la partie antérieure de la tête du péroné. — Le *ligament postérieur* (fig. 504,13), analogue au précédent, mais plus faible, s'étend de la partie postérieure de la surface tibiale à la partie correspondante de la tête du péroné.

3° Synoviale. — La synoviale péronéo-tibiale supérieure s'étend du pourtour de la surface tibiale au pourtour de la surface péronière, en tapissant la face interne de la capsule articulaire. Cette synoviale est le plus souvent indépendante. Elle communique avec la synoviale du genou, une fois sur dix seulement, d'après Lenoir. Dans des recherches plus récentes, le professeur Zoja a observé cette communication 44 fois sur 118 sujets examinés, soit une proportion de 1 fois sur 7. Je l'ai rencontrée moi-même 3 fois seulement sur 35 articulations que j'ai examinées à ce sujet, soit une proportion de 1 sur 11.

4° **Rapports**. — L'articulation péronéo-tibiale supérieure est en rapport : 1° en avant, avec l'extrémité supérieure du muscle extenseur commun des orteils ; 2° en arrière, avec le poplité et le soléaire, recouverts par le jumeau externe ; 3° en dehors, avec le biceps et le long péronier latéral. Nous ajouterons que le nerf sciatique poplité externe descend sur le côté externe de la tête du péroné et s'y divise en ses deux branches terminales, le musculo-cutané et le tibial antérieur.

5° **Artères et nerfs**. — Les *artères* de l'articulation péronéo-tibiale supérieure proviennent en grande partie de la récurrente tibiale antérieure, branche de la tibiale antérieure, et de l'articulaire inféro-externe, branche de la poplitée. L'artère articulaire de la tête du péroné, quand elle existe (voy. Angéiologie), envoie également des rameaux à la partie postérieure de l'articulation. — Les *nerfs* sont fournis par le sciatique poplité externe.

Mouvements. — Dans les conditions physiologiques ordinaires, l'articulation péronéo-tibiale supérieure ne jouit que de simples mouvements de glissement, peu étendus, difficilement appréciables.

B. — Articulation péronéo-tibiale inférieure

L'articulation péronéo-tibiale inférieure appartient, comme la précédente, au groupe des arthrodies.

1° **Surfaces articulaires**. — Comme surfaces articulaires, elle nous présente : 1° *du côté du tibia*, une facette concave d'avant en arrière, à peu près plane dans le sens vertical ; cette facette revêt la forme d'un triangle dont le sommet, tronqué et arrondi, est dirigé en haut et dont la base, légèrement concave, répond à la mortaise tibio-péronière ; sa largeur, mesurée au niveau de la base, est de 20 à 22 millimètres ; sa hauteur, de 10 à 12 millimètres ; 2° *du côté du péroné*, une surface de mêmes dimensions et inversement configurée, c'est-à-dire à peu près plane de haut en bas, convexe dans le sens antéro-postérieur. Les deux surfaces articulaires précitées sont revêtues, à l'état frais, par une mince couche de périoste : cette couche est un peu plus épaisse sur le tibia que sur le péroné.

2° **Moyens d'union**. — Le tibia et le péroné sont maintenus en présence à leur extrémité inférieure par une capsule fibreuse, renforcée en avant, en arrière et en haut, par trois ligaments, que l'on distingue en antérieur, postérieur et interosseux :

a. *Ligament antérieur*. — Le ligament antérieur (fig. 515,4') s'insère, par son extrémité interne, au-devant de la facette articulaire du tibia. De là, il se porte obliquement de dedans en dehors et de haut en bas, pour venir se fixer à la partie antérieure de la malléole péronière.

b. *Ligament postérieur*. — Le ligament postérieur (fig. 517,5), très épais et très résistant, se porte, de même, du rebord postérieur de la facette tibiale à la partie postérieure de la malléole péronière. Le faisceau inférieur de ce ligament mérite une description spéciale. En dehors, il s'insère sur la base de la malléole péronière, à 8 millimètres en avant de la ligne d'insertion des autres faisceaux et un peu au-dessus de la fossette où s'attache le ligament péronéo-astragalien postérieur de l'articulation du cou-de-pied. De là, il se porte obliquement en dedans, en haut et en arrière, jusqu'au rebord postérieur du tibia ; puis, s'infléchissant en dedans pour devenir horizontal, il longe ce rebord postérieur et s'y insère. On peut le suivre, dans la plupart des cas, jusqu'au voisinage de la malléole interne. Ce faisceau (fig. 516,6), d'un blanc nacré, remarquable par son épaisseur et sa résistance, constitue le *ligament transverse* de quelques auteurs (Quain, Morris) : il agrandit en arrière la mortaise tibio-péronière et prend part ainsi à la constitution de l'articulation tibio-tarsienne.

c. *Ligament interosseux.* — Le ligament interosseux (fig. 521), interposé aux deux os comme son nom l'indique, est situé à la partie supérieure de l'articulation. Il se compose d'un ensemble de faisceaux, à la fois très courts et très résistants, qui se portent obliquement du péroné au tibia. Ces faisceaux sont continués, supérieurement, par le ligament interosseux de la jambe.

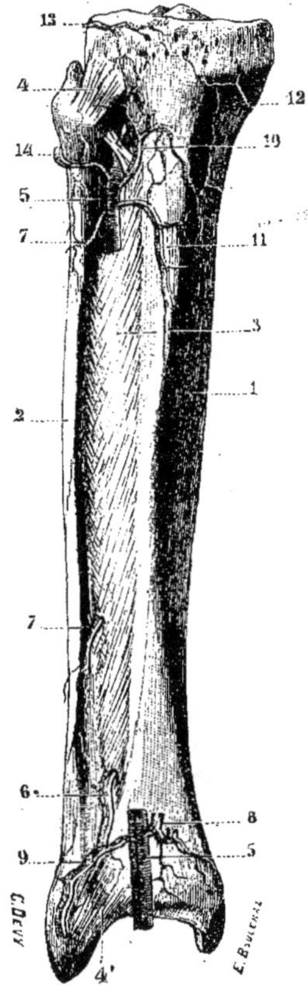

Fig. 515.

Ligament interosseux de la jambe, vu par sa face antérieure.

1, tibia. — 2, péroné. — 3, ligament interosseux. — 4, 4', ligaments antérieurs des deux articulations péronéo-tibiales supérieure et inférieure. — 5, artère tibiale antérieure. — 6, péronière antérieure. — 7, périostiques péronières. — 8, malléolaire interne — 9, malléolaire externe. — 10, récurrente tibiale antérieure. — 11, périostique tibiale. — 12, ostéo-articulaire interne. — 13, ostéo-articulaire externe. — 14, articulaire de la tête du péroné.

3° **Synoviale.** — La synoviale de l'articulation péronéo-tibiale inférieure est un simple prolongement de la synoviale tibio-tarsienne, comme on peut le voir sur la figure 521 (2), qui représente une coupe frontale de la jambe et du pied. Ce prolongement s'insinue entre les deux os dans une étendue verticale de 5 ou 6 millimètres seulement.

A la synoviale péronéo-tibiale inférieure se trouve annexée une grosse frange, que l'on voit très nettement quand on regarde par en bas la mortaise tibio-péronière (fig. 516,9). Cette frange synoviale, de coloration jaunâtre ou rougeâtre, plus large en arrière qu'en avant, occupe les trois quarts postérieurs de l'interligne articulaire. D'autre part, elle adhère au péroné et l'interligne précité se trouve ainsi situé entre elle et le tibia. Très mobile, la frange péronéo-tibiale remonte dans l'articulation toutes les fois que l'on écarte le péroné du tibia et fait de nouveau saillie quand le péroné revient à sa position de repos.

4° **Rapports.** — L'articulation péronéo-tibiale inférieure répond : 1° à sa partie antérieure, à l'extenseur commun des orteils et plus particulièrement au péronier antérieur ; 2° à sa partie postérieure, aux tendons accolés des deux péroniers latéraux et, médiatement, au nerf saphène externe et à la veine de même nom, qui contournent la malléole sur un plan plus superficiel.

5° **Artères et nerfs.** — Les *artères* destinées à l'articulation péronéo-tibiale inférieure sont fournies par la péronière antérieure et par la péronière postérieure. A ces rameaux péroniers vient se joindre assez souvent un petit rameau issu de la tibiale antérieure ou de la malléolaire externe. — Les *nerfs* proviennent de la même source que ceux qui se rendent à l'articulation du cou-de-pied.

Mouvements. — L'articulation péronéo-tibiale inférieure, comme la supérieure, est peu mobile. Les principaux mouvements qu'elle nous présente, les seuls peut-être, consistent en des déplacements transversaux du péroné, qui, alternativement, s'écarte du tibia et s'en rapproche. Ces déplacements sont liés aux mouvements de flexion et d'extension du pied et sont déterminés, non pas par des muscles spéciaux, mais par l'astragale lui-même de la façon suivante. Nous savons que l'astragale est plus large à sa partie antérieure qu'à sa partie postérieure : il en résulte naturellement que, dans les mouvements de flexion du pied, il s'introduit comme un coin entre les deux malléoles, autrement dit, apporte dans la mortaise tibio péronière une partie qui s'élargit graduellement au fur et à mesure que la face dorsale du pied se rapproche de la jambe. Dès lors, si nous supposons (ce qui est vrai, du reste) qu'au début de la flexion la *mortaise tibio-péronière* est entièrement comblée par son *tenon astragalien*, il faut de toute nécessité que la mortaise s'élargisse au fur et à mesure que s'accomplit la flexion du pied et que la largeur du tenon augmente. Eh bien, cet élargissement graduel de la mortaise s'obtient par le déplacement en dehors de l'extrémité inférieure du péroné : cette extrémité inférieure s'écarte du tibia sous l'action du tenon astragalien qui la repousse ; en même temps, les deux ligaments antérieur et postérieur se tendent et la frange adipeuse, décrite plus haut, remonte dans l'articulation pour combler l'espace résultant de l'écartement des deux surfaces articulaires. Lorsque ensuite le pied passe de la flexion à l'extension, les phénomènes inverses se produisent : l'astragale offrant à la mortaise une partie de plus en plus étroite, l'extrémité inférieure du péroné se rapproche peu à peu de sa facette tibiale et, de nouveau, s'applique contre elle ; de leur côté, les ligaments tendus par la flexion, se relâchent et la frange synoviale, chassée en bas par l'application réciproque des deux surfaces articulaires, vient de nouveau faire saillie dans l'articulation tibio-tarsienne. Nous verrons, dans le paragraphe suivant, qu'elle repose alors sur une facette triangulaire, située à la partie postérieure du rebord externe de la poulie astragalienne.

C. — Ligament interosseux de la jambe

Comme les deux os de l'avant-bras, les deux os de la jambe, articulés par leurs deux extrémités, sont séparés à leur partie moyenne par un intervalle de forme ovalaire, appelé espace interosseux. A l'état frais, cet espace se trouve comblé par une membrane fibreuse, à laquelle on donne le nom de *membrane interosseuse* ou de *ligament interosseux* de la jambe.

Ce ligament s'insère, en dedans, sur le bord externe du tibia, en dehors à la crête longitudinale (crête interosseuse) que l'on voit sur la face interne du péroné. — Sur sa face postérieure viennent s'insérer deux muscles : le jambier postérieur et le fléchisseur péronier des orteils. — Sa face antérieure donne, de même, insertion aux muscles jambier antérieur, extenseur commun des orteils et extenseur propre du gros orteil. — Son extrémité supérieure nous présente un large orifice, à travers lequel passe l'artère tibiale antérieure. Cet orifice, comme nous le montre la figure 515, est limitée : en dehors, par le péroné ; en bas, par le bord supérieur, falciforme, du ligament interosseux ; en dedans et en haut, par un faisceau ascendant de ce même ligament interosseux, qui longe d'abord le bord externe du tibia, puis s'infléchit en dehors pour venir se fixer sur la tête du péroné. — Son extrémité inférieure est également percée d'un trou, mais d'un trou beaucoup plus petit, pour le passage de l'artère péronière antérieure (fig. 515).

Envisagé au point de vue de sa constitution anatomique, la membrane interosseuse de la jambe est formée en majeure partie par des faisceaux fibreux, qui se dirigent obliquement de haut en bas et de dedans en dehors, du tibia vers le péroné par conséquent. Sur sa face postérieure, se voient, en outre, quelques faisceaux dirigés en sens inverse et croisant les précédents sous des angles divers.

§ V. — Articulation du cou-de-pied ou tibio-tarsienne

L'articulation du cou-de-pied ou articulation tibio-tarsienne (allem. *Knöchelgelenk,* angl. *Ankle-joint*), qui réunit le pied à la jambe, appartient au genre des articulations trochléennes. Trois os contribuent à la former : du côté de la jambe, le tibia et le péroné ; du côté du pied, le premier os du tarse, l'astragale.

1° Surfaces articulaires. — Des deux surfaces articulaires de l'articulation tibio-tarsienne, l'une appartient aux deux os de la jambe, l'autre au pied :

a. *Du côté du pied,* la face supérieure de l'astragale, convexe dans le sens antéro-postérieur, concave transversalement, nous présente une véritable poulie, avec ses divers éléments : 1° une gorge, se dirigeant, comme l'axe du pied, d'avant en arrière et un peu de dehors en dedans ; 2° deux versants inégaux, l'un interne plus étroit, l'autre externe plus large, s'inclinant tous les deux vers la gorge ; 3° un bord interne, demi-circulaire, arrondi et mousse ; 4° un bord externe, également demi-circulaire, plus élevé que le précédent, plus tranchant et par conséquent plus accusé, s'élargissant à sa partie postérieure pour former une sorte de facette triangulaire très visible sur la figure 516 (9'). La poulie astragalienne est plus longue que large. D'autre part, sa largeur va en diminuant de sa partie antérieure à sa partie postérieure : cette largeur, qui mesure en avant 28 à 32 millimètres, n'est plus en arrière que de 23 à 26 millimètres. L'arc décrit par la gorge trochléenne,

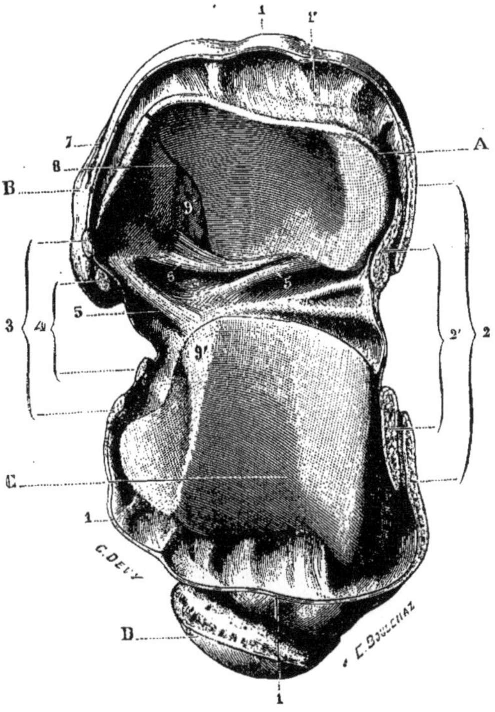

Fig. 516.

Les surfaces articulaires de l'articulation tibio-tarsienne (côté droit), avec leur collerette capsulaire.

(L'articulation, préalablement injectée au suif et desséchée, a été ouverte à sa partie antérieure ; puis, la jambe a été fortement renversée en arrière.)

A, tibia, malléole interne. — B, péroné, malléole externe. — C, astragale, avec sa poulie et ses deux facettes latérales. — D, tête du même os, avec son revêtement cartilagineux.

1, capsule articulaire, avec 1', sa ligne d'insertion osseuse. — 2, 2', couche superficielle et couche profonde du ligament latéral interne. — 3, ligament péronéo-astragalien antérieur. — 4, ligament péronéo-calcanéen. — 5, ligament péronéo-astragalien postérieur, avec 5', son faisceau ascendant ou tibial. — 6, ligament postérieur de l'articulation péronéo-tibiale inférieure. — 7, ligament antérieur de cette même articulation. — 8, interligne péronéo-tibial. — 9, grosse frange synoviale, avec 9', la facette triangulaire qui lui correspond sur l'astragale représente environ le tiers d'une circonférence de 20 à 25 millimètres de rayon.

La surface articulaire de la poulie astragalienne se continue, sur les côtés, avec deux autres facettes, celles-ci orientées dans le sens sagittal, qui occupent, l'une la face interne, l'autre la face externe de l'astragale. De ces deux facettes latérales, l'externe, concave de haut en bas, a la forme d'un triangle à base supérieure; l'interne, un peu moins élevée que l'externe et allongée surtout d'avant en arrière, revêt la forme d'une virgule dont la tête serait dirigée en avant.

A l'état frais, la poulie astragalienne et les deux facettes latérales qui lui font suite sont revêtues, dans toute leur étendue, par une couche de cartilage hyalin. Sur la poulie, cette couche cartilagineuse présente sa plus grande épaisseur au niveau de la gorge et sur le versant interne, où elle mesure 2 millimètres ; son épaisseur, sur le versant externe, n'est que de $1^{mm},5$. Vu sur une coupe sagittale, passant par la gorge de la poulie (fig. 523), le revêtement cartilagineux, très épais à sa partie moyenne, puis s'atténuant graduellement vers ses deux extrémités pour finir en une sorte de pointe, revêt dans son ensemble la forme d'un croissant dont la concavité répond au tissu osseux.

b. *Du côté de la jambe*, le tibia et le péroné, solidement articulés entre eux (voy. p. 602) forment une sorte de mortaise, dont la paroi supérieure est constituée par le tibia, les deux parois latérales par les malléoles. — La *partie supérieure de la mortaise* représente une surface quadrilatère, un peu plus large à sa partie antérieure qu'à sa partie postérieure, concave d'avant en arrière, convexe au contraire dans le sens transversal. Destinée à s'articuler avec la poulie astragalienne, elle nous présente à cet effet, comme nous l'avons déjà vu en ostéologie : 1° à sa partie moyenne, une crête antéro-postérieure mousse, qui répond à la gorge de la poulie ; 2° de chaque côté de cette crête, deux surfaces légèrement concaves, qui se moulent exactement sur les versants correspondants de cette même poulie. — Quant aux *deux malléoles*, elles présentent chacune, sur cette partie de leur pourtour qui regarde l'articulation, une facette à direction verticale : la facette articulaire de la malléole interne, à peu près plane, allongée d'avant en arrière, a la forme d'un triangle à base antérieure; la facette de la malléole externe, beaucoup plus haute que la précédente, convexe de haut en bas, revêt, elle aussi, la forme d'un triangle, mais d'un triangle à sommet inférieur. Du reste, les deux facettes malléolaires se continuent en haut avec la paroi supérieure de la mortaise, en formant avec cette dernière un angle dièdre, qui est en moyenne de 95° pour la facette interne, de 120° pour l'externe (fig. 521). Ces deux facettes, sur le squelette monté, répondent aux deux facettes latérales de l'astragale.

Nous avons vu plus haut que la paroi supérieure de la mortaise tibio-péronière était concave d'avant en arrière pour s'adapter à la poulie astragalienne. Elle appartient, comme cette dernière, à une circonférence de 20 à 30 millimètres de rayon et représente environ le quart ou seulement le cinquième de cette circonférence. Si l'on veut bien se rappeler maintenant que l'arc décrit par la poulie astragalienne en représente le tiers, on en conclura que la mortaise tibio-péronière est moins étendue dans le sens sagittal que la poulie sous-jacente et, comme corollaire, qu'il y a toujours, quelle que soit l'attitude du pied sur la jambe, une partie de cette poulie qui n'est pas en contact avec le tibia (voy. fig. 523).

Nous ferons remarquer encore que la surface articulaire supérieure appartient à un cercle dont le rayon est un peu plus grand que celui de la surface inférieure. Il en résulte que, dans la position normale, le sujet étant debout, un petit intervalle angulaire, rempli par de la synovie, sépare en avant et en arrière les deux surfaces articulaires (fig. 523,A). Si l'on met le pied dans la flexion (fig. 523,C), les deux courbes tibiale et astragalienne se superposent à leur partie antérieure, tandis qu'à leur partie postérieure, l'intervalle angulaire précité persiste et s'agrandit. Lorsque au contraire on amène le pied dans l'extension (fig. 523,B), les deux surfaces concordent exactement dans toute leur étendue. Tout cela nous indique nettement que la courbe, suivant laquelle se développent les surfaces articulaires, ne représente pas un arc de cercle régulier, mais est réellement constitué par la réunion de plusieurs arcs de cercles de rayons différents.

A l'état frais, une couche de cartilage hyalin recouvre dans toute son étendue la mortaise tibio-péronière. Son épaisseur mesure, en moyenne, 2 millimètres sur le tibia, 1 millimètre ou 1 millimètre et demi sur le péroné.

2°. Moyens d'union. — La mortaise tibio-péronière et le tenon astragalien qui le comble sont maintenus en présence : 1° par un ligament capsulaire ou capsule ; 2° par deux ligaments latéraux, l'un interne, l'autre externe.

A. Ligament capsulaire ou capsule. — La capsule fibreuse de l'articulation tibio-tarsienne revêt ici, comme dans les autres diarthroses, la forme d'un manchon, dont la circonférence supérieure s'insère sur les deux os de la jambe, la circonférence inférieure sur l'astragale. L'insertion supérieure et l'insertion inférieure se font l'une et l'autre sur le pourtour des surfaces articulaires. A la partie antérieure de l'articulation, cependant, la ligne d'insertion capsulaire s'éloigne toujours un peu du revêtement cartilagineux : elle en est séparée par un intervalle de 6 à 8 millimètres au niveau du bord antérieur du tibia, par un intervalle de 8 à 10 millimètres au niveau du col de l'astragale.

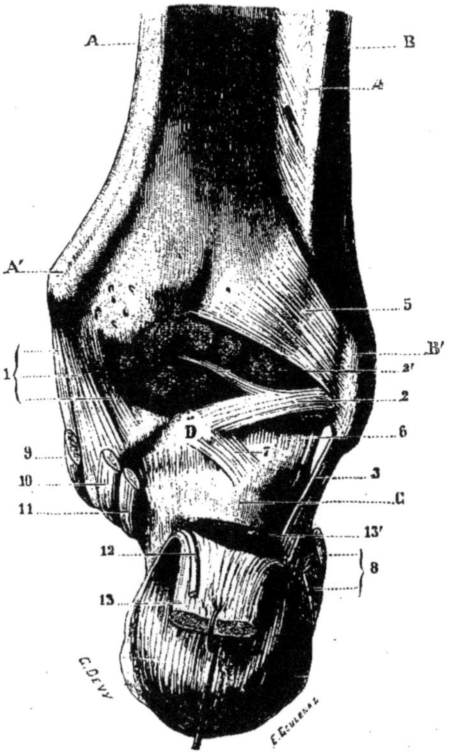

Fig. 517.

Articulation tibio-tarsienne du côté droit, vue postérieure (cavité articulaire injecté au suif).

A, tibia, avec A', malléole interne. — B, péroné, avec B', malléole externe. — C, calcanéum. — D, astragale.

1, ligament latéral interne. — 2, ligament péronéo-astragalien postérieur, avec 2', son faisceau ascendant ou tibial. — 3, ligament péronéo-calcanéen. — 4, ligament interosseux de la jambe. — 5, ligament postérieur de l'articulation péronéo-tibiale inférieure. — 6, liganent calcanéo-astragalien externe. — 7, ligament calcanéo-astragalien postérieur. — 8, tendons des péroniers. — 9, tendon du jambier postérieur. — 10, tendon du fléchisseur commun des orteils. — 11, tendon du fléchisseur propre du gros orteil. — 12, plantaire grêle. — 13, tendon d'Achille, avec 13', sa bourse séreuse. — 14, synoviale tibio-tarsienne, injectée au suif.

La capsule articulaire tibio-tarsienne, très serrée en dedans et en dehors, sur les points où elle répond aux malléoles, est, au contraire, très lâche à sa partie antérieure et à sa partie postérieure. Cette disposition se voit très nettement sur des articulations injectées au suif (fig. 518 et 519).

A sa partie postérieure, la capsule est renforcée par un certain nombre de faisceaux fibreux, verticaux ou obliques, qui s'insèrent, en haut, sur le rebord postérieur de la mortaise tibio-péronière, en bas sur la face postérieure de l'astragale un peu en arrière de la surface articulaire. A sa partie antérieure, elle est doublée de même par d'autres faisceaux, qui, du rebord antérieur de la mortaise tibio-

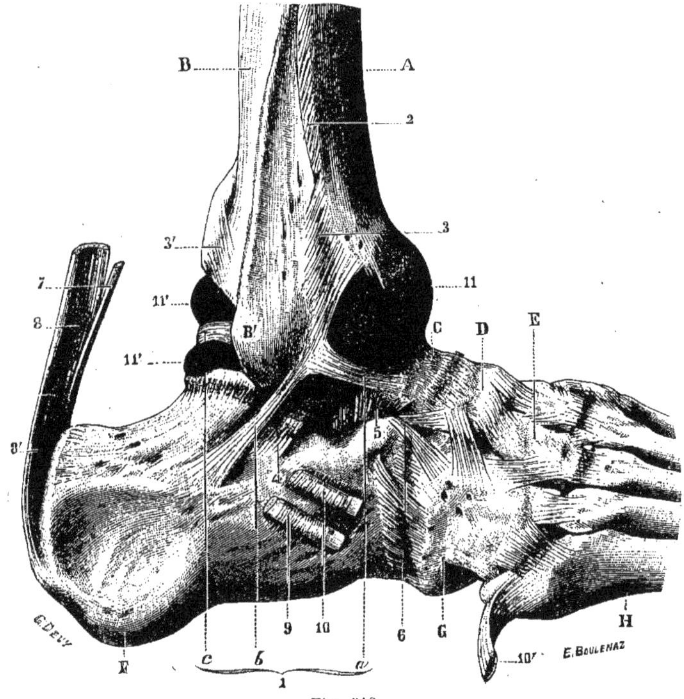

Fig. 518.

Articulation tibio-tarsienne du côté droit, vue externe (cavité articulaire injectée au suif).

A, tibia. — B, péroné, avec B', malléole externe. — C, astragale. — D, scaphoïde. — E, troisième cunéiforme. — F, calcanéum. — G, cuboïde. — H, cinquième métatarsien.

1, ligament latéral externe, avec : *a*, son faisceau péronéo-astragalien antérieur ; *b*, son faisceau péronéo-calcanéen ; *c*, son faisceau péronéo-astragalien postérieur. — 2, ligament interosseux de la jambe. — 3, 3', ligament antérieur et ligament postérieur de l'articulation péronéo-tibiale inférieure. — 4, ligament calcanéo-astragalien externe. — 5, ligament calcanéo-astragalien interosseux. — 6, ligament en Y (pour les autres ligaments de la face dorsale du pied, voyez la figure 528). — 7, plantaire grêle. — 8, tendon d'Achille, avec 8', sa bourse séreuse. — 9, long péronier latéral. — 10, 10', court péronier latéral. — 11, 11', synoviale tibio-tarsienne injectée au suif.

péronière, descendent sur le col de l'astragale ; on rencontre assez fréquemment un faisceau à direction oblique, parfois très fort, plus large en haut qu'en bas, qui se détache de la partie antérieure de la malléole interne et, de là, se porte sur la partie externe du col de l'astragale.

Ces faisceaux de renforcement antérieurs et postérieurs sont toujours très variables par leur nombre, leur direction, leur étendue, leur degré de différenciation : s'ils sont assez développés chez certains sujets, ils sont ordinairement très faibles, réduits dans bien des cas à de simples tractus conjonctifs grêles et clairsemés. A ce titre, ils méritent bien peu les noms de *ligament antérieur* et *liga-*

ment postérieur que leur donnent certains auteurs. La mortaise tibio-péronière et son tenon astragalien se trouvant solidement unis l'une à l'autre par leurs ligaments latéraux, des ligaments antérieur et postérieur ne répondaient à aucun besoin dans le mécanisme de l'articulation : aussi ne se sont-ils pas développés.

B. Ligament latéral externe. — Le ligament latéral externe (fig. 518,1), situé sur le côté externe de l'articulation, comprend trois faisceaux entièrement indépendants les uns des autres, que nous distinguerons, d'après leur situation en antérieur moyen et postérieur. On les désigne encore, en raison de leurs insertions, sous les noms de ligaments péronéo-astragalien antérieur, péronéo-calcanéen et péronéo-astragalien postérieur :

a. *Faisceau antérieur.* — Le faisceau antérieur ou *ligament péronéo-astragalien antérieur* (fig. 518, *a*), aplati, quadrilatère, relativement mince, s'insère d'une part sur le bord antérieur de la malléole externe, d'autre part sur la face externe de l'astragale, sur cette partie de la face externe qui est placée en avant de la facette articulaire.

b. *Faisceau postérieur.* — Le faisceau postérieur ou *ligament péronéo-astragalien postérieur* (fig. 518,*c*), rubané comme le précédent, mais beaucoup plus fort, occupe la face postérieure de l'articulation, où il est très profondément situé au-dessous des tendons péroniers. Il prend naissance, en dehors, dans la fossette rugueuse que présente à sa partie interne et postérieure la malléole externe. De là, il se dirige en dedans, en suivant un trajet presque horizontal, et vient se fixer sur la face postérieure de l'astragale, immédiatement au-dessous de la poulie. Ses faisceaux les plus longs s'étendent jusqu'à la lèvre externe de la gouttière qui livre passage au tendon du fléchisseur propre du gros orteil. On voit assez fréquemment le ligament péronéo-astragalien postérieur donner naissance, par son bord supérieur et tout près de son origine, à un faisceau obliquement ascendant, qui vient se terminer, d'autre part, sur la face postérieure du tibia, à quelques millimètres en dedans de la malléole interne. Ce faisceau, que l'on voit très nettement sur la figure 517 (2'), croise en diagonale la partie postérieure de la synoviale articulaire.

c. *Faisceau moyen.* — Le faisceau moyen ou *ligament péronéo-calcanéen* (fig. 518, *b*), situé entre les deux précédents, est représenté par un cordon aplati, mesurant 3 ou 4 centimètres de long sur 4 ou 5 millimètres de large. Il s'attache en haut, au-devant du sommet de la malléole externe dans une petite échancrure que nous avons signalée en ostéologie. De là, il se porte obliquement en bas et en arrière et vient se fixer sur la face externe du calcanéum, à 15 ou 20 millimètres au-dessus et en arrière du tubercule externe de cet os. Par sa face profonde, le ligament péronéo-calcanéen répond au ligament astragalo-calcanéen externe (fig. 518,4), qui suit la même direction, mais qui le déborde un peu en avant. Superficiellement, il est croisé presque à angle droit par les tendons des deux muscles péroniers latéraux, ainsi que par la veine et le nerf saphènes externes.

C. Ligament latéral interne. — Le ligament latéral interne (fig. 519,1) occupe, comme son nom l'indique, le côté interne de l'articulation. Il est constitué par deux couches, l'une superficielle, l'autre profonde :

a. *Couche superficielle.* — La couche superficielle désignée quelquefois sous le nom de *ligament deltoïdien* en raison de sa forme triangulaire (en forme de Δ grec), s'insère en haut sur tout le rebord inférieur de la malléole interne et tout particulièrement dans la fossette rugueuse que présenté ce bord à sa partie moyenne. De là, les fibres qui les constituent descendent vers le tarse en s'irradiant à la manière d'un large éventail, dont la base mesure 5 ou 6 centimètres de longueur. Elles se terminent de la façon suivante : 1° les *fibres postérieures*, obliques en bas et en arrière, viennent s'attacher sur ce gros tubercule qui se dresse à la partie la plus reculée de la face interne de l'astragale, immédiatement en dedans de la gouttière du fléchisseur propre du gros orteil ; 2° les *fibres antérieures*, obliques en bas et en avant, s'insèrent sur la partie interne du col de l'astragale et sur la face supérieure du scaphoïde ; 3° les *fibres moyennes*, verticalement descendantes, se fixent en

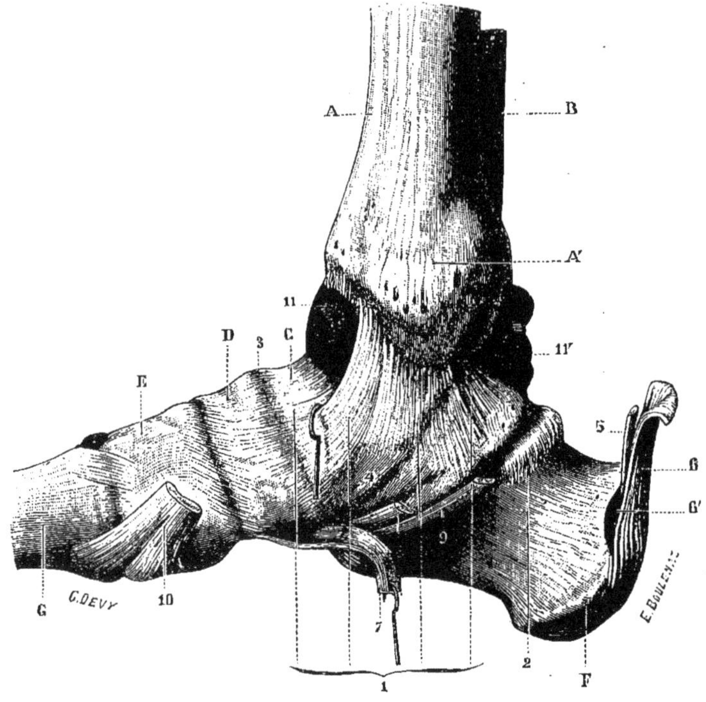

Fig. 519.

Articulation tibio-tarsienne du côté droit, vue interne (cavité articulaire injectée au suif).

A, tibia, avec A', malléole interne. — B, péroné. — C, astragale. — D, scaphoïde. — E, premier cunéiforme. — F, calcanéum. — G, premier métatarsien.

1, ligament latéral interne ou deltoïdien, avec ses différents faisceaux astragaliens, calcanéens, scaphoïdiens. — 2, ligament calcanéo-astragalien postérieur. — 3, ligament astragalo-scaphoïdien supérieur. — 4, ligament calcanéo-scaphoïdien (pour les autres ligaments de la face dorsale du pied, voyez la figure 528). — 5, plantaire grêle. — 6, tendon d'Achille. avec 6', sa bourse séreuse. — 7, tendon du jambier postérieur. — 8, tendon du fléchisseur commun des orteils. — 9, tendon du fléchisseur propre du gros orteil. — 10. tendon du jambier antérieur, avec sa double insertion cunéenne et métatarsienne. — 11, 11', synoviale tibio-tarsienne, injectée au suif.

grande partie sur la petite apophyse de calcanéum ; les autres, celles qui répondent à l'intervalle compris entre cette dernière apophyse et le scaphoïde, ne trouvant pas de surface osseuse pour y prendre insertion, se fusionnent avec un ligament que nous décrirons plus loin (p. 619), le ligament calcanéo-scaphoïdien inférieur. Le ligament deltoïdien forme un tout continu et sa division, admise par certains auteurs, en trois faisceaux distincts, faisceau antérieur, faisceau moyen et faisceau postérieur, qui seraient homologues des faisceaux homonymes du ligament latéral externe, cette division, dis-je, ne me paraît nullement justifiée par les faits.

b. *Couche profonde.* — La couche profonde du ligament latéral interne est entièrement masquée par la couche superficielle, sauf à sa partie postérieure, où elle déborde un peu cette dernière. Pour la mettre à découvert et prendre une notion exacte de sa forme et de sa disposition, il convient d'inciser transversalement cette dernière couche ou bien encore d'ouvrir l'articulation en divisant longitudinalement le tibia et, cette division une fois faite, de jeter les yeux au-dessous de la malléole interne (fig. 520,5). La couche profonde du ligament nous apparaît alors sous la forme d'un faisceau très court, mais très volumineux et très résistant, qui va de la malléole à l'astragale. Ce faisceau s'insère, en haut, sur le sommet malléolaire immédiatement en dedans des fibres correspondantes de la couche superficielle. De là, il se porte obliquement en bas et en dedans et vient se fixer à la face interne de l'astragale, sur toute la portion de cette face interne qui est située au-dessous de la facette articulaire. Vue en coupe horizontale (fig. 516,2'), la couche profonde du ligament latéral interne revêt la forme d'un ovale à grand diamètre antéro-postérieur : sa longueur est de 12 millimètres, sa largeur de 6 millimètres. Un intervalle linéaire, rempli de tissu conjonctif, très visible dans la figure 521 (6), la sépare des faisceaux superficiels. J'ai vu, dans un cas, un prolongement de la synoviale s'insinuer dans la partie antérieure de cet interstice conjonctif, le parcourir dans toute son étendue et venir faire hernie à la partie postérieure de l'articulation.

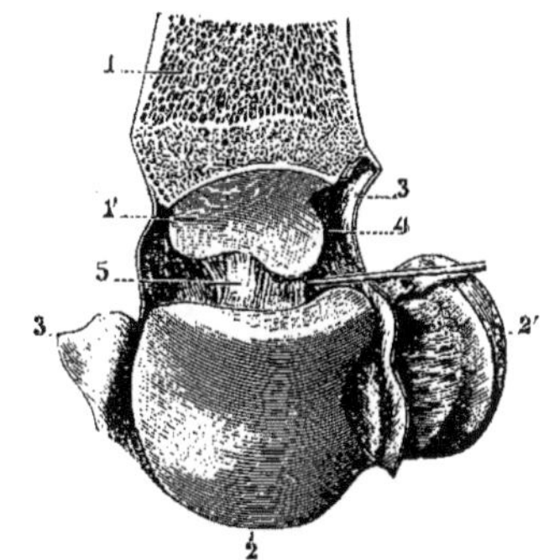

Fig. 520.
Couche profonde du ligament latéral interne de l'articulation tibio-tarsienne.

(Le tibia a été scié dans le sens sagittal et sa moitié interne a été fortement renversée en dedans pour laisser voir le ligament latéral interne par sa face articulaire.)

1, tibia, avec 1', malléole interne. — 2, astragale, avec 2', sa tête. — 3, capsule articulaire. — 4, couche superficielle du ligament latéral interne. — 5, sa couche profonde, soulevée sur un stylet.

3° **Synoviale.** — La synoviale de l'articulation tibio-tarsienne tapisse régulièrement la surface intérieure de la capsule fibreuse et, arrivée à l'insertion supérieure et inférieure de celle-ci, se réfléchit sur l'os pour se terminer exactement à la limite du revêtement cartilagineux. C'est, comme on le voit, la disposition caractéristique de toutes les synoviales articulaires.

a. *En dedans,* la synoviale tibio-tarsienne est bridée par le ligament latéral interne, tout particulièrement par sa couche profonde, à laquelle elle forme une gaine demi-cylindrique (fig. 520,5), faisant saillie dans la cavité articulaire.

b. *En dehors,* elle est bridée, de même, par les faisceaux constitutifs du ligament latéral externe. Elle tapisse la face articulaire des deux faisceaux péronéo-astragalien antérieur et péronéo-astragalien postérieur; mais elle ne présente ordinairement aucun rapport de contiguïté avec le faisceau péronéo-calcanéen, qui, de ce fait, se trouve entièrement en dehors de l'articulation. On rencontre assez fréquemment un petit prolongement de la synoviale (fig. 517) dans l'angle que forment, en s'écartant l'un de l'autre, le ligament péronéo-calcanéen et le ligament péronéo-astragalien postérieur.

c. *En avant,* la synoviale tibio-tarsienne est très lâche et se laisse facilement distendre. Après une injection au suif de la cavité articulaire, elle se projette en avant sous la forme d'un bourrelet transversal, connu sous le nom de *cul-de-sac antérieur* de la synoviale (fig. 519,11) : sa surface est irrégulière et plus ou moins bosselée par suite de la présence des brides conjonctifs ou fibreuses, signalées ci-dessus, qui, à ce niveau, descendent du tibia sur l'astragale.

d. *En arrière*, la synoviale est également très lâche et forme, entre les deux malléoles, un nouveau bourrelet transversal (fig. 517,14) : c'est le *cul-de-sac postérieur*. Je l'ai toujours vu moins développé que l'antérieur. Du reste, comme ce dernier, il est irrégulièrement bosselé par suite de la présence, à sa surface, des brides ou lamelles fibreuses qui vont du tibia à la face postérieure de l'astragale. Au voisinage de la malléole externe, le cul-de-sac postérieur de la synoviale envoie presque toujours un certain nombre de petits prolongements, de 5 à 8 millimètres de longueur, qui passent, soit au-dessus, soit au-dessous du ligament péronéo-astragalien postérieur, ou bien encore traversent les faisceaux constitutifs de ce ligament. Des prolongements analogues se voient aussi, mais plus rarement, sur les autres points du cul-de-sac postérieur. Ils communiquent parfois avec les gaines séreuses des tendons qui croisent la face postérieure de l'articulation, notamment avec celle des péroniers.

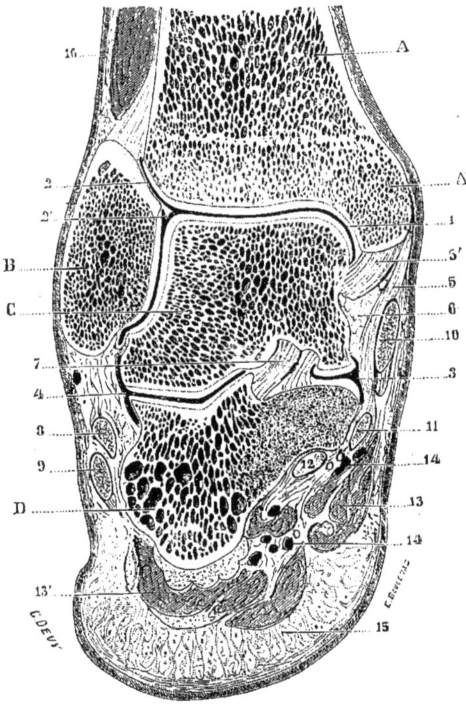

Fig. 521.

Coupe frontale de l'articulation tibio-tarsienne droite (sujet congelé, segment antérieur de la coupe).

A, tibia, avec A', malléole interne. — B, péroné (malléole externe) — C, astragale. — D, calcanéum.

1, interligne de l'articulation tibio-tarsienne. — 2, interligne péronéo-tibial, avec 2', frange synoviale. — 3, articulation calcanéo-astragalienne interne. — 4, articulation calcanéo-astragalienne externe. — 5, 5', couche superficielle et couche profonde du ligament latéral interne. — 6, paquet cellulo-adipeux séparant les deux couches. — 7, ligament calcanéo-astragalien interosseux. — 8, court péronier latéral. — 9, long péronier latéral. — 10, jambier antérieur. — 11, fléchisseur commun des orteils. — 12, fléchisseur propre du gros orteil. — 13, 13', muscles de la région plantaire. — 14, vaisseaux plantaires. — 15, tissu cellulaire sous-cutané du talon. — 16, muscles de la région antérieure de la jambe.

e. Nous avons déjà vu plus haut (p. 603), à propos de l'articulation péronéo-tibiale inférieure, que la synoviale tibio-tarsienne envoyait un prolongement ascendant entre les deux os qui constituent cette articulation (fig. 521,2). Nous rappellerons, à ce sujet, que la fente étroite qui livre passage à ce prolongement nous présente, sur sa lèvre externe ou péronière, une frange synoviale, ordinairement très développée (fig. 521,2'), qui rentre dans l'interligne péronéo-tibial dans les mouvements de flexion du pied et en sort dans les mouvements d'extension (voy. p. 603). Cette frange, rappelons-le encore, est en rapport, quand le pied est en extension, avec cette petite surface triangulaire qui continue en arrière le bord externe de la poulie extragalienne.

4° **Rapports**. — L'articulation du cou-de-pied, comme son homologue au membre supérieur, l'articulation du poignet, est en rapport par sa surface extérieure avec une série de tendons qui, de la jambe, descendent vers le pied. Nous les examinerons séparément sur la face antérieure et sur la face postérieure :

a. *Sur la face antérieure,* tout d'abord, nous rencontrons successivement, en allant de dedans en dehors : 1° le jambier antérieur, qui, obliquant un peu en dedans, vient s'insérer sur le premier cunéiforme et le premier métatarsien ; 2° l'extenseur propre du gros orteil, qui se dirige vers le premier orteil ; 3° l'extenseur commun des orteils, qui vient se terminer sur les quatre derniers orteils ; 4° le péronier antérieur, qui, obliquant un peu en dehors, vient se fixer à l'extrémité postérieure du cinquième métatarsien. Tous ces muscles glissent au-devant de l'articulation à l'aide de bourses séreuses que nous décrirons plus loin (voy. Myologie). Entre l'extenseur propre et l'extenseur commun cheminent le nerf tibial antérieur et l'artère tibiale antérieure, flanquée de ses deux veines. Sur ces différentes formations s'étalent le ligament annulaire antérieur du tarse, le tissu cellulaire sous-cutané et, enfin, la peau, au-dessous de laquelle cheminent la veine saphène interne et les divisions du nerf musculo-cutané.

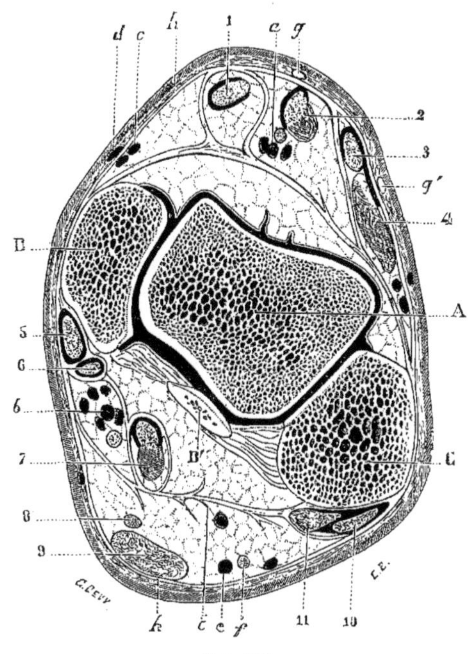

Fig. 522.

Coupe horizontale du cou-de-pied droit, passant par les deux malléoles (sujet congelé, segment inférieur de la coupe).

A, astragale. — B, tibia (malléole interne), avec B', un fragment de sa partie postérieure intéressé par la coupe. — C, péroné (malléole externe).

1, jambier antérieur. — 2, extenseur propre du gros orteil. — 3, extenseur commun des orteils. — 4, péronier antérieur. — 5, jambier postérieur. — 6, fléchisseur commun des orteils. — 7, fléchisseur propre du gros orteil. — 8, plantaire grêle. — 9, tendon d'Achille. — 10, long péronier latéral. — 11, court péronier latéral.

a, vaisseaux et nerf tibiaux antérieurs. — *b*, vaisseaux et nerf tibiaux postérieurs. — *c*, artère et veine malléolaires internes. — *d*, veine saphène interne. — *e*, veine saphène externe. — *f*, nerf saphène externe. — *g*, *g'*, branche interne et branche externe du nerf musculo-cutané. — *h*, aponévrose superficielle. — *i*, aponévrose profonde.

b. *Sur la face postérieure* et en allant, comme précédemment, de dedans en dehors, nous trouvons, directement appliqués contre l'articulation : 1° le jambier postérieur ; 2° le long fléchisseur commun des orteils ; 3° l'extenseur propre du gros orteil ; 4° les deux péroniers latéraux, accolés l'un à l'autre. De ces cinq muscles, les deux derniers, s'infléchissent en avant et en dehors, se portent sur la face externe du calcanéum ; les trois autres, obliquant en dedans, gagnent la gouttière calcanéenne interne et, de là, la région plantaire. Avec les muscles fléchisseurs cheminent le nerf tibial postérieur, l'artère tibiale postérieure et ses deux veines satellites. Tous ces muscles rétro-articulaires possèdent, comme les muscles pré-articulaires, des bourses séreuses qui favorisent leur glissement ; nous les décrirons plus loin (voy. MYOLOGIE). En arrière des muscles précités, nous trouvons successivement (fig. 522) l'aponévrose profonde, une couche fort épaisse de tissu cellulo-adipeux, le tendon d'Achille portant sur son côté interne le tendon du plantaire grêle, la veine et le nerf saphènes externes placés un peu en dehors du tendon d'Achille, l'aponévrose superficielle, le tissu cellulaire sous-cutané et, enfin, la peau.

5° **Artères.** — Toutes les artères (et elles sont nombreuses) qui cheminent sur le pourtour du cou-de-pied abandonnent des rameaux à l'articulation. — *En avant*, la tibiale antérieure fournit deux ou trois artérioles, qui se distribuent à la partie antérieure de la capsule. De son côté, la malléolaire interne envoie de fins rameaux aux faisceaux antérieurs du ligament deltoïdien. La malléolaire externe et la péronière antérieure fournissent, de même, quelques rameaux à la partie antérieure et externe de l'articulation. — *En arrière*, la tibiale postérieure, en descendant vers la région plantaire, abandonne une ou deux petites branches, qui abordent l'articulation à la partie postérieure et inférieure de la malléole interne. La péronière postérieure, à son tour, fournit un rameau, qui pénètre dans l'articulation au voisinage du ligament péronéo-astragalien postérieur.

6° **Nerfs.** — Les nerfs destinés à l'articulation du cou-de-pied proviennent : 1° pour le plan antérieur, du saphène interne et de la branche de bifurcation externe du tibial antérieur ; 2° pour le plan postérieur, du tibial postérieur.

Mouvements. — Envisagé au point de vue de sa mobilité sur la jambe, le pied exécute avant tout les deux mouvements fondamentaux des articulations trochléennes, la flexion et l'extension. Il possède, en outre, mais dans des conditions mécaniques toutes spéciales, des mouvements d'adduction, d'abduction, de circumduction et de rotation.

a. *Flexion et extension.* — La flexion est le mouvement par lequel la face dorsale du pied se rapproche de la face antérieure de la jambe ; l'extension, celui par lequel elle s'en écarte. L'angle dièdre que forment en avant le pied et la jambe, angle qui est environ de 90° dans la station verticale, diminue dans le premier cas, augmente dans le second.

Ces deux mouvements fondamentaux de l'articulation tibio-tarsienne s'effectuent autour d'un axe transversal, qui passe naturellement par le centre de courbure de la poulie astragalienne,

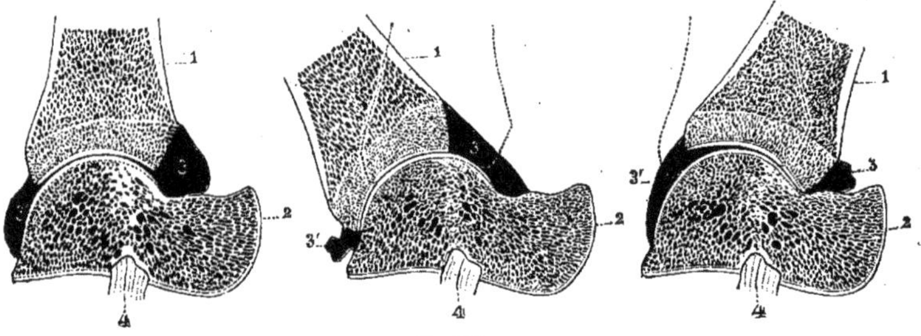

Fig. 523.

L'articulation tibio-tarsienne, vue sur une coupe sagittale : A, dans la position debout ; B, le pied étant dans l'extension ; C, le pied étant dans la flexion.

1, tibia. — 2, astragale. — 3, 3', cul-de-sac antérieur et cul-de-sac postérieur de la synoviale tibio-tarsienne. 4, ligament calcanéo-astragalien interosseux.

c'est-à-dire à 20 ou 25 millimètres au-dessous du point culminant de cette poulie ou, ce qui revient au même, à 6 ou 8 millimètres au-dessus de la face inférieure de l'astragale. Il est à remarquer, cependant, que l'axe en question n'est pas exactement transversal, mais légèrement oblique de dedans en dehors et d'avant en arrière. Il en résulte que le plan dans lequel se meut le pied n'est pas tout à fait parallèle au plan médian.

Quoi qu'il en soit de cette obliquité, qui est toujours légère, la poulie astragalienne, dans les mouvements de flexion, glisse d'avant en arrière sur la mortaise tibio-péronière : les faisceaux postérieurs des ligaments latéraux se tendent et limitent la flexion, à moins qu'ils ne soient assez extensibles pour permettre au col de l'astragale de venir heurter le rebord antérieur du tibia, auquel cas le mouvement est naturellement limité par la rencontre des deux surfaces osseuses. Dans l'extension, la poulie astragalienne glisse encore sur la mortaise tibio-péronière, mais en sens inverse, c'est-à-dire d'arrière en avant : les faisceaux antérieurs des ligaments latéraux se tendent et limitent le mouvement, à moins que celui-ci se poursuive jusqu'à ce qu'arrive le contact de l'astragale avec le rebord postérieur du tibia. Nous avons déjà indiqué, à propos de l'articulation péronéo-tibiale inférieure, quel était le jeu de cette articulation dans les mouvements de flexion et d'extension du pied. Nous n'y reviendrons pas ici (voy. p. 619). En passant de la plus grande flexion à l'extension extrême, le pied décrit un arc de cercle de 70 à 80°.

b. *Adduction et abduction.* — L'adduction est un mouvement par lequel la pointe du pied (gros orteil) se porte en dedans et se rapproche de la ligne médiane ; l'abduction, un mouvement par lequel elle se porte en dehors, en s'écartant de cette même ligne médiane. Dans ces deux mouvements, le pied tourne autour d'un axe vertical passant par la facette latérale externe de l'astragale. Il est à peine besoin de faire remarquer que le talon se déplace en même temps que la pointe du pied, mais en sens inverse, se portant en dehors dans l'adduction et en dedans dans l'abduction. L'arc que décrit la pointe du gros orteil, en passant de l'abduction à l'adduction, est de 35 à 45°. L'observation sur le vivant démontre nettement que les mouvements de latéralité du pied ne sont pas isolés, mais se combinent toujours plus ou moins avec les mouvements de rotation : c'est ainsi que l'adduction s'accompagne toujours d'un mouvement de rotation en dedans et qu'à l'abduction se trouve constamment lié un mouvement plus ou moins accusé de rotation en dehors.

c. *Circumduction.* — La circumduction résulte, ici comme dans toutes les articulations qui présentent ce genre de mouvement, de l'exécution successive des quatre mouvements précédents : flexion, adduction, extension et abduction. Le centre de ces mouvements étant placé au niveau de l'articulation tibio-tarsienne, les deux portions du pied qui se trouvent en avant et en arrière de ce centre (portion prétibiale et portion rétrotibiale) engendrent chacune une sorte de cône dont le sommet commun répond à l'astragale et dont les bases sont représentées par les cercles que décrivent simultanément et en sens inverse, d'une part la pointe du pied, d'autre part l'extrémité postérieure du talon.

d. *Rotation.* — La rotation du pied se fait en dedans ou en dehors. La rotation en dedans est un mouvement par lequel le bord interne du pied s'élève, dirigeant sa face plantaire vers le plan médian du corps ; la rotation en dehors, un mouvement par lequel le bord externe du pied s'élève, dirigeant en dehors cette même face plantaire. Ces deux mouvements s'effectuent, comme on le voit, autour d'un axe antéro-postérieur.

Dans la description, qui précède, des mouvements que présente l'articulation tibio-tarsienne, nous avons constamment supposé que la jambe restait fixe et que, seul, le pied se déplaçait. Mais il est à remarquer que ces mouvements peuvent s'accomplir suivant une modalité inverse, je veux dire par déplacement de la jambe sur un pied immobile. Le mécanisme est le même, avec cette différence que c'est la mortaise tibio-péronière qui se meut maintenant sur le tenon astragalien. Nous ferons une deuxième remarque : c'est que, si la flexion et l'extension sont pour l'articulation tibio-tarsienne des mouvements fondamentaux, il n'en est pas de même de l'abduction, de l'adduction et de la rotation. Ces derniers mouvements, il faut bien le reconnaître, sont extrêmement limités dans l'articulation du cou-de-pied, si tant est qu'ils y existent dans les conditions normales. Ils se passent surtout dans les articulations du tarse : c'est ainsi que l'adduction et l'abduction ont pour siège à peu près exclusif l'articulation du calcanéum avec l'astragale, que les mouvements de rotation, soit en dehors, soit en dedans, s'accomplissent à la fois dans cette dernière articulation et dans l'articulation médio-tarsienne. Toutefois, comme l'articulation du cou-de-pied n'est pas complètement étrangère à ces mouvements, nous avons cru devoir dans le présent paragraphe les mentionner et les définir. Pour la même raison, nous allons indiquer pour chacun d'eux, et cela une fois pour toutes, les différents muscles qui les produisent.

Muscles moteurs. — Les muscles moteurs du pied sur la jambe se distinguent, suivant les mouvements qu'ils déterminent, en fléchisseurs, extenseurs, adducteurs et rotateurs en dedans, abducteurs et rotateurs en dehors :

1° *Fléchisseurs :* le jambier antérieur, l'extenseur commun des orteils, l'extenseur propre du gros orteil ;

2° *Extenseurs :* les jumeaux, le soléaire, le plantaire grêle, le jambier postérieur, le long fléchisseur commun des orteils, le long fléchisseur du gros orteil, les péroniers latéraux ;

3° *Adducteurs et rotateurs en dedans :* le jambier antérieur, le jambier postérieur, l'extenseur propre du gros orteil ;

4° *Abducteurs et rotateurs en dehors :* le long péronier latéral, le court péronier latéral, l'extenseur commun des orteils.

A consulter, au sujet de l'articulation du pied avec la jambe : Aeby, *Das Talotarsalgelenk des Menschen und der Primaten*, Arch. f. Anat. u. Physiol., 1883. — Meyer, *Studien über Mechanismus des Fusses in normalen und abnormen Verhältnisse*, Jena, 1883. — Arbuthnot-Lane, *The movements of the ankle-joint*, Journ. of Anat. and Physiol., 1888, vol. XXIII, p. 408 ; — THOMPSON (A.), *The influence of posture on the forme of the articular surfaces of the tibia and antragalus in the different races of man and higher apes*, Journ. of Anat. and Phys., t. XXIII, 1889, et *Note additionnelle sur le même sujet*, ibid., t. XXIV, 1890.

§ VI. — ARTICULATIONS DU PIED

Les articulations du pied se divisent en sept groupes, savoir : 1° l'articulation des deux os de la première rangée du tarse entre eux ou *articulation astragalo-calcanéenne ;* 2° l'articulation de la première rangée du tarse avec la seconde, ou *articulation médio-tarsienne ;* 3° les articulations des cinq os de la deuxième rangée du tarse entre eux ; 4° les articulations du tarse avec le métatarse ou *articulations tarso-métatarsiennes ;* 5° les articulations des métatarsiens entre eux ou *articulations intermétatarsiennes ;* 6° les articulations des métatarsiens avec les phalanges ou *articulations métatarso-phalangiennes ;* 7° enfin, les articulations des phalanges entre elles ou *articulations interphalangiennes*.

A. — ARTICULATION ASTRAGALO-CALCANÉENNE

L'articulation astragalo-calcanéenne, encore appelée *articulation sous-astragalienne,* unit la face supérieure du calcanéum à la face inférieure de l'astragale. C'est une double arthrodie.

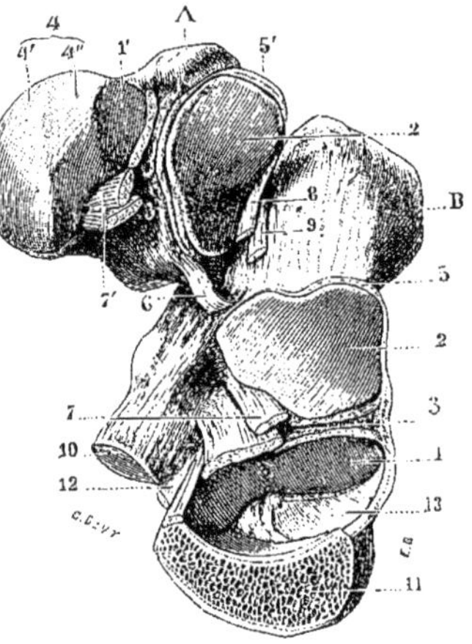

Fig. 524.

L'articulation astragalo-calcanéenne ouverte pour montrer les surfaces articulaires.

A, astragale renversé en dehors. — B, calcanéum en place.

1, sa facette antéro-interne, correspondant à la facette 1' de l'astragale. — 2, sa facette postéro-externe, correspondant à la facette 2' de l'astragale. — 3, sinus du tarse. — 4, tête de l'astragale, avec : 4', sa zone scaphoïdienne ; 4'', sa zone en rapport avec le ligament scaphoïdien inférieur. — 5, 5', ligament astragalo-calcanéen postérieur. — 6, ligament astragalo-calcanéen externe. — 7, 7', ligament interosseux. — 8, ligament péronéo-astragalien postérieur. — 9, ligament péronéo-calcanéen. — 10, facette pour le cuboïde. — 11, scaphoïde. — 12, ligament en Y. — 13, ligament calcanéo-scaphoïdien inférieur.

1° Surfaces articulaires. — Chacun des deux os nous présente, ainsi que nous l'avons vu en ostéologie (p. 343 et 345), deux facettes articulaires, que l'on distingue en antéro-interne et postéro-externe. — La *facette postéro-externe* (fig. 524, 1 et 1'), examinée sur le calcanéum, revêt une forme ovalaire, à grand axe dirigé obliquement de dedans en dehors et d'arrière en avant : à peu près plane dans le sens antéro-postérieur, elle est légèrement convexe dans le sens transversal et représente ainsi un segment de cylindre plein. Sur l'astragale, la facette postéro-externe a une forme à peu près analogue : légèrement excavée suivant son grand axe, elle représente un segment de cylindre creux, se moulant assez exactement sur le segment de cylindre plein que forme la facette calcanéenne correspondante. — La *facette antéro-interne* (fig. 524, 2 et 2), de même forme pour les deux os, est une facette oblongue, dont le grand axe se dirige obliquement, comme pour la facette précédente, d'arrière en avant et de dedans en dehors : concave sur le calcanéum, elle est, au contraire, légèrement convexe sur l'astragale.

Sur l'astragale, comme sur le calcanéum, la facette antéro-interne et la facette postéro-externe sont séparées l'une de l'autre par une rainure profonde et fortement rugueuse, dirigée obliquement comme les facettes elles-mêmes, relativement étroite à sa partie interne, fort large au contraire à son extrémité externe : c'est la *rainure astragalienne* pour l'astragale, la *rainure calcanéenne* pour le calcanéum. Quand les deux os sont en place, la rainure astragalienne et la rainure calcanéenne forment par leur ensemble une excavation profonde, une sorte de tunnel, que l'on désigne sous le nom de *creux calcanéo-astragalien* ou de *sinus du tarse*. Grâce à cette disposition, les deux groupes de facettes articulaires précitées sont entièrement séparés l'un de l'autre et il existe réellement, entre l'astragale et le calcanéum, deux articulations distinctes, l'une postérieure, l'autre antérieure. De ces deux articulations, la première est indépendante ; la seconde se confond avec l'articulation astragalo-scaphoïdienne, que nous étudierons plus loin.

A l'état frais, les facettes articulaires de l'astragale et du calcanéum sont recouvertes dans toute leur étendue par une couche de cartilage hyalin, dont l'épaisseur mesure en moyenne 2 millimètres.

La surface articulaire antéro-interne du calcanéum est souvent divisée en deux facettes secondaires, l'une postérieure, l'autre antérieure. Ces deux facettes, quand elles existent, sont séparées par un espace rugueux, dont les dimensions varient le plus souvent de 1 à 6 millimètres et sur lequel vient s'insérer une partie des fibres du ligament calcanéo-scaphoïdien. — Les chiffres suivants nous indiquent quelle est la fréquence d'une pareille disposition : sur 21 calcanéums appartenant au pied droit, je l'ai observée 6 fois, soit une proportion de 28,5 p. 100 ; sur 29 calcanéums gauches, je l'ai notée 14 fois, soit une proportion de 48 p. 100. — La duplicité de la facette antéro-interne est donc beaucoup plus fréquente à gauche qu'à droite. — Au total, cette duplicité se rencontre 20 fois sur 50 cas, soit une proportion de 40 p. 100.

2° Moyens d'union. — Trois ligaments maintiennent en présence l'astragale et le calcanéum : un ligament interosseux et deux ligaments périphériques, l'un externe, l'autre postérieur.

a. *Ligament calcanéo-astragalien interosseux*. — Le ligament calcanéo-astragalien interosseux (fig. 521, 7 et 524, 7), le plus fort des trois, le véritable ligament de l'articulation astragalo-calcanéenne, occupe le sinus du tarse. Il se compose de faisceaux aplatis, entremêlés de graisse, qui s'étendent, les uns verticalement, les autres obliquement, de la rainure calcanéenne à la rainure astragalienne. Ces faisceaux, très courts à la partie interne du ligament, là où les deux os sont à peine écartés l'un de l'autre, s'allongent ensuite graduellement au fur et à mesure que la hauteur du sinus augmente. D'autre part, ils se disposent sur deux plans : un plan postérieur, moins développé et plus faible, qui se dresse immédiatement en avant de l'articulation calcanéo-astragalienne postérieure ; un plan antérieur, beaucoup plus important, qui se trouve situé immédiatement en arrière de l'articulation calcanéo-astragalienne antérieure. L'intervalle qui sépare ces deux plans fibreux est comblé par de la graisse : on y rencontre assez souvent une petite bourse séreuse.

b. *Ligament calcanéo-astragalien externe*. — Le ligament calcanéo-astragalien externe (fig. 518,4) est représenté par un faisceau, ordinairement très faible, tantôt aplati et rubané, tantôt cylindroïde, qui se porte obliquement de la face externe de l'astragale à la face externe du calcanéum. Comme nous le montre la figure précitée (518), il suit une direction à peu près parallèle à celle du ligament péronéo-calcanéen de l'articulation tibio-tarsienne, lequel toutefois se trouve placé sur un plan un peu plus postérieur.

c. *Ligament calcanéo-astragalien postérieur*. — Le ligament calcanéo-astragalien postérieur (fig. 517,7), aplati et mince, de forme quadrilatère, s'insère en haut, sur le tubercule qui limite en dehors la gouttière du long fléchisseur propre du pouce, en bas sur la partie correspondante de la face supérieure du calcanéum.

3° **Synoviales**. — L'articulation astragalo-calcanéenne possède deux synoviales distinctes : l'une pour l'arthrodie postéro-externe, l'autre pour l'arthrodie antéro-interne. La première, comme l'articulation à laquelle elle appartient, est indépendante : la seconde se confond avec la synoviale de l'articulation astragalo-scaphoïdienne.

4° **Artères**. — Les artères de l'articulation astragalo-calcanéenne sont fournies : 1° par la tibiale postérieure et par ses deux branches de bifurcation, les artères plantaires ; 2° par la dorsale du tarse ; 3° par la péronière.

5° **Nerfs**. — Les nerfs proviennent de deux sources : 1° de la branche externe du tibial antérieur ; 2° du tibial postérieur ou de ses branches de bifurcation.

Mouvements. — L'articulation sous-astragalienne est le siège principal des mouvements d'adduction, d'abduction et de rotation du pied sur la jambe ou, plus exactement, sur l'astragale intimement uni à la mortaise péronéo-tibiale. Nous avons déjà, à propos de l'articulation du cou-de-pied, défini ces différents mouvements (voy. p. 614).

Muscles moteurs. — Voy. p. 615.

A consulter, MORESTIN, *Le ligament interosseux de l'articulation calcanéo-astragalienne*, Bull. soc. anat., 1894, p. 1017.

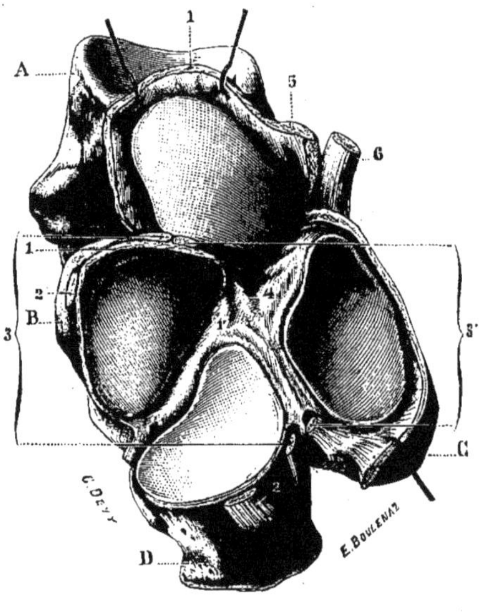

Fig. 525.
Articulation médio-tarsienne du côté droit : les surfaces articulaires, avec leur collerette ligamenteuse.

(L'articulation a été ouverte par sa face dorsale et les deux rangées osseuses qui la constituent fortement écartées l'une de l'autre.)

A, astragale. — B, calcanéum. — C, scaphoïde. — D, cuboïde. 1, 1', portion dorsale et portion plantaire de la capsule articulaire. — 2, ligament calcanéo-cuboïdien supérieur. — 3, 3', faisceau cuboïdien et faisceau scaphoïdien du ligament en Y. — 4, ligament calcanéo-scaphoïdien inférieur. — 5, ligament astragalo-scaphoïdien supérieur. — 6, tendon du jambier postérieur.

B. — ARTICULATION MÉDIO-TARSIENNE OU ARTICULATION DE CHOPART

L'articulation médio-tarsienne, plus connue en chirurgie sous le nom d'*articulation de Chopart*, unit la première rangée du tarse à la deuxième rangée. Elle s'étend transversalement du bord externe du pied à son bord interne. Quatre os la constituent : du côté de la première rangée, l'astragale et le calcanéum ; du côté de la deuxième rangée, le scaphoïde et le cuboïde. Lorsque ces quatre os sont en place, l'astragale répond à la face postérieure du scaphoïde, le calcanéum à la face postérieure du cuboïde. L'articulation médio-tarsienne comprend donc deux articulations distinctes (fig. 525) : l'une interne ou astragalo-scaphoïdienne ; l'autre externe ou calcanéo-cuboïdienne. La première est une énarthrose, la seconde appartient au genre des articulations par emboîtement réciproque.

1° **Surfaces articulaires**. — Les surfaces articulaires sont naturellement bien différentes, suivant qu'on envisage l'énarthrose ou l'articulation par emboîtement réciproque. Nous les examinerons séparément pour chacune de ces articulations :

A. ARTICULATION CALCANÉO-CUBOÏDIENNE. — Pour l'articulation calcanéo-cuboïdienne, la face antérieure du calcanéum nous présente une facette verticale, un peu plus haute que large, concave de haut en bas et de dedans en dehors, légèrement convexe dans le sens contraire. A cette facette calcanéenne, le cuboïde oppose une surface inversement configurée, c'est-à-dire convexe de haut en bas et de dedans en dehors, concave dans l'autre sens ; son extrémité inférieure se prolonge en bas et en dedans, comme nous l'avons vu en ostéologie, sous la forme d'une saillie, plus ou moins prononcée suivant les sujets, que l'on désigne sous le nom d'apophyse pyramidale du cuboïde.

B. ARTICULATION ASTRAGALO-SCAPHOÏDIENNE, FIBRO-CARTILAGE D'AGRANDISSEMENT SCAPHOÏDIEN. — Pour l'articulation astragalo-scaphoïdienne, l'astragale nous présente une tête oblongue, à grand axe dirigé obliquement de haut en bas et de dehors en dedans; elle se continue en bas avec la facette antéro-interne de la face inférieure. Le scaphoïde, à son tour, nous offre sur sa face postérieure une cavité glénoïde, également oblongue et inclinée dans le même sens : cette cavité, moins étendue qu'il ne le faudrait pour recevoir la tête de l'astragale, se trouve agrandie en bas et en arrière par un fibro-cartilage, qui s'étend horizontalement du bord inférieur de la facette articulaire du scaphoïde à la petite apophyse du calcanéum. Ce fibro-cartilage d'agrandissement, que l'on décrit d'ordinaire sous le nom de *ligament calcanéo-scaphoïden inférieur*, occupe tout l'intervalle qui sépare le scaphoïde de la petite apophyse du calcanéum. Il sert ainsi de trait d'union entre les deux articulations astragalo-scaphoïdienne et astragalo-calcanéenne interne, lesquelles ne constituent en réalité qu'une seule et même articulation, dont les différentes parties portent des noms différents.

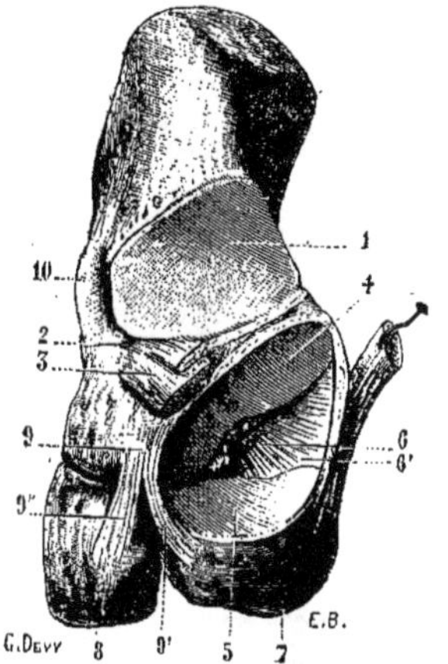

Fig. 526.

Articulation médio-tarsienne, vue par sa face supérieure, l'astragale étant enlevé.

1. facette postéro-externe du calcanéum. — 2, rainure située en avant de cette facette et donnant insertion à 3, ligament interosseux calcanéo-astragalien. — 4, facette antéro-interne du calcanéum. — 5, cavité glénoïde du scaphoïde. — 6, ligament calcanéo-scaphoïdien, avec 6', sa portion fibro-cartilagineuse — 7, scaphoïde. — 8, cuboïde. — 9, ligament en Y, avec 9', son faisceau scaphoïdien et 9'', son faisceau cuboïdien. — 10, tubercule externe du calcanéum. — 11, tendon du jambier postérieur, érigné en dedans.

Comme l'espace qu'il remplit, le ligament calcanéo-scaphoïdien inférieur (fig. 526,6) revêt la forme d'un triangle. Son sommet, dirigé en dehors, répond au côté interne de la grande apophyse du calcanéum. Sa base, encore appelée bord interne, s'épaissit considérablement par suite de l'apparition à son niveau d'une couche de cartilage; rappelons en passant que sur ce bord interne vient se fixer un certain nombre des faisceaux moyens du ligament latéral interne de l'articulation du cou-de-pied (voy. p. 610).

Envisagé au point de vue de sa structure, le ligament calcanéo-scaphoïdien se compose de deux parties : l'une, interne, fibro-cartilagineuse ; l'autre, externe, dépourvue de cartilage et formée par des faisceaux ligamenteux d'aspect nacré et très résistants. Ces faisceaux, bien visibles surtout quand on regarde l'articulation par sa face inférieure (fig. 527,6 et 6'), se détachent de la petite apophyse du calcanéum. De là, ils se portent en avant et en dedans, en rayonnant à la manière d'un large éventail : les antérieurs viennent se fixer à la face inférieure du scaphoïde ;

les autres, affectant une direction transversale, se portent vers la partie fibro-cartilagineuse du ligament calcanéo-scaphoïdien et remontent ensuite jusqu'à la malléole tibiale, en se confondant avec le ligament latéral interne du cou-de-pied. J'ai presque toujours rencontré, entre les faisceaux ligamenteux que je viens de décrire, une ou deux fissures à travers lesquelles s'insinue un peloton adipeux qui va faire saillie sous la séreuse articulaire.

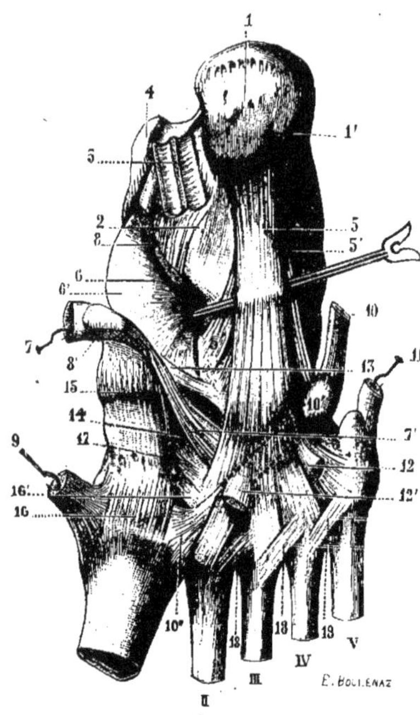

Fig. 527.

Ligaments plantaires.

1, grosse tubérosité du calcanéum. — 1', sa petite tubérosité. — 2, petite apophyse du calcanéum. — 3, gouttières des fléchisseurs. — 4, astragale. — 5, ligament calcanéo-cuboïdien inférieur, avec 5', faisceau profond de ce ligament. — 6, ligament calcanéo-scaphoïdien inférieur, avec 6', sa portion fibro-cartilagineuse. — 7, tendon du jambier postérieur et son sésamoïde, érignés en dedans et en avant ; 7', ligament reliant ce tendon au troisième cunéiforme. — 8, 8', coupe d'une lamelle fibreuse allant de la petite apophyse du calcanéum et de la partie profonde de la gouttière du fléchisseur commun au sésamoïde du jambier postérieur. — 9, tendon du jambier antérieur. — 10, tendon du long péronier latéral, avec : 10', son sésamoïde ; 10", son insertion au premier métatarsien et au premier cunéiforme. — 11, tendon du court péronier. — 12, tendon d'origine du court fléchisseur du petit orteil. — 12', tendon d'origine de l'abducteur du gros orteil. — 13, ligament allant du scaphoïde au cuboïde. — 14, ligament unissant le scaphoïde au second cunéiforme et au second métatarsien. — 15, ligament unissant le scaphoïde au premier cunéiforme. — 16, ligament reliant le premier cunéiforme au premier métatarsien. — 16, ligament oblique allant du premier cunéiforme au deuxième métatarsien. — 17, ligament unissant le premier et le deuxième cunéiforme. — 18, ligaments intermétatarsiens plantaires.

2° **Moyens d'union**. — Comme moyens d'union de l'articulation médio-tarsienne, nous rencontrons : 1° des ligaments propres à l'énarthrose astragalo-scaphoïdienne ; 2° des ligaments propres à l'articulation calcanéo-cuboïdienne ; 3° un ligament commun aux deux articulations.

A. Ligaments propres a l'articulation astragalo-scaphoïdienne. — L'articulation astragalo-scaphoïdienne possède deux ligaments qui lui appartiennent en propre, savoir :

1° Un *ligament astragalo-scaphoïdien supérieur* (fig. 528), ruban fibreux large et mince, qui s'étend de la partie supérieure du col de l'astragale au bord supérieur du scaphoïde ;

2° Un *ligament calcanéo-scaphoïdien inférieur* (fig. 527,6), qui n'est autre que le fibro-cartilage d'agrandissement ci-dessus décrit (p. 619) à propos des surfaces articulaires.

B. Ligaments propres a l'articulation calcanéo-cuboïdienne. — L'articulation calcanéo-cuboïdienne nous présente de même deux ligaments, l'un supérieur, l'autre inférieur :

a. *Ligament calcanéo-cuboïdien supérieur*. — Le ligament calcanéo-cuboïdien supérieur ou dorsal (fig. 527,4), aplati, mince, peu résistant, se porte du bord supérieur de la facette calcanéenne, à la face dorsale du cuboïde. Il est constitué par un ensemble de petits faisceaux à direction parallèle, séparés çà et là par des interstices à travers lesquels se voit la synoviale.

b. *Ligament calcanéo-cuboïdien inférieur*. — Le ligament calcanéo-cuboïdien ou plantaire, bien différent du précédent, est remarquable à la fois par son étendue, son épaisseur et sa résistance, qui lui ont valu le nom, parfaitement justifié du reste, de *grand ligament de la plante*. Il prend naissance en arrière sur la face inférieure du calcanéum, en avant des deux tubérosités. De là, il se porte en avant et se divise en deux feuillets superposés, l'un superficiel ou inférieur, l'autre profond ou supérieur. — Le *feuillet superficiel* (fig. 527,5) se dirige d'arrière en avant sous la forme d'un long ruban, constitué par des faisceaux nacrés et à peu près parallèles. Arrivé au cuboïde, il se fixe solidement sur la saillie de cet os. Puis, continuant son trajet, il passe comme un pont sur la gouttière osseuse où glisse le tendon du long péronier latéral et vient se terminer, par trois ou quatre digitations divergentes, sur l'extrémité postérieure des trois ou quatre derniers métatarsiens. — Le *feuillet profond* (fig, 527,5') est moins long que le précédent ; mais, par contre, il est plus large et le déborde à la fois en dedans et en dehors. Parti de la face inférieure du calcanéum, il se porte en avant, en s'élargissant à la manière d'un éventail, et vient se fixer sur toute la portion de la face inférieure du cuboïde qui se trouve placée en arrière de la tubérosité.

C. Ligament commun aux deux articulations (Ligament en Y). — Indépendamment des quatre ligaments que nous venons de décrire et qui appartiennent en propre, les deux premiers à l'articulation astragalo-scaphoïdienne, les deux autres à l'articulation calcanéo-cuboïdienne, il existe un cinquième ligament, le *ligament en* **Y** ou *ligament en* **V**, qui est commun à ces deux articulations. Ce ligament (fig. 526,9), qu'on appelle parfois en médecine opératoire la *clef de l'articulation médio-tarsienne*, s'insère en arrière sur la partie la plus antérieure de la face supérieure du calcanéum, dans l'angle dièdre que forme cette face avec le côté externe de la tête de l'astragale. De là, il se dirige en avant et se bifurque, peu après son origine (*type en* **Y**), quelquefois dès son origine (*type en* **V**), en deux faisceaux divergents : un faisceau interne (9'), qui se porte à la partie supéro-externe du scaphoïde ; un faisceau externe (9''), qui vient se fixer à la face dorsale du cuboïde. Les noms de *ligament en* **Y**, de *ligament en* **V**, sous lesquels on le désigne, sont parfaitement justifiés, comme on le voit, par la disposition anatomique.

3° **Synoviales**. — Il existe pour l'articulation médio-tarsienne deux synoviales distinctes : l'une externe, pour l'articulation calcanéo-cuboïdienne ; l'autre interne, pour l'articulation astragalo-scaphoïdienne. La première (fig. 534,8) est indépendante ; la deuxième (fig. 534,6) se confond, comme nous l'avons déjà vu plus haut, avec la synoviale de l'articulation astragalo-calcanéenne interne.

4° **Artères**. — Les artères de l'articulation médio-tarsienne proviennent : 1° *pour la face supérieure ou dorsale*, des artères dorsales du tarse et du métatarse, branches de la tibiale antérieure ; la tibiale antérieure fournit aussi directement quelques rameaux à l'articulation astragalo-scaphoïdienne ; 2° *pour la face inférieure ou plantaire*, de la plantaire interne et de la plantaire externe, branches de la tibiale postérieure.

5° **Nerfs**. — Les nerfs émanent, pour la plupart, de la branche externe du tibial antérieur. Les autres proviennent du musculo-cutané ou du plantaire externe.

Mouvements. — L'articulation médio-tarsienne possède tous les mouvements qui caractérisent les diarthroses : la *flexion* et l'*extension*, l'*adduction* et l'*abduction*, la *rotation en dedans* et la *rotation en dehors*. Ces différents mouvements, que nous avons déjà indiqués à propos de l'articulation tibio-tarsienne (voy. cette articulation, p. 614), sont limités par la résistance des ligaments qui entourent l'articulation.

Muscles moteurs. — Voy. p. 615.

C. — Articulations des os de la deuxième rangée du tarse entre eux

Ce groupe d'articulations comprend : 1° l'articulation du scaphoïde avec le cuboïde ; 2° l'articulation du scaphoïde avec les trois cunéiformes ; 3° les articulations des trois cunéiformes entre eux ; 4° l'articulation du cuboïde avec le troisième cunéiforme.

1° Articulation scaphoïdo-cuboïdienne. — L'articulation du scaphoïde avec la cuboïde, *articulation scaphoïdo-cuboïdienne,* est une arthrodie.

A. Surfaces articulaires. — Elle a pour surfaces articulaires : 1° *du côté du scaphoïde,* une petite facette plane, occupant l'extrémité externe de l'os et se continuant, à sa partie antérieure, avec la facette, beaucoup plus grande, par laquelle le scaphoïde s'unit au troisième cunéiforme ; 2° *du côté du cuboïde,* une facette analogue, située à la partie la plus reculée de la face interne de cet os, se continuant de même, à sa partie antérieure, avec la facette par laquelle ce dernier os s'articule avec le troisième cunéiforme. Ces deux facettes sont revêtues l'une et l'autre par une couche de cartilage hyalin.

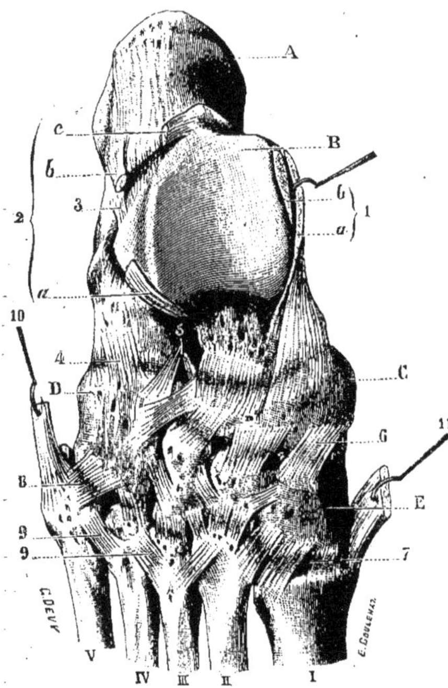

Fig. 528.

Ligaments de la face dorsale du pied.

A, calcanéum. — B, astragale. — C, scaphoïde. — D, cuboïde. — E, premier cunéiforme. — I, II, III, IV, V, premier, deuxième, troisième, quatrième et cinquième métatarsiens.

1, ligament latéral interne du cou-de-pied, avec : *a*, sa couche superficielle ; *b*, sa couche profonde. — 2, ligament latéral externe du cou-de-pied, avec : *a*, son faisceau péronéo-astragalien antérieur ; *b*, son faisceau péronéo-calcanéen ; *c*, son faisceau péronéo-astragalien postérieur, — 3, ligament calcanéo-astragalien externe. — 4, ligament calcanéo-cuboïdien supérieur. — 5, ligament en Y. — 6, ligament scaphoïdo-cunéen interne. — 7, ligament allant du premier cunéiforme au premier métatarsien. — 8, ligament allant du cuboïde au cinquième métatarsien. — 9, 9, ligament intermétatarsien. — 10, court péronier latéral. — 11, jambier antérieur.

(Pour les autres ligaments dorsaux représentés dans cette figure, voyez le texte.)

B. Moyens d'union. — Au nombre de trois, les ligaments qui maintiennent en présence le scaphoïde et le cuboïde se distinguent en dorsal, plantaire et interosseux. — Le *ligament dorsal* (fig. 528) se porte transversalement de la partie supérieure et externe du scaphoïde à la partie supérieure et interne de la face dorsale du cuboïde. — Le *ligament plantaire* (fig. 527,13) s'étend, de même, du bord inférieur du scaphoïde à la face plantaire du cuboïde. — Le *ligament interosseux* (fig. 532), très court et très résistant, unit l'une à l'autre, en dehors des facettes articulaires, les surfaces adjacentes des deux os.

Les facettes articulaires ci-dessus décrites peuvent faire défaut. Les trois ligaments scaphoïdo-cuboïdiens n'en existent pas moins, avec la disposition anatomique que nous venons de leur assigner.

C. Synoviale. — Une petite synoviale, prolongement ascendant de la synoviale scaphoïdo-cunéenne (fig. 532), sépare le scaphoïde du cuboïde.

2° Articulations scaphoïdo-cunéennes. — Le scaphoïde s'articule avec les trois cunéiformes, *articulations scaphoïdo-cunéennes,* en formant trois arthrodies :

A. Surfaces articulaires. — Chacun des trois cunéiformes nous présente, à sa partie postérieure, une facette verticale de forme triangulaire et à peu près plane Le scaphoïde, à son tour, nous offre, sur sa face antérieure, une large surface articulaire, que deux crêtes verticales, légèrement concaves en dehors, divisent en trois facettes plus petites, toutes les trois planes et triangulaires. De ces trois facettes, l'interne répond au premier cunéiforme. la moyenne au deuxième cunéiforme, l'externe au troisième cunéiforme.

B. Moyens d'union. — Le scaphoïde et les trois cunéiformes sont maintenus en présence par de nombreux ligaments, que l'on distingue, d'après leur situation, en ligaments dorsaux et ligaments plantaires :

a. *Ligaments dorsaux*. — Les ligaments dorsaux (fig. 528) sont au nombre de trois. Tous les trois, aplatis et rubanés, prennent leur origine, en arrière, sur le bord supérieur du scaphoïde. De là, ils se portent en avant et viennent se fixer : l'interne, sur la face interne du premier cunéiforme; le moyen, sur la face dorsale du deuxième cunéiforme ; l'externe sur la face dorsale du troisième.

b. *Ligaments plantaires*. — Les ligaments plantaires sont également au nombre de trois. — Le premier (fig. 527,15) est représenté par un faisceau, à la fois très large et très résistant, qui s'insère d'une part sur le tubercule du scaphoïde, d'autre part sur la face inférieure ou base du premier cunéiforme. — Les deux autres sont constitués par des faisceaux irréguliers et ordinairement très faibles, qui, de la face inférieure du scaphoïde, se portent sur les deuxième et troisième cunéiformes. — Sur le côté interne du premier ligament plantaire se voit un faisceau accessoire, qui tantôt est indépendant, tantôt est plus ou moins confondu avec le tendon du jambier postérieur : ce *faisceau accessoire* (fig. 527,14) se détache du tubercule du scaphoïde ; puis, se portant obliquement en avant et en dehors, il vient se fixer à la fois sur le deuxième cunéiforme et sur l'extrémité postérieure du deuxième métatarsien (fig. 527,14).

C. Synoviale. — L'articulation du scaphoïde avec les trois cunéiformes ne présente qu'une seule et même synoviale. Cette synoviale (fig. 534,9) envoie en avant deux prolongements, qui s'insinuent : l'un, entre le premier et le deuxième cunéiforme ; l'autre, entre le deuxième et le troisième.

3° Articulations intercunéennes. — Le premier et le deuxième cunéiforme s'articulent entre eux par deux facettes planes, ayant chacune la forme d'une équerre. Le deuxième et le troisième cunéiforme s'unissent de même à l'aide de deux facettes planes, allongées de haut en bas. Il existe donc deux articulations distinctes : elles appartiennent l'une et l'autre au genre des arthrodies.

A. Facettes articulaires. — Les facettes articulaires précitées sont situées à la partie postérieure des faces par lesquelles les cunéiformes se correspondent. Elles sont encroûtées de cartilage et se continuent, en arrière, avec les facettes destinées à l'articulation scaphoïdo-cunéenne.

B. Moyens d'union. — Les trois cunéiformes sont maintenus en présence par cinq ligaments : deux dorsaux, deux interosseux et un plantaire. — Des *deux ligaments dorsaux* (fig. 528), l'interne s'étend transversalement du premier cunéiforme au deuxième, l'externe du deuxième au troisième. — Les *deux ligaments interosseux* sont formés par des faisceaux très courts, qui se portent d'un cunéiforme au cunéiforme voisin. On les distingue également en interne et en externe : l'interne unit le premier cunéiforme au second ; l'externe relie le deuxième au troisième. — Le *ligament plantaire* est représenté par un faisceau très fort qui s'étend de la base du premier cunéiforme au sommet du deuxième. Il n'y a pas de ligament plantaire distinct entre le deuxième cunéiforme et le troisième.

C. Synoviale. — Il existe, pour les articulations intercunéennes, deux petites synoviales, qui ne sont, l'une et l'autre, que de simples prolongements de la synoviale scaphoïdo-cunéenne (fig. 534).

4° Articulation cuboïdo-cunéenne. — L'articulation cuboïdo-cunéenne, analogue aux précédentes, appartient aux arthrodies.

A. Surfaces articulaires. — Le cuboïde et le troisième cunéiforme, qui constituent cette articulation, nous présentent chacun une surface plane, de forme triangulaire ou ovalaire, allongée dans le sens antéro-postérieur.

B. Moyens d'union. — Nous trouvons ici pour unir les deux os : 1° un *ligament dorsal,* qui s'étend transversalement de la face dorsale du troisième cunéiforme à la face dorsale du cuboïde (fig. 528) ; 2° un *ligament interosseux,* formé de faisceaux fibreux très courts et occupant toute la portion non articulaire des surfaces correspondantes ; 3° un *ligament plantaire,* également très court, qui s'étend transversalement d'un os à l'autre.

C. Synoviale. — L'articulation cuboïdo-cunéenne possède une synoviale, qui tantôt est indépendante, tantôt n'est qu'un simple diverticulum de la synoviale scaphoïdo-cunéenne.

D. Artères et nerfs des articulations antérieures du tarse. — Les articulations antérieures du tarse, que nous venons de décrire, reçoivent leurs *artères :* 1° pour la face supérieure ou dorsale, de la dorsale du tarse et de la dorsale du métatarse ou bien des anastomoses qui unissent l'un à l'autre ces deux vaisseaux ; 2° pour la face inférieure ou plantaire, de la plantaire interne et de la plantaire externe. — Les *nerfs* proviennent de la branche externe du tibial antérieur et de l'un ou l'autre des deux nerfs plantaires.

D. — Articulation tarso-métatarsienne ou articulation de Lisfranc

L'articulation tarso-métatarsienne, plus connue en médecine opératoire sous le nom d'*articulation de Lisfranc,* unit les cinq métatarsiens aux trois cunéiformes et au cuboïde. La ligne suivant laquelle entrent en contact les différentes pièces osseuses (fig. 530) s'étend, comme pour l'articulation de Chopart, d'un bord du pied à l'autre. Partie du bord interne, au niveau de l'extrémité postérieure du premier métatarsien, elle se dirige obliquement de dedans en dehors et d'avant en arrière pour venir se terminer à l'extrémité postérieure du cinquième métatarsien. Envisagée dans son ensemble, cette ligne interarticulaire est une ligne courbe à concavité interne et postérieure, inclinée sur le plan transversal d'une façon telle que son extrémité interne est située à 15 ou 20 millimètres en avant de l'externe.

1° Surfaces articulaires. — Morphologiquement, l'articulation tarso-métatarsienne nous présente, comme son homologue à la main, l'articulation carpo-métacarpienne, une série d'arthrodies dont les facettes, planes et verticales, occupent d'une part la partie antérieure des quatre os du tarse ci-dessus mentionnés, d'autre part l'extrémité postérieure des cinq métatarsiens (fig. 529).

Le *premier métatarsien* s'articule avec le premier cunéiforme à l'aide d'une facette oblongue, revêtant la forme d'un croissant, dont le grand axe serait vertical et la concavité dirigée en dehors. A cette facette, qui est légèrement excavée à la fois dans le sens transversal et dans le sens vertical, le premier cunéiforme oppose une facette, de même configuration, légèrement convexe à la fois transversalement et verticalement.

Le *deuxième métatarsien* s'articule avec les trois cunéiformes. Ces trois os, pour le recevoir, se disposent, comme nous le montre la figure 530, en une sorte de mortaise dont l'ouverture regarde en avant. De son côté, l'extrémité postérieure du deuxième métatarsien, qui comble cette mortaise et dont il forme en quelque sorte le tenon, nous présente quatre facettes articulaires : une facette postérieure, triangulaire à base supérieure, qui répond au deuxième cunéiforme; une facette latérale interne, toute petite, de forme triangulaire ou ovalaire, pour le premier cunéiforme; deux facettes latérales externes, superposées dans le sens vertical, répondant aux deux facettes similaires que présente, sur sa face interne, le troisième cunéiforme.

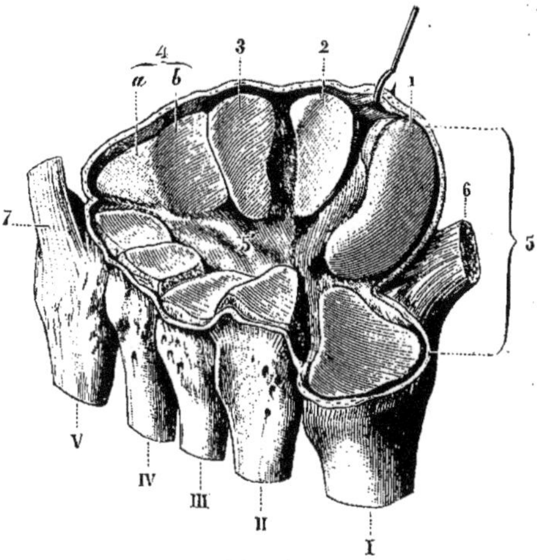

Fig. 529.

Articulation tarso-métatarsienne : les surfaces articulaires, avec leur collerette ligamenteuse (côté droit).

(L'articulation a été ouverte du côté de la face dorsale du pied et les cinq métatarsiens fortement renversés du côté de la région plantaire.)

I, II, III, IV, V, premier, deuxième, troisième, quatrième et cinquième métatarsiens. — 1, premier cunéiforme. — 2, deuxième cunéiforme. — 3, troisième cunéiforme. — 4, cuboïde, avec *a* et *b*, ses deux facettes pour les quatrième et cinquième métatarsiens. — 5, capsule articulaire, avec 5', sa portion planlaire. — 6, tendon du jambier antérieur. — 7, tendon du court péronier latéral.

Le *troisième métatarsien* s'unit à la face antérieure du troisième cunéiforme à l'aide d'une surface triangulaire à base supérieure ou dorsale.

Le *quatrième* et le *cinquième métatarsiens* s'articulent l'un et l'autre avec la face antérieure du cuboïde, le quatrième à l'aide d'une facette quadrangulaire, le cinquième à l'aide d'une facette triangulaire à sommet dirigé en dehors. Le quatrième métatarsien s'articule en outre, dans certains cas (fig. 532, *c'*), avec le troisième cunéiforme, par une petite facette, allongée d'avant en arrière, qui occupe son côté interne et qui se continue directement avec cette autre facette articulaire par laquelle le métatarsien en question répond au troisième métatarsien.

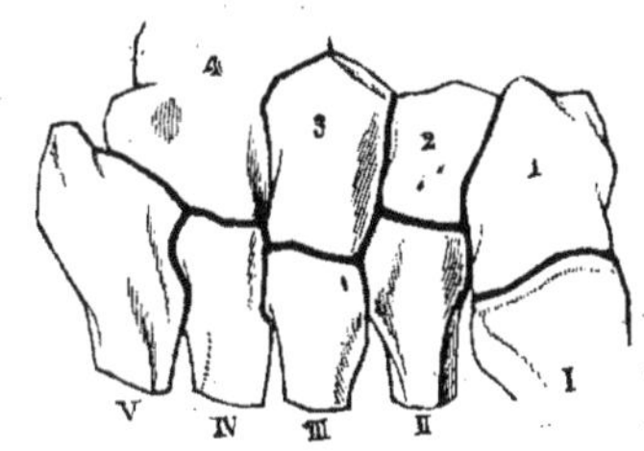

Fig. 530.

L'interligne articulaire tarso-métatarsien, vu par la face dorsale du pied.

I, II, III, IV, V, premier, deuxième, troisième, quatrième et cinquième métatarsiens. — 1, premier cunéiforme. — 2, deuxième cunéiforme. — 3, troisième cunéiforme. — 4, cuboïde.

Nous avons dit plus haut que l'interligne articulaire tarso-métatarsien était représenté par une ligne courbe à concavité supéro-interne. Nous voyons maintenant combien cette courbe est irrégulière. Si nous la suivons de dedans en dehors (fig. 530), nous constatons tout d'abord, au niveau du deuxième métatarsien, que ce métatarsien, dépassant en arrière la ligne que forment les métatarsiens voisins, pénètre dans cette mortaise, ci-dessus décrite, que circonscrivent les trois cunéiformes. Un peu plus loin, au niveau du troisième métatarsien, nous voyons au contraire le troisième cunéiforme, débordant les deux os voisins, s'engager de 2 millimètres environ dans la rangée métatarsienne. Les deux rangées osseuses qui constituent l'articulation de Lisfranc se pénètrent donc réciproquement sur deux points et il est à remarquer que, si la pénétration du troisième cunéiforme dans le métatarse est ordinairement peu étendue et partant peu importante, la pénétration du deuxième métatarsien dans le tarse est toujours très profonde. Une pareille disposition, qui trouvera plus tard son utilité en médecine opératoire, a naturellement pour effet de consolider l'articulation de Lisfranc. Il s'oppose, notamment, à toute espèce de glissement transversal d'une rangée osseuse sur l'autre.

2° Moyens d'union. — Comme moyens d'union, l'articulation tarso-métatarsienne nous présente trois ordres de ligaments : des ligaments interosseux, des ligaments dorsaux et des ligaments plantaires.

A. Ligaments interosseux. — Les ligaments interosseux sont très variables dans leur disposition, dans leur degré de développement et même dans leur nombre.

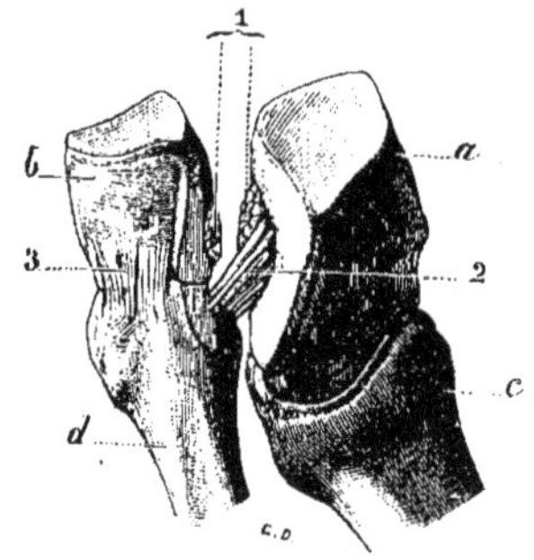

Fig. 531.

Articulation tarso-métatarsienne : le ligament interosseux interne, vu par la face dorsale du pied.

(Le ligament interosseux qui unit le premier et le deuxième cunéiformes, a été sectionné, pour permettre l'écartement de ces deux os.)

a, premier cunéiforme. — *b*, deuxième cunéiforme. — *c*, premier métatarsien. — *d*, deuxième métatarsien.

1, ligament intercunéen, sectionné à sa partie moyenne. — 2, ligament interosseux interne, allant du premier cunéiforme au deuxième métatarsien. — 3, ligament dorsal, allant du deuxième cunéiforme au deuxième métatarsien.

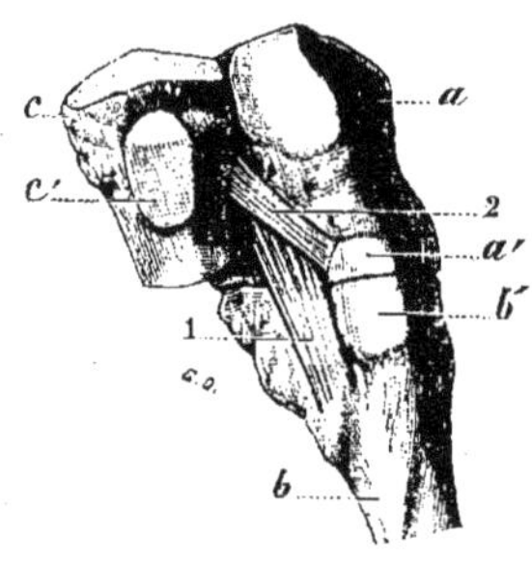

Fig. 532.

Articulation tarso-métatarsienne : le ligament interosseux externe, vu par son côté externe.

(Le quatrième métatarsien, séparé du troisième métatarsien et du troisième cunéiforme, a été fortement attiré en haut et renversé en dehors.)

a, troisième cunéiforme. — *b*, troisième métatarsien. — *c*, quatrième métatarsien, avec *c'*, sa facette latérale, par laquelle il s'articule avec la facette *a'b'* formée par les deux os précédents. — 1, ligament interosseux externe, allant du troisième cunéiforme au troisième métatarsien. — 2, autre faisceau interosseux, allant du troisième cunéiforme au quatrième métatarsien.

On en rencontre ordinairement trois, que l'on désigne, d'après leur situation, en interne, moyenne et externe :

Le *ligament interosseux interne* (fig. 531,2), qui est toujours le plus fort et le plus important des trois, s'attache, en arrière, sur la face externe du premier cunéiforme. De là, il se porte en avant et un peu en dehors et vient s'insérer sur la face interne de la base du deuxième métatarsien. Sa hauteur mesure 8 à 10 millimètres ; son épaisseur, 5 ou 6 millimètres. Il répond, du côté de la région plantaire, au ligament qui unit le deuxième métatarsien au premier cunéiforme et, sur un plan plus profond, au tendon du long péronier latéral.

Le *ligament interosseux moyen* s'insère, en arrière, sur les faces correspondantes des deuxième et troisième cunéiformes, en avant sur le côté externe de la base du deuxième métatarsien, assez souvent sur le deuxième et sur le troisième. Ce ligament est ordinairement peu développé, quelquefois absent.

Le *ligament interosseux externe* (fig. 532, 1) prend naissance, en arrière, sur la face externe du troisième cunéiforme et vient s'attacher, en avant, sur le côté externe de la base du troisième métatarsien, immédiatement au-dessous de la facette articulaire par laquelle ce métatarsien s'articule avec le quatrième. Il envoie assez souvent une expansion plus ou moins développée au quatrième métatarsien. Enfin, dans certains cas, comme dans la figure 532, il existe en même temps un faisceau, plus ou moins indépendant, qui s'étend du troisième cunéiforme au quatrième métatarsien.

B. Ligaments dorsaux. — Les ligaments dorsaux (fig. 528) occupent, comme leur nom l'indique, la face dorsale du pied. Ils ont pour caractères communs d'être courts, aplatis et rubanés, et de s'insérer d'une part sur la face dorsale de l'extrémité postérieure des métatarsiens, d'autre part sur la face dorsale des os de la deuxième rangée du tarse. Ils sont au nombre de sept. — Le premier métatarsien n'en possède qu'un (fig. 528, 7), qui l'unit au premier cunéiforme. — Le deuxième métatarsien, par contre, en a trois, qui vont s'insérer en divergeant : l'interne, à l'angle antéro-externe du premier cunéiforme ; le moyen, au deuxième cunéiforme ; l'externe, à l'angle antéro-interne du troisième cunéiforme. — Le troisième métatarsien n'en présente qu'un (fig. 528,8), qui le relie au troisième cunéiforme. — Les quatrième et cinquième métatarsiens, comme le précédent, en possèdent chacun un, qui s'insère d'autre part au cuboïde.

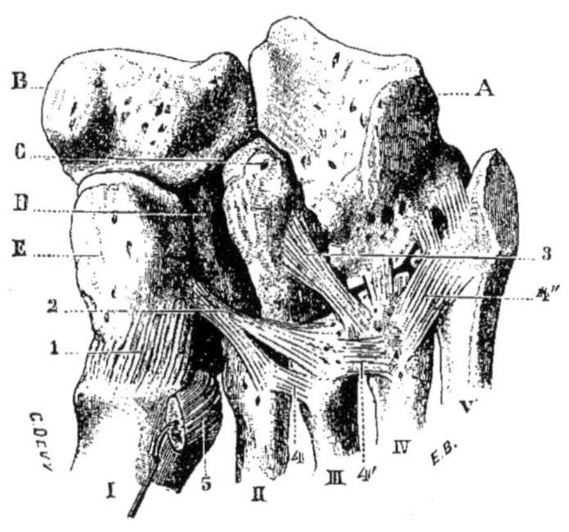

Fig. 533.

Articulations tarso-métatarsiennes et intermétatarsiennes du pied, vues par la face plantaire.

A, cuboïde. — B, scaphoïde. — C, troisième cunéiforme. — D, deuxième cunéiforme. — E, premier cunéiforme. — I, II, III, IV, V les cinq métatarsiens.

1, 2, 3, premier, deuxième et troisième ligaments tarso-métatarsiens plantaires. — 4, 4', 4'', les trois ligaments intermétatarsiens plantaires. — 5, tendon du long péronier latéral.

C. Ligaments plantaires. — Les ligaments plantaires (fig. 533), ordinairement peu résistants, diminuent d'importance au fur et à mesure qu'on se rapproche du bord externe du pied. On en compte cinq :

Le *premier*, en allant de dedans en dehors, le plus interne par conséquent (fig. 533,1), unit la partie inférieure du premier cunéiforme au premier métatarsien.

Le *second*, très large et très résistant, se détache encore du premier cunéiforme en dehors du précédent et, de là, se porte obliquement sur l'extrémité postérieure du deuxième et du troisième métatarsien.

Le *troisième*, ordinairement moins important, s'étend directement du troisième cunéiforme au troisième métatarsien, quelquefois, comme dans la figure 533, au troisième et au quatrième.

Le *quatrième* et le *cinquième*, enfin, vont du cuboïde aux deux derniers métatarsiens. Ces deux ligaments, toujours fort minces, sont constitués par quelques faisceaux fibreux à direction antéro-postérieure, qui s'étendent de la gouttière cuboïdienne à la partie correspondante des deux derniers métatarsiens. Ils se confondent, à leur insertion métatarsienne, avec le feuillet superficiel du grand ligament calcanéo-cuboïdien.

3° Synoviale. — La synoviale tarso-métatarsienne (fig. 534) est divisée par les deux ligaments interosseux interne et externe, ci-dessus décrits, en trois synoviales distinctes : une synoviale interne, pour le premier métatarsien ; une synoviale externe, pour le quatrième et le cinquième ; une synoviale moyenne, pour le deuxième et le troisième. Les deux synoviales interne et externe sont indépendantes. La synoviale moyenne communique, à travers les intervalles qui séparent les cunéiformes, avec la synoviale des articulations scaphoïdo-cunéennes.

4° Artères. — Les artères des articulations tarso-métatarsiennes sont fournies : 1 pour l'articulation tarso-métatarsienne du gros orteil, par la pédieuse et la plantaire interne ; 2° pour les quatre autres articulations tarso-métatarsiennes, par la dorsale du métatarse et par l'arcade plantaire profonde.

5° Nerfs. — Les nerfs proviennent de la branche externe du tibia antérieur et des deux nerfs plantaires.

Mouvements. — Les métatarsiens ne peuvent exécuter sur le tarse que de simples mouvements de glissement. Le quatrième et le cinquième sont les plus mobiles ; viennent ensuite, par ordre de mobilité décroissante, le premier, le troisième et, enfin, le second. Ce dernier métatarsien, enclavé, comme nous l'avons vu, dans la mortaise cunéenne et maintenu dans cette mortaise par des ligaments très nombreux et très serrés, se trouve immobilisé d'une façon à peu près complète.

E. — Articulations intermétatarsiennes

Le premier métatarsien, analogue en cela au premier métacarpien, est indépendant des quatre autres ; il n'est uni au deuxième que par de simples faisceaux fibreux. Les deuxième, troisième, quatrième et cinquième métatarsiens, séparés les uns des autres à leur partie moyenne, s'articulent solidement entre eux par leur extrémité postérieure ou tarsienne ; ils sont, en outre, réunis à leur extrémité antérieure ou digitale par un ligament.

1° Articulations des extrémités tarsiennes. — Ces articulations, au nombre de trois, constituent autant d'arthrodies.

A. Surfaces articulaires. — Les surfaces articulaires sont constituées par ces facettes irrégulières (p. 355), en partie rugueuses, en partie lisses et recouvertes de cartilage, qui s'étalent sur les côtés de la base de chacun des quatre derniers métatarsiens. — Le deuxième et le troisième métatarsiens s'articulent entre eux à l'aide de deux petites facettes superposées, séparées l'une de l'autre par une gouttière rugueuse à direction antéro-postérieure. — Le troisième et le quatrième métatarsiens s'unissent à l'aide d'une facette ovalaire, située à la partie toute supérieure des surfaces en présence. — Le quatrième et le cinquième entrent en contact par une facette triangulaire à base postérieure.

B. Moyens d'union. — Nous rencontrons encore, pour ces articulations, trois ordres de ligaments : interosseux, dorsaux et plantaires.

a. *Ligaments interosseux.* — Les ligaments interosseux (fig. 534,13) s'étendent d'un métatarsien au métatarsien voisin. On en compte trois, un pour chaque articulation : le premier en allant de dedans en dehors, va du second métatarsien au troisième ; le second, du troisième métatarsien au quatrième ; le troisième, du quatrième métatarsien au cinquième. Ils s'insèrent, de part et d'autre, sur les rugosités qui avoisinent les facettes encroûtées de cartilage.

b. *Ligaments dorsaux.* — Les ligaments dorsaux (fig. 528, 9) sont de minces bandelettes fibreuses, de forme quadrilatère, qui s'étendent transversalement ou obliquement d'un métatarsien à l'autre. Ils sont également au nombre de trois et se trouvent situés : l'interne, entre le deuxième métatarsien et le troisième ; le moyen, entre le troisième et le quatrième ; l'externe, entre le quatrième et le cinquième.

c. *Ligaments plantaires.* — Les ligaments plantaires (fig. 533, 4, 4' et 4''), situés à la région plantaire, comme leur nom l'indique, sont encore au nombre de trois : l'interne unit le deuxième métatarsien au troisième ; le moyen, le troisième métatarsien au quatrième ; l'externe, le quatrième métatarsien au cinquième. Ces ligaments plantaires présentent les mêmes dispositions générales que les ligaments dorsaux, avec cette particularité cependant qu'ils sont situés sur un plan un peu plus antérieur.

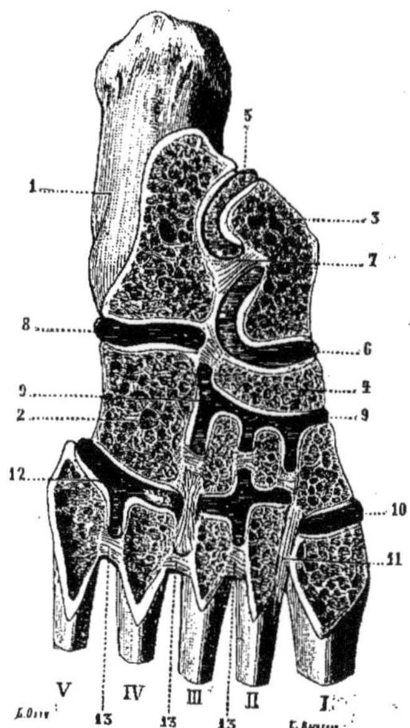

Fig. 534.

Coupe transversale des articulations du pied, pour montrer les ligaments interosseux et les synoviales (schématique).

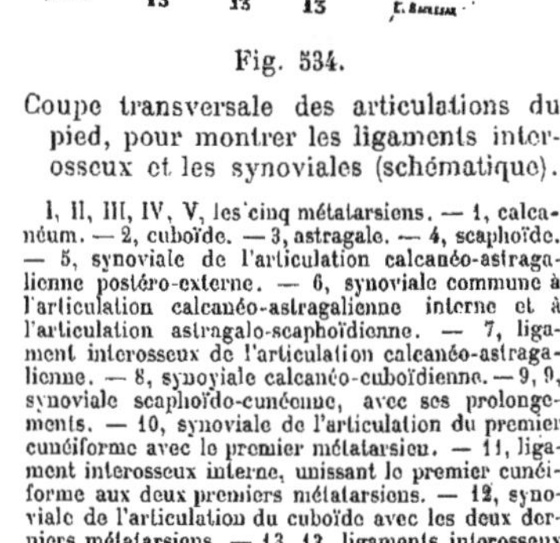
I, II, III, IV, V, les cinq métatarsiens. — 1, calcanéum. — 2, cuboïde. — 3, astragale. — 4, scaphoïde. — 5, synoviale de l'articulation calcanéo-astragalienne postéro-externe. — 6, synoviale commune à l'articulation calcanéo-astragalienne interne et à l'articulation astragalo-scaphoïdienne. — 7, ligament interosseux de l'articulation calcanéo-astragalienne. — 8, synoviale calcanéo-cuboïdienne. — 9, 9, synoviale scaphoïdo-cunéenne, avec ses prolongements. — 10, synoviale de l'articulation du premier cunéiforme avec le premier métatarsien. — 11, ligament interosseux interne, unissant le premier cunéiforme aux deux premiers métatarsiens. — 12, synoviale de l'articulation du cuboïde avec les deux derniers métatarsiens. — 13, 13, ligaments interosseux réunissant entre eux les quatre derniers métatarsiens.

C. Synoviales. — Chacune des articulations intermétatarsiennes possède une petite synoviale. Cette synoviale (fig. 534) est un simple diverticulum de celle de l'articulation tarso-métatarsienne. Elle se prolonge, pour chaque articulation, jusqu'au ligament interosseux.

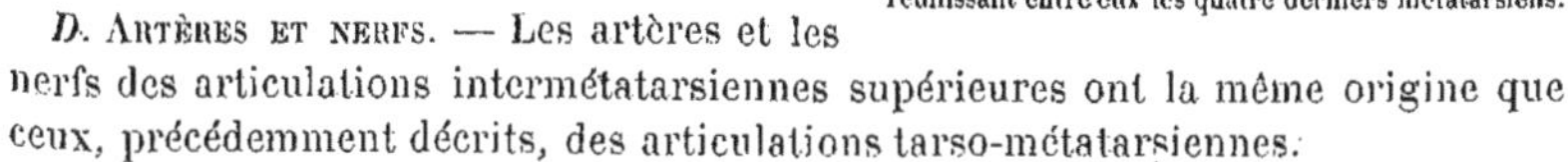
D. Artères et nerfs. — Les artères et les nerfs des articulations intermétatarsiennes supérieures ont la même origine que ceux, précédemment décrits, des articulations tarso-métatarsiennes.

2° Union des extrémités digitales. — Les extrémités digitales des métatarsiens, étant dépourvues de surfaces articulaires, ne présentent pas, à proprement parler, d'articulations. Elles sont néanmoins reliées l'une à l'autre, sur leur face plantaire, par une bandelette fibreuse à direction transversale, qui s'étend du premier métatarsien au cinquième, en passant au-dessous des articulations métatarso-phalangiennes et en contractant des connexions intimes avec les éléments fibreux de ces articulations. Ce ligament, appelé *ligament transverse du métatarse*, n'est ici, comme à la main, qu'une dépendance des articulations du métatarse avec les phalanges.

F. — Articulations métatarso-phalangiennes

Les articulations des métatarsiens avec les premières phalanges des orteils ou articulations métatarso-phalangiennes appartiennent au genre des condylarthroses. Elles sont entièrement analogues aux articulations métacarpo-phalangiennes de la main. Cette analogie nous permettra d'être bref dans leur description.

1° Surfaces articulaires, fibro-cartilage glénoïdien. — Ici, comme à la main, nous avons pour surfaces articulaires : 1° *du côté du métatarsien*, une tête aplatie transversalement, avec une facette articulaire lisse et unie, plus étendue du côté de la région plantaire que du côté de la région dorsale ; 2° *du côté de la phalange* une cavité glénoïde, qui se trouve agrandie en bas et en arrière par un fibro-cartilage, le fibro-cartilage glénoïdien.

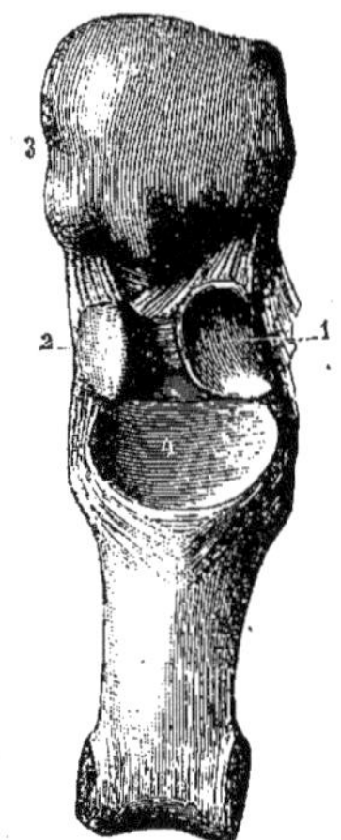

Fig. 535.

Tête du métatarsien du gros orteil droit et appareil phalango-sésamoïdien : l'articulation est ouverte du côté dorsal et les surfaces articulaires sont écartées (d'après Gillette).

1, sésamoïde interne. — 2, sésamoïde externe. — 3, tête du métatarsien. — 4, cavité glénoïde de la phalange. — 5, ligament interosseux ou métatarso-phalangien.

2° Moyens d'union. — Comme moyens d'union, chaque articulation métatarso-phalangienne nous présente deux ligaments latéraux et un ligament transverse. — Les *ligaments latéraux* se distinguent en interne et externe. L'un et l'autre s'insèrent, en arrière, sur les tubercules latéraux des métatarsiens. De là, ils se portent en bas et en avant, en s'élargissant, et viennent se terminer : 1° par leurs fibres supérieures ou phalangiennes, sur les tubercules latéraux de la phalange ; 2° par leurs fibres inférieures ou glénoïdiennes, sur les bords latéraux du fibro-cartilage glénoïdien correspondant. — Le *ligament transverse* du métatarse revêt, comme nous l'avons dit plus haut (p. 629), la forme d'un long ruban, qui s'étend transversalement du premier métatarsien au cinquième, en passant au-dessous des cinq articulations métatarso-phalangiennes. Libre dans leur intervalle, il se fusionne au niveau de chacune d'elles, d'une part avec le bord postérieur du cartilage glénoïdien, d'autre part avec les deux ligaments latéraux.

L'*articulation métatarso-phalangienne du gros orteil* diffère des quatre autres, en ce que son fibro-cartilage glénoïdien possède dans son épaisseur deux os sésamoïdes, l'un interne et l'autre externe (voy. Ostéologie, p. 365). Ces deux os, beaucoup plus développés que ceux de l'articulation métacarpo-phalangienne du pouce, se creusent sur la tête du premier métatarsien deux sillons ou gouttières à direction antéro-postérieure. Chacune de ces gouttières revêt la forme d'une petite poulie, dans laquelle glisse le sésamoïde correspondant toutes les fois que le pouce se fléchit ou s'étend sur son métatarsien. La gouttière externe est généralement un peu plus large que l'interne. Cette dernière est parfois peu visible ou même, fait complètement défaut.

3° **Synoviale**. — Chaque articulation métatarso-phalangienne possède une synoviale. Cette synoviale est très lâche, surtout en haut, du côté de l'extension.

4° **Rapports**. — Les articulations métatarso-phalangiennes sont en rapport : 1° *en haut*, du côté de la face dorsale du pied, avec les tendons extenseurs des orteils ; 2° *en bas*, du côté de la région plantaire, avec les tendons fléchisseurs

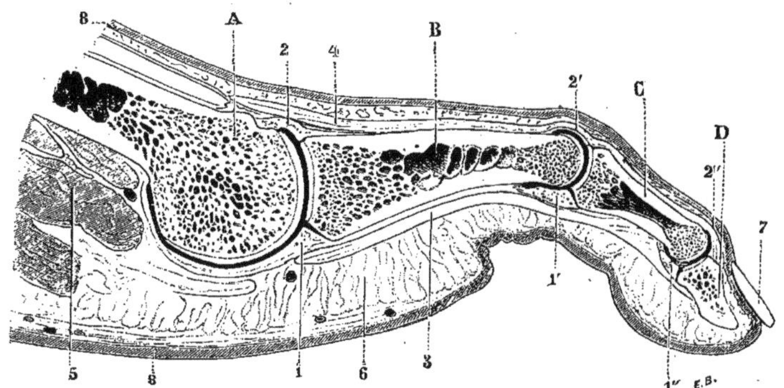

Fig. 536.
Coupe sagittale du pied passant par le deuxième orteil (côté droit, segment interne de la coupe, sujet congelé).

A, deuxième métatarsien. — B, première phalange du deuxième orteil. — C, deuxième phalange. — D, troisième phalange.
1, 1', 1'', fibro-cartilage glénoïdien. — 2, 2', 2'', capsule articulaire. — 3, tendon fléchisseur. — 4, tendon extenseur. — 5, muscles de la région plantaire. — 6, tissu cellulaire sous-cutané. — 7, ongle. — 8, 8', téguments.

et, pour les quatre articulations externes, avec les faisceaux d'origine du muscle abducteur transverse du gros orteil ; 3° *latéralement*, avec les muscles interosseux, les lombricaux, les vaisseaux et les nerfs collatéraux des orteils.

5° **Artères**. — Les artères des articulations métatarso-phalangiennes sont fournies : 1° pour la première, par la dorsale du gros orteil, par la collatérale interne du gros orteil et par la première interosseuse plantaire ; 2° pour les quatre autres, par les interosseuses, soit dorsales, soit plantaires.

6° **Nerfs**. — Les nerfs des articulations proviennent : 1° pour la première, du nerf tibial antérieur et du plantaire interne ; 2° pour les quatre autres, des collatéraux des orteils ou bien des rameaux que le nerf plantaire externe envoie aux muscles interosseux.

Mouvements. — Considérés au point de vue de leur mobilité, les premières phalanges des orteils présentent les mêmes mouvements que les phalanges des doigts : la *flexion*, l'*extension*, l'*inclinaison latérale*, soit interne, soit externe, la *circumduction* et la *rotation*. Contrairement à ce qui a lieu pour les doigts, les mouvements d'extension sont plus étendus que les mouvements de flexion. En passant de l'extension extrême à la plus grande flexion, les orteils décrivent un arc de cercle de 90°.

Muscles moteurs. — Voy. p. 632.

G. — Articulations interphalangiennes des orteils

Sur chacun des orteils, la première phalange s'articule avec la seconde, la seconde avec la troisième. Il existe donc ici, comme à la main, deux articulations pour chaque orteil, à l'exception du gros orteil, qui, n'ayant que deux phalanges, ne possède naturellement qu'une seule articulation.

1° Disposition générale. — Ces articulations, dites *phalangiennes* ou *interphalangiennes*, appartiennent au genre des trochléarthroses. Au double point de vue anatomique et fonctionnel, elles sont toutes constituées d'après le même type. Elles présentent, en outre, une analogie parfaite avec les articulations phalangiennes des doigts, que nous avons déjà longuement décrites (p. 535). Nous renvoyons donc le lecteur à cette dernière description : nous ne saurions y revenir ici sans tomber dans des redites.

2° Vaisseaux et nerfs. — Les *artères* et les *nerfs* des articulations interphalangiennes des orteils sont fournis, comme pour les doigts : les artères par les branches collatérales des orteils ; les nerfs, par les nerfs collatéraux.

Muscles moteurs des phalanges. — Les muscles moteurs des phalanges des orteils rappellent encore exactement ceux des phalanges digitales. Nous les examinerons séparément pour chacune des trois phalanges :

A. Pour les premières phalanges :

1° *Fléchisseurs :* les interosseux, les lombricaux, le long fléchisseur commun des orteils, le long fléchisseur propre du gros orteil, le court fléchisseur plantaire, l'adducteur et le court fléchisseur du gros orteil, l'abducteur et le court fléchisseur du petit orteil.

2° *Extenseurs :* l'extenseur commun des orteils, l'extenseur propre du gros orteil, le pédieux.

3° *Adducteurs* (par rapport à l'axe du pied) : les interosseux plantaires.

4° *Abducteurs* (par rapport au même axe) : les interosseux dorsaux. — En outre, les muscles abducteur du gros orteil et abducteur du petit orteil écartent de la ligne médiane la première phalange de ces deux orteils.

B. Pour les deuxièmes phalanges :

1° *Fléchisseurs :* le court fléchisseur plantaire ou fléchisseur perforé, pour les quatre derniers orteils ; pour le gros orteil, le long fléchisseur propre de cet orteil.

2° *Extenseurs :* les interosseux, les lombricaux, le long extenseur commun des orteils, l'extenseur propre du gros orteil, le pédieux.

C. Pour les troisièmes phalanges :

1° *Fléchisseurs :* le long fléchisseur commun des orteils ou fléchisseur perforant.

2° *Extenseurs :* les interosseux, les lombricaux, l'extenseur commun des orteils, le pédieux.

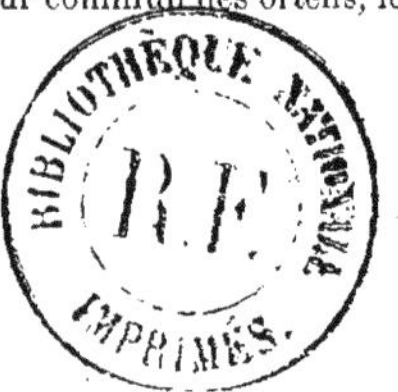

LIVRE III

MYOLOGIE

ANATOMIE GÉNÉRALE

La myologie (de μῦς, *muscle* et λόγος, *discours*) a pour objet l'étude des muscles et de leurs annexes.

Les muscles sont des organes qui jouissent de la propriété de se contracter, c'est-à-dire de diminuer de longueur sous l'influence d'un stimulus. On les divise, depuis BICHAT, en deux grands groupes : les muscles de la vie animale et les muscles de la vie organique. — Les *muscles de la vie animale*, encore appelés *muscles volontaires*, se contractent sous l'influence de la volonté. Ils se groupent autour des différentes pièces squelettiques qu'ils sont destinés à mouvoir et constituent ainsi les organes actifs de la locomotion. — Les *muscles de la vie organique* ou *végétative*, encore désignés sous le nom de *muscles viscéraux*, échappent entièrement à l'influence volontaire. Tandis que les premiers se caractérisent par une contraction brusque et pour ainsi dire instantanée, ceux-ci ne se contractent que lentement, graduellement, et ne reviennent que lentement aussi à leurs dimensions primitives. On les rencontre, sous la forme de membranes plus ou moins continues, sur les appareils de la digestion, de la respiration, de la circulation et de la génération.

Les muscles de la vie animale et les muscles de la vie organique possèdent les uns et les autres une structure propre, de telle sorte que la division précédente, toute physiologique, peut être maintenue en anatomie. En effet, les muscles volontaires se composent d'éléments cylindroïdes, les *fibres musculaires*, sur lesquels on distingue des stries transversales : on les désigne pour cette raison, sous le nom de *muscles à fibres striées* ou tout simplement de *muscles striés*. Les muscles de la vie végétative, sauf le cœur, qui forme ici une exception remarquable, sont constitués par des cellules fusiformes et nullement striées, d'où le nom de *muscles à fibres lisses* ou de *muscles lisses*, sous lequel on les désigne le plus souvent.

Nous ne nous occuperons ici, bien entendu, que des muscles de la vie animale. Nous retrouverons les muscles de la vie végétative à propos des vaisseaux et des organes splanchniques.

§ 1. — CONSIDÉRATIONS GÉNÉRALES

1° Situation. — Envisagés au point de vue de leur situation, les muscles forment deux grandes classes : les muscles superficiels ou peauciers et les muscles profonds ou sous-aponévrotiques.

a. *Muscles superficiels ou peauciers.* — Les muscles peauciers sont placés immédiatement au-dessous de la peau et s'attachent, par une de leurs deux extrémités tout au moins, quelquefois par toutes les deux, à la face profonde du derme. Ces muscles, très développés chez certains animaux, sont très réduits chez l'homme. On les trouve à la face, à la tête, au cou et à la paume de la main.

b. *Muscles profonds ou sous-aponévrotiques.* — Les muscles sous-aponévrotiques sont situés, ainsi que leur nom l'indique, au-dessous de l'aponévrose superficielle. Le plus grand nombre d'entre eux s'attachent par leurs deux extrémités sur des pièces osseuses et, de ce fait, sont dits *muscles du squelette.* Un tout petit nombre est annexé aux organes des sens : tels sont les muscles moteurs de l'œil, les muscles moteurs des osselets de l'ouïe, etc. Quelques-uns, enfin, présentent des relations intimes avec les appareils de la digestion, de la respiration et de la génération, et deviennent, par suite, des annexes de ces appareils : tels sont les muscles de la langue, les muscles du pharynx et du larynx, le releveur de l'anus, le crémaster, etc.

2° Nombre. — Le nombre des muscles ne saurait être déterminé d'une façon précise, en raison des difficultés qu'on éprouve à chaque instant à décider si un corps musculaire doit être compté comme un muscle à part ou être considéré comme un simple faisceau d'un muscle voisin, auquel il est plus ou moins uni. Ces difficultés, résolues tantôt dans un sens, tantôt dans l'autre, nous expliquent en grande partie les divergences des anatomistes sur ce point. Chaussier avait porté le chiffre total des muscles à 368 ; Theile l'a réduit à 346 ; Sappey estime que ces chiffres sont trop faibles et il compte 501 muscles striés, répartis de la manière suivante :

Tronc.	190
Tête.	63
Membres supérieurs	98
Membres inférieurs	104
Appareils de la vie nutritive	46
Total.	501

3° Poids. — La masse des muscles striés, sur un sujet de taille et de force moyennes, pèse de 25 à 35 kilogrammes, soit, en moyenne, 30 kilogrammes. Si l'on suppose que le sujet en question pèse 70 kilogrammes, on voit que le poids des muscles représente environ les trois septièmes, un peu moins de la moitié du poids total du corps. Dans le chiffre de 30 kilogrammes, représentant le poids de tout le système musculaire du corps, les muscles des membres figurent pour 20 à 21 kilogrammes, dont 7 à 7,5 pour les membres supérieurs et 20 à 20,5 pour les membres inférieurs. Il y a, à cet égard, une dyssymétrie constante, mais plus ou moins prononcée entre les membres d'un côté et ceux du côté opposé : pour les membres supérieurs, c'est presque toujours le droit qui l'emporte sur le gauche ; pour les membres inférieurs, c'est tantôt le gauche, tantôt le droit.

4° Direction. — La plupart des muscles sont rectilignes et, dans ce cas, ils sont parallèles à l'axe, soit du corps, soit des membres, ou bien s'inclinent sur cet axe d'une quantité plus ou moins considérable, constituant alors des muscles obliques ou même transverses. Comme exemple, nous citerons, parmi les muscles du membre supérieur : 1° le muscle biceps, la longue portion du triceps, les fléchisseurs des doigts, qui sont parallèles à l'axe du membre ; 2° le muscle rond pronateur, qui est oblique de haut en bas et de dedans en dehors ; 3° le muscle carré pronateur, qui présente une direction nettement transversale.

Mais tous les muscles, pour se rendre de l'un à l'autre de leurs deux points d'attache, ne suivent pas la ligne droite. Quelques-uns, après avoir parcouru un certain trajet, changent brusquement de direction : ils se composent ainsi de deux portions ayant chacune une direction différente et se réunissant l'une à l'autre sous un angle plus ou moins ouvert. Ces muscles portent le nom de *muscles réfléchis* : l'un des meilleurs exemples nous est offert par l'obturateur interne, qui se dirige d'abord d'avant en arrière vers la petite échancrure sciatique et qui se réfléchit ensuite sur cette échancrure, pour se porter transversalement de dedans en dehors vers le grand trochanter. Parmi les muscles réfléchis, nous citerons encore les muscles fléchisseurs des orteils, l'omo-hyoïdien et surtout le grand oblique de l'œil qui se réfléchit dans la poulie qui porte son nom (poulie du grand oblique), formant avec sa direction initiale un angle aigu de 45 à 50°. Il est à peine besoin d'indiquer que tout muscle réfléchi agit sur son point d'attache mobile de la même façon que s'il s'insérait dans la région où il se réfléchit.

§ II. — Conformation extérieure et rapports

1° Forme. — Les muscles présentent, dans leur forme, une foule de variétés. Envisagés d'après le rapport respectif de leurs trois dimensions, ils se divisent, comme les os, en trois classes : les muscles longs, les muscles larges et les muscles courts.

a. *Muscles longs.* — Les muscles longs se rencontrent aux membres, où ils forment généralement plusieurs couches. — Les *muscles superficiels* sont toujours les plus longs et passent d'ordinaire au-devant de plusieurs articulations : tels sont le biceps au bras, le demi-tendineux à la cuisse, qui s'insèrent, d'une part, sur la ceinture et vont s'attacher, d'autre part, sur l'avant-bras et sur la jambe. — Les *muscles profonds*, plus courts que les précédents, s'insèrent par leurs deux extrémités sur les deux segments squelettiques voisins et passent, par conséquent, au-devant d'une seule articulation : tels sont le brachial antérieur qui va de l'humérus au cubitus, le poplité qui s'étend du fémur au tibia, etc., etc.

b. *Muscles larges.* — Les muscles larges sont ceux dans lesquels prédominent deux diamètres : la longueur et la largeur. Ils sont ordinairement aplatis et fort minces. — Les muscles larges occupent, pour la plupart, les parois des grandes cavités thoracique, abdominale et pelvienne, qu'ils contribuent à former. Ces muscles sont, du reste, très variables dans leur configuration extérieure : les uns sont triangulaires (grand pectoral, petit pectoral) ; les autres sont quadrilatères, rubanés comme le grand droit de l'abdomen, losangiques comme le rhomboïde, etc. Ceux-ci sont plans comme le trapèze et le grand pectoral ; ceux-là s'incurvent de façon à être concaves d'un côté, convexes de l'autre et à former ainsi des segments de cylindres creux : les muscles larges de l'abdomen (grand oblique, petit oblique et transverse) appartiennent à ce dernier groupe. Quant à leurs bords, ils sont rectilignes, courbes ou dentelés ; il est même un groupe de muscles qui tirent leur nom de ce dernier caractère, les grands et les petits dentelés, ainsi appelés parce qu'ils s'insèrent sur les côtés par une série de digitations, dont l'ensemble forme des dentelures régulières. — On trouve encore des muscles larges à la tête (frontal et occipital), au cou (peaucier), autour du tube digestif (buccinateur, constricteurs du pharynx). Nous citerons enfin, parmi les muscles larges, le diaphragme, vaste cloison musculeuse jetée entre le thorax et l'abdomen.

c. ***Muscles courts.*** — Les muscles courts se rencontrent autour des articulations, autour du rachis et en particulier dans les gouttières vertébrales, partout en un mot où les mouvements ont peu d'étendue et exigent beaucoup de force. Quant à leur forme, ils sont tout aussi variables que les muscles larges : ici triangulaires (surcostaux), là quadrilatères (carré crural), plus loin rubanés (intertransversaires), etc., etc. Au groupe des muscles courts, il convient de rattacher les muscles dits *demi-orbiculaires*. Ces muscles demi-orbiculaires se disposent sur le pourtour d'un orifice, l'orifice buccal ou l'orifice anal par exemple, sous la forme d'un demi-cercle ou d'un demi-anneau. Chaque demi-orbiculaire n'occupe, on le conçoit, qu'une moitié de l'orifice en question. Mais, en se réunissant à ses deux extrémités avec le demi-orbiculaire du côté opposé, il forme un anneau complet, dont la contraction a pour effet de fermer l'orifice, d'où le nom de *sphincter* (du grec σφίγγειν, *serrer*) qui a été donné, en anatomie comme en physiologie, à ces muscles *annulaires* ou *orbiculaires* (orbiculaire des paupières, orbiculaire des lèvres).

Les limites qui séparent les unes des autres les trois classes précitées ne sont pas toujours bien précises et nous devons reconnaître qu'il existe des muscles qui présentent des caractères mixtes et, par suite, sont très difficiles à classer. Tels sont les muscles sous-hyoïdiens qui sont à la fois longs et larges ; les muscles moteurs de l'œil, qui, à la fois, sont courts et pourtant allongés : le grand droit et le pyramidal de l'abdomen, qui sont en même temps larges et longs, etc.

2° Insertion des muscles. — Libres à leur partie moyenne, les muscles se fixent par leurs extrémités sur des surfaces qui sont appelées leurs *points d'attache*, leurs *points d'insertion*.

a. *Variabilité des surfaces d'insertion des muscles.* — Les surfaces d'insertion sont extrêmement variables. Il est des muscles qui s'attachent à la face profonde de la peau, ce sont les *muscles peauciers*. D'autres, comme les muscles de la langue, comme les muscles des lèvres, se fixent à la face profonde des muqueuses. Un certain nombre, insérés d'une part sur des surfaces osseuses, s'insèrent d'autre part sur un organe qu'ils sont destinés à mouvoir : tels sont les muscles de l'œil, qui se portent du fond de l'orbite sur le globe oculaire. Quelques muscles se terminent encore, soit sur des aponévroses, soit sur des synoviales, et sont appelés *muscles tenseurs* de ces aponévroses et de ces synoviales. De ce nombre sont : le tenseur du fascia lata et le tenseur de la synoviale du genou, qui occupent, l'un la face externe, l'autre la face antérieure de la cuisse.

b. *Point fixe et point mobile.* — Mais la plupart des muscles de la vie de relation s'insèrent par leurs deux extrémités sur deux pièces du squelette, qu'ils rapprochent l'une de l'autre quand ils entrent en contraction. Chaque muscle possède au moins deux points d'insertion : de ces deux points, l'un est appelé *point mobile*, l'autre *point fixe*. Ces deux expressions se comprennent d'elles-mêmes : lorsque le muscle se raccourcit par la contraction, le point mobile se met en mouvement et se rapproche du point fixe, lequel ne bouge pas. Ainsi, dans la flexion de l'avant-bras sur le bras, le biceps qui détermine ce mouvement a pour point fixe l'omoplate et pour point mobile la tubérosité bicipitale du radius. Il n'est pas inutile de faire remarquer que, pour un même muscle, chacun de ses deux points d'insertion peut, suivant les cas, jouer le rôle de point fixe : le génio-hyoïdien, par exemple, qui s'étend de l'os hyoïde aux apophyses géni du maxillaire inférieur, abaissera le maxillaire si l'os hyoïde est préalablement fixé par les muscles sous-hyoïdiens, ou bien il élèvera l'os hyoïde, si le maxillaire est préalablement immobilisé par la contraction de ses muscles élévateurs. D'autre part, il est des muscles qui s'attachent par leurs deux extrémités sur deux points mobiles, lesquels marchent à la rencontre l'un de l'autre, toutes les fois que le muscle qui les unit entre en contraction : comme exemple de ce dernier mode d'insertion, je rappellerai les fibres latérales du diaphragme, qui s'attachent par une de leurs extrémités au centre phrénique (point mobile) et par l'autre extrémité sur les côtes (point également mobile).

c. *Modes d'insertion du muscle, tendons.* — L'insertion du muscle se fait suivant deux modalités différentes : directement ou par l'intermédiaire d'un tendon. — *Dans le premier cas,* la fibre musculaire se continue jusqu'à sa surface d'insertion et s'y termine en s'y fixant. — *Dans le second cas,* les fibres charnues du corps musculaire se jettent sur un tendon, lequel prolonge le muscle jusqu'à son point d'attache. Les tendons deviennent ainsi une partie importante, sinon essentielle, du muscle de la vie de relation. Leur forme est fort variable : les uns sont cylindriques, les autres sont aplatis ; quelques-uns, comme le tendon du plantaire grêle, sont remarquables par leur longueur ; d'autres sont, au contraire, très courts. Il en est, enfin, qui s'étalent sous la forme de larges membranes et que l'on a appelés improprement des aponévroses, *aponévroses d'insertion :* tels sont les larges tendons qui prolongent jusqu'à la ligne blanche les deux muscles obliques et le muscle transverse de l'abdomen. Mais, quelle que soit la forme des tendons, leur nature est toujours la même : ce sont des organes fibreux, de coloration blanchâtre, très résistants et à peu près inextensibles, ce qui fait que le muscle, en se contractant, agit sans retard et sans déperdition de force sur le levier qu'il est destiné à mettre en mouvement.

d. *Insertion d'origine et insertion terminale.* — On distingue quelquefois les deux insertions du muscle en *insertion d'origine* (*Ursprung* des anatomistes allemands) et *insertion terminale* (*Ansatz* des anatomistes allemands). Ainsi le brachial antérieur a son insertion d'origine sur l'humérus et son insertion terminale sur le cubitus. — Le muscle naît parfois par deux ou plusieurs corps musculaires ayant chacun son tendon propre. Il est appelé *biceps, triceps* ou *quadriceps,* selon qu'il a deux, trois ou quatre chefs d'origine : tels sont le biceps et le triceps brachial, le quadriceps crural. — L'insertion terminale peut se faire de même par deux, trois ou même un plus grand nombre de tendons (*muscle bicaudé* ou *tricaudé* de W. Gruber) : les fléchisseurs communs des doigts, par exemple, se terminent par quatre tendons, destinés aux quatre derniers doigts.

Le mode de continuité du tendon avec le corps musculaire, ainsi que son mode d'attache à l'os, seront indiqués ultérieurement (voy. p. 670).

3° Relations macroscopiques des muscles avec leurs tendons. — Envisagés dans leurs rapports réciproques ou, si l'on veut, dans leur mode d'agencement, les faisceaux musculaires et les tendons présentent une foule de variétés, que l'on peut ramener à deux types principaux : ou bien les faisceaux musculaires et leur tendon se continuent bout à bout, présentant exactement la même direction (*insertion bout à bout*) ; ou bien les premiers s'implantent latéralement sur le second, en formant avec lui un angle plus ou moins ouvert (*insertion latérale*).

a. *Insertion bout à bout.* — L'insertion bout à bout (fig. 537, A) du faisceau musculaire sur le faisceau tendineux est relativement rare. Elle ne s'observe d'ordinaire que pour les muscles larges, dont les insertions sont linéaires et se font sur une grande étendue : comme exemples, nous citerons les muscles larges de l'abdomen, les intercostaux, le thyro-hyoïdien, le faisceau claviculaire du sterno-cléido-mastoïdien, etc.

b. *Insertion latérale.* — Dans l'insertion latérale, les faisceaux musculaires s'implantent obliquement sur leur tendon comme les barbes d'une plume sur leur

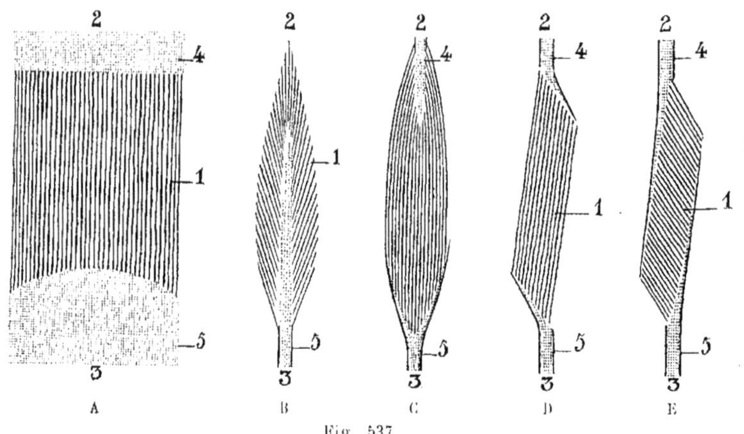

Fig. 537.

Divers modes d'agencement des fibres musculaires sur leurs tendons : A, muscle large (les faisceaux tendineux ont la même direction que les fibres musculaires) ; B, muscle penniforme (les faisceaux musculaires tombent obliquement sur les deux côtés du tendon) ; C, muscle penniforme en haut, se terminant en bas sur un tendon configuré en cornet ; D et E, muscles semi-penniformes.

1, corps musculaire. — 2, insertion supérieure ou proximale. — 3, insertion inférieure ou distale. — 4, tendon d'origine. — 5, tendon terminal.

tige commune. Le muscle est dit *penniforme* (en forme de plume), quand les faisceaux musculaires s'insèrent sur les deux côtés du tendon (fig. 537, B) ; il est dit *semi-penniforme*, quand les faisceaux musculaires s'implantent sur un côté seulement, l'autre côté restant libre (fig. 537, D et E). Comme variété de muscle semi-penniforme, je signalerai ces muscles dont les faisceaux viennent se terminer sur un tendon aplati et plus ou moins enroulé en forme de cornet ou de demi-cornet (fig. 537,C).

Comme chaque muscle a deux extrémités et presque toujours aussi deux tendons, l'un tendon d'origine, l'autre tendon terminal ; comme, d'autre part, chacun de ces deux tendons peut avoir, par rapport aux faisceaux musculaires une disposition particulière, on voit immédiatement les innombrables variétés que présentent dans leur constitution les muscles striés : tel muscle qui, à son extrémité initiale, se continue bout à bout avec son tendon d'origine, se termine à son extrémité opposée par une insertion latérale ; tel autre, dont les faisceaux s'insèrent en haut sur le pourtour d'un tendon central (fig. 537, C), se termine en bas à l'intérieur d'un tendon configuré en cornet, etc., etc. Une disposition très fréquente, c'est la disposition semi-penniforme à l'une et à l'autre extrémité du muscle. Dans ce cas, les deux tendons sont en général larges et aplatis et, d'autre part, ils sont orientés en sens inverse, je veux dire que si l'un d'eux, le tendon d'origine par exemple, est situé à la face superficielle du corps musculaire, l'autre, le tendon terminal, s'étale sur sa face profonde. Les faisceaux charnus se rendent obliquement de l'un à l'autre et il est à remarquer que ces faisceaux charnus, pour deux corps musculaires d'égale longueur, sont d'autant plus courts et d'autant plus nombreux (voy. comparativement les deux muscles D et E de la figure 537) que leurs lames tendineuses sont plus étendues.

Une pareille disposition a une influence énorme sur l'action mécanique des muscles. La physiologie, on le sait, nous enseigne, d'une part, que le degré de raccourcissement d'un muscle, au moment de la contraction, dépend de la longueur de ses fibres, et, d'autre part, que son énergie est en rapport avec le nombre des fibres qui le constituent. Ceci posé, jetons les yeux sur les deux muscles D et E (fig. 537). Ces deux muscles ont exactement la même longueur, la même largeur, la même épaisseur, le même volume par conséquent. Mais, dans le muscle D, les fibres sont trois fois plus longues et trois fois moins nombreuses que dans le muscle E. De ce fait, sous l'influence de la contraction, le second se raccourcira trois fois moins que le premier, mais il développera une énergie trois fois supérieure, c'est-à-dire soulèvera un poids triple. D'où l'on peut conclure que, dans l'appréciation de l'action mécanique d'un muscle donné, il faudra tenir compte, non pas seulement de son volume, mais aussi des rapports de ses fibres avec leurs tendons.

c. *Tendons intermédiaires.* — Outre leur tendon d'origine et leur tendon terminal, quelques muscles présentent à leur partie moyenne un troisième tendon, dit *tendon intermédiaire*. Ce tendon intermédiaire divise naturellement le corps musculaire en deux portions ou ventre et, de ce fait, le muscle ainsi configuré prend le nom de *muscle digastrique* (de δίς, *deux* et γαστήρ, *ventre*). Comme exemple de muscle digastrique, nous citerons le digastrique du cou et l'omo-hyoïdien. La signification du tendon intermédiaire dans les muscles digastriques n'est pas toujours facile à dégager. Pour certains d'entre eux tout au moins, notamment pour l'omo-hyoïdien, ce tendon intermédiaire doit être considéré comme représentant, au même titre que les intersections aponévrotiques du grand droit de l'abdomen, des vestiges de la métamérisation.

4° **Rapports des muscles.** — Les muscles présentent les rapports les plus divers. Ces rapports varient, du reste, pour chacun d'eux et, de ce fait, se prêtent difficilement à des considérations générales. Nous nous contenterons d'indiquer ici que les muscles sont en rapport plus ou moins intime :

a. *Avec les os*, sur lesquels ils s'insèrent et qu'ils enveloppent plus ou moins en les séparant du tégument externe;

b. *Avec les articulations*, qu'ils recouvrent, qu'ils croisent, qu'ils contournent ou même dans lesquelles ils pénètrent (tendon de la longue portion du biceps pénétrant dans l'articulation de l'épaule) ;

c. *Avec les aponévroses*, qui les enveloppent dans toute leur étendue ou sur une partie seulement de leur surface ;

d. *Avec les vaisseaux*, qui s'accolent à eux et parfois même les traversent : tel est le grand adducteur de la cuisse perforé par les vaisseaux fémoraux. Les artères un peu volumineuses sont toujours en rapport avec plusieurs muscles; mais, parmi ces muscles, il en est un, généralement, qui suit plus exactement que tous les autres le trajet du vaisseau : on lui donne, en anatomie et plus particulièrement en médecine opératoire, le nom de *muscle satellite* de l'artère. C'est ainsi que le biceps brachial est le muscle satellite de l'artère humérale, que le couturier est le muscle satellite de l'artère fémorale. le sterno-cléido-mastoïdien le muscle satellite de la carotide primitive, etc.

e. *Avec les nerfs*, qui, comme les vaisseaux, s'accolent intimement à eux et parfois même les traversent : tel est le sterno-cléido-mastoïdien, que perfore le nerf spinal; tel est encore le coraco-brachial, qui est traversé de part en part par le nerf musculo-cutané du plexus brachial. Chaque muscle reçoit un ou plusieurs nerfs, qui lui apportent les incitations motrices volontaires ou réflexes. La présence de nerfs multiples pour un seul muscle s'explique, selon les cas, par l'un ou l'autre de ces deux faits : ou bien le muscle en question dérive de plusieurs métamères, comme c'est le cas pour le grand droit de l'abdomen, que des intersections aponévrotiques divisent en plusieurs segments, chacun de ces segments ayant son innervation propre ; ou bien, c'est un muscle complexe résultant de la fusion, au cours du développement phylogénique, de deux ou trois muscles primitivement distincts. Comme exemple de ce dernier processus, je rappellerai notre jambier antérieur qui, malgré son unité apparente, représente en réalité deux muscles parfaitement distincts chez les singes inférieurs, le jambier antérieur proprement dit et le long abducteur du gros orteil : ce muscle, comme indice de sa duplicité primitive, nous présente encore une innervation multiple et une double insertion de son tendon inférieur.

f. *Avec les muscles*, enfin, je veux dire les muscles du voisinage, qui s'appliquent contre leurs faces ou contre leurs bords. Entre deux muscles contigus s'étale une aponévrose ou tout au moins une nappe celluleuse, qui les isole l'un de l'autre et assure leur indépendance réciproque tant au point de vue anatomique qu'au point de vue physiologique.

5° **Anomalies musculaires.** — Tous les anatomistes qui se sont occupés des variations anatomiques du système musculaire chez l'homme, Wood, Macalister, Turner, Gruber, Humphry, etc., s'accordent à dire que ces variations sont très fréquentes. Je considère, pour ma part, les muscles de l'homme comme tout aussi variables que ses vaisseaux, bien plus variables que ses os et ses nerfs. Il suffit, pour s'en convaincre, de connaître ces variations et de les chercher.

a. *Classification.* — Les anomalies musculaires me paraissent devoir être divisées, au point de vue purement morphologique, en deux grands groupes : 1° les muscles surnuméraires ; 2° les modifications apportées par l'anomalie aux muscles qui existent normalement dans la constitution du corps humain.

Les *muscles surnuméraires* sont des formations entièrement nouvelles, qui apparaissent dans une région quelconque et à un état de développement plus ou moins avancé. Tels sont le cléido-trachélien à la région du cou, le radio-carpien au poignet, le coccy-fémoral à la région fessière, etc.

Les *modifications apportées par l'anomalie aux muscles ordinaires* se rattachent à leur forme, à leur constitution, à leurs insertions, à leurs rapports avec les muscles voisins. De là une division de ces anomalies en quatre groupes : 1° anomalies de forme ; 2° anomalies de constitution ; 3° anomalies d'insertion ;

4° anomalies de rapports. Chacun de ces groupes présente, à son tour, un certain nombre de variétés que je résume dans le tableau suivant :

TABLEAU

INDIQUANT LES ANOMALIES DU SYSTÈME MUSCULAIRE DE L'HOMME

				Exemples :
I. Muscles surnuméraires				*Cléido-trachélien, épitrochléo-cubital.*
II. Muscles ordinaires modifiés :	A) Dans leur forme			*Petit palmaire fusiforme.*
	B) Dans leur constitution	1° Dédoublement	total	*Sterno-cléido-mastoïdien, divisé en deux faisceaux distincts.*
			partiel	*Jambier antérieur, envoyant un faisceau distinct au premier métatarsien.*
		2° Fusion	totale	*Sterno-cléido-mastoïdien à faisceau unique.*
			partielle	*Les deux portions du biceps réunies plus haut que d'habitude.*
		3° Apparition de faisceaux nouveaux		*Troisième chef du biceps.*
		4° Disparition de quelques faisceaux		*Biceps réduit à sa portion coracoïdienne.*
		5° Transformation fibreuse du muscle		*Péronier antérieur transformé en tendon.*
		6° Disparition du muscle		*Absence du petit palmaire.*
		7° Intersections aponévrotiques	ajoutées	*Sur le sterno-cléido-mastoïdien.*
			supprimées	*Disparition du tendon intermédiaire du digastrique.*
		8° Renversement du muscle		*Petit palmaire renversé.*
	C) Dans leurs rapports avec les muscles voisins	1° Isolement normal		*Le faisceau interne du pédieux.*
		2° Fusion anormale	totale	*Les deux radiaux externes.*
			partielle	*Mêmes muscles.*
			par anastomose	*Fléchisseurs superficiels et fléchisseur profond des doigts.*
	D) Dans leurs insertions	1° Surajoutées		*Faisceau sterno-maxillaire du muscle sterno-cléido-mastoïdien.*
		2° Déplacées		*Digastrique inséré à l'angle du maxillaire.*
		3° Diminuées en étendue		*Scalène postérieur à la 1re côte seulement.*
		4° Augmentées en étendue		*Petit pectoral partant de 4 ou 5 côtes.*
		5° Supprimées		*Muscle se perdant dans le tissu cellulaire.*

b. *Signification morphologique.* — Les anomalies du système musculaire, longtemps négligées, ont pris aujourd'hui en anatomie humaine la place qui leur convient. Plusieurs anatomistes étrangers, notamment Henle et Quain, ont fait une large part, dans leurs traités d'anatomie, aux anomalies des muscles. Je suivrai leur exemple et, dans les différents chapitres de ce livre, j'ajouterai toujours, à la suite de la description classique d'un muscle, une note en petit texte indiquant ses principales variations. Je m'efforcerai toujours de rendre cette note aussi succincte que possible, mais elle me paraît indispensable. Les anomalies musculaires, en effet, ne sont pas de simples produits du hasard, des jeux de la nature, comme on l'a cru pendant longtemps ; elles reproduisent accidentellement chez l'homme des dispositions anatomiques qui sont constantes et typiques dans la série animale et elles acquièrent ainsi, en anatomie anthropologique, une importance considérable (voy. à ce sujet, Testut, *Les anomalies musculaires chez l'homme expliquées par l'anatomie comparée, leur importance en anthropologie,* un vol. in-8°, Paris, 1884).

§ III. — Structure des muscles

Les muscles striés, comme nous l'avons vu précédemment, se composent chacun de deux parties bien distinctes : 1° une partie rouge, molle, contractile, constituant le *muscle proprement dit ;* 2° une partie blanchâtre, ferme et non contractile, formant le *tendon*. Le muscle proprement dit et son tendon, très différents, comme on le voit, par leurs caractères physiques et par leurs propriétés physiologiques, diffèrent aussi et surtout par leur structure, et il convient, à ce sujet, de les étudier séparément.

A. — Structure du muscle proprement dit

L'analyse histologique, par le double procédé de la dissociation et des coupes, nous apprend que le muscle strié comprend les trois ordres d'éléments suivants : 1° des éléments allongés, cylindroïdes, appelés *fibres musculaires striées;* 2° du *tissu conjonctif* jeté tout autour de ces fibres et destinées à les unir les unes aux autres; 3° des *vaisseaux et des nerfs*.

1° *Fibres musculaires striées.*

Les fibres musculaires striées, que l'on désigne encore, fort improprement du reste, sous le nom de *faisceaux primitifs*, constituent la partie fondamentale du muscle. Ce sont des éléments allongés, cylindroïdes, présentant à leur surface un système de *stries* caractéristiques, qui leur a valu leur nom (*fibres striées*). Ces stries, qui sont plus ou moins nettes, mais qui s'accentuent sous l'action des réactifs, sont de deux ordres (fig. 538) : les unes sont longitudinales, parallèles par conséquent à l'axe même de la fibre; les autres sont transversales, coupant les précédentes à angle droit. Nous verrons, tout à l'heure, la structure de la fibre musculaire nous expliquer d'une façon très nette cette double striation.

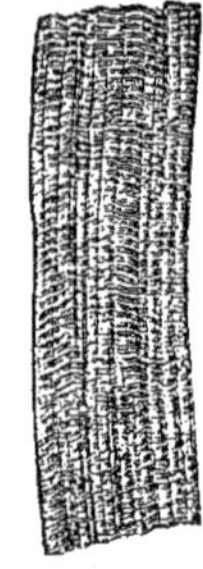

Fig. 538. Un fragment de fibre musculaire striée (d'après Pouchet et Tourneux).

A l'état d'isolement, après dissociation dans un milieu liquide, les fibres musculaires ont une forme assez régulièrement cylindrique. Mais quand elles sont en place, accolées les unes aux autres et déformées alors par pression réciproque, elles ressemblent à des prismes irréguliers : il en résulte que, vues en coupe transversale (fig. 550), elles revêtent l'aspect de polygones à angles arrondis.

Les dimensions des fibres musculaires sont très variables. Leur longueur est, en moyenne, de 4 ou 5 centimètres. Il y en a de plus courtes, celles, par exemple, qui forment les muscles des osselets de l'ouïe. Mais il y en a aussi de beaucoup plus longues, et Félix en a rencontré, dans le couturier de l'homme, qui atteignaient jusqu'à 12 centimètres et même plus. En tout cas, les fibres musculaires ne vont pas nécessairement d'un bout du muscle à l'autre, et, dans les muscles longs notamment, il y en a toujours un grand nombre, toutes peut-être, qui se terminent librement, par l'une de leurs extrémités tout au moins, en plein corps musculaire. Quant à la largeur de la fibre musculaire, elle mesure en moyenne 40 à 50 μ. Mais ce n'est là qu'un chiffre moyen, et l'on observe des fibres plus fines, avec 10 μ de diamètre seulement, et des fibres beaucoup plus grosses, avec un diamètre de 100 à 120 μ. Les histologistes s'accordent à reconnaître qu'il n'existe aucun rapport constant entre la longueur d'une fibre et sa largeur, autrement dit qu'une fibre longue peut appartenir à la catégorie des fibres fines et, vice versa, qu'une fibre courte peut avoir un diamètre relativement considérable. D'autre part, il n'y a aucune corrélation bien nette entre le volume d'un muscle et le calibre de ses fibres constituantes, les fibres fines s'observant également et dans les muscles volumineux et dans les muscles de petit volume. Du reste, dans un même muscle, on rencontre à la fois, intimement mélangées, des fibres de diamètres les plus divers, et nous rappellerons à ce sujet l'assertion émise par SCHWALBE et MAYEDA, à savoir qu'à la naissance toutes les fibres musculaires ont un calibre uniforme et que ce n'est que plus tard, au cours du développement, que surviennent ces inégalités volumétriques, soit entre les fibres d'un même muscle, soit entre les fibres d'un muscle et celles d'un autre muscle.

Les fibres musculaires se terminent ordinairement, à chacune de leurs extrémités, par une sorte de pointe ou plutôt par une sorte de cône à sommet mousse (fig. 539, A). On les voit aussi, dans certains cas, se terminer par une extrémité arrondie en forme de calotte, par une extrémité élargie en massue, par une extrémité bifurquée ou même divisée en pointes multiples (fig. 539, B), mais ces dernières dispositions sont exceptionnelles.

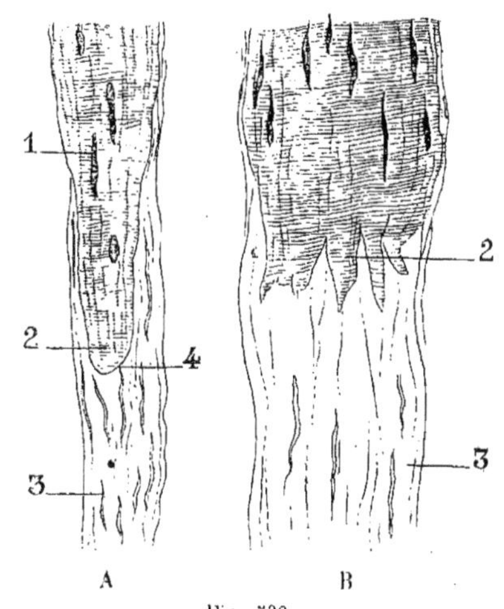

Fig. 539.

Union des fibres musculaires avec leurs tendons (muscle gastrocnémien de la grenouille, d'après SCHIEFFERDECKER).

1, fibre musculaire, avec 2, son extrémité (conique et mousse dans la figure A, disposée en pointes multiples dans la figure B). — 3, tendon, avec 4, sa cupule, destinée au muscle.

Histologiquement, les fibres musculaires striées se composent, chacune, d'une enveloppe et d'un contenu. L'enveloppe a reçu le nom de *myolemme*. Quant au contenu, il comprend des *fibrilles musculaires*, des *noyaux* et un *protoplasma*.

Etudions séparément chacun de ces éléments :

1° Myolemme. — Le myolemme ou sarcolemme (de μῦς, μύος, *muscle*, σάρξ, σάρκος, *chair*, et λέμμα, *enveloppe*) est une membrane mince et transparente, jetée comme une enveloppe tout autour de la fibre musculaire. Il la revêt non seulement sur toute sa longueur, mais encore, comme l'a démontré RANVIER, au niveau de ses deux extrémités : il en résulte que le tendon, qui fait suite à la fibre musculaire (fig. 575,3), n'arrive pas au contact immédiat des fibrilles; il en est toujours séparé par la portion correspondante du myolemme.

Le myolemme, comme toutes les membranes enveloppantes, nous présente deux faces : une face externe, qui est en rapport avec les fibres musculaires voisines; une face interne, qui répond au contenu de la fibre, je veux dire aux fibrilles et aux noyaux. Le myolemme repose directement sur les fibrilles, et il est tellement mince que, sur des fibres fraîchement dissociées, alors qu'il est encore en place, il est tout à fait impossible de le distinguer, confondu qu'il est avec la masse fibrillaire. Mais, si on laisse séjourner les fibres musculaires dans l'eau, le liquide pénètre par diffusion au-dessous du myolemme, l'écarte peu à peu des fibrilles sous-jacentes et, de ce fait, le rend nettement visible. Il nous apparaît alors (fig. 540,3) sous la forme d'une ligne à double contour, tantôt droite, tantôt légèrement ondulée, quelquefois même plus ou moins plissée. Sur les points où, par suite d'un accident de préparation, le myolemme a été déchiré, on le voit, au-dessous de la déchirure, se rétracter et se replier sur lui-même, fait important qui nous démontre qu'il est de nature élastique. Si la fibre a été brisée dans toute sa largeur, le contenu, sous l'influence de l'eau, se gonfle et fait hernie au niveau de la cassure, tandis que le myolemme, grâce à son élasticité, se replie et remonte sur le reste de la fibre comme une manche de vêtement qu'on retrousse grossièrement (MATHIAS DUVAL).

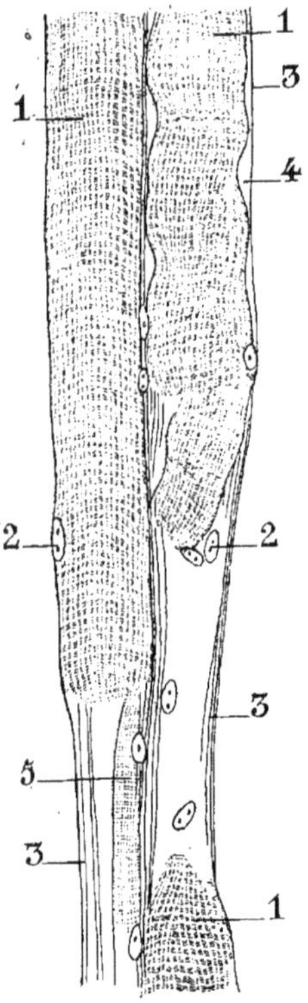

Fig. 540.

Deux fibres musculaires du grand adducteur du chien, dissociés dans le picro-carmin et conservées dans la glycérine (d'après RANVIER).

(Dans la fibre de droite la masse contractile incluse dans le myolemme s'est rupturée transversalement et divisée en deux tronçons.)

1, substance contractile. — 2, 2, noyaux. — 3, myolemme. — 3, espace artificiel compris entre le myolemme et la masse contractile, rempli de liquide additionnel. — 5, couche mince de substance contractile restée adhérente au myolemme.

Sous l'action de l'iode, le myolemme prend une teinte jaune clair ; le sulfate de rosaniline le colore en rose. Mais, coloré ou non, il ne nous présente jamais aucun détail structural : c'est une membrane complètement anhiste. On a émis, sur sa signification morphologique, les opinions les plus diverses : certains histologistes l'ont considéré comme étant de nature conjonctive ; d'autres ont cru devoir le rattacher au tissu élastique. Mais le myolemme diffère considérablement, par ses réactions histo-chimiques, des formations élastiques ou conjonctives. L'opinion qui paraît prévaloir aujourd'hui, c'est que le myolemme a la valeur d'une membrane cellulaire. Nous savons, par l'histogenèse (voy. plus loin, p. 655), que chaque fibre musculaire est une longue cellule à noyaux multiples. Eh bien, le myolemme n'est autre chose que la membrane d'enveloppe de cette cellule, la membrane qu'a sécrétée cette cellule elle-même au cours de son développement. Comme on le voit, il est de tous points comparable à la membrane cellulaire des cellules adipeuses et à la membrane propre des épithéliums glandulaires.

2° **Fibrilles musculaires**. — Les fibrilles sont les éléments contractiles de la fibre musculaire striée. Elles se présentent, comme leur nom l'indique, sous la forme d'éléments allongés, disposés en sens longitudinal, c'est-à-dire parallèlement à l'axe de la fibre musculaire qui les contient. Chacune d'elles s'étend sans interruption d'un bout à l'autre de la fibre ; sa longueur varie donc comme celle de la fibre elle-même. Sa largeur mesure de 1 à 3 μ. Sous leur enveloppe commune, qui est le myolemme, les fibrilles musculaires s'accolent les unes aux autres suivant une modalité que nous décrirons plus loin. Il nous faut auparavant nous faire une idée exacte de leur constitution anatomique et, pour cela, nous les envisagerons successivement : 1° *à l'état de repos;* 2° *à l'état de contraction.*

A. LA FIBRILLE MUSCULAIRE A L'ÉTAT DE REPOS. — Comme les fibres musculaires, les fibrilles ne sont pas cylindriques, mais prismatiques. Vues en coupe transversale, elles sont représentées, non pas par des cercles, mais par des polygones irréguliers aux angles arrondis. — Ce qui frappe tout d'abord, lorsqu'on examine au microscope une fibrille isolée, c'est qu'elle nous présente d'un bout à l'autre des bandes sombres disposées transversalement et alternant régulièrement avec des bandes claires (fig. 541). Les bandes sombres ont reçu le nom de *disques épais;* les bandes claires, celui de *disques clairs*. Si on examine la fibrille musculaire à la lumière polarisée, on constate que les disques épais et les disques clairs jouissent de propriétés optiques différentes. Les premiers sont biréfringents, *anisotropes* (voy. les traités de physique), c'est-à-dire que, dans un champ obscur, les deux prismes de Nicol étant croisés, ils sont lumineux. Les seconds sont monoréfringents et, dans les mêmes conditions que tout à l'heure, ils ne s'éclairent pas : ils sont *isotropes*.— Comparés au point de vue de leurs dimensions, les disques épais sont un peu plus hauts que les disques clairs. Mais, pour une fibre donnée, les premiers comme les seconds ont des dimensions à peu près uniformes et, d'autre part, ils se disposent toujours dans le même ordre, un disque épais étant constamment suivi d'un disque clair, et, cela, d'un bout à l'autre de l'élément histologique. La fibrille musculaire paraît donc constituée par une série de disques superposés en sens longitudinal, comme le sont les éléments d'une pile de Volta. — Il convient d'ajouter que les disques épais sont un peu plus larges que les disques clairs. A leur niveau, la fibrille est plus ou moins renflée, tandis qu'elle est légèrement rétrécie à la partie moyenne des disques clairs : la fibrille, dans son ensemble, est donc moniliforme.

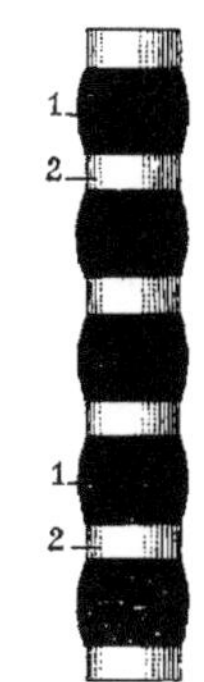

Fig. 541.
Une fibrille musculaire, vue en long, avec ses deux ordres de disques.

1, bande sombre, formant le disque épais. — 2, bande claire, formant le disque clair.

Pendant longtemps on s'est contenté, en histologie, de cette notion aussi simple que nettement justifiée par l'observation. Mais, au fur et à mesure que la technique microscopique s'est perfectionnée, des détails nouveaux, jusque-là invisibles, ont été mis en lumière et, de ce fait, la morphologie de la fibrille musculaire est devenue plus complexe.

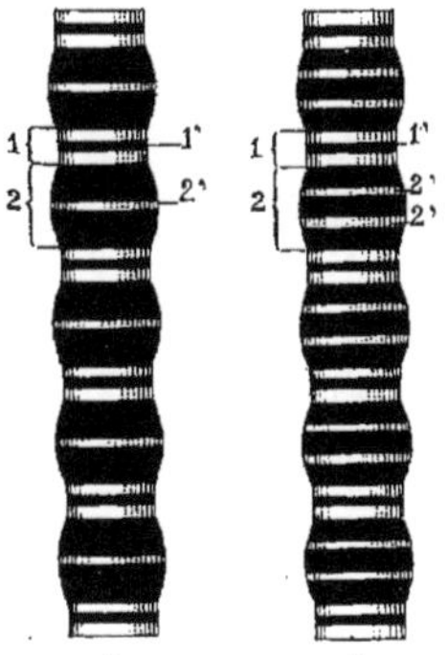

C'est ainsi que, dans le disque clair et à sa partie moyenne, on a constaté l'existence d'une petite bande sombre (fig. 542, 1'), se portant transversalement d'un côté à l'autre et, par conséquent, divisant le disque clair en deux moitiés ou hémi-disques, l'un sus-jacent, l'autre sous-jacent. Cette mince bande intermédiaire est appelée, du nom de celui qui, le premier, l'a bien décrite (1858), la *strie d'Amici*. On la désigne sous le nom de *disque mince*, par opposition à la bande sombre qui, comme nous l'avons vu tout à l'heure, est appelée *disque épais*. Il est à remarquer que le disque mince, sur tous les points où il arrive au contact du myolemme, adhère à ce myolemme d'une façon intime. C'est là une particularité d'autant plus intéressante que la portion de la fibre

Fig. 542.
Fibrilles musculaires de l'hydrophile, vues en long : A, fibrilles de la patte ; B, fibrilles de l'aile.

1, disque épais, avec 1', stries d'Amici. — 2, disque clair, avec 2', strie de Hensen (la strie de Hensen, simple pour la fibrille de la patte, est double pour la fibrille de l'aile).

sus- ou sous-jacente au disque mince entre bien, elle aussi, en contact avec le myolemme, mais sans lui adhérer.

Le disque épais, à son tour, nous présente à sa partie moyenne une petite bande claire, qui a été découverte par HENSEN en 1868 et qui depuis porte son nom : c'est la *strie de Hensen*. Dirigée en sens transversal et s'étendant comme la strie d'Amici d'un bord à l'autre de la fibrille musculaire, la strie de Hensen divise notre disque épais en deux moitiés ou hémi-disques, une moitié située au-dessus (*hémi-disque épais supérieur*), une moitié située au-dessous (*hémi-disque épais inférieur*). Cette disposition se voit très nettement sur les fibres en extension de l'aile de l'hydrophile (fig. 542,A). Les fibres de la patte du même insecte (fig. 542,B) présente une structure encore plus complexe. Le disque épais, au lieu de n'avoir qu'une strie de Hensen, en possède deux, séparées l'une de l'autre par une petite bande intermédiaire de substance sombre. Ce disque épais se trouve donc divisé en trois segments, savoir : un segment intermédiaire aux deux stries de Hensen, c'est le *disque principal :* deux segments terminaux, situés chacun au delà de la strie de Hensen correspondante, ce sont les *disques accessoires*.

Nous sommes loin, on le voit, de la formule histologique ancienne, qui ne distinguait dans la fibrille musculaire que deux ordres de bandes, les unes claires, les autres sombres, alternant régulièrement. Avec les données récentes, que nous venons de résumer, on admet encore les bandes sombres et les bandes claires ; mais les premières se décomposent en trois zones et les secondes nous en présentent trois ou cinq, suivant que la strie de Hensen est simple ou double. Les différentes zones qui entrent dans la constitution de la fibrille musculaire se succèdent donc dans l'ordre suivant : en allant d'un disque mince (*strie d'Amici*) à un autre disque mince, nous rencontrons successivement :

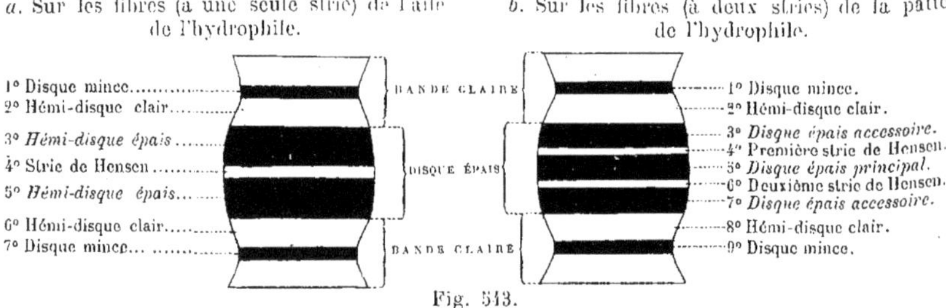

Fig. 543.

Schéma montrant l'ordre de succession des divers segments musculaires dans les fibres de l'hydrophile.

Au total, les fibrilles musculaires se composent de deux substances : une substance claire, monoréfringente, isotrope ; une substance biréfringente, anisotrope, cette dernière formant le disque mince et le disque épais. Analogues par leurs propriétés optiques, le disque mince et le disque épais se comportent différemment en face des réactifs : c'est ainsi que dans le picro-carminate d'ammoniaque, les disques épais se colorent en rouge, tandis que les disques minces conservent leur teinte sombre ; d'autre part, les acides faibles, qui dissolvent les disques épais, sont sans action sur les disques minces. Le disque mince et le disque épais sont donc deux formations de valeur différente : on admet généralement que le premier est une simple pièce de soutien ; le second seul constituerait la partie réellement contractile de la fibrille.

Ceci posé, il nous est facile de comprendre la conception de KRAUSE sur la constitution anatomique de la fibrille musculaire. Pour cet histologiste, chaque fibrille posséderait, entre autres éléments, une enveloppe continue, affectant naturellement la forme d'un cylindre creux. Cette gaine cylindrique, fermée à ses deux extrémités présenterait de distance en distance, mais à des intervalles égaux, des cloisons transversales (*Grund-Membranen* de KRAUSE), qui diviseraient sa cavité en un certain nombre de compartiments, tous de même forme et de même hauteur : ce sont les *cases musculaires* de KRAUSE ou tout simplement les *cases de Krause* (fig. 544,1 et 2). Mais les cloisons précitées, qui séparent les unes des autres les cases musculaires, ne sont autres que les disques minces dont il a été question plus haut, et nous rappellerons à ce sujet que les disques minces adhèrent intimement au myolemme sur tous les points où ils sont en contact avec cette membrane. La case de Krause est donc l'espace compris entre deux disques minces consécutifs, je veux dire entre un disque mince et celui qui le suit immédiatement. Chaque case renferme à sa partie moyenne un prisme de substance sombre (*prisme musculaire* de KRAUSE), qui répond au disque épais. Mais ce disque épais, qu'il comprenne deux ou trois pièces (suivant que la strie de Hensen sera simple ou double), n'occupe qu'une partie de la case qui le renferme. Au-dessus de lui, au-dessous de lui et sur ses côtés se trouvent des espaces libres : ces espaces sont comblés par une substance claire, que KRAUSE considère comme étant liquide et à laquelle il donne le nom de *suc musculaire* ou de *liquide musculaire*. Nous arrivons donc, en ce qui concerne la case de Krause à cette définition bien simple : la case de Krause est une cavité cylindroïde remplie de liquide, le suc musculaire, au sein duquel baigne un prisme de substance contractile, le disque épais. Du même coup, la fibrille musculaire nous apparaît (fig. 544) comme un composé de cases musculaires, ajoutées bout à bout et séparées les unes des autres par des disques minces, chaque disque devenant ainsi une cloison commune aux deux cases voisines.

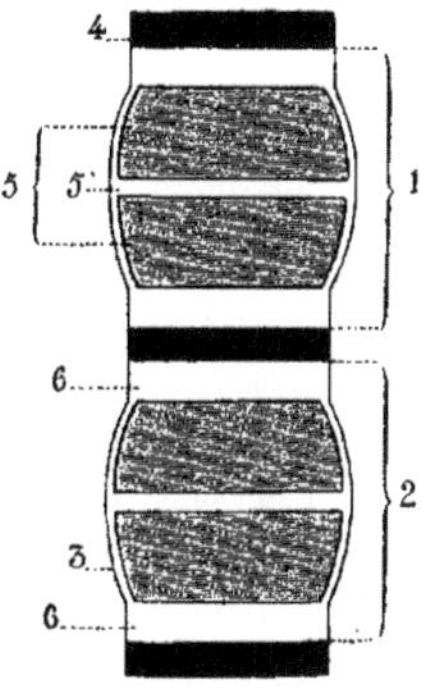

Fig. 544.

Constitution anatomique de la case de Krause.

1, 2, deux cases de Krause. — 3, paroi latérale. — 4, membrane fondamentale. — 5, prisme musculaire, avec 5' strie de Hensen. — 6, liquide musculaire.

B. LA FIBRILLE MUSCULAIRE A L'ÉTAT DE CONTRACTION, THÉORIE ANATOMIQUE DE LA CONTRACTION MUSCULAIRE. — La physiologie nous apprend que le muscle qui se contracte, tout en conservant son volume, diminue de longueur et augmente d'épaisseur. Il en est naturellement de même de ses éléments constituants, les fibres et les fibrilles : leur diamètre longitudinal diminue, tandis que leur diamètre transversal augmente. En passant ainsi de l'état de repos à l'état de contraction, les fibrilles musculaires présentent des modifications plus ou moins profondes dans le mode d'agencement des divers segments qui entrent dans leur constitution. Tous les auteurs sont d'accord sur ce point. Mais les divergences commencent quand il s'agit de définir ces modifications et surtout de les interpréter. Le phénomène à observer est à la fois si brusque et si fugace que, malgré les nombreuses et patientes recherches qui ont été entreprises à ce sujet, nous n'avons encore, sur la modalité structurale de la fibrille contractée, aucune formule véritablement satisfaisante. Ces divergences sur le fait d'observation lui-même se répercutent naturellement sur les tentatives faites pour l'expliquer et nous nous trouvons ici en face d'une foule de théories, toujours plus ou moins discordantes, souvent même contradictoires. Ce serait sortir du cadre que nous nous sommes tracé que d'exposer ici longuement toutes ces théories. Nous nous bornerons à indiquer les principales et, cela, d'une façon aussi sommaire que possible, renvoyant le lecteur, pour de plus amples détails, aux traités de physiologie et de physique biologique.

a. *Théorie d'Amici.* — D'après AMICI, la substance contractile de la fibre musculaire se composerait de deux éléments : des bâtonnets et des grains. Les bâtonnets disposés en sens longitudinal, tous égaux en longueur, forment dans leur ensemble (fig. 545, A) des bandes transversales que séparent des bandes plus claires. Les grains sont situés dans les bandes claires et ils se disposent, comme les bâtonnets, en séries linéaires transversales. Le tout est enveloppé par un myolemme festonné, libre au niveau des bâtonnets, adhérent au contraire au niveau des grains : Telle est la fibre à l'état de repos. Au moment de la contraction (fig. 545, B), les grains ne subissent aucune modification. Mais il n'en est pas de même des bâtonnets. Ceux-ci, s'écartant de leur direction longitudinale, s'inclinent en zigzag, « comme le font les parois d'une lanterne vénitienne quand on la ferme » (RANVIER). Cette inclinaison latérale augmente naturellement la largeur de la fibre et, d'autre part comme elle s'effectue simultanément sur toutes les rangées de bâtonnets, elle entraîne comme conséquence une diminution de la longueur de cette même fibre (voy. fig. 545).

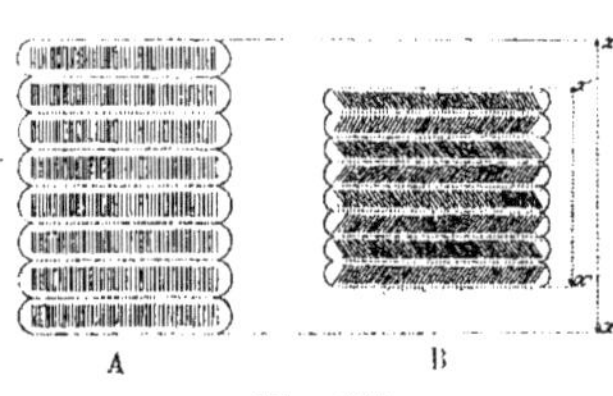

Fig. 545.

Théorie d'AMICI : A, fibre musculaire strié, à l'état de repos ; B, la même à l'état de contraction.

xx, longueur de la fibre à l'état de repos ; $x'x'$, longueur de cette même fibre au moment de la contraction ($x'x' < xx$).

b. *Théorie de Krause.* — Nous avons vu plus haut (p. 647) quelle était la conception de KRAUSE sur la constitution histologique de la fibrille musculaire : pour lui, la fibrille serait un composé de cases, d'égale valeur, ajoutées bout à bout et renfermant chacune, au milieu d'un liquide clair (liquide musculaire), un prisme de substance contractile (fig. 546, A). Eh bien, au moment de la contraction, le liquide clair, qui, à l'état de repos du muscle, s'accumule presque en totalité aux deux extrémités du prisme musculaire, se porte brusquement sur ses côtés (fig. 546 B). Il en résulte naturellement un élargissement de la fibrille ; mais il en résulte aussi que le prisme musculaire, par suite du déplacement latéral du liquide sus- et sous-jacent à ses bases, se trouve maintenant très rapproché du disque mince, ce qui entraîne comme conséquence une diminution proportionnelle de la longueur de la fibrille. Dans la théorie de KRAUSE, on le voit, le prisme musculaire ou disque épais ne change ni de place ni de forme : il reste passif. C'est à la substance claire qu'est dévolu le rôle actif dans le changement de forme et de dimensions que présente la fibrille. Outre que KRAUSE ne nous indique

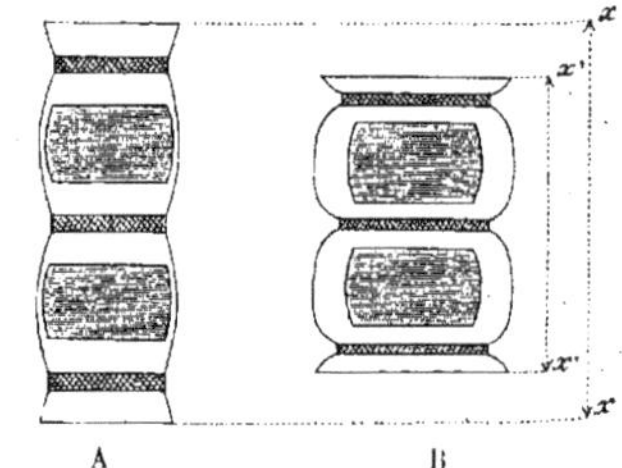

Fig. 546.

Théorie de KRAUSE : A, fibre musculaire striée, à l'état de repos ; B, la même, à l'état de contraction.

xx, longueur de la fibre à l'état de repos ; $x'x'$, longueur de cette même fibre au moment de la contraction ($x'x' < xx$).

pas le mécanisme en vertu duquel se déplace le liquide des espaces clairs, le fait de la passivité du disque épais est en opposition formelle avec les conclusions de la plupart des histologistes, qui attribuent au disque épais, au moment de la contraction, un changement de forme et un changement de dimensions.

c. *Théorie de Merkel.* — Pour MERKEL, comme pour KRAUSE, le disque épais est formé d'une substance solide, les zones claires par une substance liquide. MERKEL admet encore que le disque mince est une cloison ; mais il admet en même temps que la strie de Hensen est une seconde cloison, subdivisant la case musculaire, telle que l'entendait KRAUSE, en deux compartiments superposés, représentant chacun une demi-case musculaire. Les deux compartiments, du reste, renferment les mêmes éléments, savoir (fig. 547, A) : un hémidisque épais et un espace clair. A l'état de repos du muscle, le disque épais répond à la strie de Hensen, tandis que l'espace clair confine au disque mince. Or, au moment de la contraction (fig. 547, B), les deux éléments changent de place : le disque épais se porte vers le disque mince et, d'autre part, le liquide qui forme l'espace clair vient se placer tout à côté de la strie de Hensen. L'ordre de la striation de la fibrille se trouve ainsi renversé ou *inversé*, d'où le nom de *théorie de l'inversion* sous lequel on désigne la théorie émise par MERKEL. Le fait qui sert de base à cette théorie est tout hypothétique, et puis, il ne nous explique nullement le raccourcissement et l'épaississement du muscle, conditions absolument nécessaires pour rendre la théorie acceptable.

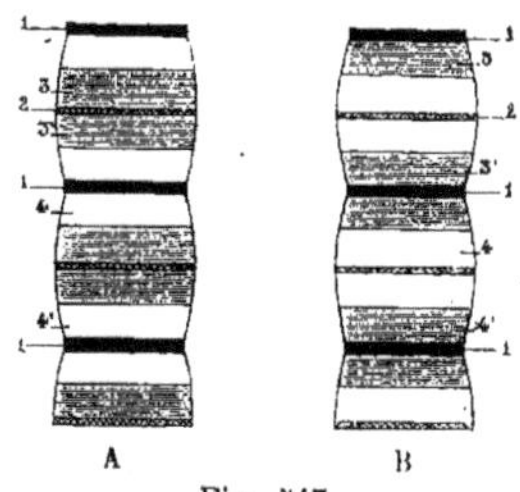

Fig. 547.

Théorie de Merkel : A, fibre musculaire à l'état de repos ; B, la même à l'état de contraction.

1, 1, 1, disque mince. — 2, strie de Hensen formant cloison. — 3, 3', hémi-disques épais. — 4, 4', espaces clairs.

d. *Théorie de Engelmann.* — Pour ENGELMANN encore, les espaces clairs renferment une substance liquide, tandis que le disque épais est constitué par une substance solide. Mais ce disque épais, qui est la véritable partie contractile de la fibrille, ne serait pas homogène : il serait formé (c'est là, disons-le tout de suite, une simple hypothèse) par une série de petits bâtonnets allongés, les *bâtonnets musculaires*, disposés en sens longitudinal et accolés les uns aux autres (fig. 548, A). Au moment où s'effectue la contraction, ces bâtonnets, grâce à une activité spéciale, attirent à eux pour se l'incorporer le liquide des espaces clairs, qui, en quantité plus ou moins grande ou peut-être même en totalité, passe dans le disque épais. Ainsi imbibés et gonflés, les susdits bâtonnets se renflent en sens horizontal et prennent une forme plus ou moins sphérique : en ce nouvel état, leur diamètre longitudinal est un peu plus court que tout à l'heure ; mais, par contre, leur diamètre transversal a considérablement augmenté. Il en résulte naturellement, les transformations précitées s'effectuant simultanément sur tous les bâtonnets d'un même disque épais, que ce disque, au summum de la contraction, est à la fois aplati et élargi (fig. 548, B). On s'explique ainsi d'une façon très nette le

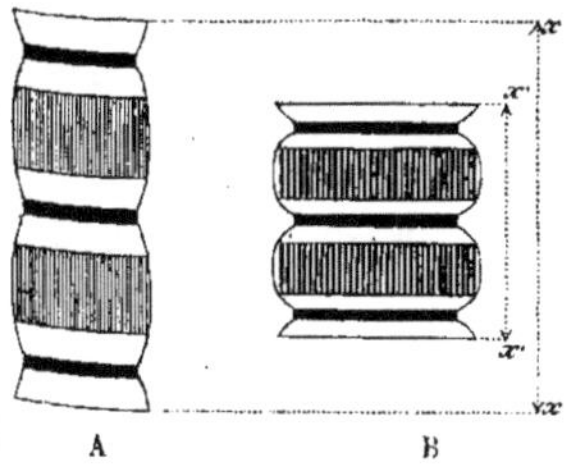

Fig. 548.

Théorie de Engelmann : A, fibre musculaire striée à l'état de repos ; B, la même à l'état de contraction.

xx, longueur de la fibre à l'état de repos ; $x'x'$, longueur de cette même fibre au moment de la contraction ($x'x' < xx$).

raccourcissement et l'élargissement concomitant de la fibrille musculaire contractée.

c. *Théorie de Ranvier.* — RANVIER, en utilisant les injections interstitielles d'acide osmique pour fixer dans sa forme la fibrille musculaire, a étudié cette dernière : 1° sur un muscle au repos et relâché ; 2° sur un muscle au repos et tendu ; 3° sur un muscle contracté et raccourci ; 4° sur un muscle contracté, mais tendu, c'est-à-dire non raccourci. L'étude comparative des divers éléments de la fibrille à ces différents états ont amené RANVIER à conclure, tout d'abord, que le disque épais est la partie essentiellement contractile et qu'elle est seule contractile. Les disques clairs, en effet, ne sont que des parties élastiques, susceptibles de se laisser distendre, mais revenant toujours à leur disposition initiale quand la cause qui les a modifiées cesse d'agir. Donc, quand la fibrille entre en contraction, les espaces clairs étant par eux-mêmes inactifs, conservent à la fois leur forme et leur volume. Mais il n'en est pas de même du disque épais. Celui-ci, se resserrant et revenant sur lui-même, exprime au dehors, comme le ferait une éponge imbibée, tout le liquide qu'il contient. RANVIER, comme on le voit, est peu d'accord avec ENGELMANN : pour ENGELMANN, le disque épais, au moment de la contraction, absorbe tout ou partie du liquide ambiant ; pour RANVIER, au contraire, il se débarrasse de celui qu'il contient. Ce liquide se porte sur les côtés du disque et, en s'y collectant, il agrandit d'autant (fig. 549,B) le diamètre transversal de la fibrille musculaire. Ainsi débarrassé de son plasma, le disque épais présente naturellement un volume moindre : il est à la fois moins haut et moins large et, d'autre part, il a pris une forme plus ou moins sphérique. La diminution de la hauteur des disques épais nous explique la diminution de la longueur totale de la fibrille musculaire, de même que la migration latérale du liquide exprimé nous a expliqué tout à l'heure son élargissement. La théorie de RANVIER nous rend donc un compte exact des modifications que subissent les deux diamètres du muscle sous l'influence de la contraction et elle a, sur les théories précédentes, cette incontestable supériorité qu'elle repose sur des faits d'observation nettement constatés.

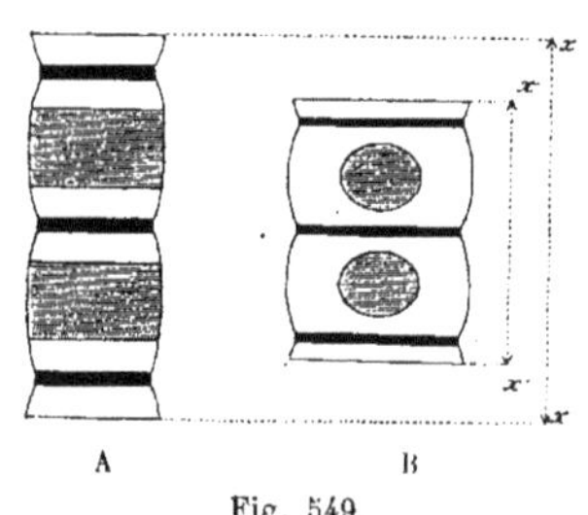

Fig. 549.

Théorie de RANVIER : A, fibre musculaire striée à l'état de repos ; B, la même à l'état de contraction.

xx, longueur de la fibre à l'état de repos ; *x'x'*, longueur de cette même fibre au moment de la contraction.

C. MODE D'AGENCEMENT DES FIBRILLES MUSCULAIRES, CYLINDRES PRIMITIFS DE LEYDIG OU COLONNETTES MUSCULAIRES DE KÖLLIKER. — Les fibrilles musculaires, telles que nous venons de les décrire, s'accolent les unes aux autres en nombre plus ou moins considérable pour former de petits faisceaux, larges de 2 à 5 μ, qui ont été décrits par LEYDIG sous le nom de *cylindres primitifs*, par KÖLLIKER *sous celui de colonnettes musculaires*. Ces faisceaux, vus en coupe transversale, sont représentés, non pas par des cercles, mais par des polygones à contours fort irréguliers, formant dans leur ensemble une élégante mosaïque (fig. 550). Ce sont donc de véritables *prismes* et le mot de *cylindre primitif* dont s'était servi LEYDIG pour les désigner n'est pas justifié par les dispositions anatomiques : le mot de colonnette est meilleur et doit lui être préféré. Les colonnettes musculaires, à leur tour, s'accolent les unes aux autres, toujours en sens axial, pour former cette masse cylindroïde qui remplit le myolemme et constitue la partie contractile de la fibre musculaire. La masse contractile de la fibre musculaire est donc un composé de colonnettes de Kölliker, de même que chaque colonnette est un composé de fibrilles élémentaires. Nous verrons plus loin que tandis que les fibrilles élémentaires sont immédiatement en contact, les colonnettes de Leydig sont séparées les unes des autres par de véritables cloisons protoplasmiques.

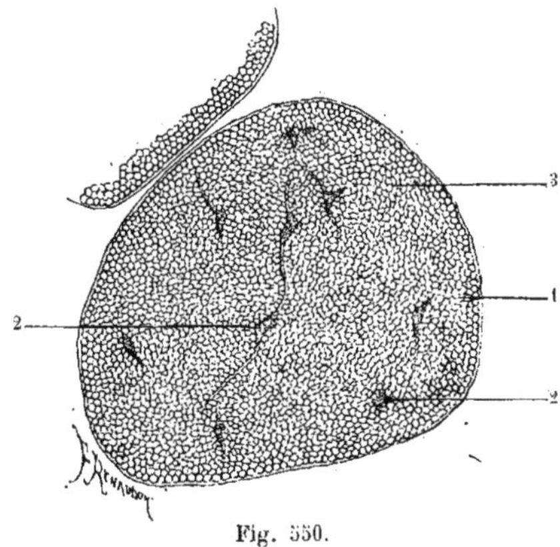

Fig. 550.

Coupe transversale d'une fibre musculaire de la grenouille (d'après Ranvier).

1, myolemme. — 2, noyaux. — 3, substance contractile disposée en une multitude de colonnettes, dont les coupes forment les champs de Cohnheim.

En s'accolant ainsi les unes aux autres pour former la colonnette primitive, les fibrilles se juxtaposent toujours (qu'on me permette cette expression) suivant parties homologues, je veux dire que, constamment et sur tous les points, les bandes claires d'une fibrille quelconque répondent aux bandes claires des fibrilles voisines, les bandes foncées répondant de même aux bandes foncées. La même disposition systématique s'observe dans l'accolement réciproque des colonnettes ; de telle sorte que, sur la fibre musculaire totale, un plan transversal mené perpendiculairement à son axe rencontre partout des éléments de même valeur soit des parties claires, soit des parties foncées.

Il est à peine besoin d'ajouter que ce mode d'agencement nous explique d'une façon très nette la double striation longitudinale et transversale qui caractérise la fibre musculaire striée. La striation en long est l'expression de sa constitution fasciculaire, les stries longitudinales répondant aux cloisons protoplasmiques, également longitudinales, qui séparent les unes des autres les colonnettes de Leydig. Quant à la striation en travers, elle n'est autre que la striation de même sens que présentent les fibrilles à l'état d'isolement et qui persistent naturellement quand elles sont accolées suivant parties homologues.

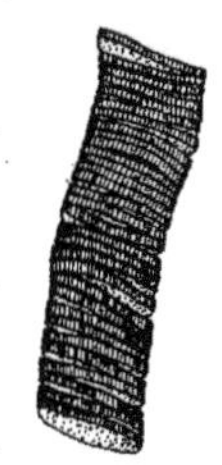

Fig. 551.

Fragment d'une fibre musculaire décomposée en disques, les disques de Bowmann.

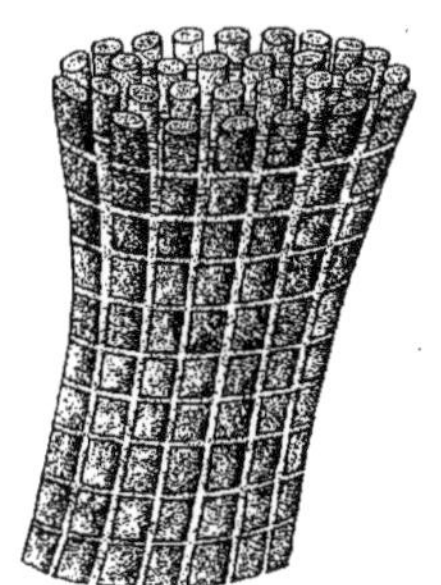

Fig. 552.

Schéma de la conception de Bowmann sur la constitution de la fibre musculaire striée.

On voit à la fois la décomposition de la fibre dans le sens transversal (*décomposition en disques*) et dans le sens longitudinal (*décomposition en fibrilles*). Cette double décomposition isole une série de petits prisme qui sont les *sarcous elements* de Bowmann.

Dans certaines circonstances (action des acides assez concentrés, action de l'alcool, etc.) les fibrilles musculaires se fragmentent en une série de segments, représentant chacun une petite portion du cylindre. La séparation ou clivage se fait ordinairement (mais pas toujours) au niveau de la strie de Hensen, de telle sorte que chaque segment comprend un disque clair emprisonné entre deux hémi-disques épais. D'un autre côté, si on soumet des fibres musculaires à la congélation ou à l'action de certains réactifs, tels que le suc gastrique, l'acide chlorhydrique au 1/1000ᵉ (Kölliker), ces fibres se décomposent en une série de tranches transversales qui occupent toute leur largeur (fig. 551) : ce sont les *disques de Bowmann*, ainsi appelés du nom de l'anatomiste anglais qui le premier, en 1841, a fait cette constatation.

En s'appuyant sur ces deux ordres de faits, Bowmann avait cru devoir conclure que la masse contractile de la fibre musculaire striée se composait d'une multitude de particules élémentaires, les *sarcous elements*, ayant chacun la forme d'un petit prisme. Ces prismes, pour former la fibre musculaire se juxtaposaient et s'unissaient à la fois par leurs extrémités et par leurs faces latérales : un premier ciment les unissait bout à bout ; un deuxième ciment, tout différent du premier, les unissait latéralement. On comprend alors, les deux ciments étant de nature différente, que les réactifs puissent, suivant leur activité propre, dissoudre le second tout en respectant le premier, ou bien faire disparaître le premier sans agir sur le second : dans le premier cas (dissolution du ciment unissant les sarcous elements par leur face latérale), nous verrons la fibre musculaire se décomposer en fibrilles : dans le second cas (dissolution du ciment unissant les sarcous elements par leurs extrémités), nous observerons la décomposition de la fibre en disques transversaux.

Si la décomposition en fibrilles répond à la constitution histologique de la fibre striée, il n'en est pas de même de la décomposition en tranches transversales, et il y a déjà longtemps que Kölliker a écrit que les disques de Bowmann n'étaient que des produits artificiels se produisant toujours sur des muscles altérés, jamais sur des muscles frais. La théorie de Bowmann sur la structure de la fibre musculaire est, du reste, complètement abandonnée et n'a plus aujourd'hui qu'un intérêt historique.

3° Noyaux de la fibre musculaire. — La fibre musculaire striée renferme à son intérieur, je veux dire en dedans du myolemme, de nombreux éléments nucléaires : on les compte par centaines sur les fibres courtes et celles de longueur moyenne, par milliers sur les fibres les plus longues. Leur situation, du reste, est fort variable et, à ce sujet, il y a lieu de distinguer des noyaux marginaux, des noyaux axiaux et des noyaux épars. — Les *noyaux marginaux* (fig. 553,A) sont placés immédiatement au-dessous du myolemme, entre celui-ci et la masse des fibrilles. C'est la disposition qu'on rencontre chez l'homme et, en général, chez tous les mammifères. — Les *noyaux axiaux* occupent le centre même de la fibre. Ils se disposent régulièrement les uns au-dessus des autres, formant le long de l'axe une série longitudinale (fig. 556, C). Cette disposition, que l'on observe chez l'embryon humain, mais qui disparaît plus tard au cours du développement, persiste cependant à l'état de disposition typique chez la plupart des invertébrés. On la rencontre même chez certains poissons, notamment chez les cyclostomes. — Les *noyaux épars*, comme leur nom l'indique, se disséminent sans ordre au sein de la masse contractile, dans les intervalles des cylindres primitifs de Leydig (p. 650). Cette disposition des noyaux musculaires se rencontre chez les grenouilles (fig. 550 et 553,B) et, parmi les mammifères, dans les muscles rouges du lapin.

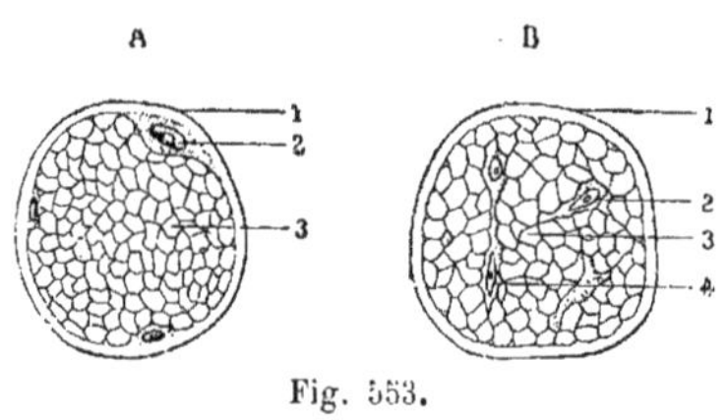

Fig. 553.

Coupe transversale d'une fibre musculaire : A, chez les mammifères ; B, chez les batraciens (schématique).

1, sarcolemme. — 2, noyau entouré de substance granuleuse. — 3, champs de Cohnheim. — 4, deux noyaux réunis l'un à l'autre par une traînée de substance granuleuse.

Envisagés au point de vue de leur forme, les noyaux musculaires sont ovalaires, leur grand axe étant constamment dirigé dans le sens de la fibre qui les contient. D'autre part, ils sont aplatis transversalement de telle sorte que, vus de profil (fig. 540,2), ils présentent une forme en fuseau ou en bâtonnet. Ils mesurent en moyenne de 10 à 12 μ de longueur, sur 4 ou 5 μ de largeur. Chacun d'eux est entouré d'une masse plus ou moins considérable de protoplasma granuleux qui le sépare des éléments voisins. Nous y reviendrons dans un instant.

Au point de vue de leur constitution histologique, les noyaux musculaires ne présentent aucune particularité importante. Ils contiennent chacun un ou deux nucléoles. Autour de ces nucléoles se trouve une partie chromatique, affectant, d'après van Gehuchten, la forme d'un simple filament enroulé en spirale.

4° Protoplasma musculaire ou sarcoplasma, champs de Cohnheim. — Nous venons de voir que chaque noyau musculaire, qu'il soit marginal ou intérieur, baigne au sein d'un protoplasma granuleux. Ce protoplasma, que l'on pourrait appeler, en raison de sa situation, *protoplasma périnucléaire,* envoie de tous côtés des prolongements aplatis, qui s'insinuent à la manière de cloisons entre les faisceaux de fibrilles et les enveloppe de toutes parts, comme le ferait un manchon : leur ensemble constitue le *protoplasma interfasciculaire* ou *intercolumnaire.*

Vu en long, le protoplasma interfasciculaire se présente sous la forme de traînées fort minces, presque linéaires et dirigées en sens axial : c'est à elles, rappelons-le en passant, qu'est due la striation longitudinale des fibres musculaires.

Mais c'est surtout sur des coupes transversales (fig. 550) qu'on voit nettement le mode de disposition du protoplasma : il revêt alors la forme de travées irrégulières, les unes relativement épaisses, les autres extrêmement fines, s'entrecroisant sous les angles les plus divers et constituant par leur ensemble un riche réseau. Ces travées circonscrivent ainsi une multitude de petits champs polygonaux, aux angles plus ou moins arrondis, que l'on désigne sous le nom de *champs de Cohnheim.* Chacun d'eux, quelles que soient sa forme et son étendue, est occupé par une colonnette primitive de Kölliker (p. 650). Les champs de Cohnheim représentent donc la coupe optique, non pas d'une seule fibrille, mais de plusieurs fibrilles : la coupe optique de toutes les fibrilles qui se sont groupées pour former une colonnette primitive de Kölliker.

Au point de vue histologique, le protoplasma musculaire ou sarcoplasma paraît être une substance liquide ou semi-liquide, tenant en suspension des granulations d'une nature spéciale que Kölliker a appelées *grains interstitiels* et que Retzius, plus récemment, a désignées sous le nom de *sarcosomes.* On admet généralement qu'il s'arrête à la surface extérieure des colonnettes de Kölliker et ne pénètre jamais dans leur épaisseur. Les différentes fibrilles qui entrent dans la constitution de la colonnette sont donc immédiatement accolées : elles sont unies les unes aux autres par un ciment particulier transparent et sans granulations.

Théorie de la constitution réticulée de la fibre musculaire. — Van Gehuchten, à la suite de nombreuses recherches entreprises comparativement sur les vertébrés et les invertébrés, est arrivé, en ce qui concerne la constitution anatomique de la fibre musculaire, à une conception qui est toute différente de celle admise par les classiques et que nous allons résumer en quelques mots.

Pour van Gehuchten, qui ne fait que développer, en l'appuyant sur des faits nouveaux, une opinion déjà professée par Carnoy, la fibre musculaire striée, abstraction faite de son myolemme, se compose de deux éléments. — Le *premier*, organisé, structuré, est représenté par un système de trabécules, les unes longitudinales, les autres transversales, qui, en s'anastomosant entre elles, constituent dans leur ensemble un riche réseau. Ce réseau, qui occupe toute la longueur de la fibre musculaire (fig. 544), est d'une régularité mathématique : il est formé par des mailles quadrilatères, allongées dans le sens même de la fibre et communiquant toutes entre elles. Vue à la lumière polarisée, la substance qui forme le réticulum musculaire est monoréfringent ou isotrope. Elle paraît être de valeur plastinienne. — Le *second*, semi-liquide, visqueux, entièrement amorphe, remplit toutes les mailles du réseau : c'est l'*enchylème myosique.* Il est uniforme dans toute son étendue, identique sur tous ces points. Envisagé au point de vue chimique, il se compose d'eau, de sels minéraux et de matières organiques parmi lesquelles figurent en premier lieu les

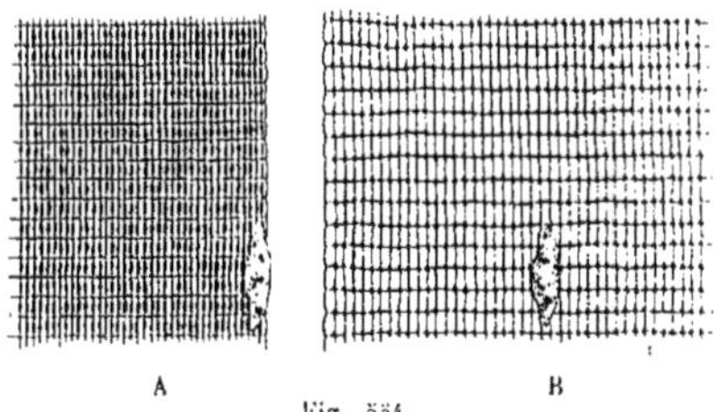

Fig. 554.
Constitution réticulaire de la fibre musculaire striée : A, fibre musculaire du bœuf, après action de l'alcool ; B, même fibre après l'action de l'acide chlorhydrique (d'après van Gehuchten).

substances albuminoïdes et, avant tout, la myosine. A la lumière polarisée, l'enchylème myosique est biréfringent ou anisotrope.

De ces deux éléments, le réticulum est la partie vraiment essentielle : c'est en lui que réside la propriété qu'ont les fibres musculaires de se raccourcir sous l'action d'un excitant, la contractilité. L'enchylème, substance toute passive, ne fait que suivre les mouvements du réseau plastinien.

Ainsi entendue la fibre musculaire striée est de tous points comparable à la cellule ordinaire. On trouve, en effet, dans l'un et l'autre élément, un réticulum et une substance de remplissage ou enchylème. La seule différence qui existe, c'est que le premier s'est ici organisé en un réseau extrêmement régulier et que le second s'est chargé de myosine. Les conclusions de VAN GEHUCHTEN, confirmées en partie par les travaux de MELLAND et de MARSCHALL, ont été vivement combattues par d'autres histologistes, notamment par MINGAZZINI. Il convient donc d'attendre, pour l'admettre définitivement ou la rejeter, que de nouvelles recherches de contrôle soient venues nous fixer sur sa valeur.

Muscles rouges et muscles blancs. — RANVIER (*C. R. Acad. des Sc.*, 1873 et 1877) a signalé chez le lapin la présence de deux groupes de muscles, qu'il distingue, d'après leur coloration, en *muscles rouges* et *muscles blancs*. Au premier groupe appartiennent le crural, le demi-tendineux, le soléaire ; au second, les muscles droit interne de la cuisse, grand adducteur, jumeaux, etc.

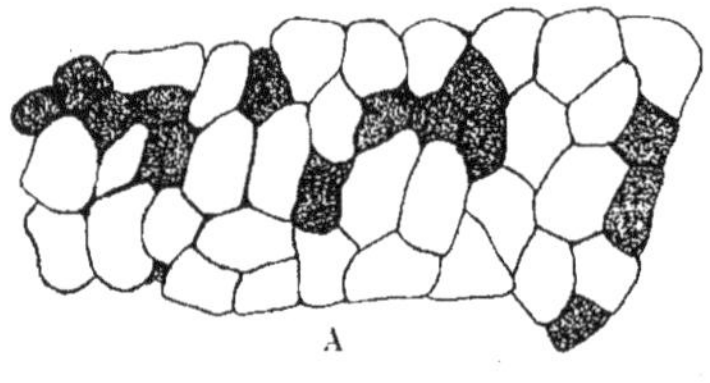

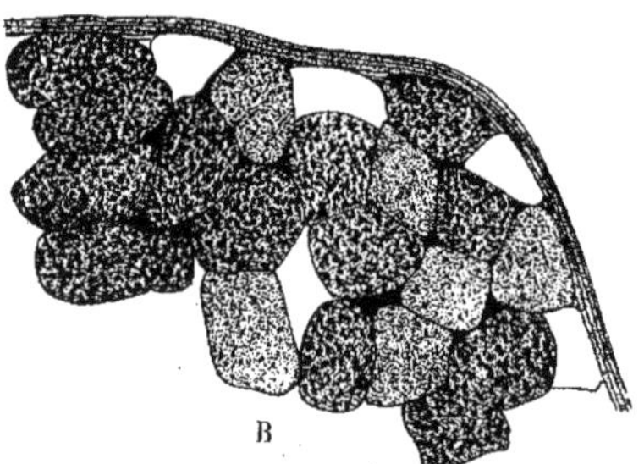

Fig. 555.

Deux coupes de muscles striés de l'homme (A, sterno-hyoïdien, B, trapèze), pour montrer l'existence, dans le même muscle, de plusieurs ordres de fibres (d'après SCHAFFER)

(Les champs foncés représentent les fibres riches en protoplasma ; les champs clairs, les fibres pauvres en protoplasma.)

Au point de vue morphologique, ces deux ordres de muscles diffèrent par les trois caractères suivants : 1° dans les muscles rouges, la striation longitudinale est plus marquée que la striation transversale ; c'est le contraire dans les muscles blancs ; 2° les noyaux sont *épars* (voy. p. 552) dans les muscles rouges, qui présentent ainsi une certaine analogie avec les muscles de la grenouille ; ils sont *marginaux* (voy. p. 552) dans les muscles blancs ; 3° enfin le protoplasma est beaucoup plus abondant dans les muscles rouges que dans les muscles blancs, d'où les noms de *muscles riches en protoplasma* que l'on donne au premier, de *muscles pauvres en protoplasma* sous lequel on désigne les seconds.

Mais les muscles rouges et les muscles blancs ne présentent pas seulement des différences morphologiques. Ils diffèrent aussi au point de vue fonctionnel. Le muscle blanc se contracte brusquement et, brusquement aussi, revient à sa position de repos ; la secousse musculaire, avec ses deux phases de contraction et de décontraction, est pour ainsi dire instantanée. Dans les muscles rouges, la contraction s'effectue plus lentement, mais elle est beaucoup plus soutenue et, d'autre part, la décontraction comme la contraction se fait lentement, progressivement. Si l'on admet avec certains auteurs que le protoplasma est un lieu d'emmagasinement pour les substances qui doivent, au moment de la contraction être brûlées ou dédoublées, on comprendra facilement pourquoi le muscle rouge, qui est riche en protoplasma, soutient sa contraction tandis que le muscle blanc qui est pauvre en protoplasma, se décontracte brusquement et aussitôt que la contraction a atteint son maximum.

Le lapin n'est pas le seul animal qui possède ainsi deux ordres de fibres musculaires striées. Des recherches récentes, notamment celles de KNOLL et de SCHAFFER, ont établi qu'elles existent en général dans toutes les espèces de vertébrés et d'invertébrés, avec cette variante cependant qu'elles ne forment pas toujours des muscles distincts, comme cela se voit chez le lapin, mais qu'elles s'entremêlent dans un même muscle. Cette dernière disposition est celle qu'on observe chez l'homme : ses muscles sont à ce sujet des muscles mixtes, je veux dire des muscles comprenant à la fois, et en proportions variables, des fibres sombres (homologues de celles que forment les muscles rouges) et des fibres claires (homologues de celles qui entrent dans la constitution des muscles blancs). Les fibres claires ou fibres pâles, fibres pauvres en protoplasma, prédominent dans le sterno-cléido-mastoïdien et le sterno-hyoïdien (fig. 555,A) ; c'est le contraire dans les muscles du dos, dans le trapèze (fig. 555,B), le diaphragme, le masséter, les muscle de l'œil, etc.

Développement des fibres musculaires striées. — Chaque fibre musculaire striée, quelle que soit sa longueur, est représentée primitivement par une cellule unique dérivée du mésoderme (voy. EMBRYOLOGIE) et appelée *myoblaste*. C'est une cellule ovoïde, plus ou moins allongée, terminée en pointe (fig. 556,A). Elle mesure, en moyenne, 10 μ de longueur sur 3 à 4 μ de largeur. Son protoplasma, hyalin ou très légèrement granuleux, possède un noyau ovalaire, renfermant lui-même un ou deux nucléoles.

Pour devenir fibre musculaire striée, le myoblaste s'allonge, en même temps que son noyau donne naissance, par cariocynèse, à des noyaux multiples. Il se présente alors sous forme d'un long cylindre protoplasmique (fig. 556,B), renfermant à son centre, ou plus exactement le long de son axe, des noyaux disposés en files. Plus tard, on voit apparaître, dans les couches superficielles du protoplasma et tout autour de l'élément (fig. 556,C), une substance toute spéciale, tranchant nettement sur le protoplasma par sa coloration foncée et surtout par sa striation transversale : c'est la *substance contractile*. Cette substance contractile est, comme on le voit, une formation endoplasmique : elle est élaborée, suivant un processus encore inconnu, par le protoplasma lui-même. Du reste, elle se dispose sous forme de filaments transversalement striés, qui s'accolent intimement les uns aux autres et qui ne sont autres que les fibrilles musculaires. D'abord très mince, la couche de substance contractile s'épaissit graduellement par suite de l'apparition, sur sa face interne, de nouvelles couches en tout semblables aux couches précédemment formées. Elle se rapproche ainsi des noyaux et finit par entrer en contact avec eux. A ce stade, les fibrilles musculaires dans leur ensemble représentent une sorte de tube ou de manchon, dans l'intérieur duquel se trouve une colonne protoplasmique avec des noyaux plus ou moins espacés les uns des autres, mais toujours disposés en une seule rangée. Une telle disposition se voit très nettement sur les coupes transversales d'un muscle en voie de développement. Ces coupes (fig. 557) nous présentent une multitude de champs arrondis ou ovalaires, avec, pour chacun d'eux : 1° une partie corticale, foncée et en forme d'anneau, c'est la substance contractile ; 2° une partie centrale ou axiale, claire, légèrement granuleuse, c'est la colonne protoplasmique avec ses noyaux.

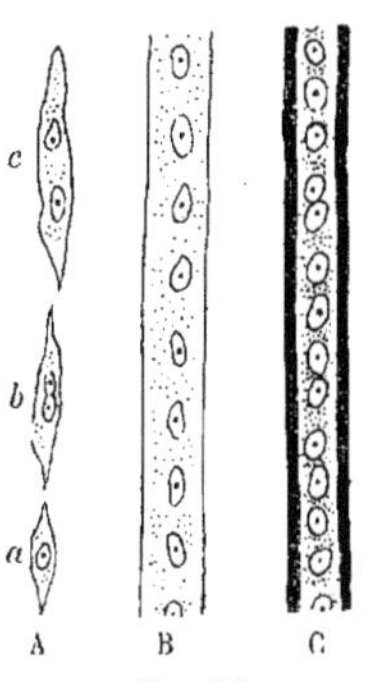

Fig. 556.

Développement des fibres musculaires striées.

A, trois myoblastes : *a*, à un seul noyau ; *b*, noyau en voie de division ; *c*, à deux noyaux. — B, un myoblaste allongé en un très long bâtonnet, future fibre musculaire. — C, le même élément dans les couches périphériques duquel se sont développées des fibrilles musculaires striées en travers (substance contractile).

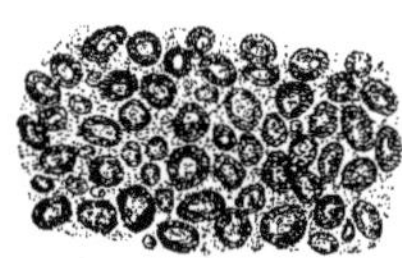

Fig. 557.

Coupe transversale d'un muscle de la cuisse sur un embryon de mouton (d'après POUCHET et TOURNEUX).

La substance contractile est représentée en teinte plus foncée; on voit très nettement que cette substance contractile enveloppe à la manière d'un anneau (à la manière d'un manchon quand la fibre est vue en long) la substance cellulaire primitive.

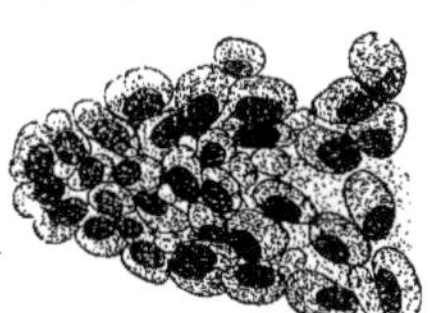

Fig. 558.

Coupe transversale d'un muscle de batracien à l'état embryonnaire (d'après POUCHET et TOURNEUX).

Ici, comme dans la figure précédente, la substance contractile est représentée avec une teinte plus foncée. Cette figure nous montre la disposition réciproque, dans chaque faisceau strié, de la substance contractile (plus foncée) et de la substance interfibrillaire (plus claire).

La fibre musculaire, à cet état d'organisation, est déjà un organe apte à fonctionner et elle persiste telle quelle dans les espèces animales inférieures, notamment chez les insectes. Chez les vertébrés, elle subit encore les deux modifications suivantes : tout d'abord, il se développe à sa surface une mince membrane, nouvelle élaboration du protoplasma cellulaire, qui constitue le myolemme. Puis, les noyaux, abandonnant la partie axiale de la fibre, émigrent vers la périphérie : c'est ainsi que, chez la grenouille, nous trouvons les noyaux irrégulièrement disséminés dans la masse des fibrilles (*noyaux épars*) ; chez l'homme, où l'émigration a été plus complète, je veux dire s'est faite plus loin, ces noyaux sont tous situés, comme nous l'avons déjà vu, à la surface extérieure de la masse fibrillaire, entre les fibrilles et le myolemme.

2° *Mode d'agencement des fibres musculaires, striées, tissu conjonctif du muscle.*

Il résulte de ce qui précède que les fibres musculaires, dérivées chacune d'une cellule mésoblastique, représentent manifestement les unités morphologiques du muscle strié. Ces fibres, pour constituer le corps musculaire, s'accolent les unes aux autres dans le sens de leur longueur et forment ainsi un premier ordre de faisceaux, comme elles irrégulièrement prismatiques, qui mesurent de un demi-millimètre à un millimètre d'épaisseur : ce sont les *faisceaux secondaires* des auteurs classiques. Il serait préférable assurément de leur attribuer le nom de *faisceaux primitifs* sous lequel on désigne improprement les fibres musculaires elles-mêmes. Mais l'usage a prévalu et, quelque défectueux que soit ce terme, nous donnerons, nous aussi, le nom de faisceaux secondaires aux faisceaux formés par l'accolement des fibres musculaires. Les faisceaux secondaires, à leur tour, s'unissent les uns aux autres, toujours dans le même sens, pour constituer des faisceaux plus volumineux, dits *faisceaux tertiaires*. Enfin, dans les muscles d'un développement considérable, les faisceaux tertiaires forment par leur réunion des faisceaux plus volumineux encore, ce sont les faisceaux *quaternaires*.

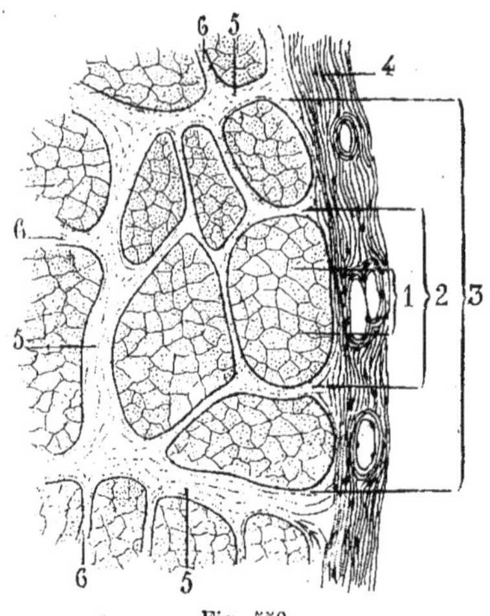

Fig. 559.

Mode d'agencement des fibres musculaires, vu sur une coupe transversale du muscle.

(La figure ne nous montre qu'une partie de la coupe.)

1, faisceaux primitifs accolés les uns aux autres, pour former : 2, un faisceau secondaire ; 3, un faisceau tertiaire. — 4, périmysium externe, entourant le muscle. — 5, 5, 5, cloisons de premier ordre, délimitant le faisceau tertiaire 3 ; — 6, 6, 6, diverses cloisons de second ordre délimitant les faisceaux secondaires.

Les divers faisceaux constitutifs du corps musculaire, ainsi que le corps musculaire lui-même, sont entourés par des gaines conjonctives dont l'ensemble forme le *tissu conjonctif du muscle* ou *périmysium* (de περί, autour et μῦς, μύος, muscle). C'est surtout sur des coupes transversales du muscle qu'on peut prendre une notion exacte de la modalité suivant laquelle se dispose son périmysium. Il existe d'abord, tout autour du corps musculaire, une couche conjonctive continue qui l'enveloppe à la manière d'un manchon (fig. 560,1) : on lui donne le nom de *périmysium externe*. Tandis que sa surface extérieure se confond avec le tissu cellulaire du voisinage, sa surface intérieure envoie dans l'épaisseur du muscle des cloisons, de largeur variable, qui entourent de toutes parts les faisceaux tertiaires ou quaternaires. Ces cloisons, que l'on pourrait appeler *cloisons de premier ordre* (fig. 559,5), laissent échapper à leur tour des cloisons plus minces, *cloisons de second ordre* (6,6), qui engainent de la même façon les faisceaux secondaires. Enfin des cloisons de second ordre, partent des prolongements extrêmement délicats, *cloisons de troisième ordre*,

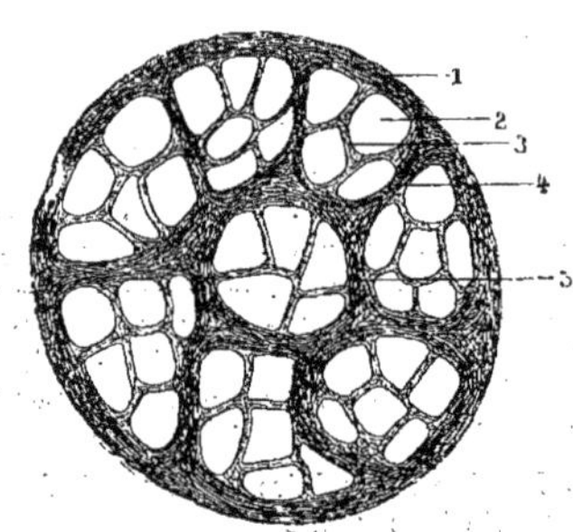

Fig. 560.

Coupe transversale d'un muscle pour montrer la disposition générale de son tissu conjonctif ou périmysium (*schématique*).

1, périmysium externe. — 2, espace occupé par un faisceau secondaire. — 3, cloison conjonctive de second ordre, servant de limite à ce faisceau. — 4, 5, cloisons conjonctives, plus épaisses (cloisons de premier ordre) délimitant un faisceau tertiaire. (Toutes les cloisons conjonctives situées en dedans du périmysium externe constituent, dans leur ensemble, ce qu'on appelle le périmysium interne.)

qui s'insinuent entre les fibres musculaires ou faisceaux primitifs. Le tissu conjonctif s'arrête à la surface de la fibre musculaire ; il ne traverse jamais le myolemme. L'ensemble de ces différentes cloisons, qui à la fois unissent et séparent les fibres et les faisceaux musculaires, est désigné sous le nom de *périmysium interne :* c'est, comme on le voit, une dépendance du périmysium externe.

Le périmysium, soit externe, soit interne, appartient au tissu conjonctif lâche. Il se compose essentiellement de fibres conjonctives, diversement entrecroisées, présentant de loin en loin des cellules fixes. A ces éléments conjonctifs viennent s'ajouter, dans les cloisons un peu épaisses, quelques fines fibres élastiques, des leucocytes et des cellules adipeuses, ces dernières variant naturellement, en nombre et en volume, suivant l'embonpoint du sujet. C'est le long des travées conjonctives interfasciculaires ou interfibrillaires que cheminent les vaisseaux et les nerfs destinés aux muscles.

3° *Vaisseaux et nerfs des muscles.*

1° Artères. — Les muscles striés, comme tous les organes doués d'une grande activité, ont une vascularisation extrêmement riche. Elle a été bien étudiée par HYRTL, par RANVIER et, plus récemment (1888), par SPALTEHOLZ. Chaque muscle reçoit ordinairement des branches artérielles multiples, qui le pénètrent sur les points les plus divers et sous un angle d'incidence fort variable. Arrivées dans l'épaisseur du corps musculaire (où elles occupent toujours les travées du périmysium interne), ces branches artérielles se divisent et se subdivisent en une multitude de rameaux et de ramuscules, lesquels, en s'anastomosant entre eux, forment tout autour de chaque faisceau secondaire un riche réseau, que nous appellerons le *réseau périfasciculaire*. Ce réseau est fort irrégulier, mais la plus grande partie de ses rameaux se disposent en sens longitudinal, je veux dire parallèlement à l'axe des faisceaux musculaires.

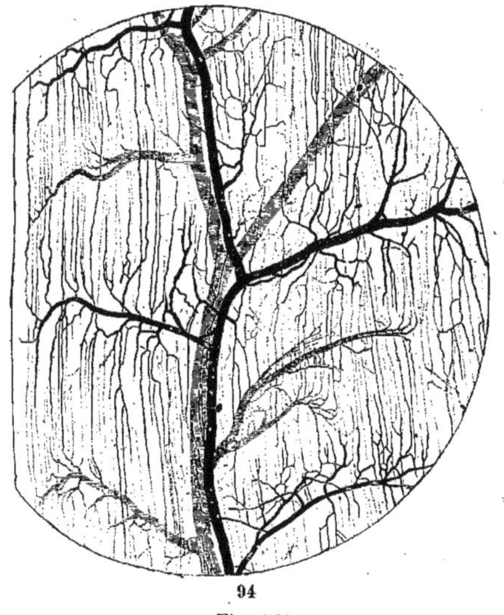

94

Fig. 561.

Vaisseaux des muscles striés (d'après SPALTEHOLZ).

Les vaisseaux artériels sont représentés en traits pleins; les vaisseaux veineux en traits striés ou pointillés.

Du réseau périfasciculaire partent ensuite une multitude d'artérioles, *artérioles terminales*, qui s'engagent dans l'épaisseur même des faisceaux secondaires et s'y résolvent, dans l'intervalle des faisceaux primitifs ou fibres musculaires, en un riche réseau de capillaires vrais, le *réseau intrafasciculaire* ou *interfibrillaire*. Ce réseau présente une disposition caractéristique, si caractéristique, dit KÖLLIKER, qu'il suffit de l'avoir vu une fois pour le reconnaître toujours dans la suite. Il est formé par de longs capillaires, courant parallèlement aux fibres et réunis les uns aux autres de distance en distance par des anastomoses transversales fort courtes : c'est donc un réseau à mailles rectangulaires, orienté de telle façon que le grand côté de chaque maille répond à l'axe longitudinal de la fibre. Du reste, chaque fibre possède à elle seule plusieurs capillaires longitudinaux et, comme ces capillaires longitudinaux sont tous anastomosés entre eux, il en résulte que la fibre est comme contenue dans une sorte de filet vasculaire qui l'enveloppe à la fois sur tout son pourtour et dans toute son étendue. Il convient d'ajouter que les vaisseaux longitudinaux, assez régulièrement rectilignes quand le muscle est à l'état de repos, deviennent plus ou moins flexueux lorsque le muscle s'est raccourci sous l'influence de la contraction.

Les capillaires constitutifs du réseau interfibrillaire sont remarquables par leur ténuité. Leur diamètre est parfois inférieur à celui d'un globule sanguin de l'homme : c'est ainsi que, dans le grand pectoral, ils mesurent, remplis de sang, 5,6 à 6,7 μ et 3,5 à 4,5 μ à l'état de vacuité. Ils reposent immédiatement sur le myolemme, mais ils ne le traversent jamais : pour les vaisseaux, comme pour les éléments conjonctifs, le myolemme est une barrière infranchissable et ceci paraîtra fort naturel si l'on veut bien se rappeler (p. 655) que chaque fibre musculaire, malgré sa longueur et la multiplicité de ses noyaux, dérive d'une seule cellule. C'est donc à travers le myolemme que se font les échanges nutritifs entre les éléments contractiles de la fibre musculaire (les fibrilles) et le milieu vasculaire.

2° **Veines.** — Du réseau capillaire interfibrillaire naissent des veinules, *veinules primitives*, qui se dirigent vers la surface des faisceaux secondaires et s'unissent ensuite, dans les cloisons du périmysium, avec des veinules similaires pour former des veines de plus en plus volumineuses.

Comme nous le montre la figure 561, qui représente une préparation de SPALTEHOLZ, ces veinules primitives cheminent perpendiculairement aux fibres musculaires, comme le font du reste les artérioles terminales auxquels elles correspondent. Cette même figure nous montre encore que les artérioles terminales et les veinules primitives, quoique suivant une direction analogue, sont indépendantes les unes des autres et alternent même assez régulièrement : on rencontre en effet, en parcourant la préparation de haut en bas, d'abord une artériole, puis une veinule, puis une artériole, de nouveau une veinule et ainsi de suite.

Plus loin, dans les cloisons conjonctives de second ordre et de premier ordre, les veines suivent au contraire le trajet des artères et chacune d'elles présente, suivant son volume, une ou deux veines satellites. Les branches artérielles qui pénètrent dans le muscle sont généralement accompagnées chacune de deux branches veineuses, lesquelles, après un trajet extra-musculaire plus ou moins long, se jettent dans les veines du voisinage.

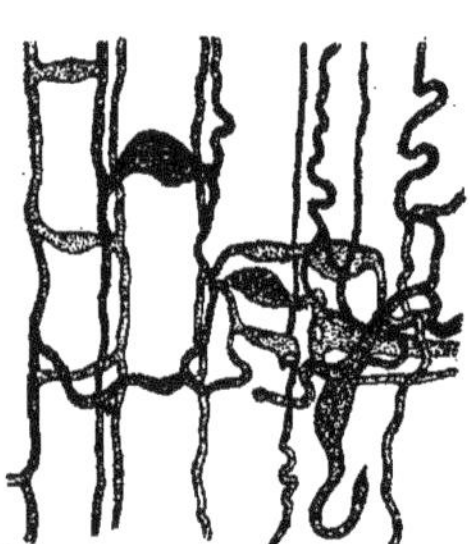

Fig. 562.

Réseau vasculaire du muscle demi-tendineux du lapin (d'après RANVIER.)

On voit çà et là un système de renflement fusiforme allant d'un vaisseau à l'autre.

Dans les muscles rouges du lapin, RANVIER a constaté sur les capillaires veineux, notamment sur les anastomoses transversales du réseau interfibrillaire, des dilatations fusiformes (fig. 562) dans lesquelles s'amasse le sang. Ce sont autant de poches ou de réservoirs où le muscle, au moment de sa contraction et alors que la circulation est momentanément suspendue, puiserait comme dans une sorte de réserve les matériaux nécessaires à son fonctionnement. Les muscles rouges ont pour attribut physiologique de se contracter lentement, mais avec persistance, et voilà pourquoi on rencontrerait chez lui les poches en question destinées à lui assurer l'oxygène dont il a besoin pour se maintenir contracté.

3° **Lymphatiques.** — Kölliker, depuis longtemps déjà, a rencontré sur quelques muscles volumineux des vaisseaux lymphatiques, de 0mm,5 en moyenne, accompagnant les vaisseaux sanguins qui pénètrent dans leur épaisseur. De son côté, Sappey a vu des vaisseaux lymphatiques s'échapper du grand pectoral, du grand fessier et du grand adducteur ; il a même pu, sur le diaphragme, les suivre jusque dans les interstices des principaux faisceaux, qu'ils enlacent de leurs anastomoses. Plus récemment, M. et Mme Hoggan (*Journ. de l'Anatomie*, 1879) ont décrit des réseaux lymphatiques dans le diaphragme, dans le triangulaire du sternum, dans les muscles larges de l'abdomen, etc. L'existence des lymphatiques dans les muscles striés n'est donc pas douteuse, car il est rationnel d'admettre que, si on n'en a pas rencontré jusqu'ici sur tous les muscles, la cause en est, non pas dans leur absence, mais dans leur ténuité et surtout dans les difficultés que présente leur injection. Leur mode d'origine et leur trajet intra-musculaire sont encore à peu près inconnus.

4° **Nerfs.** — Le nombre de branches nerveuses que reçoit chaque muscle est fort variable. Les petits muscles, tels que ceux de l'oreille et ceux de l'œil, n'en ont ordinairement qu'un seul. Les muscles longs, au contraire, tels que le biceps crural, le couturier, le jambier antérieur, etc., en reçoivent presque toujours plusieurs : deux, trois ou même un plus grand nombre. Ces nerfs, issus des sources les plus diverses, quelquefois très longs, quelquefois fort courts, tantôt très volumineux, tantôt extrêmement grêles, abordent leur muscle par sa face profonde et le pénètrent par son tiers supérieur, en formant avec son axe longitudinal un angle aigu ouvert en haut. Telle est la formule générale. Elle est exacte pour la plus grande partie des muscles, mais il faut reconnaître qu'elle comporte de nombreuses exceptions. Quoi qu'il en soit, parvenues dans l'épaisseur du muscle, les branches musculaires s'y divisent en rameaux et ramuscules, lesquels cheminent, comme les vaisseaux, dans les cloisons conjonctives du périmysium et, comme les vaisseaux aussi, échangent au cours de leur trajet de fréquentes anastomoses. Ils forment donc, dans les intervalles des faisceaux musculaires, une sorte de plexus, le *plexus intra-musculaire*. Les filets terminaux qui en émanent se comportent d'une façon différente et, à cet égard, il convient de distinguer des filets vasculaires, des filets sensitifs et des filets moteurs :

A. Filets vasculaires. — Les filets vasculaires suivent le trajet des vaisseaux. Ils sont exclusivement constitués par des fibres fines et sont constants sur tous les vaisseaux d'un certain volume qui offrent encore les caractères évidents des artères ou des veines (Kölliker). On n'en rencontre plus sur les capillaires. Monti les a vus nettement se terminer dans les parois des vaisseaux.

B. Filets sensitifs. — Les filets sensitifs, qui apportent aux centres nerveux les impressions relatives à l'état de contraction des muscles (sens musculaire) ont été décrits presque en même temps par Kölliker (1850) sur l'omo-hyoïdien de l'homme et par Reichert (1851) sur le peaucier thoracique de la grenouille. Ils ont été étudiés à nouveau, à une époque relativement récente, par Odenius (1872), par Sachs (1874) et par Tschirieff (1879). Ces nerfs pénètrent dans le muscle en même temps que les nerfs moteurs, avec lesquels, du reste, ils sont entièrement confondus. Il est à remarquer qu'ils sont relativement très peu nombreux et peu en rapport avec la masse contractile à laquelle ils sont destinés : c'est ainsi que le peaucier thoracique de la grenouille, muscle dans lequel ils ont été bien étudiés, ne reçoit qu'un tout petit rameau.

Parvenues dans l'épaisseur du muscle, les branches nerveuses sensitives se divisent en des rameaux de plus en plus grêles et se résolvent finalement en des filets extrêmement ténus, constitués chacun par une seule fibre à myéline. Ces fibres à myéline, au cours de leur trajet, abandonnent au niveau des étranglements annulaires de très nombreuses collatérales, qui, comme la fibre dont elles émanent, possèdent une gaine de myéline et une gaine de Schwann. Elles se débarrassent bientôt, de leur gaine myélinique d'abord, puis de leur gaine de Schwann, et se trouvent ainsi réduites à l'état de fibres cylindraxiles. Les fibres cylindraxiles, à leur tour, se résolvent en un nombre toujours considérable de fibrilles terminales, lesquelles, après un parcours variable, rectilignes ou onduleux (fig. 563), se terminent par des extrémités libres. Elles conservent leurs noyaux jusqu'au voisinage de leurs terminaisons.

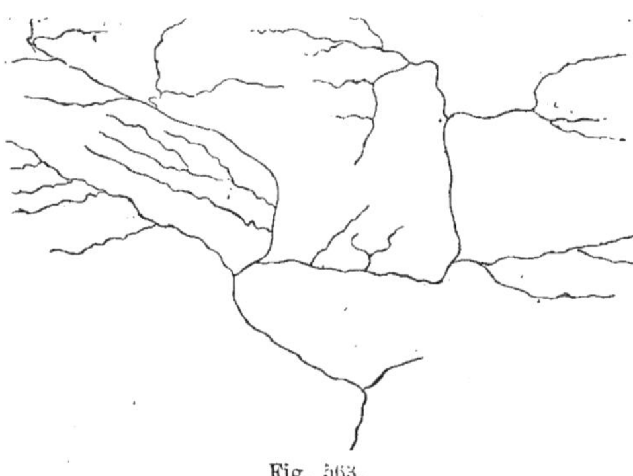

Fig. 563.
Mode de ramification des filets nerveux sensitifs dans le muscle paucier thoracique de la grenouille (d'après Kölliker).

Les histologistes ne sont pas d'accord sur le mode de terminaisons des fibres sensitives ou, plus exactement, sur le point précis où se fait cette terminaison. Les uns, avec Sachs, les font terminer dans les cloisons conjonctives du périmysium, tout près des fibres musculaires, mais en dehors du myolemme. D'autres, comme Kölliker, placent les extrémités terminales des fibres sensitives, non pas dans l'épaisseur du muscle, mais à sa surface, entre cette surface et l'aponévrose d'enveloppe. Enfin, suivant Tschirieff, les fibrilles sensitives ne feraient que traverser le muscle et, en réalité, viendraient se terminer dans l'aponévrose qui l'enveloppe. Quoi qu'il en soit, qu'elles soient intra-musculaires ou péri-musculaires, les extrémités nerveuses sensitives sont excitées par la compression qu'exercent sur elles les fibres musculaires, toutes les fois qu'elles passent de l'état de repos à l'état de contraction et qu'elles passent ainsi d'un diamètre moindre à un diamètre plus grand.

C. Filets moteurs. — Les dernières ramifications des branches nerveuses motrices, unies les unes aux autres par de très nombreuses anastomoses, forment dans leur ensemble un plexus à mailles allongées dans le sens des fibres musculaires, le *plexus terminal* de Valentin. Les filets qui en émanent, *filets nerveux terminaux*, sont extrêmement ténus : ils sont réduits chacun à une ou deux fibres nerveuses à myéline. Ces fibres nerveuses à myéline, au cours de leur trajet, se bifurquent plusieurs fois au niveau de leurs étranglements annulaires. Le nombre des fibres s'accroît naturellement en raison même de ces bifurcations successives et l'on peut dire avec raison que le nombre de fibres nerveuses terminales que possède un muscle donné dépend à la fois du nombre des fibres qu'il reçoit et du nombre des bifurcations que présente chacune d'elles. On a cru, pendant longtemps, que les filets moteurs se terminaient dans les muscles par une sorte d'anse. Doyère, le premier, en 1840, vit sur les insectes (tardigrades) les fibres nerveuses arriver jusque sur les fibres musculaires et s'y terminer par des saillies en forme de monticule, que l'on désigne depuis sous le nom d'*éminences* ou de *collines* de Doyère. Vingt-deux ans plus tard, en 1862, Rouget constata à son tour que, sur les muscles du lézard (Krause devait faire la même constatation en 1863 sur les mammifères), les fibres nerveuses aboutissent à une formation spéciale, qu'il appelle *plaque motrice*. La même année Kühne, sur les muscles de la grenouille, décrivit à la fibre nerveuse motrice une disposition arborescente, fort irrégulière, que l'on a comparée à un buisson : ce sont les *buissons terminaux* de Kühne ou tout simplement les *buissons de Kühne*. Les collines de Doyère et les buissons de Kühne, comme nous le verrons plus loin, ne sont que des variétés de la plaque de Rouget et c'est cette dernière que nous devons tout d'abord décrire :

a. *Plaques motrices ou plaques de Rouget.* — Les plaques de Rouget représentent le mode de terminaison des fibres motrices dans les muscles des batraciens, des oiseaux et des mammifères : on admet généralement (pour les mammifères tout au moins) qu'il n'en existe qu'une pour chaque fibre musculaire, quelle que soit la longueur de celle-ci. Ce sont de petits amas de substance granuleuse, à contour arrondi ou ovalaire (fig. 560, A et B), couchés à la surface des fibres musculaires, qui se dépriment plus ou moins à leur niveau. La plaque est donc légèrement saillante du côté de la masse contractile ; comme, d'autre part, elle est saillante aussi du côté du myolemme, il en résulte qu'elle nous apparaît, quand elle est vue de profil (fig. 560, A), sous la forme d'un corps ellipsoïde ou fusiforme. Elle mesure en moyenne de 40 à 60 μ de longueur, sur 35 à 40 μ de largeur et 6 à 10 μ d'épaisseur.

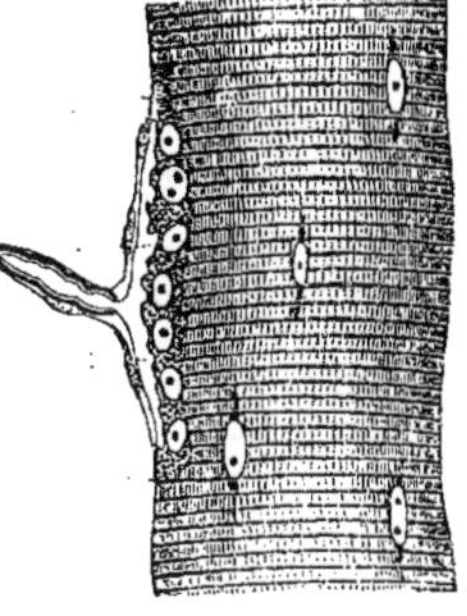

A

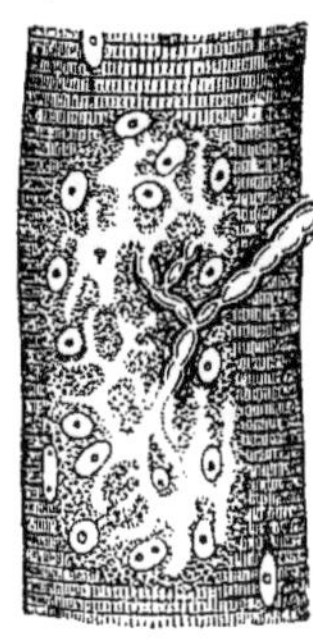

B

Fig. 564.

Plaques motrices des muscles du lézard : A, vues de profil ; B, vues de face (d'après Kühne).

Les histologistes ne sont pas d'accord sur la situation exacte des plaques motrices : les uns, avec Krause et Retzius, pensent qu'elles sont placées en dehors du myolemme (*situation épilemmale*) et, de ce fait, qu'elles sont séparées des fibrilles musculaires par l'épaisseur de ce myolemme ; les autres soutiennent, au contraire, qu'elles sont tout entières situées au-dessous du myolemme (*situation hypolemmale*) et, par conséquent, qu'elles sont immédiatement en contact avec la masse contractile. Ranvier s'est rangé à cette dernière opinion et voici, d'après lui, comment se comporte la fibre nerveuse en abordant la plaque motrice (fig. 565). — La *gaine de myéline* tout d'abord, cesse brusquement et la fibre nerveuse alors se trouve réduite à son cylindraxe revêtu par la gaine de Schwann et la gaine de Henle. — Le *cylindraxe*, en pénétrant dans la plaque motrice, se divise en deux ou trois rameaux, qui se subdivisent à leur tour, de façon à former une véritable arborisation, l'*arborisation terminale*. Cette arborisation revêt dans son ensemble la forme d'un sphéroïde ou bien d'un cône, dont la base répond à la fibre musculaire et le sommet à la fibre nerveuse. Les fibrilles qui la constituent sont irrégulières, sinueuses, moniliformes, je veux dire présentant sur leur trajet une série de renflements de forme et de volume fort variables. — La *gaine de Schwann* se divise et subdivise en même temps que le cylindraxe pour envelopper les fibrilles de l'arborisation. On ne sait pas encore exactement où s'arrête cette gaine : peut-être accompagne-t-elle les fibres nerveuses jusqu'à leur extrémité libre.— La *gaine de Henle,* enfin, s'évasant en forme d'entonnoir, s'étale régulièrement sur la surface extérieure de la plaque et, arrivée à la limite de celle-ci, c'est-à-dire sur son pourtour, se confond avec le myolemme. La plaque motrice se trouve donc en rapport, par sa surface externe avec la gaine de Henle, par sa surface interne avec la masse des fibrilles contractiles.

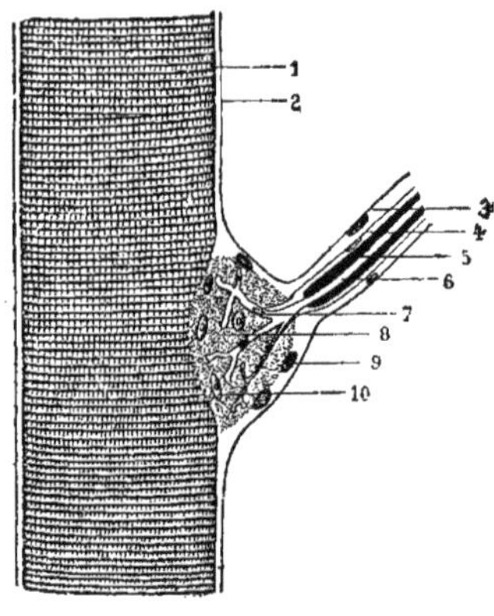

Fig. 565.

Plaque terminale d'un nerf moteur sur la fibre musculaire (*schématique*).

1, fibre musculaire. — 2, sarcolemme qui va se réunir avec 3, gaine de Henle. — 4, gaine de Schwann, qui va se prolonger sur l'arborisation terminale du nerf. — 5, gaine de myéline. — 6, cylindraxe. — 7, branche de l'arborisation terminale avec noyaux. — 8, substratum granuleux. — 9, noyaux vaginaux. — 10, noyaux fondamentaux.

Revenons maintenant à la substance granuleuse. Cette substance, dite *substance fondamentale* de la plaque motrice, est uniformément répandue dans toute l'étendue de la plaque. Elle forme, entre l'arborisation nerveuse et les fibrilles contractiles, une couche aplatie et mince, à laquelle Kühne avait donné le nom de *semelle de la plaque motrice* : on l'appelle encore *semelle de Kühne* (voy. fig. 564, A). Morphologiquement, la substance granuleuse de la plaque motrice paraît devoir être considérée comme une dépendance du protoplasma de la fibre musculaire ou sarcoplasma. Elle présente à sa surface ou dans son épaisseur de nombreux éléments nucléaires, que nous distinguerons avec Ranvier en trois groupes : *noyaux vaginaux, noyaux de l'arborisation, noyaux fondamentaux.* Ces trois ordres de noyaux diffèrent à la fois par leur situation et par leur signification anatomique. Les noyaux vaginaux, les plus superficiels, se voient à la surface externe de la plaque motrice ; ils sont petits, granuleux, se colorent facilement par le carmin ; ils appartiennent à la gaine de Henle. Les noyaux de l'arborisation se disposent, comme leur nom l'indique, le long des fibrilles de l'arborisation terminale ; on doit les considérer comme appartenant à la gaine de Schwann. Les noyaux fondamentaux, enfin, occupent le plan le plus profond de la plaque ; ils se distinguent des précédents, en ce qu'ils sont plus volumineux, plus clairs et ont moins d'affinité pour les réactifs colorants ; ils appartiennent en propre à la substance fondamentale et, comme cette dernière n'est vraisemblablement que du sarcoplasma, les noyaux en question acquièrent de ce fait la signification des noyaux de la fibre musculaire.

b. *Collines de Doyère.* — L'éminence de Doyère, qui représente le mode de terminaison des fibres motrices dans les muscles des insectes, diffère de la plaque motrice par les deux caractères suivants : 1° la substance granuleuse y est très développée ; 2° les noyaux, par contre, y sont relativement rares et il y a même certaines éminences où on n'en rencontre aucune. Mais ce sont là des faits d'une importance toute secondaire. La fibre nerveuse, qui est la partie essentielle de la terminaison motrice, se résout ici, comme dans les plaques de Rouget, en une arborisation terminale.

c. *Buisson de Kühne.* — Ce mode de terminaison motrice s'observe chez les batraciens. Voici en quoi il consiste (fig. 566) : la fibre nerveuse (fibre à myéline comme chez les mammifères), un peu avant d'atteindre le myolemme, se divise en un certain nombre de fibres divergentes, présentant chacune les mêmes éléments histologiques que la fibre-mère, c'est-à-dire une gaine de myéline, une gaine de Schwann et une gaine de Henle. Or chacune de ces fibres se comporte exactement, par rapport à la fibre musculaire, comme la fibre unique de la plaque de Rouget : sa gaine de myéline disparaît brusquement ; sa gaine de Henle se continue avec le myolemme ; son cylindraxe, arrivé au-dessous du myolemme, s'y résout en une arborisation terminale ; la gaine de Schwann enfin accompagne, en les engainant, les fibrilles de cette arborisation. La ramification terminale de la fibre motrice, chez les brataciens, comprend donc deux parties : une partie située au-dessus du myolemme (*partie épilemmale*), formée par des fibres à myéline ; une partie située au-dessous du myolemme (*partie hypolemmale* ou *endolemmale*), formée par des fibrilles cylindraxiles. Ces fibrilles cylindraxiles, qui répondent seules à celles de l'arborisation terminale des plaques de Rouget, diffèrent de ces dernières en ce qu'elles ne sont pas sinueuses, mais assez régulièrement rectilignes et disposées parallèlement à la longueur de la fibre musculaire. Les buissons de Kühne se distinguent encore des plaques de Rouget par un caractère important : c'est que la substance fondamentale y fait complètement défaut et, avec elle, les noyaux fondamentaux. C'est, comme on le voit, la disposition exactement contraire à celle que nous présentent les collines de Doyère, dans lesquelles la substance granuleuse est au contraire très développée, assez développée parfois pour masquer plus ou moins complètement l'arborisation nerveuse.

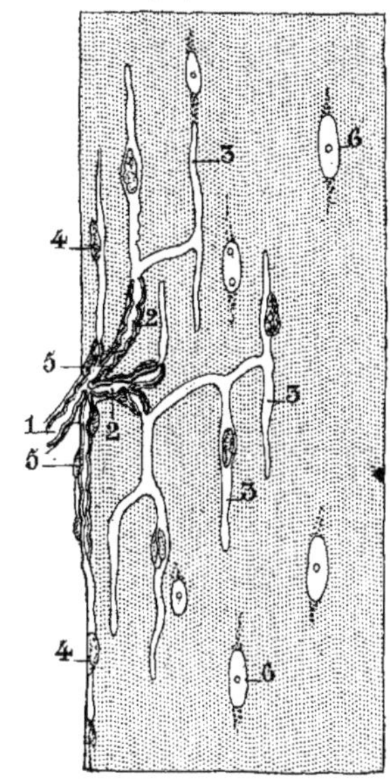

Fig. 566.

Terminaisons motrices dans les muscles de la grenouille (imité de Kühne).

1, une fibre à myéline, avec : 2, 2, deux de ses branches de bifurcations épilemmales ; 3, 3, 3. trois ramifications cylindraxiles hypolemmales. — 4, 4, noyaux de l'arborisation. — 5, 5, noyaux de la gaine. — 6, 6, noyaux du muscle.

B. — Structure des tendons

Les tendons, quelles que soient leur forme et leurs dimensions, appartiennent tous au tissu fibreux. Ils ont pour éléments essentiels des faisceaux de fibres conjonctives fortement tassées les unes contre les autres, que l'on désigne sous le nom de *faisceaux tendineux primitifs*. Nous décrirons tout d'abord ces faisceaux primitifs à l'état d'isolement. Puis, nous verrons quel est leur mode d'agencement et décrirons en même temps le tissu conjonctif lâche (*tissu conjonctif des tendons* ou *péritenonium*) qui, à la fois, les unit et les sépare. Nous étudierons enfin les *vaisseaux et nerfs* des tendons.

1° Faisceaux tendineux primitifs. — Les faisceaux primitifs, vus en long, revêtent l'aspect de petites colonnes prismatiques, disposés en sens longitudinal, je veux dire dans le sens de la longueur du tendon. Vus en coupes transversales (fig. 567), ils nous apparaissent sous la forme de petits champs polygonaux, à contour fort irrégulier. Ils comprennent, au point de vue histologique, deux ordres d'éléments : 1° des fibres ; 2° des cellules :

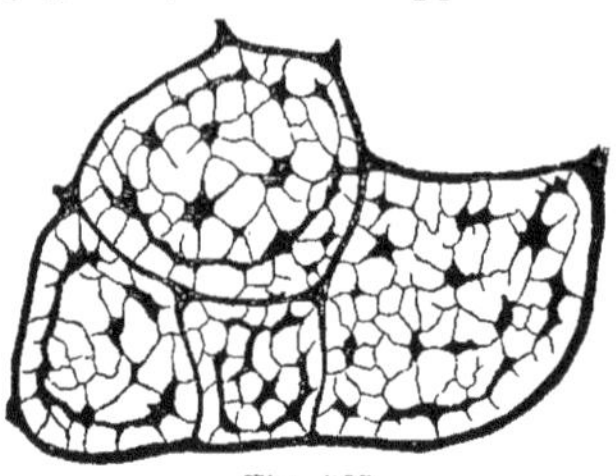

Fig. 567.

Coupe transversale des tendons de la queue d'une souris, colorée par le chlorure d'or (d'après Klein).

Cette figure nous montre plusieurs tendons minces, comprenant chacun un nombre plus ou moins considérable de faisceaux tendineux. Dans l'intervalle des faisceaux se voient les cellules tendineuses avec leurs crêtes d'empreintes et leurs divers prolongements.

a. *Fibres tendineuses.* — Les fibres tendineuses se composent de fibrilles conjonctives extrêmement fines, assez régulièrement rectilignes, parallèles les unes aux autres et parallèles aussi à l'axe du faisceau. Elles sont placées côte à côte, unies entre elles par un ciment spécial parfaitement homogène.

b. *Cellules tendineuses.* — Les cellules tendineuses se disposent à la surface des faisceaux primitifs, jamais dans leur épaisseur. Morphologiquement, ces éléments ne sont que de simples cellules fixes du tissu conjonctif, mais elles revêtent ici, par suite de leur tassement entre des faisceaux fortement serrés, une configuration toute spéciale, qui a été bien décrite par Ranvier. Ce sont des cellules aplaties, de forme quadrilatère, un peu plus hautes que larges (fig. 568,1). Elles nous présentent par conséquent deux faces, deux bords latéraux (dirigés parallèlement à l'axe du faisceau) et deux bords transversaux (dirigés perpendiculairement à l'axe du faisceau). Des deux faces, l'une, concave, se moule exactement sur le faisceau tendineux correspondant ; l'autre, convexe, répond aux faisceaux tendineux voisins. La cellule tendineuse revêt donc, dans son ensemble, la forme d'une de ces tuiles creuses que l'on place sur le faîte d'un toit, ou bien encore la forme d'une affiche apposée contre une colonne. Il convient d'ajouter que les bords latéraux de la cellule émettent des prolongements lamellaires en forme d'ailes (*plaques alaires* de Gruenhagen) et, d'autre part, que la face convexe nous présente un certain nombre de crêtes longitudinales (de 2 à 5 en moyenne), dites *crêtes d'empreinte :* les plaques ou expansions alaires (fig. 569, 4) s'insinuent entre deux faisceaux voisins et viennent s'anastomoser, après un parcours plus ou moins long, avec les expansions similaires d'autres cellules tendineuses ; quant aux crêtes d'empreintes, elles comblent les espaces angulaires que forment en s'adossant l'un à l'autre deux faisceaux juxtaposés.

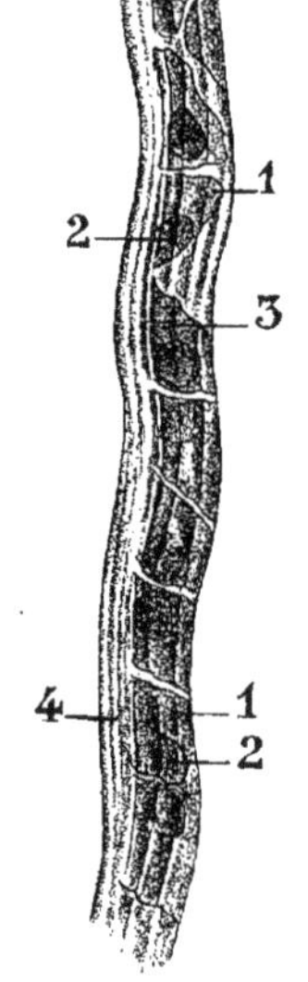

Fig. 568.

Les cellules tendineuses, vues en place sur le tendon de la queue d'un jeune rat (d'après Ranvier).

1, 1, cellules tendineuses ; avec 2, 2, leur noyau. — 3, 3, crête d'empreinte. — 4, 4, faisceaux tendineux.

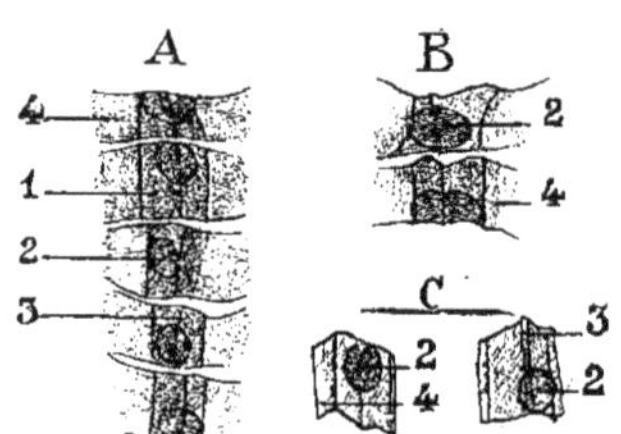

Fig. 569.

Cellules tendineuses de la queue de la souris : A, B, vues dans leurs rapports réciproques ; C, à l'état d'isolement (d'après Ranvier).

1, corps cellulaire. — 2, noyau. — 3, crêtes d'empreinte. — 4, prolongements latéraux ou expansions alaires.

C'est surtout sur les coupes transversales du tendon (fig. 567) que l'on voit nettement ces prolongements des cellules tendineuses, toujours si différents de forme et de dimensions. La cellule avec ses prolongements, comblant exactement l'intervalle que laissent entre eux les faisceaux ambiants, nous apparaît (quand la coupe passe par son noyau) sous la forme d'un corps étoilé, dont les rayons sont tantôt très longs, comme ceux qui représentent la coupe des plaques alaires, tantôt très courts, comme ceux qui répondent aux simples crêtes d'empreinte.

Les cellules tendineuses présentent cette particularité intéressante (fig. 568) qu'elles se placent systématiquement les unes au-dessus des autres de façon à former, dans les interstices des faisceaux tendineux, des traînées longitudinales que l'on désigne, du nom de l'histologiste qui nous a fait connaître cette disposition, sous le nom de *chaînes cellulaires* de Ranvier. La figure 568 nous donne une idée très nette de cette sériation : on y voit neuf ou dix cellules accolées bout à bout, séparées, chacune de celle qui la précède et de celle qui la suit, par un simple interligne transversal ou légèrement oblique. Cet interligne est comblé par un ciment homogène, unissant entre elles les deux cellules voisines.

Envisagée au point de vue de sa constitution anatomique, chaque cellule tendineuse se compose d'une masse protoplasmique plus ou moins granuleuse, parfois striée en long, au sein de laquelle se voit un noyau arrondi ou ovalaire. Ce noyau peut occuper le centre de la cellule, mais c'est là une disposition relativement rare : il est presque toujours excentrique. Le plus souvent même (fig. 569,2), il est situé tout à côté d'un des bords transversaux et, dans ce cas, le noyau de la cellule voisine se place de façon à se trouver en face du précédent, à n'en être séparé que par la mince couche de ciment intercellulaire. Une telle disposition s'explique vraisemblablement par ce fait que les deux cellules, dont les noyaux sont ainsi très rapprochés et pour ainsi dire contigus, sont des cellules-filles dérivant par voie de segmentation d'une même cellule-mère.

2° Mode d'agencement des faisceaux tendineux, tissu conjonctif lâche des tendons ou périténonium. — Le mode d'agencement des différents faisceaux conjonctifs qui entrent dans la constitution des tendons présente les plus grandes analogies avec celui des faisceaux musculaires. Les *faisceaux tendineux primitifs*, chacun avec ses cellules ordonnées en chaînes, s'accolent les uns aux autres dans le sens de leur longueur pour former des faisceaux plus volumineux, dits *faisceaux secondaires*. Ceux-ci, à leur tour, se groupent ensemble, toujours en sens longitudinal, pour constituer des faisceaux plus volumineux encore, ce sont les *faisceaux tertiaires* ou *ternaires*. Enfin, dans les très gros tendons, comme le tendon d'Achille, les faisceaux tertiaires, en se réunissant ensemble, forment des *faisceaux quaternaires*.

Les faisceaux secondaires, tertiaires, quaternaires, ainsi que le tendon tout entier, sont enveloppés par des gaines conjonctives dont l'ensemble constitue le tissu conjonctif lâche du tendon. On l'appelle encore *périténium* ou *périténonium* (de περί, autour et τένων, tendon), dénomination qui rappelle le périmysium du muscle.

C'est surtout en examinant des coupes transversales du tendon que l'on se rend bien compte de la manière dont se comporte le périténonium. Ici, comme pour le muscle, nous trouvons tout d'abord, tout autour du tendon, une couche conjonctive continue, qui l'enveloppe à la manière d'un manchon : c'est le *périténonium externe*, homologue du périmysium externe. De la face interne de cette enveloppe se détachent des cloisons, d'épaisseur variable, qui pénètrent dans le tendon lui-même et engainent les différents faisceaux tendineux jusqu'aux faisceaux secondaires inclusivement. Les faisceaux primitifs ne sont séparés les uns des autres, et encore par places seulement, que par les cellules tendineuses et leurs expansions protoplasmiques. Les diverses cloisons interfasciculaires du tendon constituent le *péritênonium interne*, homologue du périmysium interne. Le péritênonium interne n'est, comme on le voit, qu'une dépendance du péritênonium externe.

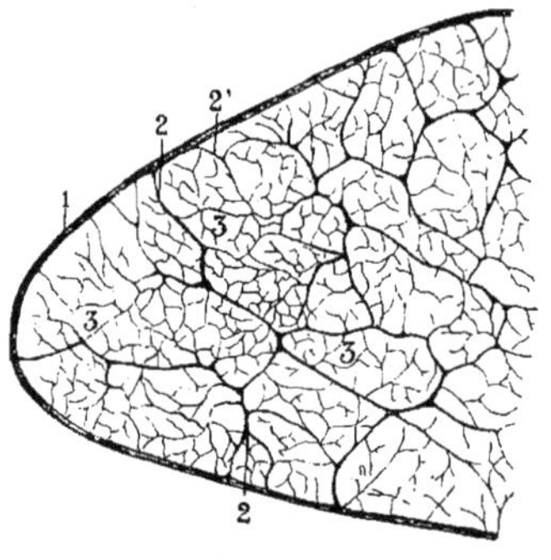

Fig. 570.

Un fragment du tendon du jambier antérieur de l'homme, vu en coupe transversale (d'après SCHIEFFERDECKER).

1, gaine conjonctive du tendon ou péritênonium externe. — 2, 2' cloison de premier ordre et cloison de second ordre, constituant le péritênonium interne. — 3, 3, espaces occupés par les faisceaux tendineux.

Tout en appartenant à la variété du tissu conjonctif lâche, les cloisons interfasciculaires du tendon ont une structure un peu différente, suivant leur épaisseur. Les plus minces sont formées par des fibres conjonctives peu serrées, auxquelles viennent se joindre des fibres élastiques extrêmement fines et un certain nombre de cellules conjonctives, dont les prolongements s'anastomosent entre eux d'abord, puis avec les prolongements similaires des cellules situées dans l'intérieur des faisceaux secondaires. Les cloisons les plus épaisses sont constituées exactement comme les faisceaux tendineux eux-mêmes, avec cette différence que leurs faisceaux de fibres conjonctives sont disposés transversalement, c'est-à-dire en sens inverse des faisceaux qu'ils entourent : cette disposition, on le conçoit, a pour effet d'unir plus étroitement les faisceaux tendineux et de rendre ainsi le tendon plus compact. Quant à l'enveloppe du tendon ou péritênonium externe, sa structure est à peu près la même que celle des grosses cloisons interfasciculaires (KÖLLIKER).

Tous les tendons de l'homme et des grands mammifères sont constitués suivant le type que nous venons de décrire et résultent ainsi de la réunion d'un nombre toujours très considérable de faisceaux primitifs, se groupant successivement en faisceaux secondaires, faisceaux tertiaires etc. : ce sont les *tendons composés* des histologistes. A côté de ces tendons composés, on trouve chez les petits animaux des tendons minuscules, dits *tendons simples*, qui ne se composent que d'un tout petit nombre de faisceaux primitifs : tels sont les tendons extenseurs et fléchisseurs des doigts de la grenouille ; tels sont encore les tendons qui terminent les muscles spinaux dans la queue du rat et de la souris. Morphologiquement, ces tendons simples ont la même valeur que les faisceaux secondaires de nos tendons composés et présentent également la même structure : c'est un assemblage de faisceaux tendineux accolés dans le sens de leur longueur, avec, dans leurs intervalles, des cellules tendineuses ordonnées en séries longitudinales. Chaque tendon simple possède en outre, à sa surface, un revêtement continu de cellules endothéliales, que décèlent nettement les imprégnations d'argent. Ce revêtement endothélial continu n'existe pas dans les tendons composés.

3° **Vaisseaux des tendons**. — Organes peu actifs, comme toutes les formations fibreuses, les tendons sont relativement pauvres en vaisseaux. Leur vascularisation est, en tout cas, beaucoup moins riche que celle des muscles proprement dits.

a. *Artères*. — Les artères, nées des troncs les plus voisins, se ramifient dans le péritênonium externe et forment, dans l'épaisseur de cette enveloppe commune, un premier réseau à mailles irrégulières. De ce réseau s'échappent une multitude d'artérioles qui, en suivant les travées interfasciculaires, gagnent l'intérieur du tendon. Chemin faisant, elles se divisent, se subdivisent et s'anastomosent pour donner naissance « à de longues séries d'arcades, disposées sur un simple, double ou triple rang, qui offrent les plus élégantes dispositions et des variétés presque infinies » (SAPPEY). Finalement ces vaisseaux se résolvent en un réseau capillaire, dont les mailles s'avancent entre les faisceaux primitifs, mais sans pénétrer jamais dans leur épaisseur. La nutrition dans le faisceau primitif, comme dans la fibre musculaire, s'opère donc à distance.

b. *Veines.* — Du réseau capillaire naissent des veinules qui, suivant un trajet inverse à celui des artères, cheminent le long des cloisons conjonctives interfasciculaires, pour gagner l'enveloppe générale et se jeter de là dans les veines du voisinage.

c. *Lymphatiques.* — La question des lymphatiques des tendons n'est pas encore nettement élucidée. Niés autrefois par CH. ROBIN, par SAPPEY et par KÖLLIKER, ils ont été décrits depuis par de nombreux histologistes, parmi lesquels nous citerons LUDWIG et SCHWEIGER-SEIDEL (1872), BUDGE (1877), LÖWE (1878), MAYS (1879), SCHIEFFERDECKER (1890). D'après ces derniers histologistes, il existerait dans les cloisons interfasciculaires de véritables canaux lymphatiques, formés par une simple couche endothéliale et disposés pour la plupart parallèlement aux faisceaux tendineux. Du reste, ces vaisseaux seraient unis les uns aux autres par des anastomoses transversales ou obliques, de façon à former un réseau, le *réseau profond.* Les troncs et troncules qui émanent de ce réseau profond se dirigent vers la surface extérieure du tendon et y forment un deuxième réseau, *réseau superficiel,* constitué, comme le premier, par des vaisseaux réduits à leur endothélium. Comment naissent ces canaux lymphatiques dans l'épaisseur du tendon? Comment se terminent-ils en dehors de lui? Ces deux questions, dans l'état actuel de nos connaissances, doivent rester sans réponse.

4° **Nerfs des tendons.** — Les nerfs des tendons, bien décrits par SAPPEY (*C. R. Acad. des Sc.*, 1866), sont remarquables à la fois par leur nombre et par leur volume. Déjà accolés aux vaisseaux dans l'enveloppe conjonctive du tendon (péritténonium externe), ils les accompagnent dans leur trajet à travers les cloisons interfasciculaires (périténonium interne). Chemin faisant, ils se divisent, se subdivisent et s'anastomosent de façon à former des plexus. Au point de vue de leur terminaison, les nerfs des tendons se distinguent en filets vasculaires et filets sensitifs :

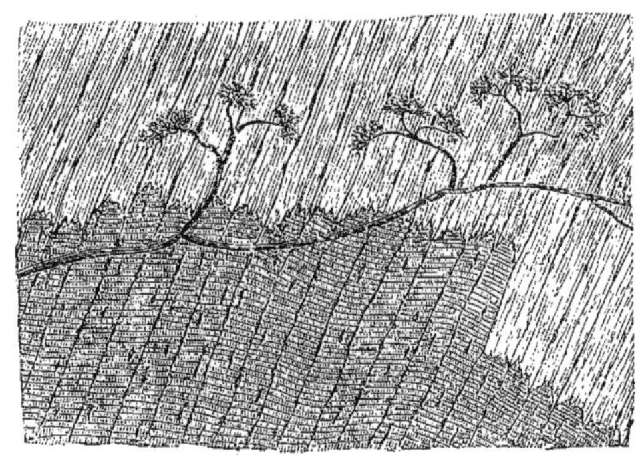

Fig. 571.

Terminaisons nerveuses dans le tendon (d'après KLEIN).

Les fibres nerveuses, réduites à leur cylindraxe, se divisent en un nombre plus ou moins considérable de rameaux, qui se résolvent chacun en une arborisation terminale ou forment plaques; ces plaques, on le voit, sont situées sur le tendon, tout au voisinage des fibres musculaires.

A. FILETS VASCULAIRES. — Les nerfs vasculaires ou vaso-moteurs se présentent sous forme de filets dépourvus de myéline, cheminant sur les parois des vaisseaux. Ils se terminent dans ces parois en formant, soit des buissons, soit des arborisations. CIACCIO a pu les suivre, dans la paroi vasculaire, jusqu'à l'espace compris entre la couche moyenne et la couche interne.

B. Filets sensitifs. — Les filets sensitifs, signalés depuis longtemps déjà par Kölliker, ont été particulièrement bien étudiés, à une époque plus récente, par Sachs, par Rollet, par Golgi, par Cattaneo, par Ciaccio, etc. Ils se terminent de trois façons : 1° par des extrémités libres ; 2° par des corpuscules de Pacini ; 3° par des corpuscules de Golgi.

a. *Extrémités libres.* — Dans ce mode de terminaison (fig. 571), les fibres nerveuses, entourées d'abord de myéline, puis réduites à leur cylindraxe et à leur gaine de Schwann, se résolvent chacune en une arborisation plexiforme, disposée en buisson (*buissons de* Kühne) ou sous forme de plaque plus ou moins étendue (*plaque terminale de* Kölliker). Les fibrilles qui la constituent s'engagent dans les intervalles des faisceaux primitifs et s'y terminent par des extrémités libres. Cette disposition est la seule que l'on observe dans les trois dernières classes de vertébrés (reptiles, batraciens, poissons).

b. *Corpuscules de Pacini.* — Sur les tendons des oiseaux et des mammifères, Golgi d'abord, puis Kölliker et Cattaneo ont signalé l'existence de petites masses ovoïdes qui présentent les plus grandes analogies avec les corpuscules de Pacini ou corpuscules de Vater. Leurs dimensions sont extrêmement variables : les plus petits mesurent 70 à 80 μ de longueur sur 40 à 50 μ de largeur ; les plus volumineux mesurent 300 à 350 μ de longueur sur 130 à 180 μ de largeur. Ils sont situés pour la plupart à la surface même des tendons ; mais on en rencontre aussi dans leur épaisseur. Histologiquement, les corpuscules en question (fig. 572) présentent la même structure fondamentale que les corpuscules de Pacini. Ils sont constitués par les deux éléments suivants : 1° par une enveloppe conjonctive à couches multiples et concentriques, avec noyaux ovalaires interposés ; 2° par un contenu finement granuleux, au sein duquel viennent se terminer une ou plusieurs fibres nerveuses (voy. t. III, p. 296, *Terminaisons nerveuses dans la peau*).

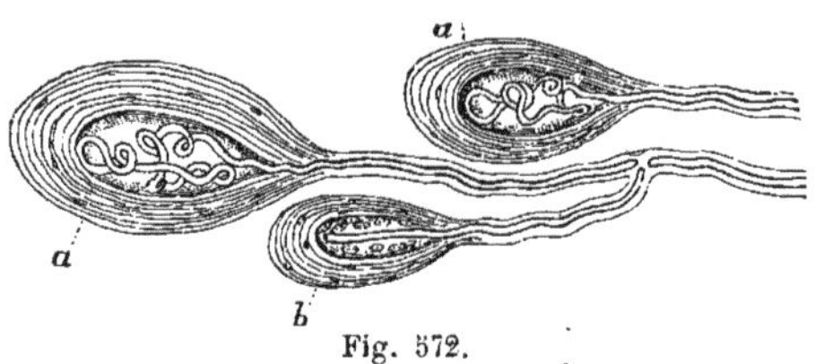

Fig. 572.

Terminaison des nerfs tendineux dans des corpuscules de Pacini (d'après Klein).

a, *a*, bulbes terminaux, avec une fibre nerveuse à myéline enroulée. — *b*, bulbe plus petit, avec une fibre nerveuse rectiligne et entourée de noyaux.

c. *Corpuscules de Golgi.* — Ces corpuscules, découverts et décrits par Golgi en 1878 sous le nom d'*organes nerveux terminaux musculo-tendineux*, ont été étudiés plus récemment par Marchi, Cattaneo, Pansini, Kölliker, Rufini. Ce sont de petits corps fusiformes, situés à la surface ou dans l'épaisseur des tendons et orientés de façon à ce que leur grand diamètre soit constamment parallèle aux faisceaux sur lesquels ils reposent. Ils sont très variables dans leurs dimensions : les plus volumineux mesurent 800 μ de longueur sur 120 μ de largeur ; les plus petits, 300 μ de longueur sur 70 μ de largeur. Leur nombre est également très variable : d'après Kölliker, les gros tendons des muscles des membres en présenteraient de 5 à 20 ; Cattaneo a pu en compter jusqu'à 25 sur un tendon aplati de 2 centimètres de largeur. — Les corpuscules de Golgi se cantonnent habituellement au point de jonction des faisceaux musculaires avec leur tendon (fig. 573,1). Par l'une de leurs extrémités (*extrémité musculaire*), ils se continuent avec un certain nombre de fibres du muscle (de 2 à 9). Leur extrémité opposée (*extrémité tendineuse*), simple ou bifurquée, se confond de même avec les faisceaux tendineux.

D'après CATTANEO, un revêtement endothélial (fig. 573, 2) s'étale à la surface des corpuscules de Golgi. — Chacun de ces corpuscules reçoit de 1 à 4 fibres nerveuses à myéline, qui le pénètrent ordinairement à sa partie moyenne. Arrivée dans son épaisseur (fig. 574), la fibre nerveuse se divise en trois ou quatre fibres secondaires, également entourées de myéline. Ces fibres, après un court trajet, perdent leur gaine de myéline, puis se résolvent chacune en une arborisation plus

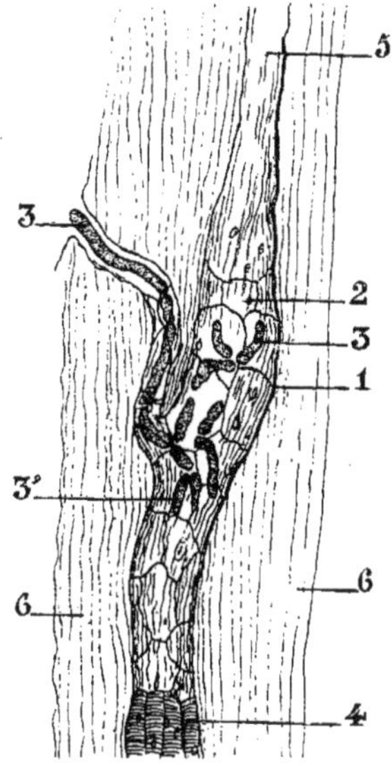

Fig. 573.

Corpuscule musculo-tendineux de Golgi du lapin (d'après CATTANEO).

1, corpuscule musculo-tendineux. — 2, cellules endothéliales formant un revêtement continu à la surface du corpuscule. — 3, fibre nerveuse, avec 3', 3', son arborisation terminale. — 4, fibres musculaires, se continuant avec l'une des extrémités du corpuscule. — 5, faisceaux tendineux, faisant suite au corpuscule. — 6, 6, autres faisceaux tendineux.

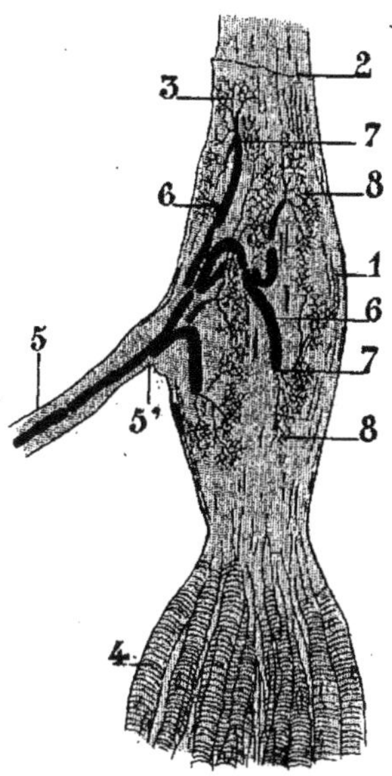

Fig. 574.

Mode de terminaisons nerveuses dans les corpuscules musculo-tendineux (d'après GOLGI).

1, corpuscule musculo-tendineux. — 2, limite de son revêtement endothélial. — 3, tendon. — 4, fibres musculaires. — 5, fibre nerveuse à myéline, avec 5' son entrée dans le corpuscule musculo-tendineux. — 6, 6, les ramifications myéliniques. — 7, point où la fibre nerveuse perd sa myéline pour devenir cylindraxile. — 8, 8, arborisations terminales.

ou moins riche et plus ou moins complexe de fibrilles cylindraxiles, qui enlacent en spirale les faisceaux tendineux et se terminent à leur surface par des extrémités libres, effilées ou renflées en bouton. — Les corpuscules de Golgi reçoivent deux ordres de vaisseaux : les uns, satellites des fibres nerveuses afférentes, suivent exactement le même trajet que ces fibres ; les autres, indépendants, proviennent des vaisseaux du voisinage et entrent dans le corpuscule par les points les plus divers de sa surface extérieure.

C. — UNION DES TENDONS AVEC LES MUSCLES ET LES PARTIES VOISINES

Le tendon, qu'il soit long ou court, cylindrique ou aplati, s'unit par l'une de ses extrémités avec le corps musculaire correspondant ; par l'autre, il s'insère sur des formations diverses qui, suivant les cas, sont une pièce osseuse, un cartilage, une aponévrose, etc.

1° Union du tendon avec le muscle. — L'union du muscle avec son tendon est intime. Elle résulte des deux facteurs suivants : 1° continuité du périmysium interne avec les faisceaux tendineux ; 2° adhérence des fibres musculaires avec le tendon.

a. *Continuité du périmysium interne avec les faisceaux tendineux.* — Les faisceaux conjonctifs du périmysium interne, arrivés à la limite du corps musculaire, passent dans le tendon et s'y continuent avec les faisceaux conjonctifs de celui-ci. Eléments conjonctifs du muscle et éléments conjonctifs du tendon forment un grand tout et ainsi s'explique l'union intime des deux parties constitutives du muscle, sa partie contractile et sa partie non contractile ou tendineuse.

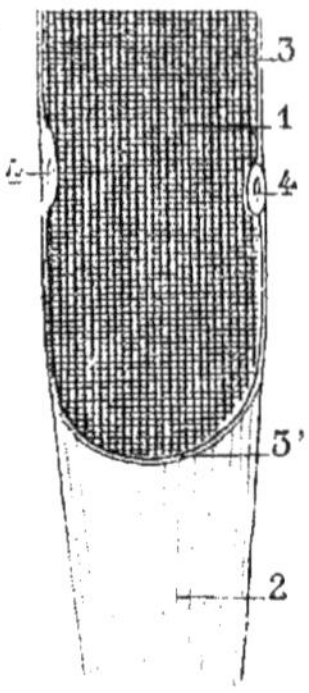

Fig. 575.

Union des fibres musculaires avec le tendon (*demi-schématique*).

1, masse contractile de la fibre musculaire. — 2, tendon, creusé en cupule à sa partie supérieure. — 3, myolemme, avec 3', portion de cette membrane qui tapisse la cupule tendineuse. — 4,4, deux noyaux, vus de profil le long du bord de la fibre musculaire.

b. *Adhérence des fibres musculaires avec le tendon.* — Les fibres musculaires, comme nous l'avons vu plus haut, se terminent le plus souvent par une extrémité conoïde, quelquefois mais plus rarement par une extrémité arrondie, par une extrémité renflée, ou bien encore par des pointes multiples. Quelle que soit sa forme, cette extrémité terminale se loge dans une dépression ou *cupule,* que lui offre le tendon. La cupule tendineuse présente exactement, mais en sens inverse, la même configuration que la fibre musculaire qu'elle reçoit, de telle sorte que les deux formations se correspondent exactement sur tous les points. Il n'existe pourtant pas un contact immédiat entre les fibrilles contractiles de la fibre musculaire et les fibrilles conjonctives du tendon. Entre ces deux ordres d'éléments s'étale le myolemme, lequel, comme nous le montre la figure 575, revêt régulièrement et sans discontinuité la cupule tendineuse. Par sa face concave, le myolemme s'unit faiblement aux fibres musculaires ; par sa face convexe, au contraire, il adhère intimement à la cupule. Si, en effet, on soumet le muscle à l'action de l'eau à 55°, on voit la masse contractile de la fibre musculaire se rétracter et s'écarter ainsi plus ou moins du myolemme, tandis que cette dernière membrane conserve indéfiniment son contact avec la cupule tendineuse.

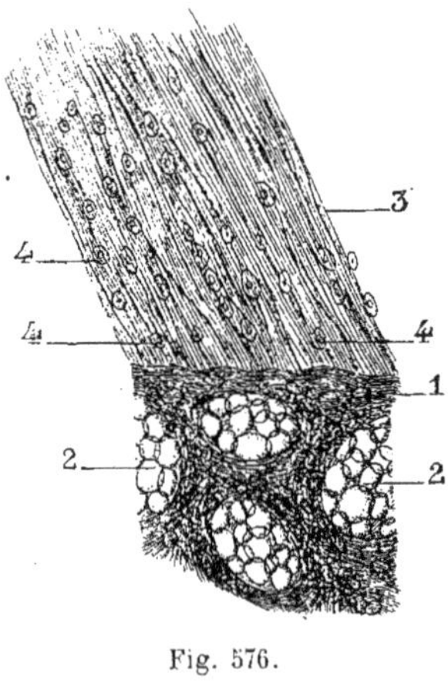

Fig. 576.

Insertion du tendon d'Achille au calcanéum, chez un homme de soixante ans (d'après Kölliker).

1, calcanéum. — 1, 2, espaces médullaires remplis de cellules graisseuses. — 3, tendon d'Achille. — 4, cellules de cartilage.

2° Insertion du tendon sur les parties voisines. — L'insertion des tendons se fait le plus souvent sur des pièces squelettiques, osseuses ou cartilagineuses. Mais elle a lieu aussi sur des formations fibreuses : tels sont les muscles droits de l'œil qui, s'insérant d'une part sur la gaine fibreuse du nerf optique, s'insèrent d'autre part sur la sclérotique ; tels sont encore les muscles peauciers et tenseurs aponévrotiques, dont les tendons se terminent à la face profonde du derme ou sur les aponévroses. L'union des tendons avec les os et les cartilages se fait suivant deux modalités : ou bien, l'*union est médiate*, je veux dire que les faisceaux tendineux se fusionnent avec le périoste ou le périchondre, lesquels, à leur tour, sont intimement unis à la pièce squelettique sous-jacente ; ou bien, comme cela se voit pour le tendon d'Achille, le tendon du grand pectoral, celui du psoas-iliaque, etc., l'*union est immédiate*, c'est-à-dire que les faisceaux tendineux rencontrent la surface osseuse sous un angle obtus ou droit et se fixent directement sur les éminences et dans les dépressions qu'elles présentent, sans qu'il existe, dans ces régions, la moindre trace d'une périoste intermédiaire. Quant à l'insertion des tendons sur des parties fibreuses, elle se fait par fusion graduelle des faisceaux tendineux avec les faisceaux fibreux ou conjonctifs.

D'après Kölliker, on rencontre souvent, dans la partie des tendons qui avoisine les os, des cellules de cartilage, isolées ou réunies en groupes. Le même histologiste a vu aussi, mais dans des cas qu'il regarde comme exceptionnels, les fibrilles tendineuses, près de leur insertion à l'os, incrustées de granulations calcaires.

§ IV. — Composition chimique des muscles

Le muscle chez l'homme, a une densité moyenne de 1055. Au repos, il a une réaction alcaline ; mais sous l'influence de la fatigue, comme aussi sous l'influence des excitations répétées, cette réaction devient acide, par suite de la formation d'acide sarcolactique. Il contient environ de 74 à 78 p. 100 d'eau et un grand nombre de substances qui peuvent être rangées dans trois grandes classes :

Matières albuminoïdes	16	à	20	p. 100
Substances extractives	0,2	à	1	—
Matières minérales	3	à	3,5	—

1° **Matières albuminoïdes.** — Si on exprime fortement un muscle broyé (après avoir été congelé à — 10°), on obtient un liquide faiblement alcalin, le *plasma musculaire* (Kühne). Ce plasma, à la température ordinaire, se coagule comme le plasma sanguin, très probablement sous l'action d'un ferment soluble, en donnant un caillot, lequel renferme de nombreuses substances albuminoïdes, savoir :

a. De la *myosine* : c'est une globuline insoluble dans l'eau, soluble dans les dissolutions, à 5 ou 10 p. 100 de sulfate de sodium, sel marin, etc., d'où elle est précipitée par une plus forte proportion de ces mêmes sels ; la chaleur la coagule à 56° ; sa formation paraît être analogue à celle de la fibrine, produite par un ferment soluble agissant sur une matière albuminoïde ;

b. Une *myoglobuline*, obtenue en ajoutant au sérum du sulfate de magnésium à saturation. Cette matière albuminoïde, soluble dans les dissolutions salines neutres diluées à 5 ou 10 p. 100, se coagule à 63° ;

c. Une *myoalbumine*, soluble dans l'eau, précipitable par les acides, coagulable à 73° ;

d. Une petite quantité de *peptone* et d'*hémoglobine* du sang ;

e. Des *ferments solubles* : l'un saccharifie l'amidon et le glycogène ; un autre provoque la coagulation de la myosine.

2° **Substances extractives.** — Elles se divisent en deux groupes, azotées et non azotées :

a. *Matières azotées* ou produits de dédoublement des albuminoïdes : créatine, créatinine et autres bases du même groupe ; acide urique, xanthine et nombreuses bases du groupe urique ; traces d'urée, de taurine, etc.

b. *Matières non azotées :* glycogène, inosite, graisses, glucose, maltose, dextrine, cholestérine, acides lactiques.

3° **Matières minérales.** — Ce sont celles de tous les tissus : phosphates, chlorures, sulfates ; sels de potassium, sodium, calcium, magnésium, sesquioxyde de fer. Les muscles sont très riches en acide phosphorique (4, 5 p. 1000) et en potasse (4, 6 p. 1000), pauvres en chlore (0, 6) et en soude (0, 7). Le muscle contient en outre des gaz : oxygène, azote, acide carbonique.

§ V. — Annexes des muscles

Nous comprenons sous ce titre d'annexes : 1° les *aponévroses*, qui recouvrent les muscles ou même les enveloppent entièrement ; 2° les *gaines fibreuses*, qui maintiennent leurs tendons contre les gouttières osseuses sur lesquelles ils glissent ; 3° les *gaines synoviales* et les *bourses séreuses*, qui facilitent le glissement, soit des tendons, soit des corps musculaires eux-mêmes.

1° **Aponévroses.** — On donne le nom d'aponévroses ou de fascias à un ensemble de membranes fibreuses qui enveloppent les muscles et qui ont pour effet de s'opposer à leur déplacement latéral, toutes les fois qu'ils se contractent. Par une extension abusive, on donne encore ce nom à ces tendons membraniformes par lesquels se terminent quelques muscles larges et minces, les muscles obliques de l'abdomen par exemple. Il existe donc deux ordres d'aponévroses : les *aponévroses de contention* et les *aponévroses d'insertion*. Il ne saurait être ici question de ces dernières, qui sont de vrais tendons étalés en membrane (voy. *Muscles de l'abdomen*). Nous ne nous occuperons donc que des aponévroses de contention ou aponévroses d'enveloppe.

A. Disposition générale et rapports. — On rencontre des aponévroses aux membres, au tronc, au cou, à la tête, sur tous les points où un muscle est susceptible de se déplacer en se contractant et, par suite, a besoin d'être *contenu*.

a. *Aponévroses des membres.* — Aux membres, les aponévroses nous présentent un développement remarquable. Elles y affectent la forme de cylindres creux ou de manchons, enveloppant dans toute leur étendue les masses musculaires qui se groupent autour des leviers osseux.

A chacune de ces aponévroses, on considère deux surfaces, l'une externe, l'autre interne. — La *surface externe* est en rapport avec la peau qui glisse sur elle, grâce au tissu cellulaire sous-cutané, connu sous le nom de *fascia superficialis*. C'est dans ce fascia superficialis, plus ou moins riche en cellules adipeuses, que cheminent les vaisseaux et les nerfs dits superficiels. — La *surface interne* repose sur les muscles, qui parfois s'insèrent sur elle, comme on le voit à l'avant-bras et à la jambe, mais qui se contentent le plus souvent de s'unir à elle à l'aide d'un tissu conjonctif lâche. De cette surface profonde de l'aponévrose se détachent toujours une série de prolongements plus ou moins résistants, qui se dirigent vers l'axe du membre : les uns se fixent à l'os, et, sous le nom de *cloisons intermusculaires*, partagent les muscles sous-jacents en groupes distincts ; les autres, sous le nom d'*aponévroses profondes* (les aponévroses d'enveloppe du membre étant les *aponévroses superficielles*) se jettent sur les muscles eux-mêmes et sur les gros vaisseaux, en leur constituant des enveloppes ou gaines ; telles sont : la gaine du vaste interne, la gaine des vaisseaux du cou, la gaine des vaisseaux fémoraux, etc. En passant au-dessus des saillies osseuses, l'aponévrose des membres se fixe d'ordinaire à ces saillies, comme on peut le constater au niveau de l'épitrochlée, de l'épicondyle et des deux malléoles.

Les aponévroses des membres ne se contentent pas de donner naissance, sur leur face profonde, à des faisceaux musculaires ; elles reçoivent parfois la terminaison, soit partielle, soit totale, de certains muscles qui, pour cette raison, sont appelés ses *muscles tenseurs*. L'expansion aponévrotique du biceps et le tenseur du fascia lata nous fournissent des exemples très nets d'une pareille disposition.

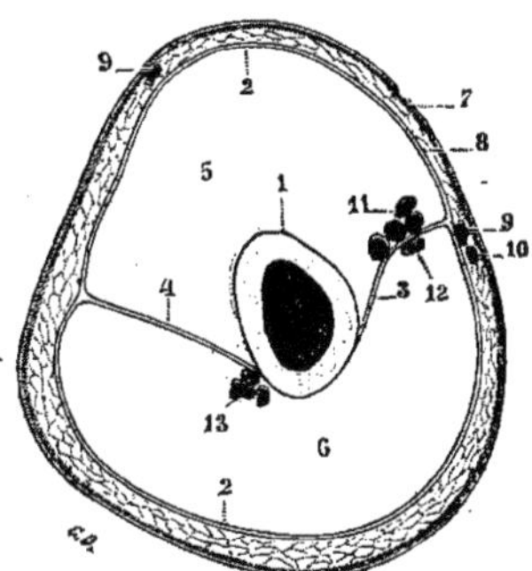

Fig. 577.

L'aponévrose du bras, vue sur une coupe transversale.

1, humérus. — 2, aponévrose brachiale. — 3, aponévrose intermusculaire interne. — 4, aponévrose intermusculaire externe. — 5, loge musculaire antérieure. — 6, loge musculaire postérieure. — 7, peau. — 8, tissu cellulaire sous-cutané. — 9, 9, veines superficielles. — 10, 10, nerfs superficielles. — 11, artère humérale et nerf médian. — 12, nerf cubital. — 13, humérale profonde et nerf radial.

Enfin, les aponévroses d'enveloppe des membres présentent çà et là des orifices plus ou moins larges, à travers lesquels passent les différents organes, vaisseaux et nerfs, qui de la couche sous-cutanée descendent dans la couche sous-aponévrotique ou, vice versa, remontent de cette dernière couche dans le fascia superficialis. Je signalerai, à ce sujet, la partie antérieure et supérieure de l'aponévrose fémorale qui, en raison de ses nombreux orifices, a été comparée à un crible et a reçu pour cela le nom de *fascia cribriformis*.

b. *Aponévroses du tronc et du cou.* — Sur le tronc et sur le cou, les aponévroses présentent une disposition analogue à celle des membres ; mais elles sont beaucoup plus minces, à l'exception toutefois de l'aponévrose des gouttières vertébrales, laquelle est à la fois très épaisse et très résistante. Il est vrai de dire que cette dernière aponévrose se rattache plutôt aux aponévroses d'insertion qu'aux aponévroses de contention.

c. *Aponévroses de la tête.* — A la tête, les aponévroses ne forment pas une nappe continue. C'est qu'il existe ici un système musculaire spécial, les *muscles peauciers*, qui s'attachent à la peau, au moins par une de leurs extrémités. Aussi ne rencontre-t-on, entre ces muscles et la peau, aucune lame fibreuse. Des aponévroses isolées recouvrent le temporal, le masséter et même le buccinateur (voy. ces muscles).

B. Caractères physiques. — Si nous considérons maintenant les aponévroses au point de vue de leurs caractères physiques, nous les voyons se présenter à nous sous la forme de membranes blanchâtres, revêtant parfois un aspect nacré. Quoique fort souples, elles sont très résistantes et à peu près inextensibles, ce qui s'accorde parfaitement avec les fonctions qui leur sont dévolues.

C. Epaisseur. — Quant à leur développement, il varie, comme le fait judicieusement remarquer Cruveilhier, avec celui des muscles sous-jacents : « Les aponévroses, dit-il, ont une épaisseur et, par conséquent, une force rigoureusement proportionnées à la force et à la résistance des muscles qu'elles engainent ou auxquels elles servent de moyen d'insertions. Aussi l'aponévrose fémorale est-elle singulièrement plus forte que l'aponévrose brachiale ; aussi l'épaisseur des aponévroses va-t-elle en augmentant depuis la partie supérieure jusqu'à la partie inférieure des membres; aussi le puissant muscle vaste externe est-il pourvu d'une aponévrose contentive plus forte que les muscles de la région postérieure et que ceux de la région interne de la cuisse. On peut donc considérer comme une loi sans exception que le système aponévrotique suit constamment, dans son développement, les mêmes phases que le système musculaire. »

Nous avons vu, en arthrologie (p. 393) qu'un certain nombre de formations fibreuses situées autour des articulations, et considérées comme des ligaments, n'étaient en réalité que des vestiges de muscles disparus. Il en est exactement de même de certaines lames fibreuses, que l'on range improprement parmi les aponévroses d'enveloppe : telles sont l'aponévrose cervicale moyenne, l'aponévrose intermédiaire des dentelés postérieurs, l'aponévrose clavi-pectorale, etc. Ce sont là des pseudo-aponévroses, représentant, au même titre que les pseudo-ligaments, des muscles ou des portions de muscles, qui se sont atrophiés et réduits à l'état fibreux au cours du développement phylogénique. Ces *pseudo-aponévroses*, du reste, si on les examine chez l'embryon nous présentent encore des éléments musculaires et, d'autre part, ces faisceaux musculaires persistent parfois chez l'adulte à l'état d'anomalie.

D. STRUCTURE. — Envisagées au point de vue histologique, les aponévroses appartiennent aux formations conjonctives. Elles nous présentent, par conséquent, deux ordres d'éléments, des fibres et des cellules fixes, auxquelles viennent se joindre, à titre d'éléments accessoires, un certain nombre de fibres élastiques.

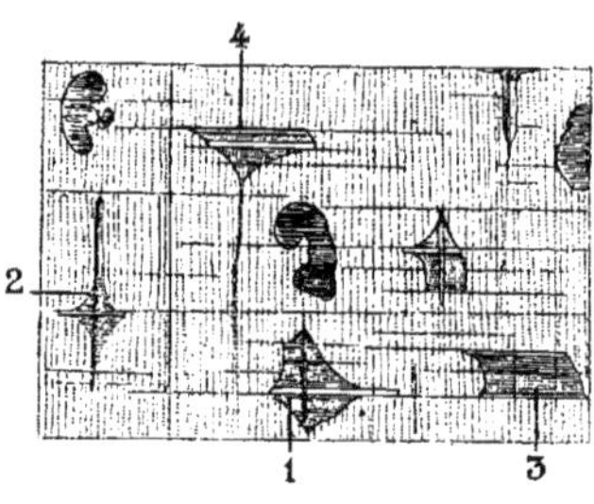

Fig. 578.

Aponévrose fémorale de la grenouille (d'après RENAUT).

1, noyau marqué d'empreintes formant une croix à quatre branches. — 2, noyau portant deux crêtes d'empreintes formant une croix simple. — 3, noyau courbé en gouttière, avec deux crêtes d'empreintes dessinant des cannelures parallèles. — Les noyaux des cellules fixes de la surface de la membrane sont plats, multiformes; l'un d'eux est morcelé.

a. *Aponévroses minces et de structure simple.* — Pour prendre une notion exacte de la modalité suivant laquelle se disposent les éléments conjonctifs dans les aponévroses, il convient d'examiner tout d'abord une aponévrose mince et à structure extrêmement simple, l'aponévrose de la cuisse de la grenouille par exemple. Cette aponévrose se compose essentiellement de deux plans de fibres, l'un superficiel, l'autre profond. Dans chacun de ces deux plans, les fibres sont rectilignes et parallèles, mais celles de l'un quelconque des deux plans sont disposées perpendiculairement à celles de l'autre. Nous pouvons donc, avec RENAUT, considérer l'aponévrose de la cuisse de la grenouille comme formée par deux tendons que l'on aurait préalablement étalés en membrane et que l'on aurait ensuite appliqués l'un contre l'autre, de façon à ce que les fibres du premier croisent à angle droit les fibres du second.

C'est entre les deux plans que se trouvent les cellules fixes. Ces cellules (fig. 578), fortement serrées entre le plan superficiel et le plan profond, prennent naturellement la forme de l'étroit espace dans lequel elles se trouvent emprisonnées. De là l'existence, sur tout le corps cellulaire, de nombreuses crêtes d'empreinte, lesquelles, comme les fibres qui les produisent, sont rectilignes et réciproquement perpendiculaires. Le noyau, lui aussi, présente à sa périphérie les impressions des fibres ambiantes et prend, de ce fait, les formes les plus variées, parfois les plus bizarres : c'est ainsi qu'ils sont aplatis, fusiformes, en bâtonnets ; on en voit de semi-lunaires, de réniformes ; les uns ressemblent à des croix latines ou à des croix russes, d'autres à la lettre T, à lettre L, etc. Pour bien faire saisir le mécanisme de ces déformations, Ranvier recommande l'expérience suivante : entre les doigts des deux mains appliqués les uns contre les autres par leur face palmaire et croisés perpendiculairement, on presse de petites masses de cire à modeler ; ces masses, aplaties par la pression, envoient entre les doigts des expansions en forme de crêtes, et, quand on les examine après leur avoir fait subir cette manipulation, elles revêtent des formes qui se rapprochent plus ou moins de celles qui caractérisent les noyaux précités.

Le corps protoplasmique des cellules fixes envoie de toutes parts des prolongements, les uns en forme de lames (*prolongements membraniformes*), les autres en forme de simples filaments (*prolongements filiformes*), qui, après un parcours variable, s'anastomosent avec les prolongements de même nature des cellules voisines.

b. *Aponévroses épaisses, de structure plus compliquée.* — Les aponévroses épaisses présentent exactement la même structure fondamentale que la mince aponévrose de la cuisse de la grenouille. Elles n'en diffèrent que par les quelques particularités suivantes : 1° les fibres, au lieu de rester pour ainsi dire isolées, se groupent en faisceaux plus ou moins volumineux, séparés les uns des autres par des cloisons de tissu conjonctif lâche ; 2° ces faisceaux, au lieu de se disposer sur deux plans seulement, forment un nombre plus ou moins considérable de plans. Quant aux cellules fixes, elles possèdent, comme précédemment, leurs crêtes d'empreinte et leurs deux ordres de prolongements, membraniformes et filiformes.

E. Vaisseaux et nerfs. — Les aponévroses présentent une vascularisation des plus riches, bien différentes de celles que leur accordaient les anciens auteurs.

a. *Artères.* — Des artères fort nombreuses, munies de leurs trois tuniques, se détachent des troncs sous-cutanés pour pénétrer, par leur face externe, les aponévroses d'enveloppe des membres et former, dans leur couche superficielle un réseau à mailles très serrées, dans leur couche profonde un réseau à mailles plus déliées.

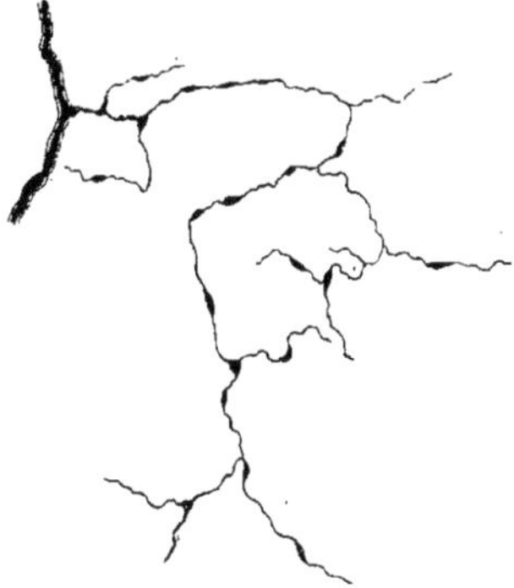

Fig. 579.
Terminaisons nerveuses dans les aponévroses.

Ramification d'une fibre sans myéline dans un fragment d'aponévrose provenant d'un muscle de la cuisse d'une grenouille et coloré par le chlorure d'or (d'après Tschiriew).

b. *Veines.* — Les veines accompagnent les artères. Elles sont, pour la plupart, tributaires des veines sous-cutanées.

c. *Lymphatiques.* — Des réseaux lymphatiques à mailles polygonales ont été signalés dans les aponévroses, en 1872, par Ludwig et Schweiger-Seidel. A leur tour, M. et Mme Hoggan, en 1879, dans leur mémoire sur les lymphatiques des muscles striés, signalent des lymphatiques appartenant en propre aux aponévroses. Leur mode d'origine et de terminaison n'est pas encore élucidé.

d. *Nerfs.* — L'existence des nerfs dans les aponévroses n'est pas contestable depuis les recherches de Sappey (1866) et le travail plus récent de Tschiriew (1879). Pour Sappey, les nerfs aponévrotiques émanent, pour la plupart, des nerfs sous-cutanés, Tschiriew s'est efforcé de démontrer, avant tout, que les aponévroses reçoivent leurs nerfs des rameaux sensitifs des muscles sous-jacents. Quoi qu'il en soit de leur origine, les nerfs aponévrotiques se résolvent (fig. 579), à la surface ou dans l'épaisseur des aponévroses, en des arborisations plus ou moins riches de fibrilles cylindraxiles, variqueuses, se terminant par des extrémités libres en forme de pointe.

2° Gaines fibreuses des tendons. — Nous donnerons ce nom à des arcades fibreuses, qui vont d'un bout à l'autre des gouttières osseuses dans lesquelles glissent les tendons. Elles forment ainsi, de concert avec les gouttières osseuses, des canaux ostéo-fibreux d'une longueur variable, mais fermés de toutes parts. Les gaines fibreuses, on le conçoit, ont pour effet de maintenir les tendons solidement appliqués contre leur gouttière, tout en leur permettant d'y glisser librement. Il en est quelques-unes qui, dans certaines conditions données, deviennent de véritables poulies de réflexion.

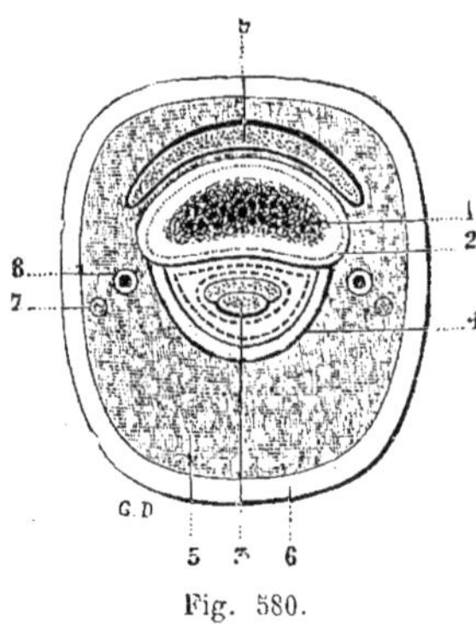

Fig. 580.

La gaine fibreuse des fléchisseurs, vue sur la coupe transversale d'un doigt.

1, phalange. — 2, périoste. — 3, tendons des fléchisseurs, entourés par le feuillet viscéral de la synoviale. — 4, gaine fibreuse des fléchisseurs, tapissée en dedans par le feuillet pariétal de cette même synoviale. — 5, tissu cellulaire sous-cutané. — 6, peau. — 7, nerf collatéral. — 8, artère collatérale. — 9, tendon de l'extenseur.

Les gaines fibreuses des tendons occupent les extrémités des membres. Nous les retrouverons plus loin à la paume de la main, à la plante du pied, à la face palmaire et plantaire des phalanges, où elles livrent passage aux tendons des muscles fléchisseurs. Nous les rencontrerons aussi autour du poignet et du cou-de-pied, sous la forme de rubans transversaux, dits ligaments annulaires (*ligaments annulaires du carpe et du tarse*). Sappey les divise en *gaines simples* et *gaines composées*. Les gaines simples ne laissent passer qu'un seul tendon ou deux au plus intimement accolés ; à cette variété appartiennent les gaines de la face palmaire des phalanges. Les gaines composées sont communes à plusieurs tendons ; de leur face profonde s'échappent des cloisons verticales, qui viennent se fixer d'autre part sur les os sous-jacents et divisent ainsi l'espace compris entre la formation fibreuse et le squelette en un nombre plus ou moins considérable de gaines secondaires, dans chacune desquelles se loge un tendon. Le ligament annulaire postérieur du carpe est le type parfait de cette seconde variété.

Histologiquement, les gaines fibreuses des tendons appartiennent, comme les aponévroses et les tendons eux-mêmes, aux formations conjonctives. Elles ont pour éléments fondamentaux des faisceaux fibreux extrêmement denses, unis les uns aux autres par du tissu conjonctif lâche. Aux faisceaux fibreux se mêlent des cellules fixes de tissu conjonctif, un certain nombre de fibres élastiques et quelques cellules adipeuses. Il convient d'ajouter qu'aux faisceaux propres des gaines fibreuses s'ajoutent parfois des faisceaux tendineux provenant des muscles voisins : c'est ainsi que le ligament annulaire antérieur du carpe est renforcé à la fois par le tendon terminal du petit palmaire et par les tendons d'origine des muscles thénar et hypothénar.

Les gaines fibreuses des tendons possèdent des vaisseaux et des nerfs comme les aponévroses. Ils y affectent la même disposition que dans ces dernières.

3° Gaines synoviales des tendons. — Les gaines synoviales des tendons ou synoviales tendineuses sont des membranes minces, difficilement isolables, appartenant au même titre que les synoviales articulaires à la classe des séreuses. Elles ont pour rôle de favoriser le glissement des tendons dans les coulisses ostéo-fibreuses qu'ils traversent.

A. Disposition générale. — Pour se rendre un compte exact de la manière dont se comporte la synoviale tendineuse, il convient de pratiquer sur les tendons et leur gaine fibreuse deux ordres de coupes, les unes longitudinales, les autres transversales :

a. *Coupes longitudinales*. — Sur des coupes longitudinales (fig. 581, A), nous voyons la synoviale envelopper le tendon dans toute la portion de celui-ci qui répond à la gaine fibreuse, puis, à l'une et à l'autre de ses extrémités, se réfléchir en dehors, gagner la face interne de la coulisse ostéo-fibreuse et la tapisser régulièrement dans toute son étendue. La synoviale nous présente donc deux feuillets, tous les deux cylindriques, adossés et glissant l'un sur l'autre : un feuillet interne (4″), engainant le tendon, c'est le *feuillet viscéral*; un feuillet externe (4′), tapissant intérieurement la coulisse ostéo-fibreuse, c'est le *feuillet pariétal*. Ces deux feuillets se continuent réciproquement en haut et en bas en formant une sorte de cul-de-sac annulaire, rappelant assez exactement le cul-de-sac, également en forme d'anneau, que l'on voit, après une injection heureuse du coude, tout autour du col du radius. Entre le faisceau pariétal et le feuillet viscéral se trouve une cavité (4‴), close de toutes parts et à peu près virtuelle comme celle des séreuses : elle renferme une toute petite quantité d'un liquide onctueux et filant, qui présente les plus grandes analogies avec la synovie articulaire.

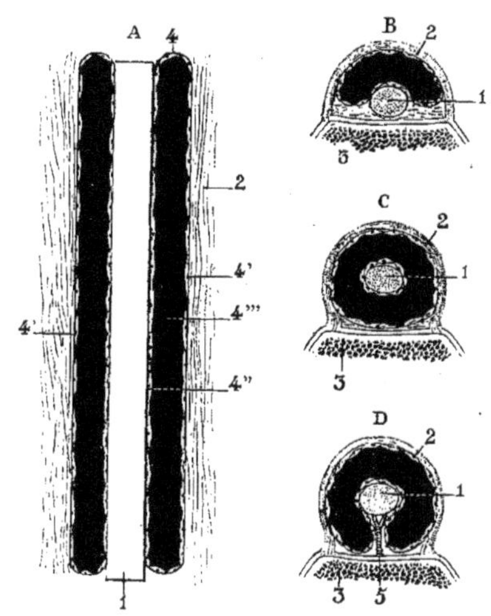

Fig. 581.

Schéma montrant la disposition des synoviales tendineuses, vues : A en coupe longitudinale; B, C, D, en coupe transversale.

1, tendon. — 2, sa gaine fibreuse. — 3, os. — 4, synoviale tendineuse avec : 4′ son feuillet pariétal; 4″ son feuillet viscéral; 4‴ sa cavité. — 5, mésotendon avec ses vaisseaux.

b. *Coupes transversales*. — Si nous examinons maintenant une coupe transversale (fig. 581, C), nous reconnaissons successivement : 1° au centre, la coupe du tendon ; 2° à la périphérie la gouttière osseuse et l'arcade fibreuse qui, en la complétant, la transforme en canal ostéo-fibreux ; 3° entre le tendon et son conduit ostéo-fibreux, les deux feuillets viscéral et pariétal, l'un et l'autre circulaires, disposés concentriquement et interceptant entre eux la cavité de la synoviale.

c. *Mésotendons*. — Nous avons vu tout à l'heure que les deux feuillets synoviaux s'unissaient l'un à l'autre au niveau des culs-de-sac terminaux. Ils entrent encore en relation sur un ou plusieurs points intermédiaires et voici comment. Le tendon est uni à la coulisse ostéo-fibreuse, de préférence à la partie osseuse de cette coulisse, par des tractus conjonctifs plus ou moins développés, affectant ici la forme de simples filaments, plus loin la forme de toutes petites membranes. Ces tractus conjonctifs, qu'ils soient membraniformes ou simplement filiformes, servent de soutien aux vaisseaux nourriciers du tendon : aux artérioles qui vont vers lui et aux veinules qui en reviennent (fig. 581, D, 5). Or, au niveau du point où ce paquet conjonctivo-vasculaire aborde le feuillet pariétal de la synoviale (fig. 582, B), celui-ci se réfléchit sur lui et l'enveloppe de toutes parts pour se continuer plus loin avec le feuillet viscéral. Ces replis synoviaux jetés sur les vaisseaux du tendon et allant du feuillet pariétal au feuillet viscéral ont reçu le nom de *mésotendons :* ils rappellent, en effet, par leur disposition, le repli péritonéal ou *mésentère* qui relie l'intestin grêle à la paroi postérieure de l'abdomen. Grâce à cette disposition, les vaisseaux tendineux et le tissu conjonctif qui les accompagnent gagnent le tendon sans traverser la cavité de la séreuse. Il en résulte que, au niveau des mésotendons, une partie du tendon, celle à laquelle aboutissent les vaisseaux, n'est pas revêtue de la synoviale. Cette partie de la surface tendineuse, ainsi dépourvue de synoviale, est ordinairement minime. Quelquefois, cependant, elle peut représenter le quart, le tiers ou même la moitié de la circonférence du tendon. Dans ce dernier cas (fig. 581, B), la synoviale, au lieu de former un cylindre complet ou presque complet, revêt l'aspect d'un demi-cylindre ou, si l'on veut, d'une simple gouttière.

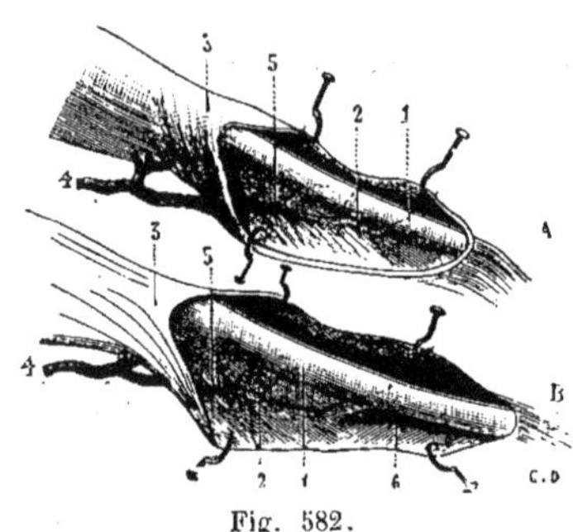

Fig. 582.

Tendons des fléchisseurs avec leur gaine séreuse (d'après Farabeuf).

A, la séreuse passe à la face superficielle du tendon sans recouvrir sa face profonde. — B, la séreuse recouvre le tendon sur presque tout son pourtour et forme en arrière de lui un mésotendon.

1, tendon. — 2, membrane séreuse. — 3, gaine fibreuse, qui a été incisée et érignée dans une partie de son étendue. — 4, branche artérielle provenant des branches collatérales des doigts. — 5, 5, rameaux situés entre les deux feuillets du mésotendon.

B. Rapports des synoviales tendineuses avec les synoviales articulaires. — Les synoviales tendineuses sont primitivement indépendantes et la plupart d'entre elles conservent cette indépendance chez l'adulte : telles sont les synoviales des fléchisseurs et des extenseurs des doigts, qui, tout en étant très rapprochées de l'articulation du poignet, ne présentent avec elle que de simples rapports de contiguïté. Il en est quelques-unes cependant qui, au cours du développement, entrent en communication avec la synoviale de l'articulation voisine : de ce nombre sont la synoviale du poplité, qui communique avec l'articulation du genou, et la gaine synoviale de la longue portion du biceps brachial, qui paraît être, chez l'adulte tout au moins, une simple expansion de la synoviale de l'épaule.

C. Structure. — Envisagées au point de vue histologique, les synoviales tendineuses sont constituées sur le même type que les synoviales articulaires (voy. p. 396). Elle nous présentent, comme ces dernières, deux couches superposées, l'une externe, l'autre interne. — La *couche externe* est de nature conjonctive. Sur le feuillet viscéral, elle est extrêmement mince et se confond avec la gaine conjonctive du tendon ou péritenonium externe. Sur le feuillet pariétal, elle est beaucoup plus développée ; elle présente même, dans certains cas, de petites excroissances plus ou moins chargées de graisse, faisant saillie dans la cavité de la synoviale et rappelant exactement, par leur nature comme par leur signification, les franges synoviales des cavités articulaires. Ici encore elle se confond, sans ligne de démarcation, avec le tissu conjonctif du voisinage. — Quant à la *couche interne*, elle est formée par des cellules aplaties, d'origine conjonctive, se rapprochant plus ou moins des cellules endothéliales.

D. Vaisseaux et nerfs. — Les gaines synoviales des tendons possèdent des vaisseaux et des nerfs. — Les *artères* proviennent, pour la plupart, de celles qui irriguent la gaine fibreuse. — Les *veines* accompagnent les artères. Elles sont toujours plus volumineuses que ces dernières. — Les *nerfs* ont été signalés par Sappey, à la fois sur le feuillet pariétal et sur le feuillet viscéral. Ils émanent, en partie des rameaux nerveux qui se distribuent à la gaine fibreuse, en partie des nerfs du tendon lui-même.

4° Bourses séreuses annexées aux muscles. — Indépendamment des synoviales que nous venons de décrire et qui entourent les tendons à la manière d'une double gaine, les muscles possèdent encore d'autres synoviales, que l'on désigne sous le nom de *bourses séreuses*. Celles-ci affectent une forme vésiculaire et, au lieu d'envelopper l'organe sur tout son pourtour comme les précédentes, elles s'appliquent tout simplement sur une de ses faces et les séparent ainsi des parties avec lesquelles elles sont en rapport de contact.

A. Divisions et rapports. — On divise ordinairement les bourses séreuses en deux groupes, suivant qu'elles sont en rapport avec un tendon ou avec un muscle :

a. *Bourses séreuses tendineuses*. — Les bourses séreuses tendineuses sont placées le plus souvent entre un tendon et la surface osseuse sous-jacente. Telle est la bourse séreuse du tendon d'Achille, qui se développe entre le tendon et la partie la plus élevée de la face postérieure du calcanéum. Telles sont encore : la bourse séreuse de l'obturateur interne, qui se trouve située entre le tendon de ce muscle et la petite échancrure sciatique ; la bourse inférieure du biceps, située entre le tendon distal de ce muscle et la tubérosité bicipitale du radius ; la bourse inférieure du psoas-iliaque, placée entre le tendon de ce muscle et le petit trochanter, etc. On peut rencontrer aussi des bourses tendineuses entre deux tendons voisins : telle est la bourse séreuse qui sépare l'un de l'autre le tendon du grand dorsal et celui du grand rond.

b. *Bourses séreuses musculaires*. — Les bourses séreuses musculaires ou intermusculaires se développent entre deux muscles qui glissent l'un sur l'autre, et elles sont d'autant plus considérables que ces mouvements de glissement sont plus fréquents et plus étendus. On rencontre une bourse séreuse entre le sous-épineux et le deltoïde ; on en voit une autre entre le grand fessier et les muscles de la cuisse qui se fixent à l'ischion, etc.

B. Rapports des bourses séreuses avec les synoviales articulaires. — Comme les synoviales tendineuses, les bourses séreuses musculaires sont primitivement distinctes des synoviales articulaires. Mais il en est toujours un certain nombre qui, par le fait de leur agrandissement progressif, se rapprochent des synoviales articulaires voisines, arrivent à leur contact et, finalement, se fusionnent avec elles. Nous rappellerons, à titre d'exemples : la bourse du sous-scapulaire, qui entre en communication avec l'articulation scapulo-humérale ; la grande bourse du psoas-iliaque, qui se fusionne de même dans certains cas avec la synoviale coxo-fémorale, etc.

C. Structure. — Les bourses séreuses annexées aux muscles ou à leurs tendons sont analogues par leur structure, comme par leur signification, aux bourses séreuses sous-cutanées (voy. t. III). Elles renferment dans leur intérieur une petite quantité d'un liquide onctueux et filant, dont l'aspect rappelle la synovie des cavités articulaires.

5° Mode d'origine des cavités séreuses annexées aux muscles. — On admet généralement que les cavités séreuses annexées aux muscles se développent sur tous les points où le muscle ou son tendon glisse sur le plan sous-jacent, et on admet aussi que leur apparition est la conséquence du glissement : sous l'influence de ce glissement, les travées conjonctives, fortement tiraillées, s'amincissent et disparaissent, laissant à leur lieu et place une cavité plus ou moins considérable, qui n'est autre que la bourse séreuse.

Mais cette théorie du glissement n'est pas applicable à toutes les bourses séreuses, à celles notamment que l'on voit se développer entre l'extrémité distale d'un tendon et l'os sur lequel il s'insère. Examinons par exemple la bourse séreuse du tendon d'Achille, laquelle, comme nous l'avons déjà dit plus haut, est située entre le tendon et la partie supérieure de la face postérieure du calcanéum. En aucun cas, les deux surfaces en présence, la surface tendineuse et la surface osseuse, ne glissent l'une sur l'autre : la bourse qui les sépare n'a donc pas pour cause un glissement. A l'état ordinaire, dans la station debout (fig. 583, A), le tendon d'Achille est directement appliqué contre l'os. Mais quand le pied se met en extension, et cela se produit dans la marche toutes les fois que le gastrocnémien, en se contractant, soulève le talon, le tendon (fig. 583, B) tend à s'écarter de la surface osseuse et à s'en séparer par un espace angulaire à base supérieure, dont l'ouverture est proportionnelle au degré de l'extension du pied. Dans ces conditions, le tissu conjonctif lâche qui primitivement unit le tendon à la partie supérieure du calcanéum est fortement tiraillé d'avant en arrière : comme tout à l'heure, ses travées s'allongent, s'amincissent, disparaissent, et ainsi se trouve formée la bourse séreuse. La figure 583 nous montre nettement, sur une coupe sagittale, qu'à l'état d'extension du pied, un paquet graisseux de tous points comparable à une frange synoviale (voy. *Arthrologie*), descend en arrière du calcanéum pour combler le vide résultant de l'écartement réciproque de la surface osseuse et du tendon.

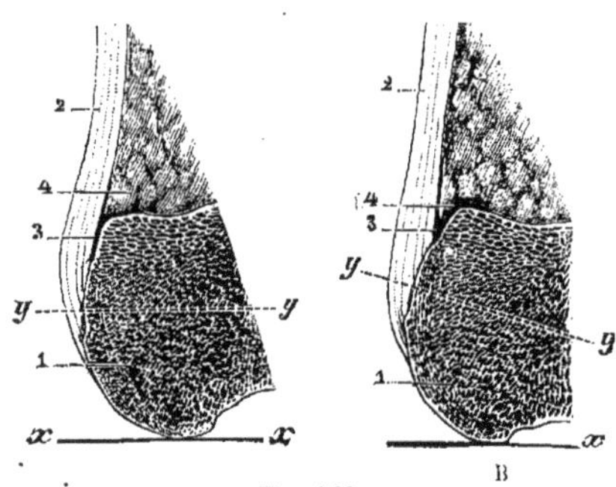

Fig. 583.

Coupe sagittale du talon : A, le pied étant à l'état de repos (station verticale) ; B, le pied étant en extension (dans la marche).

1, calcanéum. — 2, tendon d'Achille. — 3, bourse séreuse. — 4, paquet adipeux (on voit, figure B, que ce paquet graisseux, dans l'extension du pied, se projette en arrière du calcanéum pour combler l'espace angulaire qui se produit à ce moment entre l'os et le tendon. — xx, plan horizontal. — yy, axe antéro-postérieur du calcanéum, horizontal dans la figure A, oblique dans la figure B.

Le même mécanisme s'applique au développement de la bourse du biceps brachial : quand le radius est en pronation et que le biceps est à l'état de repos, le tendon de ce muscle est comme enroulé autour de la tubérosité bicipitale ; mais si le biceps vient à se contracter, portant le radius en supination, son tendon se déroule et se sépare de l'os par un espace triangulaire à base antérieure. C'est cet écartement des deux surfaces en présence qui, fréquemment répétées, détermine la résorption du tissu conjonctif intermédiaire et, par suite, l'apparition de la bourse séreuse. Ici encore, un paquet graisseux vient combler l'espace angulaire qui se produit entre le tendon et l'os.

La formation des cavités séreuses annexées aux muscles et aux tendons (*bourses séreuses musculaires* et *synoviales tendineuses*) est donc la conséquence des tiraillements intermittents, mais fréquemment répétés, que subissent les travées du tissu conjonctif, que ces tiraillements se produisent par le fait du *glissement* de la surface musculaire ou tendineuse sur la surface sous-jacente, ou soient la conséquence de l'*écartement réciproque* de ces deux surfaces.

Les recherches embryologiques nous apprennent que les bourses musculaires et les synoviales tendineuses se développent pour la plupart bien avant la naissance, à une époque où l'action des muscles est vraiment trop peu importante pour qu'on puisse raisonnablement expliquer par elle le creusement de ces cavités. La théorie mécanique invoquée plus haut n'en conserve pas moins toute sa valeur, mais il faut l'envisager en phylogénie et non en ontogénie : les déplacements du muscle et de son tendon dans les conditions indiquées ci-dessus ont été la cause réelle de la production des bourses musculaires et tendineuses, chez ceux de nos ancêtres qui ne les possédaient pas encore. Actuellement, ces bourses font partie intégrante de notre constitution, soit fœtale, soit adulte : ce sont, comme les muscles eux-mêmes auxquels elles sont annexées, des formations à la fois héritées et héréditaires.

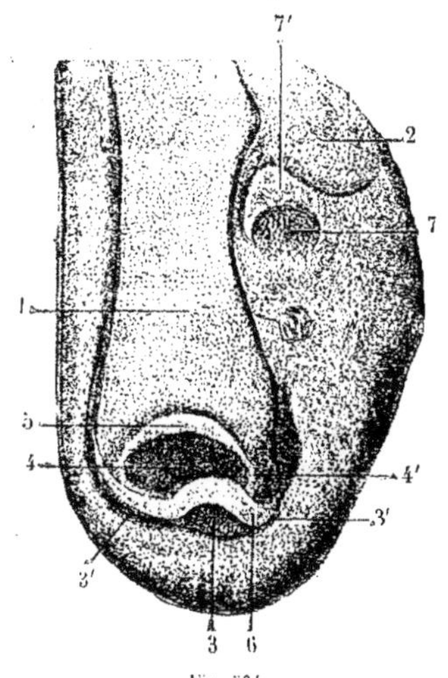

Fig. 584.

Coupe horizontale de la partie postérieure du pied d'un fœtus de lapin au vingt-troisième jour de l'incubation (d'après Retterer).

1, calcanéum. — 2. astragale. — 3, plantaire grêle, avec ses expansions fibreuses 3'. — 4, tendon d'Achille, avec ses expansions fibreuses 4'. — 5, bourse séreuse, placée en avant du tendon d'Achille. — 6. bourse séreuse, placée entre le tendon d'Achille et le tendon du plantaire grêle. — 7, tendon du fléchisseur profond avec 7', sa cavité séreuse.

Retterer, qui a soigneusement étudié chez le lapin le mode de développement des bourses tendineuses, a établi en principe que, primitivement, chaque tendon est entouré, dans toute sa longueur et sur tout son pourtour, par du tissu conjonctif réticulé, c'est-à-dire par des amas de cellules conjonctives, dont le protoplasma se trouve différencié : 1° en *réseau fibrillaire ;* 2° en *hyaloplasma* parfaitement homogène. Sur les points où existera plus tard la bourse péritendineuse, ce tissu réticulaire subit une série de transformations, que l'on peut résumer comme suit : tout d'abord, le hyaloplasma s'accroît et prend peu à peu les caractères de la substance muqueuse ; puis, la substance muqueuse se fluidifie, en sorte qu'il se produit de larges aréoles vides ou vacuoles ; enfin, les fibrilles du réticulum et, avec elles, les noyaux des cellules conjonctives subissent une atrophie progressive qui aboutit à leur disparition complète. Ainsi s'établit la cavité définitive. Cette cavité une fois formée, les cellules conjonctives qui s'étalent sur ses parois s'allongent et s'ordonnent en séries plus ou moins régulières. En même temps, elles s'aplatissent parallèlement à la paroi elle-même et revêtent peu à peu les caractères des cellules épithélioïdes, caractères suffisamment nets parfois pour que bon nombre d'auteurs aient décrit les cellules en question comme de véritables cellules endothéliales (voy. Arthrologie, p. 397).

§ VI. — Action mécanique des muscles

A l'exception des muscles peauciers, qui, par l'une de leurs extrémités tout au moins, s'attachent à la face profonde du tégument externe, la plupart des muscles striés s'insèrent par leurs deux extrémités sur des pièces squelettiques, qu'ils sont destinés à mouvoir. Ils deviennent ainsi, comme nous l'avons dit plus haut, les agents actifs de la locomotion. Soit A (fig. 585, I) une pièce osseuse sur laquelle s'insère, en α, l'extrémité proximale du muscle M ; soit B, une deuxième pièce osseuse, sur laquelle s'insère, en β, l'extrémité distale de ce même muscle. La contraction d'un muscle ayant pour premier effet le raccourcissement de celui-ci, il faut de toute nécessité, lorsque le muscle M se contractera (fig. 585, II) : 1° ou bien (fig. II, *a*) que le point β (point mobile) se rapproche du point α (point fixe); 2° ou bien (fig. II, *b*) que le point α (point mobile) se rapproche du point β

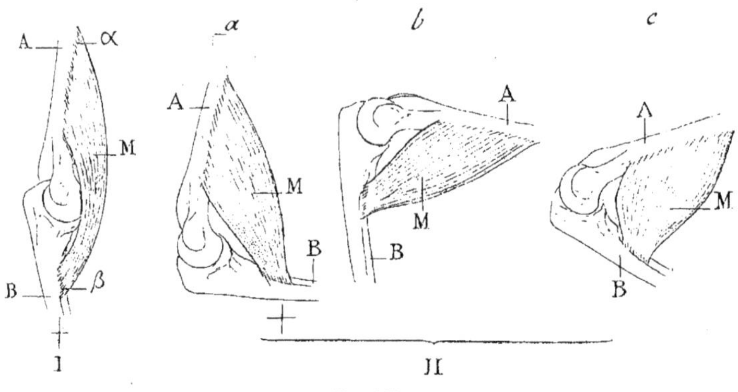

Fig. 585.

Schéma destiné à montrer l'action mécanique des muscles.

I, muscle à l'état de repos. — A, B, deux leviers osseux réunis par une articulation ; M, muscle avec : α, son insertion d'origine ; β, son insertion terminale.

II, muscle à l'état de contraction. — *a*, le levier B (mobile) s'est incliné vers le levier A (fixe). — *b*, le levier A (mobile) s'est incliné vers le levier B (fixe). — *c*, les deux leviers A et B (tous les deux mobiles) se sont inclinés réciproquement l'un vers l'autre.

(devenu point fixe) ; 3° ou bien encore (fig. II, *c*) que les deux points α et β, tous les deux mobiles, se rapprochent réciproquement l'un de l'autre.

Dans les divers déplacements qu'elles subissent sous l'influence de la contraction musculaire, les pièces squelettiques sont de tous points comparables à cette machine simple qui, en mécanique, porte le nom de *levier*, et chacune d'elles, comme le levier, nous présente un point d'appui, une puissance et une résistance. — Le *point d'appui* est le point immobile autour duquel tourne le levier; il répond naturellement à une articulation. — La *puissance* est la force qui sollicite le levier à se déplacer; elle est représentée par le muscle ou les muscles qui prennent insertion sur lui. — La *résistance*, enfin, est la force à vaincre. Ainsi, dans le mouvement de flexion de l'avant-bras sur le bras, le levier est représenté par le cubitus et le point d'appui répond à cette extrémité du levier osseux qui s'articule avec l'humérus; la puissance est représentée par les deux muscles biceps et brachial antérieur; la résistance est l'avant-bras et la main.

Suivant la situation respective du point d'appui et des points d'application de la puissance et de la résistance, on distingue en mécanique trois genres de levier. — Le *levier du premier genre* est celui dans lequel le point d'appui (*a*) est placé entre le point d'application de la puissance (*p*) et le point d'application de la résistance (*r*). — Le *levier du second genre* est celui dans lequel le point d'application de la résistance (r) se trouve situé entre le point d'appui (a) et le point d'application de la puissance (p); on l'appelle encore, pour cette raison, *levier inter-résistant*. — Le *levier du troisième genre* ou *levier inter-puissant* est celui dans lequel le point d'application de la puissance (p) est situé entre le point d'appui (a) et le point d'application de la résistance (r). Ces trois ordres de levier se retrouvent dans la mécanique animale, mais dans des proportions très différentes.

Le *levier du premier genre* est relativement fréquent. La tête, dans son main-

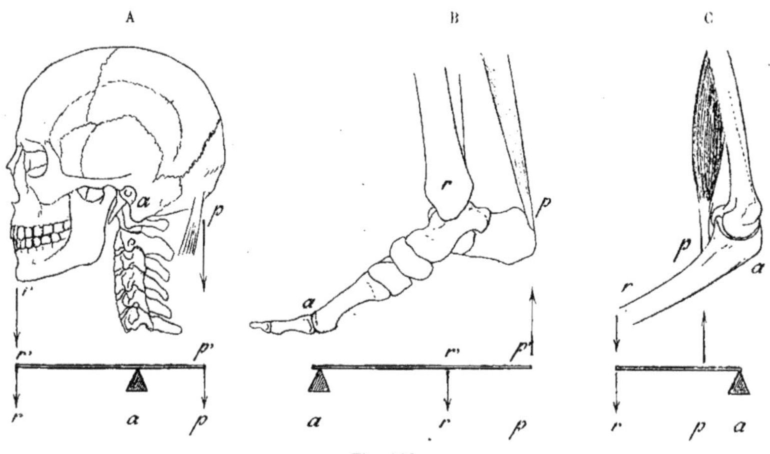

Fig. 586.

Schéma représentant les différentes espèces de levier dans leurs rapports avec l'action mécanique des muscles : A, levier du premier genre; B, levier du second genre; C, levier du troisième genre.

(Au-dessous de chacun des trois schémas, se trouve figuré le levier mathématique correspondant.)

a, point d'appui. — p, puissance, avec p', point d'application de la puissance. — r, résistance, avec r', point d'application de la résistance.

tien en équilibre sur la colonne vertébrale (fig. 586, A), nous en offre un excellent exemple. Le point d'appui (a) répond à l'articulation des condyles occipitaux avec l'atlas. La résistance est représentée par le poids de la tête (r), qui tend à tomber en avant. La puissance est représentée par les muscles de la nuque (p), qui vont de la colonne vertébrale à l'occipital et qui, par leur tonicité, font équilibre à la résistance. C'est encore suivant un levier du premier genre que le bassin et la colonne vertébrale reposent sur les têtes des fémurs.

Le *levier du second genre* est très rare dans la mécanique animale. On ne le rencontre chez l'homme que dans un seul cas : c'est lorsqu'il élève le talon et le corps tout entier en se soulevant sur la pointe des pieds (fig. 586, B). Dans ce mouvement, le point d'appui (a) sur le sol répond à la tête des métatarsiens. La puissance, représentée par les muscles gastrocnémiens (p), a son point d'application sur l'extrémité postérieure du calcanéum. La résistance, enfin, est représentée par le poids du corps (r), et son point d'application se trouve situé au niveau de l'articulation tibio-tarsienne, entre le point d'appui, qui est en avant, et le point d'application de la puissance, qui est en arrière.

Le *levier du troisième genre* est de beaucoup le plus répandu dans l'organisme.

On le retrouve dans la plupart des mouvements des membres, notamment dans les mouvements de flexion et d'extension. La flexion de l'avant-bras sur le bras nous en offre un exemple très net. Comme nous l'avons déjà dit plus haut, et comme nous le montre la figure 586 (C), le point d'appui (*a*) répond à l'articulation du coude ; la résistance (*r*) est représentée par l'avant-bras et la main, que celle-ci soit vide ou supporte un poids ; la puissance (*p*) est représentée par les deux muscles biceps et brachial antérieur, et son point d'application se trouve placé à l'insertion même de ces muscles, entre le point d'appui, qui est au-dessus, et le point d'application de la résistance, qui est au-dessous. C'est donc bien un levier inter-puissant.

Ces notions sommaires de mécanique animale (le lecteur voudra bien se reporter pour plus de détails aux traités de physiologie et de physique biologique) nous permettront, dans la suite d'interpréter comme il convient l'action de chaque muscle sur les différents leviers osseux avec lesquels il est en rapport par ses insertions. Il nous suffira, pour déterminer cette action, de bien connaître la situation du muscle, sa direction et avant tout ses deux insertions proximale et distale. Nous verrons que, suivant leur action, les muscles sont dits *fléchisseurs, extenseurs, rotateurs en dedans, rotateurs en dehors, abducteurs, adducteurs*, etc.

On appelle *muscles congénères* des muscles qui concourent au même mouvement : tels sont le biceps brachial et le brachial antérieur, qui, tous les deux, fléchissent l'avant-bras sur le bras ; tels sont encore le temporal et le ptérygoïdien interne, qui, tous les deux, sont élévateurs du maxillaire inférieur. Par contre, les muscles sont dits *muscles antagonistes* quand ils produisent sur un même levier des mouvements opposés : c'est ainsi que les fléchisseurs sont antagonistes des extenseurs ; que le grand pectoral, qui porte le bras en dedans (adduction), a pour antagoniste le deltoïde, qui le porte en dehors (abduction), etc.

§ VII. — Nomenclature des muscles, méthodes d'étude

L'étude des muscles et de leurs enveloppes est une des parties les plus intéressantes de l'anatomie humaine ; mais c'est aussi une des parties les plus longues et les plus difficiles, en raison même du nombre considérable de ces muscles, qui dépasse chez l'homme le chiffre de quatre cents.

Aussi est-il absolument nécessaire, avant d'aborder l'étude individuelle de chacun des muscles, de bien les classer. Deux méthodes s'offrent à nous, l'une *physiologique*, l'autre *topographique*. — La méthode physiologique, inaugurée par Vésale et adoptée plus tard par Winslow, groupe les muscles d'après leurs fonctions, c'est-à-dire d'après le genre de mouvement qu'ils impriment aux leviers du squelette sur lesquels ils s'insèrent. C'est ainsi qu'on a décrit les *muscles moteurs du bras sur l'épaule*, les *muscles moteurs de la jambe sur la cuisse*, etc., etc. — La méthode topographique consiste, comme son nom l'indique, à classer les muscles d'après la position qu'ils occupent sur le squelette, en ne tenant aucun compte de leur forme, de leurs insertions et de leurs usages. Ainsi les différents muscles qui entourent l'humérus constituent une région, les *muscles du bras ;* les muscles qui s'étalent en avant de la colonne cervicale, entre la tête et le thorax, en forment une autre, les *muscles du cou*, etc., etc.

De ces deux méthodes, la première présente les plus grands avantages, en anatomie comparée, quand il s'agit avant tout de suivre et d'interpréter les modifications, souvent si profondes, que subit une formation musculaire en passant d'un groupe zoologique à un autre. Mais, en anatomie humaine, il faut bien le reconnaître, la méthode topographique, pour être moins scientifique, est préférable à bien des égards, en ce qu'elle nous permet d'apprécier, d'une façon aussi rapide que précise, les rapports de chacun des muscles, soit avec les muscles voisins, soit avec les organes d'un autre ordre, artères, veines et nerfs, qui cheminent à ses côtés. Cette méthode, du reste, est celle qui a prévalu et qui a été suivie, dans ce dernier siècle, par la presque unanimité des anthropotomistes. Nous l'adopterons à notre tour et décrirons successivement les sept groupes musculaires suivants :

1° *Muscles de la tête ;*
2° *Muscles du cou ;*
3° *Muscles de la région postérieure du tronc ;*
4° *Muscles du thorax ;*
5° *Muscles de l'abdomen ;*
6° *Muscles des membres supérieurs ;*
7° *Muscles des membres inférieurs.*

Quant aux aponévroses, nous les étudierons, suivant la même méthode, à la suite des différents groupes musculaires auxquels elles sont annexées.

A consulter, au sujet des muscles en général : Browne, *Myographia nova seu musculorum omnium descriptio*, London, 1864 ; — Albinus, *Historia musculorum hominis*, Lugd. Batav., 1734 ; — Du même, *Tabulæ sceleti et muscul. corporis humani*, Lugd. Batav., 1747 ; — Sandifort, *Descriptio musculorum hominis*, Lugd. Batav., 1781 : — Douglas, *Myographia comparata*, 1707 ; — Duverney, *L'art de disséquer méthodiquement les muscles*, Paris, 1749 ; — Bertin, *Traité de myologie*, Paris, 1774 ; — Tarin, *Myographie ou description des muscles du corps humain*, Paris, 1753 ; — Lauth, *Éléments de myologie et de syndesmologie*, Strasbourg, 1798 ; — Gavard, *Traité de myologie suivant la méthode de Desault*, Paris, an VII ; — Chaussier, *Exposition sommaire des muscles*, Paris, 1797 ; — Theile, *Lehre von den Muskeln u. Gefässen*, Leipzig, 1841 ; — Dursy, *Die Muskellehre in Abbildungen zum Gebrauche bei Präparirübungen u. Vorlesungen*, 1856 ; — Elliot, *The muscles of the human body*, London, 1874 ; — Albrecht, *Die willkürliche Muskeln des menschl. Körper*, etc., Königsberg, 1877 ; — Schneider, *Grundzüge einer Myologie der Wirbelthiere*, in Beitr. z. vergl. Anat. u. Entw. d. Wirbelthiere, Berlin, 1879 ; — Macalister, *Catalogues of muscular Anomalies*, Transact. of Ir. Acad., 1872 ; — Emery, *Sur la structure des fibres musculaires striées de quelques vertébrés*, Arch. ital. de Biol., 1882 ; — Bremer, *Ueb. die Muskelspindeln nebst Bemerk. über Structur..... der quergestreiften Muskelfaser*, Arch. f. mikr. Anat., 1883 ; — Roux, *Beitr. zur Morphologie der fonctionnellen Anpassung*, Iéna, 1883 ; — Lesshaft, *Des divers types musculaires et de la façon différente dont s'exerce la fonction active des muscles*, Mém. de l'Acad. des Sc. de Saint-Pétersbourg, 1884 ; — Testut, *Les anomalies musculaires chez l'homme expliquées par l'anatomie comparée, leur importance en anthropologie*, Paris, 1884 ; — Du même, *Les anomalies musculaires considérées au point de vue de la ligature des artères*, Paris, 1892 ; — Maier, *Zur Histol. der quergestreiften Muskels*, Biol. Centr., 1884 ; — Du même, *Die sogen. Sarkoplasten*, Anat. Anz., 1886 ; — Melland, *A simplified view of the histol. of the striped muscle-fibres*, Quat. Journ. of micr. Sc., 1885 ; — Rollett, *Unters. üb. d. Bau der quergestr. Muskelfasern*, Denkschr. d. Wien. Akad., 1885 ; — Du même, *Ueber die Flossenmuskeln des Seepferdchens und über Muskelstruktur im Allgemeinen*, Arch. f. mikr. Anat., 1888 ; — Du même, *Anat. u. physiol. Untersuch. üb. d. Muskeln der Fledermäuse*, Wien. Sitz., 1889 ; — Kühne, *Neue Untersuch. über die motorische Nervenendigungen*, Zeitschr. f. Biologie, 1886 ; — van Gehuchten, *Étude sur la structure intime de la cellule musculaire striée*, La Cellule, 1886 et 1888 ; — Du même, *Les noyaux musculaires de la grenouille adulte*, Anat. Anz., IV, 1888 ; — Du même, *Cellules musculaires striées ramifiées et anastomosées*, Anat. Anz., 1889 ; — Marey, *Recherches sur la morphologie des muscles*, C. R., Acad. des Sc., 1887 ; — Ciaccio, *Dell' anat. minuta di quei muscoli che negl'insetti muovono le ali*, Mem. della reale accad. delle Sc. di Bologna, 1887 ; — Felix, *Die länge der Muskelfaser bei dem Menschen u. einigen Säugethieren*, Fetschr. f. Kölliker, 1887 ; — Du même, *Ueber Wachstum der quergestreiften Muskulatur nach Beobachtungen am Menschen*, Zeitschr. f. wiss. Zoologie, 1889 ; — Macallum, *On the nuclei of the striated muscle-fibre in necturus lateralis*, Quat. Journ. of micr. Sc., 1887 ; — Kunkel, *Studien über die quergestreifte Muskelfaser*, Feschr. f. Kölliker, 1887 ; — Paneth, *Die Entwick. von quergestr. Muskelfasern aus Sarkoplasten*, Sitz. d. Wien. Akad., 1887 ; — Gage, *Form. ending.*

and relations of striated muscular fibres in the muscles of minute animals, The Microscope, Détroit, 1888 ; — Kerschner, *Bemerk. über ein besond. Muskelsystem im willkürlichen Muskel*, Anat. Anz., 1888 ; — Kölliker, *Zur Kenntniss der quergestreiften Muskelfasern*, Zeitschr. f. wiss. Zoologie, 1888 ; — Ramon y Cajal, *Observ. sur la texture des fibres musculaires des pattes et des ailes des insectes*, Intern. Monatsschr. f. Anat., 1888 ; — Haswell, *A comparative study of striated muscle*, Quat. Journ. of micr. Sc., 1889 ; — Walther, *Ueb. Wachstum d. quergestr. Muskulatur nach. Beobacht. am Menschen*, Zeitschr. f. Zool., 1889 ; — Ranvier, *Des muscles rouges et des muscles blancs chez les rongeurs*, C. R., Acad. des Sc., 1887 ; — Du même, *Des muscles de la vie animale à contraction brusque et à contraction lente chez le lièvre*, ibid., 1889 ; — Mingazzini, *Sul preteso reticolo plastinico della fibra muscolare striata*, Bollett. della Soc. di Natur. in Napoli, 1888 ; — Du même, *Contrib. alla cognoscenza della fibra muscolare striata*, Anat. Anz. 1889 ; — Cunningham, *The value of nerve-supply in the determination of muscular homologies and anomalies*, Journ. of Anat. and Physiol., 1890 ; — Franqué, *Beitr. z. Kenntniss der Muskelknospen*, Wurzb. Verhandl., 1890 ; — Schwalbe, *Ueber die Kaliberverhältnisse d. quergestr. Muskelfasern d. Wirbelthiere*, Deutsch. med. Wochenschr., 1890 ; — Retzius, *Muskelfibrille u. Sarcoplasma*, Biol. Untersuch., 1890 ; — Schafer, *On the structure of cross-striated muscle*, Internat. Monatsschr. f. Anat. und Physiol., 1891 ; — Mayeda, *Ueber die Kaliberverhaltnisse d. quergestr. Muskelfasern*, Zeitschr. f. Biol., 1890 ; — Schwalbe u. Mayeda, *Ueber die Kaliberverhältnisse d. quergestr. Muskelfasern d. Menschen*, Zeitschr. f. Biol., 1891 ; — Tourneux, *Sur les modifications structurales que présentent les fibrilles des muscles jaunes des insectes en passant de l'état de repos à l'état de contraction*, C. R. Soc. biol., 1894 ; — Forster, *Zur Kenntniss der Muskelspindeln*, Dissert., Berne, 1894 ; — Fusari, *Studii sulla struttura delle fibre muscolari striate*, Atti dell' 11 congr. med. internaz., Roma, 1894 ; — Grutzner, *Zur Anat. u. Physiol. der quergestreiften Muskeln*, Rec. Zool. suisse, 1894 ; — Bolk, *Rekonstruction der Segmentirung der Gliedmassenmuskulatur dargegelt an den Muskeln des Oberschenkels und der Schultergürtels*, Morphol. Jahrb., 1895 ; — Sihler, *Ueb. Muskelspindeln und intramusculare Nervenendigungen bei Schlangen u. Froschen*, Arch. f. mikr. Anat., 1895 ; — Ruge, *Zur Structurlehre von Muskelindividuen*, Morphol. Jahrb., 1895 ; — Parsons, *On the value of Myology as an did in the classification o. animals*, Biol. Assoc. for the Advanc. of Science, 1895 ; — Ruffini, *Sulla fina anatomia dei fusi neuro-muscolari del gatto, e sul loro significato fisiologico*, Monit. zool., 1896 ; — Negro, *Contrib. all' istologia del sarcolemma delle fibre muscolari striate*, Giorn. della R. Accad. di Torino, 1896 ; — Weiss et Dutil, *Sur le développement des terminaisons nerveuses dans les muscles à fibres striées*, C. R. Acad. des Sc., Paris, 1894 et Arch. de physiol. norm., 1896 ; — Retterer, *Sur le développement morphologique et histologique des bourses muqueuses et des cavités péri-tendineuses*, Journ. de l'Anat., 1896 ; — Ledouble, *Traité des variations du système musculaire de l'homme et de leur signification au point de vue de l'anthropologie zoologique*, Paris, 1897 ; — Weiss, *Sur l'architecture des muscles*, C. R. Soc. de Biol., 1897 ; — Chudzinsky, *Observ. sur les variations musculaire dans les races humaines*, Mém. de la Soc. d'anthropologie de Paris, 1898.

CHAPITRE PREMIER

MUSCLES DE LA TÊTE

Envisagés dans leur ensemble, les muscles qui occupent la région de la tête peuvent être divisés en trois groupes. Les uns, en rapport avec la mobilité des téguments, s'insèrent, par une de leurs extrémités au moins, sur la surface profonde de la peau. D'autres, en rapport avec les mouvements du maxillaire inférieur, s'attachent d'une part sur ce dernier os et, d'autre part, sur le crâne. D'autres, enfin, annexés aux organes des sens, occupent la cavité orbitaire, se dissimulent profondément dans l'épaisseur du rocher ou constituent la majeure partie de la langue. Renvoyant l'étude de ce dernier groupe aux organes des sens, nous nous contenterons de décrire ici, dans deux articles distincts :

1° Les *muscles masticateurs ;*

2° Les *muscles peauciers de la tête.*

ARTICLE I

MUSCLES MASTICATEURS

Les muscles destinés à la mastication sont représentés, chez les vertébrés inférieurs, par une masse musculaire unique qui s'étend de la base du crâne au maxillaire inférieur ou mandibule. Cette masse musculaire unique se différencie plus tard en muscles distincts au fur et à mesure que la fonction masticatrice prend de l'importance et que se compliquent les mouvements de la mâchoire inférieure. Déjà, chez les amphibiens et les reptiles, le muscle unique des vertébrés inférieurs s'est divisé en deux portions : une portion superficielle, qui s'étale sur le côté externe du maxillaire ; une portion profonde, qui se place sur son côté interne. Chez les mammifères, chacune de ces deux portions se différencie à son tour en deux muscles distincts : la portion externe forme le *temporal* et le *masséter* ; la portion interne, le *ptérygoïdien interne* et le *ptérygoïdien externe.* Ces quatre muscles ont pour fonction commune d'élever le maxillaire. L'abaissement de cet os est déterminé par un muscle qui prend également naissance sur la base du crâne et qui doit à sa forme chez l'homme le nom de *digastrique :* c'est l'*abaisseur de la mandibule* de l'anatomie comparée. Ce cinquième muscle masticateur est situé dans la région sus-hyoïdienne et nous le décrirons à propos des muscles de cette région.

1° Temporal

Le muscle temporal (fig. 587 et 604), encore appelé *crotaphyle* (de κρόταφος, tempe), occupe la fosse temporale, dont il prend la forme et les dimensions. C'est un large éventail, dont la base est dirigée en haut et en arrière et dont le sommet correspond à l'apophyse coronoïde du maxillaire inférieur.

1° Insertions. — Ce muscle prend naissance, en haut : 1° sur la ligne temporale inférieure (voy. Ostéol., p. 170) ; 2° dans toute l'étendue de la fosse temporale ; 3° sur la face profonde de l'aponévrose qui le recouvre (*aponévrose temporale*,

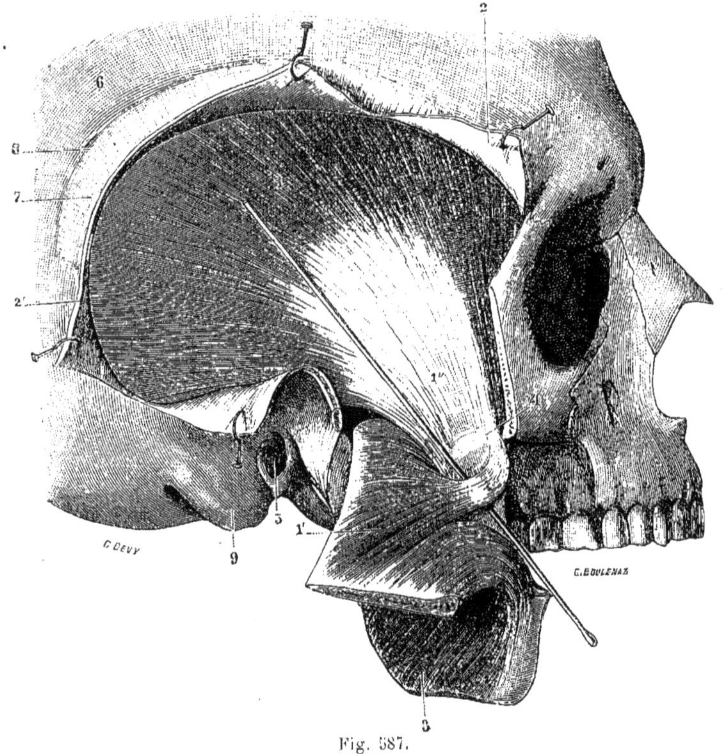

Fig. 587.

Le muscle temporal droit, vu de face.

L'arcade zygomatique a été sciée à sa partie antérieure et à sa partie postérieure, puis reclinée en bas, pour laisser voir d'une part le faisceau jugal du muscle temporal, d'autre part l'insertion terminale du muscle sur l'apophyse coronoïde.

1, temporal, avec : 1', son faisceau jugal, soulevé sur une sonde cannelée ; 1'', son tendon inférieur ou terminal. — 2, 2', aponévrose temporale. — 3, masséter. — 4, apophyse coronoïde. — 5, conduit auditif externe. — 6, os pariétal. — 7, ligne temporale inférieure. — 8, ligne temporale supérieure. — 9, apophyse mastoïde.

voy. plus bas), mais dans ses deux tiers supérieurs seulement ; 4° par quelques faisceaux, d'un développement très variable (fig. 587,1'), sur la partie moyenne de la face interne de l'arcade zygomatique (*faisceau jugal*) et jusque sur la face interne du tendon d'origine du muscle masséter.

De ces différentes zones d'insertion, les faisceaux charnus du muscle temporal se dirigent : les antérieurs, verticalement en bas ; les moyens, obliquement en bas et en avant ; les postérieurs, horizontalement en avant. Ils se terminent sur les deux faces, interne et externe, d'une lame fibreuse (fig. 588,6), qui a la même forme que le muscle lui-même et qui est d'abord cachée dans son épaisseur. Elle s'en dégage bientôt, diminue de largeur au fur et à mesure qu'elle descend et prend finalement la forme d'un fort tendon, de 1 ou 2 centimètres de largeur, lequel vient s'insérer à l'apophyse coronoïde du maxillaire inférieur. Cette insertion se fait à la fois sur le sommet, sur les deux bords et sur la face interne de l'apophyse, assez rarement sur sa face externe. A propos de l'insertion inférieure du muscle temporal, il est à remarquer que les fibres qui proviennent de la partie inférieure de la grande aile du sphénoïde forment, à la face profonde du muscle, un faisceau plus ou moins distinct, qui vient se terminer sur la lèvre interne du bord antérieur de la branche du maxillaire.

Il résulte de la description qui précède que le muscle temporal se compose de deux plans de fibres : un plan superficiel, qui se rend à la face externe du tendon ; un plan profond, qui se rend à sa face interne. De ces deux plans, le second est, chez l'homme, de beaucoup le plus important des deux.

2° **Rapports**. — Aplati de dehors en dedans, le muscle temporal nous offre à considérer deux faces, l'une interne, l'autre externe, et trois bords, que l'on distingue en supérieur, antérieur et postérieur. — La *face interne* diffère, au point de vue rapports, suivant qu'on l'examine dans ses trois quarts supérieurs ou son quart inférieur. Dans ses trois quarts supérieurs, elle repose sur la paroi osseuse de la fosse temporale, à laquelle elle adhère intimement et dont elle est séparée par places par les trois nerfs temporaux profonds, par les trois artères temporales profondes et par les veines qui les accompagnent. Dans son quart inférieur, au-dessous de la fosse temporale, elle répond aux deux muscles ptérygoïdiens interne et externe, au buccinateur et à la partie toute postérieure de la boule graisseuse de Bichat. — La *face externe* est en rapport, en haut, avec l'aponévrose temporale, qui la recouvre et que nous décrirons dans un instant. Plus bas, au-dessous de l'insertion inférieure de l'aponévrose temporale, cette face externe, profondément située, répond à l'arcade zygomatique et au masséter. — Le *bord supérieur*, demi-circulaire, répond à l'angle d'union de l'aponévrose temporale et de la paroi crânienne. — Le *bord postérieur*, à peu près horizontal, occupe, dans la plus grande partie de son étendue, la gouttière qui est creusée à la base de l'apophyse zygomatique. — Le *bord antérieur*, presque vertical, très épais, arrondi et mousse, répond à la gouttière rétro-malaire. Il en est séparé par un paquet cellulo-adipeux, toujours très développé.

3° **Aponévrose temporale**. — L'aponévrose temporale est une lame fibreuse très résistante, resplendissante et nacrée, ayant la même forme générale que le muscle qu'elle recouvre. Ses dimensions verticales sont, cependant, beaucoup moindres ; car, au lieu de descendre jusqu'à la base de l'apophyse coronoïde, comme le fait le muscle, elle s'arrête à l'arcade zygomatique. Elle ne recouvre donc pas le muscle tout entier, mais seulement sa portion supérieure, celle qui occupe la fosse temporale. L'aponévrose temporale a exactement les mêmes limites que cette fosse.

Elle s'insère en haut : 1° sur la partie ascendante du bord postérieur du malaire ; 2° sur le bord postérieur de l'apophyse orbitaire externe ; 3° sur la ligne temporale tant que cette ligne est unique ; puis, après sa bifurcation, sur la ligne temporale supérieure, ainsi que dans l'intervalle compris entre cette ligne temporale supérieure et l'inférieure. De là, elle se dirige vers l'arcade zygomatique et se fixe au bord supérieur de cette apophyse.

Simple à son origine, l'aponévrose temporale se divise à sa partie moyenne, quelquefois dans ses deux tiers inférieurs, en deux feuillets, l'un superficiel, l'autre profond : le feuillet superficiel se termine exactement sur la lèvre externe du bord supérieur du zygoma, parfois (fig. 588) sur sa face externe, un peu au-dessus de l'attache du masséter; le feuillet profond, sur la lèvre interne de ce même bord supérieur et un peu sur la face interne de l'arcade osseuse. Dans l'espace, triangulaire ou ovalaire (fig. 588,9), qui résulte de l'écartement des deux feuillets se trouve un paquet cellulo-adipeux, au milieu duquel cheminent l'artère temporale profonde postérieure et quelques veines ordinairement peu importantes.

Par sa face profonde, l'aponévrose temporale est en rapport, en haut, avec le muscle temporal, qui, comme nous l'avons vu, prend sur elle un certain nombre de ses insertions. Plus bas, elle s'en trouve séparée par une nappe graisseuse (fig. 588,10), qui augmente d'épaisseur au fur et à mesure qu'on se rapproche de l'apophyse coronoïde.

Sa face superficielle répond à la peau, dont elle est séparée toutefois par une expansion de l'aponévrose épicranienne (voy. plus loin) et par une couche cellulo-graisseuse, au sein de laquelle cheminent le nerf auriculo-temporal, l'artère temporale superficielle et la veine de même nom. Sur la face externe de l'aponévrose temporale, se trouvent encore les deux muscles auriculaires supérieur et antérieur.

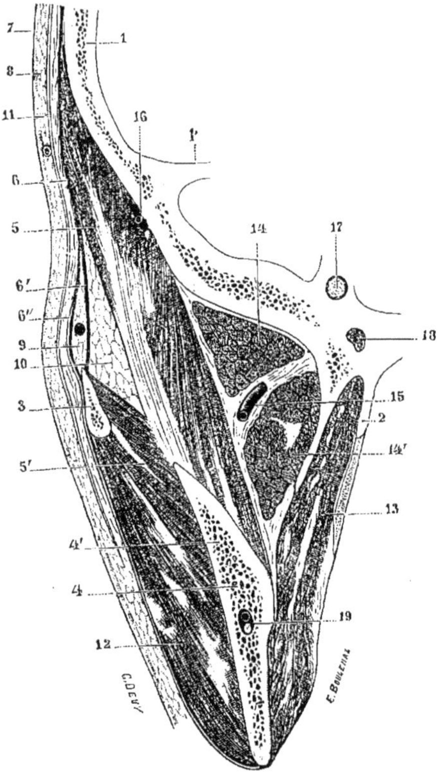

Fig. 588.

La fosse temporale, vue sur une coupe vertico-transversale (sujet congelé, côté droit, segment postérieur de la coupe).

1, paroi cranienne, avec 1', petites ailes du sphénoïde. — 2, apophyse ptérygoïde. — 3, arcade zygomatique. — 4, maxillaire inférieur, avec 4', apophyse coronoïde. — 5, muscle temporal, avec 5', ses faisceaux jugaux. — 6, aponévrose temporale, avec 6' et 6'', ses deux feuillets de dédoublement. — 7, peau. — 8, tissu cellulaire sous-cutané. — 9, couche cellulo-adipeuse intra-aponévrotique. — 10, couche cellulo-adipeuse sous-aponévrotique. — 11, aponévrose épicranienne. — 12, masséter. — 13, ptérygoïdien interne. — 14, 14' faisceau supérieur et faisceau inférieur du ptérygoïdien externe. — 15, artère maxillaire interne. — 16, vaisseaux et nerfs temporaux profonds. — 17, nerf maxillaire supérieur traversant le trou grand rond. — 18, nerf vidien traversant le canal de même nom. — 19, artère et nerf dentaires inférieurs.

4° Innervation. — Le muscle temporal est innervé par le temporal profond antérieur, le temporal profond moyen et le temporal profond postérieur, trois branches du maxillaire inférieur. Ces trois nerfs pénètrent le muscle par sa face profonde.

5° Action. — Le muscle temporal élève le maxillaire inférieur et l'applique contre la mâchoire supérieure. Par ses faisceaux postérieurs, à direction horizontale, il attire le condyle en arrière et le ramène dans la cavité glénoïde, lorsqu'il a été porté en avant par la contraction des deux ptérygoïdiens externes.

Variétés. — J'ai vu, dans un cas, le plan superficiel du temporal faire complètement défaut. L'aponévrose, ne donnant insertion à aucune fibre, reposait sur le muscle, mais sans lui adhérer.

— J'ai vu, sur plusieurs sujets, le faisceau issu de la partie inférieure de la grande aile du sphénoïde, descendre jusqu'aux molaires ; le tendon du muscle peut, de même, prolonger ses insertions sur toute la hauteur du bord antérieur de la branche du maxillaire. — J'ai vu plusieurs fois aussi le tendon terminal, plus large que d'habitude, s'insérer sur toute l'étendue de l'échancrure sigmoïde. — Les fibres inférieures du temporal peuvent se fusionner plus ou moins avec les fibres du ptérygoïdien externe (HORNER, MACALISTER, moi-même). — On voit parfois des fibres qui, du ménisque de l'articulation temporo-maxillaire, se rendent au tendon du temporal. Ces fibres forment dans certains cas un petit faisceau distinct, qui se fixe sur la base de l'apophyse coronoïde ou même dans l'échancrure sigmoïde : c'est le *temporalis minor* de HENKE. — Le temporal, comme du reste tous les muscles masticateurs, est plus développé chez les nègres que dans nos races européennes. On sait que chez beaucoup de carnassiers, ou même dans quelques espèces simiennes, le temporal s'étend jusqu'à la ligne médiane du crâne.

2° MASSÉTER

Le masséter (μασσητήρ, de μασσάομαι, *je mâche*) est un muscle court, épais, de forme quadrilatère, couché sur la face externe de la branche montante du maxillaire inférieur.

1° Insertions. — Ce muscle (fig. 589,1) est constitué par deux faisceaux que, l'on voit très nettement quand on les examine par leur face externe : un faisceau superficiel ou antéro-externe et un faisceau profond ou antéro-interne.

a. *Faisceau superficiel.* — Le faisceau superficiel (1''), le plus important des deux, s'insère, en haut, sur le bord inférieur de l'arcade zygomatique dans ses deux tiers antérieurs : cette insertion d'origine se fait à l'aide d'une aponévrose, très épaisse et très résistante, qui s'étale sur la face externe du muscle et s'y prolonge jusqu'à sa partie moyenne, où elle se termine en un certain nombre de languettes plus ou moins effilées, mais toujours très irrégulières. Les fibres constitutives du faisceau superficiel se dirigent obliquement de haut en bas et d'avant en arrière et viennent se terminer sur l'angle de la mâchoire, ainsi que sur la partie inférieure de la face externe de la branche montante.

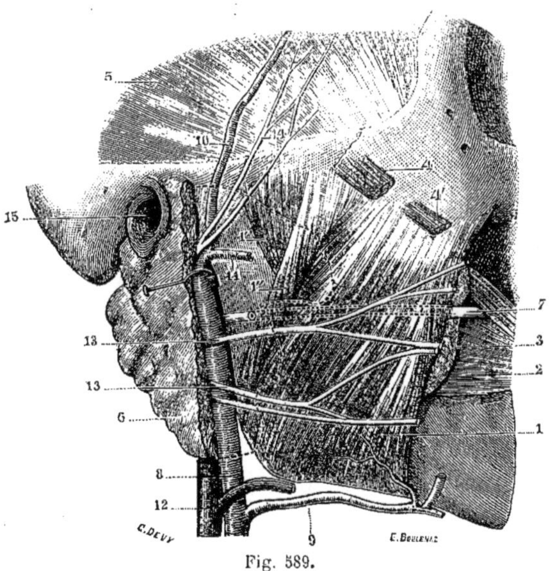

Fig. 589.

Le masséter vu par sa face externe, avec ses rapports.

1, masséter, avec : 1', son faisceau profond ou postéro-interne : 1'' son faisceau superficiel ou antéro-externe. — 2, buccinateur. — 3, boule graisseuse de Bichat. — 4, 4', grand et petit zygomatiques. — 5, temporal revêtu de son aponévrose. — 6, parotide, dont la partie antérieure a été enlevée. — 7, canal de Sténon. — 8, carotide externe. — 9, artère faciale. — 10, artère temporale superficielle. — 11, artère transversale de la face. — 12, jugulaire interne. — 13, 15, ramifications du nerf facial. — 14, nerf auriculo-temporal. — 15, conduit auditif externe.

b. *Faisceau profond.* — Le faisceau profond (1') est situé en dedans du faisceau superficiel, qu'il déborde en arrière, comme nous le montre la figure 589. Les fibres qui le constituent s'insèrent à la fois sur le bord inférieur et sur la face interne de l'arcade zygomatique : il est souvent difficile, au voisinage de l'apophyse coronoïde, de les isoler entièrement des fibres correspondantes du temporal. De là, elles se portent obliquement en bas et en avant et disparaissent au-dessous des fibres du faisceau superficiel, qu'elles croisent sous un angle de 40 à 45°. Finalement, elles se fixent à la face externe de la branche du maxillaire depuis la zone d'insertion du faisceau superficiel jusqu'à la base de l'apophyse coronoïde.

c. *Rapports réciproques des deux faisceaux.* — Les deux faisceaux du masséter diffèrent, comme on le voit, par leur situation, par leur direction, par leur importance. En haut et en arrière, ils sont nettement séparés par un interstice, que comble un tissu conjonctif lâche plus ou moins riche en graisse : MONRO et, après lui, THEILE ont même rencontré à ce niveau une sorte de bourse séreuse. Au delà de cet interstice, les deux faisceaux se fusionnent d'une façon plus ou moins complète pour prendre sur le maxillaire une insertion commune.

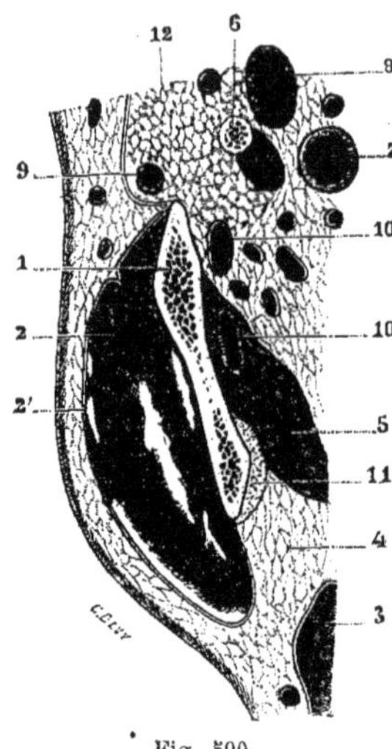

Fig. 590.

Coupe transversale du masséter un peu au-dessous de l'échancrure sigmoïde (côté droit, segment inférieur de la coupe).

1, maxillaire inférieur. — 2, masséter, avec 2', son aponévrose. — 3, buccinateur. — 4, boule graisseuse de Bichat. — 5, ptérygoïdien externe. — 6, apophyse styloïde, avec les muscles styliens. — 7, carotide interne. — 8, jugulaire interne. — 9, carotide externe. — 10, 10', artère maxillaire interne, coupée sur deux points et très obliquement. — 11, tendon du temporal. — 12, parotide.

2° **Rapports.** — Le masséter, comme le temporal, nous offre à considérer deux faces, l'une externe, l'autre interne, plus quatre bords, que l'on distingue en supérieur, inférieur, antérieur et postérieur. — La *face interne* ou *profonde* répond successivement : 1° à la branche du maxillaire, dans presque toute son étendue ; 2° à l'échancrure sigmoïde et au paquet vasculo-nerveux (paquet massétérin) qui la traverse (voy. fig. 591) ; 3° à l'apophyse coronoïde et au tendon du temporal qui s'y insère ; 4° au buccinateur, dont elle est séparée par une grosse masse cellulo-adipeuse, la *boule graisseuse* de BICHAT. — La *face externe* ou *superficielle* est recouverte dans toute son étendue par une aponévrose que nous décrirons dans un instant, l'*aponévrose massétérine*. Au delà de l'aponévrose, dans le tissu cellulaire sous-cutané, le muscle masséter répond à un certain nombre de formations importantes, savoir : 1° tout d'abord à trois muscles, le grand zygomatique qui croise obliquement sa partie supérieure, le peaucier et le risorius qui croisent obliquement sa partie inférieure ; 2° à l'artère transversale de la face, qui chemine d'arrière en avant, à 1 centimètre environ au-dessous de l'arcade zygomatique ; 3° au prolongement antérieur de la parotide (voy. cette glande) et au canal de Sténon, qui, lui aussi, chemine d'arrière en avant à 10 ou 15 millimètres au-dessous de l'artère ; 4° aux ramifications, déjà fort nombreuses à ce niveau, des deux branches terminales du nerf facial. — Le *bord supérieur* est en rapport, dans toute son étendue, avec le bord inférieur du zygoma. — Le *bord inférieur* répond à l'angle du maxillaire et au bord inférieur de sa branche. — Le *bord antérieur*, légèrement oblique en bas et en arrière, répond successivement au maxillaire supérieur, au buccinateur, au corps du maxillaire inférieur. A sa partie tout inférieure, il entre en rapport avec l'artère faciale et la veine de même nom, qui passent du cou à la face en croisant obliquement le bord inférieur du maxillaire. — Le *bord postérieur* est formé en haut par le faisceau profond du masséter, en bas par son faisceau superficiel. Il est représenté ainsi (fig. 589) par deux lignes étroites, d'obliquité différente, qui se rencontrent, au tiers supérieur du muscle, sous un angle fortement obtus à sinus postérieur. Il répond à la face externe de la branche montante, qui, en arrière de lui, est lisse et unie et ne donne insertion à aucun muscle. Remarquons, en passant, que l'articulation temporo-maxillaire ne présente aucun rapport immédiat avec le masséter : comme nous le montre la figure 589, elle est située un peu en arrière du muscle.

3° **Aponévrose massétérine.** — Quadrilatère comme le muscle qu'elle recouvre, l'aponévrose massétérine s'insère, en haut, sur la face externe de l'arcade zygomatique, en bas sur le bord inférieur du maxillaire inférieur, en arrière sur le bord parotidien du même os. En avant, elle contourne le bord antérieur du masséter et vient, en partie se fixer sur le bord antérieur de l'apophyse coronoïde, en partie se fusionner avec l'aponévrose du muscle buccinateur. Comme on le voit, l'aponévrose massétérine forme avec la face externe de la branche du maxillaire une loge ostéo-fibreuse, que comblent les faisceaux du masséter. Cette loge, fermée de toutes parts du côté externe, est ouverte en dedans et en haut, en regard de l'échancrure sigmoïde : c'est par cette ouverture (fig. 591,2) que le muscle masséter reçoit ses principaux vaisseaux et son nerf.

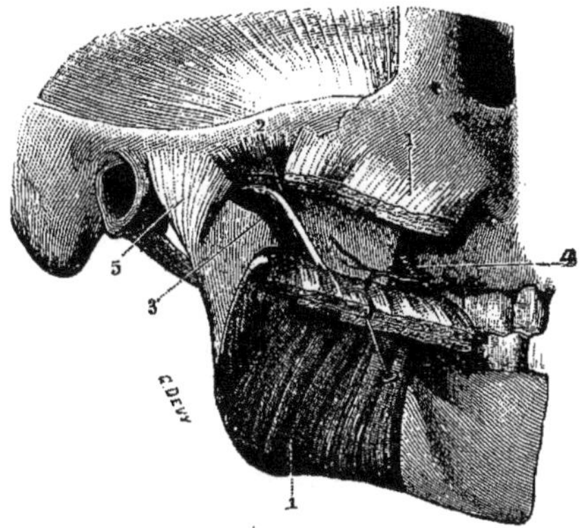

Fig. 591.

L'artère et le nerf massétérins pénétrant dans le masséter.

1, 1, masséter, incisé transversalement un peu au-dessous de l'arcade zygomatique. — 2, échancrure sigmoïde. — 3, artère, veines et nerf massétérins, débouchant de cette échancrure pour se perdre à la face profonde du masséter. — 4, artère buccale, envoyant sur ce sujet un rameau au masséter. — 5, ligament latéral externe de l'articulation temporo-maxillaire.

4° **Innervation**. — Le masséter est innervé par le nerf massétérin, branche du maxillaire inférieur. Ce nerf, se portant de dedans en dehors, passe par l'échancrure sigmoïde du maxillaire inférieur et se perd dans la face profonde du muscle.

5° **Action**. — Comme le temporal, le masséter est un muscle élévateur du maxillaire inférieur.

Variétés. — La couche profonde du masséter peut être renforcée par un faisceau émanant du ligament latéral externe de l'articulation temporo-maxillaire (Macalister). C'est là une disposition fréquente. — Duméril (*Bull. de la Soc. philom.*, vol. III, p. 122) signale l'absence de l'un des masséters. — Une bourse séreuse, comme nous l'avons déjà dit plus haut, peut se développer entre les deux faisceaux constitutifs du muscle, ou bien entre le faisceau profond et l'aponévrose massétérine (Hyrtl). — Il est extrêmement fréquent de voir le faisceau profond du masséter se fusionner plus ou moins avec les faisceaux correspondants du temporal et du ptérygoïdien externe.

3° Ptérygoïdien interne

Situé en dedans de la branche du maxillaire, le ptérygoïdien interne est un muscle épais, de forme quadrilatère, qui s'étend de l'apophyse ptérygoïde au maxillaire inférieur. On le désigne quelquefois, en raison de sa situation et des analogies de structure qu'il présente avec le masséter, sous le nom de *masséter interne.*

1° Insertions. — Il prend naissance, en haut, dans toute l'étendue de la fosse ptérygoïde (p. 231), c'est-à-dire sur la face externe de l'aile interne de l'apophyse

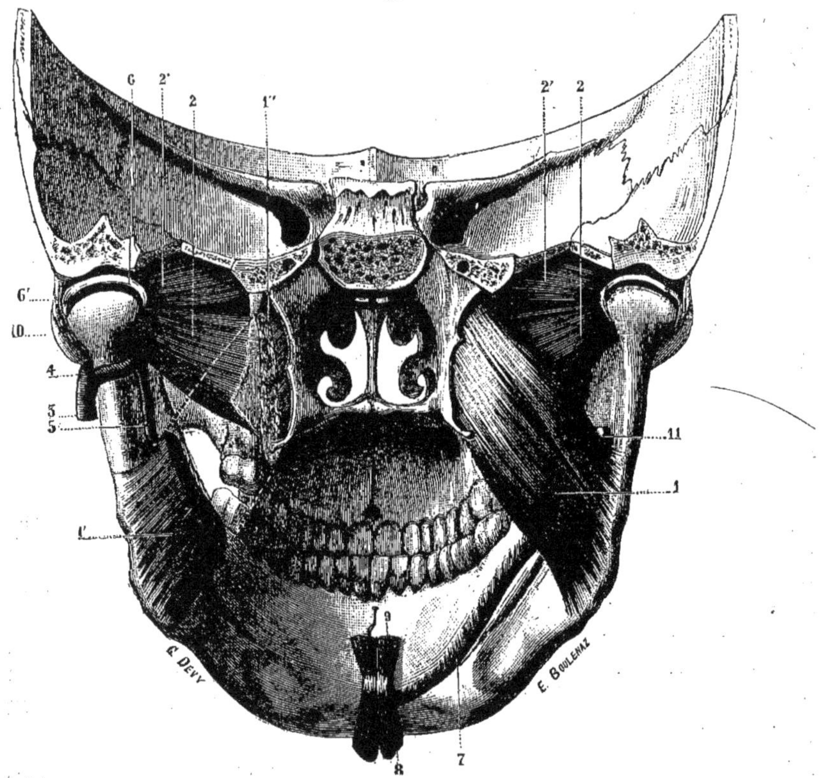

Fig. 592.

Muscles ptérygoïdiens, vus par leur partie postérieure (coupe du pharynx).

1, muscle ptérygoïdien interne du côté droit. — 1', 1'', portion inférieure et portion supérieure de ce même muscle réséqué à gauche. — 2, faisceau inférieur et 2', faisceau supérieur du muscle ptérygoïdien externe. — 3, carotide externe. — 4, artère maxillaire interne. — 5, artère dentaire inférieure. — 3, fibro-cartilage interarticulaire de l'articulation temporo-maxillaire. — 6', ligament latéral externe de cette articulation. — 7, muscle mylo-hyoïdien. — 8, muscle génio-hyoïdien. — 9, muscle génio-glosse. — 10, arcade zygomatique. — 11, épine de Spix.

ptérygoïde, sur la face interne de son aile externe, dans le fond même de la fosse et, enfin, sur la face postérieure de l'apophyse pyramidale du palatin (voy. fig. 158). Cette insertion se fait, en dedans, par une large aponévrose, qui se prolonge sur le tiers supérieur de la face interne du corps musculaire. Sur les autres points, elle se fait en partie par des fibres charnues, en partie par de courtes fibres tendineuses.

De la fosse ptérygoïde, les fibres du ptérygoïdien interne se portent obliquement en bas, en arrière et en dehors, vers l'angle du maxillaire inférieur. Elles se fixent sur la partie interne de cet angle et sur la face interne de la branche montante, soit directement, soit à l'aide de languettes tendineuses disséminées dans l'épaisseur du muscle. La zone d'insertion inférieure du ptérygoïdien interne s'étend ordinairement depuis le bord inférieur de la branche du maxillaire jusqu'à l'orifice supérieur du canal dentaire.

2° **Rapports.** — Le muscle ptérygoïdien interne est en rapport, en dedans, avec le pharynx et avec le muscle péristaphylin externe, qui longe verticalement sa ligne d'insertion sur l'aile interne de l'apophyse ptérygoïde. Il est séparé du pharynx (voy. *Pharynx*) par un espace angulaire à sinus postérieur, l'*espace maxillo-pharyngien,* dans lequel cheminent les deux carotides, la jugulaire interne et les nerfs grand sympathique, glosso-pharyngien, pneumogastrique, spinal et grand hypoglosse. — En dehors, le ptérygoïdien interne répond tout d'abord au muscle ptérygoïdien externe, dont il est séparé par une aponévrose plus ou moins nettement différenciée, l'*aponévrose interptérygoïdienne.* Plus bas, après s'être séparé du ptérygoïdien externe, il forme avec la branche du maxillaire un espace angulaire, dans lequel nous voyons descendre (fig. 593) le nerf lingual, le nerf dentaire inférieur et les vaisseaux homonymes. Plus bas encore, le ptérygoïdien répond directement à l'os, sur lequel il s'insère. A ce niveau, comme nous le montre la figure 588, il n'est séparé du masséter que par l'épaisseur de la branche montante. Il n'est même pas rare de voir les deux muscles, quand ils sont très développés, déborder l'un et l'autre le bord inférieur du maxillaire et entrer ainsi en contact par leurs fibres superficielles.

3° **Innervation.** — Le ptérygoïdien interne est innervé par une branche du maxillaire inférieur, le nerf du ptérygoïdien interne : il pénètre le muscle au niveau de sa face interne et au voisinage de son bord postérieur.

4° **Action.** — Le ptérygoïdien interne est encore un élévateur du maxillaire inférieur. En outre, en raison de son obliquité, il imprime à cet os de légers mouvements de latéralité, mouvements qui sont surtout sous la dépendance du muscle suivant.

Variétés. — Le ptérygoïdien interne est un muscle peu variable. — Il reçoit parfois un faisceau surnuméraire de l'apophyse pyramidale du palatin. — Par contre, il peut donner naissance au stylo-glosse (Moser). — Dans un cas signalé par Gruber, il envoyait un faisceau au ligament stylo-maxillaire. — Il peut, au voisinage de l'apophyse ptérygoïde, se fusionner plus ou moins avec le péristaphylin externe.

4° Ptérygoïdien externe

Le muscle ptérygoïdien externe (fig. 592 et 593), situé en dehors du précédent, est logé dans la fosse zygomatique. Il revêt la forme d'un large éventail ou, plus exactement, celle, d'un cône dont la base répond à la base du crâne et dont le sommet occupe le côté interne de l'articulation temporo-maxillaire.

1° **Insertions.** — Ce muscle prend naissance, à la base du crâne, par deux faisceaux : l'un supérieur ou sphénoïdal, l'autre inférieur ou ptérygoïdien. — Le *faisceau supérieur* ou *sphénoïdal* s'insère sur cette partie de la grande aile du sphénoïde qui forme la voûte de la fosse zygomatique. Cette insertion se fait, en partie par des fibres charnues, en partie par des fibres tendineuses très courtes. — Le *faisceau inférieur* ou *ptérygoïdien* s'insère, comme son nom l'indique, sur la face externe de l'apophyse ptérygoïde et, tout en bas, sur la partie externe de l'apophyse pyramidale du palatin. Ici encore l'insertion se fait à la fois par des fibres charnues et par de courtes languettes tendineuses.

De leur surface d'insertion cranienne, les deux faisceaux constitutifs du ptérygoïdien externe se portent l'un et l'autre vers le côté interne de l'articulation temporo-maxillaire, en suivant, le faisceau supérieur une direction horizontale, l'inférieur une direction oblique en haut et en dehors. Arrivés à l'articulation, le plus souvent même avant de l'atteindre, ces deux faisceaux, séparés jusque-là par un petit espace triangulaire à base interne, se fusionnent plus ou moins en un muscle unique et, finalement, viennent se fixer sur le côté interne du col du condyle et sur la partie correspondante du ménisque interarticulaire.

2° **Rapports.** — Au point de vue rapports, nous pouvons considérer au muscle ptérygoïdien externe, une face supérieure, une face externe et une face interne. — La *face supérieure* répond à la voûte de la fosse zygomatique, représentée, comme on le sait, par la portion horizontale de la grande aile du sphénoïde. Entre elle

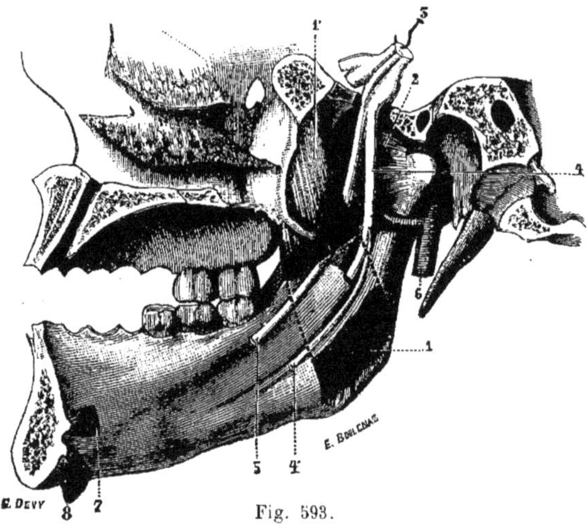

Fig. 593.

Muscles ptérygoïdiens du côté droit, vus par leur côte interne.

1, 1', ptérygoïdien interne. — 2, ptérygoïdien externe, réséqué à sa partie moyenne. — 3, trijumeau, érigné en haut. — 4, nerf dentaire inférieur. — 4', nerf mylo-hyoïdien. — 5, nerf lingual. — 6, carotide externe. — 7, muscle génio-glosse. — 8, muscle génio-hyoïdien.

et l'os cheminent, de dedans en dehors, le nerf massétérin et le nerf temporal profond moyen, deux branches du maxillaire inférieur. Le buccal, autre branche du maxillaire inférieur, passe dans l'interstice celluleux qui sépare les deux faisceaux du muscle. — La *face externe* ou mieux celle *antéro-externe* répond successivement, en allant d'avant en arrière (voy. la coupe horizontale représentée dans la figure 411) : 1° au masséter (à travers l'échancrure sigmoïde); 2° à l'apophyse coronoïde du maxillaire et au tendon du temporal qui s'y insère ; 3° à la boule graisseuse de BICHAT. Sur cette face, comme sur la suivante, se trouve un plexus veineux très développé, bien visible sur la figure 411. — La *face interne* ou mieux *postéro-interne* est successivement en rapport (fig. 593), en allant de dedans en dehors : 1° avec le ptérygoïdien interne, qui croise presque à angle droit son faisceau inférieur ou ptérygoïdien ; 2° avec les nerfs lingual, dentaire inférieur et auriculo-temporal, trois branches du maxillaire inférieur ; 3° souvent aussi avec l'artère maxillaire interne. Les rapports que présente cette artère avec le ptérygoïdien externe varient beaucoup suivant les sujets. Tantôt (et c'est, selon moi, la disposition la plus fréquente), la maxillaire interne contourne de dedans en dehors le bord inférieur du ptérygoïdien externe et gagne ainsi la face externe de ce muscle, qu'elle suit désormais jusqu'à la fosse ptérygo-maxillaire, où elle se termine. Tantôt, l'artère, conservant sa situation profonde, chemine tout d'abord entre les deux ptérygoïdiens et, arrivée au voisinage de l'apophyse ptérygoïde, passe dans l'interstice compris entre les deux faisceaux d'origine du ptérygoïdien externe, pour se rendre à la fosse ptérygo-maxillaire et, de là, au trou sphéno-palatin.

3° **Innervation.** — Comme le précédent, il est innervé par une ou deux branches nerveuses provenant du maxillaire inférieur.

4° **Action.** — Le muscle ptérygoïdien externe prend constamment son point fixe sur le crâne, son point mobile sur le condyle du maxillaire. Comme ce point mobile

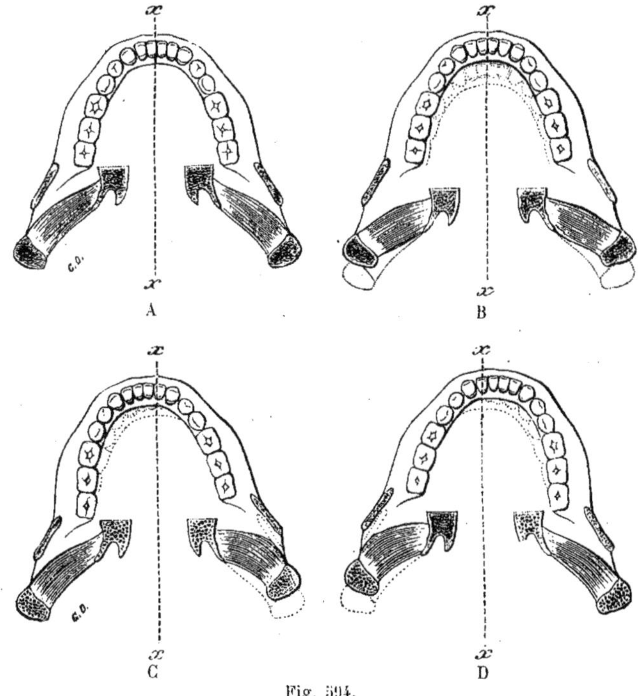

Fig. 594.

Schéma destiné à montrer le mode d'action du muscle ptérygoïdien externe.

A, les deux muscles ptérygoïdiens externes sont à l'état de repos. — B, les deux muscles ptérygoïdiens externes sont contractés : le menton, tout en restant sur la ligne médiane, s'est porté en avant. — C, un seul ptérygoïdien, le droit s'est contracté : seul le condyle droit s'est déplacé pour se porter en avant, tandis que le menton s'est porté à gauche de la ligne médiane. — D, un seul ptérygoïdien, le gauche cette fois, s'est contracté : on voit que le condyle gauche s'est déplacé pour se porter en avant, tandis que le menton s'est porté à droite de la ligne médiane.

(x x, ligne médiane. La ligne pointillée, dans les figures B, C et D, indique quelle est la situation du maxillaire à l'état de repos des muscles.)

est placé en arrière et en dehors du point fixe (fig. 595,A), la contraction du muscle a pour effet de porter en avant et en dedans le condyle sur lequel il s'insère. Voilà le principe. Il nous reste maintenant à en faire l'application dans les trois cas suivants :

a. Les deux muscles se contractent-ils simultanément? Les deux condyles (fig. 594,B) se déplacent ensemble : ensemble, ils se portent en avant et, le maxillaire tout entier suivant ce mouvement de progression, les arcades dentaires inférieures dépassent en avant les arcades dentaires supérieures.

b. Un seul muscle se contracte-t-il? Seul, le condyle sur lequel il s'insère se déplace (fig. 594,C). L'autre condyle reste immobile et le maxillaire exécute autour de ce dernier un mouvement de rotation, qui a pour effet de porter le menton du côté opposé.

c. Si les deux ptérygoïdiens externes se contractent alternativement et suivant un rythme régulier (fig. 594,D), le menton se porte alternativement à droite et à gauche et les molaires inférieures glissent dans tous les sens sur les molaires supérieures : ainsi se trouve constitué le mouvement de diduction ou de trituration (voy. ARTHROLOGIE, p. 447), qui caractérise la mastication chez les ruminants.

En résumé : 1° la contraction simultanée des deux ptérygoïdiens externes détermine des mouvements de *projection en avant* du maxillaire inférieur ; 2° la contraction isolée et alternative de ces muscles détermine des mouvements de *latéralité* ou de *diduction*, en vertu desquels le menton se porte du côté opposé au muscle qui se contracte.

Variétés. — THEILE a vu manquer le chef sphénoïdal du ptérygoïdien externe. — La région des ptérygoïdiens présente parfois des faisceaux surnuméraires, dont le plus important est le *pterygoideus proprius* de HENLE, qui se rend de la crête temporale du sphénoïde au bord postérieur de l'aile externe de l'apophyse ptérygoïde (voy. à ce sujet, WAGSTAFFE, *Journ. of Anat. and Phys.*, vol. V, p. 281). — MACALISTER signale (six cas) un faisceau partant de la même crête et aboutissant à la tubérosité du maxillaire. — On a vu un faisceau se rendre de l'aile externe de l'apophyse ptérygoïde au ligament sphéno-épineux. — Le *ligament ptérygo-épineux* de CIVININI (voy. OSTÉOLOGIE, p. 135), allant de l'aile externe de l'apophyse à l'épine du sphénoïde, peut être renforcé ou même remplacé par des faisceaux charnus (THEILE).

A consulter au sujet des muscles masticateurs : KACZANDER, *Beitr. z. Entwickl. der Kaumuskulatur*, Mitt. d. embryol. Instit. in Wien, 1885 ; — DALLA ROSA, *Das postembryonale Wachstum des menschl. Schläfemuskels*, etc., Stuttgart, 1886 ; — PARIGI, *Sulle inserzioni dei muscoli masticatori alla mandibola e sulla morfologia del condylo nell'uomo*, Arch. per l'Antropologia, 1890 ; — POLAND, *Variations of the external pterygoid muscle*, Journ. of anat. and Physiol., 1890 ; — LEDOUBLE, *Anomalies des muscles masticateurs de l'homme*, Bibliogr. anat., 1893.

ARTICLE II

MUSCLES PEAUCIERS DE LA TÊTE

Les muscles peauciers de la tête ont pour caractères communs, comme l'indique leur nom de *peauciers*, de présenter des connexions intimes avec la peau. Ils sont aplatis, minces, assez mal délimités, dépourvus pour la plupart d'aponévroses. Le plus grand nombre d'entre eux se disposent autour des trois grands orifices que nous présente la face : l'orifice palpébral, les narines, la bouche. Leurs contractions, volontaires ou réflexes, produisent tout d'abord les différents degrés d'ouverture ou d'occlusion de ces orifices. Mais les peauciers possèdent chez l'homme, ainsi que chez les primates, une autre fonction tout aussi importante : ils président au jeu de la physionomie, traduisant au dehors les impressions diverses du sensorium. Ce sont les *muscles mimiques* de certains auteurs.

Les recherches embryologiques et comparatives de RUGE (*Untersuchungen über die Gesichtsmuskulatur der Primaten*, Leipzig, 1887) ont établi que les muscles mimiques de la tête, tous innervés par le facial, dérivent de deux couches, l'une profonde, l'autre superficielle, qui sont primitivement distinctes et existent encore dans quelques espèces simiennes, notamment chez les Makis. La couche profonde, constituée par des fibres à direction transversale (*sphincter du cou, sphincter colli*) s'atrophie à la région cervicale et forme, dans la région de la face, les muscles mimiques profonds. La couche superficielle, beaucoup plus importante, persiste au cou sous le nom de *muscle peaucier du cou,* puis recouvre le crâne et la face dans presque toute son étendue : à ses dépens se différencient les muscles superficiels de la bouche et tous les autres muscles peauciers du crâne et de la face.

Envisagés chez l'adulte et à un point de vue purement descriptif, les muscles mimiques de la tête se divisent, d'après leur situation, en quatre groupes, savoir :

1° Les *muscles peauciers du crâne ;*

2° Les *muscles des paupières ;*

3° Les *muscles du nez ;*

4° Les *muscles de la bouche* ou *muscles des lèvres.*

§ I. — Muscles peauciers du crane

Les muscles pauciers du crâne, abstraction faite des muscles moteurs du pavillon de l'oreille, qui seront décrits plus loin à propos des organes des sens (voy. t. III), sont au nombre de deux de chaque côté : l'occipital en arrière et le frontal en avant. Réunis l'un à l'autre par une forte aponévrose, l'aponévrose épicranienne, ils ont pu être considérés (Albinus, Meckel) comme formant dans leur ensemble un muscle unique de forme digastique, le *muscle occipito-frontal.* Il convient d'étudier isolément : 1° le *muscle occipital ;* 2° le *muscle frontal ;* 3° l'*aponévrose épicranienne.*

1° Occipital

Le muscle occipital (fig. 595,15) est un muscle quadrilatère et fort mince, situé à la partie postérieure de la tête. Il va de l'écaille occipitale à l'aponévrose épicranienne.

1° Insertions. — Il prend naissance, en arrière, sur les deux tiers externes de la ligne occipitale supérieure, ainsi que sur la partie correspondante de l'apophyse mastoïde. Cette insertion se fait à l'aide de fibres aponévrotiques fort courtes, qui s'entre-croisent, en bas, avec les faisceaux d'origine du trapèze et du sterno-cléido-mastoïdien. — De cette longue ligne d'insertion, les faisceaux du muscle occipital se portent en haut et en avant et viennent, pour la plupart, se terminer sur le bord postérieur de l'aponévrose épicranienne. — Les faisceaux les plus externes se dirigent vers le pavillon de l'oreille et s'étendent parfois jusqu'à la face postérieure de la conque.

2° Rapports. — Recouvert par la peau, qui lui adhère intimement, le muscle occipital recouvre à son tour le péricrâne, sur lequel il glisse, dans ses contractions, à l'aide d'un tissu cellulaire lâche. Il est séparé de son homologue du côté opposé par un espace triangulaire, dont le sommet tronqué correspond à la protubérance occipitale externe (fig. 596,3').

3° Innervation. — Il est innervé par le rameau auriculaire postérieur du facial.

4° Action. — Le muscle occipital, prenant son point fixe sur le crâne, attire en arrière l'aponévrose épicranienne et les téguments qui la recouvrent; c'est donc un muscle tenseur de cette aponévrose. Par ses faisceaux externes, il peut porter le

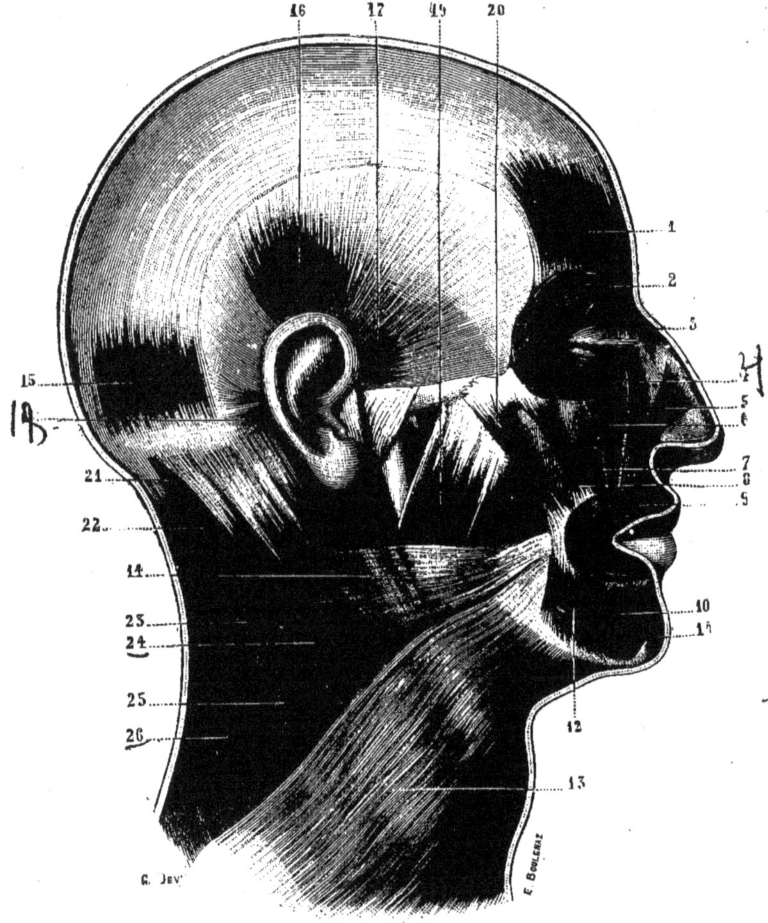

Fig. 595.

Muscles du crâne et de la face, couche superficielle.

1, muscle frontal. — 2, muscle orbiculaire des paupières. — 3, pyramidal du nez. — 4, élévateur commun de l'aile du nez et de la lèvre supérieure. — 5, transverse du nez. — 6, élévateur propre de la lèvre supérieure. — 7, canin. — 8, petit zygomatique. — 9, orbiculaire des lèvres. — 10, carré du menton. — 11, muscle de la houppe du menton. — 12, triangulaire des lèvres. — 13, peaucier du cou. — 14, risorius de Santorini. — 15, muscle occipital. — 16, auriculaire supérieur. — 17, auriculaire antérieur. — 18, auriculaire postérieur. — 19, masséter. — 20, grand zygomatique. — 21, complexus. — 22, splénius. — 23, angulaire de l'omoplate. — 24, sterno-cléido-mastoïdien. — 25, scalène postérieur. — 26, trapèze.

pavillon de l'oreille en arrière et en dedans, devenant ainsi un congénère du muscle auriculaire postérieur.

Variétés. — L'occipital peut manquer (Cassebohm, Macalister), disposition excessivement rare. — Par contre, il peut s'étendre du côté de la ligne médiane et s'entrecroiser même avec celui du côté opposé (Sœmmering). — Ses faisceaux externes ou auriculaires peuvent se séparer entièrement des faisceaux internes et constituer alors un petit muscle indépendant, plus ou moins confondu avec l'auriculaire supérieur ou l'auriculaire postérieur.

Muscle occipital transverse. — Bien décrit pour la première fois par E. Schultze, de Rostock (*Schmidt's Jahrbuch*, Bd. CXXXVII, p. 228), qui l'a rencontré dix-huit fois sur vingt-cinq sujets l'occipital transverse (*transversus nuchæ* des auteurs anglais) est un muscle généralement très grêle, couché transversalement entre les insertions inférieures de l'occipital et les insertions supérieures du trapèze. Il s'insère, d'une part, sur la protubérance occipitale externe ou sur la partie la plus interne de la ligne courbe occipitale qui y aboutit. D'autre part, il se termine, suivant les cas : sur la partie la plus externe de cette même ligne occipitale, sur le tendon du sterno-cléido-mastoïdien, ou même sur l'extrémité postérieure du muscle auriculaire postérieur, formant alors avec ce dernier un véritable muscle digastrique. Dans certains cas même (Gibson, Hallet), il y a continuité absolue entre les deux formations charnues, et l'auriculaire semble alors avoir reculé son origine postérieure jusqu'à la protubérance occipitale externe.

2° Frontal

Situé sur la partie antérieure du crâne, le frontal (fig. 595,1) est encore un muscle quadrilatère et fort mince, s'étendant de la région orbitaire à l'aponévrose épicranienne.

1° Insertions. — Il prend naissance, en haut, sur le bord antérieur de l'aponévrose épicranienne par un bord qui est fortement convexe. De là, il se porte en bas et en avant vers l'orbite. Ses faisceaux internes ou médians gagnent la région intersourcilière et, là, semblent se confondre avec les muscles pyramidaux. Ses faisceaux moyens et ses faisceaux externes descendent vers le rebord supérieur de l'orbite et s'y entrecroisent avec les deux muscles qui occupent cette région, l'orbiculaire et le sourcilier. Finalement, tous les faisceaux du frontal, quelle que soit leur situation, s'attachent à la face profonde de la peau des régions précitées.

2° Rapports. — Le frontal présente les mêmes rapports que le muscle précédent : il glisse sur le péricrâne à l'aide d'un tissu cellulaire lâche et, d'autre part, s'unit intimement à la peau à l'aide d'un tissu cellulaire extrêmement dense.

3° Innervation. — Il est innervé par les filets frontaux de la branche de bifurcation supérieure (branche temporo-faciale) du nerf facial.

4° Action. — Si le muscle frontal se contracte isolément, il attire en avant l'aponévrose épicranienne ; mais, si cette aponévrose est préalablement tendue et immobilisée par la contraction de l'occipital, le frontal, prenant alors sur elle son point fixe, élève la peau des sourcils. Dans l'un et dans l'autre cas, il détermine sur le front la formation de rides transversales. Dans le jeu de la physionomie, le frontal est le *muscle de l'attention*, dont il exprime les différents degrés, depuis la simple surprise jusqu'à l'admiration et même l'épouvante.

Variétés. — L'absence du frontal a été constatée par Macalister (*loc. cit.*). — Sa continuité avec l'occipital aurait été observée par Mayer, mais aucun autre anatomiste ne signale une pareille disposition. — Anormalement, le muscle frontal peut s'insérer partiellement, en avant sur des régions osseuses : l'apophyse orbitaire externe, l'arcade sourcilière, le rebord orbitaire, la glabelle, les os propres du nez, l'apophyse montante du maxillaire supérieur, l'apophyse orbitaire interne. — Halbertsma (in *Verslagen en Meded. d. k. Akademie van Wetenschappen naturk. Deel. VII*) considère cette dernière insertion comme normale. — Macalister signale également, comme une disposition constante, le passage d'un faisceau du frontal dans le muscle releveur commun de l'aile du nez et de la lèvre supérieure. — Le muscle frontal peut être divisé en plusieurs faisceaux distincts. — A consulter, au sujet de ce muscle, Greff, *Die Stirnmuskulatur des Menschen*, Th. Tübingen, 1888.

3° Aponévrose épicranienne

L'aponévrose épicranienne ou *calotte aponévrotique* de Theile (*galea aponeurotica*) est une vaste lame fibreuse, qui recouvre, à la manière d'une calotte, la convexité du crâne. Séparée du périoste par un tissu cellulaire lâche qui lui assure un glissement facile, elle est au contraire intimement unie à la peau, qui l'accompagne toujours dans ses déplacements.

Dans le sens antéro-postérieur, l'aponévrose épicranienne (fig. 596,3) réunit les deux muscles occipitaux aux deux muscles frontaux. — *En arrière*, elle jette entre les deux occipitaux un prolongement qui les sépare entièrement et vient prendre insertion sur la protubérance occipitale externe, ainsi que sur le tiers interne de la ligne courbe supérieure de l'occipital. — *En avant*, elle envoie un prolongement angulaire moins important entre les deux frontaux, qui se trouvent ainsi isolés l'un de l'autre au niveau de leur insertion supérieure. Au-dessous de ce prolongement, le frontal droit et le frontal gauche sont entièrement confondus. — *Latéralement*, l'aponévrose épicranienne (fig. 588,11) descend sur la face externe de l'aponévrose temporale, vers le pavillon de l'oreille et l'arcade zygomatique. Mais, en s'éloignant de la ligne médiane, elle diminue en épaisseur et en importance : c'est ainsi que, dans le voisinage de l'arcade zygomatique, elle se trouve réduite habituellement aux dimensions d'une simple lame celluleuse. Elle glisse de haut en bas sur la face externe de cette arcade osseuse et vient se perdre peu à peu dans le tissu cellulaire de la région massetérine.

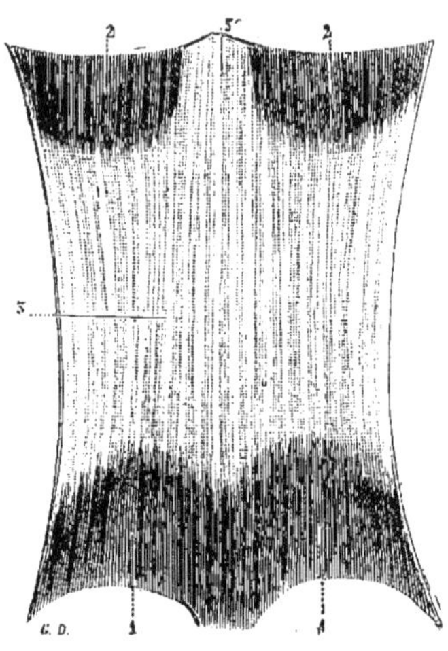

Fig. 596.

Schéma représentant le muscle occipito-frontal.

1, 1, muscle frontal. — 2, 2, muscle occipital. — 3, aponévrose épicranienne. — 3', prolongement que cette dernière aponévrose envoie entre les deux muscles occipitaux.

Envisagée au point de vue de sa structure, l'aponévrose épicranienne est constituée par trois ordres de faisceaux : des faisceaux antéro-postérieurs ou longitudinaux, des faisceaux transversaux et des faisceaux obliques. Dans la région temporale, elle donne attache au muscle auriculaire supérieur et au muscle auriculaire antérieur.

Morphologiquement, la calotte aponévrotique doit être considérée, au même titre que les deux muscles qu'elle réunit, comme une portion de pannicule charnu de la tête, qui, primitivement musculaire, a subi au cours du développement une régression fibreuse.

§ II. — Muscles des paupières

Autour de l'orifice palpébral, nous rencontrons deux muscles peauciers : l'*orbiculaire des paupières* et le *sourcilier*.

1° Orbiculaire des paupières

Ce muscle (fig. 595, 2) entoure l'orifice palpébral à la manière d'un anneau elliptique, aplati, large et mince. Sa circonférence intérieure se confond avec le pourtour de l'orifice palpébral lui-même ; sa circonférence extérieure, beaucoup plus étendue, dépasse les limites des paupières et recouvre le pourtour de l'orbite.

Aussi divise-t-on généralement le muscle orbiculaire en deux portions ou zones concentriques : une *zone orbitaire,* répondant au pourtour de l'orbite ; une *zone palpébrale,* inscrite dans la précédente et répondant aux paupières. De ces deux zones, la première est plus épaisse et plus colorée, la seconde plus mince et plus pâle.

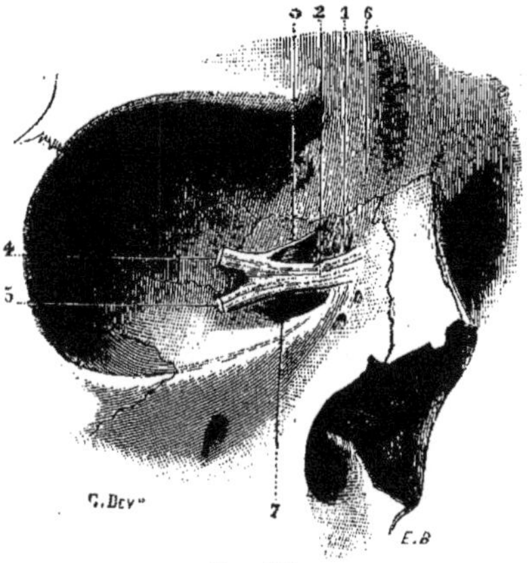

Fig. 597.
Tendons d'insertion de l'orbiculaire des paupières.

1, gouttière lacrymo-nasale. — 2, tendon direct de l'orbiculaire. — 3, son tendon réfléchi. — 4, branche supérieure et 5, branche inférieure du tendon de l'orbiculaire. — 6, apophyse orbitaire interne. — 7, orifice supérieur du canal nasal.

1° Insertions. — Le muscle orbiculaire prend naissance dans la région de l'angle interne de l'œil et se termine sur la peau de l'angle externe.

a. *Insertion à l'angle interne.* — Son insertion dans la région de l'angle interne est assez complexe. — La plus grande partie des faisceaux constitutifs du muscle se détache d'un tendon, dit *tendon de l'orbiculaire.* Ce tendon (fig. 597) est primitivement divisé en deux lames, dont l'une, *portion directe* du tendon ou *tendon direct,* s'attache à la lèvre antérieure de la gouttière lacrymo-nasale, sur l'apophyse montante du maxillaire supérieur par conséquent, tandis que l'autre, *portion réfléchie* ou *tendon réfléchi,* se fixe à la lèvre postérieure de cette même gouttière ou crête de l'unguis. Ces deux lames tendineuses, séparées l'une de l'autre par le sac lacrymal, arrivent au contact et se réunissent sur le côté externe du sac. Le tendon unique qui en résulte poursuit son trajet en dehors, mais se bifurque presque immédiatement après en deux branches, l'une supérieure, l'autre inférieure. Chacune de ces branches gagne obliquement la paupière correspondante et vient se terminer, comme nous le verrons plus tard (voy. ORGANES DES SENS), sur l'extrémité interne de la bandelette tarse. C'est sur ce tendon, *tendon principal de l'orbiculaire,* que prennent naissance la plus grande partie des fibres de ce muscle. Leur insertion se fait sur les points suivants (fig. 598) : 1° sur la face antérieure et sur les deux bords du tendon direct ; 2° sur la face antérieure et sur le bord supérieur de la branche supérieure ; 3° sur la face antérieure et sur le bord inférieur de la branche inférieure. — Un deuxième groupe de faisceaux s'attache, à l'aide de courtes fibres aponévrotiques, sur la partie toute supérieure de l'apophyse montante du maxillaire supérieur et sur le côté externe de l'apophyse orbitaire interne du frontal. — Un troisième groupe de fibres prend naissance, à la base de l'orbite, sur la portion

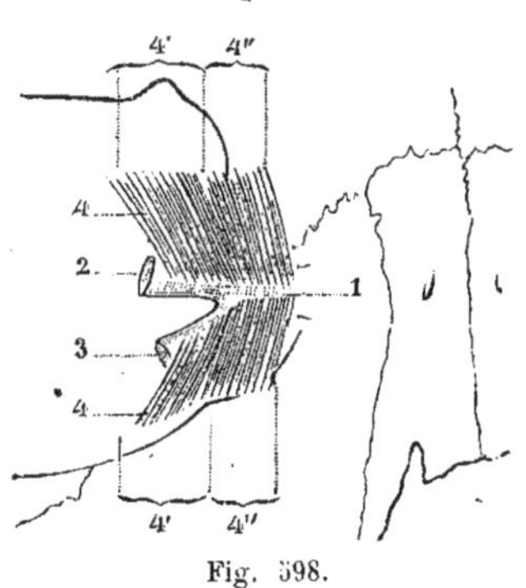

Fig. 598.
Mode d'insertion des fibres sur le tendon de l'orbiculaire.

1, tendon direct de l'orbiculaire. — 2, sa branche de bifurcation supérieure. — 3, sa branche de bifurcation inférieure. — 4, fibres de l'orbiculaire, avec : 4', portion passant dans les paupières ; 4'', portion passant sur le pourtour de l'orbite.

du maxillaire supérieur qui constitue le rebord antérieur du canal nasal. — Enfin, on voit quelques faisceaux s'insérer sur les parois mêmes du sac lacrymal.

b. *Insertion à l'angle externe.* — Partis de ces différents points, les faisceaux de l'orbiculaire se portent en dehors, vers l'angle externe de l'œil, en suivant une double direction : les uns, se portant en haut, passent dans la paupière supérieure et sur le pourtour supérieur de l'orbite ; les autres, se portant en bas, passent sur le pourtour inférieur de l'orbite et dans la paupière inférieure. Les uns et les autres décrivent ainsi une demi-circonférence, dont la concavité est dirigée en bas pour les premiers, en haut pour les seconds. Arrivés dans la région de l'angle externe, les faisceaux supérieurs s'entrecroisent avec les inférieurs, et vice versa. Finalement, les uns et les autres se terminent à la face profonde de la peau de la région.

2° Rapports. — La face superficielle de l'orbiculaire est en rapport avec la peau, à laquelle l'unit un tissu cellulaire, assez dense au niveau des sourcils, assez lâche dans les autres régions. — Sa face profonde repose tout d'abord, par sa zone orbitaire, sur le pourtour de l'orbite, dont elle est séparée en haut et en dedans par le muscle sourcilier, l'artère sus-orbitaire et les différentes branches du nerf frontal. Quant à sa zone palpébrale, elle recouvre les ligaments larges et les bandelettes tarses (voy. *Paupières*).

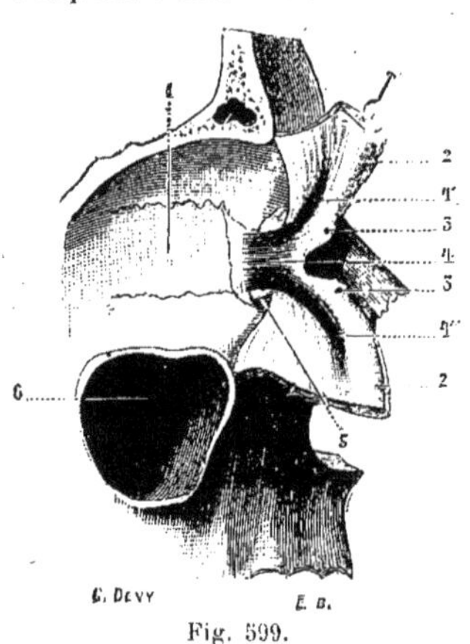

Fig. 599.

Muscle de Horner.

1, face interne de l'orbite (ethmoïde). — 2, les deux paupières, incisées et érignées en dedans pour montrer leur face profonde. — 3, 3, points lacrymaux. — 4, muscle de Horner, avec 4', son faisceau supérieur et 4'', son faisceau inférieur. — 5, orifice supérieur du canal nasal. — 6, sinus maxillaire.

3° Muscle de Horner. — Horner a le premier décrit (*Philadelphia Journal*, nov. 1824, p. 98), comme un muscle distinct, un petit faisceau quadrilatère, qui est situé en arrière du sac lacrymal et que l'on ne peut bien voir qu'en sectionnant les paupières et en les renversant en dedans (fig. 599). Le muscle de Horner s'insère, en dedans, avec la portion réfléchie du tendon, sur la crête de l'os unguis. Puis, il se porte transversalement en dehors vers la commissure interne des paupières ; là, il se bifurque, comme le tendon de l'orbiculaire lui-même, et vient se terminer, par chacune de ses branches, un peu en arrière des points lacrymaux (voy. Organes des sens).

4° Innervation. — L'orbiculaire des paupières est innervé par le facial (filets palpébraux de sa branche de bifurcation supérieure).

5° Action. — L'orbiculaire, en se contractant, détermine l'occlusion de l'orifice palpébral, d'où le nom de *sphincter des paupières* qui lui a été donné. Il ferme encore cet orifice par sa seule tonicité, lorsque le releveur de la paupière, cessant d'agir, abandonne la paupière supérieure à l'action seule de l'orbiculaire (clignement, sommeil).

Le muscle orbiculaire, prenant en dedans des insertions fixes et s'attachant en dehors sur des parties extrêmement mobiles, ne peut se contracter sans glisser de dehors en dedans sur le globe oculaire. Il chasse ainsi devant lui les larmes vers l'angle interne ; il les comprime en outre d'avant en arrière et les sollicite à s'engager dans les conduits lacrymaux. Ce mouvement de progression des larmes serait encore favorisé (Sappey) par la dilatation simultanée du sac lacrymal, résultant du redressement des portions directe et réfléchie du tendon de l'orbiculaire, lesquelles adhèrent au sac lacrymal.

Quant au muscle de Horner, il dilate les points lacrymaux et, les attirant en dedans, il les fait plonger dans le sac lacrymal, condition également favorable à la progression des larmes.

Variétés. — La portion orbitaire peut manquer (Macalister). — Elle peut être distincte de la portion palpébrale (Sandifort, Macalister). — Il n'est pas rare de voir l'orbiculaire se fusionner assez intimement avec le sourcilier pour qu'il soit impossible de les séparer. — L'orbiculaire envoie parfois des faisceaux dans le releveur de la lèvre supérieure, dans le petit zygomatique, dans le peaucier du cou (Macalister). — Le faisceau envoyé au petit zygomatique peut longer ce muscle sans se fusionner avec lui, constituant ainsi un petit zygomatique accessoire ; j'ai observé deux fois cette disposition. — Arlt a décrit, sous le nom de muscle *abaisseur du sourcil* (*Arch. f. Ophtalmologie*, Bd. IX, 1 Abth. S. 64), un petit faisceau triangulaire, souvent distinct, qui s'insère par son sommet derrière le ligament palpébral interne et vient se terminer, par sa base élargie, dans la partie interne du sourcil. Ce muscle paraît être le même que le *dilatateur supérieur du sac lacrymal* de Bourjut Saint-Hilaire, le même que le *lacrymal antérieur* de Henke.

Voyez, au sujet du muscle orbiculaire des paupières, Lesshaft, *Ueber den Musc. orbicularis orbitæ*, dans les Archives de Reichert de 1868, p. 265. — Au sujet du muscle de Horner, consultez Krehbiel, *Die Muskulatur der Thränenwege und der Augenlider mit specieller Berücksichtigung der Thränenleitung*, Stuttgart, 1878.

2° Sourcilier

Le sourcilier (fig. 604, 2) est un tout petit muscle, long de 3 ou 4 centimètres, couché sur la partie interne de l'arcade sourcilière, au-dessous du muscle précédent.

1° Insertions. — Il prend naissance, par un ou plusieurs faisceaux, sur la partie la plus interne de l'arcade sourcilière. A ce niveau, un intervalle de quelques millimètres seulement le sépare de celui du côté opposé. — De là, il se porte en haut et en dehors, en décrivant le long de l'arcade sourcilière une courbe à concavité dirigée en bas. En atteignant le trou sus-orbitaire, le sourcilier se décompose en une série de petits faisceaux, qui s'entrecroisent avec les fibres de l'orbiculaire et du frontal et viennent, finalement, s'attacher à la face profonde de la peau des sourcils.

2° Rapports. — Recouvert et masqué par l'orbiculaire, par le frontal et par le pyramidal, le muscle sourcilier recouvre l'os frontal, dont le séparent l'artère sus-orbitaire et les branches du nerf frontal.

3° Innervation. — Il est innervé, comme le précédent, par le nerf facial (filets palpébraux de sa branche de bifurcation supérieure).

4° Action. — Ses contractions attirent en dedans et en bas la peau du sourcil, qui se ramasse alors en rides verticales dans la région intersourcilière. Dans le jeu de la physionomie, le muscle sourcilier trahit la douleur, l'impatience, la colère.

Variétés. — Il n'est pas rare de rencontrer un petit faisceau distinct, qui prend naissance au voisinage de la poulie du grand oblique. — Le sourcilier se fusionne plus ou moins, comme nous l'avons fait remarquer plus haut, avec l'orbiculaire ; il est très probable que les cas d'absence de ce muscle se rapportent à sa réunion avec l'orbiculaire des paupières.

§ III. — Muscles du nez

Sur le nez se développent quatre muscles, savoir : en haut, le *pyramidal ;* en bas, le *myrtiforme ;* sur les côtés, le *transverse* et le *dilatateur des narines.*

1° Pyramidal

Le pyramidal (fig. 595,3) est un petit muscle situé à la fois sur le dos du nez et dans la région intersourcilière, immédiatement au-dessous du frontal, avec lequel il semble se continuer, d'où le nom de *piliers du frontal,* que l'on donne parfois aux deux pyramidaux.

1° Insertions. — Ce muscle prend naissance, en bas : en partie, sur les cartilages latéraux du nez ; en partie, sur le bord inférieur et sur le bord interne des os propres du nez. De là, ses faisceaux se portent verticalement en haut vers la région intersourcilière, où aboutissent d'autre part les faisceaux du frontal. Sur les points où ils entrent en contact, les deux muscles se pénètrent réciproquement, comme l'a fort bien établi Sappey, mais sans se confondre. Ils se terminent l'un et l'autre à la face profonde des téguments.

2° Rapports. — Les deux pyramidaux sont juxtaposés et réunis en apparence sur la ligne médiane. Un espace celluleux, généralement fort étroit, sépare celui du côté droit de celui du côté gauche.

3° Innervation. — Le pyramidal est innervé par le facial (filets sous-orbitaires de sa branche de bifurcation supérieure).

4° Action. — Les deux pyramidaux, prenant leur point fixe sur le nez, attirent en bas la peau de la région sourcilière, qui se plisse en rides transversales. Ils sont, comme on le voit, antagonistes des muscles frontaux, lesquels attirent la peau en haut. Cet antagonisme, déjà formulé par Sappey en 1837, a été nettement démontré plus tard par les expériences électro-physiologiques de Duchenne (de Boulogne).

Variétés. — Macalister a vu le pyramidal complètement distinct du muscle frontal.

2° Transverse du nez

Le transverse du nez (fig. 600,1) est un muscle triangulaire, aponévrotique en avant, charnu en arrière, couché sur la portion cartilagineuse de l'aile du nez.

1° Insertions. — Il s'insère par sa base sur le dos du nez, à l'aide d'une aponévrose qui se confond, sur la ligne médiane, avec celle du côté opposé. Les faisceaux charnus qui font suite à cette aponévrose se dirigent en bas, en dehors et en arrière vers le sillon de l'aile du nez. Là, ils se partagent en deux groupes : les faisceaux antérieurs s'attachent à la face profonde des téguments de la région ; les faisceaux postérieurs, comme nous le montre nettement la figure 600, se continuent avec les faisceaux externes du myrtiforme.

2° Rapports. — Par sa face profonde, le transverse repose directement sur l'aile du nez. Sa face superficielle répond aux téguments dans la plus grande partie de son étendue ; ce n'est qu'à sa partie la plus externe qu'elle est recouverte par les muscles élévateurs de l'aile du nez et de la lèvre supérieure.

3° **Innervation**. — Comme pour le précédent.

4° **Action**. — Les faisceaux antérieurs ou peauciers du muscle transverse attirent vers le dos du nez les téguments sur lesquels ils s'insèrent. Ils déterminent ainsi, dans la région de l'aile du nez, la formation de rides verticales. Les faisceaux postérieurs, se contractant en même temps que le myrtiforme, aplatissent l'aile du nez et diminuent ainsi la largeur de l'orifice des narines.

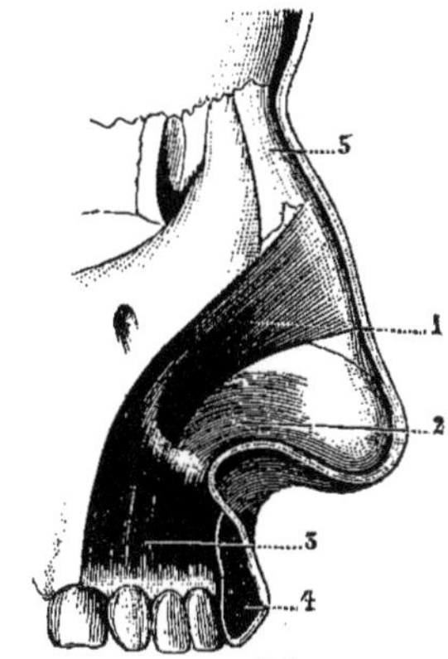

Fig. 600.
Muscles moteurs de l'aile du nez (couche profonde).

1, transverse du nez. — 2, muscle dilatateur des narines. — 3, muscle myrtiforme. — 4, coupe de la lèvre supérieure.

3° Myrtiforme

Le myrtiforme (fig. 600,3) est un petit muscle aplati et rayonné, situé au-dessous des narines, immédiatement en arrière de la lèvre supérieure.

1° **Insertions**. — Il s'insère, en bas, sur le maxillaire supérieur, au niveau de la fossette myrtiforme et de la saillie de la dent canine. Ses fibres, se portant ensuite en haut vers l'orifice des fosses nasales, s'écartent à la manière d'un éventail et se partagent en trois groupes : les fibres internes viennent s'attacher à la sous-cloison ; les fibres moyennes se fixent au bord postérieur du cartilage de l'aile du nez ; les fibres externes contournent ce cartilage, en décrivant une courbe à concavité dirigée en haut et en dedans, et se continuent, comme nous l'avons déjà dit plus haut, avec les faisceaux postérieurs du transverse.

2° **Rapports**. — Le myrtiforme repose directement sur le squelette de la face. Il est recouvert, en avant, par la muqueuse gingivale, par le demi-orbiculaire supérieur et par les différents faisceaux qui viennent se terminer, à son niveau, dans la lèvre supérieure.

3° **Innervation**. — Comme pour le précédent.

4° **Action**. — En se réunissant avec les faisceaux postérieurs du muscle transverse, les faisceaux externes du myrtiforme constituent sur le côté externe de la narine une sorte de *demi-sphincter*, dont les contractions ont pour effet de rétrécir cet orifice. Les faisceaux internes et les faisceaux moyens attirent en bas la partie inférieure du nez, d'où le nom d'*abaisseur de l'aile du nez*, sous lequel on désigne parfois le myrtiforme. En outre, les faisceaux moyens, en raison même de leur obliquité, portent l'aile du nez en bas et en dedans ; ils la rapprochent ainsi de la ligne médiane et diminuent d'autant le diamètre transversal de la narine. Au total, le myrtiforme abaisse l'aile du nez et rétrécit les narines.

4° Dilatateur propre des narines

Santorini a décrit sous ce nom une lame musculaire fort mince et très atrophiée chez l'homme, couchée sur la partie inférieure de l'aile du nez (fig. 600,2).

1° Insertions. — Ses fibres s'attachent, en arrière, à la fois sur le bord postérieur du cartilage de l'aile du nez et sur la partie correspondante du maxillaire supérieur. De là, elles se portent en avant et en bas, en décrivant une courbe à concavité inférieure, et viennent se terminer à la face profonde de la peau qui recouvre le bord externe de la narine.

2° Rapports. — Le muscle dilatateur des narines répond d'une part aux téguments, d'autre part au cartilage de l'aile du nez. Son développement est très variable : sur certains sujets, il est très visible et d'une dissection relativement facile ; sur d'autres, au contraire, il n'est pas perceptible à l'œil nu et l'emploi du microscope est nécessaire pour constater l'existence de fibres musculaires dans la région qu'il occupe.

3° Innervation. — Comme pour le précédent.

4° Action. — Le dilatateur, prenant son point fixe en arrière, attire en dehors l'aile du nez et élargit ainsi transversalement les narines. Il est, comme on le voit, antagoniste des deux muscles précédents.

§ IV. — Muscles de la bouche ou des lèvres

Tout autour de l'orifice buccal se disposent onze muscles : un d'abord, de forme annulaire, le *labial* ou *orbiculaire des lèvres,* qui préside à son occlusion ; puis une série de dix autres qui, partis des différentes régions de la face, viennent s'insérer sur son pourtour comme autant de rayons convergents. Ce sont, en allant de haut en bas : 1° l'*élévateur commun de l'aile du nez et de la lèvre supérieure ;* 2° l'*élévateur propre de la lèvre supérieure ;* 3° le *canin ;* 4° le *petit zygomatique ;* 5° le *grand zygomatique ;* 6° le *buccinateur ;* 7° le *risorius ;* 8° le *triangulaire des lèvres ;* 9° le *carré du menton ;* 10° le *muscle de la houppe du menton.*

1° Labial ou orbiculaire des lèvres

Le muscle labial ou orbiculaire des lèvres (fig. 595,9) est disposé tout autour de l'orifice buccal à la manière d'une ellipse dont le diamètre se dirige transversalement d'un côté à l'autre.

1° Insertions. — Adoptant l'opinion déjà ancienne de Winslow, nous considérerons ce muscle comme formé de deux moitiés absolument distinctes : une moitié supérieure, qui répond à la lèvre supérieure, c'est le *demi-orbiculaire supérieur ;* une moitié inférieure, qui se trouve située dans la lèvre inférieure, c'est le *demi-orbiculaire inférieur.*

A. Demi-orbiculaire supérieur. — Le demi-orbiculaire supérieur (fig. 601,1) constitue la couche la plus importante de la lèvre supérieure. Transversalement étendu d'une commissure à l'autre, il mesure en hauteur tout l'espace compris entre le bord libre de la lèvre et la base du nez. Ses faisceaux se détachent pour la plupart, à droite et à gauche de la ligne médiane, de la face profonde de la peau et de la muqueuse labiale. Puis, ils se dirigent en dehors et en bas en décrivant des anses à concavité inférieure. Ils arrivent ainsi à la région des commissures et, là, ils se terminent à la fois sur la peau et la muqueuse, en s'entrecroisant d'une part avec les fibres ascendantes du demi-orbiculaire inférieur, d'autre part avec les fibres transversales du buccinateur.

Ces longues fibres, disposées en arc et s'étendant sans interruption apparente d'une commissure à l'autre, constituent la *portion principale* du muscle.

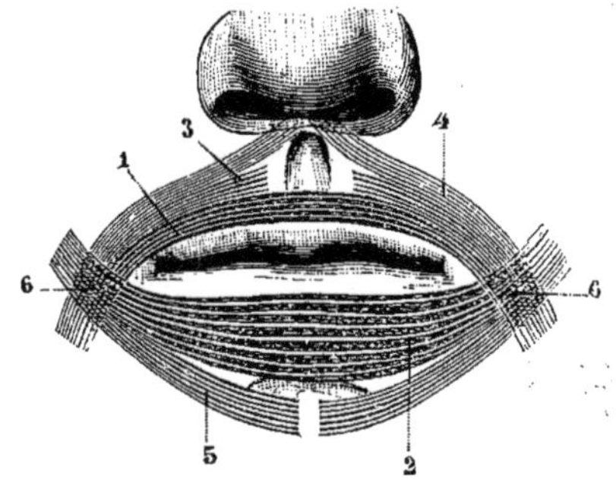

Fig. 601.

Schéma représentant la constitution anatomique de l'orbiculaire des lèvres.

1, demi-orbiculaire supérieur (faisceau principal). — 2, demi-orbiculaire inférieur (faisceau principal). — 3, faisceau accessoire naso-labial. — 4, faisceau incisif supérieur. — 5, faisceau incisif inférieur. — 6, 6', commissures des lèvres.

A cette portion principale viennent se joindre, à titre de *portions accessoires*, quatre faisceaux de renforcement, deux de chaque côté. L'un d'eux, (3) relativement épais, se détache de la sous-cloison des fosses nasales, c'est le *faisceau naso-labial* de l'orbiculaire. L'autre (4), plus faible, prend son origine à la portion interne de la fossette myrtiforme, c'est le *faisceau incisif supérieur*. De leur surface d'origine, ces deux faisceaux se portent en dehors et un peu en bas et ne tardent pas à se fusionner avec la portion principale de l'orbiculaire. Ils présentent naturellement le même mode de terminaison que ce dernier.

B. Demi-orbiculaire inférieur. — Assez analogue au précédent, le demi-orbiculaire inférieur (fig. 601,2) constitue la couche la plus importante de la lèvre inférieure, dont il occupe toute la hauteur, depuis le bord libre jusqu'au sillon qui sépare en bas la lèvre du menton. Il prend naissance, à droite et à gauche de la symphyse mentonnière, à la face profonde de la peau et de la muqueuse labiale. De là, ses faisceaux se portent en dehors et en haut pour venir se terminer, comme ceux du muscle précédent, dans la région de la commissure.

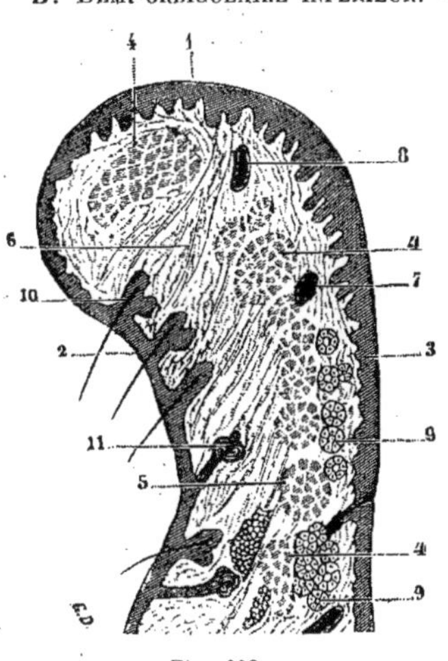

Fig. 602.

Coupe sagittale de la lèvre inférieure passant par l'incisive externe.

1, bord libre. — 2, revêtement cutané. — 3, muqueuse. — 4, branche verticale et 4' branche horizontale de l'L musculaire représentant l'orbiculaire des lèvres. — 5, faisceaux verticaux provenant du carré du menton. — 6, faisceaux obliques marginaux, représentant le muscle compresseur des lèvres de Klein. — 7, artère coronaire. — 8, veines. — 9, 9, glandes labiales. — 10, follicules pileux. — 11, glandes sudoripares.

Il est renforcé, comme le demi-orbiculaire supérieur, par un faisceau accessoire à insertion osseuse, le *faisceau incisif inférieur* (5). Ce faisceau, assez analogue au faisceau homonyme de la lèvre supérieure, prend naissance, en dedans, sur le côté de la symphyse et se confond, presque immédiatement après son origine, avec la portion principale du muscle.

2° Rapports. — L'orbiculaire est situé à la partie moyenne des lèvres, un peu plus rapproché cependant de la face muqueuse que de la face cutanée. Vu sur des coupes sagittales (fig. 602), il revêt dans son ensemble la forme de la lettre **L** (**˥** pour la lèvre inférieure), avec une branche verticale très longue occupant toute la hauteur de la lèvre, une branche horizontale très courte répondant à l'orifice buccal. En se réunissant à angle droit, les deux branches de l'L musculaire délimitent un angle, qui regarde en avant et en bas pour la lèvre inférieure, en avant et en haut pour la lèvre supérieure.

Dans chacune des deux lèvres, l'orbiculaire est recouvert par la peau et par un certain nombre de muscles, qui sont : le carré du menton, pour le demi-orbiculaire inférieur ; les deux élévateurs de la lèvre supérieure et le petit zygomatique pour le demi-orbiculaire inférieur. Il recouvre à son tour la muqueuse labiale, dont le sépare une véritable nappe de glandes muqueuses (voy. *Lèvres*). L'artère coronaire répond à la face profonde du muscle : elle est située d'ordinaire à l'angle de réunion des deux branches de l'L ou un peu au delà de cet angle (au-dessous pour la lèvre inférieure, au-dessus pour la lèvre supérieure).

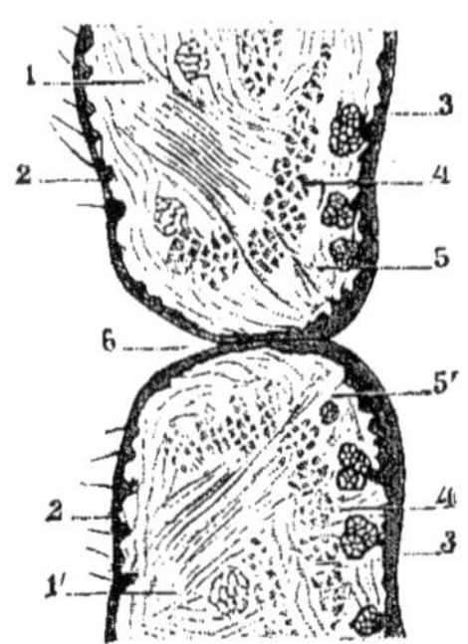

Fig. 603.

Coupe verticale des deux lèvres pour montrer le muscle compresseur des lèvres (d'après Roy).

1, lèvre supérieure et lèvre inférieure, avec : 2, leur face antérieure ; 3, leur face postérieure. — 4, faisceaux de l'orbiculaire. — 5, 5', faisceaux des muscles compresseurs des lèvres. — 6, fente buccale.

Muscle compresseur des lèvres. — Outre les fibres transversales de l'orbiculaire et les fibres verticales de provenance diverse qui viennent se placer en avant de ce dernier muscle, on trouve encore dans chacune des deux lèvres, et au voisinage de son bord libre, un certain nombre de fibres à direction antéro-postérieure, dont l'ensemble constitue le *muscle compresseur des lèvres*. — Ces fibres antéro-postérieures, signalées depuis longtemps par Luschka et étudiées spécialement plus tard par Klein et par Æby, prennent naissance, en avant, à la face profonde de la peau depuis la première jusqu'à la douzième rangées de follicule pileux. De là, elles se portent obliquement en arrière (en arrière et en bas pour la lèvre supérieure, en arrière et en haut pour la lèvre inférieure) et viennent se terminer sur la muqueuse, tout autour de l'orifice buccal. — Ce muscle compresseur des lèvres, qui n'est autre que le *rectus labii* de Klein, le *musculus labii proprius* de Krause, est particulièrement développé chez le nouveau-né et doit vraisemblablement jouer un rôle important dans l'acte de la succion.

3° Innervation. — L'orbiculaire des lèvres est innervé par le facial : pour sa moitié supérieure (demi-orbiculaire supérieur), par les filets buccaux supérieurs de la branche temporo-faciale ; pour sa moitié inférieure (demi-orbiculaire inférieur), par les filets buccaux inférieurs de la branche cervico-faciale.

4° Action. — En s'entrecroisant au niveau des commissures, les deux demi-orbiculaires constituent pour l'orifice buccal un véritable sphincter : ils ferment cet orifice quand il a été ouvert par l'action de ses muscles dilatateurs ; ils le rétrécissent et appliquent solidement l'un contre l'autre les bords opposés, lorsque leurs contractions surprennent cet orifice dans l'état d'occlusion passive.

Au point de vue physiologique, chaque demi-orbiculaire peut être divisé en deux zones : une *zone extérieure* ou *périphérique* (par rapport au centre de l'orifice buccal) et une *zone intérieure* ou *marginale*. Les contractions des deux zones extérieures froncent les lèvres et les projettent en avant ; les contractions des zones intérieures les froncent également, mais les portent en arrière, en les appliquant contre les arcades dentaires.

Ceci posé, il est facile de se rendre compte que l'orbiculaire coopère à une foule d'actes tels que : la succion, le jeu des instruments à vent, le sifflement, la préhension des aliments, soit solides, soit liquides, l'action de donner un baiser (*musculus osculatorius* des anciens anatomistes), l'articulation de certaines consonnes dites labiales, etc., etc.

Les expériences électro-physiologiques de Duchenne (de Boulogne) et aussi les faits cliniques (hémiplégie faciale) nous autorisent à admettre dans chaque demi-orbiculaire deux moitiés symétriques et parfaitement indépendantes, répondant l'une au côté droit, l'autre au côté gauche. Le sphincter buccal serait ainsi constitué par quatre muscles : deux supérieurs, que l'on pourrait appeler les deux *labiaux supérieurs*, le gauche et le droit ; deux inférieurs, que l'on pourrait désigner sous le nom de *labiaux inférieurs* et que l'on distinguerait, de même, en labial inférieur gauche et labial inférieur droit.

Variétés. — Certaines portions de l'orbiculaire ont été décrites par MECKEL (*Stimm. u. Sprachorgans*, 1857) comme des muscles spéciaux. Tels sont : le *protracteur* de la lèvre supérieure et de la lèvre inférieure, le *constricteur* de la lèvre supérieure et de la lèvre inférieure. — On a décrit encore comme muscles spéciaux (*muscle incisif supérieur* et *muscle incisif inférieur*) les deux faisceaux à insertion osseuse, décrits plus haut, qui viennent renforcer la portion principale. — Voy. au sujet de l'orbiculaire : HENKE, *Die oberen und unteren Muskeln der Lippen*, Zeitschr. f. Anat. u. Entw., 1875 ; — KLEIN, *Zur Kenntniss des Baues der Mundlippen der neugebor. Kindes*, Wien, 1869 ; — ÆBY, *Die Muskulatur d. menschl. Mundspalte*, Arch. f. mikr. Anat., 1879 ; — ROY, *Le muscle orbiculaire des lèvres*, Th. Bordeaux, 1890 ; — VIRCHOW (H.), *Der Muskelmannmaul*, Berlin. Klin. Woch., 1892.

2° BUCCINATEUR

Le buccinateur est un muscle plat, situé dans la région de la joue, en arrière de l'orbiculaire et en avant du masséter (fig. 604,14). Il s'étend d'un maxillaire à l'autre et contribue ainsi à former la paroi latérale de la cavité buccale.

1° Insertions. — Il prend naissance, en arrière : 1° sur le bord alvéolaire du maxillaire supérieur, dans la portion de ce bord qui correspond aux trois grosses molaires ; 2° sur le bord alvéolaire du maxillaire inférieur, au niveau également des grosses molaires ; 3° sur le crochet de l'aile interne de l'apophyse ptérygoïde ; 4° sur une bandelette fibreuse, le ligament *ptérygo-maxillaire* (*aponévrose buccinato-pharyngienne* de quelques auteurs), qui s'étend du crochet précité de l'apophyse ptérygoïde à l'extrémité postérieure du bord alvéolaire du maxillaire inférieur (fig. 604). Comme on le voit, l'insertion postérieure du buccinateur se fait en partie sur des surfaces osseuses, en partie sur une aponévrose.

Quelle que soit leur origine, tous les faisceaux constitutifs du buccinateur convergent vers la commissure labiale. Les faisceaux moyens s'y portent horizontalement. Les faisceaux supérieurs et les faisceaux inférieurs suivent un trajet oblique (obliquement descendant pour les premiers, obliquement ascendant pour les seconds) et s'y entrecroisent.

Après entrecroisement, les faisceaux ascendants semblent passer dans la lèvre supérieure et s'y continuer directement avec le demi-orbiculaire supérieur. De même, les faisceaux descendants paraissent se confondre avec le demi-orbiculaire inférieur et passer ainsi dans la lèvre inférieure. Mais cette continuité, longtemps admise et admise encore aujourd'hui par certains auteurs, du buccinateur et de l'orbiculaire des lèvres n'est qu'apparente. En réalité, les faisceaux du buccinateur se terminent, au niveau des commissures, sur la face profonde de la muqueuse buccale de la même manière que ceux de l'orbiculaire.

2° Rapports. — En arrière, au niveau de son insertion à la bandelette ptérygomaxillaire, le buccinateur est en rapport avec le constricteur supérieur du pharynx, qui s'attache également à cette bandelette, mais sur son bord opposé. — En avant, au niveau des commissures labiales, il répond à l'orbiculaire des lèvres, au grand zygomatique, au canin et au triangulaire des lèvres. — Sa face interne ou profonde est recouverte par la muqueuse buccale, qui lui adhère intimement. — Sa face externe ou superficielle répond, à sa partie toute postérieure, à la branche du maxillaire, à l'apophyse coronoïde et au tendon inférieur du temporal. Plus en avant, elle est en rapport : 1° avec les faisceaux antérieurs du masséter, dont elle est séparée par la boule graisseuse de Bichat ; 2° avec le canal de Sténon (fig. 604,13), qui chemine quelque temps à la surface du muscle, puis le perfore, au niveau de la

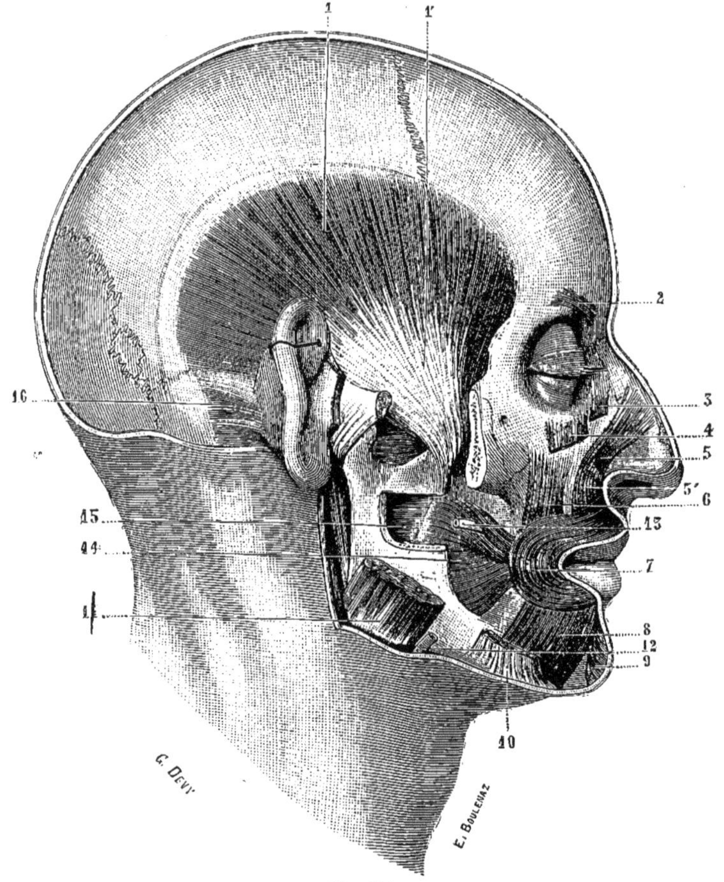

Fig. 604.

Muscles du crâne et de la face, couche profonde.

1, temporal, avec 1', son tendon inférieur. — 2, sourcilier. — 3, élévateur commun de l'aile du nez et de la lèvre supérieure. — 4. élévateur propre de la lèvre supérieure. — 5, transverse du nez. — 5', myrtiforme. — 6, canin. — 7, orbiculaire des lèvres. — 8, carré du menton. — 9, muscle de la houppe du menton. — 10, triangulaire des lèvres. — 11, masséter. — 12, artère faciale. — 12, canal de Sténon. — 14, muscle buccinateur. — 15, constricteur supérieur du pharynx, séparé du buccinateur par le ligament ptérygo-maxillaire ou aponévrose buccinato-pharyngienne. — 16, auriculaire postérieur.

deuxième grosse molaire supérieure, pour s'ouvrir dans la cavité buccale ; 3° avec le nerf buccal, qui le traverse également de dehors en dedans ; 4° avec l'artère et la veine faciales ; 5° avec quelques ramifications du nerf facial. Cette face superficielle de l'orbiculaire répond, du reste, à la peau et, plus immédiatement, à une aponévrose, dite *aponévrose buccinatrice*.

3° Aponévrose buccinatrice. — Etalée sur la face externe du muscle buccinateur, cette aponévrose s'attache, en arrière, sur le bord antérieur de l'apophyse coronoïde, où elle se confond avec celle du masséter ; en haut, elle se fixe sur le bord alvéolaire supérieur ; en bas, sur le bord alvéolaire inférieur. Très épaisse et très résistante à sa partie postérieure, l'aponévrose buccinatrice s'atténue graduellement au fur et à mesure qu'elle se dirige en avant ; elle n'existe plus, à la région des commissures, que comme une simple lame celluleuse. Un tissu conjonctif très dense l'unit au buccinateur ; entre elle et le muscle, dans le voisinage du canal de Sténon, se trouve un groupe de glandules salivaires, connus sous le nom de *glandes molaires*.

4° Innervation. — Le muscle buccinateur reçoit ses nerfs à la fois de la branche temporo-faciale et de la branche cervico-faciale de la septième paire. Il est, en outre, traversé, comme nous l'avons déjà dit à propos de ses rapports, par le nerf buccal, branche du maxillaire inférieur ; mais il est généralement admis que ce dernier nerf est, à ce niveau, exclusivement sensitif et, par conséquent, ne prend aucune part à l'innervation motrice du buccinateur.

5° Action. — Les muscles buccinateurs attirent en arrière les commissures labiales, agrandissant ainsi le diamètre transversal de la bouche. Lorsqu'ils sont repoussés en dehors par de l'air emmagasiné dans la cavité buccale, leur contraction comprime cet air et le force à s'échapper *sous pression* par l'orifice buccal, dont l'ouverture est graduée par l'orbiculaire. Les buccinateurs ont, de cette façon, une part très importante dans le jeu des instruments à vent, ce qui leur a valu leur nom de buccinateurs (de *buccinare*, jouer de la trompette). Enfin, dans l'acte de la mastication, les buccinateurs ramènent sous les arcades dentaires, de concert avec l'orbiculaire, les particules alimentaires qui se sont égarées dans le vestibule de la bouche.

Variétés. — Il n'est pas très rare de voir quelques-uns de ces faisceaux moyens se continuer avec le constricteur supérieur du pharynx. — On l'a vu renforcé par un petit faisceau surnuméraire, provenant du canal de Sténon.

3° Élévateur commun de l'aile du nez et de la lèvre supérieure

L'élévateur commun de l'aile du nez et de la lèvre supérieure (fig. 595,4) est un muscle aplati et mince, s'étendant de l'angle interne de l'œil à la lèvre supérieure.

1° Insertions. — Il prend naissance, en haut, sur la face externe de l'apophyse montante du maxillaire supérieur, quelquefois sur les os propres du nez et même sur l'apophyse orbitaire interne du frontal. De là, il se porte en bas en suivant le sillon naso-génien et se partage, en atteignant la base du nez, en deux ordres de faisceaux, des faisceaux internes et des faisceaux externes. Les faisceaux internes s'attachent à la peau de la partie postérieure de l'aile du nez. Les faisceaux externes, obliquant un peu en dehors, croisent l'orbiculaire et se fixent à la face profonde de la peau de la lèvre supérieure ; ils s'étendent jusqu'au voisinage de son bord libre.

2° Rapports. — L'élévateur commun de l'aile du nez et de la lèvre supérieure répond à la peau, dans toute son étendue. Il recouvre, de haut en bas, l'apophyse montante du maxillaire supérieur et quatre muscles : le transverse du nez, le myrtiforme, l'élévateur propre de la lèvre supérieure et l'orbiculaire.

3° Innervation. — Il est innervé par le facial (filets sous-orbitaires de sa branche temporo-faciale).

4° Action. — Comme l'indiquent suffisamment son nom et ses attaches inférieures, ce muscle attire en haut l'aile du nez et la lèvre supérieure.

Variétés. — On voit assez fréquemment l'élévateur commun de l'aile du nez et de la lèvre supérieure échanger quelques faisceaux avec le frontal, le pyramidal, l'élévateur propre de la lèvre supérieure. — Il peut être constitué, à son origine, par deux faisceaux distincts.

Musculus anomalus d'Albinus. — Albinus a décrit sous ce nom (*Historia musculorum*, p. 167) un petit faisceau musculaire, à la fois charnu et tendineux, situé au-dessous de l'élévateur commun de l'aile du nez et de la lèvre supérieure et qui, partant de l'apophyse montante du maxillaire supérieur, vient s'insérer sur le maxillaire dans le voisinage de la fosse canine. C'est donc un muscle inséré par ses deux extrémités sur deux points d'un même os, également immobiles l'un et l'autre. Sappey a pu poursuivre ce muscle jusqu'au repli que forme la muqueuse buccale en passant de la lèvre supérieure sur l'alvéole et lui a donné le nom significatif de *muscle tenseur de la muqueuse alvéolo-labiale.* — Macalister a rencontré sur un sujet, à la place du musculus anomalus, une bandelette fibreuse qui n'est probablement qu'une forme atrophiée de ce faisceau musculaire. — Vlacovich a décrit en 1875 un *faisceau sous-orbitaire*, qui, par sa situation, sa constitution anatomique et son insertion sur deux points osseux, tous les deux immobiles, présente les plus grandes analogies avec l'anomalus d'Albinus. Il s'étendait de l'apophyse montante du maxillaire supérieur au rebord supérieur du trou sous-orbitaire. Vlacovich considère ce petit muscle comme un faisceau aberrant de l'orbiculaire des paupières.

4° Élévateur propre de la lèvre supérieure

Plus volumineux que le précédent, en dehors duquel il est situé, l'élévateur propre de la lèvre supérieure (fig. 595,6) est un muscle rubané, étendu du rebord orbitaire à la lèvre supérieure.

1° Insertions. — Il s'insère en haut, dans une étendue de 18 à 20 millimètres, sur le maxillaire supérieur entre le trou sous-orbitaire et le rebord inférieur de l'orbite. De là, ses fibres se portent en bas et en dedans, croisent en partie celles du muscle précédent et se terminent à la face profonde de la lèvre supérieure.

2° Rapports. — Recouvert à son origine par l'orbiculaire des paupières, il recouvre à son tour une portion du canin et de l'orbiculaire des lèvres. — Son bord externe est en rapport, en bas, avec le petit zygomatique, qui le longe ou se fusionne avec lui. — Son bord interne répond à l'élévateur commun de l'aile du nez et de la lèvre supérieure et se réunit le plus souvent avec lui.

3° Innervation. — Comme le précédent.

4° Action. — Comme son nom l'indique, le muscle élévateur propre de la lèvre supérieure attire en haut la portion moyenne de la lèvre supérieure.

Variétés. — L'absence du muscle est signalée par Otto. — Le muscle élévateur propre de la lèvre supérieure peut recevoir des faisceaux de renforcement de l'orbiculaire des paupières, du petit zygomatique, de la région malaire. Dans ces cas, il peut représenter, à son origine, un muscle biceps. Il peut même se trouver constitué par trois faisceaux (Macalister). — Il est très fréquent de voir les faisceaux internes du muscle s'attacher à l'aile du nez : cette disposition a paru assez fréquente à Sappey pour que cet anatomiste se soit cru autorisé à décrire ce muscle sous le nom de *muscle élévateur profond commun de l'aile du nez et de la lèvre supérieure.*

5° Canin

Le canin (fig. 604,6) est un muscle quadrilatère, situé dans la fosse canine, au-dessous et un peu en dehors du précédent.

1° Insertions. — Il s'insère, en haut, sur la partie la plus élevée de la fosse canine, au-dessous du trou sous-orbitaire. Ses fibres se portent ensuite en bas et un peu en dehors vers la région de la commissure, où elles semblent se confondre avec les différents faisceaux de l'orbiculaire, du grand zygomatique et du triangulaire des lèvres, qui convergent vers le même point. Cette continuité est tout simplement apparente, comme le démontrent les expériences électro-physiologiques de Duchenne (de Boulogne). La terminaison réelle du canin se fait à la face profonde de la peau et de la muqueuse de la région des commissures.

2° **Rapports.** — Le canin est recouvert à son origine par le muscle élévateur propre de la lèvre supérieure, ainsi que par les vaisseaux et les nerfs sous-orbitaires. Plus bas, il répond à la peau dont le sépare une épaisse couche de tissu cellulo-graisseux.

3° **Innervation.** — Comme le précédent.

4° **Action.** — Le muscle canin attire en haut et un peu en dedans la commissure labiale.

Variétés. — Le muscle canin est peu variable ; je l'ai vu, dans un cas, constitué par deux faisceaux parfaitement distincts et parallèles l'un à l'autre. — Cruveilhier (*Anat. descript.*, I, p. 624) a vu deux faisceaux curvilignes du transverse du nez aller renforcer le canin.

6° Petit zygomatique

Le petit zygomatique (fig. 595,8) est une petite bandelette musculaire, qui s'étend de la région de la pommette à la peau de la lèvre supérieure.

1° **Insertions.** — Il prend naissance sur la partie inférieure de la face externe de l'os malaire, un peu au-dessous des faisceaux de l'orbiculaire des paupières. De là, il se dirige obliquement en bas et en avant, croise superficiellement les faisceaux de l'orbiculaire des lèvres et se termine, à côté des élévateurs, sur la face profonde de la peau de la lèvre supérieure.

2° **Rapports.** — Le petit zygomatique répond à la peau dans la plus grande partie de son étendue. Seule, son extrémité supérieure est quelquefois recouverte par l'orbiculaire des paupières.

3° **Innervation.** — Comme le précédent.

4° **Action.** — Il attire en haut et en dehors la portion moyenne de la lèvre supérieure, sur laquelle il s'insère.

Variétés. — Le petit zygomatique est un des muscles les plus variables : il peut manquer, disposition qui est loin d'être rare. Il peut se confondre, en partie ou en totalité, avec quelques muscles voisins, les élévateurs et le grand zygomatique par exemple. — Il peut naître entièrement de l'orbiculaire des paupières : j'ai observé plusieurs fois une pareille disposition. — Sa duplicité a été signalée par bon nombre d'auteurs, Malgaigne, Mac Whinnie, Macalister, etc. — Je l'ai vu tout récemment formé par trois faisceaux : le faisceau ordinaire, un faisceau provenant de l'orbiculaire, un faisceau provenant, par voie de bifurcation, du grand zygomatique. — Il résulte d'une observation d'Eustache que le petit zygomatique peut s'unir aux fibres externes du muscle frontal.

7° Grand zygomatique

Le grand zygomatique (fig. 595, 20) est, comme le précédent, un muscle rubané qui s'étend obliquement de la pommette à la commissure des lèvres.

1° **Insertions.** — Il s'insère sur la face externe de l'os malaire, un peu en dehors du petit zygomatique. De là, il se porte en bas et en avant, gagne la commissure des lèvres et s'y termine à la face profonde des téguments.

2° Rapports. — Dans son trajet descendant, le grand zygomatique croise successivement le masséter, le buccinateur et la veine faciale, qui sont situés au-dessous de lui. Superficiellement, il répond à la peau, dont le sépare une épaisse couche de graisse.

3° Innervation. — Comme le précédent.

4° Action. — Le grand zygomatique quand il se contracte, attire en haut et en dehors la commissure des lèvres.

Variétés. — Le grand zygomatique peut manquer. — Il peut être double, soit dans toute son étendue, soit à l'une de ses extrémités seulement, l'extrémité supérieure (MACALISTER) ou l'extrémité inférieure (BELL). — Il peut présenter des connexions plus ou moins étendues avec le muscle précédent, l'orbiculaire des paupières, le triangulaire des lèvres ou même avec le risorius de Santorini. — MACALISTER signale son insertion, en dehors de l'os malaire, sur l'aponévrose massétérine.

8° RISORIUS DE SANTORINI

SANTORINI a décrit sous ce nom (*risorius novus*) un petit muscle triangulaire, généralement très mince, qui est situé sur les côtés de la face (fig. 595,14).

1° Insertions. — Le risorius prend naissance en arrière, par un ou plusieurs faisceaux, dans le tissu cellulaire qui recouvre la région parotidienne. Ces faisceaux d'origine peuvent toutefois s'étendre jusqu'au sterno-cléido-mastoïdien, ou bien ne pas dépasser le masséter. De leurs différents points d'origine, ils convergent tous vers la commissure des lèvres et s'y terminent, en partie sur la peau, en partie sur la muqueuse.

2° Rapports. — La face superficielle du risorius répond à la peau dans toute son étendue. Sa face profonde repose successivement sur la parotide, sur le masséter et sur le buccinateur. Son bord inférieur répond au peaucier du cou, qui suit, à peu de chose près, la même direction.

3° Innervation. — Il est innervé par le facial (filets buccaux inférieurs de sa branche cervico-faciale).

4° Action. — Le risorius attire en arrière la commissure labiale. Quand les deux muscles, celui de droite et celui de gauche, se contractent ensemble, ils agrandissent le diamètre transversal de la bouche, disposition qui caractérise le *sourire* : de là, le nom du muscle.

Variétés. — Rien de plus variable que le développement du risorius : on le voit, sur certains sujets, aussi développé que les muscles précédents ; sur d'autres, au contraire, il manque entièrement. Entre ces deux degrés extrêmes existent tous les intermédiaires. — Son mode d'origine varie également dans une large mesure : on l'a vu naître dans la région malaire (MAC WHINNIE), sur l'oreille (ALBINUS), jusque sur l'apophyse mastoïde (MACALISTER). — SCHULTZE l'a vu recevoir un faisceau de renforcement du transverse de la nuque.

9° TRIANGULAIRE DES LÈVRES

Le triangulaire des lèvres (fig. 595,12) est un muscle à la fois large et mince, qui s'étend du maxillaire inférieur à la commissure des lèvres.

1° Insertions. — Il prend naissance, en bas, sur le tiers interne de la ligne oblique externe du maxillaire inférieur, par une série de petites languettes tendineuses, qui s'entrecroisent avec les languettes correspondantes du peaucier cervical.

De cette ligne d'origine, qui répond à la base du muscle, les faisceaux constitutifs du triangulaire convergent tous vers la commissure des lèvres : les faisceaux externes s'y rendent, en suivant une direction à peu près verticale ; les faisceaux internes s'y portent par un trajet légèrement oblique, en décrivant une courbe à concavité dirigée en dedans et en haut.

Arrivés aux commissures, ces faisceaux ascendants du triangulaire, ramassés en forme de cône, semblent se continuer avec les faisceaux descendants du canin et du grand zygomatique. Mais, en réalité, ils ne font que s'entrecroiser avec ces derniers et se perdent, comme eux, à la face profonde des téguments.

2° Rapports. — Recouvert par la peau, le triangulaire des lèvres recouvre le carré du menton, le buccinateur et l'orbiculaire des lèvres. Il est quelquefois perforé, au niveau de son angle postéro-externe, par l'artère faciale.

3° Innervation. — Il est innervé par le facial (filets mentonniers de sa branche cervico-faciale).

4° Action. — Le triangulaire abaisse la commissure labiale, d'où le nom de *muscle abaisseur de la commissure* qu'on lui donne quelquefois depuis Albinus. Dans le jeu de la physionomie, ce muscle exprime la tristesse, l'abattement, etc. ; dans les cas de contraction énergique, le dégoût.

Variétés. — Les faisceaux externes du triangulaire se continuent parfois avec le peaucier du cou. Les faisceaux internes se continuent aussi, dans certains cas, avec les faisceaux internes du peaucier du côté opposé, entrecroisés sur la ligne médiane (voy. à ce sujet A. Froriep, *Arch. für Anatomie und Physiologie*, 1877, p. 46).

Transverse du menton. — M. J. Weber a décrit sous ce nom un faisceau de fibres musculaires, à direction transversale, situées au niveau du bord inférieur du menton et se terminant, en partie dans la portion interne du triangulaire, en partie sur le maxillaire inférieur, de chaque côté de la symphyse mentonnière.

10° Carré du menton

Situé au-dessous et en dedans du précédent, le carré du menton (fig. 604, 8) est un muscle de forme quadrangulaire, s'étendant du maxillaire inférieur à la lèvre inférieure.

1° Insertions. — Il s'insère, en bas, sur le tiers interne de la ligne oblique externe du maxillaire. Contrairement au triangulaire, qui se porte en haut et en dehors, il se dirige en haut et en dedans, s'entrecroise partiellement sur la ligne médiane avec celui du côté opposé et, finalement, vient s'attacher en haut à la face profonde de la peau de la lèvre inférieure.

2° Rapports. — Recouvert par le triangulaire au niveau de son origine, le carré du menton répond à la peau dans le reste de son étendue. Les bords internes des deux muscles carrés circonscrivent un espace triangulaire à base inférieure, dans lequel font saillie les muscles de la houppe du menton. Son bord inférieur se continue en partie avec le peaucier du cou.

3° Innervation. — Elle est la même que pour le précédent.

4° Action. — Le carré du menton renverse en dehors la lèvre inférieure ; il l'attire en même temps en bas et en dehors, d'où le nom de muscle *abaisseur de la lèvre inférieure,* sous lequel le désignent certains anatomistes.

11° Muscles de la houppe du menton

Les deux houppes du menton (fig. 604, 9) sont deux petits muscles conoïdes, situés de chaque côté de la ligne médiane, entre la partie supérieure de la symphyse mentonnière et la saillie du menton.

1° Insertions. — Ils s'attachent en haut, à côté l'un de l'autre, sur le maxillaire inférieur, immédiatement au-dessous de la muqueuse des gencives. De là, ils se portent en bas et un peu en dehors et s'épanouissent bientôt à la manière d'un pinceau ou d'une *houppe,* disposition qui leur a valu leur nom. Ils se terminent à la face de la peau profonde du menton.

2° Rapports. — Les faisceaux musculaires de la houppe du menton reposent directement sur l'os, de chaque côté de la symphyse mentonnière. Superficiellement, ils répondent aux téguments dans la plus grande partie de leur étendue : leur extrémité supérieure, cependant, se trouve recouverte par les faisceaux les plus inférieurs de l'orbiculaire.

Les deux muscles de la houppe sont légèrement divergents. Entre eux se trouve une lamelle médiane, à la fois fibreuse et élastique, qui, partant de la symphyse à la hauteur de l'insertion des deux houppes, vient se terminer en bas à la face profonde de la peau. C'est à cette lamelle fibro-élastique qu'est due, quand elle existe, cette dépression médiane, connue sous le nom de *fossette du menton.*

3° Innervation. — Elle est la même que pour le muscle précédent.

4° Action. — Les muscles de la houppe du menton attirent en haut la saillie mentonnière, qu'ils appliquent contre la symphyse. Secondairement et par une action purement mécanique, ils soulèvent aussi la lèvre inférieure en la renversant en dehors.

Variétés. — Theile a signalé, au-dessous de la houppe du menton, un petit faisceau musculaire qu'il désigne sous le nom d'*anomalus menti* et qui s'insère, d'une part sur le maxillaire inférieur dans le voisinage de l'extrémité supérieure de la houppe, d'autre part sur la saillie mentonnière. Ce petit muscle rappelle, comme on le voit, par sa double insertion sur le même os, l'*anomalus maxillæ superioris* d'Albinus, que nous avons décrit plus haut (p. 714).

CHAPITRE II

MUSCLES DU COU

Le cou, intermédiaire à la tête et au thorax, nous présente des muscles, à la fois très nombreux et très importants, dont le principal rôle est de mouvoir la tête, la colonne cervicale et l'os hyoïde. Ces muscles se disposent symétriquement à droite et à gauche de la colonne vertébrale, les uns sur les côtés, les autres sur le plan antérieur ou sur le plan postérieur. Ceux qui sont situés en arrière de la colonne constituent les *muscles de la nuque ;* nous les décrirons dans le chapitre suivant, en même temps que les muscles de la région postérieure du tronc, dont on ne saurait les séparer. Les autres, ceux qui se développent sur les côtés et en avant de la colonne, forment les *muscles du cou proprement dits :* ce sont les seuls que nous étudierons dans le présent chapitre. Nous les répartirons en trois régions, savoir :

1° La *région latérale du cou ;*
2° La *région de l'os hyoïde ;*
3° La *région prévertébrale.*

ARTICLE I

RÉGION LATÉRALE DU COU

La région latérale du cou comprend cinq muscles, disposés en deux couches. — La couche superficielle nous présente successivement : 1° immédiatement au-dessous de la peau, le *peaucier du cou;* 2° au-dessous de l'aponévrose, le *sterno-cléido-mastoïdien.* — Au-dessous de ces deux muscles, dans la couche dite profonde, nous trouvons le *scalène antérieur,* le *scalène postérieur* et le *droit latéral de la tête.*

1° Peaucier du cou

Situé dans la région antéro-latérale du cou, au-dessous de la peau et au-dessus du sterno-cléido-mastoïdien, le muscle peaucier est une large lame musculeuse, quadrilatère et fort mince (fig. 605,1), étendue de la partie supérieure du thorax au bord inférieur du maxillaire. C'est le *platysma myoides* des anatomistes anglais et allemands.

1° Insertions. — Il prend naissance, en bas, dans le tissu cellulaire sous-cutané des régions sous-claviculaire et acromiale, par des faisceaux très pâles et plus ou moins écartés les uns des autres. Ces faisceaux, se portant ensuite en haut et en dedans, traversent obliquement la région du cou et atteignent le bord inférieur du maxillaire, où ils se terminent de la façon suivante : 1° les *faisceaux internes* s'entrecroisent le plus souvent sur la ligne médiane, au-dessous du menton, avec ceux du côté opposé et viennent s'attacher à la face profonde de la peau de la région mentonnière ; 2° les *faisceaux moyens* s'insèrent sur le tiers interne de la ligne oblique du maxillaire, en s'entrecroisant, à ce niveau, avec les faisceaux

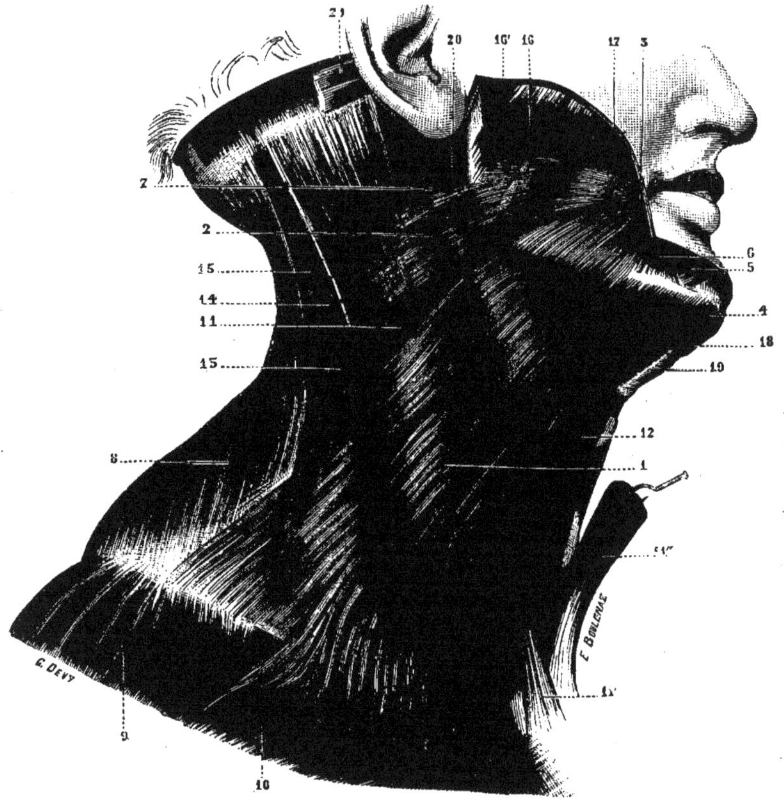

Fig. 605.

Muscles de la région latérale du cou, couche superficielle.

1, peaucier. — 2, risorius de Santorini. — 3, orbiculaire des lèvres. — 4, peaucier du côté opposé. — 5, carré du menton. — 6, triangulaire des lèvres. — 7, ventre postérieur du digastrique. — 8, trapèze. — 9, deltoïde. — 10, grand pectoral. — 11, sterno-cléido-mastoïdien, avec 11', son tendon sternal. — 11'', sterno-cléido-mastoïdien du côté opposé. — 12, sterno-hyoïdien. — 13, scalène postérieur. — 14, angulaire de l'omoplate. — 15, splénius. — 16, 16', masséter. — 17, buccinateur. — 18, ventre antérieur du digastrique. — 19, mylo-hyoïdien. — 20, stylo-hyoïdien. — 21, auriculaire postérieur.

d'origine du triangulaire des lèvres ; 3° les *faisceaux externes,* enfin, se confondent en grande partie avec le triangulaire, mais surtout avec le carré du menton ; les autres remontent jusqu'à la peau de la commissure labiale.

2° Rapports. — Le muscle peaucier est compris dans un dédoublement du fascia superficialis. — Sa face superficielle répond à la peau, à laquelle elle adhère en bas d'une façon intime, dont elle est séparée en haut par une couche plus ou moins épaisse de graisse. — Sa face profonde recouvre successivement, en allant de bas en haut : le grand pectoral et le deltoïde, la clavicule, le sterno-cléido-mastoïdien, l'omo-hyoïdien, le ventre antérieur du digastrique, le mylo-hyoïdien, la veine jugulaire externe, les branches du plexus cervical superficiel. Dans la région faciale, enfin, il croise le maxillaire inférieur et le masséter. — Le bord postérieur ou externe du peaucier, obliquement dirigé en bas et en arrière, répond, en haut, au risorius de Santorini, qui suit la même direction. — Son bord antérieur ou interne est séparé du bord similaire de celui du côté opposé par un large espace triangulaire, dont la base répond au thorax et dont le sommet, formé par l'entrecroisement réciproque des faisceaux internes, est situé d'ordinaire un peu au-dessous de la symphyse mentonnière.

3° **Innervation.** — Le peaucier du cou, au point de vue de la motilité, est innervé par le facial et exclusivement par le facial (Bardeleben) : il reçoit ses filets nerveux de la branche cervico-faciale de ce dernier nerf. Les branches nerveuses du plexus cervical superficiel, qui traversent le peaucier et qui, d'après certains auteurs, prendraient part à son innervation, sont des nerfs sensitifs destinés principalement aux téguments.

4° **Action.** — Le peaucier du cou est la reproduction, bien faible chez l'homme, du *pannicule charnu* de quelques mammifères (le cheval par exemple), vaste lame musculaire qui entoure comme d'un manteau la nuque, la plus grande partie du cou et presque tout le tronc. C'est donc un organe profondément atrophié ; aussi son rôle physiologique est-il considérablement réduit.

Il ne nous paraît avoir actuellement d'autre fonction, chez l'homme, que d'attirer en bas la peau du menton et la lèvre inférieure ; il acquiert ainsi une importance manifeste dans le jeu de la physionomie. Comme le rappelle fort justement Cruveilhier, il est un des muscles qui concourent le plus « à l'expression des passions tristes, de la colère, de l'effroi, de la terreur, de la souffrance ».

En raison de sa direction presque verticale, le peaucier peut encore plisser transversalement la peau du cou et élever celle du thorax. J'ai vu récemment, chez une jeune hystérique qui possédait un muscle peaucier plus développé que de coutume, les contractions de ce muscle attirer fortement en haut la glande mammaire.

Variétés. — Le peaucier est très variable, comme le sont, du reste, tous les organes rudimentaires. Le plus grand nombre de ses variations porte sur son volume, son étendue et le nombre de ses faisceaux constitutifs. Elles relèvent presque toutes de l'une ou l'autre de ces deux modalités : ou bien le peaucier présente des faisceaux surnuméraires et dépasse les limites de la description classique ; ou bien, au contraire, il perd quelques-uns de ses faisceaux et subit une atténuation graduelle, qui peut aboutir à une disparition complète. — Parmi les faisceaux surajoutés, les plus intéressants sont ceux qui naissent sur le sternum (Wood), sur la clavicule (Macalister). — L'entrecroisement, signalé ci-dessus, des faisceaux internes du peaucier avec ceux du côté opposé peut manquer, comme aussi on peut voir cet entrecroisement commencer plus bas que d'habitude, dans le voisinage de l'os hyoïde et jusque dans la région sous-hyoïdienne. — Les faisceaux verticaux du peaucier peuvent être croisés, au-dessous du maxillaire, par une couche surajoutée de fibres transversales émanant de la région parotidienne (Henle, Wood, Froriep) ; ces deux couches s'observent normalement (Gurtl) chez le chien et le chat. — Une des dispositions les plus intéressantes du peaucier est le passage de ses faisceaux internes dans le muscle triangulaire du côté opposé, disposition qui est normale chez les cynocéphales et les cercopithèques (voy. à ce sujet A. Froriep, *Ueber d. Hautmuskel d. Halses und seine Beziehung zu den unteren Gesichtsmuskeln*, in Arch. f. Anat. und Phys., 1877, p. 46). — Voyez aussi, au sujet du peaucier du cou : Welcker, *Platysma myoïdes*, Zeitschr. f. Anat., 1875 ; Schmidt, *Ueber das Platysma*, Arch. f. Anat., 1894.

Peauciers surnuméraires. — Des faisceaux peauciers surnuméraires, débris du pannicule charnu des mammifères, ont été observés sur plusieurs régions du corps, notamment : sur l'épaule, sur la fesse, sous la clavicule, sur le trapèze, sur le grand dorsal, etc. (voy. à ce sujet l'intéressant mémoire de Turner : *On a rudiment of the panniculus carnosus superficial to the trapezius*, in Journ. of Anat., t. V, 1870, p. 116).

2° Sterno-cléido-mastoïdien

Le sterno-cléido-mastoïdien (fig. 606, 15 et 16) est un muscle puissant, situé sur les côtés du cou, au-dessous du peaucier. Il s'étend obliquement de la partie anté-

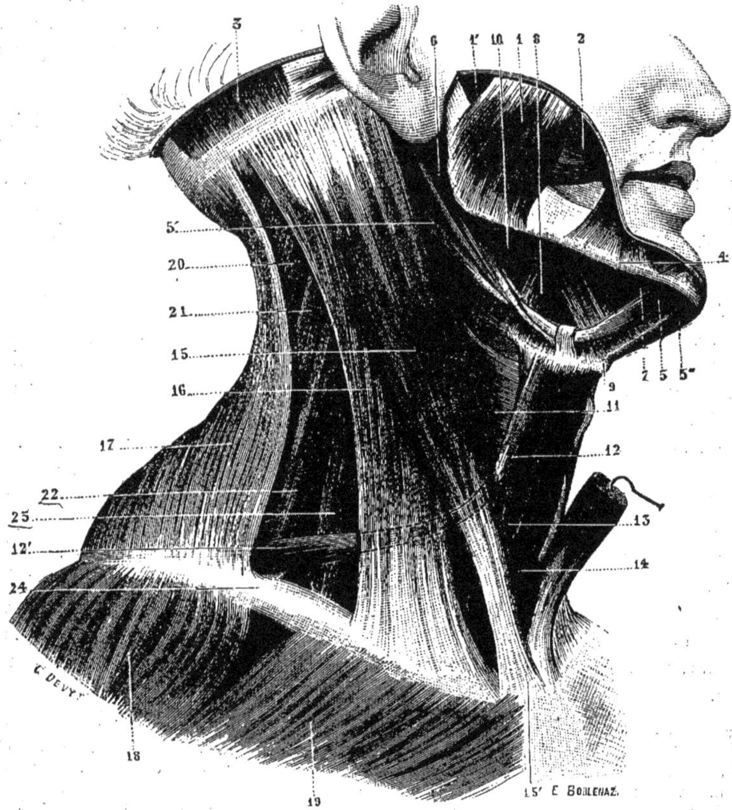

Fig. 606.

Muscles de la région latérale du cou, après l'enlèvement du peaucier.

1, 1', masséter. — 2, buccinateur. — 3, occipital. — 4, triangulaire des lèvres. — 5, ventre antérieur du digastrique. — 5', son ventre postérieur. — 5'', digastrique du côté opposé. — 6, stylo-hyoïdien. — 7, mylo-hyoïdien. — 8, hyo-glosse. — 9, os hyoïde. — 10, constricteur moyen du pharynx. — 11, constricteur inférieur du pharynx. — 12, ventre antérieur et 12', ventre postérieur de l'omo-hyoïdien. — 13, sterno-thyroïdien. — 14, — sterno-cléido-hyoïdien. — 15, chef sternal du sterno-cléido-mastoïdien, avec 15', son insertion sur le sternum. — 16, chef claviculaire du même muscle. — 17, trapèze. — 18, deltoïde. — 19, grand pectoral. — 20, splénius. — 21, angulaire de l'omoplate. — 22, scalène postérieur. — 23, scalène antérieur. — 24, clavicule.

rieure et supérieure du thorax à l'apophyse mastoïde et traverse par conséquent, à la manière d'une diagonale, la région antéro-latérale du cou.

1° Insertions. — Il présente, à son origine sur le thorax, deux portions nettement distinctes : une portion interne, insérée sur le sternum ; une portion externe, insérée sur la clavicule. La première a reçu le nom de *chef sternal ;* la seconde, celui de *chef claviculaire*.

a. *Chef sternal.* — Le chef sternal (15) se détache de la face antérieure du manubrium à l'aide d'un tendon conoïde, qui s'entrecroise parfois, à son origine, avec celui du côté opposé et qui ne tarde pas à disparaître en haut au milieu des faisceaux charnus auxquels il donne naissance. Ces faisceaux charnus, continuant le trajet du tendon, se portent obliquement en haut et en arrière, du côté de l'apophyse mastoïde. Au fur et à mesure qu'il s'éloigne du thorax, le chef sternal s'élargit graduellement, de façon à former un muscle rubané et mince. Finalement, il s'étale sur la face externe de l'apophyse mastoïde et se termine, en partie sur la face externe de cette saillie osseuse, en partie sur la portion externe de la ligne courbe supérieure de l'occipital.

b. *Chef claviculaire.* — Le chef claviculaire (16), large et mince dès son origine, s'insère sur le quart interne de la clavicule par une série de languettes tendineuses, pour la plupart fort courtes. Les faisceaux charnus qui leur font suite se dirigent verticalement en haut. Ils atteignent bientôt le bord postérieur du chef sternal, dont la direction est oblique, et, là, ils se divisent en deux groupes : les uns, et c'est le plus grand nombre, passent sous le chef sternal et viennent se fixer au sommet et au bord antérieur de l'apophyse mastoïde ; les autres, s'infléchissant en arrière et suivant la direction du chef sternal avec lequel ils se confondent, gagnent la ligne courbe occipitale supérieure et s'y terminent.

c. *Relations réciproques des deux chefs sternal et claviculaire.* — Il résulte de la description qui précède que les deux chefs du sterno-cléido-mastoïdien, séparés à leur origine par un espace triangulaire à base inférieure, se superposent au-dessus de leur tiers inférieur, le chef sternal occupant le plan superficiel, le chef claviculaire le plan profond. Les deux chefs, ainsi superposés, conservent quelquefois leur indépendance jusqu'à leur insertion terminale sur les os du crâne. Mais, le plus souvent, ils se fusionnent d'une façon plus ou moins intime.

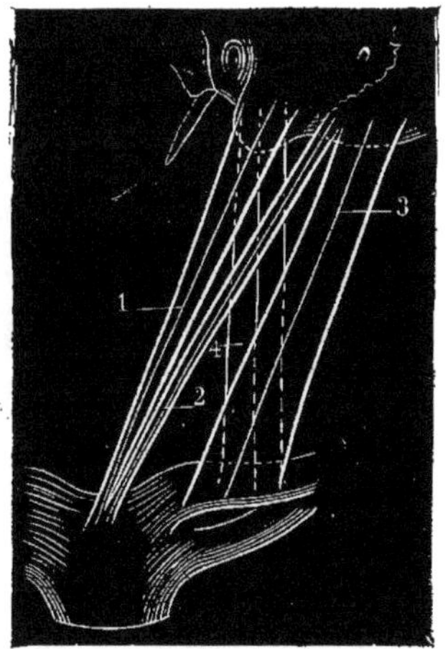

Fig. 607.
Schéma représentant la constitution anatomique du sterno-cléido-mastoïdien.

1, faisceaux sterno-mastoïdiens. — 2, faisceaux sterno-occipitaux. — 3, faisceaux cléido-occipitaux. — 4, faisceaux cléido-mastoïdiens.

d. *Constitution réelle du sterno-cléido-mastoïdien.* — L'indépendance réciproque des deux chefs du sterno-cléido-mastoïdien est assez fréquente pour que Albinus et après lui Theile aient cru devoir les décrire séparément. Cette division du muscle en deux faisceaux distincts n'est pas suffisante. Déjà, en 1859, Vlacovich, dans un mémoire généralement oublié, avait subdivisé le chef claviculaire en deux faisceaux, l'un se rendant à l'occipital, l'autre à l'apophyse mastoïde. A son tour, W. Krause, en 1876, a subdivisé le faisceau sternal en deux nouveaux faisceaux, l'un sterno-mastoïdien, l'autre sterno-occipital. Bien que ce dernier faisceau ne soit pas constant (il serait même assez rare, d'après Breglia), nous pouvons admettre, dans le groupe sterno-cléido-mastoïdien, quatre éléments ou, si l'on veut, quatre ordres de faisceaux (fig. 607) :

1° Des *faisceaux sterno-mastoïdiens*, naissant du manubrium et venant s'attacher à la face externe de l'apophyse mastoïde et à la partie de l'os temporal qui continue cette apophyse ;

2° Des *faisceaux sterno-occipitaux*, partant également du sternum pour aboutir à la ligne occipitale supérieure, en arrière des précédents ;

3° Des *faisceaux cléido-mastoïdiens*, partant du quart interne de la clavicule et gagnant le bord antérieur de l'apophyse mastoïde, en passant au-dessous des faisceaux précédents, qu'ils croisent en X ;

4° Des *faisceaux cléido-occipitaux*, se détachant de la clavicule, soit en dehors, soit en avant des faisceaux cléido-mastoïdiens, et venant se terminer à la ligne occipitale supérieure.

L'anatomie normale, l'anatomie comparée et aussi les variations du muscle sterno-cléido-mastoïdien chez l'homme (fig. 610) justifient pleinement une pareille division. Le muscle en question devient alors le *sterno-cléido-mastoïdo-occipital* ou, plus simplement, le muscle *quadrijumeau de la tête*.

2° **Rapports.** — Le sterno-cléido-mastoïdien, comme nous le verrons plus loin, en étudiant les aponévroses du cou est contenu dans un dédoublement de l'aponévrose cervicale superficielle. On lui considère, en raison de sa forme, une face externe, une face interne et deux bords, l'un antérieur, l'autre postérieur :

a. *Face externe.* — La face externe ou superficielle (fig. 608) répond à la peau à sa partie supérieure et à sa partie inférieure. A sa partie moyenne, elle en est séparée par le peaucier. Entre le sterno-cléido-mastoïdien et le peaucier cheminent la veine jugulaire externe (voy. ANGÉIOLOGIE) et les diverses branches du plexus cervical superficiel (voy. NÉVROLOGIE), savoir : 1° la branche cervicale transversale, qui croise transversalement le muscle à sa partie moyenne ; 2° les deux branches auriculaire et mastoïdienne, qui croisent obliquement sa partie supérieure ; 3° la branche sus-claviculaire, qui couvre de ses rameaux antérieurs sa partie inférieure.

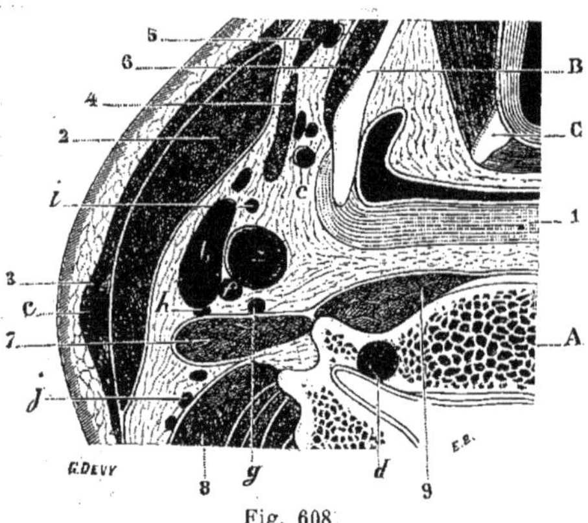

Fig. 608.

Coupe transversale du cou passant par la partie supérieure de la sixième cervicale (côté droit, segment supérieur de la coupe).

A, sixième cervicale. — B, cartilage thyroïde. — C, cartilage aryténoïde.

1, pharynx. — 2, sterno-cléido-mastoïdien. — 3, peaucier du cou. — 4, omo-hyoïdien. — 5, sterno-cléido-hyoïdien. — 6, thyro-hyoïdien. — 7, scalène antérieur. — 8, scalène postérieur. — 9, muscles prévertébraux.

a, carotide interne. — *b*, jugulaire interne. — *c*, jugulaire externe. — *d*, artère et veines vertébrales. — *e*, artère thyroïdienne supérieure. — *f*, pneumogastrique. — *g*, grand sympathique. — *h*, phrénique. — *i*, branche descendante de l'hypoglosse. — *j*, branches antérieures des nerfs cervicaux.

b. *Face interne.* — La face interne ou profonde recouvre, en bas, l'articulation sterno-claviculaire et, plus haut, la portion initiale du sterno-thyroïdien et du sterno-cléido-hyoïdien, la portion moyenne du digastrique, les scalènes, le splénius et l'angulaire de l'omoplate. Elle recouvre aussi, et c'est là l'un des rapports les plus importants du muscle, le paquet vasculo-nerveux du cou, formé, comme on le sait : 1° par la carotide primitive ; 2° par la jugulaire interne, qui longe le côté externe de l'artère; 3° par le pneumogastrique, qui se loge dans l'angle dièdre que délimitent en arrière l'artère et la veine. La portion cervicale du grand sympathique est placée plus profondément et un peu en dehors du paquet vasculo-nerveux. Les rapports de la carotide primitive avec le sterno-cléido-mastoïdien sont assez importants pour que les chirurgiens aient donné à ce muscle le nom de *muscle satellite de la carotide;* mais ils sont très variables, le muscle variant beaucoup lui-même, sinon dans sa direction, du moins dans ses dimensions transversales. L'artère est d'abord placée dans le triangle qui sépare, à la partie inférieure du muscle, ses deux chefs sternal et claviculaire ; puis, elle gagne la face postérieure du chef sternal. Le muscle étant oblique en haut et en arrière, tandis que le vaisseau suit une direction sensiblement verticale, ce dernier se rapproche de plus en plus du bord antérieur de son muscle satellite et s'en dégage à 1 ou 2 centimètres au-dessous du bord supérieur du cartilage thyroïde. Il convient d'ajouter que, en avant du paquet vasculo-nerveux, se trouvent les filets cardiaques supérieurs du pneumogastrique et du sympathique, l'anse nerveuse de l'hypoglosse, les deux branches descendantes qui la forment et, aussi, de nombreux ganglions lymphatiques, tous organes qui présentent avec la face profonde du sterno-cléido-mastoïdien des rapports intimes.

c. *Bord antérieur.* — Le bord antérieur du sterno-cléido-mastoïdien est fortement oblique de haut en bas et d'arrière en avant. Il est en rapport, en haut, avec la glande parotide. Plus bas, il répond à l'angle de la mâchoire, auquel il est uni, dans la plupart des cas, par des tractus fibreux, quelquefois par une véritable bandelette, *la bandelette maxillaire du sterno-cléido-mastoïdien;* cette union, rappelons-le en passant, est un reste de l'insertion primitive du muscle à l'os maxillaire, insertion qui existe encore chez les solipèdes. Plus bas encore, le bord antérieur du sterno-cléido-mastoïdien forme la limite externe des deux régions sus-hyoïdienne et sous-hyoïdienne.

d. *Bord postérieur.* — Le bord postérieur, oblique comme le précédent, mais d'une obliquité moins prononcée, constitue avec le bord antérieur du trapèze les deux limites latérales du triangle sus-claviculaire. C'est au niveau de ce bord postérieur que les cinq branches nerveuses du plexus cervical superficiel se dégagent du plexus cervical profond.

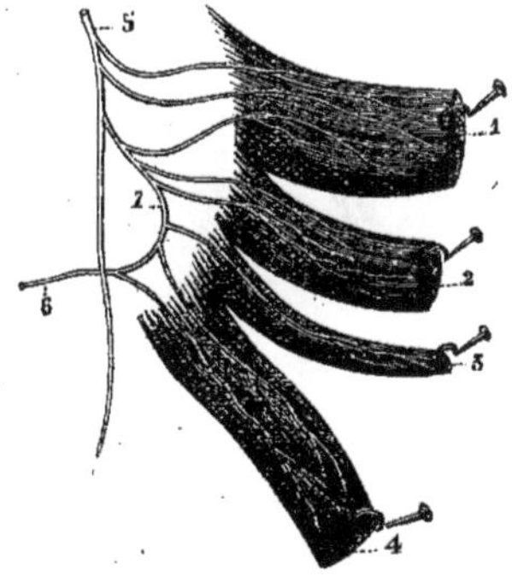

Fig. 609.
Schéma indiquant le mode d'innervation du groupe sterno-cléido-mastoïdien (d'après MAUBRAC).

1, cléido-mastoïdien. — 2, sterno-mastoïdien. — 3, sterno-occipital. — 4, cléido-occipital. — 5, nerf spinal (sa branche externe). — 6, rameau provenant de la troisième cervicale. — 7, anse nerveuse résultant de l'anastomose de ce dernier rameau avec une branche collatérale du spinal.

3° Innervation. — Deux nerfs, le spinal et la troisième cervicale, fournissent les filets destinés au groupe musculaire sterno-cléido-mastoïdien (fig. 609). — Le *spinal,* par sa branche externe, envoie un ou deux rameaux au cléido-mastoïdien. — La *branche antérieure du troisième nerf cervical,* en s'anastomosant avec un rameau issu de la branche externe du spinal, forme une sorte d'anse de la convexité de laquelle s'échappent de nombreux filets, lesquels viennent se distribuer, comme nous le montre la figure ci-contre, aux quatre faisceaux constitutifs du muscle.

Outre les rameaux nerveux précités, le sterno-cléido-mastoïdien reçoit parfois un petit filet du grand hypoglosse (MAUBRAC, BREGLIA).

4° Action. — Prenant son point fixe sur le sternum et la clavicule, le sterno-cléido-mastoïdien agit sur la tête.

En raison de sa triple obliquité, il lui imprime les trois mouvements suivants : 1° il la fléchit sur la colonne vertébrale ; 2° il l'incline de son côté ; 3° il lui fait exécuter un mouvement de rotation, en vertu duquel le menton est porté du côté opposé.

Lorsque les deux sterno-cléido-mastoïdiens se contractent ensemble, ils sont simplement fléchisseurs de la tête, les mouvements d'inclinaison latérale et de rotation, déterminés par l'un des deux muscles, se trouvant naturellement annihilés par l'action antagoniste de l'autre.

Variétés. — Le muscle sterno-cléido-mastoïdien peut présenter une intersection aponévrotique, située de préférence dans le voisinage de son extrémité inférieure. — Il peut s'unir par son bord postérieur avec le trapèze (voy. ce muscle). — MACALISTER signale, comme faisceaux aberrants du muscle en question : 1° un faisceau s'insérant au-devant de l'apophyse mastoïde ; 2° un faisceau s'attachant au pavillon ; 3° un faisceau se portant sur le ligament stylo-maxillaire. — CHUDZINSKI a observé un petit faisceau *mastoïdo-parotidien* qui se perdait dans la région parotidienne. — J'ai rencontré, le long du bord antérieur du sterno-cléido-mastoïdien, un petit faisceau musculaire qui s'étendait de l'apophyse mastoïde à la gaine des vaisseaux carotidiens, à la hauteur du cartilage thyroïde (*faisceau masto-carotidien*). — L'insertion à l'angle du maxillaire d'un faisceau émanant du sterno-mastoïdien a été observée par BRUGNONE, THEILE, MACALISTER, MECKEL, MAUBRAC et par moi-même ; chez le cheval, l'homologue de notre sterno-mastoïdien est un muscle sterno-maxillaire. — Le chef sternal peut être double à son origine et dans une étendue plus ou moins considérable de son trajet. — Il en est de même souvent du chef claviculaire, dont les deux faisceaux se portent alors l'un à l'apophyse mastoïde, l'autre à l'occipital. — La rencontre, sur le même sujet, de ces deux dernières anomalies constitue un *sterno-cléido-mastoïdien double* (fig. 610), ou à *quatre chefs*, un vrai *quadrijumeau de la tête*, tel que nous l'avons décrit ci-dessus. Des faits de cette nature ont été observés par WOOD, CURNOW, KÖLLIKER, MAUBRAC et par moi-même. Une pareille disposition est normale chez quelques animaux, l'hyène par exemple. — W. GRUBER (*Arch. f. Anat. und Phys.*, 1876, p. 739 et 759) a vu le chef claviculaire du sterno-cléido-mastoïdien s'insérer sur l'apophyse transverse de l'axis (*muscle cléido-axoïdien*). — Des faisceaux claviculaires surnuméraires s'observent parfois en arrière du chef claviculaire normal : ces faisceaux se terminent en haut, soit sur l'atlas (*muscle cléido-atloïdien*), soit sur l'occipital (*muscle cléido-occipital*).

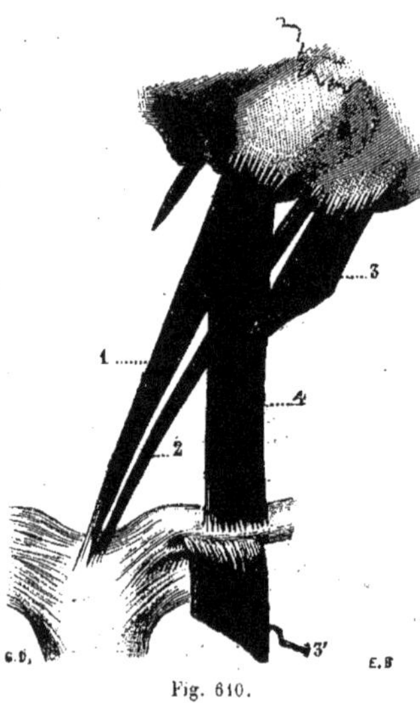

Fig. 610.

Anomalies reproduisant la constitution typique du sterno-cléido-mastoïdien (d'après MAUBRAC).

1, sterno-mastoïdien. — 2, sterno-occipital. — 3, cléido-occipital. — 4, cléido-mastoïdien.

MUSCLE CLÉIDO-OCCIPITAL DE WOOD. — Le professeur WOOD a décrit et judicieusement interprété sous ce nom (*Transact. of Roy. Soc. of London*, 1869) un muscle surnuméraire plus ou moins distinct du sterno-cléido-mastoïdien, qui, partant de la clavicule, vient se fixer à la ligne courbe supérieure de l'occipital, en arrière de ce dernier. Sa fréquence chez l'homme est de 33 p. 100. Sa largeur est fort variable : je l'ai vue le plus souvent osciller entre 8 et 15 millimètres ; mais elle peut n'avoir que 4 millimètres, comme aussi elle peut dépasser 2 centimètres. J'ai vu, dans un cas, le muscle cléido-occipital occuper presque toute l'étendue du triangle sus-claviculaire. Quant à sa constitution, le muscle cléido-occipital est généralement charnu dans presque toute son étendue, ses insertions occipitale et claviculaire se faisant le plus souvent à l'aide de fibres tendineuses excessivement courtes. Le cléido-occipital existe normalement chez un grand nombre de mammifères.

Voyez, à propos du sterno-cléido-mastoïdien, VLACOVICH, *Rivista dei labori dell' Accad. di*

Padova, t. III, 1859-1860 ; — Du même, *Atti dell' Istit. Veneto di Scienze, Lettere ed Arti*, vol. II, 1876 ; — Krause, *Die musc. sterno-cleido-mastoideus*, in Med. Centralbl., 1876 ; — Farabeuf, Progrès Méd., 1881 ; — Maubrac, *Recherches anatomiques et physiologiques sur le muscle sterno-cléido-mastoïdien*, Thèse Bordeaux, 1883 ; — Breglia, *Osservazioni e considerazioni sullo sterno-cleido-mastoideo dell' uomo*, Riforma medica, 1890.

3° Scalènes

Les scalènes (de σκαληνός, inégal) sont deux muscles irrégulièrement triangulaires, situés profondément sur les côtés du cou, entre les premières côtes et les apophyses transverses des vertèbres cervicales. En France, nous distinguons deux scalènes, dont les noms indiquent nettement leur position réciproque : le *scalène antérieur* et le *scalène postérieur*. Les anatomistes anglais et allemands divisent ce dernier en deux portions, une portion antérieure ou *scalène moyen* et une portion supérieure ou *scalène postérieur*. Ils décrivent ainsi trois scalènes. Une pareille distinction ne me paraît nullement justifiée chez l'homme.

1° Insertions. — Les insertions supérieures et inférieures des muscles scalènes varient pour chacun d'eux. Nous les étudierons séparément pour l'antérieur et le postérieur :

a. *Scalène antérieur*. — Le scalène antérieur (fig. 601,7) se détache, en haut, des tubercules antérieurs des 3e, 4e, 5e et 6e vertèbres cervicales, à l'aide de quatre languettes, tendineuses d'abord, charnues ensuite. Ces quatre faisceaux d'origine, primitivement distincts, se fusionnent bientôt en un corps charnu unique, qui vient se fixer, à l'aide d'un tendon arrondi, sur le tubercule de la face supérieure de la première côte (tubercule de Lisfranc).

b. *Scalène postérieur*. — Le scalène postérieur (fig. 611, 6 et 6') s'insère, en haut, sur les tubercules postérieurs des apophyses transverses des sept vertèbres cervicales. En bas, il se divise en deux faisceaux, lesquels viennent s'attacher : l'antérieur, sur la face supérieure et le bord externe de la première côte ; le postérieur, sur le bord supérieur et la face externe de la deuxième côte.

2° Rapports. — En ce qui concerne leurs rapports, les muscles scalènes doivent encore être considérés séparément :

a. Le scalène antérieur répond successivement en avant, et en allant de bas en haut, à la veine sous-clavière, à la clavicule et au sous-clavier, au sterno-cléido-mastoïdien, à l'omo-hyoïdien, à l'artère cervicale ascendante et au nerf phrénique.

b. Le scalène postérieur répond, en arrière, aux muscles transversaire du cou, sacro-lombaire, grand et petit complexus, angulaire de l'omoplate, splénius. Ses insertions costales sont recouvertes par les deux premières digitations du grand dentelé.

c. Les deux scalènes sont séparés l'un de l'autre par un espace triangulaire à base inférieure. Dans cet espace, nous rencontrons : 1° l'artère sous-clavière, contournant la première côte dans une gouttière spéciale, décrite en ostéologie ; 2° les diverses branches du plexus brachial qui, des trous de conjugaison, se dirigent obliquement vers l'aisselle. Ces branches nerveuses sont appliquées contre la face antérieure du scalène postérieur, sur un plan un peu postérieur à celui qui est occupé par l'artère sous-clavière. De la description qui précède, il résulte que l'artère sous-clavière et la veine de même nom, sont séparées l'une de l'autre, à leur passage sur la première côte, par le muscle scalène antérieur (fig. 611,12 et 13).

3° Innervation. — Les deux scalènes reçoivent l'un et l'autre des filets nerveux multiples. — Le *scalène antérieur* est innervé par des filets très courts, qui se détachent des branches antérieures des troisième, quatrième, cinquième et sixième nerfs cervicaux, tout près de leur émergence. — Le *scalène postérieur* reçoit des branches postérieures des nerfs cervicaux, des filets nerveux à la fois

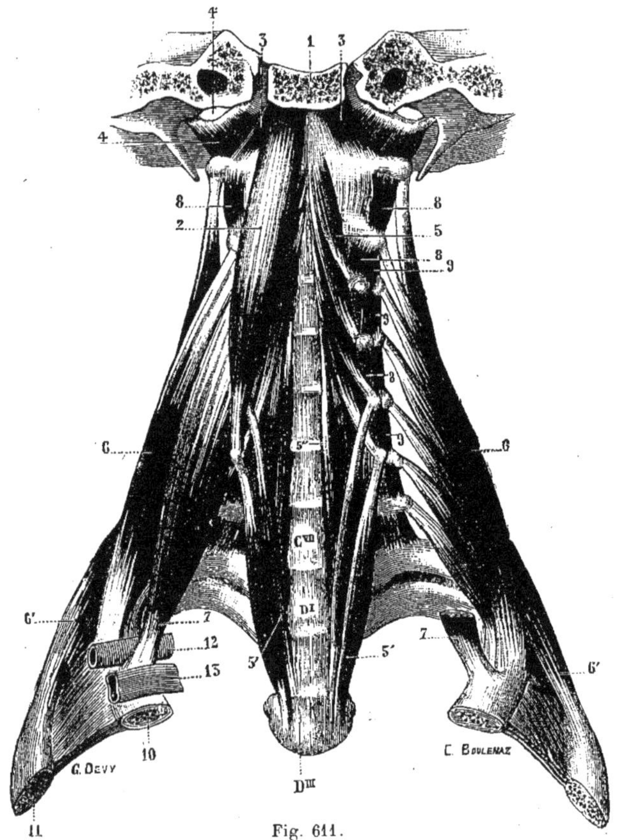

Fig. 611.

Muscles profonds du cou.

1, apophyse basilaire de l'occipital. — 2, grand droit antérieur de la tête. — 3, petit droit antérieur de la tête. — 4, droit latéral. — 4', trou déchiré postérieur. — 5, faisceaux supérieurs du long du cou. — 5', faisceaux inférieurs, et 5'', faisceaux intermédiaires de ce même muscle. — 6, scalène postérieur, avec 6', son insertion à la seconde côte. — 7, scalène antérieur. — 8, 8, 8, 8, muscles intertransversaires antérieurs. — 9, 9, intertransversaires postérieurs. — 10, 11, première et seconde côtes. — 12, artère sous-clavière. — 13, veine sous-clavière. — C^{VII}, septième vertèbre cervicale. — D^{I}, D^{III}, première et troisième vertèbres dorsales.

très courts et très grêles, qui pénètrent dans le muscle au niveau de la partie interne de sa face antérieure.

4° Action. — Les deux scalènes, s'ils prennent leur point fixe sur la colonne vertébrale, élèvent les côtes et sont inspirateurs. — S'ils prennent, au contraire, leur point fixe sur les côtes préalablement fixées, ils agissent sur la colonne cervicale; et alors : 1° si les scalènes d'un seul côté se contractent, ils inclinent cette colonne de leur côté; 2° s'ils se contractent simultanément des deux côtés, ne pouvant l'incliner ni à droite ni à gauche, ils appliquent fortement chaque vertèbre sur celle qui la suit et communiquent ainsi à la colonne tout entière cette rigidité qui lui est indispensable dans certains actes de la vie, dans celui par exemple qui consiste à porter en équilibre sur la tête un fardeau pesant.

Variétés. — Quelques-uns des faisceaux constitutifs des scalènes peuvent manquer. — Macalister a vu manquer en entier le scalène antérieur. — Il n'est pas rare de rencontrer le scalène postérieur divisé en deux faisceaux distincts, l'un pour la première côte, l'autre pour la deuxième. — J'ai vu, dans un cas, le scalène postérieur s'insérer exclusivement sur la première côte; par contre, il peut descendre jusqu'à la quatrième côte (Theile, Macalister, Shepherd) et même jusqu'à la cinquième (Beaunis et Bouchard). — J'ai observé assez fréquemment, après Wood, Theile et autres, des faisceaux anastomotiques jetés entre les deux scalènes dans l'un ou l'autre sens. — Macalister a vu le scalène postérieur perforé par quelques branches du plexus brachial; j'ai observé la même disposition chez l'homme et chez un cercopithèque.

Scalène intermédiaire. — J'ai décrit sous ce nom (*Bull. Soc. d'Anthrop.*, 1883) un faisceau surnuméraire, que j'ai rencontré plusieurs fois chez l'homme, mais qui est constant dans un grand nombre d'espèces simiennes. Il s'étend de la première côte aux tubercules, soit antérieurs, soit postérieurs, des sixième ou septième cervicales et sépare, à ce niveau, l'artère sous-clavière du plexus brachial. Nous devons considérer, je crois, comme une variété de ce muscle : 1° le *scalène accessoire* de Macalister, qui se rendait de la première côte aux quatrième, cinquième et sixième vertèbres cervicales; 2° et aussi ce faisceau singulier, mentionné par Beaunis et Bouchard, qui, partant du cul-de-sac supérieur de la plèvre, allait se fixer sur l'apophyse transverse de la septième cervicale, constituant ainsi un muscle *pleuro-transversaire*.

Voyez, au sujet des scalènes: Sébileau, *Le muscle scalène*, C. R. Soc. de Biol., 1891; — Gilis, *Note sur l'anat. des muscles scalènes*, ibid., 1891; — Du même, *Anal. des muscles scalènes chez les ruminants, les solipèdes et les carnassiers*, ibid., 1892.

4° Droit latéral de la tête

Le muscle droit latéral de la tête (fig. 611, 4) est un faisceau charnu, cylindrique plutôt qu'aplati, situé sur les côtés de l'articulation occipito-atloïdienne.

1° Insertions. — Il s'insère, d'une part, sur l'apophyse transverse de l'atlas, d'autre part sur l'apophyse jugulaire de l'occipital, que l'on doit considérer, en anatomie philosophique, comme l'apophyse transverse de la première vertèbre cranienne ou vertèbre occipitale. Il en résulte que ce muscle n'est évidemment que le plus élevé des intertransversaires ou, si l'on veut, l'intertransversaire du premier espace (voy. plus loin, *Muscles intertransversaires*, p. 777).

2° Rapports. — Le droit latéral de la tête est en rapport, en avant avec la veine jugulaire interne, en arrière avec l'artère vertébrale.

3° Innervation. — Il est innervé par un rameau issu de la branche antérieure du premier nerf cervical.

4° Action. — Son action est la même que celle des intertransversaires (voy. ces muscles).

Variétés. — Il était absent dans un cas de Henle, double dans un cas de Theile. — Otto a décrit, sous le nom de *rectus lateralis longus*, un faisceau musculaire qui se rendait de l'apophyse jugulaire à l'apophyse transverse, non plus de l'atlas, mais de l'axis.

Muscle atloïdo-mastoïdien. — C'est un faisceau cylindrique, rubané ou fusiforme, s'insérant d'une part sur l'apophyse transverse de l'atlas, d'autre part sur l'apophyse mastoïde, laquelle représente l'apophyse transverse de la deuxième vertèbre cranienne. Ce faisceau surnuméraire acquiert ainsi la signification d'un *long intertransversaire*. Déjà signalé par Winslow sous le nom de *rectus lateralis accessorius*, il a été tout récemment étudié avec le plus grand soin par le professeur W. Gruber (*Der Musc. atlantico-mastoideus*, in Arch. für Anat. u. Phys., 1876, p. 733).

ARTICLE II

RÉGION DE L'OS HYOÏDE

La région de l'os hyoïde renferme huit muscles, divisés en deux groupes : un groupe supérieur ou *sus-hyoïdien*, un groupe inférieur ou *sous-hyoïdien*.

§ I. — Muscles sous-hyoïdiens

Les muscles sous-hyoïdiens, ainsi appelés parce qu'ils sont placés au-dessous de l'os hyoïde, sont au nombre de quatre : le *sterno-cléido-hyoïdien*, l'*omo-hyoïdien*, le *sterno-thyroïdien* et le *thyro-hyoïdien*.

1° Sterno-cléido-hyoïdien

Le plus superficiel des muscles de la région sous-hyoïdienne, le sterno-cléido-hyoïdien (fig. 612, 10), est un ruban charnu de 15 à 25 millimètres de largeur, s'étendant de l'extrémité supérieure du thorax à l'os hyoïde.

1° Insertions. — Il s'insère, en bas : 1° par le plus grand nombre de ses faisceaux, sur l'extrémité interne de la clavicule et sur le ligament sterno-claviculaire postérieur ; 2° par quelques faisceaux seulement, sur le sternum ou même sur le premier cartilage costal.

De là, ses fibres se portent en haut et un peu en dedans et viennent se fixer sur le bord inférieur de l'os hyoïde, en dedans de l'omo-hyoïdien, en avant du thyro-hyoïdien.

2° Rapports. — Contigus au niveau de leur extrémité supérieure, les deux muscles sterno-cléido-hyoïdiens droit et gauche s'écartent graduellement l'un de l'autre en gagnant la région sterno-claviculaire, de façon à circonscrire entre eux un espace triangulaire à base inférieure. Le sterno-cléido-hyoïdien est recouvert par les origines du sterno-cléido-mastoïdien, par la peau et par le peaucier. Il recouvre, à son tour, le sterno-thyroïdien et, tout à fait en haut, le thyro-hyoïdien.

3° Innervation. — Le muscle sterno-cléido-hyoïdien est innervé par les branches antérieures des trois premiers nerfs cervicaux. Les filets nerveux qui lui sont destinés et qui l'abordent au voisinage de son extrémité supérieure, se trouvent incorporés dans l'anse de l'hypoglosse (voy. ce nerf).

4° Action. — Il abaisse l'os hyoïde.

Variétés. — Les insertions sternales font souvent défaut. — Les insertions claviculaires peuvent aussi faire défaut, mais le cas est beaucoup plus rare. — Le muscle peut être double. — La présence d'une intersection fibreuse à la réunion du tiers inférieur avec le tiers moyen est très fréquente ; elle a la même signification que les intersections fibreuses du grand droit de l'abdomen. — Le sterno-cléido-hyoïdien peut s'unir plus ou moins : 1° avec l'omo-hyoïdien ; 2° avec le sterno-thyroïdien ; 3° avec le muscle homonyme du côté opposé. — Mac Whinnie a vu un faisceau aberrant du sterno-cléido-hyoïdien franchir l'os hyoïde et se perdre dans le mylo-hyoïdien, disposition qui rappelle le muscle sterno-glosse de quelques mammifères.

2° Omo-hyoïdien

Le muscle omo-hyoïdien (fig. 612, 14), qu'on désigne encore sous les noms de omoplato- ou scapulo-hyoïdien, est un muscle digastrique, qui s'étend, sur les côtés du cou, du bord supérieur du scapulum à l'os hyoïde. Il est divisé par un tendon moyen ou intermédiaire (fig. 612, 15) en deux portions ou ventres, l'un antérieur, l'autre postérieur.

1° Insertions. — Il s'attache en arrière, par son ventre postérieur, sur la portion du bord supérieur du scapulum qui est immédiatement placée en dedans

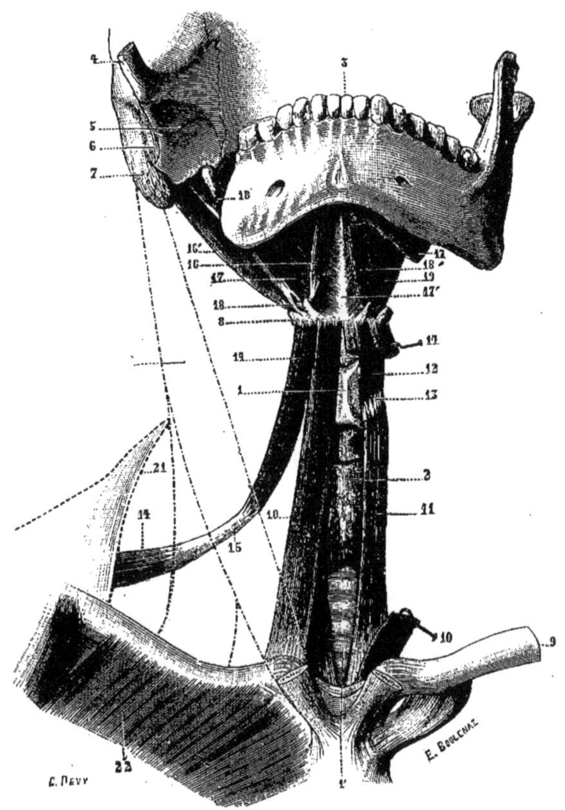

Fig. 612.

Muscles sus- et sous-hyoïdiens.

1, cartilage thyroïde. — 1', trachée. — 2, corps thyroïde. — 3, maxillaire inférieur. — 4, apophyse zygomatique. — 5, cavité glénoïde du temporal. — 6, conduit auditif externe. — 7, apophyse mastoïde. — 8, grande corne de l'os hyoïde. — 9, clavicule. — 10, muscle sterno-cléido-hyoïdien, réséqué à gauche pour laisser voir : 11, le muscle sterno-thyroïdien ; 12, le muscle thyro-hyoïdien ; 13, la corde ligamenteuse séparant ces deux derniers muscles. — 14, muscle omo-hyoïdien. — 15, son tendon intermédiaire. — 16, ventre antérieur et 16', ventre postérieur du digastrique. — 17, muscle mylo-hyoïdien. — 17', raphé sus-hyoïdien. — 18, muscle stylo-hyoïdien. — 18', muscle génio-hyoïdien. — 19, muscle hyo-glosse. — 20, sterno-cléido-mastoïdien. — 21, trapèze. — 22, grand pectoral.

de l'échancrure coracoïdienne ; cette ligne d'insertion postérieure a une étendue de 10 à 15 millimètres. En avant, il s'insère, par son ventre antérieur, sur la portion la plus externe du corps de l'os hyoïde, en dehors du muscle précédent.

Suivi de son insertion scapulaire à son insertion hyoïdienne, le muscle omo-hyoïdien se porte d'abord en dedans, en longeant le bord postérieur de la clavicule. Puis, se redressant brusquement sur sa direction initiale, il se porte en haut, en suivant le bord externe du sterno-cléido-hyoïdien. Les deux ventres de l'omo-hyoïdien ne sont donc pas situés sur une seule et même ligne droite ; ils forment l'un avec l'autre un angle fortement obtus, ouvert en haut et en dehors, dont le sommet répond justement au *tendon intermédiaire,* indiqué ci-dessus. Il en résulte que le muscle, considéré dans son ensemble, décrit une longue courbe à convexité dirigée en bas et en dedans.

2° Rapports. — L'omo-hyoïdien répond, à son origine, au muscle sus-épineux. Plus loin, il se trouve recouvert par le trapèze, le sous-clavier, la clavicule.

Arrivé au niveau du bord antérieur du trapèze, il se dégage de ce muscle et traverse alors successivement les trois régions sus-claviculaire, carotidienne et sous-hyoïdienne. — Dans la *région sus-claviculaire,* il est recouvert par le peaucier et recouvre à son tour les scalènes et le plexus brachial. — Dans la *région carotidienne,* il est recouvert par le sterno-cléido-mastoïdien et recouvre, en les croisant, la veine jugulaire interne et la carotide primitive. — Dans la *région sous-hyoïdienne,* enfin, il répond de nouveau au peaucier par sa face antérieure, tandis que sa face postérieure repose sur le corps thyroïde et sur le muscle thyro-hyoïdien.

3° Innervation. — Le ventre antérieur et le ventre postérieur de l'omo-hyoïdien sont innervés l'un et l'autre par l'anse de l'hypoglosse. Les filets nerveux qu'ils reçoivent proviennent réellement, comme pour le sterno-cléido-hyoïdien, des branches antérieures des trois premiers nerfs cervicaux (voy. *Grand hypoglosse*).

4° Action. — Comme le muscle précédent, l'omo-hyoïdien abaisse l'os hyoïde en le portant un peu en arrière. Pour Richet, l'omo-hyoïdien aurait pour principale fonction de tendre, en redressant sa courbure, l'aponévrose cervicale moyenne (voy. plus loin) : il contribuerait ainsi, par action secondaire, à maintenir béantes les grosses veines du cou au moment de l'inspiration et, comme conséquence, favoriserait dans ces vaisseaux la circulation de retour. Une pareille opinion me paraît en opposition : 1° avec l'absence de l'omo-hyoïdien chez certains mammifères ; 2° avec l'absence de ce même muscle constatée parfois dans l'espèce humaine ; 3° avec l'absence de troubles circulatoires, à la suite de la section de l'omo-hyoïdien chez l'homme.

Variétés. — On a constaté : 1° l'absence totale du muscle omo-hyoïdien, sans compensation par un autre muscle; j'en ai réuni neuf cas, dont un personnel; 2° l'absence du ventre antérieur; dans ce cas, le ventre postérieur se perd le plus souvent sur l'aponévrose (*M. coraco-cervicalis* de Krause); 3° l'absence du ventre postérieur; dans ce cas, le ventre antérieur vient se perdre également sur l'aponévrose (*M. hyo-fascialis*). — Par contre, on peut observer la duplicité du muscle, portant, soit sur le muscle tout entier, soit seulement sur l'un ou l'autre des deux ventres. — Par suite d'un déplacement des insertions scapulaires, l'omo-hyoïdien peut se détacher : 1° du ligament coracoïdien ou de l'apophyse coracoïde ; 2° de l'acromion ; 3° de la première côte; 4° de la clavicule. — D'autre part, l'omo-hyoïdien, tout en restant normal, peut recevoir des différents points précités des faisceaux de renforcement. Le tendon intermédiaire du muscle, qui a toute la valeur d'une intersection aponévrotique (première côte cervicale de Henle), fait défaut une fois sur trente sujets (Wood). — Quelques faisceaux de l'omo-hyoïdien peuvent passer dans la région sus-hyoïdienne et se réunir soit au mylo-hyoïdien (Macalister), soit au stylo-hyoïdien (Wood).

Voyez pour la véritable signification du muscle omo-hyoïdien chez l'homme : Gegenbaur, *Ueber den Musc. omo-hyoïdeus und seine Schlüsselbeinverbindung*, in Morph. Jahrbuch, 1875, p. 243 ; Testut, *Le muscle omo-hyoïdien et ses anomalies*, in Gaz. hebd. des Sc. médicales de Bordeaux, et tirage à part, 1882 ; Marcondès, Thèse de Rio-Janeiro, 1884.

3° Sterno-thyroïdien

Le sterno-thyroïdien (fig. 612, 11) est un muscle large et rubané comme le sterno-cléido-hyoïdien, au-dessous duquel il est situé.

1° Insertions. — Il s'insère : 1° d'une part, sur la face postérieure du premier cartilage costal et sur la face postérieure de la poignée du sternum jusqu'à la ligne médiane (fig. 613, 2) ; 2° d'autre part, sur les deux tubercules de la face externe du cartilage thyroïde, ainsi que sur une corde ligamenteuse, oblique en haut et en dehors, qui réunit ces deux tubercules.

La direction de ce muscle n'est pas complètement verticale, mais légèrement oblique de bas en haut et de dedans en dehors. Il résulte de cette obliquité que les deux muscles sterno-thyroïdiens droit et gauche, contigus à leur origine sternale, se trouvent séparés, au niveau de leur insertion thyroïdienne, par un intervalle d'un ou de plusieurs centimètres.

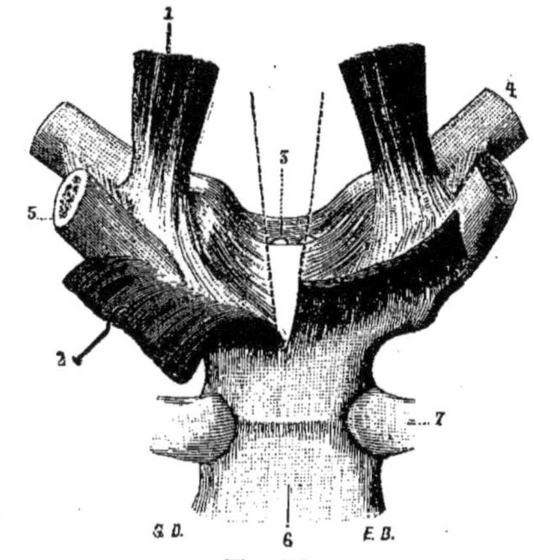

Fig. 613.
Insertions inférieures des muscles sterno-cléido-hyoïdien et sterno-thyroïdien.

1, extrémité inférieure du muscle sterno-cléido-hyoïdien. — 2, extrémité inférieure du sterno-thyroïdien, érigné en arrière du côté gauche pour laisser voir le muscle précédent. — 3, ligament interclaviculaire. — 4, clavicule. — 5, première côte. — 6, sternum. — 7, deuxième côte.

2° Rapports. — Le muscle sterno-thyroïdien est recouvert par le sterno-cléido-hyoïdien dans la plus grande partie de son étendue. A son tour, il recouvre la trachée-artère, le corps thyroïde et, par ses faisceaux les plus externes, la carotide primitive et la veine jugulaire interne

3° Innervation. — Il est innervé, comme les deux muscles précédents, par des rameaux issus de l'anse de l'hypoglosse : ces rameaux pénètrent dans le muscle par la partie externe de sa face profonde.

4° Action. — Le muscle sterno-thyroïdien abaisse le larynx, sur lequel il s'insère, et, par l'intermédiaire du larynx, l'os hyoïde.

Variétés. — Les faisceaux qui partent du premier cartilage costal peuvent faire défaut, comme aussi le muscle peut se trouver renforcé par des faisceaux surajoutés émanant de la clavicule. — L'absence du tiers moyen du muscle a été signalée par WALSHAM (in *Saint-Bartholomew's Hospital Reports*, 1880). — Le sterno-thyroïdien peut entrer en connexion plus ou moins intime avec celui du côté opposé, soit par fusionnement sur la ligne médiane, soit par envoi de faisceaux anastomotiques. — Il peut même se fusionner partiellement avec le constricteur inférieur du pharynx (WOOD, WALSHAM, FLESCH) ; j'ai observé cette disposition chez le chimpanzé. — Une intersection aponévrotique existe fréquemment au niveau de la fourchette sternale.

4° THYRO-HYOÏDIEN

Le thyro-hyoïdien (fig. 612, 12) est un muscle quadrilatère, continuant en haut la direction du muscle précédent.

1° Insertions. — Il s'insère, en bas, sur les deux tubercules thyroïdiens et sur la corde ligamenteuse qui les réunit l'un à l'autre. De là, les faisceaux du muscle se portent parallèlement en haut et viennent s'attacher sur le bord inférieur du corps et de la grande corne de l'os hyoïde.

2° Rapports. — Sa face antérieure ou superficielle répond au sterno-hyoïdien et à l'omo-hyoïdien, qui le recouvrent. Sa face profonde repose sur le cartilage thyroïde et, au-dessus de lui, sur la membrane thyro-hyoïdienne ; elle est séparée de cette membrane par les vaisseaux et nerfs laryngés supérieurs.

3° Innervation. — Le thyro-hyoïdien est innervé par un rameau spécial du grand hypoglosse. Mais ce rameau, d'après les recherches de HOLL (voy. *Grand hypoglosse*), provient encore des nerfs cervicaux. Il pénètre dans le muscle par sa face profonde, tout près de son bord externe.

4° Action. — Il abaisse l'os hyoïde ; ou bien, si ce dernier os est fixé par la contraction préalable de ses élévateurs, il agit sur le larynx, qu'il attire en haut.

Variétés. — La corde ligamenteuse thyroïdienne sur laquelle viennent s'attacher, en bas le sterno-thyroïdien, en haut le thyro-hyoïdien, me paraît avoir la signification d'une intersection aponévrotique, analogue à celles qui traversent le grand droit de l'abdomen. Dès lors, le sterno-thyroïdien et le thyro-hyoïdien ne sont que les deux portions d'un seul et même muscle (*sterno-hyoïdien profond*), qui serait interrompu au niveau du cartilage thyroïde par une intersection fibreuse. Aussi, voit-on, dans certains cas, quelques faisceaux passer sans s'interrompre d'un muscle dans l'autre, ou même les deux muscles se fusionner entièrement par disparition complète de la corde ligamenteuse.

MUSCLE ÉLÉVATEUR DU CORPS THYROÏDE. — SOEMMERING a décrit sous ce nom un faisceau musculaire plus ou moins développé, qui, partant de l'os hyoïde, venait se terminer sur un point quelconque de la face antérieure du corps thyroïde. Ce muscle n'est autre qu'un faisceau aberrant des muscles rubanés, précédemment décrits entre le sternum et l'os hyoïde, qui, au lieu de se rendre à son insertion inférieure ordinaire, s'arrête en route pour se fixer sur le corps thyroïde. Ce muscle ne se rattache à aucune fonction spéciale : c'est un non-sens que d'attribuer une fonction active à un organe atrophié et rudimentaire.

§ II. — MUSCLES SUS-HYOÏDIENS

Les muscles sus-hyoïdiens, tous situés au-dessus de l'os hyoïde, sont, comme les muscles sous-hyoïdiens, au nombre de quatre. Ce sont : le *digastrique*, le *stylo-hyoïdien*, le *mylo-hyoïdien* et le *génio-hyoïdien*.

1° DIGASTRIQUE

Le muscle digastrique (fig. 612, 16 et 615, 6) s'étend de la base du crâne à l'os hyoïde et, de là, à la partie moyenne du maxillaire inférieur. Il représente dans son ensemble comme une longue arcade, dont la concavité, dirigée en haut, embrasse à la fois la glande parotide et la glande sous-maxillaire.

1° Insertions. — Comme l'indique son nom, le muscle digastrique se compose de deux portions ou ventres, l'un antérieur, l'autre postérieur, que réunit l'un à l'autre un tendon intermédiaire.

a. *Ventre postérieur.* — Le ventre postérieur ou mastoïdien s'insère, en haut, sur le côté interne de l'apophyse mastoïde, dans une rainure spéciale, dite *rainure digastrique* (OSTÉOL., p. 151). Cette insertion d'origine se fait en partie par des fibres charnues, en partie par des fibres tendineuses, qui se prolongent sur la face interne et sur le bord supérieur du muscle. De la rainure digastrique, le ventre postérieur se porte obliquement en bas, en avant et en dedans et, après un parcours de 3 ou 4 centimètres, se jette sur le côté interne d'une lame tendineuse, enroulée en demi-cône, qui se transforme peu à peu en un tendon cylindrique : c'est le *tendon intermédiaire*.

b. *Tendon intermédiaire.* — Le tendon intermédiaire, continuant la direction du ventre postérieur, atteint bientôt le muscle stylo-hyoïdien, le traverse à sa partie tout inférieure et arrive ainsi au-dessus du corps de l'os hyoïde. S'infléchissant alors sur lui-même, il se porte en avant et en dedans et, immédiatement après, donne naissance à des faisceaux charnus dont l'ensemble constitue le ventre antérieur du muscle.

c. *Ventre antérieur*. — Ainsi constitué, le ventre antérieur se dirige d'arrière en avant et un peu de dehors en dedans, vers le bord inférieur du maxillaire. Il vient finalement se fixer, un peu en dehors de la symphyse, dans une fossette spéciale que nous avons décrite en ostéologie sous le nom de *fossette digastrique*. Ici encore, comme dans la rainure digastrique, l'insertion du muscle se fait, en partie par des fibres charnues, en partie par de courtes languettes tendineuses.

d. *Connexion du tendon intermédiaire avec l'os hyoïde*. — Au sortir de la boutonnière que lui offre le stylo-hyoïdien, le tendon intermédiaire du digastrique laisse échapper d'ordinaire, par son côté inféro-interne, deux ordres de fibres : des fibres internes, qui se portent vers la ligne médiane et s'y entrecroisent avec celles du côté opposé ; des fibres inférieures, qui descendent vers le corps de l'os hyoïde et s'y fixent solidement. Les fibres internes forment presque toujours une sorte de lame aponévrotique qui unit l'un à l'autre le tendon du côté droit et celui du côté gauche : c'est l'*aponévrose interdigastrique* de certains auteurs (fig. 614, 5). Quant aux fibres descendantes, elles affectent parfois la forme d'une arcade ou d'une sorte de tunnel sous lequel s'engage le tendon. Mais cette disposition en tunnel est relativement rare ; plus rarement encore on observe à son niveau une bourse séreuse destinée à favoriser le glissement du tendon. Quoi qu'il en soit de la disposition, éminemment variable, de la lame fibreuse qui unit le tendon intermédiaire à l'os hyoïde, cette lame est constante et c'est à elle, bien plus qu'à la boutonnière du stylo-hyoïdien, qu'est due la réflexion, à ce niveau, du muscle digastrique.

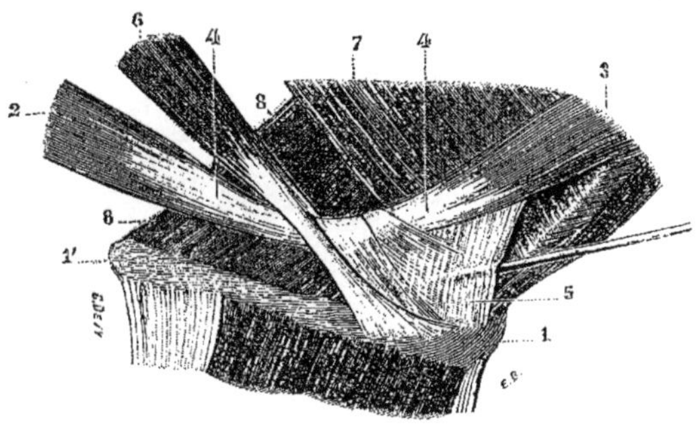

Fig. 614.

Le tendon intermédiaire du digastrique dans ses rapports avec l'os hyoïde.

1, os hyoïde, avec 1' sa grande corne du côté droit. — 2, ventre postérieur du digastrique. — 3, son ventre antérieur. — 4, 4, son tendon intermédiaire. — 5, aponévrose interdigastrique, soulevée sur la pointe d'une sonde cannelée. — 6, stylo-hyoïdien. — 7, mylo-hyoïdien. — 8, hyo-glosse.

L'interprétation du muscle digastrique, avec ses deux ventres insérés l'un et l'autre au corps de l'hyoïde, est extrêmement difficile, et son évolution phylogénique est encore fort obscure. Les recherches d'anatomie comparative semblent établir cependant, que le digastrique des mammifères représente deux muscles, d'origine et de valeur différentes, qui étaient primitivement distincts et qui se sont fusionnés plus tard au voisinage de l'os hyoïde. De ces deux muscles, l'un appartient manifestement au groupe des faisceaux musculaires qui vont du crâne au maxillaire ; l'autre me paraît devoir être rattaché au système longitudinal qui, de chaque côté de la ligne médiane, remonte du sternum à la symphyse mentonnière. La dualité primitive du digastrique est encore établie par son mode d'innervation : nous verrons en effet, tout à l'heure, que le ventre antérieur et le ventre postérieur sont innervés par deux nerfs différents.

2° **Rapports**. — Les rapports du muscle digastrique varient pour chacune de ses trois portions :

Le *ventre postérieur*, aplati de dehors en dedans, nous offre à considérer deux faces, l'une externe, l'autre interne. — La *face externe* est recouverte, immédiatement en avant de l'apophyse mastoïde, par les trois muscles petit complexus, splénius et sterno-cléido-mastoïdien. Elle est encore en rapport, en haut avec la parotide, en bas avec la sous-maxillaire. — La *face interne*, à son tour, recouvre successivement (fig. 615) les muscles qui se détachent de l'apophyse styloïde (bou-

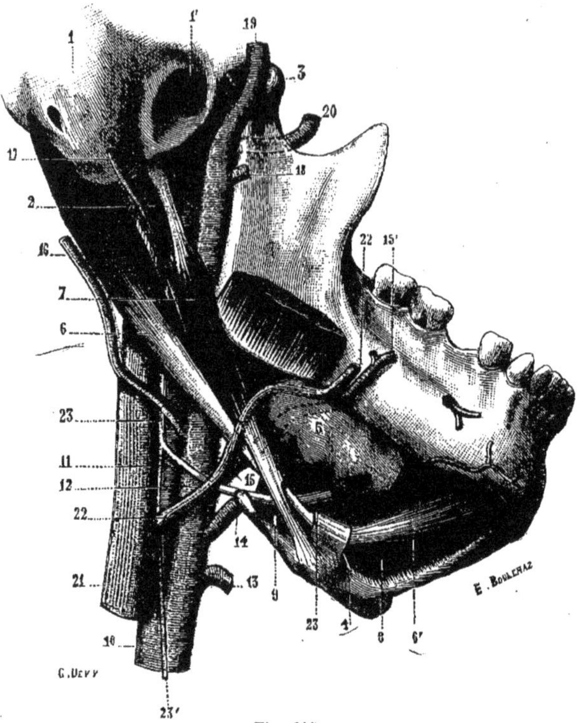

Fig. 615.

Rapports des muscles styliens et digastrique avec les carotides et leurs branches.

1, apophyse mastoïde. — 1', trou auditif externe. — 2, apophyse styloïde. — 3, condyle du maxillaire inférieur. — 4, os hyoïde. — 5, glande sous-maxillaire. — 6, 6', ventre antérieur et ventre postérieur du digastrique. — 7, stylo-hyoïdien. — 8, mylo-hyoïdien. — 9, hyo-glosse. — 10, carotide primitive. — 11, carotide interne. — 12, carotide externe. — 13, artère thyroïdienne supérieure. — 14, artère linguale. — 15, 15', artère faciale. — 16, artère occipitale. — 17, artère auriculaire postérieure. — 18, artère transversale de la face. — 19, artère temporale superficielle. — 20, artère maxillaire interne. — 21, veine jugulaire interne. — 22, veine faciale. — 23, nerf grand hypoglosse. — 23', sa branche descendante.

quet de Riolan), la veine jugulaire interne, le nerf grand hypoglosse, la carotide interne, la carotide externe et deux de ses branches collatérales, la linguale et la faciale.

Le *ventre antérieur* repose dans toute son étendue sur le mylo-hyoïdien. Sur lui s'étalent l'aponévrose cervicale superficielle, le peaucier et la peau. Il est séparé de celui du côté opposé par un espace triangulaire, à base inférieure, dont l'aire est formée par les deux mylo-hyoïdiens arrivant au contact sur la ligne médiane. Nous avons dit plus haut que les deux ventres antérieurs étaient reliés l'un à l'autre, à leur partie postérieure tout au moins, par l'aponévrose interdigastrique.

Le *tendon intermédiaire*, enfin, est en rapport, en dehors, avec la glande sous-maxillaire, dont la partie inférieure descend jusqu'à l'os hyoïde ou même le dépasse. En dedans, il répond à l'hyo-glosse et au mylo-hyoïdien. Il délimite, avec le bord postérieur de ce dernier muscle et le nerf grand hypoglosse (fig. 615) un tout petit triangle connu sous le nom de *triangle de la linguale :* c'est en effet dans ce triangle qu'il faut inciser le muscle hyo-glosse pour mettre à découvert l'artère linguale (voy. ANGÉIOLOGIE).

3° **Innervation.** — Chaque portion du muscle digastrique a une innervation qui lui est propre. Le ventre postérieur est innervé à la fois par un rameau du facial et par un rameau du glosso-pharyngien. Quant au ventre antérieur, il est innervé par le nerf mylo-hyoïdien, branche du dentaire inférieur, lequel, à son tour, provient du maxillaire inférieur ou troisième branche du trijumeau.

4° **Action.** — Les deux ventres du digastrique étant innervés par des nerfs différents jouissent d'une action indépendante et doivent, dans la plupart des cas, se contracter isolément :

a. Le ventre antérieur, s'il prend son point fixe sur l'hyoïde, abaisse le maxillaire. Il joue, dans ce cas, un rôle important dans l'acte de la mastication : c'est l'*abaisseur du maxillaire* (*abaisseur de la mandibule* de l'anatomie comparée). Si, au contraire, il prend son point fixe sur le maxillaire, il élève l'os hyoïde.

b. Le ventre postérieur peut, lui aussi, prendre son point fixe sur le crâne ou sur l'os hyoïde : dans le premier cas, il porte l'os hyoïde en haut et en arrière ; dans le second cas, il porte la tête en arrière, devenant ainsi congénère des muscles extenseurs.

c. Enfin, quand les deux ventres du digastrique se contractent en même temps, ils élèvent l'os hyoïde.

Variétés. — Le digastrique peut ne pas traverser le stylo-hyoïdien et, dans ce cas, il passe soit en avant, soit en arrière. — Il peut se rendre directement de la base du crâne à la symphyse sans descendre sur l'os hyoïde (TANSINI). Dans ce cas, son tendon intermédiaire est situé au-dessus de l'hypoglosse et de la linguale, disposition qu'il n'est pas indifférent de connaître pour la ligature de ce dernier vaisseau. — PLATNER et MAC WHINNIE ont vu le ventre postérieur du digastrique s'insérer à l'angle du maxillaire, disposition normale chez les carnassiers ; j'ai observé cette insertion chez un microcéphale. — Les deux tendons intermédiaires droit et gauche peuvent se réunir sur la ligne médiane et former ainsi une arcade transversale d'où naissent les ventres antérieurs. — J'ai vu plusieurs fois les ventres antérieurs entièrement fusionnés sur la ligne médiane. — Il n'est pas très rare de voir le ventre antérieur fournir un faisceau surnuméraire qui vient s'attacher, selon les cas, sur le raphé médian, sur l'os hyoïde, sur la fossette digastrique du côté opposé ; le muscle anormal devient alors un muscle *trigastrique*. Cette anomalie est le plus souvent unilatérale ; WOOD et MACALISTER et nous-même l'avons observée cependant des deux côtés à la fois. — WALSHAM (*Saint-Bartholomew's Hospital Reports*, 1881) a rencontré sur le ventre postérieur, dans un cas, une intersection, et, dans un autre cas, un vrai tendon cylindrique. — Voyez au sujet du digastrique, MORESTIN, *Bull. Soc. anat.*, 1894, p. 801 ; — BIANCHI, *Sul muscolo interdigastrico*, Monit. zool., 1890 ; — BOVERO, *Intorno ai muscoli digastrici dell' osso ioïde*, Monit. zool. ital., 1895.

MUSCLE MENTO-HYOÏDIEN. — Faisceau musculaire décrit par MACALISTER, le plus souvent rubané, unilatéral ou bilatéral, s'étendant de l'os hyoïde à la symphyse du menton. Quelques-uns des faisceaux mento-hyoïdiens se rattachent peut-être au système du peaucier ; il en est d'autres qui appartiennent manifestement au groupe des sterno-hyoïdiens.

2° STYLO-HYOÏDIEN

Le stylo-hyoïdien (fig. 612,18 et fig. 615,7) est un muscle fort grêle, fusiforme, qui s'étend obliquement de l'apophyse styloïde à l'os hyoïde, en dedans et au-dessus du ventre postérieur du digastrique.

1° **Insertions.** — Il prend naissance, en dehors, sur le côté externe de l'apophyse styloïde, tout près de la base de cette apophyse. De là, il se porte obliquement en dedans et en avant vers l'os hyoïde. Un peu avant d'atteindre cet os, il se divise en deux faisceaux, pour laisser passer le digastrique (*boutonnière du digastrique*). Puis, il se reconstitue et vient se fixer, à l'aide d'une languette aponévrotique fort mince, sur la face antérieure du corps de l'os hyoïde, au voisinage de la grande corne.

2° **Rapports**. — Le stylo-hyoïdien accompagne, dans presque toute son étendue, le ventre postérieur du digastrique, en avant duquel il est placé (fig. 615). Il présente les mêmes rapports que ce dernier muscle.

3° **Innervation**. — Il est innervé par un rameau particulier, issu du facial au-dessous du trou stylo-mastoïdien.

4° **Action**. — Le muscle stylo-hyoïdien est élévateur de l'os hyoïde.

Variétés. — Le stylo-hyoïdien peut faire défaut (une fois sur deux cents, d'après HALLET). — Dans un cas de MAC WHINNIE, l'absence du stylo-hyoïdien coïncidait avec un ventre postérieur du digastrique considérablement grossi. — La boutonnière pour le digastrique manque aussi quelquefois, mais bien rarement ; cette boutonnière peut, d'autre part, se prolonger jusqu'à l'os hyoïde, transformant ainsi le stylo-hyoïdien en un muscle biceps. — Il n'est pas très rare de rencontrer, en arrière du stylo-hyoïdien normal, un faisceau surnuméraire (*stylo-hyoïdeus alter* d'ALBINUS, *petit stylo-hyoïdien* de GAVARD, *stylo-hyoïdien profond* de SAPPEY), qui s'insère d'une part dans le voisinage du sommet de l'apophyse styloïde, d'autre part sur la petite corne de l'os hyoïde. Des cas de *triple stylo-hyoïdien* ont été rapportés par HYRTL et par GRUBER. — CHUDZINSKY a observé, sur un nègre, un stylo-hyoïdien qui s'insérait dans la région sus-hyoïdienne par trois faisceaux distincts.

Parmi les muscles surnuméraires qui se rattachent au stylo-hyoïdien, il convient de mentionner (voy. pour plus de détails, TESTUT, *Anomalies musculaires*, p. 288) :

1° Le *stylo-maxillaire*, signalé pour la première fois par CALORI (Bologne, 1868), qui se rend de l'apophyse styloïde à l'angle du maxillaire ;

2° Le *hyo-maxillaire* (*hyo-angularis* de MACALISTER), qui va de l'os hyoïde à l'angle du maxillaire ; le stylo-maxillaire et l'hyo-maxillaire sont deux formes incomplètes du stylo-hyoïdien ordinaire (voy., à ce sujet, MACALISTER, *The varieties of styloid muscles*, in Journ. of Anat. and Phys., nov. 1870).

3° L'*occipito-hyoïdien*, qui se détache de l'occipital, au-dessous de l'insertion du trapèze, et qui se rend de là à l'os hyoïde ; ce muscle, signalé pour la première fois par PERRIN (*Journ. of Anat. and Phys.*, 1871, p. 251), a été retrouvé depuis par WEST (*Ibid.*, 1873, p. 150), par CURNOW (*Ibid.*, 1874, p. 379) et par M. FLESCH (*Varietäten Beobachtungen*, etc., Würzbourg, 1879) ;

4° Le *pétro-hyoïdien*, signalé par CALORI, dont le nom seul indique suffisamment les insertions.

3° MYLO-HYOÏDIEN

Situé au-dessus du ventre antérieur du digastrique, le mylo-hyoïdien (fig. 615) est un muscle aplati et irrégulièrement quadrilatère, constituant avec celui du côté opposé le plancher de la bouche.

1° **Insertions**. — Il prend naissance, en haut, sur la ligne oblique interne ou ligne mylo-hyoïdienne du maxillaire inférieur. De là, ses faisceaux se portent en bas et en dedans vers la ligne médiane et s'insèrent : 1° les postérieurs, sur l'os hyoïde lui-même (face antérieure) ; 2° les antérieurs, sur un raphé aponévrotique médian (*ligne blanche sus-hyoïdienne*) qui s'étend de cet os à la symphyse du menton.

Il n'est pas rare de voir quelques faisceaux du mylo-hyoïdien passer sans s'interrompre d'un côté à l'autre.

2° **Rapports**. — Sa face superficielle ou inférieure est recouverte par le ventre antérieur du digastrique, par la glande sous-maxillaire, par le peaucier du cou. — Sa face profonde ou supérieure, tournée du côté de la bouche, répond aux muscles stylo-glosse, hyo-glosse, génio-hyoïdien, aux nerfs lingual et grand hypoglosse, au canal de Wharton, à la glande sublinguale et, par places, à la muqueuse buccale. — Son bord postérieur est embrassé par la glande sous-maxillaire (voy. cette glande) et contourné de bas en haut par le canal de Wharton.

3° **Innervation.** — Il est innervé par le nerf mylo-hyoïdien (branche du dentaire inférieur), qui jette sur sa face inférieure des rameaux toujours multiples.

4° **Action.** — Le mylo-hyoïdien élève de bas en haut l'os hyoïde ; mais il soulève en même temps la langue, l'applique fortement contre la voûte palatine et joue ainsi un rôle important dans le premier temps de la déglutition.

Variétés. — Elles sont peu nombreuses : nous avons déjà indiqué sa réunion partielle avec le muscle du côté opposé et avec quelques autres muscles voisins. — J'ai constaté plusieurs fois la disparition complète du raphé sus-hyoïdien et la fusion totale des deux mylo-hyoïdiens en un muscle unique. — La division du muscle en deux portions a été signalée par Mac Whinnie et par Macalister. — J'ai vu, sur deux sujets, les fibres les plus postérieures former un faisceau distinct.

4° Génio-hyoïdien

Le génio-hyoïdien (fig. 612,18' et fig. 616,1), situé au-dessus du précédent, est un petit muscle de forme cylindroïde, qui s'étend, à droite et à gauche de la ligne médiane, de l'os hyoïde à la symphyse du menton.

1° **Insertions.** — En haut, le génio-hyoïdien s'insère sur l'apophyse géni inférieure à l'aide de courtes fibres tendineuses. De là, il se porte obliquement en bas et en arrière, s'élargit peu à peu au fur et à mesure qu'il s'éloigne du maxillaire et, finalement, vient se fixer sur la partie moyenne de la face antérieure de l'os hyoïde. Sa ligne d'insertion hyoïdienne (fig. 230,1) est représentée par une sorte d'U couché (⊃), dont la concavité dirigée en dehors embrasse le bord interne du muscle hyo-glosse.

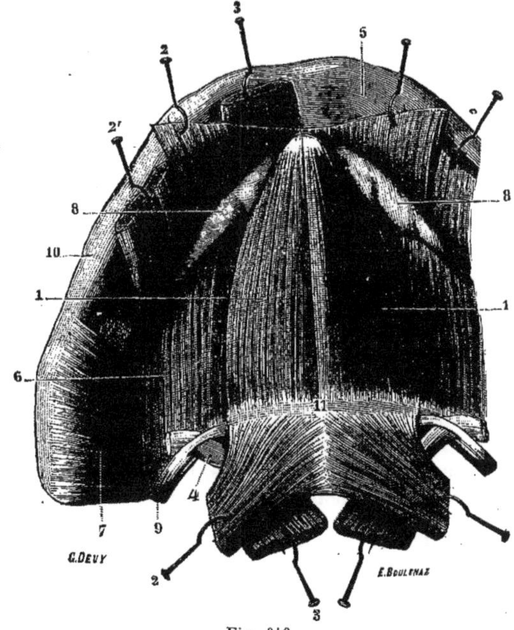

Fig. 616.

Les deux génio-hyoïdiens, vus par leur face inférieure, après incision et réclinaison en avant des deux mylo-hyoïdiens.

1, 1', génio-hyoïdiens, droit et gauche. — 2, 2', mylo-hyoïdien du côté droit, divisé en deux tronçons. — 3, ventre antérieur du digastrique droit, également divisé en deux tronçons. — 4, son tendon intermédiaire. — 5, fossette destinée à l'insertion du ventre antérieur. — 6, hyoglosse droit. — 7, ptérygoïdien interne droit. — 8, 8, glande sublinguale. — 9, stylo-hyoïdien. — 10, bord inférieur du maxillaire inférieur. — 11, os hyoïde.

2° **Rapports.** — Les deux génio-hyoïdiens, droit et gauche, sont en contact immédiat sur la ligne médiane : un simple interstice celluleux, souvent peu distinct, les sépare l'un de l'autre. Recouverts en bas par le mylo-hyoïdien, qu'il faut sectionner pour les mettre à découvert, ils répondent, par leur face supérieure ou buccale, à la glande sublinguale, au génio-glosse, à la muqueuse du plancher de la bouche.

3° **Innervation.** — Le génio-hyoïdien est innervé par le grand hypoglosse, qui envoie à sa face profonde quelques filets très grêles.

4° **Action.** — Ce muscle a une double action : il est élévateur de l'os hyoïde, s'il prend son point fixe sur le maxillaire inférieur ; il est abaisseur du maxillaire, s'il prend son point fixe sur l'os hyoïde préalablement immobilisé par la contraction de ses muscles abaisseurs.

Variétés. — Le génio-hyoïdien peut présenter des connexions plus ou moins intimes avec les deux muscles de la langue qui l'avoisinent : le génio-glosse et l'hyo-glosse (Macalister). — Il peut se fusionner entièrement avec celui du côté opposé et constituer ainsi un muscle impair et médian. — Macalister signale, d'après Horner, comme une anomalie du génio-hyoïdien, la présence d'un faisceau accessoire qui prendrait naissance sur la grande corne de l'os hyoïde. Cette insertion sur la grande corne, passée sous silence par Cruveilhier et Sappey, est considérée comme normale par Theile.

ARTICLE III

RÉGION PRÉVERTÉBRALE

Les muscles de la région prévertébrale sont directement appliqués, comme leur nom l'indique, sur la face antérieure de la colonne vertébrale. Ils sont au nombre de trois de chaque côté : le *grand droit antérieur de la tête*, le *petit droit antérieur de la tête*, le *long du cou.*

1° Grand droit antérieur de la tête

Le grand droit antérieur de la tête (fig. 617, 2), le plus superficiel des muscles prévertébraux, est un muscle aplati et triangulaire, s'étendant de l'occipital aux apophyses transverses de la colonne cervicale.

1° **Insertions.** — Il prend naissance, en haut, sur la face inférieure de l'apophyse basilaire, en avant du trou occipital. De là, il se porte obliquement en bas et en dehors et se divise en quatre faisceaux, lesquels viennent se terminer, par autant de tendons distincts, sur les tubercules antérieurs des troisième, quatrième, cinquième et sixième vertèbres cervicales.

2° **Rapports.** — Le grand droit antérieur de la tête recouvre, en arrière, les muscles petit droit antérieur de la tête et long du cou, qui le séparent de la colonne vertébrale. En avant, il est recouvert immédiatement par une forte aponévrose, l'*aponévrose prévertébrale* (voy. plus loin, p. 750), et répond, sur un plan plus superficiel, à la jugulaire interne, à la carotide interne, au pharynx et aux deux nerfs pneumogastrique et grand sympathique.

3° **Innervation.** — Il est innervé par des rameaux multiples (3 ou 4), qui se détachent ordinairement de la première et de la deuxième arcade du plexus cervical profond.

4° **Action.** — Le muscle grand droit antérieur fléchit la tête sur la colonne vertébrale et les premières vertèbres cervicales sur les vertèbres suivantes. Quand il se contracte d'un seul côté, il fait exécuter, en outre, à la tête et aux vertèbres précitées un léger mouvement de rotation, en vertu duquel la face se porte du

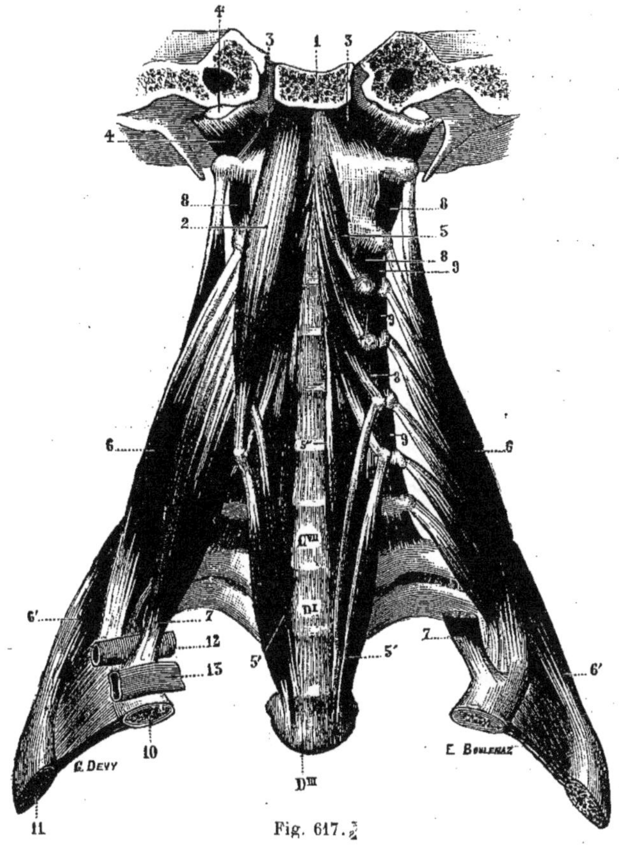

Fig. 617. $\frac{1}{2}$

Muscles profonds du cou.

1, apophyse basilaire de l'occipital. — 2, grand droit antérieur de la tête. — 3, petit droit antérieur de la tête. — 4, droit latéral. — 4', trou déchiré postérieur. — 5, faisceaux supérieurs du long du cou. — 5', faisceaux inférieurs, et 5'', faisceaux intermédiaires de ce même muscle. — 6, scalène postérieur, avec 6', son insertion à la seconde côte. — 7, scalène antérieur. — 8, 8, 8, 8, muscles intertransversaires antérieurs. — 9, 9, intertransversaires postérieurs. — 10, 11, première et seconde côtes. — 12, artère sous-clavière. — 13, veine sous-clavière. — C^{VII}, septième vertèbre cervicale. — D^{I}, D^{III}, première et troisième vertèbres dorsales.

côté du muscle qui se contracte : à droite, dans les contractions du muscle droit ; à gauche, dans les contractions du muscle gauche.

Variétés. — Le nombre de ses faisceaux transversaires peut varier en plus ou en moins. — Quelques-uns de ses faisceaux externes peuvent s'insérer sur l'atlas ou sur l'axis. — Gruber a rencontré, sur deux sujets, un faisceau anastomotique, qui franchissait la ligne médiane, pour se terminer du côté opposé à celui où il avait pris naissance.

2° Petit droit antérieur de la tête

C'est un petit muscle quadrilatère, situé en arrière du précédent, entre l'occipital et l'atlas (fig. 617, 3).

1° Insertions. — Il s'insère : 1° d'une part, sur la face inférieure de l'apophyse basilaire, un peu en avant du trou occipital ; 2° d'autre part, sur la face antérieure des masses latérales de l'atlas et sur la portion voisine de l'apophyse transverse de la même vertèbre.

2° Rapports. — Le petit droit est recouvert par le grand droit dans la plus grande partie de son étendue. Il déborde un peu ce muscle en dehors et répond, en ce point, au ganglion cervical supérieur du grand sympathique, ainsi qu'à la carotide interne. Sa face postérieure repose sur l'articulation atloïdo-occipitale.

3° Innervation. — Il est innervé par la branche antérieure du premier nerf cervical.

4° Action. — Au point de vue de son action, le petit droit antérieur fléchit la tête et lui imprime en outre, quand il se contracte d'un seul côté, un léger mouvement d'inclinaison latérale.

Variétés. — J'ai constaté, sur un sujet, l'absence du petit droit antérieur. — Sur un autre sujet et du côté droit seulement, j'ai observé un faisceau surnuméraire, qui naissait sur l'axis et venait se confondre avec les faisceaux internes du petit droit antérieur. Ce *faisceau axoïdo-basilaire* peut parfois (deux fois sur cent, d'après GRUBER) conserver son indépendance dans toute son étendue.

Deux autres petits muscles surnuméraires peuvent apparaître dans cette région, savoir :

1° Le *muscle petit droit intermédiaire* (*M. rectus anticus medius seu minimus* de GRUBER), situé entre le grand droit et le petit droit ordinaire et s'étendant, comme ce dernier, de la masse latérale de l'atlas à l'apophyse basilaire ;

2° Le *muscle petit droit interne* (*M. atlantico-basilaris* de GRUBER), situé, comme son nom l'indique, en dedans du petit droit antérieur et réunissant le tubercule antérieur de l'atlas à l'apophyse basilaire (voyez à ce sujet GRUBER, *Arch. f. Anat. u. Phys.*, 1876, et *Virchow's Arch.*, 1881 ; TESTUT, *Bull. Soc. d'Anat. et de Physiol. de Bordeaux*, 1882).

3° LONG DU COU

Le muscle long du cou (fig. 617, 5, 5' et 5'') est un muscle allongé et souvent fort grêle, situé au-dessous du grand droit antérieur de la tête et s'étendant depuis l'atlas jusqu'à la troisième vertèbre dorsale.

1° Insertions. — Depuis l'intéressant mémoire que LUSCHKA a consacré à ce muscle (*Der lange Halsmuskel des Menschen*, in Muller's Arch., 1854), on décrit au long du cou trois portions distinctes : une portion oblique descendante, une portion oblique ascendante, une portion longitudinale.

a. *Portion oblique descendante.* — La portion oblique descendante (*obliquus superior colli* de LUSCHKA) prend naissance sur le tubercule antérieur de l'atlas et vient s'insérer, après un trajet oblique en bas et en dehors, sur les tubercules antérieurs des troisième, quatrième, cinquième et sixième vertèbres cervicales par autant de digitations distinctes.

b. *Portion oblique ascendante.* — La portion oblique ascendante (*obliquus inferior colli* de LUSCHKA) prend naissance sur le corps des deuxième et troisième vertèbres dorsales. Puis, se portant obliquement en haut et en dehors, elle vient se terminer par deux ou trois digitations sur les tubercules antérieurs des sixième, cinquième et quatrième vertèbres cervicales.

c. *Portion longitudinale.* — La portion longitudinale, enfin (*rectus colli* de LUSCHKA), couchée en dedans des portions précédentes, un peu en dehors de la ligne médiane, est constituée par des faisceaux à direction verticale, qui prennent successivement des insertions sur le corps des trois premières vertèbres dorsales, sur le corps des trois ou quatre dernières cervicales, sur la crête de l'axis et jusque sur le tubercule antérieur de l'atlas.

2° Rapports. — Le long du cou repose directement, par sa face profonde, sur la colonne vertébrale et sur ses ligaments. Sa face superficielle ou antérieure répond

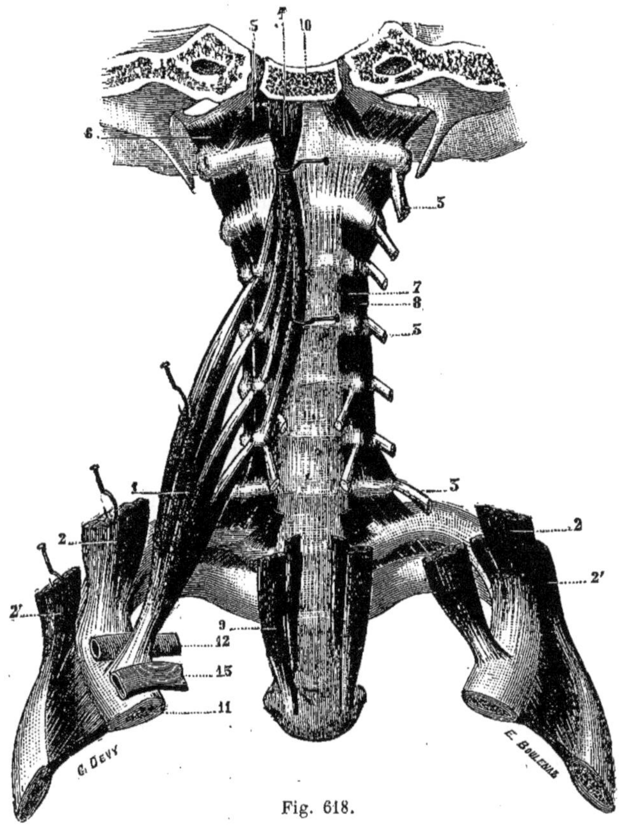

Fig. 618.

Les mêmes, après l'ablation du scalène postérieur et du long du cou.

1, scalène antérieur. — 2, 2', scalène postérieur. — 3, 3', tendons d'origine de ce dernier muscle. — 4, grand droit antérieur de la tête, soulevé et érigné en dedans pour laisser voir ses insertions sur les tubercules antérieurs des apophyses transverses. — 5, petit droit antérieur de la tête. — 6, droit latéral de la tête. — 7, intertransversaires antérieurs. — 8, intertransversaires postérieurs. — 9, faisceaux inférieurs du long du cou. — 10, apophyse basilaire de l'occipital. — 11, première côte. — 12, artère sous-clavière. — 13, veine sous-clavière.

au grand droit antérieur de la tête et aux différents organes, énumérés ci-dessus, qui recouvrent ce dernier muscle.

3° Innervation. — Il est innervé par des filets, à la fois très courts et très grêles, qui se détachent des branches antérieures des quatre premiers nerfs cervicaux, tout près de leur émergence.

4° Action. — Le muscle long du cou est fléchisseur de la colonne cervicale. Quand il se contracte d'un seul côté, il communique en outre à cette colonne un léger mouvement d'inclinaison latérale.

Variétés. — Le développement du long du cou est très variable ; très nombreuses aussi son les variations portant sur le nombre ou l'étendue de ses faisceaux constitutifs. — Il peut présenter des connexions plus ou moins intimes avec plusieurs muscles voisins, notamment avec les intertransversaires et avec le scalène antérieur. — MECKEL et THEILE parlent de la possibilité, pour le muscle long du cou, de remonter ses attaches jusqu'à l'apophyse basilaire (corps de la première vertèbre cranienne) et GRUBER en signale deux cas. — Dans un autre cas, le faisceau occipital du long du cou se fusionnait, avant d'atteindre le crâne, à un muscle axoïdo-basilaire

ARTICLE IV

APONÉVROSES DU COU

Depuis l'époque déjà éloignée (1811) où ALLAN BURNS nous donna la première description des aponévroses cervicales jusqu'à nos jours, le plus grand nombre des anatomistes et aussi bon nombre de chirurgiens ont étudié et décrit les aponévroses cervicales ; et pourtant, il serait peut-être bien difficile de rencontrer dans la littérature anatomique deux descriptions qui se ressemblent entièrement. On dirait vraiment, pour employer une expression aussi pittoresque que judicieuse de MALGAIGNE, que les aponévroses du cou sont un véritable Protée, revêtant une forme nouvelle au fur et à mesure qu'elles se trouvent sous les yeux d'un observateur nouveau. De telles divergences au sujet de ces aponévroses relèvent en partie sans doute des méthodes différentes que chaque observateur apporte dans leur étude ; mais elles ont pour cause avant tout les variations individuelles, tel feuillet qui présente chez l'un tous les caractères des vraies aponévroses, descendant chez un autre aux proportions plus modestes d'une simple toile celluleuse.

Que faire alors au milieu de tant de variations ? Ce qu'il faut faire, c'est ne pas se perdre dans les détails, c'est bien se placer dans l'esprit une disposition typique de ces organes, un véritable schéma auquel il sera toujours facile de ramener les dispositions particulières, quels que soient leur siège et leur étendue. C'est ce schéma que nous allons essayer d'esquisser.

Nous admettrons, avec la plupart des auteurs, trois aponévroses cervicales :

1° Une *aponévrose superficielle ;*
2° Une *aponévrose moyenne ;*
3° Une *aponévrose profonde* ou *prévertébrale*.

§ I. — APONÉVROSE CERVICALE SUPERFICIELLE

Placée immédiatement au-dessous de la peau, l'aponévrose superficielle entoure le cou et la nuque à la manière d'un manchon ou d'un cylindre creux. Partie de la ligne médiane antérieure, où elle s'entrecroise avec celle du côté opposé en formant le raphé médian antérieur ou *ligne blanche cervicale*, elle se dirige en dehors et rencontre tout d'abord le bord antérieur du muscle sterno-cléido-mastoïdien. Elle se divise alors en deux feuillets, l'un qui passe en avant de ce muscle, l'autre qui passe en arrière : arrivés sur le bord postérieur du sterno-cléido-mastoïdien, ces deux feuillets se réunissent de nouveau, après avoir fourni, comme on le voit, une gaine complète au muscle précité. Notre aponévrose cervicale, ainsi reconstituée, traverse d'avant en arrière le triangle sus-claviculaire et atteint le trapèze. Là encore, elle se partage en deux feuillets, qui revêtent, l'un la face superficielle, l'autre la face profonde du trapèze et viennent finalement se fixer aux apophyses épineuses des vertèbres cervicales et dorsales. Ainsi entendue, l'aponévrose cervicale superficielle nous offre à considérer au point de vue descriptif : deux surfaces, l'une extérieure, l'autre intérieure, et deux circonférences, l'une supérieure, l'autre inférieure.

1° **Surface extérieure.** — La surface extérieure est en rapport avec la peau, dont la séparent par place le muscle peaucier, les nerfs sous-cutanés et les veines superficielles; la plus importante de ces veines est la jugulaire externe, que nous avons déjà vue (p. 724) cheminer entre le peaucier et l'aponévrose. Tous ces organes, dits sous-cutanés, sont en réalité situés dans un dédoublement du fascia superficialis.

2° **Surface intérieure.** — La surface intérieure répond aux différents organes qui occupent les importantes régions du cou et de la nuque. De cette surface

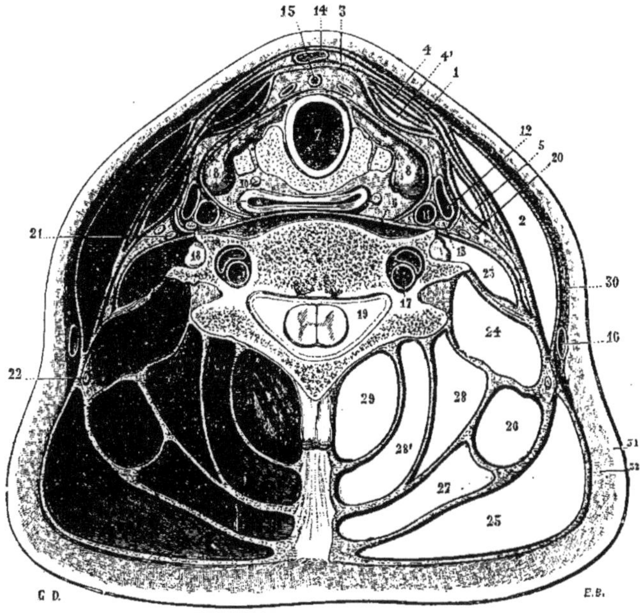

Fig. 619.

Coupe transversale du cou, pratiquée au niveau de la sixième cervicale.

1, aponévrose cervicale superficielle, se dédoublant sur 2, le sterno-cléido-mastoïdien. — 3, aponévrose cervicale moyenne, se dédoublant sur les 4, 4', muscles sous-hyoïdiens. — 5, omo-hyoïdien. — 6, aponévrose cervicale profonde ou prévertébrale — 7, larynx. — 8, corps thyroïde. — 9, œsophage. — 10, nerf récurrent. — 11, artère carotide primitive. — 12, veine jugulaire interne. — 13, nerf pneumogastrique. — 14, veine jugulaire antérieure. — 15, vaisseaux thyroïdiens. — 16, veine jugulaire externe. — 17, artère et veine vertébrales. — 18, un nerf du plexus brachial. — 19, canal rachidien. — 20, nerf phrénique. — 21, nerf grand sympathique. — 22, nerf spinal. — 23, scalène antérieur. — 24, scalène postérieur. — 25, trapèze. — 26, angulaire de l'omoplate. — 27, splénius. — 28, 28', les deux complexus. — 29, muscles des gouttières vertébrales. — 30, peaucier. — 31, peau. — 32, tissu cellulaire sous-cutané.

s'échappent, de chaque côté, trois prolongements : un prolongement latéral, le prolongement sous-maxillaire et le prolongement sous-parotidien.

a. *Prolongement latéral.* — Le prolongement latéral (fig. 619) représente une cloison placée de champ entre l'aponévrose cervicale superficielle et les apophyses transverses de la colonne cervicale. Partie de la région sus-claviculaire, elle se porte vers les scalènes et se divise, en atteignant ces muscles, en deux feuillets : l'un, antérieur, qui vient se fixer aux tubercules antérieurs des vertèbres cervicales, après avoir fourni une gaine au scalène antérieur ; l'autre, postérieur, qui enveloppe de même le scalène postérieur et vient s'attacher ensuite aux tubercules postérieurs des vertèbres précitées. Entre ces deux lames se trouve un espace important, l'*espace intermédiaire aux deux scalènes*, où prennent place l'artère sous-clavière et les troncs nerveux d'origine du plexus brachial. Constatons, avant d'aller plus loin, que les deux prolongements latéraux divisent, à la manière de cloisons, la cavité circonscrite par notre aponévrose cervicale en deux grandes régions : l'une, placée en arrière de la colonne vertébrale, c'est la *région rétro-vertébrale* ou *région de la nuque;* l'autre, placée en avant, c'est la *région antévertébrale* ou *région du cou proprement dite*.

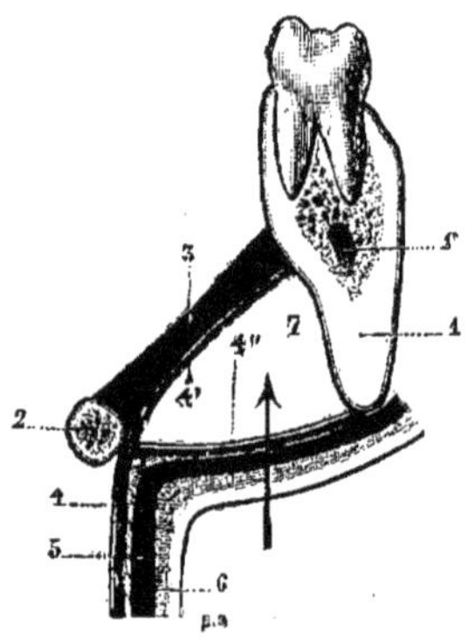

Fig. 620.

Coupe vertico-transversale de la loge sous-maxillaire.

1, maxillaire inférieur. — 1', canal dentaire. — 2, os hyoïde. — 3, mylo-hyoïdien. — 4, aponévrose cervicale superficielle, se dédoublant au niveau de l'os hyoïde et formant : 4', un feuillet supérieur, qui tapisse le mylo-hyoïdien ; 4'', un feuillet inférieur, qui ferme en bas la loge sous-maxillaire. — 5, peaucier du cou. — 6, peau et tissu cellulaire sous-cutané. — 7, loge sous-maxillaire.

(La flèche indique les différents plans qu'il faut traverser pour pénétrer de la région sus-hyoïdienne dans la loge sous-maxillaire.)

b. *Prolongement sous-maxillaire.* — Le prolongement sous-maxillaire répond à la région sus-hyoïdienne. En quittant l'os hyoïde, auquel elle adhère, l'aponévrose cervicale superficielle fournit une gaine aux deux ventres du muscle digastrique, puis se divise en deux feuillets : un feuillet superficiel, qui gagne le bord inférieur du maxillaire et qui n'est autre que l'aponévrose cervicale superficielle elle-même ; un feuillet profond ou *prolongement sous-maxillaire* de cette aponévrose, ordinairement très mince, souvent même mal différencié, qui passe en dedans de la glande sous-maxillaire, s'applique contre le mylo-hyoïdien et vient se fixer, avec ce dernier muscle, sur la ligne oblique interne du maxillaire. Entre ces deux feuillets se trouve une loge prismatique et triangulaire que complète en dehors le maxillaire lui-même ; elle est comblée (fig. 620) par la glande sous-maxillaire.

c. *Prolongement parotidien.* — Le prolongement parotidien, situé en arrière et en dedans de la parotide, présente avec le prolongement précédent de grandes analogies. Il se sépare de l'aponévrose cervicale superficielle au moment où cette aponévrose abandonne le bord antérieur du sterno-cléido-mastoïdien pour se porter sur le masséter. Contournant immédiatement la glande parotide de dehors en dedans et d'arrière en avant, elle entre successivement en rapport : 1° avec l'apophyse styloïde, à laquelle elle adhère et au niveau de laquelle elle jette des gaines sur les muscles styliens ; 2° avec le pharynx ; 3° avec le bord postérieur du muscle ptérygoïdien interne ; 4° avec le bord postérieur de la branche du maxillaire. Elle vient finalement se perdre sur l'aponévrose massétérine. — Ce prolongement, on le voit, entoure dans ses parties profondes la loge parotidienne (voy. *Parotide*). Il présente, à son passage sur la paroi latérale du pharynx, une solution de continuité, véritable ouverture à travers laquelle s'échappe un prolongement (prolongement pharyngien) de la glande parotide. — Les deux loges parotidienne et sous-maxillaire sont séparées l'une de l'autre par une cloison fibreuse, nouvelle dépendance de l'aponévrose cervicale superficielle, qui s'étend du bord antérieur du sterno-cléido-mastoïdien à l'angle et à la face interne du maxillaire (voy. t. IV, *Glandes salivaires*).

3° Circonférence supérieure. — La circonférence supérieure de l'aponévrose cervicale superficielle est fortement inclinée d'arrière en avant et de haut en bas : son point le plus élevé se fixe, en effet, sur la protubérance occipitale externe, tandis que son point le plus déclive s'attache à la symphyse mentonnière. Entre ces deux points d'insertion extrême, la circonférence supérieure de l'aponévrose cervicale superficielle se fixe successivement (abstraction faite de ses prolongements sous-maxillaire et parotidien qui nous sont déjà connus) : 1° sur le bord inférieur du maxillaire ; 2° sur l'aponévrose massétérine ; 3° sur le tubercule zygomatique ; 4° sur la portion cartilagineuse du conduit auditif externe ; 5° sur la face externe de l'apophyse mastoïde ; 6° sur la ligne courbe supérieure de l'occipital.

4° Circonférence inférieure. — En procédant d'avant en arrière, nous voyons l'aponévrose cervicale superficielle s'attacher, en bas, sur la fourchette du sternum, sur le bord antérieur de la clavicule, sur l'acromion et sur le bord postérieur de l'épine de l'omoplate. Au delà de cette épine, l'aponévrose descend le long de la face postérieure du trapèze et se confond, au-dessous de ce muscle, avec l'aponévrose d'enveloppe du grand dorsal.

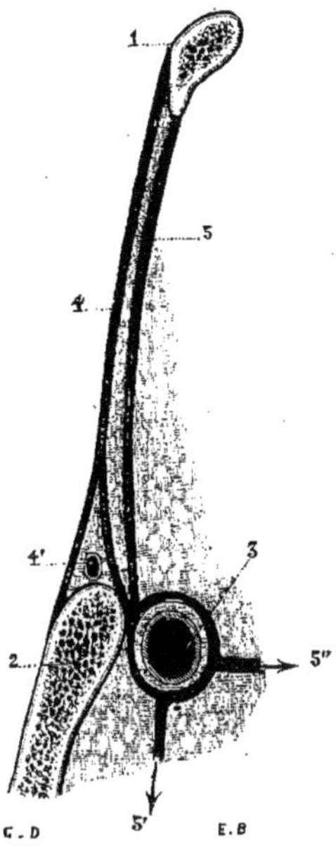

L'insertion à la fourchette sternale mérite de nous arrêter quelques instants. Si nous suivons l'aponévrose cervicale superficielle, en nous tenant sur la ligne médiane et en allant de haut en bas, nous constatons que, un peu au-dessus du sternum, cette aponévrose, simple jusque-là, se divise en deux feuillets légèrement divergents (fig. 621), l'un antérieur, l'autre postérieur, qui viennent se fixer en bas, le premier sur la lèvre antérieure, le second sur la lèvre postérieure de la fourchette sternale. Ils circonscrivent ainsi, par leur écartement réciproque, un espace triangulaire à base inférieure. Cet espace a reçu le nom d'*espace sus-sternal* et il suffit de jeter les yeux sur la figure 621 pour se faire une idée très nette de son mode de constitution : en arrière, il est délimité par le feuillet postérieur de dédoublement de l'aponévrose cervicale superficielle; en avant, par le feuillet de dédoublement antérieur de cette même aponévrose; en haut, par l'angle dièdre résultant de l'écartement des deux feuillets précités ; en bas, par la fourchette sternale. Latéralement, l'espace sus-sternal s'étend, à droite et à gauche, jusqu'au bord antérieur du muscle sterno-cléido-mastoïdien.

Fig. 621.

Coupe vertico-médiane des aponévroses du cou.

1, os hyoïde. — 2, sternum. — 3, tronc veineux brachio-céphalique gauche. — 4, aponévrose cervicale superficielle, se dédoublant en bas et limitant ainsi un espace triangulaire où chemine une petite veine 4'. — 5, aponévrose cervicale moyenne, entourant en bas le tronc veineux brachio-céphalique et envoyant des expansions 5', vers le péricarde, 5'' vers la colonne vertébrale.

Vu de face, après injection d'une substance coagulable dans sa cavité, l'espace sus-sternal nous apparaît encore avec une forme triangulaire, mais cette fois, la base est en haut, le sommet en bas. Il comble exactement l'espace, de même configuration, qui sépare, dans leur portion initiale, les deux muscles sterno-cléido-mastoïdiens. Sa hauteur est de 3 ou 4 centimètres. De chaque côté, l'espace sus-sternal envoie un prolongement transversal, qui vient se placer en arrière du sterno-cléido-mastoïdien, immédiatement au-dessus de l'extrémité interne de la clavicule. Ce diverticulum, de forme arrondie ou ovalaire, mesure 15 à 20 millimètres de largeur, sur une hauteur à peu près égale. Il communique avec la cavité principale par un orifice relativement étroit, qui répond naturellement au bord antérieur du sterno-cléido-mastoïdien.

L'espace sus-sternal renferme, au milieu d'une masse cellulo-graisseuse : 1° les deux jugulaires antérieures, avec l'anastomose transversale qui les relie l'une à l'autre, d'autres veines de moindre importance; 2° un certain nombre de ganglions lymphatiques.

§ II. — Aponévrose cervicale moyenne

L'aponévrose cervicale moyenne remplit l'espace compris entre l'omo-hyoïdien d'un côté et l'omo-hyoïdien du côté opposé. Elle s'étend, dans le sens vertical, de l'os hyoïde au sternum et, dans le sens transversal, d'une omoplate à l'autre. Ainsi délimitée, l'aponévrose cervicale moyenne nous présente deux faces, l'une antérieure, l'autre postérieure, et trois bords, un bord inférieur et deux bords latéraux.

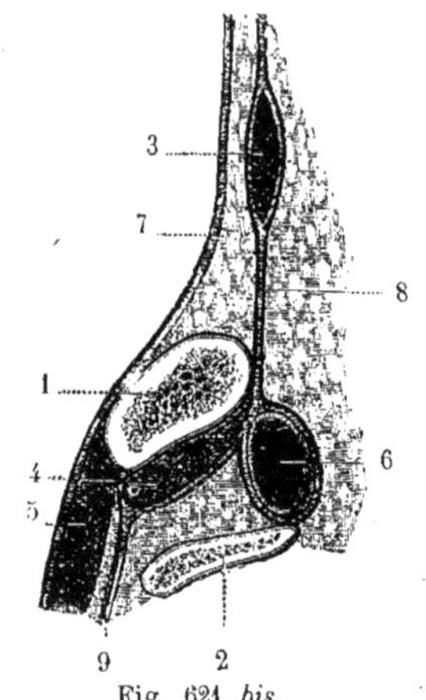

Fig. 621 *bis*.

Coupe verticale et antéro-postérieure des aponévroses du cou, pratiquée dans le triangle sus-claviculaire.

1, clavicule. — 2, première côte. — 3, muscle omo-hyoïdien, coupé perpendiculairement à sa longueur. — 4, muscle sous-clavier. — 5, muscle grand pectoral. — 6, veine sous-clavière. — 7, aponévrose cervicale superficielle, se confondant en bas avec l'aponévrose qui recouvre le grand pectoral. — 8, aponévrose cervicale moyenne, se confondant en bas avec la gaine du sous-clavier et fournissant une enveloppe au tronc veineux. — 9, aponévrose clavi-pectorale.

1° Face antérieure. — La face antérieure répond dans la plus grande partie de son étendue à l'aponévrose cervicale superficielle, dont la sépare seulement une nappe fort mince de tissu cellulaire.

2° Face postérieure. — La face postérieure entre successivement en rapport avec le larynx, le corps thyroïde, la trachée, le pharynx, l'œsophage et le paquet vasculo-nerveux du cou ; elle envoie sur ces différents organes des expansions celluleuses qui les entourent à la manière de gaines. Ces gaines, qu'on peut isoler avec un peu d'habileté manuelle, sont toujours très minces, tellement minces qu'elles ne méritent dans aucun cas le nom d'aponévroses. La plus importante d'entre elles est celle qui entoure le paquet vasculo-nerveux : elle renferme la carotide primitive, la jugulaire interne et le nerf pneumogastrique. Le nerf grand sympathique, situé en dehors de cette gaine, repose, un peu en arrière et en dehors d'elle, sur l'aponévrose prévertébrale.

3° Bords latéraux. — Les bords latéraux répondent aux omo-hyoïdiens, qu'ils engainent, et décrivent, comme ces muscles, une longue courbe à concavité dirigée en haut et en dehors. Avec le plus grand nombre des anatomistes, j'estime que l'aponévrose cervicale ne dépasse pas en dehors les omo-hyoïdiens. La disposition la plus ordinaire me paraît être la suivante : dans les points où l'omo-hyoïdien est croisé par le sterno-cléido-mastoïdien, l'aponévrose en question adhère assez intimement parfois à la gaine de ce dernier muscle ; mais, en dehors de ces points, tant dans la région sus-claviculaire que dans la région sous-hyoïdienne, elle se perd insensiblement dans le tissu cellulaire voisin.

4° **Bord inférieur.** — Le bord inférieur s'étend d'une échancrure coracoïdienne à l'autre. Elle se comporte un peu différemment suivant les points où on l'examine. Sur la ligne médiane d'abord, l'aponévrose cervicale moyenne se fixe à la lèvre postérieure de la fourchette sternale ; mais en s'y fixant, elle envoie sur le tronc veineux brachio-céphalique gauche une forte expansion qui, après avoir entouré ce vaisseau, vient se terminer sur le péricarde. Au niveau de la clavicule (fig. 621 *bis*), elle s'attache sur le bord postérieur de cet os et envoie de même sur les gros troncs veineux situés en arrière, veine sous-clavière et veine jugulaire interne, des expansions très résistantes qui les entourent et se fixent ensuite sur la première côte, sur l'aponévrose du sous-clavier, voire même sur l'aponévrose prévertébrale. Dans le voisinage de l'apophyse coracoïde, ces expansions jetées sur les muscles sous-claviers, s'engagent jusque dans l'aisselle et entrent ainsi en connexion avec les aponévroses de cette région.

L'aponévrose cervicale moyenne se fixe donc, au niveau de l'orifice supérieur du thorax, sur tous les points, osseux ou fibreux, qui peuvent lui offrir une surface d'attache : sternum, clavicules, première côte, péricarde, aponévrose du sous-clavier. Richet l'a décrite sous le nom d'*aponévrose omo-claviculaire,* dénomination qui me paraît devoir être abandonnée comme ne rappelant que deux de ses insertions, l'insertion à l'omoplate et l'insertion à la clavicule. Paulet substitue à la dénomination précitée celle d'*aponévrose omo-hyoïdo-claviculaire;* cette dénomination est meilleure, mais elle est encore tròp restreinte, puisqu'elle ne rappelle nullement l'insertion à la première côte et au sternum. Je propose, à mon tour, de lui donner le nom d'*aponévrose thoraco-hyoïdienne,* qui a le double avantage d'être fort courte et de rappeler, à la fois, son attache supérieure à l'os hyoïde et son attache inférieure sur le thorax.

Dans le voisinage de la ligne médiane, l'aponévrose thoraco-hyoïdienne se dédouble au niveau des muscles sterno-cléido-hyoïdien, sterno-thyroïdien et thyro-hyoïdien, pour former à ces muscles autant de gaines distinctes.

Il résulte de la description qui précède que les grosses veines de la base du cou sont doublées, sur tout leur pourtour, d'une enveloppe fibreuse dépendant de l'aponévrose cervicale moyenne. Une pareille disposition a pour résultat, on le conçoit, de rendre les parois de ces vaisseaux plus ou moins incompressibles et de favoriser ainsi la circulation de retour. Au moment de l'inspiration en effet, alors que la pression atmosphérique tend à repousser vers la cavité du thorax tous les organes du cou, les vaisseaux précités, résistant à cette pression, conservent leur calibre ordinaire : de ce fait, le sang peut y circuler librement pour descendre dans le thorax, où l'appelle le vide produit par l'inspiration. Rappelons, en passant, que cette disposition anatomique, heureuse à l'état normal, peut parfois devenir désastreuse : elle favorise, en effet, et par le même mécanisme, l'entrée de l'air dans une veine accidentellement ouverte, accident qui est presque toujours mortel.

Cette action de l'aponévrose cervicale moyenne sur le calibre des grosses veines du cou me paraît indiscutable. Mais je ne puis accepter, pour ma part, que la nature nous ait donné ce feuillet aponévrotique pour remplir un tel rôle. J'accepte moins encore l'assertion émise par Richet relativement aux fonctions du muscle omo-hyoïdien qui, se contractant à chaque inspiration, tendrait l'aponévrose moyenne et dilaterait ainsi les veines en question. Outre que cette contraction des omo-hyoïdiens au moment de l'inspiration a été supposée, mais non démontrée, l'opinion à laquelle elle sert de base est peu compatible avec certains faits empruntés, soit à l'anatomie comparée, soit à l'anatomie anormale. L'anatomie comparée nous apprend, en effet, que l'omo-hyoïdien fait défaut chez un grand nombre de mammifères, notamment chez le chien et le chat, sans que la circulation veineuse du cou ait le moins du monde à souffrir de l'absence de ce muscle. L'anatomie anormale, de son côté, nous a fait connaître un certain nombre de sujets (faits de Cheselden, Schultze, Otto, Wallet, Buchner, etc.), qui manquaient d'omo-hyoïdien, sans compensation par un autre muscle et chez lesquels on n'avait vraisemblablement pas noté de troubles circulatoires dans la région du cou. La chirurgie s'élève à son tour contre l'opinion de Richet, en nous montrant qu'on peut impunément, dans les opérations pratiquées sur le cou, sacrifier l'omo-hyoïdien (voy. à ce sujet Terrier, *Œsophagotomie externe*, p. 97, et Tillaux, *Anat. topogr.*, 6e édit., p. 463).

Dans un important mémoire publié en 1876 (*Ueber den Musc. omo-hyoïdeus und seine Schlüsselbeinverbindung*, in Morph. Jahrb., p. 243), le professeur GEGENBAUR a jeté sur l'aponévrose cervicale moyenne un jour tout nouveau. Après avoir établi que le tendon intermédiaire de l'omo-hyoïdien a toute la valeur d'une intersection aponévrotique et ne représente, à ce titre, qu'un vestige des cloisons connectives qui décomposent en segments transversaux la musculature de l'embryon, GEGENBAUR, faisant une excursion sur le terrain de l'anatomie comparée, rappelle que dans certaines espèces de vertébrés (sauriens, notamment le *platydactylus* et l'*uromastix*), le sterno-hyoïdien et l'omo-hyoïdien sont fusionnés en une lame musculaire unique qui, partant de l'os hyoïde, se porte en s'élargissant sur le thorax et l'épaule. Une disposition analogue se rencontre jusque chez le phoque, d'après les dissections d'HUMPHRY. Tirant de pareils faits les conclusions qu'ils renferment, je n'hésite pas à considérer, avec GEGENBAUR, l'existence d'un muscle unique sterno-omo-hyoïdien comme étant la disposition primitive et typique de la constitution anatomique des vertébrés, et à déduire, comme corollaire, que là « où chez les mammifères existe une division en un premier muscle naissant du sternum et un deuxième muscle naissant de l'omoplate, cette division est le résultat de l'absence de la portion claviculaire ». L'aponévrose cervicale moyenne, qui réunit de chaque côté l'omo-hyoïdien au sterno-hyoïdien, doit donc être considérée comme le reliquat des faisceaux cléido-hyoïdiens disparus et que l'anatomie anormale fait, du reste, reparaître de temps à autre : il n'est pas rare, en effet, de voir l'aponévrose cervicale moyenne remplacée, sur une étendue plus ou moins grande (j'en ai rapporté de nombreux exemples) par des faisceaux charnus qui s'étendaient de la clavicule à l'os hyoïde.

Voyez à ce sujet TESTUT, *Les anomalies musculaires expliquées par l'anatomie comparée*, 1884, p. 251, et MARCONDES REZENDE, *Thèse de Rio-Janeiro*, 1884.

§ III. — APONÉVROSE CERVICALE PROFONDE OU PRÉVERTÉBRALE

L'aponévrose cervicale profonde s'étale au-devant des muscles prévertébraux, d'où le nom d'aponévrose prévertébrale sous lequel on la désigne le plus souvent. Elle affecte, dans son ensemble, une forme quadrilatère et nous présente par conséquent deux faces et quatre bords :

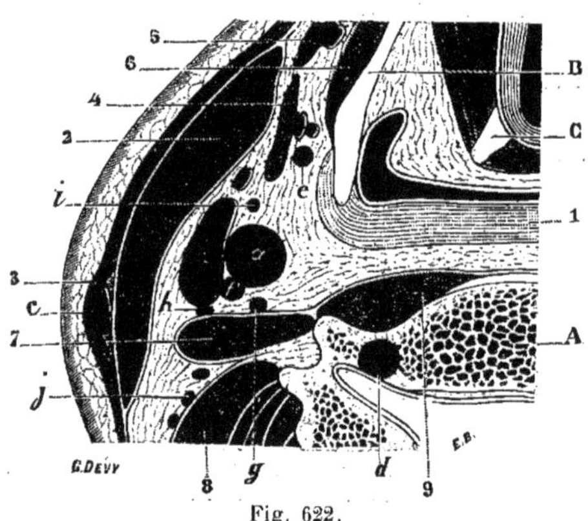

Fig. 622.

Coupe transversale du cou passant par la partie supérieure de la sixième cervicale (côté droit, segment supérieur de la coupe).

A, sixième cervicale. — B, cartilage thyroïde. — C, cartilage aryténoïde.

1, pharynx. — 2, sterno-cléido-mastoïdien. — 3, peaucier du cou. — 4, omo-hyoïdien. — 5, sterno-cléido-hyoïdien. — 6, thyro-hyoïdien. — 7, scalène antérieur. — 8, scalène postérieur. — 9, muscles prévertébraux.

a, carotide interne. — *b*, jugulaire interne. — *c*, jugulaire externe. — *d*, artère et veines vertébrales. — *e*, artère thyroïdienne supérieure. — *f*, pneumogastrique. — *g*, grand sympathique. — *h*, phrénique. — *i*, branche descendante de l'hypoglosse. — *j*, branches antérieures des nerfs cervicaux.

1° Face antérieure. — La face antérieure est en rapport, sur la ligne médiane, avec le pharynx et l'œsophage, auxquels elle se trouve unie par une couche de tissu cellulaire lâche. Sur les côtés (fig. 622), elle répond à la carotide et à la jugulaire interne et complète pour ainsi dire, en arrière, la gaine de ces vaisseaux. Le pneumogastrique est renfermé lui aussi dans cette gaine, occupant l'angle dièdre postérieur que forment en s'adossant l'une à l'autre l'artère et la veine. Quand au grand sympathique, il repose, ainsi que nous l'avons dit plus haut, sur l'aponévrose prévertébrale, en arrière un peu en dedans de la gaine précitée.

2° Face postérieure. — La face postérieure recouvre les muscles prévertébraux (grand droit antérieur, petit droit antérieur et long du cou) et jette autour de chacun d'eux une gaine celluleuse, toujours fort mince.

3° **Bords**. — Par ses quatre bords, l'aponévrose prévertébrale se fixe comme suit : en haut, sur l'apophyse basilaire de l'occipital ; latéralement, sur les apophyses transverses (fig. 622), où elle se continue avec l'aponévrose du scalène antérieur et, par son intermédiaire, avec l'aponévrose cervicale superficielle ; enfin, en bas, elle s'amincit graduellement et se confond, à la hauteur des premières vertèbres dorsales, avec le tissu cellulaire du médiastin postérieur.

§ IV. — Loges interaponévrotiques du cou

En résumé, les aponévroses du cou, au nombre de trois, circonscrivent en avant de la colonne vertébrale quatre loges distinctes, dont le mode de formation et les limites respectives apparaissent très nettement sur des coupes de la région, soit horizontales, soit sagittales.

Ce sont, en allant d'avant en arrière (fig. 623) :

1° Une *première loge* ou *loge sous-cutanée*, comprise entre la peau et l'aponévrose cervicale superficielle et renfermant le peaucier, la veine jugulaire externe et les nerfs sous-cutanés ;

2° Une *deuxième loge*, comprise entre l'aponévrose cervicale superficielle et l'aponévrose cervicale moyenne et contenant la veine jugulaire antérieure et les muscles hyoïdiens ;

3° Une *troisième loge*, celle-ci très vaste et très importante, limitée en avant par l'aponévrose cervicale moyenne, en arrière par l'aponévrose prévertébrale et renfermant le corps thyroïde, le larynx, la trachée, le pha-

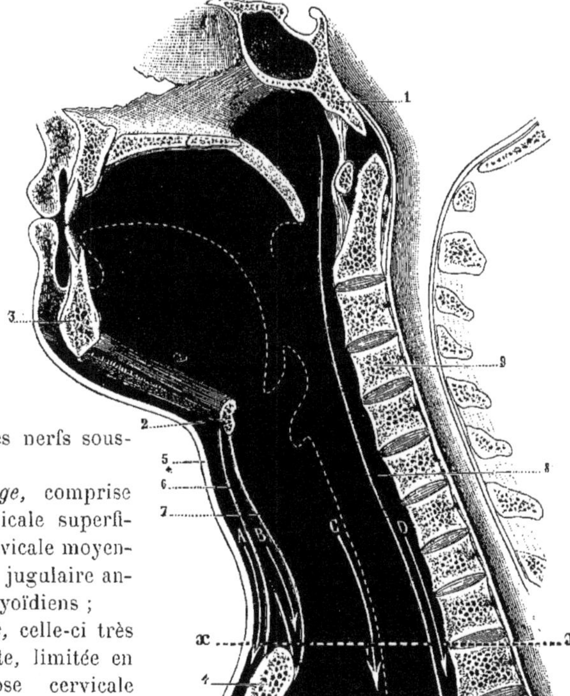

Fig. 623.

Coupe vertico-médiane du cou, pour montrer ses différentes aponévroses et les quatre loges qu'elles circonscrivent.

1, apophyse basilaire de l'occipital. — 2, os hyoïde. — 3, maxillaire inférieur. — 4, sternum. — 5, peau. — 6, aponévrose cervicale superficielle. — 7, aponévrose cervicale moyenne. — 8, aponévrose cervicale profonde. — 9, colonne vertébrale. — x, x, limite conventionnelle entre le cou et le thorax.

A, loge superficielle, comprise entre la peau et l'aponévrose cervicale superficielle. — B, deuxième loge, comprise entre l'aponévrose cervicale superficielle et l'aponévrose cervicale moyenne. — C, troisième loge, comprise entre l'aponévrose cervicale moyenne et l'aponévrose cervicale profonde. — D, quatrième loge ou loge prévertébrale, comprise entre l'aponévrose cervicale profonde et la colonne vertébrale.

(Les flèches placées au-dessous des lettres A, B, C, D, indiquent la direction des collections liquides, qui passent en avant du sternum pour la première loge, sont arrêtées par le sternum pour la deuxième, descendent librement dans le thorax pour la troisième et pour la quatrième.)

rynx, l'œsophage, le grand sympathique, les carotides, la jugulaire interne et le nerf pneumogastrique, ces trois derniers organes contenus dans une gaine commune ;

4° Une *quatrième loge*, enfin, ou *loge prévertébrale*, comprise entre l'aponévrose préverbétrale et la colonne cervicale et occupée par les trois muscles prévertébraux.

En ce qui concerne les relations de ces loges avec les différentes régions du thorax, il suffit de jeter un coup d'œil sur la figure 623 pour s'apercevoir : 1° que la première loge se continue librement avec le tissu cellulaire sous-cutané de la face antérieure de la poitrine ; 2° que la deuxième loge est fermée en bas par la fourchette sternale et par la face supérieure de la clavicule ; 3° que les deux autres loges, enfin, s'ouvrent librement dans la cavité thoracique. Ces dernières notions présentent, on le conçoit, en pathologie et en médecine opératoire, une importance considérable (voy., pour plus de détails, les traités d'anatomie topographique).

Voyez au sujet des aponévroses du cou, parmi les travaux récents : MERKEL, *Ueber die Halsfascie*, in Anatomische Hefte, Bd. I, 1891. — POULSEN, *Ueber die Fascien und die interfascialen Räume des Halses*, 1896 ; — DU MÊME. *Sur les abcès du cou*, Semaine médicale, 1895 ; — GRUBER, *Ueber das spatium intra-aponoreuticum sus-sternale*, Mém. de l'Acad. de St-Petersb., 1867 ; — TAGUCHI. *Der suprasternale spaltraum des Halses*, Arch. f. Anat., 1890.

CHAPITRE III

MUSCLES DE LA RÉGION POSTÉRIEURE DU TRONC ET DU COU

La région postérieure du tronc et du cou (nuque), s'étend en largeur d'une omoplate à l'autre et mesure en hauteur tout l'espace compris entre la protubérance occipitale externe et le coccyx. Elle renferme des muscles fort nombreux, très différents les uns des autres par leur forme, leur situation, leur étendue et se prêtant difficilement, faute de limites précises, à une classification irréprochable. Nous étudierons successivement, dans six articles distincts :

1° Les muscles les plus *superficiellement placés*, occupant isolément ou simultanément l'une des trois régions cervicale, dorsale ou lombaire ;

2° Les *Muscles de la nuque proprement dits* ;

3° Les *muscles des gouttières vertébrales* ;

4° Les *muscles intertransversaires* ;

5° Les *muscles épineux et interépineux* ;

6° Les *muscles coccygiens*.

ARTICLE I

MUSCLES SUPERFICIELS DE LA RÉGION LOMBO-DORSO-CERVICALE

Cette région renferme six muscles, disposés sur trois plans : sur un premier plan, au-dessous de la peau, nous rencontrons deux muscles remarquables par leur largeur, le *trapèze* en haut, le *grand dorsal* en bas ; au-dessous d'eux, le *rhomboïde* et l'*angulaire* constituent le deuxième plan ; le troisième et dernier plan est formé par les deux *petits dentelés postérieurs*, que l'on distingue en *supérieur* et *inférieur*.

1° Trapèze

Le plus superficiel des muscles de la région postérieure du tronc, le trapèze (fig.624,2), est un muscle large et triangulaire, occupant en hauteur l'espace compris entre l'occipital et la partie inférieure de la colonne dorsale. Il doit vraisemblablement son nom à sa forme aplatie, qui l'a fait comparer à une table, τράπεζα. C'est le *cucullaris* de Spigel (*cucullaire* de l'anatomie comparée), ainsi appelé du mot latin *cucullus*, qui signifie *capuchon*, les deux trapèzes réunis se disposant dans la région du dos à la manière d'un capuchon de moine rabattu en arrière.

1° Insertions. — Le trapèze prend naissance, en dedans (insertion interne), sur la partie postérieure de la tête et sur la moitié supérieure de la colonne vertébrale. De cette longue ligne d'insertion, tous ses faisceaux convergent en dehors et viennent se fixer (insertion externe) sur les deux os de la ceinture thoracique.

a. *Insertion interne.* — Les insertions internes se font : 1° sur le tiers interne (lèvre inférieure) de la ligne courbe occipitale supérieure ; 2° sur la protubérance occipitale externe ; 3° sur le ligament cervical postérieur, espèce de cordon fibreux qui, comme nous l'avons vu en arthrologie (p. 416), s'étend de la protubérance occipitale externe à l'apophyse épineuse de la sixième cervicale ; 4° sur le sommet des apophyses épineuses de la septième cervicale et des dix ou onze premières dorsales, ainsi que sur les ligaments surépineux correspondants.

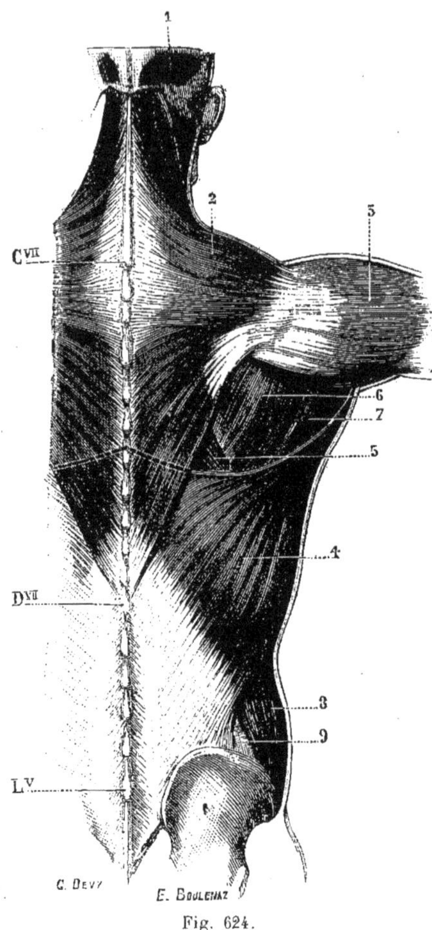

Fig. 624.

Muscles de la région postérieure du tronc, couche superficielle.

1, muscle occipital. — 2, trapèze. — 3, deltoïde. — 4, grand dorsal. — 5, rhomboïde. — 6, sous-épineux. — 7, petit rond. — 8, grand oblique. — 9, triangle de Petit, compris entre le grand dorsal, le grand oblique et la crête iliaque. — CVII, septième vertèbre cervicale. — DXII, douzième dorsale. — LV, cinquième lombaire.

b. *Insertion externe.* — En dehors, le trapèze s'attache aux deux os de l'épaule de la façon suivante : 1° ses *faisceaux supérieurs,* obliques en bas et en dehors, viennent se fixer au tiers externe du bord postérieur de la clavicule ; 2° ses *faisceaux moyens,* affectant une direction plus ou moins transversale, s'insèrent sur le bord postérieur de l'acromion et sur le bord postérieur (lèvre supérieure, la lèvre inférieure étant réservée au deltoïde) de l'épine de l'omoplate dans toute son étendue ; 3° ses *faisceaux inférieurs,* obliques en haut et en dehors, se ramassent au voisinage du scapulum sur une aponévrose triangulaire, laquelle glisse sur la petite facette qui termine en dedans l'épine de l'omoplate et, finalement vient s'insérer sur cette épine, dans une étendue qui varie entre 1 et 3 centimètres. Une bourse séreuse, fréquente mais non constante, facilite le glissement de cette dernière portion du trapèze sur la surface osseuse précitée

c. *Constitution anatomique du muscle.* — Le trapèze est presque entièrement constitué par des faisceaux charnus. Il nous présente cependant, le long de sa ligne d'insertion interne, trois lames aponévrotiques, savoir : 1° une première aponévrose, quadrilatère, qui l'unit à la protubérance occipitale externe ; 2° une deuxième aponévrose, de forme triangulaire, qui correspond aux dernières cervicales et aux premières dorsales et qui, en se réunissant à celle du côté opposé, constitue un losange ou une ellipse; 3° une troisième aponévrose, également triangulaire, mais beaucoup plus petite, qui est située au niveau de son angle inférieur; cette dernière, comme nous le montre nettement la figure 624, continue en haut la direction de l'aponévrose lombaire.

2° **Rapports**. — Le muscle trapèze est recouvert par la peau, qui lui adhère en haut d'une façon intime. Il recouvre, à son tour, une foule de muscles qui sont : à la nuque, l'angulaire de l'omoplate, le splénius et le grand complexus; au dos, le rhomboïde, les muscles des gouttières vertébrales et le grand dorsal. Le bord antéro-supérieur du trapèze, réuni en haut avec le bord postérieur du sterno-cléido-mastoïdien, s'écarte en descendant de ce dernier muscle, ménageant avec lui, sur la face latérale du cou, un espace triangulaire dont la clavicule forme la base : c'est le *triangle sus-claviculaire* de l'anatomie topographique.

3° **Innervation**. — Le trapèze, comme le sterno-cléido-mastoïdien, a une double innervation. Il est innervé, tout d'abord, par la branche externe du spinal, qui se termine sur sa face profonde par un certain nombre de rameaux divergents. Il reçoit ensuite, toujours sur sa face profonde, un rameau du plexus cervical profond : ce dernier rameau, appelé *nerf du trapèze*, provient de la branche antérieure de la troisième cervicale, quelquefois de la quatrième. Outre ces rameaux, *rameaux principaux*, le trapèze reçoit encore, pour sa partie toute supérieure, quelques *filets accessoires* issus du grand nerf occipital.

4° **Action**. — La direction des différents faisceaux constitutifs du trapèze et aussi le mode de locomotion de l'omoplate, tel que nous l'avons décrit plus haut (p. 471), nous indiquent très nettement quelle est l'action de ce muscle : ses faisceaux supérieurs, obliquement descendants, portent l'épaule en dedans, en même temps qu'ils élèvent le moignon; ses faisceaux moyens, dirigés transversalement, portent l'épaule en dedans; ses faisceaux inférieurs obliquement, ascendants, portent également l'omoplate vers la ligne médiane, mais en même temps ils abaissent l'extrémité interne de l'épine sur laquelle ils s'insèrent et, conséquemment, élèvent le moignon de l'épaule. Au total, le trapèze, considéré dans son ensemble, élève le moignon de l'épaule, tout en rapprochant l'omoplate de la colonne vertébrale.

Quand le trapèze prend son point d'insertion fixe sur l'omoplate, ses faisceaux occipitaux inclinent la tête de leur côté et lui font exécuter en même temps un mouvement de rotation qui porte la face du côté opposé. Ses faisceaux inférieurs peuvent dans certaines conditions favorables, lorsqu'on est suspendu par les membres supérieurs par exemple, élever le corps tout entier et jouer ainsi un certain rôle dans l'action de grimper.

Variétés. — Les insertions spinales du trapèze peuvent s'arrêter à la huitième dorsale ou descendre jusqu'à la douzième. Les faisceaux occipitaux et même les faisceaux cervicaux supérieurs peuvent manquer. — Dans un fait rapporté par ZAGORSKY, le trapèze s'insérait uniquement sur les quatre dernières cervicales et les trois premières dorsales. — L'isolement de la portion supérieure a été signalé par MACALISTER et par WOOD. — Un faisceau anostomotique peut réunir le trapèze et le sterno-cléido-mastoïdien (DAVIES-COLLEY, moi-même). — Le trapèze s'étend parfois sur la clavicule au delà de ses limites classiques : je l'ai vu, dans deux cas, se confondre avec le sterno-cléido-mastoïdien et recouvrir ainsi tout le triangle sus-claviculaire. — Quelques-uns de ses faisceaux passent dans le deltoïde (MACALISTER). — GRUBER a vu, sur un sujet, un tendon cylindrique se détacher de la face profonde du trapèze, passer derrière l'omo-hyoïdien et aller s'attacher au sternum.

MUSCLE CLÉIDO-TRANSVERSAIRE (*levator claviculæ*). — Muscle surnuméraire particulièrement bien étudié par WOOD, partant du bord postérieur de la clavicule, le plus souvent de son extrémité acromiale, et se rendant aux apophyses transverses cervicales, le plus souvent à l'atlas et à l'axis. Ce muscle se trouve « chez tous les mammifères, l'homme excepté, ce qui semblerait prouver qu'il est une des conditions de la station quadrupède ». (CUVIER, *Leçons d'Anat. comp.*, t. I, p. 137.) — GRUBER a décrit (*Arch. f. Anat. und Phys.*, 1876, p. 757), sous le nom de *trachelo-clavicularis imus*, un petit faisceau surnuméraire qui se rendait de la clavicule à l'apophyse transverse de la sixième cervicale. J'ai démontré (*Anom. musc.*, etc., p. 105) que ce faisceau devait être considéré comme une variété du *cléido-transversaire*.

2° GRAND DORSAL

Situé à la partie postérieure et inférieure du tronc, le grand dorsal (fig. 624,4) est un muscle large et mince, affectant la forme d'un triangle, dont la base répond à la colonne vertébrale et le sommet à la région axillaire.

1° Insertions. — Il prend naissance : 1° sur les apophyses épineuses des six ou sept dernières vertèbres dorsales et des cinq vertèbres lombaires, ainsi que sur les ligaments surépineux correspondants; 2° sur la crête sacrée ; 3° sur le tiers postérieur de la lèvre externe de la crête iliaque ; 4° sur la face externe des trois ou quatre dernières côtes.

Les faisceaux qui naissent sur les côtes forment trois ou quatre digitations, qui s'entrecroisent à leur origine avec les digitations du grand oblique. Les autres faisceaux s'insèrent sur la colonne vertébrale et sur la crête iliaque à l'aide d'une aponévrose triangulaire et extrêmement résistante, l'*aponévrose lombaire*, que nous décrirons plus loin (p. 762).

De cette vaste ligne d'insertion, les différents faisceaux du grand dorsal convergent vers l'aisselle, en suivant : les faisceaux supérieurs, une direction horizontale; les faisceaux inférieurs, une direction verticale ; les faisceaux moyens, une direction oblique en haut, en dehors et en avant. En atteignant le grand rond, ces faisceaux contournent ce dernier muscle de bas en haut, pour passer au-devant de lui. En même temps, ils exécutent dans leur ensemble un mouvement de torsion sur eux-mêmes, en vertu duquel les faisceaux inférieurs deviennent supérieurs, et vice versa. Finalement, ils se jettent sur un tendon aplati et quadrilatère, qui va se fixer (fig. 640,5), en avant de celui du grand rond, dans le fond de la coulisse bicipitale. Une languette aponévrotique réunit assez souvent le tendon du grand dorsal à la petite tubérosité de l'humérus.

2° Rapports. — Recouvert en haut par le trapèze, le muscle grand dorsal répond à la peau dans tout le reste de son étendue. Il recouvre successivement les muscles des gouttières vertébrales, le petit dentelé postérieur et inférieur, les côtes et les muscles intercostaux. Dans l'aisselle, son tendon est ordinairement séparé de celui du grand rond par une bourse séreuse.

Triangle de Petit. — Son bord antérieur, à peu près vertical, se trouve séparé du bord postérieur du grand oblique de l'abdomen par un espace triangulaire, bien connu des chirurgiens sous le nom de *triangle de Petit* (fig. 624,9). Il existe dans les trois quarts des cas, d'après LESSHAFT. La base de ce triangle est formée par la crête iliaque : elle mesure, en moyenne, 3 centimètres. Son sommet est situé, d'ordinaire, à égale distance de la crête iliaque et de la dernière côte. C'est un des *points faibles* de la paroi abdominale, laquelle n'est constituée à ce niveau que par les muscles petit oblique et transverse, doublés du péritoine. C'est par le triangle de Petit que s'échappent les hernies lombaires.

3° **Innervation**. — Le muscle grand dorsal est innervé par une branche spéciale du plexus brachial. Ce nerf, appelé *nerf du grand dorsal*, tire son origine du cinquième nerf cervical. Il se perd sur la face profonde du muscle, tout près du creux axillaire.

4° **Action**. — Le grand dorsal, agissant sur l'humérus, le porte en bas, en dedans et en arrière, en lui faisant exécuter en même temps un mouvement de rotation en dedans qui a pour effet de diriger la région palmaire vers la ligne médiane. C'est l'*ani scalptor* de Vésale, l'*ani tersor* de Riolan, dénominations latines très expressives, mais qui ne se traduisent pas.

Lorsqu'il prend son point fixe sur l'humérus, le grand dorsal soulève le corps tout entier (action de grimper) ou seulement les côtes (inspiration).

Variétés. — Le grand dorsal reçoit souvent un faisceau de renforcement de l'angle inférieur du scapulum. — Ses origines sur la colonne vertébrale, le thorax et le bassin sont sujettes à de nombreuses variations : la plus intéressante me paraît être l'extension des faisceaux iliaques jusqu'au grand oblique, entraînant comme conséquence la disparition du triangle de Petit ; ce triangle n'existe ni chez le gorille, ni chez le chimpanzé. — Le grand dorsal et le grand rond présentent parfois des connexions intimes (faisceaux anastomotiques ou fusion complète). — Il peut se détacher du bord antérieur du grand dorsal un faisceau surnuméraire, qui remonte jusqu'à l'apophyse coracoïde. J'ai rencontré cette disposition sur quatre sujets ; sur l'un d'eux, il existait en même temps un faisceau chondro-épitrochléen, qui se détachait du bord externe du grand pectoral. Sur un autre, le faisceau anormal coexistait avec le muscle suivant.

Arc axillaire de Langer. — C'est un faisceau musculaire aplati, le plus souvent triangulaire, dont la base prend naissance sur la portion axillaire du grand dorsal et dont le sommet plus ou moins tronqué vient se continuer avec le feuillet postérieur du tendon du grand pectoral, au niveau du point où ce tendon vient s'attacher à la coulisse bicipitale. Ce faisceau surnuméraire, que l'on rencontre trois ou quatre fois sur cent sujets, forme ainsi une sorte de pont, au-dessous duquel passent la longue portion et la courte portion du biceps, le coraco-brachial et le paquet vasculo-nerveux de l'aisselle ; de là le nom d'arc axillaire (*Achselbogen*), qui lui a été donné par Langer en 1846 (*Œsterr. medic. Wochenschrift*, n° 15, p. 6). Il est innervé, dans la grande majorité des cas, par le nerf du petit pectoral. L'arc axillaire existe normalement chez un grand nombre de mammifères, notamment chez le chat, où le grand dorsal s'insère à la fois sur la lèvre postérieure et sur la lèvre antérieure de la coulisse bicipitale.

Muscle dorso-épitrochléen. — C'est un faisceau musculaire aplati qui se détache du grand dorsal, dans le voisinage de la coulisse bicipitale, et vient, en longeant le triceps, s'insérer sur les saillies osseuses du coude, soit l'épitrochlée, soit l'olécrâne. Ce faisceau existe normalement chez le plus grand nombre des mammifères ; il est représenté, chez l'homme, par cette arcade fibreuse, à peu près constante, qui unit le grand dorsal à la longue portion du triceps, au moment où ces deux muscles se croisent dans l'aisselle. Mais le dorso-épitrochléen peut se montrer chez l'homme à l'état charnu : Halbertsma, Wood, Macalister et nous-même (voy. *Anom. musculaires*) en avons observé des exemples très nets.

3° Rhomboïde

Le rhomboïde (fig. 625, 7 et 7') est un muscle large et mince, assez régulièrement losangique, occupant à la fois la partie inférieure de la nuque et la partie supérieure de la région dorsale.

1° **Insertions**. — Il s'insère, d'une part, sur la portion inférieure du ligament cervical, sur les apophyses épineuses de la septième cervicale et des quatre ou cinq premières dorsales.

De là, ses faisceaux se portent obliquement en bas et en dehors et viennent se fixer, d'autre part, sur le bord spinal de l'omoplate, dans toute l'étendue de ce bord qui est située au-dessous de l'épine. Ses faisceaux supérieurs s'insèrent directement sur l'os. Ses faisceaux inférieurs s'attachent plus spécialement à une sorte d'arcade fibreuse qui est parallèle au bord spinal et lui adhère fortement par ses deux extrémités, tandis que sa partie moyenne n'est reliée au scapulum que par un tissu cellulaire peu résistant.

Il existe dans la grande majorité des cas, entre les faisceaux cervicaux et les faisceaux dorsaux du rhomboïde, un interstice celluleux (fig. 625) qui permet d'isoler entièrement les deux portions. Aussi quelques anatomistes, THEILE et HYRTL entre autres, décrivent-ils deux rhomboïdes : un *rhomboïde supérieur* ou *petit rhomboïde* et un *rhomboïde inférieur* ou *grand rhomboïde*

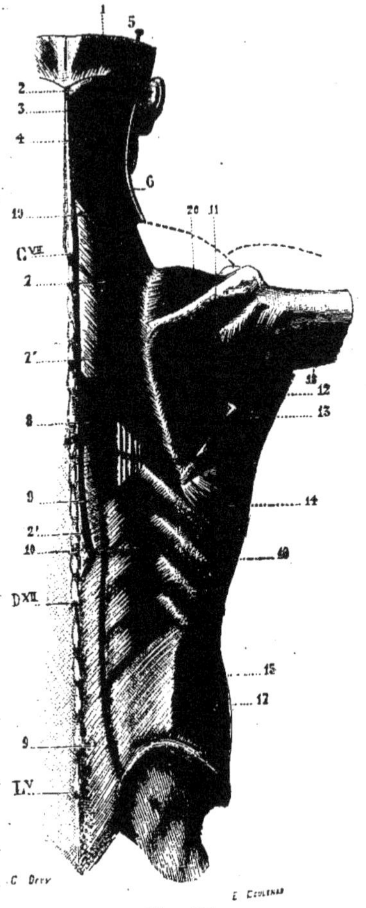

Fig. 625.

Muscles de la région postérieure du tronc, deuxième couche.

(Les traits en pointillé rouge répondent aux limites du grand dorsal.)

1, muscle occipital. — 2, extrémité supérieure du trapèze. — 3, grand complexus. — 4, splénius. — 5, extrémité supérieure du sterno-cléido-mastoïdien, érignée en haut. — 6, angulaire de l'omoplate. — 7, 7', petit et grand rhomboïde. — 8, muscles spinaux. — 9, 9, extrémité interne du grand dorsal. — 10, petit dentelé postérieur et inférieur. — 11, sous-épineux. — 12, petit rond. — 13, grand rond. — 14, grand dentelé. — 15, petit oblique. — 16, coupe du grand dorsal. — 17, coupe du grand oblique. — 18, longue portion du triceps brachial. — 19, petit dentelé postérieur et supérieur, débordant le rhomboïde. — 20, sus-épineux. — C^{VII}, septième vertèbre cervicale. — D^{XII}, douzième vertèbre dorsale. — L^{V}, cinquième vertèbre lombaire.

2° **Rapports**. — Le muscle rhomboïde est recouvert en haut par le trapèze, en bas par le grand dorsal. Il recouvre à son tour le petit dentelé postérieur et supérieur, le splénius, les muscles des gouttières vertébrales, les côtes et les muscles intercostaux externes. Au niveau du bord spinal de l'omoplate, son bord externe entre en rapport avec le grand dentelé, qui est en avant, et avec le sous-épineux, qui est en arrière.

3° **Innervation**. — Il est innervé par une branche collatérale du plexus brachial. Cette branche nerveuse, le *nerf du rhomboïde*, provient de la quatrième ou de la cinquième cervicale.

4° **Action**. — Le rhomboïde porte l'omoplate en dedans. En outre, en raison de la direction oblique de ses faisceaux, il fait basculer cet os, de telle sorte que son angle inférieur est rapproché de la ligne médiane, tandis que le moignon de l'épaule se trouve abaissé.

Variétés. — La hauteur de ce muscle et par conséquent l'étendue de ses insertions, soit spinales, soit scapulaires, peuvent varier en plus ou en moins. — KELLY a vu ce muscle s'insérer seulement à l'angle inférieur de l'omoplate. — MACALISTER a trouvé la partie inférieure du grand rhomboïde divisée en deux feuillets. — Quelques faisceaux inférieurs du rhomboïde peuvent passer directement, au niveau de l'angle inférieur du scapulum, dans le grand dorsal (SŒMMERING), dans le grand rond (HENLE), dans le grand dentelé (FLESCH).

RHOMBOÏDE DE LA TÊTE. — C'est un muscle surnuméraire, aplati et généralement très grêle, qui s'étend de l'occipital au scapulum. Ses insertions craniennes se font entre les insertions supérieures du trapèze et celles du grand complexus ; ses insertions scapulaires se confondent plus ou moins avec les attaches externes du rhomboïde. C'est, comme on le voit, *un petit rhomboïde remontant à l'occipital*, disposition réalisée comme type normal chez un grand nombre de mammifères, notamment chez le magot. Le rhomboïde de la tête se présente souvent chez l'homme sous une forme incomplète : tels sont le *rhomboïde de l'atlas*, le *rhomboïde de l'axis*, qui, comme leur nom l'indique, s'arrêtent sur la première ou sur la seconde vertèbre cervicale, etc. — (Voyez à ce sujet l'important mémoire, déjà cité, de WOOD, *in Transact. of Roy. Soc. of London*, 1869.)

4° ANGULAIRE DE L'OMOPLATE

L'angulaire de l'omoplate (fig. 626, 2) est un muscle triangulaire, situé sur la partie latérale de la nuque, entre l'angle supérieur de l'omoplate et la moitié supérieure de la colonne cervicale.

1° Insertions. — Il s'insère d'une part, soit sur l'angle supérieur du scapulum, soit sur cette portion du bord spinal qui est située au-dessus de l'épine. De là, il se porte en haut, en avant et en dedans et ne tarde pas à se diviser en quatre ou cinq faisceaux divergents (fig. 626, 3, 4, 5, 6 et 7), lesquels viennent se fixer, d'autre part, sur l'apophyse transverse de l'atlas et sur les tubercules postérieurs des apophyses transverses des trois ou quatre vertèbres suivantes.

2° Rapports. — L'angulaire est recouvert par le sterno-cléido-mastoïdien, par le trapèze et par la peau. Il recouvre le splénius, le sacro-lombaire et le petit dentelé postérieur et supérieur. Au niveau des apophyses transverses, il répond au transversaire et au scalène postérieur.

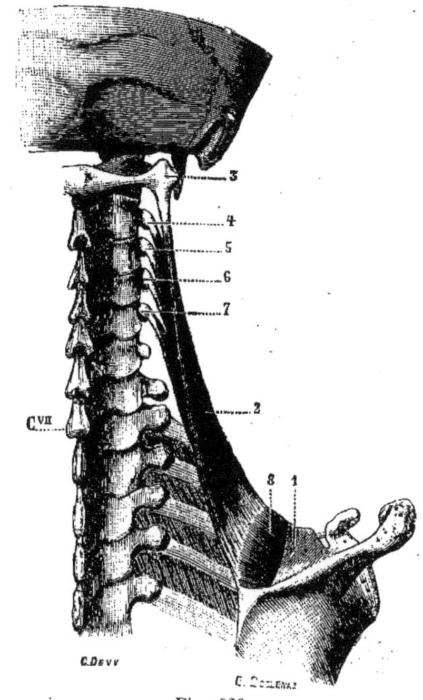

Fig. 626.

Muscle angulaire de l'omoplate du côté droit, vu par sa face postérieure.

1, fosse sus-épineuse. — 2, muscle angulaire de l'omoplate. — 3, 4, 5, 6, 7, les faisceaux de ce muscle destinés à l'atlas, à l'axis, à la troisième, à la quatrième et à la cinquième cervicales. — 8, muscle sus-épineux. — 9, CVII, septième vertèbre cervicale.

3° Innervation. — Il est innervé par une branche spéciale du plexus brachial, le *nerf de l'angulaire*. Ce nerf tire son origine, soit de la quatrième cervicale, soit de la cinquième, quelquefois de l'une et de l'autre.

4° Action. — Quand il prend son point fixe sur la colonne cervicale, l'angulaire attire en haut et en dedans l'angle supérieur de l'omoplate, en même temps qu'il abaisse le moignon de l'épaule. Quand il prend son point fixe sur l'épaule, il incline de son côté la colonne cervicale.

Variétés. — Le faisceau destiné à l'atlas peut être distinct dans toute son étendue. — BLANDIN (*Anatomie*, p. 349) a vu l'angulaire envoyer un faisceau jusqu'à l'apophyse mastoïde. — En bas, on peut voir l'angulaire s'étendre sur la sixième et même la septième cervicale. Dans ce cas, l'espace triangulaire qui sépare ordinairement l'angulaire du grand dentelé se trouve comblé et ces deux muscles sont ainsi confondus en un large éventail charnu, qui du bord spinal de l'omoplate rayonne vers les apophyses transverses des vertèbres cervicales et vers les dix premières côtes. Cette disposition est la règle dans un grand nombre d'espèces animales, notamment chez la guenon et le cynocéphale. Dès lors, l'angulaire de l'omoplate peut être considéré, chez l'homme, comme un faisceau cervical du système du grand dentelé. — On a vu des faisceaux de l'angulaire naître anormalement du grand dentelé (Theile), de l'aponévrose du petit dentelé postérieur et supérieur (Wood), du tissu cellulaire compris entre l'omoplate et le thorax (Kelch), de la première et de la deuxième côte (Theile et moi-même), de l'apophyse épineuse de la septième cervicale (Reid et Taylor).

5° Petit dentelé postérieur et supérieur

Le petit dentelé postérieur et supérieur (fig. 627, 5) est un petit muscle, quadrilatère et fort mince, situé au-dessous du rhomboïde.

1° Insertions. — Il se détache, en dedans, de la partie inférieure du ligament cervical, ainsi que du sommet des apophyses épineuses de la septième cervicale et des trois premières dorsales. Cette insertion se fait à l'aide d'un tendon large et mince, qui ne se charge de faisceaux charnus qu'à plusieurs centimètres en dehors de la ligne médiane. Ces faisceaux charnus, intimement fusionnés d'abord, se partagent bientôt en quatre digitations, qui viennent s'attacher, par de courtes fibres aponévrotiques, au bord supérieur et à la face externe des deuxième, troisième, quatrième et cinquième côtes.

2° Rapports. — Le muscle petit dentelé postérieur et supérieur est recouvert presque entièrement par le rhomboïde ; ce n'est qu'en haut qu'il déborde un peu ce dernier muscle pour entrer en rapport avec le trapèze et l'angulaire. A son tour, il recouvre le splénius, les muscles des gouttières vertébrales, les côtes et les intercostaux.

3° Innervation. — Il est innervé par un certain nombre de filets très grêles, qui proviennent des quatre premiers nerfs intercostaux. Ces filets abordent le muscle par sa face profonde et disparaissent dans son épaisseur.

4° Action. — Le petit dentelé postérieur et supérieur élève les côtes sur lesquelles il s'insère : il est par conséquent inspirateur.

Variétés. — Relativement à ses origines, ce muscle n'a de constant, comme le remarque Theile, que ses insertions à la septième cervicale et à la première dorsale ; ses autres insertions peuvent manquer, ou bien s'étendre soit en haut, soit en bas. — Mêmes variations pour ses insertions costales : on trouve fréquemment un faisceau pour la première côte ; dans un cas de Henle, le muscle descendait jusqu'à la sixième. — J'ai vu une fois le muscle faire entièrement défaut.

6° Petit dentelé postérieur et inférieur

Ce muscle, situé à la partie inférieure du dos (fig. 625, 10), affecte, comme le précédent, une forme quadrilatère.

1° Insertions. — Il se détache des apophyses épineuses des deux dernières dorsales et des deux ou trois premières lombaires, à l'aide d'un large tendon aponévrotique, qui est fusionné, dans la plus grande partie de son étendue, avec l'aponévrose du grand dorsal. Il se porte ensuite obliquement en haut et en dehors et se divise en quatre digitations, régulièrement superposées, qui viennent s'insérer au bord inférieur et à la face externe des quatre dernières côtes.

2° Rapports. — Recouvert par le grand dorsal, le petit dentelé postérieur et inférieur recouvre successivement les muscles des gouttières vertébrales, les côtes et les muscles intercostaux externes.

3° Innervation. — Il est innervé, comme le précédent, par des filets très grêles qui le pénètrent par sa face profonde. Ces filets proviennent des neuvième, dixième et onzième nerfs intercostaux.

4° Action. — En raison de son obliquité, le petit dentelé postérieur et inférieur attire en bas et en dehors les dernières côtes sur lesquelles il s'insère : il agrandit donc le thorax à sa partie inférieure. D'autre part, en fixant les côtes inférieures, il favorise l'action inspiratrice du diaphragme. A ce double titre, le petit dentelé postérieur et inférieur est, comme le supérieur, un muscle inspirateur.

Cette analogie fonctionnelle des deux muscles dentelés postérieurs est entièrement conforme à ce que nous apprend l'anatomie comparée sur la signification morphologique de ces muscles. Chez un certain nombre de mammifères (rongeurs, prosimiens), au lieu et place de nos deux dentelés, nous ne trouvons qu'une seule lame musculaire, qui s'étend, en hauteur, depuis la colonne cervicale jusqu'à la colonne lombaire et, en largeur, depuis les apophyses épineuses jusque sur les côtes. Ce muscle *spino-costal* ou *dentelé postérieur*, qui est manifestement en rapport avec la fonction respiratoire, a perdu chez l'homme ses faisceaux moyens, lesquels sont remplacés par cette lame fibreuse, que nous décrirons plus bas sous le nom d'*aponévrose intermédiaire des dentelés.* Morphologiquement, nos deux petits dentelés postérieurs représentent donc les deux portions extrêmes d'un seul et même système et il est tout naturel d'admettre qu'ayant la même valeur morphologique, ils aient aussi la même valeur fonctionnelle.

Variétés. — Sur un sujet qui possédait treize côtes, H. Virchow (*Varietäten beobachtungen*, etc., Würzburg, 1879) a rencontré un petit dentelé qui présentait cinq digitations, les quatre premières pour les neuvième, dixième, onzième et douzième côtes, la dernière pour la côte supplémentaire. — D'autre part, le muscle peut s'insérer à trois côtes seulement ou même à deux. — Isenflamm l'a vu manquer.

7° Aponévroses de la région lombo-dorso-cervicale

Les feuillets aponévrotiques qui recouvrent les muscles décrits ci-dessus sont pour la plupart fort minces et sont loin de présenter partout le même intérêt.

1° Aponévrose du trapèze. — L'aponévrose du trapèze recouvre le muscle trapèze dans toute son étendue et présente, comme lui, une forme triangulaire. Par sa base située en dedans, elle s'attache, comme le muscle lui-même, sur la ligne courbe occipitale supérieure, sur le ligament cervical postérieur et sur les apophyses épineuses de la septième cervicale et des dix premières dorsales. Par son sommet tronqué, situé en dehors, elle se fixe à la clavicule, à l'acromion et à l'épine de l'omoplate.

Au niveau du bord antéro-supérieur du trapèze, elle se continue avec l'aponévrose cervicale superficielle. Au niveau du bord antéro-inférieur du même muscle, elle se fusionne de même avec l'aponévrose du rhomboïde et du grand dorsal.

Cette aponévrose répond à la peau dans toute son étendue. Elle lui adhère même d'une façon intime à la région cervicale. Elle en est séparée, plus bas, par un fascia superficialis très lâche, qui lui permet de glisser facilement sur elle.

2° Aponévrose de l'angulaire. — Sur le muscle angulaire s'étend une simple lame celluleuse, qui se continue en dedans avec l'aponévrose du splénius.

3° Aponévrose du rhomboïde et du grand dorsal. — L'aponévrose du rhomboïde, assez mince en haut, s'épaissit au fur et à mesure qu'elle se rapproche du bord inférieur du muscle. Arrivée au niveau de ce bord, elle se fusionne avec les aponévroses du trapèze et du grand dorsal. L'aponévrose d'enveloppe du grand dorsal est encore une aponévrose fort mince; elle ne doit pas être confondue avec l'aponévrose lombaire, dont la constitution est fort complexe et que nous décrirons plus bas.

4° Aponévrose des dentelés. — Les deux dentelés postérieurs sont recouverts par une simple lame celluleuse qui ne mérite pas le nom d'aponévrose. Par contre, ils se trouvent réunis l'un à l'autre par une membrane fibreuse très résistante, connue sus le nom d'*aponévrose intermédiaire des dentelés*. — Quadrilatère comme l'espace qu'elle est destinée à combler, elle s'étend, en hauteur, du bord inférieur du muscle qui est situé au-dessus, au bord supérieur du muscle qui est situé au-dessous. Par son bord interne, elle s'insère sur la série des apophyses épineuses correspondantes. Par son bord externe, elle se fixe sur l'angle des côtes. — Cette aponévrose, qui repose directement sur les muscles des gouttières vertébrales, représente morphologiquement des faisceaux musculaires disparus et ces faisceaux ne sont autres que la portion moyenne du muscle spino-costal primitif qui, comme nous l'avons vu plus haut (p. 761), s'étend sans interruption de la colonne dorsale à la colonne lombaire. C'est ce qui nous explique ce fait que l'aponévrose en question est constituée en grande partie par des faisceaux à direction transversale qui, en haut et en bas, continuent régulièrement la série des faisceaux musculaires, également transversaux, des petits dentelés.

5° Aponévrose lombaire. — On donne le nom d'aponévrose lombaire à cette vaste lame triangulaire (formant losange avec celle du côté opposé), que l'on rencontre, dans la dissection, au-dessous de la peau et qui occupe à la fois la partie inférieure de la région dorsale, la région lombaire et la région sacrée (fig. 624) : — Son bord interne ou base, dirigé verticalement, prend de solides attaches sur les apophyses épineuses des dernières dorsales et des cinq lombaires, sur les ligaments interépineux correspondants, sur la crête sacrée. — Son bord supérieur, oblique en bas et en dehors, reçoit la plus grande partie des faisceaux charnus du grand dorsal. — Son bord inférieur, oblique en bas et en dedans, s'insère sur la crête iliaque de l'os coxal, ainsi que sur le bord postérieur du même os. Il reçoit quelques faisceaux charnus du muscle grand fessier.

Cette importante lame fibreuse, qu'on désigne improprement sous le nom d'*aponévrose lombaire* et plus improprement encore sous celui d'*aponévrose du grand dorsal*, n'est nullement une aponévrose d'enveloppe, mais un véritable tendon, un tendon large, reliant à la colonne vertébrale toute une série de faisceaux charnus provenant des points les plus divers : du grand dorsal, du petit dentelé inférieur, du petit oblique et du transverse de l'abdomen, du grand fessier.

En somme, l'aponévrose lombaire est constituée, en réalité, par la fusion des tendons internes ou spinaux du grand dorsal, du grand fessier, du petit dentelé inférieur, du petit oblique et du transverse de l'abdomen. Ce dernier muscle s'insère à la colonne vertébrale, comme nous le verrons plus tard, par trois feuillets : de ces trois feuillets, le feuillet postérieur seul concourt à la formation de l'aponévrose lombaire.

Voyez au sujet de l'aponévrose lombaire : Lesshaft, *Die Lumbalgegend in anat.-chir. Beziehung*, in Arch. für Anat. u. Phys., 1871 ; Barbé, *De la paroi abdominale postérieure et de ses aponévroses en particulier*, Th. Montpellier 1896.

ARTICLE II

MUSCLES DE LA NUQUE PROPREMENT DITS

Placés au-dessous du trapèze, entre l'angulaire et la série des apophyses épineuses de la région cervicale, les muscles de la nuque sont au nombre de huit, savoir : le *splénius*, le *grand complexus*, le *petit complexus*, le *transversaire du cou*, le *grand droit* et le *petit droit postérieur de la tête*, le *grand oblique* et le *petit oblique de la tête*.

1° Splénius

Le splénius (fig. 625, 4 et 627, 1), situé au-dessous du trapèze et du sterno-cléido-mastoïdien, est un muscle large et mince, occupant toute la hauteur de la nuque et la partie supérieure du dos.

1° Insertions. — Il s'insère en dedans : 1° sur le tiers inférieur du ligament cervical postérieur; 2° sur les apophyses épineuses de la septième cervicale et des quatre ou cinq premières dorsales, ainsi que sur les ligaments interépineux correspondants.

De cette longue ligne d'insertions médianes, le splénius se porte obliquement en haut et en dehors et se divise bientôt en deux portions distinctes et inégales, l'une interne et l'autre externe :

La *portion interne* (fig. 627, 1), qui est la plus volumineuse, se porte vers la tête, d'ou le nom de *splénius capitis* ou *splénius de la tête*, sous lequel on la désigne le plus souvent. Elle s'y termine en s'insérant sur les deux tiers externes de la ligne courbe occipitale supérieure, sur la portion mastoïdienne du temporal qui lui fait suite et sur la face externe de l'apophyse mastoïde, en arrière et au-dessous du sterno-cléido-mastoïdien.

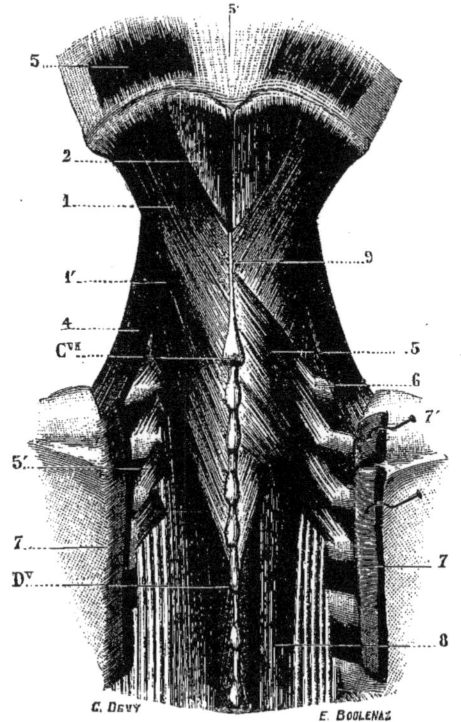

Fig. 627.

Muscles de la nuque proprement dits, première couche.

1, splénius de la tête. — 1', splénius du cou. — 2, grand complexus. — 3, muscle occipital. — 3', prolongement postérieur de l'aponévrose épicranienne. — 4, angulaire de l'omoplate. — 5, 5', petit dentelé postérieur et supérieur. — 6, première côte. — 7, 7', le petit et le grand rhomboïdes, soulevés et érignés en dehors. — 8, long dorsal. — 9, ligament cervical postérieur. — C^{VII}, septième vertèbre cervicale. — D^{V}, cinquième vertèbre dorsale.

La *portion externe* (fig. 627, 1'), un peu moins longue que la précédente, passe au-devant d'elle en se dirigeant vers la colonne cervicale : c'est le *splénius colli* ou *splénius du cou*. Elle vient se fixer, par deux faisceaux distincts, sur le sommet des apophyses transverses de l'atlas et de l'axis.

2° Rapports. — Par sa face postérieure, le splénius répond au sterno-cléido-mastoïdien et au trapèze. Il est séparé en bas de ce dernier muscle par le petit dentelé postérieur et supérieur et par le rhomboïde, qui le recouvrent immédiatement. — Par sa face antérieure, il recouvre successivement les deux complexus, le transversaire et les muscles des gouttières vertébrales. — Son bord externe, presque vertical, est en rapport avec l'angulaire de l'omoplate, qui le longe en haut et qui en est séparé, en bas, par un espace triangulaire. — Son bord interne, obliquement dirigé en haut et en dehors, circonscrit avec celui du côté opposé un large triangle à base supérieure, *le triangle des splénius*, qui répond à la portion sous-protubérantielle de l'occipital et aux premières cervicales. Dans l'aire de ce triangle apparaissent les deux grands complexus droit et gauche.

3° **Innervation.** — Le splénius, dans sa portion externe (splénius de la tête) et dans sa portion interne (splénius du cou), est innervé par les branches postérieures des nerfs cervicaux et en particulier par le grand nerf occipital.

4° **Action.** — En raison de la direction de ses fibres, le splénius imprime à la tête et à la partie supérieure de la colonne cervicale un triple mouvement : 1° un mouvement d'extension; 2° un mouvement d'inclinaison latérale; 3° un mouvement de rotation, qui porte la face du côté correspondant.

Lorsque les deux muscles se contractent en même temps, ils se bornent à renverser la tête en arrière, devenant mutuellement antagonistes pour les deux autres mouvements, la rotation et l'inclinaison latérale.

Variétés. — J'ai constaté l'absence du splénius du cou, chez un nègre. — Un faisceau charnu peut se détacher du bord interne du splénius et se rendre à l'occipital dans le voisinage de la protubérance (MACALISTER, CURNOW) ; chez le chat, les deux splénius sont confondus sur la ligne médiane et le triangle des splénius, décrit plus haut, n'existe pas. — L'insertion du splénius du cou à la troisième cervicale est loin d'être rare (CRUVEILHIER). — CLOQUET et WOOD ont signalé un faisceau charnu partant de l'angulaire et venant renforcer le splénius ; cette insertion scapulaire du splénius nous est offerte normalement par la taupe (WOOD). — MÖSER (*Meckel's Arch.*, vol. VII, p. 224) a vu le splénius de la tête divisé en deux portions distinctes. — Le *splénius accessoire* de WALTHER est un faisceau musculaire, qui prend naissance sur la face postérieure du petit dentelé supérieur, longe de bas en haut le bord externe du splénius et vient s'insérer sur l'apophyse transverse de l'atlas. Avec WOOD, je considère ce muscle comme une variété du rhomboïde de la tête (voy. p. 758).

2° GRAND COMPLEXUS

Le grand complexus (fig. 627 et 628) est un muscle large et épais, situé de chaque côté de la ligne médiane, occupant, comme le splénius, toute la hauteur de la nuque et la partie supérieure du dos.

1° **Insertions.** — Il prend naissance, par autant de languettes primitivement distinctes : 1° sur les apophyses transverses des cinq ou six premières dorsales ; 2° sur les apophyses articulaires et sur la base des apophyses transverses des quatre ou cinq dernières cervicales ; 3° sur les apophyses épineuses de la septième cervicale et des deux premières dorsales. De ces différents points d'origine, les faisceaux constitutifs du muscle se portent verticalement en haut vers l'occipital et s'insèrent sur l'empreinte rugueuse située entre les deux lignes courbes.

Le grand complexus se trouve divisé, dans sa moitié inférieure tout au moins, en deux portions plus ou moins distinctes : une portion interne, assez grêle, qui provient des troisième, quatrième et cinquième vertèbres dorsales (fig. 628, 3) ; une portion externe, plus volumineuse, comprenant les faisceaux du complexus qui émanent des autres vertèbres (fig. 628, 4). Ces deux portions sont décrites à part par les anatomistes anglais et allemands, la première sous le nom de muscle digastrique de la nuque (*biventer cervicis*), la seconde sous le nom de grand complexus proprement dit.

Le digastrique de la nuque est ainsi appelé parce qu'il est divisé en deux portions ou ventres par un tendon intermédiaire, de deux à trois centimètres de longueur, lequel se trouve situé à la hauteur de la sixième et de la septième cervicale (fig. 628, 5). Le ventre supérieur de ce muscle présente en outre, sur son côté externe et en un point qui est plus rapproché de l'occipital que du tendon intermédiaire, une intersection aponévrotique très variable dans sa forme et son étendue (fig. 628, 2).

2° Rapports. — La face postérieure du grand complexus répond successivement, en allant de bas en haut, au petit dentelé postérieur et supérieur, au petit complexus, au splénius, au trapèze. — Sa face antérieure recouvre, en bas, les faisceaux du transversaire épineux et, tout à fait en haut, les deux droits et les deux obliques de la tête. — Séparés l'un de l'autre dans la région dorsale par tout l'espace compris entre les apophyses transverses d'un côté et celles du côté opposé, les deux complexus s'accolent dans la région cervicale, où ils ne sont séparés que par le ligament cervical postérieur.

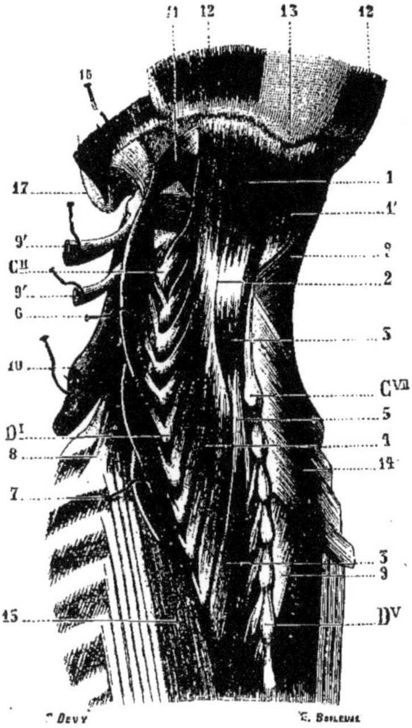

3° Innervation. — Le grand complexus est innervé par le grand nerf occipital. Il reçoit en outre, au-dessous de ce nerf, un certain nombre de filets qui proviennent des branches postérieures des troisième, quatrième et cinquième nerfs cervicaux.

4° Action. — Envisagés au point de vue de leur action, les deux grands complexus renversent la tête en arrière avec une force qui est en rapport avec leur développement toujours considérable. Si l'un deux se contracte seul, il imprime en outre à la tête, en raison de l'obliquité de ses faisceaux, un mouvement de rotation qui a pour effet de porter la face du côté opposé.

Fig. 628.

Muscles de la nuque proprement dits, deuxième couche.

1, grand complexus du côté gauche. — 1', grand complexus du côté droit. — 2, son intersection aponévrotique. — 3, 3', faisceau digastrique, longeant la ligne médiane. — 4, faisceaux d'insertion inférieure du complexus. — 5, tendon intermédiaire du faisceau digastrique. — 6, petit complexus, soulevé et érigné en dehors. — 7, transversaire du cou, érigné en dehors. — 8, faisceau du scalène postérieur, inséré sur la deuxième côte. — 9, splénius. — 9', 9', faisceaux du splénius, insérés sur l'atlas et sur l'axis. — 10, angulaire de l'omoplate — 11, petit oblique. — 12, muscle occipital. — 13, protubérance occipitale externe. — 14, petit dentelé postérieur et supérieur. — 15, long dorsal. — 16, sterno-cléido-mastoïdien, érigné en haut. — 17, apophyse mastoïde. — C^{II}, deuxième vertèbre cervicale (*apophyse transverse*). — C^{VII}, septième vertèbre cervicale (*apophyse épineuse*). — D^{I}, première vertèbre dorsale (*apophyse transverse*). — D^{V}, cinquième vertèbre dorsale (*apophyse épineuse*).

Variétés. — Henle a rencontré, au-dessous du grand complexus, un faisceau surnuméraire que l'on pourrait appeler *complexus profond* et qui, se détachant en bas de l'apophyse transverse de la deuxième dorsale, venait se fixer, en haut, sur l'occipital entre les deux lignes courbes.

3° Petit complexus

Le petit complexus (fig. 628, 6) est un muscle allongé verticalement, aplati dans le sens transversal, situé en dehors du précédent sur la partie latérale de la nuque.

1° Insertions. — Il s'insère : 1° d'une part, sur les apophyses transverses des quatre ou cinq dernières cervicales et souvent de la première dorsale, par autant de languettes, qui sont d'abord distinctes, mais qui bientôt se réunissent en un seul corps musculaire ; 2° d'autre part, sur le bord postérieur et sur le sommet de l'apophyse mastoïde.

2° Rapports. — En dedans, il répond au grand complexus ; en dehors, au transversaire du cou, au splénius et à l'angulaire, qui le recouvrent en partie.

3° Innervation. — Le petit complexus est innervé, comme le grand complexus, par le grand nerf occipital et par les branches postérieures des trois ou quatre nerfs cervicaux situés au-dessous.

4° Action. — Il renverse la tête en arrière et lui imprime en outre, quand il se contracte d'un seul côté, un mouvement d'inclinaison latérale.

Variétés. — Les faisceaux d'origine du petit complexus peuvent descendre, à la région dorsale, jusqu'à la septième vertèbre et même jusqu'à la huitième. — Son extrémité supérieure peut donner, outre son faisceau mastoïdien, un faisceau à l'atlas, un faisceau à l'axis. — Il peut envoyer un faisceau au grand complexus. — Par contre, il peut recevoir un faisceau de renforcement du long dorsal (GIACOMINI).

4° TRANSVERSAIRE DU COU

Comme le muscle précédent, en dehors duquel il est situé, le transversaire du cou (fig. 628, 7) est un muscle grêle, allongé dans le sens vertical, aplati transversalement, reliant entre elles les apophyses transverses des premières vertèbres dorsales aux apophyses transverses des dernières vertèbres cervicales.

1° Insertions. — Il s'insère, en bas, sur les apophyses transverses des cinq premières dorsales par autant de digitations ou languettes, qui sont distinctes à leur origine. Ces digitations se portent en haut et un peu en dehors et se fusionnent, en atteignant la région cervicale, en un seul corps musculaire, lequel vient se fixer, par de nouvelles languettes, sur les tubercules postérieurs des apophyses transverses des cinq dernières cervicales, quelquefois même sur les apophyses transverses de l'axis et de l'atlas.

2° Rapports. — Le transversaire du cou est en rapport, en dedans, avec le petit et le grand complexus. En dehors, il répond tout d'abord au long dorsal, avec lequel il est plus ou moins fusionné, et plus haut au sacro-lombaire, au splénius, à l'angulaire de l'omoplate et au scalène postérieur.

3° Innervation. — Le transversaire du cou est innervé par les branches postérieures des derniers nerfs cervicaux et des premiers nerfs dorsaux.

4° Action. — Il étend la colonne cervicale, tout en l'inclinant latéralement quand le muscle se contracte d'un seul côté.

Il résulte de la description qui précède que les deux muscles *petit complexus* et *transversaire*, difficilement isolables du reste dans la plupart des cas, présentent des analogies évidentes au triple point de vue de leur origine, de leur trajet et de leur terminaison. — Ils appartiennent bien certainement à un seul et même système et on devrait admettre, ce nous semble, au lieu et place des deux muscles précités, un muscle unique auquel on donnerait un nom quelconque, celui de *long transversaire de la nuque* par exemple. — Ce muscle pourrait être décrit de la façon suivante : il prend naissance en bas, par des faisceaux distincts (*faisceaux d'origine*), sur les apophyses transverses des cinq ou six premières dorsales et des quatre ou cinq dernières cervicales ; de là, il se porte verticalement en haut et se termine par de nouveaux faisceaux (*faisceaux de terminaison*) : 1° sur les tubercules postérieurs des apophyses transverses des cinq dernières cervicales ; 2° souvent sur l'apophyse transverse de l'axis et sur celle de l'atlas ; 3° sur l'apophyse mastoïde, qui n'est elle-même qu'une apophyse transverse des vertèbres craniennes.

5° Grand droit supérieur de la tête

Le grand droit postérieur de la tête (fig. 629, 4) est un muscle aplati et triangulaire, s'étendant de l'axis à l'occipital.

1° Insertions. — Il s'insère, en bas, sur le sommet de l'apophyse épineuse de l'axis. De là, ses fibres se portent en haut et en dehors, en s'irradiant légèrement, et viennent se fixer à l'occipital, sur l'empreinte rugueuse que l'on remarque au-dessous de la ligne courbe inférieure.

2° Rapports. — Le grand droit postérieur de la tête, recouvert en bas par le grand complexus et en haut par le grand oblique, recouvre successivement lui-même l'arc postérieur de l'atlas, le ligament occipito-atloïdien postérieur et enfin l'occipital. Son bord externe regarde les deux obliques de la tête. Son bord interne est séparé de celui du côté opposé par un espace triangulaire, que viennent combler les deux petits droits.

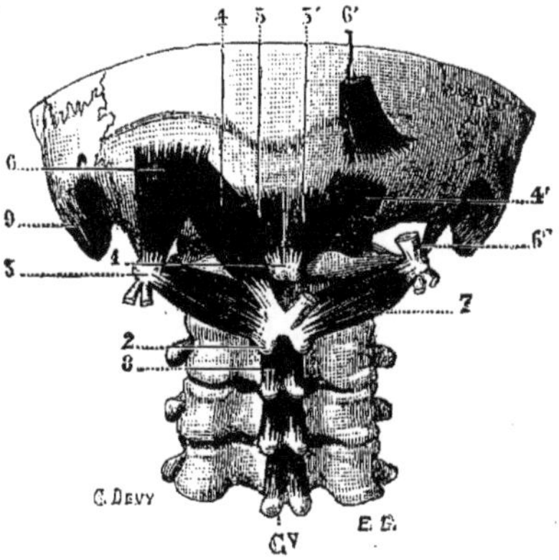

Fig. 629.

Muscles de la nuque proprement dits, troisième couche.

1, tubercule postérieur de l'atlas. — 2, apophyse épineuse de l'axis. — 3, apophyse transverse de l'atlas. — 4, grand droit postérieur de la tête. — 4', le même muscle du côté opposé. — 5, petit droit postérieur de la tête. — 5', le même muscle du côté opposé. — 6, petit oblique du côté gauche. — 6', et 6'', petit oblique du côté droit. — 7, grand oblique du côté droit. — 8, muscles interépineux. — 9, apophyse mastoïde. — C^{V}, cinquième vertèbre cervicale.

3° Innervation. — Le grand droit postérieur de la tête est innervé par la branche postérieure du premier nerf cervical.

4° Action. — Lorsque les deux muscles se contractent ensemble, ils renversent la tête en arrière. Quand un seul muscle entre en action, il imprime à la tête un triple mouvement d'extension, d'inclinaison latérale et de rotation, rotation qui a pour résultat de porter la face de son côté.

Variétés. — La duplicité du muscle grand droit postérieur, résultant de la présence d'un faisceau surnuméraire axoïdo-occipital, a été constatée par Kölliker, par Wood, par Davies-Colley, etc. — Ce muscle peut être renforcé par un faisceau surajouté partant d'une des apophyses épineuses situées au-dessous de l'axis (Theile, Flesch et moi-même).

6° Petit droit postérieur de la tête

Situé en dedans du précédent, le petit droit postérieur de la tête (fig. 629, 5) s'étend de l'atlas à l'occipital. Il est, comme lui, aplati et triangulaire.

1° Insertions. — Il s'insère : 1° d'une part, sur le tubercule postérieur de l'atlas, qui représente l'apophyse épineuse de cette vertèbre ; 2° d'autre part, sur l'empreinte rugueuse qui est située au-dessous de la ligne courbe inférieure de l'occipital, en dedans du muscle grand droit.

2° Rapports. — Recouvert par le grand complexus, il recouvre lui-même le ligament occipito-atloïdien postérieur. Son bord externe est en rapport avec le grand droit postérieur, qui le recouvre en partie. Son bord interne répond, sur la ligne médiane, à celui du côté opposé, dont il n'est séparé que par le ligament cervical postérieur, fort atténué à ce niveau.

3° Innervation. — Le petit droit postérieur de la tête est innervé, comme le grand droit, par la branche postérieure du premier nerf cervical.

4° Action. — Il est extenseur de la tête.

Variétés. — Comme le précédent, ce muscle peut être double. — Il peut, en outre, être renforcé par un faisceau provenant de la troisième cervicale (Chudzinski).

7° Grand oblique ou oblique inférieur de la tête

Le grand oblique de la tête (fig. 629, 7) est un muscle relativement volumineux, ayant la forme d'un carré long, obliquement étendu de l'axis à l'atlas.

1° Insertions. — Il s'insère, d'une part, sur la face latérale de l'apophyse épineuse de l'axis, qui se creuse le plus souvent en fossette pour lui donner attache. De là, il se porte obliquement en dehors et en haut et vient s'attacher, d'autre part, sur la partie postérieure et inférieure de l'apophyse transverse de l'atlas.

2° Rapports. — Sa face postérieure, recouverte par les deux complexus, est en outre croisée de bas en haut par la branche postérieure du deuxième nerf cervical. Sa face antérieure ou profonde répond au ligament atloïdo-axoïdien postérieur, ainsi qu'à l'artère vertébrale.

3° Innervation. — Il est innervé par la branche postérieure du premier nerf cervical et par la branche postérieure du deuxième nerf grand occipital.

4° Action. — Le grand oblique, prenant son point fixe sur l'axis, rapproche de la ligne médiane l'apophyse transverse de l'atlas. Celle-ci, à son tour, entraîne la tête tout entière dans un mouvement de rotation, qui porte la face du côté correspondant à celui des deux muscles qui se contracte.

Variétés. — La duplicité du muscle a été rencontrée par Macalister et par Murie et Flower sur un boschiman. — Dans un cas observé par Dursy (*Henle u. Pfeufer's Zeitschrift*, vol. XXXIII, p. 49), un faisceau surnuméraire du grand oblique venait s'insérer sur l'apophyse mastoïde. J'ai vu moi-même les faisceaux inférieurs du muscle se prolonger jusqu'au voisinage de cette apophyse.

8° Grand oblique ou oblique supérieur de la tête

Aplati, de forme triangulaire et beaucoup moins volumineux que le précédent, le muscle petit oblique ou oblique supérieur de la tête (fig. 629, 6) s'étend de l'atlas à l'occipital.

1° Insertions. — Il s'insère, d'une part, sur le sommet de l'apophyse transverse de l'atlas. De là, ses fibres se portent en haut et un peu en dedans, en s'irradiant en éventail, et viennent se terminer sur l'occipital un peu au-dessus et en dehors de l'insertion supérieure du grand droit.

2° Rapports. — Recouvert par le grand complexus, il recouvre lui-même le ligament occipito-atloïdien postérieur et, sur l'occipital, l'extrémité supérieure du grand droit. Les deux obliques et le grand droit circonscrivent entre eux un petit espace triangulaire, très bien marqué sur la figure 629, par où s'échappe en haut la branche postérieure du premier nerf cervical, et que traverse horizontalement de dehors en dedans l'artère vertébrale.

3° **Innervation**. — Le petit oblique est innervé par la branche postérieure du premier nerf cervical.

4° **Action**. — Envisagé au point de vue de son action, il renverse la tête en arrière, tout en lui imprimant un léger mouvement d'inclinaison latérale.

9° Aponévroses des muscles de la nuque

Les aponévroses, jetées autour des muscles que nous venons de décrire, sont généralement fort minces, réduites pour ainsi dire aux proportions de simples nappes celluleuses. On décrit cependant dans cette région, au-dessous de l'aponévrose déjà mentionnée du rhomboïde et de l'angulaire, trois feuillets aponévrotiques, qui sont : l'aponévrose du splénius, l'aponévrose des complexus et du transversaire, l'aponévrose des muscles droits et obliques.

1° **Aponévrose du splénius**. — L'aponévrose du splénius est une lame fort mince, qui se détache, en dedans, du ligament cervical postérieur et des apophyses épineuses sur lesquelles prend naissance le splénius. Se portant ensuite en dehors, elle s'étale sur la face postérieure du splénius et se continue au niveau du bord externe de ce muscle avec les aponévroses, déjà décrites, du trapèze et de l'angulaire de l'omoplate. En haut, l'aponévrose du splénius se fixe sur l'occipital. En bas, elle se fusionne avec l'aponévrose du rhomboïde.

2° **Aponévrose des complexus et du transversaire**. — L'aponévrose des complexus et du transversaire se détache, sur la ligne médiane, du ligament cervical postérieur. Elle se porte ensuite en dehors, recouvre successivement le grand complexus, le petit complexus, le transversaire du cou et vient finalement se fixer sur les apophyses transverses des vertèbres cervicales.

3° **Aponévrose des muscles droits et obliques**. — Parallèle à la précédente et plus profondément située, l'aponévrose des muscles droits et obliques de la tête s'insère en dedans sur les apophyses épineuses des premières cervicales, ainsi que sur le ligament cervical postérieur. En haut, elle s'attache à l'occipital. En dehors, elle se fixe sur les apophyses transverses de l'atlas et de l'axis. En bas, elle se continue avec l'aponévrose du transversaire épineux. Comme son nom l'indique, cette aponévrose recouvre les deux muscles droits et les deux muscles obliques de la tête, qu'elle isole ainsi des complexus (voy., au sujet de cette aponévrose, Trolard, *La loge aponévrotique des muscles profonds de la nuque*, Journ. de l'anat., 1898).

ARTICLE III

MUSCLES DES GOUTTIÈRES VERTÉBRALES

OU MUSCLES SPINAUX

Les gouttières larges et profondes qui s'étalent, de chaque côté de la ligne médiane, entre la série des apophyses épineuses et les côtes, sont comblées par trois formations musculaires importantes, affectant comme elles une direction longitudinale, comme elles aussi s'étendant du sacrum à la région cervicale. Ce sont :

1° le *muscle ilio-costal* ou *sacro-lombaire* ; 2° le *muscle long dorsal* ; 3° le *muscle transversaire épineux*.

De ces trois muscles, les deux premiers sont situés sur un plan superficiel, l'ilio-costal en dehors, le long dorsal en dedans. Le troisième s'étale au-dessous d'eux, sur un plan plus profond, directement appliqué contre les lames vertébrales. Une nappe celluleuse transversale s'étend entre ces deux plans et les isole l'un de l'autre. Dans le plan superficiel, un deuxième interstice cellulo-graisseux, dirigé, celui-ci, dans le sens antéro-postérieur, sépare le long dorsal de l'ilio-costal.

Toutefois, un pareil isolement des trois muscles des gouttières vertébrales ne s'observe que dans la région dorsale et dans la partie la plus élevée de la région lombaire. Plus bas, les trois organes sont réunis en une masse unique, en partie charnue, en partie tendineuse, que l'on désigne sous le nom de *masse commune*.

Nous étudierons d'abord le mode d'origine de cette masse commune et décrirons ensuite séparément chacun des muscles qui en émanent.

1° Masse commune

La masse commune aux muscles des gouttières vertébrales, bien connue en langage culinaire sous le nom de *filet*, occupe, au bassin, la gouttière sacrée et, à la région lombaire, tout l'espace compris entre les apophyses épineuses et les apophyses costiformes.

Elle prend naissance : 1° sur les apophyses épineuses des dernières vertèbres lombaires ; 2° sur la crête sacrée ; 3° sur les tubercules postérieurs du sacrum ; 4° sur le grand ligament sacro-sciatique ; 5° sur la tubérosité iliaque ; 6° sur le cinquième postérieur de la crête iliaque. Ces nombreuses insertions se font à l'aide de fibres tendineuses plus ou moins longues, qui viennent se réunir à la face postérieure de la masse commune en une membrane resplendissante et nacrée, (fig. 630, 4), appelée *aponévrose d'insertion des muscles spinaux* ou, plus simplement, *aponévrose spinale*.

Affectant la forme d'un losange, cette aponévrose d'insertion occupe, en largeur, l'intervalle compris entre la crête sacrée et la partie postérieure de la crête iliaque. Elle s'étend, en hauteur, du sommet du sacrum à la partie moyenne de la région dorsale. Sa face postérieure est en rapport avec l'aponévrose lombaire, à laquelle elle s'unit intimement en bas, dont elle est séparée en haut par une mince couche de tissu cellulaire. Sa face antérieure donne naissance à la plus grande partie des faisceaux charnus des trois muscles des gouttières.

2° Ilio-costal ou sacro-lombaire

Portion superficielle et externe de la masse commune, le muscle ilio-costal (fig. 630 et 631,5 et 5') prend plus spécialement naissance sur la crête iliaque, sur la tubérosité iliaque et sur la partie externe de l'aponévrose spinale, ci-dessus décrite. De là, il se porte verticalement en haut et atteint bientôt la douzième côte. Continuant ensuite son trajet ascendant, il croise successivement toutes les côtes dans la région de l'angle, pénètre ensuite dans la région de la nuque et s'élève jusqu'à la hauteur de la troisième vertèbre cervicale.

Au cours de son trajet, l'ilio-costal laisse échapper, le long de son bord externe et d'une façon régulière, dix-sept faisceaux charnus, lesquels, obliquant légèrement en dehors, viennent se terminer par autant de petits tendons : les douze premiers, sur l'angle des douze côtes ; les cinq autres, sur les tubercules postérieurs des apophyses transverses des cinq dernières cervicales.

En semant ainsi des faisceaux sur sa route, le muscle ilio-costal serait bien vite

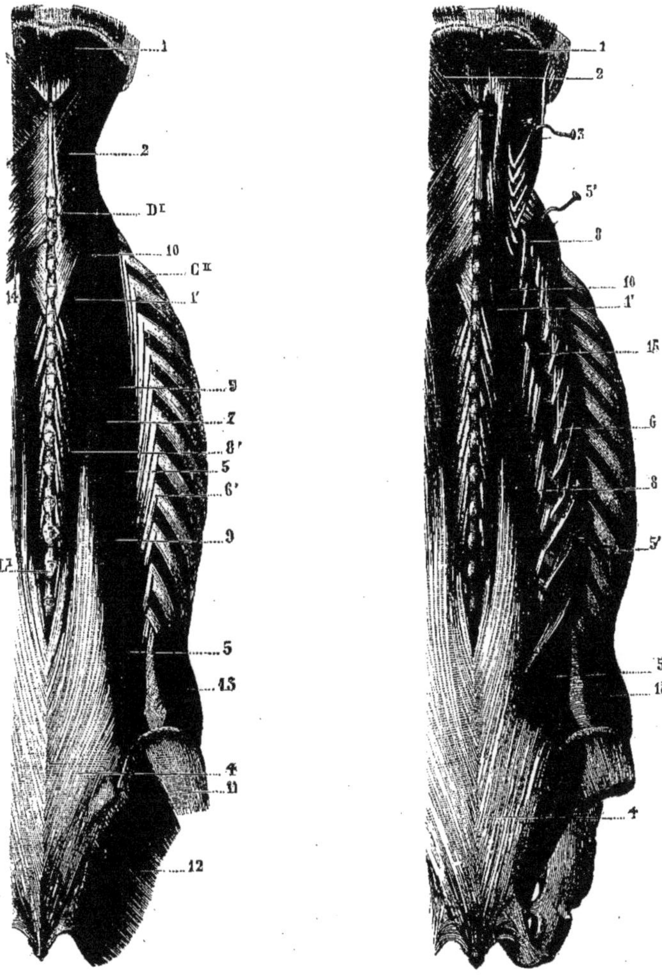

Fig. 630.
Muscles des gouttières vertébrales, vue postérieure.

Fig. 631.
Les mêmes, l'ilio-costal étant érigné en dehors.

1, grand complexus, avec 1', son faisceau dorsal. — 2, splénius. — 3, petit complexus, érigné et rejeté en dehors. — 4, aponévrose des muscles spinaux, recouvrant la masse commune. — 5, 5', muscle ilio-costal, érigné en dehors dans la figure 631 pour laisser voir : 6, ses faisceaux de renforcement ; 6', ses faisceaux d'insertion costaux. — 7, muscle long dorsal. — 8, ses faisceaux externes ou costaux. — 8', ses faisceaux internes ou épineux. — 9, ligne celluleuse, séparant le corps charnu du long dorsal de celui du sacro-lombaire. — 10, muscle transversaire du cou. — 11, moyen fessier. — 12, grand fessier. — 13, grand oblique de l'abdomen. — 14, petit dentelé postéro-supérieur. — CII, deuxième côte. — DI, première vertèbre dorsale. — LI, première vertèbre lombaire.

épuisé s'il n'était renforcé, chemin faisant, par de nouveaux faisceaux. Il en reçoit douze en effet, émanant de chacune des douze côtes. Pour découvrir ces faisceaux de renforcement, il suffit de renverser en dehors le muscle ilio-costal. On voit alors (fig. 631,6) partir de chaque côte, un peu en dedans de l'angle, un petit faisceau, tendineux d'abord, charnu ensuite, lequel, se portant en haut et en dedans, vient se perdre dans la partie interne de l'ilio-costal.

En résumé, le muscle ilio-costal se sépare de la masse commune à la région lombaire. Se portant ensuite verticalement en haut, il vient se terminer de la façon suivante : 1° par douze tendons (*tendons dorsaux*), sur l'angle des douze côtes ; 2° par cinq autres tendons (*tendons cervicaux*), sur les apophyses transverses des cinq dernières vertèbres cervicales. Au fur et à mesure que le muscle envoie par son bord externe des tendons aux côtes, celles-ci lui envoient, au niveau de son bord interne, de nouveaux faisceaux, dits *faisceaux de renforcement*, qui l'empêchent ainsi de s'épuiser.

3° Long dorsal

Portion superficielle et interne de la masse commune, le long dorsal (fig. 630 et 631,7) se détache plus spécialement des apophyses épineuses des vertèbres lombaires, de la crête sacrée et de la partie interne de l'aponévrose spinale. Comme le précédent, en dedans duquel il est situé, il s'élève verticalement en haut, parcourt toute la région dorsale et s'arrête à la région cervicale sans y pénétrer.

Dans son trajet ascendant, le long dorsal croise à angle droit seize ou dix-sept vertèbres, prolongées en dehors par les côtes. En passant ainsi en arrière de ces dix-sept *groupes vertébro-costaux* (j'entends par là une vertèbre et sa côte), le muscle fournit à chacun d'eux trois faisceaux : un faisceau interne, un faisceau moyen, un faisceau externe.

a. Le faisceau interne, se portant en dedans, vient se terminer sur l'apophyse épineuse correspondante, c'est le *faisceau épineux ;*

b. Le faisceau moyen, obliquant en dehors, s'insère sur le sommet de l'apophyse transverse, c'est le *faisceau transversaire ;*

c. Le *faisceau externe*, se portant plus en dehors encore, vient se fixer sur la face externe de la côte, entre l'angle et la tubérosité, c'est le *faisceau costal*.

Une pareille disposition se comprend aisément pour la région dorsale où chaque groupe vertébro-costal nous présente une apophyse épineuse, une apophyse transverse et une côte. A la région lombaire, les insertions du long dorsal se modifient comme suit : les faisceaux épineux font défaut ; les faisceaux transversaires se fixent au tubercule apophysaire, homologue de l'apophyse transverse de la région dorsale ; quant aux faisceaux costaux, ils viennent s'attacher au sommet de l'appendice costiforme (apophyse transverse des auteurs classiques), qui représente en réalité la côte lombaire.

Des trois ordres de faisceaux dont se compose le long dorsal, les faisceaux transversaires sont les plus volumineux et les plus constants : on en compte presque toujours seize ou dix-sept. — Les faisceaux costaux sont plus variables au point de vue du développement et aussi au point de vue du nombre : la première côte en est généralement dépourvue ; celui de la deuxième côte manque fréquemment. — Quant aux faisceaux épineux, on ne les rencontre le plus souvent que dans la moitié supérieure de la région dorsale ; comme ces faisceaux proviennent, par l'intermédiaire de leurs languettes tendineuses, des apophyses épineuses des vertèbres lombaires, ils ont à la fois sur les apophyses épineuses leur origine et leur terminaison. Aussi WINSLOW et, après lui, un grand nombre d'anatomistes les ont-ils rattachés à une formation spéciale, le muscle *long épineux du dos*.

4° Transversaire épineux

Le transversaire épineux (fig. 632), profondément situé dans les gouttières vertébrales, au-dessous de l'ilio-costal et du long dorsal, s'étend, en hauteur, du sommet du sacrum à la deuxième vertèbre cervicale. Assez grêle au niveau du sacrum, il acquiert aux lombes un développement considérable, s'atténue au thorax et grossit de nouveau à la région cervicale. C'est moins un muscle unique qu'une longue série de faisceaux musculaires, présentant ce caractère commun qu'ils s'étendent tous obliquement en haut et en dedans, d'une apophyse transverse à une apophyse épineuse, mais fort dissemblables par leur situation, leur développement, leur longueur. Nous les diviserons en trois groupes : 1° les *demi-épineux ;* 2° le *multifide du rachis ;* 3° les *rotateurs du dos* ou *sous-multifide*.

1° Demi-épineux. — On en compte deux, l'un pour la région dorsale (demi-épineux du dos), l'autre pour la région cervicale (demi-épineux de la nuque) :

Le *demi-épineux du dos* (fig. 632,9) comprend six faisceaux, qui prennent naissance sur le sommet et le bord supérieur des apophyses tranverses des six dernières dorsales et qui viennent se terminer, par des tendons arrondis, sur le côté des apophyses épineuses des quatre premières dorsales et des deux dernières cervicales.

Le *demi-épineux de la nuque* (fig. 632,10), analogue au précédent, au-dessus duquel il est situé, se compose également de cinq ou six faisceaux, qui se détachent du sommet et du bord supérieur des apophyses transverses des premières vertèbres dorsales, pour se porter, par un trajet oblique en haut et en dedans, sur les apophyses épineuses des cinquième, quatrième, troisième et deuxième vertèbres cervicales.

Les demi-épineux du dos et de la nuque sont les faisceaux les plus superficiels du transversaire et reposent sur le muscle suivant.

2° Multifide du rachis. — Le multifide du rachis (fig. 632,11) occupe toute la hauteur des gouttières vertébrales, depuis le sacrum jusqu'à l'axis. Il est constitué par une série nombreuse de faisceaux, qui prennent naissance : 1° à la *région sacrée,* dans la gouttière sacrée et sur la face antérieure de l'aponévrose spinale ; 2° à la *région lombaire,* sur les tubercules apophysaires, homologues des apophyses transverses ; 3° à la *région dorsale,* sur la face postérieure des apophyses transverses ; 4° à la *nuque.*

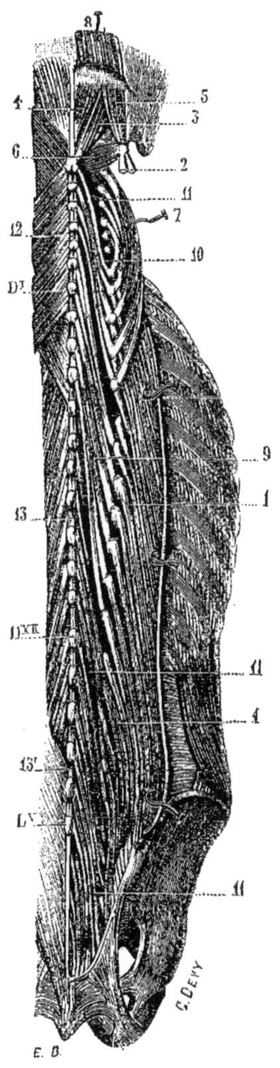

Fig: 632.

Muscles des gouttières vertébrales : le transversaire épineux.

1, 1, faisceaux transversaires du long dorsal, érigné et rejeté en dehors. — 2, tendons atloïdiens de l'angulaire et du splénius. — 3, grand droit postérieur de la tête. — 4, petit droit postérieur de la tête. — 5, petit oblique de la tête. — 6, grand oblique de la tête. — 7, transversaire du cou, érigné en dehors. — 8, extrémité supérieure du grand complexus, soulevé et érigné en haut. — 9, demi-épineux du dos. — 10, demi-épineux de la nuque. — 11, 11, multifide du rachis. — 12, interépineux cervicaux. — 13, interépineux dorsaux. — 13', interépineux lombaires. — D^{I}, première vertèbre dorsale. — D^{XII}, douzième vertèbre dorsale. — L^{V}, cinquième vertèbre lombaire.

sur les apophyses transverses et les apophyses articulaires des quatre dernières cervicales. Ces faisceaux, se portant ensuite en haut et en dedans, viennent se terminer sur le côté des apophyses épineuses des quatrième, troisième et deuxième vertèbres situées au-dessus.

Les faisceaux du multifide du rachis sont directement appliqués sur les vertèbres, excepté à la région dorsale où ils en sont séparés par les rotateurs du dos.

3° Rotateurs du dos ou sous-multifide. — Theile a décrit sous le nom de rotateurs du dos (*rotatores dorsi*) de petits faisceaux musculaires, situés au-dessous du multifide, qui s'insèrent d'une part sur l'apophyse transverse d'une vertèbre, d'autre part sur le bord inférieur de la lame, ainsi que sur la base de l'apophyse épineuse de la vertèbre située au-dessus. Pour Theile, ces petits muscles ne s'observeraient qu'à la région dorsale : aussi n'en décrit-il que onze, le premier situé entre la deuxième vertèbre dorsale et la première, le dernier s'étendant de la douzième à la onzième.

Tout récemment (1892), Hughes a signalé avec raison l'existence de ces faisceaux musculaires sur toute la hauteur de la colonne vertébrale, depuis la base du sacrum jusqu'à la deuxième vertèbre cervicale, et il ajoute qu'à côté des *muscles courts*, qui vont d'une vertèbre à la vertèbre voisine, on rencontre parfois des *muscles longs*, qui franchissent une vertèbre pour venir s'attacher sur la vertèbre suivante. Il fait remarquer toutefois que, des différentes vertèbres, les vertèbres dorsales et les vertèbres cervicales sont les seules qui soient susceptibles de tourner les unes sur les autres. Les vertèbres lombaires ne présentent aucun mouvement de rotation, ou du moins ces mouvements sont si faibles qu'il seraient inappréciables sur le vivant. Il en résulte que les faisceaux musculaires en question ne sont véritablement rotateurs qu'à la région dorsale et à la région cervicale. Aussi Hugues propose-t-il de désigner l'ensemble de ces petits muscles sous le nom de *sous-multifide*. Ce nom mérite d'être conservé : il a, en effet, le double avantage d'indiquer nettement la situation du muscle en question au-dessous du multifide et de ne pas préjuger de son action.

A consulter, au sujet des muscles des gouttières vertébrales : Trolard, *Les muscles spinaux et notamment le transversaire épineux*, Alger, 1892 ; — Hugues, *Die Drehvorrichtungen der menschl. Wirbelsäule u. die sogen. Musc. rotatores*, Arch. f. Anat. u. Physiol., 1892.

5° Rapports, innervation et action des muscles spinaux

1° Rapports. — Couchés dans les gouttières vertébrales, les trois muscles ilio-costal, long dorsal et transversaire épineux répondent, en avant aux vertèbres, aux côtes, aux muscles intercostaux externes, aux surcostaux et au feuillet moyen de l'aponévrose postérieure du transverse de l'abdomen. — En arrière, ils sont recouverts par les muscles, précédemment décrits, qui viennent chercher attache sur la colonne vertébrale. Ils répondent, d'une façon plus immédiate, à l'aponévrose lombaire (p. 762), au petit dentelé postérieur et supérieur, au petit dentelé postérieur et inférieur et à l'aponévrose qui unit ces deux muscles.

Ils se trouvent ainsi contenus dans une loge ostéo-fibreuse, qui est formée comme suit (fig. 633) : 1° *au dos*, par la colonne vertébrale et les côtes en avant, par les deux dentelés et leur aponévrose en arrière ; 2° *aux lombes*, par la colonne vertébrale et le feuillet moyen de l'aponévrose du transverse en avant, par l'aponévrose lombaire en arrière ; 2° *au sacrum*, par la gouttière sacrée en avant, et, en arrière, par cette même aponévrose lombaire.

2° Innervation. — Les nombreux faisceaux musculaires qui, par leur ensemble, constituent les muscles des gouttières vertébrales sont tous innervés par les branches postérieures des nerfs rachidiens (voy. Névrologie).

3° Action. — Envisagés au point de vue de leur action, les muscles des gouttières vertébrales sont essentiellement extenseurs de la colonne vertébrale. Par

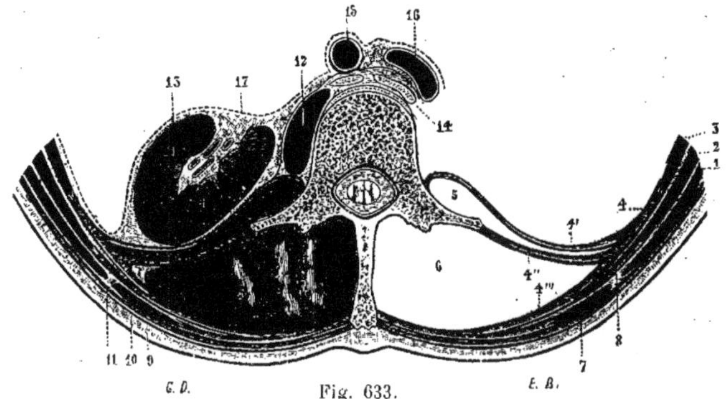

Fig. 633.

Coupe horizontale de la colonne vertébrale au niveau de la deuxième vertèbre lombaire.

1, grand oblique de l'abdomen. — 2, petit oblique. — 3, transverse. — 4, aponévrose de ce dernier muscle, se divisant en trois feuillets : 4', feuillet antérieur ; 4'', feuillet moyen ; 4''', feuillet postérieur. — 5, loge du carré des lombes. — 6, loge des muscles spinaux. — 7, muscle grand dorsal. — 8, aponévrose du petit oblique. — 9, peau. — 10, tissu cellulaire sous-cutané. — 11, aponévrose superficielle. — 12, coupe du psoas. — 13, rein. — 14, pilier droit du diaphragme. — 15, aorte. — 16, veine cave inférieure. — 17, péritoine.

leur contraction, ils renversent cette colonne en arrière ou bien ils la redressent quand elle a été fléchie. Par leur élasticité et par leur tonicité, ils luttent constamment contre le poids des viscères qui, constamment aussi, tend à incliner le corps en avant. Ce sont, on peut le dire, les muscles de la station bipède : aussi l'homme est-il celui de tous les mammifères qui présente ces muscles à un plus haut degré de développement.

Quand les muscles spinaux se contractent d'un seul côté, ils impriment en outre à la colonne vertébrale un mouvement d'inclinaison latérale et aussi un mouvement de rotation, qui varie en direction suivant les faisceaux que l'on considère. C'est ainsi que les faisceaux costaux et transversaires du long dorsal, obliques en haut et en dehors, font exécuter à la colonne vertébrale un mouvement de rotation qui a pour résultat de porter la face du côté correspondant. Les faisceaux du transversaire épineux, au contraire, qui sont obliques en haut et en dedans, attirent de leur côté les apophyses épineuses sur lesquelles ils s'insèrent et, comme conséquence, portent la face du côté opposé. Les faisceaux précités du long dorsal ont donc pour antagonistes, au point de vue du mouvement de rotation, les faisceaux transversaires épineux du côté opposé.

ARTICLE IV

INTERTRANSVERSAIRES

Les apophyses transverses des différentes vertèbres sont reliées entre elles par des lames musculaires, généralement très faibles, que l'on désigne, en raison même de leur situation, sous le nom de *muscles intertransversaires*. Il convient de les examiner séparément : 1° au cou, 2° au dos, 3° aux lombes :

1° Intertransversaires du cou

Ce sont de petits muscles, aplatis et quadrilatères, à faisceaux verticaux et parallèles, qui réunissent l'une à l'autre deux apophyses transverses voisines. Ils sont au nombre de deux pour chaque espace intertransversaire et se distinguent, d'après leur situation respective, en *intertransversaire antérieur* et *intertransversaire postérieur*.

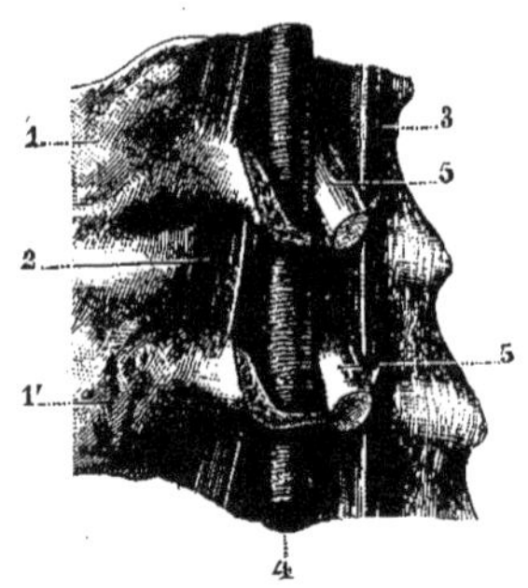

Fig. 634.

Les intertransversaires du cou, vus sur une coupe verticale des apophyses transverses passant immédiatement en dehors de l'artère vertébrale.

1, 1', quatrième et cinquième cervicales. — 2, intertransversaires antérieurs. — 3, intertransversaires postérieurs. — 4, artère vertébrale. — 5, nerfs cervicaux.

1° Insertions. — Ils s'insèrent, en haut, sur le bord inférieur de l'apophyse transverse qui est au-dessus. En bas, ils se fixent sur le bord supérieur, creusé en gouttière, de l'apophyse transverse qui est au-dessous : l'intertransversaire antérieur sur la lèvre antérieure de cette gouttière ; l'intertransversaire postérieur, sur sa lèvre postérieure.

2° Rapports. — Un espace triangulaire à base inférieure sépare l'un de l'autre les deux intertransversaires correspondants. Dans cet espace cheminent (fig. 634) : 1° l'artère et la veine vertébrales, à trajet vertical ; 2° les branches antérieures des nerfs cervicaux, dont la direction est transversale comme la gouttière qui les loge ; ces nerfs, qui croisent l'artère vertébrale à angle droit, sont situés en arrière d'elle, tout contre l'intertransversaire postérieur.

3° Nombre. — Les intertransversaires du cou sont au nombre de quatorze de chaque côté : les premiers sont situés entre l'atlas et l'axis, les derniers entre la septième cervicale et la première dorsale.

4° Innervation. — Ils sont innervés par les nerfs cervicaux, à leur sortie des trous de conjugaison.

5° Action. — Les intertransversaires inclinent de leur côté la colonne cervicale. Quand ils se contractent à la fois à droite et à gauche, ils fixent solidement chaque vertèbre à la vertèbre qui la suit, tendant ainsi à transformer l'ensemble des vertèbres cervicales en une colonne rigide.

Variétés. — Les muscles des extrémités de la série peuvent faire défaut ; le nombre total des intertransversaires se trouve ainsi diminué. — Macalister (*loc. cit.*) signale des intertransversaires doubles. — On voit parfois un ou plusieurs intertransversaires sauter une apophyse transverse et venir chercher leur point d'attache sur une vertèbre située plus bas (*longs intertransversaires*). — Au lieu de sauter une seule apophyse, ils peuvent en franchir plusieurs ; ainsi s'expliquent ces bandes musculaires couchées, en avant, sur les apophyses transverses des vertèbres cervicales : le *musculus singularis colli* de Sandifort, allant de la deuxième et de la troisième apophyse transverse à la cinquième ; le *transversalis cervicis medius* de Krause, allant de la deuxième à la sixième ; le *transversalis cervicis anticus* de Retzius, allant de la quatrième à la sixième.

2° Intertransversaires du dos

Les intertransversaires du dos se présentent sous l'aspect de petits faisceaux arrondis, étendus du sommet d'une apophyse transverse au sommet de l'apophyse transverse qui lui est contiguë. THEILE les considère comme constants pour les vertèbres inférieures. Ils sont le plus souvent remplacés, au niveau des vertèbres moyennes, par de simples languettes tendineuses et font presque toujours défaut sur les premières vertèbres.

D'après THEILE, on en voit quelquefois deux se réunir ensemble et sauter, par conséquent, une vertèbre (*longs intertransversaires du dos*).

Les intertransversaires du dos sont innervés par les nerfs dorsaux. Leur action est la même que celle des intertransversaires du cou.

3° INTERTRANSVERSAIRES DES LOMBES

Aux lombes, comme à la région cervicale, les intertransversaires sont doubles. Ils se distinguent, pour chaque espace intervertébral, en externe et interne.

1° Intertransversaires externes. — Les intertransversaires externes, *intertransversarii laterales lumborum* de HENLE (fig. 635,1 et 636,6), sont de petites lames

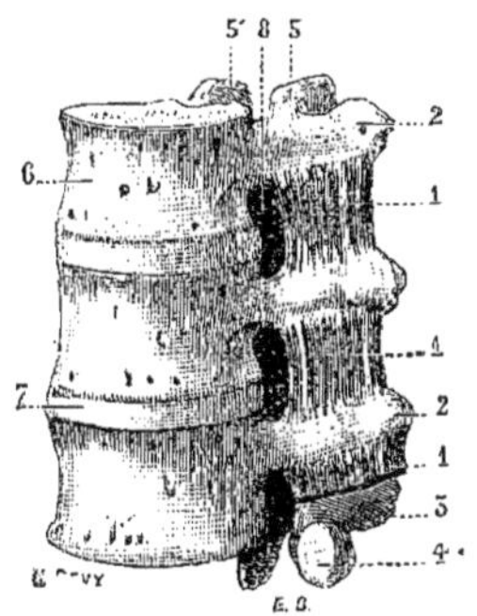

Fig. 635.

Muscles intertransversaires de la région lombaire (vue antérieure).

1, 1. muscles intertransversaires externes. — 2, 2, apophyses transverses ou appendices costiformes. — 3, apophyse épineuse. — 4, apophyses articulaires inférieures. — 5, 5', apophyses articulaires supérieures. — 6, corps vertébraux. — 7, disques intervertébraux. — 8, trous de conjugaison.

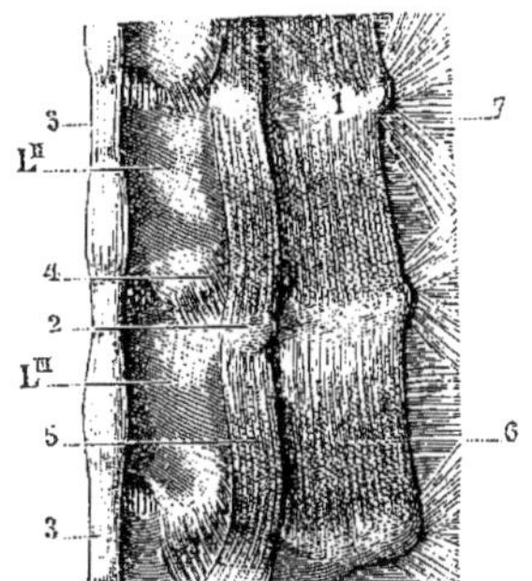

Fig. 636.

Muscles intertransversaires de la région lombaire (vue postérieure).

L'', L''', deuxième et troisième lombaires. — 1. apophyse transverse (appendice cortiforme). — 2, tubercules mamillaires. — 3, 3, ligaments surépineux. — 4. ligaments des apophyses articulaires. — 5, muscle intertransversaire interne. — 6, muscle intertransversaire externe. — 7, aponévrose moyenne du transverse de l'abdomen.

quadrilatères, en partie charnues, en partie tendineuses, comblant l'espace compris entre deux apophyses transverses voisines. Ils s'insèrent : 1° en haut, sur le bord inférieur de l'apophyse transverse (apophyse costiforme) qui est au-dessus; 2° en bas, sur le bord supérieur et sur le sommet de l'apophyse transverse (apophyse costiforme) qui est au-dessous.

On en compte ordinairement cinq de chaque côté. Le premier est situé entre la première lombaire et la seconde. Le dernier, qui fait souvent défaut (ce qui réduit alors à quatre le nombre des intertransversaires), s'étend de la cinquième lombaire au sacrum ou au ligament ilio-lombaire.

Les intertransversaires externes sont à la région lombaire, les homologues des muscles intercostaux. Ils sont recouverts en avant par le carré des lombes et le psoas, en arrière par les muscles des gouttières vertébrales.

2° Intertransversaires internes. — Les intertransversaires internes, *intertrans-*

versarii mediales lumborum de Henle (fig. 636,5) sont de petites languettes musculaires qui s'étendent verticalement d'un tubercule mamillaire à l'autre. Ce sont les *interarticulares lumborum* de Weber, représentant les véritables intertransversaires de la région. Comme les précédents, en dedans desquels ils sont situés, ils se composent de faisceaux charnus auxquels se mêlent de nombreux faisceaux tendineux : ce sont des formations rudimentaires.

3° **Innervation et action.** — Les intertransversaires des lombes sont innervés, comme ceux du cou et du dos, par les nerfs rachidiens les plus voisins. Leur action est exactement la même.

ARTICLE V

INTERÉPINEUX ET ÉPINEUX

Les muscles interépineux et épineux se développent, comme leur nom l'indique, sur la partie postérieure de la colonne vertébrale, les interépineux entre les apophyses épineuses, les épineux sur le côté de ces mêmes apophyses. Les uns et les autres sont remarquables par leur grande variabilité.

1° Interépineux

1° **Insertions et rapports.** — Les interépineux sont de petits muscles disposés par paires entre les apophyses épineuses de deux vertèbres voisines. Ils doivent être étudiés séparément au cou, au dos, aux lombes :

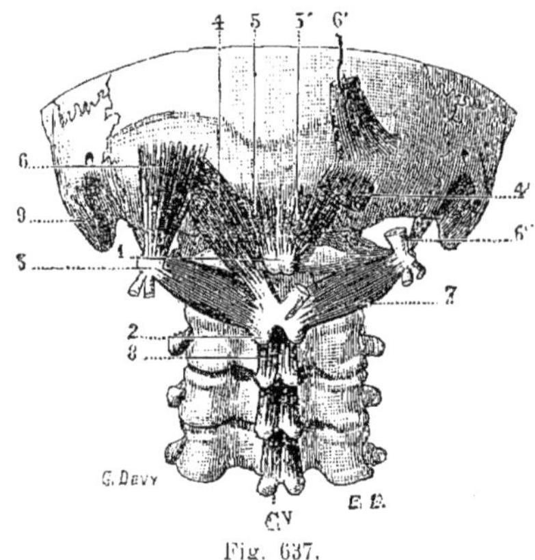

Fig. 637.

Muscles interépineux du cou.

1, tubercule postérieur de l'atlas. — 2, apophyse épineuse de l'axis. — 3, apophyse transverse de l'atlas. — 4, grand droit postérieur de la tête. — 4', le même muscle du côté opposé. — 5, petit droit postérieur de la tête. — 5', le même muscle du côté opposé. — 6, petit oblique du côté gauche. — 6' et 6'', petit oblique du côté droit. — 7, grand oblique du côté droit. — 8, muscles interépineux. — 9, apophyse mastoïde. — CV, cinquième vertèbre cervicale.

a. *Au cou* (fig. 637,8), les interépineux sont généralement au nombre de six de chaque côté : les premiers s'étendent de l'axis à la troisième cervicale ; les derniers, de la septième cervicale à la première dorsale. Ils affectent la forme de petites languettes, en partie charnues, en partie tendineuses, et s'insèrent : d'une part, sur le bord correspondant de la gouttière épineuse de la vertèbre qui est au-dessus ; d'autre part, sur le bord supérieur de l'apophyse épineuse qui est au-dessous. Ces petits muscles répondent, en dehors, aux faisceaux du transversaire épineux. En dedans, chacun d'eux est séparé de celui du côté opposé, sur la ligne médiane, par le ligament interépineux correspondant.

b. *Au dos*, les interépineux font défaut pour les vertèbres moyennes. Ce n'est qu'aux deux extrémités de la série qu'on les rencontre parfois, et alors : les interépineux supérieurs se rapprochent par leur disposition de ceux de la nuque : les inférieurs revêtent la forme des interépineux lombaires. Le dernier interépineux dorsal, situé entre la douzième dorsale et la première lombaire, est à peu près constant.

c. *Aux lombes*, on compte en général quatre interépineux de chaque côté : le premier, entre la première lombaire et la deuxième ; le dernier, entre la quatrième et la cinquième. Quadrilatères, aplatis et minces, ils s'attachent non seulement sur le sommet de l'apophyse épineuse, mais sur toute la longueur de cette apophyse. On rencontre fréquemment une nouvelle paire d'interépineux entre la cinquième lombaire et la première vertèbre sacrée.

2° Innervation. — Les interépineux, quelle que soit la région à laquelle ils appartiennent, sont tous innervés par les branches postérieures des nerfs rachidiens.

3° Action. — Les interépineux rapprochent les unes des autres les apophyses épineuses sur lesquelles ils s'insèrent. Ils deviennent, en conséquence, des muscles extenseurs de la colonne vertébrale.

2° Épineux

1° Insertions et rapports. — On compte deux muscles épineux, l'un à la région dorsale, l'autre à la région cervicale :

a. *Epineux du dos.* — L'épineux du dos (*spinalis dorsi*) est constitué par les faisceaux internes ou épineux du long dorsal, déjà décrits (p. 772). C'est un muscle verticalement ascendant, longeant de chaque côté la ligne médiane. Il se termine en haut par une série de petites languettes, fort variables en nombre (de trois à huit d'après Theile), sur le sommet des apophyses épineuses des vertèbres dorsales, depuis la première jusqu'à la huitième.

b. *Epineux de la nuque.* — L'épineux de la nuque (*spinalis cervicis*), disposé comme le précédent, mais bien plus variable encore, naît le plus souvent par deux faisceaux sur le sommet des apophyses épineuses des deux premières dorsales et des deux dernières cervicales. Il se termine en haut, soit sur l'apophyse épineuse de l'axis, soit sur les apophyses épineuses de l'axis et de la troisième cervicale.

2° Innervation. — Les muscles épineux sont innervés par les branches postérieures des nerfs rachidiens.

3° Action. — Les deux muscles épineux du dos et de la nuque sont, comme les interépineux, des muscles extenseurs de la colonne vertébrale.

ARTICLE VI

MUSCLES COCCYGIENS

Le coccyx, rudiment de la queue chez l'homme, possède encore, mais profondément dégénérés, trois muscles moteurs de chaque côté : l'*ischio-coccygien*, le *sacro-coccygien postérieur* et le *sacro-coccygien antérieur*.

1° Ischio-coccygien

L'ischio-coccygien est un petit muscle aplati et triangulaire, qui s'étend, comme son nom l'indique, de l'ischion au coccyx. Situé en arrière du releveur de l'anus, qu'il semble continuer, il prend, comme ce dernier muscle, une part importante à la constitution du plancher périnéal. Nous le décrirons dans le livre X de cet ouvrage, avec les autres muscles du périnée (voy. t. IV, *Muscles du périnée*).

2° Sacro-coccygien postérieur

1° Insertions. — Plus dégénéré encore que le muscle précédent, le sacro-coccygien postérieur est constitué par une série de faisceaux très pâles, en partie charnus, en partie tendineux, qui prennent naissance, en haut, sur la face postérieure des dernières vertèbres sacrées ou même sur l'épine iliaque postéro-inférieure et viennent se terminer, en bas, sur la face postérieure des différentes pièces du coccyx.

2° Innervation. — Il est innervé par un filet du plexus sacro-coccygien.

3° Action. — Ce muscle, en raison de sa situation, porte le coccyx en arrière. Il est l'homologue, atrophié chez l'homme, du *muscle extenseur de la queue* des mammifères.

3° Sacro-coccygien antérieur

1° Insertions. — Situé en avant de l'articulation sacro-coccygienne, ce muscle est constitué par une série de faisceaux où l'élément fibreux domine ; les fibres charnues sont en très petit nombre. Voici la description qu'en donne Theile : « Il naît de la partie inférieure latérale de la dernière vertèbre sacrée et de la première pièce du coccyx ; il descend de dehors en dedans, sur la face antérieure des pièces coccygiennes, à la dernière desquelles il s'insère, réuni à celui du côté opposé. Il envoie aussi parfois des faisceaux d'insertion à la partie latérale de la seconde et de la troisième pièce du coccyx. »

2° Innervation. — Le muscle sacro-coccygien, quand il existe, est innervé par les branches postérieures des deux derniers nerfs sacrés et du nerf coccygien.

3° Action. — La contraction du sacro-coccygien antérieur renverse évidemment le coccyx en avant : c'est le *curvator coccigis*. Ce muscle est l'homologue, presque entièrement transformé en tissu fibreux, du *fléchisseur de la queue* des mammifères.

Voyez, au sujet des muscles moteurs du coccyx, Jacobi, *Beiträge zur Anatomie der Steissbeinmuskulatur*, Arch. f. Anat. u. Physiol., 1888 ; — Pjatnizky, *Ueber den Bau des menschl. Schwanzes und über menschl. Schwänze im allgemeinen*, Dissert. Saint-Pétersbourg, 1893 ; — Kollmann, *Der Levator ani und der Coccygeus bei den geschwanzten Affen und den Anthropoiden*, Verhandl. d. anat. Gesellsch., 1894.

CHAPITRE IV

MUSCLES DU THORAX

Des muscles nombreux qui entourent l'enceinte thoracique, les uns, prenant sur cette enceinte une large insertion, se portent sur les deux premiers segments du membre supérieur, qu'ils sont destinés à mouvoir. Les autres, plus spécialement affectés à la locomotion des arcs costaux, répondent au thorax dans toute leur étendue et prennent ainsi une large part à la constitution de ses parois.

Nous conserverons, dans notre description, cette division des muscles du thorax en deux groupes et admettrons en conséquence les deux régions suivantes :

1° Une *région antéro-latérale,* qui comprend les muscles du premier groupe, les muscles moteurs du membre supérieur ;

2° Une *région costale,* qui renferme les muscles du second groupe, les muscles moteurs des côtes.

ARTICLE I

RÉGION ANTÉRO-LATÉRALE

Les muscles du thorax qui se rendent au membre supérieur (épaule ou bras) sont groupés sur la face antérieure et sur la face latérale de cette cage osseuse. Ils sont au nombre de quatre, savoir : le *grand pectoral*, le *petit pectoral*, le *sous-clavier* et le *grand dentelé.*

1° Grand pectoral

Le grand pectoral (fig. 628,1), le plus superficiel de la région qui nous occupe, est un muscle large et triangulaire, situé à la partie antérieure du thorax et du creux de l'aisselle.

1° Insertions. — Il prend naissance, à l'aide de fibres aponévrotiques fort courtes : 1° sur le bord antérieur de la clavicule, dans ses deux tiers internes (*portion claviculaire*) ; 2° sur la face antérieure du sternum (*portion sternale*), où ses faisceaux d'origine s'entrecroisent parfois, sur la ligne médiane, avec ceux du côté opposé ; 3° sur l'aponévrose abdominale du grand oblique (*portion abdominale*), par un faisceau rubané, large de 1 à 3 centimètres ; 4° sur les cartilages des cinq ou six premières côtes (*portion chondro-costale*), ainsi que sur la portion osseuse de la sixième ou de la septième.

Les insertions thoraciques du grand pectoral forment, comme on le voit, une longue ligne demi-circulaire, dont la concavité dirigée en dehors regarde le creux axillaire. De cette ligne, tous les faisceaux constitutifs du muscle convergent vers la lèvre antérieure de la coulisse bicipitale de l'humérus et s'y insèrent par un large tendon de forme quadrilatère. Pour atteindre ce tendon, les faisceaux supérieurs suivent un trajet oblique en dehors et en bas ; les faisceaux inférieurs, un trajet oblique en dehors et en haut ; les faisceaux moyens, un trajet plus ou moins horizontal.

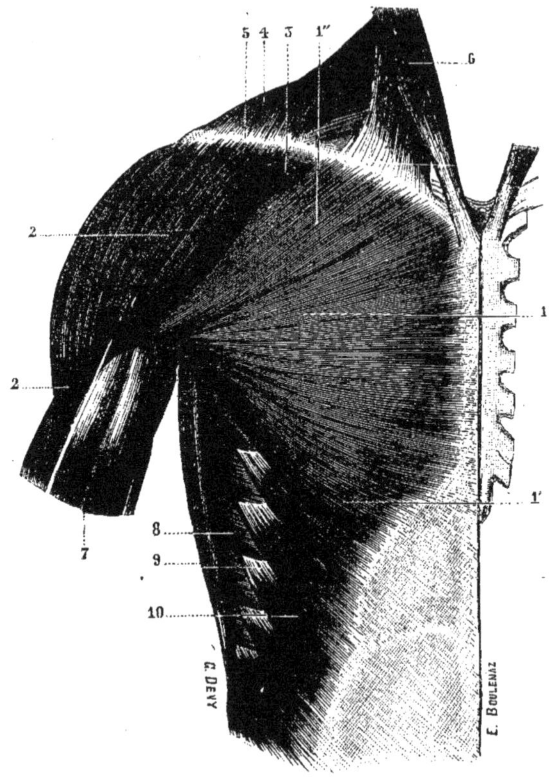

Fig. 638.

Muscle de la paroi antérieure du thorax.

1, grand pectoral, avec 1', sa portion abdominale et 1'', sa portion claviculaire. — 2, deltoïde, avec 2', son insertion à l'humérus. — 3, espace delto-pectoral. — 4, trapèze. — 5, clavicule. — 6, sterno-cléido-mastoïdien. — 7, muscles antérieurs du bras. — 8, grand dentelé. — 9, grand dorsal. — 10, grand oblique de l'abdomen.

Le tendon huméral du grand pectoral est, en réalité, constitué par deux lames fibreuses, qui sont situées, l'une en avant, l'autre en arrière. Ces deux lames, généralement bien isolées à leur partie interne, là où elles font suite aux faisceaux charnus, se confondent au niveau de leur insertion à la coulisse bicipitale. Mais elles se réunissent aussi le plus souvent par leur bord inférieur, de telle sorte que la coupe de ce tendon, pratiquée suivant un plan vertical et antéro-postérieur (fig. 639,3''), représente assez bien un U majuscule. Les deux lames du tendon huméral sont, du reste, séparées l'une de l'autre par un paquet adipeux. C'est sur la lame antérieure que viennent se terminer les faisceaux descendants du grand pectoral, c'est-à-dire ceux qui se détachent de la clavicule et du tiers supérieur du sternum ; les autres, les faisceaux ascendants, en atteignant l'aisselle, passent au-dessous de ces derniers, les croisent sous des angles divers et viennent s'insérer sur la lame postérieure.

Un petit interstice linéaire, rempli de tissu cellulo-graisseux, sépare le plus souvent la portion claviculaire du grand pectoral de sa portion sterno-costale.

2° **Rapports.** — Envisagé au point de vue de ses rapports, le grand pectoral nous offre à considérer deux faces, l'une antérieure, l'autre postérieure, et trois bords que l'on distingue en interne, supéro-externe et inféro-externe :

a. Sa *face antérieure* est immédiatement recouverte par l'aponévrose superficielle de ce muscle et, plus superficiellement, par le peaucier, la peau et la glande mammaire.

b. Sa *face postérieure* repose, en dedans, sur le sternum, les côtes et les espaces intercostaux. Plus en dehors, le muscle abandonne la paroi thoracique, en formant avec elle un angle dièdre. Il constitue alors, de concert avec le petit pectoral qui le double, la paroi antérieure du creux de l'aisselle et recouvre, de ce fait, tous les organes contenus dans cette importante région : l'artère et les veines axillaires, les branches nerveuses du plexus brachial, les muscles coraco-brachial et biceps.

c. Son *bord interne*, fortement courbe ainsi que nous l'avons vu, est en rapport avec les os, les cartilages et les aponévroses sur lesquels s'insère le muscle.

d. Son *bord inféro-externe*, oblique en dehors et en haut, constitue le bord antérieur du creux de l'aisselle.

e. Son *bord supéro-externe*, oblique en dehors et en bas, est séparé du deltoïde par un petit espace triangulaire à base supérieure, que nous désignerons sous le nom d'*espace* ou *interstice delto-pectoral.* Dans cet espace, rempli de graisse, chemine de bas en haut la veine céphalique, qui vient rejoindre, au-dessous de la clavicule, la veine axillaire. Plus profondément, on trouve encore dans l'espace delto-pectoral l'artère acromio-thoracique et ses deux branches de bifurcation. Vers le sommet de l'espace, au niveau de leur insertion humérale, les deux muscles grand pectoral et deltoïde entrent le plus souvent en connexion intime.

3° **Innervation.** — Le grand pectoral est innervé par le plexus brachial. Les filets nerveux qui lui sont destinés, toujours multiples, le pénètrent par sa face profonde. Ils proviennent de deux sources : 1° d'un nerf qui lui est spécial, le *nerf du grand pectoral* ou *grand nerf thoracique antérieur ;* 2° d'un nerf qui lui est commun avec le petit pectoral, le *nerf du petit pectoral* ou *petit nerf thoracique antérieur.*

4° **Action.** — Au point de vue de l'action du grand pectoral, nous devons distinguer deux cas, suivant que le muscle prend son point fixe sur le thorax ou sur l'humérus :

a. *Premier cas.* — Si le grand pectoral prend son point d'insertion fixe sur le thorax, il rapproche le bras de la ligne médiane et le porte en même temps un peu en avant ; ce dernier mouvement est dû principalement à la portion claviculaire du muscle. Quand le bras est élevé, la contraction du grand pectoral l'abaisse.

b. *Deuxième cas.* — Si le muscle prend au contraire son point d'insertion fixe sur l'humérus, il élève les côtes sur lesquelles il s'insère et devient ainsi inspirateur. Il peut aussi, quand les conditions sont favorables, lorsqu'on est suspendu par les bras par exemple, élever le thorax tout entier et, avec lui, toutes les portions sous-jacentes du corps (*action de grimper*).

Variétés. — Le grand pectoral peut se fusionner sur la ligne médiane avec celui du côté opposé, rappelant ainsi une disposition normale chez un grand nombre de mammifères. — Il peut se fusionner encore avec le deltoïde. Dans ce cas, la veine céphalique peut suivre le creux de l'aisselle, ou bien perforer le muscle au-dessous de la clavicule, ou bien encore passer au-dessus de cette dernière pour rejoindre l'un des troncs veineux cervicaux. — Par contre, on a vu la portion claviculaire du grand pectoral séparée de sa portion sterno-costale par un interstice de plusieurs centimètres de largeur. — On a observé, de même, la division de la portion claviculaire et celle de la portion sterno-costale. — TIEDMANN et MACALISTER ont rapporté chacun un cas, dans lequel le grand pectoral était divisé en deux portions ou nappes distinctes, l'une superficielle, l'autre profonde.

Le mode d'insertion externe du grand pectoral donne lieu à plusieurs variétés. Outre la lèvre externe de la coulisse bicipitale, qui constitue son point d'attache normal, le grand pectoral vient parfois se fixer par des faisceaux surnuméraires, plus ou moins distincts et fort variables en volume : 1° sur l'apophyse coracoïde ou sur le tendon du coraco-brachial (*muscle costo- ou chondro-coracoïdien* de WOOD) ; 2° sur l'aponévrose du bras (*muscle costo-aponévrotique*) ; 3° sur le trochiter ou sur la lèvre postérieure de la coulisse bicipitale (CALORI) ; 4° sur la capsule articulaire ; 5° sur l'épitrochlée (*muscle costo- ou chondro-épitrochléen*), homologue de l'*extensor plicæ alaris* des oiseaux). — Tous ces faisceaux surnuméraires, quelle que soit leur insertion externe, peuvent se séparer de la face profonde du grand pectoral ou bien ne présenter avec ce muscle que de simples rapports de contiguïté. Dans ce dernier cas, ils peuvent naître sur les côtes, sur les cartilages costaux ou même sur l'aponévrose abdominale (voy. pour plus de détails, mes *Anomalies musculaires*, p. 15-29).

De nombreux cas d'absence partielle ou totale du grand pectoral ont été signalés. Mais la plupart d'entre eux me paraissent devoir être rattachés à une cause d'ordre pathologique. Ce processus morbide, souvent mal défini, peut agir sur le muscle pendant la vie embryonnaire.

MUSCLE PRÉSTERNAL. — On donne ce nom à un petit muscle surnuméraire, qui apparaît dans la région thoracique antérieure, en avant du sternum et des faisceaux sterno-costaux du grand pectoral. — Allongé de haut en bas, il possède deux extrémités : une extrémité supérieure, généralement tendineuse, qui présente le plus souvent des connexions intimes avec le tendon du sterno-cléido-mastoïdien ; une extrémité inférieure, charnue ou tendineuse, qui s'attache, soit sur les côtes, soit sur l'aponévrose du grand oblique. — Ce muscle, qui se rencontre environ une fois sur 20 sujets (4 fois sur 100, d'après CALORI ; 8 fois sur 81, d'après ROMITI et SILVESTRI) est tantôt double, tantôt unique : dans ce dernier cas, il est situé dans toute son étendue d'un seul côté de la ligne médiane, ou bien il croise cette dernière en diagonale, appartenant ainsi à la fois aux deux moitiés du corps. — Le muscle présternal est très variable quant à sa forme, ses dimensions et sa constitution anatomique : tantôt c'est un muscle bien nourri présentant 3 ou 4 centimètres de largeur (7 centimètres dans un cas de JOESSEL) ; tantôt il se trouve réduit à de simples tractus tendineux, qui descendent plus ou moins bas sur les insertions sternales du grand pectoral. — La signification anatomique du muscle présternal, malgré toutes les recherches dont il a été l'objet, ne me paraît pas encore nettement élucidée. — Voyez à ce sujet L. TESTUT, *Le muscle présternal et sa signification anatomique*, Journ. de l'anatomie, 1884.

2° PETIT PECTORAL

Situé au-dessous du précédent, le petit pectoral (fig. 639, 1) est un muscle aplati et triangulaire, s'étendant des côtes à l'apophyse coracoïde.

1° Insertions. — Il s'insère, en dedans, sur le bord supérieur et la face externe des troisième, quatrième et cinquième côtes : cette insertion se fait par trois digitations, tantôt distinctes, tantôt plus ou moins fusionnées. Le corps charnu, qui résulte de la réunion de ces trois faisceaux d'origine, se porte en haut et en dehors et vient se fixer sur la moitié antérieure du bord interne de l'apophyse coracoïde, à l'aide d'un fort tendon, qui se confond plus ou moins à ce niveau avec le tendon d'origine du muscle coraco-brachial.

2° Rapports. — Par sa face antérieure, le muscle petit pectoral répond au grand pectoral qui le recouvre dans toute son étendue. Entre les deux muscles, cheminent les vaisseaux et les nerfs thoraciques supérieurs. — Sa face postérieure recouvre successivement : en dedans, les côtes, les espaces intercostaux et le grand dentelé ; en dehors, les organes contenus dans la région de l'aisselle, artère et veine axillaires, branches du plexus brachial. — Son bord supérieur est séparé du muscle sous-clavier par un espace triangulaire à base dirigée en dedans, c'est l'*espace clavi-pectoral*. Cet espace est comblé par une aponévrose, qui porte le même nom. — Son bord inférieur est rattaché à la peau du creux axillaire, ainsi qu'à l'aponévrose brachiale, par une lame aponévrotique de forme triangulaire, connue sous le nom de *ligament suspenseur de l'aisselle* (voy. plus loin, p. 790).

3° Innervation. — Le petit pectoral est innervé par une branche du plexus brachial, le *nerf du petit pectoral*. Ce nerf jette sur la face profonde du petit pectoral un certain nombre de rameaux qui, en partie, se perdent dans ce dernier muscle, en partie le traversent pour aller se distribuer au grand pectoral.

4° Action. — Lorsque le petit pectoral prend son point d'insertion fixe sur le thorax, il porte en bas et en dedans l'apophyse coracoïde et abaisse ainsi le moignon de l'épaule. Dans ce mouvement, comme dans la plupart de ceux qu'il exécute, le scapulum oscille autour d'un axe passant en un point voisin de son angle supérieur, de telle sorte que, lorsque le moignon de l'épaule s'abaisse, l'angle inférieur du scapulum se rapproche de la colonne vertébrale. Vice versa, quand le moignon s'élève, l'angle inférieur s'écarte de la ligne médiane.

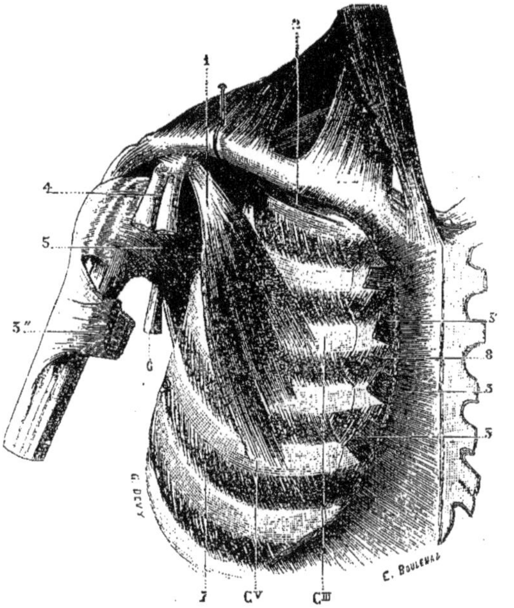

Fig. 639.

Muscle de la paroi antérieure du thorax, après résection du grand pectoral.

1, petit pectoral. — 2, sous-clavier. — 3, portion sternale du grand pectoral, avec : 3', 3', ses faisceaux costaux ; 3'', son insertion à l'humérus. — 4, courte portion du biceps et coraco-brachial. — 5, sous-scapulaire. — 6, longue portion du triceps. — 7, intercostaux internes. — C^{III}, C^{V}, troisième et cinquième côtes.

Le petit pectoral peut prendre son point fixe sur l'apophyse coracoïde : agissant alors sur les côtes, il les élève et devient ainsi un muscle dilatateur du thorax, un muscle inspirateur.

Variétés. — L'absence du petit pectoral a été signalée plusieurs fois, notamment par Kölliker, qui a constaté en même temps, avec l'appareil de Lucæ, un changement de direction de l'apophyse coracoïde (*Varietäten Beobachtungen*, etc., Würzburg, 1879). — Le nombre de ces faisceaux d'origine peut s'accroître ou se réduire. — Les insertions internes de ce muscle peuvent s'étendre, en haut jusqu'à la première côte, en bas jusqu'à la sixième. — Macalister (*loc. cit.*) a vu le muscle petit pectoral renforcé, au niveau de ses insertions costales, par un faisceau anastomotique provenant du grand pectoral. — La division du petit pectoral en deux portions a été observée par Tiedmann et par moi-même. — L'insertion externe peut se faire, en partie ou en totalité : 1° sur la capsule articulaire de l'épaule et jusque sur le trochiter (j'en ai observé plusieurs cas) ; une bourse séreuse favorise ordinairement, dans ce cas, le glissement du tendon sur la face supérieure de l'apophyse coracoïde ; 2° sur le ligament acromio-coracoïdien (Wood, *Proc. of Roy Soc.*, t. XV, p. 231) ; 3° sur le ligament glénoïdien (Wood) ; 4° sur le muscle coraco-brachial (Macalister et moi-même) ; 5° sur la clavicule (Wood). Ces diverses insertions se retrouvent toutes, à l'état normal, dans les espèces animales.

Muscle sterno-costo-coracoïdien. — C'est un petit faisceau musculaire (*pectoralis minimus* de

GRUBER) qui se développe anormalement au-dessus du petit pectoral, entre ce muscle et le sous-clavier. Il se détache de la première côte et de la poignée du sternum et vient se fixer, comme le petit pectoral, à l'apophyse coracoïde.

3° SOUS-CLAVIER

Le sous-clavier (fig. 639, 2) est un petit muscle cylindrique, qui s'étend transversalement de la première côte à la clavicule.

1° Insertions. — Il s'insère : 1° d'*une part,* sur le premier cartilage costal, ainsi que sur la portion osseuse correspondante de la première côte, à l'aide d'un fort tendon qui se prolonge fort loin le long du bord inférieur du corps musculaire; 2° d'*autre part,* dans la gouttière longitudinale que nous avons signalée, en ostéologie, sur la face inférieure de la clavicule.

2° Rapports. — Il répond, en haut, à la face inférieure de la clavicule ; en bas, à la face supérieure de la première côte, dont il est séparé, à sa partie externe, par la veine sous-clavière, l'artère sous-clavière et le plexus brachial.

3° Innervation. — Le muscle sous-clavier est innervé par une branche spéciale du plexus brachial, le *nerf du sous-clavier*. Ce nerf provient des cinquième et sixième cervicales et pénètre dans le muscle au niveau de la partie moyenne de son bord postérieur.

4° Action. — Le sous-clavier, quand il se contracte, abaisse la clavicule sur laquelle il s'insère. Il abaisse en même temps le moignon de l'épaule, dont les mouvements suivent toujours ceux de la clavicule, en raison des connexions que présentent les deux os de l'épaule au niveau de l'articulation acromio-claviculaire.

Variétés. — Le sous-clavier peut étendre ses insertions sur les ligaments coraco-claviculaires, sur l'acromion (CLOQUET), sur l'apophyse coracoïde (BOEHMER, SANDIFORT). — KÖLLIKER (*loc. cit.*) a trouvé le muscle sous-clavier remplacé par un ligament. — L'absence complète du muscle a été signalée par GRUBER. Le plus souvent alors, on trouve à la place du muscle ordinaire un muscle plus développé, qui s'étend de la première côte ou même du sternum jusqu'au bord supérieur du scapulum : c'est le *muscle sterno-chondro-scapulaire*. J'ai observé plusieurs faits de cette nature. — Des cas de double sous-clavier sont signalés par SOEMMERING, HALLET, ROSENMÜLLER, WOOD. J'estime, avec MACALISTER, que cette anomalie provient le plus souvent de l'existence d'un muscle surnuméraire surajouté au sous-clavier normal.

MUSCLES CLAVICULAIRES SURNUMÉRAIRES. — Les faisceaux anormaux ou surnuméraires que l'on rencontre autour de la clavicule sont extrêmement nombreux et aussi fort variables dans leur étendue, leur forme et leurs insertions. J'en ai donné la classification suivante, dans laquelle les noms seuls indiquent nettement la situation et les insertions de ces muscles :

1° *Muscle sterno-chondro-scapulaire.*
2° *Muscles sterno-claviculaires* . . . . { *a.* antérieur. *b.* postérieur.
3° *Muscles scapulo-claviculaires* . . . . { *a.* proprement dits. *b.* acromio-claviculaires.
4° *Muscles cléido-aponévrotiques* . . . . { *a.* ascendants. *b.* descendants.

Ces derniers, les muscles cléido-aponévrotiques ascendants et descendants, sont de petits muscles qui, s'attachant d'une part à la clavicule, vont se perdre d'autre part, soit en haut, soit en bas, sur les aponévroses voisines, dont ils constituent les muscles tenseurs. — (Voy., pour les muscles claviculaires surnuméraires, l'important travail de WOOD, *in Trans. of Roy. Soc. of London*, 1867 ; W. GRUBER, *Arch. f. Anat. u. Phys.*, 1885, p. 703, *Virchow's Arch.*, Bd. LXV et Bd. LXXVII ; TESTUT, *Les Anom. musculaires*, 1884, p. 48-61.)

4° GRAND DENTELÉ

Le grand dentelé (fig. 640, 1) est un muscle large et rayonné, appliqué contre la paroi latérale du thorax. Pour en faire l'étude, il faut sectionner en travers le grand pectoral et le petit pectoral, scier ou désarticuler la clavicule et rejeter en dehors l'épaule et le membre supérieur. C'est ce qui a été fait pour la figure 640.

1° Insertions. — Le muscle grand dentelé réunit les neuf ou dix premières côtes

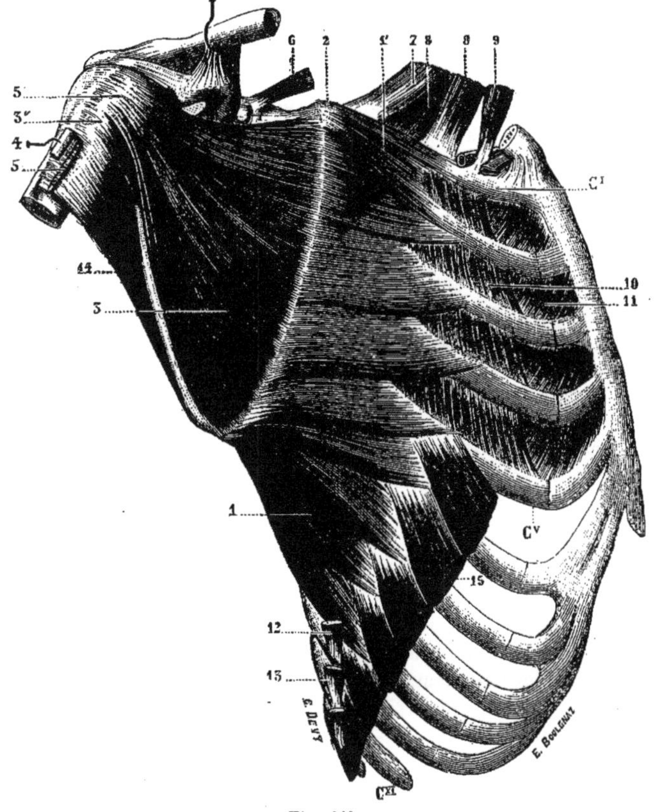

Fig. 640.

Muscles de la région latérale du thorax.

(La clavicule a été sciée et l'épaule déjetée en arrière, pour laisser voir le grand dentelé et le sous-scapulaire.)

1, muscle grand dentelé, avec 1', ses faisceaux supérieurs. — 2, angle supérieur de l'omoplate. — 3, muscle sous-scapulaire, avec : 3', son insertion au trochin ; 3'', son insertion au-dessous du trochin. — 4, tendon de la longue portion du biceps. — 5, tendon du grand dorsal. — 6, omo-hyoïdien. — 7, angulaire de l'omoplate. — 8, 8, scalène postérieur. — 9, scalène antérieur. — 10, intercostaux externes. — 11, intercostaux internes. — 12, 13, tendons costaux du grand dorsal. — 14, grand rond. — 15, muscle grand oblique de l'abdomen.

au bord spinal de l'omoplate. On le divise généralement en trois portions, savoir :

a. Une *portion supérieure* (1'), qui se détache de l'angle supérieur du scapulum et vient se fixer d'autre part, par deux digitations, sur la première et la deuxième côte ; envisagée au point de vue de sa direction, cette première portion est légèrement oblique en bas et en avant.

b. Une *portion moyenne,* plus large, mais aussi plus mince, qui naît sur toute la hauteur du bord spinal et s'insère d'autre part, par trois digitations distinctes, sur le bord inférieur et la face externe des deuxième, troisième et quatrième côtes; ces trois digitations sont obliques en haut et en avant.

c. Une *portion inférieure*, enfin, qui tire son origine de la face interne de l'angle inférieur du scapulum, et qui s'épanouit aussitôt en un large éventail, lequel vient s'attacher aux cinquième, sixième, septième, huitième, neuvième et quelquefois dixième côtes; cette insertion costale se fait par autant de digitations, qui s'entrecroisent avec les digitations du grand oblique de l'abdomen. Des différents faisceaux qui constituent la portion inférieure du grand dentelé, les plus élevés affectent une direction transversale; les autres, et ce sont les plus nombreux, sont obliques de haut en bas et d'arrière en avant.

La première portion du grand dentelé est généralement assez distincte. Mais il n'en est pas de même de la deuxième et de la troisième : ces deux dernières portions sont intimement unies l'une à l'autre et l'on ne peut les distinguer le plus souvent que par la direction opposée de leurs faisceaux constitutifs.

2° **Rapports.** — La face superficielle ou convexe du grand dentelé est recouverte, en haut, par le grand pectoral, le petit pectoral, le sous-clavier, le sous-scapulaire, ainsi que par les vaisseaux et les nerfs axillaires. Dans sa portion inférieure, il répond au grand dorsal et à la peau. — Sa face profonde ou concave repose sur les côtes et les espaces intercostaux : elle entre ainsi en rapport direct avec les muscles intercostaux externes, le petit dentelé postérieur et supérieur et l'extrémité inférieure du scalène postérieur. — Son bord antérieur, demi-circulaire et régulièrement dentelé, répond également aux côtes et aux espaces intercostaux. — Son bord postérieur, fixé sur l'interstice du bord spinal de l'omoplate, est en rapport avec les différents muscles qui s'insèrent également sur ce bord : le sous-scapulaire en avant et, en arrière, le rhomboïde, l'angulaire de l'omoplate, le sus-épineux et le sous-épineux.

3° **Innervation.** — Le grand dentelé est innervé par une branche spéciale du plexus brachial, le *nerf du grand dentelé* ou *nerf thoracique inférieur*. Ce nerf tire son origine des cinquième et sixième cervicales et, en longeant de haut en bas la paroi latérale du thorax, abandonne des filets très grêles aux différentes digitations du grand dentelé.

4° **Action.** — Il convient de distinguer deux cas suivant que le muscle prend son point fixe sur le thorax ou sur l'omoplate :

a. *Premier cas.* — Lorsque le grand dentelé prend son point fixe sur le thorax, il attire l'omoplate en avant, en lui faisant exécuter en même temps un mouvement de rotation qui porte en haut le moignon de l'épaule.

b. *Deuxième cas.* — Le grand dentelé prend-il, au contraire, son point d'insertion fixe sur l'omoplate, il est, en raison de l'obliquité différente de ses divers faisceaux, *élévateur des côtes* par sa première et sa troisième portions, *abaisseur des côtes* par sa seconde. La première et la troisième portions l'emportant de beaucoup par leur volume sur la deuxième, leur action devient prépondérante et le muscle grand dentelé peut être considéré avec raison, comme étant dans son ensemble un muscle inspirateur.

Variétés. — J'ai vu la dernière digitation s'arrêter sur la huitième côte et même sur la septième. — Les faisceaux moyens peuvent manquer et, dans ce cas, le muscle est constitué par deux portions distinctes. — Le grand dentelé peut être renforcé par des faisceaux profonds émanant des premières côtes (Theile, moi-même). — Wood a constaté, au-dessous du grand dentelé, un faisceau distinct qui partait de la neuvième et de la dixième côtes et venait s'attacher à l'angle inférieur de l'omoplate. Cette portion différenciée du grand dentelé est l'homologue du muscle *depressor scapulæ* des oiseaux. — Le grand dentelé peut se réunir en haut avec l'angulaire de l'omoplate (voy. ce muscle, p. 759).

5° Aponévroses de la région antéro-latérale du thorax

Chacun des quatre mucles que nous venons de décrire possède son aponévrose. Mais ces différents feuillets aponévrotiques diffèrent beaucoup entre eux par leur développement et leur importance.

1° Aponévrose du grand dentelé. — L'aponévrose du grand dentelé, fort mince, se trouve réduite, chez la plupart des sujets, à une simple lame celluleuse. Elle recouvre toute la face superficielle du muscle et présente les mêmes insertions que lui.

2° Aponévrose du grand pectoral. — L'aponévrose du grand pectoral (fig. 642, 5 et 5') s'insère, en haut, sur le bord antérieur de la clavicule, en dedans sur le sternum. De ces deux lignes d'insertions osseuses, elle s'étale régulièrement sur la face antérieure du grand pectoral et arrive ainsi à ses deux bords, où elle se comporte de la façon suivante :

a. *Au niveau du bord supéro-externe,* elle se dédouble et forme alors ainsi deux feuillets : 1° un *feuillet pectoral,* qui contourne le bord inférieur du grand pectoral et vient tapisser, en s'atténuant graduellement, la face postérieure ou profonde de ce dernier muscle ; 2° un *feuillet axillaire,* qui se dirige en arrière, vers le bord inférieur du grand dorsal, où il se confond avec l'aponévrose de ce muscle. Ce dernier feuillet ferme en bas la région de l'aisselle et répond à la peau du creux axillaire, qui lui est intimement unie.

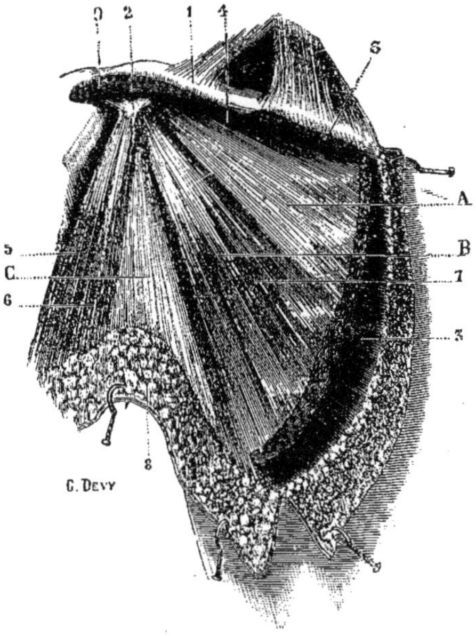

Fig. 641.

Aponévrose clavi-coraco-axillaire.

1, clavicule. — 2, apophyse coracoïde. — 3, 3, grand pectoral. — 4, sous-clavier. — 5, biceps brachial. — 6, coraco-brachial. — 7, petit pectoral. — 8, peau de l'aisselle. — 9, deltoïde.

A, aponévrose clavi-pectorale. — B, gaine du petit pectoral. — C, ligament suspenseur de l'aisselle.

Ces trois lames fibreuses constituent par leur ensemble l'aponévrose dite clavi-coraco-axillaire.

b. *Au niveau du bord supéro-externe* ou espace delto-pectoral, l'aponévrose du grand pectoral se continue avec celle qui recouvre le deltoïde.

3° Aponévrose du sous-clavier. — L'aponévrose du sous-clavier (fig. 642, 6), généralement très résistante, s'insère, en avant, sur le bord antérieur de la clavicule. De là, elle descend en bas sur la face antérieure du sous-clavier, contourne ce muscle d'avant en arrière, remonte ensuite sur sa face postérieure et vient finalement se fixer sur le bord postérieur de la clavicule. Cette aponévrose représente donc dans son ensemble une sorte de gouttière transversale, à concavité supérieure, dont les deux extémités correspondent aux deux extrémités du muscle et dont les bords s'attachent aux deux bords de la clavicule. Elle constitue ainsi, pour le muscle sous-clavier, les trois parois (antérieure, inférieure, postérieure) d'une gaine, dont la quatrième ou paroi supérieure est formée par la clavicule elle-même : c'est la *gaine* ou *loge ostéo-fibreuse du sous-clavier*.

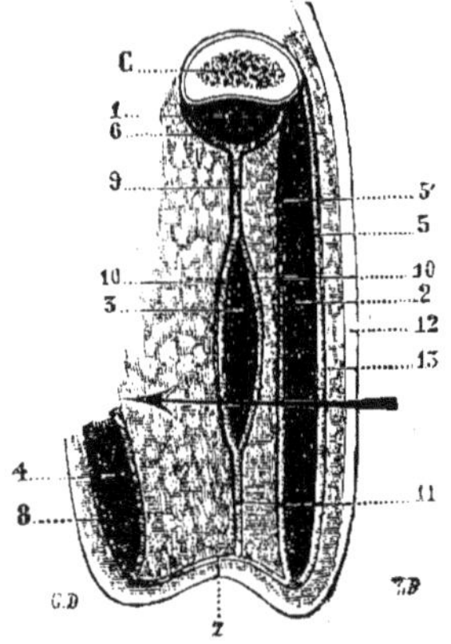

Fig. 642.

Coupe antéro-postérieure de l'aisselle (schématique).

C, clavicule. — 1, muscle sous-clavier. — 2, grand pectoral. — 3, petit pectoral. — 4, grand dorsal. — 5, 5', aponévrose du grand pectoral. — 6, aponévrose du sous-clavier. — 7, aponévrose du creux de l'aisselle. — 8, aponévrose du grand dorsal. — 9, 10, 11, aponévrose clavi-coraco-axillaire, formant : en 9, l'aponévrose clavi-pectorale ; en 10, la gaine du petit pectoral ; en 11, le ligament suspenseur de l'aisselle. — 12, peau, — 13, tissu cellulaire sous-cutané.

4° Aponévrose clavi-coraco-axillaire. — Au muscle petit pectoral se rattache l'aponévrose clavi-coraco-axillaire de Richet. Cette importante aponévrose se fixe en haut sur la gaine du sous-clavier, ainsi que sur l'apophyse coracoïde. De là elle se porte en bas, en recouvrant tout le triangle (triangle clavi-pectoral) qui sépare le muscle sous-clavier du bord supérieur du petit pectoral. Cette première portion de l'aponévrose clavi-coraco-axillaire (fig. 641, A et 642, 9) constitue l'*aponévrose clavi-pectorale*, du nom de la région triangulaire qu'elle occupe

En atteignant le bord supérieur du petit pectoral, l'aponévrose clavi-pectorale se dédouble. L'un de ses feuillets passe en avant du muscle, l'autre passe en arrière, de façon à former au petit pectoral une gaine complète (fig. 641, B et 642, 10), la *gaine du petit pectoral*.

Ces deux feuillets, arrivés au niveau du bord inférieur du petit pectoral, se réunissent de nouveau en une lame unique. L'aponévrose, ainsi reconstituée, continue son trajet descendant et vient se terminer, en partie sur l'aponévrose de la peau du creux de l'aisselle, en partie sur l'aponévrose brachiale au niveau du coraco-brachial. Cette dernière portion de l'aponévrose clavi-coraco-axillaire (fig. 641, C et 642, 11) a reçu de Gerdy le nom de *ligament suspenseur de l'aisselle* : c'est, en effet, à l'implantation de cette aponévrose sur la peau du creux axillaire que cette région est redevable de sa forme concave.

Au total, l'aponévrose clavi-coraco-axillaire présente trois parties qui sont, en allant de haut en bas : 1° l'aponévrose clavi-pectorale ; 2° la gaine du petit pectoral ; 3° le ligament suspenseur de l'aisselle.

La description qui précède et aussi les figures ci-dessus (fig. 641 et 642) nous montrent que le ligament suspenseur est triangulaire, qu'il s'insère par son sommet sur l'apophyse coracoïde, qu'il s'attache par sa base sur la face profonde de la peau qui forme le creux de l'aisselle et que, de ses deux bords, l'un, l'interne, répond au bord inférieur du petit pectoral, l'autre, l'externe, se perd sur l'aponévrose d'enveloppe du coraco-brachial.

ARTICLE II

RÉGION COSTALE

Les muscles du thorax, qui sont spécialement affectés aux mouvements des côtes, sont : les *intercostaux internes* et les *intercostaux externes*, les *surcostaux*, les *sous-costaux*, le *triangulaire du sternum* et le *diaphragme*. Ce dernier muscle, séparant l'une de l'autre, à la manière d'une cloison transversale, les deux grandes cavités thoracique et abdominale, appartient par ce fait à l'une et à l'autre de ces deux régions ; nous le décrirons plus loin, à propos des muscles de l'abdomen.

1° Intercostaux

1° Disposition générale. — Les intercostaux sont des muscles larges et minces, situés, comme leur nom l'indique, dans les espaces intercostaux et réunissant, dans chacun d'eux, la côte qui est au-dessus à la côte qui est au-dessous. Au nombre de deux pour chaque espace, ils se superposent de dehors en dedans et se distinguent, d'après leur situation respective, en *intercostaux externes* et *intercostaux internes*. De plus, ils sont en nombre égal à celui des espaces intercostaux : on compte donc, de chaque côté du tronc, onze intercostaux externes et onze intercostaux internes. Conformément à la nomenclature adoptée pour les côtes, on les désigne sous les noms de *premier, deuxième, troisième*, etc., en allant de haut en bas.

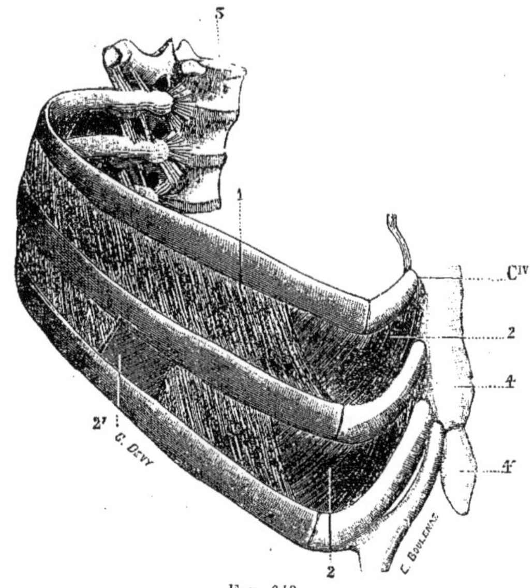

Fig. 643.

Muscles intercostaux internes et externes.

1, muscle intercostal externe. — 2, 2, muscle intercostal interne. — 2', ce même muscle intercostal interne, vu à travers une fenêtre pratiquée dans l'intercostal externe correspondant. — 3, colonne vertébrale. — 4, sternum, avec 4', son appendice xiphoïde. — C^{IV}, articulation du quatrième cartilage costal avec le sternum.

Revêtant la forme de l'espace qu'il est destiné à combler, chaque intercostal mesure toute la hauteur de cet espace. Mais il est un peu moins long que lui, de telle sorte que, partant de l'une des extrémités de cet espace, il ne peut aller jusqu'à l'extrémité opposée. C'est ainsi que les intercostaux externes, qui s'étendent en arrière jusqu'à l'extrémité vertébrale de l'espace, s'arrêtent en avant à l'articulation de la côte avec son cartilage costal. De même, les intercostaux internes, qui, en avant, commencent au sternum, ne dépassent pas, en arrière, le niveau de l'angle des côtes. Toutefois, les uns et les autres sont prolongés jusqu'à l'extrémité qu'ils n'atteignent pas par une lame aponévrotique.

2° Insertions. — Elles diffèrent pour les intercostaux externes et pour les intercostaux internes :

a. *Intercostaux externes.* — Les intercostaux externes (fig. 643,1) sont constitués par une série de petits faisceaux parallèles, à la fois charnus et tendineux, qui s'insèrent, d'une part sur le bord inférieur (lèvre externe) de la côte qui est au-dessus, d'autre part sur le bord supérieur (lèvre externe) de la côte qui est au-dessous. Ces faisceaux se dirigent obliquement de haut en bas et d'arrière en avant.

b. *Intercostaux internes.* — Les intercostaux internes (fig. 643,2) sont formés également de faisceaux parallèles, qui s'insèrent en haut sur le bord inférieur (lèvre interne) de la côte qui est au-dessus, en bas sur le bord supérieur (lèvre interne) de la côte qui est au-dessous. Ces faisceaux se portent obliquement de haut en bas et d'avant en arrière. Ils croisent en sautoir, par conséquent, ceux des intercostaux externes dont l'obliquité est dirigée en sens contraire.

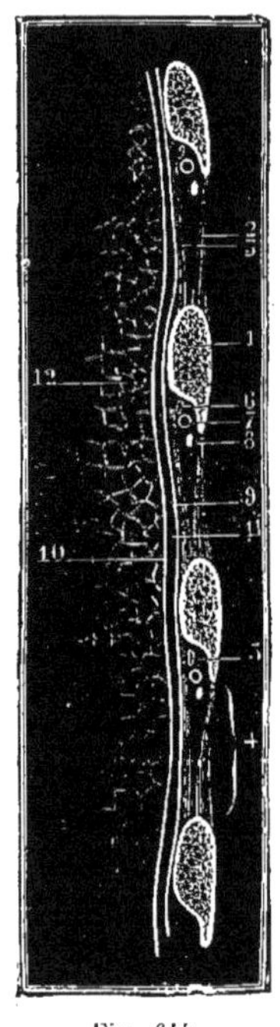

Fig. 644.
Schéma représentant la coupe transversale des côtes et des espaces intercostaux.

1, coupe d'une côte. — 2, intercostal externe. — 3, intercostal interne. — 4, un espace intercostal. — 5, gouttière de la côte dans laquelle se superposent : 6, la veine intercostale ; 7, l'artère intercostale ; 8, le nerf intercostal. — 9, feuillet pariétal de la plèvre. — 10, feuillet viscéral de la plèvre. — 11, cavité pleurale. — 12, poumon.

3° Rapports. — En comblant les intervalles qui séparent les uns des autres les arcs costaux, les muscles intercostaux internes et intercostaux externes prennent une part importante à la constitution des parois thoraciques.

a. Les intercostaux externes sont recouverts par les différents muscles qui viennent prendre attache sur la région costale, savoir : le grand et le petit pectoral, le scalène postérieur, le grand dentelé, les deux petits dentelés postérieur et supérieur, le grand dorsal, etc.

b. Les intercostaux internes répondent à la plèvre, dont ils sont séparés en avant par le triangulaire du sternum et, en arrière, par la série des muscles sous-costaux.

c. Dans chaque espace, l'intercostal externe et l'intercostal interne sont séparés l'un de l'autre par un petit intervalle triangulaire à base supérieure, qui, très marqué en arrière, s'atténue graduellement au fur et à mesure qu'on se rapproche du sternum et finit même par disparaître, les deux lames musculaires arrivant réciproquement au contact. Cet espace, dont la base correspond exactement à la gouttière de la côte (fig. 644), est comblé par du tissu cellulo-adipeux, au milieu duquel cheminent le nerf et les vaisseaux intercostaux. Ces trois organes ont une situation fixe et se superposent régulièrement dans l'ordre suivant : tout à fait en haut, nous trouvons l'artère ; au-dessous de l'artère, la veine ; et enfin, au-dessous de la veine, le nerf.

4° Innervation. — Les muscles intercostaux internes et externes reçoivent leurs filets nerveux des nerfs intercostaux voisins.

5° Action. — Les physiologistes sont généralement d'accord pour rattacher le rôle des intercostaux à la fonction respiratoire. Mais sont-ils inspirateurs ? sont-ils expirateurs ? En d'autres termes, élèvent-ils les côtes ou les abaissent-ils ? On a émis, à ce sujet, et sans pouvoir s'entendre, les hypothèses les plus contradictoires. C'est ainsi que les intercostaux, tant les internes que les externes, ont été considérés tour à tour comme des inspirateurs et comme des expirateurs. La plupart des auteurs, il est vrai, admettent que les intercostaux internes et les intercostaux externes sont réciproquement antagonistes, mais tandis que, pour les uns, les internes sont inspirateurs et les externes expirateurs, c'est le contraire pour les autres : ce seraient les externes qui seraient inspirateurs et les internes expirateurs. Enfin, pour compléter la série des hypothèses, nous rappellerons l'opinion émise par Mayow et par Magendie, d'après laquelle les intercostaux internes et les intercostaux externes sont à la fois inspirateurs et expirateurs. — (Voy., comme travaux récents relatifs au rôle des intercostaux : Volkmann, in Zeitschrift f. Anatomie, 1876 ; Rutherford, in Journ. of Anat. and Phys., 1876 ; Ebner, Arch. f. Anat. and Phys., 1880; Wilmart, Soc. roy. des Sc. méd. et nat. de Bruxelles, 1894.)

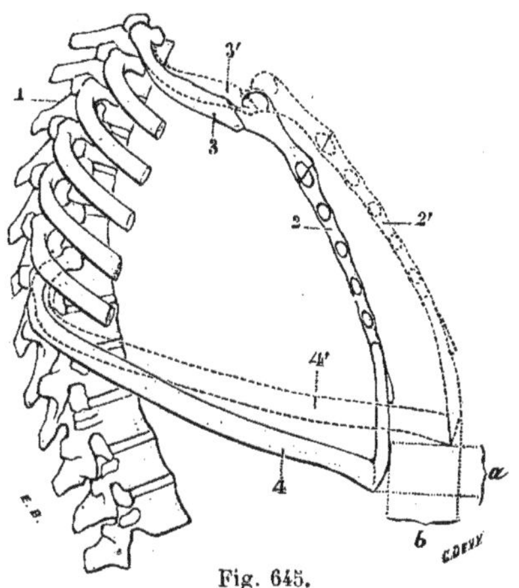

Fig. 645.

Schéma destiné à montrer les déplacements des côtes et du sternum au moment de l'inspiration.

1, colonne vertébrale. — 2, 2', sternum. — 3, 3', première côte. — 4, 4', septième côte.

Pour les côtes et le sternum, les lignes pleines indiquent la position en expiration, les lignes pointillées la position en inspiration ; *a*, déplacement de la septième côte dans le sens vertical ; *b*, son déplacement dans le sens antéro-postérieur.

A mon avis, les intercostaux externes et les intercostaux internes ont un rôle beaucoup plus modeste que celui qu'on leur accorde généralement. Ces muscles, continuant au thorax les deux importantes lames musculaires de l'abdomen, le grand oblique et le petit oblique, jouent, relativement à la cavité qui loge l'appareil cardio-pulmonaire, l'office de simples parois élastiques. Nous estimons, en conséquence, qu'ils n'interviennent jamais par leur contractilité dans la respiration ordinaire. Ils ne doivent entrer en jeu d'une façon véritablement active et ne se contracter réellement que dans les actes respiratoires exagérés et anormaux, pour lutter contre la pression aérienne également exagérée et anormale, que cette pression vienne du dehors, comme cela se produit dans une forte inspiration, ou qu'elle vienne du dedans, comme cela s'observe dans une expiration violente ou contrariée.

Le rôle des intercostaux est, comme on le voit, bien peu important. Voilà pourquoi ces muscles sont en partie charnus, en partie fibreux. L'élément conjonctif, élément indifférent et inerte, s'y substitue peu à peu à l'élément contractile : ce sont des formations dégénérées.

Variétés. — On a vu quelques intercostaux externes s'étendre jusqu'au sternum et quelques intercostaux internes se prolonger, de même, jusqu'à la colonne vertébrale. — Il n'est pas très rare de voir les derniers intercostaux externes et internes se fusionner partiellement, les premiers avec le grand oblique, les seconds avec le petit oblique. J'ai vu, sur deux sujets, quelques faisceaux des intercostaux externes passer sur la face externe de la côte à laquelle ils auraient dû s'insérer et remonter jusqu'à la côte située au-dessus. Ils sautaient une côte par conséquent : ce sont des *longs intercostaux*. — Les côtes surnuméraires entraînent comme conséquence l'apparition d'intercostaux surnuméraires. — SCHŒMAKER (*Holland's Archief*, Bd. II) a constaté, sur les intercostaux internes, la séparation de la portion osseuse (*muscle intercostal*) et de la portion cartilagineuse (*muscle interchondral*).

2° SURCOSTAUX

Les surcostaux (fig. 646,1) sont de petits muscles triangulaires, situés en arrière des intercostaux externes, entre l'extrémité postérieure des côtes et les apophyses transverses des vertèbres.

1° Insertions. — Ils prennent naissance, en haut, sur le sommet des apophyses transverses. Se portant de là en bas et en dehors, ils s'épanouissent chacun en un petit éventail, qui vient se terminer sur le bord supérieur de la face externe de la côte située au-dessous, dans la région qui sépare la tubérosité de l'angle.

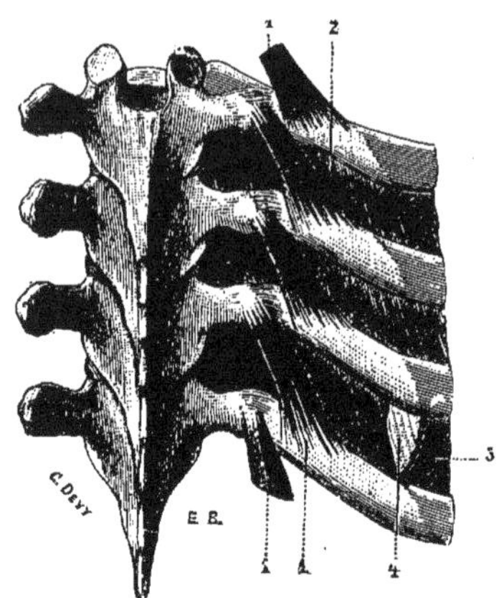

Fig. 646.
Muscles surcostaux, vus par leur face postérieure.

1, 1, 1, muscles surcostaux. — 2, muscles intercostaux internes. — 3, muscles intercostaux externes. — 4, la plèvre, vue à travers une fenêtre pratiquée dans l'intercostal externe.

2° Nombre. — Les surcostaux sont au nombre de douze de chaque côté : le premier, en allant de haut en bas, s'étend de la première côte à l'apophyse transverse de la septième vertèbre cervicale ; le dernier, de la douzième côte à l'apophyse transverse de la onzième vertèbre dorsale. Ils augmentent graduellement de volume du premier au douzième.

3° Rapports. — Les surcostaux sont profondément placés en arrière des articulations costo-transversaires : ils recouvrent les intercostaux externes et sont recouverts par les muscles long dorsal et sacro-lombaire. Très rapprochés les uns des autres, ils semblent former, par leur ensemble, un seul et même muscle, allongé verticalement et régulièrement dentelé sur son bord externe.

4° Innervation. — Ils sont innervés par les nerfs intercostaux correspondants.

5° Action. — Prenant leur point fixe sur les apophyses transverses, les muscles surcostaux agissent sur les côtes, qu'ils élèvent : ce sont les *levatores costorum* de quelques auteurs. Ils sont donc inspirateurs.

Variétés. — Le premier surcostal est fréquemment fusionné avec le scalène postérieur. On peut voir quelques faisceaux des surcostaux franchir une côte pour venir s'insérer sur la côte suivante ; une pareille disposition (*longs surcostaux*) serait à peu près constante pour la région comprise entre la neuvième et la douzième côte.

3° SOUS-COSTAUX

Les sous-costaux sont de petites languettes musculaires, rubanées et fort minces, situées dans l'intérieur de la cage thoracique, entre la plèvre pariétale et l'extrémité postérieure des intercostaux internes.

1° Insertions. — Ces petits muscles, moitié charnus, moitié aponévrotiques, se détachent de la face interne d'une côte. Puis, se portant en bas, tantôt verticalement, tantôt obliquement, ils viennent se fixer sur la face interne, soit de la côte sous-jacente, soit de celle qui vient après.

2° Nombre. — Théoriquement, nous devrions avoir dix ou onze muscles sous-costaux, le premier se détachant de la première côte, le dernier de la dixième ou de la onzième. Mais une pareille disposition est excessivement rare. Le plus souvent, les sous-costaux supérieurs font défaut et la série de ces muscles se trouve réduite à quelques faisceaux couchés sur les côtes inférieures. Contrairement à l'assertion de Theile, qui déclare que les trois sous-costaux inférieurs ne paraissent jamais faire défaut, j'ai constaté sur un adulte, en 1879, tant à droite qu'à gauche, l'absence de toute la série.

3° Innervation. — Les muscles sous-costaux sont innervés par des filets très grêles issus des nerfs intercostaux.

4° Signification anatomique. — La plupart des auteurs considèrent les sous-costaux comme une dépendance des intercostaux internes. Nous ne pouvons accepter une pareille opinion : les sous-costaux, dans leur ensemble, doivent être considérés comme un système distinct, plus profondément situé par rapport au tégument externe, système profondément atrophié chez l'homme au niveau du thorax, mais se reconstituant à l'abdomen au-dessous du petit oblique, pour former le muscle transverse. Le système des sous-costaux devient ainsi la continuation au thorax du transverse de l'abdomen, d'où le nom de *transversus thoracis posterior* sous lequel Henle désigne les sous-costaux.

Nous ne perdrons pas notre temps, comme le font la plupart des auteurs, à leur découvrir un rôle quelconque, *les organes rudimentaires n'en ayant pas, et étant devenus rudimentaires précisément parce qu'ils n'en ont pas*. C'est là une formule morphogénique qu'on ne saurait trop répéter.

4° Triangulaire du sternum

Le triangulaire du sternum (fig. 647,1) est, comme son nom l'indique, un muscle triangulaire ou en forme d'éventail, situé en arrière du sternum et des six premiers cartilages costaux.

1° Insertions. — Il s'insère en dedans, à l'aide d'une courte aponévrose, sur les parties latérales de l'appendice xiphoïde et du corps du sternum.

De là, il se porte en dehors et, après un trajet très court, se divise en quatre ou cinq digitations légèrement divergentes, lesquelles viennent s'attacher, par de courtes fibres tendineuses, sur la face interne et le bord inférieur des sixième, cinquième, quatrième et troisième cartilages costaux, quelquefois sur le deuxième et le premier. La digitation la plus inférieure, destinée à la sixième côte, est transversale et se continue généralement avec les faisceaux supérieurs du transverse de l'abdomen ; les digitations suivantes sont obliques en haut et en dehors, se rapprochant d'autant plus de la verticale qu'elles sont plus supérieures.

2° Rapports. — Le triangulaire du sternum répond, en arrière, au feuillet pariétal de la plèvre et, entre les deux plèvres droite et gauche, à la face antérieure du péricarde. En avant, il est recouvert par les cartilages des côtes et par l'extrémité sternale des muscles intercostaux internes, dont il est séparé par les vaisseaux mammaires internes.

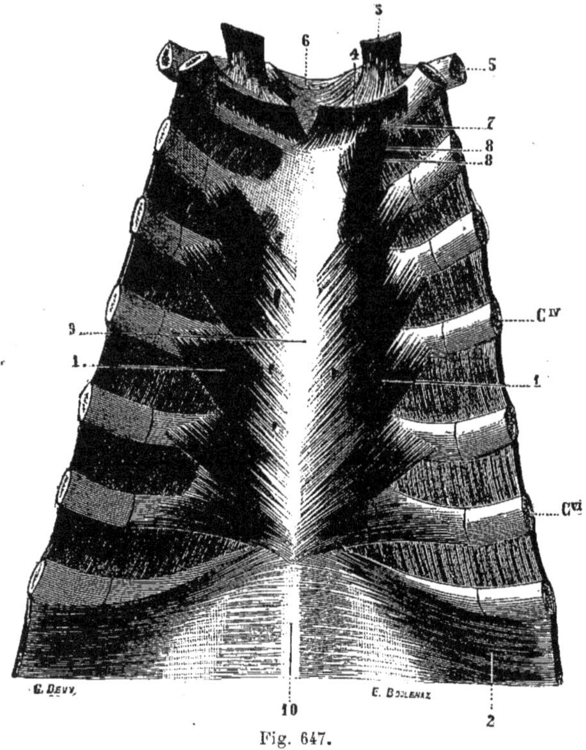

Fig. 647.

Muscle triangulaire du sternum, vu par sa face postérieure.

1, 1, les deux muscles triangulaires. — 2, faisceaux supérieurs du transverse de l'abdomen. — 3, sterno-cléido-hyoïdien. — 4, sterno-thyroïdien. — 5, clavicule. — 6, ligament interclaviculaire. — 7, artère mammaire interne, avec 8, 8, ses deux veines satellites. — 9, sternum. — 10, ligne blanche. — C^{IV}, C^{VI}, quatrième et sixième côtes.

3° Innervation. — Il est innervé par les nerfs intercostaux correspondants. Les filets nerveux qui lui sont destinés le pénètrent par sa face antérieure.

4° Action. — Par ses faisceaux obliques, le triangulaire du sternum peut abaisser les côtes : mais cette action doit être très faible. Comme les sous-costaux, les faisceaux du triangulaire du sternum sont des organes rudimentaires (*transversus thoracis anterior* de Henle), continuant au thorax le transverse de l'abdomen, avec lequel il se continue du reste, comme nous l'avons noté plus haut, par sa digitation inférieure.

Variétés. — Le triangulaire du sternum, que Hyrtl appelle « le plus variable de tous les muscles », présente comme tous les organes atrophiés de nombreuses variations de forme et d'étendue. Ces variations portent avant tout sur le nombre et le développement de ses digitations. Depuis l'extension du muscle à la première côte jusqu'à sa disparition complète, il existe tous les intermédiaires. — Camper et Tarin ont signalé des faisceaux qui, partant d'une côte, n'atteignaient pas le sternum et s'attachaient sur une côte sous-jacente, disposition qui rappelle exactement celle des sous-costaux.

CHAPITRE V

MUSCLES DE L'ABDOMEN

La cavité abdominale est presque entièrement circonscrite par des formations musculaires, que nous grouperons méthodiquement en quatre régions, savoir :

1° Une région *antéro-latérale ;*
2° Une région *postérieure* ou *lombo-iliaque ;*
3° Une région *supérieure* ou *diaphragmatique ;*
4° Une région *inférieure* ou *périnéale.*

Les muscles de la région périnéale sont si intimement connexes, au double point de vue anatomique et physiologique, avec la vessie, la prostate et le canal de l'urèthre, que nous en renvoyons l'étude à notre livre X consacré aux ORGANES GÉNITO-URINAIRES (voy. t. IV). Nous ne décrirons donc ici que les trois premières régions.

ARTICLE I

RÉGION ANTÉRO-LATÉRALE

La cavité abdominale est fermée en avant et sur les côtés par des muscles importants, que nous pouvons diviser en deux groupes : les *muscles longs* et les *muscles larges*. Nous étudierons tout d'abord ces deux groupes musculaires et décrirons ensuite, dans un paragraphe distinct, les différentes formations aponévrotiques qui leur sont annexées.

§ I. — MUSCLES LONGS

Les muscles longs, ainsi appelés parce qu'ils sont disposés en sens longitudinal, sont situés symétriquement à droite et à gauche de la ligne médiane. Ils sont au nombre de deux : le *grand droit* et le *pyramidal.*

1° GRAND DROIT DE L'ABDOMEN

Situé immédiatement en dehors de la ligne médiane, le grand droit de l'abdomen (fig. 649,1) est un muscle rubané, plus large et plus mince en haut qu'en bas, qui s'étend du pubis au sternum et aux côtes moyennes.

1° Insertions. — Il prend naissance, en bas (fig. 651,2), sur le corps du pubis, dans tout l'intervalle compris entre l'épine et l'angle. Cette insertion se fait à l'aide d'un tendon aplati et quadrilatère, large de 25 à 30 millimètres, d'une hauteur à peu près égale, qui se fixe exactement sur la lèvre antérieure du bord supérieur du pubis, souvent même (surtout quand le pyramidal n'existe pas) sur sa face antérieure. Il est ordinairement divisé en deux languettes, dont l'externe est toujours plus large et plus importante que l'interne.

Du bord supérieur du tendon pubien, les fibres constitutives du muscle

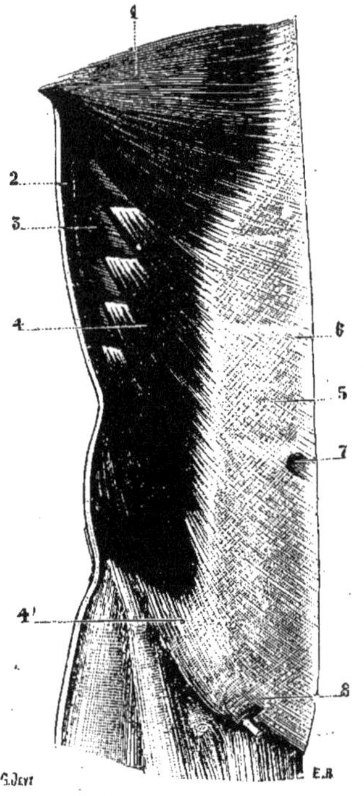

Fig. 648.

Muscles de l'abdomen, vus par leur face antérieure, couche superficielle.

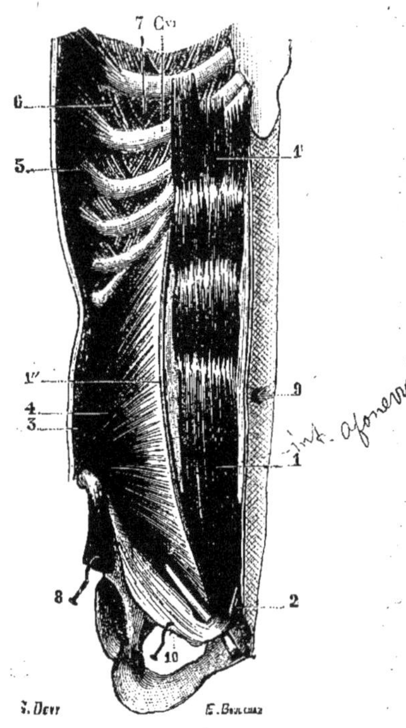

Fig. 649.

Muscles de l'abdomen, vus par leur face antérieure, deuxième couche.

Fig. 648. — 1, grand pectoral. — 2, grand dorsal. — 3, grand dentelé. — 4, grand oblique de l'abdomen, avec 4', son aponévrose d'insertion. — 5, muscle grand droit de l'abdomen, renfermé dans sa gaine. — 6, ligne blanche. — 7, ombilic. — 8, canal inguinal.

Fig. 649. — 1, muscle grand droit, dont la gaine a été coupée sur les côtés. — 1', ses faisceaux d'insertion aux cinquième, sixième et septième côtes. — 1'', coupe du feuillet antérieur de sa gaine. — 2, muscle pyramidal. — 3, coupe du muscle grand oblique. — 4, muscle petit oblique. — 5, grand dentelé. — 6, intercostaux externes. — 7, intercostaux internes. — 8, muscle couturier. — 9, ombilic. — 10, aponévrose du grand oblique, sectionnée et érignée en bas, pour laisser voir le cordon inguinal. — C^{VI}, sixième côte.

grand droit se portent de bas en haut, les internes verticalement, les externes en obliquant un peu en dehors, et forment par leur ensemble un faisceau aplati, qui s'élargit graduellement au fur et à mesure qu'il s'élève. Arrivé au thorax, il se divise en trois languettes terminales, qui viennent se fixer : la languette externe, la plus large des trois, sur le bord inférieur du cartilage costal de la cinquième côte; la languette moyenne, sur le bord inférieur du cartilage de la sixième; la languette interne, sur le bord inférieur du cartilage de la septième côte et sur le ligament costo-xiphoïdien, quelquefois même sur l'appendice xiphoïde lui-même.

Le muscle droit de l'abdomen est interrompu, de distance en distance, par des coupures ou *intersections aponévrotiques*, dont le seul caractère constant est l'irrégularité. On en compte généralement trois ou quatre : une au niveau de l'ombilic, deux au-dessus et une au-dessous. Du reste, elles peuvent occuper toute la largeur du muscle ou une partie seulement, être rectilignes ou en zigzag, affecter une direction transversale ou une direction plus ou moins oblique. Homologues des côtes, les intersections aponévrotiques du grand droit, tout comme les intersections analogues que l'on rencontre au cou sur le sterno-hyoïdien et le sterno-thyroïdien, doivent être considérées comme les représentants, dans le voisinage de la ligne médiane antérieure, des coupures transversales du corps humain (*métamérie*), coupures qui sont marquées en arrière par les articulations des vertèbres entre elles, sur les côtés par les côtes et, en avant, par les articulations réciproques des différentes pièces sternales.

2° Rapports. — Le grand droit de l'abdomen est renfermé dans une gaine fibreuse très résistante, que lui forment, comme nous le verrons bientôt (voy. plus loin, *Aponévroses de l'abdomen*), les aponévroses d'insertion des trois muscles grand oblique, petit oblique et transverse.

Par l'intermédiaire de cette gaine, la face antérieure du grand droit répond au muscle pyramidal et à la peau. — Sa face postérieure est en rapport avec le *fascia transversalis* (voy. plus loin p. 821), le tissu cellulaire sous-péritonéal, le péritoine et les viscères abdominaux. C'est encore sur la face postérieure du muscle grand droit, mais dans l'intérieur de sa gaine, que cheminent et s'anastomosent deux artères importantes : l'une ascendante, l'artère épigastrique ; l'autre descendante, l'artère mammaire interne. — Son bord externe répond à l'angle de réunion des deux lames qui constituent sa gaine fibreuse. — Son bord interne est séparé de celui du côté opposé par un raphé fibreux, appelé *ligne blanche* (voy. plus loin, p. 830).

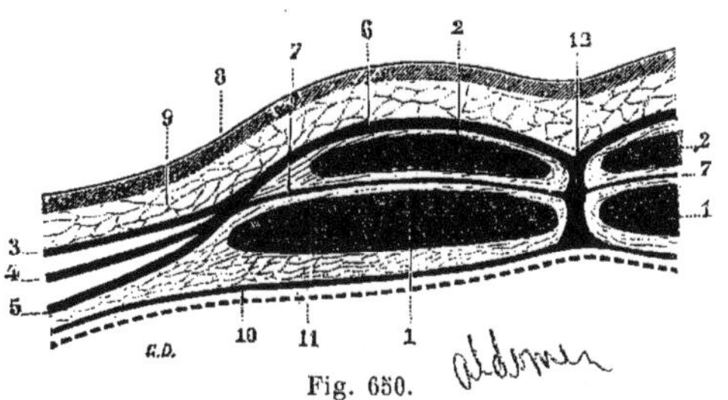

Fig. 650.

Coupe transversale des muscles grand droit et pyramidal, un peu au-dessus du pubis.

1, grand droit de l'abdomen. — 2, pyramidal. — 3, 4, 5, aponévroses des muscles grand oblique, petit oblique et transverse. — 6, gaine du grand droit. — 7, aponévrose très mince séparant le pyramidal du grand droit. — 8, peau. — 9, tissu cellulaire sous-cutané. — 10, fascia transversalis. — 11, péritoine. — 12, ligne blanche.

Dans l'intérieur même de sa gaine, le muscle grand droit présente, avec les parois de cette gaine des rapports importants que nous étudierons plus loin (voy. donc, pour compléter l'étude des rapports de ce muscle, *Gaine du grand droit*, p. 828).

3° Innervation. — Le muscle grand droit de l'abdomen est innervé : 1° à sa partie supérieure et moyenne, par les six ou sept derniers nerfs intercostaux ; 2° à sa partie inférieure, par les deux nerfs abdomino-génitaux, branches collatérales du plexus lombaire.

4° Action. — Ce muscle, prenant son point fixe sur le pubis, abaisse les côtes et fléchit le thorax sur le bassin : il est donc expirateur et fléchisseur du thorax.

Exceptionnellement, il prend son point fixe sur les côtes et fléchit alors le bassin sur le thorax.

Le muscle grand droit décrit, chez le plus grand nombre de sujets, un trajet curviligne à concavité dirigée en arrière. La contraction, redressant cette courbure, a pour résultat de comprimer les viscères et de favoriser ainsi l'expulsion des urines (*miction*), des matières fécales (*défécation*), du contenu de l'estomac (*vomissement*), du contenu de l'utérus (*parturition*).

Variétés. — La duplicité du muscle est signalée par OTTO (*Path. Anat.*, p. 244). — Le muscle grand droit peut s'étendre, sur le thorax, jusqu'à la quatrième côte (disposition qui est loin d'être rare), jusqu'à la troisième (MECKEL, BOERHAVE), jusqu'à la deuxième (PORTAL), jusqu'à la clavicule (LENOIR, *Bull. Soc. Anat. de Paris*, 1832, p. 107). Le grand droit atteint normalement la première côte chez un grand nombre de singes, notamment chez le papion et chez le magot. — Voyez, au sujet du grand droit, HERVÉ, *Le grand droit de l'abdomen et les muscles antérieurs du cou*, Rev. mens. de l'Ecole d'Anthrop., 1890; — RUGE, *Zeugnisse für die metamere Verkürzung des Rumpfes bei Säugethieren : der Musculus rectus thoraco-abdominalis der Primaten*, etc. Morph. Jahrb., 1892.

Muscle supra-costal. — On a confondu, selon nous, sous ce nom générique de muscle supra-costal, des bandelettes musculaires fort variables dans leur forme, leur étendue, leur signification anatomique, et réunies par un seul caractère commun, celui de reposer directement sur les côtes dans la région antéro-latérale du thorax. En tenant compte avant tout des homologies de ces muscles surnuméraires, nous croyons qu'il convient de les diviser en trois groupes distincts et d'admettre : 1° des muscles supra-costaux, provenant de l'extension aux premières côtes du muscle droit de l'abdomen; 2° des muscles supra-costaux, reproduisant chez l'homme le petit muscle sterno-costal des mammifères ; 3° des muscles supra-costaux, se rattachant manifestement au système des muscles scalènes. — (Voy., pour de plus amples détails, WOOD, *loc. cit.;* TURNER, *Journal of Anat. and Phys.*, 1868, p. 303 ; TESTUT, *Anom. muscul.*, p. 68.)

2° PYRAMIDAL DE L'ABDOMEN

Le pyramidal de l'abdomen (fig. 651,1), est un petit muscle, aplati et allongé, situé de chaque côté de la ligne médiane, à la partie antérieure et inférieure de l'abdomen, immédiatement en avant du grand droit. Il revêt, comme son nom l'indique, la forme d'un triangle, dont la base est dirigée en bas, le sommet en haut.

1° Insertions. — Ce muscle s'insère, en bas, au-devant du corps du pubis, entre la symphyse et l'épine. Cette insertion, qui mesure, suivant les cas, 2 ou 3 centimètres de largeur sur 3 ou 5 millimètres d'épaisseur, se fait par de courtes fibres tendineuses.

Du corps du pubis, le pyramidal se porte en haut et en dedans, en se rétrécissant graduellement, et vient se terminer, par une extrémité effilée, sur la ligne blanche, en un point qui est également distant de la symphyse pubienne et de l'ombilic. Cette insertion supérieure du muscle se fait à l'aide d'une série de petites languettes tendineuses, bien représentées dans la figure 651, qui se détachent de son bord interne, dans toute l'étendue de son tiers supérieur, et se fixent, presque immédiatement après, sur la face latérale de la ligne blanche.

2° Rapports. — Le pyramidal est contenu dans la gaine du grand droit. — Sa face postérieure repose sur ce muscle, dont il n'est séparé que par une simple lame fibreuse ou conjonctive, extrêmement mince (fig. 650, 7). — Sa face antérieure est, au contraire, séparée de la peau et du tissu cellulaire sous-cutané par un plan fibreux très résistant (fig. 650, 6), qui n'est autre que le feuillet antérieur de la gaine du muscle grand droit. A sa partie tout inférieure, cette face est croisée obliquement par le pilier interne du canal inguinal et, en dehors de lui, par le cordon inguinal lui-même.

3° **Innervation**. — Il est innervé, en haut, par le dernier ou par les deux derniers nerfs intercostaux; en bas, par les nerfs abdomino-génitaux, branches du plexus lombaire.

4° **Signification morphologique**. — Le pyramidal représente chez l'homme, à un état d'atrophie considérable, un muscle que l'on trouve très développé chez les didelphiens : il s'attache en haut, chez quelques espèces, jusque sur le thorax et se fixe, en bas, sur l'os marsupial qu'il rapproche de la ligne médiane. Le pyramidal de l'abdomen n'est donc chez nous qu'un organe rudimentaire et, comme tel, il n'a aucune fonction active. Je n'ai jamais compris le rôle que lui attribuent certains auteurs de tendre la ligne blanche : car je ne vois pas dans quelles circonstances la ligne blanche aurait réellement besoin d'être tendue.

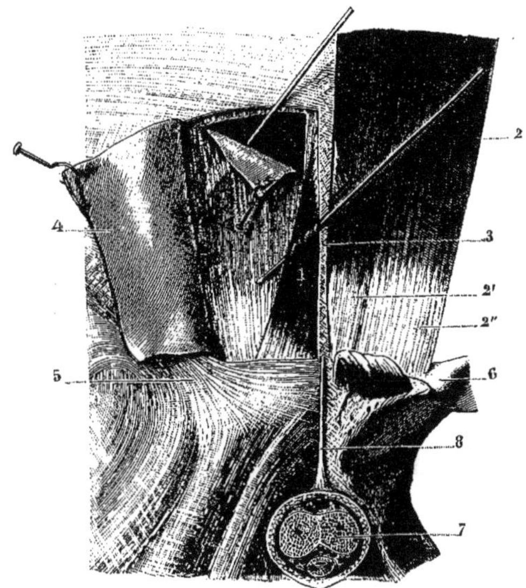

Fig. 651.

Le muscle pyramidal de l'abdomen, vue antérieure.

1, pyramidal. — 2, grand droit de l'abdomen (à nu du côté gauche, recouvert à droite par une mince toile celluleuse qui le sépare du pyramidal), avec : 2' son tendon interne ; 2'', son tendon externe. — 3, ligne blanche. — 4, gaine du grand droit, érigné en dehors. — 5, pilier externe de l'anneau inguinal. — 6, 6, épine pubienne. — 7, verge, avec 8, son ligament suspenseur.

Variétés. — Le muscle pyramidal est excessivement variable, comme tous les organes rudimentaires. — Il peut manquer (1 fois sur 10, environ, chez l'homme) d'un seul côté ou des deux côtés à la fois : son absence constitue une disposition normale chez certains mammifères. — Par contre, on a observé trois et même quatre pyramidaux (HORNER). — On l'a vu s'insérer : 1° au-dessous de son point ordinaire, tout près du pubis ; 2° au-dessus de ce point, dans le voisinage de l'ombilic (SPIGEL, HOFFMANN), et même sur l'ombilic (ROLFINCIUS et moi-même). — Dans un cas de VERHEYEN, le pyramidal présentait, comme le grand droit, une intersection aponévrotique.

§ II. — MUSCLES LARGES

Nous désignons sous ce nom de muscles larges trois vastes lames musculaires, qui occupent à la fois la partie antérieure et la partie latérale de la paroi abdominale. Ces trois muscles, aplatis et fort larges, en partie charnus, en partie aponévrotiques, se superposent régulièrement de dehors en dedans. Ce sont, en allant de la surface cutanée à la surface péritonéale : le *grand oblique*, le *petit oblique* et le *transverse*.

1° GRAND OBLIQUE DE L'ABDOMEN

Le muscle grand oblique (fig. 648,4), ainsi appelé à cause de la direction oblique de ses fibres, est un muscle large, irrégulièrement quadrilatère, situé à la partie antéro-latérale de l'abdomen. C'est le plus superficiel de tous les muscles larges. Il s'étend, en hauteur, depuis la sixième côte jusqu'au pubis ; en largeur, depuis le grand dorsal jusqu'à la ligne médiane antérieure ou ligne blanche.

1° Insertions d'origine. — Le grand oblique (fig. 652,1) prend naissance, en haut, sur la face externe et sur le bord inférieur des sept ou huit dernières côtes, par autant de digitations, en partie charnues, en partie tendineuses, dont la largeur va en augmentant depuis la sixième côte jusqu'à la huitième, puis diminue graduellement de la huitième à la douzième.

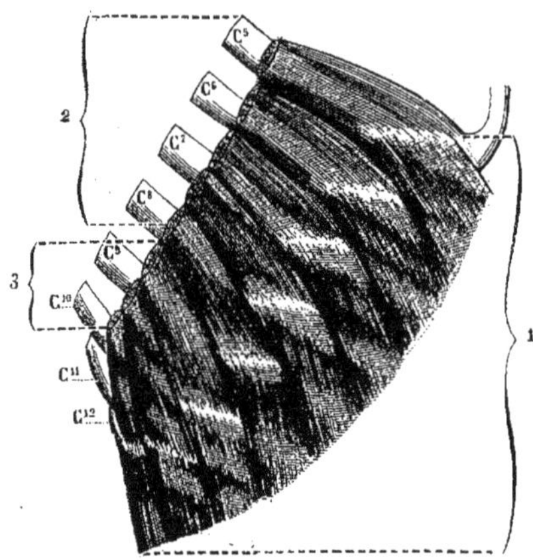

Fig. 652.

Insertions d'origine du grand oblique de l'abdomen.

C^5, C^6. C^7, C^8, C^9, C^{10}, C^{11}, C^{12}, les huit dernières côtes. 1, muscle grand oblique. — 2, digitations du grand dentelé. — 3, digitations du grand dorsal.

On voit très nettement : 1° que les digitations supérieures du grand oblique s'entrecroisent avec celles du grand dentelé ; 2° que ses digitations inférieures s'entrecroisent, de même, avec celles du grand dorsal.

Ces digitations, dans leur ensemble, représentent une sorte de ligne dentelée qui se dirige obliquement de haut en bas et d'avant en arrière. Elles s'entrecroisent régulièrement, à la manière des doigts des deux mains (d'où leur nom de digitations), les cinq ou six supérieures avec les digitations analogues du grand dentelé, les deux ou trois inférieures avec les digitations costales du grand dorsal.

De sa ligne d'insertion costale, le grand oblique s'épanouit en un immense éventail, qui se porte à la fois en bas, en avant et en dedans : ses faisceaux supérieurs ou antérieurs sont à peu près horizontaux ; ses faisceaux inférieurs ou postérieurs suivent une direction verticale ; ses faisceaux moyens, intermédiaires aux faisceaux horizontaux et aux faisceaux verticaux, une direction plus ou moins oblique.

2° Insertions terminales, aponévrose du grand oblique. — Le mode de terminaison des faisceaux constitutifs du grand oblique est fort complexe. Tout d'abord, les faisceaux les plus inférieurs, ceux qui proviennent des deux dernières côtes, descendent vers la crête iliaque et s'y insèrent, sur la lèvre externe de cette crête, soit directement, soit à l'aide de fibres tendineuses extrêmement courtes. Tous les autres faisceaux du muscle, c'est-à-dire ceux qui tirent leur origine des sixième, septième, huitième, neuvième et dixième côtes, se jettent sur le bord externe d'une large lame fibreuse, que l'on appelle improprement *aponévrose du grand oblique*. Cette aponévrose d'insertion, véritable tendon terminal du muscle, affecte dans son ensemble la forme d'un quadrilatère, qui serait plus large en bas qu'en haut et dont le bord externe, celui précisément qui se continue avec le corps musculaire, serait fortement courbe à concavité dirigée en dehors et en haut. Continuant la direction des faisceaux charnus, l'aponévrose du grand oblique se porte comme eux en bas, en avant et en dedans, et vient successivement se fixer sur les points suivants : 1° sur la crête iliaque ; 2° sur le bord antérieur de l'os coxal ; 3° sur le pubis ; 4° sur la ligne blanche. Examinons séparément ces différents points :

A. Insertions sur la crête iliaque. — Les faisceaux les plus postérieurs de l'aponévrose du grand oblique, ceux qui font suite aux fibres charnues insérées sur la dixième côte, continuent l'insertion des fibres, situées en arrière d'eux, qui proviennent des deux dernières côtes : ils s'insèrent donc, comme ces dernières, sur la lèvre externe de la crête iliaque et sur l'épine iliaque antéro-supérieure.

B. Insertions au niveau du bord antérieur de l'os coxal. — Les faisceaux qui viennent après (fig. 853,1) répondent au bord antérieur de l'os coxal et s'y inséreraient certainement si ce bord était libre. Mais il est occupé par un certain nombre d'organes (fig. 653) qui vont du bassin à la cuisse ou, de la cuisse, remontent vers

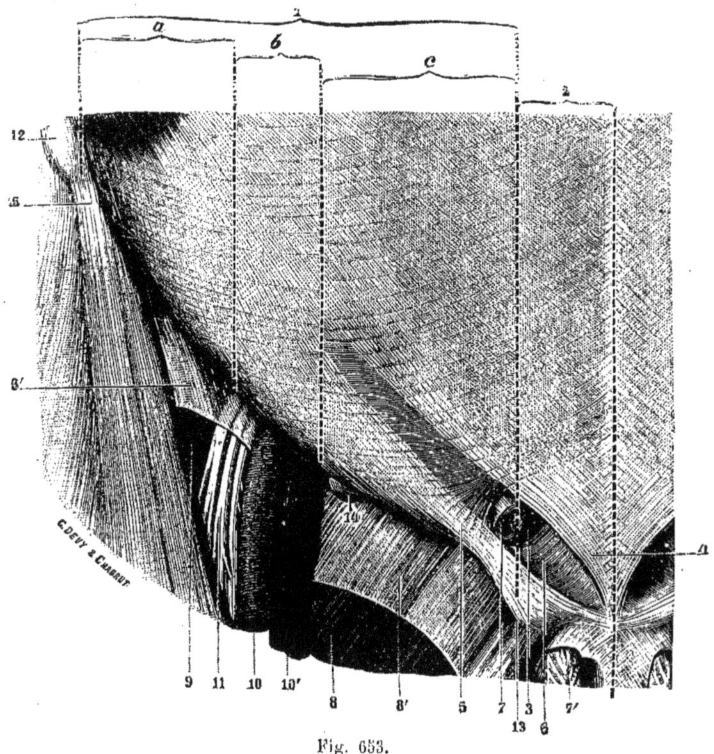

Fig. 653.

Insertions ilio-pubiennes de l'aponévrose du grand oblique.

1, arcade crurale, avec : *a*, sa portion externe ; *b*, sa portion moyenne ; *c*, sa portion interne ou gimbernatique. — 2, insertions pubiennes. — 3, orifice externe du canal inguinal, avec : 4, son pilier interne ; 5, son pilier externe ; 6, son pilier postérieur ou ligament de Colles (du côté opposé). — 7, 7', cordon spermatique. — 8, pectiné avec 8', son aponévrose. — 9, psoas-iliaque, avec 9' son aponévrose ou fascia-iliaca. — 10, 10', artère et veine fémorales. — 11, nerf crural. — 12, épine iliaque antéro-supérieure. — 13, épine du pubis. — 14, ganglion de Cloquet. — 15, couturier.

le bassin : c'est d'abord le psoas-iliaque revêtu de son aponévrose (*fascia-iliaca*), qui occupe tout l'intervalle compris entre l'épine iliaque antéro-supérieure et l'éminence ilio-pectinée ; puis, c'est l'artère fémorale, la veine de même nom et les lymphatiques de la cuisse, qui s'avancent, du côté de l'épine, du pubis jusqu'à 2 centimètres de cette épine ; vient, enfin, le muscle pectiné, recouvert lui aussi de son aponévrose, qui s'étend jusqu'à l'épine ; il est à remarquer, toutefois, que le pectiné n'occupe que la partie antérieure du bord coxal, celle qui est située en avant de la crête pectinéale.

Il résulte de tout cela que, du bord antérieur de l'os coxal, il ne reste plus de libre que le bord supérieur de la crête pectinéale depuis l'épine du pubis jusqu'au paquet des lymphatiques de la cuisse. C'est sur cette partie, et sur cette partie seulement, que vont s'insérer les faisceaux de l'aponévrose du grand oblique.

Si, maintenant, nous revenons sur nos pas et si nous reprenons ces faisceaux au niveau de l'épine iliaque antéro-supérieure, nous les voyons se diriger obliquement en bas et en dedans. Ils croisent tout d'abord le psoas iliaque, revêtu du fascia iliaca, et adhèrent intimement à cette aponévrose. Puis, au delà du psoas, ils passent comme un pont au-dessus de l'artère, de la veine et des lymphatiques fémoraux. Après avoir franchi le paquet vasculaire, ou, plus exactement, un peu

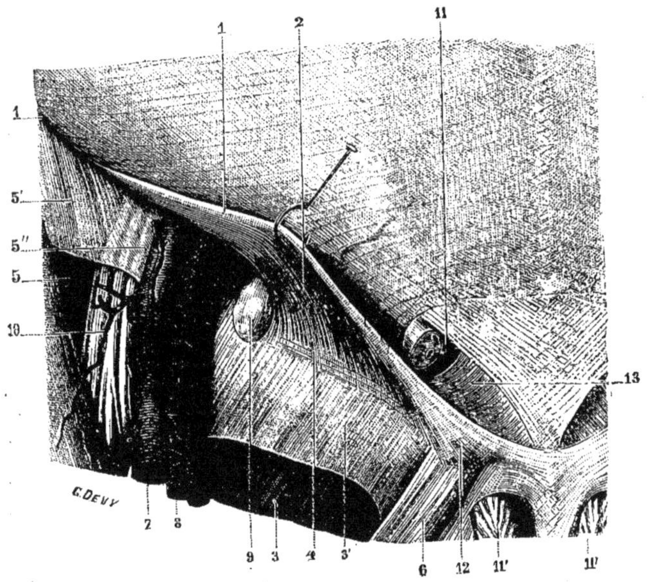

Fig. 654.

La partie interne de l'arcade crurale érignée en haut pour montrer la partie réfléchie de cette arcade ou ligament de Gimbernat.

1, 1, arcade crurale. — 2, sa portion réfléchie ou ligament de Gimbernat. — 3, pectiné, avec : 3', son aponévrose. — 4, ligament de Cooper. — 5, psoas-iliaque, avec : 5', son aponévrose ; 5'', partie de cette aponévrose fermant en dehors l'anneau crural et constituant la bandelette ilio-pectinée. — 6, moyen adducteur. — 7, artère fémorale. — 8, veines fémorales. — 9, gauglion de Cloquet, — 10, nerf crural, séparé de l'artère par la bandelette ilio-pectinée. — 11, anneau inguinal externe, avec 11', le cordon spermatique. — 12, épine du pubis. — 13, ligament de Colles.

avant de quitter ce paquet, les faisceaux fibreux, jusque-là rectilignes, se réfléchissent en arrière et en haut (fig. 654), en même temps qu'ils s'élargissent en éventail, et viennent se fixer sur la partie interne de la crête pectinéale dans une étendue de 20 à 22 millimètres ; cette partie réfléchie, à direction horizontale ou même ascendante, de forme triangulaire à bord externe, a reçu le nom, fort impropre du reste, de *ligament de Gimbernat*. Comme on le voit par notre description, ce n'est pas un ligament au sens précis du mot, ce n'est même pas une formation fibreuse indépendante : ce n'est qu'une portion, la *portion pectinéale*, la *portion gimbernatique* si l'on veut, de l'aponévrose d'insertion du grand oblique. Nous y reviendrons naturellement plus loin à propos des aponévroses de l'abdomen.

Ainsi, l'aponévrose du grand oblique, dans sa partie correspondant au bord antérieur de l'os coxal, forme une sorte de bandelette, fortement tendue, s'étendant de l'épine iliaque antéro-supérieure à l'épine du pubis et recouvrant à la manière d'un pont (ou d'un arc) toutes les formations qui, à ce niveau, passent de la cavité abdominale à la cuisse : c'est l'*arcade crurale*, l'*arcus cruralis* des anatomistes allemands. Elle répond exactement au pli de l'aine (voy. p. 815).

C. Insertions sur le pubis. — Les faisceaux aponévrotiques qui viennent immédiatement après ceux insérés à la crête pectinéale (fig. 853,2), se fixent sur cette partie du pubis comprise entre l'épine et la symphyse. Ici encore l'insertion à l'os nous présente une disposition spéciale nécessitée par le passage du cordon spermatique. Les fibres de l'aponévrose du grand oblique qui répondent à cette région se groupent en trois faisceaux, dont deux superficiels et un profond :

a. *Faisceaux superficiels : piliers interne et externe du canal inguinal, fibres arciformes.* — Les deux faisceaux superficiels se distinguent (fig. 653), d'après leur situation, en interne et externe.

Le *faisceau externe* (5), large de 4 à 6 millimètres, obliquement dirigé de haut en bas et d'arrière en avant, vient s'insérer sur l'épine du pubis par la plus grande partie de ses fibres. Les autres, continuant leur trajet descendant, s'épanouissent en un petit éventail, qui s'étale sur le tendon d'origine du moyen adducteur et se confond plus ou moins avec lui. On peut, dans la plupart des cas, suivre ces dernières fibres jusqu'à la symphyse, où elles s'entrecroisent avec celles du côté opposé.

Le *faisceau interne* (4), un peu plus large que l'externe, comme lui oblique en bas et en dedans, se dirige vers la symphyse pubienne et s'y termine en s'entrecroisant d'une façon très régulière avec le faisceau homologue venu du côté opposé.

Les *deux faisceaux* interne et externe, en s'écartant l'un de l'autre, ménagent entre eux un espace triangulaire à base inférieure : c'est l'orifice externe d'un canal, le *canal inguinal*, par lequel s'échappe le cordon (voy. *Canal inguinal*, p. 624) ; de ce fait, le faisceau externe et le faisceau interne que nous venons de décrire deviennent le *pilier externe* et le *pilier interne du canal inguinal*, dénominations qui sont universellement adoptées. — Comme nous le montre la figure 653, les deux piliers interne et externe sont reliés l'un à l'autre à leur partie supérieure par des fibres à direction transversale, que l'on désigne indistinctement sous les noms divers de *fibres intercolumnaires*, de *fibres en sautoir*, de *fibres arciformes*. Ces fibres ont pour effet, tout d'abord, de maintenir le pilier interne et le pilier externe dans leurs rapports réciproques, puis d'arrondir sur ce point l'orifice que circonscrivent les deux piliers et qui, sans elles, se terminerait en une longue pointe.

Il convient d'ajouter que les fibres arciformes n'existent pas seulement à la partie supérieure de l'orifice externe du canal inguinal. On les rencontre encore en arrière jusqu'à l'épine iliaque antéro-supérieure, formant une sorte de système spécial, qui renforce l'aponévrose du grand oblique dans toute sa partie inférieure. La signification de ces fibres, dont quelques-unes peuvent être suivies jusqu'à la ligne médiane, n'est pas encore nettement élucidée. On peut affirmer cependant qu'un certain nombre d'entre elles sont manifestement la continuation des fibres du grand oblique lui-même, qui, au niveau de l'arcade crurale, se redressent pour se diriger par un trajet obliquement ascendant vers la ligne médiane.

b. *Faisceau profond : pilier postérieur du canal inguinal ou ligament de Colles.* — Le faisceau profond (fig. 853,6) constitue encore un pilier du canal inguinal, le *pilier postérieur* : c'est le *ligament de Colles* de quelques auteurs. Il est situé, à son origine, en arrière du pilier interne, qui le recouvre entièrement. De là, il se porte obliquement en bas et en dedans, atteint la ligne médiane, la croise et vient se terminer, du côté opposé à son origine, sur la lèvre antérieure du bord supérieur du pubis et sur la partie interne de la crête pectinéale. Les deux ligaments de Colles le droit et le gauche, s'entrecroisent donc sur la ligne médiane en avant des muscles grands droits pour venir se fixer, celui de droite sur le pubis gauche et, vice-versa, celui de gauche sur le pubis droit.

c. *Résumé de l'insertion pubienne.* — Au total, les fibres de l'aponévrose du grand oblique qui descendent vers la région pubienne se condensent en trois faisceaux distincts, qui contribuent à former l'orifice externe du canal inguinal et que l'on appelle, pour cette raison, les piliers du canal inguinal : 1° un *pilier externe*, qui s'insère principalement sur l'épine du pubis ; 2° un *pilier interne*, qui se termine à la partie antérieure de la symphyse ; 3° un *pilier postérieur* ou *ligament de Colles*, qui se rend, après entrecroisement sur la ligne médiane, au pubis du côté opposé. Voyons maintenant comment se comportent les faisceaux supérieurs de notre aponévrose du grand oblique.

D. Insertion sur la ligne blanche. — Tous les faisceaux de l'aponévrose du grand oblique qui sont situés au-dessus de ceux insérés sur les pubis, passent en avant du grand droit et atteignent la ligne médiane sur le côté interne de ce muscle. Ils s'y terminent, en s'entrecroisant avec ceux du côté opposé et en contribuant à former, de concert avec les aponévroses des autres muscles larges, ce raphé extrêmement résistant qui s'étend de la symphyse pubienne à l'appendice xiphoïde et que l'on désigne sous le nom de *ligne blanche* (voy. plus loin, p. 830).

3° Rapports. — Le grand oblique est recourbé sur lui-même à la manière d'une large gouttière, se moulant exactement sur la paroi antéro-latérale du thorax et de l'abdomen. — Par sa face superficielle, il est recouvert par la peau, le tissu cellulaire sous-cutané et l'aponévrose superficielle, à laquelle il adhère d'une façon assez intime. — Par sa face profonde, il recouvre successivement, en allant de dedans en dehors, le grand droit et le pyramidal de l'abdomen, le petit oblique, les sept ou huit dernières côtes avec leurs cartilages, les muscles intercostaux correspondants. — Nous avons déjà vu plus haut, à propos du grand dorsal, que le bord antérieur de ce muscle était séparé du bord postérieur du grand oblique par un espace triangulaire, à base inférieure, appelé *triangle* de *Petit* (voy. p. 756).

4° Innervation. — Le muscle grand oblique est innervé par les nerfs intercostaux inférieurs et par les deux nerfs grand abdomino-génital et petit abdomino-génital, branches du plexus lombaire.

5° Action. — Le grand oblique prend généralement son point fixe sur le bassin. Dans ce cas, ses contractions : 1° abaissent les côtes (muscle expirateur) ; 2° fléchissent le thorax sur le bassin ; 3° compriment les viscères abdominaux, contenant et contenu, dans les conditions énumérées plus haut à propos du grand droit. Si le grand oblique se contracte d'un seul côté, il imprime en outre au thorax un léger mouvement de rotation, qui a pour effet de porter sa face antérieure du côté opposé.

Le grand oblique prend-il son point fixe sur le thorax, il agit alors sur le bassin, qu'il soulève et fléchit vers les côtes. S'il se contracte d'un côté seulement, il imprime à la colonne lombaire un mouvement de rotation, qui a pour résultat de porter la face antérieure du bassin vers le muscle qui se contracte.

Variétés. — Le nombre de ses faisceaux d'origine peut varier de six à neuf (Macalister). — Deux faisceaux peuvent partir d'une même côte (Theile). — Flesch (*Varietäten Beobachtungen*, etc., 1879) a vu la digitation appartenant à la neuvième côte donner naissance à un faisceau de fibres charnues qui, passant par-dessus la côte, venait se porter à la face profonde de la peau de cette région. — Dans un cas de Budge, ce même faisceau de la neuvième côte se continuait directement avec la digitation correspondante du grand dentelé. — Voyez, au sujet du grand oblique, Seydel, *Ueber die Zwischensehnen u. den metameren Aufbau des Musc. obliquus thoraco-abdominalis externus der Säugethieren*, Morph. Jahrb., 1892.

2° Petit oblique de l'abdomen

Le muscle petit oblique ou oblique externe (fig. 656, 4) est situé immédiatement au-dessous du précédent. Comme lui, aplati et fort large, mais dirigé en sens contraire, il s'étend de la région lombo-iliaque aux dernières côtes, à la ligne blanche et au pubis.

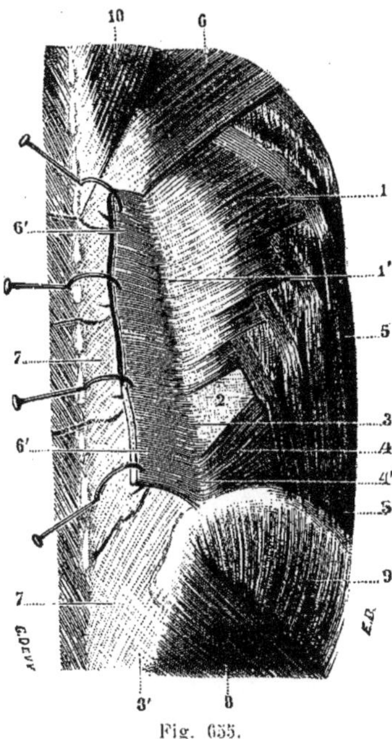

Fig. 655.

Insertions postérieures du petit oblique, du transverse et du petit dentelé postéro-inférieur.

1, petit dentelé postéro-inférieur, avec : 1' fusion de son tendon avec l'aponévrose du grand dorsal. — 2, espace de Grinfeltt recouvert par l'aponévrose postérieure du transverse. — 3, fusion de l'aponévrose du transverse avec l'aponévrose du grand dorsal. — 4, petit oblique, avec 4', fusion de son aponévrose postérieure avec l'aponévrose du grand dorsal. — 5, grand oblique. — 6, grand dorsal, en place. — 6', 6'' le même et son aponévrose, sectionnés et érignés en dedans, — 7, aponévrose lombaire. — 8, grand fessier, avec 8', son insertion à l'aponévrose lombaire, — 9, moyen fessier. — 10, trapèze.

1° Insertions d'origine. — Il prend naissance, en bas, sur les points suivants : 1° sur le tiers externe (quelquefois la moitié externe) de l'arcade crurale ; 2° sur l'épine iliaque antéro-supérieure et sur l'interstice de la crête iliaque, dans ses deux tiers ou ses trois quarts antérieurs ; 3° au-delà, par un faisceau dont le développement est fort variable, sur une aponévrose (*aponévrose postérieure du petit oblique*), qui se fusionne avec l'aponévrose du grand dorsal (fig. 655,4') et qui relie le muscle aux apophyses épineuses de la première vertèbre sacrée et de la dernière lombaire. Le muscle a donc, par ce dernier faisceau une insertion épineuse, et cette insertion, comme on le voit, se fait à l'aide de longues fibres tendineuses, à directions obliques, qui se fusionnent avec l'aponévrose lombaire. Les insertions à l'arcade crurale et à la crête iliaque se font, en partie par des fibres charnues, en partie par de courtes fibres tendineuses.

2° Insertion terminale, aponévrose du petit oblique. — De cette ligne d'insertion inférieure, fort étendue comme on le voit, les faisceaux constitutifs du petit oblique, affectant une disposition divergente, s'étalent en un vaste éventail, dont le bord évasé, constituant la ligne d'insertion terminale du muscle, s'étend de la douzième côte à l'appendice xiphoïde et de celui-ci au pubis. Il convient d'examiner séparément les faisceaux postérieurs, les faisceaux antérieurs et les faisceaux moyens :

a. *Faisceaux postérieurs.* — Les faisceaux les plus postérieurs (fig. 655,4) ceux qui proviennent de l'aponévrose lombaire et de la partie moyenne de la crête iliaque, se portent vers le thorax, en suivant un trajet plus ou moins oblique en haut et en avant. Ils viennent se terminer sur le bord inférieur et sur le sommet des trois ou quatre derniers cartilages costaux, en se continuant, dans l'intervalle de ces cartilages, avec les muscles intercostaux internes. Les intercostaux internes, disons-le en passant, représentent au thorax la lame musculaire indivise qui, à l'abdomen, constitue le petit oblique.

b. *Faisceaux antérieurs.* — Les faisceaux les plus antérieurs (fig. 656) se dirigent obliquement en bas et en dedans et viennent se terminer sur l'épine pubienne et sur la symphyse, soit directement, soit par des fibres tendineuses très courtes. Quelques fibres, directement appliquées sur le cordon spermatique, viennent le plus souvent renforcer le muscle crémaster (voy. APPAREIL URO-GÉNITAL). Mais il serait inexact de dire qu'elles forment en entier le crémaster, comme l'enseignait CLOQUET : ce muscle est, avant tout, constitué par deux faisceaux qui descendent, l'un de l'arcade crurale, l'autre de l'épine du pubis.

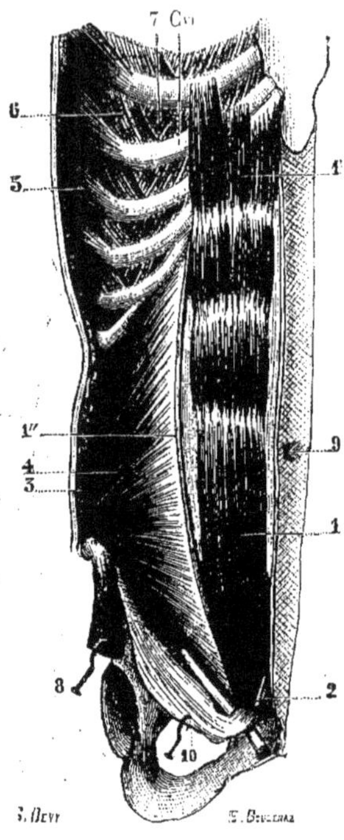

Fig. 656.

Muscle petit oblique de l'abdomen, vue antéro-latérale.

1, muscle grand droit, dont la gaine a été coupée sur les côtés. — 1', ses faisceaux d'insertion aux cinquième, sixième, et septième côtes. — 1'', coupe du feuillet antérieur de sa gaine. — 2, muscle pyramidal. — 3, coupe du muscle grand oblique. — 4, muscle petit oblique. — 5, grand dentelé. — 6, intercostaux externes. — 7, intercostaux internes. — 8, muscle couturier. — 9, ombilic. — 10, aponévrose du grand oblique, sectionnée et érignée en bas, pour laisser voir le cordon inguinal. — C^{VI}, sixième côte.

c. *Faisceaux moyens.* — Tous les faisceaux moyens du petit oblique, je veux dire les faisceaux compris entre ceux à insertion costale et ceux à insertion pubienne (fig. 656), viennent se terminer sur le bord externe d'une large aponévrose d'insertion qui porte le nom d'*aponévrose antérieure du petit oblique* (par opposition à son aponévrose postérieure) ou tout simplement d'*aponévrose du petit oblique*. Cette aponévrose, continuant la direction des faisceaux charnus auxquels elle fait suite, se porte vers le bord externe du muscle grand droit, l'atteint, et là se comporte différemment suivant qu'on l'examine en haut ou en bas. — En haut (fig. 661,A), dans les trois quarts supérieurs du muscle grand droit, l'aponévrose du petit oblique, jusque-là indivise, se partage en deux feuillets : 1° un feuillet antérieur qui, passant en avant du muscle grand droit, se fusionne avec l'aponévrose du grand oblique et, comme cette dernière, va se terminer à la ligne blanche ; 2° un feuillet postérieur, qui passe en arrière du muscle grand droit, s'y fusionne de même avec l'aponévrose du transverse et, comme le feuillet précédent, se rend à la ligne blanche. — En bas (fig. 661,B), dans le quart inférieur du muscle grand droit, l'aponévrose du petit oblique ne se dédouble pas et, tout entière, passe en avant de ce dernier muscle pour gagner la ligne blanche.

2° Rapports. — Recouvert en avant par le grand oblique et en arrière par le grand dorsal, le petit oblique recouvre à son tour le transverse. Il forme avec ce dernier muscle le fond du triangle de Petit (p. 756) et se met en rapport, à ce niveau, avec l'aponévrose superficielle, le tissu cellulaire sous-cutané et la peau.

3° Innervation. — Il est innervé, comme le grand oblique, par les nerfs intercostaux inférieurs et par les deux branches abdomino-génitales du plexus lombaire.

4° Action. — L'action du petit oblique diffère peu de celle du grand oblique : le petit oblique, en effet, abaisse les côtes, fléchit le thorax, comprime les viscères abdominaux. Quand il se contracte d'un seul côté, il imprime en outre au thorax un mouvement de rotation qui le porte de son côté. Au point de vue des mouvements de rotation, le petit oblique est donc antagoniste du grand oblique du même côté, congénère du grand oblique du côté opposé.

Comme le grand oblique, le petit oblique peut prendre son point d'insertion fixe sur le thorax et, dans ce cas, il élève et fléchit le bassin.

Variétés. — Des intersections aponévrotiques existent parfois dans la portion supérieure du muscle, en regard des dixième, onzième et douzième côtes. — En haut, sur les côtes, le muscle peut présenter une ou deux digitations en plus ou en moins. — En bas, les faisceaux insérés sur l'arcade crurale peuvent faire défaut (Gruber, in *Bull. As. Sc. de Saint-Pétersbourg*, 1872). — Dans un cas observé par Macalister (*loc. cit.*), le petit oblique, plus développé que d'ordinaire, était traversé par le cordon spermatique.

Quelques faisceaux surnuméraires ont été décrits entre le grand et le petit oblique; tels sont : 1° le *droit latéral* de Kelch, partant de l'une des trois dernières côtes et venant s'insérer sur le milieu de la crête iliaque; 2° un faisceau observé par Gunz et par Gruber (*Bull. Acad. des Sc. de Saint-Pétersbourg*, 1873, et *Virchow's Arch.*, t. LXV), allant du cartilage de la onzième côte sur le milieu de l'arcade crurale ; 3° des faisceaux allant de la dixième ou de la onzième côte à la gaine du grand droit (Gruber).

3° Transverse de l'abdomen

Le muscle transverse (fig. 658, 1), ainsi appelé en raison de la direction transversale de ses faisceaux, se trouve situé au-dessous du petit oblique. Charnu à sa partie moyenne, tendineux à ses deux extrémités, il représente une vaste lame quadrilatère qui s'étend, à la manière d'une large ceinture, de la colonne vertébrale à la ligne blanche : c'est un demi-cylindre creux, dont la concavité, dirigée en dedans, embrasse les viscères abdominaux.

1° Insertions. — Ce muscle prend naissance (fig. 657) 1° sur la face interne de la portion cartilagineuse des six dernières côtes, par autant de digitations qui s'entrecroisent avec les digitations correspondantes du diaphragme; 2° sur la lèvre interne de la crête iliaque, dans ses trois quarts antérieurs, à l'aide de fibres tendineuses extrêmement courtes ; 3° sur le tiers externe de l'arcade crurale, par des fibres charnues qui se juxtaposent immédiatement à celles du petit oblique; 4° sur la colonne lombaire et, tout particulièrement, sur les apophyses transverses, par l'intermédiaire d'une large aponévrose d'insertion, qui est l'*aponévrose postérieure du transverse* et que nous décrirons dans le paragraphe suivant.

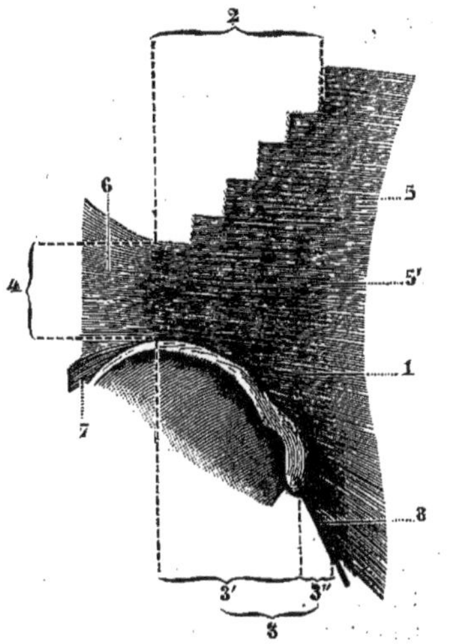

Fig. 657.

Schéma représentant l'insertion d'origine du transverse de l'abdomen.

1, transverse. — 2, ligne d'insertion costale (faisceaux suspenseurs). — 3, ligne d'insertion iliaque (faisceaux inférieurs), avec : 3' insertion sur la crête iliaque ; 3'', insertion à l'arcade crurale. — 4, insertion à l'aponévrose postérieure (faisceaux moyens). — 5, aponévrose antérieure, avec 5', ligne semi-lunaire de Spigel. — 6, aponévrose postérieure. — 7, ligament ilio-lombaire. — 8, arcade crurale.

Si l'on veut bien jeter les yeux sur la figure 657 où j'ai représenté schématiquement les insertions d'origine du muscle transverse, on constate : 1° que la ligne d'insertion costale se dirige obliquement d'avant en arrière et de haut en bas ; 2° que la ligne d'insertion iliaque est également oblique, mais en sens inverse, c'est-à-dire d'avant en arrière et de bas en haut ; 3° que la ligne d'insertion aponévrotique revêt la forme d'une courbe à convexité postérieure. Il en résulte que le corps charnu du transverse se termine en arrière, par une sorte de pointe mousse et que, dans son ensemble, ce corps charnu a la forme d'un triangle à base antérieure.

2° Insertions terminales, aponévrose antérieure du transverse. — Des trois zones d'insertions costale, lombaire et iliaque, tous les faisceaux constitutifs du muscle transverse se portent d'arrière en avant vers le bord externe du grand droit et se jettent, un peu avant d'atteindre ce bord, sur une large aponévrose, l'*aponévrose antérieure du transverse*, laquelle, comme celle des deux muscles précédemment décrits, vient se fixer à la ligne blanche.

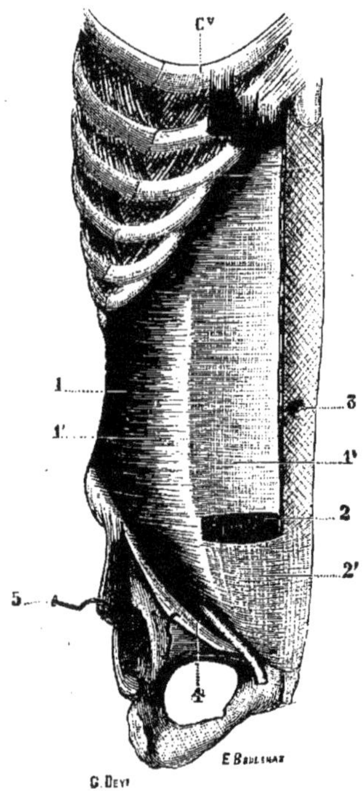

Fig. 658.

Muscles de l'abdomen, vus par leur face antérieure, couche profonde, muscle transverse.

1, muscle transverse, avec 1', son aponévrose formant le feuillet postérieur de la gaine du grand droit dans ses quatre cinquièmes supérieurs. — 2, muscle grand droit, sectionné en travers. — 2', feuillet antérieur de sa gaine, se continuant, dans le cinquième inférieur, avec l'aponévrose du transverse. — 3, ombilic. — 4, arcade de Fallope. — 5, couturier. — Cv, cinquième côte.

Comme nous le montre la figure 658, le bord externe de cette aponévrose est représenté par une ligne assez régulièrement courbe, à concavité dirigée en dedans : c'est à cette ligne courbe, limite séparative du corps musculaire et de son aponévrose, qu'on donne le nom de *ligne semi-lunaire de Spigel*.

Pour gagner la ligne blanche, l'aponévrose du transverse passe en arrière du grand droit dans ses trois quarts supérieurs (quelquefois dans ses quatre cinquièmes supérieurs), en avant de ce muscle dans son quart inférieur. Il en résulte que cette aponévrose est en réalité divisée en deux portions, très différentes l'une de l'autre par leurs dimensions et leur situation : une partie supérieure, qui représente les trois quarts supérieurs de l'aponévrose et qui est rétro-musculaire (par rapport au grand droit); une portion inférieure, beaucoup plus petite, qui est prémusculaire.

La partie supérieure se termine en bas à 10 ou 12 centimètres au-dessus du pubis par un bord transversal, qui est courbe à concavité dirigée en bas : c'est le *repli semi-lunaire de Douglas* ou, bien plus simplement, le *repli de Douglas, l'arcade de Douglas*. On le voit très nettement (fig. 666,2) quand on regarde la paroi antérieure de l'abdomen par sa face postérieure, après avoir enlevé le péritoine.

3° Rapports. — Recouvert par les deux muscles grand et petit obliques, le transverse de l'abdomen recouvre le péritoine, tout en restant séparé de la séreuse par le fascia transversalis (voir plus loin) et par le tissu cellulaire sous-péritonéal.

4° Innervation. — Il est innervé, comme les deux obliques : 1° par des rameaux provenant des intercostaux ; 2° par des rameaux issus du grand abdomino-génital et du petit abdomino-génital, branches du plexus lombaire.

5° Action. — Par ses faisceaux insérés aux côtes, le transverse rapproche celles-ci du plan médian et concourt ainsi au rétrécissement du thorax et à l'expiration. Mais ce n'est là qu'un rôle accessoire. Sa fonction principale est d'agir sur les viscères abdominaux, qu'il comprime contre la colonne vertébrale, à la manière d'une sangle. Il prend ainsi, on le conçoit, une large part aux divers actes du vomissement, de la miction, de la défécation, de l'accouchement.

Variétés. — L'insertion à la septième côte fait fréquemment défaut. — MORGENBESSER a observé une digitation surnuméraire pour la sixième côte. — Les faisceaux inférieurs peuvent, dans des cas de développement exagéré du muscle, former la paroi postérieure du canal inguinal et être traversés par le cordon spermatique (GUTHRIE, MACALISTER, GRUBER). — MACALISTER a constaté l'absence du transverse. — Le même anatomiste a rencontré, sur deux sujets, la fusion du petit oblique et du transverse. — Une intersection tendineuse, située dans l'épaisseur du muscle transverse, a été observée par SCHWEGL.

§ III. — APONÉVROSES DES MUSCLES DE LA RÉGION ANTÉRO-LATÉRALE DE L'ABDOMEN

Les muscles que nous venons de décrire comme constituant les parois antéro-latérales de l'abdomen possèdent deux sortes d'aponévroses : des *aponévroses d'enveloppe* et des *aponévroses d'insertion* (p. 672). C'est ainsi que chacun des trois muscles larges nous présente, sur l'une et l'autre de ses faces, une lame fibreuse ou tout au moins conjonctive, qui l'engaine et l'isole des muscles voisins ; mais ces aponévroses d'enveloppe, sauf celle qui revêt la face profonde du transverse et que nous décrirons plus loin sous le nom de *fascia transversalis*, sont extrêmement minces, d'une dissection difficile et à peu près sans importance. Les aponévroses d'insertion, au contraire, sont des membranes très fortes et très résistantes, qui continuent le corps musculaire jusqu'à ses insertions et qui, de ce fait, font partie intégrante du muscle lui-même. Ce sont elles que l'on a principalement en vue toutes les fois qu'il est question des aponévroses abdominales : elles ont, en chirurgie et en médecine opératoire, une importance considérable. Nous examinerons successivement les aponévroses abdominales postérieures et les aponévroses abdominales antérieures. Nous étudierons ensuite un certain nombre de formations ou de régions qui se rattachent d'une façon plus ou moins directe à ces aponévroses.

A. — APONÉVROSES ABDOMINALES POSTÉRIEURES

Les aponévroses abdominales postérieures, comme nous l'avons vu en étudiant les insertions d'origne des muscles larges, sont au nombre de deux : l'*aponévrose postérieure du petit oblique* et l'*aponévrose postérieure du transverse*.

1° Aponévrose postérieure du petit oblique. — L'aponévrose postérieure du petit oblique, qui répond aux faisceaux les plus reculés du muscle, à ceux qui s'insèrent sur la douzième côte, se porte en arrière et en bas et ne tarde pas à se réunir avec celle du grand dorsal, qui la recouvre (fig. 655,4'). Quoique intimement fusionnée avec cette dernière aponévrose, on peut parfois la suivre, en se guidant sur la direction de ses fibres, jusqu'aux apophyses épineuses de la dernière vertèbre lombaire et de la première sacrée.

2° Aponévrose postérieure du transverse. — L'aponévrose postérieure du transverse continue jusqu'à la colonne vertébrale les faisceaux moyens de ce muscle. Une et indivise à son origine sur le muscle, elle se partage, en atteignant le bord externe du carré des lombes, en deux lames, l'une qui passe en avant du carré, l'autre qui passe en arrière. Cette dernière lame, à son tour, en atteignant le bord externe des muscles spinaux, jette un feuillet en arrière de ces muscles. L'aponévrose postérieure du transverse se divise donc, en définitive, en trois feuillets, que l'on distingue en antérieur, moyen et postérieur :

a. *Feuillet antérieur.* — Le feuillet antérieur (fig. 660,4') n'est autre que l'*aponévrose du carré des lombes* de certains auteurs. Elle s'étale de dehors en dedans sur la face antérieure de ce muscle et vient se fixer, en dedans, sur la base des apophyses transverses des vertèbres lombaires. L'aponévrose du carré est ordinairement mince et peu résistante. Elle est renforcée à sa partie supérieure par un système de fibres à direction transversale, qui s'étendent du sommet de la douzième côte (quelquefois aussi de la partie moyenne de la onzième) à la face antérieure et au bord supérieur de l'apophyse transverse de la deuxième lombaire : c'est une dépendance du ligament lombo-costal de Henle, que nous décrirons dans un instant. L'ensemble de ces fibres transversales, ainsi fusionnées avec les fibres de l'aponévrose du carré, constitue une sorte d'arcade, que l'on appelle indistinctement *arcade du carré des lombes* ou *ligament cintré du diaphragme* : c'est sur cette arcade, rappelons-le en passant, que viennent s'insérer les faisceaux correspondants du muscle diaphragme.

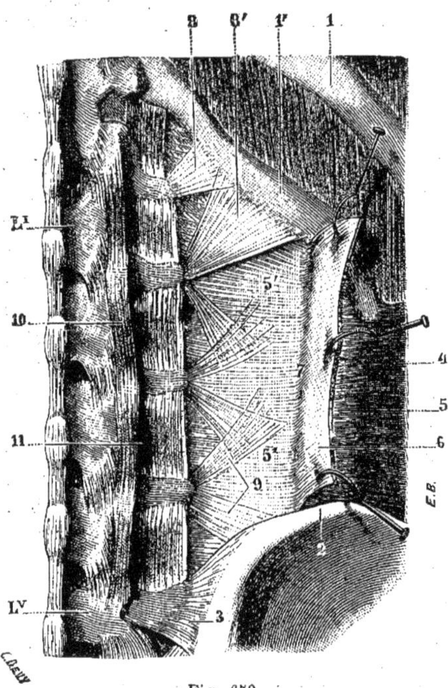

Fig. 659.

Aponévrose postérieure du muscle transverse.

L^{I}, L^{II}, L^{III}, L^{IV}, L^{V}, première, deuxième, troisième, quatrième et cinquième vertèbres lombaires.

1, 1', onzième et douzième côtes. — 2, crête iliaque. — 3, ligament ilio-lombaire. — 4, muscle transverse de l'abdomen. — 5, son aponévrose postérieure, avec : 5' son feuillet moyen, allant s'insérer sur le sommet des apophyses transverses des vertèbres lombaires. — 6, aponévrose du grand dorsal érigné en dehors, à laquelle s'est intimement uni en 7, le feuillet superficiel de l'aponévrose du transverse. — 8, 8', deux faisceaux fibreux constituant dans leur ensemble le ligament lombo-costal de Henle. — 9, 9, autres faisceaux fibreux partant du sommet des apophyses transverses et allant renforcer l'aponévrose du transverse. — 10, muscles intertransversaires internes. — 11, muscles intertransversaires externes.

b. *Feuillet moyen.* — Le feuillet moyen (fig. 659,5' et 660,4''), le plus important des trois, constitue à proprement parler l'aponévrose d'insertion postérieure du muscle transverse. Elle fait suite aux faisceaux charnus de ce muscle et vient se terminer sur le sommet des apophyses transverses des vertèbres lombaires. Elle occupe, en hauteur, tout l'espace compris entre la douzième côte et la crête iliaque, continuée en dedans par le ligament ilio-lombaire. Sa largeur, mesurée du bord postérieur du muscle aux apophyses transverses est de 10 ou 11 centimètres. Relativement mince en bas, le feuillet moyen de l'aponévrose du transverse s'épaissit peu à peu, au fur et à mesure qu'il se rapproche des côtes. Au point de vue de sa constitution anatomique, il est essentiellement formé par des fibres transversales : franchement transversales pour sa partie inférieure, obliques en haut et en dedans (parallèles à la douzième côte) pour sa partie supérieure. Tout en haut, dans l'angle formé par la dernière côte et la colonne lombaire, il est renforcé par le *ligament lombo-costal* de Henle (fig. 659,8 et 8'), sorte d'expansion fibreuse, à la fois très épaissie et très résistante, qui s'étend du sommet des deux premières lombaires au bord inférieur de la douzième côte et quelquefois même à la onzième (quand la douzième est courte). Au-dessous du ligament lombo-costal, des expansions analogues, mais beaucoup moins importantes, souvent même peu visibles, s'échappent du sommet des apophyses transverses des trois dernières lombaires pour s'irradier sur la face postérieure de notre aponévrose et renforcer ainsi sa partie interne ou juxta-lombaire. J'ai vu, sur plusieurs sujets, l'extrémité externe des apophyses transverses laisser échapper de véritables rubans fibreux, qui se dirigeaient obliquement en bas et en dehors parallèlement à la douzième côte : ces faisceaux aponévrotiques, quand ils existent, ne sont vraisemblablement que les reliquats fibreux des côtes lombaires.

c. *Feuillet postérieur.* — Le feuillet postérieur (fig. 660,4''') se détache, avons-nous dit plus haut, au niveau du bord externe des muscles spinaux. Il se porte en arrière et en dedans et se fusionne immédiatement après avec l'aponévrose du grand dorsal : il contribue ainsi à former, avec quelques autres aponévroses moins importantes, notamment avec celles du petit oblique et du petit dorsal inférieur, l'aponévrose lombaire. Nous avons déjà décrit cette aponévrose à propos des muscles postérieurs du tronc (fig. 762). Nous n'y reviendrons pas ici.

d. *Loges musculaires de la région lombaire.* — En s'écartant les uns des autres, les trois feuillets précités de l'aponévrose postérieure du transverse circonscri-

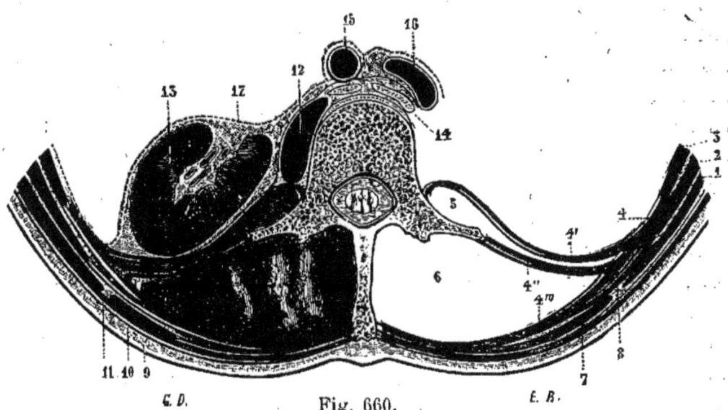

Fig. 660.

Coupe horizontale de la colonne vertébrale au niveau de la deuxième vertèbre lombaire.

1, grand oblique de l'abdomen. — 2, petit oblique. — 3, transverse. — 4, aponévrose de ce dernier muscle, se divisant en trois feuillets : 4', feuillet antérieur ; 4'', feuillet moyen ; 4''', feuillet postérieur. — 5, loge du carré des lombes. — 6, loge des muscles spinaux. — 7, muscle grand dorsal. — 8, aponévrose du petit oblique. — 9, peau. — 10, tissu cellulaire sous-cutané. — 11, aponévrose superficielle. — 12, coupe du psoas. — 13, rein. — 14, pilier droit du diaphragme. — 15, aorte. — 16, veine cave inférieure. — 17, péritoine.

vent, de concert avec les parties correspondantes de la colonne vertébrale, deux loges ostéo-fibreuses importantes (fig. 660) : une *loge antérieure* (5), située entre le feuillet antérieur et le feuillet moyen ; une *loge postérieure* (6), comprise entre le feuillet moyen et le feuillet postérieur. La première de ces loges est occupée par le muscle carré des lombes. Dans la seconde prennent place les trois muscles des gouttières vertébrales : le long dorsal et le sacro-lombaire, sur un plan superficiel; le transversaire épineux, sur un plan profond.

La description, qui précède, de l'aponévrose abdominale postérieure est ce qu'on pourrait appeler la description classique, du moins en France : c'est celle qu'on trouve dans Cruveilhier, Sappey, Richet, Paulet, Tillaux, etc. On la trouve encore dans certains auteurs étrangers, notamment dans le *Traité d'anatomie appliquée* de Cunningham, dont la deuxième édition est de 1896 et dans le *Traité d'anatomie de l'homme* de Romiti, paru en 1897. La plupart des anatomistes étrangers, au nombre desquels je citerai Meckel (1815), Henle (2e éd., 1871), Hyrtl (12e, éd., 1872), Quain (9e éd., 1882), Gegenbaur (3e éd., 1889), etc., pour ne parler que des plus connus, tout en reproduisant des coupes analogues à celles représentées dans la figure 664, l'interprètent d'une façon toute différente. Pour eux, l'aponévrose postérieure du transverse ne se divise pas en feuillets multiples et, tout entière, se porte sur le sommet des apophyses transverses des vertèbres lombaires ; le muscle transverse s'insérerait donc exclusivement sur les apophyses transverses. Quant aux deux autres lames, que nous avons décrites ci-dessus sous les noms de feuillet antérieur et de feuillet postérieur de l'aponévrose du transverse, elles seraient indépendantes de ce dernier muscle : la première serait une simple aponévrose d'enveloppe, revêtant la face antérieure du carré des lombes ; la seconde serait constituée par l'aponévrose du grand dorsal, à laquelle viendraient se joindre les tendons postérieurs du petit oblique et du petit dentelé inférieur. C'est cette description, *déjà fort ancienne*, qu'a reproduite M. Barbé (1897) dans sa thèse inaugurale, sans savoir vraisemblablement — puisqu'il n'en fait aucune mention — qu'elle était classique en Angleterre et en Allemagne. Mais les anatomistes précités ajoutent que, sur les points (au niveau externe du carré des lombes d'abord, puis au niveau du bord externe des muscles spinaux) où elles entrent en contact avec l'aponévrose du transverse, les deux lames fibreuses en question *se fusionnent intimement, se confondent, se suturent* (on a employé tour à tour ces différentes expressions) avec cette dernière aponévrose. C'est, comme on le voit, non pas une disposition nouvelle, mais la même disposition, interprétée d'une façon différente.

B. — Aponévroses abdominales antérieures

On désigne sous ce nom les trois aponévroses d'insertion antérieure du grand oblique, du petit oblique et du transverse. Ces trois lames aponévrotiques, superposées d'avant en arrière comme les muscles dont elles dérivent et qu'elles continuent, ont été déjà décrites dans le paragraphe précédent à propos des insertions terminales du grand oblique (p. 802), du petit oblique (p. 807) et du transverse (p. 810). Nous n'y reviendrons pas ici et nous contenterons de rappeler la manière dont elles se comportent par rapport au muscle droit (voy. fig. 661) :

L'*aponévrose du grand oblique*, la plus superficielle des trois, passe en avant du muscle grand droit, qu'elle recouvre dans toute sa hauteur depuis le pubis jusqu'à l'appendice xiphoïde.

L'*aponévrose du petit oblique* se divise, en atteignant le bord externe du muscle grand droit, en deux feuillets : 1° un feuillet antérieur qui passe en avant du muscle, en se fusionnant avec l'aponévrose du grand oblique ; 2° un feuillet postérieur, qui passe en arrière du muscle, mais dans les trois quarts supérieurs seulement. Dans son quart inférieur, l'aponévrose du petit oblique ne se dédouble pas et passe tout entière en avant du grand droit, en se fusionnant toujours avec l'aponévrose du grand oblique.

L'*aponévrose du transverse* passe en arrière du muscle grand droit dans ses trois quarts supérieurs, en se fusionnant avec le feuillet postérieur de l'aponévrose du petit oblique. Dans son quart inférieur, elle passe en avant du muscle grand droit et s'y fusionne avec les deux aponévroses du petit et du grand oblique.

Du reste, les trois aponévroses (on pourrait presque dire quatre, puisque celle du petit oblique se dédouble), arrivées sur le côté interne du grand droit, s'entrecroisent sur la ligne médiane avec les aponévroses homonymes du côté opposé, pour former un long raphé, appelé *ligne blanche* (voy. plus loin p. 830).

En passant ainsi, les unes en avant, les autres en arrière du grand droit, les aponévroses abdominales antérieures forment à ce muscle une sorte d'enveloppe fibreuse, connue sous le nom de *gaine du grand droit*. Nous la décrirons tout à

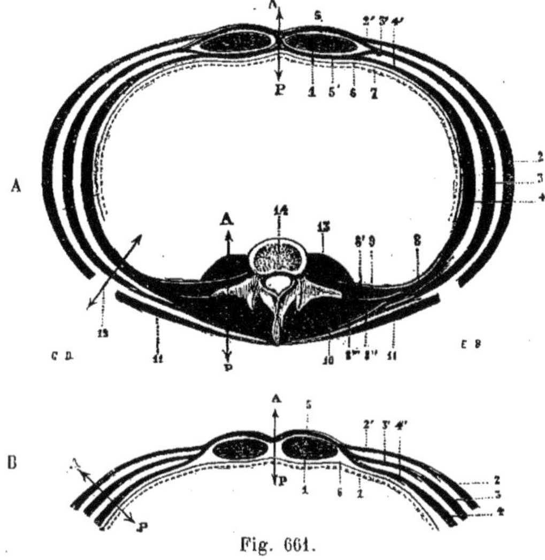

Fig. 661.

Coupes transversales du tronc pour montrer les aponévroses de l'abdomen.

A, Coupe passant un peu au-dessus de l'ombilic. — 1, muscle grand droit. — 2, grand oblique, avec 2', son aponévrose. — 3, petit oblique, avec 3', son aponévrose. — 4, transverse, avec 4', son aponévrose. — 5, et 5', feuillet antérieur et feuillet postérieur de la gaine du grand droit. — 6, fascia transversalis. — 7, péritoine. — 8, aponévrose postérieure de l'abdomen, avec : 8', son feuillet antérieur ; 8'', son feuillet moyen ; 8''', son feuillet postérieur. — 9, carré des lombes. — 10, masse sacro-lombaire. — 11, grand dorsal. — 12, flèche pénétrant dans le triangle de Petit. — 13, psoas. — 14, colonne vertébrale.

B, Coupe passant à 8 centimètres au-dessus du pubis. — 1, muscle grand droit. — 2, 3, 4, muscles grand oblique, petit oblique et transverse, avec 2', 3', 4', leurs aponévroses. — 5, feuillet antérieur de la gaine du grand droit. — 6, fascia transversalis. — 7, péritoine.

(AP, flèches pénétrant d'avant en arrière pour montrer les différents plans qui constituent la paroi de l'abdomen sur la ligne blanche, sur la paroi antéro-latérale et au niveau des gouttières vertébrales.)

l'heure. Il nous faut, auparavant, étudier quelques dépendances de l'aponévrose du grand oblique et, aussi, le fascia transversalis qui prend une part importante à la constitution de cette gaine.

C. — Régions et formations diverses dépendant des aponévroses abdominales

Nous étudierons sous ce titre un certain nombre de régions ou de formations qui se rattachent d'une façon plus ou moins directe aux aponévroses des muscles de l'abdomen, tout particulièrement aux aponévroses antérieures. Telles sont : l'*arcade crurale*, le *ligament de Gimbernat*, le *ligament de Cooper*, la *bandelette ilio-pectinée*, l'*anneau crural*, le *fascia transversalis*, le *fascia propria*, le *canal inguinal* et les *fossettes inguinales*, la *gaine du grand droit*, la *ligne blanche*, l'*ombilic*. De chacune d'elles nous ne donnerons qu'une description sommaire, renvoyant le lecteur pour de plus amples détails, surtout en ce qui concerne les applications médico-chirurgicales, aux traités d'anatomie topographique.

1° Arcade crurale. — L'arcade crurale ou fémorale, que l'on appelle encore, improprement (nous verrons tout à l'heure pourquoi) *ligament de Fallope*, *liga-*

ment de Poupart, est une bandelette fibreuse, très forte, très résistante, qui s'étend de l'épine iliaque antérieure et supérieure à l'épine du pubis. Elle répond à la ligne de jonction de l'abdomen avec la cuisse, à ce sillon extérieur appelé pli de l'aine. Comme nous le montre la figure 662, elle n'est pas exactement rectiligne, mais légèrement contournée en *S* italique (∽). Sa longueur, mesurée en

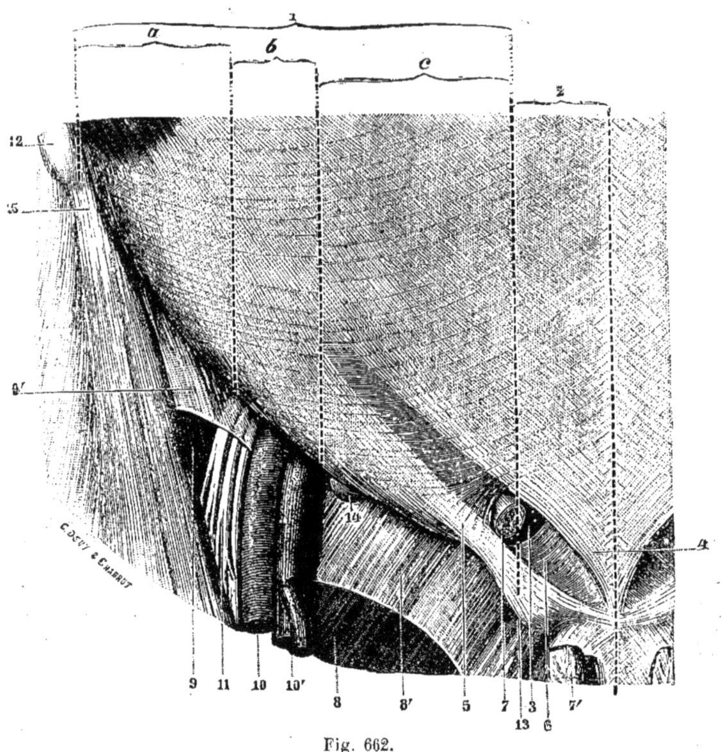

Fig. 662.

Arcade crurale, vue antérieure.

1, arcade crurale, avec : *a*, sa portion externe ; *b*, sa portion moyenne ; *c*, sa portion interne ou gimbernatique. — 2, insertions pubiennes. — 3, orifice externe du canal inguinal, avec : 4, son pilier interne ; 5, son pilier externe ; 6, son pilier postérieur ou ligament de Colles (du côté opposé). — 7, 7, cordon spermatique. — 8, pectiné, avec 8', son aponévrose. — 9, psoas iliaque, avec 9', son aponévrose ou fascia iliaca. — 10, 10', artère et veine fémorales. — 11, nerf crural. — 12, épine iliaque antéro-supérieure. — 13, épine du pubis. — 14, ganglion de Cloquet. — 15, couturier.

ligne droite à l'aide du ruban métrique ou du compas-glissière, est de 10 à 12 centimètres chez l'homme, de 11 à 13 centimètres chez la femme.

Envisagée au point de vue de ses insertions, l'arcade crurale se fixe, en arrière, sur le côté externe de l'épine iliaque antéro-supérieure, où elle se confond avec la portion correspondante de l'aponévrose du grand oblique. En dedans, elle s'insère sur l'épine du pubis et, là encore, elle se continue, sans ligne de démarcation, avec le faisceau de l'aponévrose du grand oblique que nous avons déjà décrit sous le nom de pilier externe de l'anneau inguinal. Si, maintenant, nous la suivons d'une extrémité à l'autre, en allant de dehors en dedans, nous la voyons, tout d'abord, reposer sur le muscle psoas ou, plus exactement, sur l'aponévrose d'enveloppe de ce muscle, le fascia iliaca : elle adhère fortement à cette aponévrose et forme avec elle une sorte de raphé qui ferme la cavité abdominale sur ce point. Puis, nous la voyons, se séparant du fascia iliaca, passer comme un pont au-devant des vaisseaux fémoraux. Nous la voyons enfin, en dedans des vaisseaux, reposer de nouveau sur un muscle, le muscle pectiné, mais cette fois sans lui adhérer : il suffit, en effet, de saisir l'arcade avec des pinces et de la soulever (fig. 663), pour constater qu'elle ne présente avec le muscle sous-jacent que de simples rapports de contiguïté.

Cette simple excursion le long de l'arcade crurale nous permet de la diviser en trois portions (fig. 662) : 1° une *portion externe* (*a*), longue de 55 millimètres environ, qui repose sur le fascia iliaca et lui adhère intimement; 2° une *deuxième portion* (*b*), longue de 35 à 40 millimètres, entièrement libre, qui répond aux vaisseaux fémoraux ou, si l'on veut, à l'anneau crural; 3° une *troisième portion* (*c*), longue de 20 millimètres, qui s'étend de l'anneau crural à l'épine du pubis et qui repose sur le pectiné. Cette dernière portion répond à la ligne suivant laquelle se réfléchit l'aponévrose du grand oblique (voy. p. 804) pour aller s'insérer sur la crête pectinéale, et, comme cette portion réfléchie de l'aponévrose constitue le ligament de Gimbernat, on peut dire aussi et avec autant de raison qu'elle répond au ligament de Gimbernat : c'est la *portion gimbernatique* de notre arcade crurale. L'arcade sur ce point est arrondie et mousse : elle répond, en effet, à une gouttière qui est immédiatement au-dessus d'elle et dans laquelle cheminent de dehors en dedans les éléments constitutifs du cordon spermatique.

La signification morphologique de l'arcade crurale a soulevé de nombreuses controverses et l'accord n'est pas encore complet parmi les anatomistes : pour les uns, l'arcade crurale serait une formation fibreuse spéciale, un vrai ligament, unissant l'épine iliaque antéro-supérieure au pubis (*ligament de Fallope*, *ligament de Poupart*) ; pour d'autres (Tillaux, Nicaise), elle ne serait au contraire qu'une portion de l'aponévrose du grand oblique ; d'autres, enfin, adoptant une opinion mixte, considèrent l'arcade crurale comme constituée à la fois par deux ordres de fibres, par des fibres de l'aponévrose du grand oblique d'abord, puis par des fibres propres, les *fibres ilio-pubiennes* de Thompson (fig. 666,9), qui, sur un plan plus postérieur, vont de l'épine du pubis à la crête iliaque. De ces trois opinions, la seconde, celle qui fait de l'arcade crurale une simple dépendance de l'aponévrose du grand oblique, me paraît être celle qui est le plus conforme à la disposition anatomique : les fibres ilio-pubiennes, en effet, malgré leur relation intime avec l'arcade crurale, appartiennent, non à cette arcade, mais au fascia transversalis (voy. plus loin).

L'arcade crurale n'est donc pas une formation spéciale et voilà pourquoi nous avons dit plus haut que les dénominations de *ligament de Fallope*, de *ligament de Poupart* étaient impropres : elles sont non seulement impropres, mais encore elles consacrent une erreur. L'arcade crurale est constituée dans toute son étendue par l'aponévrose d'insertions antérieures du grand oblique : dans ses deux premières portions, celles qui répondent au psoas et à l'anneau crural, elle n'est autre que le bord inférieur de cette aponévrose; dans sa troisième portion, ou portion gimbernatique, elle est représentée, non plus par le bord inférieur de l'aponévrose du grand oblique (comme on l'écrit généralement), mais bien par le pli, saillant en avant, que forme, à ce niveau, l'aponévrose en se réfléchissant en arrière et en haut pour devenir ligament de Gimbernat. Voyons maintenant ce ligament.

2° Ligament de Gimbernat. — On désigne sous ce nom une lame fibreuse (fig. 663,2) remplissant exactement l'angle aigu que forme la portion interne de l'arcade crurale avec la crête pectinéale. Encore ici le mot de ligament appliqué à cette lame fibreuse consacre une erreur. Le pseudo-ligament de Gimbernat, en effet, n'est autre que la portion réfléchie de l'aponévrose du grand oblique (voy. p. 804), qui, de verticale, est devenue horizontale ou même légèrement ascendante, pour aller chercher insertion sur la crête pectinéale : c'est, pour employer une expression fort juste de NICAISE, le *faisceau pectinéal* du grand oblique.

Ainsi entendu, le ligament de Gimbernat (nous conserverons cette dénomination, faute d'en avoir une meilleure et aussi parce que, consacrée par l'usage, elle se trouve partout), le ligament de Gimbernat, dis-je, revêt la forme d'un triangle, à base dirigée en dehors. Nous pouvons donc lui considérer : 1° un sommet; 2° deux faces, l'une supérieure, l'autre inférieure; 3° trois bords, que l'on distingue en antérieur, postérieur et externe. — Son *sommet*, constituant la partie la plus interne du ligament,

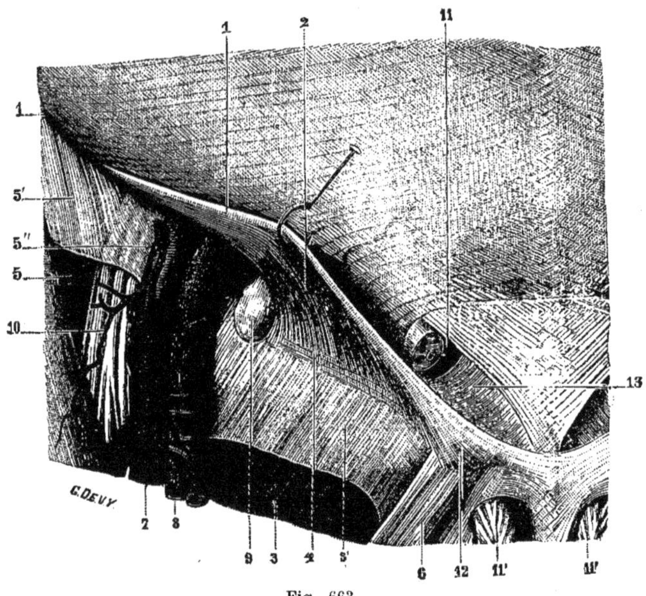

Fig. 663.

La partie interne de l'arcade crurale, érignée en haut pour montrer la partie réfléchie de cette arcade ou ligament de Gimbernat.

1, 1, arcade crurale. — 2, sa portion réfléchie ou ligament de Gimbernat. — 3, pectiné, avec : 3', son aponévrose. — 4, ligament de Cooper. — 5, psoas-iliaque, avec : 5', son aponévrose ; 5'', partie de son aponévrose fermant en dehors l'anneau crural et constituant la bandelette ilio-pectinée. — 6, moyen adducteur. — 7, artère fémorale. — 8, veine fémorale. — 9, ganglion de Cloquet. — 10, nerf crural, séparé de l'artère par la bandelette ilio-pectinée. — 11, anneau inguinal externe, avec 11', cordon spermatique. — 12, épine du pubis. — 13, ligament de Colles.

répond à l'épine du pubis, autrement dit, à l'angle d'union de l'arcade crurale avec la crête pectinéale. — Sa *face supérieure* ou *abdominale* regarde l'abdomen. Sur elle s'étale, comme pour renforcer le ligament, un prolongement du fascia transversalis et un certain nombre de fibres provenant du ligament de Colles (voy. p. 805). Elle répond aux viscères abdominaux. — Sa *face inférieure* ou *crurale* regarde la cuisse. Elle repose sur la face antérieure du muscle pectiné, à laquelle elle est unie seulement par une couche de tissu cellulaire lâche, facile à enlever. — Son *bord antérieur* répond à l'arcade crurale, dont le ligament de Gimbernat (on ne saurait trop le répéter) n'est que la continuation. — Son *bord postérieur* s'étend depuis l'épine du pubis jusqu'à 15 ou 18 millimètres en dehors de cette épine. Il se fixe à la fois sur la crête pectinéale et sur l'aponévrose du pectiné. — Son *bord externe* (*base* du ligament), libre, tranchant, affecte la forme d'un croissant dont la concavité est dirigée en dehors. Il forme le côté interne de l'anneau crural : à ce titre, il répond aux vaisseaux fémoraux et plus spécialement aux lymphatiques. Nous verrons plus loin qu'un ganglion, le *ganglion de Cloquet*, est à cheval sur ce bord.

Le ligament de Gimbernat, comme l'aponévrose du grand oblique, dont il n'est qu'une dépendance, est formé par une série de petites bandelettes tendineuses juxtaposées par leurs bords. Il est très dense, très résistant. Il nous présente parfois, principalement au voisinage de son bord externe, quelques éraillures à travers lesquelles peut s'échapper l'intestin pour former hernie.

3° Ligament de Cooper. — Le bord supérieur de la crête pectinéale est recouverte par une sorte de cordon fibreux, très épais, très dense, très résistant, qui lui adhère d'une façon intime et qui s'étend depuis l'épine du pubis jusqu'à l'éminence ilio-pectinée (fig. 664,5) : c'est le *ligament pubien* de COOPER ou, tout simplement, le *ligament de Cooper*. La signification morphologique de cette formation fibreuse, couchée sur l'arête tranchante de la crête pectinéale, ne me paraît pas encore nettement élucidée. On trouve écrit un peu partout que le ligament de Cooper est le résultat de la coalescence sur un même point d'un certain nombre de lames fibreuses, telles que l'aponévrose du pectiné, le ligament de Gimbernat, le ligament de Colles, le fascia transversalis, qui toutes viennent chercher insertion sur la crête pectinéale. Mais, à eux seuls, les faisceaux fibreux de ces différentes aponévroses ne constituent pas tout le ligament de Cooper. Ce ligament possède encore d'autres éléments, dont les principaux me paraissent provenir des bords latéraux de l'adminiculum lineæ albæ (voy. p. 831).

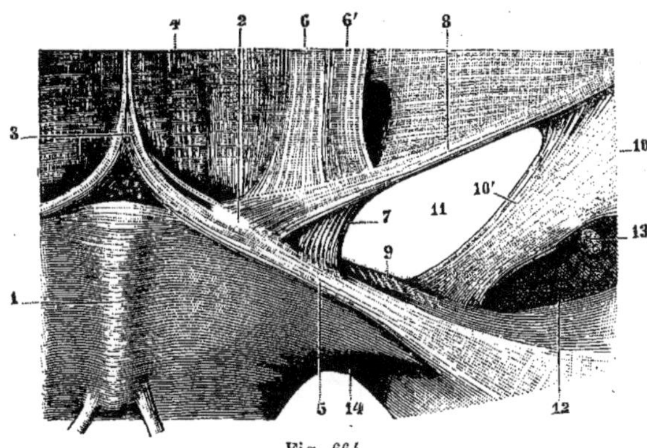

Fig. 664.

Le ligament de Cooper, vu par sa face postérieure.

1, symphyse pubienne. — 2, épine du pubis. — 3, adminiculum lineæ albæ. — 4, grand droit recouvert par le fascia transversalis. — 5, ligament de Cooper. — 6, ligament de Henle. — 6', ligament de Hesselbach. — 7, ligament de Gimbernat. — 8, fibres ilio-pubiennes. — 9, pectiné, recouvert de son aponévrose. — 10, fascia iliaca, avec 10', bandelette ilio-pectinée. — 11, anneau crural. — 12, muscle psoas-iliaque. — 13, nerf crural. — 14, gouttière sous-pubienne. — 15, orifice interne du canal inguinal.

4° Bandelette ilio-pectinée. — L'arcade crurale et le fascia iliaca sont intimement fusionnés à leur partie externe, depuis l'épine iliaque antéro-supérieure jusqu'à 4 ou 5 millimètres en dedans de cette épine. Là les deux aponévroses se séparent en formant un angle aigu ouvert en dedans : l'arcade crurale, continuant son trajet primitif, se porte vers l'épine du pubis ; le fascia iliaca, obliquant en arrière et en dedans, se dirige vers l'éminence ilio-pectinée et contracte avec cette saillie osseuse des adhérences intimes : c'est à cette portion du fascia iliaca, (fig. 665,6') ainsi devenue libre et s'étendant obliquement de l'arcade crurale à l'éminence ilio-pectinée, qu'on a donné le nom de *bandelette ilio-pectinée*. Comme on le voit, cette bandelette n'est pas une formation fibreuse spéciale : elle n'est autre qu'une *portion du fascia iliaca*, la portion du fascia iliaca qui regarde le bord externe du ligament de Gimbernat. Elle est oblique de dehors en dedans et d'avant en arrière. Son côté interne est en rapport avec l'artère crurale, qui repose sur elle. Son côté externe répond au muscle psoas-iliaque et au nerf crural.

5° **Anneau crural.** — L'anneau crural est ce large orifice (fig. 665,2) qui fait communiquer la cavité abdominale avec la partie antéro-supérieure de la cuisse, plus explicitement avec le triangle de Scarpa. Il livre passage aux vaisseaux fémoraux.

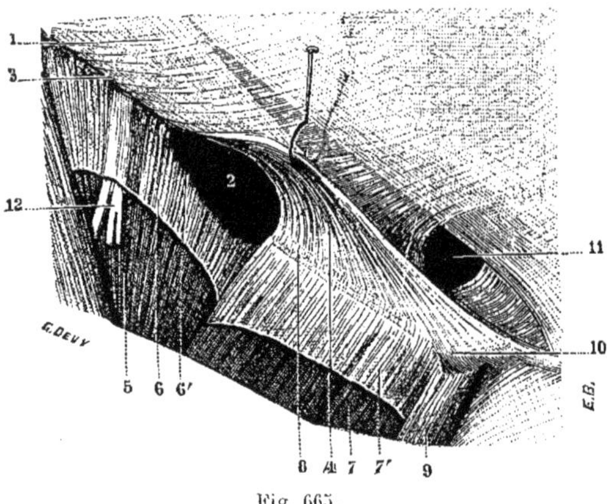

Fig. 665.

L'anneau crural, vue antérieure, après ablation de son contenu.

(La partie interne de l'arcade crurale est érignée en haut et en dedans pour laisser voir le ligament de Gimbernat.)

1, aponévrose du grand oblique. — 2, anneau crural. — 3, arcade crurale. — 4, ligament de Gimbernat. — 5, psoas-iliaque. — 6, fascia iliaca, avec 6', bandelette ilio-pectinée. — 7, pectiné, avec 7', son aponévrose. — 8, ligament de Cooper. — 9, moyen adducteur. — 10, épine pubienne. — 11, anneau inguinal externe (voy. pour les détails relatifs à l'anneau, la figure 663). — 12, nerf crural.

Irrégulièrement quadrilatère, cet anneau est constitué : 1° en avant (bord antérieur), par l'arcade crurale qui, à ce niveau, n'est autre que le bord inférieur de l'aponévrose d'insertion du grand oblique ; 2° en arrière (bord postérieur), par la partie externe du ligament de Cooper, qui repose sur la crête pectinéale et sur le pectiné ; 3° en dehors (bord externe), par la bandelette ilio-pectinée, qui recouvre le psoas-iliaque ; 4° en dedans (bord interne), par le bord concave du ligament de Gimbernat. De ces quatre bords, le bord antérieur est le plus étendu : il mesure, en moyenne, 35 millimètres. Les deux bords externe et interne, fortement obliques, surtout l'externe, se dirigent réciproquement l'un vers l'autre, de telle sorte que, arrivés à l'os coxal, ils ne sont plus séparés que par un tout petit intervalle, qui est le bord postérieur de l'anneau. Ce bord postérieur est donc très court, tellement court que certains auteurs, le considérant comme l'angle de réunion du bord externe avec le bord interne, en font abstraction et, de ce fait, décrivent l'anneau crural comme ayant une forme triangulaire, à base antérieure et à sommet postérieur.

Par l'anneau crural (fig. 663) passent l'artère fémorale la veine homonyme et les lymphatiques fémoraux profonds. — L'*artère* (7) occupe la partie externe de l'anneau ; elle se trouve directement appliquée contre la bandelette ilio-pectinée, qui la sépare du nerf crural et des faisceaux charnus du psoas-iliaque. — La *veine* (8) est située immédiatement en dedans de l'artère. — Entre la veine et le ligament de Gimbernat existe un espace assez étendu : il est occupé par des *troncs lymphatiques* qui remontent de la cuisse au bassin. On y rencontre aussi un ganglion lymphatique, le *ganglion de Cloquet* (9), qui est comme à cheval sur le bord tranchant du ligament de Gimbernat, le débordant à la fois en haut et en bas. Ce ganglion, qui appartient à l'abdomen par sa partie supérieure et à la cuisse par sa partie inférieure, a une certaine importance en chirurgie : il peut, en effet, s'enflammer et, parfois alors, en imposer pour une hernie crurale étranglée.

6° Fascia transversalis. — Le muscle transverse de l'abdomen est recouvert, sur sa face externe ou superficielle par une mince lame aponévrotique, qui le sépare du petit oblique. Il nous présente également, sur sa face interne ou profonde, une deuxième aponévrose d'enveloppe, qui recouvre cette face dans toute son étendue et l'isole ainsi des organes plus profondément situés : c'est à cette dernière aponévrose qu'on donne, depuis COOPER, le nom de *fascia transversalis*. Le fascia transversalis peut donc être défini : l'aponévrose d'enveloppe profonde du muscle transverse, autrement dit l'aponévrose qui recouvre sa face profonde.

A. DIMENSIONS ET LIMITES. — Le fascia transversalis présente naturellement la même étendue que le muscle transverse lui-même, mais il diffère beaucoup d'aspect suivant les points où on le considère : fort mince et simplement celluleux dans sa portion sus-ombilicale, il s'épaissit au-dessous de l'ombilic et revêt, dans le voisinage du pubis et de l'arcade crurale, tous les caractères anatomiques des aponévroses vraies. En haut, le fascia transversalis se prolonge jusqu'au diaphragme. Sur les côtés, on peut le suivre de même jusqu'au bord postérieur du transverse. En dedans, il va jusqu'à la ligne médiane et s'y fusionne avec celui du côté opposé. En bas, il se termine dans l'espace d'angle dièdre que forment, en se réunissant l'une à l'autre, la paroi abdominale antérieure et la fosse iliaque interne. La portion juxta-médiane et la portion ilio-pubienne ou crurale du fascia transversalis méritent de nous arrêter un instant.

B. PORTION JUXTA-MÉDIANE. — A droite et à gauche de la ligne médiane, le fascia transversalis recouvre la face postérieure de la gaine du muscle grand droit de l'abdomen, depuis son extrémité supérieure jusqu'à l'arcade de Douglas (p. 810). Au-dessous de cette arcade, elle recouvre le muscle grand droit lui-même (fig. 872) et vient s'insérer, en bas, sur la lèvre interne du bord supérieur du pubis. Dans l'intervalle compris entre le pubis et l'arcade de Douglas, le fascia transversalis forme, à lui tout seul, la paroi postérieure de la gaine du muscle droit (voy. *Gaine du muscle grand droit*, p. 828).

C. PORTION CRURALE, SEPTUM CRURAL. — En bas et en dehors, dans l'intervalle compris entre la crête iliaque et l'épine du pubis, le fascia transversalis se termine, avons-nous dit plus haut, dans l'espace angulaire que délimitent, d'une part, la paroi abdominale antérieure, d'autre part les organes contenus dans la fosse iliaque interne. — Si nous suivons cet espace en allant de dehors en dedans, nous voyons tout d'abord notre fascia transversalis se fixer sur la lèvre interne de la crête iliaque et sur le côté interne de l'épine iliaque antéro-supérieure. — Plus loin, entre cette épine et l'anneau crural, il s'insère sur le fascia iliaca, immédiatement en arrière de la ligne d'union de ce fascia iliaca avec l'arcade crurale. Au niveau de l'orifice interne de l'anneau inguinal, il s'y engage et descend jusqu'au fond des bourses, en formant au testicule et au cordon une enveloppe en forme de doigt de gant. — Plus loin encore, au niveau de l'anneau crural, le fascia transversalis s'accole, tout d'abord (fig. 667) au bord postérieur de l'arcade fémorale, qui est déjà recourbée en arrière, et il forme avec elle cette gouttière à concavité supérieure, dans laquelle chemine le cordon spermatique. Puis, continuant son trajet descendant, il rencontre les deux vaisseaux fémoraux : il se fixe sur leur pourtour, en contractant avec eux, avec la veine tout particulièrement, des adhérences intimes. Sur le côté interne de la veine fémorale, le fascia transversalis, en quittant l'arcade crurale, rencontre l'espace libre, signalé plus haut (p. 620), qui est réservé aux lymphatiques : il le ferme et vient s'insérer, tout en bas, sur la crête pectinéale. C'est à cette portion du fascia transversalis fermant, à la manière d'un diaphragme, tout ce qui reste inoccupé de l'anneau crural, qu'on donne le nom de *septum crural*. Le septum crural est naturellement traversé, sur des points divers, par les troncs lymphatiques qui du triangle de Scarpa passent dans le bassin. Il est traversé également, à sa partie la plus interne, par le ganglion de Cloquet qui, ainsi que nous l'avons vu (p. 621), appartient à la fois à l'abdomen et à la région crurale. — En dedans de l'anneau crural, le fascia transversalis rencontre la face supérieure du ligament de Gimbernat. Il s'étale sur cette face et vient se fixer, comme le septum crural, sur la crête pectinéale ou, si l'on préfère, sur le ligament de Cooper, qui recouvre cette crête dans toute son étendue. — Enfin, en dedans de l'épine pubienne, la portion gimbernatique du fascia transversalis se fusionne avec sa portion juxta-médiane, je veux dire avec cette portion qui revêt la face postérieure du muscle grand droit.

D. Fibres de renforcement du fascia transversalis. — Dans sa portion crurale, le fascia transversalis acquiert une épaisseur et une résistance toutes particulières. C'est qu'il est renforcé à ce niveau par de nombreuses fibres, dont les unes sont verticales, les autres transversales :

a. *Fibres de renforcement verticales, ligaments de Henle et ligaments de Hesselbach*. — Ces fibres occupent tout l'intervalle compris entre le bord externe du grand droit et l'orifice interne du canal inguinal. Elles présentent dans leur développement des variations individuelles très étendues. Tantôt elles forment une nappe continue, tantôt elles se disposent en deux lames plus ou moins distinctes, l'une, interne, que l'on désigne sous le nom de *ligament de Henle*, l'autre externe, qui est le *ligament de Hesselbach*. — Le *ligament de Henle* (*falx inguinalis* des anatomistes allemands), situé immédiatement en dedans du muscle grand droit (fig. 666,10), revêt la forme d'un petit triangle à base inférieure. Son bord interne oblique en bas et en dedans, répond au bord externe du grand droit ; il est toujours plus ou moins confondu, à ce niveau, avec la gaine de ce muscle. Son bord externe, oblique en bas et en dehors, est encore tranchant, falciforme. Son bord inférieur ou base répond au ligament de Cooper, avec lequel il se fusionne. Le ligament de Henle est le *tendon conjoint* des auteurs anglais, qui le considèrent comme formé par la réunion de fibres tendineuses provenant à la fois du petit oblique et du transverse, fibres tendineuses qui ne se seraient pas infléchies et seraient restées verticales. Blaise, auquel nous devons une excellente étude de cette région (Th. Paris, 1894) se range à cette dernière opinion. — Le *ligament de Hesselbach* (*ligamentum inter fove olare* des anatomistes allemands, ainsi appelé, de *inter*, entre et *foveola*, fossette, parce quil se trouve situé entre deux fossettes inguinales) est une lame fibreuse, à direction verticale, qui se trouve située entre l'orifice interne du canal inguinal et l'artère épigastrique (fig. 666,11). Triangulaire comme le ligament de Henle, il se fixe en bas, par sa base, sur la partie correspondante de l'arcade crurale. Son sommet, dirigé en haut, se perd insensiblement sur le fascia transversalis ; il remonte parfois jusqu'à l'angle externe de l'arcade de Douglas, d'où le nom de *pilier externe de l'arcade de Douglas*, que lui donnent certains auteurs. — Entre le ligament de Henle et le ligament de Hesselbach, immédiatement en dehors de l'artère épigastrique, se trouve une

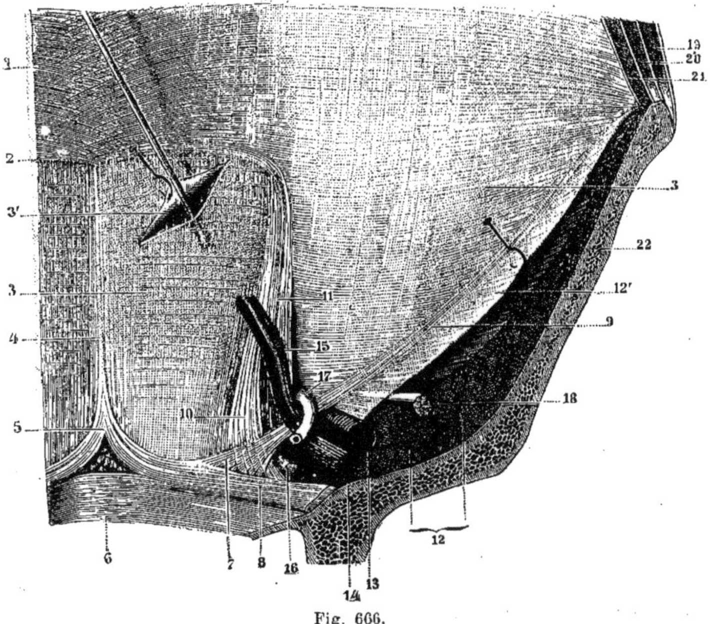

Fig. 666.

Paroi antéro-latérale de l'abdomen, vue par sa face postérieure ou péritonéale.

(Le péritoine pariétal et tout le tissu cellulaire sous-péritonéal a été enlevé.)

1, feuillet postérieur de la gaine du muscle grand droit. — 2, arcade de Douglas. — 3, 3, fascia transversalis, incisé et relevé en 3' pour laisser voir le muscle grand droit placé au-dessous de lui. — 4, ligne blanche. — 5, adminiculum lineæ albæ. — 6, symphyse pubienne. — 7, épine du pubis. — 8, ligament de Cooper. — 9, bandelette ilio-pubienne. — 10, ligament de Henle. — 11, ligament de Hesselbach. — 12, muscle psoas-iliaque, avec 12', fascia iliaca. — 13, artère iliaque externe. — 14, veine iliaque externe. — 15, vaisseaux épigastriques. — 16, ganglion de Cloquet, couché sur le côté interne du ligament de Gimbernat. — 17, canal déférent. — 18, nerf crural. — 19, grand oblique. — 20, petit oblique. — 21, transverse. — 22, os coxal, coupé en travers.

dépression plus ou moins accusée, suivant les cas : c'est la *fossette inguinale moyenne*, sur laquelle nous aurons à revenir (voy. p. 828).

b. *Fibres de renforcement transversales*, *bandelette ilio-pubienne*. — On désigne sous ce nom, depuis THOMPSON, un petit paquet de fibres transversales (fig. 666,9) qui vont de l'épine du pubis à l'épine iliaque antéro-supérieure. Ces *fibres ilio-pubiennes* prennent naissance, à leur extrémité interne, sur l'épine du pubis et, en dehors de l'épine, sur la crête pectinéale. Je les ai vues plusieurs fois tirer leur principale origine du bord latéral de l'adminiculum lineæ albæ. De l'épine pubienne les fibres constitutives de notre bandelette se portent obliquement en dehors et en haut, passent tout d'abord au-dessus des vaisseux fémoraux, croissent ensuite le psoas-iliaque ou plus exactement le fascia iliaca qui le recouvre et, finalement, arrivent, à l'épine iliaque antéro-supérieure. Là, elles s'étalent en un petit éventail, dont les faisceaux divergents viennent se fixer, en partie sur l'épine elle-même, en partie sur la lèvre interne de la crête iliaque. Comme on le voit, la bandelette ilio-pubienne suit assez exactement, mais sur un plan un peu postérieur, le même trajet que l'arcade crurale. Au niveau de l'anneau crural, les deux formations fibreuses arrivent au contact (fig. 667) et se fusionnent par leurs bords correspondants.

7° Couche celluleuse sous-péritonéale, fascia propria. — Entre le fascia transversalis et le péritoine, s'étend une nappe de tissu cellulaire, le *tissu cellulaire sous-péritonéal*. Cette nappe celluleuse est très variable en épaisseur suivant les sujets et aussi suivant les régions que l'on considère : à peine marquée dans la partie supérieure de la paroi abdominale, elle s'épaissit considérablement dans la partie inférieure, notamment dans la région ilio-pubienne. D'autre part, elle s'y divise en deux couches : une couche interne, qui est en rapport avec le péritoine et qui reste celluleuse ; une couche externe, qui répond au fascia transversalis et qui affecte la forme d'une véritable membrane, quelquefois très forte et très résistante. C'est à cette nouvelle membrane fibreuse résultant de la condensation, sur certains points, de la couche externe du tissu cellulaire sous-péritonéal qu'on donne, depuis COOPER, le nom de *fascia propria*.

8° Canal inguinal. — La paroi abdominale antérieure est traversée, à sa partie inféro-interne, par le cordon spermatique chez l'homme, par le ligament rond chez la femme. On désigne sous le nom de *canal inguinal* l'espace qu'occupent ces organes dans leur traversée pariétale. Cet espace, disons-le tout de suite, n'est pas délimité par des parois propres, nettement différenciées et continues les unes aux autres. Le cordon spermatique et le ligament rond, pour s'échapper au dehors, se fraient un passage à travers les différents plans de la paroi abdominale, comme le ferait un nerf ou un vaisseau. Le canal inguinal n'est donc pas un canal au sens propre du mot. C'est un simple trajet, et l'on comprend que certains auteurs cherchent à substituer à cette dénomination impropre celle, beaucoup plus juste, de *trajet inguinal*.

A. SITUATION, DIRECTION ET DIMENSIONS. — Le canal inguinal est situé immédiatement au-dessus de l'arcade crurale. Il s'étend, en longueur, depuis le milieu de l'arcade jusqu'à l'épine du pubis. Il remonte, en hauteur, jusqu'à 20 ou 25 millimètres au-dessus de l'arcade.

Envisagé au point de vue de sa direction, le canal inguinal est oblique, comme l'arcade sur laquelle il repose, de dehors en dedans, de haut en bas et d'arrière en avant.

Sa longueur, chez l'homme adulte, varie de 4 à 5 centimètres ; chez la femme, il présente 4 ou 5 millimètres de plus que chez l'homme. Sa largeur varie naturellement suivant les dimensions, éminemment variables, du contenu : large quand le cordon est volumineux, il est relativement étroit quand le cordon est petit. En tout cas, il est toujours plus large chez l'homme que chez la femme.

B PAROIS. — Comme nous l'avons déjà fait remarquer plus haut, le canal inguinal n'a pas de parois véritables et il faut entendre ici par ce mot de parois les divers plans, soit musculaires, soit aponévrotiques, qui sont en rapport avec le cordon spermatique, s'il s'agit de l'homme, avec le ligament rond, s'il agit de la femme. Cette réserve faite, nous décrirons à notre canal quatre parois, que nous désignerons (fig. 667 et 668) en antérieure, postérieure, inférieure et supérieure :

a. *Paroi antérieure.* — La paroi antérieure est constituée par l'aponévrose d'insertion du grand oblique, souvent aussi par les faisceaux les plus inférieurs du petit oblique, qui s'insinuent entre la face antérieure du cordon et cette dernière aponévrose.

b. *Paroi postérieure.* — La paroi postérieure est formée par le fascia transver-

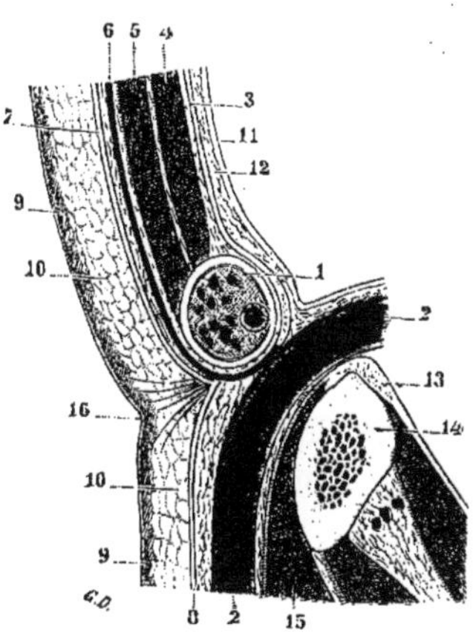

Fig. 667.

Coupe sagittale du canal inguinal passant par la veine fémorale.

(Sujet congelé : côté droit, segment externe de la coupe).

1, cordon spermatique. — 2, veine fémorale. — 3, fascia transversalis. — 4, transverse. — 5, petit oblique. — 6, aponévrose du grand oblique. — 7, fascia superficialis. — 8, aponévrose fémorale (fascia cribriformis). — 9, peau. — 10, tissu cellulaire sous-cutané. — 11, péritoine. — 12, tissu cellulaire sous-péritonéal. — 13, ligament de Cooper, matelassant la crête pectinéale. — 14, pectiné recouvert de son aponévrose. — 15, pubis. — 16, pli de l'aine.

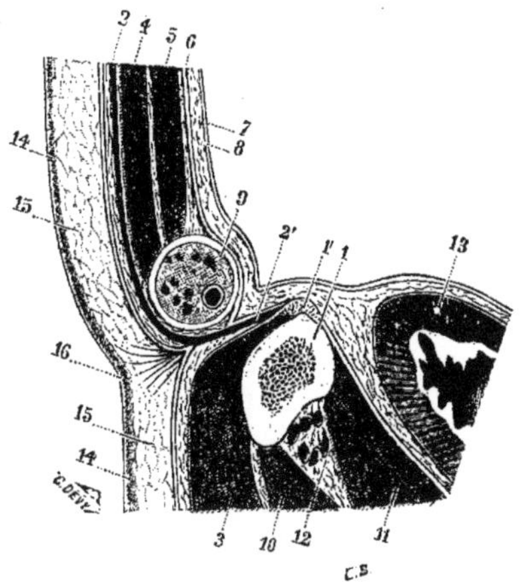

Fig. 668.

Coupe sagittale passant par le ligament de Gimbernat.

(Sujet congelé : côté droit, segment externe de la coupe).

1, pubis, avec : 1', crête pectinéale recouverte par le ligament de Cooper. — 2, aponévrose du grand oblique, avec : 2', sa portion réfléchie formant le ligament de Gimbernat. — 3, pectiné avec son aponévrose. — 4, petit oblique. — 5, transverse. — 6, fascia transversalis. — 7, feuillet pariétal du péritoine. — 8, tissu cellulaire sous-péritonéal. — 9, cordon spermatique. — 10, obturateur externe. — 11, obturateur interne. — 12, vaisseaux et nerfs obturateurs. — 13, vessie. — 14, peau. — 15, tissu cellulaire sous-cutané. — 16, pli de l'aine.

salis, renforcé à ce niveau, comme nous l'avons vu plus haut, par le ligament de Henle et le ligament de Hesselbach.

c. *Paroi inférieure.* — La paroi inférieure, comme nous le montre la figure 667, est représentée par une sorte de gouttière, dont la concavité est dirigée en haut. Cette gouttière appartient manifestement, dans sa partie antérieure, à l'aponévrose d'insertion du grand oblique, laquelle s'est recourbée en dedans et en haut ; dans sa partie postérieure, elle est formée par le fascia transversalis et notamment par le paquet de fibres transversales qui, sous le nom de *bandelette ilio-pubienne,* renforce à ce niveau le fascia transversalis. Au total, la gouttière fibreuse sur laquelle repose le cordon résulte de l'union, au-dessous de lui, de l'aponévrose du grand oblique qui forme la paroi antérieure du canal inguinal, avec le fascia transversalis (bandelette ilio-pubienne), qui constitue sa paroi postérieure.

d. *Paroi supérieure.* — La paroi supérieure, enfin, est formée par le bord inférieur des deux muscles petit oblique et transverse. Il est à remarquer que ces faisceaux charnus des muscles petit oblique et transverse n'existent ordinairement que dans la portion externe du canal. Dans la portion interne, ils ont disparu et à ce niveau la paroi supérieure du canal, par suite du rapprochement des deux parois antérieure et postérieure, est devenue un simple bord, exclusivement aponévrotique.

C. Orifices. — Le canal inguinal présente naturellement deux orifices, que l'on désigne ordinairement sous le nom d'anneaux, les *anneaux du canal inguinal*. De ces deux orifices l'un est superficiel et répond à la peau, c'est l'orifice cutané ou anneau externe ; l'autre est profond et répond au péritoine, c'est l'orifice péritonéal ou anneau interne. Constatons, avant d'aller plus loin, combien les expressions de *interne* et *externe* appliquées aux orifices inguinaux sont inexactes, l'orifice cutané, que l'on désigne sous le nom d'externe, étant beaucoup plus rapproché de la ligne médiane que l'orifice péritonéal ou orifice interne. Nous conserverons néanmoins ces dénominations consacrées par l'usage.

a. *Anneau inguinal externe.* — L'anneau inguinal externe (fig. 669,1) est situé sur le pubis, immédiatement en dedans de l'épine, à 25 millimètres environ de la

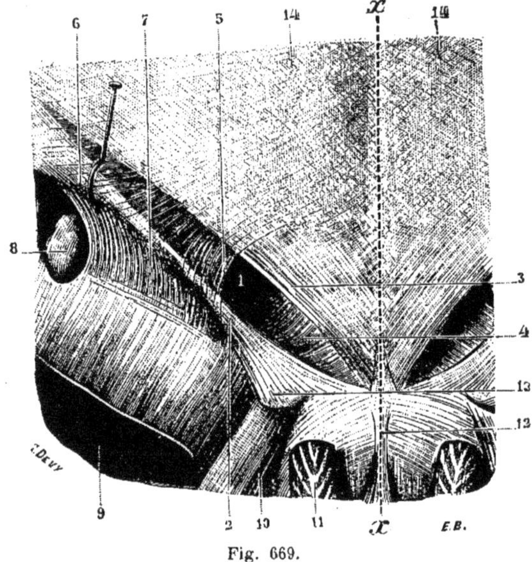

Fig. 669.

Anneau inguinal externe du côté droit, vue antérieure.

(Le cordon inguinal a été sectionné et enlevé pour bien laisser voir les différentes formations fibreuses qui forment l'anneau).

x x, ligne médiane. — 1, anneau inguinal, avec : 2, son pilier externe ; 3, son pilier interne ; 4, son pilier postérieur ou ligament de Colles. — 5, fibres arciformes ou intercolummaires. — 6, arcade crurale, érignée en haut. — 7, ligament de Gimbernat. — 8, ganglion de Cloquet, occupant le côté interne de l'anneau crural. — 9, pectiné, avec son aponévrose. — 10, moyen adducteur. — 11, cordon inguinal, sectionné un peu au-dessous de sa sortie de l'anneau. — 12, ligament suspenseur de la verge. — 13, épine du pubis. — 14, 14, grands droits de l'abdomen, vus par transparence.

ligne médiane. Nous savons déjà, pour l'avoir vu à propos du grand oblique (voy. p. 805), qu'il répond aux insertions pubiennes de ce muscle et qu'il résulte de l'écartement à ce niveau des deux faisceaux tendineux, dits pilier interne et pilier externe, que relient l'un à l'autre à leur partie supérieure les fibres arciformes. Il est formé : 1° en dehors, par le pilier externe, qui va s'insérer à la fois sur l'épine pubienne et au-devant du corps du pubis ; 2° en dedans, par le pilier interne, qui va s'attacher à la symphyse ; 3° en haut, par les premières fibres arciformes qui vont d'un pilier à l'autre ; 4° en bas, par le pilier postérieur ou ligament de Colles, venu du grand oblique du côté opposé.

Ainsi constitué, l'anneau externe du canal inguinal revêt la forme d'un ovale, dont le grand diamètre serait obliquement dirigé de haut en bas et de dehors en dedans, et dont la grosse extrémité serait située en haut. Ses dimensions, très variables en dehors de tout état pathologique, sont en moyenne chez l'homme : pour le grand diamètre (longueur), 25 à 28 millimètres ; pour le petit diamètre (largeur), de 10 à 12 millimètres. Chez la femme, ces chiffres sont un peu inférieurs : 20 à 22 millimètres pour la longueur, 8 à 10 millimètres pour la largeur.

Il existe parfois, au-dessus de l'anneau inguinal externe, un ou deux orifices plus petits (*anneaux accessoires*), arrondis, ovalaires ou losangiques, à travers lesquels s'échappent des vaisseaux, des filets nerveux ou de simples paquets adipeux. Ces anneaux accessoires peuvent, à l'état pathologique, livrer passage à des hernies épiploïques ou même à des anses intestinales.

b. *Anneau inguinal interne*. — L'anneau inguinal interne (fig. 664,15), répond à la partie moyenne de l'arcade crurale. Il est situé à 15 ou 18 millimètres au-dessus de cette arcade, à 50 millimètres en dehors et au-dessus de l'épine pubienne, à 70 millimètres de la ligne blanche. Cet orifice a bien plutôt la forme d'une fente verticale que celle d'un anneau. Son grand diamètre, dirigé de haut en bas, mesure de 10 à 15 millimètres. Le fascia transversalis s'y engage avec les divers éléments du cordon et forme, sur le côté interne, en se réfléchissant de dedans en dehors, une repli semi-lunaire ou falciforme (fig. 666), dont le bord concave, dirigé en dehors, constitue le bord interne de l'anneau lui-même. Sur l'orifice interne du canal inguinal s'étale le feuillet pariétal du péritoine, présentant à ce niveau une légère dépression en forme de fossette. Nous allons la retrouver tout à l'heure.

Le canal inguinal, comme nous l'avons déjà vu plus haut, est parcouru par le ligament rond chez la femme, par le cordon spermatique chez l'homme. Ces deux formations seront étudiées plus tard à propos des organes génito-urinaires. Nous nous contenterons de rappeler ici que le cordon renferme les éléments suivants : 1° le canal déférent, avec l'artère déférentielle qui l'accompagne ; 2° deux groupes veineux, l'un antérieur, l'autre postérieur ; 3° l'artère spermatique, située dans le groupe veineux antérieur ; 4° des lymphatiques, issus du testicule et de l'épididyme ; 5° l'artère funiculaire ; 6° des fibres nerveuses sympathiques, formant des plexus autour des trois artères précitées. Tous ces éléments, réunis entre eux par du tissu conjonctif, sont enveloppés dans une gaine commune de nature fibreuse. Sur la surface extérieure de cette gaine fibreuse cheminent trois filets nerveux génitaux, provenant du grand abdomino-génital, du petit abdomino-génital et du génito-crural.

9° **Fossettes inguinales**. — Lorsqu'on regarde par sa face postérieure ou face péritonéale la portion de la paroi abdominale qui s'étend de la symphyse pubienne à l'orifice inguinal interne (fig. 670), on constate l'existence de trois cordons ascendants qui cheminent au-dessous du péritoine, en soulevant plus ou moins cette séreuse. Ce sont, en allant de dedans en dehors : 1° l'*ouraque* (1), cordon fibreux provenant de l'oblitération de l'allantoïde et s'étendant verticalement, le long de la ligne médiane, de l'ombilic au sommet de la vessie ; 2° le *cordon fibreux* (2) résultant de l'oblitération de l'artère ombilicale ; il part également de l'ombilic et se trouve juxtaposé à l'ouraque, à son origine ; il s'en écarte ensuite, dans son trajet descendant pour se porter sur les côtés de la vessie ; 3° l'*artère épigastrique* (4), qui se détache de l'iliaque externe au moment où ce vaisseau va traverser l'anneau crural et, de là, se dirige obliquement en haut et en dedans pour gagner la face postérieure du grand droit.

Chacun de ces trois cordons soulève le péritoine, qui forme ainsi à leur niveau trois replis plus ou moins saillants. Dans l'intervalle de ces replis, et délimitées par eux, se trouvent naturellement des dépressions ou fossettes. C'est à ces dépressions qu'on a donné le nom de *fossettes inguinales*. On en compte trois, qui sont, en allant de dedans en dehors : 1° la *fossette inguinale interne* (c), située entre l'ouraque et le cordon de l'artère ombilicale ; 2° la *fossette inguinale moyenne* (b), située entre ce dernier cordon et l'artère épigastrique ; 3° la *fossette inguinale externe* (a), située en dehors de l'épigastrique ; cette dernière répond exactement à l'orifice interne du canal inguinal.

La connaissance de ces différentes régions trouve en chirurgie des applications

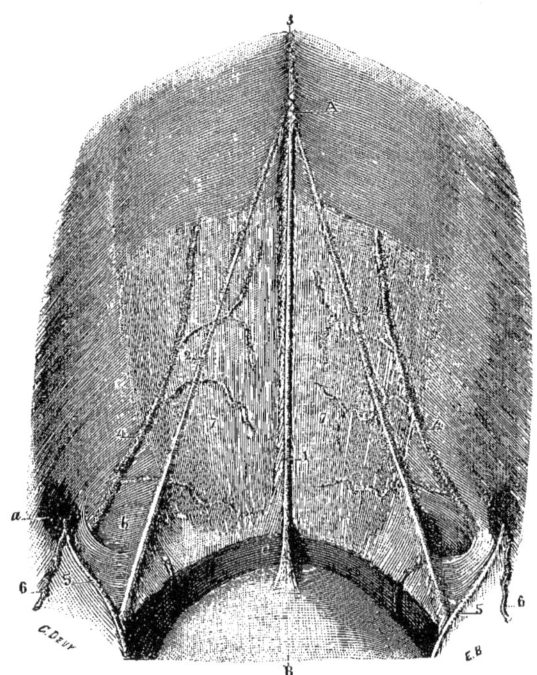

Fig. 670.

La paroi abdominale antérieure, vue par sa face péritonéale : fossettes inguinales.

A, ombilic. — B, vessie.

1, ouraque. — 2, 2, cordon de l'artère ombilicale oblitérée. — 3, cordon de la veine ombilicale (ligament falciforme). — 4, artère épigastrique. — 5, canal déférent. — 6, artère spermatique. — 7, face postérieure du grand droit de l'abdomen, recouvert par le péritoine.

a, fossette inguinale externe. — *b*, fossette inguinale moyenne. — *c*, fossette inguinale interne ou vésico-pubienne.

importantes : c'est, en effet, par l'une de ces trois fossettes, points faibles de la paroi, que s'échappe l'intestin ou l'épiploon pour constituer les hernies dites inguinales. On voit immédiatement qu'on peut diviser ces hernies en trois grandes variétés, selon la fossette qui leur donne passage : la *hernie inguinale interne*, la *hernie inguinale moyenne*, la *hernie inguinale externe*, qui s'engagent chacune dans la fosse de même nom.

10° Gaine du muscle grand droit. — La gaine du muscle grand droit de l'abdomen, que nous n'avons fait qu'indiquer en décrivant le muscle, est formée dans la plus grande partie de son étendue, comme nous l'avons déjà vu (p. 815), par les aponévroses d'insertion antérieures des muscles larges de l'abdomen.

A. CONSTITUTION ANATOMIQUE DE LA GAINE. — Allongée de bas en haut, aplatie d'avant en arrière, elle a exactement la même configuration que le muscle qu'elle renferme et, par conséquent, nous offre à considérer une paroi antérieure une paroi postérieure et deux bords, l'un interne, l'autre externe.

a. *Paroi antérieure.* — La paroi antérieure est constituée par l'aponévrose du grand oblique, doublée sur sa face profonde du feuillet antérieur de l'aponévrose du petit oblique. Dans son quart inférieur, cette paroi antérieure, déjà très épaisse et très résistante, se trouve renforcée encore par le feuillet postérieur de l'aponévrose du petit oblique et par l'aponévrose du transverse qui, à ce niveau, abandonnent la face postérieure du muscle grand droit pour passer en avant de lui (voy., p. 815).

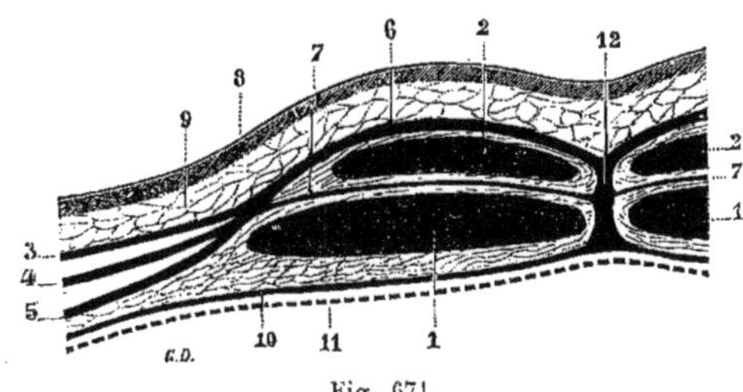

Fig. 671.

Coupe transversale des muscles grand droit et pyramidal, un peu au-dessus du pubis.

1, grand droit de l'abdomen. — 2, pyramidal. — 3, 4, 5, aponévroses des muscles grand oblique, petit oblique et transverse. — 6, gaine du grand droit. — 7, aponévrose très mince séparant le pyramidal du grand droit. — 8, peau. — 9, tissu cellulaire sous-cutané. — 10, fascia transversalis. — 11, péritoine. — 12, ligne blanche.

b. *Paroi postérieure.* — La paroi postérieure est formée par le feuillet postérieur de l'aponévrose du petit oblique et par l'aponévrose du transverse, intimement unis l'un à l'autre. Toutefois cette paroi, ainsi constituée, n'existe que dans les trois quarts supérieurs du muscle grand droit; car, dans son quart inférieur, les deux aponévroses du petit oblique et du transverse, comme nous l'avons dit tout à l'heure, passent tout entières en avant du muscle. Malgré ce changement de direction des lames aponévrotiques précitées, la gaine musculaire n'est nullement ouverte à sa partie postérieure et inférieure, comme l'enseignent à tort certains auteurs. Les aponévroses du petit oblique et du transverse, une fois passées sur la face antérieure du grand droit, sont remplacées, sur la face postérieure de ce muscle par une nouvelle lame fibreuse, le *fascia transversalis*, lequel, comme nous l'avons déjà vu (p. 821), n'est autre chose que l'aponévrose d'enveloppe postérieure du muscle transverse. Cette lame fibreuse (fig. 672, 4) descend jusqu'au pubis et complète ainsi, à sa partie postérieure et inférieure, la gaine du droit. Il n'est donc pas exact de dire que ce muscle droit, dans son quart inférieur, entre immédiatement en rapport avec les anses intestinales; il en est séparé, comme on vient de le voir, par le *fascia transversalis*. Cette absence de gaine fibreuse à la partie postérieure et inférieure du muscle grand droit a donné lieu à des interprétations nombreuses. L'opinion la plus acceptable me paraît celle de GEGENBAUR, qui rattache cette disposition anatomique à la présence de la vessie : la vessie, pendant la période fœtale, est située immédiatement en arrière du muscle grand droit et c'est elle qui, en s'appliquant directement contre le muscle, depuis le pubis jusqu'à l'arcade de Douglas, empêcherait l'aponévrose de se développer sur ce point.

c. *Bord externe.* — Le bord externe de la gaine du droit est constitué : 1° en haut, par l'angle de bifurcation de l'aponévrose du petit oblique (fig. 659); en bas, dans le quart inférieur ou, ce qui revient au même, au-dessous de l'arcade de Douglas (p. 810), par l'angle dièdre que forment, en s'écartant l'un de l'autre, le *fascia transversalis* et l'aponévrose d'insertion du muscle transverse.

d. *Bord interne.* — Il répond à la ligne blanche : il n'est autre que l'angle dièdre formé par la rencontre des deux parois antérieure et postérieure de la gaine.

B. Atmosphère celluleuse du muscle. — Le muscle grand droit baigne au sein d'une atmosphère celluleuse, qui l'entoure de toutes parts et qui, de ce fait, le sépare de sa gaine. Quoique partout continue à elle-même, cette atmosphère celluleuse forme deux couches assez distinctes, l'une qui répond à la face postérieure du muscle, l'autre qui s'étale sur sa face antérieure. Comme, au niveau des intersections aponévrotiques du droit, la paroi antérieure de la gaine adhère intimement à ces intersections, tandis que la paroi postérieure ne présente avec elles aucune adhérence, il en résulte, et ce détail est utile à connaître en clinique : 1° que la couche celluleuse prémusculaire est divisée, par suite des adhérences précitées, en une série de trois ou quatre étages superposés et plus ou moins isolés les uns des autres (fig. 672) ; 2° que la couche celluleuse rétro-musculaire, au contraire, s'étend sans interruption depuis l'appendice xiphoïde et les côtes jusqu'au pubis.

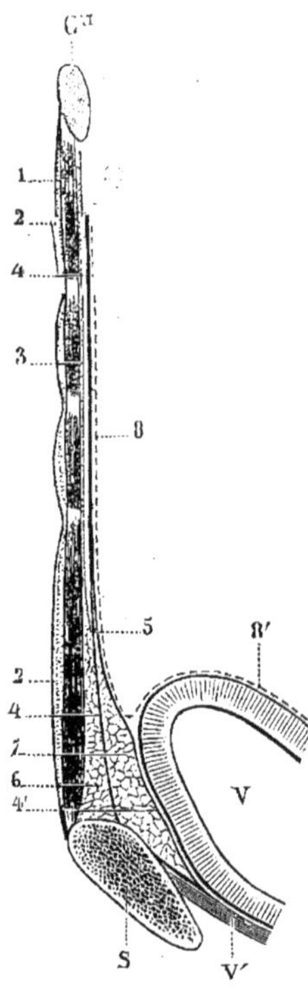

Fig. 672.

Coupe verticale et antéro-postérieure de la paroi abdominale antérieure, pratiquée un peu en dehors de la ligne blanche.

1, muscle droit antérieur de l'abdomen. — 2, feuillet antérieur de sa gaine. — 3, feuillet postérieure de sa gaine — 4, 4, fascia transversalis. — 4', fascia ombilico-prévésical (voy. *Vessie*). — 5, repli de Douglas. — 6, espace sus-pubien de Leusser. — 7, espace prévésical. — 8, 8', péritoine. — C^{VI}, sixième cartilage costal. — V, vessie, avec V', son ligament antérieur. — S, symphyse pubienne.

C. Espace sus-pubien. — Le muscle grand droit et sa gaine sont très rapprochés l'un de l'autre, ce qui revient à dire que les deux couches celluleuses pré- et rétro-musculaires sont très minces. A la partie postérieure et inférieure, cependant, la couche rétro-musculaire acquiert une épaisseur relativement considérable et voici comment. Un peu au-dessus du pubis, le muscle grand droit et le fascia-transversalis, jusque-là très rapprochés, s'écartent progressivement l'un de l'autre pour venir se terminer, le premier au-devant du pubis, l'autre sur la lèvre postérieure de son bord supérieur. Par suite de cet écartement il se développe, entre la lame musculaire et la lame fibreuse, un espace triangulaire ou en forme de **V** renversé (**Λ**), dont la base répond au rebord pubien et a naturellement la même épaisseur que ce rebord (fig. 672, 6) : c'est l'*espace sus-pubien* ou *cavum supra-pubicum* de Leusser. Il est comblé par du tissu cellulaire plus ou moins riche en graisse, et cette nappe cellulo-graisseuse n'est, comme on le voit, qu'une dépendance de la couche rétro-musculaire indiquée plus haut : c'est la partie tout inférieure ou sus-pubienne de cette couche. Nous ajouterons, comme détail utile en pathologie de la région, qu'il existe deux cavités sus-pubiennes, l'une à droite, l'autre à gauche : elles sont séparées l'une de l'autre, sur la ligne médiane, par l'adhérence du fascia transversalis à la ligne blanche.

D. Communications extérieures de la gaine. — La gaine fibreuse du muscle droit, parfaitement close de toutes parts, ne communique avec les régions du voisinage que par les orifices, toujours très petits du reste, qui livrent passage à des vaisseaux ou à des nerfs. Parmi ces orifices, nous citerons : 1° en haut, celui par lequel la branche abdominale de la mammaire interne arrive à la face postérieure du muscle grand droit; 2° en bas et sur les côtés, les deux orifices qui livrent passage à l'artère épigastrique et à son rameau sus-pubien ; 3° en avant, les nombreux orifices par lesquels les rameaux nerveux perforants internes et perforants externes (voy. Névrologie) arrivent aux téguments.

11° Ligne blanche. — On donne ce nom de ligne blanche à une lame fibreuse, ou plus exactement tendineuse, qui occupe, sur la ligne médiane, l'espace compris entre les muscles grands droits. En haut, elle fait suite à l'appendice xiphoïde du sternum et s'insère, en bas, sur le bord supérieur de la symphyse pubienne.

A. Dimensions. — Elle mesure, en moyenne, 35 centimètres de hauteur. Son épaisseur, représentée par son diamètre antéro-postérieur est de 2 ou 3 millimètres. Sa largeur varie beaucoup suivant les points où on la considère : si nous la suivons de haut en bas, nous la voyons s'élargir progressivement jusqu'à l'ombilic; puis, à un ou deux travers de doigt au-dessous de l'ombilic, se rétrécir plus ou moins brusquement et devenir pour ainsi dire linéaire, disposition qu'elle conservera désormais jusqu'à la symphyse pubienne.

B. Division. — La ligne blanche se compose donc de deux parties bien différentes d'aspect : une partie supérieure, représentant environ les deux tiers de sa longueur, qui est membraneuse, rubanée ; une portion inférieure, longue de 12 à 14 centimètres, qui n'est pour ainsi dire qu'un simple interstice presque linéaire. Dans sa portion rubanée, la ligne blanche mesure successivement, comme largeur, 5 ou 6 millimètres en haut, 10 à 12 millimètres à sa partie moyenne et 20 à 22 millimètres au niveau de l'ombilic. Dans sa portion linéaire, cette largeur se réduit à 2 ou 3 millimètres.

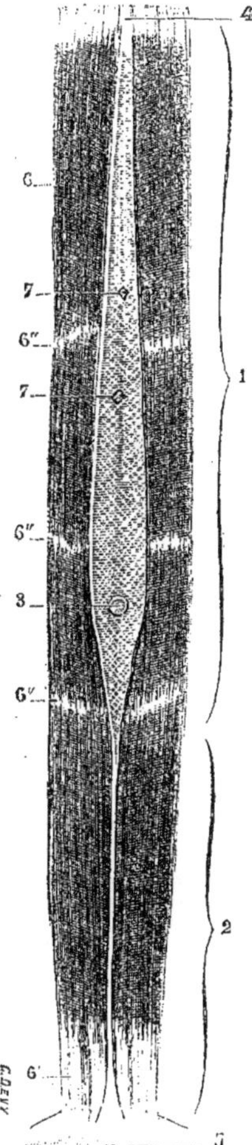

Fig. 673.
Ligne blanche, vue par sa face antérieure.

1, portion rubannée de la ligne blanche. — 2, sa portion linéaire. — 3, ombilic. — 4, appendice xiphoïde. — 5, symphyse pubienne. — 6, grand droit (sa partie interne seulement), avec : 6', son tendon inférieur ; 6'', 6'', 6'', ses intersections aponévrotiques. — 7, 7' petits orifices elliptiques.

C. Constitution anatomique. — Envisagée au point de vue de sa structure et de sa signification anatomique, la ligne blanche abdominale est essentiellement un raphé tendineux, formé par l'entrecroisement, sur la ligne médiane, des différentes lames aponévrotiques qui représentent les tendons d'insertion des trois muscles grand oblique, petit oblique et transverse.

a. *Faisceaux et renforcement supérieur*. — Elle est renforcée, à son extrémité sternale, par un certain nombre de faisceaux verticaux, qui descendent de la face antérieure de l'appendice xiphoïde.

b. *Faisceaux de renforcement inférieurs, adminiculum lineæ albæ*. — Elle est renforcée, de même, à son extrémité inférieure, en avant et en arrière des grands droits, par des faisceaux à insertion pubienne. — *En avant des grands droits,* c'est un petit faisceau fibreux, de forme triangulaire, qui s'attache en bas, par sa base, au-devant de la symphyse et qui se fusionne bientôt avec le bord antérieur de la ligne blanche. — *En arrière des grands droits*, les faisceaux de renforcement sont beaucoup plus importants. Ils forment par leur ensemble une lame triangulaire, ordinairement très forte et très résistante, (fig. 674), que Breschet avait appelée *ligament sus-pubien* et qu'on désigne le plus souvent aujourd'hui sous le nom d'*adminiculum lineæ albæ* ou *pied postérieur de la ligne blanche*. Sa base, dirigée en bas, s'insère sur la lèvre postérieure du bord supérieur du pubis ; elle envoie, dans la plupart des cas, un prolongement plus ou moins important sur le ligament de Cooper, et même sur la face postérieure de la branche horizontale du pubis jusqu'à l'orifice interne du canal sous-pubien. Son sommet, effilé en pointe, vient se confondre, après un trajet plus ou moins long, avec le bord postérieur de la ligne blanche. L'adminiculum lineæ albæ nous présente, à sa partie tout inférieure et sur la ligne médiane, une petite fossette ou même un véritable trou, dans lequel s'engage un peloton adipeux et, avec le peloton adipeux, un ou plusieurs rameaux (fig. 674) des vaisseaux épigastriques.

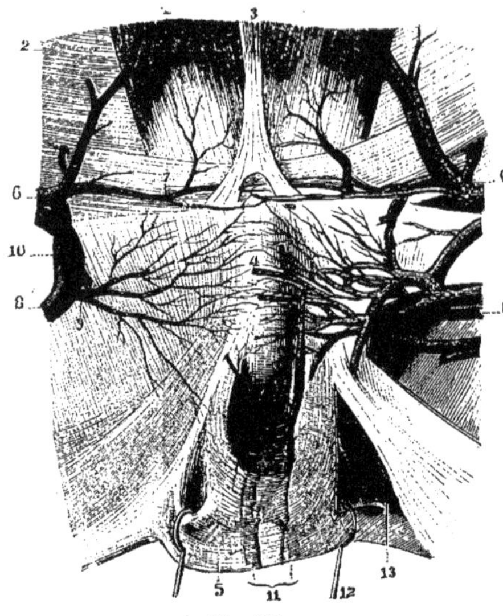

Fig. 674.

L'adminiculum lineæ albæ et la symphyse pubienne, vue postérieure (d'après Farabeuf).

(Du côté gauche, il n'y a que les artères ; du côté droit, les veines sont conservées avec les artères, mais les arcades veineuses sont coupées juste sur la ligne médiane.)

1, muscles grands droits. — 2, transverse de l'abdomen. — 3, adminiculum lineæ albæ. — 4, symphyse pubienne. — 5, vessie érignée en arrière. — 6, artère épigastrique, avec 7, son rameau sus-pubien. — 8, artère obturatrice, avec 9, son rameau rétro-pubien. — 10, anastomose entre l'épigastrique et l'obturatrice. — 11, veines vésicales antérieures. — 12, lambeau aponévrotique, érigné en dedans pour laisser voir 13, la veine honteuse interne droite.

D. Rapports. — En rapport, en avant, avec la peau et le tissu cellulaire sous-cutané, la ligne blanche répond, en arrière, au feuillet pariétal du péritoine, dont elle est séparée, au-dessous de l'ombilic et sur la ligne médiane, par l'ouraque. L'entrecroisement des faisceaux fibreux qui constituent la ligne blanche ménagent de loin en loin, dans la portion rubanée, un certain nombre d'orifices, elliptiques ou losangiques, très visibles surtout sur la face péritonéale : ils sont remplis par des pelotons graisseux, sortes de traits d'union entre le tissu cellulaire sous-péritonéal et le tissu cellulaire sous-cutané. Ils peuvent, à l'état pathologique, livrer passage à des hernies, soit épiploïques, soit intestinales.

12° **Ombilic.** — L'ombilic, vulgairement appelé *nombril*, est l'orifice que traversent, durant la vie intra-utérine, les deux artères ombilicales et la veine de même nom, constituant à elles trois le trait d'union vasculaire qui relie la mère au fœtus. Après la naissance, survient successivement l'oblitération de ces vaisseaux, l'arrêt de la circulation fœto-placentaire, la chute du cordon et la transformation de l'anneau ombilical en une simple cicatrice, laquelle s'enfonce peu à peu dans une dépression des téguments en forme de cupule.

La description détaillée de l'ombilic, ainsi que l'étude des processus qui le transforment si profondément dans les premiers mois qui suivent la naissance, appartiennent à l'embryologie et à l'anatomie topographique. Nous nous contenterons de rappeler ici qu'il occupe, sur la ligne blanche, un point qui est, à peu de chose près, également distant du sommet de l'appendice xiphoïde et de la symphyse pubienne.

Quant à sa situation par rapport à la hauteur totale du sujet, elle varie beaucoup suivant les âges : c'est ainsi que, chez le fœtus, il est placé au-dessous du milieu du corps, tandis que, chez l'adulte, il est situé de beaucoup au-dessus. TILLAUX, qui a examiné à cet égard treize sujets adultes, est arrivé aux conclusions suivantes : la moyenne de la taille étant de $1^{m},67$, dont la moitié est 83 centimètres et demi, la distance moyenne de l'ombilic au sommet de la tête a été de 64 centimètres. L'ombilic était donc situé à 20 centimètres au-dessus du milieu du corps.

Muscles surnuméraires tenseurs des aponévroses de l'abdomen. — Je désigne sous ce nom toute une série de faisceaux surnuméraires, fort variables dans leur situation et leur développement, dont l'une des extrémités vient toujours s'attacher aux aponévroses de l'abdomen. — GRUBER a décrit (*Bull. Acad. des Sc. de Saint-Pétersbourg*, 1873, et *Wirchow's Archiv*, t. LXIX, LXXVII et LXXX), sous le nom de *muscle tenseur du feuillet postérieur de la gaine du droit* (sept observations), un petit faisceau musculaire, rubané, situé en arrière du muscle droit, qui s'étend de l'épine du pubis au repli de Douglas. — MACALISTER (*Medical Press*, 1886, p. 94) a donné le nom de *muscle pubio-péritonéal* à un petit faisceau qui naissait de la crête pectinéale, en arrière du ligament de Gimbernat, et venait ensuite se terminer sur le fascia transversalis, au voisinage de l'ombilic. — LUSCHKA (*Reichert und Du Bois-Reymond's Arch.*, 1878) a signalé, sous le nom de *muscle pubio-transversalis*, un faisceau qui s'étendait, en arrière du muscle transverse, de la branche horizontale du pubis au voisinage de l'anneau inguinal interne. — GRUBER a décrit (*Bull. Acad. des Sc. de Saint-Pétersbourg*, 1873) un petit faisceau surnuméraire, qu'il a appelé *muscle tenseur de l'arcade crurale* et qui se rendait de la branche horizontale du pubis à l'arcade crurale, à l'union de son tiers externe et de son tiers moyen. — Le même anatomiste a encore signalé (*ibid.*, 1873), sous le nom de *muscle tenseur du feuillet postérieur de la gaine du droit et du fascia transversalis*, un faisceau musculaire fort singulier, qui, prenant naissance en bas sur le fascia transversalis, dans le voisinage de l'anneau inguinal interne, se terminait en haut, en partie sur le repli de Douglas, en partie sur le fascia transversalis.

Voyez, au sujet des muscles et aponévroses de l'abdomen, parmi les travaux récents : PONCET, Rech. anat. sur les aponévroses abdominales, Paris, 1877 ; — SOLGER, *Ueber die Bedeutung der Linea semi-circularis Douglasii*, Morph. Jahrb., 1886 ; — SACHS, *Die Fascia umbilicalis*, Arch. f. path. Anat., 1887 ; — CHARPY, *La gaine des muscles droits*, Rev. de Chirurgie, 1888 ; — KLATSCH, *Ueb. den Arcus cruralis*, Anat. Anz., 1888 ; — NICAISE, *Des insertions de l'aponévrose du grand oblique*, Journ. de l'Anat., 1890 ; — DOUGLAS, *The Anat. of the transversalis muscle*, Journ. of Anat., 1890 ; — SWJASHENINOW, *Zur topogr. Anat. des Leistenschenkelbogens*, Arch. f. Anat., 1892 ; — BARRÉ, *De la paroi abdominale postérieure et de ses aponévroses en particulier*. Th. Montpellier, 1896 ; — BLAISE, *Le canal inguinal chez l'adulte*, Th. Paris, 1897.

ARTICLE II

RÉGION POSTÉRIEURE OU LOMBO-ILIAQUE

Trois muscles constituent cette région, savoir : le *carré des lombes*, le *psoas-iliaque* et le *petit psoas*.

1° CARRÉ DES LOMBES

Le carré des lombes (fig. 676, 4) est un muscle aplati et quadrilatère, situé sur les côtés de la colonne lombaire, entre la crête iliaque et la douzième côte.

1° **Insertions**. — Il s'attache, en bas, sur le ligament ilio-lombaire et, en dehors de ce ligament, sur la lèvre interne de la crête iliaque dans une étendue de 2 ou 3 centimètres. De là, ses fibres se portent en haut et viennent s'insérer : les plus externes, sur le bord inférieur de la douzième côte ; les plus internes, sur le sommet des apophyses transverses des quatre premières vertèbres lombaires.

En avant de ce premier plan charnu s'en trouve un deuxième, moins important, qui se détache du bord inférieur de la douzième côte, se porte en bas et en dedans, et vient se fixer sur l'apophyse transverse des deux ou trois dernières vertèbres lombaires.

Au total, le carré des lombes comprend trois ordres de faisceaux (fig. 675) : 1° des faisceaux verticaux, qui s'étendent de l'ilion à la douzième côte (*faisceaux ilio-costaux*) ; 2° des faisceaux obliques ascendants, qui vont de l'ilion ou plutôt du ligament ilio-lombaire aux apophyses transverses de la colonne lombaire (*faisceaux ilio-transversaires*) ; 3° des faisceaux obliques descendants, qui s'étendent de la douzième côte à ces mêmes apophyses transverses (*faisceaux costo-transversaires*).

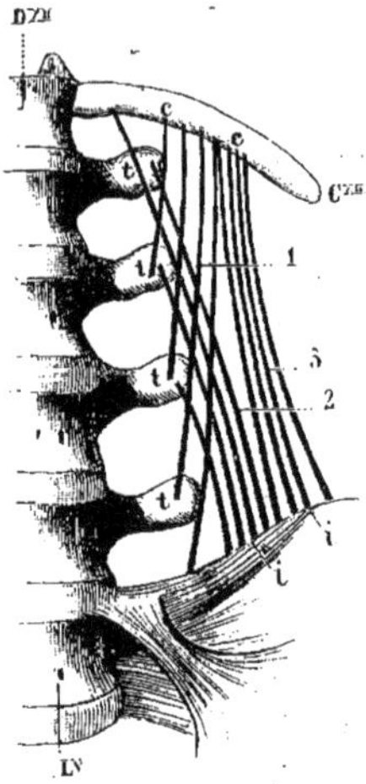

Fig. 675.

Schéma représentant la constitution anatomique du carré des lombes.

D^{XII}, douzième vertèbre dorsale. — L^{V}, cinquième vertèbre lombaire. — C^{XII}, douzième côte. — *t*, *t*, apophyses transverses. — *i*, *i*, crête iliaque et ligament ilio-lombaire. — 1, faisceaux costo-transversaires. — 2, faisceaux ilio-transversaires. — 3, faisceaux ilio-costaux.

2° **Rapports**. — Le muscle carré des lombes se trouve situé dans une loge ostéo-fibreuse, qui est constituée, en avant, par le feuillet antérieur de l'aponévrose du transverse, en arrière par le feuillet moyen de cette même aponévrose, ainsi que par les apophyses transverses des vertèbres lombaires (fig. 660,5). Par l'intermédiaire de ce double feuillet aponévrotique, il répond : 1° en arrière, aux muscles des gouttières vertébrales ; 2° en avant, au muscle psoas, au rein, aux portions verticales du côlon, au péritoine. Son bord externe occupe l'angle de séparation des deux lames fibreuses qui l'enveloppent. Son bord interne se met en rapport avec les muscles intertransversaires des lombes.

3° **Innervation**. — Le carré des lombes est innervé par le douzième nerf intercostal et par des rameaux très grêles, issus des branches antérieures des trois ou quatre premiers nerfs lombaires.

4° **Action**. — Si le muscle carré des lombes prend son point fixe sur le bassin, il incline de son côté la colonne lombaire par ses faisceaux ilio-transversaires et abaisse les côtes par ses faisceaux costaux (expirateur). S'il prend, au contraire, son point fixe sur le thorax, comme cela arrive quelquefois dans le décubitus dorsal, il incline le bassin de son côté.

Variétés. — Outre les variations portant sur le développement relatif des trois portions constitutives du muscle et sur l'isolement plus ou moins complet de ces trois portions, on a signalé, comme anomalie du carré des lombes, l'insertion de quelques faisceaux charnus à la onzième côte, ou même au corps des dixième et onzième vertèbres dorsales.

2° PSOAS-ILIAQUE

Situé à la fois dans la cavité abdominale et à la partie antérieure de la cuisse, le psoas-iliaque (fig. 676) est constitué par deux portions, la *portion psoas* (2) et la *portion iliaque* (8). Ces deux portions, nettement isolées en haut, se réunissent en bas pour prendre sur le fémur une insertion commune.

1° Insertions. — La portion psoas et la portion iliaque ont des origines distinctes et il convient de les examiner séparément :

a. *Portion psoas*. — La portion psoas ou, plus simplement, le *muscle psoas*

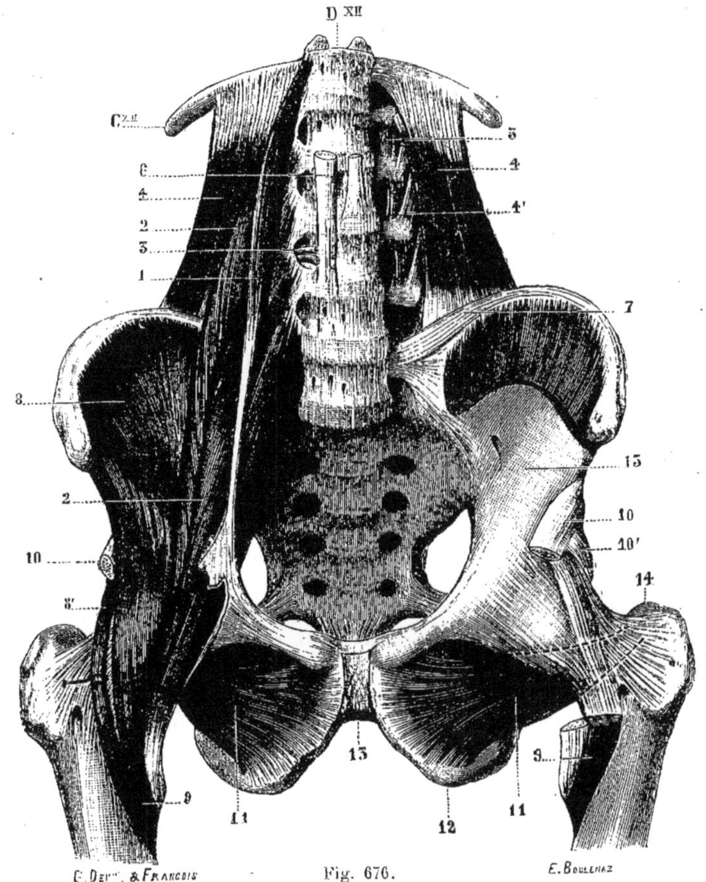

Fig. 676.

Muscles de la région lombo-iliaque, vue antérieure.

1, petit psoas. — 2, grand psoas. — 3, arcades du psoas et des vaisseaux lombaires. — 4, 4', carré des lombes. — 5, intertransversaires des lombes. — 6, pilier droit du diaphragme. — 7, ligament ilio-lombaire. — 8, muscle iliaque. — 8', son faisceau extra-pelvien. — 9, insertions du psoas-iliaque au fémur. — 10, tendon direct du droit antérieur de la cuisse, avec 10', son tendon réfléchi. — 11, 11. obturateur externe. — 12, ischion. — 13, symphyse pubienne. — 14, grand trochanter. — 15, fosse iliaque interne. — C^{XII}, douzième côte. — D^{XII}, douzième vertèbre dorsale.

(fig. 676,2) s'insère en haut : 1° sur la face latérale du corps de la douzième vertèbre dorsale et des quatre premières lombaires; 2° sur les disques intervertébraux qui les unissent ; 3° à la base des apophyses transverses de ces mêmes vertèbres.

L'insertion aux apophyses transverses et aux disques intervertébraux se fait par l'intermédiaire de languettes tendineuses excessivement courtes. L'insertion aux corps vertébraux se fait par une série d'arcades fibreuses, concaves en dedans, dont les deux extrémités se fixent sur le bord supérieur et sur le bord inférieur du corps vertébral, tandis que la partie moyenne reste libre et regarde la gouttière transversale qui est creusée sur le corps de la vertèbre. Il en résulte que le bord interne du psoas présente une série d'anneaux superposés, formés en partie par le muscle, en partie par la vertèbre. Ces anneaux (fig. 676,3), qui sont ordinairement au nombre de quatre, livrent passage aux artères et aux veines lombaires, ainsi qu'à quelques filets nerveux du grand sympathique, notamment aux *rami communicantes* de la région, qui relient le sympathique aux nerfs lombaires.

De la colonne lombaire, les nombreux faisceaux du psoas se portent tous obliquement en bas, en dehors et en avant et constituent par leur réunion un corps musculaire unique, cylindrique ou plutôt fusiforme, qui présente son maximum d'épaisseur au niveau de la symphyse sacro-iliaque. Il traverse ainsi successivement la région lombaire et le bassin. Il sort de cette dernière cavité à travers une gouttière située sur le bord antérieur de l'os coxal, entre l'épine iliaque antéro-inférieure et l'éminence ilio-pectinée, arrive à la cuisse et, finalement, vient se fixer à la face postérieure du petit trochanter. Cette insertion fémorale se fait à l'aide d'un fort tendon, qui apparaît, dès la région pelvienne, sur la face postérieure du muscle.

b. *Portion iliaque*. — La portion iliaque, que l'on désigne plus souvent sous le nom de *muscle iliaque* (fig. 676, 8), est un muscle triangulaire ou en éventail, étalé dans la fosse iliaque interne. Il prend naissance, en haut : 1° sur les deux tiers supérieurs de cette fosse; 2° sur la lèvre interne de la crête iliaque, ainsi que sur le ligament ilio-lombaire, où quelques-uns de ses faisceaux se confondent parfois avec ceux du muscle carré des lombes; 3° sur la base du sacrum; 4° sur les deux épines iliaques antérieures et sur l'échancrure qui les sépare; 5° enfin, sur la face antérieure de la capsule articulaire de la hanche.

De cette large surface d'insertion, les faisceaux du muscle iliaque convergent, comme ceux du psoas, vers la gouttière que nous avons signalée plus haut sur le bord antérieur de l'os coxal : les faisceaux internes suivent un trajet plus ou moins vertical; les faisceaux moyens et les faisceaux externes, un trajet plus ou moins oblique en bas et en dedans.

La presque totalité des faisceaux charnus du muscle iliaque se terminent sur le côté externe du tendon du psoas et, par son intermédiaire, vont au petit trochanter. Quelques-uns, cependant, les faisceaux externes et inférieurs, se rendent directement au fémur (fig. 676, 8'), en longeant le bord inférieur du tendon précité : ces derniers faisceaux se différencient, dans bien des cas, en un petit muscle distinct, le *petit muscle iliaque* (*iliacus minor* de Quain, *ilio-capsulo-trochantérien* de Cruveilhier).

2° Rapports. — Le psoas-iliaque présente des rapports importants, que nous examinerons successivement dans l'abdomen, au niveau de l'arcade crurale, à la cuisse :

a. *Dans l'abdomen*, le psoas, tout d'abord, répond en avant au diaphragme, au petit psoas, au rein et aux vaisseaux rénaux, à l'uretère, aux vaisseaux spermatiques ou utéro-ovariens, aux portions verticales du côlon. — En arrière, il repose sur les apophyses transverses des vertèbres lombaires, sur les muscles intertransversaires et sur le carré des lombes. Il est séparé de ce dernier muscle par le feuillet antérieur de l'aponévrose du transverse, ainsi que par les branches antérieures des nerfs lombaires. — Sur son bord interne cheminent, au niveau du bassin, l'artère iliaque externe et la veine de même nom. — Le psoas est enfin traversé (fig. 677) par les différentes branches du plexus lombaire, qui émergent de sa surface sur les points les plus divers : en avant, les nerfs fémoro-cutané et génito-crural ; en dedans, le tronc lombo-sacré et le nerf obturateur ; en dehors, le grand abdomino-génital, le petit abdomino-génital et le crural (voy. Névrologie).

Quant au muscle iliaque, il est en rapport, par sa face antérieure, avec le cæcum à droite, avec l'S iliaque du côlon à gauche. Sa face postérieure repose sur la fosse iliaque interne.

Un sillon, toujours très marqué, sépare l'un de l'autre le muscle psoas et le muscle iliaque. Dans le fond de ce sillon chemine le nerf crural (fig. 677,7).

b. *Au niveau de l'arcade crurale,* le psoas-iliaque passe au-dessous (fig. 665,5), remplissant tout l'espace qui se trouve compris entre cette arcade, la bandelette ilio-pectinée et le bord antérieur de l'os coxal. La bandelette ilio-pectinée le sépare, comme nous l'avons déjà fait remarquer plus haut, de l'artère et de la veine fémorales. Le nerf crural est situé sur son côté antéro-interne.

c. *A la cuisse,* le psoas-iliaque constitue, par sa face antérieure, la partie externe du plancher du triangle de Scarpa. — Sa face postérieure repose sur la capsule fibreuse de l'articulation de la hanche. — Son bord interne répond au bord externe du pectiné et forme avec lui une gouttière où se loge l'artère fémorale. — Son bord externe est longé par le couturier et par le droit antérieur de la cuisse.

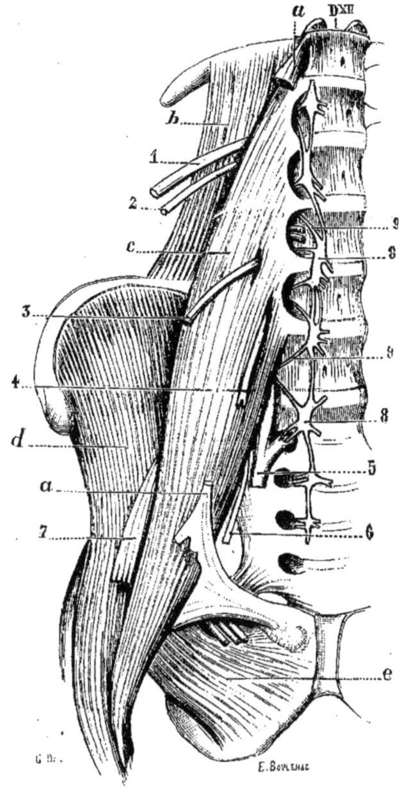

Fig. 677.

Rapports du psoas-iliaque avec le plexus lombaire et le grand sympathique.

DXII, douzième dorsale. — *a, a,* petit psoas, réséqué dans sa partie moyenne. — *b,* carré des lombes. — *c,* grand psoas. — *d,* muscle psoas-iliaque. — *e,* obturateur externe.

1, nerf grand abdomino-génital. — 2, nerf petit abdomino-génital. — 3, nerf fémoro-cutané. — 4, nerf génito-crural. — 5, tronc lombo-sacré. — 6, nerf obturateur. — 7, nerf crural. — 8, ganglions du grand sympathique. — 9, rami communicantes.

Le psoas-iliaque est séparé du bord antérieur de l'os coxal et de la capsule de la hanche par une bourse séreuse (fig. 490,7), d'un développement remarquable, qui communique parfois avec la synoviale articulaire. Une deuxième bourse séreuse, celle-ci plus petite, se développe entre le tendon du muscle et la face antérieure du petit trochanter.

3° Innervation. — Les faisceaux musculaires qui constituent le psoas-iliaque sont innervés en grande partie par des rameaux qui proviennent directement du plexus lombaire. Ils reçoivent, en outre, un certain nombre de filets, issus du nerf crural.

4° Action. — Considéré au point de vue de son action, le muscle psoas-iliaque fléchit la cuisse sur le bassin ; en outre, il rapproche le fémur de la ligne médiane et lui fait exécuter un mouvement de rotation en dehors.

Dans la station verticale, le psoas-iliaque prend son point d'insertion fixe sur le fémur. Agissant alors sur la colonne vertébrale et le bassin, il les fléchit en avant. S'il se contracte d'un côté seulement, il fléchit encore le tronc ; mais, en même temps, il l'incline de son côté et lui imprime un mouvement de rotation, en vertu duquel sa face antérieure est tournée du côté opposé.

Variétés. — Le psoas peut présenter dans son volume et dans l'étendue de ses insertions d'origine quelques variations peu importantes. J'ai vu, plusieurs fois, le muscle psoas-iliaque, dans des cas où il était plus développé que d'habitude, venir faire une forte saillie entre l'artère et la veine fémorales, lesquelles se trouvaient alors séparées l'une de l'autre par un intervalle de plus d'un centimètre. — Les deux portions du muscle psoas-iliaque peuvent ne se réunir qu'à leur insertion trochantérienne (HORNER, LIEUTAUD, MACALISTER). — On a observé (MECKEL, REID et TAYLOR), en avant du psoas, des faisceaux surnuméraires constituant des *psoas accessoires*. — De même, sur le muscle iliaque, MACALISTER et WOOD ont rencontré une lame musculaire surajoutée qui se rendait, comme l'iliaque lui-même, de la crête iliaque au tendon du psoas. — Il n'est pas très rare de rencontrer un faisceau distinct, situé en dedans du psoas et prenant naissance sur le détroit supérieur du bassin. — Le *petit muscle iliaque* n'est autre, comme nous l'avons déjà dit, que le faisceau extra-pelvien du psoas-iliaque, plus ou moins complètement différencié. — L'existence de ce faisceau, du reste, est constante chez l'homme ; il est particulièrement développé chez certains mammifères qui, comme les chéiroptères, n'ont pas de fosse iliaque interne ; il constitue à lui tout seul, dans ce cas, la portion iliaque du groupe psoas-iliaque.

3° PETIT PSOAS

Situé en avant du muscle précédent, le petit psoas (fig. 676, 1) est un muscle fort grêle, qui s'étend de la partie la plus élevée de la colonne lombaire au bord antérieur de l'os coxal.

1° Insertions. — Il se détache généralement du corps de la dernière vertèbre dorsale, du corps de la première lombaire et du disque fibro-cartilagineux qui sépare l'une de l'autre ces deux vertèbres. Les faisceaux charnus qui le constituent descendent sur la face antéro-interne du psoas sous la forme d'un ruban mince et aplati, qui dégénère à la partie moyenne de la région lombaire, souvent plus haut, en un simple tendon aponévrotique. Ce tendon, continuant la direction du corps charnu, s'élargit au fur et à mesure qu'il descend et vient se fixer sur l'éminence ilio-pectinée, ainsi que sur le fascia iliaca (voy. le paragraphe suivant), avec lequel il contracte des connexions intimes.

2° Rapports. — Le petit psoas repose sur le grand psoas par sa face postérieure. Il présente, en avant, les mêmes rapports que ce dernier muscle.

3° Innervation. — Il est innervé par des rameaux très grêles, qui proviennent du plexus lombaire.

4° Action. — Le muscle petit psoas est, chez l'homme, un organe rudimentaire et, comme tel, il est dépourvu de toute fonction active.

Variétés. — J.-B. PERRIN (*Medical Times and Gazette*, 1872), sur 112 sujets qu'il a examinés, n'a trouvé le petit psoas que 32 fois. THEILE (*Myologie*, trad. JOURDAN) déclare ne l'avoir rencontré qu'une seule fois sur 20 cadavres. Sur 32 sujets que j'ai examinés moi-même à cet égard, j'ai vu le petit psoas faire défaut sur 26. De leur côté, SCHWALBE et PFITZNER l'ont vu manquer dans une proportion de 57 p. 100 ; DWIGHT, dans une proportion de 60 p. 100. De pareils chiffres sont significatifs : ils nous autorisent à considérer l'absence du petit psoas comme étant l'état normal chez l'homme.

Comme tous les organes rudimentaires, le petit psoas est très variable : il n'est pas rare de le trouver réduit à un simple tendon. — CRUVEILHIER, MACALISTER l'ont vu double. — MACALISTER signale l'existence d'un faisceau charnu allant du grand au petit psoas. — Le même anatomiste a vu le petit psoas uniquement constitué par une expansion qui partait du bord interne du grand psoas. — Bankart, Pye-Smith et Philips (*Guy's Hosp. Reports*, t. XIV) signalent trois cas de petit psoas passant au-dessous de l'arcade crurale, pour venir s'attacher à la ligne rugueuse qui s'élève du petit trochanter à la ligne âpre.

4° Aponévrose lombo-iliaque ou fascia iliaca

Au-devant du psoas-iliaque s'étale une des plus importantes aponévroses de l'économie, l'*aponévrose lombo-iliaque*, plus connue sous le nom de *fascia iliaca*.

1° Disposition générale. — Cette aponévrose occupe transversalement toute la largeur de la fosse iliaque interne et s'étend en hauteur depuis l'insertion supérieure du psoas jusqu'à l'insertion trochantérienne de ce muscle. Mais il s'en faut de beaucoup qu'elle présente partout le même aspect : réduite en haut, sur le psoas, aux proportions modestes d'une simple toile celluleuse, elle s'épaissit graduellement au fur et à mesure qu'elle descend dans le bassin et acquiert, au-devant du muscle iliaque, tous les caractères des aponévroses.

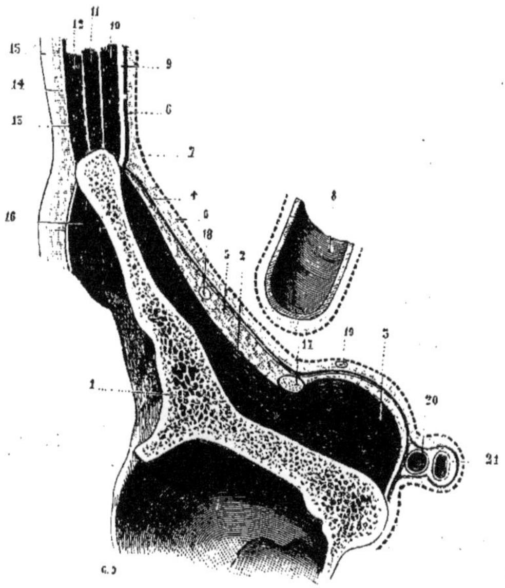

Fig. 678.

Coupe verticale et transversale de la fosse iliaque interne (*schématique*).

1, os coxal. — 2, muscle iliaque. — 3, muscle psoas. — 4, fascia iliaca. — 5, couche cellulo-graisseuse profonde. — 6, couche cellulo-graisseuse superficielle ou sous-péritonéale. — 7, péritoine. — 8, cæcum. — 9, fascia transversalis. — 10, muscle transverse. — 11, petit oblique. — 12, grand oblique. — 13, aponévrose superficielle de l'abdomen. — 14, tissu cellulaire sous-cutané. — 15, peau. — 16, grand fessier. — 17, nerf crural. — 18, nerf fémoro-cutané. — 19, nerf génito-crural. — 20, artère iliaque externe. — 21, veine iliaque externe. — 22, arcade fémorale. — 23, petit trochanter.

2° Insertions. — Le fascia iliaca, à sa périphérie, entre en relation à la fois avec des os et avec des aponévroses :

a. *En dedans*, il s'insère : 1° sur toutes les vertèbres lombaires, en ménageant, au niveau de chacune d'elles, une espèce de pont pour le passage des artères et veines lombaires ; 2° sur la base du sacrum ; 3° sur le détroit supérieur du bassin ; à ce niveau, il envoie sur l'artère et la veine iliaques externes un feuillet plus ou moins délicat, qui applique ces vaisseaux contre le bord interne du psoas.

b. *En dehors*, il s'attache successivement, en allant de haut en bas : 1° sur l'aponévrose du carré des lombes, le long du bord externe du psoas ; 2° sur le ligament ilio-lombaire ; 3° sur la lèvre interne de la crête iliaque dans toute son étendue.

c. *En haut*, le fascia iliaca se termine en présentant un épaississement linéaire, une sorte d'arcade, l'*arcade fibreuse du psoas*, qui embrasse le psoas et sur laquelle viennent s'insérer les faisceaux correspondants du diaphragme (voy. ce muscle).

d. *En bas,* au niveau de l'arcade crurale (fig. 665), le fascia iliaca adhère intimement, dans sa moitié externe, aux faisceaux les plus inférieurs de cette arcade. Sa partie interne, au contraire, ne contracte avec l'arcade crurale aucun rapport ; elle forme, sous le nom de ***bandelette ilio-pectinée*** (voy. p. 819), le côté externe de l'anneau crural. Au-dessous de l'arcade crurale, qui est la limite séparative du bassin et de la cuisse, le fascia iliaca, continuant son trajet descendant, recouvre la portion extra-pelvienne du psoas-iliaque, qu'il accompagne jusqu'au petit trochanter. Nous verrons plus tard que le fascia iliaca se fusionne, à la cuisse, d'une part avec la portion de l'aponévrose fémorale qui descend du couturier, d'autre part avec l'aponévrose d'enveloppe du pectiné.

Il résulte de la description qui précède que le fascia iliaca s'insère sur tout le pourtour du muscle psoas-iliaque. Il forme ainsi, avec la colonne lombaire et la fosse iliaque interne, une loge ostéo-fibreuse, qui est parfaitement close dans sa portion abdominale et qui s'ouvre, du côté de la cuisse, au-dessous de la moitié externe de l'arcade crurale : c'est cette loge ostéo-fibreuse que VELPEAU avait désignée sous le nom de *canal iliaque.*

3° Constitution anatomique, couches cellulo-adipeuses sus- et sous-aponévrotiques. — L'aponévrose lombo-iliaque est essentiellement constituée par des faisceaux aponévrotiques à direction transversale, auxquels viennent se joindre quelques faisceaux verticaux qui semblent dépendre du tendon du petit psoas. Une nappe de tissu cellulaire, assez mince en haut, fortement chargée de graisse en bas, la sépare du péritoine (fig. 679, 6). Une deuxième nappe celluleuse, également parsemée d'îlots graisseux, mais beaucoup plus épaisse que la précédente, s'étale au-dessous du fascia iliaca, entre cette aponévrose et les faisceaux charnus du psoas-iliaque (fig. 679, 5).

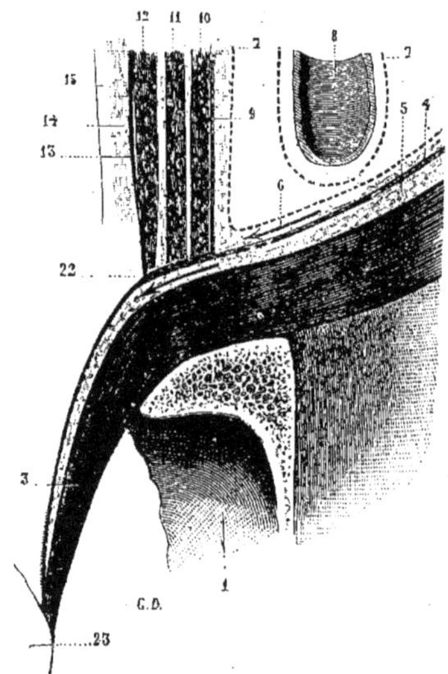

Fig. 679.
Coupe verticale de la fosse iliaque interne pratiquée suivant la direction du psoas (*schématique*).

(Même légende que pour la figure 678.)

De ces deux couches cellulo-graisseuses, la couche superficielle, couche sus-aponévrotique ou sous-péritonéale, s'arrête à l'arcade crurale, par suite de l'insertion, à ce niveau, du fascia transversalis sur le fascia iliaca. La couche profonde ou sous-aponévrotique, au contraire, se continue au-dessous de l'arcade fémorale jusqu'à l'insertion du psoas-iliaque sur le petit trochanter.

On voit immédiatement, comme conséquence d'une pareille disposition anatomique, que la fosse iliaque interne présente deux variétés d'abcès, se développant chacune dans l'une des deux couches cellulo-graisseuses précitées : un abcès superficiel ou sous-péritonéal, un abcès profond ou sous-aponévrotique. On voit encore que, dans les abcès sous-péritonéaux, la collection purulente s'arrêtera à l'arcade fémorale, tandis que, dans les abcès sous-aponévrotiques, elle descendra au-dessous de cette arcade et envahira la cuisse jusqu'au petit trochanter (voy. à ce sujet la figure 679, dans laquelle les flèches indiquent la direction suivie par les collections purulentes).

ARTICLE III

RÉGION SUPÉRIEURE OU DIAPHRAGMATIQUE

La région supérieure de l'abdomen, limite séparative des deux cavités thoracique et abdominale, répond à la face interne des côtes inférieures. Elle ne renferme qu'un seul muscle, mais un muscle très large et extrêmement important, le *diaphragme*.

Diaphragme

Le diaphragme (fig. 680 et 681) est un muscle aplati et mince, séparant à la

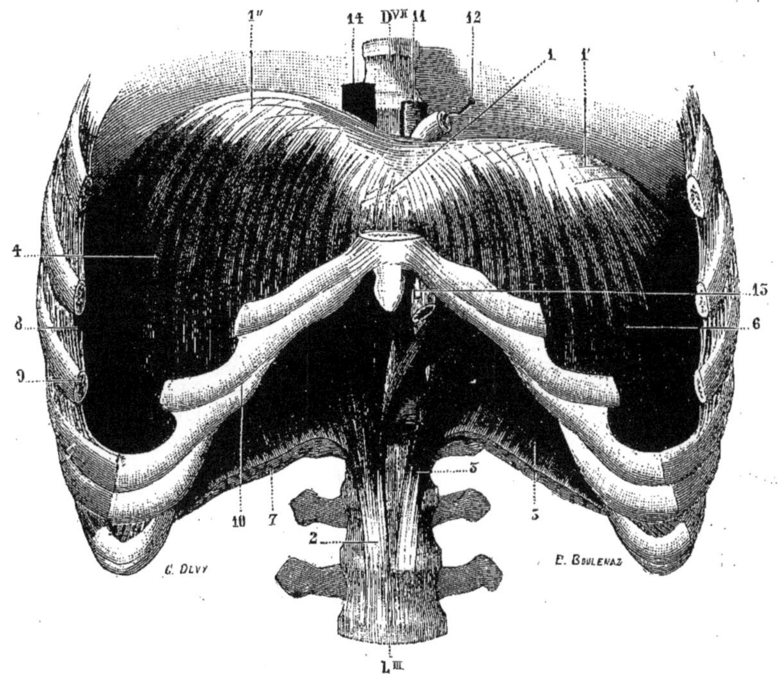

Fig. 680.

Diaphragme, vu par sa face convexe.

1, centre phrénique, avec 1', sa foliole gauche et 1'', sa foliole droite. — 2, pilier droit du diaphragme. — 3, pilier gauche. — 4, faisceaux charnus du diaphragme, allant s'insérer sur les côtes du côté droit. — 5, faisceaux postérieurs, allant s'insérer sur les arcades fibreuses du psoas et du carré des lombes. — 6, faisceaux allant s'insérer sur les côtes du côté gauche. — 7, coupe des faisceaux postérieurs au niveau de leurs insertions sur les arcades fibreuses. — 9, section de la huitième côte. — 10, huitième cartilage costal. — 11, aorte thoracique. — 12, œsophage, érigné à gauche. — 13, pneumogastrique gauche. — 14, veine cave inférieure. — D^{VII}, septième vertèbre dorsale. — L^{III}, troisième vertèbre lombaire.

manière d'une cloison transversale la cavité thoracique de la cavité abdominale : c'est le *septum transversum* des anciens anatomistes. Fortement bombé en haut, il affecte dans son ensemble la forme d'une voûte ou, si l'on veut, d'une coupole, dont la base répond à la circonférence inférieure du thorax, la convexité aux viscères thoraciques, la concavité aux viscères abdominaux. La coupole diaphragmatique, disons-le tout de suite, est fort irrégulière. Tout d'abord, elle est beaucoup plus large dans le sens transversal que dans le sens antéro-postérieur. Puis, elle descend beaucoup plus bas en arrière qu'en avant : elle est donc, comme le plan de la circonférence inférieure du thorax, fortement inclinée de haut en bas et d'avant en arrière. La voûte diaphragmatique enfin, comme nous le montre la figure 680, remonte un peu plus haut à droite qu'à gauche : on admet généralement que, dans la respiration normale, elle s'élève, au moment de l'expiration, jusqu'à la sixième côte à gauche, jusqu'à la cinquième à droite; mais elle peut, dans les expirations forcées, atteindre la cinquième côte à gauche et la quatrième à droite. Nous ajouterons que les deux points culminants de la portion droite et de la portion gauche sont réunis l'un à l'autre, sur la ligne médiane, par une surface légèrement excavée, sur laquelle repose le cœur.

1° Insertions. — Charnu à sa périphérie, le diaphragme nous présente, à sa partie centrale, une large lame aponévrotique, sur le pourtour de laquelle prennent naissance tous les faisceaux charnus du muscle. Il se compose donc de deux parties, morphologiquement bien distinctes, une partie aponévrotique et une partie musculeuse. Il convient de les étudier séparément, en commençant par la partie aponévrotique :

A. Partie aponévrotique, centre phrénique. — L'aponévrose centrale du diaphragme a reçu la nom de *centre phrénique*. C'est une lame tendineuse, très forte et très résistante, d'aspect nacré, resplendissante, au point que van Helmont l'avait comparée à un miroir (*miroir de van Helmont*).

a. *Configuration extérieure.* — Elle revêt dans son ensemble (fig. 681) la forme d'un trèfle, dont le pied, dirigé en arrière, ferait défaut et serait remplacé par une large échancrure. Nous pouvons donc lui considérer trois portions ou folioles : une foliole antérieure ou moyenne et deux folioles latérales, l'une droite, l'autre gauche. — La *foliole antérieure* représente la portion médiane du centre phrénique. Elle est, comme le muscle lui-même, un peu plus étendue dans le sens transversal que dans le sens antéro-postérieur. — La *foliole droite* et la *foliole gauche* ont l'une et l'autre une forme oblongue : leur grand axe se dirige obliquement en arrière et en dehors, de telle sorte que les deux folioles latérales sont d'autant plus écartées l'une de l'autre qu'on les considère sur un point plus postérieur. Sur la ligne d'union de la foliole droite avec la foliole gauche, se trouve un large orifice (fig. 681,14) à travers lequel passe la veine cave inférieure. Nous y reviendrons plus loin.

b. *Dimensions.* — Envisagées au point de vue de leurs dimensions, les trois folioles diaphragmatiques sont, comme pour leur forme, fort inégales. La foliole antérieure, quoique de beaucoup la plus large des trois, est toujours la plus petite. Vient ensuite la foliole gauche, et enfin la foliole droite, qui est la plus grande. Cette dernière est non seulement un peu plus large que la gauche, mais encore elle s'étend un peu plus loin en arrière.

c. *Constitution anatomique.* — Histologiquement, le centre phrénique présente la structure des vrais tendons : il se compose essentiellement de faisceaux tendineux, disposés en plusieurs couches. Ces faisceaux tendineux, qu'on les considère sur la face convexe ou sur la face concave du centre phrénique, paraissent au premier abord se disposer d'une façon essentiellement irrégulière. On peut cependant, en examinant comparativement un certain nombre de pièces, en dégager le type général que voici (voy. fig. 682) :

Les faisceaux tendineux forment tout d'abord deux bandelettes, très épaisses et très résistantes, que nous désignerons, en raison de leur direction, sous le nom de bandelette oblique et de bandelette arciforme. — La *bandelette oblique* (*bandelette demi-circulaire supérieure* de Bourgery) occupe la face convexe ou thoracique du centre phrénique. Elle prend naissance, en arrière, sur la partie la plus reculée de la foliole droite, par une sorte d'éventail qui mesure en général toute

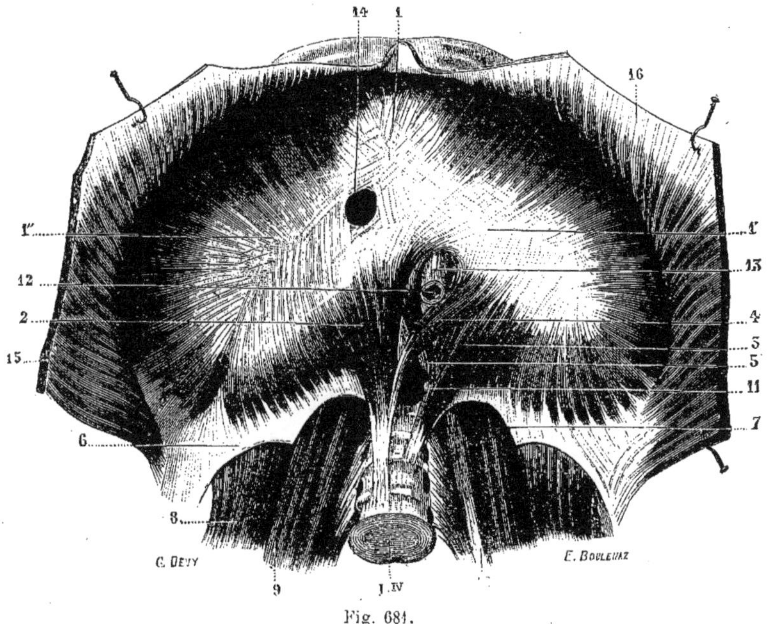

Fig. 681.

Diaphragme, vu par sa face concave.

1, centre phrénique, avec 1', sa foliole gauche et 1'', sa foliole droite. — 2, pilier droit du diaphragme. — 3, pilier gauche. — 4, faisceau anastomotique, se rendant du pilier gauche au pilier droit. — 5, faisceau anastomotique se rendant du pilier droit au pilier gauche. — 6, arcade fibreuse du carré des lombes. — 7, arcade fibreuse du psoas. — 8, carré des lombes. — 9, grand psoas. — 10, petit psoas. — 11, artère aorte, passant par l'orifice aortique. — 12, œsophage, débouchant par l'orifice œsophagien. — 13, pneumogastrique gauche. — 14, veine cave inférieure. — 15, 16, paroi abdominale, érignée en dehors et en haut.

la largeur de la foliole. De là, elle se porte obliquement en avant et en dedans, en condensant ses fibres, passe sur le côté postéro-interne de l'orifice de la veine cave inférieure et se perd insensiblement sur la foliole moyenne. — La *bandelette arciforme* (*bandelette demi-circulaire inférieure* de Bourgery) naît, comme la précédente, sur la partie la plus reculée de la foliole droite, par une extrémité élargie en éventail. Il convient d'ajouter qu'elle est, à ce niveau, sous-jacente à la bandelette oblique et, par conséquent, plus nettement visible sur la face abdominale du muscle que sur sa face thoracique. De sa surface d'origine, la bandelette arciforme se porte d'abord d'arrière en avant, en condensant ses fibres, passe sur le côté externe de l'orifice de la veine cave et arrive ainsi à la partie la plus antérieure de cet orifice. S'infléchissant alors en dedans et en arrière, elle croise obliquement la ligne médiane et vient longer le bord interne de la foliole gauche. Finalement, elle s'épanouit en un large éventail, dont la base répond à l'extrémité postérieure de la foliole gauche. Comme on le voit, notre bandelette arciforme revêt dans son ensemble la forme d'un fer à cheval, dont la concavité est tournée en arrière et dont les deux extrémités, fortement élargies, répondent chacune à la partie postérieure de la foliole latérale correspondante.

Par leurs extrémités, les deux bandelettes que nous venons de décrire donnent

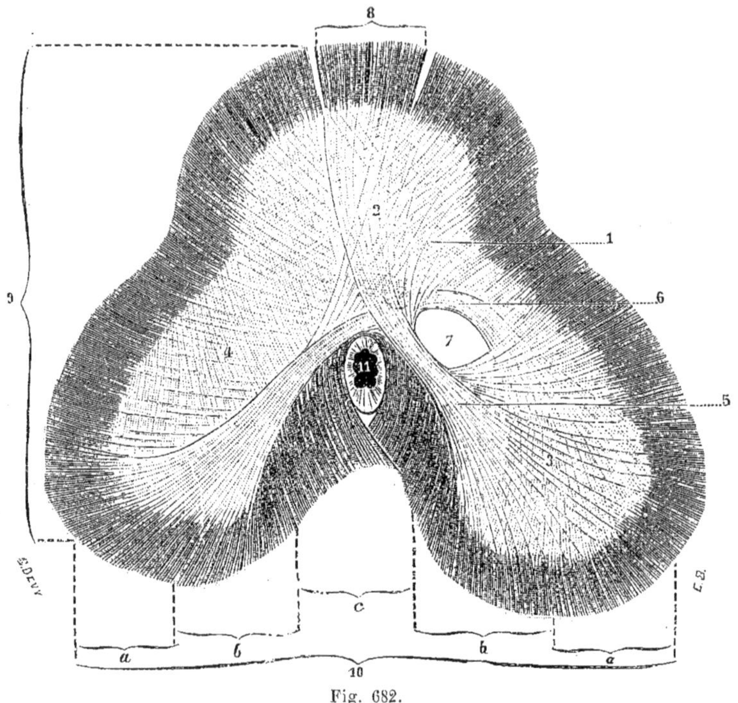

Fig. 682.

Schéma montrant la constitution du muscle diaphragme, vu par sa face supérieure.

1, centre phrénique, avec : 2, sa foliole antérieure ; 3, sa foliole droite ; 4, sa foliole gauche. — 5, bandelette demi-circulaire supérieure oblique. — 6, bandelette demi-circulaire inférieure ou arciforme. — 7, orifice de la veine cave inférieure. — 8, faisceaux antérieurs ou sternaux. — 9, faisceaux latéraux ou costaux. — 10, faisceaux postérieurs ou lombaires, avec : *a*, faisceaux allant à l'arcade du carré des lombes ; *b*, faisceaux allant à l'arcade du psoas ; *c*, faisceaux allant aux piliers du diaphragme. — 11, œsophage.

naissance à des fibres musculaires : cette disposition se voit très nettement à la partie postérieure des deux folioles droite et gauche. Elles donnent encore naissance à des fibres musculaires, la bandelette oblique par son bord interne, la bandelette arciforme par le bord interne de sa moitié droite. Sur les autres points, elles donnent insertion, comme nous le montre la figure 682, à des faisceaux tendineux, qui font suite aux fibres musculaires et qui tombent sur elles en formant un angle droit ou un angle voisin de l'angle droit.

Par conséquent, les faisceaux charnus du diaphragme s'insèrent tous sur les deux bandelettes, les uns directement, les autres par l'intermédiaire de tendons, dont la direction générale est oblique d'avant en arrière et de dehors en dedans. Il est à remarquer que, sur la foliole antérieure, les tendons de droite et les tendons de gauche se rencontrent obliquement sur la ligne médiane. Il y a là une sorte de raphé, large et diffus, que viennent compliquer encore des fibres à direction postéro-antérieure émanant des deux bandelettes. On peut suivre ces dernières fibres jusqu'à la partie antérieure de la foliole.

d. *Lymphatiques du centre phrénique.* — Très riche en vaisseaux lymphatiques, le centre phrénique est devenu, dans ces derniers temps, un champ d'étude de prédilection pour les histologistes, qui ne sont pas encore entièrement d'accord sur le mode d'origine de ces lymphatiques et, tout particulièrement, sur leurs rapports avec la cavité péritonéale (voy. t. II, *Origine des lymphatiques*).

B. Partie musculeuse. — De tout le pourtour du trèfle aponévrotique s'échappent des faisceaux charnus, qui vont, comme autant de rayons divergents, chercher insertion sur la paroi thoracique. Ces faisceaux forment un plan à peu près continu. Mais, pour la commodité de la description, il me paraît bon de les diviser (fig. 682) en trois groupes, savoir : 1° des faisceaux antérieurs ou sternaux; 2° des faisceaux latéraux ou costaux; 3° des faisceaux postérieurs ou lombaires.

a. *Faisceaux sternaux.* — Les faisceaux sternaux (fig. 682, *a*) se détachent de la partie antérieure de la foliole moyenne. Se portant directement d'arrière en avant, ils forment deux bandelettes rectangulaires, qui viennent s'insérer d'autre part, après un trajet à peu près horizontal, sur la base de l'appendice xiphoïde. Ces deux bandelettes musculaires ne sont quelquefois séparées l'une de l'autre que par un espace linéaire correspondant à la ligne médiane. Mais, le plus souvent, cet espace séparatif est plus prononcé : grâce à lui se trouve établie une communication directe entre le tissu cellulaire du médiastin et le tissu cellulaire sous-péritonéal, d'où la possibilité, pour un abcès rétro-sternal, de descendre derrière la paroi abdominale antérieure.

b. *Faisceaux costaux.* — Les faisceaux costaux prennent naissance sur les côtés de la foliole moyenne et sur la plus grande partie de la foliole latérale. De là, ils se portent obliquement en bas et en dehors et viennent s'insérer, d'autre part, sur la face interne et le bord supérieur des six dernières côtes, par autant de digitations qui s'entrecroisent avec les digitations correspondantes du transverse de l'abdomen. Entre les faisceaux costaux et les faisceaux sternaux, existe bien souvent un petit intervalle dépourvu de fibres musculaires, une sorte d'hiatus, au niveau duquel la plèvre et le péritoine sont directement adossés. L'absence complète des faisceaux sternaux ménage, enfin, quand cette disposition existe, une communication beaucoup plus large encore entre les deux cavités thoracique et abdominale.

c. *Faisceaux lombaires.* — Les faisceaux lombaires se détachent de la partie postérieure, fortement échancrée, de notre trèfle aponévrotique. Quant à leur deuxième insertion, l'insertion terminale, il convient de l'examiner séparément : 1° au niveau du carré des lombes ; 2° au niveau du psoas ; 3° au niveau de la colonne vertébrale.

α) *Au niveau du carré des lombes,* les faisceaux postérieurs du diaphragme viennent se jeter sur une arcade fibreuse, l'*arcade du carré des lombes* ou *ligament cintré du diaphragme* (6), qui s'étend transversalement, en avant du muscle carré, du sommet de la douzième côte à la face antérieure et au bord supérieur de la deuxième vertèbre lombaire. Cette arcade fibreuse, plus ou moins nettement différenciée suivant les sujets, est formée, comme nous l'avons déjà vu (p. 812), par un système de fibres transversales, qui dépendent du ligament lombo-costal de Henle et qui, à ce niveau, se fusionnent intimement avec le feuillet antérieur de l'aponévrose du transverse ou aponévrose du carré des lombes.

L'ensemble des fibres diaphragmatiques, qui viennent se terminer sur le ligament cintré, forment un plan musculaire relativement très mince. Les fibres les plus externes peuvent même faire défaut, et il existe alors, entre les fibres qui s'insèrent sur le ligament cintré et celles qui s'insèrent sur la douzième côte, une sorte de fissure, ou plutôt de fenêtre, de forme triangulaire, dont la base répond à notre ligament cintré : c'est *l'hiatus diaphragmatique*, décrit depuis longtemps déjà par Bourgery, par Theile, par Henle, etc., et signalé de nouveau, dans ces derniers temps, par Recamier, par Tuffier et Lejars. L'hiatus diaphragmatique est très variable suivant les sujets ; mais, quand il existe, le cul-de-sac inférieur de la plèvre est directement en rapport avec le rein. Nous y reviendrons plus loin à propos du rein (voy. t. IV).

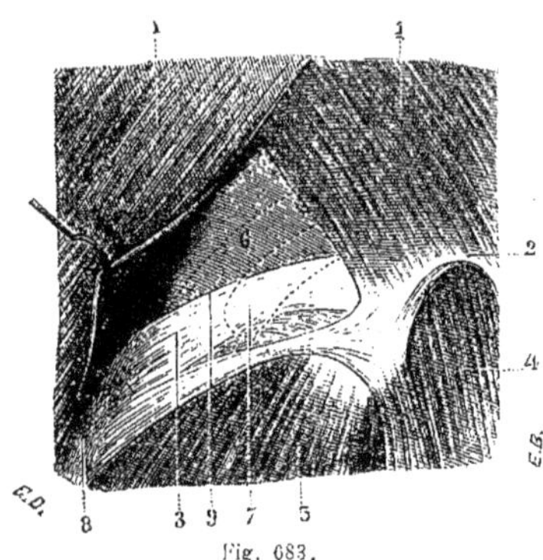

Fig. 683.

L'hiatus diaphragmatique (côté droit).

1, 1, faisceaux postérieurs du diaphragme. — 2, arcade du psoas. — 3, ligament cintré ou arcade du carré des lombes. — 4, psoas. — 5, carré des lombes. — 6, hiatus diaphragmatique. — 7, douzième côte, entièrement cachée d'une part par la plèvre, d'autre part par le ligament cintré. — 8, onzième côte, en grande partie recouverte par la plèvre et par les faisceaux diaphragmatiques. — 9, cul-de-sac inférieur de la plèvre.

β) *Au niveau du psoas,* les faisceaux descendants du diaphragme se terminent sur une arcade similaire, l'*arcade du psoas* (7), qui s'étend du corps de la deuxième vertèbre lombaire à la base de l'apophyse transverse de la première, en croisant, à la manière d'un pont, la face antérieure du muscle psoas. Elle se continue assez souvent, à son extrémité externe, avec l'arcade du carré des lombes, ci-dessus décrite. Morphologiquement, cette arcade fibreuse peut être considérée comme formée par un certain nombre de fibres propres, à direction transversale, renforçant à ce niveau le bord supérieur de l'aponévrose qui recouvre le psoas (*fascia iliaca,* p. 839).

γ) *Au niveau de la colonne vertébrale,* les fibres postérieures du diaphragme se condensent en deux gros faisceaux, que l'on désigne sous le nom de *piliers du diaphragme.* De ces deux piliers, l'un est situé à droite de la ligne médiane, c'est le pilier droit ; l'autre est situé à gauche, c'est le pilier gauche. — Le *pilier droit* (fig. 684,1), le plus volumineux des deux, se porte verticalement en bas et se jette bientôt sur un tendon aplati, qui, continuant sa direction, vient se fixer : 1° sur le corps des deuxième et troisième lombaires ; 2° sur le disque intervertébral qui les réunit l'un à l'autre ; 3° sur le disque intervertébral sus-jacent à la deuxième lombaire et sur le disque intervertébral sous-jacent à la troisième. Sur le côté externe du pilier droit, *pilier principal,* se voit un petit faisceau plus ou moins distinct (1'), *pilier accessoire* (*pilier moyen de* Theile), dont le tendon vient s'insérer ordinairement sur le corps de la deuxième lombaire et sur le disque intervertébral qui le sépare de la première. Entre le pilier droit et le faisceau accessoire se trouve une fente verticale, à travers laquelle passent le grand et le petit splanchniques. Rouget, auquel nous devons une intéressante étude du muscle diaphragme (*Bull. Soc. de Biologie,* 1851), a appelé l'attention sur un faisceau, un peu trop oublié des anatomistes, qui se détache de la face antérieure du pilier droit, à la hauteur du bord supérieur de l'orifice œsophagien, et vient ensuite se perdre dans le mésentère. C'est là une disposition qu'il a rencontrée constamment et qui ne serait pas sans analogie avec ce qu'on observe sur le diaphragme des oiseaux. — Le *pilier gauche* (fig. 684,2), un peu plus court que le pilier droit, descend comme lui au-devant de la colonne vertébrale et vient se fixer en bas, à l'aide d'un tendon aplati, sur la deuxième lombaire et sur les deux disques intervertébraux sus- et sous-jacents. Comme le pilier droit, il nous présente sur son côté externe un pilier accessoire (2'), qui descend un peu moins bas que lui et dont, ici encore, il est séparé par les deux nerfs splanchniques. — Les *deux piliers diaphragmatiques*, nettement séparés l'un de l'autre dans toute leur hauteur, arrivent au contact à leur extrémité inférieure et entrecroisent même leurs fibres sur la ligne médiane. De plus, au cours de leur trajet, chacun d'eux envoie à l'autre un faisceau anastomotique plus ou moins important, qui se porte obliquement de haut en bas et de dehors en dedans. Ces deux faisceaux anastomotiques (fig. 684, 3 et 4) s'entrecroisent naturellement sur la ligne médiane, celui qui provient du pilier gauche passant ordinairement (mais non toujours) au-devant de celui qui émane du pilier droit. Grâce à eux, l'espace ovalaire, à grand diamètre vertical, qui sépare le pilier droit du pilier gauche, se trouve maintenant divisé en deux portions constituant chacune un orifice : un orifice supérieur, par lequel passe l'œsophage, c'est l'*orifice œsophagien ;* un orifice inférieur, qui livre passage à l'aorte, c'est l'*orifice aortique*.

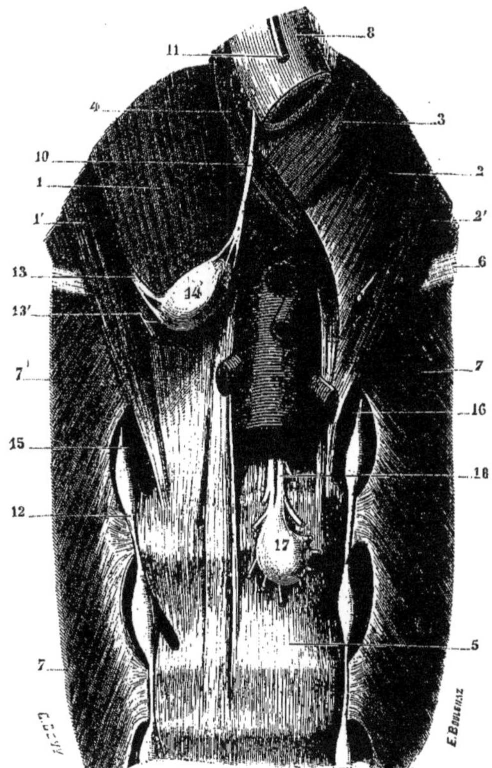

Fig. 684.

Insertions vertébrales du diaphragme.

1, pilier droit, avec 1', son faisceau accessoire. — 2, pilier gauche, avec 2', son faisceau accessoire. — 3, faisceau allant du pilier gauche au pilier droit. — 4, faisceau allant du pilier droit au pilier gauche. — 5, troisième vertèbre lombaire. — 6, arcade du psoas. — 7, 7', muscles psoas. — 8, œsophage. — 9, aorte. — 10, pneumogastrique droit. — 11, pneumogastrique gauche. — 12, grand sympathique. — 13, 13', grand et petit splanchniques. — 14, ganglion de Wrisberg du côté droit. — 15, veine lombaire ascendante droite, formant l'origine de la grande azygos. — 16, veine lombaire ascendante gauche, formant l'origine de la petite azygos. — 17, citerne de Pecquet. — 18, canal thoracique.

2° Orifices du diaphragme. — Outre les deux orifices œsophagien et aortique, la cloison diaphragmatique nous présente l'orifice de la veine cave inférieure et un certain nombre d'orifices moins importants qui occupent les piliers.

a. *Orifice œsophagien.* — L'orifice œsophagien (fig. 681,12) est situé sur la ligne médiane, ou plus exactement un peu à gauche de cette ligne, à la hauteur de la dixième dorsale. Allongé de haut en bas, il revêt dans son ensemble une forme elliptique : il mesure environ 30 millimètres de long sur 10 à 12 millimètres de large. Il est délimité, en haut par la partie toute supérieure des deux piliers du diaphragme, en bas par les faisceaux anastomotiques que s'envoient réciproquement les deux piliers. L'anneau œsophagien est entièrement musculaire : ce n'est qu'exceptionnellement qu'il est formé, à son extrémité supérieure, par le bord postérieur du trèfle aponévrotique. Il livre passage à l'œsophage et aux deux pneumogastriques, qui sont situés, à ce niveau, le gauche sur le côté antérieur du conduit œsophagien, le droit sur son côté postérieur (voy. *Pneumogastrique*). Un tissu cellulaire dense unit solidement l'un à l'autre l'anneau et le conduit qui le traverse. Il en résulte que l'œsophage, ainsi fixé, ne peut ni remonter dans le thorax, ni descendre dans l'abdomen. Nous devons ajouter que Rouget a décrit, comme entrant normalement dans la constitution de l'anneau œsophagien, des fibres musculaires, un peu plus pâles que le reste du muscle, lesquelles se dirigent vers l'œsophage et « s'y terminent ou décrivent le plus souvent des anses qui s'entrecroisent avec celles du côté opposé ». C'est là évidemment un rudiment du *sphincter œsophagien*, qui est si développé chez certains animaux, notamment chez les rongeurs.

b. *Orifice aortique.* — L'orifice aortique (fig. 681,11) est situé au-dessous de l'orifice œsophagien. Comme lui, il est ordinairement placé un peu à gauche de la ligne médiane. Comme lui encore, il a la forme d'une ellipse, dont le grand axe serait dirigé obliquement de haut en bas, d'avant en arrière et un peu de gauche à droite. Il est formé : sur les côtés, par les piliers du diaphragme; en haut, par les faisceaux anastomotiques de ces deux piliers; en bas par le corps de la deuxième lombaire, où viennent ordinairement se réunir les fibres tendineuses médianes du pilier droit et du pilier gauche. Comme on le voit, il est musculaire à sa partie supérieure seulement; partout ailleurs il est circonscrit par du tissu fibreux. Ainsi constitué, notre orifice aortique présente environ 35 millimètres de hauteur sur 15 millimètres de largeur. Il livre passage à l'aorte et au canal thoracique. L'aorte adhère intimement, en avant, à la partie correspondante de son orifice diaphragmatique. Sur tout le reste de son pourtour, elle ne lui est unie que par un tissu conjonctif lâche.

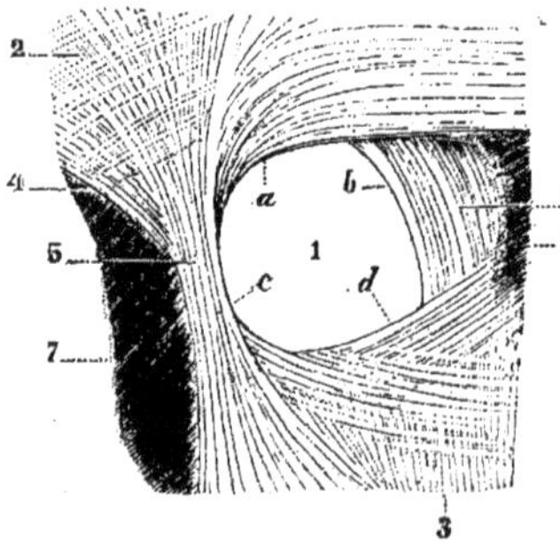

Fig. 685.

L'orifice diaphragmatique de la veine cave, vu sur la face convexe du muscle.

1, orifice de la veine cave, avec : *a*, son bord antéro-interne ; *b*, son bord antéro-externe ; *c*, son bord postéro-interne ; *d*, son bord postéro-externe. — 2, foliole moyenne. — 3, foliole droite. — 4, échancrure postérieure du centre phrénique. — 5, bandelette demi-circulaire supérieure ou oblique. — 6, bandelette demi-circulaire inférieure ou arciforme. — 7, faisceaux charnus du diaphragme.

c. *Orifice de la veine cave inférieure.* — L'orifice de la veine cave inférieure (fig. 682,7 et fig. 685,1) est situé, comme nous l'avons vu, en plein centre phrénique, à l'union de la foliole moyenne avec la foliole droite. Un intervalle de 15 à 20 millimètres le sépare de la ligne médiane. Il a une forme irrégulièrement quadrilatère et nous présente par conséquent quatre bords, dont deux sont antérieurs et deux postérieurs : le bord antéro-externe (*b*) est circonscrit par la bandelette arciforme ou bandelette demi-circulaire inférieure, ci-dessus décrite, qui, sur la face inférieure du diaphragme, va de la foliole droite à la foliole moyenne; le bord postéro-interne (*c*) est formé, de même, par la bandelette oblique ou bandelette demi-circulaire supérieure, qui, sur la face supérieure du centre phrénique, unit la foliole gauche à la foliole droite; le bord antéro-interne (*a*) est constitué par les fibres les plus internes de cette dernière bandelette, qui s'infléchissent sur elles-mêmes pour devenir obliques en avant et en dehors, presque transversales; le bord postéro-externe (*d*), enfin, est délimité par un faisceau à direction à peu près transversale, qui représente la base de la foliole droite. Notre orifice, comme on le voit, est un quadrilatère aux angles fortement arrondis. Son diamètre est de 25 à 30 millimètres. Il livre passage à la veine cave inférieure, qui lui adhère sur tout son pourtour, d'une façon intime.

d. *Orifices des piliers*. — Les piliers du diaphragme sont traversés en sens longitudinal par des vaisseaux et des nerfs qui, du thorax, descendent dans l'abdomen ou, vice versa, remontent de l'abdomen dans le thorax. Ce sont : 1° le grand sympathique; 2° le grand et le petit splanchnique; 3° la veine lombaire ascendante, qui, arrivée dans le thorax devient la grande azygos à droite et, à gauche, la petite azygos. Les rapports de ces organes avec les piliers sont assez variables. Nous indiquerons, dans le tableau suivant, la disposition qui nous paraît la plus commune :

1° *Grand sympathique*	Passe sur le côté externe du pilier correspondant, entre celui-ci et les fibres qui viennent s'insérer sur l'arcade du psoas.
2° *Grand splanchnique*	Passe entre le pilier principal et le pilier accessoire.
3° *Petit splanchnique*.	Passe également entre le pilier principal et le pilier accessoire un peu au-dessous du précédent.
4° *Lombaire ascendante* (*grande et petite azygos*).	Passe, tantôt avec le splanchnique (un peu au-dessous de lui), tantôt avec le grand sympathique, beaucoup plus rarement par l'orifice aortique.

3° **Rapports**. — Placé à la limite des deux grandes cavités thoracique et abdominale, le muscle diaphragme présente naturellement des rapports très importants. Nous examinerons successivement, à ce point de vue, sa face convexe, sa face concave, ses piliers :

a. *Face convexe* . — La face supérieure ou convexe du diaphragme répond, par sa partie moyenne, au péricarde et au cœur. Le péricarde répond à la foliole antérieure du centre phrénique, qu'il déborde légèrement à gauche et à laquelle il adhère, à sa partie antérieure tout au moins, d'une façon intime (voy. pour plus de détails, t. II, *Péricarde*). — Latéralement, à droite et à gauche du péricarde, le diaphragme répond à la plèvre et, par l'intermédiaire de la plèvre, à la base des deux poumons. Nous ferons remarquer, à ce sujet, que les poumons ne s'étendent pas jusqu'à la circonférence du diaphragme : il existe donc (fig. 686), entre cette circonférence et la limite externe de la base pulmonaire, une portion du diaphragme qui se trouve en rapport immédiat avec les côtes. — Cette portion sous-pulmonaire du diaphragme délimite avec la paroi costale un sillon angulaire, que l'on désigne sous le nom de *sillon costo-diaphragmatique :* c'est dans ce sillon costo-diaphragmatique que glisse continuellement une lame amincie de la masse pulmonaire, descendant vers le fond du sinus au moment de l'inspiration, remontant au contraire au moment de l'expiration. Il résulte, on le conçoit, de ces oscillations rhythmiques du poumon dans le sinus costo-diaphragmatique que la zone de contact immédiat du diaphragme et des côtes varie, dans son étendue, à chaque instant de l'acte respiratoire (voy. encore ici, pour plus de détails, dans le t. IV, ***Poumons*** et ***Plèvres***).

b. *Face concave*. — La face inférieure ou concave est recouverte, dans toute son étendue, par le péritoine, excepté au niveau du bord postérieur du foie, où la séreuse se réfléchit en haut et en bas pour former le ligament coronaire, excepté aussi un peu à droite de la ligne médiane, sur la portion qui répond à l'insertion du ligament suspenseur du foie. Par l'intermédiaire du péritoine, notre face inférieure répond successivement, en allant de droite à gauche, à la face convexe

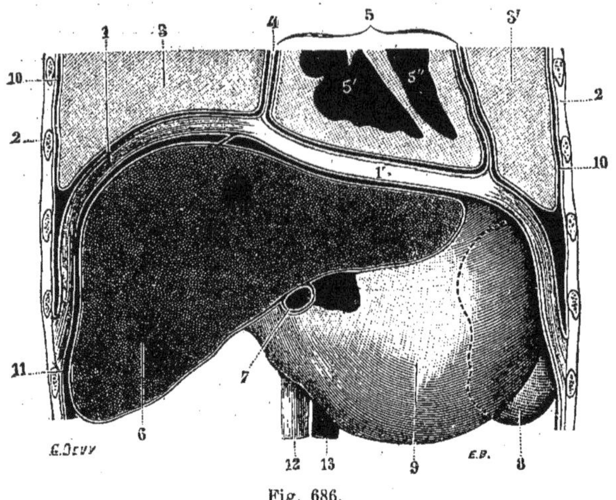

Fig. 686.

Rapports du diaphragme, vus sur une coupe frontale des deux cavités thoracique et abdominale (*schématique*).

1, diaphragme, avec 1', centre phrénique. — 2, 2', parois thoraciques. — 3, 3', poumon droit et poumon gauche. — 4, péricarde, avec ses deux feuillets et sa cavité séreuse. — 5, cœur, avec : 5' ventricule droit ; 5'' ventricule gauche. — 6, foie, avec 7, vésicule biliaire. — 8, rate. — 9, estomac. — 10, plèvres. — 11, péritoine. — 12, veine cave inférieure. — 13, aorte.

du foie, à la grosse tubérosité de l'estomac et à la face externe de la rate. Elle est encore en rapport, à sa partie postérieure et inférieure, avec les capsules surrénales et l'extrémité supérieure des reins.

c. *Piliers*. — Les piliers du diaphragme sont en rapport, par leur face postérieure, avec la colonne vertébrale. Leur face antérieure répond à la face postérieure de l'estomac, dont elle est séparée par la grande cavité des épiploons. Elle est plus spécialement en rapport : 1° avec le pancréas et la troisième portion du duodénum, qui les croisent transversalement; 2° avec les vaisseaux pancréatiques et les vaisseaux rénaux, qui les croisent également en allant de dedans en dehors ; 3° avec les deux ganglions semi-lunaires droit et gauche, qui reposent chacun sur le pilier correspondant (voy. *Grand sympathique*).

4° Innervation. — Le muscle diaphragme est innervé par les nerfs phréniques, branches du plexus cervical profond. Il reçoit en outre, à titre de nerfs accessoires, un certain nombre de fibres très grêles, issues des six derniers nerfs intercostaux. Ces filets diaphragmatiques des nerfs intercostaux, déjà signalés par Luschka en 1853, ont été retrouvés et décrits à nouveau, en 1896, par Cavalié (*Journ. de l'Anat.*, mars 1896 et septembre 1898). Ils se distribuent exclusivement à la partie juxta-costale du diaphragme, la plus grande partie de ce muscle étant sous la dépendance du phrénique. Nous rappellerons à ce propos que les branches terminales du phrénique forment dans le diaphragme, de concert avec les ramaux issus des trois derniers nerfs intercostaux, un plexus, sur les mailles duquel se trouvent des ganglions lui appartenant en propre (voy. dans le système nerveux périphérique, l'article consacré au *nerf phrénique*).

Les recherches d'anatomie comparative de CAVALIÉ (Th. de Toulouse, 1898) sur le mode d'innervation du diaphragme, l'a conduit à admettre, dans le développement phylogénique de cette innervation, les trois stades suivants. Dans le premier stade, que l'on rencontre chez les vertébrés inférieurs jusqu'aux oiseaux exclusivement, le diaphragme reçoit ses nerfs d'une seule source : des nerfs dorsaux (intercostaux). Dans le deuxième stade, que l'on trouve réalisé chez les oiseaux, l'innervation est double : indépendamment des nerfs intercostaux qui fournissent des filets au diaphragme costal, le système sympathique et, plus exactement, les ganglions dorsaux envoient des branches aux deux diaphragmes. Le troisième stade, enfin, se rencontre chez les mammifères et, notamment, chez l'homme : l'innervation par les intercostaux et par le sympathique persiste, mais très atténuée ; à ces deux sources d'innervation s'en ajoute une troisième, qui devient prépondérante : le nerf phrénique.

Le nerf phrénique, comme nous le verrons plus loin, tire son origine de la moelle cervicale (voy. *Plexus cervical*). Cette grande distance qui sépare le diaphragme de l'origine spinale de son nerf et qui peut paraître singulière au premier abord, s'explique clairement avec les données de l'embryologie. Le diaphragme, en effet, est un muscle qui, primitivement, était beaucoup plus rapproché de la tête qu'il ne l'est chez l'adulte et qui s'est déplacé en arrière au cours du développement. Son nerf l'a naturellement suivi et, comme conséquence, s'est peu à peu allongé au fur et à mesure que le muscle s'éloignait de son lieu d'origine.

5° **Vaisseaux.** — Le muscle diaphragme reçoit ses artères de sources multiples : 1° des *diaphragmatiques supérieures*, qui proviennent de la mammaire interne et se ramifient sur la face supérieure du muscle (voy. *Mammaire interne*); 2° des *médiastines postérieures*, branches de l'aorte thoracique, qui se distribuent en partie aux piliers, en constituant les *artères diaphragmatiques postéro-supérieures ;* 3° des *diaphragmatiques inférieures*, qui naissent de la portion toute supérieure de l'aorte abdominale et se ramifient sur la face concave du muscle (voy. *Diaphragmatiques inférieures*). Au niveau des insertions costales du diaphragme, les réseaux vasculaires de ce muscle entrent en relation avec celui des intercostales.

6° **Action.** — Le diaphragme est un muscle essentiellement inspirateur. La portion du centre phrénique qui adhère au péricarde pouvant être considérée comme à peu près immobile, par suite de la continuité du péricarde avec le ligament suspenseur du cœur (voy. *Aponévroses du cou*), chaque faisceau du muscle représente un arc à concavité dirigée en bas, dont l'une des extrémités répond à ce point central immobile, tandis que l'autre vient s'insérer sur un point quelconque de la base du thorax. Le premier temps de la contraction a pour résultat de redresser cette courbure, de transformer le faisceau arciforme en faisceau rectiligne et, conséquemment, d'agrandir le diamètre vertical du thorax. Mais ce n'est pas tout : dans un deuxième temps, les faisceaux costaux du diaphragme, prenant toujours leur point fixe sur la région centrale sus-indiquée, agissent sur les côtes et, comme les côtes sont placées sur un plan inférieur relativement au point fixe, elles les élèvent. Or, en raison même de leur mode d'articulation avec la colonne vertébrale (voy. ARTHROLOGIE), les arcs costaux ne peuvent être élevés, sans se porter en même temps en dehors et en avant. Le deuxième temps de la contraction musculaire a ainsi pour résultat immédiat l'agrandissement du diamètre transversal et du diamètre antéro-postérieur de la poitrine.

Le diaphragme dilate donc le thorax en agrandissant à la fois les trois principaux diamètres de cette cavité. Comme conséquence naturelle de cette dilatation du thorax, l'abdomen se trouve rétréci et les viscères abdominaux rejetés vers la paroi antérieure, qui se soulève.

Le diaphragme agit-il, pendant ses contractions, sur les différents orifices que nous avons mentionnés plus haut ? — On admet généralement, et avec raison, que l'orifice de la veine cave inférieure, taillé comme à l'emporte-pièce dans le centre phrénique, ne saurait être influencé par les contractions de la partie charnue. — Il en est de même de l'orifice aortique, qui est constitué dans la plus grande partie de sa circonférence par du tissu fibreux. — Quant à l'orifice œsophagien, que l'on peut considérer comme formé par deux faisceaux musculaires courbes se regardant par leur concavité (fig. 682), il est forcément rétréci à chaque contraction musculaire ou, ce qui revient au même, à chaque inspiration : du même coup, se trouve comprimée la portion de l'œsophage qui traverse cet orifice. C'est là une condition des plus heureuses, comme l'a fait remarquer Bérard, cette compression de l'œsophage ayant pour effet de s'opposer à l'évacuation, par les voies supérieures, du contenu de l'estomac, lequel se trouve comprimé, lui aussi, à chaque mouvement inspiratoire.

Variétés. — Macalister a signalé (*loc. cit.*) des faisceaux musculaires qui passaient directement de la partie postérieure du diaphragme dans le psoas et dans le carré des lombes. — On voit de même, assez fréquemment, quelques faisceaux du diaphragme se continuer avec les faisceaux correspondants du transverse de l'abdomen. — On voit quelquefois des faisceaux charnus à direction oblique passer, soit en avant, soit en arrière de l'aorte (Theile, *Myologie*, p. 193). — Le faisceau provenant de la douzième côte peut faire défaut ; par contre, il existe parfois un faisceau surnuméraire prenant naissance sur la sixième côte. — Des faisceaux charnus, plus ou moins développés, peuvent apparaître dans le centre phrénique. — Chacun des piliers peut présenter de nombreuses variations, portant sur son volume et sur ses dimensions verticales. — Henle (*Muskellehre*, p. 83) signale un faisceau surajouté qui se rendait des neuvième et septième côtes au sternum : il ne me paraît être qu'un faisceau aberrant du transverse de l'abdomen. — Dursy (*Henle u. Pfeufer's Zeitschrift*, vol. XXXIII, p. 45) a rencontré sur un sujet, au-dessous du diaphragme, deux faisceaux surnuméraires, l'un à gauche, l'autre à droite, qui venaient se perdre sur le centre phrénique. — Sperino (1886) a rencontré de même, à la face inférieure du diaphragme, un faisceau, en partie charnu, en partie tendineux, qui se rendait de l'extrémité sternale de la foliole moyenne à la foliole gauche. — Knox a décrit (*London Med. Gazette*, 1842, p. 531), sous le nom de *muscle hépatico-diaphragmatique* un faisceau surnuméraire, qui se détachait de la moitié gauche du centre phrénique, croisait l'œsophage et venait se terminer par deux languettes distinctes sur le péritoine, en avant du pilier droit et sur la face inférieure du foie, au niveau du canal veineux. — Rouget a retrouvé le faisceau hépatico-diaphragmatique et l'a rapproché d'un appareil musculaire spécial qu'il a découvert, chez quelques oiseaux, entre le diaphragme et le foie. — Le même observateur a rencontré un faisceau musculaire qui se détachait du diaphragme, au niveau du bord supérieur de l'orifice œsophagien, et, de là, descendait sur la face antérieure de l'estomac.

Voyez au sujet du muscle diaphragme et de ses variations : Luschka, *Die Brustorgane des Menschen*, Tübingen, 1857 ; — Gerhardt, *Der Stand des Diaphragma*, Tübingen, 1860 ; — Rouget, *Le diaphragme chez les mammifères, les oiseaux et les reptiles*, in Bull. Soc. de Biologie, t. III, 1851, p. 165 ; — Ledouble, *Contribution à l'histoire des anomalies musculaires du diaphragme*, in Bull. Soc. d'Anthr., 1883, p. 835 ; — Giglio-Tos, *Sull' omologia tra il diaframma degli anfibi e quello dei Mammiferi*, Atti della R. Accad. delle Scienze di Torino, 1894 ; — Bertelli, *Contrib. all' anatomia del diaframma nei carnivori*, Monit. zool., 1894. — Du même, *Ricerche sulla morfologia die musculo diaframma nei mammiferi*, Arch. p. le Sc. mediche, 1896 ; — Cavalié, *De l'innervation du diaphragme, étude anatomique et physiologique*, Th. Toulouse, 1898.

CHAPITRE VI

MUSCLES DU MEMBRE SUPÉRIEUR

Nous avons déjà décrit, dans les chapitres précédents, un certain nombre de formations musculaires qui, partant du tronc, viennent se terminer sur la ceinture thoracique ou même sur l'humérus. Outre ces muscles, qui n'appartiennent au membre supérieur que par une seule de leurs extrémités, celui-ci possède des muscles fort nombreux qui lui appartiennent en propre, je veux dire qui naissent et se terminent à la fois sur les pièces squelettiques du membre supérieur. Envisagés à un point de vue purement descriptif, ces muscles se répartissent en quatre groupes, répondant chacun à un segment du membre. Ce sont :

1° Les *muscles de l'épaule ;*
2° Les *muscles du bras ;*
3° Les *muscles de l'avant-bras ;*
4° Les *muscles de la main.*

ARTICLE I

MUSCLES DE L'ÉPAULE

Six muscles, dits muscles de l'épaule, rattachent le premier segment du membre supérieur à l'humérus. Ce sont : le *deltoïde,* le *sus-épineux,* le *sous-épineux,* le *grand rond,* le *petit rond* et le *sous-scapulaire.* De ces six muscles, un seul, le deltoïde, se détache à la fois des deux os qui constituent l'épaule; tous les autres prennent exclusivement naissance sur l'omoplate.

1° Deltoïde

Le deltoïde (fig. 638, 2 et 687, 7), ainsi appelé en raison de sa forme triangulaire (Δ grec), embrasse à la manière d'un demi-cône creux, le côté externe de l'articulation scapulo-humérale. C'est à la fois le plus superficiel et le plus volumineux des muscles de l'épaule.

1° Insertions. — Il s'insère, en haut : 1° sur le tiers ou la moitié externe du bord antérieur de la clavicule ; 2° sur le bord externe de l'acromion ; 3° sur le bord postérieur (lèvre inférieure) de l'épine de l'omoplate, dans toute son étendue. Ces diverses insertions d'origine se font, sur la clavicule par des fibres charnues, sur l'acromion par des fibres charnues entremêlées de fibres tendineuses fort courtes, sur l'épine de l'omoplate à l'aide d'un véritable tendon fort large et très résistant.

De cette longue ligne d'insertions supérieures, les faisceaux moyens ou acromiaux se portent verticalement en bas; les faisceaux antérieurs ou claviculaires, obliquement en bas, en dehors et en arrière ; les faisceaux postérieurs ou spinaux, obliquement en bas, en dehors et en avant. Tous convergent vers l'empreinte deltoïdienne de l'humérus (voy. Ostéol.) et s'y insèrent à l'aide d'un fort tendon de forme triangulaire. Il n'est pas rare de voir quelques-uns des faisceaux claviculaires du deltoïde se fixer sur le tendon même du grand pectoral.

Comme le muscle grand fessier, le deltoïde est constitué par une série de colonnettes charnues plus ou moins isolables, mais dont le nombre, évalué à dix par Albinus, porté à dix-huit ou vingt par Cruveilhier, varie, on peut le dire, avec chaque sujet et pour chaque observateur. Jamais, dans les conditions normales, le deltoïde n'est réellement divisé en portions distinctes : il forme une nappe compacte et indivise et les expressions de *portion claviculaire, portion acromiale, portion spinale*, empruntées à la myologie comparée (carnassiers) par quelques anatomistes, ne sont nullement applicables à l'homme.

Le chat, qui est à ce point de vue un excellent sujet d'étude, nous présente trois muscles deltoïdiens parfaitement distincts : un muscle deltoïdien antérieur, un muscle deltoïdien moyen, un muscle deltoïdien postérieur, que Strauss-Durckeim a décrits sous les noms significatifs de *delto-claviculaire, delto-acromial, delto-spinal* et qui répondent aux faisceaux claviculaires, acromiaux et spinaux de l'anatomie humaine. La division du deltoïde commence à apparaître chez les singes inférieurs et s'accentue chez les lémuriens.

2° Rapports. — Au point de vue de ses rapports, le deltoïde nous offre à considérer deux faces, l'une externe, l'autre interne, deux bords, un sommet et une base :

a. La *face externe*, convexe, est recouverte par la peau, dont la sépare une aponévrose que nous décrirons plus loin.

b. La *face interne*, concave, recouvre l'articulation scapulo-humérale et toutes les formations musculaires ou osseuses qui l'entourent, savoir : en arrière, les muscles sous-épineux, petit rond, grand rond, longue portion du triceps ; en dehors, la longue portion du biceps et le tendon du sus-épineux ; en avant, l'apophyse coracoïde et les muscles qui s'en détachent, plus le sous-scapulaire et le grand pectoral. Une bourse séreuse, très développée et constante, la *bourse sous-deltoïdienne* ou *sous-acromiale* (fig. 437,2), s'étale entre le deltoïde et la grosse tubérosité de l'humérus (voy. *Articulation de l'épaule*).

c. Le *sommet*, dirigé en bas, répond au tendon huméral du deltoïde. Ce tendon s'enfonce comme un coin dans le bord supérieur du muscle brachial antérieur, qui présente à cet effet une échancrure en forme de **V**.

d. La *base* du deltoïde, qui représente la ligne d'insertion supérieure de ce muscle, correspond exactement à la ligne d'insertion scapulaire du trapèze. Le trapèze et le deltoïde semblent donc former un muscle unique, divisé en deux portions par une longue intersection osseuse, que constituent d'arrière en avant l'épine de l'omoplate, l'acromion, la clavicule. L'anatomie comparée justifie pleinement une pareille interprétation : nous voyons, en effet, chez les animaux non claviculés, le faisceau antérieur du trapèze se continuer avec le faisceau antérieur du deltoïde pour constituer un muscle unique, le *muscle céphalo-huméral* (hyène, blaireau, cheval), qui s'étend directement de la tête à l'humérus.

e. Le *bord postérieur* du deltoïde, oblique en bas et en dehors, croise successivement les muscles sous-épineux, petit rond, long triceps et vaste externe.

f. Le *bord antérieur*, également oblique en bas et en dehors, est séparé du grand pectoral par un interstice triangulaire à base supérieure, l'*espace delto-pectoral*. Dans cet espace cheminent, comme nous l'avons déjà vu à propos du grand pectoral (p. 783), la veine céphalique et, au-dessous d'elle, l'artère acromio-thoracique ou ses branches.

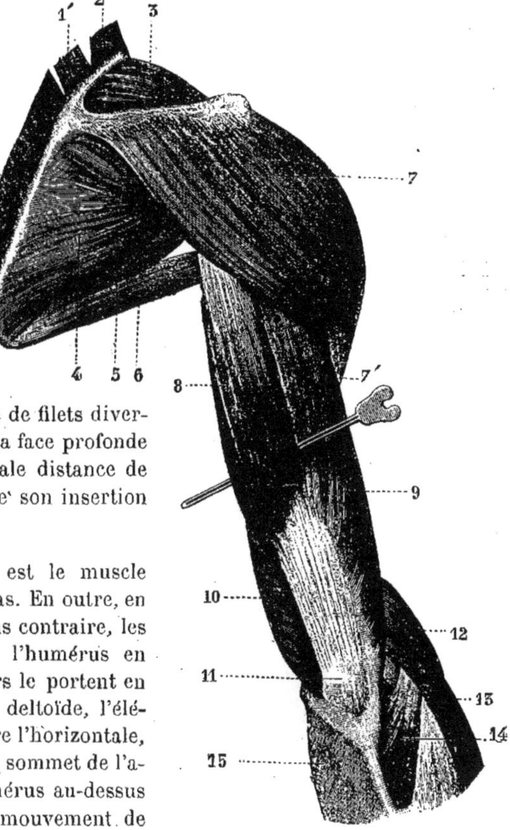

Fig. 687.

Muscles de l'épaule et du bras, vus par leur face postérieure.

1, rhomboïde. — 1', faisceau supérieur de ce muscle ou petit rhomboïde. — 2, angulaire de l'omoplate. — 3, sus-épineux. — 4, sous-épineux. — 5, petit rond. — 6, grand rond. — 7, deltoïde, avec 7', son insertion à l'humérus. — 8, longue portion du triceps brachial. — 9, vaste externe. — 10, vaste interne. — 11, olécrâne. — 12, long supinateur. — 13, premier radial externe. — 14, anconé. — 15, aponévrose de l'avant-bras.

3° **Innervation**. — Le muscle deltoïde est innervé par le nerf circonflexe, l'une des six branches terminales du plexus brachial. Ce nerf, après avoir contourné le col chirurgical de l'humérus et fourni quelques rameaux collatéraux, s'épanouit, en un certain nombre de filets divergents, qui disparaissent dans la face profonde du deltoïde, à peu près à égale distance de son insertion supérieure et de son insertion inférieure.

4° **Action**. — Le deltoïde est le muscle abducteur ou élévateur du bras. En outre, en raison de leur obliquité de sens contraire, les faisceaux antérieurs portent l'humérus en avant; les faisceaux postérieurs le portent en arrière. Par l'action seule du deltoïde, l'élévation du bras ne dépasse guère l'horizontale, l'humérus rencontrant alors le sommet de l'acromion. L'élévation de l'humérus au-dessus de l'horizontale résulte d'un mouvement de bascule de l'omoplate, en vertu duquel son angle inférieur se porte en avant et son angle antérieur en haut (voy. *Articulation de l'épaule*).

Variétés. — On a constaté l'absence des faisceaux claviculaires (Otto), l'absence des faisceaux acromiaux (Macalister). — J'ai rencontré plusieurs fois l'indépendance de la portion claviculaire; l'indépendance de la portion acromiale est signalée par Macalister. — Parmi les faisceaux surajoutés, qui viennent parfois renforcer, le deltoïde, nous signalerons : 1° des faisceaux prenant naissance sur le bord spinal de l'omoplate (*basio-deltoideus* de Krause); c'est là une disposition essentiellement simienne; 2° des faisceaux insérés sur l'aponévrose du sous-épineux (*fasciculus infraspinatus deltoideus* de Gruber); 3° des faisceaux se détachant du bord axillaire, signalés pour la première fois par Albinus, décrits de nouveau plus tard par Meckel et Theile et auxquels Calori a donné (*Mem. dell. Instit. Accad. di Bologna*, 1868, t. VI, p. 164) le nom de *costo-deltoideus*. — J'ai décrit (*Anom. muscul.*, p. 338), sous le nom de *faisceau cléido-épitrochléen*, un faisceau surnuméraire du deltoïde, qui se détachait de la clavicule, descendait en dehors de la veine céphalique et se terminait, à l'aide d'un tendon aminci et fort grêle, sur l'épitrochlée. — GRUBER (*Wirchow's Arch.*, vol. XXXII, p. 218) a signalé, sous le nom de *scapulo-humeralis digastricus*, un faisceau charnu, situé entre le deltoïde et le sous-épineux et divisé par une intersection tendineuse en deux ventres : il s'insérait, d'une part, sur la base de l'acromion et les deux tiers de l'épine de l'omoplate ; d'autre part, sur l'humérus entre le deltoïde et le triceps. — HYRTL (*Anat. des Menschen*) décrit un petit faisceau surnuméraire, qui naissait profondément de l'acromion et se fixait, en bas, sur la capsule articulaire, dont il constituait un muscle tenseur. — Les formations musculaires que l'on a décrites sous le nom de *tensor fasciæ deltoideæ*, me paraissent devoir être rattachées au pannicule charnu des mammifères. — Le muscle deltoïde peut présenter des connexions plus ou moins intimes (fusion, échange de faisceaux) avec le grand pectoral, avec le trapèze, avec le brachial antérieur, avec le sous-épineux, avec le long supinateur.

2° Sus-épineux

Logé dans la fosse sus-épineuse, le sus-épineux (fig. 688,3) est un muscle de forme triangulaire, s'étendant de cette fosse à l'extrémité supérieure de l'humérus.

1° Insertions. — Il s'attache, en dedans, aux deux tiers internes de la fosse sus-épineuse, ainsi qu'à la face profonde de l'aponévrose qui le recouvre. De là, ses

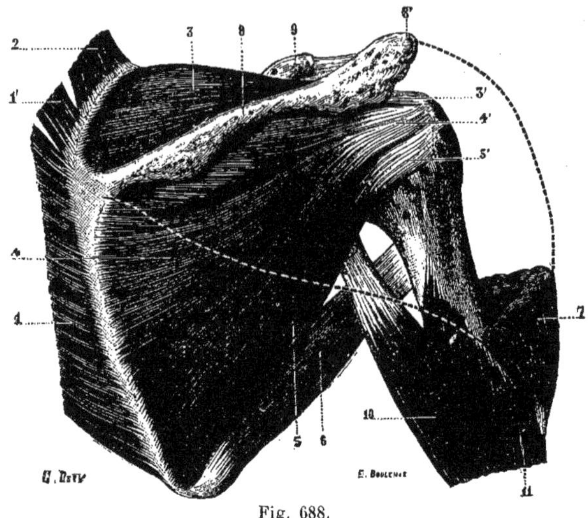

Fig. 688.

Muscles de l'épaule, vus par leur face postérieure.

1, rhomboïde. — 1', faisceau supérieur de ce muscle constituant le petit rhomboïde. — 2, angulaire de l'omoplate. — 3, sus-épineux. — 3', tendon de ce muscle. — 4, sous-épineux. — 4', tendon de ce muscle. — 5, petit rond — 5', tendon de ce muscle. — 6, grand rond. — 7, deltoïde. — 8, épine de l'omoplate, avec 8', l'acromion. — 9, apophyse coracoïde. — 10, longue portion du triceps. — 11, vaste externe.

fibres, se portant en dehors et en avant, se jettent autour d'un tendon, qui se dégage du muscle en atteignant l'articulation scapulo-humérale et vient se fixer sur la facette supérieure du trochiter, en contractant à ce niveau des connexions intimes avec la capsule articulaire.

2° Rapports. — Le sus-épineux est recouvert, tout d'abord, par le trapèze. Plus en dehors, il glisse au-dessous de l'articulation acromio-claviculaire et du ligament acromio-coracoïdien. Plus en dehors encore, au moment de s'insérer à l'humérus, il se met en rapport avec le deltoïde. — Par sa face profonde, il recouvre successivement la fosse sus-épineuse, le nerf et les vaisseaux sus-scapulaires, la capsule articulaire de l'épaule.

3° Innervation. — Il est innervé par le sus-scapulaire, l'une des branches collatérales postérieures du plexus brachial.

4° Action. — Auxiliaire du deltoïde, le muscle sus-épineux élève le bras, tout en lui imprimant (Duchenne) un léger mouvement de rotation en dedans. Il est encore, pour l'articulation de l'épaule, une sorte de ligament actif, maintenant la tête humérale contre la cavité glénoïde de l'omoplate.

Variétés. — Le sus-épineux est un muscle *singulièrement invariable*, pour employer une expression de Macalister. Cet anatomiste a vu, cependant, sur un sujet, le sus-épineux renforcé par un petit faisceau qui se détachait du ligament supra-scapulaire (notre ligament coracoïdien).

3° Sous-épineux

Le sous-épineux (fig. 688,4) est un muscle aplati et triangulaire, dont la base correspond à la fosse sous-épineuse et le sommet à l'extrémité supérieure de l'humérus.

1° Insertions. — Il prend naissance : 1° sur les deux tiers internes de la fosse sous-épineuse ; 2° sur la face profonde de l'aponévrose qui le recouvre ; 3° sur une cloison fibreuse qui le sépare du grand rond et du petit rond.

De là, ses faisceaux convergent tous vers l'articulation de l'épaule : les supérieurs suivent un trajet horizontal ; les inférieurs, un trajet presque vertical ; les moyens, un trajet oblique en haut et en dehors. En atteignant l'articulation, ils se jettent sur un tendon aplati, qui vient s'attacher sur la facette moyenne du trochiter (fig. 689,2), en se confondant en partie, à ce niveau, avec la capsule articulaire.

2° Rapports. — Recouvert par le trapèze, par le deltoïde et par la peau, le sous-épineux recouvre la fosse sous-épineuse, dont le séparent le nerf et les vaisseaux sus-scapulaires. Le long de son bord externe, il répond successivement au grand rond et au petit rond.

3° Innervation. — Il est innervé, comme le précédent, par le nerf sus-scapulaire, branche du plexus brachial. Les rameaux nerveux qui lui sont spécialement destinés le pénètrent par sa face profonde, à la réunion de son tiers externe avec son tiers moyen.

4° Action. — Envisagé au point de vue de son action, le sous-épineux imprime à l'humérus un mouvement de rotation en dehors. En même temps, il applique la tête humérale contre la cavité glénoïde, jouant ainsi, comme le précédent, le rôle d'un ligament actif pour l'articulation de l'épaule.

Variétés. — Le sous-épineux peut être renforcé, au niveau de son tendon huméral, par un faisceau provenant du deltoïde (Meckel, Theile, Knott). — Knott (*Proc. of roy. Irish. Acad.*, 1881) a décrit, sous le nom de *infra-spinatus minor*, les faisceaux supérieurs du sous-épineux plus ou moins différenciés en un muscle distinct. — Je désignerai sous le nom de *sous-épineux superficiel* un faisceau observé par Macalister et par Wood, en arrière du sous-épineux, qui s'étendait du bord spinal de l'omoplate à la grosse tubérosité de l'humérus. — Il n'est pas très rare de voir le sous-épineux entièrement confondu avec le petit rond.

4° Petit rond

Le petit rond (fig. 688,5) est un petit muscle cylindrique, longeant le bord externe du muscle sous-épineux.

1° Insertions. — Il s'insère, d'une part : 1° sur la moitié supérieure de cette facette étroite et longitudinale qui s'étend le long du bord axillaire de l'omoplate, entre ce bord et la fosse sous-épineuse; 2° sur une cloison fibreuse, qui le sépare du sous-épineux; 3° sur une deuxième cloison fibreuse, qui le sépare du grand rond, muscle situé au-dessous de lui; 4° sur la partie inférieure de l'aponévrose sous-épineuse.

De ces nombreuses surfaces d'insertion, le petit rond se porte obliquement en haut et en dehors et vient s'attacher, à l'aide d'un fort tendon, sur la facette inférieure du trochiter (fig. 689, 3). Ses faisceaux les plus inférieurs se fixent sur la portion du corps de l'os qui est située au-dessous de cette dernière tubérosité.

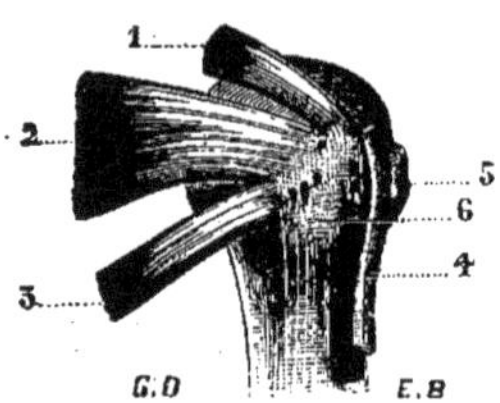

Fig. 689.
Muscles de la grosse tubérosité de l'humérus.

1, sus-épineux. — 2, sous-épineux. — 3, petit rond. — 4, tendon de la longue portion du biceps dans sa coulisse. — 5, petite tubérosité ou trochin. — 6, grosse tubérosité ou trochiter.

2° **Rapports**. — Le petit rond est recouvert en arrière par la peau et le deltoïde. Il recouvre en avant la longue portion du triceps, au moment où elle va s'insérer à la fossette sous-glénoïdienne. — Contigu au grand rond, au niveau de son origine, il en est séparé plus loin par un espace à forme triangulaire, dont la base répond à l'humérus. — Contigu au sous-épineux dans toute son étendue, il est séparé de ce muscle, en bas, par une cloison fibreuse très résistante, en haut par une simple cloison celluleuse.

3° **Innervation**. — Il est innervé par un rameau du circonflexe, branche du plexus brachial.

4° **Action**. — Le petit rond a la même action que le sous-épineux : il imprime à l'humérus un mouvement de rotation en dehors, en même temps qu'il applique la tête humérale contre la cavité glénoïde.

Variétés. — Quand on examine avec attention l'insertion humérale du petit rond, on s'aperçoit que, tandis que la plus grande partie des fibres se fixent, à l'aide d'un tendon, sur la grosse tubérosité humérale, quelques faisceaux s'insèrent directement sur le col chirurgical, au-dessous de cette dernière tubérosité. Ces faisceaux sous-trochitériens peuvent s'isoler du reste du muscle (GRUBER, KNOTT, moi-même), et former ainsi un petit muscle distinct. — GRUBER, qui a décrit ce muscle sous le nom de *teres minimus*, le considère, à tort, selon moi (voy. *Anom. musc.*, p. 351), comme l'homologue, à la face postérieure de l'épaule, du muscle *petit sous-scapulaire* que nous décrirons dans un instant. C'est le petit rond tout entier, et non pas seulement ses faisceaux sous-trochitériens, qui doit être comparé et assimilé au petit sous-scapulaire.

5° GRAND ROND

Le grand rond (fig. 690,4) est un muscle généralement fort et épais, s'étendant de l'angle inférieur de l'omoplate à la coulisse bicipitale.

1° **Insertions**. — Il s'insère, d'une part : 1° sur l'angle inférieur de l'omoplate; 2° sur la moitié inférieure de la facette longitudinale, déjà signalée à propos du petit rond, qui longe le bord axillaire de l'omoplate ; 3° sur les cloisons fibreuses qui le séparent du petit rond et du sous-épineux; 4° sur la face profonde de l'aponévrose sous-épineuse.

De là, ses fibres se portent obliquement en haut, en dehors et en avant, et se jettent, à 2 ou 3 centimètres de l'humérus, sur un tendon aplati et fort large, lequel vient se fixer (fig. 691,3) en arrière du grand dorsal, sur la lèvre interne de la coulisse bicipitale.

2° **Rapports**. — La face postérieure de ce muscle répond successivement au grand dorsal, à la peau et à la longue portion du triceps. — Sa face antérieure répond encore au grand dorsal qui, comme nous l'avons déjà vu, contourne le bord inférieur du grand rond pour passer de sa face postérieure sur sa face antérieure. Elle est, en outre, en rapport : à sa partie interne, avec le sous-scapulaire ; à sa partie externe avec le coraco-brachial, les vaisseaux et les nerfs axillaires qui la croisent presque à angle droit. Une bourse séreuse sépare (fig. 473,9'), au voisinage de leur insertion humérale, les tendons du grand rond et du grand

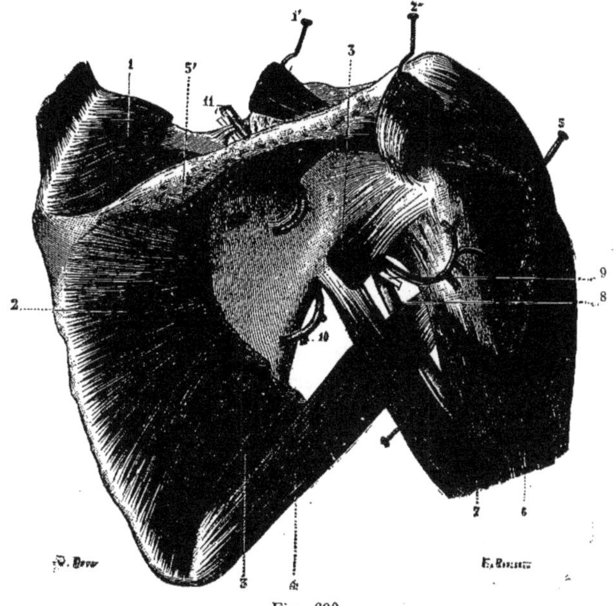

Fig. 690.

Face postérieure de l'épaule, montrant les rapports des muscles avec les vaisseaux et les nerfs.

1, sus-épineux. — 1', portion externe de ce muscle, érignée en haut. — 2, 2', sous-épineux. — 3, 3, petit rond, réséqué à sa partie moyenne. — 4, grand rond. — 5, deltoïde, avec 5', ses faisceaux d'origine postérieurs. — 6, vaste externe. — 7, longue portion du triceps. — 8, artère humérale, donnant l'artère circonflexe postérieure. — 9, nerf circonflexe. — 10, artère scapulaire inférieure. — 11, artère scapulaire supérieure, au-dessous de laquelle se voit le nerf sus-scapulaire, séparé de l'artère par le ligament coracoïdien.

dorsal (voy. Arthrologie). — Le bord inférieur du grand rond constitue, avec celui du grand dorsal, le bord postérieur du creux de l'aisselle. — Son bord supérieur, enfin, est séparé du petit rond par un long espace triangulaire (fig. 690) dont l'humérus forme la base

La longue portion du triceps ou long triceps, en traversant de bas en haut le triangle en question, le divise en deux régions distinctes (fig. 690), l'une externe, l'autre interne. — La région externe, quadrilatère, est formée en haut par le petit rond, en bas par le grand rond, en dehors par l'humérus, en dedans par le long triceps : c'est le *quadrilatère huméro-tricipital,* qui livre passage au nerf circonflexe et à l'artère circonflexe postérieure. — La région interne, de forme triangulaire, est formée en haut par le petit rond, en bas par le grand rond, en dehors par le long triceps : c'est le *triangle omo-tricipital,* à travers lequel passe l'artère scapulaire inférieure.

3° **Innervation**. — Le muscle grand rond est innervé par une branche spéciale du plexus brachial, le *nerf du grand rond*. Ce nerf pénètre le muscle par sa face antérieure, au niveau de son tiers moyen et tout près de son bord supérieur.

4° Action — Congénère du grand dorsal, le grand rond, s'il prend son point fixe sur l'omoplate, porte le bras en dedans et en arrière. S'il prend son point fixe sur l'humérus, préalablement immobilisé, il agit sur l'angle inférieur de l'omoplate, qu'il porte en avant et en haut.

Variétés. — Nous avons déjà signalé, à propos du grand dorsal, la fusion possible de ce dernier muscle avec le grand rond. — J'ai rencontré, après MACALISTER (*loc. cit.*), qui a noté un fait semblable, un faisceau assez volumineux se séparant du grand rond pour aller grossir la longue portion du triceps; on sait que, chez les carnassiers, cette longue portion du triceps s'insère sur toute l'étendue du bord axillaire de l'omoplate. — BLANDIN (*Nouveaux éléments d'Anatomie*, t. I, p. 460) a vu le grand rond envoyer un faisceau à l'aponévrose brachiale. — J'ai vu, sur plusieurs sujets, le grand rond réduit à un faisceau minuscule. — MACALISTER (*loc. cit.*) a vu le muscle manquer entièrement.

6° SOUS-SCAPULAIRE

Le sous-scapulaire (691,5 et 693,1) est un muscle large, épais, de forme triangulaire, s'étendant de la fosse sous-scapulaire à l'extrémité supérieure de l'humérus.

1° Insertions. — Il prend naissance, en dedans : 1° sur la lèvre antérieure du bord spinal de l'omoplate, à côté du grand dentelé ; 2° sur les deux ou trois crêtes de la fosse sous-scapulaire et dans les larges gouttières qui les séparent; 3° sur la lèvre antérieure du bord axillaire, à côté du grand rond et du petit rond.

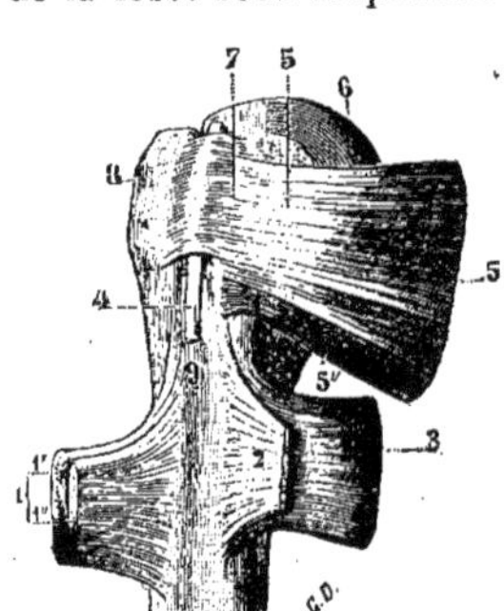

Fig. 691.

La gouttière bicipitale avec les trois muscles qui y prennent insertions.

1, tendon du grand pectoral, avec : 1', son faisceau superficiel ; 1'', son faisceau profond. — 2, tendon du grand dorsal. — 3, tendon du grand rond. — 4, tendon de la longue portion du biceps. — 5, muscle sous-scapulaire avec : 5', son tendon pour le trochin ; 5'', son faisceau charnu pour le col de l'humérus. — 6, tête humérale. — 7, trochin. — 8, trochiter. — 9, coulisse bicipitale.

Les divers faisceaux musculaires qui se détachent de cette vaste surface d'insertion convergent vers le côté interne de l'articulation scapulo-humérale et se fixent, pour la plupart, à l'aide d'un tendon aplati de 3 à 5 centimètres de hauteur, sur la petite tubérosité de l'humérus ou trochin. Les fibres les plus inférieures du muscle se contentent de longer ce tendon sans se continuer avec lui et, poursuivant leur trajet, viennent se terminer directement sur le col chirurgical de l'humérus.

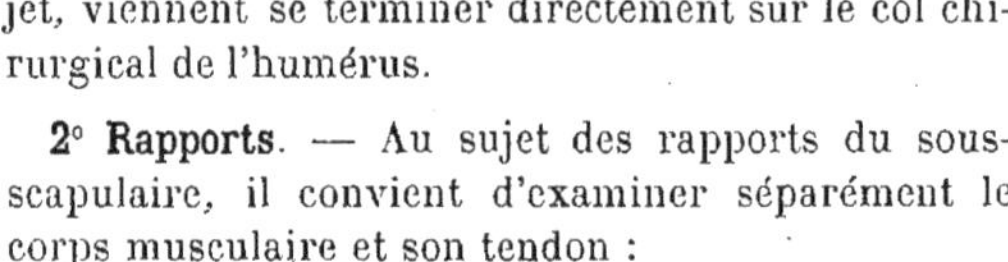

2° Rapports. — Au sujet des rapports du sous-scapulaire, il convient d'examiner séparément le corps musculaire et son tendon :

a. *Corps musculaire.* — Le corps musculaire est en rapport : en arrière, avec la fosse sous-scapulaire ; en avant, avec le grand dentelé, le tissu cellulaire du creux de l'aisselle, le plexus brachial, l'artère et la veine axillaires. Une aponévrose très mince, dite *aponévrose du sous-scapulaire*, sépare le muscle de ces différents organes.

b. *Tendon.* — Le tendon du muscle glisse au-dessous de l'apophyse coracoïde et s'étale sur le côté interne de l'articulation de l'épaule. — En arrière, il répond au trochin et à la capsule fibreuse de l'articulation, qui présente à ce niveau (voy. ARTHROLOGIE) un large orifice, à travers lequel s'échappe un prolongement de la synoviale articulaire, destiné à faciliter son glissement. Ce prolongement synovial, qui constitue la *bourse du sous-scapulaire*, s'étend (fig. 437, 1'), en dedans, jusqu'à la base de l'apophyse coracoïde. — En avant, le tendon du sous-scapulaire est croisé verticalement par le coraco-brachial et la courte portion du biceps, qui, de l'apophyse coracoïde, descendent sur la face antérieure du bras. Entre ces deux derniers muscles et le sous-scapulaire, existe généralement une deuxième bourse séreuse (fig. 437,6), indépendante, celle-là, de la synoviale articulaire.

3° **Innervation**. — Le sous-scapulaire reçoit, par sa face antérieure, deux nerfs distincts : 1° le *nerf supérieur du sous-scapulaire*, pour ses faisceaux supérieurs; 2° le *nerf inférieur du sous-scapulaire*, pour ses faisceaux moyens et inférieurs. Ces deux nerfs proviennent l'un et l'autre du plexus brachial.

4° **Action**. — Le sous-scapulaire jouit d'une triple action : 1° il imprime à l'humérus un mouvement de rotation en dedans et c'est là son principal rôle ; il est, sous ce rapport, antagoniste du sus-épineux et du sous-épineux, qui sont rotateurs en dehors ; 2° comme les trois muscles qui s'insèrent sur le trochiter, il applique la tête humérale, contre la cavité glénoïde ; 3° enfin, il rapproche l'humérus du tronc (adducteur), lorsqu'il en a été écarté.

Variétés. — Le sous-scapulaire peut être divisé en deux ou trois portions plus ou moins isolées. — Knott (*loc. cit.*) a décrit, sous le nom de *tensor fasciæ et cutis foveæ axillaris*, un faisceau qui se détachait du bord inférieur du tendon du sous-scapulaire et venait se perdre, d'autre part, sur l'aponévrose et la peau du creux axillaire. — La différenciation en un muscle plus ou moins distinct des faisceaux charnus, signalés plus haut, qui longent le bord inférieur du tendon du sous-scapulaire pour s'insérer directement sur le col chirurgical de l'humérus, constitue le *petit sous-scapulaire* ou *sous-scapulaire accessoire*. — Voyez à propos de ce muscle : Gruber, *Abhandl. der menschl. u. vergl, Anat.*, Saint-Pétersbourg, 1844 ; Ledouble, *Tribune médicale*, 1881 ; Testut, *Recherches sur quelques muscles surnuméraires de la région scapulaire antéro-interne*, Revue d'Anthrop., 1883.

7° Aponévroses de l'épaule

Aux muscles de l'épaule se rattache la description de quatre feuillets aponévrotiques, savoir : l'*aponévrose deltoïdienne*, l'*aponévrose sus-épineuse*, l'*aponévrose sous-épineuse*, l'*aponévrose sous-scapulaire*.

1° **Aponévrose deltoïdienne**. — Le deltoïde est revêtu sur ses deux faces d'une aponévrose fort mince, dont les deux feuillets, feuillet profond et feuillet superficiel, résultent du dédoublement de l'aponévrose sous-épineuse. — Le *feuillet profond* (fig. 692, 6) est une simple nappe celluleuse, séparant la face profonde du deltoïde du sous-épineux. — Le *feuillet superficiel* (fig. 692,4), en rapport avec la face externe ou superficielle du muscle, s'attache, en haut, comme le deltoïde lui-même, sur l'épine de l'omoplate, sur l'acromion, sur la clavicule. En bas, il se confond, au niveau du **V** deltoïdien, avec l'aponévrose brachiale. En arrière, il se fusionne avec l'aponévrose sous-épineuse, dont il est une dépendance. En avant, il se continue, au niveau de l'espace triangulaire delto-pectoral, avec l'aponévrose du grand pectoral.

2° **Aponévrose sus-épineuse**. — On désigne sous ce nom la lame fibreuse qui recouvre le sus-épineux. Elle s'insère sur tout le pourtour de la fosse sus-épineuse. Très épaisse et très résistante en dedans, elle s'amincit graduellement en dehors, au fur et à mesure qu'elle se rapproche de l'articulation scapulo-humérale et finit par se perdre sous la voûte acromio-coracoïdienne. L'aponévrose sus-épineuse constitue, avec la fosse sus-épineuse du scapulum, une loge ostéo-fibreuse : cette loge est comblée par le muscle sus-épineux, qui prend, du reste, de nombreuses insertions sur la face profonde de l'aponévrose.

3° **Aponévrose sous-épineuse.** — L'aponévrose sous-épineuse (fig. 692,5) avec la fosse sous-épineuse du scapulum, forme au muscle sous-épineux une loge analogue. Comme la précédente, cette aponévrose est remarquable par son épaisseur et sa résistance, surtout en dedans, où elle donne attache à un certain nombre de faisceaux musculaires. Elle prend naissance sur le pourtour de la fosse sous-épineuse et s'étale ensuite sur la face postérieure des muscles sous-épineux, petit rond et grand rond, qu'elle accompagne jusqu'à leur insertion au trochiter.

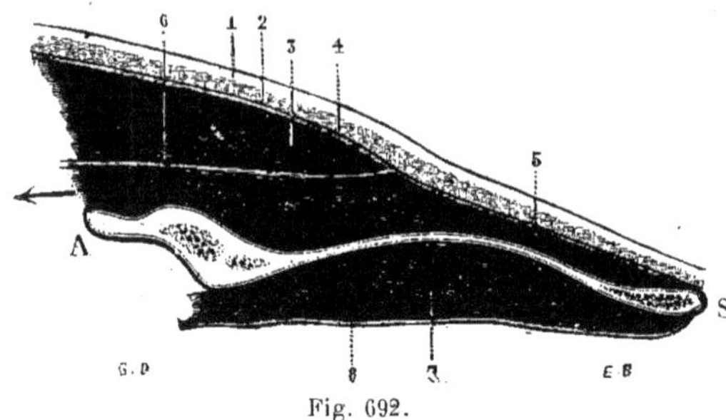

Fig. 692.

Coupe transversale de l'omoplate et de ses muscles, pour montrer la disposition des aponévroses.

S, bord spinal. — A, bord axillaire. — 1, peau. — 2, tissu cellulaire sous-cutané. — 3, deltoïde. — 4, aponévrose superficielle de ce muscle, se continuant en arrière, avec 5, aponévrose du sous-épineux. — 6, aponévrose profonde du deltoïde. — 7, muscle sous-scapulaire. — 8, aponévrose sous-scapulaire.

De la face profonde de l'aponévrose sous-épineuse se détachent, dans le voisinage du bord axillaire, deux cloisons fibreuses qui se fixent d'autre part à l'omoplate : l'une, verticale, est située entre le sous-épineux et les deux muscles grand rond et petit rond; l'autre, transversale ou plus ou moins oblique, sépare l'un de l'autre ces deux derniers muscles.

Au niveau du bord postérieur du deltoïde, l'aponévrose sous-épineuse se dédouble pour former la gaine deltoïdienne ci-dessus décrite.

4° **Aponévrose sous-scapulaire.** — L'aponévrose sous-scapulaire est une simple lame celluleuse, étalée sur la face antérieure du muscle sous-scapulaire (fig. 692,8). Elle s'insère sur tout le pourtour de la fosse de même nom et complète ainsi la gaine du sous-scapulaire. Par elle, ce dernier muscle se trouve séparé du muscle grand dentelé, ainsi que des vaisseaux et nerfs qui sont contenus dans le creux de l'aisselle.

ARTICLE II

MUSCLES DU BRAS

Le bras, deuxième segment du membre supérieur, nous présente quatre muscles, qui se groupent en deux régions parfaitement distinctes : une *région antérieure* et une *région postérieure*.

§ 1. — Région antérieure du bras

Placée en avant de l'humérus, cette région renferme trois muscles, disposés comme suit : sur un plan superficiel, le muscle *biceps;* sur un plan profond, les deux muscles *coraco-brachial* et *brachial antérieur,* le premier en haut, le second en bas.

1° Biceps brachial

Comme l'indique son nom, le biceps (fig. 693,2), qu'on désigne encore en anatomie comparée sous le nom de *long fléchisseur de l'avant-bras,* se compose de deux portions ou têtes, qui s'étendent l'une et l'autre de l'omoplate au radius.

1° Insertions. — Les deux portions du biceps se distinguent en portion interne ou courte portion, portion externe ou longue portion :

a. *Courte portion.* — La courte portion, que l'on désigne encore quelquefois sous le nom de *court biceps,* se détache du sommet de l'apophyse coracoïde par un tendon qui lui est commun avec le muscle coraco-brachial.

b. *Longue portion.* — La longue portion ou *long biceps* s'insère, à l'aide d'un tendon cylindroïde, sur l'angle externe de l'omoplate, immédiatement au-dessus de la cavité glénoïde, en se confondant en partie, à ce niveau, avec le bourrelet glénoïdien (voy. *Articulation de l'épaule*). Ce tendon d'origine, remarquable par sa longueur, mais surtout par son trajet, pénètre immédiatement après sa naissance dans la cavité articulaire, contourne de dedans en dehors la tête de l'humérus et vient se loger ensuite dans cette gouttière profonde qui sépare le trochin du trochiter et à laquelle il a donné son nom, la *gouttière bicipitale.*

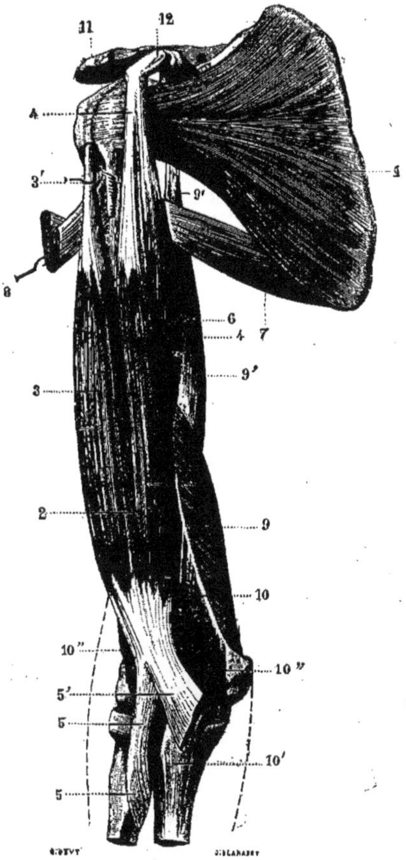

Au niveau de cette gouttière, le tendon de la longue portion, jusque-là arrondi et dépourvu de fibres charnues, s'élargit progressivement en même temps qu'il se creuse et se contourne en un demi-entonnoir : c'est sur la face postérieure ou concave de ce demi-entonnoir tendineux que prennent naissance les faisceaux musculaires de la longue portion.

Fig. 693.

Muscles de la face antérieure du bras, couche superficielle : biceps et coraco-brachial.

1, sous-scapulaire. — 2, biceps brachial, avec : 3 et 3' sa longue portion ; 4, sa courte portion. — 5, tendon inférieur de ce muscle, avec 5', son expansion aponévrotique. — 6, coraco-brachial. — 7, grand rond. — 8, tendon huméral du grand pectoral, érigné en dehors. — 9, vaste interne. — 9, 9', longue portion du triceps. — 10, brachial antérieur, avec : 10', son insertion au cubitus ; 10'', 10'', ses faisceaux internes et externes. — 11, acromion. — 12, apophyse coracoïde.

Nous avons déjà vu, à propos de l'articulation de l'épaule, quels sont tous les rapports précis du tendon du long biceps avec la capsule articulaire et, à ce sujet, nous avons rappelé, d'après les recherches de Welcker, que ce tendon est primitivement situé en dehors de la capsule fibreuse et que ce n'est que plus tard, au cours du développement, qu'il pénètre dans l'intérieur même de l'article (voy. Arthrologie, p. 487).

c. *Fusion des deux portions.* — Complètement indépendantes à leur origine les deux portions du biceps se portent l'une et l'autre vers le coude : elles s'accolent tout d'abord, puis se fusionnent. Il en résulte un muscle unique, large et épais, légèrement aplati d'avant en arrière : c'est le biceps. Le muscle, ainsi constitué, continue le trajet descendant de ses deux portions d'origine, atteint la

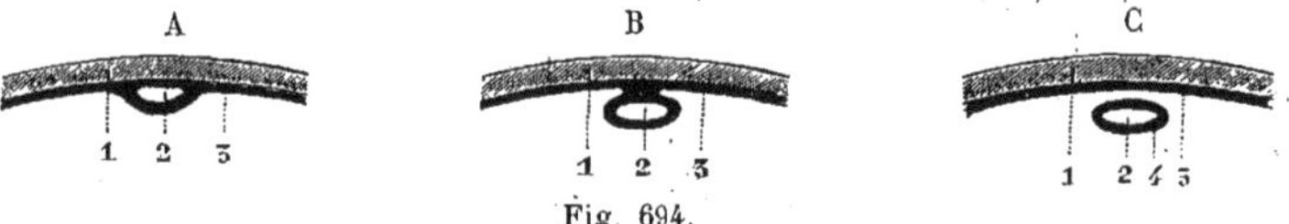

Fig. 694.

Positions diverses du tendon de la longue portion du biceps par rapport à la synoviale articulaire de l'épaule (d'après WELCKER).

A, tendon appliqué contre la capsule fibreuse par la synoviale articulaire. B, tendon rattaché à la capsule fibreuse par un mésotendon. C, tendon entouré par une gaine séreuse et entièrement libre dans la cavité articulaire.

1, capsule fibreuse. — 2, tendon coupé en travers. — 3, synoviale articulaire.

région du coude et se jette alors sur un fort tendon, *le tendon terminal* (fig. 693,5), par lequel le biceps s'attache à l'avant-bras. Ce tendon, d'abord superficiel comme le corps musculaire auquel il fait suite, s'enfonce bientôt entre le brachial antérieur et le court supinateur. Il gagne ainsi la face antérieure de la tubérosité bicipitale, la contourne de dehors en dedans et d'avant en arrière et, finalement, vient se fixer à la face postérieure de cette tubérosité. Entre la face antérieure de la tubérosité bicipitale et le tendon du biceps se trouve une bourse séreuse (fig. 443,10 et 714,3), destinée à favoriser le jeu du tendon (voy., à ce sujet, p. 680).

d. *Expansion aponévrotique*. — Du côté interne du tendon terminal, se détache une lame fibreuse (fig. 693,5'), connue sous le nom d'*expansion aponévrotique du biceps*. Cette lame fibreuse se porte en bas et en dedans, en s'élargissant en éventail, et se confond bientôt avec la portion de l'aponévrose antibrachiale qui recouvre les muscles épitrochléens.

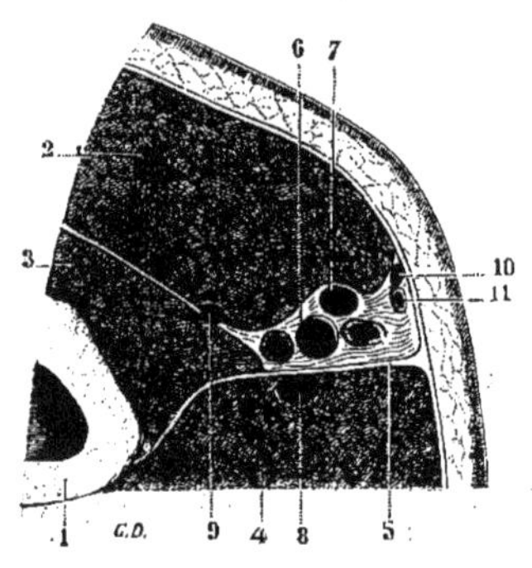

Fig. 695.

L'artère humérale, vue sur une coupe transversale passant par la partie moyenne du bras.

1, humérus. — 2, biceps. — 3, brachial antérieur. — 4, vaste interne. — 5, cloison intermusculaire interne. — 6, artère et veines humérales. — 7, nerf médian. — 8, nerf cubital — 9, nerf musculo-cutané. — 10, brachial cutané interne, encore placé sous l'aponévrose. — 11, veine basilique.

2° Rapports. — Le biceps, par sa face superficielle et par sa face profonde, présente des rapports importants. Nous les examinerons successivement pour la partie supérieure du muscle, pour sa portion moyenne et pour sa portion inférieure :

a. *Dans son tiers supérieur*, le biceps est situé dans l'aisselle, entre le deltoïde et le grand pectoral, qui sont en avant, le sous-scapulaire, le grand dorsal et le grand rond, qui sont en arrière. La longue portion, après avoir contourné la tête de l'humérus, glisse, comme nous l'avons déjà dit, dans la coulisse bicipitale, où l'accompagne constamment un prolongement de la synoviale articulaire. La courte portion, située au dedans de la précédente, répond au côté externe du coraco-brachial.

b. *Dans la portion moyenne*, je veux dire dans l'intervalle compris entre le bord inférieur du grand pectoral et la région du coude, le biceps présente les rapports suivants. — En avant, il est recouvert par l'aponévrose superficielle, le tissu cellulaire sous-cutané et la peau. Dans le tissu cellulaire sous-cutané cheminent de bas en haut, parallèlement à l'axe du membre, deux veines importantes : la veine céphalique, qui suit le bord externe du muscle ; la veine basilique, qui répond à son bord interne. — En arrière, il est couché sur le brachial antérieur, dont il est séparé par une mince couche celluleuse et par le nerf musculo-cutané, branche du plexus brachial. — Son bord externe répond successivement au deltoïde et au long supinateur. — Le long de son bord interne, au-dessous de l'aponévrose, cheminent (fig. 695) l'artère humérale, les veines humérales et le nerf médian, lesquels sont ordinairement recouverts par les faisceaux les plus internes du muscle.

c. *Au niveau du coude*, le biceps s'enfonce, à la manière d'un coin, dans cet espace angulaire, en forme de V, qui est formé (fig. 699), en dehors par le long supinateur et les radiaux externes (5), en dedans par les muscles épitrochléens, plus spécialement par le rond pronateur (4). Sur son côté interne cheminent l'artère et les veines humérales. Sur son côté externe se trouvent le nerf radial et l'artère récurrente radiale antérieure.

3° Innervation. — Le biceps est innervé par une branche externe du musculo-cutané, le *nerf du biceps*. Ce nerf se porte à la face profonde du muscle et se divise en deux groupes de rameaux, les uns pour la longue portion, les autres pour la courte portion. La courte portion reçoit en outre à son extrémité supérieure, mais dans certains cas seulement, quelques filets issus du rameau supérieur du coraco-brachial.

4° Action. — Prenant son point fixe sur l'épaule, le biceps agit à la fois sur l'avant-bras et sur le bras. Il jouit alors d'une triple action : 1° il fléchit l'avant-bras sur le bras ; 2° il porte l'avant-bras en supination, lorsque sa contraction surprend le radius dans un état de rotation en dedans, c'est-à-dire en pronation ; 3° il élève le bras et le porte en dedans.

Quand l'avant-bras est fixé, comme dans l'action de grimper, le biceps agit sur l'épaule, qu'il porte en haut, et sur le bras, qu'il fléchit sur l'avant-bras.

Variétés. — Comme le faisait remarquer il y a plus d'un demi-siècle l'illustre MECKEL, le biceps est un des muscles « qui sont le plus sujets à varier et qui présentent les anomalies les plus frappantes ». Les signaler toutes est chose impossible dans un traité essentiellement classique ; nous nous bornerons à indiquer les types généraux. — On a observé la séparation complète des deux corps musculaires : au lieu et place du biceps, existaient alors deux muscles, l'un, interne ou *coraco-radial*, l'autre, externe ou *gléno-radial*. — On a noté l'absence de la courte portion, l'absence de la longue portion, l'absence totale du biceps (MACALISTER). — J'ai rencontré deux fois un faisceau anastomotique jeté entre les deux portions du biceps. — Du côté de l'insertion antibrachiale, on a observé : 1° un faisceau terminal surnuméraire pour le radius ; 2° un faisceau terminal surnuméraire pour le cubitus ; 3° un faisceau terminal surnuméraire pour l'aponévrose antibrachiale, ce dernier remplaçant l'expansion aponévrotique ou se surajoutant à elle. — On a vu le muscle biceps présenter des connexions plus ou moins intimes, soit par ses faisceaux charnus, soit par ses tendons : 1° avec le petit pectoral ; 2° avec le grand pectoral ; 3° avec le coraco-brachial ; 4° avec le brachial antérieur ; 5° avec le grand palmaire et le rond pronateur ; 6° avec le long supinateur. — Le biceps peut présenter toute une variété de faisceaux aberrants, qui peuvent, ou bien remplacer l'une de ses portions, ou bien se surajouter à elles, constituant ainsi des muscles à trois têtes, à quatre têtes, à cinq têtes. Ces faisceaux surajoutés peuvent provenir : 1° de l'apophyse coracoïde ; 2° du tendon du grand pectoral ; 3° de l'extrémité supérieure de l'humérus, trochin, trochiter, lèvre externe ou fond de la coulisse bicipitale ; 4° de la capsule articulaire de l'épaule ; 5° du corps même de l'humérus. Ce dernier faisceau, qui fait du biceps un véritable triceps, est plus particulièrement connu sous le nom de *chef huméral du biceps*.

CHEF HUMÉRAL DU BICEPS. — C'est un faisceau aplati, tantôt volumineux, tantôt fort grêle, situé au-dessous des deux portions normales du biceps. Il prend naissance soit sur l'humérus, entre le coraco-brachial et le brachial antérieur, soit sur la face antérieure de ce dernier muscle. De là, il se porte en bas et se termine sur le biceps, soit au niveau de son tendon (*disposition plus fréquente*), soit au niveau de son corps charnu (*disposition plus rare*). — J'ai observé ce faisceau onze fois sur cent cinq sujets. — Le professeur Hyrtl (*Anatomie des Menschen*), ayant remarqué chez quelques sujets que le nerf musculo-cutané cheminait au-dessous du chef huméral, entre ce dernier et le brachial antérieur, en avait conclu que ce chef huméral n'était qu'une portion du brachial antérieur, qui aurait été soulevée par le nerf musculo-cutané et dont l'insertion inférieure aurait été du même coup transportée du cubitus au radius. — Une pareille assertion est tout à fait inadmissible. Nous avons publié, en effet, le professeur Calori (*Mem. dell Accad. delle Scienze di Bologna*, 1868) et moi-même (*Note sur la signification anatomique du chef huméral du biceps*, in Bull. Soc. d'Anthrop., 1885), de nombreuses observations, desquelles il résulte que le nerf musculo-cutané peut passer également au-devant du chef huméral, entre lui et le biceps. J'ai observé cette disposition cinq fois sur onze cas. — Le chef huméral du biceps se rencontre normalement chez quelques mammifères et son apparition chez l'homme rentre naturellement dans la catégorie des anomalies réversives.

2° Coraco-brachial

Situé en dedans de la courte portion du biceps, le coraco-brachial (fig. 694,6 et 696,6) est un muscle épais, plus ou moins prismatique, descendant de l'apophyse coracoïde sur la face interne de l'humérus.

1° Insertions. — Il s'insère, en haut, sur le sommet de l'apophyse coracoïde, par un tendon qui lui est commun avec la courte portion du biceps. De là, ses fibres se portent en bas et un peu en dehors et viennent se fixer, sur la face interne de l'humérus, un peu au-dessus de sa portion moyenne.

2° Rapports. — Comme le biceps, ce muscle est contenu tout d'abord dans la région de l'aisselle, dont il constitue en partie la paroi externe. Il est en rapport : en avant, avec le deltoïde et le grand pectoral ; en arrière, avec les tendons du sous-scapulaire, du grand dorsal et du grand rond, qu'il croise verticalement de haut en bas ; en dehors, avec la courte portion du biceps ; en dedans, avec le paquet vasculo-nerveux de l'aisselle et du bras.

Le coraco-brachial est traversé obliquement par le nerf musculo-cutané, d'où le nom de *muscle perforé de Cassérius* que lui donnent encore quelques auteurs (voy. Névrologie).

3° Innervation. — Au point de vue de son innervation, le coraco-brachial reçoit ordinairement deux rameaux nerveux : 1° un rameau supérieur, très grêle, qui provient soit du musculo-cutané, soit de la racine externe du médian ; 2° un rameau inférieur, plus important, qui se détache du musculo-cutané. J'ai vu fréquemment ces deux rameaux naître par un tronc commun.

4° Action. — Le coraco-brachial, prenant son point fixe sur l'apophyse coracoïde, élève le bras et le porte en même temps en dedans et en avant. Si l'humérus est fixé, il agit sur l'épaule, dont il abaisse le moignon.

Variétés. — Le muscle coraco-brachial peut ne pas être traversé par le nerf musculo-cutané ; d'autres fois, au contraire, il est divisé par ce nerf en deux portions absolument distinctes. — Struthers a désigné sous le nom de *ligament brachial interne* une bandelette fibreuse qui s'étend, le long de l'humérus, de l'extrémité inférieure du muscle coraco-brachial au trochin. Dans un cas observé par Calori (*loc. cit.*, 1866), cette bandelette était en rapport en haut avec un petit faisceau charnu qui jouait à son égard le rôle de muscle tenseur.

Long coraco-brachial et court coraco-brachial. — Wood a donné le nom de *long coraco-brachial* à un faisceau surnuméraire, qui s'étend de l'apophyse coracoïde à l'épitrochlée ou à un point voisin de cette saillie osseuse. Il est généralement fusionné en haut avec le coraco-brachial ordinaire ; mais il peut en être entièrement distinct. — Décrit pour la première fois par Cruveilhier, le *court coraco-brachial* est encore un faisceau surnuméraire qui descend de l'apophyse coracoïde sur le col de l'humérus, entre le trochin et le tendon du grand dorsal. —

On rencontre normalement dans la série animale le long coraco-brachial (tatou, maki) et le court coraco-brachial (singes inférieurs).

On peut considérer comme des formes incomplètes du court coraco-brachial : 1° le *coraco-capsulaire*, qui s'étend de l'apophyse coracoïde à la capsule articulaire de l'épaule ; 2° le *brachio-capsulaire*, qui s'étend de cette même capsule au col chirurgical ; 3° le *depressor tendinis subscapularis majoris* ou *retinaculum musculare tendinis subscapularis majoris*, qui va du col chirurgical au tendon du sous-scapulaire ; 4° le *faisceau élévateur du tendon du grand dorsal*, qui s'étend de la face postérieure du tendon du grand dorsal, soit au trochin, soit à la capsule articulaire ou même à l'apophyse coracoïde.

Muscle gléno-brachial. — C'est un petit faisceau musculaire, signalé par Gruber et par Knott, qui s'insère, d'une part au-dessus de la cavité glénoïde avec la longue portion du biceps, et, d'autre part, sur le col chirurgical de l'humérus.

3° Brachial antérieur

Le brachial antérieur (fig. 696, 10), qu'on désigne encore en anatomie comparée sous le nom de *court fléchisseur de l'avant-bras* (le biceps, comme nous l'avons vu, étant le *long fléchisseur*), est un muscle large et aplati, couché sur la partie antérieure et inférieure de l'humérus, au-dessous du muscle biceps.

1° Insertions. — Il s'insère, en haut : 1° sur la lèvre inférieure de l'empreinte deltoïdienne, immédiatement au-dessous du deltoïde ; 2° sur les deux faces interne et externe et sur les trois bords de l'humérus ; 3° sur les cloisons fibreuses qui le séparent du triceps.

De cette vaste surface d'insertion, il se porte verticalement en bas et vient se fixer, à l'aide d'un large tendon, sur cette surface rugueuse qui est placée à la base de l'apophyse coronoïde du cubitus. Theile fait remarquer avec raison que, parmi les faisceaux inféro-externes du brachial antérieur, il en est quelques-uns qui ne se terminent pas sur le tendon précité, mais gagnent directement la surface d'insertion cubitale.

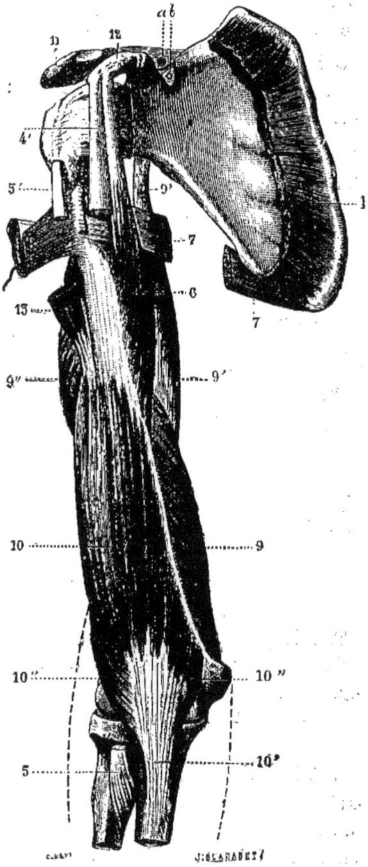

Fig. 696.

Muscles de la face antérieure du bras, couche profonde : brachial antérieur.

1, sous-scapulaire. — 2, biceps brachial, avec : 3 et 3', sa longue portion ; 4, sa courte portion. — 5, tendon, inférieur de ce muscle, avec 5', son expansion aponévrotique. — 6, coraco-brachial. — 7, grand rond. — 8, tendon huméral du grand pectoral, érigné en dehors. — 9, vaste interne. — 9', 9'', longue portion du triceps. — 10, brachial antérieur, avec 10', son insertion au cubitus ; 10'', 10'', ses faisceaux internes et externes. — 11, acromion. — 12, apophyse coracoïde. — 13, deltoïde. — *a*, artère scapulaire supérieure. — *b*, nerf sus-scapulaire.

2° Rapports. — La face antérieure du brachial antérieur est en rapport avec le biceps, dont il est séparé, à sa partie moyenne, par le nerf musculo-cutané et, tout à fait en dedans (fig. 695), par le paquet vasculo-nerveux du bras (artère humérale, veines humérales et nerf médian). — Sa face postérieure repose, en haut sur l'humérus, en bas sur la face antérieure de l'articulation du coude. —

Son bord interne répond, en haut, au muscle triceps. Il forme en bas, avec le rond pronateur, une gouttière oblique en bas et en dehors, au fond de laquelle se trouvent l'artère et les veines humérales. — Son bord externe répond également au triceps dans sa partie supérieure. Dans sa partie inférieure, il circonscrit, avec le long supinateur, une nouvelle gouttière oblique en bas et en dedans, au fond de laquelle cheminent le nerf radial, l'artère humérale profonde et la récurrente radiale antérieure.

3° Innervation. — Le brachial antérieur est innervé, comme le biceps, par une branche externe du musculo-cutané : le *nerf du brachial antérieur*. Ce nerf se divise ordinairement en trois ou quatre rameaux divergents, qui pénètrent le muscle par sa face antérieure. Outre cette branche issue du musculo-cutané, *branche principale*, le brachial antérieur reçoit encore, dans les trois quarts des cas environ, au niveau de son bord externe, un petit *rameau accessoire*, qui se détache du nerf radial dans la gouttière externe du coude.

4° Action. — Le brachial antérieur, comme le biceps, fléchit l'avant-bras sur le bras. Quand l'avant-bras est fixé, comme dans l'action de grimper, il agit sur l'humérus, qu'il fléchit sur les deux os de l'avant-bras.

Variétés. — Le brachial antérieur peut s'unir d'une façon plus ou moins étroite avec quelques muscles voisins : deltoïde, coraco-brachial, biceps, rond pronateur, long supinateur. — On l'a vu se diviser en deux portions plus ou moins distinctes. — Il présente, en outre, quelques faisceaux surnuméraires, qui le renforcent ou qui en naissent et qui viennent se fixer d'autre part sur les points les plus divers : sur le cubitus, sur le radius, sur le tendon du biceps, sur l'aponévrose antibrachiale (*brachio-fascialis* de Wood), sur la capsule articulaire. Ce dernier faisceau, *tenseur antérieur de la synoviale du coude*, n'est dans la plupart des cas qu'une dépendance du brachial antérieur, dont la dissection la plus minutieuse ne saurait le séparer. — Des tenseurs distincts ont été cependant observés par Hewit et par Dawson (*Edinb. med. and surg. Journal*, vol. XVIII, p. 82).

§ II. — Région postérieure du bras

Tandis que la région antérieure du bras comprend trois muscles, la région postérieure ne nous en présente qu'un seul : c'est le *triceps brachial* ou *muscle extenseur de l'avant-bras*.

Triceps brachial

Le triceps brachial (fig. 697) est essentiellement constitué par trois portions, qui, parfaitement distinctes à leur origine supérieure, se réunissent en bas pour prendre une insertion commune sur le cubitus. De ces trois portions, l'une, plus longue, remonte jusqu'à l'omoplate : c'est la *longue portion du triceps* ou *long triceps*. Les deux autres, plus courtes, s'arrêtent à l'humérus : on les désigne, en raison de leur forme et de leur situation, sous les noms de *vaste interne* et de *vaste externe*.

1° Insertions. — Le triceps brachial s'insère, en haut : 1° la *longue portion* (2) sur cette petite surface triangulaire et rugueuse, qui est placée au-dessous de la cavité glénoïde ; cette insertion se fait à l'aide de deux feuillets tendineux, qui s'unissent plus ou moins à la capsule articulaire ; 2° le *vaste externe* (3), sur l'aponévrose intermusculaire externe (voy. plus bas, p. 871) et sur la portion de la face postérieure de l'humérus qui est située au-dessus de la gouttière de torsion ; 3° le *vaste interne* (4), sur l'aponévrose intermusculaire interne (voy. plus bas, p. 871) et sur la portion de la face postérieure de l'humérus qui est située au-dessous de cette même gouttière de torsion.

De cette triple surface d'origine, les trois portions du triceps se portent en bas vers la face postérieure du coude et viennent se fixer, par l'intermédiaire d'un tendon commun très épais et très résistant, sur la face postérieure de l'olécrâne, ainsi que sur ses bords latéraux. Le tendon terminal du triceps ne s'insère que sur la partie inférieure du dos de l'olécrâne, dans une étendue verticale de 15 à 20 millimètres. Il respecte la partie qui avoisine le bec et sur laquelle s'étale, entre l'os et le muscle, un prolongement plus ou moins étendu de la synoviale du coude (fig. 444, p. 499).

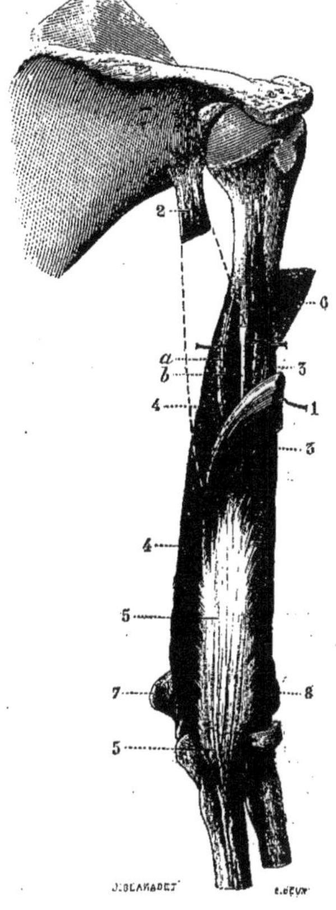

Fig. 697.

Triceps brachial.

1, portion inférieure de la longue portion érignée en dehors, avec 2, sa portion supérieure, s'insérant à l'omoplate. — 3, vaste externe. — 4, 4, vaste interne. — 5, 5, tendon commun aux trois portions. — 6, deltoïde. — 7, épitrochlée. — 8, épicondyle. — *a*, artère humérale profonde. — *b*, nerf radial.

2° **Rapports** — Tout à fait en haut, au voisinage de l'épaule, le triceps est recouvert par le deltoïde. Sa longue portion passe en arrière du grand rond et en avant du petit rond, ayant en dedans d'elle les vaisseaux sous-scapulaires, en dehors l'artère circonflexe et le nerf de même nom (fig. 690).

Plus bas, dans sa portion brachiale proprement dite, le triceps répond à la peau par sa face postérieure. — Sa face antérieure est couchée sur l'humérus, dont elle est séparée, au niveau de la gouttière de torsion, par le nerf radial et l'artère humérale profonde. — Son bord externe est en rapport avec le long supinateur et le brachial antérieur. — Le long de son bord interne chemine le nerf cubital.

En arrière du tendon du triceps, entre ce dernier et la peau, se trouve une bourse séreuse, la *bourse olécranienne* (fig. 442,2). Cette bourse, qui est à peu près constante (ZOJA l'a rencontrée quinze fois sur vingt-quatre coudes, soit une proportion de 63 p. 100) et généralement très large, est creusée dans le tissu cellulaire souscutané : elle témoigne ici, comme sur tous les points où se développent des bourses séreuses, de la mobilité de la peau sur les couches sous-jacentes.

3° **Innervation**. — Le triceps est innervé par le radial, l'une des branches terminales du plexus brachial. Chacune de ses trois portions reçoit un nerf spécial : les rameaux de la longue portion et du vaste interne se détachent du radial à la partie toute supérieure du bras, un peu au-dessous du point où le tronc nerveux croise le bord inférieur du grand rond. Le rameau du vaste externe naît un peu plus bas, dans la gouttière de torsion.

4° **Action**. — Par ses trois portions, le triceps est extenseur de l'avant-bras sur le bras. En outre, par sa longue portion, qui prend insertion sur la ceinture thoracique, il rapproche le membre supérieur du tronc.

Variétés. — La longue portion du triceps peut prolonger ses insertions d'origine le long du bord axillaire, dans une étendue de deux, trois et même quatre centimètres. On sait que, dans certaines espèces animales (*ursus*), ce muscle occupe la totalité du bord axillaire. — Parmi les faisceaux surnuméraires qui viennent renforcer le triceps et le transformer en *quadriceps* nous signalerons : 1° un *faisceau huméral*, situé entre le vaste interne et la longue portion et prenant naissance dans la région sous-trochinienne ; 2° un *faisceau scapulaire*, détaché du bord axillaire ; 3° un *faisceau capsulaire*, détaché de la capsule fibreuse de l'articulation de l'épaule ; 4° un *faisceau coracoïdien*, partant de l'apophyse coracoïde (GRUBER et MACALISTER). — Nous avons déjà signalé plus haut (p. 757) le *faisceau dorso-épitrochléen*, qui s'étend du grand dorsal, soit à l'épitrochlée, soit à l'olécrâne, et qui est représenté, sur un grand nombre de sujets, par une simple lamelle fibreuse unissant l'un à l'autre le tendon huméral du grand dorsal et le tendon d'origine du long triceps. — JENTY (cité par MACALISTER) a vu, dans un cas, le vaste externe se fusionner avec les faisceaux d'origine du cubital postérieur.

MUSCLE TENSEUR DE LA SYNOVIALE DU COUDE. — Ce sont des faisceaux charnus plus ou moins différenciés, situés au-dessous du triceps, qui, s'insérant d'une part sur l'humérus, viennent se terminer d'autre part sur le prolongement sous-tricipital de la synoviale du coude. Unis le plus souvent aux muscles vastes, ces faisceaux tenseurs peuvent s'en isoler et acquérir une individualité complète : sur un sujet, j'ai rencontré un muscle véritablement énorme, inséré sur toute la largeur de la face postérieure de l'humérus et venant se terminer uniquement sur le prolongement sous-tricipital de la synoviale du coude. Avant d'atteindre ce point, il était renforcé par quelques fibres détachées de la face profonde des vastes ; mais il était, à son origine, complètement distinct de ces derniers muscles (voy., à propos de ce muscle, KULŒWSKY, *Musc. subcrurales et subanconæi*, in Arch. f. Anat. und Phys., 1869, p. 410).

MUSCLE ÉPITROCHLÉO-CUBITAL. — C'est un petit muscle, très variable dans sa forme et son développement, qui s'étend transversalement de l'épitrochlée à l'olécrâne. Il est situé sous l'aponévrose superficielle, en arrière du nerf cubital, réunissant l'une à l'autre les deux insertions supérieures du muscle cubital antérieur. On le rencontre une fois sur quatre sujets environ ; il est toujours innervé par un rameau du nerf cubital. — L'épitrochléo-cubital existe normalement chez un grand nombre de mammifères, notamment chez les singes inférieurs. — La bandelette fibreuse qui s'étend chez l'homme de l'épitrochlée à l'olécrâne, au-dessus du nerf cubital, et que la plupart des auteurs considèrent à tort comme une dépendance de l'aponévrose superficielle de l'avant-bras, n'est que le reliquat de ce muscle. — (Voy., au sujet du muscle épitrochléo-cubital : W. GRUBER, *Ueber die Musc. epitrochleo-anconeus des Menschen u. d. Säugethiere*, Mém. de l'Académie des Sc. de Saint-Pétersbourg, 1866 ; — GALTON, *On the epitrochleo-anconeus or anconeus sextus*, Journ. of Anat. and Physiol., 1874, p. 109 ; — TESTUT, *Anom. musc.*, 1884, p. 422 ; — LEDOUBLE, *Bull. Acad. de méd.*, 1891).

§ III. — APONÉVROSE DU BRAS

L'aponévrose brachiale entoure le bras à la manière d'un cylindre ou d'un manchon, dont l'extrémité supérieure répond à l'épaule, l'extrémité inférieure au coude. Nous pouvons, en conséquence, lui considérer une extrémité supérieure, une extrémité inférieure et deux surfaces, l'une extérieure, l'autre intérieure :

1° **Extrémité supérieure**. — Du côté de l'épaule, l'aponévrose brachiale se continue : en avant, avec l'aponévrose du grand pectoral : en arrière, avec l'aponévrose sous-épineuse ; en dehors, avec l'aponévrose du deltoïde, en dedans avec l'aponévrose du creux axillaire.

2° **Extrémité inférieure**. — Du côté du coude, elle adhère fortement aux trois saillies osseuses de la région, l'épitrochlée, l'épicondyle, l'olécrâne, et se continue plus bas, sans ligne de démarcation aucune, avec l'aponévrose antibrachiale.

3° **Surface extérieure**. — La surface extérieure ou cutanée répond à la peau, dont elle est séparée par les rameaux superficiels du nerf radial, par le rameau cutané du circonflexe, par le nerf brachial cutané interne et son accessoire et par deux veines superficielles, la céphalique et la basilique.

4° **Surface intérieure**. — La surface intérieure ou musculaire est en rapport avec les muscles, auxquels l'aponévrose brachiale fournit des gaines celluleuses peu importantes.

a. *Cloisons intermusculaires*. — Indépendamment de ces prolongements destinés à engainer les muscles, la surface intérieure de l'aponévrose brachiale envoie vers l'humérus deux cloisons fibreuses très résistantes, connues sous les noms de *cloison intermusculaire interne* et *cloison intermusculaire externe*. — La première (fig. 698,3) se détache du côté interne du manchon fibreux et vient se fixer, d'autre part, sur la lèvre interne de la coulisse bicipitale, sur le bord interne de l'humérus et sur l'épitrochlée. — La cloison intermusculaire externe (fig. 698,4) prend naissance sur le côté externe de l'aponévrose brachiale et s'attache, d'autre part, sur la lèvre externe de la coulisse bicipitale, sur le côté externe de l'empreinte deltoïdienne, sur le bord externe de l'humérus et sur l'épicondyle.

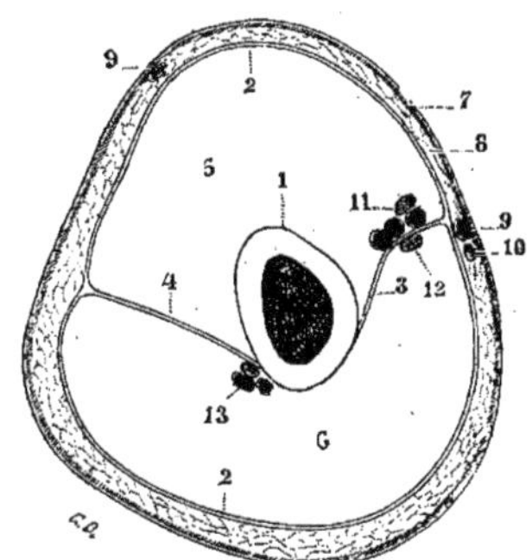

Fig. 698.

L'aponévrose brachiale, vue sur une coupe transversale passant par la partie moyenne du bras.

1, humérus. — 2, aponévrose brachiale. — 3, cloison intermusculaire interne. — 4, cloison intermusculaire externe. — 5, loge musculaire antérieure. — 6, loge musculaire postérieure. — 7, peau. — 8, tissu cellulaire sous-cutané. — 9, 9, veines superficielles. — 10, nerf brachial cutané interne. — 11, artère humérale et nerf médian. — 12, nerf cubital. — 13, humérale profonde et nerf radial.

b. *Loges musculaires*. — Il résulte d'une pareille disposition que la cavité cylindrique circonscrite par l'aponévrose brachiale se trouve réellement divisée en deux portions ou loges, une *loge antérieure* (5) et une *loge postérieure* (6), lesquelles sont séparées l'une de l'autre par l'humérus et par les deux cloisons intermusculaires, que nous venons de décrire. La loge postérieure est occupée par les trois portions du triceps ; dans la loge antérieure sont contenus tous les autres muscles du bras.

Les deux loges musculaires du bras ne sont pas absolument isolées l'une de l'autre : des ouvertures, ménagées dans les cloisons intermusculaires pour le passage des vaisseaux et des nerfs, établissent entre elles des communications nombreuses et suffisamment larges pour permettre aux collections liquides de passer d'une loge dans l'autre. C'est ainsi que la cloison intermusculaire interne est traversée par le nerf cubital qui, d'antérieur, devient postérieur. La cloison intermusculaire externe est traversée de même, très obliquement, par le nerf radial et l'artère humérale profonde, qui sont primitivement situés dans la loge postérieure et qui passent, un peu au-dessus de l'épicondyle, dans la loge antérieure.

5° **Structure**. — Envisagée au point de vue de sa structure, l'aponévrose brachiale est beaucoup plus épaisse en arrière qu'en avant. Elle est constituée en majeure partie par des fibres circulaires, légèrement obliques en bas et en dedans, auxquelles viennent s'ajouter quelques fibres longitudinales, coupant perpendiculairement les premières. Nous devons ajouter que les deux muscles larges qui s'insèrent à la coulisse bicipitale, le grand dorsal et le grand pectoral, envoient chacun une large expansion à l'aponévrose brachiale.

ARTICLE III

MUSCLES DE L'AVANT-BRAS

Les muscles de l'avant-bras se disposent tout autour des deux os de ce segment squelettique, le cubitus et le radius. Ils sont au nombre de vingt, que nous répartirons en trois régions, savoir : une *région antérieure,* une *région externe,* une *région postérieure.*

§ I. — Région antérieure de l'avant-bras

Cette région comprend huit muscles, disposés sur quatre plans différents :

1° Sur le premier plan s'étalent quatre muscles : le *rond pronateur,* le *grand palmaire,* le *petit palmaire* et le *cubital antérieur.* Réunis tous les quatre sur l'épitrochlée, où ils prennent leurs insertions supérieures, ils rayonnent en bas et en dehors pour venir se fixer, par leur extrémité inférieure : le premier sur le radius ; le second sur le deuxième métacarpien ; le troisième sur l'aponévrose palmaire ; le quatrième, enfin, sur l'os pisiforme ;

2° Le deuxième plan est constitué par un seul muscle, qui est le *fléchisseur commun superficiel des doigts ;*

3° Le troisième plan comprend deux muscles, le *fléchisseur commun profond des doigts* en dedans, le *fléchisseur propre du pouce* en dehors ;

4° Le muscle *carré pronateur,* enfin, constitue à lui tout seul le quatrième et dernier plan.

Nous résumons dans le tableau suivant la situation respective de ces différents muscles :

CÔTÉ RADIAL	1er *Plan.*	Rond pronateur — Grand palmaire — Petit palmaire — Cubital antérieur.	1er *Plan.*	CÔTÉ CUBITAL
	2e *Plan.*	Long fléchisseur commun superficiel des doigts.	2e *Plan.*	
	3e *Plan.*	Long fléchisseur propre du pouce. — Fléchisseur commun profond des doigts.	3e *Plan.*	
	4e *Plan.*	Carré pronateur.	4e *Plan.*	

1° Rond pronateur

Le rond pronateur (fig. 699,4), le plus superficiel et le plus externe des muscles qui constituent le premier plan, est un muscle aplati d'avant en arrière, s'étendant obliquement de l'épitrochlée au radius.

1° Insertions. — Il prend naissance en haut, par deux faisceaux distincts, sur l'épitrochlée et sur l'apophyse coronoïde. — Le *faisceau épitrochléen* s'insère sur la face antérieure de l'épitrochlée, sur la portion inférieure du bord interne de l'humérus, ainsi que sur la cloison intermusculaire qui le sépare du muscle grand palmaire. — Le *faisceau coronoïdien* se détache du bord interne de l'apophyse coronoïde, immédiatement en dedans du brachial antérieur.

Ces deux faisceaux d'origine du rond pronateur se portent l'un et l'autre obliquement en bas et en dehors, se fusionnent après un court trajet et se jettent finalement sur les deux faces d'un tendon aplati et très résistant, lequel vient se fixer sur la partie moyenne de la face externe du radius. Le radius présente à ce niveau, pour l'insertion du tendon, une surface rugueuse, déjà décrite (p. 273), qui mesure de 20 à 25 millimètres de hauteur.

2° Rapports. — La face antérieure du rond pronateur répond à l'aponévrose et à la peau, dans la plus grande partie de son étendue. En dehors, cependant, elle est recouverte par le long supinateur et les deux muscles radiaux externes, dont elle est séparée par l'artère radiale et la branche antérieure du nerf radial. — Sa face profonde répond successivement au brachial antérieur, au fléchisseur commun superficiel des doigts, au radius. — Son bord interne est en rapport, en haut, avec le grand palmaire ; en bas, avec le fléchisseur commun superficiel des doigts. —

Son bord externe forme avec le long supinateur un vaste triangle, le *triangle du coude*, dans lequel se trouvent contenus le biceps, le brachial antérieur, le court supinateur, le nerf radial et les vaisseaux huméraux. Le nerf médian passe entre les deux faisceaux d'origine du rond pronateur, tandis que l'artère humérale est située en dehors du muscle. Le faisceau coronoïdien sépare donc ces deux organes au niveau du coude.

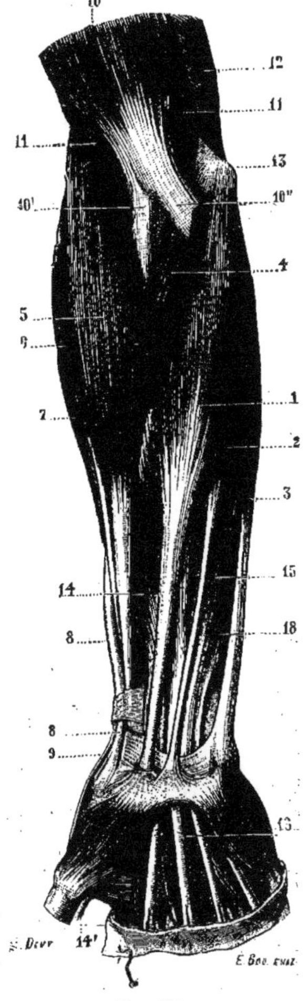

Fig. 699.

Muscles de la région antérieure de l'avant-bras, couche superficielle.

1, grand palmaire. — 2, petit palmaire. — 3, cubital antérieur. — 4, rond pronateur. — 5, long supinateur. — 6, premier radial externe. — 7, deuxième radial externe. — 8, 8', long abducteur du pouce. — 9, long extenseur du pouce. — 10, biceps brachial, avec : 10', son tendon terminal ; 10", son expansion aponévrotique. — 11, brachial antérieur. — 12, triceps. — 13, épitrochlée. — 14, 14', long fléchisseur du pouce. — 15, fléchisseur commun superficiel ou perforé. — 16, ses tendons à la face palmaire de la main. — 17, son tendon se rendant à l'index. — 18, son tendon se rendant au petit doigt.

3° **Innervation.** — Le rond pronateur est innervé par le médian. Le rameau nerveux qui lui est destiné, souvent double, se détache du médian à la région du coude et pénètre le muscle par sa face profonde, tout près de son insertion supérieure.

4° **Action.** — Le muscle rond pronateur, comme son nom l'indique, fait tourner le radius de dehors en dedans et détermine ainsi des mouvements de pronation. Lorsque la pronation est effectuée, ou bien lorsque le radius est immobilisé en supination par la contraction des muscles supinateurs, le rond pronateur fléchit l'avant-bras sur le bras : il est donc à la fois pronateur et fléchisseur.

Variétés. — Hyrtl et Schenzer ont rencontré chacun un os sésamoïde développé dans l'épaisseur du tendon huméral du rond pronateur. — Quelques faisceaux du rond pronateur peuvent provenir du brachial antérieur, de l'expansion aponévrotique du biceps, de l'aponévrose intermusculaire interne. Hyrtl a même observé un faisceau d'origine remontant jusqu'à l'insertion du coraco-brachial. — L'insertion radiale peut s'abaisser et se rapprocher ainsi de plusieurs centimètres de l'apophyse styloïde. — Le rond pronateur peut être double, et cela suivant une triple modalité : 1° par suite d'une séparation complète des deux faisceaux d'origine du muscle ; 2° par dédoublement de la portion coronoïdienne ; 3° par dédoublement de la portion épitrochléenne. — L'absence du faisceau coronoïdien est fréquente. — Dans le cas où il existe une apophyse sus-épitrochléenne (Ostéologie, p. 267), les faisceaux les plus externes du rond pronateur remontent jusqu'à cette apophyse. De plus, le nerf médian et une artère, qui est tantôt l'humérale, tantôt la cubitale, passent en arrière du muscle (voy. Angéiologie).

2° Grand palmaire

Situé en dedans du précédent, le grand palmaire (fig. 699,1) est un muscle aplati d'avant en arrière, charnu supérieurement, tendineux inférieurement, s'étendant obliquement de l'épitrochlée au deuxième métacarpien.

1° **Insertions.** — Ce muscle s'insère en haut : 1° sur la face antérieure de l'épitrochlée par un tendon commun aux muscles épitrochléens; 2° sur l'aponévrose antibrachiale; 3° sur les cloisons fibreuses qui le séparent du rond pronateur en dehors, du petit palmaire en dedans, du fléchisseur commun superficiel en arrière.

De ces divers points d'origine, les faisceaux constitutifs du grand palmaire se portent en bas et en dehors. Ils se jettent, à la partie moyenne de l'avant-bras, sur un long tendon, d'abord aplati, puis cylindrique, lequel continue le trajet du corps musculaire et vient se fixer sur la face antérieure de l'extrémité supérieure du deuxième métacarpien.

2° **Rapports**. — Au point de vue de ses rapports, nous examinerons successivement le grand palmaire à l'avant-bras et au poignet :

a. *A l'avant-bras*, le grand palmaire répond, par sa face antérieure, à l'aponévrose et à la peau; par sa face postérieure, au fléchisseur commun superficiel des doigts supérieurement et, inférieurement, au fléchisseur propre du pouce. — Son bord interne est en rapport avec le petit palmaire. — Son bord externe, contigu tout d'abord avec le rond pronateur, se sépare bientôt de ce dernier muscle pour se rapprocher du long supinateur. — Entre les tendons du grand palmaire et du long supinateur existe une gouttière longitudinale, de 10 à 15 millimètres de largeur, au fond de laquelle cheminent l'artère radiale, ses deux veines satellites et la branche antérieure du nerf radial.

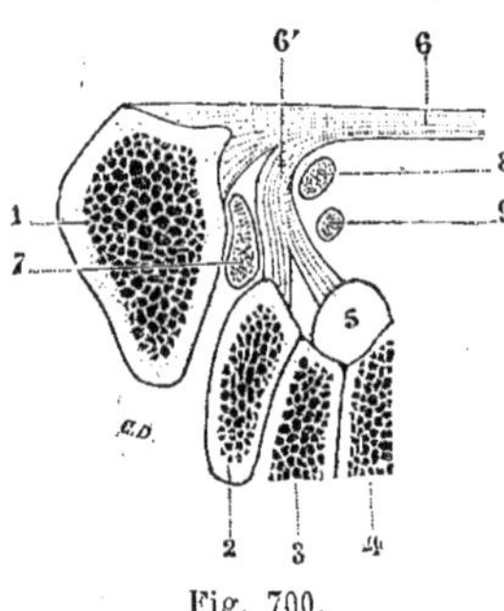

Fig. 700.

Coulisse ostéo-fibreuse du grand palmaire, vu en coupe transversale.

1, trapèze. — 2, trapézoïde. — 3, deuxième métacarpien. — 4, troisième métacarpien. — 5, tête du grand os. — 6, ligament annulaire antérieur du carpe, avec 6', son prolongement profond. — 7, le tendon du grand palmaire dans sa coulisse ostéo-fibreuse. — 8, nerf médian. — 9, tendon du long fléchisseur du pouce.

b. *Au poignet*, le tendon du grand palmaire passe en dehors du canal radio-carpien, destiné aux fléchisseurs. Il est situé, à ce niveau, dans un conduit ostéo-fibreux spécial (fig. 700,7), qui est constitué, en dehors et en arrière par le scaphoïde et le trapèze, en avant et en dedans par deux lames fibreuses dépendant du ligament annulaire antérieur du carpe. Une synoviale, qui remonte parfois à 1 ou 2 centimètres au-dessus du poignet, favorise le glissement du muscle dans cette coulisse.

3° **Innervation**. — Il est innervé par un rameau issu du médian. Ce rameau pénètre le muscle par sa face profonde, à 2 ou 3 centimètres au-dessous de son insertion humérale.

4° **Action**. — Le grand palmaire fléchit la main sur l'avant-bras et l'avant-bras sur le bras. Il tend, en outre, à porter la main dans l'abduction et la pronation.

Variétés. — On a vu le muscle grand palmaire renforcé par des faisceaux d'origine surnuméraires provenant, suivant les cas : 1° du biceps ou du brachial antérieur; 2° du cubitus, soit de l'apophyse coronoïde, soit de la face antérieure du corps de l'os; 3° du radius. — Calori a décrit en 1868 (*Mem. della Accadem. di Bologna*, p. 138), sous le nom de *muscle accessoire du grand palmaire*, un petit muscle triangulaire, s'étendant du tiers inférieur de la base antérieure du radius au tendon du grand palmaire, lequel devenait ainsi un muscle biceps. — En bas, on a vu le grand palmaire se fixer sur le troisième et le quatrième métacarpiens, sur le trapèze et le scaphoïde (Friedlowsky), sur le ligament annulaire et le scaphoïde (Fleischmann), sur le trapèze (fréquent).

3° Petit palmaire

Situé sur le côté interne du grand palmaire, le petit palmaire (fig. 699,2) est un tout petit muscle, très souvent absent, qui se rend de l'épitrochlée au ligament annulaire antérieur du carpe.

1° Insertions. — Il s'insère, en haut : 1° sur l'épitrochlée, par un tendon commun aux muscles épitrochléens ; 2° sur l'aponévrose antibrachiale ; 3° sur les cloisons fibreuses qui le séparent des muscles voisins, le grand palmaire en dehors, le cubital antérieur en dedans, le fléchisseur commun superficiel en arrière.

Ainsi constitué, le corps charnu, toujours très court, se porte en bas et un peu en dehors et se jette sur un long tendon, qui descend vers la région du carpe. Là, le tendon du petit palmaire se divise généralement en deux faisceaux (fig. 734,14), l'un interne, l'autre externe : le faisceau interne, plus volumineux, se fixe à la face antérieure du ligament annulaire en se confondant avec l'aponévrose palmaire; le faisceau externe (14') se confond avec l'origine des muscles de l'éminence thénar, principalement avec les faisceaux les plus élevés de l'abducteur du pouce.

2° Rapports. — Ce muscle, recouvert par l'aponévrose et la peau, recouvre à son tour le muscle fléchisseur superficiel des doigts. En dehors de lui, se trouve le grand palmaire; en dedans, le cubital antérieur. En bas, au voisinage du poignet, le nerf médian longe le côté interne et postérieur de son tendon.

3° Innervation. — Il est innervé, comme le précédent, par un rameau du médian.

4° Action. — Le petit palmaire, agissant sur le ligament annulaire qui est, chez l'homme, son véritable point d'insertion inférieur, fléchit la main sur l'avant-bras. Accessoirement, il tend l'aponévrose palmaire.

Variétés. — Le petit palmaire est très variable comme tous les organes rudimentaires. — Il peut être transformé en tissu fibreux dans toute son étendue. — Son absence a été constatée une fois sur dix sujets (Macalister, Wood), dans la proportion de 19 p. 100 (Schwalbe et Pitzner) : le muscle absent peut n'être remplacé par aucun faisceau surnuméraire, ou bien être suppléé, au point de vue anatomique, par quelque expansion charnue ou fibreuse des muscles voisins. — Au point de vue de sa morphologie, le petit palmaire a été vu : 1° charnu dans toute son étendue (Macalister) ; 2° tendineux en haut et charnu en bas; 3° charnu à sa partie moyenne, tendineux à ses deux extrémités ; 4° digastrique, c'est-à-dire constitué par deux ventres charnus, réunis l'un à l'autre par un tendon intermédiaire. — Des faisceaux d'origine surnuméraires ont été constatés, provenant : 1° de l'humérus ou des muscles antérieurs du bras ; 2° du cubitus ; 3° du radius ; 4° des muscles voisins, cubital antérieur, fléchisseur commun superficiel ou profond, grand palmaire, de l'aponévrose antibrachiale. — On peut observer ainsi, par l'addition d'un de ces faisceaux surnuméraires au muscle normal, des petits palmaires *biceps* et *triceps*. — Le petit palmaire peut être double ; cette anomalie comporte également des variantes fort nombreuses. — Le petit palmaire peut se terminer anormalement : 1° sur les éminences thénar et hypothénar ; 2° sur le carpe et le métacarpe (scaphoïde, pisiforme, aponévrose interosseuse) ; 3° sur les tendons des fléchisseurs des doigts. — Ces insertions aberrantes peuvent appartenir au tendon tout entier du muscle petit palmaire : mais, le plus souvent, elles ne sont relatives qu'à des faisceaux de bifurcation, à des expansions fibreuses ou charnues de ce dernier muscle ; dans ce deuxième ordre de faits, le petit palmaire possède en réalité deux ou même trois faisceaux de terminaison, d'où le petit palmaire *bicaudatus* et *tricaudatus* du professeur Gruber. — Le tendon du petit palmaire peut se continuer directement avec l'aponévrose palmaire sans se fixer au ligament annulaire : l'anatomie comparée nous apprend que l'aponévrose palmaire doit être considérée comme l'épanouissement du tendon du petit palmaire.

4° Cubital antérieur

Le cubital antérieur (fig. 699,3) est situé en dedans du petit palmaire, à la partie la plus interne de l'avant-bras. Il s'étend du coude à la première rangée du carpe.

1° Insertions. — Il prend naissance, en haut, par deux chefs distincts : le premier, *faisceau épitrochléen*, se détache de l'épitrochlée et des cloisons fibreuses qui le séparent du petit palmaire et du fléchisseur commun superficiel ; le second *faisceau olécranien*, se fixe au bord interne de l'olécrâne et sur les deux tiers supérieurs du bord postérieur du cubitus. Entre ces deux chefs se trouve situé le nerf cubital, couché dans le fond de la gouttière épitrochléo-olécranienne.

Les deux portions épitrochléenne et olécranienne se réunissent intimement l'un à l'autre à quelques centimètres au-dessous de leur origine et se jettent, à la partie inférieure de l'avant-bras, sur un fort tendon, lequel vient s'insérer à l'os pisiforme.

2° Rapports. — La face superficielle ou interne de ce muscle est recouverte, dans toute son étendue, par l'aponévrose antibrachiale et par la peau. — Sa face profonde ou externe recouvre successivement le fléchisseur commun superficiel des doigts, le fléchisseur commun profond, le carré pronateur. Le long de cette face chemine le nerf cubital, que viennent rejoindre, à leur sortie de l'interstice des fléchisseurs, l'artère cubitale et ses deux veines satellites. — Le bord postérieur du muscle cubital antérieur est en rapport avec le bord postérieur du cubitus sur lequel il s'insère. — Son bord antérieur répond, en haut, au petit palmaire et, plus bas, aux nerfs et aux vaisseaux cubitaux.

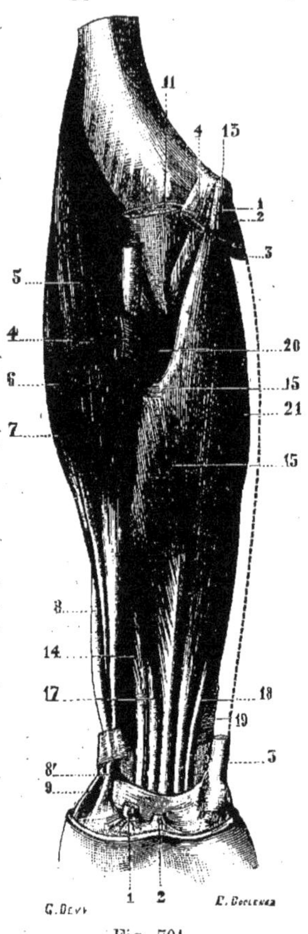

Fig. 701.

Muscles de la région antérieure de l'avant-bras, deuxième couche.

De 1 à 18, comme pour la figure 699. — 19, carré pronateur. — 20, fléchisseur commun profond des doigts. — 21, partie de ce muscle qui déborde en dedans le fléchisseur superficiel.

3° Innervation. — Le muscle cubital antérieur est innervé par le cubital. Le ou les rameaux nerveux qui lui sont destinés se détachent du tronc même du cubital, un peu au-dessous de la gouttière épitrochléo-olécranienne, et pénètrent le muscle par sa face profonde, au niveau du tiers supérieur de l'avant-bras.

4° Action. — Il fléchit la main sur l'avant-bras et l'incline en même temps vers le cubitus : il est donc fléchisseur et adducteur de la main.

Variétés. — Le tendon du cubital antérieur peut envoyer une expansion sur le quatrième métacarpien (Wood), sur le cinquième (fréquent), jusque sur l'articulation métacarpo-phalangienne du petit doigt (Curnow). — Une expansion fibreuse ou même un véritable faisceau charnu peut se détacher du cubital antérieur, pour se rendre au ligament annulaire antérieur du carpe. — On a vu le muscle double, c'est-à-dire renforcé par un faisceau surnuméraire profond qui s'étendait de l'épitrochlée au pisiforme.

Au sujet du *muscle surnuméraire épitrochléo-cubital*, qui s'étend de l'épitrochlée à l'olécrâne, entre les deux insertions supérieures du cubital antérieur, voy. p. 870.

5° Fléchisseur commun superficiel des doigts

Le fléchisseur commun superficiel des doigts (fig. 701,15) est situé au-dessous des quatre muscles précédents. Il est aplati, fort large et se rend, par quatre tendons distincts, aux quatre derniers doigts.

1° Insertions. — Il s'insère, en haut : 1° sur l'épitrochlée, en se confondant plus ou moins, à ce niveau, avec les muscles superficiels précédemment décrits ; 2° sur le bord interne de l'apophyse coronoïde, en dedans et au-dessous du tendon du brachial antérieur ; 3° sur la partie moyenne du bord antérieur du radius.

L'ensemble des faisceaux qui se détachent de ces divers points d'origine constitue une vaste nappe musculaire, qui occupe presque toute la largeur de l'avant-bras. De ses attaches supérieures, elle se porte verticalement en bas et se divise, à la partie moyenne de l'avant-bras, en quatre corps charnus, aboutissant chacun à un long tendon cylindrique. Ces quatre tendons terminaux glissent dans la gouttière du carpe, au-dessous du ligament annulaire, divergent à la région palmaire pour atteindre leurs doigts respectifs et, finalement, viennent se fixer, par deux languettes chacun, sur les côtés interne et externe de l'extrémité supérieure de la deuxième phalange.

Les faisceaux charnus du fléchisseur superficiel se disposent généralement, à leur partie supérieure tout au moins, sur deux plans : le plan superficiel se rend par deux tendons aux deux doigts du milieu ; le plan profond, plus ou moins dissimulé sous le précédent, fournit les deux tendons destinés aux deuxième et cinquième doigts.

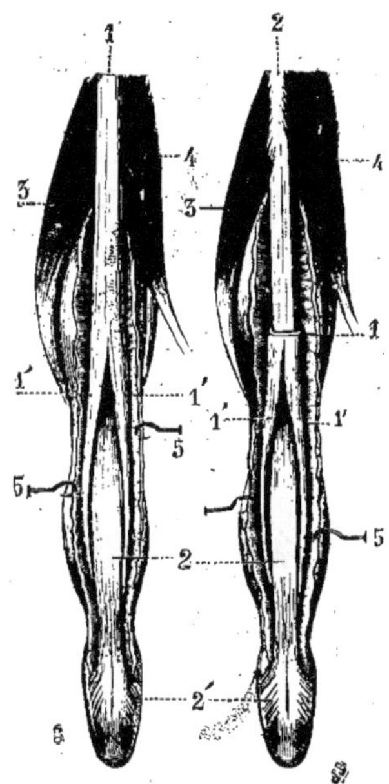

Fig. 702. — Les tendons fléchisseurs de l'un des doigts (tendon perforant et tendon perforé), vus par leur face antérieure.

Fig. 703. — Les mêmes, après la résection d'une portion du tendon superficiel, pour laisser voir le tendon profond.

1, tendon superficiel ou perforé, avec 1', 1', les deux languettes résultant de sa division. — 2, tendon profond ou perforant, avec 2', son insertion sur la troisième phalange. — 3, 4, deux muscles lombricaux. — 5, gaine fibreuse des fléchisseurs, incisée et érignée en dehors.

2° **Rapports**. — Nous les examinerons successivement à l'avant-bras, au poignet, à la paume de la main, aux doigts :

a, *A l'avant-bras,* le muscle repose sur les fléchisseurs profonds, dont il est séparé par le nerf médian, l'artère du nerf médian, l'artère et les veines cubitales. Il est recouvert, tout d'abord, par les quatre muscles superficiels, rond pronateur, grand palmaire, petit palmaire et cubital antérieur. Mais, dans la moitié inférieure de l'avant-bras, lorsque ces muscles n'existent plus qu'à l'état de tendon, le fléchisseur superficiel, encore charnu, répond, dans l'intervalle de ces tendons, à l'aponévrose antibrachiale et à la peau.

b. *Au poignet,* le fléchisseur superficiel passe dans le canal ostéo-fibreux du carpe, avec le fléchisseur commun profond et le fléchisseur propre du pouce, qui sont placés en arrière, avec le nerf médian qui côtoie son côté externe. Une synoviale très importante, qui sera décrite plus loin (voy. p. 884), favorise le glissement, à ce niveau, des tendons de ces différents muscles.

c. *A la paume de la main,* les quatre tendons du fléchisseur superficiel sont placés en avant des quatre tendons du fléchisseur profond. Sur eux, un peu au-dessous du ligament annulaire antérieur du carpe, se trouve l'arcade palmaire superficielle, qui croise perpendiculairement leur direction. Tendons fléchisseurs et arcade palmaire superficielle sont recouverts par l'aponévrose palmaire et par la peau.

d. *Aux doigts* (fig. 702, 703 et 704), chaque tendon du fléchisseur superficiel est encore placé, tout d'abord, en avant du tendon correspondant du fléchisseur profond. Mais des modifications importantes surviennent ici dans les rapports respectifs de ces deux tendons. Au niveau de l'articulation métacarpo-phalangienne, le tendon du fléchisseur superficiel présente une gouttière, dont la concavité, dirigée en arrière, embrasse le tendon du fléchisseur profond, resté cylindrique. Bientôt ce même tendon du fléchisseur superficiel se divise en deux bandelettes latérales, qui se réunissent presque immédiatement après; il en résulte la formation d'une boutonnière longitudinale, qui correspond, topographiquement, à la partie moyenne de la première phalange. Le tendon du fléchisseur profond s'engage dans cette boutonnière et, de profond qu'il était, devient superficiel. A ce niveau, le tendon du fléchisseur superficiel, reconstitué, lui forme une nouvelle gouttière, celle-ci à concavité dirigée en avant, et, finalement, vient se fixer, par deux languettes divergentes, sur les côtés interne et externe de l'extrémité supérieure de la deuxième phalange.

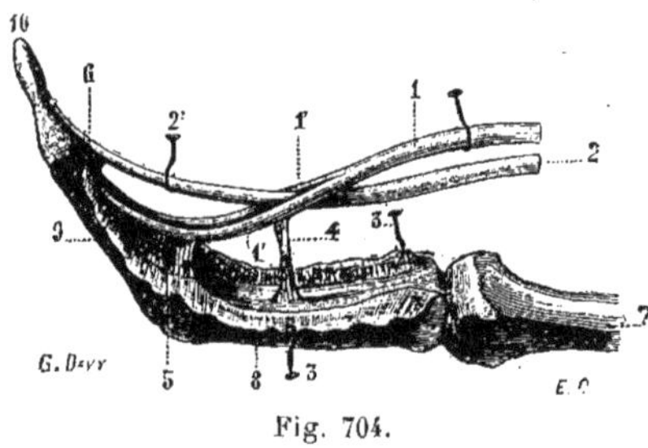

Fig. 704.

Les tendons fléchisseurs des doigts sur la face antérieure des phalanges.

1, 1', tendon superficiel ou perforé. — 2, tendon profond ou perforant. — 2', le même, devenu superficiel après avoir perforé le précédent. — 3, 3, gaine fibreuse des fléchisseurs, incisée et érignée sur les côtés. — 4, 5, 6, replis de la synoviale, formant les freins des tendons (*méso-tendons*). — 7, métacarpien. — 8, première phalange. — 9, deuxième phalange. — 10, troisième phalange.

3° **Tendons perforants et tendons perforés**. — De la description qui précède il résulte qu'au niveau de la première phalange des doigts le tendon du fléchisseur profond *perfore* d'arrière en avant le tendon du fléchisseur superficiel et passe en avant de lui. De là, les noms significatifs de *tendon perforant* et de *tendon perforé*, que donnent certains anatomistes aux deux tendons précités. Par extension, on donne encore les noms de *fléchisseur perforant* et de *fléchisseur perforé*, le premier au fléchisseur profond, le second au fléchisseur superficiel des doigts.

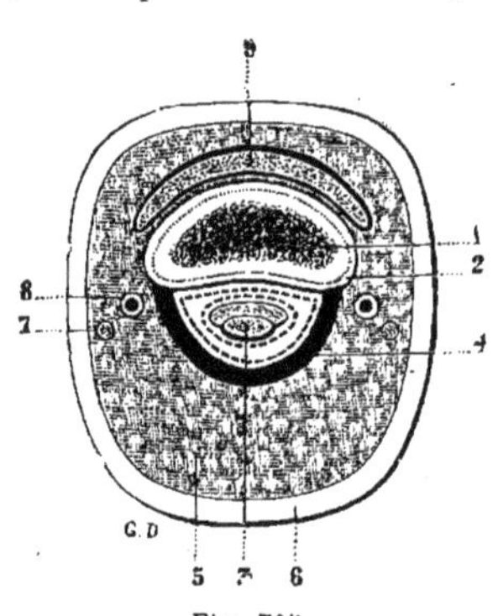

Fig. 705.

Coupe transversale d'une phalange.

1, phalange. — 2, périoste. — 3, tendons des fléchisseurs, entourés par le feuillet viscéral de la synoviale. — 4, gaine fibreuse des fléchisseurs, tapissée en dedans par le feuillet pariétal de cette même synoviale. — 5, tissu cellulaire sous-cutané. — 6, peau. — 7, nerf collatéral. — 8, artère collatérale. — 9, tendon de l'extenseur.

4° **Gaine fibreuse des fléchisseurs**. — Tendons perforants et tendons perforés sont maintenus contre la face antérieure des phalanges par une forte lame fibreuse, recourbée en forme de gouttière et solidement attachée par ses deux bords sur les bords correspondants des phalanges. La figure ci-contre (705), qui représente une coupe transversale du doigt au niveau de la première phalange, donne une idée exacte de la gaine ostéo-fibreuse dans laquelle s'engagent les tendons des fléchisseurs : c'est une espèce de *tunnel*, pour employer une expression heureuse de Tillaux, qui commence au niveau de l'articulation métacarpo-phalangienne et se termine sur l'extrémité postérieure de la troisième phalange, au delà de l'insertion du tendon du fléchisseur profond.

Très solide et imperméable au niveau du corps des phalanges, où elle est constituée par des fibres arciformes, la gaine fibreuse des fléchisseurs est moins résistante au niveau même des articulations. Là, elle est formée par des fibres obliques, qui s'entrecroisent en sautoir, en ménageant entre elles de nombreux interstices, à travers lesquels pénètrent normalement de petits pelotons adipeux. C'est grâce à ces interstices que, dans les abcès des doigts ou panaris, le pus peut fuser de la couche sous-cutanée dans l'intérieur des gaines.

Dans la gaine elle-même, des tractus cellulo-vasculaires, affectant soit la forme de filaments, soit la forme de vraies membranes (fig. 704, 4, 5 et 6), relient la face profonde des tendons à la face antérieure des phalanges et contribuent ainsi à maintenir ces tendons en position, en même temps qu'ils leur apportent leurs vaisseaux nutritifs : ce sont les *méso-tendons*, les *freins des tendons*, les *vincula tendinum*.

Nous devons ajouter qu'une synoviale, que nous décrirons plus loin (p. 884), facilite le glissement des tendons fléchisseurs dans leur gaine digitale.

5° **Innervation.** — Le muscle fléchisseur superficiel des doigts reçoit ses rameaux nerveux du médian. Ces rameaux pénètrent le muscle par sa face profonde et à sa partie supérieure.

6° **Action.** — Envisagé au point de vue de son action, le muscle fléchisseur superficiel des doigts fléchit *directement* la deuxième phalange sur la première. *Secondairement*, il fléchit les doigts sur la main, la main sur l'avant-bras, l'avant-bras sur le bras.

Variétés. — Un faisceau détaché de la face profonde du fléchisseur superficiel se rend parfois, soit dans le corps charnu du fléchisseur profond, soit dans l'un de ses tendons. — Turner a vu les tendons du fléchisseur superficiel réunis entre eux, à la paume de la main, par des bandelettes fibreuses, — Dans un cas observé par Macalister, le tendon que le fléchisseur superficiel envoie au petit doigt ne se laissait pas perforer par le tendon correspondant du fléchisseur profond, mais se fusionnait avec lui. — L'insertion radiale du fléchisseur superficiel peut faire défaut. — Le plan profond de ce muscle (2° et 5° doigts) est interrompu, sur la plupart des sujets, par une intersection tendineuse ou aponévrotique, présentant dans sa forme et ses dimensions les variations les plus bizarres. — Dursy (*Henle u. Pfeufer's Zeitschrift*, t. XXXIII, p. 451) rapporte un fait dans lequel le fléchisseur perforé tout entier affectait une forme digastrique. — Le faisceau destiné au petit doigt peut manquer ; il est remplacé le plus souvent par un faisceau plus court (*court fléchisseur du petit doigt*), qui prend naissance dans le voisinage du carpe et se comporte comme lui. — De la masse du fléchisseur superficiel peut se détacher un faisceau plus ou moins volumineux, qui vient se fixer, par son extrémité inférieure, soit sur le ligament annulaire antérieur du carpe, soit sur l'aponévrose palmaire. — Des faisceaux similaires ont été vus allant à l'un des lombricaux. — Macalister et Wood signalent l'indépendance complète du faisceau que le fléchisseur superficiel envoie à l'index ; j'ai observé plusieurs fois cette disposition. — Wood a constaté l'indépendance complète du faisceau qui se rend au petit doigt. J'ai observé moi-même l'indépendance du fléchisseur du médius (*fléchisseur propre du médius*). — Wood a trouvé les quatre faisceaux du fléchisseur perforé distincts à leur origine.

6° Fléchisseur commun profond des doigts

Le fléchisseur commun profond des doigts (fig. 706,5) constitue la partie interne du troisième plan musculaire de l'avant-bras. C'est, comme le précédent, un muscle large, s'étendant du tiers supérieur de l'avant-bras à la troisième phalange des quatre derniers doigts.

1° **Insertions.** — Il prend naissance, en haut : 1° sur les trois quarts supérieurs de la face antérieure et de la face interne du cubitus ; 2° sur la portion de l'aponévrose antibrachiale qui recouvre la face interne du même os ; 3° sur les deux tiers internes du ligament interosseux ; 4° enfin, par quelques faisceaux, sur la face antérieure du radius, en dedans et au-dessous de la tubérosité bicipitale.

De ces nombreux points d'insertion, le muscle se porte verticalement en bas et se divise, à la partie moyenne de l'avant-bras, en quatre portions inégales, aboutissant chacune à un long tendon. Ces quatre tendons terminaux glissent dans la gouttière du carpe, traversent en divergeant la région palmaire, où ils donnent insertion aux muscles lombricaux (voy. plus loin), perforent au niveau des doigts les tendons correspondants du fléchisseur superficiel et, finalement, viennent se fixer sur l'extrémité postérieure élargie de la troisième phalange des quatre derniers doigts.

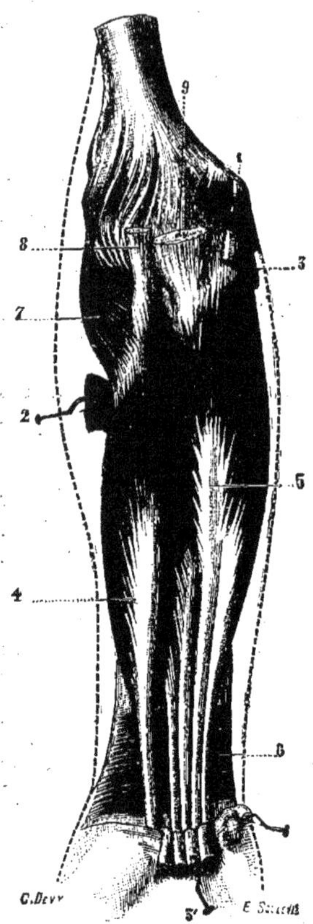

Fig. 706.

Muscles de la région antérieure de l'avant-bras, troisième couche.

1, épitrochlée et muscles épitrochléens superficiels. — 2, portion inférieure du rond pronateur, érignée en dehors. — 3, fléchisseur superficiel. — 3', les quatre tendons de ce muscle soulevés et érignés en bas. — 4, long fléchisseur du pouce. — 5, fléchisseur commun profond des doigts ou fléchisseur perforant. — 6, carré pronateur. — 7, court supinateur. — 8, tendon du biceps. — 9, tendon du brachial antérieur.

2° **Rapports**. — Comme pour le fléchisseur commun superficiel, nous examinerons successivement ces rapports à l'avant-bras, au poignet, à la main et aux doigts :

a. *A l'avant-bras*, le fléchisseur commun profond est recouvert par le fléchisseur superficiel et le cubital antérieur, dont il est séparé par le nerf et les vaisseaux cubitaux, par le nerf médian et la petite artère qui l'accompagne. Il recouvre, à son tour, le cubitus, le ligament interosseux, le muscle carré pronateur. Son bord interne est en rapport avec le cubital antérieur. Son bord externe répond au fléchisseur propre du pouce, dont le sépare un interstice cellulo-graisseux, au fond duquel cheminent le nerf et les vaisseaux interosseux antérieurs.

b. *Au poignet*, les tendons du fléchisseur profond glissent sur le carpe, en arrière des tendons du fléchisseur superficiel.

c. *A la main*, les tendons du fléchisseur profond, recouverts encore par les tendons du fléchisseur superficiel, reposent successivement sur l'arcade palmaire profonde, sur les métacarpiens, sur les muscles interosseux et sur l'adducteur du pouce.

d. *Aux doigts*, ils cheminent dans la gaine ostéo-fibreuse décrite dans le paragraphe précédent. Comme nous l'avons vu, ils sont situés tout d'abord en arrière, puis en avant des tendons correspondants du fléchisseur superficiel.

3° **Innervation**. — Le fléchisseur commun profond des doigts reçoit ses nerfs de deux sources : du médian et du cubital. — Le médian, par l'intermédiaire du nerf interosseux, envoie des rameaux à sa moitié externe, c'est-à-dire aux deux faisceaux destinés à l'index et aux médius. — Le cubital innerve la moitié interne, c'est-à-dire les deux faisceaux qui se rendent à l'annulaire et au petit doigt.

4° **Action**. — Le fléchisseur commun profond fléchit *principalement* la troisième phalange sur la deuxième. *Secondairement*, il fléchit la deuxième phalange sur la première, celle-ci sur le métacarpe, la main sur l'avant-bras.

Variétés. — Le fléchisseur commun profond se trouve renforcé (5 fois sur 36 sujets, Wood), par un faisceau surnuméraire provenant de l'apophyse coronoïde ou de l'épitrochlée et connu sous le nom d'*accessoire du fléchisseur commun profond* de Gantzer. — Les faisceaux radiaux du muscle peuvent s'étendre sur une grande partie de la face antérieure du radius : ils peuvent, en outre, se détacher (Theile) d'un point quelconque du radius, en haut, dans le milieu ou en bas. — Le fléchisseur profond peut, comme le précédent, envoyer un faisceau au ligament annulaire antérieur du carpe ou à l'aponévrose palmaire. — Comme pour le muscle précédent encore, quelques-uns de ces faisceaux peuvent être indépendants, celui de l'index notamment constituant ainsi un *muscle fléchisseur propre de l'index* (Weber, Wood et moi-même).

7° Long fléchisseur propre du pouce

Le long fléchisseur propre du pouce (fig. 706, 4), situé en dehors du précédent, forme la partie externe de la troisième couche musculaire de l'avant-bras. Il s'étend du radius au premier doigt ou pouce.

1° Insertions. — Il s'insère en haut : 1° sur la face antérieure du radius, dans ses trois quarts supérieurs; 2° sur le tiers externe du ligament interosseux. Il reçoit en outre, sur son bord interne, et dans la moitié des cas environ, un faisceau de renforcement (*faisceau accessoire* de Gantzer), très variable dans son volume et dans son mode d'origine. Ce faisceau accessoire provient, suivant les cas, de l'apophyse coronoïde, de la face antérieure du cubitus, de l'épitrochlée, de la masse commune des muscles épitrochléens.

Les divers faisceaux d'origine du long fléchisseur propre du pouce se dirigent verticalement en bas, en suivant la face antérieure du radius. Ils se terminent, à la partie inférieure de l'avant-bras, sur le pourtour d'un tendon qui remonte généralement très haut sur la partie interne ou antérieure du muscle. Ce tendon, continuant le trajet du corps musculaire, passe sous le ligament annulaire antérieur du carpe, comme tous les tendons des fléchisseurs, et arrive ainsi à la paume de la main. Il longe alors de haut en bas le côté interne de l'éminence thénar et, finalement, vient se fixer sur l'extrémité postérieure de la phalange unguéale du pouce.

2° Rapports. — Les rapports du long fléchisseur propre du pouce diffèrent, comme pour les muscles précédents, suivant la région où on le considère :

a. *A l'avant-bras*, sa face antérieure ou superficielle est recouverte par le fléchisseur superficiel des doigts, le grand palmaire, l'artère et les veines radiales, la branche antérieure du nerf radial et, tout à fait en bas, par le long supinateur. — Sa face postérieure ou profonde répond au radius, au ligament interosseux et au carré pronateur. — Son bord externe se loge dans l'angle dièdre formé par le radius et les faisceaux radiaux du fléchisseur superficiel. — Son bord interne, enfin, répond au fléchisseur commun profond des doigts, dont le sépare un interstice cellulo-adipeux, déjà décrit à propos de ce dernier muscle.

b. *Au poignet*, le tendon du fléchisseur propre du pouce glisse dans la partie la plus externe de la gouttière radio-carpienne.

c. *A la main*, il est situé tout d'abord sur le côté interne de l'éminence thénar, dans une gouttière profonde (fig. 725,6) que lui forment les deux faisceaux du court fléchisseur. Plus loin, il s'engage, en atteignant le pouce, dans une gaine fibreuse qui rappelle par sa constitution celle des autres doigts.

3° Innervation. — Il est innervé par le nerf interosseux, branche du médian. Le rameau qui lui est destiné le pénètre, au niveau de la partie moyenne de l'avant-bras, par sa face antérieure et au voisinage de son bord interne.

4° Action. — Le long fléchisseur propre du pouce fléchit *principalement* la dernière phalange du pouce sur la première et, *secondairement*, la première phalange sur le métacarpien correspondant.

Variétés. — L'existence d'un fléchisseur antibrachial du pouce *indépendant des muscles voisins* caractérise l'espèce humaine ; aucun autre primate, en effet, ne présente ce muscle à l'état d'isolement. Anormalement, le long fléchisseur du pouce peut perdre cette indépendance chez l'homme à des degrés divers, se rapprochant ainsi plus ou moins des dispositions qui caractérisent les espèces simiennes. Ce sont d'abord des faisceaux anastomotiques jetés, soit entre le fléchisseur superficiel et le fléchisseur propre du pouce, soit entre ce dernier muscle et le fléchisseur commun profond. De pareilles anastomoses sont loin d'être rares. — On peut observer ensuite la fusion complète des deux fléchisseurs profonds, aboutissant à la formation d'un muscle unique, d'où se dégagent cinq tendons pour les cinq doigts ; c'est là le type des cercopithèques. J'en ai observé trois cas, WALSHAM un autre (*Saint-Bartholomew's Hospital Reports*, 1880). — La fusion complète du fléchisseur propre du pouce avec le fléchisseur profond de l'index, isolé lui-même des autres fléchisseurs (*type du gorille*), a été observée par CHUDZINSKI et par moi-même. — La fusion complète des deux fléchisseurs profonds sans tendon pour le pouce (*type de l'orang*) a été signalée par GRUBER (*Arch. f. Anat. u. Phys.*, 1875, p. 211), par WAGSTAFFE (*Journ. of Anat. and Physiol.*, t. VI, p. 212) et par GEGENBAUR (*Virchow's Arch.*, t. XXI, p. 376).

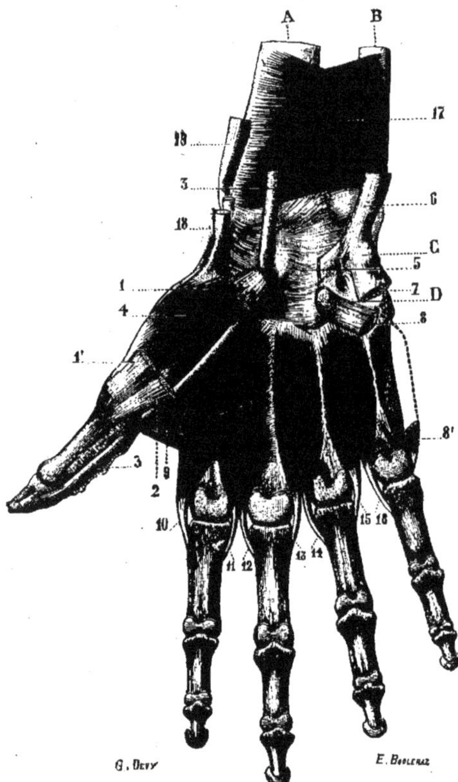

Fig. 707.

Muscles de la paume de la main, couche profonde.

A, radius. — B, cubitus. — C, pisiforme. — D, apophyse de l'os crochu. — 1, 1', attache du grand abducteur du pouce. — 2, court fléchisseur du pouce. — 3, long fléchisseur du pouce. — 4, opposant du pouce. — 5, gouttière des tendons fléchisseurs. — 6, cubital antérieur. — 7, insertion supérieure de l'abducteur du petit doigt. — 8, 8', attaches de l'opposant du petit doigt. — 9, abducteur du pouce. — 10, premier interosseux dorsal. — 11, premier interosseux palmaire. — 12, deuxième interosseux dorsal. — 13, troisième interosseux dorsal. — 14, deuxième interosseux palmaire. — 15, quatrième interosseux dorsal. — 16, troisième interosseux palmaire. — 17, carré pronateur. — 18, long abducteur du pouce. — 19, long supinateur.

(La flèche indique le trajet de la branche profonde du nerf cubital.)

Voyez pour de plus amples renseignements sur ce sujet : KOSTER, *Affen- und Menschenhand*, 1880 ; — BISCHOFF, *Ueber die Bedeutung d. Musc. extensor indicis proprius u. d. flexor pollicis longus der Hand d. Menschen u. d. Affen*, München, 1880 ; — TESTUT, *Le long fléchisseur propre du pouce chez l'homme et chez les singes*, in Bull. de la Soc. zool. de France, 1883.

8° CARRÉ PRONATEUR

Le carré pronateur (fig. 706,6 et 707,17) est un muscle aplati et quadrilatère, situé à la partie antérieure et inférieure de l'avant-bras.

1° Insertions. — Il s'insère, d'une part, sur le bord antérieur du cubitus, dans son quart inférieur. De là, il se porte transversalement en dehors et vient se fixer, d'autre part, au bord antérieur et à la face antérieure du radius dans son quart inférieur.

Les insertions radiales du muscle se font, dans la majorité des cas, par des fibres charnues ; les insertions cubitales, au contraire, à l'aide d'un tendon large et nacré, qui occupe, en hauteur, la totalité ou une partie seulement du corps musculaire.

2° **Rapports.** — Le carré pronateur est en rapport, en arrière, avec le cubitus, le radius et le ligament interosseux. — En avant, il répond successivement, en allant de dedans au dehors, au cubital antérieur, au fléchisseur commun profond des doigts et au fléchisseur propre du pouce, qui croisent perpendiculairement la direction transversale de ses faisceaux.

3° **Innervation.** — Il est innervé par le nerf interosseux, branche du médian.

4° **Action.** — Prenant son point fixe sur le cubitus, ce muscle fait tourner le radius de dehors en dedans et, par conséquent, porte la main et l'avant-bras en pronation. Cette action rotatrice du carré pronateur a été mise en doute par le professeur Hyrtl, qui n'a malheureusement fourni aucune preuve à l'appui de son opinion. Les conclusions de Hyrtl ont été longuement combattues en 1870, par le professeur Calori (in *Mem. dell' Accad. di Bologna*, série II, t. X). Un courant induit, porté sur le carré pronateur d'un supplicié (moi-même en 1882 et Wertheimer en 1885), a déterminé nettement la pronation du radius sur le cubitus.

Variétés. — L'absence du carré pronateur a été constatée par Otto et Meckel. — Ce muscle peut affecter la forme d'un triangle. — Il peut être constitué par deux triangles ayant leurs sommets tendineux, l'un sur le radius, l'autre sur le cubitus. — J'ai vu des carrés pronateurs à trois et à quatre faisceaux. — Le faisceau inférieur peut se rendre du cubitus sur les os du carpe ou bien sur la synoviale de l'articulation du poignet.

Muscles surnuméraires de la région antérieure de l'avant-bras. — Nous signalerons comme muscles surnuméraires, pouvant apparaître dans cette région :

1° Le *radio-carpien*, décrit pour la première fois par Fano (*Bull. Soc. anat. de Paris*, 1851) et se rendant de la partie inférieure du radius (face antérieure ou face externe) à un os du carpe ou du métacarpe ; on le rencontre cinq fois environ sur cent sujets ;

2° Le *cubito-carpien*, se rendant, comme son nom l'indique, de la partie inférieure du cubitus à la région du carpe ; il se rattache, suivant les cas, soit au carré pronateur, soit au cubital antérieur ;

3° Le *radio-cubito-carpien*, décrit par Calori (*Mém. de l'Acad. de Bologne*, 1870) et par Gruber (*Bull. Acad. imp. de Saint-Pétersbourg*, 1871), s'insérant en haut par deux chefs sur le cubitus et sur le radius, se terminant en bas sur le carpe ;

4° Le *radio-palmaire*, allant de la face antérieure du radius au bord supérieur du ligament annulaire ou à la face profonde de l'aponévrose palmaire ;

5° Le *tenseur de la gaine des fléchisseurs*, situé au-dessous du fléchisseur propre du pouce, allant du radius et du ligament interosseux à la gaine synoviale des fléchisseurs des doigts ; ce faisceau n'est bien souvent qu'une portion du fléchisseur propre du pouce.

9° Coulisses et synoviales des tendons fléchisseurs de la main

1° **Coulisses tendineuses des fléchisseurs de la main.** — Les tendons des muscles fléchisseurs des doigts, en arrivant au poignet, s'engagent, ainsi que nous l'avons dit plus haut, sous le ligament annulaire antérieur du carpe.

a. *Ligament annulaire antérieur du carpe.* — On donne ce nom à un ruban fibreux (fig. 699), de forme quadrilatère, qui s'étend transversalement d'un bord du carpe à l'autre. Il mesure 4 ou 5 centimètres de largeur, sur 2 ou 3 centimètres de hauteur.

On lui distingue deux bords, deux faces et deux extrémités. — Son bord supérieur se continue en haut avec l'aponévrose antibrachiale. — Son bord inférieur se continue, de même, avec l'aponévrose palmaire et avec les muscles des éminences thénar et hypothénar, qui prennent sur lui de nombreuses insertions. — De ses deux extrémités, l'interne se fixe sur le pisiforme et sur l'apophyse unciforme de l'os crochu. L'externe s'attache sur les tubercules, toujours très saillants, du scaphoïde et du trapèze. — Sa face superficielle est en rapport avec la peau qui lui adhère assez intimement. — De sa face profonde, et tout près de son insertion externe, se détache une cloison fibreuse (708,6'), qui vient se fixer, d'autre part, sur la face antérieure du scaphoïde du trapézoïde, et jusque sur le grand os.

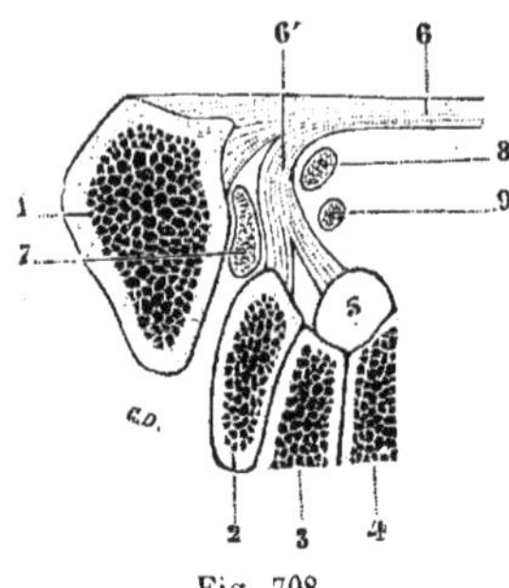

Fig. 708.

Coulisse ostéo-fibreuse du grand palmaire, vue en coupe transversale.

1, trapèze. — 2, trapézoïde. — 3, deuxième métacarpien. — 4, troisième métacarpien. — 5, tête du grand os. — 6, ligament annulaire antérieur du carpe, avec 6', son prolongement profond. — 7, le tendon du grand palmaire dans sa coulisse ostéo-fibreuse. — 8, nerf médian. — 9, tendon du long fléchisseur du pouce.

Si nous considérons maintenant ce ligament annulaire au point de vue de sa structure, nous le voyons se composer de deux plans de fibres : 1° un plan profond, formé de fibres transversales, qui s'insèrent par l'une et l'autre de leurs extrémités sur les os du carpe précédemment indiqués ; 2° un plan superficiel, formé de fibres verticales et obliques, qui dépendent à la fois du tendon du petit palmaire et des tendons d'origine des muscles thénar et hypothénar.

b. *Coulisses ostéo-fibreuses.* — Le ligament annulaire antérieur du carpe et la cloison secondaire à direction verticale, signalée plus haut, qui descend de ce ligament sur le scaphoïde et le trapézoïde transforment la gouttière du carpe, telle que nous la présente le squelette (p. 282), en deux conduits ostéo-fibreux, que l'on distingue en interne et externe. Le conduit externe, tout petit, est destiné au tendon du grand palmaire (fig. 708,7) : c'est le *conduit* ou la *coulisse du grand palmaire*. Le conduit interne, beaucoup plus grand, livre passage au nerf médian et à tous les tendons fléchisseurs : c'est le *conduit des fléchisseurs* ou *canal radio-carpien*.

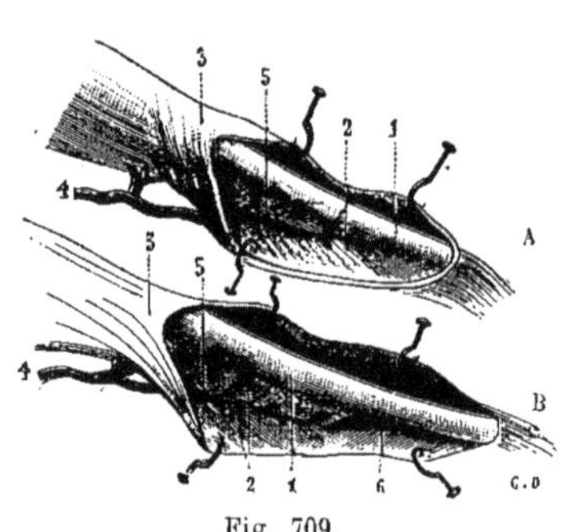

Fig. 709.

Tendons des fléchisseurs avec leur gaine séreuse (d'après Farabeuf).

A, la séreuse passe à la face superficielle du tendon sans couvrir sa face profonde.

B, la séreuse recouvre le tendon sur presque tout son pourtour et forme en arrière de lui un méso-tendon.

1, tendon. — 2, membrane séreuse. — 3, gaine fibreuse, qui a été incisée et érignée dans une partie de son étendue. — 4, rameau artériel provenant des branches collatérales des doigts. — 5, 5, rameau pénétrant dans le tendon.

2° Synoviale tendineuse du grand palmaire. — Le tendon du grand palmaire est entouré, dans le conduit ostéo-fibreux qu'il traverse, d'une synoviale indépendante qui favorise ses glissements. Cette synoviale ne dépasse pas généralement, en hauteur, le bord supérieur du scaphoïde.

3° Synoviales tendineuses des fléchisseurs. — Les tendons des muscles fléchisseurs glissent de même, dans le canal radio-carpien et sur les phalanges des doigts, au moyen de synoviales plus étendues que la précédente et, par cela même, plus importantes. Ces synoviales sont au nombre de cinq, une pour chaque doigt. Celles qui sont destinées aux trois doigts du milieu sont relativement courtes; elles répondent seulement aux deux premières phalanges des doigts, nous les désignerons sous le nom de *synoviales* *digitales*. Les deux autres, celles du pouce et du petit doigt, remontent jusqu'au canal radio-carpien, nous leur donnerons le nom de *synoviales digito-carpiennes*.

A. Synoviales digitales. — Les synoviales digitales (fig. 710,3, 4 et 5) sont au nombre de trois, la première pour l'index, la deuxième pour le médius, la troisième pour l'annulaire. Chacune d'elles affecte la forme d'une gaine cylindrique, prenant naissance au niveau de la base de la troisième phalange et s'étendant, du côté de la main, jusqu'à l'articulation métacarpo-phalangienne correspondante. Elle se compose, du reste, de deux feuillets : un *feuillet viscéral*, qui entoure à la fois, dans une gaine commune, le tendon perforant et le tendon perforé ; un *feuillet pariétal*, qui tapisse le canal ostéo-fibreux (fig. 705) dans lequel cheminent ces tendons. De distance en distance, le feuillet viscéral et le feuillet pariétal sont reliés l'un à l'autre par des prolongements ou *méso-tendons*, plus ou moins étendus, mais toujours très minces. Ces prolongements, ainsi que cela a été dit plus haut, tapissent les tractus cellulo-vasculaires qui, sous la forme de membranes ou sous la forme de simples filaments, se rendent de la face antérieure des phalanges à la face profonde des tendons (fig. 704, 4).

Les trois synoviales de l'index, du médius et de l'annulaire sont entièrement indépendantes les unes des autres. Elles sont indépendantes également, sauf les cas d'anomalies, des synoviales digito-carpiennes que nous allons maintenant décrire.

B. Synoviales digito-carpiennes. — Déjà signalées en 1837 par Leguey et bien décrites quelques années plus tard (1850) par Gosselin, les synoviales digito-carpiennes se distinguent en externe et interne :

La *synoviale digito-carpienne externe* (*gaine radiale* de certains auteurs) entoure, à la manière d'un long cylindre, le tendon du long fléchisseur propre du pouce (fig. 710,1). Elle commence à la base de la deuxième phalange de ce doigt et remonte, avec le tendon précité, jusqu'à deux travers de doigt environ au-dessus du ligament annulaire du carpe. Elle occupe donc successivement la face antérieure de la première phalange du pouce, le côté interne de l'éminence thénar, la partie externe du canal radio-carpien et la face antérieure de l'avant-bras.

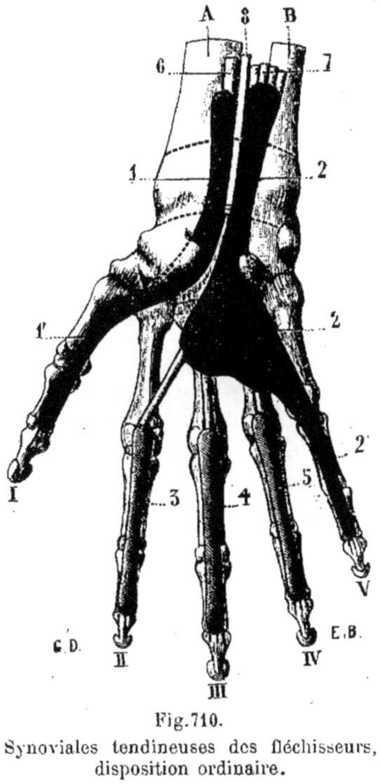

Fig. 710.

Synoviales tendineuses des fléchisseurs, disposition ordinaire.

A, radius. — B, cubitus. — I, II, III, IV, V, premier, deuxième, troisième, quatrième et cinquième doigts. — 1, synoviale digito-carpienne externe, se continuant en bas avec 1', la synoviale digitale du pouce. — 2, synoviale digito-carpienne interne, se continuant en bas avec 2', la synoviale digitale du petit doigt. — 3, 4, 5, les trois synoviales digitales de l'index, du médius et de l'annulaire. — 6, tendon du long fléchisseur propre du pouce. — 7, tendons des fléchisseurs communs. — 8, nerf médian.

La *synoviale digito-carpienne interne* (*gaine cubitale* de certains auteurs) commence au niveau de la base de la troisième phalange du petit doigt (fig. 572, 2) ; elle engaine les deux tendons fléchisseurs destinés à ce doigt et gagne, avec eux, la paume de la main. Jusqu'à l'articulation métacarpo-phalangienne, cette gaine est cylindrique. Mais, en abordant la région palmaire, elle s'élargit considérablement en dehors : en effet, tandis que son côté interne suit assez exactement les deux tendons fléchisseurs du petit doigt, son côté externe se porte obliquement en dehors et englobe successivement les tendons fléchisseurs de l'annulaire, ceux du médius et ceux de l'index. Il en résulte que la synoviale digito-carpienne interne, qui n'engaine à son origine que les tendons fléchisseurs du petit doigt, devient, à la région palmaire, une gaine commune à tous les tendons fléchisseurs, sauf celui du pouce. Elle pénètre alors, en se rétrécissant, dans le canal radio-carpien, dont elle occupe le côté interne. Puis, s'échappant de ce canal, elle s'étale de nouveau à la face antérieure de l'avant-bras, où elle se termine en cul-de-sac, un peu au-dessus de la synoviale précédente. Ainsi constituée, la synoviale digito-carpienne interne a été comparée à un sablier. Elle nous présente, en effet, comme le sablier : 1° une portion moyenne rétrécie, correspondant au canal radio-carpien ; 2° une extrémité supérieure renflée, occupant la face antérieure de l'avant-bras ; 3° une extrémité inférieure, également renflée, s'étalant à la paume de la main et donnant naissance, en bas et en dedans, au long diverticulum cylindrique qui accompagne les fléchisseurs du petit doigt jusqu'à leur insertion phalangienne.

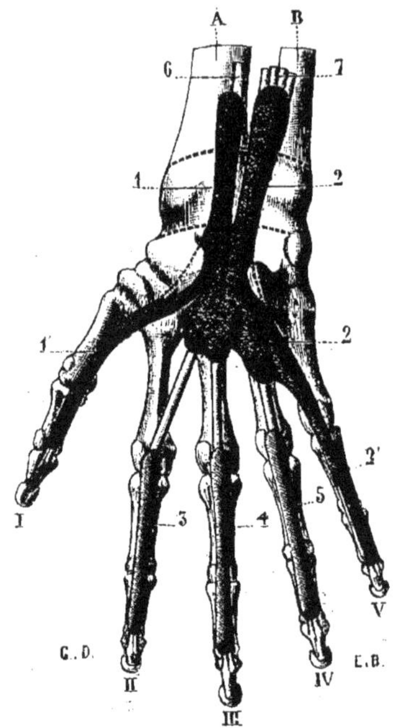

Fig. 711.
Synoviales tendineuses des fléchisseurs, disposition anormale.

Mêmes indications que dans la figure précédente : s'y reporter. On voit sur cette figure que les deux synoviales digito-carpiennes, l'interne et l'externe, sont fusionnées en une seule, à la hauteur du carpe.

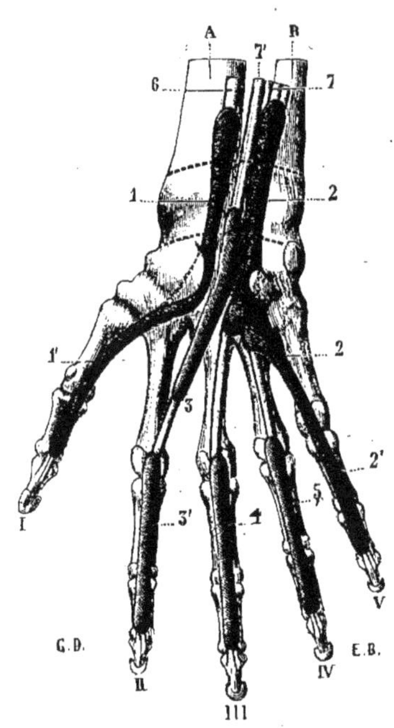

Fig. 712.
Synoviales tendineuses des fléchisseurs, disposition normale.

Mêmes indications que pour la figure 710. On constate sur celle-ci l'existence d'une synoviale distincte 3 pour la portion carpienne des tendons fléchisseurs de l'index 7 ; la synoviale digitale de ce dernier doigt 3' reste indépendante.

Telle est la disposition respective des deux grandes synoviales digito-carpiennes. Toutes les deux s'étendent dès phalanges à la partie inférieure de l'avant-bras.

Séparées l'une de l'autre à leur origine par toute la distance qui sépare le pouce du petit doigt, elles convergent l'une vers l'autre, se rapprochent par conséquent de plus en plus et finissent même par s'adosser. C'est ainsi qu'on les rencontre dans le canal radio-carpien : elles ne sont séparées, à ce niveau, que par une mince cloison conjonctive, le long de laquelle chemine le nerf médian.

Variétés. — Parmi les variétés que peuvent présenter les gaines des fléchisseurs, variétés qui sont fort nombreuses et qui nous expliquent les divergences des anatomistes à leur sujet, l'une des plus intéressantes est la communication réciproque des deux grandes gaines digito-carpiennes au niveau du poignet (fig. 711). Cette communication, qu'on a considérée longtemps comme constante, est au contraire très rare. GOSSELIN ne l'a rencontrée qu'une seule fois sur plus de soixante mains examinées. — En ce qui concerne la synoviale digito-carpienne interne, sa portion phalangienne peut être complètement séparée de sa portion palmaire. Il existe, dans ce cas, quatre gaines digitales. — Par contre, on peut voir la synoviale de l'annulaire aboutir à la grande synoviale digito-palmaire interne : le nombre des synoviales digitales indépendantes se trouve alors réduit à deux. — Je signalerai encore l'apparition possible au poignet, entre les deux synoviales digito-carpiennes, d'une synoviale surnuméraire ou *synoviale carpienne moyenne*, répondant, soit au tendon superficiel, soit au tendon profond de l'index (fig. 712,3).

Toutes ces variétés trouvent en pathologie chirurgicale, notamment dans la symptomatologie des kystes du poignet et du panaris des gaines, des applications fort importantes.

A consulter, au sujet des synoviales des fléchisseurs : LEGUEY, *Rech. sur les synoviales des tendons fléchisseurs des doigts*, Thèse Paris, 1837 ; — MASLIEURAT-LAGÉMARD, *Anat. descriptive des synoviales de la main*, Gaz. médic., 1839 ; — GOSSELIN, *Rech. sur les kystes synoviaux de la main et du poignet*, Mém. de l'Acad. de méd., 1850, vol. XVI ; — DUMONT, Thèse de Bordeaux, 1882 ; — A. VON ROSTORN, Langenbeck's Arch., vol. XXXIV, 1887.

§ II. — RÉGION EXTERNE DE L'AVANT-BRAS

La région externe de l'avant-bras comprend quatre muscles, insérés tous les quatre sur l'épicondyle ou sur le bord externe de l'humérus. Ce sont, en allant des couches superficielles aux couches profondes : 1° le *long supinateur ;* 2° le *premier radial externe ;* 3° le *second radial externe ;* 4° le *court supinateur.*

1° LONG SUPINATEUR

Le plus superficiel du groupe externe, le long supinateur (fig. 699, 5 et 713, 1) est un muscle allongé, charnu en haut, tendineux en bas, s'étendant du tiers inférieur de l'humérus à l'extrémité inférieure du radius.

1° Insertions. — Il s'insère, en haut, sur le bord externe de l'humérus au-dessous de la gouttière de torsion, ainsi que sur la cloison intermusculaire externe (p. 871) : ces insertions d'origine mesurent 4 centimètres de hauteur environ.

De là, le muscle se porte verticalement en bas, s'aplatit d'abord de dedans en dehors, puis d'avant en arrière, et se jette, à la partie moyenne de l'avant-bras, sur un large et fort tendon, lequel, continuant le trajet du corps musculaire, vient se fixer à la base de l'apophyse styloïde du radius.

2° Rapports. — La face superficielle ou externe du long supinateur répond à l'aponévrose antibrachiale et à la peau dans presque toute son étendue. En bas cependant, au voisinage de son insertion radiale, le tendon est croisé superficiellement par le long abducteur du pouce et le court extenseur du pouce. — Sa face interne ou profonde recouvre successivement l'extrémité inférieure de l'humérus, les deux radiaux externes, l'extrémité externe du rond pronateur, le radius. — Son bord postérieur répond en haut au vaste externe, dont il est séparé par la cloison intermusculaire externe, et, plus bas, au premier radial externe. — Son bord antérieur forme à la région du pli du coude, avec le brachial antérieur et le biceps, une gouttière oblique, au fond de laquelle cheminent le nerf radial, l'artère humérale profonde et l'artère récurrente radiale antérieure. A l'avant-bras, il est en rapport avec la branche antérieure du nerf radial et les vaisseaux radiaux : c'est en raison de ce dernier rapport que le long supinateur devient, en médecine opératoire, le *muscle satellite* de l'artère radiale.

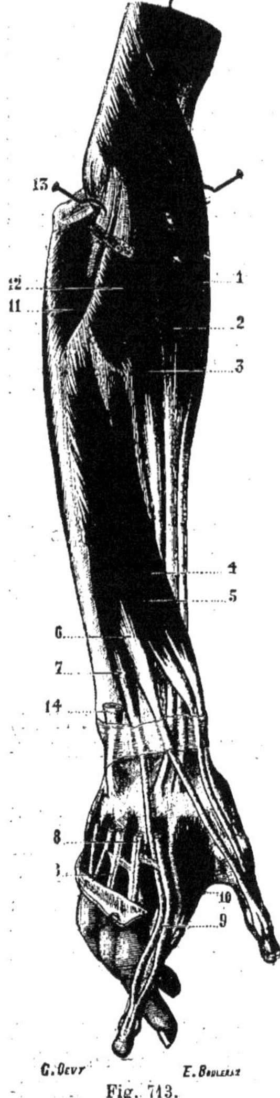

Fig. 713.

Muscles de la région externe de l'avant-bras et muscles profonds de la région postérieure.

1, long supinateur. — 2, premier radial externe. — 3, deuxième radial externe. — 4, long abducteur du pouce. — 5, court extenseur du pouce. — 6, long extenseur du pouce. — 7, extenseur propre de l'index. — 8, 8, tendons de l'extenseur commun. — 9, tendons fusionnés de l'extenseur propre de l'index et de l'extenseur commun. — 10, premier interosseux dorsal. — 11, anconé. — 12, court supinateur. — 13, tendons supérieurs de l'extenseur commun et du cubital postérieur, sectionnés et érignés. — 14, tendon inférieur du cubital postérieur.

3° Innervation. — Il reçoit son nerf du radial. Ce nerf le pénètre par sa face interne et à sa partie supérieure.

4° Action. — Le long supinateur fléchit l'avant-bras sur le bras et place le radius dans une demi-pronation. Il ne devient supinateur que lorsque l'avant-bras est en pronation forcée : sa contraction remet alors l'avant-bras dans un état de demi-pronation (position de repos). Le long supinateur est donc à la fois pronateur et supinateur : pronateur, quand l'avant-bras, au moment où il se contracte, est en supination complète ; supinateur, quand l'avant-bras est en pronation complète. Mais, dans l'un et dans l'autre cas, le mouvement n'arrive jamais à ses extrêmes limites : le radius, qu'il parte de la supination ou de la pronation, s'arrête toujours à la demi-pronation, qui, je le répète, est, pour le membre supérieur, la position du repos.

Variétés. — Le long supinateur peut s'insérer sur le radius, au-dessus de l'apophyse styloïde, jusque sur le tiers moyen de l'os. — Il peut aussi s'insérer au-dessous : sur le scaphoïde et le trapèze (Macalister) ; sur la base du troisième métacarpien (Dursy). — Dans deux cas de Calori (*loc. cit.*) et de Embleton (*Journ. of Anat.*, t. VI, p. 217), le long supinateur envoyait quelques faisceaux à l'aponévrose antibrachiale. — J'ai vu, plusieurs fois, le tendon inférieur perforé par le nerf radial. — J'ai vu naître le muscle par deux chefs distincts (*long supinateur biceps*), lesquels ne se réunissaient qu'à la partie moyenne de l'avant-bras. — Le long supinateur peut être double (Lauth, Gruber), le faisceau surajouté étant plus grêle et plus profondément placé que le muscle normal. — Le long supinateur peut manquer (Humphry). — Il peut présenter des connexions avec les muscles voisins, deltoïde, brachial antérieur, premier radial externe, long abducteur du pouce. — Il peut envoyer un faisceau au long fléchisseur propre du pouce.

2° Premier radial externe

Le premier radial externe (fig. 713, 2) est situé au-dessous du long supinateur. C'est un muscle aplati, charnu dans son tiers supérieur, tendineux dans le reste de son étendue, qui va de l'extrémité inférieure de l'humérus au deuxième métacarpien.

1° Insertions. — Il s'attache, en haut : 1° sur le bord externe de l'humérus, au-dessous du long supinateur, qu'il semble continuer ; 2° sur la cloison intermusculaire externe (p. 871).

De là, ses fibres se portent verticalement en bas et se jettent, un peu au-dessous du tiers supérieur de l'avant-bras, sur un tendon aplati et d'abord fort large. Ce tendon, continuant la direction du corps musculaire, longe tout d'abord la face externe du radius, glisse ensuite sur l'extrémité inférieure de cet os, dans une gouttière spéciale qui est placée immédiatement en dedans de l'apophyse styloïde et, finalement, vient se fixer en arrière de l'extrémité supérieure ou base du deuxième métacarpien.

2° Rapports. — Le premier radial externe est recouvert, dans la plus grande partie de son étendue, par le long supinateur et l'aponévrose superficielle. Dans le tiers inférieur de l'avant-bras, il est encore croisé superficiellement par le long abducteur, le court extenseur et le long extenseur du pouce. Par sa face profonde, il recouvre, à son tour, le deuxième radial externe, l'articulation du coude et celle du poignet.

3° Innervation. — Le premier radial externe est innervé par le radial. Le rameau que lui envoie ce tronc nerveux le pénètre par sa face interne, un peu au-dessous de son insertion supérieure.

4° Action. — Envisagé au point de vue de son action, ce muscle étend le deuxième métacarpien sur le carpe et celui-ci sur l'avant-bras. En outre, en raison de son obliquité, il incline la main sur le bord radial de l'avant-bras. C'est donc à la fois un extenseur et un abducteur de la main.

Variétés. — (Voyez le muscle suivant.)

3° Deuxième radial externe

Le deuxième radial externe (fig. 713,3) est un peu plus volumineux que le précédent, au-dessous duquel il est situé et avec lequel il présente du reste les plus grandes analogies par sa forme, son trajet et ses insertions.

1° Insertions. — Il prend naissance, en haut : 1° sur l'épicondyle, par un tendon qui lui est commun avec les muscles superficiels de la région postérieure de l'avant-bras ; 2° sur une aponévrose très forte, qui s'étale sur sa face postérieure ; 3° sur le ligament latéral externe de l'articulation du coude ; 4° enfin, sur une cloison fibreuse qui le sépare de l'extenseur commun des doigts.

De ces différentes surfaces d'attache, ses fibres se dirigent en bas et se terminent, à la partie moyenne de l'avant-bras, sur un tendon aplati, qui accompagne le tendon du premier radial jusqu'à l'articulation du poignet. Là, il s'en écarte à angle aigu pour se porter obliquement en bas et en dedans. Finalement, il vient s'insérer sur l'apophyse postérieure de la base du troisième métacarpien.

2° Rapports. — Le deuxième radial externe est recouvert, dans la plus grande partie de son étendue, par le premier radial. — Comme pour ce dernier, sa face superficielle est croisée successivement par les trois muscles postérieurs du pouce : un peu au-dessous du poignet, par le long abducteur et le court extenseur ; au niveau même du poignet, par le long extenseur (fig. 718). — Sa face profonde recouvre tout d'abord la face externe du radius, dont elle est séparée, cependant, en haut par le court supinateur et à sa partie moyenne par l'insertion radiale du rond pronateur. Plus bas, le deuxième radial externe passe sur la face postérieure du radius, croise l'articulation du poignet et, enfin, glisse un peu obliquement sur la face dorsale du carpe pour gagner la base du troisième métacarpien.

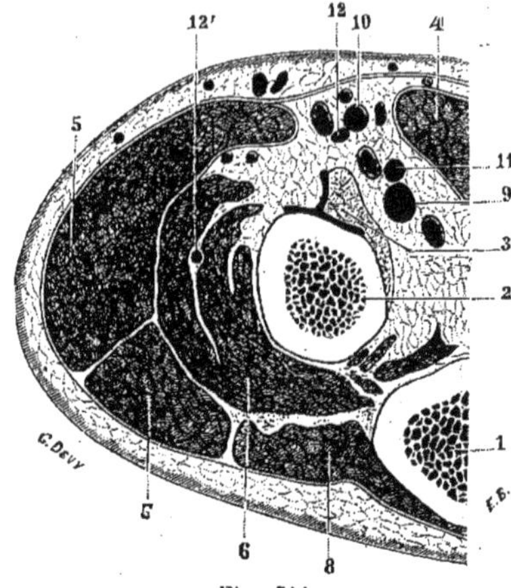

Fig. 714.

Les muscles de la région externe, vus sur une coupe transversale passant par la tubérosité bicipitale (sujet congelé).

1, cubitus. — 2, radius. — 3, tendon du biceps, avec, en dehors et au-dessous de lui, sa bourse séreuse. — 4, rond pronateur. — 5, long supinateur. — 6, court supinateur. — 7, radiaux externes fusionnés entre eux. — 8, extenseur commun des doigts. — 9, artère et veines cubitales. — 10, artère et veines radiales. — 11, nerf médian. — 12, 12', branche antérieure et branche postérieure du radial.

Les tendons des deux muscles radiaux, dans toute l'étendue où ils sont en contact, sont réunis l'un à l'autre par un tissu conjonctif plus ou moins dense. Tous les deux glissent dans la gouttière de l'extrémité inférieure du radius à l'aide d'une synoviale (fig. 721,2'), qui ordinairement leur est commune et dont la hauteur varie de 4 à 6 centimètres.

Outre cette synoviale, qui est constante et toujours nettement différenciée, on rencontre dans la plupart des cas, le long du deuxième radial externe, deux bourses séreuses : la première, habituellement très développée, est située sur la face postérieure des radiaux au niveau du point où ils sont croisés par le long abducteur et le court extenseur du pouce ; la seconde, beaucoup plus petite, est placée sur la face antérieure du tendon du deuxième radial externe, au moment où il va s'insérer sur le métacarpien. Enfin, entre la face profonde du deuxième radial et le court supinateur, se trouve une nappe de tissu cellulaire lâche, qui acquiert, dans bien des cas, tous les caractères des bourses séreuses intermusculaires.

3° **Innervation.** — Le deuxième radial externe est innervé par la branche de bifurcation postérieure du radial.

4° **Action.** — Comme le précédent, le deuxième radial externe étend la main sur l'avant-bras. Plusieurs anatomistes lui attribuent encore le rôle de porter la main dans l'abduction. Mais cette dernière action est assurément bien faible, si tant est qu'elle existe. Duchenne (de Boulogne), en effet, à la suite de ses expériences électro-physiologiques, n'a pas cru devoir l'admettre et a fait du deuxième radial externe un muscle *exclusivement extenseur* de la main.

Variétés. — Les deux radiaux peuvent se fusionner d'une façon plus ou moins complète ; il en résulte un muscle unique et un tendon unique, lequel se dédouble le plus souvent, à une distance plus ou moins considérable du métacarpe, pour venir se fixer à la fois sur les deuxième et troisième métacarpiens. — Sans se fusionner, les deux radiaux peuvent être reliés l'un à l'autre par des faisceaux anastomotiques, que Wood a désignés sous le nom générique de *radiaux intermédiaires;* le radial intermédiaire peut, dans certains cas, s'isoler entièrement des deux radiaux et acquérir ainsi une individualité complète. — Wood a encore décrit, sous le nom de *radial accessoire*, un nouveau faisceau (6 fois sur 175 sujets), qui se termine d'ordinaire sur le premier métacarpien, mais que l'on voit se fixer encore : 1° sur la partie externe du court abducteur du pouce ; 2° à la fois sur le premier métacarpien et sur l'abducteur ; 3° à la fois sur le premier métacarpien et sur l'espace interosseux ; 4° sur le court fléchisseur du pouce.

Le tendon de chacun des muscles radiaux peut se bifurquer et prendre sur le métacarpe des insertions supplémentaires : c'est ainsi que l'on voit le premier radial s'insérer à la fois sur les deuxième et troisième métacarpiens, le deuxième radial s'insérer sur le deuxième métacarpien en même temps que sur le troisième. — Il résulte d'une observation d'Albinus, que le deuxième radial peut étendre ses insertions jusque sur le quatrième métacarpien.

4° Court supinateur

Le court supinateur (fig. 715, 1), profondément situé sur les côtés postérieur, externe et antérieur de l'articulation radio-humérale, s'enroule autour du radius, à la manière d'un demi-cylindre creux (fig. 714,6). Par sa situation et aussi par son rôle, il appartient à la région antibrachiale postérieure, bien plutôt qu'à la région externe.

1° Insertions. — Il prend naissance, en arrière : 1° sur cette facette rugueuse que l'on remarque sur le cubitus, au-dessous de la petite cavité sigmoïde ; 2° sur le quart supérieur du bord externe du cubitus ; 3° sur la partie postérieure du ligament annulaire de l'articulation radio-cubitale supérieure ; 4° sur le ligament latéral externe de l'articulation du coude. On rencontre encore, sur bien des sujets, un certain nombre de faisceaux additionnels qui proviennent de l'épicondyle.

De ces différentes surfaces d'insertion, le muscle court supinateur, s'élargissant en éventail, contourne le tiers supérieur du radius et vient se fixer sur la face externe et sur la face antérieure de cet os, depuis le ligament annulaire jusqu'à l'insertion du rond pronateur.

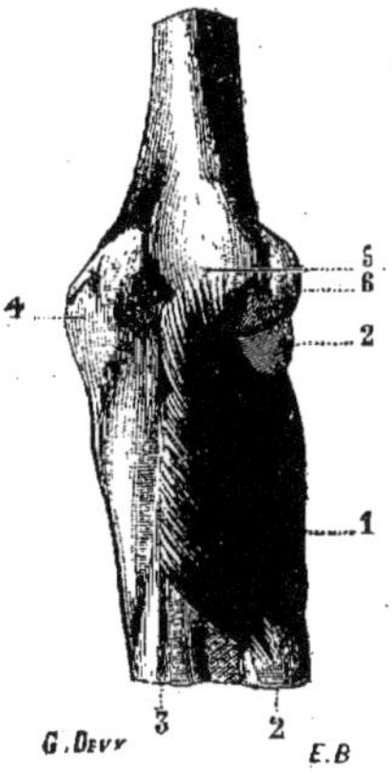

Fig. 715.

Muscle court supinateur, vu par sa face postérieure.

1, court supinateur. — 2, radius, avec 2', son extrémité supérieure. — 3, cubitus. — 4, olécrâne. — 5, épicondyle. — 6, condyle de l'humérus.

2° Rapports. — Le court supinateur recouvre successivement l'articulation du coude (voy. Arthrologie), le ligament interosseux et le radius. Il est recouvert à son tour par les deux radiaux, l'extenseur commun des doigts, l'extenseur propre du petit doigt et le cubital postérieur. Au niveau de ses insertions radiales, il confine au tendon inférieur du biceps et à l'insertion radiale du fléchisseur superficiel des doigts.

Le court supinateur se trouve, en outre, traversé d'avant en arrière par la branche profonde ou musculaire du nerf radial (voy. Névrologie), se rendant aux muscles de la région postérieure de l'avant-bras.

3° Innervation. — Il est innervé, comme le précédent, par la branche de bifurcation postérieure du radial. Les rameaux qui lui sont destinés se détachent du tronc nerveux, au moment où celui-ci traverse le muscle pour passer de la région antérieure du coude à la face postérieure de l'avant-bras.

4° Action. — Le muscle court supinateur fait tourner le radius de dedans en dehors : il est, par conséquent, supinateur.

Variétés. — Le court supinateur peut être renforcé par des faisceaux accessoires, fort variables dans leurs insertions, créant ainsi la *duplicité* du muscle. — J'ai vu le court supinateur se confondre avec le long abducteur du pouce. — Macalister (*Journ. of Anat. and Phys.*, 1868, p. 108) a rencontré dans le tendon d'origine du court supinateur un petit os sésamoïde, au-dessous duquel se trouvait une bourse séreuse. — Gruber a soigneusement décrit (*Reichert u. Du Bois-Reymond's Arch.*, 1865, p. 380) une petite languette charnue qui recouvre la portion antérieure du ligament annulaire et qui peut être considérée comme un muscle tenseur de ce ligament ; il existerait quinze fois sur cent sujets. — Le même anatomiste a encore décrit, un *faisceau tenseur posté-*

rieur, distinct parfois du court supinateur, mais le plus souvent uni à ce muscle. Il l'a rencontré 162 fois sur 220 muscles. Sa présence, on le voit, constitue plutôt l'état normal qu'une anomalie

§ III. — Région postérieure de l'avant-bras

Cette région comprend huit muscles, qui sont répartis en deux couches, une couche superficielle et une couche profonde :

1° La couche superficielle nous présente quatre muscles, qui, plus ou moins confondus en haut à leur origine sur l'épicondyle, deviennent en bas très nettement distincts. Ce sont, en allant de dehors en dedans (fig. 716) : l'*extenseur commun des doigts*, l'*extenseur propre du petit doigt*, le *cubital postérieur*, l'*anconé*.

2° La couche profonde est formée par une masse musculaire d'abord indivise (*masse commune*), qui se partage, à quelques centimètres au-dessous de son origine, en quatre muscles distincts. Ces quatre muscles, généralement fort grêles, se dirigent obliquement en bas et en dehors, croisant à angle aigu ceux de la couche précédente. Ce sont, en procédant de dehors en dedans (fig. 717) : le *long abducteur du pouce*, le *court extenseur du pouce*, le *long extenseur du pouce* et l'*extenseur propre de l'index*.

1° Extenseur commun des doigts

Le plus externe de la couche superficielle, l'extenseur commun des doigts (fig. 716,7), est un muscle charnu à sa partie supérieure, tendineux à sa partie inférieure, s'étendant de l'épicondyle aux quatre derniers doigts.

1° Insertions. — Il s'insère, en haut : 1° sur la face postérieure de l'épicondyle ; 2° sur la face profonde de l'aponévrose antibrachiale ; 3° sur les cloisons fibreuses qui le séparent de l'extenseur propre du petit doigt en dedans et du deuxième radial externe en dehors.

De là, il se porte en bas et se divise bientôt en trois faisceaux : un faisceau externe, destiné à l'index ; un faisceau moyen, destiné au médius; un faisceau interne, se rendant à la fois à l'annulaire et au petit doigt. — Les quatre tendons qui font suite à ces faisceaux charnus passent au-dessous du ligament annulaire postérieur du carpe et divergent ensuite pour atteindre leurs doigts respectifs. — Au niveau de l'articulation métacarpo-phalangienne, chacun d'eux reçoit sur ses bords des expansions plus ou moins considérables des muscles lombricaux et interosseux et se divise alors en trois languettes, l'une médiane, les deux autres latérales : la languette médiane, glissant sur la face dorsale de la première phalange, vient se fixer sur l'extrémité postérieure de la deuxième ; les deux languettes latérales se fusionnent ensemble sur la face dorsale de la deuxième phalange, pour venir se terminer sur l'extrémité postérieure de la troisième.

2° Rapports. — La face superficielle de l'extenseur commun des doigts répond à la peau, dont elle est séparée par l'aponévrose antibrachiale, le ligament annulaire postérieur du carpe, l'aponévrose dorsale de la main. — Sa face profonde recouvre successivement le court supinateur, les vaisseaux interosseux postérieurs, les muscles de la couche profonde, l'articulation du poignet, les métacarpiens et les muscles interosseux, les trois phalanges. — Son bord externe est en rapport avec le deuxième radial externe. — Son bord interne répond à l'extenseur propre du petit doigt.

Sur la face dorsale de la main, les tendons de l'extenseur commun sont reliés les uns aux autres par des languettes fibreuses, à direction transversale ou oblique. Ces languettes, qui sont nettement représentées sur la figure 716, ont pour effet, on le conçoit, de solidariser d'une façon plus ou moins complète les quatre derniers doigts dans leurs mouvements d'extension.

3° Innervation. — Le muscle extenseur commun des doigts reçoit ses rameaux nerveux de la branche postérieure du radial. Ces rameaux nerveux se détachent du tronc à sa sortie du court supinateur et disparaissent presque immédiatement après dans la face profonde du muscle.

4° Action. — Considéré au point de vue de son action, l'extenseur commun étend successivement la troisième phalange sur la deuxième, la deuxième sur la première, celle-ci sur le métacarpe, la main sur l'avant-bras et, enfin, l'avant-bras sur le bras.

Variétés. — Le tendon destiné au petit doigt peut faire défaut. — Macalister a noté, de même, l'absence du tendon destiné à l'index. — Chacun des tendons peut se diviser et fournir ainsi des tendons surnuméraires, qui se portent, soit sur le doigt correspondant, soit sur un doigt voisin; on a observé jusqu'à onze tendons (Rüdinger, Perrin). — L'extenseur commun peut fournir un tendon surnuméraire au pouce : j'en ai observé deux cas pour ma part (voy. à ce sujet Gruber, *Reichert u. Du Bois-Reymond's Arch.*, 1875, p. 204, et *Virchow's Arch.*, vol. LXXII, p. 500, et *ibid.*, 1879, p. 129). — Par développement exagéré des languettes fibreuses anastomotiques ci-dessus décrites, les trois tendons externes peuvent être transformés en une lame fibreuse indivise dans toute sa portion carpienne. — Le faisceau destiné à l'index peut être entièrement distinct du reste du muscle.

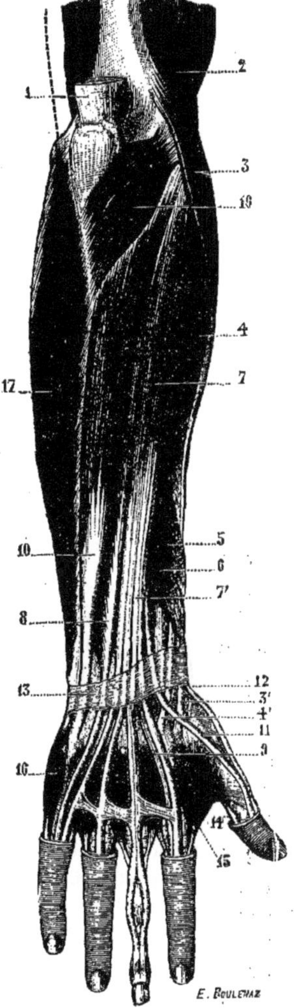

Fig. 716.

Muscles de la région postérieure de l'avant-bras, couche superficielle.

1, tendon du triceps. — 2, long supinateur. — 3, premier radial externe, avec 3', son attache au deuxième métacarpien. — 4, deuxième radial externe, avec 4', son insertion au troisième métacarpien. — 5, long abducteur du pouce — 6, court extenseur du pouce. — 7, extenseur commun des doigts, avec 7', ses quatre tendons. — 8, extenseur propre du petit doigt. — 9, tendon de l'extenseur propre de l'index. — 10, cubital postérieur. — 11, long extenseur du pouce. — 12, tendon du court extenseur du pouce. — 13, ligament annulaire postérieur du carpe. — 14, tendon du long fléchisseur du pouce. — 15, premier interosseux dorsal. — 16, abducteur du petit doigt. — 17, cubital antérieur. — 18, anconé.

2° Extenseur propre du petit doigt

Situé en dedans du précédent, l'extenseur propre du petit doigt (fig. 716, 8) est un muscle long et grêle, étendu de l'épicondyle au cinquième doigt.

1° Insertions. — Il s'insère, en haut : 1° sur la face postérieure de l'épicondyle par le tendon commun des muscles épicondyliens ; 2° sur l'aponévrose antibrachiale, qui le recouvre ; 3° sur les cloisons fibreuses qui le séparent des muscles voisins.

Il se jette, en bas, sur un tendon aplati, qui est déjà très visible à la partie moyenne de l'avant-bras et que les fibres charnues accompagnent cependant jusque dans le voisinage de l'articulation du poignet. Ce tendon terminal du muscle glisse sur la tête du cubitus, dans une coulisse spéciale. Il longe ensuite le cinquième métacarpien et vient se terminer sur les deux dernières phalanges du petit doigt, après s'être préalablement fusionné avec le tendon que l'extenseur commun envoie à ce doigt.

2° **Rapports**. — Par sa face superficielle et par sa face profonde, l'extenseur propre du petit doigt présente les mêmes rapports que le muscle précédent. Il répond par son bord externe à l'extenseur commun des doigts et, par son bord interne, au cubital postérieur.

3° **Innervation**. — Le muscle extenseur propre du petit doigt est innervé, comme l'extenseur commun, par un rameau issu de la branche postérieure du radial. Ce rameau pénètre le muscle par sa face profonde.

4° **Action**. — Comme son nom l'indique, il est extenseur du petit doigt.

Variétés. — Davies-Colley, Taylor et Dalton (*Guy's Hospital Reports*, 1882) ont vu l'extenseur propre du petit doigt prendre une insertion supplémentaire sur la face dorsale du cubitus. — On a signalé des cas d'absence de l'extenseur du petit doigt. Ces cas proviennent généralement de la fusion de ce muscle, soit avec l'extenseur commun, soit avec le cubital postérieur : l'extenseur du petit doigt n'est pas absent, mais descendu au rang secondaire de simple faisceau de division de l'un ou l'autre de ces deux derniers muscles. — Par contre, son tendon peut se dédoubler : le tendon surnuméraire peut se rendre avec le faisceau normal sur les phalanges du petit doigt ou bien obliquer en dehors et venir se terminer sur l'annulaire. Cette dernière disposition est particulière à un grand nombre de singes, l'orang entre autres.

3° Cubital postérieur

Le cubital postérieur (fig. 716, 10) est un muscle grêle, allongé, fusiforme, situé en dedans du précédent et s'étendant de l'épicondyle au métacarpe.

1° **Insertions**. — Il s'insère, d'une part : 1° sur l'épicondyle, par le tendon commun des muscles épicondyliens ; 2° sur les cloisons fibreuses qui le séparent de l'extenseur propre du petit doigt en dehors, de l'anconé en dedans ; 3° sur la face profonde de l'aponévrose antibrachiale ; 4° sur la face postérieure et le bord postérieur du cubitus.

D'autre part, son tendon inférieur, qui commence très haut dans l'intérieur du muscle, mais qui ne devient complètement libre qu'à 2 ou 3 centimètres au-dessus du carpe, glisse en arrière de la tête du cubitus dans une gouttière spéciale et vient se fixer sur le côté interne de l'extrémité supérieure du cinquième métacarpien.

2° **Rapports**. — Recouvert par l'aponévrose et la peau dans toute son étendue, le cubital postérieur recouvre à son tour le court spinateur, les muscles de la couche profonde, le cubitus. — Son bord externe répond à l'extenseur propre du petit doigt. — Son bord interne est en rapport : en haut, avec l'anconé ; en bas, avec le bord postérieur du cubitus, qui le sépare du cubital antérieur.

3° **Innervation**. — Le muscle cubital postérieur est innervé, comme les deux muscles précédents, par la branche de bifurcation postérieure du radial.

4° **Action**. — Il étend la main sur l'avant-bras et l'incline en même temps en dedans : il est donc à la fois extenseur et adducteur de la main.

Variétés. — Macalister (*loc. cit.*) a vu le cubital postérieur renforcé par un faisceau émanant du triceps. — Son tendon inférieur peut servir de surface d'insertion à l'abducteur du petit doigt. — Ce même tendon envoie parfois une expansion au quatrième métacarpien, au ligament annulaire postérieur du carpe, à la première phalange du petit doigt. — Dans un cas de Macalister, ce *prolongement phalangien* du cubital postérieur remplaçait l'extenseur propre du petit doigt, qui faisait défaut. — Le cubital postérieur peut être double, avec de nombreuses variantes (voy. mes *Anomalies musculaires*, p. 528).

Le *court cubital postérieur* ou *ulnaris externus brevis* de GRUBER (*Virchow's Arch.*, Bd. LXXXV, S. 15) est un muscle surnuméraire, s'étendant du quart inférieur de la face postérieure du cubitus à l'extrémité supérieure du quatrième et du cinquième métacarpien.

4° ANCONÉ

L'anconé (fig. 716, 18 et 717, 6) est un muscle aplati et court, situé à la face postérieure du coude, entre le muscle précédent et le triceps. Il affecte la forme d'une petite pyramide triangulaire, dont le sommet répond à l'épicondyle, la base à l'olécrâne.

1° Insertions. — Il s'insère, en haut, sur la partie postérieure et interne de l'épicondyle, immédiatement au-dessus du cubital postérieur.

De là, il se porte obliquement en bas et en dedans et vient se terminer sur le côté externe de l'olécrâne, ainsi que sur une petite surface triangulaire que limite en arrière le bord postérieur du cubitus.

2° Rapports. — Par sa face superficielle, l'anconé est recouvert par l'aponévrose et la peau. — Par sa face profonde, il est en rapport avec l'articulation du coude, le ligament annulaire de l'articulation radio-cubitale supérieure, le court supinateur, le cubitus. — Son bord inférieur ou externe, fortement oblique, est en rapport avec le cubital postérieur. — Son bord supérieur, presque horizontal, répond au vaste externe du triceps brachial.

3° Innervation. — Le muscle anconé est encore innervé par le radial : il reçoit son nerf, non pas de la branche postérieure du radial, mais des rameaux, déjà signalés plus haut, que ce tronc nerveux envoie au muscle vaste externe.

4° Action. — Congénère du triceps brachial, l'anconé étend l'avant-bras sur le bras et, dans quelques conditions favorables, le bras sur l'avant-bras.

Variétés. — Il peut se confondre plus ou moins, soit avec le vaste externe, soit avec le cubital postérieur. — On l'a vu constitué par plusieurs faisceaux distincts.

5° LONG ABDUCTEUR DU POUCE

Le long abducteur du pouce (fig. 717, 8) est à la fois le plus considérable, le plus élevé et le plus externe des muscles profonds de la région antibrachiale postérieure.

1° Insertions. — Il s'insère, en haut, sur la face postérieure du cubitus, du ligament interosseux et du radius.

En bas, il se jette sur un tendon, qui commence assez haut dans l'intérieur du corps musculaire, mais qui reçoit encore des fibres charnues jusqu'au niveau de l'articulation du poignet. Ce tendon terminal glisse sous le ligament annulaire postérieur du carpe, dans la coulisse la plus externe de l'extrémité inférieure du radius, et vient se fixer sur le côté externe de l'extrémité postérieure du premier métacarpien.

2° Rapports. — Recouvert, tout d'abord, par l'extenseur commun des doigts et par l'extenseur propre du petit doigt, le long abducteur du pouce se dégage, en bas, de la face profonde de ces muscles et répond alors à l'aponévrose et à la peau. — Il recouvre successivement, en allant de haut en bas, le cubitus, le ligament interosseux, le radius, le trapèze et le premier métacarpien. Un peu au-dessus du poignet, il croise obliquement les tendons des deux radiaux externes, qui sont situés au-dessous de lui. — Son bord externe répond au court supinateur; son bord interne, au court extenseur du pouce.

3° **Innervation.** — Il est innervé par la branche postérieure du nerf radial. Le rameau nerveux qui lui est destiné le pénètre par sa face superficielle, au voisinage de son extrémité supérieure.

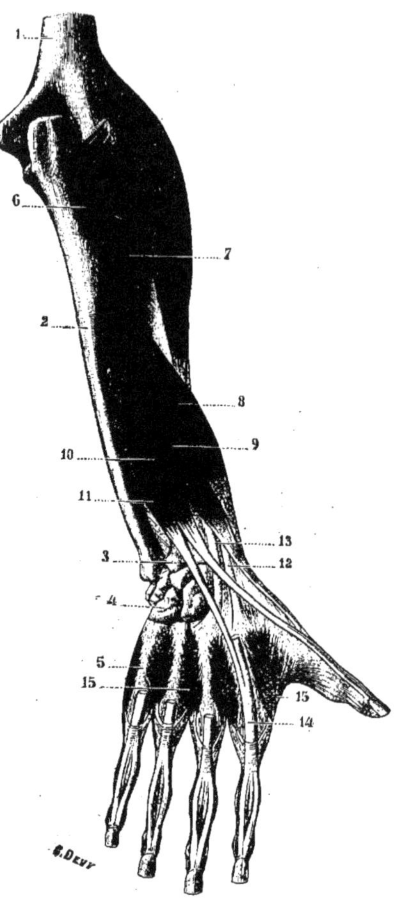

Fig. 717.

Muscles de la région postérieure de l'avant-bras, couche profonde.

1, humérus. — 2, cubitus. — 3, radius. — 4, carpe. — 5, métacarpe. — 6, anconé. — 7, court supinateur. — 8, long abducteur du pouce. — 9, court extenseur du pouce. — 10, long extenseur du pouce. — 11, extenseur propre de l'index. — 12, tendon du premier radial externe. — 13, tendon du deuxième radial. — 14, tendons fusionnés de l'extenseur propre de l'index et du faisceau indicateur de l'extenseur commun. — 15, 15, interosseux dorsaux.

4° **Action.** — Le long abducteur du pouce agit, *tout d'abord*, sur le pouce, qu'il porte en dehors et en avant; *secondairement*, il place la main dans l'abduction et la supination. C'est en raison de son action sur les mouvements de la main que le professeur Humphry a donné à ce muscle le nom de *rotator carpi* ou de *supinator manûs*, dénominations parfaitement acceptables.

Variétés. — Le tendon et même le corps musculaire peuvent se dédoubler. Le tendon surnuméraire s'insère alors, suivant les cas : sur le premier métacarpien, sur le ligament annulaire sur les muscles de l'éminence thénar, sur le trapèze ; le *faisceau cubito-trapézien* caractérise les différentes espèces simiennes. — On a observé deux et même trois tendons surnuméraires, présentant sur le carpe et le métacarpe les insertions les plus diverses. — Le long abducteur du pouce peut se fusionner avec les extenseurs du même doigt. — Sous le nom de *Musc. extensor atque abductor pollicis accessorius*, Mingazzini a décrit en 1886 (*Boll. della R. Acc. med. di Roma*) un faisceau surnuméraire qui, de l'épicondyle, se portait vers le carpe, en passant entre les deux radiaux externes. Après avoir jeté quelques faisceaux tendineux sur le court abducteur du pouce, il venait se terminer à la base de la première phalange du pouce.

6° Court extenseur du pouce

Le court extenseur du pouce (fig. 717, 9) est situé en dedans du long abducteur, auquel il reste accolé dans la plus grande partie de son étendue.

1° **Insertions.** — Comme lui, il prend naissance, en haut, sur la face postérieure du ligament interosseux et des deux os de l'avant-bras, du cubitus principalement. En bas, il se jette sur un tendon fort grêle, lequel s'engage tout d'abord dans la même gouttière que le long abducteur, glisse ensuite sur la face dorsale du premier métacarpien et, finalement, vient se fixer sur l'extrémité postérieure de la première phalange du pouce.

2° Rapports. — Ils sont les mêmes que ceux du muscle précédent.

3° Innervation. — Le court extenseur du pouce est encore innervé par un rameau issu de la branche postérieure du radial.

4° Action. — Il agit, *primitivement*, sur la première phalange du pouce, qu'il étend sur le métacarpien correspondant. *Secondairement*, il porte le métacarpien en dehors, devenant ainsi congénère du long abducteur du pouce.

Variétés. — Le court extenseur du pouce peut être double : le tendon surnuméraire, dans ce cas, ou bien se fixe sur le même élément osseux que le tendon normal, ou bien se termine sur un os voisin, le métacarpien ou la phalange unguéale. — Par contre, il peut manquer. — Le muscle peut se fusionner à un degré variable avec le long abducteur. L'absorption totale du court extenseur par le long abducteur est un fait anatomique constant chez la plupart des singes.

7° Long extenseur du pouce

Situé en dedans du précédent, comme lui long et grêle, le long extenseur du pouce (fig. 717, 10) s'étend de la partie moyenne de l'avant-bras à la deuxième phalange du premier doigt.

1° Insertions. — Il s'attache, en haut, sur la face postérieure du cubitus et du ligament interosseux. — En bas, il passe sous le ligament annulaire dans une gouttière oblique qui lui est propre, croise obliquement sur le carpe les tendons des muscles radiaux, gagne ensuite le côté interne du premier métacarpien, et finalement, vient s'insérer sur l'extrémité postérieure de la deuxième phalange du pouce.

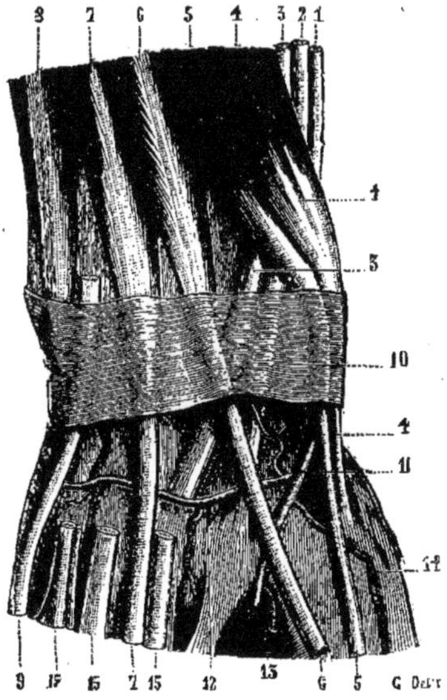

2° Rapports. — Le long extenseur du pouce présente à peu près les mêmes rapports que les deux muscles précédemment décrits, qui appartiennent au même système. Recouvert par l'extenseur commun des doigts, par l'extenseur propre du petit doigt et par le cubital postérieur, il recouvre successivement le cubitus, le ligament interosseux, les os du carpe, le premier interosseux dorsal, le premier métacarpien et les deux phalanges du pouce.

Fig. 718.
Région de la tabatière anatomique.

1, long supinateur. — 2, 3, premier et deuxième radial externes. — 4, long abducteur du pouce. — 5, court extenseur du pouce. — 6, long extenseur du pouce. — 7, extenseur propre de l'index. — 8, cubital postérieur. — 9, extenseur propre du petit doigt. — 10, ligament annulaire postérieur du carpe. — 11, artère radiale. — 12, artère dorsale du métacarpe. — 13, première interosseuse dorsale. — 14, artère dorsale du pouce. — 15, tendons des muscles extenseurs des doigts.

Tabatière anatomique. — D'abord accolé au bord externe du court extenseur, le long extenseur s'en sépare bientôt pour le rejoindre de nouveau au niveau du métacarpien. Il en résulte la formation d'un espace ovalaire (fig. 718), connu sous le nom de *tabatière anatomique :* son grand axe est oblique en bas et en dehors ; son bord externe est formé par les tendons du court extenseur et du long abducteur du pouce, qui, comme nous l'avons vu, restent accolés dans toute leur longueur ; son bord interne est constitué par le tendon du long extenseur ; son angle supérieur est formé par la rencontre du court extenseur et du long extenseur du pouce ; son angle inférieur, par la rencontre des tendons de ces mêmes muscles. — Sur le vivant, lorsque les muscles qui circonscrivent cet espace se contractent, la peau s'y déprime en une fossette allongée et plus ou moins profonde, dans laquelle les priseurs du bon vieux temps déposaient leur tabac avant de l'aspirer directement dans les fosses nasales : de là, le nom de *tabatière anatomique*, que l'on donne généralement, en chirurgie et en médecine opératoire, à cette région. — Dans le fond de la tabatière, et directement appliqués sur le squelette, se retrouvent, en allant de haut en bas : 1° le tendon du deuxième radial externe ; 2° le tendon du premier radial externe ; 3° l'artère radiale, qui, après avoir contourné l'apophyse styloïde du radius, se dirige vers l'extrémité supérieure du premier espace interosseux.

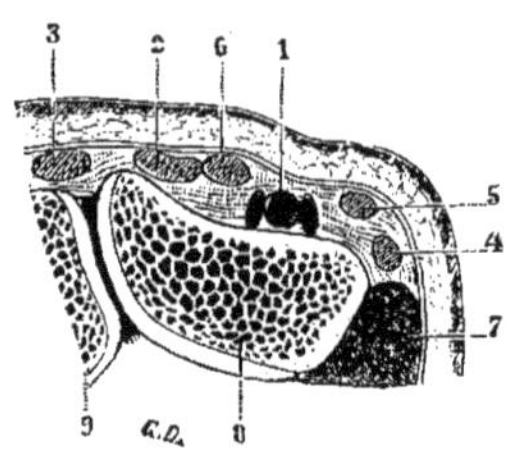

Fig. 719.

L'artère radiale, vue sur une coupe transversale passant par la tabatière anatomique (côté droit, segment supérieur de la coupe).

1, artère radiale. — 2, premier radial externe. — 3, troisième radial externe. — 4, long abducteur du pouce. — 5, court extenseur du pouce. — 6, long extenseur du pouce. — 7, court abducteur du pouce. — 8, trapèze. — 9, trapézoïde.

3° Innervation. — Elle est la même que pour le court extenseur du pouce.

4° Action. — Le long extenseur du pouce agit, *tout d'abord*, sur la deuxième phalange du pouce, qu'il étend sur la première. *Secondairement*, il étend la première phalange sur le premier métacarpien, et ce dernier sur le carpe.

Variétés. — Le tendon de ce muscle peut être double. — Il peut être renforcé par un tendon surnuméraire provenant de l'extenseur commun. — Dans un cas observé par Bankart, Pye-Smith et Philips, le tendon du long extenseur du pouce envoyait une expansion à l'index (*Guy's hospital Reports*, 1869, vol. XIV, p. 436).

8° Extenseur propre de l'index

Le plus interne des muscles profonds de la région antibrachiale postérieure, l'extenseur propre de l'index (fig. 717, 11), est encore un muscle grêle, charnu à sa partie supérieure, tendineux à sa partie inférieure, s'étendant de la partie moyenne de l'avant-bras aux phalanges du doigt indicateur.

1° Insertions. — Il s'insère, en haut, sur la face postérieure du cubitus et sur le ligament interosseux. En bas, il s'engage sous le ligament annulaire postérieur du carpe, dans la même coulisse que les tendons de l'extenseur commun. Il croise ensuite obliquement le carpe et le deuxième espace interosseux et vient se confondre, au niveau de l'articulation métacarpo-phalangienne, avec le tendon externe de l'extenseur commun, dont il partage la distribution.

2° Rapports. — Ils sont les mêmes que pour les muscles précédents : recouvert à l'avant-bras par les muscles superficiels, à la main par l'aponévrose et la peau, l'extenseur propre de l'index recouvre successivement le cubitus, le ligament interosseux de l'avant-bras, l'articulation du poignet, le carpe et le métacarpe.

3° Innervation. — Il est innervé, comme les muscles extenseurs du pouce, par un rameau issu de la branche postérieure du nerf radial. Ce rameau pénètre le muscle par sa face superficielle, tout près de son extrémité supérieure et de son bord externe.

4° Action. — L'extenseur propre de l'index a la même action que le faisceau de l'extenseur commun avec lequel il se confond : il est extenseur du deuxième doigt.

Variétés. — Il peut être absent (Cheselden, Moser, Luschka, Macalister). — Je l'ai vu, dans un cas, transformé en un tendon dans toute son étendue. — Son insertion d'origine peut se faire sur le carpe. — Il peut se développer, entre le tendon inférieur de ce muscle et les tendons extenseurs du pouce, des anastomoses, soit tendineuses, soit aponévrotiques, qui, sur les sujets qui en sont porteurs, atteignent plus ou moins profondément l'indépendance fonctionnelle, soit de l'index, soit du pouce. — Dans un cas de Rosenmüller (*De var. musc.*, p. 6), l'extenseur propre du petit doigt affectait une forme digastrique. — Le muscle peut se dédoubler, soit partiellement (tendon), soit en totalité (avec formation d'un muscle surnuméraire). Dans ce cas, les deux tendons peuvent se porter : 1° l'un et l'autre sur l'index ; 2° l'un sur l'index, l'autre sur le médius (*muscle extenseur commun du pouce et du médius*) ; 3° l'un sur l'index, l'autre sur le pouce (*muscle extenseur commun du pouce et de l'index*). Toutes ces dispositions se rencontrent normalement chez les mammifères.

Extenseurs des doigts surnuméraires. — La région postérieure de l'avant-bras peut présenter encore quelques autres muscles surnuméraires, dont les noms seuls indiquent nettement la disposition. Tels sont :

1° Le *muscle extenseur propre de l'annulaire*, observé par Curnow (*Journal of Anat. and Phys.*, 1876, p. 596) ;

2° Le *muscle extenseur propre du médius*, décrit par la plupart des anatomistes, double dans un cas de Calori ;

3° Le *court extenseur des doigts* ou *manieux* (Pozzi), homologue du *muscle pédieux* du membre inférieur, situé à la région dorsale de la main, avec des variations fort nombreuses : prenant origine, suivant les cas, sur l'un ou l'autre des deux os de l'avant-bras, sur le ligament annulaire, sur le ligament postérieur de l'articulation du poignet, sur les os du carpe, sur les os du métacarpe, il peut se terminer simultanément ou isolément sur les trois doigts du milieu. Plus rarement, il existe un court extenseur pour le petit doigt. Il est non moins variable dans sa constitution : on l'a vu charnu, tendineux, aplati, cylindrique, digastrique.

Au sujet des extenseurs des doigts et de leurs variations, voyez : Koster, *De la signification génétique des muscles extenseurs des doigts*, in Arch. néerl. des Sc. exactes et naturelles, 1879, p. 320 ; — Bischoff, *Ueber die Bedeutung des Musc. extensor indicis proprius der Hand des Menschen und d. Affen*, München, Mai 1880 ; — Gruber, *Ueber d. constanten Musc. Extensor pollicis et indicis gewisser Säugethiere homologen supernum. Muskel beim Menschen*, in Wirchow's Arch., Bd. LXXXVI, p. 471 ; — Testut, *Anom. Muscul.*, p. 533-574.

9° Coulisses et synoviales des tendons extenseurs de la main

1° Coulisses tendineuses des extenseurs de la main. — A l'exemple des tendons fléchisseurs, les tendons extenseurs s'engagent, au poignet, dans des coulisses spéciales, moitié osseuses, moitié fibreuses, à la constitution desquelles participent à la fois l'extrémité inférieure des deux os de l'avant-bras et le ligament annulaire postérieur du carpe.

a. *Gouttières osseuses.* — Les gouttières osseuses creusées sur le radius et le cubitus nous sont déjà connues (voy. Ostéologie).

b. *Ligament annulaire postérieur du carpe.* — Le ligament annulaire postérieur du carpe (fig. 721,9) est une bandelette fibreuse transversale, située en arrière de l'articulation du poignet. Elle présente deux bords, deux extrémités, deux faces :

Par son bord supérieur, elle se confond avec l'aponévrose antibranchiale, dont elle peut être considérée comme une portion épaissie. Par son bord inférieur, elle se confond, de même, avec l'aponévrose dorsale de la main.

De ses deux extrémités, l'interne ou cubitale s'attache sur deux os de la première rangée du carpe, le pyramidal et le pisiforme. L'externe ou radiale se fixe au côté externe de l'extrémité inférieure du radius.

Sa face postérieure ou superficielle répond à la peau, qui ne lui adhère que faiblement. Sa face antérieure ou profonde donne naissance à une série de cloisons verticales et antéro-postérieures, qui viennent se fixer, d'autre part, sur les bords des gouttières osseuses du radius et du cubitus.

c. *Coulisses ostéo-fibreuses.* — Il en résulte la formation d'une série de canaux ou coulisses ostéo-fibreuses, dans lesquelles s'engagent les tendons des extenseurs. Ces coulisses, à direction verticale ou oblique, sont au nombre de six. En allant du radius vers le cubitus (fig. 720) :

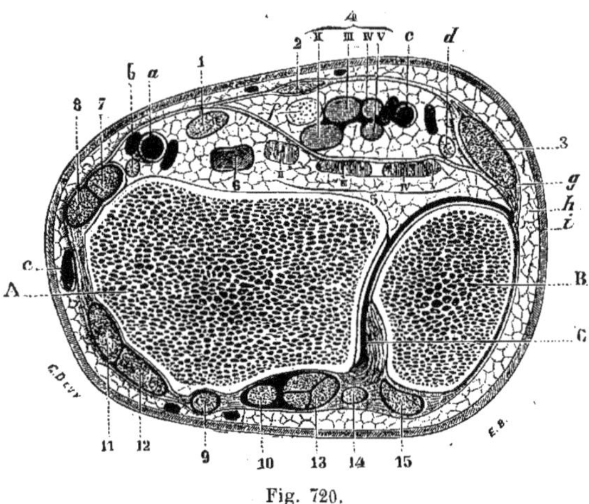

Fig. 720.

Coupe horizontale du poignet, pratiquée sur un sujet congelé au niveau de l'articulation radio-cubitale inférieure (côté droit, segment supérieur de la coupe, vue par sa face inférieure).

La teinte noire foncée disposée tout autour des tendons représente les bourses séreuses.

A, radius. — B, cubitus. — C, articulation radio-cubitale inférieure.

1, grand palmaire. — 2, petit palmaire. — 3, cubital antérieur. — 4, fléchisseur commun superficiel des doigts (quatre tendons II, III, IV et V pour les deuxième, troisième, quatrième et cinquième doigts). — 5, fléchisseur commun profond des doigts (quatre tendons II, III, IV et V pour les quatre derniers doigts). — 6, fléchisseur propre du pouce. — 7, long abducteur du pouce. — 8, court extenseur du pouce. — 9, long extenseur du pouce. — 10, extenseur de l'index. — 11, premier radial externe. — 12, deuxième radial externe. — 13, extenseur commun des doigts. — 14, extenseur propre du petit doigt. — 15, cubital postérieur.

a, artère radiale et ses deux veines satellites. — *b*, nerf radial. — *c*, artère cubitale et ses deux veines. — *d*, nerf cubital. — *e*, veine radiale superficielle. — *f*, nerf médian. — *g*, aponévrose. — *h*, tissu cellulaire sous-cutané. — *i*, peau.

1° La *première* livre passage aux tendons du long abducteur et du court extenseur du pouce ;

2° La *seconde*, plus large, aux deux tendons accolés du premier radial externe et du deuxième radial externe ;

3° La *troisième*, fort étroite, ne loge qu'un seul tendon, celui du long extenseur du pouce ;

4° La *quatrième*, remarquable par ses dimensions transversales, renferme cinq tendons : les quatre tendons de l'extenseur commun et celui de l'extenseur propre de l'index ;

5° La *cinquième*, exclusivement fibreuse, creusée dans l'épaisseur même du ligament annulaire, est destinée au tendon minuscule de l'extenseur propre du petit doigt ;

6° La *sixième*, enfin, située en arrière de la tête du cubitus, livre passage au tendon du cubital postérieur.

2° Synoviales tendineuses des extenseurs. — Chacune des coulisses précitées nous présente une synoviale, destinée à favoriser le glissement du tendon ou des tendons qu'elle laisse passer. Il existe donc, à la face dorsale du poignet, six synoviales tendineuses, que nous désignerons sous les noms de première, deuxième, troisième, etc., en allant, comme pour les coulisses, du bord radial au bord cubital (fig. 721) :

1° La *première* (1') est commune aux tendons accolés du long abducteur du pouce et du court extenseur du pouce. Elle remonte, en haut, à 2 ou 3 centimètres au-dessus du ligament annulaire postérieur du carpe. En bas, elle ne dépasse généralement pas la première rangée du carpe ou même l'interligne radio-carpien.

2° La *deuxième* (2') est destinée aux tendons des deux muscles radiaux externes. Comme les deux précédents, ces tendons sont enveloppés dans une synoviale commune, qui favorise leur glissement et qui dépasse de 2 ou 3 centimètres, quelquefois plus, le bord supérieur du ligament annulaire. Simple en haut et dans la plus grande partie de son étendue, cette synoviale se divise, en bas, en deux culs-de-sac distincts, qui accompagnent chacun des tendons radiaux jusqu'au métacarpien sur lequel il s'insère, ou tout au moins jusqu'au voisinage de ce métacarpien.

Quelques auteurs signalent le dédoublement de la gaine des radiaux autrement dit l'existence de deux synoviales indépendantes, l'une pour le tendon du premier radial externe, l'autre pour celui du deuxième radial externe. Cette disposition me paraît être fort rare. — Outre la synoviale tendineuse que nous venons de décrire, la *synoviale carpienne*, LARGER a signalé, sous le nom de *synoviale antibrachiale des radiaux*, une deuxième synoviale qui serait placée immédiatement au-dessus de la précédente et qui remonterait, en haut, jusqu'au bord supéro-externe du long abducteur du pouce. Cette gaine antibrachiale des radiaux, dont LARGER a fait le siège ordinaire de l'aï douloureux, ne me paraît être que la bourse séreuse, signalée ci-dessus p. 804), qui, exactement au même niveau, s'interpose entre les tendons des radiaux et les deux muscles qui les croisent, le long abducteur et le court extenseur du pouce.

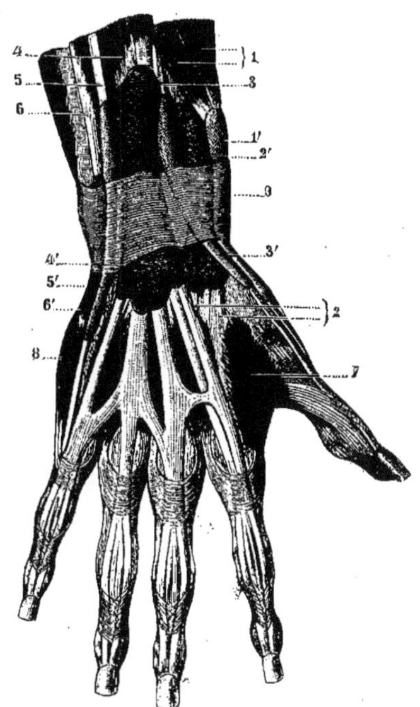

Fig. 721.
Gaines synoviales du dos de la main.

1, 1, muscles long abducteur et court extenseur du pouce, avec 1', leur gaine. — 2, tendons des radiaux, avec 2', leur gaine. — 3, muscle long extenseur du pouce, avec 3', sa gaine. — 4, muscle extenseur commun des doigts, avec 4', gaine commune à ce dernier muscle et au tendon de l'extenseur propre de l'index. — 5, muscle extenseur propre du petit doigt, avec 5', sa gaine. — 6, muscle cubital postérieur, avec 6', sa gaine. — 7, premier interosseux dorsal. — 8, muscles de l'éminence hypothénar. — 9, ligament annulaire postérieur du carpe.

3° La *troisième* (3'), destinée au tendon du long extenseur du pouce, dépasse de 1 ou 2 centimètres, en haut et en bas, les limites du ligament annulaire. Elle croise obliquement, sur sa face postérieure, la synoviale des radiaux, qu'elle recouvre en partie et avec laquelle elle communique assez souvent par une toute petite ouverture.

4° La *quatrième* (4') est commune aux quatre tendons de l'extenseur commun des doigts. En haut, elle remonte à 1 centimètre environ au-dessus du ligament annulaire. Inférieurement, elle descend jusqu'à la partie moyenne du métacarpe et quelquefois même plus bas. J'ajouterai qu'elle est toujours plus étendue du côté du petit doigt que du côté de l'index.

5° La *cinquième* (5') engaine le tendon de l'extenseur propre du petit doigt. Elle commence, en haut, au niveau de la tête du cubitus et descend, en bas, jusqu'à la partie moyenne du cinquième métacarpien.

6° La *sixième* (6'), enfin, est destinée au tendon du cubital postérieur. Elle s'étend depuis la tête du cubitus jusqu'à l'extrémité supérieure du cinquième métacarpien.

Toutes ces synoviales tendineuses affectent le type dit cylindrique et chacune d'elles nous présente par conséquent deux feuillets, ayant l'un et l'autre la forme d'un manchon : un feuillet pariétal, qui tapisse la coulisse ostéo-fibreuse correspondante, et un feuillet viscéral, qui engaine le tendon. Il convient de faire remarquer, cependant, que le tendon est relié de loin en loin à la coulisse qui le loge par des replis ou méso-tendons qui lui apportent ses vaisseaux. Ces méso-tendons affectent, tantôt la forme de membranes, tantôt la forme de simples filaments, tout comme les replis de même nature qui unissent aux phalanges les tendons fléchisseurs des doigts.

§ IV. — Aponévrose de l'avant-bras

Comme le bras, l'avant-bras est entouré d'une aponévrose (fig. 722, *g*) affectant la forme d'un cylindre creux ou d'un manchon. Cette aponévrose, dite aponévrose antibrachiale, nous présente une extrémité supérieure, une extrémité inférieure et deux surfaces, l'une extérieure, l'autre intérieure :

1° Extrémité supérieure. — Son extrémité supérieure fait suite à l'aponévrose

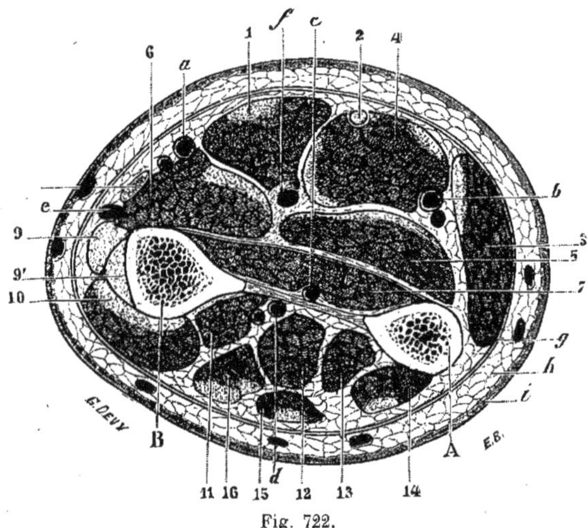

Fig. 722.

Coupe transversale de l'avant-bras au tiers inférieur (côté droit, segment supérieur de la coupe).

(Les veines profondes n'ont pas été représentées.)

A, cubitus. — B, radius.

1, grand palmaire. — 2, petit palmaire. — 3, cubital antérieur. — 4, fléchisseur commun superficiel des doigts. — 5, fléchisseur commun profond des doigts. — 6, long fléchisseur propre du pouce. — 7, carré pronateur. — 8, long supinateur. — 9, 9', premier et deuxième radiaux externes. — 10, long abducteur du pouce. — 11, court extenseur du pouce. — 12, long extenseur du pouce. — 13, extenseur propre de l'index. — 14, cubital postérieur. — 15, extenseur propre du petit doigt. — 16, extenseur commun des doigts.

a, artère radiale. — *b*, artère cubitale, avec le nerf de même nom. — *c*, interosseuse antérieure. — *d*, interosseuse postérieure. — *e*, nerf radial. — *f*, nerf médian, avec son artère. — *g*, aponévrose superficielle. — *h*, peau. — *i*, tissu cellulaire sous-cutané.

brachiale, et, comme cette dernière, prend de fortes attaches sur les trois principales saillies du coude, l'épitrochlée, l'épicondyle et l'olécrâne.

2° Extrémité inférieure. — Son extrémité inférieure se continue, de même, avec les aponévroses de la main, en formant, autour du poignet, les deux *ligaments annulaires antérieur* et *postérieur*, déjà décrits.

3° Surface extérieure. — La surface extérieure ou superficielle répond à la peau, dont elle est séparée par le tissu cellulaire sous-cutané, les vaisseaux et les nerfs superficiels.

4° **Surface intérieure.** — La surface intérieure ou profonde est en rapport avec les masses musculaires sous-jacentes. Elle adhère fortement au bord postérieur du cubitus et envoie vers les muscles des trois régions ci-dessus décrites de nombreux prolongements, qui forment à chacun d'eux une enveloppe généralement fort mince. Le carré pronateur, cependant, est recouvert par une lame fibreuse relativement épaisse et indépendante de l'aponévrose antibrachiale. Dans le voisinage du coude, cette même surface donne attache, comme nous l'avons vu, au plus grand nombre des muscles épitrochléens et épicondyliens.

5° **Structure.** — Au point de vue de sa structure, l'aponévrose d'enveloppe de l'avant-bras est constituée par des fibres circulaires, que croisent, sous des angles variables, des fibres obliques ou parallèles à l'axe du membre. Elle est beaucoup plus épaisse en arrière qu'en avant et se trouve renforcée, en haut, par plusieurs expansions tendineuses, dont la plus importante est assurément celle que lui envoie le biceps. Enfin, elle présente, comme toutes les aponévroses superficielles, de nombreux trous pour le passage des vaisseaux et des nerfs : le plus considérable, comme aussi le plus constant est situé à la face antérieure du coude; il est traversé par une grosse veine anastomotique, qui, du réseau profond, vient se jeter, soit dans la veine médiane au moment où elle se bifurque en médiane céphalique et médiane basilique, soit dans la portion initiale de la médiane basilique.

ARTICLE IV

MUSCLES DE LA MAIN

Les muscles de la main sont au nombre de dix-neuf, répartis en trois régions distinctes :

1° Une *région palmaire externe,* destinée au pouce et constituant l'éminence dite thénar ;

2° Une *région palmaire interne,* destinée au petit doigt et formant l'éminence dite hypothénar ;

3° Une *région palmaire moyenne,* située entre les deux précédentes et correspondant à la partie moyenne de la paume de la main.

Tous les muscles que renferment ces trois régions sont situés à la région palmaire et dans les espaces interosseux. La région dorsale de la main est complètement dépourvue de muscles, du moins chez l'homme.

§ I. — Région palmaire externe ou muscles de l'éminence thénar

La région palmaire externe ou éminence thénar nous présente quatre muscles. Ce sont, en allant des parties superficielles vers les parties profondes : le *court abducteur du pouce,* le *court fléchisseur du pouce,* l'*opposant du pouce* et l'*adducteur du pouce.*

1° Court abducteur du pouce

Le plus superficiel du groupe, le court abducteur du pouce (fig. 723, 1 et 724, 3) est un muscle aplati, s'étendant de la première rangée du carpe à la première phalange du pouce.

1° Insertions. — Il prend naissance, en haut : 1° sur le scaphoïde ; 2° sur la partie antérieure et externe du ligament annulaire ; 3° le plus souvent, sur une expansion du tendon du long abducteur.

Il se termine, en bas, sur le côté externe de l'extrémité supérieure de la

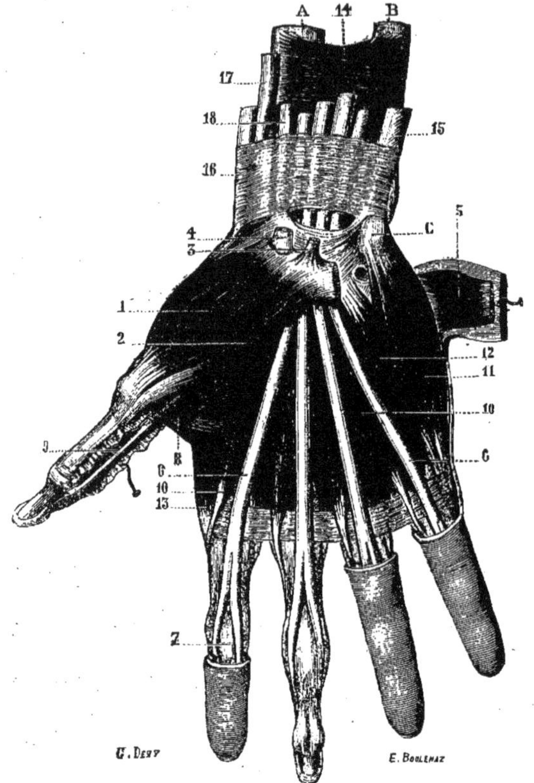

Fig. 723.

Muscles de la paume de la main, couche superficielle.

A, radius. — B, cubitus. — C, pisiforme. — 1, court abducteur du pouce. — 2, court fléchisseur du pouce. — 3, petit palmaire. — 4, grand palmaire. — 5, palmaire cutané, sectionné et rabattu en dedans sur un lambeau de peau. — 6, fléchisseur superficiel ou perforé. — 7, fléchisseur profond ou perforant. — 8, abducteur du pouce. — 9, long fléchisseur du pouce, dont la gaine est coupée dans sa longueur. — 10, lombricaux. — 11, adducteur du petit doigt. — 12, court fléchisseur du petit doigt. — 13, premier interosseux dorsal. — 14, carré pronateur. — 15, tendon du cubital antérieur. — 10, long abducteur du pouce. — 17, court extenseur du pouce. — 18, extrémité supérieure du tendon du long fléchisseur du pouce.

première phalange du pouce. Cette insertion se fait à l'aide d'un tendon aplati, qui envoie une légère expansion sur le tendon correspondant de l'extenseur.

2° Rapports. — Le court abducteur du pouce est recouvert par l'aponévrose superficielle et la peau. Il recouvre, à son tour, le court fléchisseur et l'opposant.

3° Innervation. — Il est innervé à la fois par un rameau du médian et par un rameau du radial. — Le rameau du médian se détache du tronc nerveux immédiatement au-dessous du ligament annulaire antérieur du carpe ; de là, il se porte en dehors et un peu en haut et vient se terminer à la face profonde du muscle, tout près de son extrémité supérieure. — Le rameau du radial, déjà signalé par Vogt (1877), par Kasper (1883) et par Etgold (1889), décrit à nouveau par Lejars en 1890, se détache de la branche antérieure du radial, au niveau ou un peu au-dessus du poignet, et pénètre le muscle par son bord supérieur. Ce rameau, si je m'en rapporte à mes propres recherches, serait loin d'être constant.

4° **Action**. — Considéré au point de vue de son action, ce muscle porte le pouce en avant et en dedans : il est donc *adducteur* du pouce et non *abducteur*, comme son nom semblerait l'indiquer.

Variétés. — Le court abducteur du pouce peut être double. — Il peut être renforcé par un faisceau surnuméraire provenant, suivant les cas, de l'opposant (Macalister), des muscles de la région postérieure de l'avant-bras, du radius (Cruveilhier), de l'épicondyle (moi-même). — Un faisceau cutané, se rendant de la peau de l'éminence thénar à ce muscle, a été signalé en 1864, par Lépine, et plus récemment par Hyrtl.

2° Court fléchisseur du pouce

Le court fléchisseur du pouce (fig. 723,2 et 724,4,4') est situé au-dessous et en dedans du précédent. Comme lui, il s'étend du carpe à la première phalange du pouce.

1° **Insertions**. — Il naît, en haut, par deux ordres de fibres, des fibres superficielles et des fibres profondes. Les fibres superficielles s'insèrent sur la partie externe et le bord inférieur du ligament annulaire. Les fibres profondes s'attachent sur le trapèze, sur la gaine fibreuse du grand palmaire (fig. 708,6') et, par l'intermédiaire de cette gaine, sur le trapézoïde et sur le grand os.

Le corps charnu, qui résulte de la fusion, généralement complète, de ces deux ordres de fibres, se dirige en bas et en dehors et se divise de nouveau en deux faisceaux : un faisceau externe ou superficiel (4), qui s'insère sur le côté externe ou radial de l'extrémité supérieure de la première phalange du pouce ; un faisceau interne ou profond (4'), qui vient se fixer sur le côté interne ou cubital de cette extrémité.

Chacun des deux faisceaux terminaux du court fléchisseur s'insère encore, avant d'atteindre la phalange, sur le sésamoïde métacarpo-phalangien correspondant (voy. Ostéologie, p. 363).

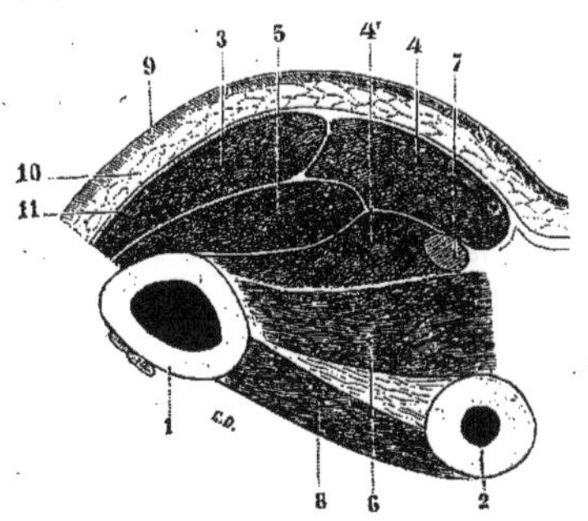

Fig. 724.

Les quatre muscles de l'éminence thénar, vus sur une coupe transversale, perpendiculaire à l'axe du premier métacarpien.

1, 2, premier et deuxième métacarpiens. — 3, court abducteur du pouce. — 4, 4', faisceau externe et faisceau interne du court fléchisseur. — 5, opposant. — 6, adducteur. — 7, tendon du long fléchisseur propre du pouce. — 8, premier interosseux dorsal. — 9, peau. — 10, tissu cellulaire sous-cutané. — 11, aponévrose palmaire superficielle.

2° **Rapports**. — Recouvert par le court abducteur du pouce et par l'aponévrose palmaire, le court fléchisseur recouvre en partie l'opposant et l'adducteur. Dans l'angle dièdre que forment, en se juxtaposant, les deux faisceaux du court fléchisseur chemine (fig. 725,6 et 728,3) le long fléchisseur propre du pouce.

3° Innervation. — Le faisceau externe du court fléchisseur du pouce est innervé, comme l'abducteur, par un rameau du médian. Quant au faisceau interne, il est innervé comme l'adducteur, par la branche profonde du cubital.

4° Action. — Il porte le pouce en dedans et en avant, en faisant exécuter au premier métacarpien un mouvement de rotation autour de son axe longitudinal. Il devient ainsi congénère de l'abducteur et de l'opposant,

Variétés. — Le court fléchisseur du pouce est essentiellement variable : ses variations résultent ou d'une fusion plus ou moins prononcée avec les muscles voisins, ou de sa division plus ou moins complète en faisceaux distincts. — Son innervation est également très variable. Sur 29 mains disséquées par Brooks (*Journ. of Anatomy*, vol. XX, p. 641), le faisceau externe était innervé comme suit : 5 fois par le médian seul ; 19 fois par le médian et le cubital ; 5 fois par le cubital seul. Sur deux autres mains, Brooks a vu le médian envoyer un filet au faisceau interne du muscle, qui recevait quand même un filet du cubital (voy. Névrologie).

1° Opposant du pouce

L'opposant du pouce (fig. 724,5 et 728,4) est un petit muscle aplati et triangulaire, situé au-dessous du court abducteur et en dehors du court fléchisseur.

1° Insertions. — Il s'insère : 1° d'une part, sur la partie antéro-externe du ligament annulaire, ainsi que sur la face antérieure du trapèze ; 2° d'autre part, sur la partie externe de la face antérieure du premier métacarpien, dans toute sa longueur.

2° Rapports. — Recouvert par le court abducteur, l'opposant recouvre successivement l'articulation trapézo-métacarpienne et la face antérieure du métacarpien du pouce. Son bord interne est en rapport avec le court fléchisseur du pouce. Son bord externe déborde souvent le court abducteur et répond alors à la peau.

3° Innervation. — Il est innervé par un rameau du médian.

4° Action. — L'opposant du pouce porte le premier métacarpien en avant et en dedans. Il lui imprime en même temps un mouvement de rotation, en vertu duquel la face palmaire du pouce *s'oppose* (de là son nom) à la face palmaire des quatre autres doigts.

Variétés. — Il n'est pas rare de voir l'opposant s'unir, par quelques-unes de ses fibres, au faisceau externe du court fléchisseur et prolonger ainsi ses insertions jusqu'à l'os sésamoïde externe.

4° Adducteur du pouce

Le plus profond et le plus interne des muscles de l'éminence thénar, l'adducteur du pouce (fig. 725,4 et 728,9), affecte la forme d'un large triangle, dont la base repose sur le troisième métacarpien et dont le sommet répond à l'extrémité proximale de la première phalange du pouce.

1° Insertions. — Il prend naissance, en dedans, par deux ordres de faisceaux, des *faisceaux carpiens* et des *faisceaux métacarpiens* : les premiers s'insèrent sur la face antérieure de la deuxième rangée du carpe, principalement sur le trapézoïde et le grand os ; les faisceaux métacarpiens se détachent de la base, du bord antérieur et de la tête du troisième métacarpien.

Outre ces deux faisceaux carpien et métacarpien, Lebouco signale encore, comme partie intégrante de l'adducteur du pouce, un troisième faisceau, dit *faisceau aponévrotique*, qui répond au bord inférieur du muscle et qui, au lieu de se fixer sur le troisième métacarpien, s'insère réellement, soit sur l'aponévrose interosseuse des deux derniers espaces, soit sur le ligament glénoïdien des articulations métacarpo-phalangiennes. Ce dernier faisceau n'est pas constant.

De la longue ligne d'insertions que nous venons de leur décrire, les fibres de l'adducteur se dirigent toutes vers l'articulation du premier métacarpien avec la première phalange du pouce, en suivant un trajet qui est franchement oblique pour le faisceau carpien (c'est l'*adducteur oblique* de quelques auteurs), plus ou moins transversal pour le faisceau métacarpien (c'est l'*adducteur transverse* de quelques auteurs). Finalement, elles se fixent à l'os sésamoïde interne et au côté interne de l'extrémité supérieure de la première phalange du pouce.

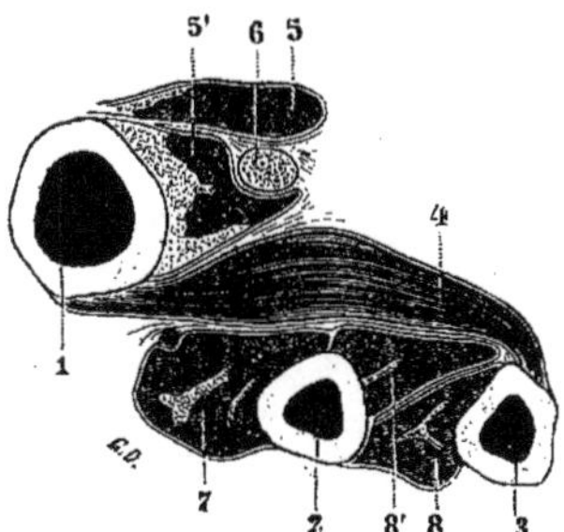

Fig. 725.

Le muscle adducteur du pouce, vu sur une coupe transversale passant par l'extrémité distale du premier métacarpien.

1, premier métacarpien. — 2, 3, deuxième et troisième métacarpiens. — 4, adducteur du pouce. — 5, 5', les deux faisceaux du court fléchisseur. — 6, tendon du long fléchisseur du pouce. — 7, premier interosseux dorsal. — 8, 8', interosseux dorsal et interosseux palmaire du deuxième espace.

2° **Rapports**. — La face antérieure ou palmaire de l'adducteur du pouce, recouverte par une mince lame aponévrotique dépendant de l'aponévrose interosseuse, répond aux tendons des fléchisseurs des doigts et aux lombricaux. — Sa face postérieure recouvre le deuxième métacarpien et les deux premiers espaces interosseux. — Son bord externe, oblique en bas et en dehors est en rapport avec le bord interne du court fléchisseur. — Son bord inférieur, à peu près transversal, répond au pli de peau qui unit le pouce à l'index. La partie de la face postérieure qui avoisine ce bord est également sous-cutanée.

3° **Innervation**. — Il est innervé par la branche profonde du cubital.

4° **Action**. — Prenant son point fixe sur le carpe et le métacarpe, le muscle adducteur du pouce agit sur le pouce, qu'il porte à la fois vers la ligne axiale de la main et vers la ligne médiane du corps : il est essentiellement *adducteur* et mérite parfaitement son nom.

Variétés. — Meckel a vu l'adducteur du pouce se détacher du quatrième et même du cinquième métacarpien. — Il n'est pas extrêmement rare de voir ce muscle divisé en deux faisceaux distincts, un faisceau supérieur et un faisceau inférieur, séparés l'un de l'autre par un intervalle plus ou moins large, disposition absolument semblable à celle qu'affecte l'abducteur du gros orteil. — Il est quelquefois plus ou moins fusionné avec le faisceau interne du court fléchisseur du pouce.

Voyez, pour les muscles du pouce : Bischoff, *Ueber die kurzen Muskeln des Daumens u. der grossen Zehe*, München, 1870, et, parmi les mémoires récents : Cunningham, *The flexor brevis pollicis and the flexor brevis pollicis in man*, Anat. Anzeiger, 1887 ; — Flemming, *Ueber der flexor brevis pollicis und pollicis der Menschen*, ibid., 1887, p. 68 et 269 ; — Brooks, *On the short muscles of the pollex and hallux of the anthropoïd apes*, Journ. of and Physiol., 1887 ; — Mingazzini, *Nota sull Musc. adductor pollicis dell' uomo*, ibid., 1888, p. 778 ; — Gegenbaur, *Bemerk. über den M. flexor brevis pollicis and Veränderungen der Handmuskulatur*, Morph. Jahrb., 1889, p. 483 ; — Bardeleben, *Ueber der Hand und Fussmuskeln der Säugethiere, besonders die des Præpollex u. Postminimus*, Anat. Anzeiger, 1890, p. 435 ; — Lejars, *L'innervation de l'éminence thénar*, Bull. Soc. anat., 1890 ; — Leboucq, *Les muscles adducteurs du pouce et du gros orteil*, Bull. de l'Acad. de méd. de Belgique, 1893 ; — Hepburn, *The adductor muscles of the thumb and great toe*, Journ. of Anat. and Physiol., 1893.

§ II. — Région palmaire interne ou muscles de l'éminence hypothénar

Les muscles de l'éminence hypothénar sont également au nombre de quatre, savoir : le *palmaire cutané*, l'*adducteur du petit doigt*, le *court fléchisseur du petit doigt* et l'*opposant du petit doigt*.

1° Palmaire cutané

Le palmaire cutané (fig. 723,5 et 726,6) est un petit muscle quadrilatère, comme son nom l'indique, situé au-dessous de la peau, à la partie supérieure de l'éminence hypothénar.

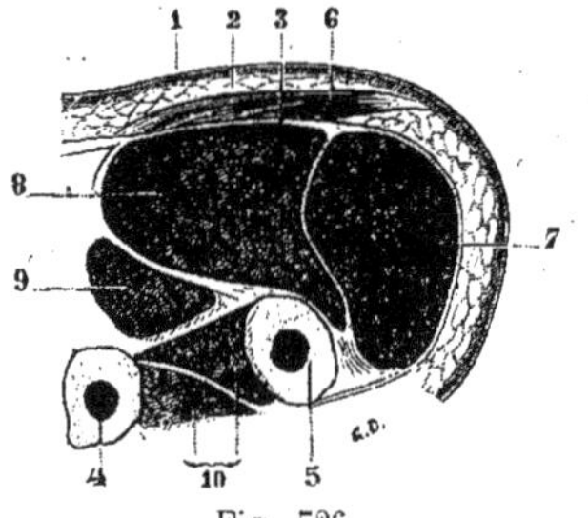

Fig. 726.

Les quatre muscles de l'éminence hypothénar, vus sur une coupe transversale et perpendiculaire à l'axe du cinquième métacarpien.

1, peau. — 2. tissu cellulaire sous-cutané. — 3, aponévrose palmaire superficielle. — 4, 5, quatrième et cinquième métacarpiens. — 6, palmaire cutané. — 7, adducteur du petit doigt. — 8, court fléchisseur du petit doigt. — 9, opposant du petit doigt. — 10, les deux interosseux du quatrième espace.

1° Insertions. — Il est généralement constitué par une série de faisceaux transversaux et parallèles (6 à 8), qui s'insèrent : d'une part, par leur extrémité externe, sur le bord interne de l'aponévrose palmaire ; d'autre part, par leur extrémité interne, à la face profonde de la peau de l'éminence hypothénar.

2° Rapports. — Les faisceaux du palmaire cutané sont comme noyés dans une atmosphère cellulo-graisseuse. Recouverts par la peau, ils recouvrent l'artère cubitale et les veines qui l'accompagnent.

3° Innervation. — Le palmaire cutané reçoit son nerf de la branche superficielle du cubital. Ce nerf pénètre le muscle par sa face profonde, tout près de son bord supérieur.

4° Action. — Prenant son point fixe sur l'aponévrose, le palmaire cutané agit sur la peau, qui se porte en dehors en se plissant transversalement. Ce muscle est, chez l'homme, un muscle rudimentaire : la volonté, comme pour les muscles de l'oreille, est impuissante à le faire contracter.

Variétés. — Les dimensions du palmaire cutané sont très variables, mais son absence est fort rare ; Macalister ne l'a constatée qu'une fois sur quarante-cinq sujets. — Il peut s'insérer sur le pisiforme. — Macalister l'a vu renforcé par quelques faisceaux provenant du cubital antérieur.

2° Adducteur du petit doigt

L'adducteur du petit doigt (fig. 723,11 et 726,7), situé à la partie interne de l'éminence hypothénar, est un muscle aplati, s'étendant de la première rangée du carpe à la première phalange du petit doigt.

1° Insertions. — Il s'insère, en haut, sur le pisiforme, ainsi que sur une expansion fibreuse que lui envoie le tendon du cubital antérieur. De là, il se porte en bas et un peu en dedans et vient se fixer sur le côté interne de l'extrémité postérieure de la première phalange du petit doigt, en envoyant une expansion au tendon de l'extenseur.

2° Rapports. — L'adducteur du petit doigt est recouvert par l'aponévrose de l'éminence hypothénar, par le palmaire cutané, par la peau. Il recouvre, à son tour, l'opposant du petit doigt. Son bord interne ou cubital répond à la peau ; son bord externe ou radial repose sur le muscle suivant.

3° Innervation. — Il est innervé par la branche profonde du cubital.

4° Action. — Considéré au point de vue de son action, l'adducteur du petit doigt incline le petit doigt sur le bord cubital du cinquième métacarpien et l'écarte ainsi de l'axe de la main. Mais, en l'écartant de l'axe de la main, il le rapproche de la ligne médiane du carpe et mérite parfaitement le nom d'*adducteur* que nous lui

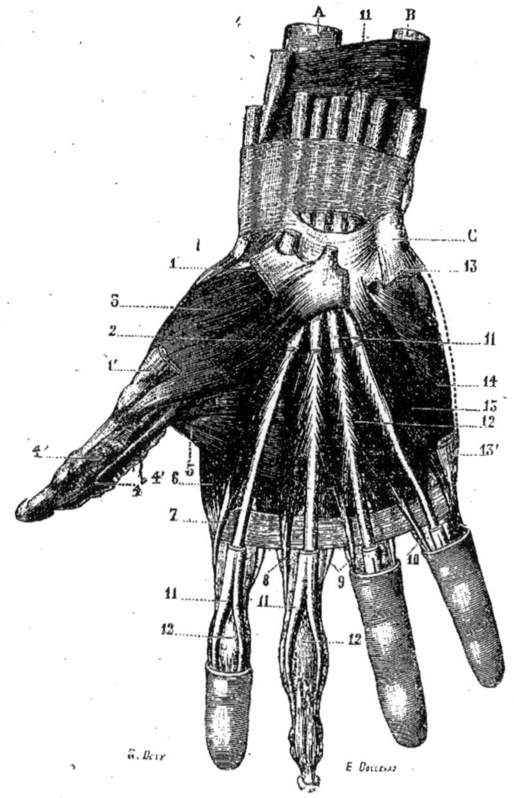

Fig. 727.

Muscles de la paume de la main, deuxième couche.

A, radius. — B, cubitus. — C, pisiforme. — 1, 1', attaches supérieure et inférieure du court abducteur du pouce. — 2, court fléchisseur du pouce. — 3, opposant du pouce. — 4, long fléchisseur du pouce. — 4', sa gaine ouverte et érignée. — 5, abducteur du pouce. — 6, premier interosseux dorsal. — 7, 8, 9, 10, premier, deuxième, troisième et quatrième lombricaux. — 11, 11, fléchisseur superficiel, dont les tendons ont été réséqués pour laisser voir : 12, les tendons du fléchisseur profond. — 13, 13, attaches de l'abducteur du petit doigt. — 14, opposant du petit doigt. — 15, court fléchisseur du petit doigt.

donnons en France, contrairement à la plupart des anatomistes étrangers, qui l'appellent *abducteur* : il n'est abducteur que si l'on rapporte son action à la ligne axiale de la main. L'adducteur du petit doigt est encore fléchisseur de la première phalange de ce doigt sur le métacarpe.

Variétés. — L'adducteur du petit doigt peut être absent. — Il peut présenter un ou deux faisceaux d'origine surnuméraires, provenant suivant les cas : du ligament annulaire, du cubitus, du cinquième métacarpien, de l'aponévrose antibrachiale, du tendon du petit palmaire. — J'ai vu, dans un cas, ce faisceau surnuméraire se détacher de l'aponévrose antibrachiale et de la gaine du cubital antérieur. — Le muscle peut être double. — Il peut se fusionner avec le court fléchisseur.

3° Court fléchisseur du petit doigt

Le court fléchisseur du petit doigt (fig. 726,8 et 727,15) est situé en dehors de l'adducteur, sur le même plan que ce dernier muscle. Il s'étend de la deuxième rangée du carpe à la première phalange du petit doigt.

1° Insertions. — Il s'insère : 1° d'une part, sur l'apophyse unciforme de l'os crochu et sur la partie interne du ligament annulaire ; 2° d'autre part, sur le côté interne ou cubital de la première phalange du petit doigt, par un tendon qui lui est commun avec le muscle précédent.

2° Rapports. — Recouvert par l'aponévrose et la peau, le court fléchisseur du petit doigt recouvre l'opposant et le dernier interosseux palmaire. Son bord externe est longé par les tendons que les longs fléchisseurs (le superficiel et le profond) envoient au petit doigt. Son bord interne répond à l'adducteur, dont le séparent l'artère cubitale et la branche profonde du nerf cubital.

3° Innervation. — Il est innervé par la branche profonde du cubital.

4° Action. — Considéré au point de vue de son action, le muscle court fléchisseur du petit doigt, comme son nom l'indique, fléchit la première phalange du petit doigt sur le métacarpien correspondant.

Variétés. — Il peut faire défaut (Cloquet). — Macalister l'a vu s'insérer exclusivement sur le pisiforme. — Comme le muscle précédent, il peut être renforcé par un faisceau d'origine surnuméraire, de provenances diverses. — On l'a vu fusionné avec l'adducteur. — Calori (*Mém. de l'Inst. acad. de Bologne*, 1886) et W. Gruber (*Reichert's Archiv.*, 1873, p. 203) ont décrit, sous le nom de *muscle pisi-unciforme*, un petit faisceau surnuméraire qui se rendait du pisiforme à l'os crochu.

4° Opposant du petit doigt

Le plus profond des muscles du petit doigt, l'opposant (fig. 726,9 et 727,14) rappelle de tous points l'opposant du pouce par sa configuration et ses attaches.

1° Insertions. — Il prend naissance, en haut : 1° sur la partie inférieure et interne du ligament annulaire ; 2° sur l'apophyse unciforme de l'os crochu ; 3° sur le ligament qui unit ce dernier os au pisiforme. De là, ses fibres, se portant en bas et un peu en dedans, embrassent le cinquième métacarpien et viennent se fixer sur le côté interne ou cubital de cet os dans toute sa longueur.

2° Rapports. — Recouvert par les muscles précédents, l'opposant, comme nous le montre la coupe réprésentée dans la figure 726, recouvre le cinquième métacarpien, le troisième interosseux palmaire et les tendons que les muscles fléchisseurs envoient au petit doigt.

3° Innervation. — Il est innervé, comme les deux muscles précédents, par des rameaux courts et grêles, issus de la branche profonde du cubital.

4° Action. — L'opposant du petit doigt porte le cinquième métacarpien et, par suite, le petit doigt en avant et en dehors. Le mouvement de rotation du métacarpien admis par certains auteurs me paraît fort problématique ; il est, en tout cas, bien peu sensible.

Variétés. — L'opposant peut : 1° faire défaut ; 2° s'unir intimement avec l'adducteur ; 3° être divisé en deux portions, une portion supérieure et une portion inférieure (Macalister).

A consulter, au sujet des muscles hypothénar : Brooks, *On the morphology of the intrinsic muscles of the little finger*, Journ. of Anat. aud Physiol., 1886.

§ III. — Région palmaire moyenne

La région palmaire moyenne, située entre l'éminence thénar et l'éminence hypothénar, nous présente deux couches de muscles : une couche superficielle, comprenant les *lombricaux* ; une couche profonde, constituée par les *interosseux*.

1° Lombricaux de la main

Les lombricaux (fig. 727,7,8,9 et 10), ainsi appelés parce qu'on les a comparés en raison de leur forme à des vers (*lombrics*), sont de petits muscles cylindroïdes ou plutôt fusiformes, situés à la région moyenne de la main, entre les tendons du fléchisseur profond et sur le même plan qu'eux. Ils sont au nombre de quatre et sont désignés sous les noms de *premier, deuxième, troisième* et *quatrième*, en allant du pouce vers le petit doigt. Ils s'étendent, en hauteur, depuis les articulations carpo-métacarpiennes jusqu'à la racine des doigts. Les quatre lombricaux présentent, du reste, une disposition similaire et se prêtent, par conséquent, à une description commune.

1° Insertions. — Chacun des lombricaux prend naissance sur les deux tendons du fléchisseur profond entre lesquels il est situé, à l'exception du premier qui s'insère exclusivement sur le tendon destiné à l'index.

De leur insertion d'origine, les quatre muscles se portent en bas, en divergeant légèrement comme les tendons eux-mêmes auxquels ils sont annexés. Arrivés à la racine des doigts, ils obliquent en arrière et en dehors, gagnent le côté externe de l'articulation métacarpo-phalangienne des quatre derniers doigts et dégénèrent, à ce niveau, en une languette tendineuse aplatie et mince. Cette languette terminale se réunit à la portion inférieure ou longue portion (voy. plus loin) du tendon de l'interosseux voisin et vient se fixer avec lui sur le tendon de l'extenseur correspondant, jusqu'au niveau de la troisième phalange.

Il résulte de la description qui précède que :

a. *Le premier lombrical*, situé sur le côté externe de l'articulation métacarpo-phalangienne de l'index, se termine sur le tendon extenseur de l'index ;

b. *Le deuxième lombrical*, situé sur le côté externe de l'articulation métacarpo-phalangienne du médius, se termine sur le tendon extenseur du médius ;

c. *Le troisième lombrical*, situé sur le côté externe de l'articulation métacarpo-phalangienne de l'annulaire, se termine sur le tendon extenseur de l'annulaire ;

d. *Le quatrième lombrical*, enfin, situé sur le côté externe de l'articulation métacarpo-phalangienne du petit doigt, se termine de même sur le tendon extenseur du petit doigt.

2° Rapports. — A la paume de la main, les lombricaux, situés sur le même plan que les tendons du fléchisseur perforant, sont recouverts par les tendons du fléchisseur perforé, par l'arcade palmaire superficielle et par les branches cutanées du médian et du cubital. Ils recouvrent à leur tour les espaces interosseux, dont ils sont séparés en dehors par l'adducteur du pouce.

Au niveau de l'articulation métacarpo-phalangienne, le lombrical repose, en arrière, sur le ligament transverse et répond, en avant, à l'artère collatérale et au nerf qui l'accompagne.

3° Innervation. — L'innervation des lombricaux varie suivant que l'on considère les deux externes ou les deux internes. — Les deux lombricaux externes (le premier et le second) reçoivent leurs nerfs du médian : ces nerfs les abordent par leur face superficielle, dans leur tiers moyen et au voisinage de leur bord radial.

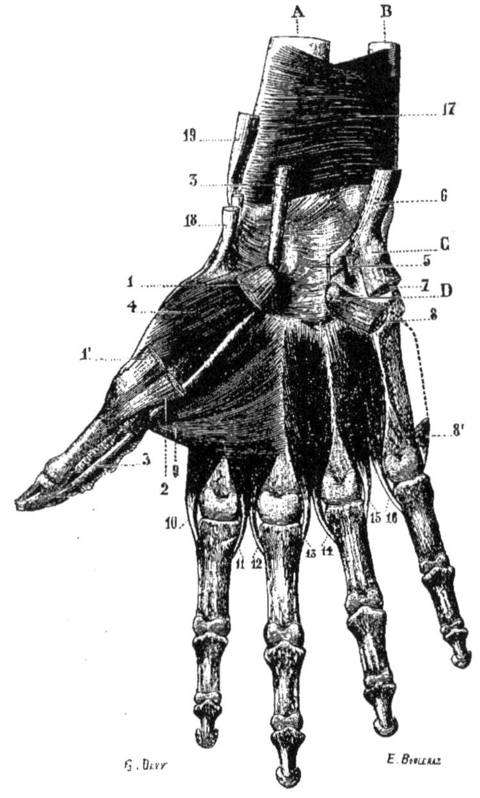

Fig. 728.

Muscles de la paume de la main, couche profonde.

A, radius. — B, cubitus. — C, pisiforme. — D, apophyse de l'os crochu. — 1, 1', attaches du court abducteur du pouce. — 2, court fléchisseur du pouce. — 3, long fléchisseur du pouce. — 4, opposant du pouce. — 5, gouttière des tendons fléchisseurs. — 6, cubital antérieur. — 7, insertion supérieure de l'adducteur du petit doigt. — 8, 8', attaches de l'opposant du petit doigt. — 9, adducteur du pouce. — 10, premier interosseux dorsal. — 11, premier interosseux palmaire. — 12, deuxième interosseux dorsal. — 13, troisième interosseux dorsal. — 14, deuxième interosseux palmaire. — 15, quatrième interosseux dorsal. — 16, troisième interosseux palmaire. — 17, carré pronateur. — 18, long abducteur du pouce. — 19, long supinateur.

La flèche rouge indique le trajet de la branche profonde du nerf cubital.

— Les deux lombricaux internes (le troisième et le quatrième) reçoivent les leurs de la branche profonde du cubital : ces nerfs les pénètrent par leur face profonde et à la partie moyenne de cette face.

4° Action. — On admet généralement, depuis Fallope (1561), que les lombricaux déterminent, par leur contraction, la flexion de la première phalange et l'extension des deux autres.

Variétés. — Les variations des lombricaux sont excessivement nombreuses et se prêtent mal à une description sommaire. On en sera facilement convaincu si l'on songe que leur fréquence est de 12 p. 100 (Macalister), 18 p. 100 (Wood) et même 45 p. 100 (Froment, *Recherches sur plusieurs points d'anatomie*, Paris, 1853). Nous ne pouvons que signaler ici les principaux cas. — Quelques-uns des lombricaux peuvent manquer : Macalister les a trouvés tous absents chez une femme. — Par contre, il peut s'en développer de surnuméraires : le chiffre cinq est loin d'être rare ; Meckel (*De duplicitate monstruosa*) en a compté jusqu'à sept. — Les lombricaux peuvent se bifurquer à leur extrémité inférieure et s'insérer alors sur les deux doigts voisins. — Leur insertion d'origine peut se déplacer et remonter, suivant le cas : 1° sur le tendon du fléchisseur superficiel ; 2° sur le tendon du fléchisseur du pouce ; 3° sur l'un des muscles de l'avant-bras ; 4° sur les os de l'avant-bras. — J'ai vu le premier lombrical recevoir, dans un cas, un fort faisceau du radius ; dans un deuxième cas, recevoir un faisceau également du long fléchisseur propre du pouce. — Gruber (*Virchow's Arch.*, XXXII, 219) a vu le quatrième lombrical se détacher du troisième interosseux ; j'ai observé deux cas analogues. — Avec les insertions anormales peuvent persister les insertions normales : de là, les combinaisons les plus variées.

2° Interosseux de la main

Les espaces intermétacarpiens ou interosseux sont comblés par de petits muscles, appelés ***muscles interosseux***. On les divise, d'après leur situation, en ***interosseux palmaires*** et ***interosseux dorsaux***. Chaque espace contient deux muscles : un interosseux palmaire et un interosseux dorsal. Il n'y a d'exception que pour le premier espace, qui se trouve dépourvu d'interosseux palmaire.

Au total, il existe sept interosseux, quatre dorsaux et trois palmaires.

Pour faciliter l'étude de ces muscles, nous les rapporterons, imitant en cela la plupart des anatomistes français, non pas à l'***axe du corps***, mais à l'***axe de la main***, désignant sous ce nom la ligne conventionnelle qui descendrait du milieu de l'articulation du poignet jusqu'à l'extrémité inférieure du médius.

a. *Interosseux palmaires*.

Les interosseux palmaires (fig. 729) sont au nombre de trois et occupent les trois derniers espaces intermétacarpiens. On les distingue sous les noms de ***premier, deuxième, troisième***, en procédant de dehors en dedans ou, ce qui est tout comme, du pouce au petit doigt.

Ces muscles ont pour caractères essentiels :

1° De n'occuper que l'une des moitiés de l'espace interosseux où ils sont placés ;

2° De ne s'attacher que sur un seul métacarpien ;

3° De se porter sur le doigt qui fait suite au métacarpien sur lequel ils s'insèrent.

1° Insertions. — Les interosseux palmaires s'insèrent, dans leur espace respectif, sur la face du métacarpien qui regarde l'axe de la main. Cette insertion se fait dans toute la hauteur de cette face, mais sur sa moitié antérieure seulement, la moitié postérieure devant donner naissance à l'interosseux dorsal correspondant.

De cette surface d'origine, les fibres charnues de l'interosseux palmaire se portent en bas, vers le côté correspondant de l'articulation métacarpo-phalangienne. Là, elles se jettent sur un petit tendon, lequel contourne l'extrémité supérieure de la première phalange et vient se terminer sur le tendon de l'extenseur. Exceptionnellement (Morel), les interosseux palmaires se fixent à la phalange elle-même.

Il résulte de cette description que :

a. ***Le premier interosseux palmaire*** s'insère sur la face cubitale du deuxième métacarpien et se rend au tendon extenseur de l'index ;

b. ***Le deuxième interosseux palmaire*** s'insère sur la face radiale du quatrième métacarpien et se rend au tendon extenseur de l'annulaire ;

c. ***Le troisième interosseux palmaire*** s'insère sur la face radiale du cinquième métacarpien et se porte au tendon extenseur du petit doigt.

Remarquons en passant que le troisième métacarpien ou métacarpien du médius ne donne naissance à aucun interosseux palmaire. De même, le tendon extenseur du médius ne reçoit le tendon terminal d'aucun de ces muscles.

2° **Rapports.** — Les interosseux palmaires reposent, par leur face postérieure, sur les interosseux dorsaux. Leur face antérieure, recouverte par une aponévrose

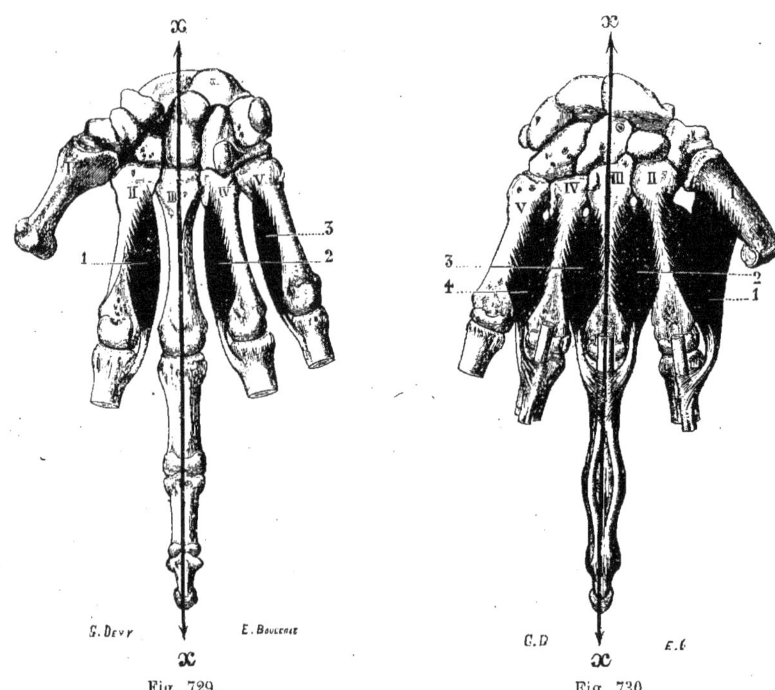

Fig. 729.
Interosseux palmaires, vus par leur face antérieure.

x, *x*, axe de la main passant par le médius. — I, II, III, IV, V, les cinq métacarpiens. — 1, 2, 3, premier, deuxième et troisième interosseux palmaires.

Fig. 730.
Interosseux dorsaux, vus par leur face postérieure.

x, *x*, axe de la main passant par le médius. — I, II, III, IV, V, les cinq métacarpiens. — 1, 2, 3, 4, premier, deuxième, troisième et quatrième interosseux dorsaux.

que nous étudierons plus tard, répond aux tendons des fléchisseurs et aux lombricaux. Le premier interosseux est recouvert, en outre, par l'adducteur du pouce.

3° **Innervation.** — (Voy. plus bas, p. 916.)

Variétés. — Dans chacun des espaces qu'ils occupent, les interosseux palmaires peuvent être doubles ; ils se rendent, dans ce cas, aux deux doigts voisins.

C'est à tort, selon moi, que certains anatomistes considèrent l'adducteur du pouce comme étant l'interosseux palmaire du premier espace ; une pareille détermination est en désaccord à la fois avec la situation et avec le mode d'origine de l'adducteur. Les éléments du premier interosseux palmaire doivent être recherchés, comme l'a démontré depuis longtemps Dursy, dans les faisceaux les plus internes du court fléchisseur du pouce.

b. *Interosseux dorsaux.*

Les interosseux dorsaux (fig. 730) sont au nombre de quatre et occupent les quatre espaces intermétacarpiens. Comme pour les interosseux palmaires, on les désigne sous les noms de *premier, deuxième, troisième, quatrième,* en procédant de dehors en dedans.

Les interosseux dorsaux ont pour caractères essentiels :

1° D'occuper les deux moitiés de l'espace interosseux où ils sont placés; d'être, par conséquent, plus étendus et plus forts que les interosseux palmaires, qui n'en occupent qu'une seule moitié;

2° De s'attacher à la fois sur les deux métacarpiens qui circonscrivent cet espace ;

3° De se porter au doigt correspondant à celui des métacarpiens où ils prennent leurs insertions les plus étendues.

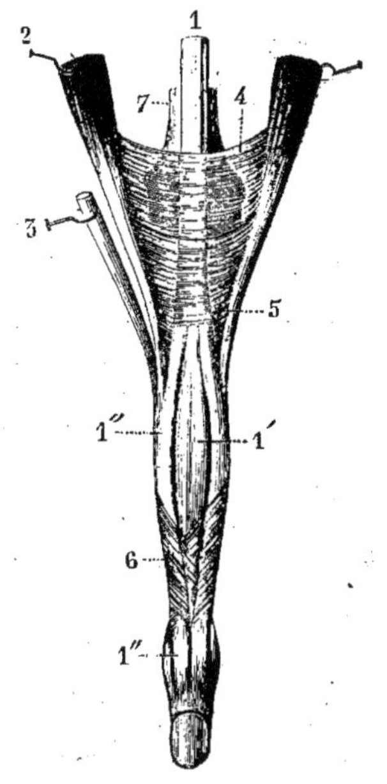

Fig. 731.

Tendon extenseur de l'un des doigts, vu par sa face postérieure.

1, tendon de l'extenseur, avec : 1', sa languette moyenne pour la deuxième phalange ; 1", 1", ses languettes latérales pour la troisième phalange. — 2, muscles interosseux. — 3, muscle lombrical. — 4, bandelette fibreuse, s'étendant entre les deux interosseux du même doigt. — 5, bandelette fibreuse que le tendon de l'interosseux jette sur le tendon de l'extenseur. — 6, bandelette fibreuse fixant le tendon sur les phalanges. — 7, métacarpien.

1° **Insertions**. — Dans leurs espaces respectifs, les interosseux dorsaux s'insèrent à la fois sur les deux faces métacarpiennes qui forment cet espace, mais d'une façon inégale : ils occupent toute l'étendue de la face qui ne regarde pas l'axe de la main ; ils occupent la moitié postérieure seulement de la face qui regarde l'axe de la main, cette face ayant déjà donné insertion, dans sa moitié antérieure, à l'interosseux palmaire correspondant.

Chacun des interosseux dorsaux se porte verticalement en bas vers le doigt auquel il est destiné. Arrivé sur le côté de l'articulation métacarpo-phalangienne, il dégénère en une lame tendineuse, à direction verticale, qui constitue son tendon terminal. Ce tendon se divise presque immédiatement après en deux portions : l'une, *courte portion,* se fixe à l'extrémité postérieure de la première phalange, sur le côté correspondant au métacarpien où ce muscle a pris ses insertions les plus étendues; l'autre, *longue portion,* s'épanouit en une longue et large membrane, laquelle se termine sur le tendon de l'extenseur correspondant, depuis la première phalange jusqu'à la troisième. C'est avec cette longue portion du tendon terminal des interosseux que vient se fusionner le tendon des lombricaux, tendon qui, comme le fait justement remarquer Sappey, constitue pour elle un faisceau de renforcement.

Il résulte de la description générale que nous venons de donner des muscles interosseux dorsaux, que :

a. *Le premier interosseux dorsal* s'insère : 1° sur la face cubitale (*partiellement*) du premier métacarpien ; 2° sur la face radiale (*en totalité*) du deuxième métacarpien. Il se rend au tendon extenseur de l'index. C'est le plus fort de tous les interosseux dorsaux. On le désigne quelquefois, en raison de son rôle, sous le nom d'*abducteur de l'index.*

b. *Le deuxième interosseux dorsal* s'insère : 1° sur la face cubitale (*partielle-*

ment) du deuxième métacarpien : 2° sur la face radiale (*en totalité*) du troisième métacarpien. Il se rend au tendon extenseur du médius.

c. *Le troisième interosseux dorsal* s'insère : 1° sur la face radiale (*partiellement*) du quatrième métacarpien ; 2° sur la face cubitale (*en totalité*) du troisième métacarpien. Il se rend, comme le précédent, au tendon extenseur du médius. Constatons, en passant, que le médius, qui est dépourvu d'interosseux palmaire, reçoit, à lui tout seul, deux interosseux dorsaux.

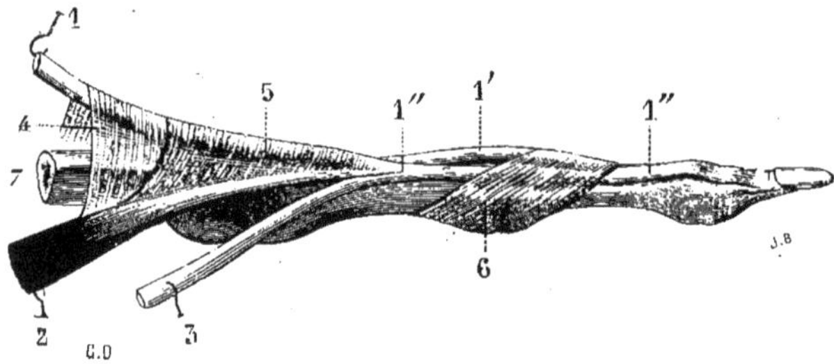

Fig. 732.

Tendon extenseur de l'un des doigts, vu par sa face latérale.

1, tendon de l'extenseur, érigné et soulevé en haut, avec : 1', sa languette moyenne pour la deuxième phalange : 1'', 1'', l'une de ses languettes latérales pour la troisième phalange. — 2, muscle interosseux. — 3, muscle lombrical. — 4, bandelette fibreuse, réunissant les deux interosseux d'un même doigt, en passant au-dessus du tendon de l'extenseur. — 5, bandelette fibreuse de forme triangulaire, que l'interosseux envoie au tendon de l'extenseur. — 6, bandelette fibreuse, fixant les tendons sur les phalanges. — 7, métacarpiens.

d. *Le quatrième interosseux dorsal* s'insère : 1° sur la face radiale (*partiellement*) du cinquième métacarpien ; 2° sur la face cubitale (*en totalité*) du quatrième métacarpien. Il se rend au tendon extenseur de l'annulaire.

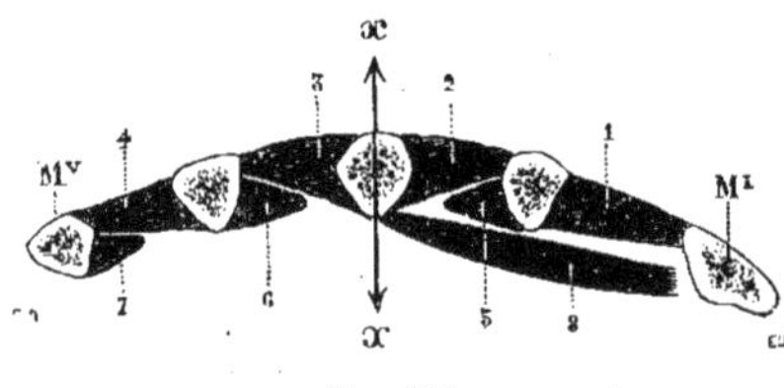

Fig. 733.

Coupe transversale des métacarpiens et des interosseux.

xx, axe de la main. — M^I, M^V, premier et cinquième métacarpiens. — 1, 2, 3, 4, premier, deuxième, troisième et quatrième interosseux dorsaux. — 5, 6, 7, premier, deuxième et troisième interosseux palmaires. — 8, adducteur du pouce.

2° Rapports. — Par leur face postérieure ou dorsale, les interosseux dorsaux sont en rapport avec les artères interosseuses postérieures, les tendons extenseurs, l'aponévrose et la peau. — Leur face antérieure ou palmaire est recouverte par les interosseux palmaires, l'adducteur du pouce, les artères interosseuses antérieures, les tendons du fléchisseur profond et les lombricaux. L'extrémité supérieure des interosseux dorsaux répond, en outre, à l'arcade palmaire profonde et se trouve traversée par les artères perforantes, qui, de la région dorsale de la main, vont à la rencontre de cette arcade.

3° Innervation. — (Voy. plus bas).

Variétés. — Les interosseux dorsaux peuvent, comme les palmaires, se dédoubler et augmenter ainsi numériquement la série. — Quelques-uns d'entre eux (le premier, MACALISTER ; le deuxième, KÖLLIKER) peuvent ne s'insérer que sur un seul métacarpien. — MACALISTER a vu le deuxième se porter à l'index, disposition qui est normale au pied. — Le premier peut être renforcé par un faisceau additionnel provenant du premier radial externe ; de même, le deuxième radial externe peut envoyer au second un faisceau de renforcement. — On a vu les interosseux dorsaux envoyer à leur tour des faisceaux de renforcement au muscle surnuméraire que nous avons signalé plus haut (p. 879), le *court extenseur des doigts* ou *manieux*.

c. *Innervation et action des interosseux*.

1° Innervation. — Tous les muscles interosseux, qu'ils soient palmaires ou dorsaux, sont innervés par la branche profonde du cubital. Les filets nerveux qui leur sont destinés, toujours très grêles, se détachent de la convexité de l'arcade formée par la branche nerveuse précitée et pénètrent les muscles par leur face antérieure ou palmaire.

2° **Action**. — Prenant constamment leur point fixe sur les métacarpiens, les interosseux agissent sur les doigts, auxquels ils impriment deux ordres de mouvements : des mouvements d'inclinaison dans le sens antéro-postérieur et des mouvements d'inclinaison dans le sens latéral.

a. *Dans le sens antéro-postérieur*, les interosseux, tant palmaires que dorsaux, fléchissent la première phalange et étendent les deux autres ;

b. *Dans le sens latéral*, les interosseux palmaires et les interosseux dorsaux deviennent antagonistes : les premiers rapprochent de l'axe de la main les doigts sur lesquels ils s'insèrent; les interosseux dorsaux, au contraire, les écartent de ce même axe. En d'autres termes, tandis que les interosseux palmaires sont *adducteurs* (par rapport à l'axe de la main), les interosseux dorsaux sont *abducteurs*.

§ IV. — Aponévrose de la main

Dès 1839, Maslieurat-Lagémard, dans un article publié dans la *Gazette médicale de Paris*, nous a donné, des aponévroses et des synoviales de la main, une description très détaillée qui, du reste, est restée classique. Tout récemment, Grapow, en 1887, et Leguen et Juvara, en 1892, ont repris à l'aide de dissections minutieuses l'étude de l'aponévrose palmaire et, tout en confirmant dans ses grandes lignes la description de Maslieurat-Lagémard, l'ont enrichie de quelques nouveaux détails. Nous diviserons les aponévroses de la main, d'après la situation qu'elles occupent, en deux groupes :

1° Les *aponévroses de la région palmaire;*
2° Les *aponévroses de la région dorsale.*

1° Aponévroses de la région palmaire

Les aponévroses de la région palmaire sont au nombre de deux : l'une est placée immédiatement au-dessous des téguments, c'est l'*aponévrose palmaire superficielle* ; l'autre, placée plus profondément, au-dessous des tendons des fléchisseurs, a reçu le nom d'*aponévrose palmaire profonde*.

1° Aponévrose palmaire superficielle. — L'aponévrose palmaire superficielle s'étale sur toute la région palmaire, au-dessous de la peau, au-dessus de tous les tendons et muscles précédemment décrits, à l'exception du palmaire cutané. Mais elle se modifie si profondément en passant des parties latérales de la région à la partie moyenne, que nous devons la diviser en trois portions : une portion moyenne ou aponévrose palmaire proprement dite ; une portion latérale externe ou aponévrose de l'éminence thénar ; une portion latérale interne ou aponévrose de l'éminence hypothénar.

A. Aponévrose palmaire moyenne. — L'aponévrose palmaire moyenne, que l'on désigne encore quelquefois en raison de sa disposition et de sa force sous le nom de *ligament palmaire*, occupe l'intervalle compris entre les deux éminences thénar et hypothénar (fig. 734,1). Elle affecte naturellement, comme cet intervalle lui-même, la forme d'un triangle, dont le sommet, dirigé en haut, correspond au ligament annulaire antérieur du carpe et dont la base, légèrement arrondie, s'étale sur la racine des doigts.

a. *Disposition générale.* — Au niveau du ligament annulaire, l'aponévrose palmaire adhère intimement à ce ligament et se continue là avec le tendon du petit palmaire, dont elle est considérée à juste titre comme l'épanouissement. — Nous rappellerons ici, en passant, que le petit palmaire, qui s'arrête chez l'homme au ligament annulaire antérieur du carpe, descend chez quelques mammifères jusqu'aux premières phalanges des doigts et s'y s'insère à l'aide de languettes fibreuses dont nous retrouverons tout à l'heure les homologues dans notre aponévrose palmaire moyenne. — Latéralement l'aponévrose palmaire moyenne se continue avec les deux aponévroses thénar et hypothénar. — Du côté des doigts, elle se fixe aux premières phalanges, en ménageant, pour le passage des tendons, des nerfs et des vaisseaux destinés aux doigts, tout un système d'ouvertures, dont le mode de constitution nous est nettement indiqué par la structure même de cette aponévrose.

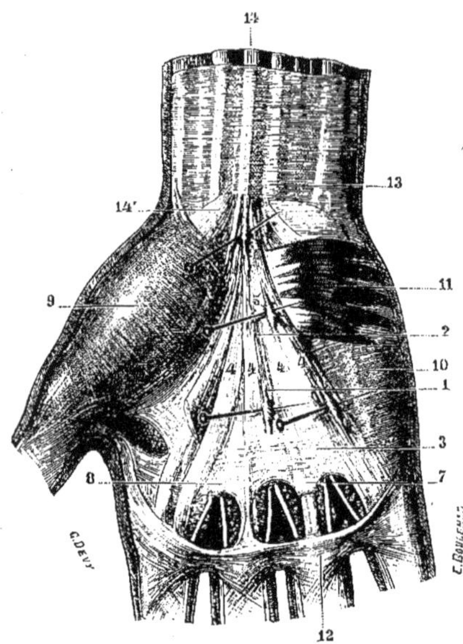

Fig. 734.

Aponévrose palmaire superficielle, vue par sa face antérieure.

1, aponévrose palmaire moyenne, avec : 2, ses fibres longitudinales ; 3, ses fibres transversales ; 4, 4, 4, 4, ses quatre bandelettes prétendineuses ; 5 petites cloisons verticales allant à la peau (elles ont été soulevées sur des épingles). — 7, une des arcades digitales. — 8, arcades interdigitales avec le paquet vasculo-nerveux. — 9, aponévrose palmaire externe. — 10, aponévrose palmaire interne. — 11, palmaire cutané. — 12, bandelette transverse sous-cutanée des doigts. — 13, ligament annulaire antérieur du carpe. — 14, tendon du petit palmaire, avec 14', son expansion pour l'éminence thénar.

b. *Constitution anatomique.* — Envisagée au point de vue de sa structure, l'aponévrose palmaire moyenne nous présente deux ordres de fibres : des fibres longitudinales et des fibres transversales.

Les *fibres longitudinales* (fig. 734,1) proviennent du tendon du petit palmaire. Très condensées à la partie supérieure de la région, elles s'écartent, en descendant, à la manière d'un large éventail, qui comble exactement tout l'espace compris entre les deux éminences thénar et hypothénar. Dans son tiers supérieur, l'éventail palmaire est assez uniforme. Mais, à partir de son tiers moyen, ses fibres longitudinales se condensent au niveau des tendons fléchisseurs, en même temps qu'elles deviennent plus rares au niveau des espaces intertendineux. — Il en résulte la formation de quatre bandelettes distinctes, les *bandelettes prétendineuses* (4), une pour chaque doigt. Chacune de ces bandelettes, arrivée à la partie inférieure de la paume de la main, envoie quelques fibres à la peau du pli digito-palmaire et se partage alors en deux languettes divergentes, l'une externe, l'autre interne, lesquelles, obliquant un peu en arrière, contournent la racine du doigt correspondant et viennent finalement se fixer sur la face dorsale de la première phalange. On peut les suivre parfois jusque sur le côté de la phalangine. Quant aux fibres qui répondent aux portions intertendineuses du ligament palmaire (*fibres inter-*

tendineuses), elles descendent comme celles des bandelettes prétendineuses jusqu'à la partie inférieure de la région palmaire et, là, se perdent à la face profonde de la peau, au niveau des espaces interosseux : les plus inférieures descendent jusqu'aux plis digito-palmaires, qui, comme on le sait, représentent la limite séparative entre la région palmaire et la région des doigts.

Les *fibres transversales* (fig. 734,3), peu nombreuses en haut, très nombreuses et très condensées au contraire à la partie inférieure de la région, se détachent du bord antérieur et de la tête des métacarpiens, pour aller se fixer, d'autre part, sur les parties similaires de métacarpiens plus ou moins éloignés. On voit généralement les fibres les plus superficielles (*fibres longues*) s'étendre du deuxième métacarpien au cinquième, les fibres les plus profondes (*fibres courtes*) réunir deux métacarpiens voisins. Ces fibres transversales, en s'entrecroisant avec les fibres longitudinales, augmentent la résistance de l'aponévrose palmaire et circonscrivent au niveau des articulations métacarpo-phalangiennes, avec les huit languettes longitudinales ci-dessus décrites, sept ouvertures en forme d'arcades, dont quatre répondent aux doigts, ce sont les *arcades digitales*, les trois autres aux espaces interdigitaux, ce sont les *arcades interdigitales* : les premières livrent passage aux tendons fléchisseurs des doigts; sous les arcades interdigitales passent les lombricaux, les artères collatérales des doigts, les veines et les nerfs qui les accompagnent.

Au-dessous des fibres transversales que nous venons de décrire et qui s'arrêtent, en bas, aux arcades digitales et interdigitales, on rencontre d'autres fibres (fig. 734,12), également transversales, qui vont du bord interne de la première phalange du pouce au bord externe de la première phalange du petit doigt, en passant successivement au-devant des articulations métacarpo-phalangiennes des quatre derniers doigts. Ces fibres, par leur ensemble, forment une sorte de bandelette ininterrompue et ordinairement très résistante, que nous désignerons avec Bourgery sous le nom de *bandelette transverse sous-cutanée*. C'est le *ligamentum natatorium* de Grapow, les *ligaments interdigitaux* de Legueu et Juvara.

La bandelette transverse sous-cutanée nous présente deux faces et deux bords. — Sa *face antérieure* répond à la peau, à laquelle elle adhère, plus au niveau des doigts qu'au niveau des espaces interdigitaux. — Sa *face postérieure* recouvre les gaines fibreuses des fléchisseurs et, dans l'intervalle de ces gaines, la peau des commissures des doigts. — Son *bord supérieur*, concave, assez mal délimité, regarde le bord inférieur de l'aponévrose palmaire moyenne, dont il est séparé par un intervalle, qui varie suivant les sujets et suivant les points examinés, de 8 à 15 millimètres. — Son *bord inférieur* nous présente un certain nombre d'arcades ou de festons (3 ou 4), dont la concavité, dirigée en bas, répond au bord libre des commissures interdigitales. Les pointes qui séparent les festons descendent sur la face palmaire de la phalange correspondante et, là, se fusionent peu à peu avec la gaine des fléchisseurs.

Envisagée au point de vue de sa constitution anatomique, la bandelette transverse sous-cutanée se compose essentiellement de fibres à direction transversale ; les unes, courtes, qui vont d'un doigt au doigt voisin ; les autres, longues, qui se rendent d'un doigt à un doigt plus ou moins éloigné. Les fibres les plus inférieures, celles qui répondent aux commissures interdigitales, sont arciformes, plutôt que franchement transversales. A ce premier groupe de fibres, fibres transversales et arciformes, viennent se joindre un certain nombre de fibres longitudinales, qui proviennent des bandelettes prétendineuses de l'aponévrose palmaire moyenne et se mêlent aux faisceaux transversaux en les renforçant.

c. *Rapports*. — L'aponévrose palmaire moyenne nous offre à considérer deux faces, l'une superficielle, l'autre profonde :

Sa *face superficielle* répond à la peau et au tissu cellulaire sous-cutané. Elle est reliée à la peau par des tractus verticaux, qui se multiplient surtout à la partie inférieure de la paume de la main et au niveau des plis cutanés. Indépendamment de ces tractus fibreux, nécessairement très courts, Dupuytren a décrit, sous le nom de *languettes cutanées*, quatre prolongements beaucoup plus longs, qui, du tiers inférieur de l'aponévrose palmaire, se portent vers le pli interdigital. Ces languettes sont tendues au maximum dans les mouvements d'extension des doigts et dépriment à leur niveau la peau qui les recouvre.

Sa *face profonde* recouvre les différentes formations, muscles, tendons, vaisseaux et nerfs, que renferme la paume de la main. De cette face profonde partent également de nombreuses fibres, qui plongent dans la profondeur. Ces fibres sont de deux ordres : les unes, que nous appellerons *cloisonnantes* (parce qu'elles forment des cloisons), se dirigent vers l'aponévrose palmaire profonde et s'y arrêtent; les autres, dites *perforantes* (nous verrons tout à l'heure pourquoi) s'étendent jurqu'à la face dorsale des doigts. — Les *fibres cloisonnantes* se détachent des bords de chacune des quatre bandelettes prétendineuses. De là, elles se portent en arrière, en passant, les unes en dedans, les autres en dehors des tendons fléchisseurs correspondants, atteignent l'aponévrose profonde et se fusionnent avec elle. Ces fibres commencent à apparaître vers le milieu de l'axe longitudinal de la main. Mais, elles y sont encore bien rares et peu importantes. Elles se multiplent au fur et à mesure qu'on descend et, à la partie inférieure de l'aponévrose palmaire, elles acquièrent la proportion de véritables cloisons fibreuses, placées de champ et séparant nettement les uns des autres les tendons des fléchisseurs. Elles forment ainsi (fig. 735) les parois latérales d'un système de conduits ou tunnels, dont les deux autres parois sont constituées, l'antérieure par les bandelettes prétendineuses de l'aponévrose palmaire superficielle, la postérieure par l'aponévrose palmaire profonde : ce sont les *gaines palmaires des fléchisseurs*. Il existe naturellement, au-dessous de notre aponévrose palmaire moyenne, quatre gaines tendineuses et chacune d'elles renferme, superposés en sens sagittal, les deux tendons fléchisseurs d'un même doigt, le tendon perforé en avant et le tendon perforant en arrière. Dans l'intervalle de ces gaines, au-dessous des fibres intertendineuses de l'aponévrose palmaire superficielle, se trouvent les muscles lombricaux, ainsi que les vaisseaux et nerfs destinés aux doigts. — Les *fibres perforantes* (fig. 735,3) ne se rencontrent qu'au niveau de la tête des métacarpiens. Comme les précédentes, elles émanent des bords des bandelettes prétendineuses. Comme les précédentes encore, elles se portent d'avant en arrière vers le ligament transverse. Mais, au lieu de s'arrêter sur ce ligament, elles le traversent (d'où leur nom de *perforantes*) ; puis, continuant leur chemin, elles glissent sur le côté correspondant à l'articulation métacarpo-phalangienne, arrivent ainsi sur la face dorsale du doigt et s'y terminent, en se fusionnant, en partie avec la gaine fibreuse de l'extenseur, en partie avec les fibres similaires venues du côté opposé. Il résulte de cette description que l'intervalle compris entre les têtes des deux métacarpiens voisins est limité latéralement par deux

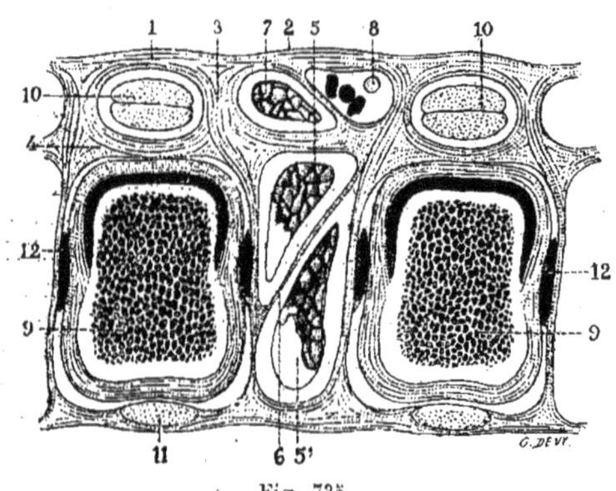

Fig. 735.

Coupe horizontale et transversale de deux métacarpiens au niveau de 2 têtes, segment supérieur de la coupe (schématique, d'après LEGUEU et JUVARA).

1, fibres prétendineuses (paroi antérieure des gaines). — 2, fibres prélombricales (paroi antérieure des gaines intertendineuses). — 3, fibres perforantes traversant plus loin le ligament transverse profond 4, pour passer dans l'espace intermétacarpien et entourer la tête d'une gaine fibreuse complète. — 5, 5', interosseux palmaire et interosseux dorsal. — 6, cloison oblique qui les sépare. — 7, lombrical. — 8, paquet vasculo-nerveux. — 9, 9, métacarpiens. — 10, tendons des fléchisseurs. — 11, tendons des extenseurs. — 12, bourse séreuse placée entre les fibres perforantes et la capsule.

lamelles fibreuses, lesquelles ne sont autres que les fibres perforantes. C'est à travers cet espace que s'échappent les interosseux, pour passer de la main sur la face dorsale des doigts. Nous ferons remarquer, en terminant, qu'il existe souvent, entre les deux lames précitées, un faisceau anastomotique (fig. 735,6) qui s'étend obliquement (en diagonale) du bord palmaire de l'une au bord dorsal de l'autre et qui partage notre espace intermétacarpien en deux espaces secondaires : l'un, antérieur, qui est occupé par l'interosseux palmaire correspondant ; l'autre, postérieur, dans lequel se loge l'interosseux dorsal.

B. Aponévrose palmaire interne. — L'aponévrose palmaire interne ou aponévrose thénar (fig. 734,9) s'étale sur les muscles de l'éminence thénar à la manière d'une toile celluleuse, contrastant par sa minceur et sa transparence avec l'aponévrose moyenne.

Elle s'insère, en dehors, sur le scaphoïde, sur le trapèze et sur le bord externe du premier métacarpien. De là, elle se porte en dedans, recouvre successivement l'opposant, le court abducteur, le court fléchisseur du pouce, arrive au bord externe de l'aponévrose palmaire moyenne et se continue avec cette dernière.

Par sa face superficielle, l'aponévrose palmaire externe répond au tissu cellulaire sous-cutané et à la peau. Sa face profonde s'applique immédiatement sur les muscles thénar, auxquels elle fournit des gaines celluleuses.

C. Aponévrose palmaire interne. — L'aponévrose palmaire interne (fig. 734,10) ou aponévrose hypothénar est également fort mince.

Elle se détache, en dedans, du pisiforme et du bord interne du cinquième métacarpien. En dehors, elle se continue, comme la précédente, avec le bord interne de l'aponévrose moyenne.

Recouverte par la peau et le petit muscle palmaire cutané, elle recouvre tous les autres muscles de l'éminence hypothénar, en jetant autour de chacun d'eux une gaine celluleuse.

D. Loges aponévrotiques de la paume de la main. — Il nous reste, pour compléter la description de l'aponévrose palmaire superficielle, à donner un dernier détail.

Du point où la portion moyenne de cette aponévrose se réunit à la portion externe, se détache une cloison verticale ou plutôt oblique (736,7), qui, après avoir recouvert de dehors en dedans le muscle adducteur du pouce, vient s'insérer sur le bord antérieur du troisième métacarpien.

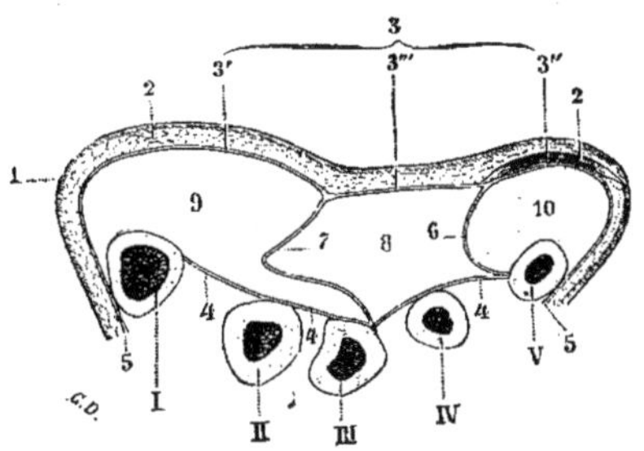

Fig. 736.

Les aponévroses de la paume de la main vues sur une coupe transversale, passant par la partie supérieure des métacarpiens.

I, II, III, IV, V, premier, deuxième, troisième, quatrième et cinquième métacarpiens. — 1, peau. — 2, tissu cellulaire sous-cutané, avec 2', palmaire cutané. — 3, aponévrose palmaire superficielle, avec : 3', sa portion externe ou aponévrose thénar ; 3'' sa portion interne ou aponévrose hypothénar ; 3''', sa portion moyenne ou ligament palmaire. — 4, 4, 4, aponévrose palmaire profonde. — 5, 5, aponévrose dorsale. — 6, cloison intermusculaire interne. — 7, cloison intermusculaire externe. — 8, loge moyenne. — 9, loge externe ou thénar. — 10, loge interne ou hypothénar.

De même, en dedans, l'aponévrose palmaire moyenne, en se réunissant à l'aponévrose de l'éminence hypothénar, donne naissance à une deuxième cloison verticale (fig. 736,6), qui vient se fixer, d'autre part, sur le bord antérieur du cinquième métacarpien.

Ces deux cloisons, que l'on distingue en interne et externe, divisent ainsi l'espace compris entre l'aponévrose palmaire et les métacarpiens en trois loges distinctes : une *loge moyenne*, une *loge externe* et une *loge interne*. — La loge externe (9) est occupée par les quatre muscles de l'éminence thénar. — La loge interne (10) est comblée, de même, par les trois muscles sous-aponévrotiques de l'éminence hypothénar. — La loge moyenne (8), enfin, est subdivisée, comme nous l'avons vu plus haut, en un certain nombre de loges secondaires, destinées, les unes aux tendons fléchisseurs, les autres aux lombricaux et aux paquets vasculo-nerveux des doigts.

2° Aponévrose palmaire profonde. — L'aponévrose palmaire profonde (fig. 736,4), que l'on désigne encore en raison de ses rapports avec les interosseux, sous le nom d'*aponévrose interosseuse antérieure*, s'étale sur les espaces interosseux et prend successivement insertion sur le bord antérieur de tous les métacarpiens. Elle se trouve naturellement interrompue, au niveau du troisième, par l'insertion fixe du muscle adducteur du pouce.

L'aponévrose interosseuse antérieure se continue insensiblement en haut, au niveau du carpe, avec les éléments fibreux des articulations carpiennes et radio-carpiennes. En bas, elle se termine sur le bord supérieur du ligament transverse du métacarpe, qui, comme nous l'avons vu en arthrologie (p. 534), peut être considéré comme un simple épaississement de cette lame fibreuse.

Par sa face profonde, l'aponévrose interosseuse antérieure recouvre tout d'abord les muscles interosseux et, plus bas, les articulations métacarpo-phalangiennes. Sa face superficielle répond aux fibres cloisonnantes que leur envoie l'aponévrose palmaire superficielle et qui, en s'unissant à elles, la renforcent singulièrement. Elle répond aussi, dans l'intervalle des cloisons, aux tendons fléchisseurs, aux muscles lombricaux, aux nerfs et aux vaisseaux digitaux.

2° Aponévroses de la région dorsale

Les aponévroses du dos de la main sont également au nombre de deux, l'une superficielle, l'autre profonde :

1° Aponévrose dorsale superficielle. — L'aponévrose dorsale superficielle est recouverte par la peau et recouvre les tendons des extenseurs. Continue en haut avec l'aponévrose antibrachiale, elle s'attache latéralement sur les bords libres des deux métacarpiens extrêmes. Elle dégénère, en bas, en une simple nappe celluleuse, qui se perd sur les phalanges.

2° Aponévrose dorsale profonde. — L'aponévrose dorsale profonde s'étale, au-dessous des tendons extenseurs, sur les espaces interosseux. On la désigne encore en raison de sa situation, sous le nom très significatif d'*aponévrose interosseuse postérieure*. Elle répond successivement aux muscles interosseux dorsaux et à la face postérieure des métacarpiens.

A consulter, au sujet des aponévroses de la main : Maslieurat-Lagémard, *Sur l'anatomie descriptive et chirurgicale des aponévroses et des membranes synoviales de la main*, etc., Gaz. méd. de Paris, 1839, p. 273 ; — Grapow, *Die Anatomie u. physiol. Bedeutung der Palmarisaponeurose*, Arch. f. Anat. u. Physiol., 1887, p. 143 ; — Legueu et Juvara, *Des aponévroses de la paume de la main*, Bull. Soc. anatomique, 1892, p. 383.

CHAPITRE VII

MUSCLE DU MEMBRE INFÉRIEUR

Adoptant, pour l'étude des muscles du membre inférieur, la division topographique que nous avons déjà suivie pour le membre supérieur, nous décrirons successivement et dans quatre articles distincts :

1° Les *muscles du bassin*;
2° Les *muscles de la cuisse;*
3° Les *muscles de la jambe;*
4° Les *muscles du pied.*

ARTICLE I

MUSCLES DU BASSIN

Abstraction faite du muscle iliaque, que nous avons réuni au psoas et décrit avec les muscles de l'abdomen, la région du bassin ou région fessière comprend neuf muscles, savoir : le *grand fessier*, le *petit fessier*, le *moyen fessier*, le *pyramidal*, l'*obturateur interne*, l'*obturateur externe*, les *deux jumeaux*, et le *carré crural*. Tous ces muscles prennent naissance sur le bassin (éléments osseux de la ceinture et sacrum) et viennent se terminer, au fémur, sur le grand trochanter ou dans son voisinage. Ce sont, abstraction faite du grand fessier, des *muscles pelvi-trochantériens* de certains auteurs.

1° Grand fessier

Le grand fessier (fig. 737, 1), le plus superficiel et le plus volumineux des muscles de la fesse, est constitué par une série de gros faisceaux juxtaposés et parallèles, dont l'ensemble affecte assez régulièrement la forme d'un losange.

1° Insertions. — Ces faisceaux, que séparent des cloisons cellulo-fibreuses dépendant de l'aponévrose superficielle, se détachent en haut : 1° de la partie la plus reculée de la crête iliaque (lèvre externe) ; 2° de la ligne courbe postérieure de l'os coxal et de la surface osseuse qui est située en arrière de cette ligne ; 3° du ligament sacro-iliaque postérieur ; 4° de l'aponévrose lombaire ; 5° de la crête du sacrum et du coccyx ; 6° enfin, de la face postérieure du grand ligament sacro-sciatique.

De cette vaste surface d'insertion, les faisceaux constitutifs du grand fessier se portent obliquement en bas et en dehors et viennent se terminer sur cette ligne rugueuse, qui s'étend du grand trochanter à la ligne âpre et que nous avons décrite, en ostéologie (p. 317), sous le nom de branche de bifurcation externe de la ligne âpre ou *crête du grand fessier*. On voit le plus souvent les faisceaux inférieurs du muscle se fixer, non plus sur l'os, mais sur l'aponévrose fémorale.

2° **Rapports**. — Par sa face superficielle, le grand fessier répond à l'aponévrose et à la peau, doublée à ce niveau d'une couche cellulo-graisseuse généralement fort épaisse.

Par sa face profonde, il recouvre successivement une partie du moyen fessier, le pyramidal, les deux jumeaux, le tendon de l'obturateur interne, le carré crural, le double paquet vasculo-nerveux qui s'échappe du bassin par la grande échancrure sciatique, le grand trochanter, l'ischion et les muscles qui s'y insèrent (demi-tendineux, demi-membraneux et longue portion du biceps). Le grand fessier glisse sur l'ischion au moyen d'une bourse séreuse à peu près constante, la *bourse ischiatique*. Une deuxième bourse séreuse, placée entre sa face profonde et la face externe du grand trochanter, favorise son glissement sur cette dernière saillie osseuse : c'est la *bourse trochantérienne du grand fessier*. ZOJA l'a rencontrée 11 fois sur 15. Il existe, enfin, dans la plupart des cas, une troisième bourse séreuse, plus petite que les deux précédentes, entre le tendon du grand fessier et le vaste externe.

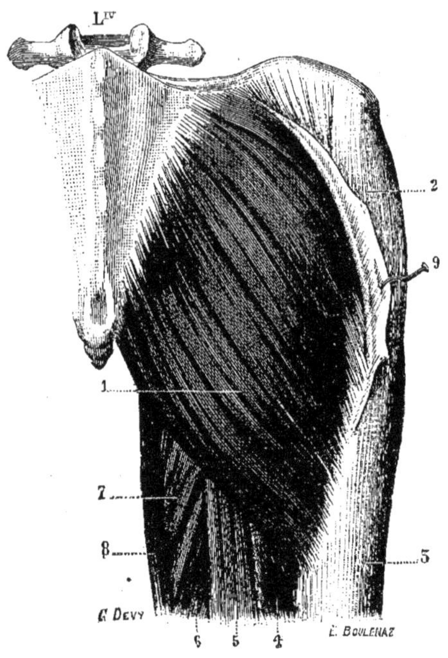

Fig. 737.

Muscles de la fesse, couche superficielle.

1, muscle grand fessier. — 2, muscle moyen fessier, recouvert de son aponévrose. — 3, vaste externe, recouvert de son aponévrose. — 4, longue portion du biceps. — 5, demi-tendineux. — 6, demi-membraneux. — 7, grand adducteur. — 8, droit interne. — 9, portion de l'aponévrose du grand fessier, érignée et rejetée en dehors. — LIV, quatrième vertèbre lombaire.

Le bord supérieur du grand fessier se porte obliquement de dedans en dehors et de haut en bas. Il est séparé du tenseur du fascia lata par un large triangle à base supérieure, dont l'aire est comblée par une aponévrose très résistante et, au-dessous de cette aponévrose, par le moyen fessier.

Le bord inférieur, oblique en bas et en dehors comme le précédent, soulève fortement la peau et circonscrit au-dessous de lui cette dépression linéaire connue en anatomie topographique sous le nom de *pli fessier*.

3° **Innervation**. — Le muscle grand fessier est innervé par le fessier inférieur ou petit sciatique, l'une des branches collatérales du plexus sacré. Les rameaux que lui envoie ce nerf le pénètrent par sa face profonde, de préférence au voisinage de sa partie inférieure et de son bord interne.

4° **Action**. — Prenant son point fixe sur le bassin, le grand fessier agit sur le fémur, qu'il porte dans l'extension et dans la rotation en dehors. — S'il prend son point fixe sur le fémur préalablement immobilisé, il redresse le bassin sur les fémurs et joue un rôle des plus importants dans la station bipède. Aussi est-ce chez l'homme que ce muscle atteint son plus haut degré de développement : comme l'a fort bien dit BUFFON, les fesses n'appartiennent qu'à l'homme.

Variétés. — MACALISTER rapporte un fait où le grand fessier, considérablement réduit, s'insérait exclusivement sur les deux dernières vertèbres sacrées. — On rencontre quelquefois, le long du bord inférieur du grand fessier, un faisceau surnuméraire qui se détache du coccyx ou de la dernière vertèbre sacrée et vient se terminer sur le fémur, au-dessous du grand fessier. Ce *faisceau coccy-fémoral* rappelle le *caudo-fémoral* ou *agitator caudæ* des mammifères à queue. — Anormalement, un petit faisceau, plus ou moins distinct du grand fessier, se rend de l'ischion au fémur. Ce faisceau surnuméraire *ischio-fémoral* s'observe normalement chez plusieurs singes.

2° MOYEN FESSIER

Le moyen fessier (fig. 738,2) est un muscle large, épais, rayonné, situé au-dessous du précédent, qu'il déborde en haut et en avant.

1° Insertions. — Il prend naissance, en haut : 1° sur la lèvre externe de la crête iliaque, dans ses trois quarts antérieurs ; 2° sur l'épine iliaque antéro-supérieure et l'échancrure sous-jacente ; 3° sur la portion de la fosse iliaque externe qui se trouve comprise entre les deux lignes courbes ; 4° sur l'aponévrose fessière, dans l'espace triangulaire compris entre la crête iliaque et le grand fessier.

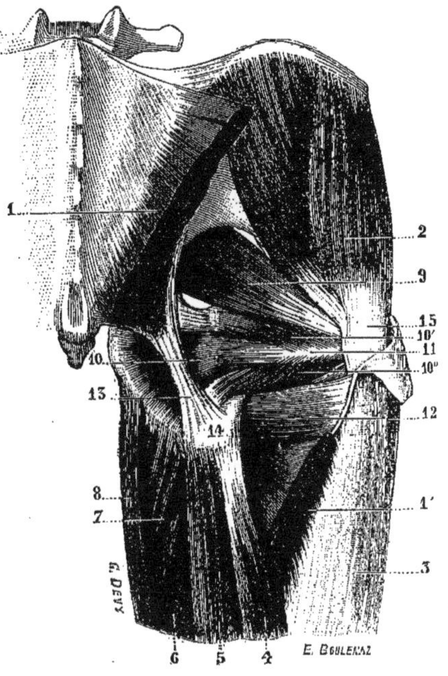

Fig. 738.

Muscles de la fesse, couche profonde, après résection du grand fessier.

1, extrémité supérieure du grand fessier. — 1', son extrémité inférieure. — 2, moyen fessier. — 3, vaste externe, recouvert par l'aponévrose fémorale. — 4, biceps. — 5, demi-tendineux. — 6, demi-membraneux. — 7, grand adducteur. — 8, droit interne. — 9, pyramidal. — 10, obturateur interne, avec 10', jumeau supérieur et 10'', jumeau inférieur, s'insérant sur un tendon commun, 11. — 12, carré crural. — 13, grand ligament sacro-sciatique. — 14, ischion. — 15, grand trochanter.

De ces divers points d'insertion, les divers faisceaux qui constituent ce muscle convergent vers le grand trochanter et s'y insèrent, non pas sur le bord supérieur de cette tubérosité, mais sur sa face externe, le long d'une ligne, toujours très marquée, qui est oblique de haut en bas et d'arrière en avant (voy. OSTÉOLOGIE, p. 320 et fig. 293, 1).

2° Rapports. — Sa face superficielle répond en arrière au grand fessier, en avant au tenseur du fascia lata, à sa partie moyenne à l'aponévrose fessière. — Sa face profonde recouvre le petit fessier et une grande partie de la fosse iliaque externe. — Son bord antérieur repose sur le bord antérieur du petit fessier. — Son bord postérieur longe le bord supérieur du pyramidal, dont le séparent les vaisseaux et les nerfs fessiers supérieurs.

Une bourse séreuse, plus ou moins développée suivant les sujets, sépare le tendon terminal du muscle du grand trochanter.

3° **Innervation**. — Le moyen fessier est innervé par le nerf fessier supérieur, branche du plexus sacré.

4° **Action**. — Pour atteindre le grand trochanter, les faisceaux antérieurs du moyen fessier suivent un trajet oblique en bas et en arrière; les faisceaux postérieurs, un trajet oblique en bas et en avant; les faisceaux moyens s'y portent presque verticalement. Or, chacun de ces groupes de faisceaux a une action spéciale : les faisceaux antérieurs portent le fémur dans l'abduction et lui font exécuter en même temps un mouvement de rotation en dedans ; les faisceaux postérieurs sont également abducteurs du fémur, mais ils sont rotateurs en dehors ; quant aux faisceaux moyens, ils sont simplement abducteurs. Au total, le muscle, se contractant dans toute son étendue, est abducteur et rotateur en dedans, les faisceaux antérieurs, qui sont rotateurs en dedans, l'emportant par leur masse sur les faisceaux postérieurs, qui sont rotateurs en dehors.

Quand il prend son point fixe sur le fémur, le moyen fessier redresse le bassin comme le grand fessier et, s'il se contracte d'un côté seulement, il lui imprime en même temps un mouvement d'inclinaison latérale.

Variétés. — On a vu (Henle, Macalister) le muscle moyen fessier constitué par deux faisceaux distincts. — Le muscle peut se fusionner plus ou moins intimement, soit avec le petit fessier, soit avec le pyramidal, soit avec le fascia lata.

3° Petit fessier

Le petit fessier (fig. 739,3) est un muscle triangulaire ou en éventail, situé au-dessous du précédent et s'étendant, comme lui, de l'os coxal au grand trochanter.

1° **Insertions**. — Il s'insère, en haut : 1° sur la partie la plus antérieure de la crête iliaque ; 2° sur toute la portion de la fosse iliaque externe qui est située en avant de la ligne courbe antérieure.

De là, les fibres de ce muscle se dirigent en convergeant, les antérieures obliquement en bas et en arrière, les moyennes verticalement en bas, les postérieures obliquement en bas et en avant. Elles se terminent toutes à la face profonde d'une large aponévrose, qui continue leur direction et se condense bientôt en un tendon fort résistant. Ce tendon terminal du muscle petit fessier se fixe au bord antérieur et un peu au bord supérieur du grand trochanter.

2° **Rapports**. — La face superficielle du petit fessier est recouverte dans toute son étendue par le moyen fessier. — Sa face profonde recouvre successivement la fosse iliaque externe, le tendon réfléchi du droit antérieur de la cuisse, la capsule fibreuse de l'articulation de la hanche. — Son bord antérieur est en rapport avec le bord antérieur du moyen fessier, qui le recouvre. — Son bord postérieur répond au bord supérieur du pyramidal, qui lui est adjacent.

3° **Innervation**. — Il est innervé, comme le précédent, par le nerf fessier supérieur, branche du plexus sacré.

4° **Action**. — Le muscle petit fessier a la même action que le moyen fessier : il est abducteur et rotateur en dedans de la cuisse, quand il prend son point fixe sur le bassin ; il redresse le bassin et l'incline latéralement, quand il prend son point fixe sur le fémur.

Variétés. — Le petit fessier peut se fusionner, soit avec le moyen fessier, soit avec le pyramidal (CALORI). — Il peut envoyer un faisceau au tenseur du fascia lata (WALSHAM), au vaste externe (MACALISTER). — On trouve fréquemment, le long de son bord antérieur, un petit faisceau surnuméraire plus ou moins différencié, qui va, comme lui, s'attacher au grand trochanter (*scansorius*, quatrième fessier de HAUGHTON, muscle petit fessier antérieur, etc.). Ce faisceau existe normalement chez un grand nombre de mammifères (voy. TESTUT, *Anom. musc.*, p. 598).

4° PYRAMIDAL DU BASSIN

Le pyramidal du bassin (fig. 738,9) est un muscle aplati et triangulaire, s'étendant du sacrum au grand trochanter.

1° Insertions. — Ce muscle prend naissance sur la face antérieure du sacrum par trois ou quatre faisceaux plus ou moins distincts : ces faisceaux d'origine s'insèrent entre les trous sacrés, dans la hauteur correspondant aux deuxième, troisième et quatrième vertèbres sacrées. Il prend, en outre, quelques insertions sur la face antérieure du grand ligament sacro-sciatique, ainsi que sur la partie la plus élevée de la grande échancrure sciatique.

De là, le muscle se porte en dehors, sort du bassin par la grande échancrure sciatique et vient se fixer, à l'aide d'un tendon arrondi, sur la partie moyenne du bord supérieur du grand trochanter.

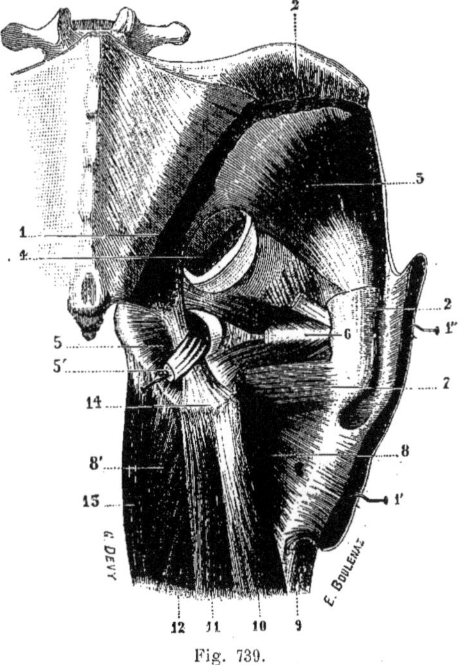

Fig. 739.

Muscles de la fesse, couche profonde, après résection du grand fessier et du moyen fessier.

1, insertions supérieures du grand fessier. — 1' et 1'', extrémité inférieure de ce muscle, s'attachant sur le fémur et sur l'aponévrose fémorale. — 2, insertions supérieures du moyen fessier. — 2', son tendon trochantérien. — 3, petit fessier. — 4. pyramidal, sectionné à sa sortie du bassin. — 5, obturateur interne, avec 5', son tendon érigné en dedans pour montrer les languettes tendineuses qui s'étendent dans l'épaisseur du corps charnu. — 6, le tendon du même muscle sur lequel s'insèrent les deux jumeaux. — 7, carré crural. — 8, grand adducteur, sa portion supérieure, avec 8', sa portion inférieure ou interne. — 9, fémur. — 10, longue portion du biceps. — 11, demi-tendineux. — 12, demi-membraneux. — 13, droit interne — 14, tubérosité de l'ischion.

2° Rapports. — Nous pouvons considérer au pyramidal deux portions, une portion intra-pelvienne et une portion extra-pelvienne. Chacune d'elles présente des rapports qui lui sont propres. — La *portion intra-pelvienne* recouvre le sacrum par sa face postérieure et répond, par sa face antérieure, au rectum, aux vaisseaux hypogastriques et aux nerfs du plexus sacré. — La *portion extra-pelvienne*, intermédiaire au moyen fessier et au jumeau supérieur, recouvre la capsule fibreuse de l'articulation de la hanche et se trouve recouverte, dans toute son étendue, par le grand fessier.

Par la grande échancrure sciatique s'échappent du bassin, en même temps que le pyramidal, de nombreux organes qui présentent avec ce muscle des rapports importants. Ce sont : 1° au-dessus du pyramidal, dans la partie la plus élevée de l'échancrure, les vaisseaux et le nerf fessiers supérieurs ; 2° au-dessous de lui, dans la partie la plus inférieure de l'échancrure, les nerfs grand et petit sciatiques, les vaisseaux ischiatiques, les vaisseaux et le nerf honteux internes.

3° Innervation. — Le pyramidal du bassin est innervé par un rameau spécial du plexus sacré, le *nerf du pyramidal*. Ce nerf le pénètre par sa face antérieure, au moment où il s'échappe du bassin par la grande échancrure sciatique.

4° Action. — Le pyramidal, prenant son point fixe sur le bassin, agit sur le fémur, auquel il imprime un mouvement de rotation en dehors. Quand le fémur est préalablement fléchi, dans la station assise par exemple, les contractions du pyramidal le portent dans l'abduction.

Variétés. — Nous avons déjà mentionné sa fusion possible avec le moyen fessier et le petit fessier. — Il peut perdre un ou plusieurs faisceaux d'origine. Par contre, il peut présenter un faisceau surnuméraire partant, soit du sacrum, soit du coccyx. — Le pyramidal peut être traversé (26 fois sur 100 d'après Calori), soit par le tronc du sciatique, soit par l'une de ses branches (voy. *Grand sciatique*). J'ai vu, dans un cas, l'une des branches de bifurcation du sciatique passer au-dessus du pyramidal. Rappelons à ce sujet l'assertion ancienne de Rosenmüller, à savoir que, chez les peuples du Nord, le nerf grand sciatique se bifurquerait très haut, tandis que cette bifurcation ne s'effectuerait, chez les peuples méridionaux, que dans le voisinage du creux poplité ; une pareille assertion a priori attend encore le contrôle des faits. (Voy., à ce sujet, l'intéressant mémoire du professeur Calori) *Sull'alta divisione dello ischiatico*, etc., Mém. de l'Acad. des Sciences de Bologne, IVe série, t. II, 1882.)

5° Jumeaux pelviens

Les jumeaux pelviens (fig. 738, 10′ et 10″) sont deux petits muscles légèrement aplatis d'avant en arrière, qui se portent transversalement du pourtour de la petite échancrure sciatique à la face interne du grand trochanter. On les distingue en *jumeau supérieur* et *jumeau inférieur*.

1° Insertions. — Le jumeau supérieur prend plus spécialement son origine sur la face externe et le bord inférieur de l'épine sciatique. Le jumeau inférieur s'insère un peu plus bas, sur la tubérosité de l'ischion.

L'un et l'autre, se portant horizontalement en dehors, s'adossent par leurs bords correspondants et forment ainsi une gouttière transversale, ouverte en arrière, au fond de laquelle glisse le tendon de l'obturateur interne. Finalement, ils se jettent sur ce dernier tendon et gagnent, avec lui, la cavité digitale du grand trochanter.

Les relations des jumeaux avec l'obturateur interne sont assez intimes et assez constantes pour que nous considérions ces petits muscles, à l'exemple de plusieurs anatomistes, Meckel et Theile entre autres, comme de simples faisceaux extra-pelviens de l'obturateur interne.

2° Rapports. — Entre le bassin et le fémur, leurs deux points d'insertion extrêmes, les deux jumeaux reposent sur la capsule de la hanche. Ils sont recouverts par le grand fessier, dont le séparent le grand nerf sciatique, le petit nerf sciatique et les vaisseaux ischiatiques.

3° Innervation. — Le jumeau supérieur est innervé par un rameau spécial, issu du plexus sacré. Le jumeau inférieur est encore innervé par le plexus sacré au moyen d'un rameau qui lui est commun avec le carré crural.

4° Action. — Envisagés au point de vue de leur action, les deux jumeaux sont, comme l'obturateur interne, rotateurs de la cuisse en dehors.

Variétés. — L'un des deux jumeaux peut manquer. — L'un et l'autre ont été vus constitués par deux faisceaux. — On a signalé : 1° l'union du jumeau supérieur, soit avec le pyramidal, soit avec le petit fessier (MACALISTER) ; 2° l'union du jumeau inférieur avec le carré crural. — Les deux jumeaux s'enroulent quelquefois autour du tendon de l'obturateur, auquel ils forment, dans ce cas, un canal complet.

6° OBTURATEUR INTERNE

L'obturateur interne (fig. 738,11, et 740,1) est un muscle aplati et rayonné, couché sur la face endo-pelvienne de la membrane obturatrice et s'étendant de là à la partie supéro-interne du grand trochanter.

1° Insertions. — Il s'insère, en dedans : 1° sur la face interne de la membrane obturatrice (p. 558); 2° sur la face interne du corps et de la branche descendante du pubis; 3° sur la face interne du corps et de la branche ascendante de l'ischion; 4° sur cette surface quadrilatère qui s'étend, au-dessous de la ligne innominée, entre le trou obturateur et l'épine sciatique.

De cette large surface d'attache, les faisceaux de l'obturateur interne se portent tous, en convergeant, vers la petite échancrure sciatique. Là, changeant brusquement de direction, ils s'infléchissent en dehors, du côté du grand trochanter. Finalement, ils viennent se fixer à la partie la plus élevée de la cavité digitale, à l'aide d'un fort tendon arrondi, qui prend naissance à la face profonde du muscle par cinq ou six languettes divergentes. Ces languettes tendineuses sont généralement en saillie sur le plan musculaire ; chacune d'elles, par conséquent, se creuse une rainure spéciale sur la petite échancrure sciatique où elle repose.

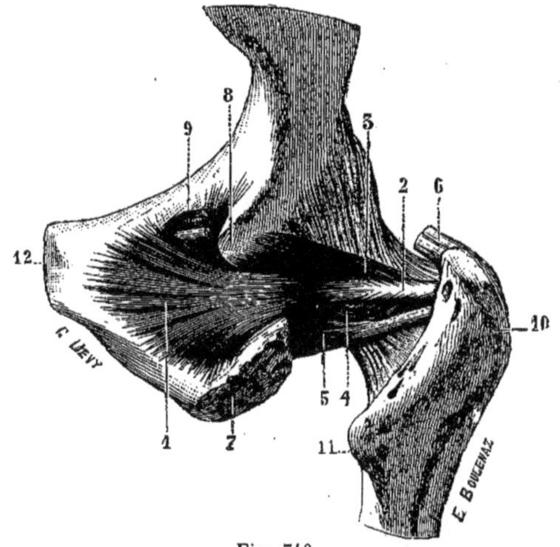

Fig. 740.

Muscles jumeaux et obturateurs, vue postérieure.

1, muscle obturateur interne. — 2, tendon de ce muscle, sur lequel viennent s'insérer les deux muscles jumeau supérieur 3, et jumeau inférieur 4 ; ce dernier a été excisé pour laisser voir le muscle obturateur externe 5, qui croise en arrière le col du fémur pour venir s'insérer au fond de la cavité digitale. — 6, tendon du pyramidal. — 7, tubérosité de l'ischion. — 8, épine sciatique. — 9, artère obturatrice et nerf obturateur s'engageant dans le canal sous-pubien. — 10, grand trochanter. — 11, petit trochanter. — 12, symphyse pubienne.

2° Rapports. — Comme le pyramidal, que nous avons vu s'échapper du bassin par la grande échancrure sciatique, l'obturateur interne est situé dans le bassin par sa portion interne, en dehors du bassin par sa portion externe.

a. *Dans le bassin,* le muscle obturateur interne repose, par sa face antérieure, sur la membrane obturatrice et sur le pourtour osseux du trou obturateur. — Sa face postérieure est recouverte par une aponévrose spéciale, qui se confond en haut avec l'aponévrose pelvienne et donne insertion aux fibres moyennes du muscle releveur de l'anus. Cette face constitue inférieurement la paroi externe du creux ischio-rectal, dont le releveur de l'anus forme la paroi interne.

b. *A sa sortie du bassin,* l'obturateur interne traverse un orifice ostéo-fibreux (petite échancrure sciatique), formé en haut par l'épine sciatique et le petit ligament sacro-sciatique, en dedans et en bas par le grand ligament sacro-sciatique, en dehors par l'ischion. A ce niveau, l'ischion, jouant le rôle de poulie de réflexion, se revêt d'une couche cartilagineuse et présente, en outre, une bourse séreuse (*bourse de l'obturateur interne*) destinée à faciliter le glissement du muscle.

c. *En dehors du bassin,* le tendon de l'obturateur interne chemine entre les deux jumeaux. Il recouvre la capsule fibreuse de l'articulation de la hanche et se trouve recouvert, à son tour, par la masse du grand fessier.

3° Innervation. — L'obturateur interne reçoit son nerf, *nerf de l'obturateur interne,* du plexus sacré. Ce nerf sort du bassin par la grande échancrure sciatique, y rentre de nouveau par la petite échancrure sciatique et vient se distribuer à la face interne du muscle par plusieurs rameaux divergents.

4° Action. — L'obturateur interne agit sur le fémur exactement comme s'il se détachait de l'ischion, sur lequel il se réfléchit : congénère des jumeaux, il est rotateur de la cuisse en dehors.

Variétés. — Peu nombreuses et peu importantes, elles se bornent à l'isolement plus ou moins complet de quelques-uns de ses faisceaux d'origine ou à l'addition de quelques faisceaux surnuméraires, provenant, suivant les cas : 1° du tendon du petit psoas ; 2° de la tubérosité ischiatique ; 3° de l'aponévrose pelvienne ; 4° du bord inférieur de la ligne ilio-pectinée ; 5° du ligament sacro-sciatique ; 6° de la troisième vertèbre sacrée (Schwegl) ; 7° du pubis (Macalister). — Gruber (*Virchow's Arch.*, t. LXXIII, p. 342) a signalé la séparation de la portion pubio-ischiatique et de la portion iliaque.

7° Obturateur externe

L'obturateur externe (fig. 746,8) est encore un muscle aplati et rayonné, couché, comme son nom l'indique, sur la face externe ou exo-pelvienne de la membrane obturatrice. Il s'étend, comme le précédent, du pourtour du trou obturateur au grand trochanter.

1° Insertions. — Il s'insère, en dedans : 1° sur la bandelette sous-pubienne (voy. Arthrologie, p. 560) ; 2° sur la face antérieure du corps du pubis ; 3° sur la branche horizontale et la branche descendante du même os ; 4° sur la branche ascendante de l'ischion, principalement à sa face antérieure, mais aussi par quelques faisceaux à sa face postérieure.

De là, ses fibres convergent en dehors, remontent obliquement le long de la face postérieure de l'articulation de la hanche et viennent se fixer, à l'aide d'un tendon arrondi (fig. 740,5), dans le fond de la cavité digitale du grand trochanter.

2° Rapports. — L'obturateur externe, contrairement à l'interne, qui est intrapelvien à son origine, est situé tout entier en dehors du bassin.

a. *Dans ses deux tiers internes,* il recouvre, par sa face postérieure, la membrane obturatrice et la demi-circonférence interne du trou obturateur sur laquelle il s'insère ; une nappe cellulo-adipeuse, très développée en bas et en arrière, s'interpose entre le muscle et la membrane obturatrice. Sa face antérieure est successivement recouverte par le psoas-iliaque, par le grand et le petit adducteurs, par le droit interne.

b. *Dans son tiers externe,* il répond, en arrière, au muscle carré crural, en avant au col du fémur et à la capsule fibreuse de l'articulation de la hanche.

3° Innervation. — Le muscle obturateur externe est innervé par le nerf obturateur, branche du plexus lombaire.

4° **Action**. — Il est, comme l'obturateur interne, rotateur de la cuisse en dehors.

Variétés. — Wood (*Proc. of roy. Soc. of London*, t. XVI, p. 522) a vu le muscle obturateur externe renforcé par un faisceau surnuméraire provenant du petit adducteur. — Macalister a constaté l'isolement d'un faisceau pubien par le nerf obturateur.

8° Carré crural

Situé à la partie postérieure de l'articulation de la hanche, le carré crural (fig. 739,7) est un muscle quadrilatère, constitué par une série de faisceaux parallèles qui se portent transversalement de l'ischion au fémur.

1° **Insertions**. — Ces faisceaux prennent naissance, en dedans, sur le bord externe de la tubérosité ischiatique, un peu au-devant du demi-membraneux. En dehors, ils s'insèrent à l'extrémité supérieure du fémur, non pas à la crête intertrochantérienne, mais un peu en dehors de cette crête, sur une ligne à peu près verticale qui fait suite au bord postérieur du grand trochanter.

2° **Rapports**. — Il est en rapport, en arrière : 1° avec le grand fessier, qui le recouvre ; 2° avec les nerfs grand et petit sciatiques et les vaisseaux ischiatiques, qui le croisent verticalement. — En avant, il répond à la capsule articulaire, au petit trochanter et au tendon de l'obturateur externe. — Son bord supérieur répond au jumeau inférieur; son bord inférieur, au grand adducteur de la cuisse.

3° **Innervation**. — Le muscle carré crural est innervé par un rameau qui émane du plexus sacré. Ce rameau, comme nous l'avons déjà dit plus haut, lui est commun avec celui du muscle jumeau inférieur.

4° **Action**. — Il est rotateur de la cuisse en dehors.

Variétés. — Le carré crural peut faire défaut (une fois sur 105 sujets, d'après Hallet) ; dans ce cas, les jumeaux « ont plus de volume » (Theile). — On l'a vu divisé en plusieurs faisceaux distincts. — Il s'unit quelquefois, soit avec le jumeau inférieur, soit avec le grand adducteur.

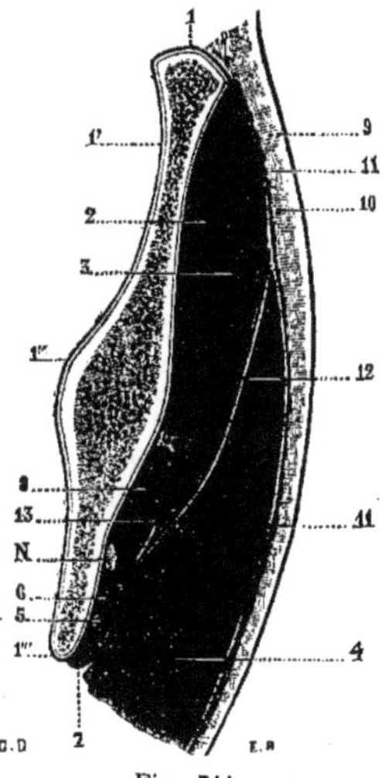

Fig. 741.

Coupe transversale de la région fessière suivant un plan perpendiculaire aux fibres du grand fessier.

1, crête iliaque. — 1', fosse iliaque interne. — 1'', ligne innominée. — 1''', partie inférieure de la coupe, intéressant le bord postérieur de l'os coxal à deux centimètres au-dessous de l'épine sciatique. — 2, petit fessier. — 3, moyen fessier. — 4, grand fessier. — 5, obturateur interne. — 6, jumeau supérieur. — 7, jumeau inférieur. — 8, pyramidal. — 9, peau. — 10, tissu cellulaire sous-cutané. — 11, aponévrose du grand fessier, envoyant 12, un double prolongement au-dessous de ce muscle. — 13, couche cellulo-graisseuse sous-fessière — N, nerf grand sciatique.

9° Aponévrose de la fesse

Sur les masses musculaires que nous venons de décrire s'étale une large aponévrose, dite *aponévrose fessière*. Détachée de la crête iliaque et du bord postérieur du muscle tenseur du fascia lata, cette aponévrose recouvre tout d'abord le moyen fessier, au niveau duquel elle présente une épaisseur considérable, et atteint bientôt le bord antéro-supérieur du grand fessier. Là, elle se divise en trois feuillets superposés : un feuillet superficiel, un feuillet moyen et un feuillet profond.

Le *feuillet profond* continue à recouvrir le moyen fessier, en s'amincissant graduellement. Au niveau du pyramidal et des muscles qui lui font suite, il n'est plus qu'une simple toile celluleuse, difficilement isolable par la dissection.

Le *feuillet moyen,* également fort mince, tapisse la face profonde du grand fessier jusqu'au bord postéro-inférieur de ce muscle, où il s'unit avec le feuillet suivant, pour former au grand fessier une gaine complète.

Le *feuillet superficiel,* enfin, recouvre la face superficielle du grand fessier dans toute son étendue. Sur le pourtour de ce muscle, ce feuillet s'attache successivement sur la crête sacrée, sur le coccyx et sur le ligament sacro-sciatique. En bas et en dehors, il se continue directement avec l'aponévrose fémorale.

En avant du grand fessier se trouve une nappe cellulo-graisseuse, souvent très développée, qui communique : 1° avec le bassin, par la grande échancrure sciatique ; 2° avec la fosse ischio-rectale, par la petite échancrure sciatique ; 3° avec le tissu cellulaire sous-aponévrotique de la cuisse, le long du nerf grand sciatique. Ces relations, on le conçoit, ont, en pathologie, une importance considérable (voy., à ce sujet, les Traités d'anatomie topographique).

ARTICLE II

MUSCLES DE LA CUISSE

Les muscles de la cuisse sont au nombre de onze. Adoptant une classification différente de celle qui est généralement suivie par les auteurs[1], nous grouperons ces muscles en deux régions seulement :

1° Une *région antéro-externe ;*

2° Une *région postéro-interne ;*

Une pareille division, basée sur la situation des cloisons intermusculaires, a pour avantage, d'une part d'être conforme à la physiologie articulaire, d'autre part de mettre en évidence les homologies qui existent entre les muscles de la cuisse et les muscles du bras, que nous avons également groupés en deux régions.

§ I. — Région antéro-externe

La région antéro-externe comprend trois muscles, savoir : le *tenseur du fascia lata,* le *couturier* et le *quadriceps crural* ou *muscle extenseur de la jambe.*

1° Tenseur du fascia lata

Situé à la partie supérieure et externe de la cuisse, le tenseur du fascia lata (fig. 742,7) est un muscle aplati et mince, charnu en haut, tendineux en bas, s'étendant de l'os coxal au tibia.

1° Insertions. — Il s'insère en haut : 1° sur la portion de la crête iliaque (lèvre externe) qui avoisine l'épine iliaque antéro-supérieure ; 2° sur cette épine ; 3° sur l'échancrure située au-dessous ; 4° sur l'aponévrose fessière.

De là, ses fibres se portent en bas et un peu en arrière, en s'écartant peu à peu les unes des autres. Elles se terminent, à la hauteur du tiers ou du quart supé-

[1] Quelques traités classiques admettent quatre régions : 1° une *région antérieure* (couturier, droit antérieur, tenseur de la synoviale du genou); 2° une *région externe* (tenseur du fascia lata, vaste externe); 3° une *région interne* (droit interne, vaste interne, pectiné et les trois abducteurs); 4° une *région postérieure* (biceps, demi-tendineux, demi-membraneux).

rieur de la cuisse, sur des faisceaux tendineux, lesquels, s'entremêlant d'une façon inextricable avec l'aponévrose fémorale, viennent se fixer sur la face antérieure de la tubérosité externe du tibia, immédiatement au-dessus du jambier antérieur. On voit constamment quelques-uns de ces faisceaux terminaux du tenseur du fascia lata se diriger vers le bord externe de la rotule et s'y insérer.

2° **Rapports**. — Superficiellement, le tenseur du fascia lata répond, dans toute son étendue, à l'aponévrose et à la peau. — Par sa face profonde, il recouvre successivement le moyen fessier, le droit antérieur de la cuisse et le vaste externe.

3° **Innervation**. — Il est innervé par un rameau issu du nerf fessier supérieur, branche du plexus sacré. Ce rameau pénètre le muscle par sa face profonde, à sa partie moyenne et au voisinage de son bord postérieur.

4° **Action**. — Le muscle tenseur du fascia lata remplit des rôles multiples : 1° il tend, en l'attirant en haut, la partie externe de l'aponévrose fémorale (fascia lata) ; 2° il étend la jambe sur la cuisse ; 3° il porte la cuisse en dehors et lui imprime en même temps un léger mouvement de rotation en dedans.

Variétés. — J'ai vu le tenseur du fascia lata constitué par deux faisceaux distincts. — Ce muscle peut recevoir un faisceau surnuméraire : 1° du ligament de Fallope ; 2° de l'aponévrose abdominale, au-dessus de la crête iliaque (MACALISTER). — Son absence a été constatée une fois par GRUBER (*Virchow's Arch.*, 1881, Bd. LXXXVI, p. 25).

2° COUTURIER

Le plus superficiel des muscles de la région, le couturier (fig. 742,5), est un ruban musculaire long et large, réunissant l'ilion à l'extrémité supérieure du tibia.

1° **Insertions**. — Il s'insère, en haut, à l'aide de fibres aponévrotiques fort courtes, sur l'épine iliaque antéro-supérieure et sur la partie la plus élevée de l'échancrure qui est au-dessous.

De là, se portant obliquement en bas, en dedans et en arrière, il croise en diagonale la face antérieure de la cuisse et vient se fixer sur la partie interne de l'extrémité supérieure du tibia, en avant de la tubérosité interne. Il forme, dans cette région, avec les tendons terminaux du droit interne et du demi-tendineux, un ensemble aponévrotique à branches multiples et divergentes que l'on désigne sous le nom de *patte d'oie*.

2° **Rapports**. — La face antérieure du couturier répond à l'aponévrose et à la peau. — Sa face postérieure recouvre successivement, en procédant de haut en bas, le droit antérieur, le psoas-iliaque, le moyen adducteur, le vaste interne, le côté interne de l'articulation du genou.

Trois filets nerveux, dits *perforants*, traversent d'arrière en avant le muscle couturier. Nous les décrirons ultérieurement à propos du nerf crural.

Le couturier présente en outre, avec l'artère fémorale, des rapports assez importants pour mériter le nom de *muscle satellite* de cette artère. — Dans son tiers supérieur, ce muscle forme le côté externe d'un triangle, dit *triangle de Scarpa* (voy. plus loin), dont le côté interne est formé par le premier adducteur, la base par l'arcade fémorale, le sommet par la rencontre du couturier avec le premier adducteur. L'artère fémorale parcourt verticalement cet espace triangulaire, suivant assez exactement la ligne droite qui réunirait son sommet au milieu de sa base. — Dans son tiers moyen, le couturier recouvre l'artère qui, continuant son trajet vertical, ne tarde pas à se dégager de la face profonde du muscle, pour venir, un peu plus bas, occuper son bord externe. — Au total, le muscle couturier, situé d'abord en dehors de l'artère fémorale, passe ensuite en avant et, finalement, vient se placer en dedans de ce vaisseau.

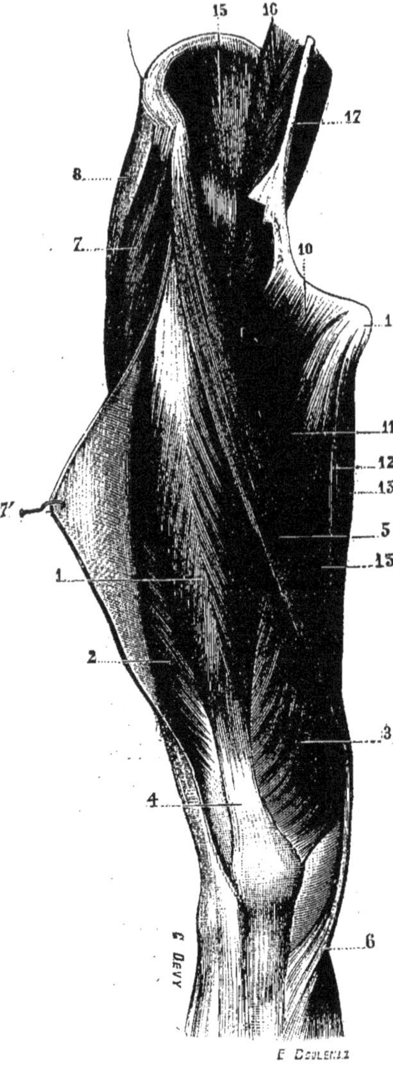

Fig. 742.

Muscles de la région antérieure de la cuisse, couche superficielle.

1, droit antérieur, avec : 1', son tendon direct ; 1'', son tendon réfléchi. – 2, vaste externe. — 3, vaste interne. — 4, tendon inférieur du quadriceps fémoral. — 5, couturier, avec 5', son tendon d'attache à l'os iliaque. — 6, tendon inférieur du couturier, faisant partie de la patte d'oie. — 7, tenseur du fascia lata. — 7', fascia lata, érigné en dehors. — 8, moyen fessier. — 9, petit fessier, érigné pour laisser voir le tendon réfléchi du droit antérieur. — 10, pectiné. — 11, premier ou moyen adducteur. — 12, droit interne, avec 12', son tendon inférieur, concourant à la formation de la patte d'oie avec celui du couturier et celui du demi-tendineux. — 13, grand adducteur ou troisième adducteur. — 14, symphyse pubienne. — 15, muscle iliaque. — 16, grand psoas. — 17, tendon du petit psoas.

3° **Innervation**. — Il est innervé par des rameaux multiples, provenant du musculo-cutané externe, l'une des branches du nerf crural.

4° **Action**. — Le couturier, envisagé au point de vue de son action : 1° fléchit la jambe sur la cuisse ; 2° fléchit la cuisse sur le bassin ; 3° porte la cuisse dans l'abduction et la rotation en dehors, tandis que le talon se porte en dedans. C'est là la position ordinaire que prennent les tailleurs quand ils se livrent à des travaux de *couture*, d'où le nom de *couturier* (en latin *sartorius*, de *sartor*, tailleur ; en grec ῥαφικός, de ῥάπτω, coudre), qui a été donné à ce muscle par Spigel : « *quem ego*, dit Spigel (De hum. corp. fabrica, cap. xxiii) *sartorium vocare soleo, quod sartores eo maxime utuntur, dum crus cruri inter consuendum imponunt* ».

Variétés. — Meckel a constaté son absence. — Kelch l'a vu formé par deux ventres, que réunissait un tendon intermédiaire. — Il peut être divisé en deux faisceaux (duplicité), soit dans toute son étendue (Bergeron, *Bull. Soc. anat.*, 1866, p. 2), soit dans sa partie supérieure (Meckel), soit dans sa partie inférieure (Macalister). — Brock a vu le couturier (*Journ. of Anat. and Phys.*, 1879, p. 578) se diviser en haut en deux faisceaux, l'un normal pour l'épine iliaque antéro-supérieure, l'autre surnuméraire pour l'éminence ilio-pectinée. — J'ai vu plusieurs fois le couturier prolonger ses insertions sur l'arcade fémorale. — Il peut s'attacher, en bas, sur l'aponévrose fémorale, sur le côté interne de l'articulation du genou, et même sur le fémur, au niveau ou un peu au-dessus du condyle, disposition qui est normale chez l'aï (Humphry). — Sous le nom de *musculus saphenus*, Buxter Tyrie (*Journ. of Anat.*, 1894) a décrit un faisceau musculaire qui se détachait de l'extrémité externe du ligament de Fallope et venait se terminer sur l'extrémité interne de ce même ligament, après avoir décrit dans le triangle de Scarpa une sorte d'arcade à concavité supérieure, qui embrassait la veine saphène interne au niveau de son abouchement dans la fémorale. — A consulter : LEDOUBLE, *Anomalies du couturier*, Bull. Soc. d'Anthrop., 1891.

3° QUADRICEPS CRURAL

Situé sur le plan antérieur de la cuisse, le quadriceps crural (fig. 742 et 743) est constitué par quatre faisceaux musculaires, qui, distincts à leur origine supérieure, se réunissent en bas pour prendre sur la rotule et sur le tibia une insertion commune. De ces quatre faisceaux, l'un, le *droit antérieur,* remonte jusqu'au bassin. Deux autres, appelés *vastes* en raison de leurs dimensions considérables, s'arrêtent au fémur : on les distingue l'un de l'autre, d'après leur situation, par les dénominations très significatives de *vaste interne* et de *vaste externe.* Le quatrième faisceau, connu sous le nom de *crural,* est situé au-dessous des deux vastes; comme eux, il revêt une forme aplatie et prend son origine sur le fémur.

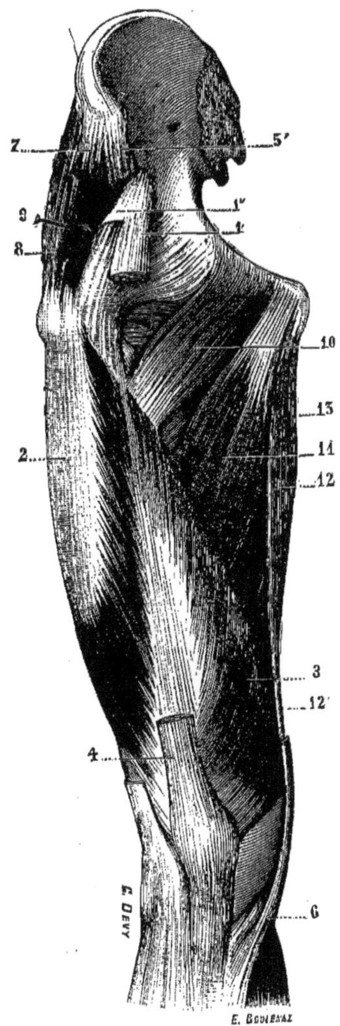

Fig. 743.
Muscles de la région antérieure de la cuisse, couche profonde.
De 1 à 13, même légende que pour la figure 742.

1° Insertions. — Les insertions supérieures des quatre portions constitutives du quadriceps crural varient pour chacune d'elles. Nous les étudierons séparément.

a. *Insertion supérieure du droit antérieur.* — Le droit antérieur (fig. 742,1) s'insère à la fois : 1° sur l'épine iliaque antéro-inférieure, à l'aide d'un tendon arrondi et vertical, appelé *tendon direct;* 2° sur la partie la plus élevée du sourcil cotyloïdien, par l'intermédiaire d'une expansion fibreuse plus mince, mais tout aussi résistante, qui constitue le *tendn réflé chi.* ROGER WILLIAMS, qui a fait du muscle qui nous occupe une étude des plus consciencieuses (*Journ. of Anat. and Phys.*, 1873), considère le tendon spino-iliaque comme accessoire, l'insertion cotyloïdienne devenant l'insertion réelle du droit antérieur.

b. *Insertion supérieure du vaste externe.*— Le vaste externe (fig. 743,2), appliqué contre la diaphyse du fémur, prend plus spécialement naissance sur le bord antérieur et le bord inférieur du grand trochanter, sur la ligne rugueuse qui réunit le grand trochanter à la ligne âpre, sur la lèvre externe de cette ligne âpre et, enfin, sur le tendon du grand fessier et la cloison intermusculaire externe.

c. *Insertion supérieure du vaste interne.* — Le vaste interne (fig. 743,3), moins large que le précédent, mais tout aussi épais, recouvre la face interne du fémur, mais sans prendre aucune insertion sur cette face. Il s'attache sur la lèvre interne de la ligne âpre et sur la ligne rugueuse qui réunit cette ligne âpre au col du fémur.

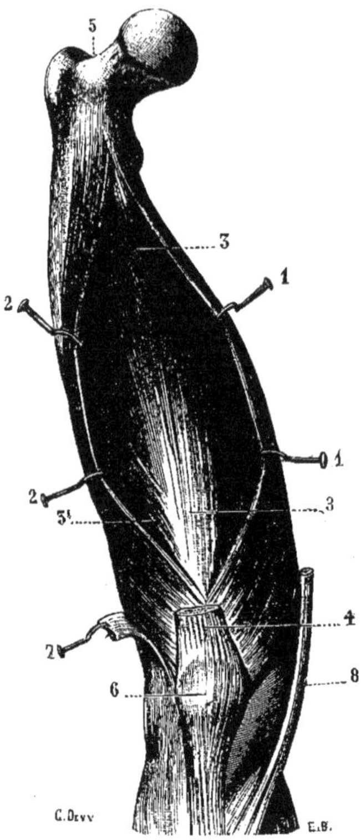

d. *Insertion supérieure du crural.* — Le crural (fig. 744,3) repose directement sur les deux faces antérieure et externe du fémur. Il est situé entre le vaste interne et le vaste externe qui le débordent et le recouvrent en grande partie. De ce fait, il ne peut être bien vu et bien étudié qu'à la condition d'écarter préalablement les deux vastes, en les rejetant l'un en dedans, l'autre en dehors. — Le crural prend des insertions très étendues. Il s'attache tout d'abord sur la lèvre externe de la ligne âpre, où il confond ses fibres avec celles du vaste externe. Il s'insère ensuite sur les faces antérieure et externe du fémur dans leurs trois quarts supérieurs. — Partis de ces différents points, les faisceaux constitutifs du muscle crural se rendent à la face profonde d'une large aponévrose d'insertion qui occupe la surface antérieure du muscle. — Cette aponévrose se fusionne en grande partie, par son bord interne, avec le vaste interne. D'autre part, elle est reliée à la face profonde du vaste externe par de nombreux faisceaux anastomotiques, qu'il faut nécessairement sectionner pour isoler l'un de l'autre les deux corps musculaires.

Fig. 744.

Muscle crural.

1, vaste interne, érigné en dedans. — 2, vaste externe, érigné en dehors. — 3, muscle crural, avec 3', son aponévrose inférieure unie au vaste externe. — 4, tendon inférieur du droit antérieur. — 5, fémur. — 6, rotule. — 7, tenseur du fascia lata. — 8, couturier.

e. *Insertion inférieure des quadriceps.* — Nées comme nous venons de le dire, les quatre portions du muscle quadriceps convergent en bas vers la face antérieure du genou et viennent se fixer par un tendon commun : 1° sur la base et sur les bords latéraux de la rotule, reliée elle-même par le ligament rotulien à la tubérosité antérieure du tibia ; 2° par quelques faisceaux tendineux directement sur la tubérosité antérieure du tibia. Ces insertions tibiales *directes*, très nettement mises en lumière par les recherches de Lorinser (*in Wien. med. Wochenschrift*, XXIII, 40, p. 919), nous expliquent ce fait que, dans quelques cas de fracture de la rotule ou de soudure de la rotule avec le fémur, les contractions du quadriceps peuvent encore déterminer des mouvements d'extension de la jambe.

2° **Rapports.** — Le droit antérieur, recouvert en haut par le petit fessier, le tenseur du fascia lata, le psoas-iliaque et le couturier, répond en bas à l'aponévrose et à la peau. — Par sa face profonde, il recouvre tout d'abord l'articulation de la hanche. Plus bas, il repose dans une large gouttière que lui forment les deux muscles vastes et le crural.

Les deux vastes et le crural, considérés dans leur ensemble, s'enroulent autour de la diaphyse fémorale (fig. 745), le vaste externe en dehors, le vaste interne en dedans, le crural au-dessous des deux vastes. — Leur face profonde recouvre cette diaphyse dans toute son étendue, à l'exception, toutefois, de l'interstice de la ligne âpre, lequel est destiné aux adducteurs et à la courte portion du biceps. — Leur face superficielle est successivement en rapport avec plusieurs muscles, savoir : le grand fessier, le tenseur du fascia lata, le couturier et le droit antérieur de la cuisse. Dans l'intervalle de ces muscles, elle répond à l'aponévrose et à la peau. — En arrière et en dehors, les vastes sont en rapport avec les deux portions du biceps. — En arrière et en dedans, ils répondent aux adducteurs et forment avec eux une gouttière profonde, dans laquelle cheminent l'artère et la veine fémorales.

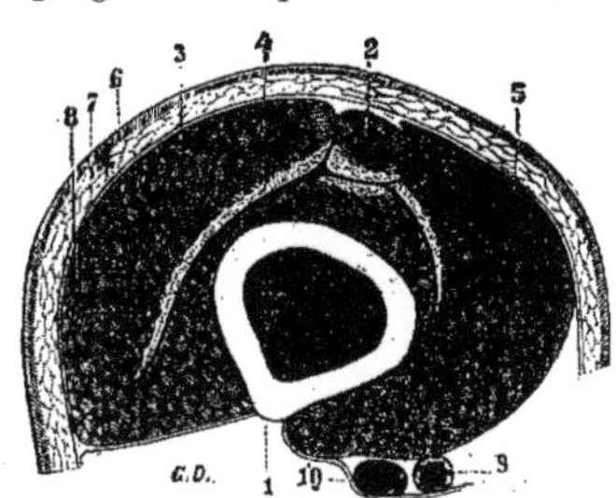

Fig. 745.

Le quadriceps crural, vu sur une coupe transversale, passant à 18 centimètres au-dessous de l'ischion (sujet congelé).

1, ligne âpre du fémur. — 2, droit antérieur. — 3, vaste externe. — 4, crural. — 5, vaste interne. — 6, peau. — 7, tissu cellulaire sous-cutané. — 8, aponévrose superficielle. — 9, 10, artère et veine fémorales, placées en avant de l'aponévrose intermusculaire interne.

3° **Muscle tenseur de la synoviale du genou.** — Ce petit muscle, que l'on désigne encore sous le nom de *sous-crural*, a été décrit pour la première fois par DUPRÉ, en 1699. Situé au-dessous des vastes et du crural, il est représenté par un ou deux faisceaux, qui se détachent de la face antérieure du fémur, dans son tiers inférieur, et viennent se perdre, après un court trajet, sur le cul-de-sac supérieur de la synoviale du genou. Le sous-crural est quelquefois indépendant ; mais, le plus souvent, il est uni d'une façon plus ou moins intime avec les muscles précités, principalement avec le crural (voy., à propos de ce faisceau, KULOEWSKI, *Arch. f. Anat. und Phys.*, 1869, p. 410).

4° **Innervation.** — Les quatre portions constitutives du quadriceps reçoivent leurs nerfs (*nerfs du quadriceps*) du crural, l'une des deux branches terminales du plexus lombaire. Quant au muscle tenseur de la synoviale du genou, il est innervé lui aussi par le nerf crural : le rameau qui lui est destiné provient ordinairement de la branche nerveuse qui se rend au muscle crural.

5° **Action.** — Le quadriceps crural a pour principal rôle d'étendre la jambe sur la cuisse, d'où le nom que lui donnent quelques auteurs, avec beaucoup de raison du reste, de *muscle extenseur de la jambe*.

Accessoirement et en raison de son insertion à l'épine iliaque, le droit antérieur fléchit la cuisse sur le bassin, ou vice versa le bassin sur la cuisse, suivant le levier osseux qui lui sert de point fixe.

Quant au faisceau sous-crural, se contractant en même temps que le triceps, il attire en haut le cul-de-sac supérieur de la synoviale du genou, sur lequel il se termine. Il l'empêche ainsi d'être pincé, dans l'extension brusque de la jambe sur la cuisse.

Variétés. — Le droit antérieur peut recevoir un faisceau de renforcement de l'épine iliaque antéro-supérieure. — MACALISTER (*loc. cit.*) a vu le tendon cotyloïdien faire défaut. — J'ai vu les deux chefs d'origine ne se réunir que 4 centimètres au-dessous de la cavité cotyloïde. — MACALISTER a vu le même muscle se fixer à l'épine iliaque antéro-supérieure. — Le vaste externe peut être divisé en deux faisceaux distincts (GRUBER, *Virchow's Arch.*, 1880, Bd. LXXXII, p. 473). — De même, le vaste interne peut se dédoubler en deux lames plus ou moins distinctes. — DRACHMANN (*Nordiskt. Medic. Arkiv.*, vol. IV, part. I, 1872) a observé un cas d'absence congénitale du quadriceps crural.

Le *tenseur de la synoviale du genou* présente les variations les plus fantaisistes dans son volume, dans le nombre de ses faisceaux, dans ses rapports avec les vastes ou le crural, dans son mode d'attache à la synoviale, etc. (voy. TESTUT, *Anom. musculaires*, etc., p. 612).

§ II. — RÉGION POSTÉRO-INTERNE

Huit muscles constituent cette importante région. Ce sont : le *droit interne*, le *pectiné*, les *trois adducteurs de la cuisse*, le *biceps crural*, le *demi-tendineux* et le *demi-membraneux*.

1° DROIT INTERNE

Le droit interne (fig. 742,12) est un muscle rubané et fort mince, situé à la partie interne de la cuisse : c'est le *gracilis* des anatomistes anglais et allemands. Il s'étend de la partie antérieure du bassin au côté interne de la jambe.

1° Insertions. — Il s'insère, en haut, sur les côtés de la symphyse pubienne, depuis l'angle du pubis jusqu'à la branche ascendante de l'ischion.

De là, ses faisceaux charnus se portent verticalement en bas et se jettent successivement, à partir du milieu de la cuisse, sur un tendon long et grêle, lequel contourne d'arrière en avant le condyle interne du fémur et vient se fixer sur la partie supérieure de la face interne du tibia, où il contribue à former la *patte d'oie* (fig. 749).

2° Rapports. — Par sa face superficielle ou interne, le droit interne répond à l'aponévrose et à la peau, dans la plus grande partie de son étendue. A sa partie inférieure, cependant, il est en partie recouvert par le couturier et croisé d'arrière en avant et de bas en haut par la veine saphène interne. — Par sa face profonde ou externe, il répond succesivement au bord interne des adducteurs, au condyle interne du fémur et au ligament latéral interne de l'articulation du genou, sur lequel il glisse à l'aide d'une synoviale qui lui est commune avec le demi-tendineux.

3° Innervation. — Le droit interne reçoit son nerf de l'obturateur, branche du plexus lombaire. Ce nerf le pénètre par sa face profonde, un peu au-dessus de sa partie moyenne.

4° Action. — Il fléchit la jambe et la porte un peu en dedans : il est, du même coup, adducteur de la cuisse, la cuisse suivant naturellement la jambe dans son mouvement de translation en dedans.

Variétés. — Ce muscle présente quelques variations de volume et d'étendue qui sont sans importance. — Quelques-uns de ses faisceaux peuvent se terminer, soit sur l'aponévrose fémorale, soit sur l'aponévrose jambière. — BIANCHI (*Lo Sperimentale*, 1886) a vu un faisceau du droit interne se terminer, à l'aide d'un fort tendon, sur la portion du grand adducteur.

2° PECTINÉ

Situé à la partie supérieure et interne de la cuisse, le pectiné (fig. 743,10 et 453,5 et 5') est un muscle aplati, de forme quadrilatère, s'étendant du pubis à la portion supérieure de la diaphyse fémorale.

1° **Insertions.** — Il s'insère en haut : 1° sur l'épine du pubis; 2° sur la crête pectinéale et sur le ligament de Cooper, qui la surmonte (voy. p. 819), depuis l'épine du pubis jusqu'à l'éminence ilio-pectinée ; 3° sur la face profonde de l'aponévrose qui le recouvre et qui se détache, en haut, du ligament de Cooper ; 4° sur la lèvre antérieure de la gouttière sous-pubienne et, par quelques fibres, sur le ligament pubio-fémoral.

L'insertion à l'épine pubienne se fait par de courtes fibres tendineuses. Sur tous les autres points, l'insertion supérieure du muscle se fait par l'implantation directe des fibres charnues.

De leur surface d'insertion pubienne, les faisceaux constitutifs du muscle pectiné se portent obliquement de haut en bas, de dedans en dehors et un peu d'avant en arrière. Ils viennent se fixer sur la ligne rugueuse qui s'étend de la ligne âpre au petit trochanter et que nous avons décrite en ostéologie sous le nom de *crête du pectiné*.

Au cours de son trajet descendant, le pectiné subit un léger mouvement de torsion, en vertu duquel sa face antérieure tend à devenir externe.

2° **Rapports**. — Sa face antérieure, recouverte par une aponévrose, forme la partie interne du plancher du triangle de Scarpa (voy. plus loin). Elle est successivement en rapport avec le ligament de Gimbernat qui repose sur elle (fig. 668,2') avec la veine et les lymphatiques fémoraux qui la croisent obliquement, avec le muscle moyen adducteur qui la recouvre en partie. — Sa face postérieure recouvre, à son tour, la partie supéro-externe de la capsule fibreuse de la hanche, le petit adducteur, l'obturateur externe, les vaisseaux et nerf obturateurs à leur sortie du canal sous-pubien. — Son bord interne répond au moyen adducteur. — Son bord externe longe le bord interne du psoas-iliaque, formant avec celui-ci une gouttière longitudinale dans laquelle chemine l'artère fémorale.

3° **Innervation.** — Ce muscle est innervé par le nerf musculo-cutané externe, branche du crural. Il reçoit en outre, sur certains sujets et par sa face profonde, un tout petit rameau issu de l'obturateur. Dans ce dernier cas, le pectiné peut être divisé en deux corps musculaires distincts, chacun d'eux recevant un nerf spécial. PATERSON a rencontré cette dernière disposition 3 fois sur 20.

4° **Action.** — Le pectiné est adducteur de la cuisse, à laquelle il imprime en même temps un double mouvement de flexion et de rotation en dehors.

Variétés. — Le muscle peut être double, le faisceau surnuméraire étant juxtaposé au muscle normal ou se trouvant situé en arrière. — Le pectiné envoie quelquefois au moyen adducteur un faisceau anastomotique, qui croise en arrière l'artère fémorale et qui, dans une observation de KÖLLIKER et FLESCH (*Varietäten Beobachtungen*, etc., Würsbourg, 1879), recouvrait l'artère fémorale profonde. — Dans un cas de MACALISTER (*loc. cit.*), le pectiné avait envoyé un faisceau à l'obturateur externe. — Le même observateur l'a vu recevoir lui-même un faisceau de renforcement du muscle iliaque. — A consulter : PATERSON, *Pectineus muscle and its nerve-supply*, Journ. of Anat. and Phys., 1891, vol. XXVI, p. 43.

3° ADDUCTEURS DE LA CUISSE

Situés en arrière et en dedans des muscles précédemment décrits, les adducteurs de la cuisse (fig. 746) constituent par leur ensemble un vaste éventail dont les divers faisceaux rayonnent de la colonne ischio-pubienne vers le bord postérieur du fémur ou ligne âpre. On rencontre généralement, chez l'homme, trois adducteurs. Ce sont, par ordre de superposition et en allant d'avant en arrière : le *pre-*

mier, le *deuxième* et le *troisième ;* par ordre de grandeur, le *moyen*, le *petit* et le *grand*. Tous les trois, aplatis et minces, revêtent la forme d'un triangle, dont le sommet répond au bassin et la base à la ligne âpre. Tous les trois encore, affectant la même direction, se portent obliquement de haut en bas et de dedans en dehors.

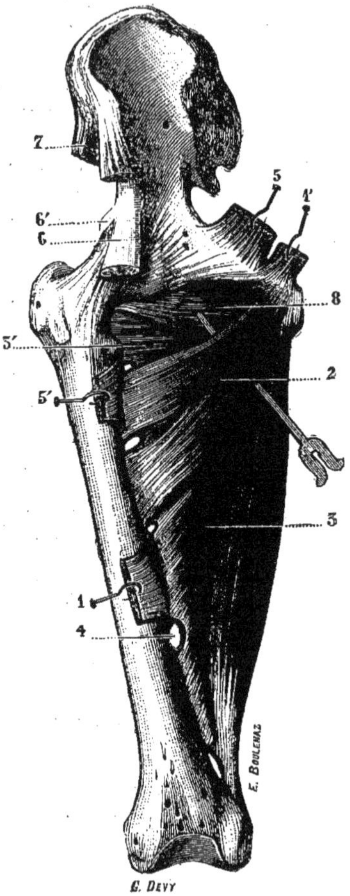

Fig. 746.

Muscles adducteurs de la cuisse.

1, extrémité inférieure du premier ou moyen adducteur, érignée en dehors. — 1', son extrémité supérieure, érignée et rejetée en haut pour laisser voir l'insertion de 2, deuxième ou petit adducteur. — 3, troisième ou grand adducteur. — 3', portion supérieure de ce muscle. — 4, anneau du grand adducteur. — 5, pectiné, sectionné et érigné en haut. — 5', extrémité inférieure de ce muscle, érignée en dehors. — 6, tendon direct et 6', tendon réfléchi du droit antérieur. — 7, tendon d'origine du tenseur du fascia lata. — 8, obturateur externe.

1° **Insertions**. — Les trois adducteurs, avons-nous dit plus haut, s'étendent du bassin à la ligne âpre du fémur. Mais chacun d'eux nous présente, tant à son origine qu'à sa terminaison, une insertion qui lui est propre.

a. *Insertions du premier adducteur*. — Le premier ou moyen adducteur prend naissance, en haut, sur le corps du pubis, entre la symphyse et l'épine. Il vient se fixer, en bas, sur la portion moyenne de l'interstice de la ligne âpre, à l'aide d'une aponévrose tendineuse que traversent les vaisseaux dits *perforants*.

b. *Insertions du deuxième adducteur*. — Le deuxième ou petit adducteur, situé au-dessus et en arrière du précédent, s'insère d'une part sur la face antérieure du corps du pubis, ainsi que sur sa branche descendante, entre l'obturateur externe et le droit interne. Il vient se fixer, d'autre part, au corps du fémur par deux faisceaux : un faisceau inférieur, qui se porte sur la partie la plus élevée de l'interstice de la ligne âpre ; un faisceau supérieur, qui se rend à la branche de bifurcation externe de cette même ligne âpre.

c. *Insertion du troisième adducteur*. — Le troisième ou grand adducteur se détache, en haut, de la tubérosité ischiatique, ainsi que des deux tiers inférieurs de la branche ischio-pubienne. De là, ses faisceaux d'origine s'étalent en un vaste triangle, dont le bord externe ou bord de terminaison vient se fixer : 1° sur l'interstice de la ligne âpre, dans toute son étendue ; 2° sur sa branche de bifurcation inférieure et interne ; 3° sur ce tubercule, dit *tubercule du troisième adducteur*, que l'on voit à la partie supérieure et interne du condyle interne. L'insertion de ce muscle au fémur se fait à l'aide d'une aponévrose tendineuse, qui ménage de distance en distance, entre son bord terminal et la ligne âpre, une série d'orifices en forme d'arcades, destinés à livrer passage à des vaisseaux (*vaisseaux perforants*). Le plus large et le plus important de ces orifices est situé à 8 centimètres environ au-dessus du condyle interne : il est connu sous le nom d'*anneau du troisième adducteur* et livre passage, comme nous le verrons plus tard, à l'artère et à la veine fémorales.

2° Rapports. — Ils varient naturellement pour chacun des trois adducteurs :

a. *Le premier adducteur* répond : en avant, tout d'abord, à l'aponévrose et à la peau; plus bas, dans le voisinage de ses insertions fémorales, au vaste interne et aux vaisseaux fémoraux. — En arrière, il recouvre le deuxième adducteur et le muscle obturateur externe, dont il est séparé par les branches du nerf obturateur. — Son bord interne répond, supérieurement, au droit interne et s'en écarte plus bas. — Son bord externe longe le pectiné. Le premier adducteur, par ce bord externe, constitue le bord interne d'une région chirurgicale importante, le *triangle de Scarpa* (voy. plus bas).

b. *Le deuxième adducteur*, recouvert en avant par le pectiné et par le premier adducteur, repose en arrière sur le grand adducteur. Son bord interne répond au droit interne; son bord externe, à l'obturateur externe et au tendon du psoas-iliaque.

c. *Le troisième adducteur* est recouvert successivement, en avant, par le pectiné, par le deuxième et par le premier adducteur.— Sa face postérieure est recouverte, en haut, par le grand fessier et, plus bas, par les trois muscles de la région postérieure de la cuisse, le demi-tendineux, le demi-membraneux et la longue portion de biceps. Entre le troisième adducteur et cette couche musculaire chemine le nerf grand sciatique. — Le bord supérieur ou externe du troisième adducteur, à peu près transversal, longe le bord inférieur du carré crural, dont il est séparé par l'artère circonflexe postérieure. — Son bord interne, oblique en bas et en dehors, répond successivement, en allant de haut en bas, à l'aponévrose et à la peau, au droit interne et au couturier.

3° Innervation. — Les adducteurs de la cuisse sont innervés tous les trois par des branches issues du plexus lombaire. — Le *premier adducteur* reçoit ses rameaux à la fois de l'obturateur, branche du plexus lombaire et du musculo-cutané interne, branche du nerf crural. — Le *deuxième adducteur* reçoit les siens de l'obturateur. — Le *troisième adducteur* possède, comme le premier, une double innervation : en haut et en avant, ses rameaux nerveux proviennent de l'obturateur; en bas et en arrière, ils lui sont fournis par le grand sciatique.

4° Action. — Les trois adducteurs ont une action commune : ils portent la cuisse en dedans (*adduction*) et lui impriment en même temps un léger mouvement de *rotation en dehors*. S'ils se contractent simultanément des deux côtés, les adducteurs appliquent fortement les deux cuisses l'une contre l'autre (ce sont les *custodes virginitatis* de HILDEBRANDT) ou contre un corps interposé (*le cheval dans l'équitation*).

Variétés. — Le moyen adducteur peut être constitué par deux faisceaux (duplicité). — MACALISTER (*loc. cit.*) a vu descendre ce muscle jusqu'au genou. — Les faisceaux supérieurs du grand adducteur peuvent se différencier en un muscle distinct (*adductor quartus* de DIEMERBROCK, *adductor minimus* de GÜNTHER). — De même, le faisceau interne, qui s'insère au tubercule du condyle interne, peut s'isoler du reste du grand adducteur et former ainsi un muscle surnuméraire (*muscle ischio-condylien*). Ce faisceau ischio-condylien, entièrement différencié, se rencontre dans presque toutes les espèces simiennes. — On peut observer, dans un ordre de faits absolument inverse, la fusion plus ou moins complète : 1° du grand adducteur avec le court; 2° de celui-ci avec le moyen ; 3° du moyen adducteur avec le pectiné; 4° du grand adducteur avec le carré crural.

Triangle de Scarpa. — On désigne sous ce nom, en anatomie topographique, une région triangulaire, à base supérieure et à sommet inférieur, située à la partie antérieure et supérieure de la cuisse.

a. *Limites.* — On lui considère trois bords et trois angles : le bord supérieur, qui représente la base du triangle, correspond au pli de l'aine et est formé par l'arcade fémorale ; le bord externe est constitué par le couturier ; le bord interne, par le premier ou moyen adducteur. Des trois angles, les deux supérieurs répondent, l'un à l'épine iliaque antéro-supérieure, l'autre à l'épine du pubis; l'angle inférieur est formé par la rencontre du couturier et du premier adducteur.

b. *Aire ou plancher.* — Le plancher du triangle de Scarpa est constitué : à sa partie externe, par le psoas-iliaque, qui s'échappe du bassin en dehors de la bandelette ilio-pectinée; à sa partie interne, par le pectiné, qui s'insère sur l'os coxal en dedans de cette même bandelette. Ces deux muscles, inclinés l'un vers l'autre et juxtaposés par leurs bords correspondants, forment une espèce d'angle dièdre ou, si l'on veut, une gouttière longitudinale à ouverture dirigée en avant ; c'est dans cette gouttière que chemine l'artère fémorale.

Le plancher du triangle de Scarpa est recouvert par une lame aponévrotique, que nous étudierons plus tard (voy. *Aponévrose de la cuisse*, p. 946).

c. *Paroi antérieure.* — Sur ce triangle s'étalent, en forme de paroi, trois plans successifs, qui sont, en allant des régions superficielles vers les régions profondes :

1° La peau, très mobile et plus ou moins recouverte de poils ;

2° Le fascia superficialis et le tissu cellulaire sous cutané, avec ses ganglions lymphatiques superficiels, ses nerfs, ses veines et ses artères sous-cutanés ;

3° L'aponévrose fémorale, criblée à ce niveau de nombreux orifices nerveux et vasculaires et appelée pour cette raison *fascia cribriformis :* ces orifices établissent des communications nombreuses et souvent fort larges entre la région sous-cutanée et le contenu du triangle.

d. *Contenu.* — Dans le triangle de Scarpa sont logés : 1° l'artère fémorale et ses cinq premières branches collatérales ; 2° la veine fémorale et ses principaux affluents ; 3° un nombre variable de vaisseaux et de ganglions lymphatiques, dits ganglions profonds ; 4° le rameau crural du nerf génito-crural, qui traverse le fascia cribriformis pour se rendre à la peau ; 5° le nerf crural et ses branches. Tous ces organes reposent sur l'aponévrose profonde. D'autre part, ils pénètrent dans le bassin ou en sortent par l'anneau crural, à l'exception du nerf crural, qui est séparé de l'anneau par la bandelette ilio-pectinée et qui est directement situé sur les fibres du psoas-iliaque, au-dessous de l'aponévrose précitée par conséquent.

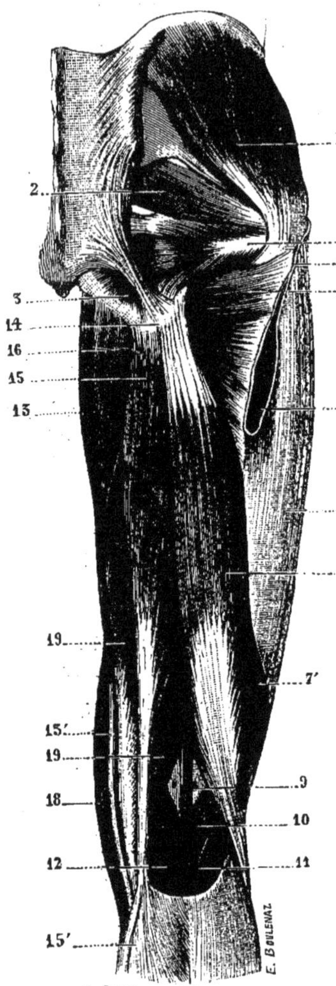

Fig. 747.

Muscles de la région postérieure de la cuisse, couche superficielle.

4° Biceps crural

Le biceps crural (fig. 747 et 748) est un long muscle, situé à la partie externe de la région, entre l'ischion et le péroné. Comme son nom l'indique, il est simple en bas et formé en haut par deux portions distinctes, une *longue portion* et une *courte portion.*

1° Insertions. — Des deux portions constitutives du biceps crural, l'une remonte au bassin, l'autre s'arrête au fémur :

1, moyen fessier. — 2, pyramidal, avec 2', son insertion au grand trochanter. — 3, obturateur interne, avec 4, son tendon trochantérien. — 5, carré crural. — 6, extrémité inférieure du grand fessier. — 7, aponévrose fémorale, recouvrant le vaste externe 7'. — 8, longue portion du biceps, avec 8', sa courte portion et 8'', son tendon inférieur inséré sur le péroné. — 9, artère poplitée. — 10, plantaire grêle. — 11, jumeau externe. — 12, jumeau interne. — 13, 13', droit interne. — 14, ischion. — 15, demi-tendineux, avec 15', son expansion pour l'aponévrose jambière. — 16, grand adducteur, avec 16', l'anneau de l'artère fémorale. — 17, aponévrose jambière. — 18, couturier. — 19, demi-membraneux.

La *longue portion* ou *portion ischiatique* (8) se détache de la partie la plus externe et la plus élevée de la tubérosité de l'ischion, en dehors du demi-tendineux, avec lequel il est toujours plus ou moins fusionné à ce niveau.

La *courte portion* ou *portion fémorale* (8'), dissimulée sous la précédente, prend naissance sur la cloison intermusculaire externe (voy. plus loin, p. 947) et sur la partie inférieure de l'interstice de la ligne âpre.

L'une et l'autre de ces deux portions se portent en bas et en dehors et se réunissent sur un tendon commun, long et cylindrique (8"), lequel vient se fixer sur l'apophyse styloïde du péroné. Ce tendon terminal du biceps envoie généralement deux expansions fibreuses, l'une à l'aponévrose jambière, l'autre à la tubérosité externe du tibia. Il en résulte que le biceps se termine à la fois sur les deux pièces squelettiques de la jambe et sur l'aponévrose jambière.

2° **Rapports**. — Le biceps crural est recouvert, en haut, par le grand fessier et, plus bas, par l'aponévrose et la peau. — Il recouvre successivement le grand adducteur et le vaste externe, dont il est séparé par le grand nerf sciatique. — Son bord externe, recouvert d'abord par le grand fessier, répond à la peau dans le reste de son étendue. — Son bord interne est en contact avec le demi-tendineux dans ses deux tiers supérieurs. Dans son tiers inférieur, il s'écarte de ce muscle pour former le bord supérieur et externe d'une importante région chirurgicale, le *creux poplité*; il répond, à ce niveau, aux vaisseaux poplités d'abord, puis aux deux muscles jumeau externe et plantaire grêle. Le bord interne du biceps crural est en outre longé, dans sa portion inférieure, par le nerf sciatique poplité externe, qui accompagne le tendon du muscle jusqu'au péroné.

Une bourse séreuse, déjà signalée à propos du genou (p. 598), favorise le glissement du tendon du biceps sur le côté externe de l'articulation du genou (voy. ARTHROLOGIE).

3° **Innervation**. — Les rameaux nerveux destinés à la longue portion et à la courte portion du biceps proviennent du grand sciatique.

4° **Action**. — Le biceps fléchit la jambe

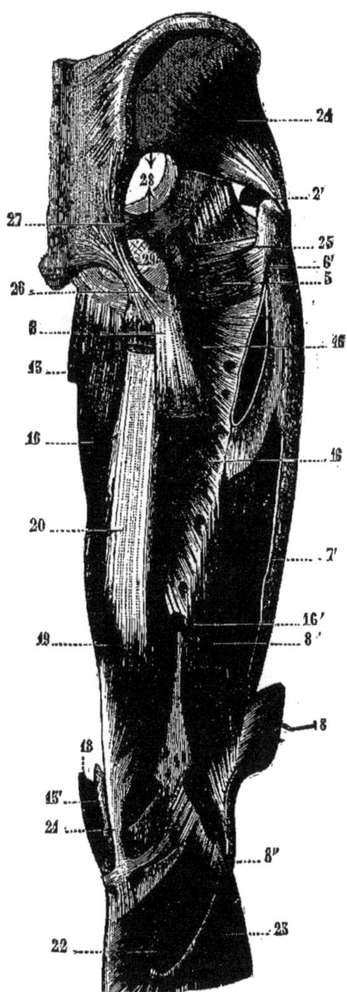

Fig. 748.
Muscles de la région postérieure de la cuisse, couche profonde.

Pour les numéros 1 à 19, voir la légende de la figure 747. — 20, tendon supérieur et 21, tendon inférieur du demi-membraneux. — 22, muscle poplité. — 23, soléaire. — 24, petit fessier. — 25, obturateur externe. — 26, grand ligament sacro-sciatique. — 27, petit ligament sacro-sciatique. — 28, grande échancrure sciatique. — 29, petite échancrure sciatique.

sur la cuisse et lui imprime en même temps un léger mouvement de rotation en dehors. Accessoirement et par sa longue portion, il étend la cuisse sur le bassin.

Variétés. — La longue portion et la courte portion peuvent être complètement indépendantes (MACALISTER, HEPBURN), disposition normale dans quelques espèces simiennes. — MACALISTER a signalé l'absence de la courte portion. — Le muscle biceps peut être renforcé par des faisceaux surnuméraires, provenant suivant les cas : 1° du condyle externe (GRUBER) ; 2° de la partie supérieure de la ligne âpre (MECKEL) ; 3° de la ligne rugueuse qui réunit le grand trochanter à la ligne âpre (GIACOMINI) ; 4° du fascia lata (HENLE) ; 5° du vaste externe ; 6° du grand adducteur. — J'ai observé chez un nègre (*Dissection d'un Boschiman*, in Arch. du Muséum, 1885) un faisceau surnuméraire, de forme triangulaire, qui partait du coccyx pour aller grossir la masse commune du biceps et du demi-tendineux. — TURNER a signalé (*Journ. of Anat. and Phys.*, 1872), sous le nom de *tensor fasciæ poplitealis*, un petit faisceau musculaire qui se rendait du biceps à l'aponévrose poplitée. — Des faisceaux plus singuliers encore, se rendant du biceps au tendon d'Achille et au calcanéum, ont été observés par KELSCH (*Beitr. z. path. Anat.*, 1813), par GRUBER (*Beobacht. aus d. menschl. u. vergl. Anatomie*, Heft. II, Berlin, 1878) et par HALLIBURTON (*Journ. of Anat. and Phys.*, 1881) ; une pareille disposition se rencontre normalement chez les mammifères. — KÖLLIKER et M. FLESCH (*loc. cit.*) ont vu le biceps envoyer un faisceau de renforcement au demi-tendineux. — Le tendon du biceps peut présenter un os sésamoïde (TITONE). — A consulter GIDON, *Note sur l'insertion inférieure du biceps fémoral et ses rapports avec le ligament latéral externe de l'articulation du genou*, Caen, 1895.

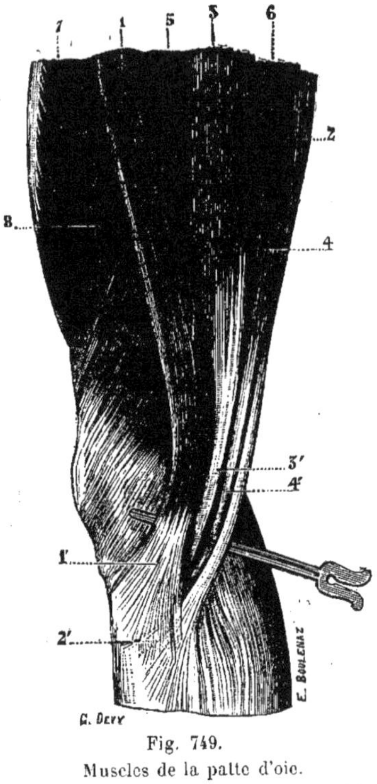

Fig. 749.
Muscles de la patte d'oie.

1, couturier. — 2, demi-tendineux. — 3, droit interne. — 4, demi-membraneux. — 1', 2', 3', 4', tendons inférieurs de ces muscles. — 5, moyen adducteur. — 6, grand adducteur. — 7, droit antérieur de la cuisse. — 8, vaste interne.

5° DEMI-TENDINEUX

Le demi-tendineux (fig. 747,15) occupe la partie interne et superficielle de la région postérieure de la cuisse. Charnu en haut, tendineux en bas (d'où son nom), il s'étend de l'ischion au tibia.

1° Insertions. — Il s'insère, en haut, sur la face postérieure de l'ischion, en se confondant, à ce niveau, avec la longue portion du biceps.

De là, il se porte verticalement en bas et se jette, à la partie moyenne de la cuisse, sur un tendon arrondi, qui vient se fixer sur le côté interne de l'extrémité supérieure du tibia, en constituant, avec les tendons du droit interne et du couturier, l'appareil aponévrotique connu sous le nom de *patte d'oie* (fig. 749).

Les faisceaux charnus du demi-tendineux sont interrompus, à la réunion du tiers supérieur et du tiers moyen, par une intersection tendineuse, qui se dirige obliquement en bas et en dehors et que SŒMMERING, dans un cas, a rencontrée double.

2° Rapports. — En arrière, le demi-tendineux est recouvert, en haut, par le grand fessier ; en bas, par l'aponévrose et la peau. — En avant, il recouvre le grand adducteur et le demi-membraneux. — En dehors, il est d'abord contigu au biceps, dont il s'écarte, en bas, pour former le bord supérieur et interne du creux poplité.

Au niveau du genou, son tendon glisse sur le ligament latéral interne à l'aide d'une bourse séreuse, déjà décrite, qui lui est commune avec le droit interne.

3° Innervation. — Le demi-tendineux reçoit son nerf du grand sciatique. Ce nerf, souvent double, le pénètre par sa face profonde et dans son tiers supérieur.

4° Action. — Envisagé au point de vue de son action, ce muscle, prenant son point fixe sur l'ischion, fléchit tout d'abord la jambe sur la cuisse et lui fait exécuter en même temps un léger mouvement de rotation en dedans. Secondairement, il agit sur la cuisse qu'il étend sur le bassin.

Lorsque le demi-tendineux prend son point fixe sur la jambe, il étend le bassin sur la cuisse et fléchit celle-ci sur la jambe.

Variétés. — J'ai vu, dans un cas, le demi-tendineux et le demi-membraneux aboutir à un tendon unique. — Comme le biceps, le demi-tendineux peut donner naissance à des faisceaux surnuméraires qui s'insèrent d'autre part sur l'aponévrose jambière (voy. à ce sujet GRUBER, *Bull. de l'Acad. des Sc. de Saint-Pétersbourg*, 1872). — LUSCHKA a signalé, au-dessus du demi-membraneux, un faisceau surnuméraire, qui descendait de la ligne âpre sur le condyle interne et la partie postérieure de la capsule articulaire du genou. Ce faisceau pourrait bien être l'homologue de la courte portion du demi-tendineux des oiseaux.

6° DEMI-MEMBRANEUX

Le demi-membraneux (fig. 748, 20), ainsi appelé parce qu'il est constitué dans son tiers supérieur par une large membrane, est situé au-dessous du précédent. Il s'étend, comme lui, de l'ischion au côté interne de l'articulation du genou.

1° Insertions. — Il s'insère, en haut, sur la partie inférieure et externe de l'ischion, au-dessous et en avant du demi-tendineux et du biceps.

De là, il se porte verticalement en bas et se jette, à la partie inférieure de la cuisse, sur un tendon fort résistant, affectant la forme d'un demi-cône et occupant le côté interne du corps musculaire. Ce tendon terminal glisse en arrière du condyle interne et se divise, au niveau de l'interligne articulaire, en trois faisceaux (fig. 748, 21), que nous désignerons d'après leur direction en descendant, récurrent et antérieur. — Le *faisceau descendant*, se porte verticalement en bas, comme son nom l'indique. Il se fixe à la partie postérieure de la tubérosité interne du tibia. — Le *faisceau récurrent*, triangulaire ou en éventail, se dirige en haut et en dehors et vient s'attacher, en partie sur la coque fibreuse qui recouvre le condyle externe, en partie sur le fémur lui-même dans l'espace compris entre les deux condyles. — Le *faisceau antérieur* ou *horizontal*, contourne d'arrière en avant la tubérosité interne du tibia, en passant au-dessous du ligament latéral interne, dans une gouttière spéciale. Il vient se terminer sur la partie antéro-externe de cette tubérosité. Une synoviale, le plus souvent indépendante, accompagne ce dernier faisceau dans sa gouttière osseuse.

2° Rapports. — Le demi-membraneux est recouvert successivement par le grand fessier, par le demi-tendineux et par l'aponévrose fémorale. — Il recouvre à son tour le carré crural, le grand adducteur, l'extrémité supérieure du jumeau interne et le condyle interne du fémur, sur lequel il glisse à l'aide d'une bourse séreuse. — Son bord interne répond au muscle droit interne. — Son bord externe, longé dans la plus grande partie de son étendue par le grand nerf sciatique et par la longue portion du biceps, se sépare plus bas de ce dernier muscle, pour constituer, avec le demi-tendineux, le bord supérieur et interne du creux poplité. Tout à fait en bas, ce bord répond au muscle jumeau interne, dont il est séparé par une bourse séreuse, la *bourse commune au jumeau interne et au demi-membraneux.*

3° **Innervation**. — Il est innervé par le grand sciatique. Le rameau qui lui est destiné, souvent double, le pénètre par sa face profonde et à sa partie moyenne.

4° **Action**. — Le demi-membraneux a la même action que le demi-tendineux. — S'il prend son point fixe sur l'ischion, il fléchit la jambe sur la cuisse, en même temps qu'il lui imprime un léger mouvement de rotation en dedans. Secondairement, il étend la cuisse sur le bassin. — S'il prend au contraire son point fixe sur le tibia, il étend le bassin sur la cuisse et fléchit celle-ci sur la jambe.

Variétés. — Le demi-membraneux peut remonter ses insertions jusque sur le grand ligament sacro-sciatique. — L'absence du demi-membraneux a été notée par LOSCHGE et DE SOUZA. — SANDIFORT (1769) et, plus récemment, GIACOMINI (*Annotazioni sopra l'Anatomia del negro*, 1882) ont vu un petit faisceau se séparer du demi-membraneux et venir se perdre dans le creux poplité. — CALORI (*loc cit.*) et BIANCHI (*Lo Sperimentale*, 1885) ont constaté, chacun une fois, la duplicité du muscle. J'ai observé moi-même cette duplicité chez un cercopithèque.

§ III. — APONÉVROSE DE LA CUISSE

Comme l'aponévrose brachiale, avec laquelle elle présente la plus grande analogie, l'aponévrose fémorale, que l'on désigne encore sous le nom de *fascia lata*, entoure la cuisse à la manière d'un cylindre ou d'un manchon, dont l'extrémité supérieure répond au bassin, l'extrémité inférieure au genou. Nous lui considérerons, comme à l'aponévrose du bras, une extrémité supérieure, une extrémité inférieure et deux surfaces, l'une extérieure et l'autre intérieure.

1° **Extrémité supérieure**. — Du côté du bassin, l'aponévrose fémorale s'insère, en avant et en dedans, sur le bord antérieur de l'arcade fémorale, sur le corps du pubis et sur la branche ischio-pubienne. En arrière et en dehors, elle se continue avec l'aponévrose fessière, déjà décrite ; les limites respectives des deux aponévroses sont purement conventionnelles.

2° **Extrémité inférieure**. — Du côté du genou, elle prend de solides attaches sur le péroné, sur les deux tubérosités externe et interne du tibia, sur la face antérieure de la rotule. Puis elle se continue, sans ligne de démarcation aucune, avec l'aponévrose jambière.

3° **Surface extérieure**. — La surface extérieure ou cutanée répond à la peau, dont elle est séparée par les rameaux nerveux superficiels et par de nombreuses veines, dont la plus importante est la saphène interne.

4° **Surface intérieure, cloisons intermusculaires**. — La surface intérieure ou musculaire est en rapport avec les muscles de la cuisse, auxquels l'aponévrose crurale fournit des gaines celluleuses, généralement peu importantes. Il est à noter, cependant, que le couturier est contenu, dans toute son étendue, dans une gaine aponévrotique nettement différenciée, résultant du dédoublement du fascia lata au niveau de ce muscle.

a. *Cloisons intermusculaires*. — Indépendamment de ces prolongements celluleux destinés aux muscles, l'aponévrose fémorale envoie vers le fémur deux cloisons fibreuses, plus résistantes en bas qu'en haut, connues sous le nom de cloisons intermusculaires. De ces deux cloisons, l'une est interne, l'autre est externe. — La *cloison intermusculaire interne* (fig. 750, 4) se détache du côté interne du manchon fibreux. Puis, se portant en dehors, elle vient se fixer successivement : 1° à la ligne rugueuse qui va du petit trochanter à la ligne âpre ; 2° à la lèvre interne de la ligne âpre ; 3° à la branche de bifurcation inférieure et interne de cette même ligne âpre ; 4° au tubercule condylien du troisième adducteur. — La *cloison intermusculaire externe* (fig. 750, 3) prend naissance sur le côté externe du manchon fémoral et se fixe, d'autre part : 1° sur la ligne rugueuse qui descend du grand trochanter vers la ligne âpre ; 2° sur la lèvre externe de la ligne âpre ; 3° sur la branche de bifurcation inférieure et externe de cette même ligne âpre, qui la conduit ainsi jusqu'au condyle externe.

b. *Loges musculaires*. — Il résulte d'une pareille disposition que la cavité cylindrique circonscrite par l'aponévrose fémorale est réellement divisée en deux portions ou loges, une loge antérieure et une loge postérieure, séparées l'une de l'autre par le fémur et par les deux cloisons intermusculaires qui y aboutissent. Ces deux loges correspondent exactement aux deux loges du bras, avec cette différence, résultant de la rotation en sens inverse du fémur et de l'humérus (voy. p. 375), que la loge antérieure du bras a pour homologue la loge postérieure de la cuisse et vice versa.

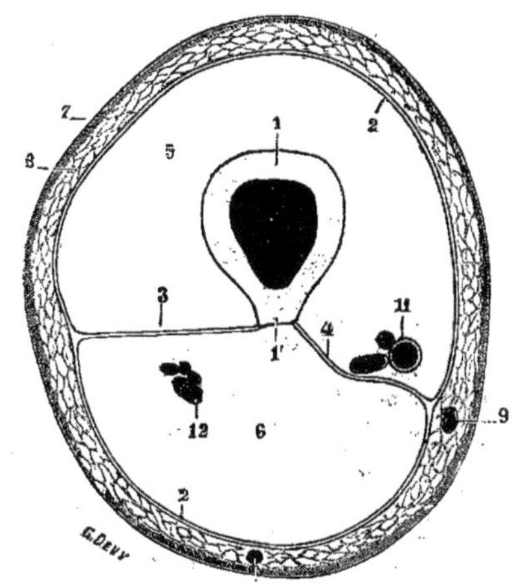

Fig. 750.

L'aponévrose fémorale, vue sur une coupe transversale passant par la partie moyenne de la cuisse.

1, fémur, avec 1', sa ligne âpre. — 2, aponévrose fémorale. — 3, cloison intermusculaire externe. — 4, cloison intermusculaire interne. — 5, loge musculaire antérieure. — 6, loge musculaire postérieure. — 7, peau. — 8, tissu cellulaire sous-cutané. — 9, veine saphène interne. — 10, 10', nerfs superficiels. — 11, artère et veine fémorales, avec le nerf saphène interne. — 12, nerf sciatique, avec son paquet vasculaire.

La loge antérieure est occupée par le couturier, le tenseur du fascia lata et les quatre portions du quadriceps. Dans la loge postérieure sont contenus tous les autres muscles de la cuisse. Une troisième cloison intermusculaire, beaucoup plus mince que les précédentes, isole, dans cette loge postérieure, le biceps, le demi-tendineux et le demi-membraneux, du droit interne et des adducteurs.

C'est en nous basant sur l'existence de ces deux loges que nous avons divisé, dans le présent chapitre, les muscles de la cuisse en deux régions seulement, une région antéro-externe et une région postéro-interne.

5° **Structure**. — Au point de vue de sa structure, l'aponévrose fémorale, beaucoup plus épaisse en dehors qu'en dedans, est constituée par deux ordres de fibres : des fibres longitudinales, qui se dirigent parallèlement à l'axe du membre ; des fibres circulaires, qui croisent les premières perpendiculairement et s'entrelacent avec elles. Nous avons déjà vu, et nous le rappellerons ici en passant, que des expansions tendineuses du grand fessier, du demi-tendineux et du demi-membraneux venaient s'épanouir sur cette aponévrose et la renforçaient.

6° **Gaine des vaisseaux fémoraux**. — A l'aponévrose fémorale se rattache la gaine des vaisseaux fémoraux. Nous la décrirons ici succinctement, renvoyant aux traités d'anatomie médico-chirurgicale pour l'étude détaillée de cette formation anatomique, sur laquelle anatomistes et chirurgiens ont tant écrit et sont encore si peu d'accord. En débouchant du bassin par l'anneau crural (voy. p. 820), les vaisseaux fémoraux sont reçus dans une gaine fibreuse, qui les accompagne dans tout leur trajet fémoral jusqu'à l'anneau du troisième adducteur, au delà duquel ils prennent le nom de vaisseaux poplités. Cette gaine, dépendance de l'aponévrose de la cuisse, insérée en haut sur le pourtour de l'anneau crural, confondue en bas avec le pourtour de l'anneau de l'adducteur, diffère beaucoup, comme constitution et comme dimensions, selon qu'on l'envisage dans sa partie supérieure, dans sa partie moyenne et dans sa partie inférieure.

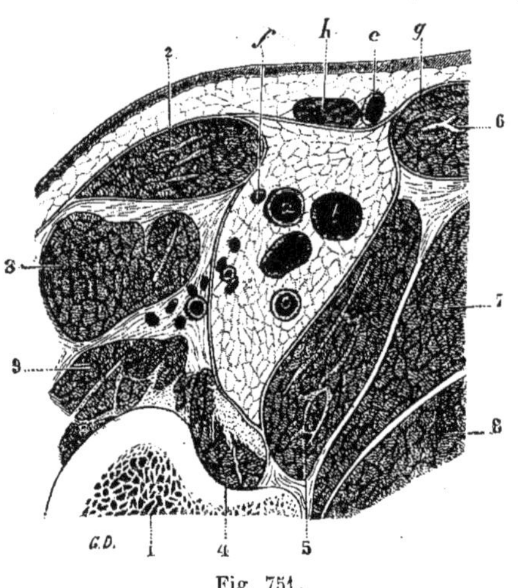

Fig. 751.

L'artère fémorale, vue sur une coupe transversale de la cuisse passant par le tiers inférieur du triangle de Scarpa (côté droit, segment supérieur de la coupe, $\frac{3}{4}$).

1, fémur scié au niveau du petit trochanter. — 2, couturier. — 3, droit antérieur. — 4, psoas-iliaque. — 5, pectiné. — 6, moyen adducteur. — 7, court adducteur. — 8, grand adducteur. — 9, vaste externe et crural.

a, artère fémorale. — *b*, veine fémorale. — *c*, artère fémorale profonde. — *d*, veine fémorale profonde. — *e*, veine saphène interne. — *f*, nerf saphène. — *g*, aponévrose superficielle. — *h*, ganglion lymphatique superficiel.

a. *Partie supérieure.* — Dans sa partie supérieure (*portion correspondant au triangle de Scarpa*), la gaine des vaisseaux fémoraux est prismatique triangulaire. Elle est constituée comme suit (fig. 751). — Sa *paroi antérieure* n'est autre que l'aponévrose fémorale elle-même, tendue entre le couturier et le premier adducteur, et présentant à ce niveau de nombreux orifices pour le passage des vaisseaux et des nerfs : c'est le *fascia cribriformis*. — Sa *paroi postéro-externe* est formée par un feuillet aponévrotique qui descend de l'aponévrose fémorale, au moment où celle-ci abandonne le bord interne du couturier pour se diriger vers le premier adducteur. Ce feuillet se porte en bas et en dedans, rencontre bientôt le fascia iliaca qui n'est autre que l'aponévrose d'enveloppe du psoas-iliaque et se confond avec lui. — Sa *paroi postéro-interne* est formée, de même, par un feuillet aponévrotique qui se détache de l'aponévrose fémorale, au moment où elle abandonne le premier adducteur pour se diriger vers le couturier. Ce feuillet descend vers le pectiné et se confond avec l'aponévrose qui recouvre ce muscle.

Les deux parois postéro-externe et postéro-interne marchent ainsi à la rencontre l'une de l'autre : elles se réunissent et se fusionnent intimement au niveau du point où les deux muscles psoas-iliaque et pectiné se juxtaposent par leurs bords.

Cette première portion, qui fait suite à l'anneau crural et que nous désignerons sous le nom de *canal crural*[1], est fort large. Le tiers externe est occupé par l'artère, le tiers moyen par la veine. Quant au tiers interne, qui ne loge que quelques vaisseaux et ganglions lymphatiques, il constitue là, en dedans de la veine,

[1] Certains anatomistes, il est peut-être bon de le rappeler, réservent le nom de *canal crural* à la partie la plus interne de la gaine des vaisseaux fémoraux, à cette portion qui est occupée par les lymphatiques et que nous décrirons tout à l'heure sous le nom d'*infundibulum crural*.

comme un espace inoccupé, tout préparé, qu'on me permette cette expression, pour recevoir les hernies crurales : cet espace *libre*, plus large en haut qu'en bas, a la forme d'un entonnoir et a reçu, pour cette raison, le nom d'*infundibulum* ou d'*entonnoir crural*. — Sa base, dirigée en haut, correspond à la partie interne de l'anneau crural et se trouve séparée du bassin par une cloison fibreuse, que nous avons déjà décrite sous le nom de *septum crural* (voy. p. 822). — Son sommet, dirigé en bas, se termine en cul-de-sac, au point où la veine saphène interne perfore la gaine des vaisseaux pour se jeter dans la veine fémorale. — L'infundibulum crural varie naturellement dans sa longueur, comme la terminaison de la saphène qui le limite en bas : cette longueur est, en moyenne, de 3 à 4 centimètres.

b. *Partie moyenne*. — Dans sa portion moyenne, la gaine des vaisseaux fémoraux est beaucoup moins résistante, presque celluleuse. Conservant encore sa configuration triangulaire, elle est constituée : 1° en avant, par le feuillet de l'aponévrose fémorale qui tapisse la face profonde du couturier ; 2° en dedans, par la cloison intermusculaire interne ; 3° en dehors, par la gaine du vaste interne.

c. *Partie inférieure*. — Dans sa portion inférieure, la paroi antérieure de la gaine des vaisseaux fémoraux se trouve renforcée par tout un système de fibres arciformes fort résistantes, qui, de la cloison intermusculaire interne et des tendons des adducteurs, se portent vers le vaste interne. L'artère et la veine fémorales cheminent là dans un véritable canal fibreux, qui précède l'anneau du troisième adducteur : c'est le *canal de Hunter* (*canal des adducteurs* de TILLAUX). Ce canal mesure de 5 à 6 centimètres de hauteur, suivant les sujets. Il nous présente en bas, au moment où il aboutit à l'anneau du troisième adducteur, un petit orifice situé en avant et en dedans, destiné à livrer passage à l'artère grande anastomotique, qui provient de la fémorale, et au nerf saphène interne, qui a pénétré dans la gaine des vaisseaux au sommet du triangle de Scarpa.

ARTICLE III

MUSCLES DE LA JAMBE

Les muscles de la jambe sont au nombre de quatorze, groupés en trois régions, savoir :

1° Une *région antérieure* ;
2° Une *région externe* ;
3° Une *région postérieure*.

§ I. — RÉGION ANTÉRIEURE

La région antérieure comprend quatre muscles, qui sont : le *jambier antérieur*, l'*extenseur commun des orteils*, l'*extenseur propre du gros orteil*, le *péronier antérieur*. Ces quatre muscles reposent sur la face antérieure du ligament interosseux, dans le vaste espace qui se trouve compris entre le bord antérieur du tibia et le bord antérieur du péroné.

1° JAMBIER ANTÉRIEUR

Le plus interne de la région, le jambier ou tibial antérieur (fig. 752,1) est un muscle volumineux, prismatique et triangulaire, s'étendant de l'extrémité supérieure du tibia au bord interne du pied.

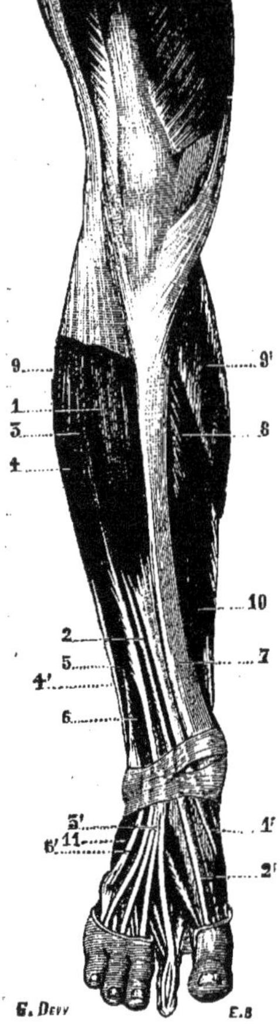

Fig. 752.

Muscles de la région antérieure de la jambe.

1, jambier antérieur, avec 1', son tendon à la région dorsale du pied. — 2, extenseur du gros orteil, avec 2', son tendon à la région dorsale du pied. — 3, extenseur commun des orteils, avec 3', ses tendons à la région dorsale du pied. — 4, long péronier latéral, avec 4', son tendon. — 5, court péronier latéral. — 6, péronier antérieur, avec 6', son tendon. — 7, face interne du tibia. — 8, soléaire. — 9, 9', jumeau externe et jumeau interne. — 10, long fléchisseur des orteils et jambier postérieur. — 11, pédieux.

1° **Insertions**. — Il prend naissance, en haut : 1° sur la tubérosité antérieure et sur la tubérosité externe du tibia, principalement sur le tubercule, souvent très volumineux, qui est situé entre l'une et l'autre et qui, pour cette raison, porte le nom de *tubercule du jambier antérieur;* 2° sur la face externe du tibia, dans ses deux tiers supérieurs; 3° sur la partie interne du ligament interosseux; 4° à la face profonde de l'aponévrose jambière qui le recouvre; 5° sur la cloison fibreuse qui le sépare de l'extenseur commun des orteils.

De ces nombreuses surfaces d'implantation, les faisceaux constitutifs du muscle se portent verticalement en bas et se jettent, à la partie inférieure de la jambe, sur un fort tendon, lequel passe sous le ligament annulaire antérieur du tarse (voy plus loin, p. 968) et vient s'attacher à la fois sur le premier cunéiforme et sur l'extrémité postérieure du premier métatarsien.

2° **Rapports**. — Les rapports du jambier antérieur varient suivant la région où on le considère :

a. *A la jambe*, il est en rapport : en avant, avec l'aponévrose et la peau; en arrière, avec le ligament interosseux; en dedans, avec le tibia; en dehors, avec l'extenseur commun des orteils d'abord et, plus bas, avec l'extenseur propre du gros orteil. L'artère tibiale antérieure, avec ses deux veines et le nerf de même nom, est située sur le côté postérieur et externe du jambier antérieur, qui est appelé pour cette raison son *muscle satellite.*

b. *Au pied*, le tendon du jambier antérieur, se dégageant du ligament annulaire, se porte obliquement en bas et en dedans. En avant, il répond dans toute son étendue à l'aponévrose et à la peau. En arrière, il croise successivement l'articulation tibio-tarsienne, l'astragale, le scaphoïde et le premier cunéiforme : une petite bourse séreuse le sépare souvent de ce dernier os.

3° **Innervation**. — Il est innervé par le nerf tibial antérieur, l'une des deux branches terminales du sciatique poplité externe. Il reçoit, en outre, à sa partie toute supérieure, un petit rameau qui lui vient directement du sciatique poplité externe avant sa bifurcation.

4° **Action**. — Le jambier antérieur, prenant son point fixe sur le tibia, agit sur le pied, auquel il imprime trois ordres de mouvements : 1° il le fléchit sur la jambe; 2° il le rapproche de la ligne médiane; 3° il lui fait exécuter un mouvement de rotation en dedans. Il est donc à la fois *fléchisseur*, *adducteur* et *rotateur en dedans*.

Variétés. — Le tendon inférieur peut être divisé en deux faisceaux, un faisceau pour le métatarsien, un faisceau pour le cunéiforme. Cette division, fort variable en étendue, peut remonter jusqu'au corps musculaire et intéresser même ce dernier. C'est là une disposition simienne des plus intéressantes : le jambier antérieur est en effet la réunion des deux muscles, fusionnés chez l'homme, distincts chez les singes, dont l'un (le tibial antérieur proprement dit) s'insère au premier cunéiforme et l'autre (le long abducteur du gros orteil) se fixe au premier métatarsien (voy. à ce sujet TRICOT, *Parallèle anatomique des extenseurs du pied chez l'homme et chez les singes*, Th. Bordeaux, 1884). — On a vu le jambier antérieur présenter des faisceaux d'attaches surnuméraires : 1° sur la première phalange du gros orteil ; 2° sur le ligament antérieur du tarse et les aponévroses dorsales du pied (*muscle tibio-aponévrotique*) ; 3° sur l'astragale et le calcanéum (voy. GRUBER, *Arch. f. Anat. und Phys.*) ; 4° sur le col de l'astragale et sur la partie antérieure de la synoviale tibio-tarsienne (ANTONELLI) ; 5° sur l'aponévrose plantaire (WOOD). — BLANDIN (*Anat. topog.*, 1834, p. 628) a observé un faisceau surnuméraire fort singulier, qui se rendait de l'extrémité supérieure du tibia à l'extrémité inférieure du même os.

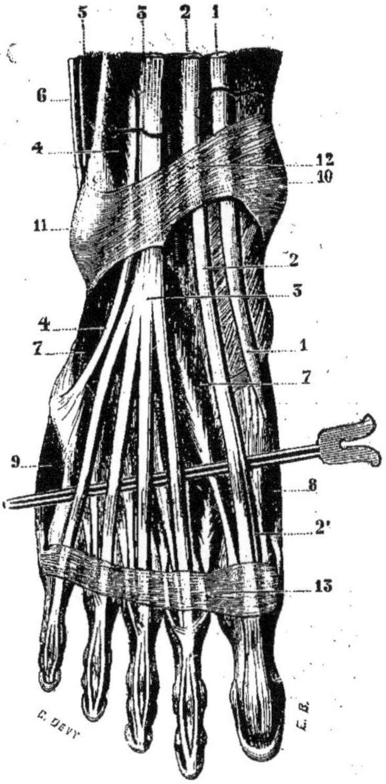

2° EXTENSEUR COMMUN DES ORTEILS

Situé en dehors du précédent, l'extenseur commun des orteils (fig. 752,3) est un muscle aplati de dehors en dedans, s'étendant de l'extrémité supérieure de la jambe aux quatre derniers orteils.

1° Insertions. — Il s'insère, en haut : 1° sur la tubérosité externe du tibia ; 2° sur les deux tiers supérieurs de la face interne du péroné ; 3° sur la partie externe du ligament interosseux ; 4° à la face profonde de l'aponévrose jambière ; 5° sur les cloisons fibreuses qui le séparent du jambier antérieur en dedans et du long péronier latéral en arrière.

De ces nombreuses surfaces d'attache, les divers faisceaux constitutifs de l'extenseur commun se portent en bas et se jettent sur un fort tendon, qui apparaît tout d'abord sur le bord antérieur du muscle. Ce tendon (fig. 753,3) glisse au-dessous du ligament annulaire antérieur du tarse et se divise bientôt après en quatre branches ou tendons secondaires, lesquels se dirigent, en divergeant, vers les quatre derniers doigts.

Fig 753.

Pied, vu par sa face dorsale.

1, 1, jambier antérieur. — 2, extenseur propre du gros orteil, avec 2', un tendon surnuméraire pour la première phalange. — 3, 3, long extenseur commun des orteils. — 4, 4, péronier antérieur. — 5, court péronier latéral. — 6, long péronier latéral. — 7, 7, pédieux. — 8, adducteur du gros orteil. — 9, abducteur du petit orteil. — 10, malléole interne. — 11, malléole externe. — 12, ligament annulaire antérieur du tarse. — 13, aponévrose dorsale du pied.

Chacun d'eux, arrivé au niveau de l'articulation métatarso-phalangienne correspondante, se divise en trois languettes, une médiane et deux latérales. La languette médiane, glissant sur la face dorsale de la première phalange, vient se fixer sur l'extrémité postérieure de la deuxième phalange ou phalangine. Quant aux deux languettes latérales, elles se fusionnent ensemble sur la face dorsale de cette deuxième phalange, pour venir se terminer sur la face postérieure de la troisième ou phalangette.

2° Rapports. — Nous les examinerons successivement, comme pour le muscle précédent, à la jambe et au pied :

a. *A la jambe*, l'extenseur commun est en rapport : en avant, avec l'aponévrose et la peau ; en arrière, avec le péroné et le ligament interosseux ; en dedans, avec le jambier antérieur d'abord et, plus bas, avec l'extenseur propre du gros orteil ; en dehors, avec le groupe des péroniers. Le paquet vasculo-nerveux (artère tibiale antérieure, veines et nerf homonymes) longe tout d'abord le côté postéro-interne de l'extenseur commun des orteils ; puis, il se sépare de ce dernier muscle pour venir se placer en dedans de l'extenseur propre du gros orteil, entre celui-ci et le jambier antérieur.

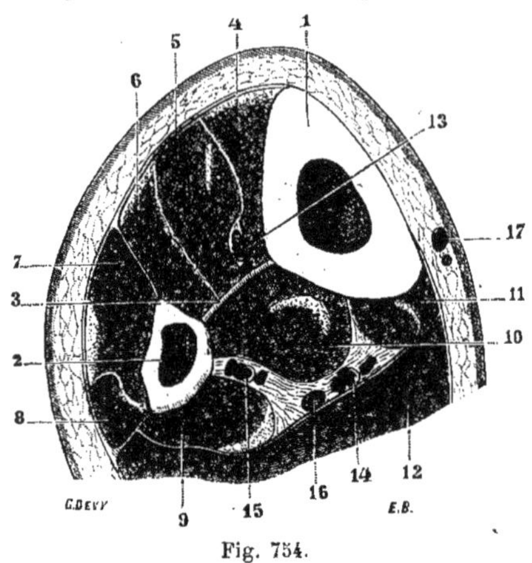

Fig. 754.

Coupe transversale de la jambe passant par l'union du tiers moyen avec le tiers inférieur.

1, tibia. — 2, péroné. — 3, membrane interosseuse. — 4', jambier antérieur. — 5, extenseur propre du gros orteil. — 6, extenseur commun des orteils. — 7, long péronier latéral. — 8, court péronier latéral. — 9, fléchisseur propre du gros orteil. — 10, jambier postérieur. — 11, fléchisseur commun des orteils. — 12, soléaire. — 13, artère tibiale antérieure, avec veines et nerf. — 14, vaisseaux tibiaux postérieurs homonymes. — 15, vaisseaux péroniers. — 16, nerf tibial postérieur. — 17, veine saphène interne.

b. *Au pied*, les quatre tendons du muscle, recouverts par la peau et l'aponévrose superficielle, recouvrent, à leur tour, le muscle pédieux et les différentes phalanges sur lesquelles ils s'insèrent.

3° Innervation. — Le mode d'innervation de l'extenseur commun des orteils est exactement le même que celui du jambier antérieur. Il est innervé à la fois : 1° par des rameaux issus du sciatique poplité externe avant sa bifurcation ; 2° par des rameaux issus du tibial antérieur.

4° Action. — L'extenseur commun des orteils exerce tout d'abord son action sur les quatre derniers orteils, qu'il incline (extension) sur le dos du pied. Agissant secondairement sur le pied : 1° il le fléchit sur la jambe ; 2° il le porte un peu en dehors ; 3° il lui imprime un léger mouvement de rotation en dehors. Auxiliaire du jambier antérieur au point de vue de la flexion, il lui est antagoniste au point de vue des mouvements latéraux.

Variétés. — Il n'est pas rare de voir un ou plusieurs tendons se dédoubler. — La présence d'un tendon surnuméraire pour le gros orteil (*muscle extenseur des cinq doigts*) a été notée par WOOD (*loc. cit.*) et par GRUBER (*Reichert u. Du Bois-Raymond's Arch.*, 1875, p. 204). — Sur le métatarse, les tendons peuvent être réunis par des languettes fibreuses. — On a noté l'union de l'extenseur commun, soit avec l'extenseur propre, soit avec le pédieux. — On a signalé des tendons surnuméraires pour le premier métatarsien, pour le cinquième, pour le quatrième. — On a observé, comme muscle distinct : un *extenseur propre du deuxième orteil*, homologue de l'extenseur propre de l'index (MECKEL, CHUDZINSKI, GRUBER, moi-même). — CHUDZINSKI a vu la masse de l'extenseur commun divisée en deux portions distinctes, l'une interne pour les deuxième et troisième orteils, l'autre externe pour les troisième et quatrième. — WOOD (*loc. cit.*) a vu le faisceau extenseur du petit orteil se séparer complètement du reste du muscle.

3° EXTENSEUR PROPRE DU GROS ORTEIL

L'extenseur propre du gros orteil (fig. 752,2 et 755,3) est profondément situé entre les deux muscles que nous venons de décrire. Recouvert par eux à son origine, il ne s'en dégage qu'à la partie inférieure de la jambe.

1° Insertions. — Il s'attache, en haut : 1° sur la face interne du péroné, dans son tiers moyen; 2° sur la portion attenante du ligament interosseux. Il reçoit, en outre, dans le voisinage du tarse, un petit faisceau de la face interne du tibia.

En bas, son tendon terminal passe tout d'abord, comme celui de l'extenseur commun, sous le ligament annulaire et arrive ainsi à la face dorsale du pied. Obliquant alors un peu en dedans, il longe le bord interne du pied et, finalement, vient se fixer à la fois sur la phalange métatarsienne et sur la phalange unguéale du gros orteil. Cette insertion terminale se fait, soit par un tendon, soit par une expansion fibreuse, sur la partie supérieure et postérieure de la phalange.

C'est à tort que nos traités classiques font insérer le tendon de l'extenseur propre exclusivement sur la deuxième phalange du gros orteil : il se termine le plus souvent (54 fois sur 100) sur les deux phalanges ; l'insertion exclusive à la deuxième phalange constitue l'exception. Une pareille conclusion ressort des dissections de Gruber (*Arch. f. Anat. und Physiol.*, 1875, p. 565) et de Calori (*Mem. dell' Accademia de Bologna*, série II, t. VII, p. 35), ainsi que de nos propres recherches. Calori considère comme *fort rares* les cas où le tendon de l'extenseur du gros orteil ne présente aucune connexion avec la première phalange.

2° Rapports. — Ils sont différents à la jambe et au pied :

a. *A la jambe*, l'extenseur propre est en rapport : en dedans, avec le jambier antérieur; en dehors, avec l'extenseur commun; en arrière, avec le péroné et le ligament interosseux; en avant, avec le jambier antérieur et l'extenseur commun dans sa partie supérieure, avec l'aponévrose et la peau dans sa partie inférieure.

b. *Au pied*, il longe le bord interne du pédieux, recouvert par la peau et l'aponévrose superficielle, recouvrant à son tour et successivement le tarse, le métatarse et le gros orteil. L'artère tibiale antérieure est placée, à la jambe, sur le côté interne de l'extenseur propre du gros orteil; au niveau de l'articulation tibio-tarsienne, elle le croise obliquement de haut en bas et de dedans en dehors, de telle sorte qu'à la face dorsale du pied, la pédieuse, qui fait suite à la tibiale antérieure, occupe le côté externe du tendon de l'extenseur propre.

3° Innervation. — L'extenseur propre du gros orteil est innervé par le tibial antérieur, branche de bifurcation du sciatique poplité externe.

4° Action. — Ce muscle étend, tout d'abord, les phalanges du gros orteil sur le métatarse. Agissant ensuite sur le pied : 1° il le fléchit; 2° il le porte en dedans; 3° il lui imprime un léger mouvement de rotation en dedans. L'extenseur propre du gros orteil devient ainsi l'auxiliaire du jambier antérieur.

Variétés. — Le tendon terminal est souvent double : la division du tendon peut remonter jusqu'au corps musculaire et isoler même de véritables muscles surnuméraires. — Ces muscles ou tendons surnuméraires s'insèrent, suivant les cas : 1° sur la première phalange du gros orteil ; 2° sur le premier métatarsien ; 3° sur le deuxième orteil (un cas de Chudzinski sur un nègre). — Ces divers tendons surnuméraires peuvent apparaître simultanément sur le même sujet, constituant ainsi de nombreuses variétés : tel est l'*extensor tricaudatus* de Gruber (voy. à ce sujet Gruber, *Ueber die Varietäten d. Musc. Extensor hallucis longus*, Arch. f. Anat. u. Phys., 1875).

4° Péronier antérieur

Le péronier antérieur (fig. 752,6 et 753,4) est un muscle aplati transversalement et généralement fort mince, occupant la partie inférieure et externe de la région. Il est situé immédiatement en dehors de l'extenseur commun des orteils, avec lequel il est intimement confondu à son origine.

1° Insertions. — Il prend naissance, en haut, sur la face antérieure du péroné, dans sa moitié inférieure. — De là, ses fibres, se portant en bas et en avant, se jettent à la manière des barbes d'une plume sur le bord postérieur d'un tendon, lequel glisse sous le ligament annulaire antérieur du tarse et vient se fixer, par une extrémité élargie, sur la base du cinquième métatarsien.

2° **Rapports**. — Ils diffèrent, comme pour l'extenseur propre du gros orteil, à la jambe et au pied :

a. *A la jambe*, le péronier antérieur est en rapport : en avant, avec l'aponévrose et la peau; en arrière, avec le péroné; en dedans, avec l'extenseur commun des orteils ; en dehors, avec les péroniers latéraux.

b. *Au pied*, le muscle, recouvert par l'aponévrose et la peau, recouvre à son tour le pédieux, dont il croise très obliquement la face superficielle.

3° **Innervation**. — Le péronier antérieur est innervé comme l'extenseur commun des orteils, par le nerf tibial antérieur.

4° **Action**. — Auxiliaire puissant de l'extenseur commun des orteils, dont il n'est pour ainsi dire qu'un simple faisceau, il agit sur le pied, qu'il porte à la fois dans la flexion, l'abduction et la rotation en dehors.

Variétés. — Le péronier antérieur peut être réduit à un simple tendon. — Il peut disparaître entièrement (10 *fois sur* 102 *sujets*, Wood). — Il peut être double, cette duplicité portant, soit sur le tendon seulement, soit à la fois sur le tendon et le corps musculaire. L'insertion du tendon surnuméraire se fait alors, suivant les cas : 1° sur le cinquième métatarsien ; 2° sur le quatrième métatarsien ; 3° sur le quatrième espace interosseux ; 4° sur l'une des phalanges du cinquième orteil ou bien sur le tendon que l'extenseur commun envoie à cet orteil.

§ II. — Région externe

La région externe de la jambe ne renferme que deux muscles, tous les deux insérés au péroné : le *long péronier latéral* et le *court péronier latéral*.

1° Long péronier latéral

Le plus superficiel et le plus long des deux, le long péronier latéral (fig. 755, 6) s'étend de la partie supérieure et externe de la jambe au premier métatarsien.

1° **Insertions**. — Il s'insère, en haut : 1° sur la partie antérieure et externe de la tête du péroné ; 2° sur le tiers supérieur de la face externe de cet os ; 3° à la face profonde de l'aponévrose jambière ; 4° sur les deux cloisons fibreuses qui le séparent des muscles voisins, l'extenseur commun des orteils en avant et, en arrière, les muscles de la région postérieure de la jambe.

De ces surfaces d'implantation multiples, toutes les fibres musculaires se portent verticalement en bas. Un tendon long et volumineux, aplati d'abord, puis cylindrique, les recueille et, continuant le trajet du corps musculaire, descend derrière la malléole externe. Il contourne ensuite d'arrière en avant cette saillie osseuse, glisse obliquement sur la face externe du calcanéum, s'engage dans la gouttière du cuboïde (p. 348), traverse en diagonale la face inférieure du pied et, finalement, vient se fixer sur le tubercule externe de l'extrémité postérieure du premier métatarsien, en envoyant, dans la plupart des cas, une expansion assez résistante à la face inférieure du premier cunéiforme, une expansion plus grêle au premier muscle interosseux dorsal.

Dans ce trajet fort complexe, comme on le voit, le tendon du long péronier latéral se réfléchit deux fois et, par conséquent, présente deux coudes : un *premier coude,* dont la concavité, dirigée en avant, embrasse la malléole externe ; un *deuxième coude,* dont la concavité, dirigée en haut et en dedans, répond au bord externe du pied.

Au moment où il va s'engager dans la gouttière cuboïdienne, ce tendon présente d'ordinaire un renflement fibro-cartilagineux, de forme ovoïde, susceptible de s'ossifier et de constituer ainsi un os sésamoïde.

2° **Rapports.** — Le long péronier latéral, comme nous venons de le voir, occupe successivement la jambe, le cou-de-pied et la région plantaire :

a. *A la jambe,* le muscle est en rapport : en dehors, avec l'aponévrose et la peau ; en dedans, avec le péroné en haut, le court péronier en bas ; en avant, avec l'extenseur commun des orteils et le péronier antérieur ; en arrière, avec deux muscles de la région postérieure de la jambe, le soléaire d'abord et, plus bas, le fléchisseur propre du gros orteil. A son extrémité toute supérieure, le long péronier latéral est traversé par le nerf sciatique poplité externe et par ses deux branches de bifurcation, le musculo-cutané externe et le tibial antérieur.

b. *Au cou-de-pied,* il croise le ligament latéral externe de l'articulation tibio-tarsienne, avec le tendon du court péronier latéral, qui est d'abord recouvert par lui, mais qui s'en dégage bientôt pour venir se placer en avant. Les deux tendons des péroniers latéraux sont contenus à ce niveau dans une gaine fibreuse, qui est d'abord unique, mais qui se dédouble plus bas, au niveau du calcanéum, en deux gaines distinctes.

c. *A la plante du pied* (fig. 762, 1, 1' et 1''), le tendon du long péronier latéral longe le plan osseux, séparé des parties molles de la région par le grand ligament calcanéo-cuboïdien, qui transforme en canal ostéo-fibreux la simple gouttière osseuse du cuboïde.

3° **Innervation.** — Le long péronier latéral reçoit ses rameaux nerveux du musculo-cutané, l'une des deux branches de bifurcation du sciatique poplité externe. Ces rameaux le pénètrent par sa face profonde, au niveau de son tiers supérieur.

4° **Action.** — Considéré au point de vue de son action, le muscle long péronier latéral étend le pied sur la jambe, le porte en dehors et lui fait exécuter, en même temps, un mouvement de rotation, en vertu duquel la face plantaire regarde en dehors. Il est donc à la fois extenseur, abducteur et rotateur en dehors. Congénère du jambier postérieur au point de vue de l'extension du pied, il est essentiellement antagoniste de ce dernier muscle au point de vue des deux autres mouvements.

Variétés. — Le long péronier peut envoyer au court péronier des faisceaux anastomotiques. — Outre le renflement cuboïdien, le tendon du long péronier latéral peut présenter deux autres renflements, l'un en arrière de la malléole externe, l'autre au-dessous du tubercule du calcanéum. Les trois renflements peuvent exister sur le même sujet (Picou). — On a vu le long péronier latéral envoyer une expansion tendineuse : 1° sur le deuxième métatarsien ; 2° sur les troisième et quatrième métatarsiens ; 3° sur le cinquième. — Macalister a signalé un faisceau aberrant qui, du long péronier latéral, se rendait au ligament latéral externe du cou-de-pied. — Lachi a rencontré un faisceau du long péronier latéral inséré sur le calcanéum. — Budge a observé un faisceau analogue qui s'attachait à la malléole externe. — A consulter, au sujet de ce muscle, Picou, *Insertions inférieures du long péronier latéral,* Bull. Soc. anat., 1894, p. 254.

2° Court péronier latéral

Situé au-dessous du précédent, mais beaucoup moins long que lui, le court péronier latéral (fig. 755, 7) s'étend de la partie moyenne de la jambe au bord externe du pied.

1° Insertions. — Il s'insère, en haut : 1° sur le tiers moyen et quelquefois sur les deux tiers inférieurs de la face externe du péroné ; 2° sur le bord antérieur et le bord externe du même os ; 3° sur les deux cloisons aponévrotiques antérieure et postérieure qui le séparent des muscles voisins.

De là, ses fibres se portent en bas et se jettent, à la partie inférieure de la jambe, sur le pourtour d'un tendon arrondi, qui descend vers la partie postérieure de la malléole péronière. Il la contourne d'arrière en avant, croise la face externe du calcanéum et se termine sur l'extrémité postérieure du cinquième métatarsien.

2° Rapports. — Sa face superficielle répond, en haut, au long péronier latéral et, plus bas, à l'aponévrose de la jambe et du pied. — Sa face profonde recouvre successivement le péroné, le côté externe de l'articulation tibio-tarsienne et la face externe du calcanéum. Comme nous l'avons dit plus haut, le tendon du court péronier latéral glisse, derrière la malléole et sur le calcanéum, dans une gaine ostéo-fibreuse qui lui est commune avec le long péronier latéral. Une bourse séreuse favorise ce glissement (voy. plus loin, p. 970).

3° Innervation. — Le court péronier latéral est innervé, comme le précédent, par des rameaux issus du musculo-cutané. Ces rameaux le pénètrent par sa face profonde, à la partie moyenne de la jambe.

4° Action. — Ce muscle est adducteur du pied, auquel il imprime en même temps un mouvement de rotation en dehors. Il ne paraît être extenseur du pied que lorsque ce dernier a été fléchi sur la jambe.

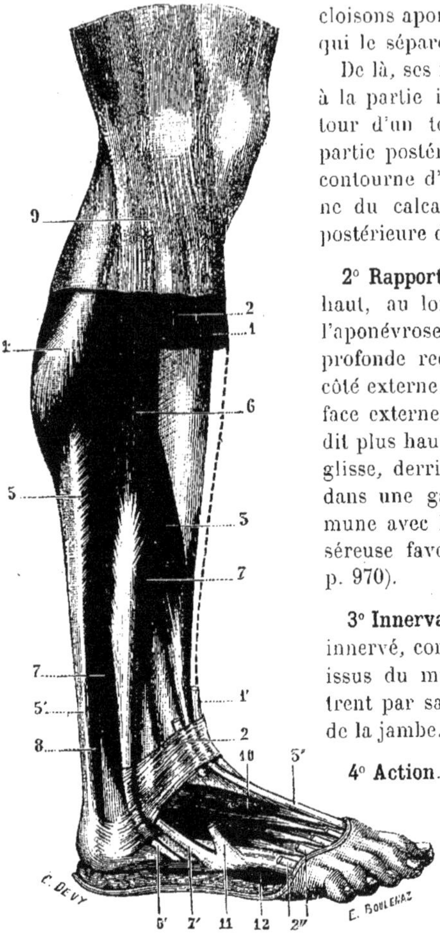

Fig. 755.

Muscles de la région externe de la jambe.

1, jambier antérieur. — 2, extenseur commun des orteils. — 2', son tendon au-dessous du ligament annulaire, avec 2'', les divisions digitales de ce tendon, — 3, extenseur propre du gros orteil, avec 3', son tendon inférieur. — 4, jumeau externe. — 5, soléaire. — 6, long péronier latéral, avec 6', son tendon inférieur. — 7, court péronier latéral, avec 7', son tendon inférieur. — 8, long fléchisseur propre du gros orteil. — 9, aponévrose de la jambe. — 10, pédieux. — 11, tendon inférieur du péronier antérieur. — 12, abducteur du petit orteil.

Variétés. — Le court péronier latéral présente fréquemment un tendon surnuméraire, dont l'origine, fort variable, est située, soit sur le tendon du court péronier, soit sur le corps musculaire lui-même. Son mode de terminaison n'est pas moins variable. Elle se fait, suivant les cas : 1° sur le cinquième orteil, où il prend le nom de *prolongement phalangien du court péronier latéral* (voy., à ce sujet, Pozzi, in Journ. de l'Anat., 1872, p. 269) ; 2° sur le cuboïde ; 3° sur l'abducteur du petit orteil ; 4° sur le cinquième métatarsien ; 5° sur le quatrième métatarsien et le quatrième espace interosseux. — Tous ces faisceaux tendineux, précédés ou non d'un faisceau musculaire, me paraissent être des formes incomplètes et atrophiées d'un muscle surnuméraire, le *péronier du cinquième orteil*, qui se montre quelquefois chez l'homme, en arrière des péroniers latéraux, et qui s'étend de la partie moyenne et inférieure du péroné au cinquième orteil (voy., à ce sujet, Testut, *Le muscle péronier du cinquième orteil chez l'homme*, Bull. Soc. anat., 1884, p. 352).

§ III. — Région postérieure

La région postérieure de la jambe comprend huit muscles, qui se répartissent en deux couches, une *couche superficielle* et une *couche profonde :*

a. Dans la première, nous trouvons quatre muscles, qui sont : le *jumeau externe*, le *jumeau interne*, le *soléaire* et le *plantaire grêle*. Les trois premiers de ces muscles, réunis en bas sur un tendon commun, le tendon d'Achille, constituent un muscle triceps, que l'on désigne sous le nom de *triceps sural*.

b. La couche profonde nous présente également quatre muscles : en haut, le *poplité*, muscle très court qui unit le fémur au tibia ; puis, au-dessous de lui, trois longs muscles, qui, de la jambe, descendent sur le pied : le *jambier postérieur*, le *fléchisseur commun des orteils* et le *fléchisseur propre du gros orteil*. Ces deux derniers sont homoolgues, à la jambe, des fléchisseurs profonds ou perforants des doigts, que nous avons déjà décrits à propos de l'avant-bras.

1° Jumeaux de la jambe

Les jumeaux de la jambe sont deux muscles volumineux, aplatis, de forme ovalaire, qui naissent isolément sur l'extrémité inférieure du fémur, se fusionnent un peu au-dessous de leur origine et viennent se fixer, par un tendon commun, à la partie postérieure du talon. Ils forment donc, dans leur ensemble, un véritable muscle biceps. On les désigne encore sous le nom de *gastrocnémiens* (de γαστήρ, ventre et κνήμη, jambe), parce que c'est à leur présence qu'est principalement due la saillie postérieure de la jambe (ventre de la jambe) ou mollet.

1° Insertions. — Les jumeaux se distinguent, d'après leur situation, en interne et externe. Ils prennent naissance, en haut, chacun sur le condyle fémoral correspondant.

a. *Origine du jumeau interne*. — Le jumeau interne s'insère en grande partie sur le côté postéro-supérieur du condyle interne, un peu en arrière et au-dessous du tubercule osseux où vient se terminer le grand adducteur : cette insertion se fait à l'aide d'un tendon très épais et très résistant, qui, relativement étroit à son origine, s'étale bientôt sur la partie postérieure et interne du muscle en une large aponévrose, que l'on peut suivre jusqu'au quart inférieur. Ce faisceau, *faisceau principal* du jumeau interne, est renforcé, sur son côté externe, du côté du creux poplité par conséquent, par une série de faisceaux charnus, qui s'implantent directement sur le condyle.

b. *Origine du jumeau externe*. — Le jumeau externe est ordinairement un peu moins long et moins épais que l'interne, mais il nous présente des insertions analogues. Comme lui, il prend naissance à la partie postérieure du condyle externe : 1° par un fort tendon, qui s'épanouit sur la face postérieure du muscle et qui représente la portion principale ; 2° par des fibres charnues, situées en dedans de ce dernier et qui s'insèrent directement sur l'os. Le tendon d'origine du jumeau externe renferme très fréquemment (1 fois sur 8 environ) un noyau fibro-cartilagineux, dont le développement est fort variable et qui est susceptible de s'ossifier, formant ainsi un véritable sésamoïde intra-tendineux. Pfitzner l'a rencontré 26 fois sur 278 sujets, soit une proportion de 1 sur 10.

c. *Terminaison des deux jumeaux.* — Les fibres constitutives des deux jumeaux, quelle que soit leur origine, qu'elles se détachent du fémur à l'aide d'un tendon ou qu'elles s'implantent directement sur l'os, se portent toutes en bas et en avant et viennent se terminer sur la face postérieure d'une vaste aponévrose, qui occupe la plus grande partie de la face antérieure du corps musculaire; elle a, en effet, une longueur sensiblement égale à celle du muscle lui-même et, d'autre part, elle remonte, en haut, jusqu'au voisinage des condyles. Cette aponévrose, véritable tendon terminal des jumeaux, se rétrécit graduellement au fur et à mesure qu'elle descend. Elle se dégage entièrement de la portion charnue des jumeaux à la partie moyenne de la jambe et se fusionne, un peu plus bas avec le tendon terminal du soléaire. Le tendon unique qui en résulte a reçu le nom de *tendon d'Achille.*

d. *Tendon d'Achille.* — Le tendon d'Achille est donc le tendon commun des jumeaux et du soléaire. Continuant la direction des deux muscles dont il émane, il se porte verticalement en bas, passe en arrière de l'articulation tibio-tarsienne, gagne la face postérieure du calcanéum et vient se fixer, par une extrémité légèrement élargie, sur la moitié inférieure de cette face. Le tendon d'Achille est sans conteste le plus volumineux et le plus fort du corps humain : sa longueur est de 5 ou 6 centimètres; sa largeur, mesurée en arrière de l'articulation tibio-tarsienne où elle est minima, est de 12 à 15 millimètres; son épaisseur, au même niveau, atteint 5 ou 6 millimètres.

Cette dénomination de *tendon d'Achille*, donnée au tendon commun des jumeaux et du soléaire, provient vraisemblablement de ce que le tendon en question prend son insertion sur le talon, c'est-à-dire sur cette partie du corps qui seule, chez ACHILLE, n'avait pas trempé dans la mer et, de ce fait, était restée vulnérable. On sait, du reste, que le héros succomba à une blessure que PÂRIS lui avait faite au talon.

2° **Rapports**. — A leur partie toute supérieure, les deux jumeaux sont séparés l'un de l'autre par un espace angulaire en forme de **V**, qui n'est autre que le triangle inférieur du creux poplité. — Le jumeau externe répond, en avant, à la coque condylienne externe et au plantaire grêle ; en arrière, au biceps crural, qui le croise obliquement. — Le jumeau interne recouvre, en avant, la coque condylienne correspondante et la portion initiale du muscle poplité. En arrière, il est croisé par le demi-membraneux. Une bourse séreuse, uniloculaire ou cloisonnée, sépare l'extrémité supérieure du jumeau interne du condyle sur lequel il s'insère : elle est, selon les cas, ou indépendante ou en communication avec la synoviale du genou.

Les deux jumeaux, après leur réunion, recouvrent successivement, par leur face antérieure, le paquet vasculo-nerveux de la région poplitée, le muscle poplité, le tendon du plantaire grêle et le soléaire. Leur face postérieure répond à l'aponévrose superficielle de la jambe, qui la sépare du tissu cellulaire sous-cutané et de la peau. Elle nous présente à sa partie moyenne, au point de contact des deux jumeaux, un sillon longitudinal dans lequel cheminent la veine et le nerf saphènes externes.

Quant au tendon d'Achille, recouvert en arrière par l'aponévrose et la peau, il répond, en avant, à la face postérieure de l'articulation tibio-tarsienne, dont il est séparé par les tendons des fléchisseurs, par l'aponévrose qui les recouvre et par un volumineux paquet cellulo-adipeux. Tout à fait en bas, immédiatement au-dessus de son insertion, le tendon est séparé du calcanéum par une bourse séreuse, qui est plus ou moins développée, mais qui est constante. Vue en coupe sagittale (fig. 583, A), cette bourse séreuse revêt la forme d'un petit triangle à base supérieure. Sa paroi postérieure répond au tendon ; sa paroi antérieure, à la moi-

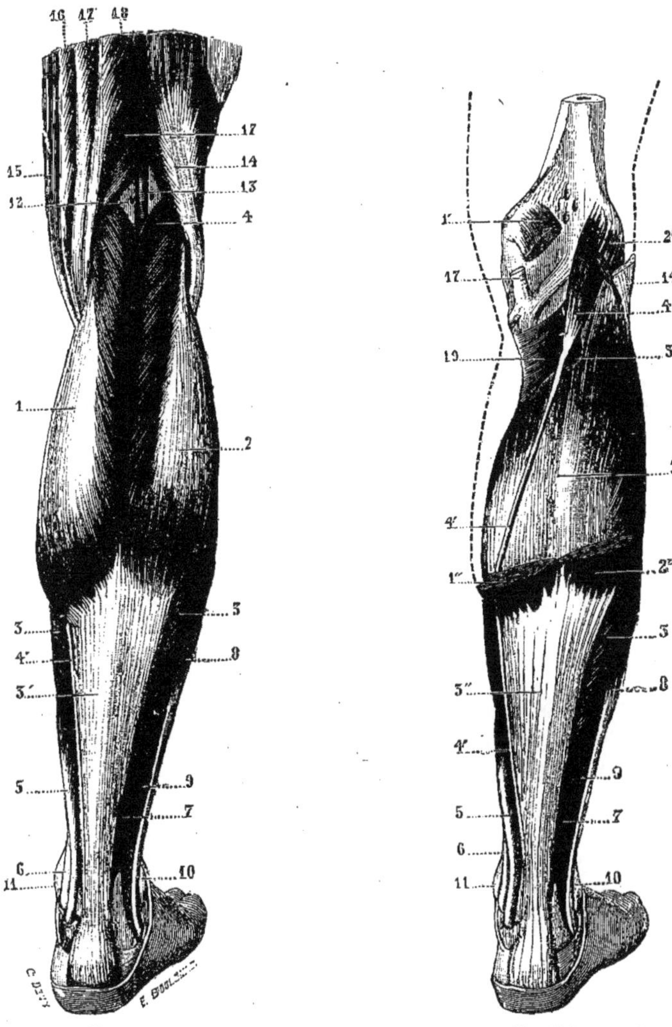

Fig. 756.

Muscles de la région postérieure de la jambe, couche superficielle.

Fig. 757.

Les mêmes, après résection de la partie moyenne des jumeaux.

1, jumeau externe. — 1', extrémité supérieure et 1'', extrémité inférieure de ce muscle, réséqué à sa partie moyenne. — 2, jumeau externe. — 2', extrémité supérieure et 2'', extrémité inférieure de ce muscle réséqué à sa partie moyenne. — 3, soléaire, avec 3', anneau du soléaire. — 3'', tendon inférieur des deux jumeaux, se fusionnant plus bas avec le tendon du soléaire pour former le tendon d'Achille. — 4, plantaire grêle, avec 4', son tendon. — 5, long fléchisseur des orteils. — 6, jambier postérieur. — 7, long fléchisseur du gros orteil. — 8, long péronier latéral. — 9, court péronier latéral. — 10, malléole externe. — 11, malléole interne. — 12, creux poplité. — 13, artère poplitée. — 14, biceps crural. — 15, couturier. — 16, droit interne. — 17, demi-membraneux. — 18, demi-tendineux. — 19, poplité.

tié supérieure, lisse et unie, de la face postérieure du calcanéum ; sa paroi supérieure, à la couche cellulo-adipeuse, signalée ci-dessus, qui s'amasse en avant du tendon. Il existe là, au niveau de cette paroi supérieure un petit paquet graisseux, sorte de frange synoviale, qui s'insinue entre le tendon et l'os, pour combler le vide (fig 583,B) toutes les fois que, par suite de la contraction des gastrocnémiens, le tendon d'Achille soulève le calcanéum et s'en écarte.

3° **Innervation**. — Les deux jumeaux reçoivent leurs nerfs du sciatique poplité interne, l'une des branches de bifurcation du grand sciatique. Ces nerfs pénètrent le corps musculaire par sa face antérieure et dans son tiers supérieur.

4° **Action**. — Les jumeaux, agissant sur le talon, élèvent cette saillie osseuse et étendent ainsi le pied sur la jambe. Si le pied repose sur le sol, les jumeaux, en élevant le talon, élèvent en même temps le membre inférieur et le tronc tout entier. Ils sont, avec le soléaire, les muscles essentiels de la marche.

Secondairement, les jumeaux, après avoir placé le pied dans l'extension, fléchissent la jambe sur la cuisse.

Variétés. — J'ai pu, sur quelques sujets, isoler entièrement les deux jumeaux jusqu'au tendon d'Achille. — Les jumeaux peuvent être renforcés par des faisceaux surnuméraires, provenant, suivant les cas : 1° des muscles de la région postérieure de la cuisse, biceps et demi-tendineux ; 2° du grand adducteur ; 3° de la portion sus-condylienne du fémur (*gastrocnemius tertius* de KRAUSE). — MACALISTER signale la transformation du jumeau externe en une masse fibreuse. — SCHEFFERD (*Montreal's general Hospital Reports*, vol. I, 1880) a noté sa disparition complète.

Au sujet du sésamoïde du jumeau externe, voyez la monographie de GRUBER dans les *Mém. de l'Acad. imp. de Saint-Pétersbourg* de 1875 et l'article de OST dans le *Zeitschr. f. Anat. u. Entwickl.*, de 1876.

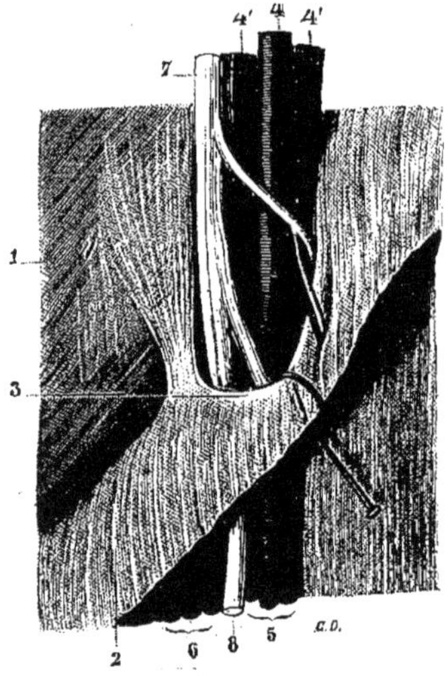

Fig. 758.

L'anneau du soléaire, vue postérieure (côté droit).

1, muscle poplité, revêtu de son aponévrose. — 2, muscle soléaire. — 3, arcade du soléaire. — 4, 4', artère et veines poplitées (sur ce sujet la veine poplitée, à la partie inférieure était double). — 5, artère et veines tibiales postérieures. — 6, artère et veines péronières (sur ce sujet le tronc tibio-péronier était extrêmement court). — 7, nerf sciatique poplité interne. — 8, nerf tibial postérieur.

2° SOLÉAIRE

Le soléaire (fig. 757,3), ainsi appelé à cause de sa forme, qui l'a fait comparer à une semelle de soulier (*soleus*, de *solea*, semelle), est un muscle à la fois très large et très épais, situé au-dessous des deux jumeaux.

1° **Insertions**. — Il prend naissance, en haut, sur le péroné, sur le tibia, et, entre les deux os, sur une arcade fibreuse qui les unit l'un à l'autre. — Les *insertions péronières* se font : 1° sur la partie postéro-interne de la tête du péroné ; 2° sur la moitié postérieure de son bord externe ; 3° sur le tiers postérieur de sa face postérieure. Les fibres charnues s'insèrent à l'os par l'intermédiaire d'une aponévrose, à la fois très large, très épaisse, très résistante, qui s'étale sur la face antérieure du corps musculaire. — Les *insertions tibiales* se font : 1° sur la ligne oblique du tibia, immédiatement au-dessous du poplité ; 2° sur le tiers moyen de son bord interne. Ici encore les faisceaux charnus s'attachent à l'os à l'aide d'une large aponévrose, qui, comme la précédente, répond au plan antérieur du muscle. — Les *insertions intermédiaires au péroné et au tibia* se font sur une bandelette fibreuse disposée en arcade et appelée *arcade du soléaire* (fig. 759,3). Elle naît, en dehors, sur la tête du péroné. De là, elle se porte obliquement en bas et en dedans et vient se terminer au niveau de la ligne oblique du tibia, en partie sur cette ligne oblique, en partie sur l'aponévrose du poplité. Par son bord antérieur, concave, l'arcade du soléaire répond aux vaisseaux poplités et au nerf sciatique poplité interne, qui passent au-dessous d'elle comme au-dessous d'un pont (*anneau du soléaire*). Par son bord postérieur, convexe, elle donne naissance à des faisceaux charnus descendants, qui se mêlent, sans ligne de démarcation aucune, à ceux issus du péroné et du tibia.

Au total, abstraction faite de l'insertion à l'arcade, insertion qui est pour ainsi dire accessoire, le soléaire s'insère sur le péroné et sur le tibia à l'aide de deux lames fibreuses, toutes les deux très larges et très hautes, qui répondent au plan antérieur du muscle et qui, primitivement distinctes, ne tardent pas à se réunir par leurs bords correspondants pour former une lame unique. Or, il est à remarquer que, si la plus grande partie des fibres constitutives du soléaire naissent sur la face postérieure de cette lame fibreuse, il y en a aussi un certain nombre qui se détachent de sa face antérieure. Il en résulte que la lame en question, tout en étant plus rapprochée de la face antérieure du muscle que de sa face postérieure, se trouve, en réalité, située dans son épaisseur (fig. 559, 8'): c'est l'*aponévrose intra-musculaire du soléaire* des chirurgiens, point de repère important pour la ligature de la tibiale postérieure.

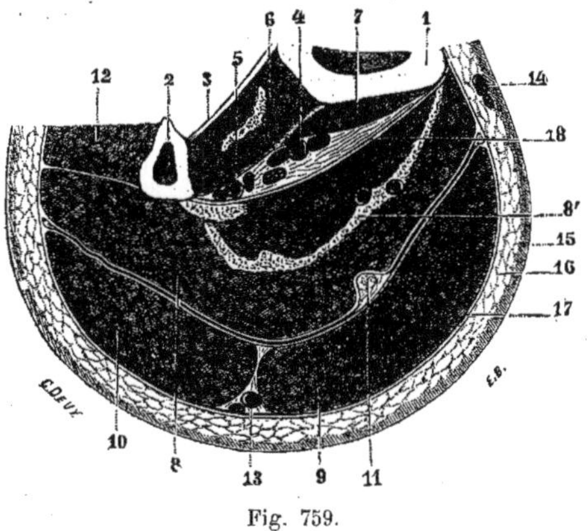

Fig. 759.

Coupe transversale de la jambe à l'union de son tiers supérieur avec son tiers moyen (partie postérieure de la coupe pour montrer l'aponévrose intra-musculaire du soléaire).

1, tibia. — 2, péroné. — 3, membrane interosseuse. — 4, artère tibiale postérieure et ses veines. — 5, artère péronière et ses veines. — 6, muscle tibial postérieur. — 7, fléchisseur commun des orteils. — 8, soléaire, avec 8', son aponévrose intra-musculaire. — 9, jumeau interne. — 10, jumeau externe. — 11, tendon du plantaire grêle. — 12, long péronier latéral. — 13, veine et nerf saphènes externes. — 14, veine et nerf saphènes internes. — 15, peau. — 16, tissu cellulaire sous-cutané. — 17, aponévrose superficielle. — 18, aponévrose profonde.

Quelle que soit leur origine, les fibres du soléaire se dirigent toutes en bas : les fibres moyennes, verticalement; les fibres externes, obliquement en bas et en dedans; les fibres internes, obliquement en bas et en dehors. Finalement, elles se jettent sur la face antérieure et sur les bords d'une nouvelle aponévrose, *aponévrose de terminaison*, qui s'étale à la face postérieure du corps musculaire et qui remonte jusqu'au tiers supérieur de la jambe. Cette aponévrose, très large en haut, très large encore à sa partie moyenne, se rétrécit au fur et à mesure qu'elle descend et, arrivée à 4 ou 5 centimètres au-dessus du calcanéum, se fusionne avec l'aponévrose des jumeaux pour former le tendon d'Achille (voy. le muscle précédent). Cette fusion des deux lames aponévrotiques ou plutôt tendineuses se fait suivant une ligne qui est oblique de haut en bas et de dehors en dedans. Par l'intermédiaire du tendon d'Achille, le soléaire se fixe au calcanéum.

2° **Rapports**. — La face superficielle ou postérieure du soléaire répond au plantaire grêle et aux jumeaux. — La face profonde ou antérieure recouvre les muscles tibial postérieur, fléchisseur commun des orteils et fléchisseur propre du gros orteil, ainsi que le nerf tibial postérieur, le tronc artériel tibio-péronier et les deux branches qui en partent. — Son bord interne et son bord externe, se dégageant de la masse des jumeaux, se mettent en rapport avec l'aponévrose superficielle et la peau.

3° **Innervation**. — Le muscle soléaire est innervé à la fois : 1° par des rameaux postérieurs, qui proviennent du sciatique poplité interne et le pénètrent par sa face superficielle, au niveau de son tiers supérieur ou de son tiers moyen ; 2° par un rameau antérieur, qui émane du nerf tibial postérieur et qui le pénètre par sa face antérieure, au niveau de son tiers moyen ou de son tiers inférieur.

4° **Action**. — Comme les jumeaux, le soléaire étend le pied sur la jambe et agit puissamment dans la marche et le saut.

Variétés. — J'ai vu, dans un cas, la portion tibiale du soléaire réduite à un tout petit faisceau ; les faisceaux tibiaux font défaut chez presque tous les singes. — Le soléaire peut s'insérer directement sur le calcanéum, comme on l'observe normalement chez la plupart des anthropoïdes (Bankart, Pye-Smith et Philips, *Guy's Hospital Reports*, vol. XIV). — On rencontre quelquefois, à côté du soléaire normal, un *soléaire surnuméraire*, qui se termine généralement sur le calcanéum, en dedans de lui, mais qui présente les origines les plus diverses : ligne oblique du tibia, surface du soléaire lui-même, aponévrose jambière profonde, etc. — Dans un cas, qui est peut-être unique, j'ai rencontré sur le même sujet, à la face postérieure de la jambe droite, un soléaire surnuméraire et un long accessoire des fléchisseurs (p. 981), tous les deux très développés et fusionnés ensemble en un muscle unique. Ce muscle surnuméraire recouvrait entièrement les deux artères péronière et tibiale postérieures. — Gruber a signalé (*Arch. f. Anat. u. Phys.*, 1878, p. 474) un faisceau surnuméraire qui, détaché du tibia, venait se perdre sur l'arcade du soléaire et la tendait par ses contractions.

3° Plantaire grêle

Le plantaire grêle (fig. 757,4) est un tout petit muscle, aplati et triangulaire, situé à la face postérieure de l'articulation du genou, au-dessous et un peu en dedans du jumeau externe.

1° **Insertions**. — Il s'insère, en haut, sur la partie la plus élevée du condyle externe du fémur, sur la capsule de l'articulation du genou et sur le tendon d'origine du jumeau externe.

De là, il se porte obliquement en bas et en dedans et se termine, après un trajet qui varie de 5 à 12 centimètres, sur un tendon aplati et fort mince, presque filiforme. Ce tendon, continuant la direction du corps musculaire, chemine tout d'abord dans la nappe celluleuse qui s'étale entre le soléaire et les jumeaux. Puis, se dégageant de cette couche celluleuse, il vient se placer sur le bord interne du tendon d'Achille, le longe pendant quelque temps et se termine enfin, soit sur ce tendon, soit sur le calcanéum à côté de ce dernier. On le voit aussi, dans certains cas, se perdre dans le tissu cellulaire de la région du talon.

2° **Rapports**. — *Dans sa moitié supérieure*, le plantaire grêle est recouvert par les jumeaux et recouvre successivement le ligament postérieur du genou, le poplité et le soléaire. Le paquet vasculo-nerveux du creux poplité est situé sur son côté interne. — *Dans sa moitié inférieure*, le muscle, réduit à un simple tendon, longe le côté interne du tendon d'Achille et en partage les rapports.

3° **Innervation**. — Le plantaire grêle est innervé par le sciatique poplité interne. Le rameau qui lui est destiné, toujours très grêle, le pénètre par sa face profonde au voisinage de son bord interne.

4° Action. — La destination primitive du plantaire grêle est de se fusionner avec l'aponévrose plantaire et de s'insérer, par son intermédiaire, sur les premières phalanges des orteils ; telle est la disposition qu'on rencontre chez un grand nombre d'animaux et notamment chez les singes inférieurs. Chez l'homme, ce muscle n'existe qu'à l'état de vestige et il n'est fixé au calcanéum que par *insertion consécutive*. Tel qu'il est, il devient un auxiliaire des jumeaux et du soléaire et prend à l'extension du pied une part plus ou moins considérable, qui est naturellement en rapport avec son développement.

Variétés. — Le plantaire grêle est très variable, comme tous les organes rudimentaires. — Il peut être renforcé par un faisceau surnuméraire (*m. biceps*). — Anormalement, le plantaire grêle prend naissance au-dessous du condyle externe : 1° sur le tibia ; 2° sur l'aponévrose du muscle poplité ; 3° sur le péroné ; 4° sur l'aponévrose de la jambe ; 5° sur les muscles voisins. — D'autre part, il peut se terminer, au-dessus du calcanéum : 1° sur le ligament annulaire interne ; 2° dans le tissu cellulaire situé entre les jumeaux et le soléaire. — LINHART (*Œsterr. med. Wochenschrift*, 1846, p. 14) l'a vu se fixer sur la synoviale articulaire du cou-de-pied. — Le muscle peut enfin, par un retour à sa destination première, s'insérer sur l'aponévrose plantaire. — Ce faisceau tenseur de l'aponévrose peut même ne pas remonter jusqu'au condyle : WOOD l'a vu se détacher du péroné ; ANDERSON et moi-même, de la ligne oblique du tibia. — L'absence du plantaire grêle est fréquente, moins fréquente cependant que celle du petit palmaire, son homologue au membre thoracique.

4° POPLITÉ

Le poplité (fig. 760,7) est un muscle court, aplati et triangulaire, situé à la partie postérieure du genou, au-dessous des jumeaux et du plantaire grêle.

1° Insertions. — Il s'insère, en haut, sur la partie postérieure et externe du condyle externe, dans une fossette généralement très marquée. Il contracte en outre, au-dessous du condyle, des connexions intimes avec le cartilage semi-lunaire correspondant et avec la capsule articulaire du genou.

De là, il se porte obliquement en bas et en dedans, s'élargit en éventail et vient se fixer : 1° sur la lèvre supérieure de la ligne oblique du tibia ; 2° sur toute la portion de la face postérieure de cet os qui est située au-dessus de cette ligne.

2° Rapports. — Le poplité est recouvert, en arrière, par les deux jumeaux, le plantaire grêle, les vaisseaux poplités et le nerf sciatique poplité interne. — Il recouvre, en avant, la face postérieure de l'articulation du genou, sur laquelle il glisse à l'aide d'une bourse séreuse. Cette bourse séreuse, qui dépend de la grande synoviale articulaire (voy. p. 598), descend ordinairement jusqu'à la partie moyenne de la tête du péroné.

3° Innervation. — Le muscle poplité est innervé par le sciatique poplité interne. Il reçoit, en outre, au voisinage de son bord inférieur, un rameau accessoire issu du nerf tibial postérieur.

4° Action. — Il fléchit la jambe sur la cuisse, en lui faisant exécuter en même temps un léger mouvement de rotation en dedans.

Variétés. — RINGHOFFER (*Virchow's Arch.*, t. XIX) a constaté l'absence du muscle poplité. — Ce muscle peut être renforcé par un faisceau additionnel situé au-dessus de lui et inséré également sur le condyle. Le poplité présente alors deux têtes : c'est un vrai muscle biceps (voy. à ce sujet WAGSTAFFE, *Journ. d. Anat. and Phys.*, 1871, p. 214 et GRUBER, *Arch. f. Anat. u. Phys.*, 1875, p. 599).

Pronateur transverse de la jambe. — Ce faisceau musculaire, homologue du carré pronateur du membre thoracique, a été signalé et décrit par Gruber (*Arch. f. Anat. u. Phys.*, 1877, p. 401) sous le nom de *peroneo-tibialis*. Très variable dans son développement, il est situé au-dessous du poplité et s'étend transversalement de l'extrémité supérieure du péroné à la partie correspondante du tibia. Ce faisceau se rencontrerait 8 fois sur 100 sujets d'après les recherches de Krause et de Knott (*Proc. of the Roy. Irish Acad.*, 1871, p. 427) ; il est constant chez un grand nombre de singes inférieurs.

5° Long fléchisseur commun ou fléchisseur tibial des orteils[1]

Le plus interne des muscles de la couche profonde, le fléchisseur commun ou fléchisseur tibial des orteils (fig. 760,2), s'étend de la partie moyenne du tibia aux quatre derniers orteils.

1° Insertions. — Il s'insère, en haut : 1° sur la lèvre inférieure de la ligne oblique du tibia, immédiatement au-dessous du soléaire ; 2° sur le tiers moyen de la face postérieure du tibia ; 3° sur la cloison fibreuse qui le sépare du muscle jambier postérieur.

De ces différentes surfaces d'implantation, les fibres charnues se portent verticalement en bas et viennent se réunir sur la face antérieure d'un fort tendon, qui remonte très haut dans l'intérieur du muscle. Ce tendon terminal glisse tout d'abord derrière la malléole interne, dans une gouttière qui lui est commune avec le tendon du tibial postérieur. Puis, changeant de direction et se portant en avant et en bas (fig. 762,5), il traverse la gouttière calcanéenne interne, en passant au-dessous de la petite apophyse du calcanéum. Il arrive ainsi à la région plantaire, croise en X le tendon du fléchisseur propre du gros orteil, qui est plus profondément placé, reçoit sur son côté externe le muscle accessoire ou chair carrée (voy. plus loin) et, finalement, se divise en quatre tendons terminaux. Ces tendons se portent en divergeant vers leurs orteils respectifs et, parvenus sur les phalanges, se comportent de la même façon que les tendons du fléchisseur profond ou perforant des doigts, leurs homologues au membre supérieur (voy. p. 880). Ils se fixent, par conséquent, sur l'extrémité postérieure de la troisième phalange.

2° Rapports. — Les rapports du fléchisseur tibial des orteils varient suivant la région où on les considère :

a. *A la jambe*, ce muscle est recouvert par le soléaire. A son tour, il recouvre le tibia et une portion du muscle tibial postérieur.

b. *Au cou-de-pied*, son tendon glisse, à l'aide d'une synoviale que nous décrirons plus loin, dans une gaine ostéo-fibreuse spéciale, ayant sur son côté antérieur le tendon du tibial postérieur, sur son côté postérieur les vaisseaux tibiaux postérieurs et le nerf qui les accompagne.

c. *A la plante du pied* (fig. 767,2), il recouvre l'abducteur du gros orteil. Il est lui-même recouvert, tout d'abord par l'adducteur du gros orteil et, plus bas, par le court fléchisseur commun des orteils. Il donne insertion aux quatre lombricaux du pied.

[1] Les dénominations de fléchisseur commun des orteils et de fléchisseur propre du gros orteil sont inexactes. Le premier de ces muscles, en effet, ne se rend pas à tous les orteils, comme semble l'indiquer le mot de *commun*, sous lequel on le désigne ; et, d'autre part, le fléchisseur propre du gros orteil tient sous sa dépendance, non pas seulement le premier orteil, comme l'indique l'adjectif *propre*, mais aussi le deuxième et le troisième. Les synonymes de *fléchisseur tibial* et de *fléchisseur péronier* des orteils que j'introduis dans le langage classique, me paraissent bien préférables : ils ont le double avantage de ne rien préjuger sur leur mode de terminaison et de rappeler nettement leur mode d'origine sur le squelette de la jambe, le premier (le *tibial*) se détachant du tibia, le second (le *péronier*) s'insérant sur le péroné.

d. *Au niveau des orteils*, les tendons terminaux du fléchisseur tibial sont logés dans des gaines ostéo-fibreuses, entièrement analogues à celles que nous avons déjà rencontrées et décrites pour les fléchisseurs des doigts (p. 878).

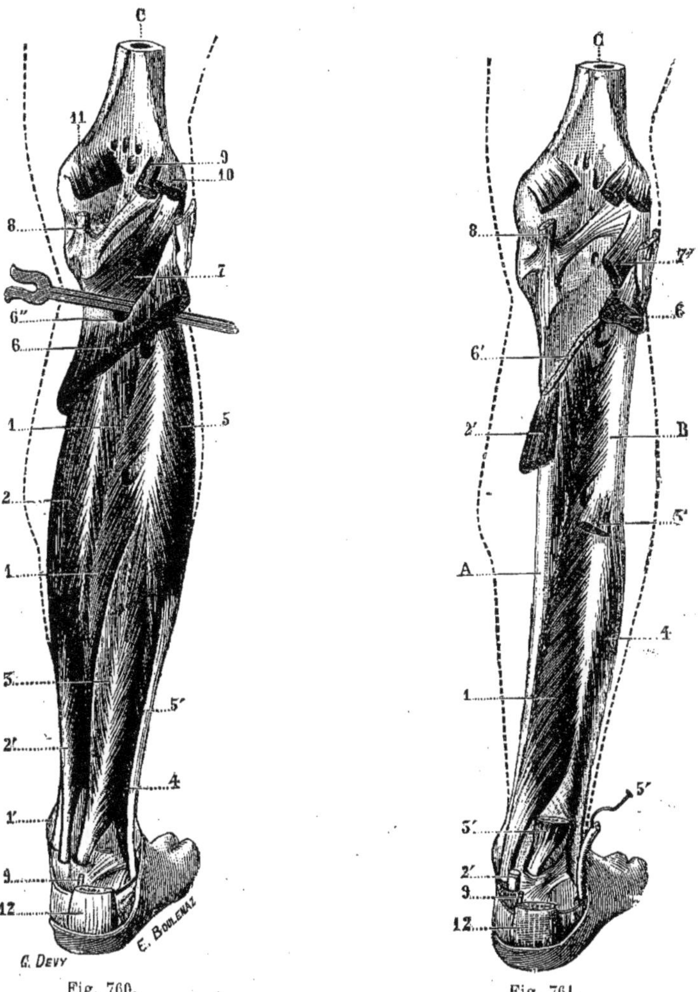

Fig. 760.
Muscles de la région postérieure de la jambe, couche profonde.

Fig. 761.
Les mêmes, après l'ablation des fléchisseurs des orteils.

A, tibia. — B, péroné — C, fémur. — 1, jambier postérieur. — 2, long fléchisseur commun des orteils. — 2', le même muscle, réséqué à la partie moyenne. — 3, long fléchisseur du gros orteil. — 3', le même muscle, réséqué dans sa partie moyenne pour laisser voir les insertions du jambier postérieur 1 et du court péronier latéral 4. — 5, long péronier latéral, avec 5', 5', son tendon. — 6, soléaire, avec 6', son insertion sur la ligne oblique du tibia. — 6'', anneau du soléaire. — 7, poplité. — 7', son extrémité supérieure. — 8, tendon inférieur du demi-membraneux. — 9, plantaire grêle. — 10, jumeau externe. — 11, jumeau interne. — 12, tendon d'Achille.

3° **Innervation.** — Le muscle fléchisseur tibial des orteils est innervé par des rameaux du tibial postérieur : ces rameaux le pénètrent par sa face superficielle, au voisinage de son bord externe.

4° Action. — Ce muscle fléchit d'abord les quatre derniers orteils sur le pied, et étend ensuite le pied sur la jambe.

Variétés. — (Voy. le muscle suivant).

6° Long fléchisseur propre du gros orteil ou fléchisseur péronier des orteils

Le plus externe des muscles de la couche profonde, le long fléchisseur du gros orteil (fig. 760,3) s'étend du péroné au premier orteil.

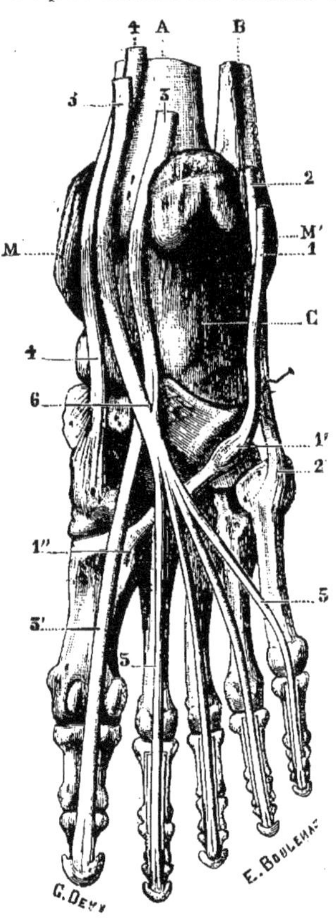

Fig. 762.

Figure demi-schématique, montrant, à l'état d'isolement, les divers tendons de la plante du pied.

A, tibia. — B, péroné. — C, calcanéum. — M, malléole interne. — M', malléole externe. — 1, long péronier latéral, avec : 1', son os sésamoïde ; 1'', son insertion au premier métatarsien. — 2, court péronier latéral, avec 2', son insertion au cinquième métatarsien — 3, 3', long fléchisseur propre du gros orteil. — 4, 4, jambier postérieur. — 5, 5, 5, long fléchisseur commun des orteils, renforcé en 6 par un faisceau provenant du fléchisseur propre.

1° Insertions. — Il s'insère, en haut : 1° sur les deux tiers inférieurs de la face postérieure du péroné ; 2° sur la cloison fibreuse qui le sépare du groupe des péroniers latéraux ; 3° sur la partie inférieure du ligament interosseux.

De ces nombreuses surfaces d'insertion, les fibres musculaires se portent en bas et un peu en dedans et se terminent autour d'un long tendon, qui occupe presque toute la hauteur du muscle. Ce tendon terminal (fig. 762,3) glisse successivement : 1° sur la face postérieure de l'extrémité inférieure du tibia, dans une gouttière spéciale ; 2° dans la gouttière oblique, que nous avons déjà décrite (p. 344) sur la face postérieure de l'astragale ; 3° dans la gouttière calcanéenne interne au-dessous du muscle précédent. Il arrive ainsi à la région plantaire, croise la face profonde du tendon du fléchisseur commun, s'engage alors entre les muscles de la loge interne et les muscles de la loge moyenne (fig. 767,1) et atteint le gros orteil, où il se termine sur l'extrémité postérieure de la deuxième phalange.

En pénétrant dans la région plantaire, le fléchisseur propre du gros orteil envoie une branche de bifurcation souvent très volumineuse aux tendons du fléchisseur commun : cette branche, qui a été tout particulièrement étudiée par Turner (*Transact. of the Roy. Soc. of Edinburgh*, 1865), et par Eilhard Schultze (*Siebold u. Kölliker's Zeitschrift f. wiss. Zoologie*, 1867, t. XVII), se rend le plus souvent aux deuxième et troisième orteils. Elle est du reste constante, et, nous le répétons, la dénomination de *fléchisseur propre*, donnée au muscle qui nous occupe, consacre une erreur.

2° Rapports. — Nous les examinerons successivement, comme pour le muscle précédent, à la jambe, au cou-de-pied, au pied et au niveau du gros orteil :

a. *A la jambe*, le fléchisseur péronier est recouvert par le soléaire et par le tendon d'Achille. Il recouvre le péroné, le bord correspondant du muscle tibial postérieur, la partie inférieure du ligament interosseux. L'artère péronière, placée d'abord sur sa face postérieure, disparaît bientôt dans l'épaisseur du muscle, qu'elle traverse d'arrière en avant pour gagner sa face profonde.

b. *Au cou-de-pied*, il est contenu dans une gaine ostéo-fibreuse qui lui est propre et qui est tapissée d'une synoviale (voy. plus loin).

c. *Au pied*, il chemine dans une gouttière antéro-postérieure, que lui forment le court fléchisseur du gros orteil en dedans et l'abducteur oblique du même orteil en dehors.

d. *Au niveau du gros orteil*, il passe entre les deux sésamoïdes métatarso-phalangiens, puis vient se placer sur la face inférieure de la première et de la deuxième phalanges, contre laquelle il est maintenu par une gaine fibreuse.

3° **Innervation**. — Le long fléchisseur propre du gros orteil est innervé, comme le précédent, par le nerf tibial postérieur.

4° **Action**. — Ce muscle fléchit, tout d'abord, les phalanges du gros orteil et celles des autres orteils sur lesquels il s'insère. Secondairement, il étend le pied sur la jambe.

Variétés. — Chacun des longs fléchisseurs peut être renforcé par un faisceau surnuméraire provenant, suivant les cas, du péroné, du tibia, de l'aponévrose. — Les fléchisseurs eux-mêmes s'envoient quelquefois des faisceaux anastomotiques. — Bahnsen (*Henle u. Pfeufer's Zeitschrift*, t. XXXIII, p. 32) a observé un *fléchisseur propre du deuxième orteil*, détaché de la face postérieure du tibia. — Bartholin a signalé, de même, un *long fléchisseur du petit orteil*, inséré également sur l'os interne de la jambe. — (Voy., à propos des variations des fléchisseurs, le mémoire de Gies, *Der flexor digitorum pedis longus und seine Varietäten*, in Reichert u. Du Bois Reymond's Arch., 1868, p. 236.)

7° Jambier postérieur

Le jambier postérieur ou tibial postérieur (fig. 760 et 761, 1) est profondément situé entre les deux longs fléchisseurs des orteils, qui lui sont parallèles. Il s'étend des deux os de la jambe au bord interne du pied.

1° **Insertions**. — Il prend naissance, en haut : 1° sur la ligne oblique et sur la face postérieure du tibia, au-dessous et en dehors du fléchisseur tibial ; 2° sur la portion de la face interne du péroné qui est située en arrière du ligament interosseux ; 3° sur les deux tiers supérieurs de ce ligament interosseux ; 4° sur les cloisons fibreuses qui le séparent des deux longs fléchisseurs.

De ces nombreuses et larges surfaces d'insertion, les fibres charnues du jambier postérieur se portent en bas tout autour d'un long tendon, qui apparaît dès la partie supérieure du muscle sous la forme d'une aponévrose dirigée d'avant en arrière. Ce tendon, placé d'abord en dehors de celui du fléchisseur commun des orteils, croise ce dernier à la partie inférieure de la jambe et en occupe successivement le côté antérieur et le côté interne. Glissant ensuite derrière la malléole interne, il la contourne de haut en bas et d'arrière en avant pour se porter vers le tubercule du scaphoïde. Il se termine sur ce tubercule, en envoyant des expansions aux trois cunéiformes et aux trois métatarsiens moyens.

Le tendon terminal du jambier postérieur présente, au niveau de son insertion scaphoïdienne ou un peu en arrière de cette insertion, un noyau fibro-cartilagineux, dont l'existence est assez constante. Ce noyau est susceptible de s'ossifier, constituant ainsi un véritable sésamoïde intra-tendineux.

2° Rapports. — Le jambier postérieur occupe successivement la jambe et la région du cou-de-pied :

a. *A la jambe,* le jambier postérieur est recouvert par le soléaire, par le fléchisseur commun des orteils, par le fléchisseur propre du gros orteil, par les vaisseaux tibiaux postérieurs et le nerf de même nom. Il recouvre, à son tour, le ligament interosseux et une partie des deux os de la jambe. En dedans, il répond au fléchisseur tibial ; en dehors, au fléchisseur péronier.

b. *Au cou-de-pied,* son tendon est contenu dans une coulisse ostéo-fibreuse, qui lui est propre et que tapisse une synoviale destinée à faciliter ses glissements (voy. plus loin). Il chemine tout d'abord sur le bord postérieur de la malléole. Plus bas, il passe sur le ligament latéral interne de l'articulation du cou-de-pied et sur le ligament calcanéo-scaphoïdien inférieur.

3° Innervation. — Le jambier postérieur est innervé par le tibial postérieur. Les rameaux qui lui sont destinés le pénètrent par sa face superficielle, au niveau de son tiers supérieur ou de sa moitié supérieure.

4° Action. — En raison de son obliquité, le jambier postérieur exerce sur le pied une triple action : il l'étend sur la jambe, le porte dans l'adduction et lui imprime en même temps un mouvement de rotation en dedans.

Variétés. — Elles sont excessivement rares : le faisceau que BAHNSEN (*loc. cit.*) avait pris pour un *tibialis secundus* me paraît être un simple tenseur de la synoviale du cou-de-pied, qui n'a rien de commun avec le jambier postérieur. — Ce muscle peut présenter des connexions plus ou moins étendues avec les longs fléchisseurs des orteils. — Il faisait défaut dans une observation de BUDGE (*Henle u. Pfeufer's Zeitschrift*, t. X, p. 128). — LACHI décrit un tibial postérieur qui, de la partie inférieure du tibia, se portait sur le calcanéum. — Dans un cas de WOOD, le jambier postérieur envoyait une expansion au court fléchisseur du gros orteil.

§ IV. — COULISSES ET SYNOVIALES DES TENDONS DES MUSCLES DE LA JAMBE

1° Coulisses tendineuses et ligaments annulaires du tarse. — Les différents tendons qui, de la jambe, descendent au pied traversent, au voisinage de l'articulation tibio-tarsienne, des gaines contentives, à la constitution desquelles participent à la fois les surfaces osseuses du cou-de-pied et des ligaments rubanés dits *ligaments annulaires du tarse.* Ces ligaments, qui rappellent assez bien par leur configuration comme par leurs fonctions, les ligaments annulaires du carpe, sont au nombre de trois. On les distingue, d'après leur situation, en antérieur, externe et interne :

a. *Ligament annulaire antérieur du tarse.* — Le ligament annulaire antérieur du tarse (fig. 753,10) affecte la forme d'une bande fibreuse, qui s'étend transversalement du tibia au péroné, au-devant de l'articulation tibio-tarsienne. Il prend naissance, en dehors, à côté de l'extrémité postérieure du muscle pédieux, à la fois sur la partie antérieure et externe du calcanéum et sur le tissu fibreux du creux calcanéo-astragalien. De là, il se porte en dedans et se divise bientôt en deux lames : une lame supérieure, qui se fixe à la partie inférieure du bord antérieur du tibia ; une lame inférieure, qui, s'écartant de la première à angle aigu, vient se terminer d'autre part sur le bord interne du pied. Ainsi constitué, le ligament annulaire antérieur ressemble assez bien (fig. 752) à un **Y** couché (**≺**). Sa face antérieure ou superficielle répond à la peau. Sa face postérieure ou profonde donne naissance à deux cloisons verticales, qui viennent se fixer, d'autre part, sur le squelette du cou-de-pied. Il en résulte la formation de trois canaux ou coulisses ostéo-fibreuses, dans lesquelles s'engagent les tendons des muscles antérieurs de la jambe : la coulisse interne livre passage au tendon du jambier antérieur; la coulisse moyenne est destinée au long extenseur du gros orteil et au paquet vasculo-nerveux; la coulisse externe, enfin, laisse passer l'extenseur commun des orteils ainsi que le péronier antérieur.

b. *Ligament annulaire externe du tarse.* — Le ligament annulaire externe (fig. 763, 11) est encore une bande fibreuse, jetée obliquement sur les tendons des deux péroniers latéraux. Elle se détache, en haut, du sommet et du bord postérieur de la malléole externe et vient se terminer, en bas, sur la face externe du calcanéum. La gaine ostéo-fibreuse qu'elle contribue à former est d'abord unique. Une cloison, détachée de sa face profonde et fixée d'autre part au calcanéum, la divise plus bas en deux coulisses secondaires : l'une, supérieure, pour le court péronier; l'autre, inférieure, pour le long péronier.

c. *Ligament annulaire interne du tarse.* — Le ligament annulaire interne (fig. 763,12), situé, comme son nom l'indique, sur le côté interne du cou-de-pied, s'étend obliquement du bord postérieur et du sommet de la malléole interne à la partie postérieure et inférieure de la face interne du calcanéum. Deux fortes cloisons, détachées de sa face profonde et fixées d'autre part sur le squelette de la région, tibia, astragale et calcanéum, circonscrivent trois coulisses à direction curviligne, comme les tendons auxquels elles livrent passage. En allant d'avant en arrière, la première de ces coulisses loge le jambier postérieur; la seconde laisse passer le long fléchisseur commun des orteils ou fléchisseur tibial; la troisième est destinée au long fléchisseur propre du gros orteil ou fléchisseur péronier. Entre ces deux dernières coulisses, mais sur un plan un peu plus superficiel, existe une quatrième et dernière gaine pour les vaisseaux et nerfs tibiaux postérieurs.

d. *Rapports des ligaments annulaires avec les aponévroses voisines.* — Comme au poignet, les trois ligaments annulaires du tarse se continuent, par leurs bords, avec les aponévroses voisines : en haut, avec l'aponévrose jambière; en bas, avec l'aponévrose dorsale du pied et l'aponévrose plantaire. Cette continuité est intime, de telle sorte qu'on peut, jusqu'à un certain point, considérer ces ligaments comme des portions de l'aponévrose d'enveloppe du membre, épaissie et renforcée au niveau du cou-de-pied par des fibres nouvelles à direction transversale ou oblique.

2° Synoviales tendineuses. — Chacune des coulisses précitées est tapissée sur sa face interne d'une synoviale, destinée à favoriser le glissement du tendon ou des tendons auxquels elle livre passage. Nous avons ainsi, autour de l'articulation tibio-tarsienne, huit synoviales ou bourses séreuses, dont trois à la région antérieure, deux à la région externe, trois à la région postéro-interne :

a. *Synoviales antérieures.* — A la région antérieure (fig. 763, A), la bourse séreuse du jambier antérieur, qui est la plus interne, remonte en haut jusqu'à 3 ou 4 centimètres au-dessus du ligament annulaire, Elle s'arrête, en bas, au niveau de l'articulation de l'astragale avec le scaphoïde. — La bourse séreuse du long extenseur propre du gros orteil commence un peu au-dessus de l'interligne articulaire tibio-tarsien et descend jusqu'au premier métatarsien ou même jusqu'à la première phalange. — Celle de l'extenseur commun remonte, en haut, jusqu'à

2 ou 3 centimètres au-dessus de l'articulation tibio-tarsienne et s'étend, en bas, jusqu'au scaphoïde.

b. *Synoviales externes*. — A la région externe (fig. 763,B), nous rencontrons la bourse séreuse des péroniers, qui commence à 3 ou 4 centimètres au-dessus du sommet de la malléole externe et s'arrête, en bas, au niveau de l'articulation du calcanéum avec le cuboïde. Simple en haut, comme la coulisse ostéo-fibreuse qu'elle

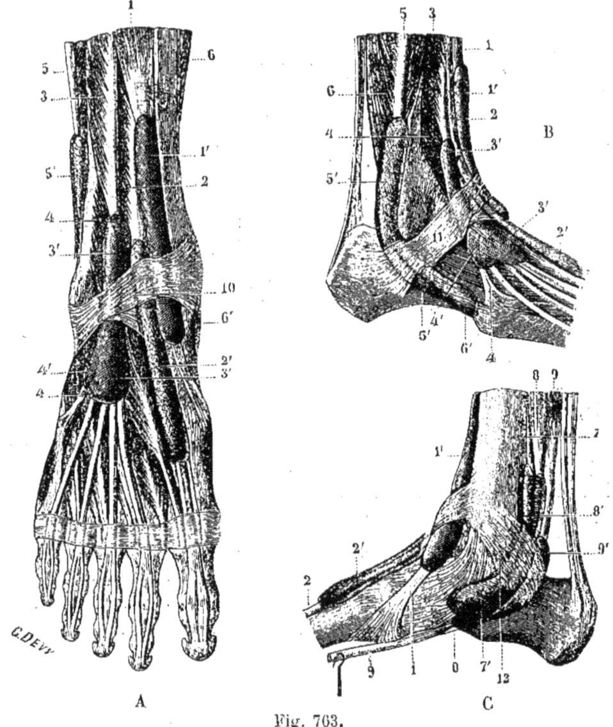

Fig. 763.

Coulisses et gaines synoviales des tendons des muscles de la jambe : A, vue antérieure; B, vue externe; C, vue interne.

1, jambier antérieur, avec 1', sa gaine. — 2, extenseur propre du gros orteil, avec 2', sa gaine. — 3, extenseur commun des orteils, avec 3', sa gaine. — 4, péronier antérieur, dont la gaine 4' se confond avec celle de l'extenseur commun. — 5, long péronier latéral, avec 5', sa gaine. — 6, court péronier latéral, avec 6', sa gaine qui, en haut, se confond avec celle du long péronier. — 7, jambier postérieur, avec 7', sa gaine. — 8, fléchisseur commun, avec 8', sa gaine. — 9, fléchisseur du gros orteil, avec 9', sa gaine. — 10, ligament annulaire antérieur. — 11, ligament annulaire externe. — 12, ligament annulaire interne.

tapisse, elle se dédouble en bas et se termine par deux culs-de-sac, réservés à chacun des deux péroniers. Indépendamment de cette gaine séreuse, que nous pourrions appeler sa gaine supérieure, le long péronier possède à la région plantaire une nouvelle bourse séreuse, la *gaine inférieure ou plantaire du long péronier*, qui commence au niveau du cuboïde et se continue jusqu'au premier métatarsien. Les deux bourses séreuses du long péronier latéral communiquent quelquefois entre elles, mais elles sont le plus souvent indépendantes.

c. *Synoviales postéro-internes*. — A la région postéro-interne (fig. 763, C), la bourse séreuse du jambier postérieur s'étend, en haut, jusqu'à 4 centimètres au-dessus de l'interligne articulaire tibio-tarsien. Les deux autres gaines, la gaine du fléchisseur commun et la gaine du fléchisseur propre, sont un peu moins étendues : elles remontent rarement à plus de 2 centimètres au-dessus de l'articulation tibio-tarsienne. — Du côté de la région plantaire, les trois bourses séreuses de la région interne ont généralement pour limite commune la ligne articulaire qui unit la première rangée du tarse à la deuxième rangée. — Au niveau des orteils, et sur chacun d'eux, les tendons des fléchisseurs sont entourés d'une nouvelle bourse séreuse qui leur permet de glisser sur les phalanges. Ces gaines synoviales des orteils présentent la même disposition générale que celle des doigts. Elles sont toutefois beaucoup plus courtes : elles ne dépassent pas, en arrière, la tête des métatarsiens.

Voyez, à ce sujet, A. Bouchard : *Essai sur les gaines synoviales tendineuses du pied*, in-4°. Th. de Strasbourg, 1856. — Chemin, *Rech. sur les gaines synoviales tendineuses du pied*, C. R., Soc. de Biol., 1896.

§ V. — Aponévrose de la jambe

Comme la cuisse, la jambe est entourée d'une aponévrose qui affecte dans son ensemble la forme d'un cylindre ou d'un manchon. En passant sur la face interne du tibia, qui comme on le sait, n'est recouvert par aucune formation musculaire, cette aponévrose adhère au périoste et se confond avec lui. De là cette description, donnée par bon nombre d'anatomistes, que l'aponévrose jambière n'est pas un cylindre complet, mais une simple gouttière dont les deux bords s'insèrent, l'un sur le bord interne, l'autre sur le bord antérieur du tibia, et sont séparés l'un de l'autre par la face interne de ce dernier os. Le manchon aponévrotique de la jambe nous offre à considérer une extrémité supérieure, une extrémité inférieure et deux surfaces, l'une extérieure, l'autre intérieure :

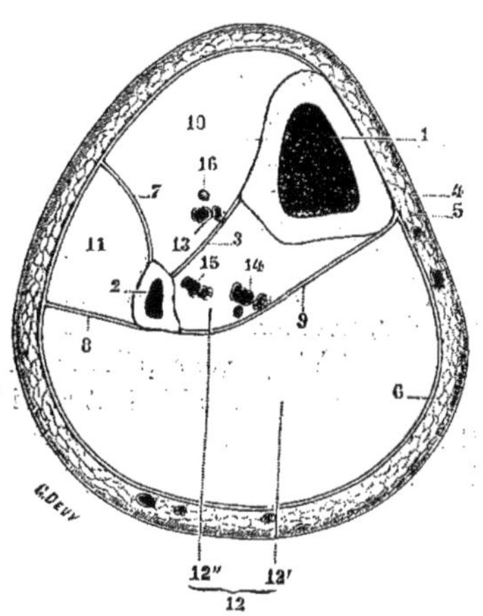

Fig. 764.

Les aponévroses de la jambe, vues sur une coupe transversale passant à l'union du tiers supérieur avec le tiers moyen.

1, tibia. — 2, péroné. — 3, membrane interosseuse. — 4, peau. — 5, tissu cellulaire sous-cutané. — 6, aponévrose jambière superficielle. — 7, cloison intermusculaire antéro-externe. — 8, cloison intermusculaire postéro-externe. — 9, aponévrose jambière profonde. — 10, loge antérieure. — 11, loge externe. — 12, loge postérieure, avec : 12', sa partie superficielle pour les muscles de la couche superficielle ; 12'', sa partie profonde pour les muscles de la couche profonde. — 13, artère tibiale antérieure. — 14, artère tibiale postérieure et nerf tibial postérieur. — 15, artère péronière. — 16, nerf tibial antérieur.

1° Extrémité supérieure. — Son extrémité supérieure fait suite à l'aponévrose de la cuisse et prend de fortes attaches, comme nous l'avons déjà vu, sur les principales saillies de la région : tubérosités du tibia, tête du péroné, rotule.

2° Extrémité inférieure. — Son extrémité inférieure se continue, de même, avec les aponévroses du pied, en formant autour de l'articulation tibio-tarsienne les trois ligaments annulaires que nous venons de décrire.

3° Surface extérieure. — Sa surface extérieure ou superficielle répond à la peau, dont elle est séparée par les nerfs superficiels (cutané péronier, musculo-cutané, saphène externe) et par un riche réseau veineux dont les deux branches principales sont la saphène interne et la saphène externe.

4° **Surface intérieure.** — Sa surface intérieure ou profonde est en rapport avec les masses musculaires de la jambe, auxquelles elle envoie des gaines plu sou moins importantes.

a. *Cloisons intermusculaires.* — Elle donne naissance sur son côté externe à deux cloisons fibreuses, dites *cloisons intermusculaires,* qui se dirigent vers le péroné et se fixent, l'antérieure au bord antérieur de cet os, la postérieure à son bord externe.

b. *Loges musculaires.* — Il résulte d'une pareille disposition que l'espace circonscrit par l'aponévrose jambière est divisé en trois loges distinctes, renfermant chacune l'un des groupes musculaires que nous avons admis plus haut, savoir : 1° une *loge antérieure,* destinée aux muscles de la région antérieure de la jambe ; 2° une *loge externe,* occupée par les deux péroniers latéraux ; 3° une *loge postérieure,* renfermant les muscles de la région postérieure. Cette dernière loge est elle-même subdivisée en deux loges secondaires par une nouvelle cloison intermusculaire, l'*aponévrose jambière profonde,* qui s'étend du bord interne du tibia au bord externe du péroné, en passant : *a,* en arrière du poplité, du jambier postérieur et des longs fléchisseurs des orteils ; *b,* en avant du soléaire, des jumeaux et du plantaire grêle.

5° **Structure.** — Au point de vue de sa structure, l'aponévrose d'enveloppe de la jambe, beaucoup plus épaisse en avant qu'en arrière, est constituée par des fibres transversales et par des fibres verticales ou plus ou moins obliques, qui s'entrecroisent avec les premières dans tous les sens et sous tous les angles. Nous avons vu plus haut, et nous le rappellerons ici en passant, qu'un certain nombre de muscles, notamment le demi-tendineux, le biceps, le couturier, le droit interne, envoyaient à la partie supérieure de l'aponévrose jambière de nombreux faisceaux de renforcement et méritaient ainsi le nom de *muscles tenseurs de l'aponévrose.* Cette dénomination est bien plus justifiée encore chez les animaux, où l'on voit les muscles précités reporter sur l'aponévrose jambière une bonne partie de leurs insertions.

ARTICLE IV

MUSCLES DU PIED

Les muscles du pied sont au nombre de vingt, répartis en quatre régions distinctes, savoir :

1° Une *région dorsale,* située à la face supérieure ou dos du pied ;

2° Une *région plantaire interne,* longeant le bord interne du pied et comprenant des muscles destinés au gros orteil ;

3° Une *région plantaire externe,* longeant le bord externe du pied et constituée par des muscles destinés au petit orteil ;

4° Une *région plantaire moyenne,* située entre les deux précédentes et occupant par conséquent la partie moyenne du pied.

Toutes ces régions correspondent exactement à celles que nous avons admises pour la main, abstraction faite de la première, la région dorsale, qui n'y est pas représentée, du moins à l'état normal.

§ I. — Région dorsale.

La région dorsale du pied ne renferme qu'un seul muscle, le *pédieux* ou *court extenseur des orteils.*

Pédieux ou court extenseur des orteils

Le pédieux ou court extenseur des orteils (fig. 765, 1) est un muscle aplati et mince, situé à la région dorsale du pied. Il s'étend de la première rangée du tarse aux quatre premiers orteils.

1° Insertions. — Il prend naissance, en arrière, à l'aide de faisceaux, moitié charnus, moitié aponévrotiques : 1° sur la partie antérieure et supérieure du calcanéum ; 2° sur les trousseaux fibreux qui comblent le creux calcanéo-astragalien.

De là, il se porte obliquement en avant et en dedans et se partage bientôt en quatre faisceaux charnus, qui aboutissent chacun à un tendon aplati, généralement très grêle. Le premier de ces tendons vient s'insérer sur l'extrémité postérieure de la première phalange du gros orteil. Les trois autres se portent en divergeant vers les deuxième, troisième et quatrième orteils et se terminent, au niveau de l'articulation métatarso- phalangienne, sur le côté externe ou péronier des tendons correspondants du long extenseur commun des orteils.

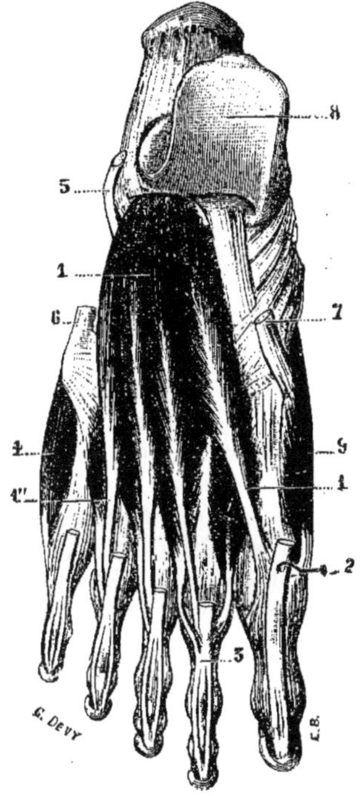

Fig. 765.

Pied, vu par sa face dorsale, après l'ablation des tendons superficiels.

1, pédieux, avec : 1', son premier tendon destiné au gros orteil ; 1'', son quatrième tendon destiné au quatrième orteil. — 2, tendon de l'extenseur propre du gros orteil. — 3, tendon de l'extenseur commun. — 4, abducteur du petit orteil. — 5, tendon du long péronier latéral, disparaissant dans la région plantaire. — 6, tendon du court péronier latéral. — 7, tendon du jambier antérieur. — 8, astragale, — 9, abducteur du gros orteil.

2° Rapports. — Sa face superficielle est successivement recouverte, en allant de bas en haut : par une aponévrose qui appartient en propre à ce muscle, par les tendons de l'extenseur commun et du péronier antérieur, par l'aponévrose dorsale du pied, par la peau. — Sa face profonde recouvre les os et les articulations du tarse, les métatarsiens et les espaces interosseux. — Son bord interne est à peu près parallèle au tendon de l'extenseur propre du gros orteil, qui chemine à quelques millimètres en dedans. L'artère pédieuse longe tout d'abord ce bord interne du pédieux et se trouve ensuite recouverte par lui. — Son bord externe répond successivement au cuboïde et au cinquième métatarsien.

3° Innervation. — Le pédieux est innervé par la branche externe du tibial antérieur. Cette branche passe au-dessous du pédieux et envoie, dans la grande majorité des cas, un rameau spécial au faisceau interne du muscle.

4° Action. — Auxiliaire du long extenseur, le pédieux étend les quatre premiers orteils sur le métatarse. En outre, en raison de son obliquité, il corrige l'obliquité de sens contraire du long extenseur et fait que l'extension des orteils s'effectue directement suivant le plan antéro-postérieur.

Variétés. — On rencontre assez souvent le dédoublement d'un ou de plusieurs tendons du pédieux. — Le pédieux présente parfois un faisceau surnuméraire, apparaissant le plus souvent entre le premier et le second. — Il peut exister un faisceau surnuméraire pour le gros orteil. — Le pédieux peut, par contre, perdre quelques-uns de ses faisceaux, un ou deux. — Le faisceau interne s'isole quelquefois en un muscle distinct, le *court extenseur du gros orteil*, disposition caractéristique des différentes espèces simiennes. — Le pédieux peut présenter avec le long extenseur des connexions plus ou moins intimes. — On a vu les tendons du pédieux se terminer en bas sur les phalanges, sur les métatarsiens, sur les espaces interosseux. — On a vu quelques faisceaux charnus, plus courts que d'ordinaire, prendre naissance sur le cuboïde, les cunéiformes, l'extrémité postérieure des métatarsiens. — Quelques faisceaux, enfin, raccourcis par leurs deux extrémités, s'étendent de la deuxième rangée du tarse aux métatarsiens ou aux espaces interosseux.

Voyez au sujet des muscles extenseurs du pied : Ruge, *Untersuch. über die Extensorengruppe am Unterschenkel und Fuss*, Morphol. Jahrbuch, 1878, p. 595.

§ II. — Région plantaire interne

Cette région correspond à l'éminence thénar de la main. Elle nous présente trois muscles seulement, l'opposant n'existant pas au pied. Ce sont : l'*adducteur du gros orteil*, le *court fléchisseur du gros orteil*, l'*abducteur du gros orteil*. Ce dernier, vrai muscle biceps, est constitué par deux portions que la plupart des anatomistes décrivent comme des muscles distincts, l'*abducteur oblique* et l'*abducteur transverse*, ce qui porterait à quatre le nombre des muscles de la région plantaire interne. Nous ne pouvons accepter une pareille division : l'abducteur oblique et l'abducteur transverse représentent, à eux deux, l'adducteur de la main ; ils ne sont que deux faisceaux d'origine d'un seul et même muscle et nous devons, sous peine de négliger les homologies les plus naturelles, les réunir dans une même description.

1° Adducteur du gros orteil

Le plus superficiel et aussi le plus long du groupe interne, l'adducteur du gros orteil (fig. 766, 4) s'étend du calcanéum à la première phalange du gros orteil.

1° Insertions. — Il prend naissance, en arrière : 1° sur la tubérosité postérieure et interne du calcanéum ; 2° sur la partie inférieure et antérieure du ligament annulaire interne du tarse ; 3° sur la face profonde de l'aponévrose plantaire ; 4° sur une cloison fibreuse qui le sépare, en dehors, du court fléchisseur commun des orteils.

De ces différentes surfaces d'origine, le muscle adducteur se porte directement en avant et se jette sur le pourtour d'un fort tendon, qui remonte très haut dans l'épaisseur du corps musculaire. Ce tendon terminal se dégage complètement des fibres charnues au niveau de la tête du premier métatarsien, entoure l'os sésamoïde interne et vient se fixer sur le côté interne de l'extrémité postérieure de la première phalange du gros orteil, en envoyant en haut et en avant une expansion pour le tendon extenseur de cet orteil.

2° Rapports. — Sa face superficielle répond à l'aponévrose et à la peau dans toute son étendue. — Sa face profonde recouvre, tout d'abord, les trois tendons, les vaisseaux et les nerfs qui débouchent de la gouttière calcanéenne interne. Plus en avant, il recouvre le court fléchisseur du gros orteil. — Son bord interne est en rapport, comme sa face superficielle, avec l'aponévrose et la peau. — Son bord externe répond à la fois au court fléchisseur des orteils et au tendon du long fléchisseur du gros orteil.

3° Innervation. — Il est innervé par un rameau issu du plantaire interne.

4° Action. — Ce muscle fléchit le gros orteil sur le métatarse, en le rapprochant légèrement de la ligne médiane du corps (adduction) ou, ce qui revient au même, en l'écartant du deuxième orteil.

Variétés. — L'adducteur du gros orteil envoie quelquefois une expansion à la première phalange du deuxième orteil. — Son tendon terminal reçoit parfois (Lépine, *Dict. ann. des progrès des Sc. méd.*, 1864, p. 35) un petit faisceau cutané détaché du bord interne du pied. — Sperino a rencontré, en 1894, un faisceau surnuméraire, long de 4 centimètres, large de 2, qui se détachait de l'aponévrose plantaire et du muscle adducteur, au voisinage de son insertion calcanéenne, et qui venait se perdre sur la peau qui recouvre le calcanéum.

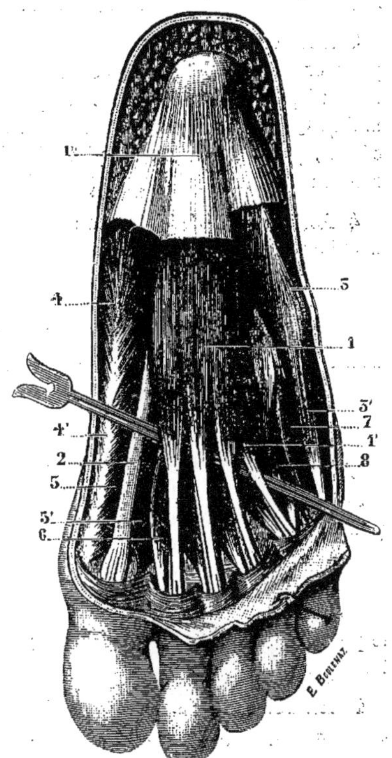

Fig. 766.

Muscles de la plante du pied, couche superficielle.

1, court fléchisseur plantaire, dont les quatre tendons sont soulevés par une sonde cannelée. — 1', celui de ces tendons qui se rend au petit orteil. — 1'', aponévrose plantaire. — 2, tendon du long fléchisseur propre du gros orteil. — 3, 3', abducteur du petit orteil. — 4, 4', adducteur du gros orteil. — 5, 5', faisceau interne et faisceau externe du court fléchisseur du gros orteil. — 6, premier lombrical. — 7, court fléchisseur du petit orteil. — 8, interosseux plantaire du dernier espace.

2° Court fléchisseur du gros orteil

Situé au-dessous du précédent mais plus court que lui, le court fléchisseur (fig. 766,5 et 5') s'étend de la deuxième rangée du tarse au gros orteil.

1° Insertions. — Il prend naissance, en arrière, à l'aide de deux languettes tendineuses : 1° sur la face inférieure du cuboïde et du troisième cunéiforme ; 2° sur le tendon terminal du jambier postérieur, qui s'insère, comme on le sait, au tubercule du scaphoïde.

Le corps charnu, un peu aplati, qui fait suite à ces deux tendons d'origine, se porte en avant et se divise, à la partie moyenne du premier métatarsien, en deux faisceaux charnus, aboutissant chacun à un tendon terminal. — Le *faisceau interne* (5) se réunit au tendon du muscle précédent et partage ses insertions : il entoure le sésamoïde interne et se fixe au côté interne de la première phalange du gros orteil. — Le *faisceau externe* (5') se réunit, de même, au muscle abducteur : il se termine, comme lui, sur le sésamoïde externe et le côté externe de la première phalange du gros orteil.

2° Rapports. — Sa face superficielle répond au muscle adducteur du gros orteil, qui la recouvre en partie, et au tendon du long fléchisseur du gros orteil, qui chemine entre ses deux portions comme dans une gouttière. — Sa face profonde recouvre le premier métatarsien et le tendon du long péronier latéral. — Son bord interne répond à l'adducteur; son bord externe, à la portion oblique de l'abducteur.

3° Innervation. — Le mode d'innervation du court fléchisseur du gros orteil rappelle exactement celui du court fléchisseur du pouce. Son faisceau interne est innervé par un rameau du nerf plantaire interne (homologue du médian à la main). Quant à son faisceau externe, il est innervé tantôt, comme le faisceau précédent, par un rameau du plantaire interne, tantôt, comme l'abducteur, par un rameau du plantaire externe (homologue du cubital à la main).

4° Action. — Inséré à la fois sur les deux côtés de la première phalange, le court fléchisseur fléchit directement le gros orteil sur le premier métatarsien.

Variétés. — Le court fléchisseur s'insère fréquemment sur le calcanéum. — La languette d'origine cuboïdienne peut faire défaut. — Son tendon externe peut envoyer une expansion à la première phalange du deuxième orteil. — On trouve quelquefois, au-dessous de lui, quelques fibres profondes, insérées sur le métatarsien et constituant un véritable *opposant du gros orteil*, homologue de l'opposant du pouce ; mais ce muscle est rarement bien différencié.

3° Abducteur du gros orteil

L'abducteur du gros orteil (fig. 768,4 et 5), situé en dehors du court fléchisseur, est directement appliqué sur la région interosseuse. Il est, comme nous l'avons dit plus haut, l'homologue de l'adducteur du pouce. Mais, tandis qu'à la main ce dernier muscle forme une nappe généralement indivise, l'abducteur du gros orteil, par suite de la disparition de ses faisceaux moyens, se trouve constitué par deux faisceaux qui sont parfaitement distincts à leur origine. De ces deux faisceaux, l'un, le postérieur, suit un trajet oblique; l'autre, l'antérieur, affecte une direction nettement transversale.

1° Insertions. — Le faisceau oblique de l'abducteur du gros orteil (*abducteur oblique* de quelques auteurs) prend naissance, en arrière, sur la face inférieure du cuboïde, sur l'extrémité postérieure des troisième et quatrième métatarsiens, ainsi que sur la gaine fibreuse du long péronier latéral. Le faisceau transverse (*abducteur transverse* de quelques auteurs), situé à la partie antérieure de la plante du pied, s'insère par trois ou quatre petites languettes, primitivement distinctes, sur les parties fibreuses de l'articulation métatarso-phalangienne des trois ou quatre derniers orteils.

Ces deux faisceaux d'origine de l'abducteur du gros orteil se portent l'un et l'autre vers la base du gros orteil et s'y terminent isolément de la façon suivante. — Le faisceau oblique se jette sur le sésamoïde externe et, par son intermédiaire, se fixe au côté externe de la base de la première phalange. — Les fibres qui constituent le faisceau transverse, arrivées au gros orteil, se partagent en deux groupes : les unes passent sur le côté dorsal de l'articulation métatarso-phalangienne et, là, se fusionnent avec le tendon du long extenseur du gros orteil; les autres, restant sur le côté plantaire, passent au-dessous du tendon commun de l'abducteur oblique et du court fléchisseur et viennent se terminer (Lebouco) sur la gaine du long fléchisseur du gros orteil.

Les muscles adducteur du pouce et abducteur du gros orteil sont, sans conteste, deux formations homologues. Toutefois, si le faisceau carpien de l'adducteur du pouce répond manifestement au faisceau tarsien de l'abducteur du gros orteil ou abducteur oblique, il n'est pas exact de dire que le faisceau métacarpien du premier muscle répond à l'abducteur transverse du gros orteil. D'après Leboucq, auquel nous devons un intéressant mémoire sur cette question d'anatomie comparative (*Bull. de l'Acad. de méd. de Belgique*, 1893), l'abducteur transverse du pied répond, non pas au faisceau métacarpien de l'adducteur du pouce tout entier, mais seulement à la partie la plus inférieure de ce faisceau, je veux dire à ces fibres qui prennent insertion sur des parties fibreuses et que nous avons décrites (p. 906) sous le nom de *faisceau aponévrotique* de l'adducteur du pouce. Quant aux fibres à insertion métacarpienne de ce dernier muscle, elles ont disparu au pied. Elles s'y développent parfois, cependant, mais à l'état anormal (3 fois sur 60 sujets, Leboucq), sous la forme d'un petit faisceau musculaire qui se rend de la partie antérieure du deuxième métatarsien au côté externe de l'articulation métatarso-phalangienne du gros orteil. Les homologies des deux formations musculaires peuvent donc être établies comme suit :

	MAIN	PIED	
ABDUCTEUR DU POUCE	faisceau carpien *(constant)*	faisceau oblique *(constant)*.	ABDUCTEUR DU GROS ORTEIL
	faisceau métacarpien *(constant)*.	faisceau métacarpien *(anormal)*.	
	faisceau aponévrotique *(pas constant)*	faisceau transverse *(constant)*.	

2° Rapports. — Par sa face superficielle, l'abducteur du gros orteil est recouvert par le court fléchisseur plantaire, par les tendons du long fléchisseur commun et son accessoire. — Par sa face profonde, il repose successivement sur la deuxième rangée du tarse, sur les métatarsiens et sur les muscles interosseux.

Les deux portions ou chefs de l'abducteur du gros orteil sont séparés l'un de l'autre par un large triangle dont la base est dirigée en arrière et en dehors et dont les dimensions sont naturellement en raison inverse du développement des faisceaux musculaires.

3° Innervation. — L'abducteur du gros orteil est innervé, à la fois pour son faisceau oblique et pour son faisceau transverse, par une branche profonde du nerf plantaire externe.

4° Action. — Il fléchit le gros orteil sur le métatarse, en même temps qu'il l'incline en dehors. Ce mouvement d'inclinaison externe ou abduction est principalement déterminé par la portion transversale du muscle.

Variétés. — La portion oblique peut se détacher exclusivement de la gaine du long péronier latéral. — La portion transversale (*transversus pedis*) peut perdre quelques-unes de ses quatre languettes d'origine, la quatrième principalement. — Il peut disparaître entièrement. — Il peut, au contraire, se développant plus qu'à l'ordinaire, prendre des insertions plus ou moins étendues sur les métatarsiens. J'ai vu, sur quelques sujets, les deux portions entrer en contact dans presque toute leur étendue, ne former par conséquent qu'une seule masse et rétablir ainsi les homologies entre le pied et la main. — Les recherches de Ruge et de Romiti nous apprennent que le muscle abducteur du gros orteil est beaucoup plus développé chez l'embryon et chez le fœtus que chez l'adulte.

§ III. — Région plantaire externe

La région plantaire externe répond à l'éminence hypothénar de la main. Elle nous présente trois muscles, qui rappellent, par leur disposition autant que par leur nom, les muscles de la région hypothénar. Ce sont : l'*abducteur du petit orteil*, le *court fléchisseur du petit orteil*, l'*opposant du petit orteil*. Il n'existe au pied aucun faisceau homologue du palmaire cutané de la main.

1° Abducteur du petit orteil

L'abducteur du petit orteil (fig. 766,3) est le plus superficiel du groupe. Il est aussi le plus long, car il s'étend, en arrière, jusqu'à la partie inférieure du calcanéum.

1° Insertions. — Il s'insère, d'une part : 1° sur la tubérosité externe du calcanéum ; 2° sur la face profonde de l'aponévrose plantaire ; 3° sur une cloison fibreuse qui le sépare du court fléchisseur plantaire.

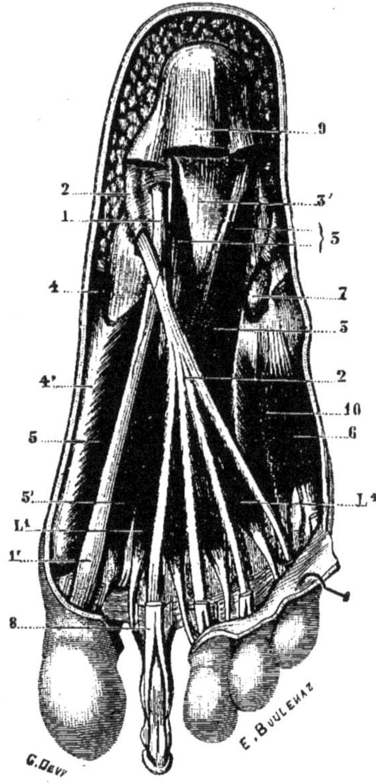

Fig. 767.

Muscles de la plante du pied, couche moyenne.

1. tendon du long fléchisseur propre du pouce. — 2, 2, tendon du long fléchisseur commun. — 3, 3, accessoire du long fléchisseur. — 3', face inférieure du calcanéum, située entre les deux faisceaux d'origine de ce dernier muscle. — 4, adducteur du gros orteil, sectionné. — 4', tendon de ce muscle. — 5, faisceau interne et 5', faisceau externe du court fléchisseur du gros orteil. — 6, court fléchisseur du petit orteil. — 7, tendon du long péronier latéral, mis à nu. — 8, tendon du court fléchisseur plantaire. — 9, court fléchisseur plantaire, sectionné à son extrémité postérieure. — 10, interosseux plantaire du dernier espace. — L^1, L^4, premier et quatrième lombricaux.

De là, ses fibres musculaires se portent en avant, en longeant le bord externe du pied. Elles se terminent toutes sur un long tendon, qu'elles accompagnent jusqu'à l'articulation métatarso-phalangienne et qui vient se fixer sur le côté externe de l'extrémité postérieure de la première phalange du petit orteil.

Au cours de son trajet, l'abducteur du petit orteil envoie généralement, par son côté interne, une expansion charnue ou fibreuse à l'extrémité postérieure du cinquième métatarsien.

2° **Rapports**. — Sa face superficielle est recouverte par l'aponévrose et la peau. — Sa face profonde répond successivement à l'accessoire du long fléchisseur, au ligament calcanéo-cuboïdien, à la gaine plantaire du long péronier latéral et au court fléchisseur du petit orteil. — Son bord interne est en rapport avec le court fléchisseur plantaire. — Son bord externe répond à l'aponévrose et à la peau.

3° **Innervation**. — L'abducteur du petit orteil est innervé par un rameau du nerf plantaire externe.

4° **Action**. — Il fléchit la première phalange du petit orteil, en l'inclinant légèrement en dehors.

Variétés. — J'ai vu, dans un cas, partir du bord externe de ce muscle une expansion tendineuse très résistante, qui se portait en dedans et venait se terminer, par deux extrémités distinctes, sur l'extrémité antérieure des quatrième et troisième métatarsiens.

Abducteur du cinquième métatarsien. — On donne ce nom à un faisceau musculaire qui est situé sur le côté externe du pied, en dehors de l'abducteur, et qui s'étend de la tubérosité externe du calcanéum à l'apophyse styloïde du cinquième métatarsien. Ce muscle, qu'on rencontre en moyenne une fois sur deux sujets (Wood, Macalister), est tantôt indépendant, tantôt fusionné d'une façon plus ou moins intime avec l'abducteur. Il peut reporter son insertion antérieure, le long du cinquième métatarsien, jusqu'à l'extrémité antérieure de cet os.

2° Court fléchisseur du petit orteil

Le court fléchisseur du petit orteil (fig. 767,6) se trouve situé au-dessous de l'abducteur, qui le recouvre presque entièrement. Il est, à la fois, plus court et plus grêle, que ce dernier muscle. Il s'étend, en longeur de la deuxième rangée du tarse au petit orteil

1° Insertions. — Il prend naissance, en arrière : 1° sur la gaine du long péronier latéral, en avant du cuboïde; 2° sur l'extrémité postérieure du cinquième métatarsien.

De là, il se porte en avant et vient se fixer, à l'aide d'un tendon aplati, sur la partie inférieure de l'extrémité postérieure de la première phalange du petit orteil.

2° Rapports. — Par sa face superficielle, le court fléchisseur du petit orteil répond à l'abducteur, à l'aponévrose et à la peau. — Par sa face profonde, il repose sur le cinquième métatarsien et sur le quatrième espace interosseux.

3° Innervation. — Le muscle court fléchisseur du petit orteil est innervé, comme le précédent, par un rameau issu du nerf plantaire externe.

4° Action. — Il fléchit le petit orteil sur le métatarsien correspondant.

Variétés. — Il peut être plus ou moins confondu avec l'abducteur. — Il est souvent fusionné, de même, avec l'opposant. — Ses faisceaux d'origine métatarsienne peuvent manquer.

3° Opposant du petit orteil

L'opposant du petit orteil est situé en dedans du court fléchisseur, avec lequel il est toujours confondu à son origine.

1° Insertions. — Ses insertions postérieures se confondent naturellement avec celles du court fléchisseur, il se sépare de ce dernier muscle après un parcours variable, pour venir se fixer aux deux tiers antérieurs du cinquième métatarsien. Avec Henle et Krause, je considère l'opposant du petit orteil comme normal. Il faut reconnaître, toutefois, qu'il fait souvent défaut, reconnaître aussi qu'il est fréquemment fusionné avec le court fléchisseur dans toute son étendue et que le scalpel, cherchant à l'isoler, ne produit dans ce dernier cas qu'un interstice artificiel.

2° Innervation. — L'opposant, quand il est nettement différencié, est innervé, comme tous les muscles de la région plantaire externe, par un rameau issu du nerf plantaire externe.

3° Action. — L'opposant du petit orteil, comme le muscle précédent, est fléchisseur du petit orteil.

§ IV. — Région plantaire moyenne

La région plantaire moyenne, située entre les deux régions précédentes, occupe, comme son nom l'indique, la partie moyenne du pied. Elle nous présente successivement, en allant des couches superficielles vers les couches profondes : 1° le *court fléchisseur plantaire ;* 2° l'*accessoire du long fléchisseur* ou *chair carrée;* 3° les *lombricaux;* 4° les *interosseux.*

1° Court fléchisseur plantaire

Ce muscle (fig. 766, 1) occupe le premier plan de la région plantaire moyenne ; il est court, aplati, quadrilatère et s'étend du calcanéum aux quatre derniers orteils. Il est, au membre inférieur, l'homologue du fléchisseur commun superficiel ou perforé du membre thoracique et se comporte exactement de la même manière. Il n'en diffère que parce qu'il est moins considérable et que, au lieu de remonter sur le troisième ou le deuxième segment du membre (à la jambe ou à la cuisse), il s'arrête à la partie postérieure du pied.

1° Insertions. — Il prend naissance, en arrière : 1° sur la tubérosité interne du calcanéum ; 2° sur la face profonde de l'aponévrose plantaire, dans une étendue de 3 ou 4 centimètres ; 3° sur les cloisons fibreuses qui le séparent des muscles voisins, l'adducteur du gros orteil et l'abducteur du petit orteil.

De là, il se dirige en avant, s'élargit un peu dans le sens transversal et se divise, à la partie moyenne du pied, en quatre faisceaux charnus, qui ne tardent pas à se jeter sur quatre tendons généralement fort grêles. Ces quatre tendons se portent en divergeant vers les quatre orteils externes et se terminent, après avoir été perforés par les tendons correspondants du long fléchisseur, sur l'extrémité postérieure de la deuxième phalange.

2° Rapports. — La face superficielle du court fléchisseur plantaire répond, dans toute son étendue, à l'aponévrose et à la peau. — Sa face profonde recouvre les tendons du long fléchisseur, l'accessoire de ce muscle, les lombricaux, le nerf et les vaisseaux plantaires externes. — Son bord interne est en rapport avec l'adducteur du gros orteil ; son bord externe, avec l'adducteur du petit orteil.

Au niveau des orteils, chacun des tendons de ce muscle est contenu, avec le tendon correspondant du fléchisseur perforant, dans une coulisse ostéo-fibreuse, qui présente la même disposition et la même structure que celle des doigts (p. 878).

3° Innervation. — Le muscle court fléchisseur plantaire est innervé par un rameau issu du nerf plantaire interne. Ce rameau le pénètre par sa face profonde, à sa partie moyenne et au voisinage de son bord interne.

4° Action. — Le court fléchisseur plantaire fléchit la deuxième phalange des quatre derniers orteils sur la première et celle-ci sur les métatarsiens.

Variétés. — Les deux tendons perforant et perforé d'un même orteil se réunissent quelquefois pour prendre sur les phalanges une insertion commune. — J'ai vu le tendon du cinquième orteil non perforé. — Ce faisceau du cinquième orteil peut manquer et n'être pas suppléé ; mais il est remplacé souvent par un faisceau surajouté, qui se détache des tendons des longs fléchisseurs, en se confondant plus ou moins avec l'accessoire. — J'ai vu, dans un cas, le faisceau perforé du cinquième orteil se détacher, en haut, par deux faisceaux distincts : 1° du tendon fléchisseur tibial ; 2° du faisceau externe de l'accessoire. — A consulter : Gruber, *Monographie über den flexor digitorum brevis pedis und der damit in Beziehung stehenden Plantarmuskulatur bei dem Menschen u. bei Säugethieren*, Anz. d. k. Acad. d. Wiss. zu Wien, 1889.

2° Accessoire du long fléchisseur ou chair carrée de Sylvius

L'accessoire du long fléchisseur (fig. 767,3), qu'on désigne encore sous le nom de *chair carrée* de Sylvius (*caro quadrata* Sylvii), est un muscle aplati et quadrilatère, profondément situé à la partie postérieure de la région plantaire moyenne.

1° Insertions. — L'accessoire se compose de deux faisceaux, souvent très distincts, l'un interne, l'autre externe. — Le *faisceau interne* se détache de la face interne du calcanéum, tout près de la tubérosité interne de l'os. — Le *faisceau externe* prend naissance, au voisinage de la tubérosité externe, sur la face inférieure du calcanéum et, parfois aussi, sur le ligament calcanéo-cuboïdien.

De cette double surface d'insertion, les deux faisceaux constitutifs de la chair carrée se portent en avant, en convergeant l'un vers l'autre. Ils arrivent bientôt au contact, se fusionnent et finalement viennent se fixer, soit sur le tendon du fléchisseur commun des orteils, soit sur ses branches de bifurcation.

La plus grande partie des faisceaux de l'accessoire se terminent sur les deux tendons destinés aux troisième et quatrième orteils.

2° **Rapports**. — Par sa face superficielle, l'accessoire répond au court fléchisseur plantaire, qui le recouvre et dont il est séparé par le nerf et les vaisseaux plantaires externes. — Par sa face profonde, il repose sur le calcanéum et sur le ligament calcanéo-cuboïdien inférieur. — Les deux faisceaux d'origine de la chair carrée sont séparés l'un de l'autre par un espace triangulaire à base postérieure. Dans cet espace apparaît la face inférieure du calcanéum, entièrement dépourvue de fibres musculaires.

3° **Innervation**. — Le muscle accessoire du long fléchisseur reçoit ordinairement deux filets : l'un, du plantaire externe pour son faisceau externe ; l'autre, du plantaire interne pour son faisceau interne. Ce dernier filet peut faire défaut.

4° **Action**. — Comme son nom l'indique, ce muscle est un auxiliaire du long fléchisseur et concourt à la flexion des quatre derniers orteils sur le métatarse. En outre, en raison de son obliquité, il corrige l'obliquité de sens contraire du long fléchisseur et, comme le pédieux à la face dorsale du pied, il ramène les mouvements des orteils dans le plan antéro-postérieur.

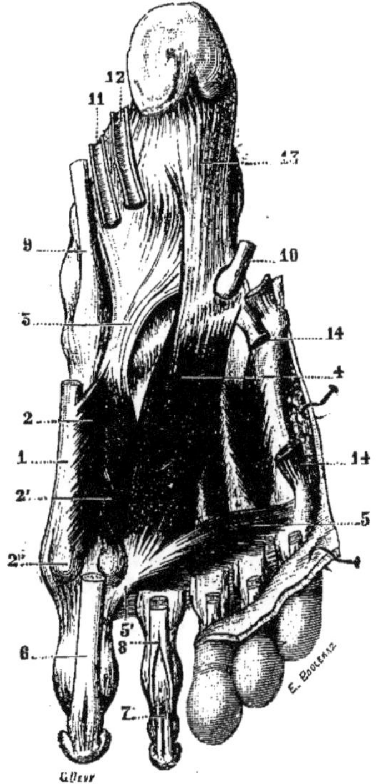

Fig. 768.
Muscles de la plante du pied, couche profonde.

1, tendon de l'adducteur du gros orteil. — 2, 2', faisceau interne et faisceau externe du court fléchisseur du gros orteil. — 3, origine de ce muscle sur le tarse. — 4, faisceau oblique et 5, faisceau transverse de l'abducteur du gros orteil. — 5', insertion de ce muscle au gros orteil. — 6, tendon du long fléchisseur propre du gros orteil. — 7, tendon perforant et 8, tendon perforé du deuxième orteil. — 9, tendon du jambier postérieur. — 10, tendon du long péronier latéral. — 11, gaine du long fléchisseur commun des orteils. — 12, gaine du fléchisseur propre du gros orteil. — 13, ligament calcanéo-cuboïdien inférieur. — 14, 14, court fléchisseur du petit orteil, sectionné à ses deux extrémités.

Variétés. — Le faisceau externe de la chair carrée peut faire entièrement défaut. — Le faisceau interne peut lui-même se réduire à un faisceau minuscule ou se transformer en cordon fibreux. — Le muscle tout entier peut faire défaut (CHUDZINSKI, BRADLEY, moi-même). — La variété la plus intéressante de ce muscle est son renforcement par un faisceau surnuméraire descendu de la jambe. Ce faisceau (*long accessoire du long fléchisseur, accessoire de l'accessoire* de TURNER, *second accessoire* de HUMPHRY) prend naissance, suivant les cas : sur le péroné, sur le tibia, sur l'aponévrose jambière, sur le soléaire, sur l'un ou l'autre des longs fléchisseurs, sur le court péronier latéral. Il se rencontrerait une fois sur cent sujets, d'après WOOD.

3° LOMBRICAUX DU PIED

Les lombricaux du pied (fig. 769) présentent avec ceux de la main une analogie complète et la description que nous avons donnée de ces derniers (p. 911) leur est applicable. Comme à la main, ils sont situés entre les tendons du long fléchisseur ou fléchisseur perforant et sur le même plan qu'eux. Ils sont aussi au nombre de quatre, que l'on désigne sous les noms de *premier, deuxième, troisième* et *quatrième,* en allant du gros orteil vers le petit.

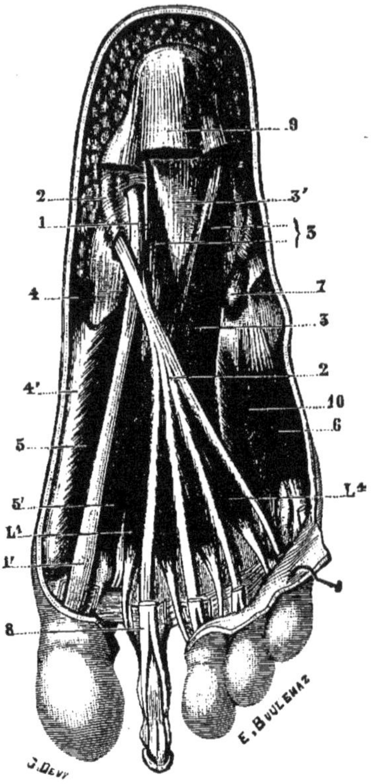

Fig. 769.

Muscle de la plante du pied, couche moyenne.

1, tendon du long fléchisseur propre du pouce. — 2, 2, tendon du long fléchisseur commun. — 3, 3, accessoire du long fléchisseur. — 3', face inférieure du calcanéum, située entre les deux faisceaux d'origine de ce dernier muscle. — 4, adducteur du gros orteil sectionné, — 4', tendon de ce muscle. — 5. faisceau interne et 5' faisceau externe du court fléchisseur du gros orteil. — 6, court fléchisseur du petit orteil. — 7, tendon du long péronier latéral mis à nu. — 8, tendon du court fléchisseur plantaire. — 9, court fléchisseur plantaire sectionné à son extrémité postérieure. — 10, interosseux plantaire du dernier espace. — L^1, L^4, premier et quatrième lombricaux.

1° Insertions. — Ils prennent naissance, en haut, dans l'angle de bifurcation du tendon fléchisseur, et ils se détachent à la fois des deux tendons voisins, à l'exception du premier lombrical, qui s'insère exclusivement sur le tendon destiné au deuxième orteil.

De là, les quatre muscles se portent en avant, en divergeant légèrement, atteignent le côté interne[1] de l'articulation métatarso-phalangienne des quatre derniers orteils et se fixent, à l'aide d'un tendon membraniforme, à la fois sur le côté interne de l'extrémité postérieure de la première phalange et sur le tendon de l'extenseur correspondant.

Il résulte de cette description sommaire que :

a. Le *premier lombrical* aboutit au côté interne du deuxième orteil ;

b. Le *deuxième lombrical* aboutit au côté interne du troisième orteil ;

c. Le *troisième lombrical* aboutit au côté interne du quatrième orteil ;

d. Le *quatrième lombrical* aboutit au côté interne du cinquième orteil.

2° Rapports. — Par leur face superficielle, les lombricaux répondent au muscle court fléchisseur plantaire ou fléchisseur perforé, qui les recouvre. — Par leur face profonde, ils recouvrent l'abducteur du gros orteil et les interosseux.

3° Innervation. — L'innervation des lombricaux du pied rappelle exactement celle des lombricaux de la main. — Les deux *lombricaux internes* (le premier et

[1] N'oublions pas que, par suite de la rotation en sens inverse de l'humérus et du fémur (= 180°), le premier doigt est en dehors, tandis que le premier orteil est en dedans. Il en résulte que le *côté externe* de la main ou d'un doigt a pour homologue, au pied, le *côté interne.* Nous comprenons ainsi comment il se fait que nos muscles lombricaux se portent, à la main, sur le côté externe des doigts, et, au pied, sur le côté interne des orteils. Côté externe des doigts, côté interne des orteils sont, je le répète, deux régions absolument homologues.

le second) reçoivent leurs nerfs du plantaire interne, qui est l'homologue du médian. Ces nerfs pénètrent le corps musculaire par sa face superficielle, au niveau de son tiers moyen, au voisinage de son bord interne. — Les deux *lombricaux externes* (le troisième et le quatrième) reçoivent les leurs de la branche profonde du plantaire externe, qui est l'homologue du cubital. Ces nerfs les pénètrent par leur face profonde et à la partie moyenne de cette face, au voisinage de leur bord externe.

4° Action. — Comme à la main, les lombricaux fléchissent la première phalange et étendent les deux autres.

Variétés. — Elles sont très nombreuses et rappellent celles que nous avons déjà signalées pour les lombricaux de la main ; il est inutile d'y revenir. Nous signalerons, cependant, comme variétés nouvelles, les connexions plus ou moins intimes que les lombricaux du pied peuvent présenter avec l'accessoire du long fléchisseur, muscle qui fait défaut à la région palmaire.

Voyez, au sujet de l'innervation des lombricaux de la main et du pied, Brooks, *Journ. of Anat. and Physiol.*, t. XXI, p. 575.

4° Interosseux du pied

Ici encore, nous retrouvons une analogie complète entre le pied et la main. Comme à la main, nous avons au pied deux ordres d'interosseux : des *interosseux dorsaux* et des *interosseux plantaires*. En outre, chaque espace intermétatarsien possède deux muscles interosseux, un interosseux plantaire et un interosseux dorsal. Il n'y a d'exception que pour le premier espace, qui manque d'interosseux plantaire.

Au total, il existe sept interosseux du pied, dont trois plantaires et quatre dorsaux. On désigne les uns et les autres sous les noms de *premier, deuxième, troisième,* etc., en allant du premier orteil au cinquième.

Les caractères morphologiques généraux que nous avons assignés aux interosseux de la main conviennent de tous points aux interosseux du pied et nous renvoyons le lecteur à notre description de la page 913, ne voulant pas tomber ici dans des redites inutiles. Une différence importante existe, cependant, et j'ai hâte de l'indiquer, c'est que l'*axe du pied, au lieu d'être situé sur le troisième orteil, comme l'est l'axe de la main, passe par le deuxième orteil.*

1° Insertions. — En tenant compte de ce dernier point, qui est essentiel dans l'espèce, la disposition de chacun des muscles interrosseux du pied peut se résumer comme suit :

A. Interosseux plantaires (fig. 770). — Au nombre de trois, ils sont situés dans les deuxième, troisième et quatrième espaces :

Le *premier interosseux plantaire* (4) s'étend de la face interne du troisième métatarsien au côté interne de la première phalange du troisième orteil.

Le *deuxième interossenx plantaire* (5) s'étend de la face interne du quatrième métatarsien au côté interne de la première phalange du quatrième orteil.

Le *troisième interosseux plantaire* (6) s'étend de la face interne du cinquième métatarsien au côté interne de la première phalange du cinquième orteil.

Comme on le voit, le deuxième orteil est entièrement dépourvu d'interosseux plantaire. Il en est de même du gros orteil.

B. Interosseux dorsaux (fig. 771). — Au nombre de quatre, ils sont situés dans les premier, deuxième, troisième et quatrième espaces :

Le *premier interosseux dorsal* (7) s'insère : 1° sur la face externe (*partiellement*) du premier métatarsien ; 2° sur la face interne (*en totalité*) du deuxième métatarsien. Il se rend au côté interne de la première phalange du deuxième orteil.

Le *deuxième interosseux dorsal* (8) s'insère : 1° sur la face interne (*partiellement*) du troisième métatarsien ; 2° sur la face externe (*en totalité*) du deuxième métatarsien. Il se rend sur le côté externe de la première phalange du deuxième orteil.

Le *troisième interosseux dorsal* (9) s'insère : 1° sur la face interne (*partiellement*) du quatrième métatarsien ; 2° sur la face externe (*en totalité*) du troisième

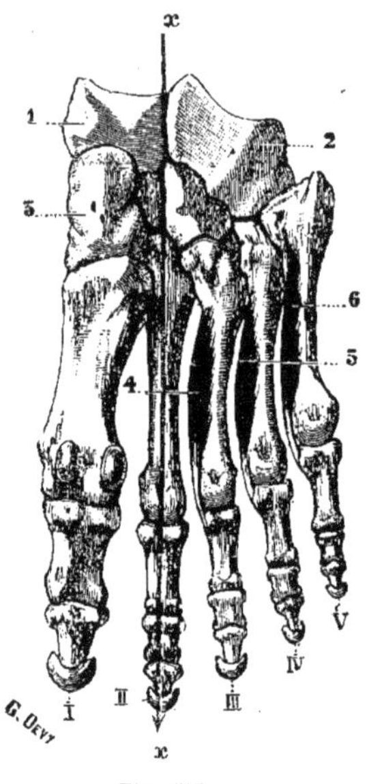

Fig. 770.

Interosseux plantaires, vus par en bas.

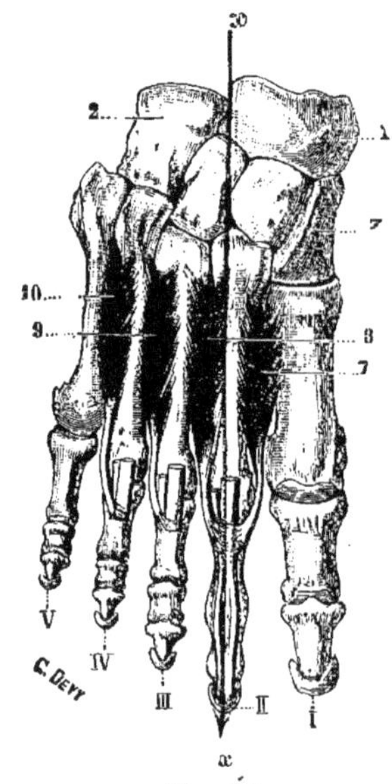

Fig. 771.

Interosseux dorsaux, vus par en haut.

1, scaphoïde. — 2, cuboïde. — 3, premier cunéiforme. — 4, premier interosseux plantaire. — 5, deuxième interosseux plantaire. — 6, troisième interosseux plantaire. — 7, premier interosseux dorsal. — 8, deuxième interosseux dorsal. — 9, troisième interosseux dorsal. — 10, quatrième interosseux dorsal. — I, II, III, IV, V, premier, deuxième, troisième, quatrième et cinquième orteils.

(La flèche *xx* indique l'axe du pied, passant par le deuxième orteil.)

métatarsien. Il se rend sur le côté externe de la première phalange du troisième orteil.

Le *quatrième interosseux dorsal* (10) s'insère : 1° sur la face interne (*partiellement*) du cinquième métatarsien ; 2° sur la face externe (*en totalité*) du quatrième métatarsien. Il se rend sur le côté externe de la première phalange du quatrième orteil.

Remarquons, en passant (fig. 771), que les deux orteils extrêmes, le gros et le petit (par orteils, j'entends ici les orteils proprement dits et leurs métatarsiens correspondants), donnent naissance chacun à un interosseux dorsal, mais qu'ils ne reçoivent les insertions terminales d'aucun d'eux. Par contre, le deuxième orteil, analogue en cela au médius de la main, reçoit les tendons de deux interosseux dorsaux.

2° **Rapports**. — Les interosseux comblent tout l'espace compris entre les métatarsiens. — Par leur face dorsale, ils répondent aux tendons des extenseurs et du pédieux, dont ils sont séparés par les artères interosseuses dorsales. — Par leur face plantaire, ils répondent aux tendons des longs fléchisseurs, à l'abducteur du gros orteil, à la partie antérieure de l'arcade plantaire et à la branche profonde du nerf plantaire externe.

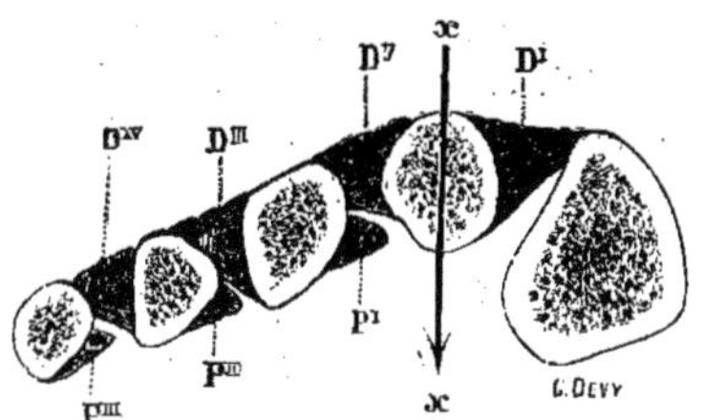

Fig. 772.

Coupe transversale des métatarsiens et des muscles interosseux.

xx, axe du pied passant par le deuxième métatarsien. — D^{I}, D^{II}, D^{III}, D^{IV}, premier, deuxième, troisième et quatrième interosseux dorsaux. — P^{I}, P^{II}, P^{III}, premier, deuxième et troisième interosseux plantaires.

3° **Innervation**. — Tous les interosseux du pied, qu'ils soient plantaires ou dorsaux, reçoivent leurs nerfs de la branche profonde du nerf plantaire externe.

4° **Action**. — Elle est la même que celle des interosseux de la main : tous les interosseux indistinctement sont fléchisseurs de la première phalange et extenseurs des deux autres. Ils produisent, en outre, des mouvements latéraux : en rapportant ces mouvements, non à la ligne médiane du corps, mais à l'axe du pied (n'oublions pas qu'il passe, au pied, par le deuxième orteil), les interosseux plantaires sont adducteurs et rapprochent les trois derniers orteils du deuxième ; les interosseux dorsaux sont abducteurs et écartent les troisième et quatrième orteils du deuxième.

Variétés. — Elles rappellent celles des interosseux de la main et peuvent se réduire, dans la grande majorité des cas, à la disparition de quelques faisceaux normaux ou à l'apparition de quelques faisceaux surnuméraires. — Comme à la main, la portion externe du court fléchisseur du gros orteil peut se différencier en un faisceau distinct, le *premier interosseux plantaire*.

§ V. — APONÉVROSES DU PIED

Nous diviserons les aponévroses du pied, comme celles de la main, en deux groupes :

1° Les *aponévroses de la région plantaire ;*
2° Les *aponévroses de la région dorsale.*

1° APONÉVROSES DE LA RÉGION PLANTAIRE

La plante du pied nous présente, comme la paume de la main, deux aponévroses, une *aponévrose superficielle* et une *aponévrose profonde :*

1° **Aponévrose plantaire superficielle**. — L'aponévrose plantaire superficielle présente les plus grandes analogies avec l'aponévrose palmaire superficielle ; aussi la décrirons-nous très succinctement, renvoyant le lecteur, pour de plus amples détails, à l'article que nous avons consacré plus haut aux aponévroses palmaires. Comme à la main, nous distinguerons à l'aponévrose plantaire superficielle trois portions : une *portion moyenne*, une *portion interne* et une *portion externe*. Deux gouttières à direction antéro-postérieure (fig. 773, 14 et 15), toujours très accusées et comblées par de la graisse, isolent nettement, de chaque côté, la portion moyenne de la portion latérale correspondante.

A. Aponévrose plantaire moyenne. — L'aponévrose plantaire moyenne (fig. 773,1) la plus importante des trois, revêt la forme d'un long triangle, dont le sommet, dirigé en arrière, s'insère sur le calcanéum et dont la base répond à l'origine des orteils. Homologue de l'aponévrose palmaire moyenne, elle forme, comme cette dernière, une sorte de ligament très épais, très résistant, d'aspect nacré, tendu entre les deux extrémités opposées de la région plantaire. Plus courte que cette région, elle détermine et maintient la configuration en voûte de la face inférieure du pied. D'autre part, elle empêche les vaisseaux et nerfs sus-jacents d'être comprimés dans la station debout et devient ainsi, pour ces organes, un puissant appareil de protection.

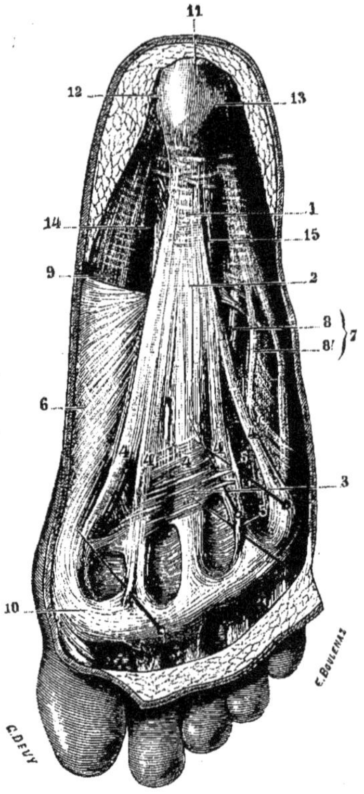

Fig. 773.

Aponévrose plantaire superficielle, vue par sa face inférieure.

1, aponévrose plantaire moyenne, avec : 2, ses fibres longitudinales ; 3, ses fibres transversales ; 4, 4, 4', 4, 4, ses cinq bandelettes prétendineuses ; 5, ses languettes destinées à la peau ; 6, les fibres qui, de la moitié antérieure de son bord interne se rendent à l'aponévrose plantaire interne. — 7, aponévrose plantaire externe, avec : 8 et 8', ses deux faisceaux de bifurcation. — 9, aponévrose plantaire interne. — 10, bandelette transverse sous-cutanée des orteils. — 11, calcanéum, avec : 12, sa tubérosité interne ; 13, sa tubérosité externe. — 14, 15, deux sillons longitudinaux séparant l'aponévrose plantaire moyenne des deux aponévroses plantaires latérales.

Nous venons de dire que l'aponévrose plantaire moyenne avait une forme triangulaire. Elle nous présente, en conséquence, un sommet, une base, un bord interne, un bord externe et deux faces, l'une supérieure, l'autre inférieure. — Son *sommet*, tronqué, large de 15 à 20 millimètres, s'insère sur les deux tubérosités interne et externe du calcanéum. Il n'est pas rare de voir, à ce niveau, les faisceaux les plus internes de notre aponévrose remonter vers le tendon du plantaire grêle et se fusionner avec lui. Ce fait, en apparence insignifiant, présente, au contraire un grand intérêt, parce qu'il nous fixe nettement sur la signification morphologique de l'aponévrose plantaire moyenne : cette aponévrose, en effet, n'est autre que l'épanouissement à la plante du pied du muscle plantaire grêle, interprétation que l'anatomie comparée confirme pleinement. — Sa *base*, un peu en arrière de la tête des métatarsiens, se divise en cinq bandelettes divergentes, une pour chaque orteil, y compris le premier. Nous les appellerons, comme à la main, les *bandelettes prétendineuses* : elles répondent, en effet, aux tendons fléchisseurs, lesquels sont situés immédiatement au-dessus d'elles. Chacune de ces bandelettes, en atteignant la tête des métatarsiens, se partage elle-même en deux languettes, qui, s'écartant l'une de l'autre et plongeant dans la profondeur, passent sur les deux côtés de l'articulation métatarso-phalangienne correspondante et viennent se terminer sur la face dorsale de cette articulation, en se fusionnant là, entre elles d'abord, puis avec la gaine fibreuse des extenseurs. La division de l'aponévrose plantaire moyenne en cinq bandelettes, dont chacune se divise ensuite en deux languettes, ménage à la base de l'aponévrose un double système d'arcades, les *arcades digitales* et les *arcades interdigitales*. Elles livrent passage, ici comme à la main, les premières aux tendons fléchisseurs; les secondes, aux lombricaux, aux vaisseaux des orteils et aux nerfs qui les accompagnent. Il convient d'ajouter que, un peu avant de se bifurquer en ses deux languettes terminales, chacune des bandelettes prétendineuses destinées aux trois orteils du milieu, quelquefois aussi celles du petit et du gros orteil, laissent échapper un faisceau superficiel (fig. 773,5), plus ou moins important, qui se rend à la face profonde de la peau. — Le *bord externe* de l'aponévrose plantaire moyenne, obliquement dirigé en avant et en dehors, se fusionne avec l'aponévrose plantaire externe. — Le *bord interne*, oblique en avant et en dedans, se continue de même avec l'aponévrose plantaire interne. Dans toute l'étendue de sa moitié antérieure, il jette sur cette dernière aponévrose de nombreux faisceaux de renforcement (fig. 773,6), qui, suivant les cas, sont plus ou moins isolés et fusionnés en une nappe compacte. — Sa *face inférieure* ou *superficielle* répond à la peau, dont elle est séparée par une couche de tissu cellulo-adipeux, toujours très développée. — Sa *face supérieure* ou *profonde* est en rapport avec le court fléchisseur plantaire, qui s'insère sur elle en arrière, et dont elle est séparée, en avant, par une même couche de tissu cellulaire lâche.

Envisagée au point de vue de sa constitution anatomique, l'aponévrose plantaire moyenne se compose essentiellement de fibres longitudinales, qui, du calcanéum, vont à la première phalange des orteils. Ce sont elles qui forment les bandelettes prétendineuses ci-dessus décrites. A ces fibres longitudinales viennent se mêler un certain nombre de fibres transversales, qui, ici comme à la main, atteignent leur maximum de développement à la partie antérieure de l'aponévrose. Elles sont, toutefois, beaucoup moins développées et moins distinctes qu'à la région palmaire.

Comme à la région palmaire, nous rencontrons, un peu en avant des arcades digitales et interdigitales, un deuxième groupe de fibres transversales, formant par leur ensemble une sorte de bandelette ininterrompue, qui s'étend du côté interne du premier orteil au côté externe du cinquième : c'est la *bandelette transverse sous-cutanée* des orteils (fig. 773, 10). Elle présente la même disposition générale que la bandelette homonyme de la main (voy. p. 919).

B. Aponévrose plantaire interne. — L'aponévrose plantaire interne (fig. 773, 9) représente, à la plante du pied, l'aponévrose thénar de la paume de la main. — Elle prend naissance, en arrière, sur la tubérosité interne du calcanéum, où elle se fixe solidement. — En avant, elle se termine à la racine du gros orteil, en se confondant, à ce niveau, avec la bandelette que l'aponévrose plantaire moyenne envoie à cet orteil. — En dehors, elle se continue, comme nous l'avons déjà dit plus haut, avec l'aponévrose plantaire moyenne. — En dedans, elle se continue de même, au niveau du bord interne du pied, avec l'aponévrose dorsale superficielle.

Dans ses deux cinquièmes postérieurs, l'aponévrose plantaire interne est extrêmement mince, réduite pour ainsi dire à une simple toile celluleuse, à travers laquelle se voit très nettement la coloration rouge ou rosée des faisceaux musculaires sous-jacents. Dans sa partie antérieure, elle s'épaissit considérablement, grâce aux nombreux faisceaux de renforcement, ci-dessus décrits, que leur envoie, par la moitié antérieure de son bord interne, l'aponévrose plantaire moyenne.

Par sa face inférieure ou superficielle, l'aponévrose plantaire interne répond à la peau, dont elle est séparée par un coussinet adipeux, qui est surtout très développé en arrière, au voisinage du talon. Sa face supérieure ou profonde recouvre l'adducteur et le court fléchisseur du gros orteil. Rappelons, en passant, que le premier de ces deux muscles prend sur elle un certain nombre de ses insertions.

C. Aponévrose plantaire externe. — L'aponévrose plantaire externe (fig. 773, 7) répond à l'aponévrose de l'éminence hypothénar. Elle s'insère, en arrière, sur la tubérosité externe du calcanéum et s'étend de là jusqu'à la racine du petit orteil. Comme l'aponévrose plantaire interne, elle se continue par ses bords, d'une part (en dedans) avec l'aponévrose plantaire moyenne, d'autre part (en dehors) avec l'aponévrose dorsale superficielle.

Dans sa moitié postérieure, l'aponévrose plantaire externe est très épaisse, très résistante, d'aspect nacré : elle présente, à ce niveau, tous les caractères de l'aponévrose moyenne. Arrivée à la tête du cinquième métatarsien, elle s'amincit et, en même temps, forme deux bandelettes divergentes : l'une externe (8'), encore très épaisse, qui vient se terminer sur le côté externe du petit orteil ; l'autre interne (8), à la fois plus mince et plus courte, qui vient se confondre avec le bord correspondant de l'aponévrose plantaire moyenne. Entre ces deux bandelettes, l'aponévrose plantaire externe, très amincie, laisse voir par transparence les muscles sous-jacents.

Superficiellement, l'aponévrose plantaire externe répond au tissu cellulaire sous-cutané et à la peau : de nombreux tractus fibreux, verticaux ou légèrement obliques, l'unissent solidement à la face profonde du derme. Par sa face profonde, elle recouvre l'abducteur et le court fléchisseur du petit orteil.

D. Loges aponévrotiques de la plante du pied. — Sur les points où l'aponévrose moyenne se continue avec les aponévroses latérales, nous voyons se détacher, comme à la main, deux cloisons fibreuses (fig. 774), qui s'élèvent vers le plan squelettique et s'y insèrent : l'interne (6) sur le scaphoïde, sur le premier cunéiforme et sur la face inférieure du premier métatarsien ; l'externe (5), sur la gaine du long péronier latéral et sur le cinquième métatarsien.

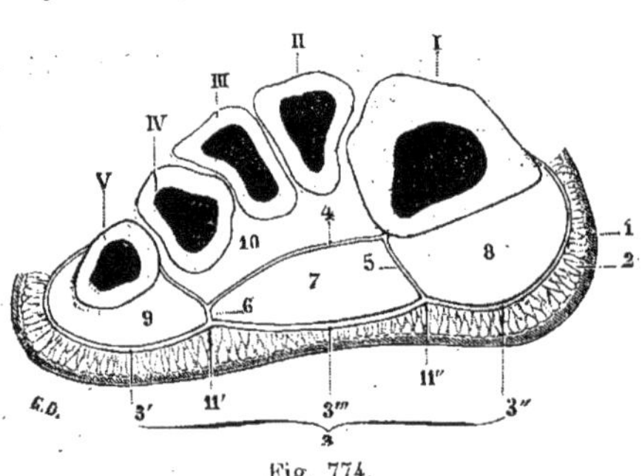

Fig. 774.

Les aponévroses de la plante du pied, vues sur une coupe transversale passant par l'extrémité proximale des métatarsiens.

I, II, III, IV, V, premier, deuxième, troisième, quatrième et cinquième métatarsiens. — 1, peau. — 2, tissu cellulaire sous-cutané. — 3, aponévrose plantaire superficielle, avec : 3', sa portion externe ; 3'', sa portion interne ; 3''', sa portion moyenne ou ligament plantaire. — 4, aponévrose plantaire profonde ou interosseuse. — 5, cloison intermusculaire interne. — 6, cloison intermusculaire externe. — 7, loge moyenne. — 8, loge interne. — 9, loge externe. — 10, loge des interosseux. — 11, 11', sillons sus-aponévrotiques interne et externe.

Ces deux cloisons, placées de champ, divisent la région plantaire en trois loges distinctes (fig. 774) : une loge moyenne, une loge interne et une loge externe, lesquelles correspondent assez exactement aux trois loges de la région palmaire. — La *loge interne* (8), qui représente la loge de l'éminence thénar, renferme l'adducteur du gros orteil, le faisceau externe du court fléchisseur du gros orteil, le tendon du long fléchisseur propre, les vaisseaux et nerfs plantaires externes. — La *loge externe* (9), homologue de la loge hypothénar, contient l'abducteur, le court fléchisseur et l'opposant du petit orteil, plus le dernier interosseux plantaire. — La *loge moyenne* (7), la plus vaste et la plus importante des trois, contient tout d'abord le court fléchisseur plantaire, l'accessoire du long fléchisseur ou chair carrée, les tendons du long fléchisseur commun des orteils et les lombricaux. Elle contient aussi le faisceau interne du court fléchisseur du gros orteil et les deux portions oblique et transverse de l'abducteur. Elle contient, enfin, les vaisseaux et nerf plantaires externes.

Il convient d'ajouter, toutefois, que les cloisons séparatives précitées sont très incomplètes, surtout à leur partie postérieure, et qu'elles laissent, entre les loges que nous venons de décrire, de nombreuses et larges communications (voy. pour plus de détails les traités d'anatomie topographique).

2° Aponévrose plantaire profonde. — Cette aponévrose, jetée sur les espaces interosseux (fig. 774, 4), répond aux muscles interosseux et aux métatarsiens qui les séparent ; aussi la désigne-t-on encore sous le nom d'*aponévrose interosseuse plantaire*. Homologue de l'aponévrose palmaire profonde ou aponévrose interosseuse palmaire, elle en présente la disposition et la structure : comme cette dernière, elle se perd, en haut, sur les éléments fibreux du tarse et se fixe, en bas, sur le bord postérieur du ligament transverse du métatarse, qui peut être considéré comme un simple épaississement de cette lame fibreuse. Latéralement, elle s'attache au bord externe du premier métatarsien et au bord interne du cinquième, soit directement, soit en se fusionnant préalablement avec les cloisons intermusculaires ci-dessus décrites.

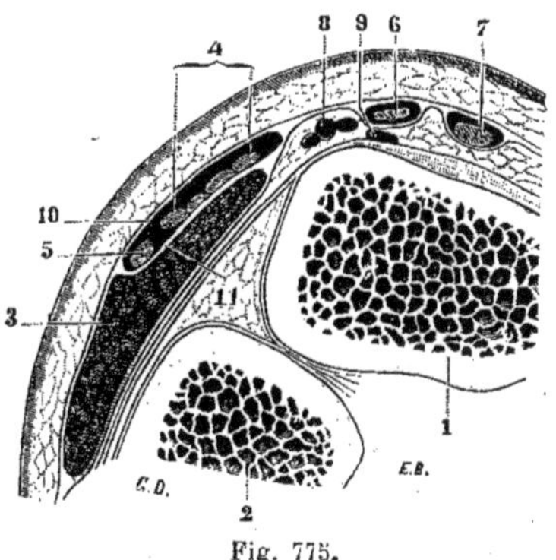

Fig. 775.

Coupe transversale du pied passant un peu en avant de l'articulation tibio-tarsienne (côté droit, segment supérieur de la coupe).

1, scaphoïde. — 2, cuboïde. — 3, pédieux. — 4, tendons de l'extenseur commun des orteils. — 5, tendon du péronier antérieur. — 6, tendon de l'extenseur propre du gros orteil. — 7, tendon du jambier antérieur. — 8, artère pédieuse et ses veines. — 9, nerf tibial antérieur. — 10, aponévrose superficielle. — 11, aponévrose du pédieux.

2° Aponévroses de la région dorsale

Les aponévroses de la région dorsale du pied sont au nombre de trois. Ce sont, en allant de haut en bas : l'*aponévrose dorsale superficielle*, l'*aponévrose du pédieux* et l'*aponévrose dorsale profonde*.

1° Aponévrose dorsale superficielle. — Directement placée sous la peau, dont elle est séparée par les veines et les nerfs superficiels, cette aponévrose recouvre toute la région dorsale du pied. — En haut, elle fait suite à l'aponévrose jambière et au ligament annulaire antérieur du tarse. — En bas, elle se perd insensiblement sur les métatarsiens et les phalanges. — En dehors et en dedans, elle se fixe au bord externe et au bord interne du pied et se confond, sur ces deux points, avec les bords correspondants de l'aponévrose plantaire.

2° Aponévrose du pédieux. — C'est une lame fort mince, jetée sur le pédieux et l'artère pédieuse : elle sépare ce muscle et ce vaisseau des tendons des muscles longs extenseurs, qui sont plus superficiellement placés. Au point de vue de ses insertions, elle s'attache, en dehors, sur le bord externe du pied et se confond, en dedans, avec l'aponévrose précédente, au niveau du tendon de l'extenseur propre du gros orteil.

3° **Aponévrose dorsale profonde**. — L'aponévrose dorsale profonde s'étale, au-dessous du pédieux, sur le squelette de la face dorsale du pied et tout particulièrement sur les espaces interosseux. Elle répond successivement aux muscles interosseux dorsaux et à la face dorsale des métatarsiens. On la désigne encore, en raison de sa situation et de ses rapports, sous le nom bien significatif d'*aponévrose interosseuse dorsale*.

Voyez, à propos des aponévroses du pied, le travail de Maslieurat-Lagémard, *De l'anatomie descriptive et chirurgicale des aponévroses et des synoviales du pied, leur application à la thérapeutique et à la médecine opératoire*, in Gaz. méd., 1840, p. 274.

TABLE DES MATIÈRES

DU TOME PREMIER

LIVRE PREMIER

OSTÉOLOGIE

LIVRE II

ARTHROLOGIE

LIVRE III

MYOLOGIE

ÉVREUX, IMPRIMERIE DE CHARLES HÉRISSEY

TRAITÉ

D'ANATOMIE

HUMAINE

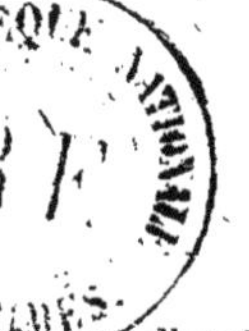

PAR

L. TESTUT

Professeur d'anatomie à la Faculté de médecine de Lyon.

Quatrième édition, revue, corrigée et augmentée

TOME PREMIER. — 1er FASCICULE

OSTÉOLOGIE — ARTHROLOGIE

AVEC 536 FIGURES DANS LE TEXTE, DONT 346 TIRÉES EN COULEURS

PARIS

OCTAVE DOIN, ÉDITEUR

8, PLACE DE L'ODÉON, 8

1899

Le fascicule II du tome Ier, ainsi que les tomes II et IV, complétant l'ouvrage, sont sous presse, et seront remis incessamment aux souscripteurs.

TRAITÉ
D'ANATOMIE
HUMAINE

PAR

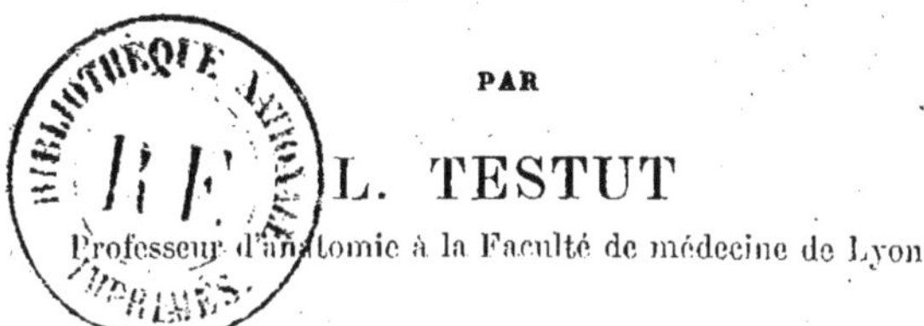

L. TESTUT
Professeur d'anatomie à la Faculté de médecine de Lyon.

Quatrième édition, revue, corrigée et augmentée

TOME PREMIER. — 2e FASCICULE

MYOLOGIE

AVEC 238 FIGURES DANS LE TEXTE, DONT 122 TIRÉES EN COULEURS

PARIS
OCTAVE DOIN, ÉDITEUR
8, PLACE DE L'ODÉON, 8

1899

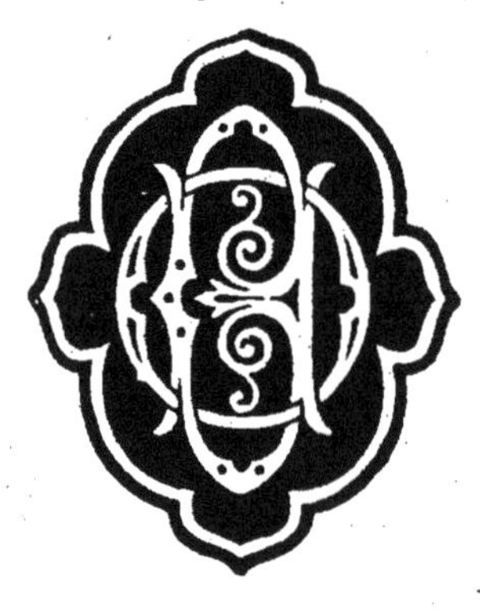

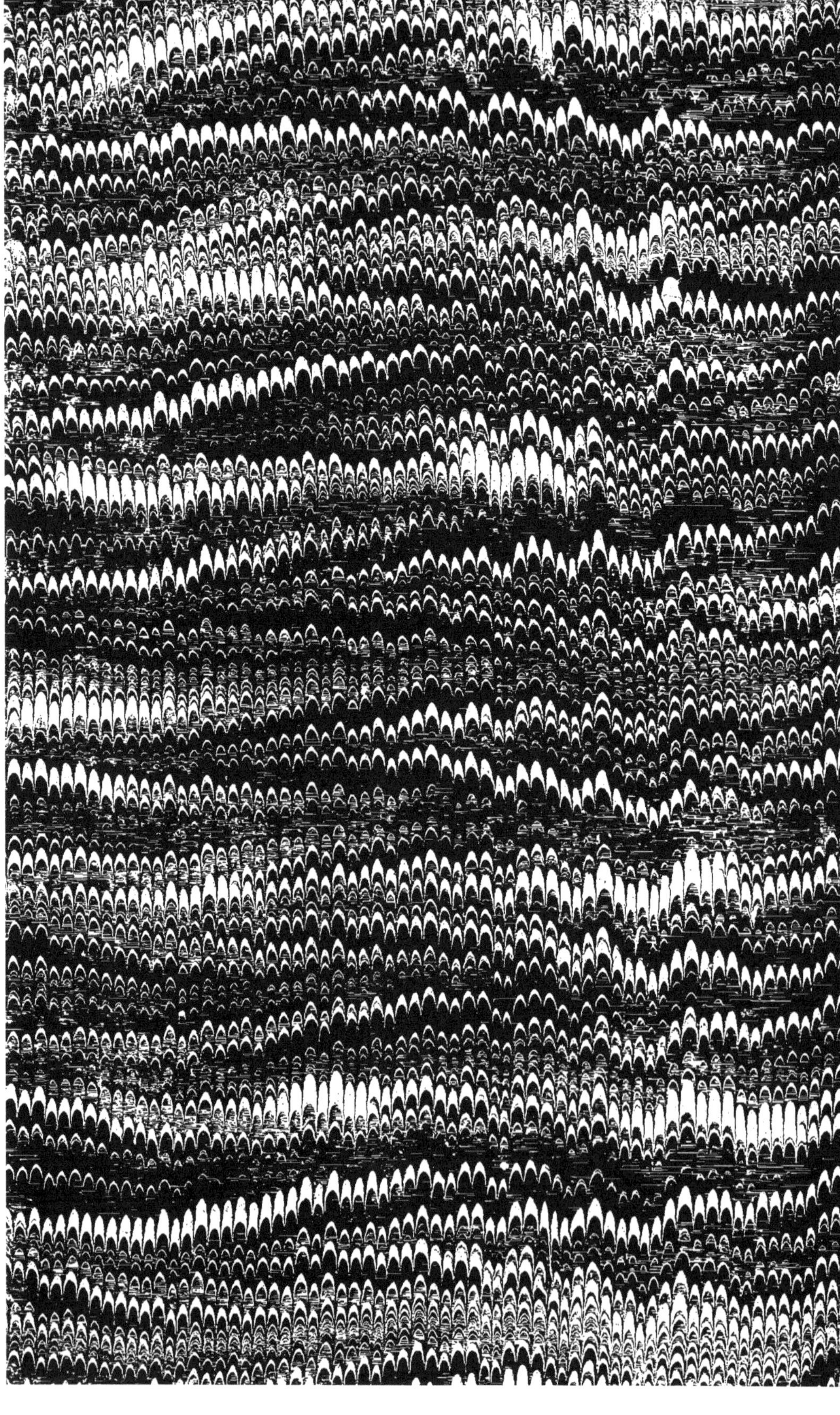

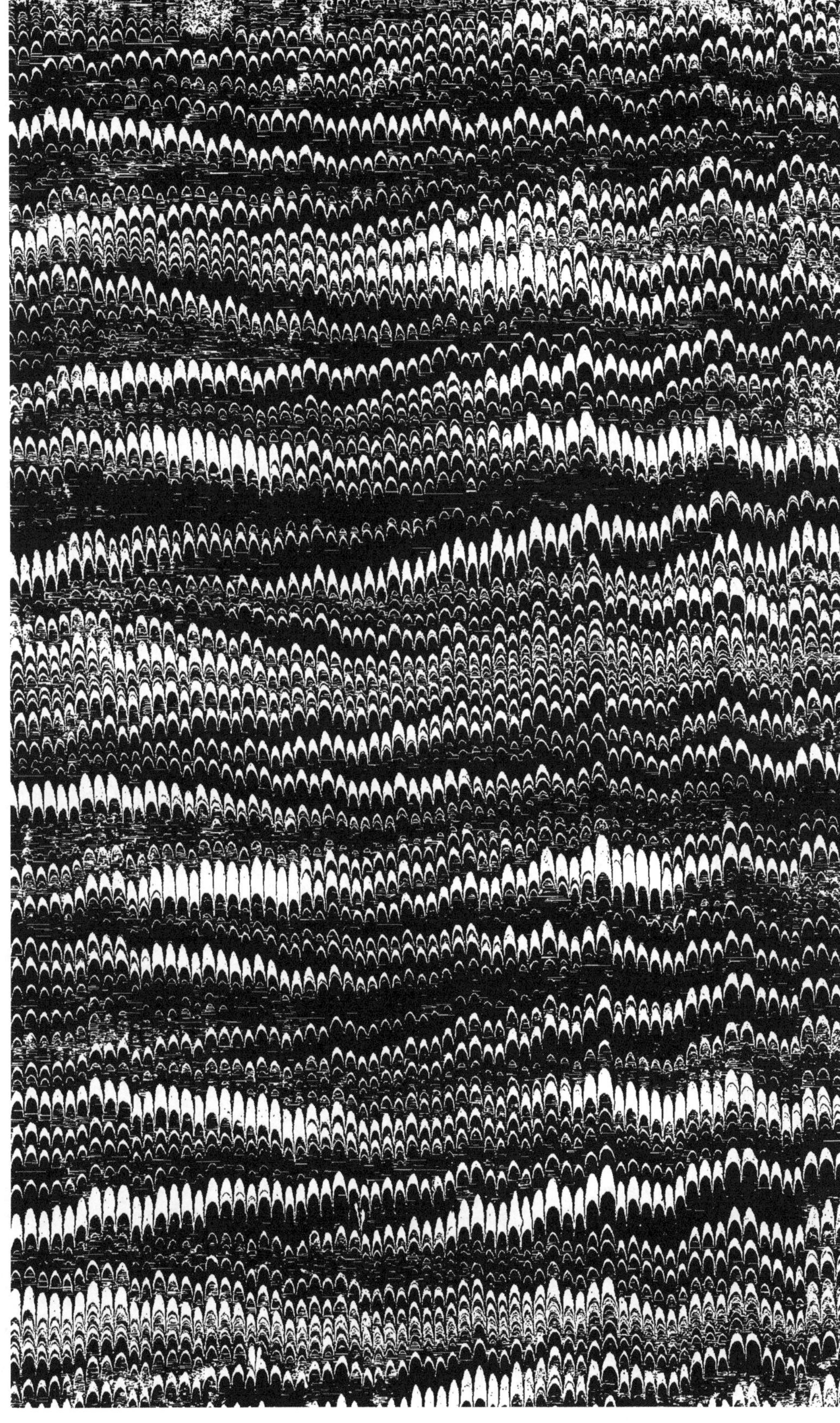

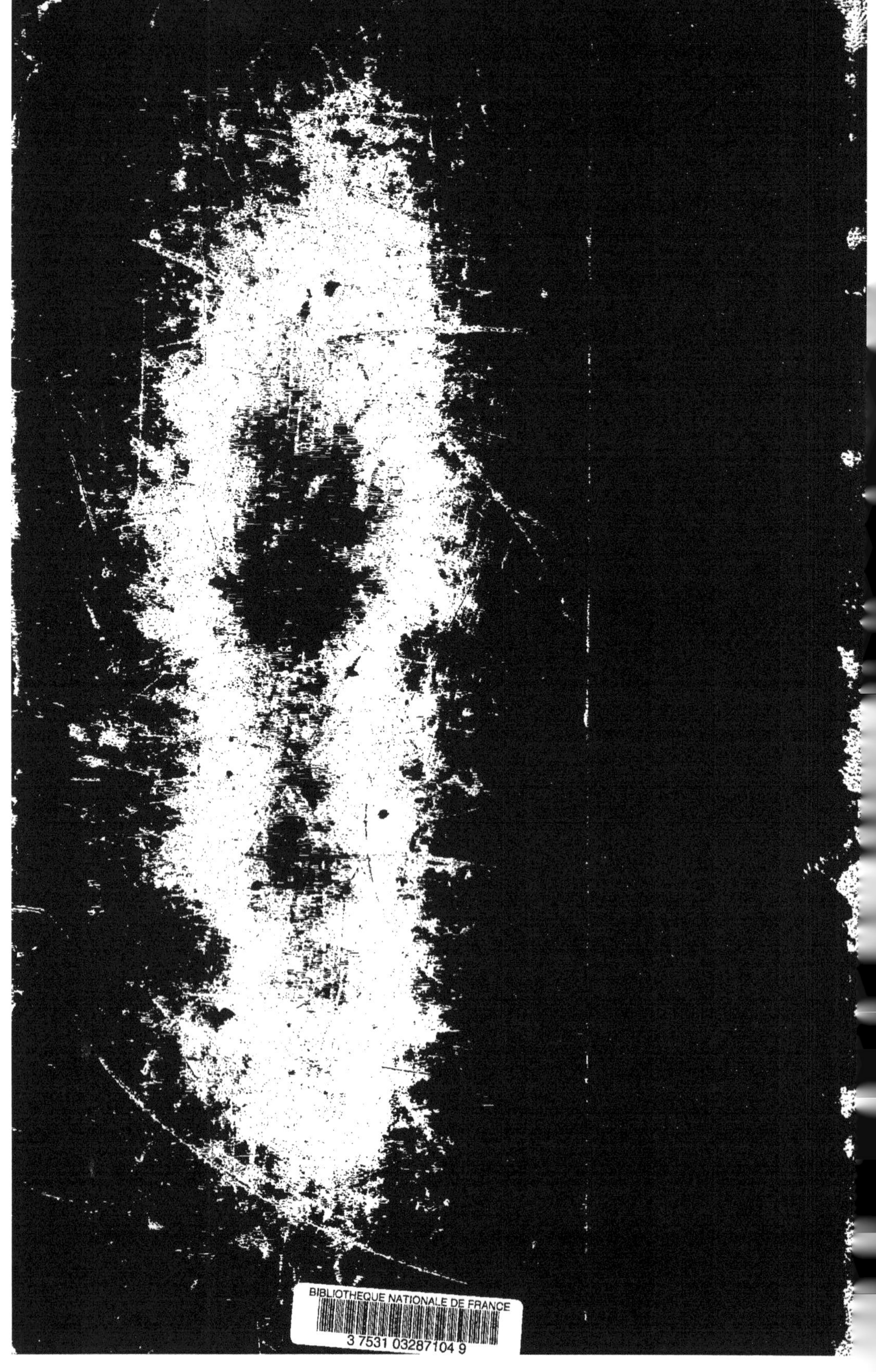
BIBLIOTHEQUE NATIONALE DE FRANCE
3 7531 03287104 9

www.ingramcontent.com/pod-product-compliance
Ingram Content Group UK Ltd.
Pitfield, Milton Keynes, MK11 3LW, UK
UKHW022314190726
13856UKWH00001B/9